De Gruyter Studium
Kompaktleitfaden Medizin 2011/2012

Carolie Kretschmer

Kompaktleitfaden Medizin 2011/2012

Der Begleiter für Studium und Hammerexamen
2. komplett überarbeitete und aktualisierte Auflage

DE GRUYTER

Dr. med. Carolie Kretschmer
Fachärztin für Innere Medizin
Altdorf (Schweiz)

Das Buch enthält 65 Abbildungen und 233 Tabellen.
© 1. Auflage 2009, Karl Grossmann Verlag, Putbus

ISBN 978-3-11-026549-1
e-ISBN 978-3-11-026558-3

Bibliografische Information der Deutschen Nationalbibliothek

Die Deutsche Nationalbibliothek verzeichnet diese Publikation in der Deutschen Nationalbibliografie; detaillierte bibliografische Daten sind im Internet über http://dnb.d-nb.de abrufbar.

© 2011 Walter de Gruyter GmbH & Co. KG, Berlin/Boston

Der Verlag hat für die Wiedergabe aller in diesem Buch enthaltenen Informationen (Programme, Verfahren, Mengen, Dosierungen, Applikationen etc.) mit Autoren bzw. Herausgebern große Mühe darauf verwandt, diese Angaben genau entsprechend dem Wissensstand bei Fertigstellung des Werkes abzudrucken. Trotz sorgfältiger Manuskriptherstellung und Korrektur des Satzes können Fehler nicht ganz ausgeschlossen werden. Autoren bzw. Herausgeber und Verlag übernehmen infolgedessen keine Verantwortung und keine daraus folgende oder sonstige Haftung, die auf irgendeine Art aus der Benutzung der in dem Werk enthaltenen Informationen oder Teilen davon entsteht.

Die Wiedergabe der Gebrauchsnamen, Handelsnamen, Warenbezeichnungen und dergleichen in diesem Buch berechtigt nicht zu der Annahme, dass solche Namen ohne weiteres von jedermann benutzt werden dürfen. Vielmehr handelt es sich häufig um gesetzlich geschützte, eingetragene Warenzeichen, auch wenn sie nicht eigens als solche gekennzeichnet sind.

Druck: Strauss Offsetdruck GmbH, Mörlenbach
♾ Gedruckt auf säurefreiem Papier
Printed in Germany
www.degruyter.com

Abkürzungsverzeichnis

A

a	Jahr
AB	Antibiose
ACh	Acetylcholin
ACLS	advanced cardiovascular life support
ACPA	Anti-Granulozytencytoplasma-AK
ADCC	antibody dependent cellular cytotoxicity
ADEM	akute disseminierte Enzephalomyelitis
ADH	antidiuretisches Hormon
ADR	Adduktorenreflex
AEP	akustisch evozierte Potentiale
Ät▷	Ätiologie
AF	Atemfrequenz
AFP	Alpha-Fetoprotein
AG	Antigen
AGS	adrenogenitales Syndrom
AHB	Anschlußheilbehandlung
AICD	Antitachykardieschrittmacher
AIP	Aldosteron induziertes Peptid *oder* Arzt im Praktikum (= unterbezahlter Medizin-Sklave, zum Glück abgeschafft)
AKE	Aortenklappenersatz
AMA	antimitochondriale AK
AMAN	akute motorische axonale Neuropathie
An▷	Anatomie
ANV	akutes Nierenversagen
APC	aktiviertes Protein C
APECED	autoimmunes Polyendokrinopathie-Candidiasis-ektodermales Dystrophie-Syndrom
AK	Antikörper
ALA	Aminolävulinsäure
ALAT	Alanin-Aminotransferase
ALL	Akut lymphatische Leukämie
ALS	amyotrophische Lateralsklerose
ALT	Argonlasertrabekuloplastik
AML	akut myeloische Leukämie
ANV	akutes Nierenversagen
AP	alkalische Phosphatase
AP	Angina pectoris
ARAS	aufsteigendes retikuläres Aktivierungssystem
ARC	AIDS-related-complex
ARDS	Acute Respiratory Distress Syndrom
ASAT	Aspartat-Aminotransferase
ASR	Achillessehnenreflex
ASS	Acetylsalicylsäure
atm	Atmosphäre
AU	Arbeitsunfähigkeitsbescheinigung
AVK	arterio-venöse Verschlusskrankheit
AZ	Allgemeinzustand
AZV	Atemzugsvolumen

B

BAK	Blutalkoholkonzentration
BAL	bronchoalveoläre Lavage
BAO	basal acid output
BAT	biologischer Arbeitsstofftoleranzwert
BB	Blutbild
BERA	brain stem electric response audiometry
BDP	bronchopulmonale Dysplasie
BfA	Bundesversicherungsanstalt für Angestellte
BGA	Blutgasanalyse
BHP	benigne Prostatahyperplasie
BK	Blutkultur
BKS	Blutkörpersenkungsgeschwindigkeit
BLS	Basic life Support
BMD	Becker-Kiener-Muskeldystrophie
BNS	Blitz-Nick-Salaam
BPH	benigne Prostatahyperplasie
BSG	Blutsenkungsgeschwindigkeit
BSR	Bizepssehnenreflex
BUT	Break-up-time
BWS	Brustwirbelsäule
BZ	Blutzucker

C

CA	Carboanhydrasehemmer
CABG	kardiochirurgische koronararterielle Bypassgraft
CBG	Cortisol-binding-globulin
CDC	Center of disease control, Atlanta
CCD	Caput-Collum-Diaphyse
CCLE	chronisch-cutaner Lupus erythematodes
CCS	chronisch-cutane Sklerodermie
CCT	craniales Computertomogramm
CDLE	chronischer diskoider Lupus erythematodes
CEA	carcino-embryonales Antigen
CERA	cortikale elektrische Reaktionsaudiometrie
CFTR	cystic fibrosis transmembrane conductance regulator
CHE	Cholinesterase
CIDP	chronische inflammatorisch-demyelinisierende Polyneuritis
CIN	cervikale intraepitheliale Neoplasie
CJD	Creutzfeldt-Jacob-Disease
CK	Creatinkinase
CLL	chronisch lymphatische Leukämie
CML	chronisch myeloische Leukämie
CMP	Cytidinmonophospat
CMV	Cytomegalie-Virus
COPD	chronisch obstruktive Lungenerkrankung
CP	chronische Polyarthritis
CPAD	continuous positive airway pressure
CRP	C-reaktives Protein
CSE	combined spinal-epidural anaesthesia
CT	Computertomographie
CTG	Cardiotokographie
CURS	chronisch unspezifisches respiratorisches Syndrom

Abkürzungsverzeichnis

CVI	chronisch venöse Insuffizienz
CVVH	kontinuierliche veno-venöse Hämofiltration

D

d	day
Da	Dalton
D-Arzt	Durchgangsarzt
DB	deep brain stimulation
DCM	dilatative Kardiomyopathie
DD▷	Differentialdiagnose
DDT	Dichlordiphenyltrichloräthan
Def▷	Definition
DEV	Deutsches Einheitsverfahren
Di▷	Diagnostik
DIC	disseminierte intravasale Gerinnung
DICO	CO-Diffusionstest
DIF	direkte Immunfluoreszenz
DIP	distales Interphangealgelenk
DHS	dynamische Hüftschraube
DM	Diabetes mellitus
DM	Dermatomyositis
DMARD	disease modifying antirheumatic drugs
DMD	Duchenne Muskeldystrophie
DMS	Durchblutung – Motorik - Sensibilität
DNA	Desoxyribonukleinsäure
DPLP	diffuse parenchymal lung disease
dpt	Dioptrie

E

E	Energie
EaggEC	enteroaggregatives E. coli
EBV	Ebstein-Barr-Virus
ECCE	extrakapsuläre Kataraktextraktion
EcochG	Elektrocochleographie
EEG	Elektroenzephalographie
EHEC	enterohämorrhagisches E. coli
EIEC	enteroinvasives E. coli
ELISA	Enzymimmunoassay
Ep▷	Epidemiologie
EPO	Erythropoetin
EPS	extrazelluläre Polymersubstanz
Ein▷	Einteilung
EEG	Elektroenzephalogramm
EKG	Elektrokardiogramm
EKZ	extrakorporale Zirkulation
ELISA	enzyme-linked immunosorbent assay
ENG	Elektroneurographie
EP	evozierte Potentiale
EPEC	enteropathogenes E. coli
EPM	Extrapyramidalmotorik
EPO	Erytropoetin
ER	endoplasmatisches Retikulum
ERA	elektrische Reaktionsaudiometrie
ERCP	endoskopisch retrograde Cholangio-Pankreatikographie
ERG	Elektroretinogramm
ERP	endoskopische retrograde Pankreatikographie
Err▷	Erreger
ERV	exspiratorisches Reservevolumen
ESWL	extrakorporale Stoßwellenlithotripsie
ETEC	enterotoxisches E. coli
EUG	extrauterine Gravidität
EZ	eineiige Zwillinge
EZV	Extrazellularvolumen

F

FA	Familienanamnese
FAB	funktionelles Abdominalsyndrom
FACS	fluoreszenz-aktivierte Durchflußzytometrie
FAEP	frühe akustisch evozierte Potentiale
FAG	Fluoreszensangiogramm
FAP	familiäre adenomatöse Polyposis
FEV1	Einsekundenkapazität, Tiffenau-Wert
FFP	fresh frozen plasma
FG	Frühgeburt
Fkt	Funktion
FLA	Fluoreszenz-Angiographie
FNH	fokale noduläre Hyperplasie
FNP	Feinnadelpunktion
FNV	Fingernaseversuch
FSH	follikelstimulierendes Hormon
FSHD	fazioskapulohumerale Dystrophie
FSME	Frühsommermeninoenzephalitis
FVC	forcierte Vitalkapazität

G

GABA	Gamma-Aminobuttersäure
GBS	Guillain-Barré-Syndrom
GCS	Glasgow Coma Scale
GFR	glomeruläre Filtrationsrate
ggb	gegenüber
ggf	gegebenenfalls
GI	gastrointestinal
GIFT	Gamete-intrafallopian-transfer
GIP	gastric inhibitory peptide
GKV	Gesetzliche Krankenversicherung
Gl	Glandula
GLDH	Glutamat-Dehydrogenase
GLP-1	glucagon-like-peptide-1
GM	Grand Mal
GN	Glomerulonephritis
GP	Globus pallidum

H

HAART	highly active antiretroviral therapy
HAB	homöopathisches Arzneibuch
HAES	Hydroxyethylstärke
HAV	Hepatitis-A-Virus
HAWIE	Hamburg-Wechsler-Intelligenztest für Erwachsene
HAWIK	Hamburg-Wechsler-Intelligenztest für Kinder

Abkürzungsverzeichnis

Hb	Hämoglobin	IHSS	idiopathische hypertrophische Subaortenstenose
HBV	Hepatitis-B-Virus		
HCG	humanes Choriongonadotropin	IF	Immunfluoreszenz
HDF	Hämodiafiltration	IIP	idiopathische interstitielle Pneumonie
HE	hepatische Enzephalopathie	Ikb.-Z.	Inkubationszeit
HELLP	hämolyse elevated liver enzyme low platelets	ILO	International Labour Office
		i.m.	intramuskulär
HEP	Hemiendoprothese	IMV	intermitted mandatory ventilation
HES	hypertensive Schwangerschaftserkrankung	Ind▷	Indikation
		INH	Isoniazid
HF	Herzfrequenz	INR	international normalized ratio
HF	Hämofiltration	Int	Interaktionen
Hg	Quecksilber	IPS	idiopathisches Parkinson-Syndrom
HHV	humanes Herpesvirus	IPSID	immunproliferative small intestinal disease
Hi▷	Histologie		
HI	Hämophilus influenzae	IRV	inspiratorisches Reservevolumen
HIT	heparin-induzierte Thromobozytopenie	ISG	Ileosakralgelenk
HIV	humanes Immundefizienzvirus	ISS	Injury Severity Score
HKL	Hinterkammerlinse	ITP	idiopathische thrombozytopenische Purpura
Hkt	Hämatokrit		
HLA	humane Leukozytenantigene	IUP	Intrauterinpessar
HLM	Herzlungenmaschine	IVF	In-Vitro-Fertilisation
HLO	Helicobacter pylori	i.w.S.	im weiteren Sinne
HMG	humanes Menopausengonadotropin	IZV	Intrazellularvolumen
HMN	hereditäre motorische Neuropathie		
HMSN	hereditäre motorisch-sensible Neuropathie	**J**	
HMWH	high molecular weight heparine	JC	Jakob Creutzfeldt
HOPS	hirnorganisches Psychosyndrom	JRA	juvenile rheumatoide Arthritis
HP	Hypersensitivitätspneumopathie	J.-Ü.	Jahresüberlebensrate
HPT	Hyperparathyreoidismus		
HPV	humanes Herpes-Virus	**K**	
HRS	hepatorenales Syndrom	KBR	Komplementbindungsreaktion
HRST	Herzrhythmusstörung	KBV	kassenärztliche Bundesvereingung
HS	Harnsäure	KE	Kolonkontrasteinlauf
HSV	Herpes-simplex-Virus, Hamburger Sportverein	KG	Krankengymnastik
		KH	Kohlenhydrat
HT	Herzton	KHK	koronare Herzkrankheit
HTLV	human T-cell leukemia virus	KHV	Kniehackeversuch
HUS	hämolytisch urämisches Syndrom	**KI**▷	Kontraindikation
HVL	Hypophysenvorderlappen	KK	Ketonkörper
HWI	Harnwegsinfektion	kkT	kontrollierte klinische Studie
HWS	Halswirbelsäule	KM	Knochenmark
HZV	Herzzeitvolumen	KM	Kontrastmittel
		Ko▷	Komplikationen
I		KSS	Kearns-Sayre-Syndrom
IABP	intraaortale Ballonpumpe	KV	Kassenärztliche Vereinigung
IBM	Einschlußkörperchenmyositis	KW	Kohlenwasserstoff
i.c.	intracutan		
ICCE	intrakapsuläre Kataraktextraktion	**L**	
ICD	international classification of disease	Lab	Labor
ICR	Interkostalraum	LAHB	linksanteriorer Hemiblock
IE	Immunelektrophorese	LAS	Lymphadenopathiesyndrom
IE	internationale Einheiten	lat	lateralis
i.e.S.	im engeren Sinne	LATS	long-acting-thyreoid-stimulator
IF	Immunfixation	LCA	linke Coronararterie
IFN	Interferon	LCM	lymphozytäre Choriomeningitis
IFT	Immunfluoreszenztest	LDH	Laktatdehydrogenase

Abkürzungsverzeichnis

LDL	low density lipoprotein	Min	Minuten
LEMS	Lambert-Eaton-Myasthenie-Syndrom	MIR	maximale Immissionsrate
LET	linearer Energietransfer	MKE	Mitralklappenersatz
LGL	Lown-Ganong-Levine	MLC	mixed lymphocyte culture
LH	luteinisierendes Hormon	MOV	Multiorganversagen
LHON	Lebers hereditäre Optikusatrophie	MPS	Mucopolysaccarose
LIP	lymphoide interstitielle Pneumonie	MRCP	Magnetresonanzcholangiopankreatikographie
LK	Lymphknoten		
LKM	liver-kidney-microsomal antibody	MRI	Magnet-Resonanz-Imaging
LMWH	low molecular weight heparine	mRNA	Messenger-RNA
Lo▷	Lokalisation	MRSA	multiple resistente Staphylokokken
LORA	late-onset rheumatoid arthritis	MS	multiple Skerose
LP	Liquorpunktion	MSA	Multisystematrophie
LPHB	linksposteriorer Hemiblock	MTX	Methotrexat
LPS	Lipopolysaccharide		
LSB	Linksschenkelblock	**N**	
LuFu	Lungenfunktionsprüfung	N.	Nervus
LV	linker Ventrikel	NA	Noradrenalin
LV	leukozytoklastische Vaskulitis	NAD	Nicotinamid-adenin-dinucleotid
LVA	Landesversicherungsanstalt	NB	Northern-Blot
LWS	Lendenwirbelsäule	Ncl	Nucleus
		NEC	nekrotisierende Enterocolitis
M		NHL	Non-Hodgkin-Lymphom
M	Meter	NIHSS	National Institute of Health Stroke-Scale
M	Mikroorganismus	NK(Z)	natürliche Killerzellen
M	Morbus	NLG	Nervenleitgeschwindigkeit
M	Musculus	NLV	Norwalk-Like-Virus
MAC	Membran-Angriffs-Komplex	NMDA	n-Methyl-D-Aspartat
MAC	minimale alveoläre Konzentration	NNH	Nasennebenhöhle
MAK	maximale Arbeitsplatzkonzentration	NNR	Nebennierenrinde
MALT	mucosa associated lymphoid tissue	NPDR	nicht-proliferative diabetische Retinopathie
MAO	maximal acid output		
MAT	multifokale atriale Tachykardie	NSAR	nichtsteroidale Antirheumatika
MCDT	mixed connective tissue disease	NSE	neuronspezifische Enolase
MCH	melanin concentrating hormone	NSTEMI	non-ST-elevation-mycardial infarction
MCH	mittlerer zellulärer Hämoglobingehalt	NTX	Nierentransplantation
MCL	Medio-Clavicular-Linie	**Nw**▷	Nebenwirkungen
MCV	mittleres zelluläres Volumen	NZN	Nävuszellnävus
MD	medizinischer Dienst		
MD	Muskeldystrophie	**O**	
MdE	Minderung der Erwerbsfähigkeit	O₂	Sauerstoff
med.	medialis	OAK	orale Antikoagulation
MEK	maximale Emissionskonzentration	OEA	otoakustische Emissionen
MER	Muskeleigenreflexe	OHF	Omsk-hämorrhagisches Fieber
MERRF	Myoklonusepilepsie mit Ragged-Red-Fibres	OHSS	ovarielles Überstimulationssyndrom
		OÖS	oberer Ösophagus-Sphincter
MDP	Magen-Darm-Passage	OP	Operation
MED	minimale Erythrodermiedosis	OPCA	olivo-ponto-zerebelläre Atrophie
MELD	Modul of End Stage Liver Disease	OPSI	overwhelming-post-splenectomy-syndrome
MEN	multiple endokrine Neoplasie		
MG	Myasthenia gravis	OSAS	obstruktives Schlafapnoe-Syndrom
MGUS	monoklonale Gammopathie unbestimmter Signifikanz		
		P	
MHZ	Megahertz	**Pa**▷	Pathogenese
MIF	Migrationsinhibitionsfaktor	PAA	partielle agonistische Aktivität
MIF	MSH-Inhibiting-Faktor	PAI-1	Plasminogen-Aktivator-Inhibitor 1
MIK	maximale Immissionskonzentration	PALS	periarterielle lymphatische Scheide

Abkürzungsverzeichnis

PAN	Panarteriitis nodosa		PTC	perkutane transhepatische Cholangiographie
pANCA	perinukleäre Anti-Neutrophilen-cytosplasma-Antikörper		PTCA	perkutane transluminale Coronarangiographie
PAO	peak acid output		PTM	Polytoxikomanie
pAVK	periphere arterielle Verschlusskrankheit		PTS	Hannover Polytrauma Score
Pb	Blei		PTS	permanent threshold shift
PBC	primär biliäre Zirrhose		PTT	partielle Thromboplastinzeit
PBG	Porphobilinogen		PU	Proteinurie
PCA	patient controlled analgesia		PVR	proliferierende Vitreoretinopathie
PCB	polychlorierte Biphenyle		PVV	pars-plana-Vitrektomie
PCINA	patient controlled intranasal analgesia		PTA	perkutane transluminale Angioplastie
PCR	Polymerasekettenreaktion		PTS	persistierender Tonschwellenschwund
PEB	Plasmaeiweissbindung			
PEEP	positiver endexpiratorischer Druck		**Q**	
PEF	peak flow		QAV	quartäre Ammoniumverbindungen
PEP	Postexpositionsprophylaxe		Qu	Quelle
PET	Positronen-Emissions-Tomographie			
PDA	persistierender Ductus arteriosus botalli		**R**	
PDR	proliferative diabetische Retinopathie		RAAS	Renin-Angiotensin-Aldosteron-System
PHS	Periarthropathia humeroscapularis		RAST	Radio-Allergen-Sorbent-Test
PHPV	persistierender hyperplastischer primärer Glaskörper		RBW	relative biologische Wirksamkeit
			RCA	rechte Coronar-Arterie
Phy▷	Physiologie		RCM	restriktive Kardiomyopathie
PIN	prostatische intraepitheliale Neoplasie		RDS	respiratory distress syndrome
PIP	peripheres Interphangealgelenk		RES	retikulo-epitheliales System
Pk	Pharmakokinetik		**Rf**▷	Risikofaktoren
PM	Polymyositis		RF	Raumforderung
PmE	Potentiale motorischer Einheiten		RF	Rheumafaktor
PML	progressive multifokale Leukenzephalopathie		RFLP	Restriktionsfragment-Längenpolymorphismen
PMS	prämenstruelles Syndrom		RG	Rasselgeräusch
PNET	primitiver neuroektodermaler Tumor		RIA	Radioimmunessay
PNF	proprioceptive neuromuskuläre Faszilitation		RM	Rückenmark
			RODAC	recovering organismus detecting and counting
PNH	paroxysmale Hämoglobinurie		RPGN	rapid-progrediente Glomerulonephritis
PNL	perkutane Nephrolitholapaxie		RPR	Radiusperiostreflex
PNP	Polyneuropathie		Rö	Röntgen
POMC	Proopiomelanocortin		RSB	Rechtsschenkelblock
p.p.	post partum		RS	respiratory syncytial
PPI	Protonenpumpen-Inhibitoren		RTA	renal-tubuläre Azidose
PPSB	Prothrombin, Proconvertin, Stuart-Faktor, antihämophiler Faktor B		RV	rechter Ventrikel
			RV	Rentenversicherung
Prä	Prävention		RV	Residualvolumen
PRIND	prolongiertes reversibles ischämisches neurologisches Defizit			
			S	
Pro▷	Prognose		SA-Block	sinuatrialer Block
PRP	progrediente Rubella-Panenzephalitis		SAB	Subarachnoidalblutung
PRP	plättchenreiches Plasma		SAE	subkortikale atherosklerotische Enzephalopathie
Ps	Persönlichkeitsstörung			
PSA	Prostata-spezifisches Antigen		SAEP	späte akustisch evozierte Potentiale
PSC	sklerosierende Cholangitis		SARS	schweres akutes respiratorisches Syndrom
PSR	Patellarsehnenreflex		SAS	Schlafapnoe-Syndrom
PSS	progressive systemische Sklerodermie		SB	Southern-Blot
PSVT	paroxysmale supraventrikuläre Tachykardie		s.c.	subcutan
PTA	perkutane transluminale Angioplastie		SCLE	subakut-cutaner Lupus erythematodes

Abkürzungsverzeichnis

SD	Schilddrüse		TPHA	Treponema-pallidum-Hämagglutinationstest
sec	Sekunden		TPI	Treponama-pallidum-Immobilisationstest
SEP	sensibel evozierte Potentiale		TPR	Tibialis-posterior-Reflex
SGA	small for gestational age		TPR	totaler peripherer Widerstand
SHT	Schädelhirntrauma		Tr.	Tractus
SIADH	Syndrom der inadäquaten ADH-Sekretion		TRAK	TSH-Rezeptorantikörper
SIDS	sudden infant death syndrome		TRALI	Transfusion-related-acute-lung-injury
SIH	schwangerschaftsinduzierte Hypertonie		TRK	technische Richtkonzentration
SIRS	systemic inflammatory response syndrome		TSH	Thyreoidea stimulierendes Hormon
SISI	short increment sensitivity index		TSP	tropisch-spastische Paraparese
SKAT	Schwellkörperinjektionstherapie		TSR	Trizepssehnenreflex
SKIT	Schwellkörperinjektionstest		TSS	toxic shock syndrome
SLA	soluble liver antibody		TSS	toxisches Schocksyndrom
sLE	systemischer Lupus erythematodes		TTS	temporärer Tonschwellenschwund
SMA	smooth muscle antigen		TTS	transdermales therapeutisches System
SMA	spinale Muskelatrophie		TUR	transurethrale Resektion
SND	striatonigrale Degeneration		TURP	transurethrale Prostataresektion
SPECT	single photon emission computed tomography		**U**	
SS	Schwangerschaft		UF	Ultrafiltration
SSM	Schwangerschaftsmonat		UÖS	unterer Ösophagus-Sphincter
SSPE	subakute sklerosierende Panenzephalitis		UPPP	Uvulo-Palato-Pharyngo-Plastik
SSRI	selektiver Serotonin-Reuptake-Inhibitor		URS	Ureterorenoskopie
SSS	scaled skin syndrom		U-Status	Urinstatus
SSSS	superfiziell spreitendes Staphylokken-Schälsyndrom		UVV	Unfallverhütungsvorschriften
St.n.	Status nach		**V**	
Sto	Stoffklasse		VAIN	intraepitheliale Neoplasie
SUP	selektive Ultraviolett-Phototherapie		VAS	visuelle Analogskala
SVES	supraventrikuläre Extrasystolen		VC	Vitalkapazität
Sy▷	Symptome		VCA	virales Capsid-Antigen
Syn	Synonym		VDRL	venereal disease research laboratories
			VEP	visuell evozierte Potentiale
T			VES	ventrikuläre Extrasystolen
T3	Trijodthyronin		VOC	volatile organic compounds
T4	Tetrajodthyronin		vs	versus
TA	Arteriitis temporalis		VSD	Ventrikelseptumdefekt
TAK	Thyreoglobulinantikörper		VTEC	verotoxinbildendes E. coli
TBC	Tuberkulose		VZV	Varizella-Zoster-Virus
TEA	Thrombendarteriektomie			
TEBK	totale Eisenbindungskapazität		**W**	
TEE	transösophageale Echokardiographie		WB	Western-Blot
TEN	toxische epidermale Nekrolyse		WG	Wegener-Granulomatose
TENS	transkutane elektrische Nervenstimulation		WHO	World Health Organization
TEP	Totalendoprothese		**Wi**▷	Wirkung
TG	Triglyzerid		WK	Wirbelkörper
TGA	Transposition der großen Gefäße		**Wm**▷	Wirkmechanismus
Tgl.	täglich		WPW	Wolff-Parkinson-White
Th▷	Therapie		WS	Wirbelsäule
TIA	transistorische ischämische Attacke			
TIPS	transjugulärer intrahepatischer portosystemischer Shunt		**Z**	
TIVA	totale intravenöse Anästhesie		Zn	Zink
TLC	totale Lungenkapazität		ZNS	zentrales Nervensystem
TORCH	Toxoplasmose, Röteln, CMV, Herpes		ZVD	zentraler Venendruck
tPA	tissue plasminogen acitvator		ZZ	zweieiige Zwillinge

Vorwort zur 2. Auflage

„Der Anfang ist die Hälfte des Ganzen." [Aristoteles]

Der Anfang ist mit der erfolgreichen Erstausgabe gelungen, doch bleibt die Zeit nicht stehen und alles Neue muss durch Kritik und Zeit reifen und sich bewähren. Mit der 2. Auflage wurden die „Kinderkrankheiten" des Buches erfolgreich behandelt und die Kapitel Gastroenterologie und Urologie vollständig überarbeitet. Das Buch bleibt seinem Anspruch gerecht, ein aktueller, pragmatischer Begleiter in der Examensvorbereitung zu sein.

Ein besonderer Dank gilt allen kritischen Lesern, die mit ihrem geschätzten Feedback mitgeholfen haben, das Buch auf Herz und Nieren zu prüfen !

Carolie Kretschmer, im April 2011

Vorwort zur 1. Auflage

Dieses Buch ist als pragmatisches Kompaktlehrbuch für das Staatsexamen konzipiert. Bei dem Versuch, die medizinische Bibliothek eines Medizinstudenten (durchschnittlich drei laufende Meter) in ein Buch zu komprimieren, welches lesbar, tragbar *und* bezahlbar ist, müssen Kompromisse eingegangen werden.

Priorität wurde auf die klare und straffe Gliederung, die Vollständigkeit im Sinne des Gegenstandskataloges, die Integration relevanter Grundlagen sowie Erklärungen zum Verständnis medizinischer Zusammenhänge, komplexer Krankheitsbilder und Pathomechanismen gelegt.

Hieraus lässt sich bereits ableiten, was man von diesem Buch nicht erwarten darf: Es hat *nicht* die schönen Bilder der Anatomieatlanten, die ausschweifenden Textpassagen einschlägiger Lehrbücher, die Tiefe und den Umfang spezialisierter Lehrbücher oder gar die „Kochrezepte" eines Klinikleitfadens.

Dieses Buch ist ein guter Begleiter zur effizienten und pragmatischen Vorbereitung auf das Staatsexamen – nicht mehr, aber auch nicht weniger.

Ich wünsche allen Examenskandidaten viel Erfolg und schliesse in Andenken an Douglas Adams mit den in grossen, freundlichen Buchstaben geschriebenen Worten:

KEINE PANIK !

Carolie Kretschmer, im April 2009

A

IMPP-Gegenstandskatalog für den schriftlichen Teil des Zweiten Abschnitts der Ärztlichen Prüfung

Infektiologie	3
Onkologie	99
Hämatologie	167
Endokrinologie	191
Psychiatrie	273
Neurologie	315
Augenheilkunde	411
Ohrenheilkunde	479
Kardiovaskuläre Erkrankungen	497
Pulmologie	591
Gastroenterologie	641
Dermatologie	717
Orthopädie / Rheumatologie	761
Nephrologie	821
Urologie	841
Gynäkologie	877
Pädiatrie	939
Traumatologie	1005
Schmerzen	1071

B

Sonderteile

Allgemeine Pathologie	1097
Allgemeine Pharmakologie	1119
Allgemeinmedizin	1129
Anästhesie, Intensiv- und Notfallmedizin	1137
Arbeitsmedizin	1163
Biomathematik und medizinische Statistik	1189
Chirurgie	1203
Geschichte der Medizin	1213
Humangenetik	1227
Hygiene	1253
Immunologie	1263
Naturheilkunde	1279
Radiologie	1293
Rechtsmedizin	1335
Sozialmedizin	1359

Infektiologie

Grundlagen	**6**
Allgemeine Infektiologie	6
Epidemiologie und Prophylaxe	6
Allgemeine Infektionslehre	9
Allgemeinreaktionen auf Infektionen	11
Pathogenitäts- und Virulenzfaktoren	11
Infektabwehr des Makroorganismus	13
Epidemiologie von Infektionskrankheiten	13
Verhütung und Bekämpfung von Infektionen und Kontaminationen	14
Bakteriologie	19
Aufbau und Morphologie der Bakterien	19
Eigenschaften von Bakterien	20
Diagnostik bakterieller Infektionen	21
Normale Bakterienflora des Menschen	22
Virologie	23
Virusaufbau und Funktion	23
Viruserkrankungen	24
Virusfamilien	24
Mykologie	25
Parasitologie	26
Gesundheitsstörungen Infektiologie	**26**
Fieber	26
Hypothermie	27
Nachtschweiß	27
Schock	27
Schüttelfrost	29
Krankheitsbilder	**30**
Infektiöse Darmkrankheiten A00–A09	30
Bakterielle Enteritiden	30
Virale Enteritiden	34
Exkurs Lebensmittelhygiene	34
Tuberkulose A15–A19	36
Tuberkulostatische Therapie	38
Bestimmte bakterielle Zoonosen A20–A28	40
Pest A20	40
Tularämie A21	40
Anthrax (Milzbrand) A22	40
Brucellose A23	40

Infektiologie

Inhalt

Rotz (Malleus) A24	41
Rattenbissfieber (Pseudorotz) A25	41
Erysipeloid (Schweinerotlauf) A26	41
Leptospirose A27	41
Sonstige bakterielle Krankheiten A30–A49	42
Infektion durch sonstige Mykobakterien A31	42
Listeriose A32	42
Tetanus (Wundstarrkrampf) A35	43
Diphtherie A36	43
Keuchhusten A37	44
Scharlach A38	44
Meningokokkeninfektion A39	45
Sepsis A40–41	45
Aktinomykose A42	47
Erysipel (Wundrose) A46	47
Sonstige bakterielle Krankheiten, andernorts nicht klassifiziert A48	47
Infekte des Respirationstraktes durch obligat pathogene Bakterien	49
Bakterielle Infektion nicht näher bezeichneter Lokalisation A49	49
Empyem	50
Phlegmone	50
Abszess	50
Follikulitis, Furunkel	50
Karbunkel	50
Lymphangitis (Blutvergiftung) und Lymphadenitis	51
Panaritium	51
Paronychie	51
Infektionen, die vorwiegend durch Geschlechtsverkehr übertragen werden A50–A64	
	51
Syphilis (Lues)	51
Gonorrhoe	52
Ulcus molle	53
Lymphogranuloma inguinale (M. Durand-Nicolas-Favre)	53
Unspezifischer Urogenitalinfekt	53
Condyloma accuminata	54
Herpes genitalis	54
Sonstige Spirochätenkrankheiten A65–A69	54
Borreliosen A69	54
Sonstige Krankheiten durch Chlamydien A70–A74	55
Rickettsiosen A75–A79	55
Therapie bakterieller Infektionen	56
Antibiotika	56
Infektionen bei Vorliegen einer Granulozytopenie	64
Virusinfektionen des Zentralnervensystems A80–A89	64
Akute Poliomyelitis (spinale Kinderlähmung) A80	64
Atypische Virus-Infektionen des Zentralnervensystems A81	65
Tollwut (Rabies) A82	66
Virusenzephalitis, durch Zecken übertragen A84	66
Durch Arthropoden übertragene Viruskrankheiten und virale hämorrhagische Fieber A90–A99	67
Dengue-Fieber	67

Infektiologie
Inhalt

Gelbfieber	67
Hantaan-Fieber	68
Krim–Kongo-Fieber	68
Omsk-hämorrhagisches Fieber (OHF)	68
Ebola	68
Marburg-Fieber	68
Lassa	68
Machupo	69
Virusinfektionen mit Haut- und Schleimhautläsionen B00–B09	69
Grundlagen	69
Viruskrankheiten mit flächenhaftem Exanthem	69
Viruskrankheiten mit bläschenförmigem Exanthem	72
Viruskrankheiten mit sonstigen Hautveränderungen	73
Virushepatitis B15–B19	74
Grundlagen	74
Hepatitis A	75
Hepatitis B	76
Hepatitis C	76
Hepatitis D	77
Hepatitis E	77
Hepatitis G	77
HIV-Krankheit B20–B24	77
Retrovirale Therapie	82
Sonstige Viruskrankheiten B25–B34	83
Zytomegalie (CMV) B25	83
Mumps (Parotitis epidemica) B26	83
Infektiöse Mononukleose (EBV) B27	84
HHV-7 (humanes Herpesvirus 7)	84
HHV-8 (humanes Herpesvirus 8)	84
Viruskonjunktivitis B30	84
Virusinfektionen der Luftwege	85
Virostatika	85
Mykosen B35–B49	86
Dermatophytose (Tinea) B35	86
Sonstige oberflächliche Mykosen B36	87
Kandidose (Candidiasis, Soor) B37	87
Aspergillose B44	88
Kryptokokkose B45	88
Therapie der Mykosen	88
Antimykotika	89
Protozoenkrankheiten B50–B64	90
Malaria	90
Toxoplasmose	92
Leishmaniose	93
Schlafkrankheit	93
Chagas-Krankheit	93
Amöbiasis	93
Therapie von Protozoenerkrankungen	94
Helminthosen B65–B83	95
Schistosomiasis (Bilharziose) B65	95

Infekt

Infektiologie
Grundlagen

Echinokokkose B67	95
Taeniasis B68	96
Askaridose B77	96
Enterobiasis (Oxyuriasis) B80	97
Trichinellosen	97
Ancylostomiasis (Hakenwurm)	97
Mikrofilarien	97
Therapie von Wurmerkrankungen	98
Parasitenbefall der Haut B85–B89	99
Pedikulose (Läusebefall) und Phthiriasis (Filzläusebefall) B85	99
Skabies (Krätze) B86	99

Grundlagen

Allgemeine Infektiologie

Epidemiologie und Prophylaxe

Immunisierung
Bei der Immunisierung versetzt man den Körper in die Lage, einen Erreger abzuwehren. Dies kann prinzipiell über 2 Wege erfolgen:
> **Passive Immunisierung**, d.h. man gibt dem Körper die Antikörper, die er zu der Infektabwehr braucht. Dies setzt keine eigene Immunleistung voraus und ist sofort wirksam.
> **Aktive Immunisierung**, d.h. man präsentiert dem intakten Immunsystem den Erreger (abgetötet, abgeschwächt, nur Erregerbestandteile), um die eigene Immunantwort zu induzieren. Dies setzt neben einem intakten Immunsystem Zeit voraus, bis die Antikörperproduktion des Körpers ausreichend ist.

Öffentlich empfohlene Impfungen (Bundesseuchengesetz):
Impfschaden bei empfohlenen Impfungen → Entschädigungsanspruch
Alle Impfungen müssen in Impf-Paß eingetragen werden.

Passive Immunisierung
Ein▷ **Gammaglobuline**: polyvalente Immunglobuline aus gepoolten menschlichen Seren
  Hyperimmunglobuline: AK gegen spez. Erreger; Gewinnung von Rekonvaleszenten

Infektiologie
Grundlagen

Infekt

Rekonvaleszentenseren: Seren von Patienten, die die Erkrankung bereits hatten
Heterologe Antiseren (vom Pferd): z.B. Botulismus, Gasbrand, Diphtherie
Homologe Antiseren (vom Mensch): z.B. Röteln, Masern, Tetanus, HAV, HBV, Tollwut, FSME

Nw▷ bei speziesheterologen Seren: allergische Reaktionen, anaphylaktischer Schock

Aktive Immunisierung

Ein▷ **Totimpfstoff**: Pertussis, HAV, Tollwut, FSME, Cholera, Pest, Influenza
Lebendimpfstoff: Masern, Mumps, Röteln, Varizellen, Polio (Sabin), Gelbfieber, BCG (TBC), Typhus, Cholera
Selektive Inaktivierung:
 Erregerbestandteile: Influenza, Meningokokken, Pneumokokken, Keuchhusten, Typhus
 Toxoidimpfstoff: Tetanus, Diphtherie, Botulismus
 Selektion avirulenter Mutanten: Polio (Salk)
 Gentechnisch hergestellte Impfstoffe (Proteine): HBV (HbsAg)

Wirksamkeit
 Wiederholte Applikation: dreimal zur Immunisierung, Wiederholung je nach Impfung nach 3–10 Jahren; Boosterung zur Verstärkung der Immunantwort
 Adjuvantien: erhöhen die Immunreaktion, z.B. Al-Hydroxid
 Virusinterferenz: Viren induzieren Interferonproduktion, Schutz der umgebenden Zellen vor Infektion → Gefährdung des Impferfolges bei bestehendem Infekt
 Non-Responder: fehlende Antikörperproduktion trotz fachgerechter Impfung. Ursachen: häufig unklar, Immunschwäche

Applikationsform und -zeiten
 Darreichungsart: i.m., s.c., i.c., oral
 Auffrischimpfungen: bei Tetanus, Diphtherie, Polio, HAV nach 10 Jahren; FSME, Typhus wesentlich kürzer; einmalige Applikation dann meist ausreichend
 Simultanimpfung: aktive + passive Immunisierung gleichzeitig, jedoch örtlich getrennt
 Impfung nach erfolgter Infektion: meist Simultanimpfung; z.B. Tetanus, Tollwut

Prinzipien bei der Impfung
 Kinder haben im ersten Lebensjahr noch viele Antikörper der Mutter. Die eigene Antikörperproduktion ist noch gering; der Impferfolg (aktive Impfung) ist demnach schwächer als bei späterer Impfung. Wegen des Risikos einer Infektion wird trotzdem bereits ab dem 3. Monat geimpft.

Infektiologie
Grundlagen

Ausnahmen: Mutter HBV positiv; Kind wird nach der Geburt simultan geimpft.
Impfungen normalerweise i.m., zu 3 Zeiten: Zeitpunkt x, x + 1 Monat, x + 6 Monate
Auffrischung nach Titerkontrolle, ansonsten nach 10 Jahren
Ausnahmen: FSME, HBV, Typhus (kürzer), Masern, Mumps, Röteln (wesentlich länger)
NW: allergische Reaktion, lokale Reaktion, grippeähnlicher Zustand

Aktive Schutzimpfungen gegen bakterielle Infektionen
Cholera, Diphtherie, Haemophilus influenzae b, Keuchhusten, Meningokokken A und C, Pneumokokken, Tetanus, Typhus, Paratyphus, Tuberkulose

Aktive Schutzimpfungen gegen Infektionen durch Viren
Hepatitis-B, Frühsommermeningoenzephalitis (FSME), Gelbfieber, Influenza A/B, Masern, Mumps, Poliomyelitis, Tollwut, Röteln, Varizellen

Impfkalender

STIKO: ständige Impfkommission, gibt regelmässige Impfempfehlung

Impfstoff	Alter in Monaten						Alter in Jahren			
	Geburt	2	3	4	11–14	15–23	5–6	9–17	ab 18	>60
DTaP		1.	2.	3.	4.					
Td							A	A	A alle 10 J.	
aP							A	A		
Hib		1.	2.	3.	4.					
IPV		1.	2.	3.	4.			A		
HB	bei HBV-pos. Mutter	1.	2.	3.	4.			G		
MMR					1.	2.				
Varizellen					1.					
Influenza										S
Pneumokokken										S

Abkürzungen:

A   Auffrischimpfung
DTaP Diphtherie, Tetanus, Pertussis
aP Pertussis, azelluläre Form
IPV Polio
MMR Masern-Mumps-Röteln

S   empfohlene Standardimpfung
Td Tetanus, Diphtherie
Hib Haemophilus influenzae b
HB Hepatitis B
G   Grundimmunisierung

Infektiologie
Grundlagen

Meldepflicht

Verdacht, Erkrankung, Tod	Erkrankung und Tod	Tod
Enteritis infectiosa: Cholera, Typhus	aktive Tuberkulose [TBC]	Influenza
Botulismus	Brucellose	Keuchhusten [Pertussis]
Fleckfieber	Diphtherie	Scharlach
Lepra	Gelbfieber	Puerperalsepsis
Milzbrand	Leptospirose	nach Verletzung durch tollwütiges Tier
Ornithose	Malaria	
Pest	bakterielle / virale Meningitis, Enzephalitis	
Pocken	Q-Fieber	
Poliomyelitis	Hepatitis	
Rückfallfieber	Gasbrand	
Tollwut	Tetanus	
Tularämie		
Masern		

Expositionsprophylaxe
- Isolierung der Infektionsquelle
- Desinfektion, Sterilisation
- Insektizide, Pestizide
- Ausrottung tierischer Seuchenträger

Allgemeine Infektionslehre

Definition von Infektion und Infektionskrankheit
Henle-Koch-Postulate
1. Infektionserreger sollte bei Infektionskrankheit immer und regelmäßig zu finden sein.
2. Infektionserreger sollte auch außerhalb züchtbar sein.
3. Infektion an Versuchstieren sollte zum typischen Krankheitsbild führen.
4. Bei künstlichen Infektionen sollte Erreger isolierbar sein.

Exogene Infektion: Infektion durch von außen eindringende Mikroorganismen
Endogene Infektion: Infektion durch kolonisierende Mikroorganismen
Endogene Reinfektion: persistierender Mikroorgansimus kann reaktiviert werden.
Inkubationszeit: Zeit zwischen Infektion und Erscheinen der ersten Symptome
Manifestationsindex: Anzahl der Erkrankten pro Infizierte
Infektionsmanifestation:

stumme Infektion	ohne Krankheitszeichen
abortive / subklinische Infektion	leichte Krankheitserscheinungen
manifeste Infektion	klinisch deutliche Krankheitserscheinungen

Verlaufsformen einer Infektion:

foudroyant:	blitzschneller Beginn, schwerster Verlauf
akut:	plötzlicher Beginn, Verlauf über Tage
chronisch:	langsamer Beginn, langer Verlauf
rezidivierend:	wiederholt auftretend mit akuten Schüben

Infektiologie
Grundlagen

latent: klinisch stumme Phasen über lange Zeit
inapparent: ohne Symptome
apparent: mit Symptomen
stille Feiung: Antikörperbildung bei inapparenter Infektion

Lokale und allgemeine Infektion:
Lokalinfekt: Beschränkung auf die Eintrittspforte und Umgebung
Allgemeininfekt: lymphogene oder hämatogene Ausbreitung des Erregers
3 Stadien: Inkubation – Generalisation – Organmanifestation
Sepsis: Systemerkrankung, die durch Mikroorganismen und / oder deren toxische Produkte verursacht wird; konstante oder periodische Aussaat von Mikroorganismen von einem Herd in die Blutbahn (Bakteriämie mit Symptomen).

Übertragung
Direkte Übertragung über Tröpfcheninfektion, Kontakt, Schmierinfektion, diaplazentar
Indirekte Übertragung über Lebensmittel, Trinkwasser, Muttermilch, Staub, Gegenstände
Vektoren (Arthropoden): Insektenstiche (z.B. Gelbfieber, Malaria, Leishmaniose, Schlafkrankheit, Elephantiasis, Onchozerkose, Chagas)

Übertragungskette
homolog: von Mensch zu Mensch (Anthroponosen)
heterolog: von Tier zu Mensch (Zoonosen) → z.B. Brucellose, Salmonellose, Leptospirose, Milzbrand, Q-Fieber, Tollwut, Toxoplasmose, Yersiniose
Vektor (Zwischenwirt): aktiver Krankheitsüberträger (selbst nicht krank)

Einteilung der Mikroorganismen
Nichtzelluläre infektiöse Agenzien
Prionen: Proteinpartikel
Viren: Proteinhülle mit DNA oder RNA, kein eigener Stoffwechsel

Prokaryonten
Chlamydien: obligat intrazelluläre Bakterien, da keine eigenen Mitochondrien, unvollständiger Stoffwechsel
Mykoplasmen: ohne Zellwand, vollständiger Stoffwechsel
Bakterien: mit Zellwand, vollständiger Stoffwechsel

Eukaryonten
Protozoen: Einzeller, Vermehrung durch Zellteilung
Pilze: Ein- oder Mehrzeller, Sporenbildner
Parasiten: mehrzellige Organismen, Vermehrung durch Eiablage oder Larvenbildung

Infektiologie
Grundlagen

Infekt

Allgemeinreaktionen auf Infektionen

Sy▷ Fieber, Schüttelfrost, Muskel- und Gliederschmerzen, LK-Schwellung, Splenomegalie
    Frühreaktion: Lymphangitis, Lymphadenitis, Thrombophlebitis → Bakteriämie → Generalisierung ~ Exanthem
    LK-Schwellung: zervikal: Infekte der oberen Luftwege, Viren, Strept.A
        okzipital: Masern, Röteln
        generalisiert: EBV, CMV, Toxoplasmose, HIV
Lab▷ **erhöht**: Granulozyten, Thrombozyten, BSG, CRP, C3, C4, Fibrinogen, $\alpha 2$-Globulin (Coeruloplasmin, $\alpha 2$-Makroglobulin), $\alpha 1$-Antitrypsin (akute Phase-Proteine)
    erniedrigt: Erythrozyten, Albumin, Transferrin, Fe, Zn
    Eisenverteilungsstörungen → Anämie, MCH ↓, MCV ↓, Serum-Fe ↓, Eisenbindungskapazität ↓, Ferritin ↑
    Gerinnungssystem: Fibrinogen ↑↑, Thrombozyten ↑

Bakterielle Infektionen: Leukozytose mit
    1) neutrophiler **Kampfphase** (Linksverschiebung, toxische Granulation, $\alpha 1$-$\alpha 2$-Globulin ↑, Albumin ↓; nach 2 Tagen BSG ↑, CRP ↑; eosinophile Granulozyten
    2) monozytärer **Überwindungsphase**: $\alpha 2$ und γ-Globulin ↑
    3) lymphozytär-eosinophiler **Heilungsphase**: γ-Globulin ↑, Eosinophile ↑
        Ausnahme: Typhus (Leukopenie)
Chronische Entzündung: α-Globulin ↑↑, γ-Globulin ↑↑, Albumin ↓
Virale Infektionen: Leukopenie, Lymphozytose, ALP ↓
DD Leukopenie: Virusinfektion, M. Bang, Kalar-Azar, Malaria

Pathogenitäts- und Virulenzfaktoren
Grundbegriffe
Saprophyten: keine Krankheitserreger; natürliches Habitat ist tote organische Materie
Kommensalen: normale Bewohner von Haut/Mukosa; Summe entspricht Normalflora
Pathogene Mikroorganismen: klassische Krankheitserreger
Opportunisten: Erreger nur bei Schwäche des Organismus krankheitsinduzierend

Stadien der Infektion
    1. **Adhärenz**: Anheftung von Bakterien an Hautoberfläche
    2. **Kolonisation**: Anwesenheit, Vermehrung von Mikroorganismen auf Haut
    3. **Invasivität**: Eindringen von Krankheitserregern

Infektiologie
Grundlagen

Pathogenitäts- und Virulenzfaktoren
Adhäsine: ermöglichen spezifische Adhärenz an Zielzelle
Invasine: ermöglichen aktive Invasion in Makroorganismus
Impedine: Komponenten, die die Infektabwehr im Einzelfall ausschalten
Aggressine: Toxine und gewebsschädigende Enzyme
Moduline: Substanzen, die die übermäßige Bildung von Zytokinen induzieren
Endotoxine: Lipopolysaccharide (LPS) aus der Zellwand gramneg. Bakt.: schwach toxisch, Fieberreaktion (Interleukin-1-Ausschüttung aus Makrophagen), meist thermostabil; Blutdruckabfall, Komplementaktivierung, DIC
Exotoxine: Polypeptide, meist thermolabil, sehr toxisch, keine Fieberreaktion
    Exotoxine mit Fernwirkung: Diphtherie, Tetanus, Streptokokken A, Botulismus
    Enterotoxine: z.B. E. coli, Staph. aureus, Salmonellen, Cholera
        Beispiel Cholera: Aktivierung der Adenylatcyclase → cAMP ↑ → Hypersekretion und Hyperosmolarität der Enterozyten
    Neurotoxine: z.B. Tetanus, Botulismus

Strategien gegen unspezifische Immunität
Antiphagozytäre Funktion
- Kapsel erschwert Phagozytose: Polysaccharidkapsel der Pneumokokken, Kapsel der Meningokokken (blockieren Antikörper gegen Kapselantigen)
- Phagozytentoxine: z.B. Leukocidin von Staphylokokken, Streptolysine, Exotoxin A von Pseudomonas aeruginosa
- Hemmung der Fusion von Phagosom und Lysosom: z.B. TBC, Gonokokken
- Hemmung des oxidativen Burst (Freisetzung von aggressiv-lytischen Sauerstoffradikalen durch neutrophile Granulozyten und Makrophagen): z.B. Legionella pneumophila, Salmonella typhi

Serumresistenz
    Resistenz gramnegativer Bakterien gegen Komplement durch verändertes Lipopolysaccharid, keine Komplement-Aktivierung über alternativen Weg

Strategien gegen spezifische Immunität
Immuntoleranz
    pränatale Infektion: Antigen wird nicht als fremd erkannt
    molekulare Mimikry: z.B. Strept. pyogenes, E. coli K_1, Neisseria meningitidis B
Antigenvariation: Antigenveränderungen erschweren die Abwehr.
IgA-Protease: Zerstörung des IgA; z.B. Gonokokken, Meningokokken, Haemophilus infl.

Rolle der Wirtsreaktion für die Pathogenese
Die Immunreaktion auf eine Infektion kann überschießend erfolgen, wobei sie dann dem Körper mehr schadet als hilft. Bei Infekten mit nicht-zytolytischen Erregern findet trotzdem eine Lyse durch das Immunsystem statt (CD_8-vermittelt).

Infektiologie
Grundlagen

Infektabwehr des Makroorganismus
1) Unspezifische Abwehr
    Mechanische Faktoren
- anatomischer Aufbau der Haut und der Schleimhäute
- Schleimsekretion und Schleimfluß der Mukosa
- Ziliarbewegung des Flimmerepithels des reifen Respirationstraktes
- Peristaltik des Darmtraktes; Harnstrom im Urogenitaltrakt

    Humorale Faktoren
- mikrobizide Wirkung: Säuremantel der Haut, Milchsäure von Schweißdrüsen, Salzsäure im Magen, ungesättigte Fettsäuren der Talgdrüsen
- Lysozym in Speichel und Tränenflüssigkeit greift Murein an.
- Komplement (alternative Aktivierung)
- Akut-Phase-Proteine (CRP, Haptoglobin, Serumamyloid A, Fibrinogen, Transferrin)
- Fibronektin (unspezifisches Opsonin), antivirales Interferon
- Mannose-Bindungsprotein

    Zelluläre Faktoren
- Normalflora der Haut und Schleimhäute
- natürliche Killerzellen (NK)
- Phagozyten (neutrophile, eosinophile Granulozyten, Makrophagen, Monozyten)

2) Spezifische Abwehr
- Aktivierung antigenspezifischer T-Zellen und Induktion von Effektorfunktionen
- Produktion spezifischer Antikörper
- Bildung von B- und T-Gedächtniszellen

    Antikörperreaktion:
- Neutralisierung; Komplementaktivierung
- Phagozytose: ADCC (antibody dependent cellular cytotoxicity) durch Phagozyten und NK-Zellen (natürliche Killerzellen)

Epidemiologie von Infektionskrankheiten
Erreger-Reservoir
- akut oder chronisch Erkrankte
- Inkubationsausscheider: Ausscheidung in Inkubationszeit
- Rekonvaleszenzausscheider: Ausscheidung nach Erkrankung
- Dauerausscheider: Ausscheidung länger als 3 Jahre nach Infektion
- Keimträger: tragen Keime auf Haut oder Schleimhaut, ohne infiziert zu sein
- Tiere: kranke oder gesunde Tiere
- Umwelt: Erdboden, Pflanzen, Wasser

Anthroponose: Sammelbegriff für Infektionen durch Erreger, deren einziger natürlicher Wirt der Mensch ist.

Infektiologie
Grundlagen

Zoonose (syn. Zooanthroponose): Sammelbegriff für Infektionen durch Erreger, deren natürlicher Wirt Tiere sind.
Anthropozoonose: Infektionen bei Tieren, die vom Mensch übertragen werden.

Übertragungswege
fäkal-oral
aerogen
genital / sexual transmitted
über die Haut (kontagiös)
diaplazentar
perinatal

Infektkette
homolog: von Mensch zu Mensch (Anthroponosen)
heterolog: von Tier zu Mensch (Zoonosen)
Vektor (Zwischenwirt): aktiver Krankheitsüberträger (selbst nicht krank)

Epidemiologische Begriffe
Endemie: Dauerverseuchung eines geographischen Gebietes
Epidemie: gehäuftes Auftreten einer Krankheit; zeitlich und örtlich begrenzt
Pandemie: globale Epidemie
Morbidität: Erkrankungshäufigkeit
Mortalität: Zahl toter Kranker auf Gesamtbevölkerung
Letalität: Zahl toter Kranker auf Infizierte
Inzidenz: Zahl der Neuerkrankungen pro 100.000 Einwohner
Prävalenz: Zahl der Kranken zum Untersuchungszeitpunkt
nosokomiale Infektion: im Krankenhaus erworbene Infektion
Präpatenz: Zeit zwischen Infektion und dem Auftreten der ersten Geschlechtsprodukte eines Parasiten
Seuche: Erkrankung durch Mikroorganismus mit massenhafter Ausbreitung
Kontagionsindex: Zahl manifester Kranker / Infizierten
Infektiosität: Fähigkeit des Err., in Organismus einzudringen und sich zu vermehren
Virulenz: ergibt sich aus Pathogenität und Infektiosität
Extensität: Zahl der Menschen, die von Seuche betroffen sind
Intensität: Prozentsatz derer, die an der Seuche sterben

Verhütung und Bekämpfung von Infektionen und Kontaminationen

Verfahren und Maßnahmen
Entkeimung: Ultrafiltration zur Entfernung von lebendigen und toten Mikroorganismen aus Gasen und Flüssigkeiten
Sterilisation: Abtöten bzw. irreversible Inaktivierung aller vermehrungsfähigen Mikroorganismen
Desinfektion: Reduktion der Keime, so daß keine Infektion erfolgen kann

Infektiologie
Grundlagen

Antiseptik: Abtötung oder Wachstumshemmung von Mikroorganismen durch Desinfektionsmittel

Konservierung: Haltbarmachung von Lebensmittel durch Sterilisation, Pasteurisation oder chemische Konservierung

Tyndallisieren (fraktioniertes Erhitzen): Abtötung aller Mikroorganismen in Flüssigkeiten durch Erhitzung (s.u.)

Mikrobizidie: Abtötung von Mikroorganismen (bakterizid, fungizid)

Mikrobistase: Vermehrungshemmung von Mikroorganismen (bakteriostatisch, fungistatisch)

Virusinaktivierung: Ausschalten der Reproduktionsfähigkeit

Expositionsprophylaxe: seuchenhygienische Maßnahme zur Verhinderung der weiteren Ausbreitung (Quarantäne, Desinfektion, Antibiotikaprophylaxe)

Dispositionsprophylaxe: Maßnahmen zur Förderung der Abwehr, aktive und passive Immunisierung, Chemoprophylaxe

Sanitation: Desinfektion und möglichst intensive Verminderung der sonstigen Mikroorganismen

Entwesung: Entfernung von Insekten und Nagern, die Gesundheitsschäden hervorrufen können, sowie von Wohnungsungeziefer

Sterilisation

Trockene Hitze: Abflammen, Heißluftsterilisatoren; 180 °C → 30 min; 200 °C → 15 min

Feuchte Hitze: gespannter Dampf im Autoklaven
    4 Phasen: Anheizzeit – Ausgleichszeit – Sterilisationszeit – Abkühlungszeit
    Bedingungen: 121 °C/2 atm (2,5 bar)/30 min; 134 °C/3 atm/10 min

Resistenzstufen der Mikroorganismen
1. vegetative Bakt., Pilze, Sporen, Viren → Temp. > 100 °C; Sek. bis min. bis Abtötung
2. bakterielle Sporen niederer Resistenz (Anthrax) → 105 °C; 5 min.
3. Bakteriensporen hoher Resistenz (Clostridien) → 121 °C; 15 min.
4. Bakteriensporen → 134 °C; 6 Std.

Tyndallisation: gespannter Dampf + Zusatz von bakteriziden Substanzen; Abtötung aller Mikroorganismen in Flüssigkeiten durch Erhitzung: 65–110 °C; 30–60 min. an drei Tagen → Auskeimen und Abtöten der Sporen

Mikrobizides Gas: Ethylenoxidbegasung (brennbar, explosiv, kanzerogen), Formaldehydbegasung (nicht explosiv, nicht brennbar, ungesund!); bei thermolabilen Materialien

Ionisierende Strahlung: β, Röntgen, γ → medizinische Anwendung, ansonsten zu teuer

Filtration: Porenfilter (∅ 0,2 µm), Tiefenfilter (Adsorption); lediglich Reduktion der Mikroorganismen; abhängig von Keimart, Keimgröße, Porenweite, Ausgangskeimzahl, Dauer

Infektiologie
Grundlagen

Desinfektion
Anwendung: Hände, Haut/Schleimhaut, Instrumente, Flächen, Wäsche, Ausscheidungen
Physik. Desinfektionsverfahren: Verbrennen, Kochen, Dampf, UV-Bestrahlung, Filtration
Chemische Desinfektion mit Gasen: Triethylenglykol, Ozon, Chlor
Chemische Desinfektion mit Flüssigkeiten: Aerosole oder Lösungen, Persäure, Alkohole, Aldehyde, Phenole, H_2O_2, $KMnO_4$, oberflächenaktive Substanzen, Tenside z.B. quarternäre Ammoniumverbindungen (QAV), Metalle
Thermische Verfahren: Wasch- und Instrumentenspülmaschine > 90 °C
Pasteurisierung von Wasser bei 70 °C

Spezielle Anwendungsbereiche der Desinfektion:
Händedesinfektion:
    Hygienische Händedesinfektion: nach jedem Kontakt mit Blut, Ausscheidung, infektiösem Material → 3 ml für 30 sec.
    1. alkoholisches Desinfektionsmittel; 2. anschließend Händewaschen
    norm: 100–1000 Keime/cm² Haut, selten im Millionenbereich
    physiolog.: Staph. epidermidis, Staph. saprophyticus, Micrococcus luteus, Propionibact., Streptococcus-Arten, Corynebact.
    transient: Staph. aureus, aerobe Sporenbildner
    Chirurgische Händedesinfektion: Vorwaschung (1–2 min.), Nagel, Nagelfalz; Desinfektion 5 min.; Entfernung von 99,9% der residenten Keime; dient der Abtötung der transienten und der Reduktion der residenten Hautflora
    2-2-1-Regel: 1.–2. min. → Hände, Unterarme, Ellenbogen
    3.–4. min. → Hände und halber Unterarm
    5. min. → nur noch Hände
    Hände immer oberhalb der Ellenbogen halten!
Haut-, Schleimhaut- und Wunddesinfektion:
    Hautdesinfektionsmittel (Alkohol); Einwirkzeit 30–60 s
Desinfektion von Stuhl, Urin und Auswurf:
    Stuhl und Urin → Spülautomaten; 4-fache Menge an Desinfektionsmittel
    Sputum → Einmalspuckschalen (Verbrennung); ansonsten Desinfektion
Desinfektion von Textilien: chemische und thermische Trockenreinigung
Desinfektion von Flächen: Mopsystem mit Desinfektionslösung; Desinfektionsmittel muß antrocknen; Kontrolle mittels:
    RODAC-Platten (recovering organisms detecting and counting)
    DEV-Agar (Nähragar gemäß der Deutschen Einheitsverfahren)
Desinfektion medizinischer Geräte und Instrumente: z.B. Peressigsäure; Gefahr der Übertragung von Krankheitserregern (z.B. Endoskop → Übertragung Helicobacter)

Infektiologie
Grundlagen

Desinfektionsmittel und Anwendung

Infekt

Gruppe	Substanz	Anwendungsbereich	
Aldehyde	Formaldehyd	Flächen, Instrumente: potentestes Desinfektionsmittel	
	Glutaraldehyd	haut- und schleimhautschädigend, allergisierend mikrobiozid, virusinaktivierend, **Eiweißfehler**	
Alkohole	Ethanol	Haut, Hände, kurze Einwirkzeit	
	Isopropranolol	Denaturierung von Proteinen; Wirkung auf vegetative Keime; nicht gegen Sporen	
	n-Propranolol	**Eiweißfehler**, Reduktion der Wirkung durch Blut, Serum, hartes Wasser	
Phenol und -derivate	diverse	Oberflächen und Ausscheidungen geringer **Eiweißfehler**	
Halogene	Chlor	Trink – und Badewasser, Abwasser	
	Chloramin	Haut- und Hände	
	PVD-Iod	Haut, Schleimhäute und Wunden	
Oberflächenaktive Subst. [anion., kation. und amphotere Detergenzien]	quaternäre Ammoniumverbindungen (Chlorhexidin, Cetrimid)	Hände, Haut, Schleimhaut	steigern Permeabilität der Bakterienmembran anionische Gruppe ~ Waschwirkung kationische Gruppe ~ desinfizierend
	amphotere Tenside	Flächen, Instrumente	in hoher Konzentration bakterizid
	Biguanide	Flächen	**Eiweißfehler**
Oxidationsmittel	Wasserstoffperoxid	Haut- und Schleimhaut	
	Peressigsäure	Instrumente; bakterizid, fungizid; Inaktivierung von Sporen und Viren	
	Ozon	Trink- und Badewasser; muß am Ende der Desinfektion wieder aus dem Wasser isoliert werden; mikrobiozid, virusinaktivierend, durchblutungsfördernd, granulationsfördernd; Wunddesinfektion	
Laugen	Kalkmilch	Desinfektion von Sputum, Stuhl und Harn	

Eiweißfehler: verminderte Wirksamkeit von Desinfektionsmitteln bei starker Verunreinigung mit eiweisshaltigen Sekreten. Je nach Desinfektionsmittel ist dies unterschiedlich ausgeprägt. Prinzipiell sollte zunächst grob gesäubert werden und anschliessend desinfiziert werden.

Infektiologie
Grundlagen

Bakteriologie

Aufbau und Morphologie der Bakterien

Form, Besonderheiten	grampositiv	gramnegativ
Kokken	Staphylokokken Streptokokken, Pneumokokken	Meningokokken Gonokokken

Stäbchen	I. sporenlos
	    Corynebakterien
	    Listerien
	II. aerobe Sporen
	    Bacillus anthracis
	III. anaerobe Sporen
	    Clostridien
		Salmonellen, Shigellen, E. coli, Yersinien, Pseudomonas, Brucella, Legionellen, Haemophilus, Bordetella, Cholera, Campylobacter, Helicobacter, Bacteroides

Mykobakterien	M. tuberculosis, M. leprae Actinomyceten	
Spirochäten	Leptospiren, Treponemen, Borellien	
Mykoplasmen	Mykoplasma pneumoniae	
Obligate Zellparasiten	Rickettsien, Coxiellen, Chlamydien	

Zellwand
Differenzierung nach Zellwandbeschaffenheit:
grampositives Bakterium = **blaue Färbung in Gram-Färbung**
    dicke Mureinschicht, anliegend Zytoplasmamembran
gramnegatives Bakterium = **rote Färbung in Gram-Färbung**
    äußere Membran (Proteine, Phospholipide, LPS)
    Mureinschicht, periplasmatischer Spalt, Zytoplasmamembran
L-Formen: Mureindefekt; Resistenz gegen Betalaktamantibiotika, aber osmotisch labil

Anhangsgebilde
Haftfimbrien / -pili zur Adhärenz, Konjugationspili
Geißeln (mono-, lopho-, peritrich, lineare Proteine = Flagelline): Bewegung
Kapsel: Phagozytoseschutz
Biofilm: Anheftung auf inerten Oberflächen; Vermehrung und Bildung einer extrazellulären Polymersubstanz (EPS); Schutz vor Immunreaktion

Zytoplasmamembran
sehr proteinreich; Permeasen, Zellwandsyntheseenzyme, Sekretionsproteine, Sensorproteine, Atmungskettenenzyme, Transferproteine

Sonderformen
Sporenbildung bei Clostridien, Bacillus
zellwandlose Bakterien: Mykoplasmen

Infektiologie
Grundlagen

Infekt

Eigenschaften von Bakterien

Vermehrung: Phasen:
- Lagphase (Bakterienmasse↑; keine Zunahme der Bakterienzahl)
- Beschleunigungsphase
- Logphase (exponentielles Wachstum)
- Verzögerungsphase
- stationäre Phase
- Absterbephase

Stoffwechsel:
- photosynthetische oder chemosynthetische Bakterien
- lithotrophe oder organotrophe Bakterien (Nährstoffe anorganisch / organisch)
- humanpathogene Keime sind immer chemosynthetisch und organotroph
- Aufnahme der Nährstoffe per Diffusion oder mittels aktivem Transport
- Oxidation: Respiration oder Atmung; Fermentation oder Gärung
- **fakultative Anaerobier**: Bakterien können veratmen und vergären
- **obligate Aerobier**: nur in Anwesenheit von O_2 vermehrungsfähig
- **obligate Anaerobier**: Bakterien sterben in Anwesenheit von O_2
- **aerotolerante Anaerobier**: benötigen keinen O_2; schadet aber auch nicht

Nährmedien:
- Nährbouillon: flüssiges, komplexes Nährmedium
- Nähragar: komplexes Nährmedium mit Agarose
- Selektivmedien: enthalten Hemmstoffe; nur Wachstum bestimmter Keime
- Indikatormedien: zeigen bestimmte Stoffwechselleistungen an
- synthetische Medien: chemisch genau definiert

Antigenität:
Antigene sind Stoffe, die vom Immunsystem erkannt werden und eine spezif. Reaktion induzieren; v.a. Zellwandmoleküle, Geißeln, Kapselantigene, Exotoxine, Exoenzyme

Anfärbbarkeit:
- **Methylenblau**: Einfachfärbung
- **Gram-Färbung**: Differentialfärbung nach Zellwandbeschaffenheit
  - grampositiv = blau; gramnegativ = rot
- **Ziehl-Neelsen**: Differentialfärbung; Mykobakterien
- **Neisser**: Polkörperchenfärbung bei Corynebakterien

Lysotopie: Diff. von Bakterien über Bakteriophagen; zur Aufdeckung von Infektionsquellen

Bakteriengenetik:
- **spontane Mutation**: Punktmutation, Deletion, Rekombination, Transposition
- **Transformation**: Injektion von genetischem Material, meist labortechnisch
- **Transduktion**: Austausch von bakterieller DNA über Bakteriophagen
  - temperente Phagen: Einbau und späteres Ablösen ohne Lyse der Zelle
  - virulente Phagen: Wiederfreisetzung durch Lyse der Zellen
- **Konjugation**: DNA-Übertragung zwischen Bakterien einer Spezies über Bakterien-Pili

Infektiologie
Grundlagen

Diagnostik bakterieller Infektionen

Materialentnahme:
    Abnahme unter sterilen Bedingungen vor Antibiotikagabe

Transport:
    Auswahl des richtigen Mediums
    organisatorische Koordination mit dem Labor (Wartezeiten)
    Urinuntersuchung: kurzzeitige Lagerung im Kühlschr., da sonst Bakterien ↑
    Liquoruntersuchung: Aufbewahrung der Probe bei 37 °C
    Überlegung, welche Keime erwartet und nachgewiesen werden sollen:
        Anaerobier, Neisserien, Mycoplasmen → entsprechende Medien

Erregernachweis:
    morphologische Merkmale
        Form: Kugel, Stäbchen, Spirale
        Größe, Pseudozellverbände: Haufen, Ketten, Diplokokken
        Färbeverhalten: Gram; Flagellen, Kapsel, Sporen
    chemische Merkmale
        DNA-Struktur: Sequenzen
        Aufbau des Mureins der Zellwand
        Antigenstruktur: durch Antikörper spezifischer Antigennachweis
        Fettsäuren in der Membran und Zellwand
    physiologische Merkmale
        Enzyme der Atmungskette: Oxidasen, Katalasen
        Enzyme des Abbaus von Kohlenhydraten, Alkohol, Glykosiden
        Enzyme des Proteinstoffwechsels
        Enzyme des Aminosäurestoffwechsels
        Hämolysine, Lipasen, Lecithinasen, DNAsen
        Stoffwechselendprodukte
        Resistenzen, Empfindlichkeiten
        Merkmale im anabolen Stoffwechsel
    Hämolyseformen
        β: vollständige Hämolyse
        α: vergrünende Hämolyse (Häm → Biliverdin)
        γ: keine erkennbare Hämolyse
    molekulare Methoden
        DNA-Sonden: Festphase-, Flüssigphase-, In-situ-Hybridisierung
        PCR (Amplifikation spezifischer Gen-Abschnitte)
    diagnostische Tierversuche: Diphtherie, Tetanus, Botulinus

Antikörpernachweis
    Nachweis spezifischer Antikörper über IFT, Westernblot, ELISA, RIA etc.
        → positiv bei Nachweis von IgM-AK oder Titeranstieg (4×) von IgG
    Nachweis von IgG-Antikörpern spricht für eine frühere Infektion.

Infektiologie
Grundlagen

Infekt

Normale Bakterienflora des Menschen
Residente Flora: Bakterien sind immer anzutreffen.
Transiente Flora: Bakterien können physiologisch vorkommen; nicht obligat

Einfluß von unterschiedlichen Faktoren auf die normale Bakterienflora
- **antibakterielle Chemotherapie**: je nach Spezifität der Antibiose → Zerstörung der Normalflora, übermäßiges Wachstum resistenter Keime → Fehlbesiedlung
- **Immunsuppression**: Gleichgewichtsstörungen der Flora; häufig Pilzinfektionen
- **Allgemeinerkrankungen**: Gleichgewichtsstörungen der Flora

Darmflora: 95% Anaerobier, v.a. Bacteroides, Clostridien, Laktobakterien, anaerobe Streptokokken (10–20% der Stuhlmasse sind Keime), Proteus, E. coli, Klebsiellen, Vibrionen; Enterobacter und Streptococcus faecalis sind fakultativ anaerob
fakultativ anaerobe Keime zu rein anaeroben Keimen = 1:100 bis 1:1.000
Bei gestillten Säuglingen ist Bacterium bifidum im Darm charakteristisch.

Vaginalflora
- **Döderlein-Stäbchen** (grampositiv), produzieren Milchsäure → pH-↓; Schutz vor anderen Bakterien; physiologisch
- **physiologisch**: Streptokokken, Gardnerella-Arten, Bacteroides-Arten, Lactobacillus

Mundflora
- **residente Flora**: Streptokokken, Lactobacillus, apathogene Neisserien, Staphylokokken, apathogene Corynebakterien
- **Dention**: Peptococcaceae, Veillonellen, Actinomyces, Bacteroides, Fusobacterien
- **Pubertät**: Prevotella, Treponemen, Mycoplasmen, Protozoen
- **transiente Flora**: E. coli, Klebsiellen, Enterokokken, Candida
- **Streptokokkus viridans** gehört zu vergrünenden Streptokokken (Gruppe D) → kann bei Zahnextraktion und vorgeschädigten Herzklappen zu Komplikationen führen

Hautflora: koagulase-negative Staphylokokken (Staph. epidermidis), Micrococcus luteus, Enterokokken (α-hämolysierende Streptokokken), Corynebakterien, Propionibakterien

Infektiologie
Grundlagen

Wichtige physiologische Keime und ihr Standort

Staphylokokken	– Haut	Enterokokken	– Darm
apath. Corynebakt.	– Haut	Enterobakterien	– Darm
Pilze (Hefen)	– Haut (u.v.m.)	Clostridien	– Darm
Spirochäten	– Mundhöhle	Haemophilus	– oberer Respirationstrakt
α-Streptokokken	– Mundhöhle	Mykoplasmen	– Mundhöhle, Genitaltrakt
Actinomyceten	– Mundhöhle, Genitaltrakt bei Neugeborenen		
Bacteroides	– Mund, Darm, oberer Respirationstrakt, Genitaltrakt, nicht Haut		

Virologie
Virusaufbau und Funktion

Virusstruktur
Virion: reifes Viruspartikel bestehend aus
    Kapsid: viruskodierte Proteinstruktur (kubisch, helikal, komplex)
    Nukleinsäure: DNA oder RNA
    Hülle: fakultativ, umgibt Kapsid, stammt von zellulärer Membran ab
Nukleokapsid: Kapsid + Nukleinsäure
Kapsomer: Untereinheiten eines Kapsids
Nukleinsäure: DNA: meist doppelsträngig; linear oder zirkulär
    RNA: meist einzelsträngig (Ausnahme Reoviren mit dsRNA); z.T.
        segmentiert
    Plus-Strang: direkt translatierbare mRNA
    Minus-Strang: Bildung eines Komplementärstrangs (mRNA)
Ein▷ DNA / RNA; Konfiguration der Nukleinsäure (einzel- oder doppelsträngig)
    Kapsidsymmetrie, mit oder ohne Hülle, Größe

Molekularbiologische Mechanismen der Vermehrung von Viren
Replikationsschritte
Adsorption: Bindung des Virus an die Zelloberfläche
Penetration: Virus durchdringt die Zellmembran
Uncoating: Freisetzung der Nukleinsäure in der Zelle
Biosynthese: Bildung viraler Proteine und Nukleinsäuren
Maturation: Zusammenbau neuer Viruspartikel (Nukleokapsid)
Freisetzung: Freisetzung von Viren durch Lyse der Wirtszelle oder Exozytose

Genetik von Viren
Rekombination: Bildung neuer Genkombinationen aus verschiedenen Genomen
Reassortement: Rekombination bei segmentiertem Genom
Mutation: Veränderung des genetischen Materials
Komplementation: Virus unterliegt einem Defekt und kann nur mit Hilfe eines
    anderen Virus replizieren (z.B. Hepatitis-D-Virus mit Hepatitis-B-Virus).
Attenuierung: mutationsbedingte Herabsetzung der Virulenz
Quasispezies: Bei RNA-Viren existiert kein Korrekturmechanismus, so daß die
    Mutationsfrequenz bei $\sim 10^4$ liegt → inhomogene Population (= Quasispezies).

Infektiologie
Grundlagen

Infekt

Onkogene Viren
1. Onkogene, die durch das Virus kodiert sind (onc)
2. zelluläre Onkogene, die durch Virus aktiviert werden (c-onc)

Viruserkrankungen
Pathogenese

Zytozide Infektion:
  Virusvermehrung mit daraus resultierender Zellzerstörung

Nicht-zytozide Infektion:
  Die Virusvermehrung zerstört die Zelle nicht; es kann jedoch durch die Immunreaktion eine Zerstörung der Zelle bewirkt werden.

Latente Infektion:
  Das Virusgenom ist in der Zelle vorhanden; keine Virusreplikation.

Tumortransformation
  Onkoviren: virale Genabschnitte sind assoziiert mit Promoterregionen; je nach Ort der Insertion der Promotoren können auch zelluläre Protoonkogene verstärkt zur Expression kommen.

Diagnostik
- Virusisolierung durch Anzüchtung in Zellkultur, Tier, Hühnerembryo
- direkter Virusnachweis über PCR, Serologie, Elektronenmikroskopie
- Serodiagnose (Antikörpernachweis)

Infektionsverlauf

Übertragung: direkt: fäkal-oral, aerogen, enger Kontakt
indirekt: alimentär, Vektor (z.B. Arthropoden), parenteral

Eintrittspforte: meist Schleimhäute des Respirations- und Magen-Darm-Traktes

Ausbreitung: lokale oder generalisierte Infektion

Infektionsverlauf: primär degenerativ; nicht entzündlich

Abwehrmechanismen
Antikörper, T-Lymphozyten, Interferon

Virusfamilien

Familie	Genus	Erkrankung
Poxviridae	Vaccinavirus	Pocken
Herpetoviridae	HSV (Herpes-Simplex-Virus)	Herpes simplex
	VZV (Varizella-Zoster-Virus)	Windpocken, Zoster
	CMV (Cytomegalievirus)	Zytomegalieinfekt
	EBV (Epstein-Barr-Virus)	infektiöse Mononukleose
	HHV-6 (Humanes Herpes-Virus 6)	Exanthema subitum
	HHV-8 (Humanes Herpes-Virus 8)	Kaposi-Sarkom unter HIV
Hepadnaviridae	HBV (Hepatitis-B-Virus)	Hepatitis B
Adenoviridae	Adenovirus; 41 Typen	Keratitis epidemica grippale Infekte
Papovaviridae	Papillomavirus	Warzen
Reoviridae	Rotavirus	Durchfall bei Kindern

Infektiologie

Grundlagen

Familie	Genus	Erkrankung
Togaviridae	Rubellavirus	Röteln
Flaviviridae	Denguevirus	hämorrhagisches Fieber
	Gelbfiebervirus	Gelbfieber
	FSME-Virus	Meningoenzephalitis
	HCV (Hepatitis-C-Virus)	Hepatitis C
Paramyxoviridae	Parainfluenzaviren	Erkältung
	Mumpsvirus	Mumps
	Masernvirus	Masern
	RS-Virus (Respiratory-Syncytial-Virus)	Bronchiolitis bei Kindern
Orthomyxoviridae	Influenza A- und B-Virus	Erkältung, Pneumonie
Rhabdoviridae	Rabiesvirus	Tollwut
Bunyaviridae	Hantaan-Virus	hämorrhagisches Fieber
Arenaviridae	LCM-Virus	lymphozytäre Choriomeningitis
Retroviridae	HIV	AIDS
	HTLV	T-Zell-Leukämie
Picornaviridae	Polioviren	Poliomyelitis
	ECHO	unspezifische grippale Infekte
	Coxsackie A	Hand-Fuß-Mund-Krankheit
	Coxsackie B	Bornholm-Disease
	HAV (Hepatitis-A-Virus)	Hepatitis A
Caliciviridae	HEV (Hepatitis-E-Virus)	Hepatitis E
	Norovirus	Gastroenteritis

Mykologie

Einteilung der Pilze (DHS-System):
    Dermatophyten (Fadenpilze): Trichophyton, Epidermophyton, Microsporum
    Hefen: Candida, Cryptococcus, Malassezia furfur
    Schimmelpilze: Aspergillus, Mucor

Epidermomykosen: Ausbreitung in der Hornschicht und im Follikel, meist zwischen Zehen und Fingern
Trichomykosen: Ausbreitung in Hornschicht / Follikel, je nach Art auch im Bindegewebe; Erreger: Trichophyton, Microsporum
Prädisposition: AZ ↓, Medikamente (Cortison, Antibiose, Zytostatika), Hyperhidrosis, Defekte des Säureschutzmantels
Diagnostik: Mikroskopie, Pilzkultur, Wood-Licht (UV-A 360 nm), Serologie

Infektiologie

Gesundheitsstörungen Infektiologie

Parasitologie

Einteilung

Protozoen	Flagellaten	Trichomonaden Lamblien Trypanosomen Leishmanien
	Rhizopoden	Entamoeba histolytica Naegeria gowleri Acanthamoeba
	Sporozoen	Toxoplasma gondii Plasmodien Cryptosporidien
Helminthen	Trematoden	Schistosoma mansoni, haematobium, japonicum Fasciola hepatica
	Cestoden	Taenia solium, Taenia saginata Echinococcus
	Nematoden	Enterobius vermicularis Ascaris lumbricoides Trichinella spiralis Ancylostoma duodenale
Microfilarien		Wucheria bancrofti Loa Loa Onchocerca volvulus Dracunculus medinensis

Gesundheitsstörungen Infektiologie

Fieber

Normaltemperatur: 36–37,5 °C; morgens niedriger; Schwankung ca. 0,5 °C im Tagesverlauf
Temperaturgrenzwerte: < 28 °C, > 43 °C (absolute Grenzwerte)

Fieber entsteht durch Irritation hypothalamischer Zentren (Sollwertänderung) mit Umkehr der Tagesrhythmik, Schwankungen > 1 °C, Temp. > 37,5 °C; Differenz: bei Appendizitis rektal-sublingual > 1 °C, ansonsten irrelevant

Fiebertypen: Febris continua (Schwankungen < 1 °C)
Febris remittens (Schwankungen < 1,5 °C)
Febris intermittens (wechselnd hohes Fieber und fieberfrei)
Febris undulans (schwankend, jedoch immer fieberhaft)

Infektiologie

Gesundheitsstörungen Infektiologie

Fieberstadien: Stadium incrementi (Fieberanstieg, Frösteln)
Stadium fastigium (gleichbleibendes Fieber)
Stadium decrementi (Fieberabfall)
Lysis (mehrere Tage) oder Krisis (abrupter Fieberabfall)

Hypothermie

Def▷ Unterkühlung
Ät▷ **endogen**: Hypothyreose, Kachexie, Laktazidose unter Metformin (Hemmung der Atmungskette und damit der endogenen Energiegewinnung)
exogen: Kälteexposition
therapeutische Hypothermie: Reanimation, Herzlungenmaschine, Neurochirurgie
Pa▷ Je kälter der Organismus, desto langsamer sind die destruierenden Prozesse und umso länger sind die tolerierten Ischämiezeiten. Bei Unterkühlung ist keine suffiziente neurologische Beurteilung möglich. Die Feststellung des Todes ist nur bei Normothermie zulässig.

Temperatur	Ischämiezeit	Klinik
36 °C	4–10 min.	Kältegefühl
34–35 °C		Kältezittern, Unruhe
33 °C		Rigor
30 °C	10–16 min.	Koma
28 °C		HRST, Asystolie
27 °C	16–60 min.	Muskelerschlaffung
<18 °C	60–90 min.	isoelektrisches EEG

Nachtschweiß

Def▷ unphysiologisch starkes Schwitzen während der Nacht
Ät▷ **idiopathisch**
infektiös: banaler Infekt, TBC, AIDS, Malaria
Tumorerkrankung: v.a. Lymphom, Leukämie
autoimmun: Wegener-Granulomatose, systemischer Lupus erythematodes
endokrin: Hyperthyreose, Menopause, Diabetes mellitus
psychisch: Depression, Alpträume

Infektiologie
Gesundheitsstörungen Infektiologie

Schock

Def▷ Schock ist eine vital bedrohliche, akute Störung der Mikrozirkulation mit der Folge der ischämischen Hypoxidose und metabolischen Azidose.
Schockindex (Allgöwer): Pulsfrequenz / systolischer Blutdruck
[<1 → normal, 1 → drohender Schock, >1 → manifester Schock]

Pa▷ **Hypodyname Schockformen**: HMV ↓, venöser Rückstrom ↓ → arterielle Hypotonie → Minderperfusion → Gewebshypoxie
Hyperdyname Form (septisch): periphere Vasodilatation, AV-Shunts im Endstromgebiet → warme Extremitäten, relativer Volumenmangel, HMV ↑↑, ZVD ↑, niedrige avO_2-Differenz
Kompensationsmechanismen:
HMV ↓ → Katecholamine ↑ → Tachykardie, TPR ↑, Zentralisation → Azidose, periphere Ischämie, Mikrozirkulationsstörungen, hyaline Mikrothromben, Schockorgane

Ein▷ **septischer Schock**:
  Ät▷ periphere Vasodilatation, relativer Volumenmangel durch vasoaktive Toxine
  Sy▷ Fieber, Zeichen des Volumenmangels
  Th▷ Schocklagerung, Volumen, Plasmaexpander; Antibiose
hypovolämischer Schock: Volumenmangel
kardiogener Schock: Kreislaufversagen
anaphylaktischer Schock
neurogener Schock
endokriner Schock

Schockformen		$avDO_2$	ZVD	TPR
sept. Schock	initial	↓	↔	↓
	terminal	↑	↓	↑
Hypovolämischer Schock		↑	↓	↑
Kardiogener Schock		↑	↑	↑
Anaphylaktischer Schock		↑	↓	↓

$avDO_2$: arterio-venöse Sauerstoffdifferenz
ZVD: zentraler Venendruck
TPR: totaler peripherer Widerstand

Multiorganversagen

Def▷ Mikrozirkulationsstörungen mit nachfolgender Ischämie
Pa▷ Schockursache → HMV ↓ → primär Vasokonstriktion, sekundär (reaktiv) Vasodilatation → das normalerweise zu 20% durchblutete Kapillarbett wird 100% durchblutet → Verlangsamung des Blutflusses: **Sludge-Phänomen** (= reversible Aggregation von Erythrozyten); sekundär Bildung irreversibler Aggregate durch Thrombozyten → DIC → Verbrauchskoagulopathie
Sy▷ kalte, feuchte Haut, blaß, Zyanose, Unruhe, Bewußtseinsstörungen, Dys-/ Tachypnoe (Cheyne-Stoke), Tachykardie, arterielle Hypotonie, kleine Blutdruckamplitude, flacher Puls, metabolische Azidose, Hypoxämie, Oligurie, Schockindex

Infektiologie

Gesundheitsstörungen Infektiologie

Di▷ ZVD ↓, RR ↓, BGA mit pH ↓, Hb < 10, Hkt < 30, Thrombozyten < 80.000, ANV
Th▷ Schocklagerung, Zugang, Analgesie, Infusionen, pH-Korrektur; Beatmung, Nierenersatz, Kreislaufstabilisierung mit Volumen, Katecholamin, Cortison in Stress-Dosis
Ko▷ ANV, Leberzellverfettung, Stuhldrang, Blutverdünnung, Hyperkoagulabilität, DIC, Gehirnhypoxie

Schüttelfrost

Def▷ Kältegefühl mit Zittern am ganzen Körper vor Fieberanstieg
Ät▷ Infektionen, typischerweise schwere bakterielle Infektionen, Malaria
Di▷ Blutkultur, Blutbild, CRP; Suche nach Infektfokus

Infektiologie
Krankheitsbilder

Krankheitsbilder

Infekt

Infektiöse Darmkrankheiten A00–A09

- **Def▷** Darmerkrankung mit Diarrhoe durch infektiöses Agens (Bakterium, Virus, Parasit)
- **Sy▷** Diarrhoe, abdominelle Schmerzen, ggfs. Fieber, Allgemeinsymptome
- **Th▷** symptomatisch: Rehydratation, Analgesie, Stabilisierung der Darmflora, Spasmolytika, Loperamid restriktiv einsetzen. Antibiose nur selten indiziert (meist Ciprofloxacin)

Bakterielle Enteritiden

Enteritiden ohne Erregernachweis
- **Pa▷** in > 50% der Fälle kein Erregernachweis möglich
- **Sy▷** plötzlicher, wäßrig oder blutig-schleimiger Durchfall mit Grippesymptomen
- **Th▷** Rehydratation; bei schweren Verläufen: BB, Hkt, Elektrolyte, Kreatinin, ggfs. serologischer Erregernachweis → kausale Behandlung

Salmonellosen
- **Err▷** Salmonella enterica besteht aus 2000 Subspezies; u.a. S. typhi, typhimurium, enteritidis; **Ikb.-Z.:** 12–36 h; Zooanthroponose, Infektion durch kontaminierte tierische Produkte
- **Pa▷** lokale Infektion des Dünn- oder oberen Dickdarms → Endotoxine → Übelkeit, Erbrechen, Durchfall, Fieber, Kopfschmerz
- **Di▷** Erreger im Stuhl
- **Th▷** symptomatisch, Antibiose kontraindiziert (außer bei Sepsis), weil Krankheit zwar verkürzt, Ausscheidung aber verlängert wird → Seuchenprophylaxe; bei Meningitis Antibiose mit Ciprofloxacin, Cotrimoxazol, Cefotaxim
- **Ko▷** Schock, Exsikkose, Septikämie, Cholezystitis, Meningitis

Enteritische Salmonellosen / Salmonella enteritidis
- **Pa▷** Aufnahme über Lebensmittel → eitrige Entzündung in Lamina propria des Dünndarms → Störung des Elektrolyt-/Wasserhaushalt
- **Sy▷** Gastroenteritis, Durchfall, Erbrechen, Fieber
- **Th▷** meist keine Therapie nötig

Typhus abdominalis und Parathyphus
- **Err▷** Salmonella typhi et paratyphi (in Europa nur B; A und C v.a. in Entwicklungsländern, Tropen), **Ikb.-Z.:** 7–14 Tage
- **Ep▷** Erregerreservoir Mensch (Dauerausscheider); Übertragung durch kontaminierten Stuhl, Harn, Blut, Eiter, Sputum; evtl. indirekt über kontaminierte Lebensmittel durch Wasser
- **Pa▷** orale Aufnahme → Darm → mesenteriale LK → Blutbahn

Infektiologie
Krankheitsbilder

Sy▷ **Stadium incrementi**: Fieberanstieg bis 40 °C, Bradykardie, Kopfschmerz, Schwindel, Benommenheit, Schlaflosigkeit, abdominelle Schmerzen, Obstipation, Meteorismus, Husten, Bronchitis, Bronchopneumonie
Stadium fastigii: 2.–3. Krankheitswoche, fibris continua, kein Schüttelfrost, Splenomegalie, Roseolen, nekrotische Payr-Plaques → erbsbreiartige Durchfälle, dickweißer Zungenbelag (Spitze frei)
Stadium decremeti: ab 4. Woche Rückgang der Symptome; evtl. Frührezidiv

Ko▷ Meningitis, Myokarditis, Thrombosen, Osteomyelitis, fokale Lebernekrosen, gastrointestinale Blutung, Perforationsperitonitis

Di▷ Allgemeininfektion mit sekundärem Darmbefall → 1. Woche Nachweis in Blutkultur, 2–3. Woche in Stuhl, bei Salmonellenenteritis nur im Stuhl
BB: Leukopenie, Lymphozytose, Eosinopenie, bei Parathyphus Leukozytose; AK nach Widal-Reaktion → Agglutuinationstest

Th▷ Isolierung, Elektrolytüberwachung, Gyrasehemmer (Ciprofloxacin, Ofloxacin), Ampicillin, Cotrimoxazol; cave Dauerausscheider; langsame Antibiose, da Gefahr Herxheimer-Reaktion
Prophylaxe: Trinkwasser- und Nahrungsmittelhygiene, Impfung

Pro▷ Letalität 1%

Bakterienruhr

Err▷ Shigella dysentericae: tropisch/subtropisch, schwerste Bakterienruhr, Geschwüre, Nekrosen, Shigatoxin → toxisch auf ZNS; Herz-Kreislauf-System
Shigella sonnei: weltweit, geringere Pathogenität
fäkal-oral, fäkale Trinkwasserverschmutzung, kontaminierte Speisen;
Ikb.-Z.: 1–7 d

Pa▷ lokale, invasive Kolitis durch Endotoxine verschiedener Shigellen → Hyperämie, Leukozyteninfiltration → Fieber, wäßrige Diarrhoe, schmerzhafte Tenesmen, evtl. eitriger, schleimiger, blutiger Stühl

Ko▷ Darmblutung, Perforation, nekrotisierende Colitis, toxisches Megacolon, hämolytisch-urämisches Syndrom, Reiter-Syndrom

Di▷ Abstrich, Erreger nur in warmem Stuhl nachweisbar

Th▷ Isolierung, symptomatisch, AB: Ampicillin, Cotrimoxazol, Tetracycline, Chinolon

Yersinienenterokolitis

Err▷ Zoonose durch Yersinia enterocolitica, seltener Y. pseudotuberculosis
Vorkommen: Kälber, Schweine, Haustiere; Tiere sind gesund; Aufnahme indirekt über Lebensmittel

Sy▷ Kinder < 5. Lj.: abrupt mit Enteritis, Enterokolitis, Fieber, Bauchschmerzen, Erbrechen, Übelkeit, Durchfall
Schulkinder, Jugendliche: mesenteriale Lymphadenitis oder akute terminale Ileitis (DD M. Crohn) Pseudo-Crohn; Pseudoappendizitis

Ko▷ Sepsis, Mono- oder Oligoarthritis bei HLA-B27, Erythema nodosum

Infektiologie
Krankheitsbilder

Infekt

- **Di▷** Erregernachweis aus Stuhlproben, Serum-AK
- **Th▷** spontane Ausheilung nach 1–2 Wochen; Antibiose nur bei Sepsis, Immunschwäche

Campylobacterenteritis
- **Err▷** Campylobacter jejuni durch infizierte Nahrungsmittel, Schmutz- und Schmierinfektion; wenig Keime ausreichend; **Ikb.-Z.**: 1–7 d
- **Pa▷** Mukosainfiltration v.a. im Dünndarm, zytotoxisches Exotoxin → Entzündung des Dünn- und Dickdarms
- **Sy▷** allg. Krankheitsgefühl, Kopfschmerz, Schwindel, hohes Fieber, Erbrechen, kolikartige Bauchschmerzen, explosive wäßrige Diarrhoe (20/Tag), nach 1–2 Tagen Ausscheidung von Blut, Schleim, Granulozyten; Dauer 2–7 Tage
- **Ko▷** Blutungen, toxisches Megacolon, Guillian-Barré-Syndrom
- **Di▷** Direktnachweis in Selektivmedium; Endoskopie: diffuse exsudative Colitis
- **Th▷** selbstlimitierend, Wasser und Elektrolyte; Erythromycin, Ciprofloxacin; Septikämien: Genta- und Erythromycin

Cholera
- **Err▷** Anthroponose durch Enterotoxin von Vibrio cholera durch Hygienemängel, verseuchtes Trinkwasser, **Ikb.-Z.**: 24–48 h
- **Pa▷** Exotoxin bewirkt Aktivierung der Adenylatcyclase → cAMP ↑ → Cl⁻-Ausstrom → Diarrhoe → wäßrige Durchfälle (Reiswasserstühle) und Erbrechen; massiver Flüssigkeitsverlust → hypovolämischer Schock; keine Schädigung des Darmepithels
- **Di▷** Rektal-/Stuhlabstrich
- **Th▷** Rehydratation, Tetracycline, Cotrimoxazol
  Prophylaxe: Impfung schwächt die Erkrankung nur ab, kein Schutz

Pseudomembranöse Enterokolitis
- **Err▷** Clostridium difficile
- **Pa▷** Enterotoxin A/B; antibiotikaresistent; primär harmlos; unter Antibiotikatherapie und Veränderung der Darmflora → Erreger der pseudomembranösen Colitis
- **Sy▷** Erbrechen, Fieber, krampfartige Bauchschmerzen, Durchfälle, pseudomembranöse Fibrinfetzen, Megakolon, Exsikkose, Schock
- **Di▷** Kultur, Toxin-B-Nachweis, Latexschnelltest auf Toxin A, Endoskopie: multiple, kleine, gelbweiße Plaques
- **Th▷** Rehydratation, Vancomycin, Metronidazol

Pathogene E. coli
- **Err▷** 5 pathogene E. coli-Stämme
  EPEC (enteropathogen): wässrige Diarrhoe durch Enterotoxin
  ETEC (enterotoxisch): Reisediarrhoe, wässrige Diarrhoe durch Enterotoxin

Infektiologie

Krankheitsbilder

EIEC (enteroinvasiv): schwere, schleimig-blutige Diarrhoe, Ulzerationen, Fieber
EHEC (enterohämorrhagisch): hämorrhagische Diarrhoe, Komplikation HUS
EAggEC (enteroaggregativ): chronische Diarrhoe, v.a. Kinder

Ät▷ häufig Hygienemangel
Th▷ symptomatisch, ggfs. Antibiotika bei schwerem Verlauf

Reisediarrhoe

Err▷ enterotoxische E. coli, Salmonellen, Shigellen, Campylobacter, Enteroviren
Pa▷ Übertragung: fäkal-oral, starke Dünndarmsekretion → wäßrige Durchfälle
Sy▷ Überlaufdiarrhoe mit Koliken, Erbrechen
Th▷ Rehydratation, meist selbstlimitierend
Prävention: boil it, cook it, peel it or forget it ...

Lebensmittelvergiftungen

Enterotoxine ~ Exotoxine mit primärer Wirkung auf den Magendarmtrakt
Lebensmittelinfektion → lebende Erreger
Lebensmittelintoxinfektion → lebende toxinbildende Erreger
Lebensmittelintoxikation → Toxin

Bakterium	Toxin, Wirkung	Symptome	Ikb.-Z.	thermo-
Staph. aureus	Enterotoxine A-F	Erbrechen, Durchfall	ca. 4 h	-stabil
Cl. botulinum	Botulinustoxin: Hemmung ACh-Ausschüttung	Lähmung der Musk.; meist in Konserven, da anaerob	1–3 d	
Cl. perfringens	Enterotoxin; ähnlich Staph. aureus; relativ häufig	Durchfall, Bauchkrämpfe	8–24 h	-labil
Bacillus cereus	Infektion über unsauberes Arbeiten, kontaminierte Gewürze, da Sporen im Erdboden	Erbrechen	2–3 d	-labil
Salmonellen	cAMP ↑ → Wassersekretion in Darmlumen; Infektion über kontaminiertes Fleisch, Fisch, Eier	Brechdurchfälle	½–1 d	
Shigellen	bakterielle Ruhr; Infektion über kontaminierte Lebensmittel	krampfartige Bauchschmerzen, Durchfälle, Fieber	2–5 d	
ETEC	Guanylatzyklase ↑ → Wasser in Darmlumen; Trinkwasser, Obst, Salat	Durchfall, Reisediarrhö	2–8 h	-labil
Vibrio cholera El Tor	cAMP ↑ → Wassersekretion in Darmlumen; Übertragung durch Trinkwasser, Salat, Obst	reiswasserartige Durchfälle; keine Epithelschädigung	2–5 d	
Aspergillus	Aflatoxin	akut in hoher Dosis: Leberzerfallkoma chron.: Leberzell-Ca	–	-stabil

Infektiologie
Krankheitsbilder

Virale Enteritiden

Rotavirus
- **Err**▷ Rotavirus, v.a. Wintermonate; Reservoir: asymptomatische Dauerausscheider
- **Pa**▷ fäkal-orale Übertragung, häufigste Ursache für Durchfall Kinder < 2. Lj.
- **Sy**▷ Fieber und Durchfall; häufig mit respiratorischen Symptomen, Dehydratation
- **Th**▷ Rehydratation

Coxsackie
- **Err**▷ Coxsackieviren (zu Enteroviren)
- **Pa**▷ Schmutz- und Schmierinfektion, kontaminiertes Wasser
- **Sy**▷ 1. **Herpangina**: Fieber, Halsschmerzen, Bläschen am Gaumen
  2. **Sommergrippe**: Fieber, Pharyngitis, Tonsillitis, Rhinitis
  3. **Hand-Fuß-Mund-Krankheit** (syn. Hand-Mund-Fuß-Krankheit, falsche Maul- und Klauenseuche): papulovesikuläre Effloreszenzen an Hand, Fuß und Gaumen
  4. **Bornholmsche Erkrankung**: Pleurodynie mit Fieber, Muskelschmerzen, abdominellen Beschwerden
- **Ko**▷ Myokarditiden, aseptische Meningitis, Gastroenteritiden, respiratorische Infektionen
- **Th**▷ keine

ECHO-Viruserkrankungen
- **Err**▷ ECHO-Viren (Enteroviren) ~ Enteric Cytopathogenic Human Orphanvirus
- **Sy**▷ unspezifische grippale Infekte, Erkrankungen des Respirationstraktes, Diarrhoen, fieberhafte meningitische oder exanthematische Prozesse
- **Ko**▷ u.U. meningoenzephalitische oder enzephalomyelitische Syndrome
- **Th**▷ keine

Norovirus
- **Err**▷ früher **Norwalk-Like-Virus** (NLV), RNA-Virus der Calciviridae, hochansteckend, sehr resistent gegen Umwelteinflüsse, meldepflichtig; **Ikb.-Z.**: 10–50 h
- **Sy**▷ Brechdurchfall, noch innerhalb der kurzen Inkubationszeit beginnend; je jünger, desto mehr Erbrechen, je älter, desto mehr Diarrhoe
- **Th**▷ symptomatisch; Beschwerden klingen binnen 3–5 Tagen ab

Enteropathische Adenoviren
- **Err**▷ 10% der viralen Gastroenteritiden
- **Sy**▷ Diarrhoe, Erbrechen, Dehydratation
- **Th**▷ symptomatisch

Exkurs Lebensmittelhygiene

Chemische Lebensmitteltoxine
Anreicherung in der Nahrungskette:
z.B. Schwermetalle → Hg, Pb, Cd; Grenzwerte WHO (Hg: 0,5 mg/kg Fisch)

Infektiologie
Krankheitsbilder

Reste von Düngemitteln, Pestiziden, Herbiziden:
  Insektizide (Organochlorverbindungen) → Lindan, DDT, PCB, Thiodan;
  Aktivierung der Leberenzyme; Akkumulationsgefahr

Chemische Zusatzstoffe:
  Konservierungsmittel → Benzoesäure, PHB-Ester, Sorbinsäure,
    Ameisensäure
  Farbstoffe → Karotin, Riboflavin, Amaranth
  Antioxidanzien → Tocopherol, Ascorbinsäure
  Süßstoffe → Cyclamat, Saccharin
  Geschmacksstoffe → Glutamat, Inosinat

Fremdstoffe in Lebensmitteln

Zusatzstoffe: Konservierungsstoffe, Antioxidanzien, Bleichmittel, Farb-,
  Geschmacks-, Aroma- und Hilfsstoffe; z.B. Biphenyl, Schwefeldioxid,
  Nitrat, Nitrit

Rückstände: Düngemittel, Pestizide, Futtermittelzusätze, Therapeutika,
  Vorratsschutzmittel; z.B. Nitrat, Nitrit, Phosphat, Hg, Hexachlorbenzol,
  Hexachlorcyclohexan (Lindan), AB

Verunreinigungen: Düngemittel, Pestizide, Holzschutz, Reinigungsmittel,
  Emissionen aus Luft, Abwasser, Abfälle, z.B. Nitrat, Phosphat, DDT,
  Pentachlorphenol, Blei, Hg, Cd, Arsen

Schwermetalle in Lebensmitteln

Metalle	Herkunft	akut	Kumulation
Zink	Galvanik, Weißblech	Erbrechen, Übelkeit, Leibschmerzen	–
Blei	Glasur von Steingut, Trinkwasser	KM-Veränderungen	++
Kupfer	Trinkwasser	Erbrechen, Übelkeit	+
Quecksilber	Amalgam, Katalysatoren, Stickstoff-Dünger, Fisch	neurotoxisch, Minamata-Erkrankung	+
Cadmium	Farben, Lacke, Tabak, Wildpilze	Nierenfunktionsstörung, Itai-Itai-Erkrankung	+
Arsen	Pharmaka, Insektizide, Fungizide	Durchfall	+

Verhütung gesundheitlicher Schäden durch Lebensmittel

Rechtliche Grundlage
Lebensmittel- und Bedarfsgegenständegesetz: Verbot nicht zugelassener Zusatzstoffe
Bundesseuchengesetz: Beschäftigungsverbot bei Cholera, Enteritis infectiosa, Typhus abdominalis, Paratyphus, Shigellenruhr, Virushepatitis

Infektiologie
Krankheitsbilder

Infekt

Konservierung von Lebensmitteln
- <18 °C → tiefgefroren → kein Wachstum von Mikroorganismen
- <7 °C → kühlen → Wachstum psychrophiler Mikroorganismen → vermindertes Wachstum
- 10–50 °C → Wachstum mesophiler Mikroorganismen
- 50–65 °C → Wachstum thermophiler Mikroorganismen
- 62–85 °C → Pasteurisation → Abtötung vegetativer Mikroorganismen und thermolabiler Sporen; 30 min. 62–65°C, 40 sek. 71–74°C oder 5–15 sek. 85°C
- 95–98 ° → Kochen
- >121 °C → Sterilisation → Abtötung aller Sporen und Inaktivierung von Viren

Hygienisch einwandfreie Verarbeitung
  primäre Kontamination: lange Lagerung, ungenügende Erhitzung
  sek. Kontamination: mangelnde Reinigung, Desinfektion, Kontamination durch Verarbeitung

Tuberkulose A15–A19

- **Ep▷** 5–10% Manifestationsindex; Organ-TBC nur bei schlechter Immunlage, Hygiene, HIV
  Prävention: BCG-Impfung: wird nicht mehr empfohlen: inkompletter Schutz, keine TBC-Tests mehr möglich
  Risikogruppen: niedriger Sozialstatus, Alkoholabusus, HIV, Drogenabusus, chronische Lungenerkrankung, Immunsuppression
- **Err▷** Mycobacterium tuberculosis, säurefeste Stäbchen
- **Pa▷** Infektion aerogen (Lungen-TBC) oder ingestiv (Darm-TBC)
  Erreger persistiert in Phagozyten, so dass Immunabwehr nicht greifen kann.
- **Di▷** Tuberkulintest (Typ IV-Reaktion), Rö-Thorax, Nachweis säurefester Stäbchen in BAL (bronchoalveoläre Lavage) oder Magensaft
- **Th▷** Standard: 3 Monate Isoniazid (INH), Rifampicin, Ethambucil; danach noch 6 Monate INH, Rifampicin
  Kurztherapie: 2 Mon. INH, Rifampicin, Ethambucil plus Pyrazinamid; danach 4 Monate INH, Rifampicin

Lungentuberkulose
- **Ep▷** 90% der Manifestationsformen der TBC
- **Pa▷** **Primäre Lungentuberkulose**:
  - Primärkomplex: 6 Wo. nach Erstinfektion, asymptomatisch, geschlossen
  - Primärkaverne: Einschmelzen des Primärkomplexes → offene TBC
  - Hiluslymphknotentuberkulose: vergrösserte hiläre oder mediastinale LK
  - minimal lesions: geringgradige hämatogene Aussaat → Simon-Spitzenherde
  - Pleuritis exsudativa: exsudativer Pleuraerguss
  - Tuberkulöse Perikarditis (hämorrhagisch)
  - Käsige Pneumonie: flaue Infiltrate

Infektiologie

Krankheitsbilder

Postprimäre Lungentuberkulose: durch endogene Reaktivierung
- Assmann-Frühinfiltrat: aus Simon-Spitzenherd Rezidiv, geschlossen
- Frühkaverne: offene TBC durch eingeschmolzenes Frühinfiltrat
- Tuberkulom: abgekapselter Tuberkuloseherd
- Organtuberkulose durch hämatogene Streuung

Durch hämatogene Streuung:
- Miliartuberkulose
- Landouzy-Sepsis (hochakute TBC-Sepsis)

Lymphknotentuberkulose
- **Pa▷** lymphogene Ausbreitung von TBC
- **Sy▷** schmerzlose LK-Schwellung
- **Th▷** Chemotherapie, OP-Ausräumung

Miliartuberkulose
- **Def▷** hämatogen-generalisierte TBC, meist subprimär
- **Pa▷** pulmonale Miliartuberkulose, tuberkulöse Meningitis, generalisierte Miliartuberkulose
- **Sy▷** disseminierter Organbefall, Verschlechterung des Allgemeinzustandes, Meningitis tuberculosa; bei Immunsuppression, HIV
- **Di▷** TBC-Test teilweise bei Anergie negativ
- **Th▷** TBC-Therapie + Cortison; mindestens 18 Monate

Tuberkulöse Pleuritis
- **Ep▷** v.a. bei älteren Patienten
- **Pa▷** subprimäre Phase
- **Sy▷** Pleuraerguß, erregerfrei; Erregernachweis über Pleurabiopsie
- **Th▷** mindestens 6 Monate Chemotherapie; Punktion, Cortison-Injektion

Nierentuberkulose
- **Pa▷** sekundäre, hämatogene Streuung bei Primärherd in der Lunge
- **Sy▷** **Parenchymatöses Stadium**: Kavernenbildung → subfebriles Stadium, evtl. Epididymitis
  Ulzerokavernöses Stadium: Anschluß an Hohlsystem; Bacillenstreuung; Strikturen; Verkäsung der Niere (15–20 Jahre) → sterile Leukozyturie
- **Di▷** Ziehl-Nelson-Färbung, Hohn-Kultur, sterile Leukozyturie; Rö → Verkalkungen
- **Th▷** OP, nach 3 Monaten Medikamente; Rifampicin, Ethambutol, Isoniazid

Meningitis tuberculosa
- **Pa▷** durch hämatogene Aussaat der TBC
- **Sy▷** subakuter Beginn, protrahierter Verlauf mit Kopfschmerz, Meningismus, basalen Hirnnervenausfällen, neuropsychiatrischen Defekten; Verschlusshydrozephalus durch Verwachsungen
- **Di▷** LP: klarer Liquor, Spinngewebsgerinnsel, vermehrte Lymphozyten, Glucose erniedrigt, Eiweiß und Laktat erhöht
- **Th▷** Therapie der TBC

Infektiologie
Krankheitsbilder

Infekt

Hauttuberkulose
Pa▷ exogen, hämatogen oder lymphogene Infektion bzw. Aussaat
Sy▷ bei Erstinfektion: Tuberculosis cutis primaria: Primärkomplex:
  Hauterscheinung + LK
  livide Papel / Ulkus mit höckrig-schmierigem Grund
  Miliartuberkulose: disseminierter, areaktiver Befall bei Immunschwäche
  Lupus vulgaris: chron. Dermatose mit Befall von Gesicht und Händen;
    meldepflichtig → rötlich-braune Plaques; Vernarbung,
    Knorpelzerstörung; normale Immunlage
Th▷ Isoniazid, Rifampicin, Ethambutol

Knochentuberkulose (Pott's-Erkrankung)
Sy▷ Gibbusbildung durch Sinterung des befallenen Wirbelkörpers

Atypische Mykobakterien
fakultativ pathogene Keime; meist bei vorgeschädigter Lunge (Bronchiektase, Silikose, HIV)

Manifestationen der TBC

lymphozytäre Meningitis	raumfordernder Tumor
bläschenartige Konjunktivitis	choroidale Tuberkel
Otitis media, Mastoiditis	Lupus vulgaris
zervikale LK-Schwellung	Laryngitis, Bronchitis
Kavernenbildung	hiläre Lymphadenopathie
Herzrhythmusstörungen, Perikarditis	Hepatomegalie, Splenomegalie
Raumforderung der Niere	zökaler Tumor; Crohn-Symptome
Salpingitis	Blasenulzera, sterile Pyurie
Synovitis, Monoarthritis, Osteomyelitis	Erythema nodosum, Erytheme induratum

Tuberkulostatische Therapie

Prinzipien
Kombination von Rifampicin, Ethambutol und Isoniazid
Kurzzeittherapie: bei Patienten ohne Kaverne, negativem Sputum (Normalfall)
  → 2 Monate (**Initialphase**): INH, Rifampicin, Pyrazinamid, Ethambutol
    oder Streptomycin
  → 4 Monate (**Stabilisierungsphase**): Rifampicin, INH
Problemfälle: mindestens 12 Monate Therapie; zusätzlich Ciprofloxacin, Imipenem
offene TBC: Dreifachtherapie bis Sputum negativ, danach 6–9 Monate INH +
  Rifampicin
Tuberkuloseprophylaxe: INH über 6–12 Monate

Infektiologie
Krankheitsbilder

Tuberkulostatika

Isoniazid ~ INH [Isozid®]
Spektrum: extra- und intrazelluläre Erreger, schnelle Resistenzentwicklung
Wi▷ bakterizid
Wm▷ Interferenz mit Nukleinsäuresynthese
Umwandlung in Isonicotinsäure und Einbau in NAD anstelle Nikotinsäure
Pk▷ hepatische Eliminierung, renale Ausscheidung; genetischer Polymorphismus:
Schnell-Acetylierer → INH-Inaktivierung 1 h
Langsam-Acetylierer → INH-Inaktivierung 3–4 h
Nw▷ Hepatitis, Neuropathie (PNP), Allergie, Hämatopoesestörungen
Senkung der Krampfschwelle; Prophylaxe mit Vitamin B_6 (Pyridoxin)

Ethambutol ~ EBM [Myambutol®]
Spektrum: Mycobacterium tuberculosis et kansasii
Wm▷ Hemmung der RNA-Synthese mit Blockierung der DNA- und Proteinsynthese
Pk▷ oral, langsame Resistenz
Nw▷ Optikusneuritis, Sehstörungen, bei gestörter Nierenfunktion Kumulationsgefahr, Allergie, Leberschädigung, Gicht, GI-Symptome
KI▷ Alkoholismus

Rifampicin ~ RMP [Rifa®]
Err▷ breit; grampositive und gramnegative Keime, Chlamydien, schnelle Resistenz; gegen TBC und Lepra
Wm▷ hemmt bakterielle DNA-abhängige RNA-Polymerase, hemmt direkt die Nukleinsäuresynthese, bakterizid
Nw▷ Leberschäden, Induktion des Fremdstoffmetabolismus in der Leber, Allergie, teratogen, cholestatische Hepatitis, Thrombopenie, bei Leberschäden stattdessen Streptomycin
KI▷ Schwangerschaft

Pyrazinamid ~ PZA [Pyrafat®]
Err▷ Mycobacterium tuberculosis
Wm▷ unbekannt, bakterizid
Nw▷ GI-Störungen, ZNS, Hyperglykämie, Hyperurikämie, Allergie, lebertoxisch, Photodermatose; prophylaktisch Gabe von Allopurinol

Aminosalicylsäure
Err▷ Mycobacterium tuberculosis
Wm▷ kompetitive Verdrängung von 4-Aminobenzoesäure
Nw▷ GI-Störungen, Allergie, Schilddrüsenirritation, Vitamin-K-Antagonismus

Infektiologie
Krankheitsbilder

Bestimmte bakterielle Zoonosen A20–A28

Pest A20
Ep▷ im Mittelalter schwerste Pandemien, aktuell noch in Südostasien Afrika, Südamerika
Reservoir: Nagetiere → Biss des Rattenflohs
Err▷ Yersinia pestis, **Ikb.-Z.**: 2–6 d
Pa▷ Übertragung durch Biss des Rattenflohs → Beulenpest
Tröpfcheninfektion von Mensch zu Mensch → Lungenpest
Sy▷ Beulenpest: Lymphadenitis, Abszedierung und Einblutung → sekundär Pestsepsis, Lungenpest (Pneumonie)
Th▷ Antibiose mit Tetrazyklin, Strepromycin

Tularämie A21
Err▷ Francisella tularensis (Hasenpest), **Ikb.-Z.**: 3–5 d; Übertragung durch Zecken oder kontaminierte Lebensmittel
Ep▷ Osteuropa, Nordamerika
Sy▷ Fieber, Lymphadenitis, Pneumonie
Th▷ Gentamycin, Doxycyclin

Anthrax (Milzbrand) A22
Err▷ Bacillus anthracis (Zoonose, aerober Sporenbildner)
Reservoir: Rinder, Pferde, Schafe, Ziegen; Übertragung durch Sporen
Ep▷ Südeuropa, Südamerika
Pa▷ Hautmilzbrand, Pustula maligna (Felle, Fleisch) → Hautkontakt
Lungenmilzbrand (letal, aerogen) → Inhalation
Darmmilzbrand (infiziertes Fleisch, letal) → orale Aufnahme
Sy▷ Pustula maligna, hochroter Rand, kleine Bläschen, blutig-seröse Absonderung, Lymphangitis, Ödem
Di▷ Mikroskopie und Kultur
Th▷ konservativ: Ciprofloxacin, Amoxicillin, Doxycyclin für 8 Wochen, keine Inzision; meldepflichtig; Prognose abhängig von frühem Antibiotikabeginn

Brucellose A23
Ein▷ systemische Anthropozoonosen durch
  B. abortus
      Err▷ gramnegativ, unbeweglich
      Pa▷ Infektion durch infizierte Tiere (Kühe, Rinder) → Lebensmittel
      Krankheitsbilder: M. Bang; Lymphadenitis, Granulombildung in Organen, Fieberschübe
  B. melitensis
      Err▷ gramnegativ, unbeweglich, häufiger als B. abortus
      Pa▷ Infektion durch infizierte Tiere (Ziegen, Schafe) → Lebensmittel (Milch, Schaftskäse etc.)
      Krankheitsbilder: Maltafieber, Spätfolgen → Arthritis, Spondylitis; schwererer Verlauf als bei M. Bang

Infektiologie
Krankheitsbilder

Pa▷ lokale lymphogene Ausbreitung → unspezifische Prodromi; bei Generalisation undulierendes Fieber, abends bis 40°C, 2–3 Tage continua, dann Entfieberung, später wieder Anstieg; Besiedelung des RES, Vermehrung in Makrophagen → epitheloidzellige Granulome mit Hepatosplenomegalie, Arthritis

Di▷ Erregernachweis über Kultur; BB: Leukozytose mit rel. Lymphozytose und Neutropenie

Th▷ Doxycyclin + Rifampicin oder Cotrimoxazol + Rifampicin über 6 Wo.

Rotz (Malleus) A24

Err▷ Rotz: Burkholderia mallei, **Ikb.-Z.**: 2–14 d
Übertragung durch Pferd, Esel, Maultier

Sy▷ an Schleimhäuten (Nasenrotz) oder intrapulmonal (Lungenrotz) knötchenförmige Geschwüre, Lymphangitis, Lymphadenitis

Pro▷ hohe Letalität (90%)

Rattenbissfieber (Pseudorotz) A25

Err▷ Burkholderia pseudomallei, Übertragung durch Nagetiere

Ep▷ Südostasien

Sy▷ septischer Verlauf, Diarrhoe (Pseudocholera)

Pro▷ hohe Letalität (90%)

Erysipeloid (Schweinerotlauf) A26

Err▷ Erysipelothrix rhusiopathiae; Übertragung durch verseuchtes Fleisch v.a. Tierhalter, Fischer, Hausfrauen

Sy▷ ausgehend von Inokulationsstelle Erysipeloid: lividrote Schwellung, keine Randabgrenzung, kein Schüttelfrost, keine Schmerzen

Th▷ Penicillin V, Ciprofloxacin, feuchter Verband, Ruhigstellung

Leptospirose A27

Err▷ Zoonose durch Spezies der Leptospira interrogans; Reservoir: kleine Säugetiere, Ratten, Mäuse, Nager; Übertragung: penetrieren durch kleine Hautdefekte oder durch Haustiere, indirekt über Wasser, **Ikb.-Z.**: 1–2. Wochen

Sy▷ **Leitsymptom**: schlagartig hohes Fieber, Wadenschmerzen
  1. Phase: Bakteriämie mit akutem, hohem Fieber, Schüttelfrost, Bradykardie, Hypotonie, Kollaps, Kopfschmerz, meningeale Symptome, Iridozyklitis, Konjunktivitis, kurze Entfieberung
  2. Phase: Organmanifestation mit erneutem Fieber
  – **M. Weil**: durch **Leptospira icterohaemorrhagica**, schwerster Verlauf, Hepatomegalie, Ikterus, Leberkoma, Letalität 25%, Meningitis, Nephritis, Hämorrhagien, Nasenbluten, Hautexanthem
  – **Feld-Schlamm-Erntefieber** durch **Leptospira grippotyphosa**: gutartige Meningoenzephalitis oder Polyneuritis ohne abrupten Beginn
  – viele Leptospiren asymptomatisch oder auf 1. Phase beschränkt

Infektiologie
Krankheitsbilder

Di▷ Leukozytose mit Linksverschiebung, BSG, Urin mit Protein- und Hämaturie, Leukozyturie, Erregernachweis aus Blut, Liquor, Urin, AK-Nachweis
Th▷ hochdosiert Penicillin G, Tetracycline (Doxycyclin), Hämodialyse
Pro▷ Letalität unbehandelt 20%

Sonstige bakterielle Krankheiten A30–A49

Infektion durch sonstige Mykobakterien A31

Lepra (Aussatz)
Err▷ Mycobacterium leprae; Übertragung von Mensch zu Mensch; Eintrittspforte und genauer Übertragungsmodus unbekannt; **Ikb.-Z.**: 2–7 Jahre
Ep▷ Erkrankung der Armut und schlechten Hygiene, v.a. Kinder
Sy▷ Symptome abhängig von Immunlage des Patienten
   Lepra lepromatosa: schlechte Immunlage; braunrote Infiltrate, Knoten; v.a. Ellenbogen, Gesäß, Knie, Nasenschleimhaut, Auge, innere Organe; schlechte Prognose
   Lepra tuberculoides: rötliche, scharf begrenzte Flecken und Papeln; danach depigmentierte Streifen, Hypästhesie bei Nervenbeteiligung; gute Abwehrlage
   Lepra intermediata (Borderline / dimorphe Lepra): Zwischenform
Th▷ Kombinationstherapie: Dapson + Rifampicin; Behandlungsdauer 0,5–2 Jahre

Atypische Mykobakterien
Def▷ Mykobakterien, die nicht Lepra oder Tuberkulose hervorrufen
Pa▷ selten, Infektionen bei Immunsuppression durch kontaminierte Aerosole → opportunistische Infektionen
Ein▷

Krankheit	häufige Spezies	Klinik
chronische Lungen-erkrankung	M. avium, M. intrazellulare, M. kansasii	meist Erwachsene mit Lungenerkrankung, kein Fieber, HIV
lokale Lymph-adenitis	M. avium, M. intrazellulare	Jugendliche, v.a. HIV
Haut- und Weichteil-erkrankung	M. marinum, M. ulcerans	Swimmung-pool-Granulomata, Buruli-Ulkus
disseminierte Erkrankung	M. avium, M. intrazellulare, M. kansasii	v.a. bei Immunsuppression

Di▷ Tuberkulinprobe, Erregernachweis im Sputum, Urin, Blut, Stuhl, Biospie
Th▷ starke Resistenzen, daher immer vorher Antibiogramm, z.B. Rifambutin, Clarithromycin, Ethambutol

Listeriose A32

Err▷ Listeria monocytogenes; grampositiv, peritrich begeißelt, kokkoide Stäbchen
Ep▷ Zoonose, weltweit, hohe Durchseuchung, geringe Manifestation
Pa▷ Übertragung über Tier → Mensch über Fleisch, Milchprodukte, aber auch aerogen

Infektiologie
Krankheitsbilder

Krankheitsbilder: bei Gesunden meist asymptomatisch
Lokalinfektion: granulomatöse Entzündungsherde mit Zentralnekrose, Abseßeßherde
Systemische Infektion: v.a. bei Immunschwachen (Alkoholismus, HIV, TBC, Neoplasmen) → Endokarditis, Meningitis, Meningoenzephalitis
Schwangerschaftslisteriose → diaplazentare Übertragung. In 2. SS-Hälfte häufig Früh- oder Totgeburt; bei Verdacht: Blut- oder Fruchtwassernachweis, suffiziente Chemotherapie; wenn das Kind es überlebt: vielseitige Abszesse und Granulome (**Granulomatosis infantiseptica**)
konnatale Listeriose: Pneumonie, Atemnotsyndrom, Sepsis

Di▷ Blutkultur, Gramfärbung
Th▷ Ampicillin, evtl. Kombination mit Gentamycin; Erythromycin, Chloramphenicol, Tetracycline

Tetanus (Wundstarrkrampf) A35

Err▷ Clostridium tetani (Exotoxinbildner), **Ikb.-Z.**: 3–21 d; obligat anaerober Sporenbildner Erreger ubiquitär (im Erdreich, Infektion über Sporen); Übertragung: kontaminierte Wunde; retrograde Ausbreitung des Toxins; Bindung im Hirnstamm und Vorderhornzellen
Pa▷ Neurotoxin - Tetanospasmin → Enthemmung der Motoneurone durch Hemmung der GABA-Sekretion aus Renshaw-Zellen → Spasmen
Tetanolysin → Hämolyse
Sy▷ Stadium I: Rigor, Kiefersperre (Trismus), Risus sardonicus (verzerrtes Lachen), Ophistotonus
Stadium II: allg. Reflexe ↑, Krämpfe (tonische)
Stadium III: Krämpfe von Bronchial- und Zwerchfellmuskulatur → Erstickungstod
Di▷ Klinik; Erregernachweis im Tierversuch
Ko▷ Pneumonie, Muskelrisse, Frakturen (WK)
Th▷ Pflege, Sedierung (Diazepam), Relaxation und Beatmung, Antibiose (Metronidazol); Antitoxin gegen noch freies Toxin; bei Verdacht Passivimpfung (Antitoxin)
Pro▷ Ausheilung nach 2–4 Wochen; danach kann Muskelsteife persistieren

Diphtherie A36

Err▷ Corynebacterium diphtheriae, keulenförmiges, grampositives Stäbchen mit Polkörperchen, **Ikb.-Z.**: 2–6 Tage
Ep▷ Reservoir: gesunde Keimträger; Übertragung: Tröpfchen- und Schmierinfektion → Diphtherietoxin
Sy▷ 1–2 Tage Prodromie, dann schwere Erkrankung: Fieber, belegte Tonsillen (Pseudomembranen), Umgebungsödem, insp. Stridor bei Pharyngitis → Laryngitis (Krupp) → Erstickungsgefahr

Infektiologie
Krankheitsbilder

Infekt

Ko▷ toxische Myokarditis, Nephritis, Hepatitis, Gaumensegellähmung, Akkomodationsstörungen, Polyradikulitis
Th▷ Penicillin, Erythromycin; Antitoxin schon bei Verdacht
 Impfung: Diphtherietoxoid ab 3. Monat
Pro▷ geringe Immunität; Letalität 10–20%

Wunddiphtherie
Err▷ Corynebacterium diphtheriae
Sy▷ graugelbe Pseudomembranen, tiefgreifende Nekrose
Th▷ Antitoxin, Antibiose, Isolierung

Keuchhusten A37
Err▷ Bordetella pertussis, **Ikb-Z.**: 7–10 d
Pa▷ Übertragung: Tröpfcheninfektion; Ansteckungsfähigkeit: von Beginn bis 3–4 Wochen nach Beginn, Manifestationsindex 75%
Sy▷ **Stadium catarrhale**: 1–2 Wochen Grippe, hohe Ansteckungsfähigkeit
 Stadium convulsivum: 2–6 Wochen stakkatoartige Hustenanfälle, 10–20 Hustenstöße, Zyanose, hörbares Inspirium, Erbrechen
 Stadium decrementi: 1–2 Wochen, langsamer Rückgang
Di▷ klinische Diagnose, Erregernachweis möglich, BB: Leukozytose mit Lymphoztose
Ko▷ Bronchopneumonie, Obstruktionsatelektase, Apnoe, Krämpfe, Otitis media, Enzephalopathie
Th▷ symptomatisch, Antibiose (Erythromycin) im Stadium catarrhale
 Impfung: Pertussis; Kombination mit Diphtherie und Tetanus
 Chemoprophylaxe bei ungeimpften Kindern mit Kontakt zu Pertussiserkrankten, Gabe von Erythromycin

Scharlach A38
Err▷ β-hämolysierende Streptokokken Serogruppe A, **Ikb.-Z.**: 2–5 d
Ep▷ Reservoir: symptomlose Träger, Tröpfcheninfektion; Kinder 2.–10. Lj.
Sy▷ Angina tonsillaris + skarlatiniformes Exanthem durch erythrogenes Exotoxin (kleinfleckig, kleine rote Papeln, periorale Blässe) + Enanthem (Himbeerzunge)
 allgemein: Fieber, Kopfschmerzen, Erbrechen
Di▷ Rachen- oder Tonsillenabstrich, BB: Leukozytose, bei Scharlach auch Eosinophilie
 ASL-Titer bei akutem Infekt ohne Aussagekraft
Ko▷ nekrotisierende Angina, rheumatisches Fieber, poststrept. Glomerulonephritis; SSSS
Th▷ Penicillin oral 10 d; Erythromycin, Tetracyclin; keine Impfung

Infektiologie
Krankheitsbilder

Sonstige Streptokokkeninfektionen
A-Streptokokken
β-hämolysierende Strept. pyogenes
- **Sy▷** Tröpfcheninfektion → hochfieberhafte exsudative Tonsillitis, Scharlach, Impetigo contagiosa (Säuglinge), Erysipel, Phlegmone, Lymphadenitis, Lymphangitis
- **Ko▷** Sepsis, Sinusitis, Otitis media, otogene Meningitis, Mastoiditis, Sinusvenenthrombose, Peritonsillarabsezeß, Pneumonie, rheumatisches Fieber
- **Di▷** Kultur, Antistreptolysintiter
- **Th▷** Penicillin, Erythromycin, Cefaclor, Vancomycin

B-Streptokokken
β-hämolysierende Strept. agalacticae
- **Ep▷** Erwachsene, Abwehrschwache, Neugeborene; physiol. in Vaginalflora
- **Sy▷** perinatale Infektion → Pneumonie, Meningitis, Sepsis in ersten 2 Tagen p.p.; Erwachsene: Wund- und Harnwegsinfektion
- **Th▷** Penicillin G

Meningokokkeninfektion A39

- **Err▷** Neisseria meningitides, in Deutschland v.a. Serotyp B
- **Ep▷** v.a. Kinder < 4. Lj.
- **Pa▷** v.a. Infektion obere Atemwege, Harnwege
  akute bakterielle Meningitis: durch Meningokokken, Pneumokokken
  Meningokokkensepsis: hämatogene Aussaat → Fieber, Schüttelfrost, schlechter AZ, Meningismus, Eintrübung
- **Di▷** LP, Blutkultur
- **Th▷** Antibiose mit Ceftriaxon; Chemoprophylaxe: Rifampicin; Impfung nur gegen Typ A, C, W135 und Y, nicht gegen B
- **Ko▷** Waterhouse-Friderichsen-Syndrom: DIC, Hauteinblutung, Multiorganversagen, Schock

Sepsis A40–41

Septikämien
- **Def▷** heterogene Erkrankungen mit schubweiser Bakterienausschwemmung von Sepsisherd
- **Err▷** Staphylokokken: Osteomyelitis, infiziertes Fremdmaterial, Hautinfektionen, Abszesse, Endokarditis, Lungenbesiedlung, metastatische Herdenzephalitis
  E. coli: Urosepsis, cholangitische Sepsis, Sepsis post partum / abortum
  Pseudomonas aeruginosa: Verbrennungen, myeloische Insuffizienz → hämorrhagische Hautnekrosen
  Klebsiellen, Enterobacter, Proteus, Clostridien: Gallenwege, Gastrointestinaltrakt, Sepsis post partum / abortum

Infektiologie
Krankheitsbilder

Infekt

Enterokokken, Pneumokokken, Streptokokken: Endokarditis, dentogene/ tonsillogene Sepsis, hämatogene Meningitis
Bacteroides sp.: dentogene / tonsillogene Sepsis, Lungenabsiedlung
Meningokokken: Meningitis, Fieber, Schock, DIC, Thrombosen, NNR-Nekrosen
Candida: bei Immunschwäche, Endoplastitis, künstlicher Herzklappe

Pa▷ **Fieber**: gramnegative Bakterien: intermittierendes Fieber
Staphylokokken: kontinuierliches Fieber
Organbefall: Lungenabsiedlung, Herdnephritis, Osteomyelitis, Arthritis, eitrige Herdenzephalitis, Hirnabszesse
Septischer Schock: Endotoxinwirkung
– **hyperdyname Frühphase**: Laktazidose→ Hyperventilation, periphere Vasodilatation, Fieber → Tachykardie, HZV ↑, RR ↓, Verbrauchskoagulopathie (DIC)
– **hypodyname Spätphase**: HZV ↓, RR ↓, periphere Vasokonstriktion, blasse, kaltschweißige Haut, Eintrübung

Di▷ **Lab**: Laktat ↑, CRP ↑, BSG ↑, BGA (Hypoxie, metabol. Azidose), Elektrolyte, γ-GT
Bildgebung: Rö-Thorax (Pneumonie, Schocklunge), Rö-Abdomen (Luft, Ileus), Sonographie: Harnstau, Cholestase, Milzgröße, septische Metastasen, Abszesse
SIRS: systemic inflammatory response syndrome:
1. Fieber > 38 °C
2. Tachykardie > 90/min.
3. Tachypnoe > 20/min.
4. PCO_2 < 32 mmHg, resp. Alkalose
5. Leukoyztose > 12 000/μl mit Linksverschiebung

Ko▷ **Verbrauchskoagulopathie (DIC ~ disseminierte intravasale Gerinnung)**
1. Aktivierungsphase: Thrombozyten ↓, PTT verkürzt
2. frühe Verbrauchsphase (Hyperkoagulabilität): Thrombozyten↓, Fibrinogen ↓, Gerinnungsfaktoren ↓, AT III ↓, Fibrinogenspaltprodukte ↑
3. späte Verbrauchsphase und reaktive Fibrinolyse: Fibrinogen ↓, Thrombozyten↓, Quick↓, Thrombinzeit ↓, Fibrinogenspaltprodukte ↑, Reptilasezeit ↓, Clotlysezeit ↓

Th▷ **Allgemeine Grundsätze**
Alle unwirksamen Medikamente absetzen – alle Katheter erneuern – Sepsisherd sanieren – baterizide Antibiotika parenteral, hochdosiert, langfristig
Antibiose nach Antibiogramm; vorher hochdosiert β-Laktamaseinhibitoren (Penicillin, Cephalosporin) + Aminoglykosid, Sanierung des Herdes
Septischer Schock: O_2, Volumen, Katecholamine, Azidosekorrektur
Ungezielte Therapie: β-lactamasefeste Cephalosporin + Aminoglykosid oder Carbapenem

Infektiologie
Krankheitsbilder

Gezielte Therapie:
    Staphylokokken
        Ät▷ Katheter, Hautinfektion, Osteomyelitis
        Th▷ Penicillin G, Flucloxacillin, Cephalosporine
    E. coli
        Ät▷ Harnwege, GI-Trakt, nosokomial
        Th▷ Cetotaxim, Ampicillin, Imipenem
    Pneumokokken, Streptokokken
        Ät▷ Endokarditis, Pneumonie
        Th▷ Penicillin G, Cephalosporin, Aminoglykosid
    Pseudomonas aeruginosa
        Ät▷ nosokomial
        Th▷ Cefotaxim + Azlozillin
    Candida albicans
        Ät▷ Katheter, Klappenersatz, Immunsuppression
        Th▷ Amphotericin B mit Flucytosin

Aktinomykose A42

Err▷ Actinomyces israeli (physiologisch im Mund); grampositiv, verzweigte, pilzähnliche Strukturen mit Zellwand; Normalflora des Mundes, nicht ansteckend
Ät▷ Verletzung der Schleimhautbarriere (Verletzung, Zahnarzt)
Sy▷ blaurote, brettharte Infiltrate; Abszedierung, Fistelbildung; v.a. Hals, Wange, aber auch innere Organe (thorakal, abdominell, genital, Kanalikulitis)
Di▷ Erregernachweis über Mikroskopie, Kultur, Drusen
Th▷ hochdosiert Aminopenicillin + β-Laktamasehemmer, Punktion, Inzision, Drainage

Erysipel (Wundrose) A46

Err▷ β-hämolysierende Streptokokken der Gruppe A
Pa▷ meist eindeutige Eintrittspforte; nicht eitrige Entzündung
Sy▷ scharf begrenzte Rötung und Schwellung eines Hautabschnittes, Fieber, LK-Schwellung
Di▷ klinisch, Leukozytose
Th▷ Antibiose mit Penicillin, feuchte Umschläge, Ruhigstellung

Sonstige bakterielle Krankheiten, andernorts nicht klassifiziert A48

Staphylococcus aureus
Err▷ aerobe Kokken; bei 50% der Bevölkerung physiologisch
    Infektionsquellen: Hände, Haare, Schutzkleidung, Nasen-Rachen-Raum, Bettdecke
Sy▷ Follikulitis, Furunkel, Karbunkel, Phlegmone, Paronychie, Panartitien, Impetigo contagiosa, Lyell-Syndrom (SSS: scaled skin syndrom) durch Exfoliation
    neonatal: Ritter-Krankheit (Dermatitis exfoliativa neonatorum)

Infektiologie
Krankheitsbilder

Infekt

    Konjunktivitis, Otitis media, Balanitis, Kolpitis, Parotitis, Mastitis puerperalis, Enterotoxikose, Sinusitis, Aspirationspneumonie, Katheterinfektion, Wundinfektionen, Abszeßbildung, Empyem, Osteomyelitis

    Toxic Shock-Syndrome (TSS) → Fieber, Hypotonie, Exanthem, Erythrodermie, mindestens 2 Organe → Multiorganversagen; Spätfolgen: Niereninsuffizienz, Karpaltunnelsyndrom, Verhaltensstörungen; 8–15% Letalität

Di▷ Erregernachweis über Blutkultur, Punktat
Th▷ Antibiogramm; Cephalosporine, Vancomycin bei vermuteter Resistenz, Clindamycin bei Pneumonie und Osteomyelitis, chirurgische Intervention

Haemophilus influenzae (HI)
Err▷ kleine gramnegative Stäbchen, Aerobier
    HIB (Kapseltyp B): Kleinkinder mit Meningitis, Epiglottitis, Pneumonie, periorbitaler Zellulitis, septischer Osteomyelitis, Arthritis; **Impfung**
    ungekapselte HI: physiol. im Oropharynx; Sinusitis, Otitis media, chronische Bronchitis
Th▷ Aminopenicillin + β-Laktamasehemmer, Cephalosporin 2. Gen.; bei Meningitis: 3. Gen.

Pseudomonas aeruginosa
Err▷ gramnegatives Stäbchen, sporenlos, begeißelt, aerob, hitzestabiles Exotoxin, ubiquitäres Vorkommen, blaugrüner Eiter; Vorkommen v.a. an Feuchtstellen
Ep▷ v.a. Immunschwache, Alte, Kinder, Frühgeborene, nosokomiale Infektionen
Sy▷ Hautwunden, Verbrennungen, Ulcus cruris → pyogene Infektion
Pneumonien, Fixerendokarditis, Osteomyelitis, fortgeleitete Meningitis, Enterokolitis, Pyocyaneusruhr, Pneumonie bei Mukoviszidose, maligne Otitis externa
Th▷ Aminoglykoside, Cephalosporine der 3. Generation, Carbapeneme

Legionellose
Err▷ Legionella pneumophila, gramnegative aerobe Stäbchen, polare Begeißelung, Opportunist; Feuchtstellen; **Ikb.-Z.**: 5–15 d
Sy▷ Fieber, Bradykardie, Diarrhoe, Myalgie, Arthralgie, Enzephalopathie
    Pontiac-Fieber: nicht-pneumonische, fieberhafte Erkrankung
    Legionellen-Pneumonie: atypische Pneumonie, Fieber, Schüttelfrost, gastrointestinale Symptome, Verwirrtheit, evtl. akutes Nierenversagen
Di▷ Erregernachweis, Antikörperbestimmung, Legionellen-Ag in Serum, Urin
Th▷ Makrolid (Erythromycin) oder Rifampicin (Reserve)

Enterokokken
Err▷ physiologische Darmflora
Sy▷ Harnwegsinfekte, Wundinfekte, Adnexitis (Mischinfektionen), Endokarditis
Th▷ HWI: Aminopenicilline

Infektiologie
Krankheitsbilder

Enterobacter species
- **Pa▷** Bakteriämie unter Immunsuppression → Sepsis
- **Sy▷** Harnwegsinfektion, Otitis, Cholezystitis
- **Th▷** nach Antibiogramm

Klebsiella sp. und Proteus sp.
- **Pa▷** opportunistische Infektionen; 10% der nosokomialen Infektionen
  Klebsiella pneumoniae → **Friedländer-Pneumonie**
  Manifestationsformen: postoperative Infektionen, Sepsis, HWI, Wundinfektionen
- **Th▷** nach Antibiogramm

Infekte des Respirationstraktes durch obligat pathogene Bakterien

Mykoplasmenpneumonie
- **Err▷** Mycoplasma pneumoniae, kokkoide Zellen; keine typische Zellwand
  Übertragung: Tröpfcheninfektion; im Intervall von 3–6 Jahren epidemisches Auftreten; Häufungen in Schulklassen, Familien; oft Kinder
- **Pa▷** heften an Trachea und Bronchialepithel → Zerstörung des Ziliarapparates → peribronchiale Entzündung, Infiltrate, Lymphozyten, Plasmazellen → interstitielle Pneumonie; meist Tracheobronchitis, nur 10% atypische Pneumonie
- **Sy▷** nach 12–20 d: Prodromi wie grippaler Infekt mit Fieber, Abgeschlagenheit, Kopfschmerzen, Ohrenschmerzen, hartnäckigem Husten, wenig Sekret, Übelkeit, Erbrechen, Durchfall, Anorexie, Myalgie, Arthralgie, Arthritis, neurologischen Symptomen, Erythema multiforme mit Stevens-Johnson-Syndrom, Erythema nodosum
- **Di▷** Rö-Thorax, BSG, diskrete Leukozytose; AK-Nachweis möglich
- **Th▷** Erythromycin, Erwachsene Tetracycline (Doxycyclin), Gyrasehemmer

Q-Fieber (Balkan-Grippe)
- **Err▷** Coxiella burnetti; weltweite Zoonose; Übertragung durch Inhalation von Sekret oder Ausscheidungen infizierter Tiere oder infiziertem Material (Heu)
- **Sy▷** milde Grippe; nach 2–3 Wochen hohes, remittierendes Fieber, Schüttelfrost, Kopfschmerzen, Muskelschmerzen; Organmanifestation mit atypischer Pneumonie, trockenem Reizhusten, Brustschmerzen
- **Di▷** AK-Nachweis über KBR
- **Th▷** Tetracycline
- **Ko▷** Thrombophlebitis, Myokarditis, Perikarditis

Bakterielle Infektion nicht näher bezeichneter Lokalisation A49

Gasbrand (anaerobe Zellulitis)
- **Err▷** Clostridium perfringens, ubiquitär vorkommender anaerobe Sporenbildner
- **Pa▷** Exotoxinbildung in tiefen, schlecht durchbluteten Wunden → nekrotisierend, hämolysierend; ausgehend von Wundkontamination durch Sporen; stark destruierend; Gasbildung → Krepitus-Zeichen (**Crepitatio**)

Infektiologie
Krankheitsbilder

Ein▷ **Anerobe Zellulitis**: Infektion der Faszienloge, nicht der Muskeln → Crepitationszeichen, keine Toxinämie
Gasbrand: aggressive Infektion der Muskulatur mit Myonekrosen und Toxinämie, Ödeme, blaugrüner Verfärbung, Creptiatio, Tachykardie, Schmerzen, Schock
Sy▷ schwere Verschlechterung des Allgemeinzustandes, Unruhe, Tachykardie, Schock, Anämie, Ikterus, Weichteilödem, Knistern durch Gasbildung (Hautemphysem)
Di▷ Klinik, Rö mit Muskelfiederung, direkter Erregernachweis
Th▷ hochdosiert Penicillin, Metronidazol, großzügige Freilegung der Wunde, Exzision von Nekrosen; Intensivpflege, Antitoxin, hyperbare Oxygenierung
Pro▷ schlechte Prognose

Empyem
Err▷ Staphylokokken, Streptokokken
Pa▷ Eiteransammlung in präformierter Höhle
Sy▷ Fieber, schmerzhafte Schwellung
Th▷ Spül-Saug-Drainage, OP-Entlastung, Antibiose nach Antibiogramm

Phlegmone
Err▷ Staphylokokken, Streptokokken
Pa▷ kutane / subkutane eitrige Entzündung in Gewebsspalten
Sy▷ flächige Ausdehnung, Rötung, Schmerzen, Schwellung, Allgemeinsymptome
Th▷ operative Entlastung, Antibiose, Ruhigstellung

Abszess
Err▷ Staphylokokken
Pa▷ umschlossene Gewebseinschmelzung mit Eiterbildung
Sy▷ Lokalsymptome, Fluktuation, pulssynchrone Schmerzen, Spannung
Th▷ Inzision (nicht nur Punktion), Drainage, Ruhigstellung; primär keine Antibiose; je nach Lage und Ausdehnung ggfs. zusätzlich antibiotische Abschirmung

Follikulitis, Furunkel
Err▷ koagulasepositive Staphylokokken
Pa▷ Haarfollikelentzündung
Sy▷ lokale Rötung, Spannung, Schwellung, Schmerzen
Th▷ primär konservativ, keine Inzision, nicht ausdrücken; Kau- und Sprechverbot an der Oberlippe; feuchte Umschläge, Bettruhe, Breitspektrumantibiose

Karbunkel
Pa▷ Zusammenschluß mehrere Furunkel bei Abwehrschwäche
Sy▷ Fieber, Schüttelfrost, Lymphangitis, Sepsisgefahr
Th▷ Exzision bis auf Faszie, penicillinasefeste Antibiotika

Infekt

Infektiologie
Krankheitsbilder

Lymphangitis (Blutvergiftung) und Lymphadenitis
- **Pa▷** rötliche, streifige Verhärtung der Lymphbahnen, regionare LK-Schwellung
- **Th▷** Beseitigung des Infektionsherdes, Antibiose, feuchte Verbände, Ruhigstellung

Panaritium
- **Err▷** Staphylokokken
- **Pa▷** volarseitige eitrige Entzündung der Finger
- **Sy▷** Schmerz, Schwellung, Überwärmung, Auftreibung
- **Th▷** Inzision, Drainage, Antibiose lokal; ggfs. Rö

Paronychie
- **Pa▷** Nagelwallentzündung
- **Sy▷** Schmerz, Schwellung, Rötung, Überwärmung
- **Th▷** konservativ mit Alkoholverband, Antiphlogistika, Schiene; ggf. Nagelentfernung

Infektionen, die vorwiegend durch Geschlechtsverkehr übertragen werden A50–A64

Geschlechtskrankheiten mit Meldepflicht: Syphilis, Gonorrhoe, Ulcus molle, Lymphogranuloma inguinale

Weitere Geschlechtskrankheiten nach WHO: unspezifische Urogenitalentzündung: Trichomonaden, Candida albicans, Neisserien, Mykoplasmen, Chlamydien, Herpes, HIV, HBV, HCV, Skabies, Pediculosis

Syphilis (Lues)
- **Err▷** Treponema pallidum (Spirochäten); **Ikb-Z.**: 2–4 Wochen
- **Ein▷** a) **Syphilis connata**
  b) **erworbene Syphilis**
  Frühsyphilis: Lues I und II; Lues latens und seropositiva
  Spätsyphilis (ab 2. Jahr): Lues III und IV
- **Di▷** Dunkelfeldmikroskopie
  Serologie: Suchreaktion TPHA, Bestätigungsreaktion FTAabs-Test, Verlauf VDRL
  19-S-IgM-FTA-abs-Test bei Lues connata, Frühlues, Reinfektion
  Infektion nachweisbar via: IgM (2. Wo.) – TPHA und FTA abs (3. Wo.) – VDLR (5. Wo.) – TPI (9. Wo.)
- **Sy▷** **Lues I (Primärstadium)**: Primäraffekt nach 2–4 Wochen; nach 4–6 Wochen regionale LK-Schwellung (schmerzlos) → Primärkomplex (harter Schanker + LK-Schwellung); Diagnose mittels Dunkelfeldmikroskopie
  Lues II (Sekundärstadium): ab 9. Woche Generalisation: generalisierte LK-Schwellung (Polyskleradenitis), Fieber, Anthralgien, Exanthem (makulös, papulös, papulo-squamös oder -postulös), kein Juckreiz;

Infektiologie
Krankheitsbilder

Infekt

Angina specifica (akute, eitrige Tonsillitis ohne Fieber), Condyloma lata (flache, nässende Papelbeete genitoanal), Alopecia specifica (mottenfraßähnlicher Haarausfall), Leukoderm (Venusband)

Lues III (Tertiärstadium): syphilitische Granulome, tuberoserpiginöse Syphilide (rotbraun, girlandenförmig); Gummen (derbe, indolente, braun-livide Knoten), Ulzeration (schmerzlos), dickflüssiger Detritus (nicht infektiös), Mesaortitis luica → Aneurysma, Lues cerebrospinalis → Parenchymatrophie, Meningitis

Lues IV (Quartätstadium): Neurosyphilis mit Parenchymdegeneration (progressive Paralyse), Demenz, Wesensänderungen (Enthemmung); Tabes dorsalis → Hinterstrangdegeneration, Schmerzattacken, Argyll-Robertson-Pupille, trophische Fußsohlengeschwüre (Malum perforans)

Konnatale Lues: diaplazentare Infektion des Feten; Therapie mit Penicillin

Frühsyphilis (Lues congenita praecox): alle Krankheitsformen bis 2. Lj.

- Sy▷ Schnupfen, Sattelnase, Parrot-Furchen, Exantheme, Condyloma lata, Osteochondrosis, Osteomyelitis, Parrot-Pseudoparalyse, syphilitisches Pemphigoid, Alopezie
- Th▷ Penicillin G über 14 d

Spätsyphilis (Lues congenita tarda): alle Krankheitsformen ab 3. Lj.

- Sy▷ Hutchinson-Trias: Defekte der Schneidezähne, Taubheit, Keratitis parenchymatosa; Gummen im Schulalter, sekundäre Sattelnase durch Gummen der Nasescheidewand
- Th▷ Penicillin G über 14 d

Th▷ Penicillin mind. 2–3 Wochen; i.v.; am ersten Tag Herxheimerreaktion möglich; Kontrolle der Serumbefunde nach 3, 6, 12 Monaten; bei Penicillinallergie → Tetracycline oder Makrolid, bei SS Cefuroxim, zusätzlich Partnerbehandlung

Pro▷ ohne Therapie 67% Spontanheilung, 16% Gummen, 10% kardiovaskuläre Lues, 7% Neurosyphilis

Ko▷ Herxheimerreaktion 2–6 Std. nach Antibiotikagabe → Fieber, Kopfschmerz → Cortison

Gonorrhoe

Err▷ Neisseria gonorrhoe; **Ikb.-Z.**: 2–4 d, intraleukozytäre Diplokokken

Sy▷ wenig Beschwerden, Bartholinitis, eitriger Ausfluß

♀: untere Gonorrhoe (Cervix) - obere Gonorrhoe (Uterus, Adnexe) eitriger Fluor, oft asymptomatisch
Mädchen, menopausal: Vulvovaginitis, Urethritis, Zervizitis

♂: Urethritis, Dysurie, rahmig-eitriger Ausfluß, Prostatitis, Epididymitis
sonstige Lokalisation: Rektum, Pharynx, Tonsillen, Konjunktiven

Infektiologie
Krankheitsbilder

Di▷ Mikroskopie (Gram → intraleukozytäre Diplokokken), Kultur
Th▷ Cephalosporin 2. Gen., Azithromycin, Ciprofloxacin, Doxycyclin, zunehmende Resistenzentwicklung; Kontrolle nach 4–7 d; zusätzlich Test HIV, Lues
Ko▷ Gonoblenorrhoe des Neugeborenen bei Infektion intra partum: Credé-Prophylaxe

Ulcus molle
Err▷ Haemophilus ducreyi, **Ikb.-Z.**: 2–5 d
Ep▷ v.a. Tropen, Subtropen
Sy▷ schmerzhafte, scharf begrenzte, schmierige Ulzera, nach 1–2 Wochen inguinale, hochschmerzhafte Lymphadenitis (Bubonen) mit spontaner Perforation
Di▷ Abstrich (fischzugartige gramnegative Stäbchen)
Th▷ Azithromycin: 1 g Einmaldosis

Lymphogranuloma inguinale (M. Durand-Nicolas-Favre)
Err▷ Chlamydia trachomatis, Serotyp L1–3; intrazellulär, gramnegativ; **Ikb.-Z.**: 3–10 d
Ep▷ Ostafrika, Südostasien
Sy▷ Primärläsion mit Knötchen, Bläschen, Ulkus
nach 3–4 Wochen schmerzhafte LK-Schwellung, Fistel → Entleerung
Di▷ Zellkultur, IFT
Th▷ Doxycyclin oder Ofloxacin für 3 Wochen

Unspezifischer Urogenitalinfekt
Def▷ urogenitale Infektionen, die nicht durch Neisseria gonorrhoe verursacht sind
Err▷ Chlamydien (30–50%), Mykoplasmen (Ureaplasma 20%), Trichomonaden (4%), Candida, Viren, allergische Formen, M. Reiter
Sy▷ Brennen, Pruritus, Dysurie, Ausfluß
Ein▷ **Chlamydia trachomatis**: **Ikb.-Z.**: 1–3 Wochen; gonorrhoe-ähnlich, wäßriger Fluor; **Th▷** Tetrazykline, Erythromycin
Trichomonas vaginalis: **Ikb.-Z.**: 2–21 d; ♀: Kolpitis, weißlich-schleimiger Fluor, brennende Vulvitis; **Th▷** Metronidazol
Candida albicans: ♀: Kolpitis, weißlich-käsiger Fluor, Geruch; ♂: Urethritis, Balanitis; **Th▷** Nystatin, Clotrimazol
Haemophilus vaginalis: anaerob, gramnegative Stäbchen; übelriechender Ausfluß; KOH-Test (älterer Test zum Nachweis gramneg. Keime)
Th▷ Metronidazol
M. Reiter: 90% ♂; Auslöser: Urethritis (Chlamydien, Gonokokken, Ureaplasma); Enteritis (Campylobacter, Salmonellen, Shigellen, Yersinien) Wochen vorher → Autoimmunerkrankung mit Arthritis, Urethritis, Konjunktivitis (Iridozyklitis)
Th▷ NSAR, Krankengymnastik
Harnwegsinfekt: meist E. coli, Klebsiellen, Enterokokken, Pseudomonas
Urethralsyndrom: ♀: Chlamydia trachomatis

Infektiologie
Krankheitsbilder

Infekt

Condyloma accuminata
- **Err▷** HPV
- **Pa▷** sexuelle Übertragung
- **Sy▷** Feigwarzen, blumenkohlartige Tumore, oft Spontanremission
- **Th▷** Elektrokoagulation, CO_2-Laser, Kryotherapie, medikamentös

Herpes genitalis
- **Err▷** Herpes simplex Typ 2
- **Sy▷** Juckreiz, vesikuläres, herpetiformes Exanthem, Schmerzen
- **Th▷** topische Anwendung von Aciclovir

Sonstige Spirochätenkrankheiten A65–A69
Borreliosen A69
Rückfallfieber
- **Err▷** Borrelia recurrentis; Übertragung durch Kleiderläuse
- **Ep▷** Vorkommen: Afrika, naher Osten, Mittelamerika
- **Sy▷** zyklisches Fieber mit einer Dauer von 3–7 d, schweres Krankheitsgefühl, Ikterus, Hepatosplenomegalie
- **Di▷** Dunkelfeldmikroskopie während Fieberschub
- **Th▷** Doxycyclin

Lyme-Borreliose
- **Err▷** Borrelia burgdorferi über Vektor Ixodes ricinus (Zecke)
- **Sy▷** **Stadium I:** Erythem am Zeckenbiß (**Erythema chronicum migrans**: wanderndes Erythem; evtl. LK-Schwellung)
  Stadium II: nach Wochen aseptische Meningitis, Polyneuritis
  Stadium III: rezidivierende Arthritiden, Meningoenzephalitis, Herzbeteiligung, Atrophie
  Lyme-Borreliose: Monate nach Zeckenbiß: Fieber, Kopf- und Gliederschmerzen, Herz-Kreislauffunktionsstörungen; RF-negativ
  Garin-Bujadoux-Bannwarth-Syndrom (Meningopolyneuritis und –radikulitis): einseitige Schmerzen, sensorische und motorische Ausfälle (n. VII, n. VI), Liquorpleozytose; langwieriger Verlauf
  Lymphadenosis cutis benigna Bäfverstedt: Monate bis Jahre nach Zeckenbiß, ohne Erythem → rötlich livide Knoten → Lymphozytom; v.a. Ohrläppchen
  Acrodermatitis chronica atrophicans Herxheimer: Jahre bis Jahrzehnte nach Zeckenbiß → atrophisches, faltiges Hautareal an einer Extremität; fibroide Knoten in Gelenknähe
- **Di▷** direkte Mikroskopie, Kultur, PCR, Serologie, bei Acrodermatitis Erreger meist nicht mehr nachweisbar
- **Th▷** Doxycyclin, Penicillin, Amoxicillin, Cephalosporine
  Stadium I und II: Amoxycillin, Cefuroxim, Doxycyclin, Makrolide
  Stadium III: Ceftriaxon

■ ■ ■ ■ ■ **Infektiologie** ■ ■ ■ ■ ■
Krankheitsbilder

Sonstige Krankheiten durch Chlamydien A70–A74

Ornithose (Papageienkrankheit)
Err▷ Chlamydia psittaci; Übertragung über direkten Vogelkontakt, Inhalation der Exkremente; keine Übertragung von Mensch zu Mensch
Pa▷ Inhalation → Invasion in Respirationstrakt, RES von Leber, Milz
Sy▷ nach 1–3 Wochen hohes Fieber, diffuser Kopfschmerz, meningoenzephalitische Zeichen
atypische Pneumonie: fleckförmige alveoläre und interstitielle Infiltrationen, Nekrosen
septischer Verlauf: Schüttelfrost, Hepatosplenomegalie, milde Pneumonie
Di▷ BSG, Leukozyten normal bis erniedrigt, Eosinopenie, transitorische Proteinurie, Mikrohämaturie, AK, Elek-Ouchterlony-Test (Präzipitation von Toxin-Antitoxin-Komplexen)
Th▷ symptomatisch mit Sauerstoff, ASS; Erythromycin, Erwachsene Tetracycline (Doxycyclin) oder Gyrasehemmer mindestens 3 Wochen
Ko▷ Myo- und Perikarditis

Weitere Chlamydieninfektionen
Err▷ Chlamydia trachomatis, obligat intrazellulär
Pa▷ Trachom (Serovare A-C): Hornhautentzündung, Ulzeration, Trichiasis, häufig Narben
Paratrachom (Serovare D-K): Einschlußkörperchenkonjunktivitis, selten Narben
nichtgonorrhoische Urethritis (Serovare D-K)
Chlamydienpneumonie
Lymphogranuloma venerum (Serovare L)
Th▷ Doxycyclin

Rickettsiosen A75–A79

Err▷ obligat intrazelluläre Bakterien; Untergruppen: Rickettsia, Rochalimea, Coxiella
Reservoir: Tiere; nur R. prowazekii, Rochalimea quintana beim Menschen
Übertragung über Biß durch befallene Ektoparasiten (Läuse, Flöhe, Zecken, Milben)
Pa▷ Biß des Ektoparasiten → Einreiben des erregerhaltigen Parasitenkots oder infektiöser Speichel des Parasiten
Inhalation von Parasitenkot (Q-Fieber)
bei einigen Err. Primärläsion (Knötchen mit Exulzeration, regionale LK-Schwellung); Vermehrung in Endothelien (Vaskulitis)
hämatogene Streuung in viele Organe; periodische Fieber- und Exanthemschübe

Infektiologie
Krankheitsbilder

- **Ein▷** Zeckenfieber:
    - **Rocky-Mountain-spotted-fever** durch R. rickettsii, Übertragung über Zecken, **Ikb.-Z.**: 6–7 d
        - **Sy▷** hohes Fieber, makulopapulöses Exanthem der Extremitäten
    - **Rickettsienpocken** durch R. akari, Übertragung über Milben
        - **Sy▷** varizelllenähnliches Exanthem
  - Fleckfieber:
    - **Epidemisches Fleckfieber** durch R. prowazekii, Übertragung über Kleiderlaus, **Ikb.-Z.**: 10–14 d
        - **Sy▷** starkes Fieber, Exanthem am Thorax und ganzem Körper (außer Gesicht, Handflächen, Fußsohlen)
    - **Murines Fleckfieber** durch R. typhi, Übertragung über Rattenfloh
        - **Sy▷** wie epidemisches Fleckfieber, nur milder
  - Sonstige Formen:
    - **Tsutsugamuschi-Fieber** durch R. tsutsugamushi, Übertragung über Milbenlarven; japanisches Fleckfieber
        - **Sy▷** wie Fleckfieber, mit LK-Schwellung
    - **Wolhynisches Fieber** (5-Tagefieber) durch Rochalimeae quintana, Übertragung über Kleiderlaus
        - **Sy▷** periodisches Fieber alle 5 d
    - **Q-Fieber** durch Coxiella burnetti, Übertragung durch Staubinhalation; **Ikb.-Z.**: 2–3 Wo.
        - **Sy▷** interstitielle Pneumonie, selten Endokarditis, Hepatitis
- **Di▷** KBR, Weil-Felix-Reaktion, spezifisches Rickettsien-Ag
- **Th▷** Tetracycline, Chinolone, Chloramphenicol
- **Pro▷** Rezidive nach 10–30 Jahren möglich (**Brill-Zinsser-Krankheit**)

Therapie bakterieller Infektionen

Antibiotika

Grundlagen
Auswahl der richtigen Antibiose
1. Antibiogramm → erregerspezifische Therapie (Wirkungseintritt des Antibiotikums nach spätestens 2–3 d)
2. bei schweren Infektionen folgendes Dogma:
    - Schritt 1:   Materialentnahme
    - Schritt 2:   Blindtherapie bis zum Ergebnis
    - Schritt 3:   ggf. Umsetzen der Therapie auf spezifische Therapie
3. kalkulierte, initiale Therapie: orientiert sich an üblichen Erregern, Resistenzmuster, Kosten

Infektiologie
Krankheitsbilder

Häufige Fehler
1. zu kurze Antibiose (Standardzeiten: Pneumonie 7–10 d, Streptokokkenangina 10 d, Harnwegsinfektion der Frau 1 d; **allgemein**: Dauer der klinischen Besserung + 2–3 d),
2. zu häufige Antibiose

Antibiotika in der Schwangerschaft
β-Lactam-Antibiotika (Penicilline, Cephalosporine), Erythromycin

Prophylaxe mit Antibiotika
Die Prophylaxe versagt immer, wenn der Patient vor jeder Infektion geschützt werden soll, da es zu einer starken Störung der eigenen Flora kommt, und somit die Abwehr geschwächt ist. Außerdem provoziert jede Antibiose Resistenzen! Sinnvoll ist nur eine gezielte Prophylaxe gegen bestimmte Erreger, z.B.: Zahnextraktion und Herzklappenschaden → Schutz vor Streptokokkus viridans → 15 min. Bakteriämie; 1 Std. vorher orale Antibiose; perioperative Prohylaxe: Einnahme vor dem Eingriff

Wirkmechanismen der Antibiotika

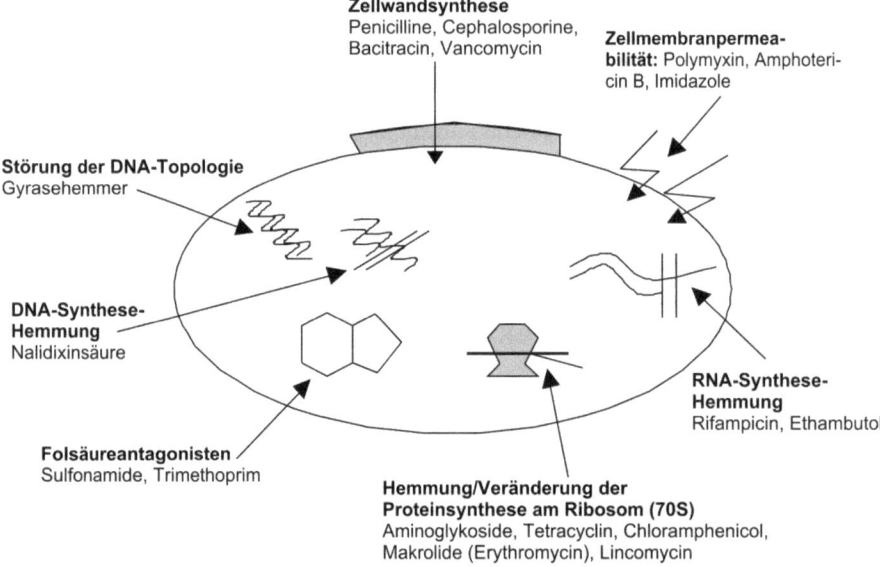

β-Laktam-Antibiotika

Penicilline

Ein▷ **schmales Spektrum**: Penicillin G, Penicillin V, Oxacillin
      breites Spektrum: Amino- , Acylaminopenicillin, Penicillin + β-Laktamasehemmer

Infektiologie
Krankheitsbilder

Infekt

Wi▷ bakterizid auf proliferierende Erreger
Wm▷ irreversible Hemmung der Transpeptidase → Störung der Zellwandsynthese
→ gestörte Zellwand → Lyse
Nw▷ Allergie, Fieber, Angioödem, gastrointestinale Symptome, toxisch
Vorteile: grosse therapeutische Breite, gut verträglich, geringe Resistenzentwicklung
Nachteile: schlecht gewebegängig, neurotoxische Reaktion

Benzylpenicillin
Sto▷ Penicillin G
Ind▷ v.a. gram-positives Spektrum, relativ enges Spektrum
Pk▷ nicht säurestabil, nicht β-laktamasestabil, renale Ausscheidung, kurze HWZ

Oralpenicillin
Sto▷ Penicillin V [Megacillin®], Azidocillin [Baycillin®]
Pk▷ säurestabil, nicht-β-laktamasestabil
Ind▷ schmales Spektrum, z.B. Tonsillitis, Erysipel; orale, ambulante Therapie

Staphylokokkenpenicillin
Sto▷ Ocaxillin [InfectoStaph®], Flucloxacillin [Staphylex®]
Pk▷ säurestabil, penicillinasestabil, schlecht gewebegängig; orale Gabe
Ind▷ leichte Infektionen mit penicillinasebildenen Staphylokokken

Aminopenicilline
Sto▷ Ampicillin [Binotal®], Amoxycillin [Amocypen®]
Pk▷ breites Spektrum mit gramnegativen Keimen, aber Resistenzen bei Problemkeimen; nicht penicillinasefest; renale und hepatische Eliminierung; orale Gabe
Ind▷ Infektionen obere Atemwege, Harntrakt, Gallengangsinfektion

Acylaminopenicilline
Sto▷ Mezlocillin [Baypen®], Piperacillin [Pipril®]
Pk▷ nicht säurestabil, nicht penicillinasestabil → parenterale Gabe, Kombination mit β-Laktamasehemmer
Ind▷ breites Spektrum, Therapie schwerer nosokomialer Infektionen

Kombination von Penicillin + β-Laktamasehemmer
Sto▷ Amoxycillin + Clavulansäure [Augmentan®]
Ampicillin + Sulbactam [Unacid®]
Piperacillin + Taxobactam [Tazobac®]
Wm▷ Erweiterung des Spektrums durch Hemmung der β-Laktamase

Cephalosporine
Wi▷ bakterizid auf proliferierende Erreger
Wm▷ Hemmung der Zellwandsynthese und Hemmung der Transpeptidase →
gestörte Zellwandfunktion → Bakterienschwellung → Lyse

Infektiologie
Krankheitsbilder

Ein▷ Oralcephalosporine
1. Generation: Cefachlor [Panoral®], Cefalexin, Cefadroxil [Grüncef®]
   Spektrum: grampositive Kokken wie z.B. Staphylokokken und Streptokokken
2. Generation: Cefuroxim-Axetil [Zinnat®], Loracarbef [Lorafem®]; Spektrum: grampos. Kokken + E. coli, Klebsiella pneumoniae, Proteus mirabilis und andere Enterobacteriaceae
3. Generation: Cefixim [Cephoral®], Cefpodoxim [Orelox®], Ceftibuten [Keimax®]; Spektrum: Betalaktamase-bildende Stämme von Haemophilus influenzae und Moraxella (Branhamella) catarrhalis; geringer wirksam gegen Staph.

Parenterale Cephalosporine
Gruppe 1: Cefazolin [Elzogram®]
   schmales Spektrum, leichte Infektionen, v.a. grampos. Kokken
Gruppe 2: Cefuroxim [Zinacef®], Cefotiam [Spizef®], Cefoxitin [Mefoxitin®] breites Spektrum, Staph. und Strept. mittelschwere Infektionen, nicht bei Pseudomonas
Gruppe 3a: Cefotaxim [Clarofan®], Ceftriaxon [Rocephin®] sehr breites Spektrum, lebensbedrohliche Infektionen, β-laktamasefest
Gruppe 3b: Ceftazidim [Fortum®], Cefepim [Maxipim®] sehr breites Spektrum, lebensbedrohliche Infektionen, inkl. Pseudomonas

Nw▷ Allergie, neurotoxisch, GI-Störungen, Gerinnungsstörungen, Alkoholunverträglichkeit

Carbapeneme, Monobaktame

Sto▷ Carbapeneme: Imipenem [Zienam®], Meropenem [Meronem®], Ertapenem [Invanz®]
   breitestes Spektrum gegen grampositive und gramnegative Keime; einschließlich Pseudomonas; Reserve-Antibiotikum
Monobaktame: Aztreonam [Azactam®]: v.a. gramnegative Erreger, Reservepräparat
Wm▷ Hemmung der Zellwandsynthese durch Hemmung der Transpeptidase → gestörte Zellwandfunktion → Bakterienschwellung → Lyse; bakterizid
Nw▷ Superinfektion, Allergie, Gerinnungsstörungen, neurotoxisch

Aminoglykoside

Sto▷ Gentamicin [Refobacin®], Tobramycin [Gernebcin®], Amikacin [Biklin®], Neomycin
   Breitspektrum, gramnegative Stäbchen, grampositive Kokken; schlecht gegen Anaerobier, Streptokokken, Haemophilus
Wm▷ Hemmung der Protein-Biosynthese an der 30S-Einheit → Hemmung der Initiation und Elongation + misreading → non-sense-Proteine; Permeabilitätstörungen
Wi▷ bakterizid auf proliferierende und ruhende Erreger
Ind▷ Anwendung v.a. im Krankenhaus; oft Kombinationstherapie mit β-Laktamantibiotika

Infektiologie
Krankheitsbilder

Infekt

Pk▷ sehr hydrophil, daher nur parenteral
Nw▷ reichern sich in der Niere an (Nierenschäden); ototoxisch, da irreversible Einlagerung in Endolymphe; allergisierend

Chinolone (Gysrasehemmer)
Sto▷ Gruppe 1: Norfloxacin [Barazan®]
       Ind▷ Harnwegsinfektion
  Gruppe 2: Ofloxacin [Tarivid®], Ciprofloxacin [Ciprobay®], Enoxacin [Enoxor®]
       Ind▷ breite Indikation, Harnwegsinfekte, gastrointestinal
  Gruppe 3: Levofloxazin [Tavanic®]
       Ind▷ breites Spektrum, grampositive + atypische Erreger
  Gruppe 4: Gatifloxacin [Bonoq®], Moxifloxacin [Avalox®]
       Ind▷ breites Spektrum, grampositive + atypische Erreger + Anaerobier: gramnegative Kokken, Stäbchen; Pseudomonas, Salmonellen, Shigellen
Wi▷ bakterizid
Wm▷ Hemmung der Untereinheit A der DNA-Gyrase → Verhinderung der für Ruhephase notwendigen Verdrillung → verhindert somit die Replikation, bakterizid; Kombination mit Aminoglykosiden
Pk▷ orale Gabe, gute Bioverfügbarkeit, gut gewebegängig, Dosisanpassung bei Niereninsuffizienz
Nw▷ neurologische Nw, da GABA-Antagonist
KI▷ Schwangerschaft

Tetracycline
Sto▷ Tetracyclin [Achromycin®], Minocyclin [Klinomycin®], Doxycyclin [Vibramycin®]
  Spektrum: Breitspektrum, grampositive und gramnegative Kokken, Mykoplasmen, Rickettsien, Treponemen, Actinomyzeten, Chlamydien, Plasmodien
Ind▷ bei Cholera und Pest 1. Wahl, Breitspektrum 2. Wahl
Wi▷ bakteriostatisch, intra- und extrazelluläre Wirkung
Wm▷ Hemmung der Protein-Biosynthese an der 30S-Einheit durch Bindung → Verhinderung der Anlagerung des Aminoacyl-tRNA-Komplexes → Elongationshemmung
Pk▷ Doxycyclin und Minocyclin oral, Doxycyclin lange HWZ, Gabe 1x tgl.
Nw▷ Leberschäden, gastrointestinale Beschwerden
KI▷ nicht während der Schwangerschaft, nicht für kleine Kinder (Zahnverfärbungen)

Makrolide
Sto▷ Erythromycin [Erythrocin®], Clarithromycin [Klacid®], Roxithromycin [Rulid®], Azithromycin [Zithromax®]
  Spektrum: Strept., Staph., Corynebakterien, Campylobakter, Legionella, Neisserien, Haemophilus, Bordetella, Chlamydien, Mykoplasmen, Borrelien
Ind▷ orales Schmalspektrumantibiotikum, Atemwegsinfekte, oft in Pädiatrie

Infektiologie
Krankheitsbilder

Wi▷ bakteriostatisch
Wm▷ Hemmung der Proteinsynthese durch Bindung an die 50S-Einheit
Pk▷ oral, nicht säurefest (säurefeste Kapsel), hepatische Eliminierung
Nw▷ gastrointestinale Beschwerden, Fieber, cholestatischer Ikterus
Int▷ Hemmung von Cytochrom P_{450}

Lincosamide
Sto▷ Clindamycin [Sobelin®], Lincomycin [Albiotic®]
　　Spektrum: Staphylokokken, obligat anaerobe Stäbchen
Wi▷ bakteriostatisch
Wm▷ Hemmung der Proteinsynthese durch Bindung an die 50S-Einheit
Pk▷ Clindamycin oral; Lincomycin parenteral
Nw▷ pseudomembranöse Colitis
Int▷ zusammen mit Muskelrelaxans neuromuskuläre Blockade

Glykopeptide
Sto▷ Vancomycin [Vancomycin HCl®], Teicoplanin [Targocid®]
　　Spektrum: Reserve bei MRSA, Clostridium difficile; nur grampositive
　　Keime, Staphylokokken
Wi▷ sekundär bakterizid
Wm▷ hemmen die Zellwandsynthese, binden an terminale Aminosäure → verhindern die Übertragung auf membrangebundenen Rezeptor → verhindern das Wachstum der Peptidoglykanketten
Pk▷ keine orale Resorption, schlecht gewebegängig
Nw▷ nephrotoxisch, ototoxisch, Allergie

Chloramphenicol [Paraxin®]
Spektrum: vgl. Tetracycline (Breitspektrum, grampositive und gramnegative Kokken, Mykoplasmen, Rickettsien, Treponemen, Actinomyzeten, Chlamydien, Plasmodien)
Ind▷ Reserveantibiotikum, schwere Salmonelleninfektion
Wi▷ bakteriostatisch
Wm▷ Bindung an die 50S-Einheit in der Nähe der A-Bindungsstelle → Hemmung der Peptidyltransferase → Verhinderung der Kettenelongation, jedoch ebenso Hemmung der Proteinbiosynthese in Mitochondrien
Nw▷ Suppression der Erythropoese (dosisabhängig), Grey-Syndrom (nicht dosisabhängige aplastische, irreversible Knochenmarksdepression), Met-Hb-Bildner, Herxheimer-Reaktion
Int▷ mit Stoffen, die auch in der Leber verstoffwechselt werden (z. B. Paracetamol, Cumarine, Phenytoin, Tolbutamid, Barbiturate)

Fosfomycin [Infectofos®]
Spektrum: Breitspektrumantibiotikum, Reservemedikation
Wi▷ bakterizid auf proliferierende Erreger
Wm▷ Hemmung der Zellwandsynthese durch Blockade der Pyruvyltransferase
Pk▷ renale Eliminierung, parenterale Gabe
Nw▷ gastrointestinale Beschwerden, Allergie, Hypernatriämie

Infektiologie
Krankheitsbilder

Fusidinsäure [Fucidine®]
Spektrum: Reservemedikation, schwere Staphylokokkeninfekte
Wi▷ bakteriostatisch
Wm▷ Hemmung der Proteinsynthese
Pk▷ lokal, oral, i.v.
Nw▷ gastrointestinale Beschwerden, Ikterus durch intrahepatische Choelstase

Kombination Sulfonamid und Diaminopyrimidin
Sto▷ Sulfamethoxazol + Trimethoprim ~ Cotrimoxazol [Bactrim®]
Sulfadoxin + Pyrimethamin [Fansidar®]
Spektrum: grampositive und gramnegative Kokken; atypische Mykobakterien, Protozoen (Toxoplasmose, Pneumocystis, Malaria)
Wi▷ bakteriostatisch
Wm▷ kompetitive Hemmung der Dihydropteroat-Synthetase → Störung der Folsäuresynthese
Pk▷ renale Eliminierung, schnelle Resistenzentwicklung
Nw▷ gastrointestinale Beschwerden, aplastische Anämie, Allergie, Phototoxizität

Nitrioimidazole
Sto▷ Metronidazol [Clont®, Flagyl®], Tinidazol [Simplotan®]
Spektrum: obligate Anaerobier, Protozoen, Trichomonaden, Giardia lamblia
Wm▷ bakterizid, Reduktion der Nitrogruppe in sauerstoffarmem Milieu (anaerob) → aktiver Metabolit → Zerstörung von Bakterienbestandteilen
Pk▷ hepatische Metabolisierung, Gabe oral, i.v., lokal
Nw▷ gastrointestinale Beschwerden, Kopfschmerz, Schwindel, Parästhesien, Exantheme; hemmt die Alkoholdehydrogenase → Alkoholunverträglichkeit

Oxazolidinone
Sto▷ Linezolid [Zyvoxid®]
Spektrum: grampositive Kokken (Staph., Strept.), Enterokokken
Ind▷ Pneumonie, Weichteilinfekt
Nw▷ Thrombopenie
Int▷ keine Kombination mit SSRI, Antidepressiva da selbst MAO-Hemmer

Streptogramine
Sto▷ Quinupristin + Dalfopristin [Synercid®]
Spektrum: grampositive Kokken
Ind▷ Reserveantibiotikum bei Vancomycin-resistenten Keimen
Wm▷ Hemmung der bakteriellen Proteinsynthese
Wi▷ bakteriostatisch
Pk▷ parenteral über ZVK (Phlebitis)

Nitrofurane
Sto▷ Nitrofurantoin: systemisch, Konzentration nur in den Harnwegen ausreichend
Nitrofurazon: lokale Anwendung
Spektrum: gegen grampositive und gramnegative Bakterien, nicht gegen Pseudomonas, Proteus, Wirkspektrum im sauren Bereich
Wi▷ bakteriostatisch bis schwach bakterizid

Infekt

Infektiologie
Krankheitsbilder

Wm▷ unbekannter Wirkmechanismus
Pk▷ oral, Kontraindikation: Glucose-6-Phosphat-Dehydrogenase-Mangel
Nw▷ Polyneuropathien

Polypeptidantibiotika
Sto▷ Bacitracin
Wm▷ primär bakterizid durch Schädigung der Zellmembran; Einlagerung in Membran → Permeabilitätssteigerung → Lyse
Pk▷ nur lokal anwendbar, da sehr toxisch, Wundpuder
Nw▷ nephrotoxisch, Allergie

Infektionen bei Vorliegen einer Granulozytopenie

Def▷ Neutropenie < 2500/µl   >1000/µl: asymptomatisch
500–1000/µl: erhöhtes Infektionsrisiko
<500/µl: Infektionen (v.a. bakterielle Infektionen, Sepsis)
Err▷ Pseudomonas, Bacteroides, Candida, Cryptococcus, Aspergillus, CMV, HSV, VZV
Th▷ durch Mischinfektionen immer breite Antibiose, Kombination bakteriozide Antibiotika; GM-CSF
    Vorgehen: 4 Tage breite Antibiose entweder mit Acylaminopenicillin + Aminoglykosid, Cephalosporin + Aminoglykosid oder Acyaminopenicillin + Cephalosporin; wenn Entfieberung dann 4 Tage fortsetzen; wenn keine Entfieberung dann Erweiterung mit Imipenem, Rifampicin
    DD Pilzinfektion: Ketoconazol, Amphotericin B + Flucytosin
    Prophylaxe: Isolierung, Dekontamination von Mund, Darm ect. mit Neomycin, Cotrimoxazol, Gyrasehemmer

Virusinfektionen des Zentralnervensystems A80–A89
Akute Poliomyelitis (spinale Kinderlähmung) A80

Err▷ Enteroviren, Poliomyelitis Serotypen 1–3, **Ikb.-Z.**: 1–2 Wochen; Schmierinfektion, bei Kindern meist inapparent (90%)
Pa▷ Entzündung des Rückenmarks mit Schädigung der motorischen Zellen des Vorderhorns
Sy▷ **Initialphase (abortive Poliomyelitis)**: unspezifische Viruserkrankung mit katarrhalischen Erscheinungen der Luftwege, Diarrhoe
    Präparalytisches Stadium (aseptische Meningitis): meningitische Symptome, Ausheilung binnen weniger Tage
    Paralytisches Stadium (paralytische Poliomyelitis):
– Fieber, Kopfschmerz, Meningismus, Bewusstseinsstörung, schlaffe, asymmetrische Paresen, Muskelzuckung, Bulbärparalyse in 25%
– spinale Form: erst Beine, später Rumpf und Armmuskulatur
– bulbär-pontine Form: zentrale Atemlähmung
– Rückbildung binnen Monaten

Infektiologie
Krankheitsbilder

Infekt

Di▷ Liquor: Pleozytose 10–400 Zellen, geringe Eiweißvermehrung, Zucker normal bis erhöht; Virusisolation aus Rachenspülwasser oder Stuhl; Antikörper nach 14 Tagen
Ko▷ Atemlähmungen, bei 50% der paralytischen Form bleiben Restlähmungen
Th▷ symptomatische Therapie mit Physiotherapie; Prophylaxe

Atypische Virus-Infektionen des Zentralnervensystems A81
Slow-Virus-Infektionen (Prionenerkrankungen)

Def▷ Slow-Virus-Infektionen sind langsam progredient verlaufende Infektionen, die zu degenerativen Veränderungen des Nervensystems führen. Der frühere Begriff kann nun unterschiedlichen infektiösen Erregern zugeordnet werden. Es handelt sich um persistierende Virusinfekte oder Prione.
Prionen können das normale zelluläre Protein (PrP^c) in ein pathologisches Protein PrP^{sc} überführen. Die pathologischen Proteine führen zur Neurodegeneration. Proteine sind resistent gegen Hitze, Kälte, Austrocknung, Proteasen, Formaldehyd.
Th▷ prinzipiell keine kausale Therapie, ausser Interferon-α bei SSPE mit leichtem Effekt

Kuru–Kuru
Ep▷ 5.–40. Lj., letal nach 3–9 Monaten, endemisch (Kanibalismus)
Pa▷ infektiös durch kanibalistischen Hirnverzehr
Sy▷ Koordinationsverlust → Demenz

Creutzfeld–Jakob (CJD)
Ep▷ 50.–75. Lj., letal nach 2–5 Mon., 90% sporadisch, 10% familiär, 1% iatrogen
Ät▷ sporadisch, vererbte Mutation, iatrogen (Transplantate, Seren)
Sy▷ Demenz, Myoklonien, pyramidale und extrapyramidale motorische Störungen

Neue Variante der Creutzfeld–Jakob-Erkr. (nvCJD)
Pa▷ BSE-verseuchtes Rindfleisch
Sy▷ nach Monaten bis Jahren: Myoklonie, visuelle und zerebrale Symptome, pyramidale/extrapyramidale Störungen, akinetischer Mutismus
Di▷ progressive Demenz, EEG, abnormes Protein (p130, p131) im Liquor, NSE ↑

Gerstman-Sträußler
Ep▷ 35.–55. Lj., familiär-hereditäres Prion (Mutation im PrP-Gen), sporadisch
Sy▷ motorische Störung, Schwindel, Ataxie, meist keine Demenz; letal nach 2–8 Jahren

Scrapie
Ep▷ epidemisch, Übertragung von Schafen
Sy▷ Gleichgewichtsstörungen, Tod (nach Wochen bis Monaten)

Infektiologie

Krankheitsbilder

Subakute sklerosierende Panenzephalitis (SSPE)
- **Ep▷** Manifestation im Kindes- oder Jugendalter
- **Pa▷** verändertes Masernvirus; meist Maserninfekt vor weniger als 2 Jahren
- **Sy▷** Demenz, Epilepsie, Sehstörungen, spastische Tetraparese
- **Di▷** hoher AK-Titer im Liquor

Progrediente Rubella-Panenzephalitis (PRP)
- **Err▷** Rötelnvirus, nach kongenitaler Infektion
- **Ep▷** Manifestation 10.–15. Lj.
- **Di▷** hoher AK-Titer im Liquor

Tropisch-spastische Paraparese (TSP)
- **Err▷** HTLV-1-Virus
- **Ep▷** Manifestation 30.–40. Lj.
- **Sy▷** langsam progrediente spastische Paraparese, neurogene Blasenstörung

Progressive multifokale Leukenzephalopathie
- **Err▷** JC-Virus-Infektion bei HIV
- **Pa▷** multifokale Demyelinisierung
- **Sy▷** Sehstörung, hirnorganische Veränderungen, Demenz

Letale familiäre Insomnie
- **Ät▷** autosomal-dominant erbliches Prion
- **Sy▷** progrediente Insomnie, Myoklonie, Hyperreflexie, Spastik, Ataxie; keine Demenz

Tollwut (Rabies) A82
- **Err▷** Lyssaviren, Familie der Rhabdoviridae
  Ikb.-Z.: Tage bis Jahre (je nach Lokalisation der infizierten Wunde)
  Reservoir: infizierte Füchse, Hunde, Katzen, Wölfe; Übertragung durch Biß, Kratzen, Schleimhautkontakt mit virushaltigem Speichel
- **Pa▷** Hüllenglykoproteine binden an ACh–Rezeptor → Neurotransmitterstörung
- **Sy▷** 4 Stadien:
  Prodromalstadium: nach 1–4 d, unspezifische Allgemeinsymptome, Fieber, Kopfschmerz, Myalgie, Kribbeln und Brennen an Eintrittspforte.
  Enzephalitisches Stadium: exzessive motorische Aktivität, Erregung, Verwirrung, Halluzination, Meningismus, Hydrophobie, Spasmen Larynx / Pharynx, fokale Lähmung
  Stadium der Hirnstammfunktionsstörung: Hirnnervenlähmung, Atemlähmung, Tod
  Stadium der Heilung
- **Ko▷** Tod im paralytischen Stadium bei relevanten Hirnstammfunktionsstörungen
- **Th▷** postexpositionelle Impfprophylaxe, Tag 0 zusätzlich Passivimpfung, sonst Aktivimpfung

Infektiologie
Krankheitsbilder

Virusenzephalitis, durch Zecken übertragen A84

FSME-Enzephalitis (Frühsommermeningoenzephalitis)
- **Err▷** FSME-Virus, Familie der Flaviviridae, Übertragung: Ixodes ricinus (Zecke)
  Ikb.-Z.: 2–28 d
- **Ep▷** Endemiegebiete
- **Sy▷** 70–90% asymptomatisch; initial Grippesymptome, nach Intervall in 10% der Fälle FSME mit Fieber, Meningismus, Meningoenzephalitis, Bewusstseinsstörung, Parese
- **Di▷** AK-Nachweis
- **Th▷** symptomatische Therapie
  Impfung: 0, 1.–3. Mon., 1. Jahr; Auffrischung nach 3–5 Jahren

Japanische B-Enzephalitis
- **Err▷** Flavivirus, Arbovirus, Übertragung durch Reisfeldmoskito
- **Sy▷** Meningoenzephalitis
- **Th▷** symptomatisch; **Impfung** möglich

Durch Arthropoden übertragene Viruskrankheiten und virale hämorrhagische Fieber A90–A99

Dengue-Fieber

- **Err▷** Arbovirus der Gattung Flavivirus, Übertragung durch Moskitos (Aedes aegypti)
  Ikb.-Z.: 5–8 d, Tropen, Subtropen, zunehmende Verbreitung
- **Sy▷** meist inapparent
  Klassisches Dengue-Fieber: 7-Tage-Fieber
  schlagartig hohes Fieber, zweiphasiger Fieberverlauf, Exanthem bei 2. Fieberschub, LK-Schwellung, Abgeschlagenheit über Wochen
  Dengue-hämorrhagisches Fieber: nur 5%, v.a. Kinder, meist bei Zweitinfektion durch anderen Serotyp → Kreuzreaktion
  - Grad I: Fieber, Thrombopenie, Kopfschmerz, Bauchschmerz, Erbrechen
  - Grad II: Petechien, Schleimhautblutung, Hämaturie, Hämatemesis
  - Grad III: ZNS-Symptome, Hypotonie
  - Grad IV: Schock

  Atypisches Dengue-Fieber: milder Verlauf, maximal 3 d
- **Di▷** klinisch, AK-Nachweis, Leukopenie mit relativer Lymphozytose
- **Th▷** symptomatisch, Immunität nur gegen einen Serotyp; Infektion mit anderem Serotyp geht dann mit schwerer Erkrankung einher

Infektiologie
Krankheitsbilder

Gelbfieber

- **Err▷** Gelbfiebervirus, Gruppe der Flaviviridae, **Ikb.-Z.**: 3–6 d; Übertragung Stechmücken und Zecken; Vorkommen: Tropen
  urbaner Zyklus: Übertragung durch Aedes aegypti (Afrika)
  silvatischer Zyklus: Übertragung durch Aedes haemagogus und sabethes (Amerika)
- **Sy▷** **Vollbild**: Trias mit Ikterus, Hämorrhagien, Proteinurie
  Prodromi: grippeähnliche Beschwerden
  Initialstadium (1.–3. d): schlagartig hohes Fieber, Übelkeit, Erbrechen, Bradykardie
  Remissionsstadium (3.–4. d): Fieberabfall
  Stadium der Organschädigung: erneut Fieber, Hämorrhagien, Nephritis mit Proteinurie, Hepatitis mit Ikterus, Meningoenzephalitis
- **Di▷** klinisch, AK-Nachweis
- **Th▷** symptomatisch, **Impfung** mit attenuiertem Lebendimpfstoff in speziellen Zentren
- **Pro▷** häufig schwacher oder inapparenter Verlauf; bei Vollbild hohe Letalität

Hantaan-Fieber

- **Err▷** Hanta-Virus, Familie der Bunyaviridae; Übertragung durch Exkremente von Nagern
  Subspezies: Puumala-Virus: Nephropathia epidemica; Vorkommen: Europa, Asien
- **Sy▷** hämorrhagisches Fieber, Nephritis

Krim–Kongo-Fieber

- **Err▷** Kongo-Virus, Familie der Bunyaviridae; Reservoir: Hasen, Rinder, Vögel; Übertragung durch Zecken; Vorkommen: Afrika, Asien, Osteuropa
- **Sy▷** biphasisches Fieber, Hepatosplenomegalie, GI-Blutung

Omsk-hämorrhagisches Fieber (OHF)

- **Err▷** OHF-Virus, Familie der Flaviviridae; Reservoir Nagetiere; Übertragung durch Zecken; Vorkommen: Asien
- **Sy▷** leichte gastrointestinale Blutung, Schleimhautblutung

Ebola

- **Err▷** Ebola-Virus, Familie der Filoviridae; Reservoir Nagetiere, Übertragung unbekannt, Vorkommen: Zentralafrika
- **Sy▷** Kopfschmerz, Erbrechen, Diarrhoe, Schleimhautblutungen

Marburg-Fieber

- **Err▷** Marburg-Virus, Familie der Filoviridae; Reservoir Primaten, Übertragung unbekannt, Vorkommen: Zentralafrika
- **Sy▷** Kopfschmerz, Erbrechen, Diarrhoe, Schleimhautblutungen

Infektiologie
Krankheitsbilder

Lassa
Err▷ Lassa-Virus, Familie der Arenaviridae, Reservoir: Ratten; Übertragung: Aufnahme von Exkrementen, auch von Mensch zu Mensch möglich; Vorkommen: Westafrika
Sy▷ grippale Beschwerden, Pharyngitis, Lymphknotenschwellung, im Verlauf Multiorganversagen

Machupo
Err▷ Machupo-Virus, Familie der Arenaviridae; Reservoir Nagetiere, Übertragung über Urin, Vorkommen: Bolivien
Sy▷ Fieber, Kopfschmerz, Schleimhautblutung, Lungenödem

Virusinfektionen mit Haut- und Schleimhautläsionen B00–B09

Grundlagen
Pa▷ 1. Primärreaktion: direkte Inokulation (z.B. HPV)
2. Sekundärreaktion: Auswirkung der Infektion auf Gesamtorganismus (z.B. Masern)
3. Reaktivierung einer latenten Infektion (z.B. Zoster)

Virusfamilien:

Humane Papillom-Viren (HPV) → Warzen, Kondylome
Pockenviren → Pocken, Molluscum contagiosum, Melkerknoten, Orf,
  Herpes-Viren (HSV, VZV, EBV)
Retroviren → HTLV → T-Zell-Lymphome; HIV
Picornaviren → Masern
Adenoviren → Erythema infectiosum (Ringelröteln)

Viruskrankheiten mit flächenhaftem Exanthem

Erkrankung	Exanthem	Lokalisation	Mundhöhlen	Fieber	BB	Ikb-Z.
Masern	großfleckig, konfluierend	Beginn hinter Ohren, absteigend	Koplikflecken, Enanthem	zweigipflig	Leukoz. ↓ Lymphoz. ↓	9–12 d
Röteln	mittelfleckig	Beginn am Kopf, spärlicher am Rumpf	diskretes Enanthem	mäßig	Leukoz. ↓ Lymphoz. ↑	2–3 Wo.
Scharlach	feinfleckig	blasses Munddreieck, Beginn Achsel- und Leistenbeugen	Tonsillitis, Enanthem, Himbeerzunge	plötzlicher Beginn	Leukoz. ↑ Eosinop. ↑	
Exanthema subitum	klein- bis mittelfleckig	stammbetont	∅	3 d, bei Fieber ↓ Exanthem	Leukoz. ↓ Lymphoz. ↑	3–7 d

Infekt

Infektiologie

Krankheitsbilder

Erkrankung	Exanthem	Lokalisation	Mundhöhlen	Fieber	BB	Ikb-Z.
Erythema infectiosum	mittelfleckig–konfluierend	Schmetterlingsfigur im Gesicht, Girlanden an Extremitäten	∅	mäßig	unspezif.	6–14 d
andere Viren (ECHO, Coxsackie)	klein- bis mittelfleckig	stammbetont	Pharyngitis, Herpangina (Coxsackie A)	hoch	Leukoz. ↓ Lymphoz. ↑	

Masern
- **Err▷** Familie der Paramyxoviren, kugelförmig mit Durchmesser von 120–150 nm, RNA-Virus; **Ikb-Z.**: 9–12 d bis Beginn der Symptome; 12–15 d bis Exanthem
- **Ep▷** hoch kontagiös (Tröpfcheninfektion), hohe Manifestationsrate, hoher Immunitätsgrad (lebenslang)
- **Sy▷** **Prodromalstadium**: katarrhalische Symptome (Schnupfen, Husten, Fieber bis 39 °C) ab 2.–3. d Koplik-Flecken (weiße Veränderungen an Wangenschleimhaut); gegen Ende der Prodromi Abfall des Fiebers
  Exanthemstadium: hinter den Ohren beginnend, schnelle kraniokaudale Ausbreitung; anfangs hellrot, später dunkler, teils konfluierend; mit Ausbreitung des Exanthems starker Anstieg des Fiebers (40 °C). Ab 3. d gehen Exanthem und Fieber langsam zurück. Es können bräunliche Flecken noch 10–14 d verbleiben.
- **Th▷** symptomatisch, Prophylaxe durch **Impfung**
- **Ko▷** Bronchopneumonie, Otitis media, Laryngitis (Masern-Krupp), Masernenzephalitis, SSPE (subakute sklerosierende Panenzephalitis)

Röteln
- **Err▷** Rubiviren, RNA-Virus; Übertragung durch direkten Kontakt, **Ikb-Z.**: 2–3 Wochen
- **Ep▷** weltweit verbreitet, Durchseuchung 80%
- **Sy▷** Prodromalstadium: leichte katarrhalische Erscheinungen
  nach 1–2 Tagen Exanthem (hinter den Ohren beginnend, kraniokaudale Ausbreitung; die Effloreszenzen sind hellrot, selten größer als Linsen, nicht-konfluierend, manchmal mit blassem Hof); leichtes Fieber (bis 38,5 °C); indolente LK-Schwellung, Milzvergrößerung (50%); lebenslange Immunität
- **Ko▷** selten Enzephalitiden, Rötelnembryopathie bei Infektion im 1. oder 2. Trimenon; konnatale Röteln bei Infektion in der Spätschwangerschaft (Dystrophie, Myokarditis, interstitielle Pneumonie)
- **Th▷** symptomatisch, Prophylaxe durch **Impfung**

Exanthema subitum (Drei-Tage-Fieber)
- **Err▷** HHV-6, **Ikb-Z.**: 3–7 d
- **Ep▷** betrifft Kinder vom 6. Monat bis 2. Lj., lebenslange Immunität

Infektiologie
Krankheitsbilder

Infekt

Sy▷ plötzlich hohes Fieber, nicht selten mit Krämpfen und Erbrechen; manchmal katarrhalische Erscheinungen, die die Temperaturen aber nicht erklären; bei Säuglingen ist die Fontanelle gespannt und vorgewölbt (LP blande); nach 3–4 Tagen tritt innerhalb weniger Stunden ein Exanthem auf (blaßrot, kaum erhaben), das Fieber geht zurück, und nach 24 Stunden ist auch das Exanthem wieder verschwunden.

Th▷ symptomatisch

Ringelröteln (Erythema infectiosum)
Err▷ Parvovirus B19, **Ikb-Z.**: 6–14 d
Ep▷ niedrige Kontagiosität, Manifestationsindex 10–20%
Sy▷ Exanthem ohne weitere Krankheitssymptome:
Exanthem zuerst im Gesicht (intensive Rötung und leichte Schwellung, die durch Nasolabialfalte begrenzt ist und das Munddreieck frei lässt). Nach 1–2 Tagen geht das Exanthem auf Körper über (girlandenförmige Figuren, die nach 8 Tagen wieder verschwinden).
Ko▷ selten: anaplastische Krise bei hämolytischen Anämien
Th▷ symptomatisch

Coxsackie
Err▷ Coxsackieviren, Familie der Picornaviren, Übertragung fäkal-oral, **Ikb.-Z.**: 3–6 d, 95% inapparenter Verlauf, Typen A1–23, B1–6
Ep▷ Schmutz- und Schmierinfektion, kontaminiertes Wasser
Sy▷
1. **Herpangina** (Typ A): Fieber, Halsschmerzen, Bläschen am Gaumen
2. **Sommergrippe** (Typ A/B): Fieber, Pharyngitis, Tonsillitis, Rhinitis
3. **Hand-Fuß-Mund-Krankheit**: papulovesikuläre Effl. an Hand, Fuß, Gaumen
4. **Bornholmsche Erkrankung** (Myalgie epidemica): Pleurodynie mit Fieber, Muskelschmerzen, abdominellen Beschwerden

Ko▷ Myokarditiden → dilatative Kardiomyopathie, aseptische Meningitis, Gastroenteritiden, respiratorische Infektionen
Th▷ symptomatisch

ECHO-Viruserkrankungen
Err▷ ECHO-Viren (Enteroviren, **E**nteric **C**ytopathogenic **H**uman **O**rphanvirus)
Sy▷ unspezifische grippale Infekte, Erkrankungen des Respirationstraktes, Diarrhoe, fieberhafte meningitische oder exanthematische Prozesse
Ko▷ u.U. meningoenzephalitische oder enzephalomyelitische Syndrome
Th▷ symptomatisch

Infektiologie
Krankheitsbilder

Viruskrankheiten mit bläschenförmigem Exanthem

Erkr.	Prodromi	Exanthem	Lokalisation	Schleimhaut	Fieber	BB	Ikb-Z.
Varizellen	selten; Rash	kl. Bläschen mit dünner Decke, ungekammert	kopf- und stammbetont	unspez.	↑	später Leukoz. ↑	2–3 Wo.
Zoster	Neuralgie	gruppierte kleine Bläschen	einseitig, segmental	meist fehlend	∅	unspezif.	∅
Stomatitis aphthosa	∅	einzelne Bläschen, meist marzeriert	Mundschleimhaut, Lippen	immer	↑↑	Leukoz. ↑	3–7 d
Herpes simplex	∅	dicht stehende juckende Bläschen	oral, anal, genital, Kornea	∅	∅	unspezif.	∅
Strophulus infantum (allergisch)	∅	knötchenförmige, derbe Effloreszenz mit zentr. Bläschen	Extremitäten, selten Gesicht	∅	∅	unspezif.	∅
Erythema exsudativum multiforme	Fieber	schlaffe Blasen, oft groß und leicht zerreißlich mit rotem Hof	Extremitäten, selten Gesicht	stark	↑	Leukoz. ↑	∅

Herpes simplex
- **Err▷** HSV 1 und 2, DNA-Virus, **Ikb.-Z.**: 3–7 d
- **Ep▷** 60% der 30-Jährigen sind mit HSV 1 infiziert; oft inapparent; Reaktivierung möglich
  weltweites Vorkommen, Übertragung durch Körperkontakt
- **Pa▷** Manifestation an Haut, Schleimhaut, Auge und ZNS möglich
  Primärinfektion meist inapparent → persistierende latente Infektion, Reaktivierung je nach Abwehrlage. Systemische Verläufe bei Immunschwäche möglich.
  lokale Herpesinfektion: Herpes labialis et genitalis, Aphthen, Keratokonjunctivitis
  Allgemeininfektion: Ekzema herpeticatum, Stomatitis aphthosa, Meningoenzephalitis
- **Sy▷** **Gingivostomatitis herpetica** (Stomatitis aphthosa) Kinder 1.–3. Lj.; hohes Fieber, Bläschen auf Mund- und Rachenschleimhaut; rasche Marzeration → Ulzerationen mit blutigem Blasengrund; sehr schmerzhaft, keine Nahrungsaufnahme möglich; lokale LK-Schwellung; nach 5–7 d Ausheilung
  Eczema herpeticatum: Herpes-Superinfektion bei ekzematöser Haut
  lokale Manifestation: Rezidiv, juckende Hautrötung perioral; Bläschenbildung
  Keratokonjunktivitis herpetica: unterschiedliche Formen, langwierig, oft Defekte

Infektiologie
Krankheitsbilder

Infekt

Ko▷ Herpesenzephalitis (bei frühzeitiger Therapie 20% Letalität, 30% Defektheilung)
Herpessepsis bei Immunschwäche
konnatale Herpesinfektion (Dystrophie, bullöses Exanthem)
Herpetische Embryopathie (Mikroenzephalie, Mikrophthalmie, Katarakt)
Th▷ Aciclovir lokal oder systemisch

Varizellen (Windpocken, Zoster)
Err▷ Varizella-Zoster-Virus VZV, **Ikb.-Z.**: 2–3 Wochen, DNA-Virus
Ep▷ meist 2. – 6. Lj.; „fliegende Infektion" (10 m); bei intrauteriner Infektion angeborene Varizellen; Infektiosität 1–2 d vor Ausschlag; Ende nach einer Woche; Kontagionsindex 70–80%
Pa▷ Virus persistiert nach Windpocken in Spinalganglien → Reaktivierung
Sy▷ **Windpocken**: selten Prodromi; wenn dann Rash (kleinfeckiges, scharlachähnliches Vorexanthem); meist: Fieberanstieg und Exanthem am Stamm, behaartem Kopf und Gesicht mit oberflächlichen, streichholzkopfgroßen Bläschen, die sich aus 2–3 mm großen Knoten entwickeln; starker Juckreiz; unterschiedliche Stadien nebeneinander (Heubner-Sternkarte)
Zoster: Reaktivierung der latent im Organismus verbliebenen Varizellen führt zu dichtstehenden Bläschen in einem Dermatom; alle haben den gleichen Reifezustand; Ansteckung von Windpocken möglich
Ko▷ Sekundärinfektionen der Bläschen; Pneumonie, Otitis, Nephritis; 3–10 d nach akuter Phase Varizellenenzephalitis, hämorrhagischer Zoster bei Einblutung
Konnatale Varizellen: peripartale Varizelleninfektion oft mit foudroyantem Verlauf, hohe Letalität
Kongenitales Varizellensyndrom: Erkrankung an VZV im 1. oder 2. Trimenon füht zu Skelett- und Muskelstörungen, ZNS-Anomalien, Narben
Di▷ klinisch; AK-Nachweis
Th▷ bei schweren Verläufen Aciclovir; **Impfung**; Hyperimmunglobulingabe nach Exposition möglich

Viruskrankheiten mit sonstigen Hautveränderungen

Humane Papillomaviren (HPV)
Err▷ > 50 Typen; elektronenmikroskopisch identisch; intrazelluläre, basophile Kerneinschlüsse; **Ikb.-Z.**: Wochen bis Monate
HPV 1, 2, 4, 57 → Hand, Fuß
Sy▷ **Verrucae vulgares**: graubraun, zerklüftete Oberfläche; Finger, Fuß, Gesicht; Sonderformen: Verrucae filiformes, Schleimhautwarzen
Th▷ Kürretage, Kryotherapie, Retinsäure; spontane Rückbildung möglich

Infektiologie

Krankheitsbilder

HPV 3 → Gesicht
- Sy▷ **Verrucae planae** (juvenilae): flache, polygonale, hautfarbende Papeln
- Th▷ Kürretage, Kryotherapie, Retinsäure; spontane Rückbildung möglich

HPV 6, 11 → Genitale
- Sy▷ **Condyloma accuminata (Feigwarzen)**: stecknadelkopfgroße, graugelbe, weißliche Papeln, hahnenkammähnlich, himbeerartige Tumoren; DD Condylomata lata bei Lues II
- Th▷ Ätzbehandlung, Elektrokauter, Laser, Puder

HPV 16, 18 → Carcinoma in situ; Cervixkarzinom, Peniskarzinom

Poxviren
Err▷ große, quaderförmige DNA-Viren; eosinophile, zytoplasmatische Einschlußkörperchen

Variola vera (Pocken)
- Pa▷ hoch kontagiös, Tröpfcheninfektion
- Sy▷ schwere Allgemeinerkrankung, makulopapulopustulöses Exanthem; alle in einem Stadium (monomorph) (DD Windpocken mit Heubner Sternkarte)
  Phasen: Vermehrungsphase (ortständig) – hämatogene Aussaat – Virämie mit Pockenexanthem
- Th▷ Immunseren, Gammaglobuline; seit 1979 ausgerottet, seit 1976 keine Impfpflicht

Vakzinale Erkrankungen → abnorme Reaktion auf Pockenschutzimpfung
- **postvakzinale Exantheme**: 5–10 d danach
- **postvakzinale Enzephalitis**: Letalität 60%
- **Eczema vaccinatum**: Superinfektion einer z.B. Neurodermitis durch Vakzinevirus

Molluscum contagiosum (Dellwarze)
- Ep▷ ♂, Kinder
- Sy▷ hautfarbene, halbkugelige Papel mit Molluscumbrei; zentrale Delle; v.a. Gesicht
- Th▷ anritzen, auspressen, Desinfektion

Virushepatitis B15–B19

Grundlagen

Virale Hepatitis
- Err▷ Hepatitisviren A, B, C, D, E, G; unterschiedliche Übertragungswege
- Pa▷ nicht-eitrige Virusentzündung
  akute Hepatitis: Hepatitis A, E
  potentiell chronische Hepatitis: B, C, D

Infektiologie
Krankheitsbilder

Infekt

Sy▷ allgemein Inappentenz, Leistungsknick, Fieber, Erbrechen, gastrointestinale Beschwerden, Ikterus, Druckschmerz der Leber, dunkler Urin, heller Stuhl
Di▷ Anstieg von Transaminasen, Bilirubin, γ-GT, alkalischer Phosphatase
Abfall von Albumin, Cholinesterase, Gerinnungsfaktoren
Spezifischer Nachweis über Serologie und PCR
Th▷ symptomatisch, körperliche Schonung, Meidung von Noxen
Prophylaxe: Impfung gegen Hepatitis A und B möglich
Ko▷ chronische Infektion bei HBV, HCV: Entwicklung Zirrhose, hepatozelluläres Karzinom

Diagnostik
Virusnachweis durch Virusantigen oder Virusgenom (PCR)
   Antigennachweis: Antigennachweise sind früh positiv und bleiben positiv, solange das Virus im Körper aktiv ist.
   Gentechnischer Virusnachweis: Über die PCR (Polymerasekettenreaktion) kann das Virusgenom repliziert und nachgewiesen werden. Die Sensitivität ist hoch. Relevant ist dies v.a. zur Unterscheidung unterschiedlich aggressiver Virustypen sowie zur Bestimmung der Viruslast bei chronischer Hepatitis.

Nachweis einer Immunreaktion auf das Virus: anti-IgG oder IgM-AK
   IgM-Antikörper werden in der Frühphase der Immunreaktion gebildet. Im Verlauf der Erkrankung kommt es zu einem Switch zu IgG-Antikörpern, die über Jahre oder gar lebenslang persistieren und das immunologische Gedächtnis darstellen. Antikörper sind erst nach einer gewissen Latenz (bis Immunreaktion im Gange) nachweisbar, d.h. in der ersten Phase nach Ansteckung können Antikörper noch negativ sein.

Hepatitis A

Err▷ HAV; RNA-Virus, Picornaviridae, keine Hülle, Übertragung: fäkal oral, „Austernhepatitis", **Ikb-Z.**: 4 Wochen; zu Beginn der klinischen Symptomatik besonders infektiös; häufigste virale Hepatitis
Sy▷ akute Hepatitis; unterschiedlich schwere Verläufe, nie chronisch; Fieber, Ikterus, Abgeschlagenheit; bei Kindern asymptomatische Verläufe
Di▷ akute Hepatitis A: Anti-HAV-**IgM**
abgelaufene Hepatitis A: Anti-HAV-**IgG**
initial HAV-Ag im Stuhl nachweisbar
HAV-RNA früh nachweisbar (seltener Test)
Th▷ symptomatisch
Prophylaxe:
passive Immunisierung: γ-Globuline 5 ml (hält etwa 5 Monate)
   Indikationen: Kinder in Heimen, in denen HAV-Infektion aufgetreten ist
aktive Impfung: Krippenpersonal, Laborpersonal, Reisen, Drogenabhängige
Pro▷ nach 60 Tagen zweiter Schub möglich, gute Prognose

Infektiologie
Krankheitsbilder

Hepatitis B

Err▷ HBV; DNA-Virus, Familie der Hepadna-Viridae; Hülle, **Ikb.-Z.**: 4 Monate
Übertragung: sexuell, Blut, Speichel, nicht diaplazentar, aber perinatal; daher bei Kinder positiver Mütter direkt aktive und passive Immunisierung

Sy▷ Fieber, Ikterus, Abgeschlagenheit; 90% Ausheilung, 10% chronischer Verlauf, 1% fulminant; 30% symptomatisch

Di▷ Nachweis der Hepatitis: erhöhte Transaminasen, Bilirubin
Nachweis der Art der Hepatitis / Virusnachweis:
akut: Nachweis HBsAg, HBeAg, DNA, IgM-anti-HBc
ausgeheilt: IgG-antiHBc, anti-HBs (schützender AK), anti-HBe
chronisch: Persistenz des Virusnachweises mit HbsAg, DNA, IgG-anti-HBc; keine schützenden Antikörper anti-HBs-Ag nachweisbar

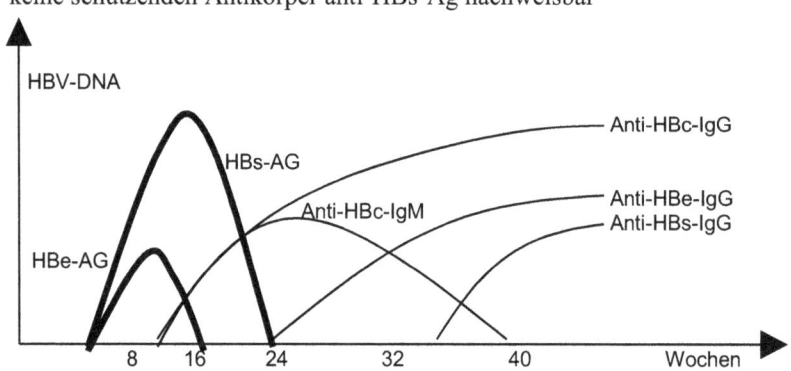

Th▷ symptomatisch
bei chronischem Verlauf: Interferon (5–10 Mio I.E. α-Interferon 3 Mal/Woche s.c. 6 Monate lang), gleichzeitige orale Gabe von Lamivudin (100–120 mg/d ein Jahr lang) → besseres Ansprechen der Interferontherapie; Impfprophylaxe bei medizinischem Personal und vor Pubertät

Pro▷ 50% der Patienten können geheilt werden

Hepatitis C

Err▷ HCV, RNA-Virus, Hülle, genetisch variabel
Übertragung: parenteral, **Ikb.-Z.**: 2–3 Monate

Ep▷ Risikogruppen: Drogenabhängige, Hämophile, Dialysepatienten, Kontaktpersonen von Hepatitis C infizierten, Laborpersonal, Ärzte; insgesamt nur 10% der viralen Hepatitiden

Sy▷ in der Regel milderer Verlauf als bei Hepatitis B; akut symptomarm, lediglich Transaminasenanstieg; 80% chronischer Verlauf

Di▷ anti-HCV-AK erst nach Monaten positiv
HCV-RNA bereits in Frühphase nachweisbar

Th▷ Interferon; 50% Besserung, 25% Heilung, keine Impfprophylaxe möglich
Prophylaxe: strenge Indikationsstellung für Transfusion, autologe Blutspenden

Infektiologie
Krankheitsbilder

Hepatitis D

- **Err▷** Virusoid (inkomplettes Virus); ssRNA, Hülle von HBV (HBsAg)
  Übertragung: parenteral, sexuell in der Regel aber an Blut gebunden
- **Ep▷** Risikogruppen: Drogenabhängige, Hämophile, Dialysepatienten, Homosexuelle
- **Pa▷** HBs Antigen ist die Vorraussetzung für die Entwicklung einer Hepatitis D
  1. Koinfektion: **Ikb.-Z.**: 12–25 Wochen → fulminante Hepatitis
  2. Superinfektion: meist mit chronischem Verlauf, der in eine Zirrhose mündet
- **Sy▷** Infektion kann nur bei gleichzeitiger oder bestehender HBV-Infektion erfolgen; 90% Chronifizierung; fulminante Verläufe nicht selten
- **Di▷** Nachweis aktive Hepatitis B: HbS-Ag, HBV-DNA
  Nachweis Hepatitis D: anti-HDV-IgM, HD-Ag, HDV-RNA
- **Th▷** vgl. HBV, Prophylaxe über HBV-Impfung möglich
  Prophylaxe: Schutzimpfung gegen Hepatitis B

Hepatitis E

- **Err▷** HEV, RNA-Virus; fäkal-oral; **Ikb.-Z.**: 4–6 Wochen
- **Sy▷** vgl. HAV, nie chronisch, fulminante Verläufe bei Schwangeren
- **Di▷** elektronenmikroskopischer Nachweis aus Stuhl, Serologie
- **Th▷** symptomatisch

Hepatitis G

- **Err▷** HGV; RNA; parenterale Übertragung
- **Sy▷** meist asymptomatisch; selten fulminante Verläufe
- **Di▷** PCR
- **Th▷** symptomatisch

HIV-Krankheit B20–B24

- **Err▷** Retrovirus, ssRNA, ⌀ 80–140 nm, Hülle; 1981 erstmals beschrieben, 40 Mio. Infizierte
  HIV 1: Gruppe M (major):   B   v.a. Europa, Amerika
                                               A, D v.a. Afrika
                                               C   v.a. Asien
        Gruppe O (outlier): Afrika
        Gruppe N (new):   Afrika
  HIV-2: v.a. Westafrika
  HIV-O
  Übertragung: gering kontagiös; mittels Blut, Sperma, von Mutter auf Kind, fraglich Muttermilch, Tränen, Speichel, Schweiß, Infektionsrisiko bei perkutaner Stichverletzung < 0,05%; ggb. HBV 20–30%
  Risikogruppen: Europa: Homosexuelle, Promiskuitive, Fixer, Transfundierte
  Afrika: gesamte Bevölkerung, da das Virus in normaler Bevölkerung weit verbreitet ist

Infekt

Infektiologie
Krankheitsbilder

Pa▷ Virus lymphozytotrop und neurotrop; Infektion und Schädigung der T-Helfer (CD_4)-Lymphozyten durch Überschußproduktion von gp120, das an die Rezeptoren nicht-infizierter Zellen bindet; auf diese Art werden nicht-infizierte T-Zellen durch das eigene Immunsystem zerstört; Änderung der CD_4/CD_8-Ratio

Sy▷ **Akute Infektion**: Exanthem, Fieber, Lymphknotenschwellung
LAS (**L**ymph**a**denopathie-**S**yndrom): Lymphknotenschwellung, sonst asymptomatisch
ARC (**A**IDS-**r**elated **c**omplex): Lymphknotenschwellung, Fieber, Nachtschweiß, Gewichtsabnahme, Diarrhoe
AIDS (**a**cquired **i**mmune **d**eficiency **s**yndrome): opportunistische Infektionen, Tumoren (Lymphome, Kaposi-Sarkom), TBC, Candida, Aspergillus, Cryptococcus, Cryptosporidien, Pneumocystis carinii, Toxoplasma, HHV-8: Kaposi-Sarkom

Di▷ **Nachweis**: Suchtest mittels ELISA, Kontrolle durch Westernblot; Messung der Viruslast (relevant für den Verlauf) mittels PCR; CD_4/CD_8-Ratio

Th▷ Allgemeinmaßnahmen: Hygiene, Ernährung
antivirale Therapie: 3-Kombination aus RT-Hemmer, Proteaseinhibitoren
Prophylaxe und Therapie opportunistischer Infektionen, psychosoziale Betreuung

Ein▷ Immunologische Stadien nach CD_4-Zellzahl und Kategorienen nach CDC:

CD_4-Zellen/µl	Kategorie A	Kategorie B	Kategorie C
1. > 500	A1	B1	C1
2. 200–499	A2	B2	C2
3. < 200	A3	B3	C3
Klinik	akute HIV-Erkr., LAS, asymptomatisch	symptomatisch, aber weder A noch C	AIDS-definierende Erkrankung

Klinische Stadien nach WHO:
Stadium I: akute Infektion, asymptomatische Infektion, LAS; normale Leistungsfähigkeit
Stadium II: Gewichtsabnahme > 10%, Hautveränderungen, Herpes zoster, rezidivierende Infekte der oberen Atemwege, leichte Einschränkung der Leistungsfähigkeit
Stadium III: Gewichtsabnahme > 10%, chronische Diarrhoe > 1 Mon., Fieber > 1 Mon., Candidiasis, orale Haarleukoplakie, Lungen-TBC, schwere bakterielle Infekte; Bettlägrigkeit < 50% des Tages
Stadium IV: HIV-Wasting-Syndrom, opportunistische Infektion: Pneumocystis, progressive multifokale Leukenzephalopathie, Kryptokokkose, Toxoplasmose, CMV, Kaposi, Kryptosporidiose, HIV-Enzephalopathie, Bettlägrigkeit > 50%

Infektiologie
Krankheitsbilder

CDC-Klassifikation:
Kategorie A: primäre HIV-Infektion, latente HIV-Infektion; asymptomatisch
- **Asymptomatische HIV-Infektion**: Serokonversion nach 3–6 Wochen bei nur 25%, nach 16 Wochen 95% AK-positiv
- **Persistierende generalisierte Lymphadenopathie**: LAS (Lymphadenopathiesyndrom): mind. 3 Monate, LK > 1 cm, mind. 2 extrainguinale Stellen
- **Akute, symptomatische (primäre) HIV-Infektion**: unspezifische Beschwerden (mononukleoseartig), initiale Virusvermehrung, hohe Virämie; Abklingen nach 3–14 d

Kategorie B: Symptome / Erkrankungen, die nicht unter C fallen, aber HIV zuzurechnen sind oder auf die Störung der zellulären Immunabwehr hindeuten
- **Bazilläre Angiomatose**: Gefäßwucherungen durch Bartonella henselae bei $CD_4 < 200 / \mu l$
  - Th▷ Erythromycin, Azithromycin, Ciprofloxacin
- **Oropharyngeale Candida-Infektion**: Soor; weiße, abwischbare Beläge
  - Th▷ Nystatin, Amphotericin B, Miconazol-Gel
- **Vulvovaginale Candida-Infektion**: chronisch oder schlecht therapierbar
  - Th▷ Fluconazol
- **Zervikale Dysplasie oder Carcinoma in situ**: CIN
  - Th▷ Exzision
- **Konstitutionelle Symptome**: Fieber > 38,5 °C, Diarrhoe > 4 Wochen
  - Th▷ symptomatisch; Ausschluß spezieller Ursachen
- **Orale Haarleukoplakie**: EBV induzierte, nicht-abstreifbare Beläge
  - Th▷ topisch Aciclovir
- **Herpes Zoster, mehrere Dermatome oder Rezidive**: großer Befall; mehrkernige Riesenzellen, herpetische Einschlußkörperchen
  - Th▷ Aciclovir
- **Idiopathische thrombopenische Purpura ITP**: $CD_4 < 400/\mu l$
  - → Lymphozytopenie, Thrombopenie, Granulozytopenie; Auto-AK gegen Thrombozyten
  - Th▷ Cortison, Immunglobuline
- **Listeriose**: Listeria monocytogenes → Sepsis, Meningitis
  - Th▷ Ampicillin, Gentamycin
- **Entzündungen des kleinen Beckens, Tubenabszesse, Ovarialabszesse**: gynäkologische Komplikationen
  - Th▷ Breitbandantibiose, Antiphlogistika
- **Polyneuropathie (PNP)**: distale, symmetrische, schmerzhafte Neuropathie; GBS-ähnlich nur akut
  - Th▷ symptomatisch, evtl. bei CMV-pos.: Ganciclovir, Forscarnet

Infektiologie
Krankheitsbilder

Kategorie C: AIDS-definierte Erkrankungen → Symptome, AIDS

Pneumocystis carinii-Pneumonie (PcP): häufig; 80% der HIV-Erkrankten; ausgeprägte Klinik mit Fieber, trockenem Husten, Belastungsdyspnoe; interstitielle, später alveoläre Pneumonie
- Di▷ BGA ($pO_2 < 70\%$), Sputum, Bronchiallavage, Rö
- Th▷ Trimethoprim-Sulfmethoxazol, Pentamidindiisethionat, Dapson + Trimethoprim, Atovaquon oder Trimetrexat + Calciumfolinat; evtl. kurz Cortison, Primärprophylaxe bei $CD_4 < 200/\mu l$: Trimethoprim-Sulfmethoxazol

Toxoplasma-Enzephalitis: reaktiviert oder neu erworben; bei 30% der HIV-Erkrankten; Fieber, Kopfschmerz, Raumforderung, fokale Ausfälle, selten Chorioretinitis
- Th▷ Pyrimethamin + Sulfadiazin, Primärprophylaxe bei $CD_4 < 100/\mu l$; Sekundärprophylaxe nach Initialtherapie

Candidose der Speiseröhre, Bronchien, Trachea, Lunge: retrosternales Brennen, Dysphagie, Beläge
- Th▷ Nystatin, Amphotericin B (auch Rezidivprophylaxe), systemisch mit Fluconazol oder Amphotericin B + Flucytosin

Chronische HSV-Ulzera, HSV-Bronchitis, -Pneumonie, -Ösophagitis: späte Komplikation, typische Schleimhautveränderungen
- Th▷ Aciclovir, Brivudin, Vidarabin

CMV-Retinitis: bei 30% der HIV-Erkrankten, endogene Reaktivierung; schmerzloser Visusverlust, Netzhautblutungen, Nekrosen, Cotton-Wool-Herde, Eulenaugenzellen
- Th▷ Ganciclovir, Foscarnet, Cidofovir; bei $CD_4 < 50\ \mu l$ Primärprophylaxe

Generalisierte CMV-Infektion (nicht Leber oder Milz): Ulzerationen, CMV-Kolitis, CMV-Enzephalitis, Pneumonie
- Th▷ Ganciclovir, Foscarnet, Cidofovir

Rezidivierende Salmonellen-Septikämien: Salmonella typhimurium → Fieber, Appetitlosigkeit, Abgeschlagenheit
- Th▷ Antibiose

Rezidivierende Pneumonien (innerhalb eines Jahres): Strept. pneumoniae, Staph. aureus, Haemophilus influenzae
- Th▷ Antibiose

Extrapulmonale Kryptokokkose: Cryptococcus neoformans (Hefe), v.a. im Taubenkot → Inhalation → Pilzpneumonie, hämatogene Streuung → Kryptokokkenmeningitis /-enzephalitis
- Th▷ Fluconazol, Amphotericin B plus Flucytosin
  Rezidvprophylaxe: Fluconazol

Infektiologie
Krankheitsbilder

Infekt

Chronisch intestinale Kryptosporidiose: Kryptosporidien
(Protozoen) → Darminfektion → Krämpfe, wäßrige Diarrhö
- **Th▷** Azithromycin, Nitozoxanid, Paromomycin, bovines Hyperimmunkolostrum, Diclazuril, symptomatisch (Rehydratation)

Chronisch intestinale Isopsoriasis: Isospora belli (Protozoon) → langanhaltende Durchfälle, Schmerzen, Fieber
- **Th▷** Trimethoprim-Sulfamethoxazol, Metronidazol

Disseminierte oder extrapulmonale Histoplasmose: Histoplasma capsulatum → (Pilz) – Inhalation → hämatogene Streuung → Fieber, Nachtschweiß, Gewichtsverlust
- **Th▷** Amphotericin B, Itraconazol, Fluconazol-Rezidivprophylaxe

Tuberkulose: gleichzeitig pulmonal/extrapulmonal, diffus, Miliar-TBC
- **Th▷** Rifampicin, INH, Ethambutol länger als normal

Mycobacterium avium complex oder M. kansasii: disseminiert oder extrapulmonal, 40% der HIV-Erkrankten, $CD_4 < 50/\mu l$; Fieber, Durchfall, Gewichtsabnahme, Hepatosplenomegalie, LK-Schwellung
- **Th▷** Clarithromycin, Azithromycin + Rifabutin + Ethambutol

Kaposi-Sarkom: HHV-8-assoziierter angioproliferativer Tumor, bäulich-rote Hautherde, v.a. Spaltlinien, Befall innerer Organe
- **Ein▷** Stadium I: kutan limitiert, < 10 Herde
  - Stadium II: kutan disseminiert, > 10 Herde
  - Stadium III: viszeraler Befall
  - Stadium IV: kutaner und viszeraler Befall
- **Th▷** lokal Exzision, Lasertherapie
  - systemisch: antivirale Therapie + α-Interferon

Maligne Lymphome: B-Lymphome, hochmaligne; 50% extranodal, ZNS, KM, GI, Haut, NHL, evtl. EBV-assoziiert
- **Th▷** Chemotherapie, Strahlentherapie; palliativ

Invasives Zervixkarzinom: CIN → Karzinom
- **Th▷** OP

HIV-Enzephalopathie: späte Manifestation; Konzentrationsschwäche, Gedächtnisstörung, Apathie; AIDS-Demenz-Komplex, motorische Störungen, Myelopathie
- **Th▷** liquorgängige, antiretrovirale Therapie mit Zidovudin, Stavudin

Progressive multifokale Leukenzephalopathie (PML): 3% HIV, JC-Virus (Papovavirus); mentaler Abbau bis Koma / Tod in Monaten
- **Th▷** ∅

Infektiologie
Krankheitsbilder

Wasting-Syndrom (HIV-Kachexiesyndrom): Gewichtsverlust > 10%, intermittierend Fieber, chronische Diarrhoe, Müdigkeit, > 30 Tage
    Th▷   anabole Steroide, Somatropin

Retrovirale Therapie
Ind▷ symptomatische Patienten (Kategorie B und C)
asymptomatische Patienten mit CD_4 350–500/µl, HIV-RNA 10.000–20.000/ml
asymptomatische Patienten mit Risiko der immunologischen oder klin. Progression
asymptomatische Patienten mit CD_4 > 500/ µl, aber HIV-RNA > 10.000/ml
HAART (**h**ighly **a**ctive **a**nti**r**etroviral **t**herapy): Kombination von mind. 3 retroviralen Substanzen, meist 2 Nukleosidanaloga + Proteasenhemmer
Wi▷ Senkung der Viruslast, Verbesserung der CD_4-Zellen
CD_4-Zellen ↑ innerhalb 2–6 Wochen deutlich, Virämie ↓ in 2–4 Wochen

Prävention: kein ungeschützter Verkehr, Drogenbestecke, Untersuchung der Blutkonserven, Organtransplantate
Postexpositionsprophylaxe (PEP): 2 Nukleosidanaloga plus Proteasehemmer

Nukleosidanaloga – reverse-Transkriptase-Hemmer (NRTI)
Sto▷ Abacavir [Ziagen®], Didanosin [Videx®], Lamivudin [Epivir®], Stavudin [Zerit®], Zalcitabin [Hivid®], Zidovudin = Azidothymidin, AZT [Retrovir®], Tenofovir [Viread®]
Wm▷ kompetitive Hemmung der reversen Transkriptase und damit Hemmung der Virusreplikation
Nw▷ Überempfindlichkeitsreaktion, Pankreatitis, Neuropathie, Kopfschmerzen, orale Ulzera, PNP, Blutbildveränderungen

Nichtnukleosidanaloga – reverse-Transkriptase-Hemmer (NNRTI)
Sto▷ Efavirenz [Sustiva®], Nevirapin [Viramune®], Delavirdin [Rescriptor®]
Wm▷ kompetitive Hemmung der reversen Transkriptase und damit Hemmung der Virusreplikation
Nw▷ ZNS-Symptome, Arzneimittelexanthem, gastrointestinale Beschwerden

Proteasehemmer
Sto▷ Amprenavir [Agenerase®], Indinavir [Crixivan®], Nelfinavir [Viracept®], Ritonavir [Norvir®], Saquinavir [Invirase®], Lopinavir + Ritonavir [Kaletra®]
Wm▷ Hemmung der HIV-Protease → Hemmung des Zusammenbaus der Virusbestandteile zum infektiösen Virus
Nw▷ Diarrhoe, Exanthem, Nephrolithiasis, Hyperbilirubinämie

Infektiologie
Krankheitsbilder

Infekt

Fusionsinhibitor
Sto▷ Enfuvirtid [Fuzeon®]
Wm▷ verhindert Verschmelzung der Virushülle mit Zellmembran → verhindert Neuinfektion einer Zelle
Nw▷ lokale Reizung

HIV-Infektion bei Kindern
Pa▷ Infektion prae- und perinatal durch die Mutter (Risiko bei HIV-pos. Mutter 10–15%, Zidovudintherapie der Mutter in der Schwangerschaft senkt das Risiko auf < 2%)
Bei Infektion der Mutter primäre Schnittentbindung, kein Stillen
Sy▷ primär unauffällig; nach 3–24 Mon. Gedeihstörungen, Muskelschwäche, Candidose, Hepatomegalie, LK-Schwellungen, Pneumonie (Pneumocystis), CMV, lymphoide interstitielle Pneumonie (LIP)
Di▷ AK-Test nach 15–18 Monaten, da vorher maternale AK im Kind; PCR
Th▷ Nukleosidanaloga und Proteasehemmer

Sonstige Viruskrankheiten B25–B34

Zytomegalie (CMV) B25

Err▷ Herpesvirus, DNA; Ø 150 2 00 nm; Übertragung über Blut, Sperma, Muttermilch, Speichel, Vaginalsekret, Urin
Ep▷ Durchseuchung: in 3. Welt 100% bis zum Kindesalter
in Deutschland 30/60/90% (Kinder/Erwachsene/Senioren)
Pa▷ Persistenz in Monozyten-Makrophagen-System; lymphozytäre-plasmatische Entzündung mit charakteristischer Riesenzellbildung (Eulenaugenzellen)
Sy▷ bei Gesunden meist inapparent; selten akute Infektion mit Fieber, Krankheitsgefühl, generalisierter LK-Schwellung, Hepatosplenomegalie (mononukleoseähnlich)
Ko▷ bei Immundefizienz: Pneumonien, nekrotisierende Retinitis, Enterocolitis; Primärinfektion in Schwangerschaft führt zu fetaler Infektion mit Fruchtschäden
Di▷ IFT, ELISA, PCR
Th▷ Ganciclovir, Vidarabin, Hyperimmunglobulin zur Infektionsprophylaxe

Mumps (Parotitis epidemica) B26

Err▷ Mumpsvirus, Familie der Paramyxoviren, RNA, Tröpfcheninfektion;
Ikb.-Z.: 2–4 Wochen
Ep▷ Kinder 4.–10. Lj.; infektiös 5 d vor Einsetzen der Schwellung bis nach Abklingen der Schwellung; 50% inapparenter Verlauf; Kontagionsindex sehr hoch; gute Immunität
Sy▷ entzündliche Schwellung der Parotis; uncharakteristisches 1–2 tägiges Prodromalstadium; Schmerz beim Kauen; meist nachfolgend beide Seiten; evtl. mässiges Fieber; evtl. Pankreasbeteiligung

Infektiologie
Krankheitsbilder

Ko▷ blande, seröse Meningitis (häufig); Meningoenzephalitiden; in 50% der Fälle Liquorveränderungen, Orchitis (v.a. bei Erwachsenen), Thyreoiditis, Thymitis, Pankreatitis
Di▷ klinisch
Th▷ symptomatisch, bei Enzephalitis und Orchitis Kortikosteroidbehandlung
Prophylaxe: **Impfung**

Infektiöse Mononukleose (EBV) B27

Syn▷ Pfeiffersches Drüsenfieber, kissing disease
Err▷ Epstein-Barr-Virus, Gruppe der Herpesviren, DNA-Virus; ⌀ 150 nm; 80–90% Durchseuchung, Übertragung durch Speichel (kissing disease), **Ikb.-Z.**: 10–50 d
Pa▷ Befall der CD_{21}-pos. Zellen: B-Lymphozyten und oropharyngeale Epithelien; Assoziation mit Burkitt-Lymphom, Nasopharynxkarzinom
Sy▷ Fieber, Pharyngitis, petechiales Enanthem, Angina tonsillaris, LK-Schwellung, Splenomegalie, flüchtiges Exanthem
Di▷ BB: Leukozytose mit 40–50% Monozyten; spezifische AK: IgM-anti-VCA (virales Capsid-Ag), IgG-anti-VCA, IgM-anti-EA (early-Antigen)
Nachweis heterophiler Antikörper (AK gegen Schafserythrozyten) unspezifisch
Th▷ symptomatisch; Therapie mittels Ampicillin / Penicillin kontraindiziert → bullöse Dermatitis (Arzneimittelexanthem)
Ko▷ Begleithepatitis, Milzruptur durch ausgeprägt Splenomegalie
bei Immundefizienz: B-Zell-Lymphom, Burkitt-Lymphom

HHV-7 (humanes Herpesvirus 7)

Err▷ DNA; hohe Durchseuchung in der Bevölkerung
Sy▷ bislang konnte keine spezifische Erkrankung nachgewiesen werden; vermutet wird ähnlicher Verlauf wie HHV-6 (leichter Infekt im Kindesalter mit flüchtigem Exanthem)
Di▷ IFT
Th▷ keine

HHV-8 (humanes Herpesvirus 8)

Err▷ DNA-Virus
Sy▷ Kaposi-Sarkom bei gleichzeitiger HIV-Infektion
Di▷ PCR
Th▷ symptomatisch, Behandlung des Kaposi-Sarkoms

Viruskonjunktivitis B30

Syn▷ Conjuncitivitis epidemica
Err▷ Adenovirus Typ 8
Sy▷ follikuläre Konjunktivitis
Th▷ symptomatisch

Infektiologie
Krankheitsbilder

Virusinfektionen der Luftwege
Err▷ multiple Erreger, **Ikb.-Z**.: 2–7 d, meist Tröpfcheninfektion
Th▷ symptomatisch

Virus	Symptome
Influenzaviren	epidemische und endemische Grippe; Pneumonie, Enzephalitis
Parainfluenza	Rhinopharyngitis, Tracheobronchitis, Pneumonie, Krupp, Enzephalitis
RS-Viren	Rhinopharyngitis, Bronchiolitis, Pneumonie
Rhinoviren	Rhinopharyngitis, Tracheobronchitis, Pneumonie, Konjunktivitis
Adenoviren	endemische Pharyngitis, Lymphadenitis, Tonsillitis epidemische Rhinopharyngitis, Pneumonie, Pharyngokonjunktivalfieber, Enteritis, Exantheme
Reoviren	Rhinopharyngitis, Otitis, Enteritis
ECHO-Viren	Rhinopharyngitis, Meningitis, Enteritis, Exantheme
Coxsackie A	Rhinopharyngitis, Herpangina, Meningitis, Exantheme
Coxsackie B	epidemische Myalgie, Myokarditis
Polioviren	Rhinopharyngitis, Myelomeningoenzephalitis

Virostatika

Amantadin [Grippin-Merz®]
Ind▷ Influenzaprophylaxe
Wm▷ verhindert Uncoating
Nw▷ GI-Symptome, Livedo reticularis, BB-Veränderungen, Ekzem, Unruhe, Tremor
KI▷ SS, Glaukom

Neuraminidaseinhibitor
Sto▷ Oseltamivir [Tamiflu®], Zanamivir [Relenza®]
Ind▷ Influenzainfektion A und B
Wm▷ Hemmung der Neuraminidase und damit Verhinderung der Virusreplikation
Nw▷ gastrointestinale Beschwerden

Aciclovir [Zovirax®]
Ind▷ HSV, VZV
Wm▷ Hemmung der viralen DNA-Polymerase durch Phosphorylierung, Kettenabbruch
Pk▷ lokal, oral, parenteral
Nw▷ GI-Symptome, Kopfschmerz, Nephrotoxizität

Ganciclovir [Cymeven®]
Ind▷ CMV, EBV
Wm▷ Hemmung der viralen DNA-Polymerase durch Phosphorylierung, Kettenabbruch
Nw▷ GI-Symptome, Kopfschmerz, Nephrotoxizität, BB-Veränderungen

Foscarnet [Foscavir®]
Ind▷ schwerste CMV-Infektion
Wm▷ Hemmung der viralen Polymerase

Infektiologie
Krankheitsbilder

Trifluridin
Ind▷ HSV-Keratitis lokal
Wm▷ Thymidinanalogon; Hemmung der Virussynthese
Nw▷ hoch toxisch, daher nur lokal

Ribavirin [Copegus®, Rebetol®]
Ind▷ chronische Hepatitis C in Kombination mit Interferon
Wm▷ Nukleosidanalogon
Nw▷ hämolytische Anämie, gastrointestinale Beschwerden

Lamivudin [Zeffix®]
Ind▷ chronische Hepatitis B
Wm▷ Nukleosidanalogon

Interferon
Ind▷ schwere HSV, VZV, chronische Infektion mit HBV, HCV
Wm▷ schützt Nachbarzellen infizierter Zellen vor Infektion
    α-Interferon (aus Blutleukozyten): steigert Zahl der natural killercells
        Ind▷ Haarzellleukämie, Kaposi, Hepatitis
    β-Interferon: aus Fibroblasten
        antiproliferativ; wie α-Interferon
        Ind▷ MS, unbeherrschbare Virusinfektionen
    γ-Interferon: aus T-Lymphozyten; steigert Aktivität von sensibilisierten T-Zellen
Nw▷ „Grippe", BB-Veränderungen, Leberschädigung, Nierenschädigung

Mykosen B35–B49

Dermatophytose (Tinea) B35
Err▷ Dermatophyten (Fadenpilze): Trichophyton, Epidermophyton, Microsporum
Ät▷ Immunschwäche, Schweißneigung, feuchtes Hautklima, DM, atopisches Ekzem
Pa▷ **nach Lokalisation**:
    Hautfläche: Tinea manuum, T. pedum, T. corporis, T. inguinalis
    Haarfollikel: Tinea capitis
        Mikrosporie (**Err**▷ Trichophytia capitis microsporica)
        Favus (Erbgrind, **Err**▷ Trichophyton schönleinii)
    Nägel: Onychomykose (**Err**▷ Trichophyton rubrum)
Formen je nach Entzündungsreaktion:
    Trichomykosen mit starker, akuter Entzündung: heilen nach Monaten von selbst ab
        Trichophytia superficialis: follikulär gebundene Papeln und Pusteln, feine Schuppung, manchmal mit Kruste, Juckreiz

Infektiologie
Krankheitsbilder

Infekt

Trichophytia profunda: tief follikuläre Knoten (Furunkel, Karbunkel), reichen bis ins Fettgewebe, meist im Bartbereich oder am Kinderkopf, allgemeines Krankheitsgefühl, Schwellung regionaler LK

Trichomykosen mit mäßiger Entzündung:
- **Favus** (**Err**▷ Tr. Schoenleinii): am behaarten Kopf, Folge: Alopezie; Schuppung: Scutulum; 2–4 mm große, zentral gedellte, peripilär gelagerte Serokrusten, schwefelartige Auflagerungen
- **Microsporie** (**Err**▷ Microsp. audouinii): kreisrunder, diffuser Befall des behaarten Kopfes, Erythembildung; hochinfektiös

Trichomykosen mit chronisch-granulomatöser Entzündung:
- **Trichomykosis nodularis**: follikuläre Knötchen mit Hornpfropf; peripiläre, epitheloidzellige Granulome

Di▷ Pilzkultur

Th▷ **Hautfläche**: Lokaltherapie mit Clotrimazol- oder Terbinafincreme

Haarfollikel: 6 Wo. systemische antimykotische Therapie mit Itraconazol, Griseofulvin

Nägel: bei intakter Nagelmatrix Lokaltherapie, sonst systemisch Itraconazol / Terbinafin über 3 Monate

Sonstige oberflächliche Mykosen B36

Pityriasis vesicolor

Err▷ Malszessia furfur; Keim gehört zur Normalflora, daher keine Ansteckung

Ep▷ v.a. junge Männer

Pa▷ Förderung durch Sonne, Sauna, starke Schweißneigung, feuchtes Milieu; Assoziation mit seborrhoischem Ekzem; Erreger scheidet Porphyrinkörper aus → Fluoreszenz im UV-Licht

Sy▷ kleinfleckige Hypo- oder Hyperpigmentierung meist am oberen Rumpf, Schultern, Hals; streicht man über Herd, resultiert weißliche, zersplitterte Schuppe (**Hobelspan-Phänomen**)

Th▷ lokal Imidazol, Duschgel mit Ketoconazol

Kandidose (Candidiasis, Soor) B37

Err▷ Candida albicans (80%), lebt als Saprophyt auf der Haut, Keimdichte bestimmt pathogene Besiedlung, Hefemykose

Insg. ca. 150 Candida-Arten, davon nur 12 krankheitserregend, neben Candida albicans u.a. C. glabrata, krusei

Ein▷ **Mukokutane Kandidose**: Windelsoor, Mundsoor, Ösophagitis, Intertrigo, Kolpitis

Sy▷ Rötung und Schwellung der Schleimhaut, weiße Beläge, Juckreiz

Systemische Kandidose: nur bei Immundefizienz

Sy▷ Sepsis, Pneumonie, Endokarditis, Nephritis, Retinitis, disseminierter viszeraler Befall

Infektiologie
Krankheitsbilder

Di▷ lokal Abstriche, Biopsie
Th▷ mukokutane Formen: Lokaltherapie
  systemische Candidosen: Antimykotika (Amphotericin B, Flucytosin, Fluconazol, Itraconazol)
DD▷ Pyodermien, Viruserkrankungen, Parasiten, granulomatöse Dermatosen

Aspergillose B44

Err▷ Aspergillus fumigatus; Vorkommen: weltweit, in Heu, Erde, Kompost
Ein▷ exogen-allergische Alveolitis: Inhalation von Sporen
  solitäres Aspergillom: in präformierter Höhle (Tuberkulom, Bronchiektasen)
  Aspergillenpneumonie: bei Immunsuppression
  extrapulmonale Aspergillose: Sinusitis, Keratitis, Endokarditis, ZNS-Befall
Th▷ exogen-allergische Alveolitis: Allergenkarenz, Cortison
  Aspergillom: Exzision
  Aspergillenpneumonie: antimykotische Therapie, Amphotericin B, Flucytosin

Lebensmittelintoxikationen

  Err▷ Claviceps purpura: Secaalkaloide → Ergotismus
  Err▷ Aspergillus fumigatus: Aflatoxin → Lebernekrosen

Kryptokokkose B45

Err▷ Cryptococcus neoformans, Vorkommen weltweit, in Vogelexkrementen
Pa▷ Kryptokokkenpneumonie, Meningoenzephalitis bei Immunsuppression nach Inhalation von Vogelexkrementen
Sy▷ **Primärstadium**: Kryptokokkenpneumonie → lymphogene und hämatogene Aussaat → **Sekundärstadium**: mit ZNS-Befall
Di▷ Erregernachweis
Th▷ Fluconazol + Flucytosin, bei disseminiertem Befall zusätzlich Amphotericin B

Therapie der Mykosen

Dermatophyten
Th▷ **lokal**: Tolnaftat, Azole (Clotrimazol, Miconazol), Naftifin
  systemisch: bei Kopfhaut, Haar oder Nagelbefall mit Griseofulvin oder Ketokonazol

Hefen
Th▷ Pityriasis versicolor: **lokal** mit Selendisulfid, Clotrimazol und Miconazol
  Candida albicans: **lokal**: Nystatin, Gentianaviolett (Pyoktanin), Miconazol, Clotrimazol, Amphotericin B
    systemisch: Fluconazol
    Candidiasissepsis: Amphotericin B, Flucytosin

Schimmelpilze
Th▷ Aspergillus fumigatus: Amphotericin B + Flucytosin

Infektiologie
Krankheitsbilder

Antimykotika

Medikation	Wm▷	Ind▷	Nw▷	sonstiges
Amphotericin B	fungistatisch, Schädigung der Zellmembran	Systemmykosen: Candida, Cryptococcus, Aspergillus	nephro-, neuro-, hämatotoxisch	i.v.; oral bei intestinaler Candidiasis
Griseofulvin	fungistatisch, RNA-Synthese-hemmer	Dermatophyten, flächige Mykosen, Onychomykosen	GI-Störungen, Exanthem KI: Leber-/Niereninsuffizien	oral; Behandlung 3 Wochen, nicht bei Candidiasis
Flucytosin	fungizid, Antimetabolit zu Cytosin	systemische Hefemykosen (+ Amphotericin B)	GI-Störungen, Leukoz. ↓, Thromboz. ↓, Hepatopathie	oral, i.v.
Imidazolderivate (Clotrimazol)	fungizid	alle Pilze, Dermatomykosen	GI-Störungen; nicht lokal	lokal, systemisch Miconazol, Clotrimazol
Nystatin	fungizid	Sproßpilze Candidiasis	GI-Störungen	lokal (toxisch), oral bei Soor
Ketoconazol, Fluconazol	fungizid	flächige Mykosen, Candida, Prophylaxe	GI-Störungen, Leberschäden	oral, Fluconazol besser liquorgängig
Tolnaftat	fungizid	Dermatomykosen	keine Anwendung am Auge	lokal, keine Wirkung auf Candida

Polyen-Derivate
Sto▷ Amphotericin B [Ampho-moronal®]
        Spektrum: Breitspektrum, systemisch; parenteral
    Nystatin [Moronal®]
        Spektrum: Breitspektrum, nur lokal, v.a. bei Candidiasis
Wi▷ fungistatisch–fungizid
Wm▷ lagert sich an Ergosterol der Pilzmembran an; Porenbildung
Pk▷ sehr toxisch, daher strenge Indikationsstellung
Nw▷ Anämie, Thrombophlebitiden, GI-Symptome, Nierenschäden

Azol-Derivate
Spektrum: Hefen, Dermatophyten, Schimmelpilze, dimorphe Pilze
Sto▷ **Imidazole**: Clotrimazol [Canesten®]: lokal, gut verträglich, Genitalmykose
        Miconazol [Daktar®]: lokal, gut verträglich
        Ketoconazol [Nizoral®]: nur lokal, hepatotoxisch
    Triazole: Itraconazol [Sempera®]: schwere Mykose bei HIV, Aspergillus
        Fluconazol [Diflucan®]: Candidiasis, Kryptokokkenmenigitis oral/parenteral; ZNS-gängig, renale Eliminierung
        Voriconazol [Vfend®]: schwere Mykose, Fluconazol-resistent
Wi▷ fungistatisch
Wm▷ hemmen Ergosterol-Synthese
Nw▷ Gynäkomastie, Menstruationsstörung, NNR-Störung, Leberschaden

Infektiologie
Krankheitsbilder

Flucytosin [Amcotil®]
Spektrum: Hefen, Schimmelpilze, schnelle Resistenz, oral
Wm▷ Metabolit 5-Fluordesoxyuridinsäure hemmt Thymidilatsynthase
Nw▷ Blutbildungstörungen

Griseofulvin [Fulcin®]
Spektrum: Dermatophyten, v.a. Haut- und Nagelmykosen; orale Gabe
Wi▷ fungistatisch
Wm▷ Bindung an Tubuli → Mitosehemmung
Nw▷ ZNS, GI-Störungen, Allergie, Leukopenie, Spermatogenese ↓

Caspofungin [Cancidas®]
Spektrum: Candida, Aspergillus
Wi▷ fungizid
Wm▷ Glucan-Synthesehemmer → hemmt Zellwandsynthese von Fadenpilzen und Hefen
Nw▷ Phlebitis, gastrointestinale Beschwerden

Protozoenkrankheiten B50–B64

Malaria

Err▷ Plasmodien, Übertragung durch Anopheles-Mücke

Malaria	Plasmodium	Ikb.-Z.	Fieber
tropica	falciparum	7–20 d	intermittierend
tertiana	vivax / ovale	10–20 d	48 h
quartana	malariae	15–40 d	72 h

Zyklus:

Stich der weiblichen Anophelesmücke → Übertragung von **Sporozoiten** (primär wird die Leber befallen, erst sekundär die Erythrozyten):
Präerythrozytäre Phase/Leberzyklus:
    Sporozoiten wandern in Leber (Leberbefall nach 2 Minuten), dort asexuelle Vermehrung und Freisetzung von **Merozoiten** durch Hepatozytenzerfall
Erythrozytäre Phase:
    Merozoiten befallen Erythrozyten → asexuelle Vermehrung der Merozoiten → Erythrozytenzerfall und erneute Erythrozyteninfektion → Bildung von **Makro- und Mikrogametozyten** (=**Gametozyten**, Geschlechtsformen) aus Merozoiten → bei nächstem Stich der Anophelesmücke durch Übertragung der Gametozyten Fortsetzung des Zyklus in der Mücke

Mensch: Schizogonie

Stich ↑ Sporozoiten   Mikro- und Makrogametozyten ↓

Reifung von **Mikro- und Makrogameten** im Magen des Moskitos
    Befruchtung und **Zygotenbildung**
    Ookineten wandern in Darm, Bildung von **Oozysten**
    Freisetzung von **Sporozoiten**, die in Speicheldrüse wandern

Moskito: Sporogonie

Infektiologie
Krankheitsbilder

Infekt

- **Ep▷** zweithäufigste Infektionskrankheit der Welt, v.a. Tropen, Subtropen
- **Sy▷** Krankheitsgefühl, Schüttelfrost, Fieber 40–41 °C, intermittierend rasche Entfieberung Schlafbedürfnis bei relativem Wohlbefinden;
bei Malaria tropica ZNS-Beteiligung mit Bewusstseinsstörung, Verwirrtheit, Koma, Nierenversagen, Kreislaufversagen
- **Ko▷** **Perniziöser Verlauf**: Gefäßverschlüsse durch Endothelanlagerung → ANV, DIC
Zerebrale Form: Nackensteifigkeit, Krämpfe, Delir, Erregung; DD Meningitis
Abdominelle Form: blutiges Erbrechen, ruhr-/choleraähnliche Diarrhoe, akutes Abdomen
Kardiale Form: Schock, Myokarditis, Lungenödem
- **Di▷** dicker Tropfen, Blutausstrich
- **Th▷** akut: Chinin
Malaria tertiana und quartana: Chloroquin (Malaria tertiana heilt spontan nach Jahren ab)
Malaria tropica: Resistenzentwicklung; Therapie je nach geographischer Resistenzlage; Chinin
Prophylaxe mit Chloroquin, Primaquin, Mefloquin, Pyrimethamin plus Sulfadoxin

Pharmakotherapie der Malaria
Th▷ Langfristig nur noch Kombinationspräparate wegen Resistenzbildung

Malariaprophylaxe: Verhinderung der Ausbreitung im Blut, nicht der primären Infektion
ohne Resistenz: 0,3 g Chloroquin 1 Woche vorher und 6 Wochen nachher; in SS unbedenklich
Chloroquinresistenz: Mefloquin 1 Woche vorher un 4 Wochen nachher; alternativ Doxycyclin

Chinin
- **Wi▷** schizontozid
- **Nw▷** Tinnitus, Schwindel, Sehstörungen, Schwarzwasserfieber, Glucose-6-P-DH-Mangel → Hämolyse
Cave: verminderte Elimination von Herzglykosiden
- **Ind▷** akute Malaria, Resistenzen bei Malaria tropica

Chloroquin [Chloroquin-Base; Resochin®]
- **Wi▷** Wirkung auf erythrozytäre Phase
- **Nw▷** GI-Störungen, Hautreaktionen, Glucose-6-P-DH-Mangel
→ Hämolyse, Retinopathie, Kardiomyopathie dosisabhängig
- **Ind▷** Malaria teriana und quartana (M. tertiana heilt spontan nach Jahren ab)
- **Prophylaxe**: 0,3 g Chloroquin, 1 Woche vorher, 6 Wochen nachher; SS unbedenklich, Chloroquinresistenzen

Infektiologie
Krankheitsbilder

Primaquin (außer Handel)
- Wi▷ Wirkung auf präerythrozytäre Phase in der Leber, schizontozid, gametozid
- Ind▷ nur Abschlußbehandlung der M. tertiana; Prophylaxe; nur Auslandsapotheken
- Nw▷ GI-Störungen, Glucose-6-P-DH-Mangel → Hämolyse
- Ki▷ Schwangerschaft

Mefloquin [Lariam®]
- Wi▷ schizontozid
- Nw▷ GI-Störungen, Schwindel, Psychosyndrom, hämatolog. Störungen, Herzrhythmusstörungen
  darf nicht mit Chinin kombiniert werden
- Ind▷ Propylaxe bei Chloroquinresistenz: Mefloquin 1 Woche vorher, 4 Wochen nachher; alternativ Doxycyclin
- KI▷ Schwangerschaft

Halofantrin (außer Handel)
- Wi▷ schizontozid
- Nw▷ Leberschädigung, GI-Störungen, QT-Verlängerung
- KI▷ Schwangerschaft, Stillzeit

Pyrimethamin + Sulfadoxin [Fansidar®]
- Wi▷ Folsäurehemmer (hemmt Dihydrofolsäure-Reduktase) + Sulfonamid
- Nw▷ Leukopenie, Thrombopenie, Anämie, Epilepsie, teratogen; Antidot Calciumfolinat
- Ind▷ Prophylaxe

Toxoplasmose

- Err▷ Toxoplasma gondii; intrazellulärer Parasit; Vermehrung in RES, hohe Durchseuchung
  Übertragung: zystenhaltiges, rohes Fleisch, Mett, Katzenkot (Katze als Hauptwirt, dort Bildung von Oozysten)
- Sy▷ klinisch manifeste Infektion normalerweise selten; v.a. bei AIDS, Schwangerschaft
  bei Immunsuppression: Hirnabszeß, Pneumonie, Myokarditis
  konnatal: Schweregrad abhängig von Infektionszeitpunkt während der SS
  frühe Infektion: Abort, Totgeburt, Hydrozephalus internus, intrakranielle Verkalkungen, Hepatosplenomegalie, Chorioretinitis, Anämie, Thrombopenie
  späte Infektion: geringere Krankheitssymtome, kognitive Defizite
- Di▷ IFT, KBR; hohe IgG- und IgM-Titer → Frischinfektion
- Th▷ Pyrimethamin + Sulfondiazin
  - Ind▷ IgG-Titeranstieg, IgM-Titer, Erregernachweis, positiver Therapietest
  - Th▷ Pyrimethamin → Folsäurehemmer; NW: Leukopenie, Thrombopenie, Anämie, Epilepsie, teratogen; Antidot Calciumfolinat

Infektiologie
Krankheitsbilder

Kombi mit Sulfonamid (Sulfamethoxazol), alternativ Spiramycin oder Clindamycin; vor der 15. SSW Spiramycin
Prophylaxe: bei AIDS Cotrimoxazol

Leishmaniose

Kala-Azar (viscerale Leishmaniose)
- **Err**▷ Leishmania donovani, Vektor: Sandmücke (Phlebotomus), Vorkommen: Mittel- und Südamerika, Afrika, Asien, Südeuropa
- **Pa**▷ Primäraffekt: Leishmaniom (Papel mit zentraler Nekrose), hämatogene Ausbreitung, massive Neubildung der Zellen des RHS
- **Sy**▷ Hepatosplenomegalie, Pigmentstörung, Papeln, Anämie, Leukopenie
- **Di**▷ IFT, KBR, HA
- **Th**▷ Antimonpräparat, unbehandelt letal

Orientbeule (kutane Leishmaniose)
- **Err**▷ Leishmania tropica, Vektor: Sandmücke (Phlebotomus)
- **Sy**▷ Krankheitsbilder: kutane Orientbeule; chronische Entzündung und Geschwür
- **Di**▷ Nachweis über Gewebsausstrich, IFT, KBR
- **Th**▷ häufig Spontanheilung; Antimonpräparat

Mukokutane Leishmaniose
- **Err**▷ Leishmania brasiliensis, Vektor: Sandmücke (Phlebotomus), Vorkommen: Afrika, Südamerika
- **Pa**▷ Hautläsionen mit Schleimhautmetastasen in Nase, Mund und Pharynx
- **Di**▷ Gewebsausstrich, Nachweis über IFT, KBR
- **Th**▷ Antimonpräparat

Schlafkrankheit
- **Err**▷ afrikanische Trypanosomiasis durch Trypanosoma-Arten: T. brucei, T. gambiense und T. rhodesiense, Übertragung Tsetse-Fliege, Vorkommen: Afrika
- **Sy**▷ **Primäraffekt**: 1.–3. Woch; Ulcus an Eintrittspforte, Fieber, LK-Schwellung
  Sekundärstadium: 1.–12. Mon.; zunehmende Somnolenz, Enzephalitis
- **Th**▷ Suramin, Pentamidin, Eflornithin, Melarsoprol

Chagas-Krankheit
- **Err**▷ Trypanosoma cruzi; Übertragung durch Raubwanzen, **Ikb.-Z.**: 10–20 d Vorkommen: Mittel- und Südamerika
- **Sy**▷ Fieber, LK-Schwellung, Gesichtsschwellung
  chronisch: Organomegalie, Kardiomyopathie
- **Th**▷ Nifurtimox, Benznidazol

Amöbiasis
- **Err**▷ Entamoeba histolytica; Übertragung: Schmierinfektion, Fliegen, Nahrungsmittel

Infektiologie

Krankheitsbilder

Minutaform: v.a. im Dickdarm, aus ihr entwickeln sich die infektiösen Zysten → Auscheidung mit dem Stuhl
Magnaform: aktives Eindringen in andere Organe, 3 Mal größer als Minutaform

Pa▷ **Intestinale Form**: Erreger dringen invasiv in die Darmwand → flaschenförmige Ulzera, Zerfallsherde
    Sy▷ Bauchschmerzen, symptomfreie Intervalle; breiige, wässrige Stühle, blutig-schleimige Auflagerungen
   Extraintestinale Form: hämatogene Verschleppung
    Sy▷ Leberabszess, Nekrosen
Di▷ Stuhl-Mikroskopie, KBR, HA, IFT
Th▷ Metronidazol; 2. Wahl: Ornidazol, Tinidazol, Nitroimidazole; bei extraintestinaler Form: Chloroquin; meist Kombination Metronidazol + Chloroquin
DD▷ blutige, afebrile Diarrhoe ~ eher Amöben
blutige, febrile Diarrhoe ~ eher Shigellen oder andere bakterielle Erreger

Therapie von Protozoenerkrankungen

Pentamidin
Ind▷ Leishmaniosis
Nw▷ Nierenfunktionsstörung, RR ↓, Zuckerstoffwechselstörung

Nitroimidazole (Metronidazol, Tinidazol)
Ind▷ Amöbenruhr, Lambliasis
Nw▷ GI-Symptome, Schwindel, Parästhesien, Exantheme

Pyrimethamin
Ind▷ Malariaprophylaxe
Wm▷ hemmt Dihydrofolsäure-Reduktase

Sulfonamide
Ind▷ Toxoplasma gondii, Pneumocystis carinii, Malaria
Nw▷ GI-Störungen, aplastische Anämie, Allergie, Phototoxizität

Aminochinoline (Chloroquin, Primaquin, Mefloquin)
Ind▷ Malariaprophylaxe (Rheuma, Lupus erythematodes)
Nw▷ Augenschädigung, GI-Symptome, Psychosen, Allergie
Int▷ Gold / Phenylbutazon + Chloroquin → exfoliative Dermatitis
Mefloquin darf nicht mit Chinin kombiniert werden
Chinin verminderte Elimination von Herzglykosiden

Infektiologie
Krankheitsbilder

Helminthosen B65–B83

Schistosomiasis (Bilharziose) B65

Zyklus der Bilharziose: Reservoir: chronisch Infizierte; scheiden Wurmeier in Stuhl und Urin aus → im Süsswasser schlüpfen Mirazidien (Wimpernlarven) aus Eiern → asexuelle Vermehrung in Süsswasserschnecken → Ausscheidung von Zerkarien, welche über Wasser aufgenommen werden (per os, perkutan). Im Menschen Entwicklung der Zerkarien in geschlechtsreife Pärchenegel, die in Venen der Darm- oder Blasenwand leben und Eier abgeben.

Darmbilharziose
- **Err▷** Schistosoma mansoni, Schistosoma japonicum; Vektor: Wasserschnecke; Cercarien wandern aktiv durch die Haut
- **Pa▷** Darmbilharziose: Colitis, schleimig-blutige Diarrhoe, portale Hypertonie, Leberzirrhose
- **Di▷** Eier sind im Stuhl nachweisbar
- **Th▷** Praziquantel

Blasenbilharziose
- **Err▷** Schistosoma haematobium, Vektor: Wasserschnecke; Cercarien wandern aktiv durch die Haut, Vorkommen: v.a. Afrika und Asien
- **Pa▷** Blasenbilharziose: hämorrhagische Zystitis, Strikturen, Narben, Blasenkarzinom
- **Di▷** Eier sind im Urin nachweisbar
- **Th▷** Praziquantel

Echinokokkose B67

Zyklus der Echinokokkose: Aufnahme von Eiern → im Dünndarm Bildung von Onkosphären → über Darmwand hämatogen Aussaat in Leber → Heranwachsen von Finnen

Echinococcus granulosus (Hundebandwurm)
- **Err▷** Echinococcus granulosus; Vektor: Hund (Endwirt); Aufnahme von Eiern
- **Pa▷** gekapselte Hydatide mit lokaler Symptomatik, Mensch nur Zwischenwirt
- **Sy▷** oft asymptomatisch, unspezifische Oberbauchbeschwerden, lokale Verdrängung, Cholestase
- **Di▷** Sonographie, KBR, IFT
- **Th▷** operative Entfernung, wenn inoperabel: Albendazol, Mebendazol

Echinicoccus multilocularis (Fuchsbandwurm)
- **Err▷** Echinicoccus multilocularis; Vektor: Fuchs (Endwirt); Aufnahme von Eiern
- **Pa▷** unscharf begrenzte Hydatide; lokal infiltrierend, Mensch nur Zwischenwirt
- **Sy▷** oft asymptomatisch, unspezifische Oberbauchbeschwerden, lokale Verdrängung, Cholestase
- **Di▷** Sonographie, KBR, IFT
- **Th▷** Mebendazol, Albendazol

Infektiologie
Krankheitsbilder

Taeniasis B68

Zyklus Taenia solium und Taenia saginatta: Verzehr finnenhaltigen Fleisches → aus Finnen werden Larven → Larven reifen zu geschlechtsreifen Bandwürmern im Dünndarm → Abstoßung von Proglottiden mit Eiern, Ausscheidung über Stuhl. Im Zwischenwirt werden Eier aufgenommen, hämatogene Streuung → Larven wandern zur Finnenbildung in Muskulatur

Taenia solium (Schweinebandwurm)
- Pa▷ Vektor: Schwein; Aufnahme über Nahrung; normalerweise Mensch Endwirt; Gefahr wenn Mensch Zwischenwirt (Cysticercose)
- Sy▷ allgemeine Symptome, abdominelle Schmerzen, Durchfall, Gewichtsabnahme
- Di▷ Proglottiden im Stuhl
- Th▷ Praziquantel

Taenia saginatta (Rinderbandwurm)
- Pa▷ Vektor: Rind; Aufnahme über infektiöse Finne im Fleisch
- Sy▷ allgemeine Symptome, abdominelle Schmerzen
- Di▷ Proglottiden im Stuhl
- Th▷ Praziquantel

Zystizerkose
- Err▷ Taenia solium, selten Taenia saginatta
- Pa▷ Mensch ist Zwischenwirt, d.h. er nimmt die Eier per os auf; Finnenbildung in parenchymatösen Organen, u.a. Gehirn, Auge, Herz, Muskulatur
- Sy▷ je nach Lokalisation des Befalls
- Th▷ Praziquantel, operative Entfernung (falls möglich)

Diphyllobothrium latum
- Pa▷ Vektor: Fisch; Aufnahme über Nahrung
- Sy▷ Fischbandwurm; Anämie; abdominelle Schmerzen
- Di▷ Wurmnachweis im Stuhl
- Th▷ Niclosamid; Vitamin B_{12}-Substitution

Askaridose B77

Zyklus: orale Aufnahme von Eiern → Entwicklung von Larven → über Darmwand hämatogene Aussaat in Leber und Lunge → Abhusten, Verschlucken → im Magendarmtrakt Reifung zu Würmern

- Err▷ Ascaris lumbricoides (Spulwurm), fäkal-orale Übertragung; Vorkommen weltweit
- Pa▷ oral, Eier in Nahrungsmittel, Selbstinfektion
- Sy▷ grippeähnlich, Ileus, eosinophiles Lungeninfiltrat
- Di▷ Rö, Stuhl (Eier), Sputum (Larven)
- Th▷ Mebendazol, Albendazol, Pyranthel

Infektiologie
Krankheitsbilder

Infekt

Enterobiasis (Oxyuriasis) B80
- **Err▷** Enterobius vermicularis, fäkal-oral, Vorkommen weltweit
- **Pa▷** oral durch Wurmeier, Selbstinfektion
- **Sy▷** analer Juckreiz, Gewichtsabnahme ↓, Appetit ↓, Vulvovaginitis, Appendizitis
- **Di▷** Klebestreifennachweis
- **Th▷** Mebendazol

Trichinellosen
- **Err▷** Trichinella spiralis, Übertragung oral, rohes Fleisch (Larven); Vorkommen: nördliche Hemisphäre
- **Sy▷** **intestinale Phase**: gastrointestinale Symptome
  extraintestinale Phase: Muskelschmerz, Exanthem, Gesichtsödem
- **Ko▷** Myokarditis, Meningoenzephalitis
- **Di▷** Muskelbiopsie, Antikörpernachweis
- **Th▷** Mebendazol

Ancylostomiasis (Hakenwurm)
- **Err▷** Ancylostoma duodenale, perkutane Larveninvasion, Vorkommen: Tropen, Südeuropa
- **Sy▷** Dermatitis, abdominelle Beschwerden
- **Di▷** Stuhl (Eier, Larven), Eosinophilie
- **Th▷** Mebendazol

Mikrofilarien

Filariose (Elephantiasis)
- **Err▷** Wuchereria bancrofti; Larvenübertragung über Insekten, Vorkommen v.a. Tropen
- **Sy▷** Lymphvarizen, Schwellung der Beine, Skrotum, LK, pulmonale Eosinophilie (pulmonale Infiltrate durch eosinophile, granulomatöse Entzündung, Bluteosinophilie)
- **Di▷** Blut (Mikrofilarien), Antikörper und Antigennachweis
- **Th▷** Diäthylcarbamazin

Loiasis
- **Err▷** Loa Loa; Übertragung über Bremse, Vorkommen: Tropen
- **Sy▷** Infiltration des Bindegewebes
- **Di▷** Antikörpernachweis
- **Th▷** Diäthylcarbamazin, Antihistaminika

Flußblindheit
- **Err▷** Onchocerca volvulus; Übertragung über Kriebelmücke, Vorkommen: Tropen
- **Sy▷** Erblindung, Dermatitis
- **Di▷** Stanzbiopsie
- **Th▷** Ivermectin, Suramin

Infektiologie

Krankheitsbilder

Dracunculose (Guinea-Wurm)
Err▷ Dracunculus medinensis, Medina-Wurm; Vorkommen: Tropen; orale Aufnahme über Trinkwasser; lokale Ausbreitung mit Entzündungsreaktion
Di▷ klinisch
Th▷ Extraktion, Niridazol, Tiabendazol

Therapie von Wurmerkrankungen

Wurm	1. Wahl	2. Wahl
Nematoden		
Ascaris	Pyrantel	Mebendazol
Enterobius	Pyrantel	Mebendazol, Pyrivinumembonat
Ankylostoma	Pyrantel	Mebendazol, Bephenium
Trichuris	Mebendazol	Albendazol
Cestoden		
Taenia	Niclosamid	Praziquantel
Trematoden		
Schistosoma	Praziquantel	

Antihelmintika
Praziquantel
Ind▷ Bandwurm, Saugwürmer, Schistosoma
Wm▷ Permeabilitätsstörung über Calciumpermeabilitätsänderung
Nw▷ Bauchschmerzen, Fieber, Myalgie

Niclosamid
Ind▷ Bandwürmer
Wm▷ Hemmung des Energiestoffwechsels
Nw▷ GI-Symptome

Mebendazol
Ind▷ Bandwurm, Fadenwürmer
Wm▷ Mikrotubulistörung
Nw▷ GI-Symptome

Diethylcarbamazin
Ind▷ Fadenwürmer, Ascaris
Wm▷ Hemmung der Wurmmuskulatur
Nw▷ GI-Symptome, Kopfschmerz, Allergie, Schwindel

Infektiologie
Krankheitsbilder

Parasitenbefall der Haut B85–B89

Pedikulose (Läusebefall) und Phthiriasis (Filzläusebefall) B85

Ektoparasiten
Pediculosis (Läuse)
- **Err▷** Kopfläuse, Kleiderläuse, Filzläuse; Übertragung von Mensch zu Mensch; Lebenszyklus 3 Wochen
- **Ep▷** meist bei schlechter Hygiene, Heime, Kindergärten
- **Sy▷** Nissen an Haaren; Juckreiz, Kratzen, Sekundärinfektion
  Filzläuse: oft genital; Taches bleues
- **Th▷** Permethrin-Lösung, Lindan, Goldgeist, Läusekämme
  Kleidung und Bettzeug 1 Monat fest verschlossen ruhen lassen

Pulicosis (Flohstich)
- **Sy▷** Rötung, Quaddel, kleiner blutiger Punkt; evtl. Prupura pulicosa
- **Th▷** Karbolmethanspiritus, DDT-Pulver

Cimicosis (Wanzenstich)
- **Sy▷** Quaddel, Blase, Exantheme
- **Th▷** symptomatisch; Hygiene

Skabies (Krätze) B86

- **Err▷** Krätzemilbe Sarcoptes scabiei; Übertragung durch engen Hautkontakt, Wäsche
- **Pa▷** Ablage von Eiern in der Hornschicht → gangartige Papeln, v.a. Genitale, Fingerzwischenräume
- **Sy▷** nachts Pruritus, Milben an Oberfläche, Kotballen der Milben; Gesicht, Hand- und Fußflächen normalerweise nicht betroffen
- **Th▷** Hygiene, Permethrin-Creme; Hexachlorcyclohexan für 2–4 d; symptomatisch

Infekt

Onkologie

Onko

Grundlagen	**101**
Gesundheitsstörungen Onkologie	**103**
Bösartige Neubildungen in der Familienanamnese	103
Krankheitsbilder	**104**
Bösartige Neubildungen der Lippe, der Mundhöhle und des Pharynx C00–C14	104
Bösartige Neubildung der Lippe	104
Bösartige Neubildung der Mundhöhle und des Oropharynx	104
Bösartige Neubildung des Nasopharynx	104
Bösartige Neubildung des Hypopharynx	106
Bösartige Neubildung der Kopfspeicheldrüsen	106
Bösartige Neubildungen der Verdauungsorgane C15–C26	107
Bösartige Neubildung des Ösophagus C15	107
Bösartige Neubildung des Magens C16	107
Bösartige Neubildung des Dünndarmes C17	109
Bösartige Neubildung des Kolons und des Rektums C18–C20	109
Bösartige Neubildung des Anus und des Analkanals C21	111
Bösartige Neubildung der Leber und der intrahepatischen Gallengänge C22	112
Bösartige Neubildung der Gallenblase C23	113
Bösartige Neubildung sonstiger nicht näher bezeichneter Teile der Gallenwege C24	113
Bösartige Neubildung des Pankreas C25	113
Bösartige Neubildungen der Atmungsorgane und sonstiger intrathorakaler Organe C30–C39	114
Bösartige Neubildung des Larynx C32	114
Bösartige Neubildung der Trachea C33	115
Bösartige Neubildung der Bronchien und der Lunge C34	115
Bösartige Neubildungen von Knochen und Gelenkknorpel C40–C41	117
Primäre Knochentumoren	117
Sekundäre Knochentumoren (Knochenmetastasen)	118
Melanom und sonstige bösartige Neubildungen der Haut C43–C44	118
Bösartiges Melanom der Haut C43	118
Sonstige bösartige Neubildungen der Haut C44	119
Bösartige Neubildungen des mesothelialen Gewebes und des Weichteilgewebes C45–C49	120
Mesotheliom C45	120
Kaposi-Sarkom C46	120
Rhabdomyosarkom C 49	121
Liposarkom	121

Onkologie
Inhalt

Bösartige Neubildung der Brustdrüse (Mamma) C50	121
Bösartige Neubildungen der weiblichen Genitalorgane C51–C58	124
Bösartige Neubildung der Vulva C51	124
Bösartige Neubildung der Vagina C52	125
Bösartige Neubildung der Cervix uteri C53	125
Bösartige Neubildung des Corpus uteri C54	127
Bösartige Neubildung des Ovars C56	128
Bösartige Neubildung sonstiger weiblicher Genitalorgane C57	129
Bösartige Neubildungen der männlichen Genitalorgane C60–C63	129
Peniskarzinom C60	129
Prostatakarzinom C61	130
Hoden und Nebenhoden C62–C63	131
Bösartige Neubildungen der Harnorgane C64–C68	132
Hypernephrom (Nierenzellkarzinom, Grawitz-Tumor)	132
Nephroblastom (Wilms-Tumor)	132
Nierenbecken- und Harnleiterkarzinom	133
Blasenkarzinom	133
Bösartige Neubildungen des Auges, des Gehirns und sonstiger Teile des Zentralnervensystems C69–C72	134
Bösartige Neubildung des Auges und der Augenanhangsgebilde C69	134
Bösartige Neubildung des Gehirns C71	134
Bösartige Neubildung des Rückenmarkes, der Hirnnerven und anderer Teile des Zentralnervensystems C72	139
Bösartige Neubildungen der Schilddrüse und sonstiger endokriner Drüsen C73–C75	140
Bösartige Neubildung der Schilddrüse C73	140
Bösartige Neubildung der Nebenniere C74	141
Bösartige Neubildungen ungenau bezeichneter, sekundärer und nicht näher bezeichneter Lokalisationen C76–C80	141
Bösartige Neubildungen des lymphatischen, blutbildenden und verwandten Gewebes C81–C96	142
Hodgkin-Krankheit (Lymphogranulomatose) C81	142
Non-Hodgkin-Lymphome (NHL) C82–C83	143
Periphere und kutane T-Zell-Lymphome C84	146
Plasmozytom und bösartige Plasmazellen-Neubildungen C90	146
Lymphatische Leukämie C91	148
Myeloische Leukämie C92	148
Sonstige und nicht näher bezeichnete bösartige Neubildungen des lymphatischen, blutbildenden und verwandten Gewebes C96	150
In-situ-Neubildungen D00–D09	151
Carcinoma in situ D00	151
Carcinoma in situ der Haut D04	151
Gutartige Neubildungen D10–D36	152
Gutartige Neubildung des Kolons, des Rektums, des Analkanals und des Anus D12	152
Gutartige Neubildung sonstiger und ungenau bezeichneter Teile des Verdauungssystems D13	153
Gutartige Neubildung von Mittelohr und Atmungssystem D14	155
Gutartige Neubildung des Knochens und des Gelenkknorpels D16	155
Gutartige Neubildung des Fettgewebes D17	155

Onkologie

Grundlagen

Hämangiom und Lymphangiom D18	156
Sonstige gutartige Neubildungen des Bindegewebes und anderer Weichteilgewebe D21	157
Gutartige Neubildung der Meningen D32	159
Gutartige Neubildung des Gehirns und anderer Teile des ZNS D33	159
Gutartige Neubildung sonstiger und nicht näher bezeichneter endokriner Drüsen D35	160
Neubildungen unsicheren oder unbekannten Verhaltens D37–D48	161
Neubildung unsicheren oder unbekannten Verhaltens der endokrinen Drüsen D44	161
Myelodysplastische Syndrome D46	161
Sonstige Neubildungen unsicheren oder unbekannten Verhaltens des lymphatischen, blutbildenden und verwandten Gewebes D47	162

Pharmakotherapie in der Onkologie — **163**
- Immunsuppressiva — 163
- Zytostatika — 164
- Onkologische Therapie — 166

Grundlagen

Korrelation von klinischen Zeichen und biologischem Verhalten
Benignes Wachstum: langsames Wachstum, lokal expansiv, selten Rezidive, Kapsel, keine Metastasen
Semimalignes Wachstum: schnelles, verdrängendes Wachstum, keine Kapsel, Infiltration, Entartung, keine Metastasen
Malignes Wachstum: rasch infiltrativ, destruierend, entdifferenziert, Rezidivneigung, oft Metastasen

Krebsfrüherkennungsuntersuchungen
Richtlinien
Jährliche Vorsorgeuntersuchung für:
    Frauen: Genitale (ab 20. Lj.), Brust, Haut (ab 30. Lj.), Dickdarm (ab 45. Lj.)
    Männer: Genitale, Prostata, Haut, Dickdarm (ab 45. Lj.)
Anamnese, körperliche Untersuchung, Mammographie, Labor, keine Tumormarker als Screening, Akzeptanz: 20% Männer, 40% Frauen

Diagnostische Eingriffe
Zytologie: Punktionszytologie (Feinnadel), Exfoliativzytologie, Körperflüssigkeitszellen

Onkologie
Grundlagen

Histologie: endoskopische Biopsie, Stanzzylinder, PE, diagnostische Tumorexstirpation, Probelaparotomie
Weitere Untersuchungen: Labor, Tumormarker, Rö, Sonographie, CT / MRT, Szintigraphie

Diagnostik bei Tumorerkrankungen
1. Festlegung der lokalen Ausdehnung
2. histologische Sicherung, Grading
3. Staging, d.h. Suche nach Metastasen
4. Klassifizierung nach TNM, Stadien

Klassifizierung der Tumorausbreitung
TNM-System
Das System beinhaltet 3 Grössen zur Einteilung von Tumoren: lokale Tumorausbreitung (T), Lymphknotenbefall (N) und Metastasen (M). Die Einteilung ist für jeden Tumor spezifisch; prinzipiell kann man aber folgende Grobeinteilung aufstellen:

T: Tumorausbreitung; Größe, Tiefe; Tis ~ Carcinoma in situ
- T_1 lokal begrenzt
- T_2 lokal fortgeschritten, aber nicht organübergreifend
- T_3 lokal fortgeschritten, organübergreifend und Umgebung infiltrierend
- T_4 lokal fortgeschritten und / oder Fernmetastase

N: Lymphknotenbefund
- N_0 keine Lymphknoten befallen
- N_1 umgebende LK befallen
- N_2 entfernte LK befallen

M: Metastasen
- M_0 keine Fernmetastasen
- M_1 Fernmetastasen

Operative Geschwulsttherapie
Radikal-OP: vollständige Resektion / Exstirpation; Sicherheitsgrenze, Resektion im Gesunden
Rezidiv-OP: Entfernung einer nachgewachsenen Geschwulst
Palliativ-OP: Beschwerdelinderung, Verbesserung des Zustandes, nicht kurativ
Metastasenchirurgie: möglich bei solitären Lungen- oder Lebermetastasen (wenn nach Beobachtungszeit keine weiteren Metastasen entstehen und Primärtumor bereits operiert)

Resektionsausmaß
- R_0 Tumor vollständig mit Sicherheitszone entfernt
- R_1 Resektionsränder mikroskopisch nicht tumorfrei
- R_2 Resektionsränder makroskopisch nicht tumorfrei

Debulking: Tumorverkleinerung soweit als möglich, obwohl eine R_0-Resektion unmöglich ist; v.a. bei Ovarialkarzinom vor Chemotherapie

Onkologie

Gesundheitsstörungen Onkologie

Kombinierte Tumortherapie
Kombination von OP, Chemotherapie, Strahlentherapie, Hormontherapie, Immuntherapie
neoadjuvant: präoperative Chemotherapie zur Verkleinerung der Tumormasse; Verhinderung der operativen Tumoraussaat; Ermöglichung einer R_0-Resektion
adjuvant: postoperative Chemotherapie zur Zerstörung vereinzelter Tumorzellen; Metastasenprophylaxe

Prognose
Faktoren: Histologie, Entdifferenzierungsgrad, lokale Ausbreitung, Metastasen, Metastasierungswege, TNM-Befund

Tumornachsorge
Ziel: Erkennung von Rezidiven, Zweitkarzinomen, Kontrolle der Therapie, psychische Betreuung

Gesundheitsstörungen Onkologie

Bösartige Neubildungen in der Familienanamnese

Pa▷ familiäre Krebserkrankungen **mit singulärem Gendefekt**:
- familiäre Polyposis coli (autosomal-dominant)
- Gardner-Syndrom (autosomal-dominant)
- Von Hippel-Lindau-Syndrom (autosomal-dominant)
- Neurofibromatose (autosomal-dominant)
- MEN I (autosomal-dominant)

familiäre Krebserkrankungen **mit polygener Vererbung**:
- Mammakarzinom (BRCA-1/BRCA-2-Gen)
- familiäre Polyposis coli (APC-Gen)

Di▷ immer Familienanamnese miterheben; relevant sind v.a. Tumorerkrankungen vor dem 50.–60. Lj. und Häufung bei nächsten Angehörigen (Eltern, Geschwistern, Großeltern)

Onkologie
Krankheitsbilder

Krankheitsbilder

Bösartige Neubildungen der Lippe, der Mundhöhle und des Pharynx C00–C14

Bösartige Neubildung der Lippe

- **Ät▷** UV-Licht, Pfeiffenrauchen
- **Pa▷** Plattenepithelkarzinom; lymphatische Metastasierung relativ spät
  TNM: $T_1 < 2$ cm, T_2 2–4 cm, $T_3 > 4$ cm,
  T_4: Knocheninfiltration, Mundboden, Haut
- **Sy▷** Leukoplakie, Ulcus mit hartem Randwall
- **Th▷** OP Resektion, ggfs. chirurgisch-plastische Rekonstruktion

Bösartige Neubildung der Mundhöhle und des Oropharynx

- **Ät▷** Präkanzerose: Leukoplakie, in 90% Nikotin- und Alkoholabusus
- **Pa▷** Plattenepithelkarzinom
  Mundhöhle: v.a. Zungenrand- oder Mundbodenkarzinom
  Oropharynx: Tonsillen- oder Zungengrundkarzinom
  TNM: $T_1 < 2$ cm, T_2 2–4 cm, $T_3 > 4$ cm,
  T_4: Knocheninfiltration, harter Gaumen, Unterkiefer, Gefässe
- **Sy▷** lokal Ulcus, Schwellung, ggfs. Blutung; oft erst LK symptomatisch
- **Di▷** Inspektion, Panendoskopie, CT
- **Th▷** OP Resektion, bei befallenen LK zusätzlich Neck Dissection (LK-Entfernung am Hals)
  post-operativ Bestrahlung
  bei T_{3-4} Tumoren auch primäre Radiatio oder Radiochemotherapie möglich

Bösartige Neubildung des Nasopharynx

- **Pa▷** Plattenepithelkarzinom
  lymphoepitheliales Karzinom (Schmincke-Tumor): oft Ostasien, EBV-Assoziation
  selten: Adenokarzinom, Melanom, Sarkom, Lymphom, Plasmozytom
  TNM: T_1: Nasophgarynx, T_2: Weichteile Oropharynx und Nasenhöhle,
  T_3: Infiltration Knochen, Hirnnerven, T_4 intrakranielle Ausbreitung, Orbita
- **Sy▷** einseitige Schallleitungsschwerhörigkeit durch Paukenerguss, zervikale LK, Kopfschmerz
- **Di▷** Endoskopie, akustische Abklärung, CT, EBV-Serologie
- **Th▷** Plattenepithelkarzinom: operative Resektion
  lymphoepitheliale Tumoren: primär Radiatio
  bei generalisierten Lymphomen: Chemotherapie

■ ■ ■ ■ Onkologie
Krankheitsbilder

Onko

Bösartige Neubildung des Hypopharynx
- **Ät▷** Nikotin- und Alkoholabusus
- **Pa▷** Plattenepithelkarzinom
  TNM: $T_1 < 2$ cm, T_2 2–4 cm, $T_3 > 4$ cm, Hemilarynx, T_4: organüberschreitend
- **Sy▷** Dysphagie, Heiserkeit, Hustenreiz
- **Di▷** Laryngo-Hypopharyngoskopie, CT
- **Th▷** soweit lokales Wachstum: operative Resektion mit Neck-Dissection
  oft Laryngektomie mit der Folge einer Aphonie
  evtl. adjuvant Radiatio
  bei fortgeschrittenen Tumoren primär Radiochemotherapie

Bösartige Neubildung der Kopfspeicheldrüsen
- **Pa▷** Glandula parotidea, Glandula submandibularis
  TNM: $T_1 < 2$ cm, T_2 2–4 cm, $T_3 > 4$ cm, lokale Infiltration,
  $T_4 > 6$ cm, Knocheninfiltration
- **Ein▷ Azinuszellkarzinom**
  - **Pa▷** Adenokarzinom, v.a. Parotis, niedrig maligne, ♀ > ♂,
    Metastasierung hämatogen und lymphogen
  - **Sy▷** langsames Wachstum
  - **Th▷** totale Parotidektomie und ipsilateral Neck Dissection, ggfs.
    adjuvant Radiatio
  - **Pro▷** oft Rezidive, 5-J-Ü: 75%

  Mukoepidermoidkarzinom
  - **Pa▷** schleimproduzierender Tumor, v.a. kleine Speicheldrüsen,
    junges Alter
    hochdifferenzierte und niedrigdifferenzierte Form
  - **Th▷** radikale Tumorexstirpation, ipsilateral Neck-Dissection
  - **Pro▷** häufig Rezidive

  Adenoidzystisches Karzinom
  - **Pa▷** langsam wachsender Tumor, v.a. kleine Speicheldrüsen; oft
    Wachstum entlang Nerven, v.a. hämatogene Metastasierung
  - **Sy▷** Schmerzen durch Nerveninfiltration, Nervenausfall
  - **Th▷** totale Parotidektomie, ggfs. ipsilateral Neck Dissection

  Myoepitheliales Karzinom
  - **Pa▷** selten, v.a. Parotis, aggressive und niedrigmaligne Form
  - **Th▷** Tumorexstirpation, ipsilateral Neck Dissection

  Karzinom mit pleomorphem Adenom
  - **Pa▷** selten; v.a. Parotis, oft Zufallsbefund
  - **Th▷** radikale Parotidektomie, ipsilateral Neck Dissection, ggfs.
    adjuvant Radiatio

  Plattenepithelkarzinom
  - **Pa▷** selten, v.a. Parotis, ♂ > 50. Lj., DD Metastase eines
    Plattenepithel-Ca
  - **Th▷** radikale Parotidektomie, ipsilat. Neck Dissection, ggfs.
    adjuvant Radiatio
    - **Pro▷** schlecht, 5-J-Ü: 20%

Onkologie
Krankheitsbilder

- **Sy▷** Schwellung, Schmerz, Nervenläsion (Fazialis bei Parotis)
- **Di▷** Sonographie, FNP, CT
- **Th▷** Parotidektomie, Tumorexstirpation, ggfs. adjuvant Radiatio
  gutartige Veränderungen: Drüsenteilresektion; Enukleation oder Biopsie wegen Verletzung der Tumorkapsel nicht zulässig
  bösartige Veränderungen: totale Parotidektomie + Neck Dissection; konsekutiv Fazialisparese
- **Ko▷** postoperativ: **Freye-Syndrom** (aurikulotemporales Syndrom): falsche Reeinervation der Schweissdrüsen mit den sekretorischen Fasern der Parotis → bei Nahrungsaufnahme Rötung und Schweisssekretion („Kauschwitzen")

Bösartige Neubildungen der Verdauungsorgane C15–C26

Bösartige Neubildung des Ösophagus C15
Ösophaguskarzinom
- **Ep▷** ♂ > ♀, 60.–80. Lj.
- **Ät▷** 85%: Nikotin- und Alkoholkonsum (Plattenepithelkarzinom v.a. mittleres 1/3)
  15%: Refluxösophagitis, Barrett-Syndrom (Adenokarzinom v.a. distales 1/3)
- **Pa▷** Plattenepithelkarzinom: Wachstum polypös, ulzerös, szirrhös
  Adenokarzinom
  Metastasierung: früh lymphogen, da Ösophagus ohne Serosa, lokale Infiltration; Tracheoösophagealfistel
- **Sy▷** Dysphagie, Regurgitation, Erbrechen, Heiserkeit, Horner, Hustenreiz, Aspirationspneumonie
- **Di▷** Endoskopie, Biopsie, Rö-Breischluck, CT
  TNM: T_1: Lamina propria mucosae bis Tela submucosa, T_2: bis Tunica muscularis, T_3: bis Tunica serosa, T_4: bis Nachbarorgane
  Stadien:
  Stadium I: $T_1 N_0 M_0$
  Stadium IIa: T_2
  Stadium IIb: $T_{1-2} N_1$
  Stadium III: T_{3-4}
  Stadium IV: M_1
- **Th▷** OP, endokavitäre Bestrahlung, Resektion, Bougierung, Laserkoagulation, Bestrahlung, Stent; bei Diagnosestellung bereits 70% inoperabel
  OP-Verfahren: Resektion mit Interposition von Darm, LK-Entfernung, palliative OP
- **Pro▷** insgesamt schlecht

Bösartige Neubildung des Magens C16
Magenkarzinom
- **Ep▷** Inzidenz: 20/100 000 Erkrankte/Jahr
- **Ät▷** Nitrosamine, Aflatoxine, Teerstoffe, chronisch atrophische Gastritis
  Blutgruppe A, Helicobacter pylori, St.n. Magenresektion, M. Ménétrier

Onkologie
Krankheitsbilder

RF▷ chron. Gastritis, perniziöse Anämie, Narben, M. Menetrier, Magenpolypen
Pa▷ **nach Tiefe**: Carcinoma in situ: nur Lamina epithelialis mucosae
Frühkarzinom: Mukosa und Submukosa
Karzinom: Ausdehnung > Lamina muscularis propria
nach Borrmann: ulzerierend, polypös, infiltrierend szirrhös, polypös exophytisch
Lokalisation: 70% Antrum, 20% Kardia
kontinuierliche Ausbreitung → Peritoneum, Virchow-Drüsen
hämatogene Metastasen → Leber, Lunge, Gehirn
Histologisch: Adenokarzinom oder Gallertkarzinom mit Siegelringzellen
TNM: T_1: Carcinoma in situ, T_2: Frühkarzinom, T_3: Serosa, T_4: angrenzende Organe
Sonderform:
Magenfrühkarzinom (Early Cancer): infiltrierend wachsender Tumor, der die Muscularis propria noch nicht erreicht hat; lymphogene Metastasen möglich;
5-J-Ü 80%; 15–20% bereits LK-Metastasen;
Therapie wie Magenkarzinom (OP)
Sy▷ Unverträglickeiten, Inappetenz, Leistungsknick, Anämie, epigastrische Schmerzen, Schluckbeschwerden (Kardiastenose), Erbrechen (Magenausgangsstenose), Kachexie, tastbarer Oberbauchtumor
Di▷ Gastroskopie, Endosonographie, CT, Histologie, CEA, Hämoccult
DD▷ Ulcus pepticum, MALT-Lymphom
Th▷ OP, Stenosebeseitigung, Analgesie; Chemo- und Strahlentherapie nicht effektiv
OP-Indikation: keine Metastasen; 50% resezierbar, kurativer Ansatz.
Vorgehen:
Antrumkarzinom: Billroth II; Sicherheitsabstand 6 cm oral, 3 cm aboral
Korpuskarzinom: totale Gastrektomie, Mitentfernung kleines und großes Netz, Milz, Pankreasschwanz
kardianahe Karzinome: thorakoabdominale Gastrektomie; Ösophagus-Dünndarm-Anastomose, Roux-Y-Schlinge oder Jejunuminterposition
palliativ: Gastrektomie; Anastomosierung, um Magenpassage zu erhalten; Endoprothese, Ernährungsfistel
Pro▷ Frühkarzinom relativ gut; Magenkarzinom 5-J-Ü: 20–30%

MALT-Lymphom
Def▷ Mucosa-Associated Lymphoid Tissue
Ät▷ HLO-Assoziation
Pa▷ Lokalisation im Magen
Th▷ HLO-Eradikation; in Frühformen ausreichend; ggfs. OP

Onkologie
Krankheitsbilder

Bösartige Neubildung des Dünndarmes C17
Maligne Duodenaltumoren
- Pa▷ sekundäre Tumoren aus Pankreas oder Gallengang, die in Duodenum einwachsen; selten primäre Tumoren (Adenokarzinom, Sarkom, Lymphom, Karzinoid)
- Sy▷ insgesamt lange asymptomatisch; ggfs. Verschlusssymptomatik mit Übelkeit, Erbrechen
- Di▷ hypotone Duodenographie, Endoskopie, CT
- Th▷ Resektion, Anastomosierung

Karzinoid
- Pa▷ Tumor der enterochromaffinen Zellen (Serotonin, Histamin, Prostaglandin)
  Lokalisation: distales Ileum, Appendix
- Sy▷ Flush-Symptomatik, Diarrhoe, Gewichtsverlust, intermittierende Ileus-Symptomatik; kardiale Manifestation: Hedinger-Syndrom mit Endokardfibrose, Trikuspidalinsuff.
- Di▷ 5-Hydroxyindolessigsäure, Serotonin, Chromangin
  Bildgebung: Endosono, MRT, Sonographie-Abdomen
- Th▷ OP Resektion, bei Inoperabilität Octreotid (Somatostatinanaloga), α-Interferon, Radionuklidtherapie
- Pro▷ 5-J-Ü: 75–99%

Bösartige Neubildung des Kolons und des Rektums C18–C20
Kolorektales Karzinom
- Ät▷ alimentär, tierische Fette, Genetik, ♂ > ♀, alte Menschen, zweithäufigster Tumor
  Genetische Faktoren:
  FAP: familiäre adenomatöse Polyposis
  Lynch-Syndrom: autosomal-dominant, nichtpolypöses Colon-Karzinom
  Prädisposition: familiäre Polyposis, adenomatöse Polypen, chronische Colitis ulcerosa, Ruhr, Strahlencolitis
- Pa▷ 95% Adenokarzinome, Entstehung aus Adenom-Karzinom-Sequenz; selten undifferenziertes Karzinom, Sarkome, Melanom, Plattemepithelkarzinom
  Lokalisation: Rektum 55%, Sigma 15%, aufsteigend Inzidenz abnehmend
  Metastasierung:
  Colon-Ca: lymphogen und hämatogen → Pfortader → Leber, Lunge, Skelett
  Rektum-Ca: Cava → Lunge (Cava-Typ), auch Lebermetastasen
  Lymphabfluss aus Rektumabschnitten unterschiedlich:
  unteres Viertel: Lymphe nach kranial, lateral, kaudal
  mittleres Viertel: Lymphe nach kranial und lateral
  oberes Viertel: Lymphe nur nach kranial
  TNM: Tis Ca in situ, T_1: Submukosa, T_2: Mukosa, T_3: Serosa, T_4: organüberschreitend

Onkologie
Krankheitsbilder

Ein▷ **Dukes A** Tumor hat Darmwand nicht überschritten, kein LK-Befall
 Dukes B Tumorinfiltration > Darmwand, kein LK-Befall
 Dukes C beliebige Ausdehnung, regionale LK befallen
  C_1 perikolische LK befallen (tumornah)
  C_2 regionale LK am Stamm großer Gefäße befallen
 Dukes D beliebige Ausdehnung mit Fernmetastasen

Sy▷ lange asymptomatisch; je distaler, umso schneller symptomatisch; Änderung der Stuhlgewohnheiten, Obstipation, Flatulenz, Krämpfe, Leistungsknick, Anämie
li. Kolonhälfte → Blutungen, Schleim, Wechsel Obstipation – Diarrhoe, Ileus, Subileus

Ko▷ Obstruktion, Perforation, Anämie, Peritonealkarzinose, Verwachsung, Fistelbildung

Di▷ Rektoskopie, Coloskopie, digitale Untersuchung, Rö, Colonkontrasteinlauf, CEA, CA 19-9, CT

Pro▷ je tiefer der Tumor sitzt umso schlechter (unspezifischere Beschwerden)
bei frühzeitiger OP gute Prognose
bei 5% der Kolonkarzinompatienten Zweitkarzinom
bei 50% Dickdarmpolypen; 30–40% Lokalrezidive

Th▷ radikale Resektion
bei fortgeschrittenem Stadium: adjuvante Chemotherapie, lokale Nachbestrahlung; palliative Chemotherapie mit 5-Fluorouracil, Oxaliplatin, Irinotecan
OP-Indikation: prinzipiell großzügige OP-Indikation bei gutem AZ des Patienten, da Tumoren wenig chemo- und strahlensensibel sind und im Verlauf Lokalkomplikation häufig sind (Blutung, Ileus, Perforation).
Patientenvorbereitung: Darmreinigung durch abführende Maßnahmen, Spülung, Antibiose
kurativ: En-Bloc-Resektion + mesokolische LK, End-Zu-End-Anastomose; wenn möglich einzeitig; ansonsten 3-zeitig (Colostoma, Resektion, Rückverlegung des Colostoma)
Resektionsverfahren:
 rechtsseitige Hemikolektomie mit Ileotransversostomie: Tumor im Zökum, C. ascendens, rechtsseitiges C. transversum plus 10 cm Ileum
 Transversumresektion mit Aszendens-Deszendens-Anastomose: Tumor im Transversum; wegen Distanz relative Spannung, höhere Insuffizienzrate
 linksseitige Hemikolektomie mit Transversosigmoidostomie: linksseitige Tumoren, C. descendens
 Sigmaresektion mit Descendorektostomie: bei Sigmatumoren

 palliativ: Seit-zu-Seit-Kurzschlüsse zur Überbrückung des tumorösen Segmentes, ohne dass dieses reseziert wird (Ileotransversostomie, Aszendosigmoidostomie, Transversodeszendostomie); bei mechanischen Komplikationen und schlechtem AZ des Patienten

Onko

Onkologie
Krankheitsbilder

OP-Verfahren bei Rektumkarzinom:
- **oberes Rektum**: transabdominale Resektion mit Anastomose, Kontinenz; u.U. temporärer Anus praeter
- **mittleres Rektum**:
  anteriore Resektion; Anastomosierung, Kontinenz
  abdominosakrale Totalexstirpation mit endständigem Anus praeter, keine Kontinenz
- **unteres Rektum**: Totalexstirpation, endständiger Anus praeter sigmoidalis
- **kleine, gut differenzierte Tumoren** (T_{1-2}, N_0, M_0): lokale Wandresektion, Kyrochirurgie; engmaschige Kontrollen, Kontinenz erhalten
- **palliativ**: Verschluß der Rektumstumpfes, Anus praeter; evtl. intraluminale Tumorverkleinerung mit Laser- oder Thermokoagulation, Kryotherapie

Künstlicher Darmausgang:
- **Ileostoma**: bei Kolektomie, Proktokolektomie bei Colitis ulcerosa, fam. Polyposis, Zökumverletzungen, Intestinalfisteln: Stoma im rechten Unterbauch; 2–3 cm vorspringend; evtl. sekundär kontinentes Stoma (beide Ileumschlingen werden als Pouch zusammengenäht; Entleerung über Spezialkatheter)
- **Kolostoma (anus praeter naturalis)**:
  temporär (doppelläufig), für 10–14 d, über Reiter permanent (endständig): im Hautniveau
- **Stomaversorgung**: Beutel; ab 8. d Darmirrigation: Stomaeinlauf 2–4 Liter; Darmentleerung einmal am Tag zu vorgegebenem Zeitpunkt
- **Stomakomplikationen**: Hautirritation, Retraktion, Nekrose, Kolostomieprolaps, Stenose, Parakolostomiehernie

Bösartige Neubildung des Anus und des Analkanals C21

Analkarzinom

Pa▷ insg. selten; meist Plattenepithelkarzinom, ♀ = ♂, Alter > 50. Lj.
  Metastasierung: schnell lymphogen nach inguinal und retroperitoneal
Ein▷ Analrandkarzinom → Plattenepithelkarzinom
  Analkanalkarzinom → Übergangsepithel der Linea dentata
Sy▷ Defäkationsschmerz, Pruritus, Blutungen, Fremdkörpergefühl, Inkontinenz
Di▷ rektale Untersuchung, Proktorektoskopie, Biopsie
Th▷ kombinierte Radio-Chemotherapie, danach Exzision des Tumorrestes oder abdominoperineale Rektumexstirpation
Pro▷ wenn Sphinkter nicht filtriert 100%, ansonsten schlechter

Onkologie
Krankheitsbilder

Onko

Bösartige Neubildung der Leber und der intrahepatischen Gallengänge C22

Maligne Lebererkrankungen

- **Ät▷** oft Metastasen, selten primäre Leberkarzinome;
  Alkohol, chronische Hepatitis, Aflatoxin, Thorotrastleber, Arsen
- **Pa▷** Histologie: meist epitheliale Tumore
  hepatozelluläres Adenom: primär gutartig; Übergang in hepatozelluläres Ca möglich
  Cholangiofibrom: aus Gallengängen, immer gutartig
  hepatozelluläres Karzinom
  cholangiozelluläres Karzinom
  Metastasen aus Verdauungstrakt, Lunge, Mamma, maligne Lymphome
- **Sy▷** unspezifische Beschwerden, oft Paraneoplasien, Ikterus, Aszites, Gewichtsverlust, Völlegefühl, Spannung, Ödeme
- **Di▷** vergrößerte, hart-höckrige Leber, AFP, Sonographie, CT, Arteriographie, Laparoskopie, alkalische Phosphatase
- **Th▷** Leberteilresektion, Chemotherapie mit schlechtem Erfolg
  OP-Verfahren: Lobektomie, Segmentresektion, Hemihepatektomie; erst Gefäße abbinden, dann Resektion; Resektionsfläche mit Fibrinkleber oder Infrarotkoagulation versiegeln
- **Pro▷** schlecht
  Metastasen: solitäre Metastase bei Therapierbarkeit des Primärtumor operativ entfernen, evtl. lokale Chemotherapie oder Bestrahlung

Hepatozelluläres Karzinom

- **Ep▷** 5/100 000 Erkrankte/a, ♂ > ♀, z.T. Häufung in Tropen
- **Ät▷** Lebererkrankung (z.B. chronische Hepatitis C), Leberzirrhose jeder Ursache, Alkohol, Aflatoxin, Thorotrast, Arsen
- **Pa▷** solitär – multizentrisch – diffus infiltrierend
  Metastasierung: früh lymphogen in Leberhilus, hämatogen in Lunge und Knochen
- **Sy▷** initial unspezifsch, Spätsymptome: Aszites, Oberbauchschmerzem, Ikterus
- **Di▷** bei chronischer Lebererkrankung: AFP, Sonographie als Screening
  bei Verdacht: CT, FNP
- **Th▷** solitär: Leberteilresektion
  multilokulär / diffus: evtl. Lebertransplantation
  metastasierend: Palliation, Chemotherapie, lokale Chemotherapie

Cholangiozelluläres Karzinom

- **Ät▷** chronische Gallengangsentzündung, primär sklerosierende Cholangitis
- **Pa▷** Adenokarzinom
- **Sy▷** Ikterus, Courvosierzeichen
- **Th▷** OP, palliativ Stent, palliative Radiochemotherapie
- **Pro▷** schlecht

Onkologie
Krankheitsbilder

Bösartige Neubildung der Gallenblase C23

Gallenblasenkarzinom

- Ät▷ chron. Gallengangsentzündung, chron. Cholecystitis, primär sklerosierende Cholangitis, Caroli-Syndrom (intrahepatische Gallengangserweiterung mit rezidivierenden Cholangitiden), Parasitosen
- Pa▷ meist szirrhöse Adenokarzinome; kein Tumor ohne Stein; ♀ > ♂
  Metastasierung: infiltrierend und regional; späte Diagnose
- Sy▷ Ikterus, schmerzlose Gallenblase, Gewichtsabnahme, Courvoisier-Zeichen (Gallenblase schmerzlos vergrößert tastbar)
- Di▷ Sonographie, CT, ERCP
- Th▷ OP, Gallenwegsprothesen, Schmerztherapie
- Pro▷ schlecht

Bösartige Neubildung sonstiger nicht näher bezeichneter Teile der Gallenwege C24

Gallengangskarzinom

- Pa▷ meist szirrhöse Adenokarzinome; kein Tumor ohne Stein; ♀ > ♂
  Metastasierung: infiltrierend und regional; späte Diagnose
- Ein▷ **Klatskintumore** der Hepatikusgabel
  - Stadium I: Ductus hepaticus communis ohne Hepatikusgabel
  - Stadium II: bis Hepatikusgabel
  - Stadium III: bis Segmentabgänge
  - Stadium IV: bis sekundäre Segmentabgänge
- Sy▷ Ikterus, schmerzlose Gallenblase, Gewichtsabnahme, Courvoisier-Zeichen
- Di▷ Sonographie, CT, ERCP
- Th▷ OP (Cholezystektomie mit Keilexzision des Gallenblasenbettes aus der Leber); Lymphadenektomie; bei großer Ausdehnung biliodigestive Anastomose oder Endoprothese, Gallenwegsprothesen, Schmerztherapie
- Pro▷ schlecht; späte Diagnose; bei kurativem Eingriff 10% 5-J-Ü; palliativ keine 6 Monate

Bösartige Neubildung des Pankreas C25

Pankreaskarzinom

- Ät▷ Alkohol, Nikotin, Gallenwegs- und Lebererkrankungen; > 60. Lj.; ♂ = ♀
- Pa▷ meist Adenokarzinom; 70–80% Pankreaskopf
  Metastasierung: früh lymphogen in Leberhilus, Leber
- Sy▷ keine Frühsymptome; maligner Gallengangsverschluß, Ikterus, Aszites, Courvoisier-Zeichen, Hepatomegalie, Schmerzen, schlechter Allgemeinzustand, Übelkeit, Erbrechen, Gewichtsverlust, Splenomegalie, Gerinnungsstörungen (Thrombophlebitis migrans)
- Di▷ Sonographie, CT, ERCP, CA 19-9, CEA
- Th▷ OP: nur 20% primär operabel (Whipple oder totale Pankreatektomie); palliativ mit biliodigestiver Anastomose (Choledochoduodenostomie, Gastroenterostomie, Pankreatikojejunostomie); Strahlentherapie zur Schmerzlinderung, schlechtes Ansprechen auf Chemotherapie

Onkologie
Krankheitsbilder

Whipple-OP (partielle Duodenopankreatektomie): en-bloc-Resektion des rechtsseitigen Pankreas + verbundenem Duodenum + distalem Choledochus + Gallenblase+ unteren 2/3 des Magens; Pankreatikojejunostomie (End-zu-End), Hepatojejunostomie (End-zu-Seit), Gastrojejunostomie; hohe perioperative Sterblichkeit (10–30%)

Pro▷ schlecht; bei Entdeckung meist inoperabel; mittlere Überlebenszeit nach Diagnosestellung 8–12 Monate

Bösartige Neubildungen der Atmungsorgane und sonstiger intrathorakaler Organe C30–C39

Tumoren des Mediastinums
Ein▷ vorderes oberes Mediastinum: Struma, Lipom, Thymom
vorderen unteres Mediastinum: Teratom, Lipom, Perikardzyste
hinteres Mediastinum: neurogene Tumoren, gastroenterogene Zysten
Lymphome: benigne: Castleman-Tumor
maligne: Hodgkin (v.a. nodulär-sklerosierende Form im Mediastinum)
Sy▷ Einflußstauung, Neuralgie, Rekurrensparese, Horner, Reizhusten, Dypnoe, Schluckbeschwerden
Di▷ Mediastinoskopie, Thorakotomie
Th▷ je nach Tumor: OP, Strahlentherapie, Chemotherapie

Herztumoren
Ein▷ Rhabdomyom, Vorhofmyxom (benigne), leukämische Infiltrate, Metastasen
Sy▷ je nach Lokalisation Klappenschäden, Stenosen
Di▷ Echokardiographie
Th▷ bei Vorhofmyxom (Septum) Tumorentfernung vom rechten Vorhof am offenen Herzen

Bösartige Neubildung des Larynx C32
Ep▷ häufigstes Karzinom im HNO-Bereich, ♂ > ♀, 55.–65. Lj.
Ät▷ Nikotin, Asbest
Pa▷ meist Plattenepithelkarzinom, verrukös, undifferenziert oder hochdifferenziert
Lokalisation: glottisches Karzinom 65%
supraglottisches Karzinom 30%
subglottisches Karzinom 5%
Metastasierung: lymphogen zervikal und paratracheal
TNM: T_1: auf Unterbezirk beschränkt, T_2: z.T. außerhalb Unterbezirk, aber ohne Larynxfixation, T_3: mit Larynxfixation, T_4: organüberschreitend
Sy▷ Heiserkeit, Dyspnoe, Dysphagie
Di▷ Laryngoskopie, CT, Sono Hals
Th▷ Resektion
OP: kehlkopferhaltende Teilresektion → Stimme erhalten
Laryngektomie → Aphonie
zusätzlich Neck Dissection
bei positivem LK-Befall adjuvante Radiatio

Onkologie
Krankheitsbilder

Wiederherstellung der Stimme über Ösophagusersatzstimme (Ruktussprache), Ösophageotrachealfistel, elektronische Sprachhilfe
Pro▷ 5-J-Ü: bei T_4 50%, bei T_1 90%

Bösartige Neubildung der Trachea C33
Ät▷ Noxen: Nikotin, weitere Inhalationsnoxen
Pa▷ Plattenepithelkarzinom, adenoidzystische Karzinome, sekundäres Tumorwachstum von Schilddrüse, Ösophagus
Sy▷ Dyspnoe, Stridor, Hustenreiz
Di▷ Tracheoskopie, CT
Th▷ OP bei kleinen Tumoren, bei großen Tumoren Verkleinerung (Debulking), Stent, kombinierte Radiochemo

Bösartige Neubildung der Bronchien und der Lunge C34
Bronchialkarzinom
Ep▷ ♂ > ♀ (8 : 1); häufigstes Karzinom beim Mann, v.a. 60.–70. Lj.
Ät▷ Nikotin, Asbest, Arsen, Uran, Radon, Narben, TBC
Pa▷ v.a. hilusnah (65%), **Metastasierung**: früh lymphogen; periphere Karzinome → Thoraxwand (Pancoast-Tumor)
Ein▷ **Histologisch**:
    Plattenepithel-Ca (40%): konzentrische Schichtung, Hornperlen, v.a. hilusnah
    Adeno-Ca (10%): tubulär-papillär-azinös-solide; bronchioalveolär: tapetenförmige Alveolenauskleidung; häufig peripher; häufig bei Nichtrauchern
    kleinzelliges Ca (45%): Oat-cell-Ca, intermediärer Typ; schlechteste Prognose; aus neuroendokrinen Zellen, v.a. hilusnah; häufig paraneoplastische Syndrome
    großzelliges Ca (5%): große, polymorphe Zellen, Riesenzellen

TNM (Nicht-Kleinzeller):
    T_1: < 3 cm, kein Hinweis auf Infiltration
    T_2: jede Größe mit Infiltration des Hauptbronchus, Pleura visceralis, Atelektase oder Pneumonie; nicht ganze Lunge betroffen
    T_3: jede Größe mit Invasion der Brustwand, mediastinaler Pleura, Perikard
    T_4: Invasion in Mediastinum, Herz, große Gefäße, Trachea, Ösophagus, Wirbelsäule, Carina, maligner Erguß

Tumorstadien:
    Stadium I $T_{1-2}N_0M_0$
    Stadium II $T_{1-2}N_1M_0$
    Stadium III T_3N_1–T_4N_2
    Stadium IV M_1

Kleinzeller: **limited disease**: eine Thoraxhälfte, kein Erguss, M0
              extended disease: kontralateraler Befall, Fernmetastasen

Onkologie
Krankheitsbilder

Sy▷ **Frühsymptome**: Reizhusten, Hämoptysen, Dyspnoe, Stenosegeräusch
Spätsymptome: obere Einflußstauung, Rekurrensparese, Horner
metastatische Symptome: Knochenschmerz, neurologisches Defizit
Paraneoplasien: Cushing, Serotonin, Parathormon, PNP, ADH, Hyperkalzämie
Pancoast-Tumor: apikaler Tumor mit Horner, Plexusläsion, Einflußstauung
Di▷ Rö-Thorax, CT, Bronchoskopie, Histologie, Staging (Sonographie Abdomen, Schädel-CT, Skelett-Szintigraphie)
DD▷ Pneumonie, TBC, Sarkoidose, Metastasen anderer Tumoren
Th▷ **Nichtkleinzeller**: OP, Nachbestrahlung; 5-J-Ü nach kurativer OP 30%
Radiatio bei inoperablen Tumoren; ggfs. sek. resezierbar
Chemotherapie in palliativem Setting
Kleinzeller: systemische Chemotherapie, lokale Nachbestrahlung; Remission meist kürzer als 9 Monate
ACO-Schema: Adriblastin, Cyclophosphamid, Vincristin
CEV-Schema: Carboplatin, Etoposid, Vincristin
OP-Indikation: Tumor innerhalb der Organgrenze, keine Metastasen, Patient operabel
Vorgehen: Lobektomie, Bilobektomie, Pneumektomie, atypische Lungenresektion (Keil, Klemmenresektion); Kombination OP mit Bestrahlung verbessert Prognose; alleinige Strahlentherapie führt zu kurzfristiger Remission; schlechte Prognose

Bronchioalveoläres Karzinom
Syn▷ Adenoalveolarzellkarzinom, maligne Lungenadenomatose
Pa▷ bronchioalveoläres Adenokarzinom, oft multifokal bei fibrosierender Lungenerkrankung; Tumor hält sich an anatomische Strukturen, kleidet Alveolen und Bronchialsystem von innen aus → DD Infiltration
Histologie: schleimproduzierende Zylinderepithelzellen (viel Sputum)
Metastasierung: früh hämatogen
Sy▷ Husten, Auswurf, Dyspnoe
Th▷ wie BC, schlechte Prognose

Bronchialadenom und andere Tumoren
Pa▷ verschiedene semimaligne Tumoren: Karzinoid, Papillom, Zylindrom
Sy▷ meist asymptomatisch, Hormonwirkung
Di▷ Rö-Thorax
Th▷ Resektion

Lungenmetastasen
Pa▷ meist hämatogen über Cava: Mamma-, Rekum-, Nierenzell-, Ovarial-Ca, hepatozell. Ca
Sy▷ klinisch lange stumm
Di▷ Lungenrundherd im Röntgen
Th▷ Behandlung Primärtumor, palliative Chemotherapie

Onkologie
Krankheitsbilder

Lymphangiosis carcinomatosa
- **Pa▷** Ausbreitung über Lymphgefäße; v.a. Mamma-Ca, Magen-Ca
- **Sy▷** Dyspnoe, Erguss
- **Th▷** Behandlung Primärtumor, therapeutische Ergußpunktion, Pleurodese, Palliation

Pleuratumoren
Pleuramesotheliom
- **Ät▷** Asbestose, Nikotin
- **Pa▷** v.a. Fasern mit Länge > 10 µm und Dicke 0,3 µm → Krokydolith (blaues Asbest), lange Latenzzeit von 10–15 Jahren
- **Sy▷** Verklebungen, Pleuraerguß mit Dyspnoe, Schmerzen
- **Di▷** Rö: pleurale Verschattungen, Erguß (Pleurabiopsie)
- **Th▷** Resektion, infauste Prognose

Pleurametastasen
- **Ät▷** lymphogen: Bronchial-Ca, Magen-Ca, Mamma-Ca
  hämatogen: Tumor meist extrathorakal
- **Sy▷** Schmerzen, Ergußbildung, Dyspnoe
- **Th▷** palliativ; Analgesie, Bestrahlung, Pleurodese, Chemotherapie

Bösartige Neubildungen von Knochen und Gelenkknorpel C40–C41

Primäre Knochentumoren
Osteosarkom
- **Ep▷** häufigster maligner Knochentumor, Jugendalter
- **Ät▷** Kombination mit Retinoblastom, nach Radiatio
- **Pa▷** v.a. Metaphysen der langen Röhrenknochen, früh metastasierend
  ostolytischer Typ: inhomogene Strukturauflösung, unscharfe Kontur, verdünnte / destruierte Kortikalis
  sklerosierender Typ: dichte Sklerose mit unscharfer Grenze, ossäre Verkalkungen (Spiculae)
  gemischter Typ: fleckige Osteolysen, unscharfe Sklerosen
- **Sy▷** Schwellung, Schmerz, Bewegungseinschränkung
- **Di▷** Rö, Labor mit alk. Phosphatase ↑↑, Szintigraphie, Angiographie: Hypervaskularisation, Gefäßunregelmäßigkeiten: Abbrüche, Shunts, Blutseen
- **Th▷** OP, neoadjuvante Chemotherapie mit Ifosfamid, Adriamycin, Methrotrexat, Cisplatin und adjuvante Chemotherapie
- **Pro▷** ohne Chemotherapie schlecht; mit Chemotherapie 5-J-Ü: 60%
  oft frühe pulmonale Metastasen

Chondrosarkom
- **Ep▷** Tumor des Erwachsenenalters
- **Pa▷** Lokalisation: proximale Extremitäten, Becken, Rippen

Onkologie
Krankheitsbilder

Sy▷ schmerzhafte Schwellung
Di▷ Labor: alkalische Phosphatase ↑↑, Rö: ossäre Destruktion, unscharfe Grenze, große Weichteiltumoren, fleckige Verkalkungen
Th▷ OP, Prognose relativ gut

Ewing-Sarkom
Ep▷ Tumor des Kindesalters, ♂ > ♀
Pa▷ hochmaligne, Lokalisation v.a. lange Röhrenknochen (Diaphysen)
Sy▷ Schwellung, Schmerz, Bewegungseinschränkung
Di▷ Rö: unregelmäßige Destruktion (Mottenfraß), zwiebelschalige Periostverkalkungen, Spiculae, Codman-Triangel (Periostabhebung)
Th▷ radikale OP mit neoadjuvanter und adjuvanter Chemotherapie

Fibrosarkom
Pa▷ maligner Weichteiltumor mit massiven Destruktionen des Markraums, unscharfe Grenze, wenig reaktive Knochenneubildung, Ausbildung von Spiculae, Verkalkungen in Tumornekrosen
Th▷ OP

Sekundäre Knochentumoren (Knochenmetastasen)
Ein▷ **Osteolytische Metastasen**: aus Bronchus, Kolon, Schilddrüse
    Di▷ Rö: Strukturauslöschung, unscharfe Begrenzung, anfangs Spongiosa, später Kompakta
Osteoblastische Metastasen: aus Prostata, Magen
    Di▷ Rö: runde, ovale Verdickung, unscharfe Begrenzung, diffuse Sklerosierung
Gemischte Metastasen: aus Mamma, Magen
    Di▷ Rö: sowohl osteolytisch als auch sklerosierend
Sy▷ Schmerzen, pathologische Fraktur
Th▷ Bestrahlung, Bisphosphonate, Chemo- oder Hormontherapie, symptomatische Therapie; Behandlung Primärtumor

Melanom und sonstige bösartige Neubildungen der Haut C43–C44

Bösartiges Melanom der Haut C43
Ep▷ Inzidenz ↑, Farbige / Weiße = 1:10; selten Asiaten und Afrikaner
Ät▷ 60% aus Nävuszellnävus (NZN), 20% aus normaler Haut, 20% aus Lentigo maligna
RF▷ viele große Nävi, Dysplasien, heller Hauttyp, UV-Licht, Sommersprossen
Pa▷ **Metastasierung**: hämatogen und lymphogen
Ein▷ **nach Clark** Clark I   in situ
                        Clark II   bis Stratum papillare
                        Clark III   füllt Stratum papillare aus
                        Clark IV   bis Stratum reticulare
                        Clark V   subkutanes Fett infiltriert

Onko

Onkologie
Krankheitsbilder

nach Breslow
- **Superfiziell spreitendes Melanom** (SSM, 50%): wächst oberflächlich, ab 60. Lj.; Lokalisation: Rücken, Beine
  - Di▷ unregelmäßig pigmentierte Papel, teils knotig
- **Noduläres Melanom** (NM, 30%): wächst primär in die Tiefe, d.h. keine äußerliche Veränderung nachweisbar; ab 60. Lj., Lokalisation: Stamm, Beine, insgesamt ungünstige Prognose
  - Di▷ knotig, dunkel pigmentiert, vulnerabel
- **Lentigo-maligna-Melanom** (LMM, 8%): horizontal, v.a. Gesicht, 60.–70. Lj., günstige Prognose
  - Di▷ flache, unregelmäßig begrenzte Papeln
- **Akral-lentiginöses Melanom** (ALM, 5%): horizontal, v.a. Hände, Füße, 60.–70. Lj.
  - Di▷ schwarz-bräunliche Knoten, zunäcnt im Hautniveau
- **Nicht klassifizierbares Melanom** (UCM, 3,5%): z.B. amelanotisches Melanom, Schleimhautmelanom

TNM: Tis Melanoma in situ, $T_1 < 0{,}75$ mm, T_2 $0{,}76$–$1{,}5$ mm, T_3 $1{,}5$–4 mm, $T_4 > 4$ mm

Di▷ ABCDE-Regel: **A**symmetrie
Border (Begrenzung)
Colour (Pigmentierung)
Durchmesser > 6 mm
Erhabenheit

Auflichtmikroskopie; 80 MHz-Sonographie; Histologie: HE-Färbung, Immunhistochemie

Th▷ Exzision mit 3–5 cm Sicherheitsabstand; Chemotherapie mit DTIC (Dacarbazin)

Pro▷ Stamm schlechter als Extremitäten; ♂ schlechter ♀; Durchmesser > 3 mm 5-J-Ü: 20–40%; wenn Tumor intraepidermal fast 100% Heilung
Verschlechterung der Prognose wie folgt:
Lentigo maligna M. > superfiziell spreitendes M. > akral-lentiginöses M. > noduläres Melanom

Sonstige bösartige Neubildungen der Haut C44

Basaliom

Ep▷ Inzidenz: 10–100/100.000 Erkrankungen/a, Häufigkeit nimmt mit Alter zu

RF▷ UV-Licht; Narbe, Arsen (Winzer), weiße Hautfarbe, Immunsuppression

Pa▷ semimaligne, d.h. lokal destruierend und infiltrierend, aber nicht metastasierend; Anordnung der Tumorzellen in Strängen oder Nestern, pallisadenförmige Anordnung der Zellen; **Lokalisation**: oft im Augenwinkel, Gesicht, Ohren, v.a. an sonnenexponierte Stellen

Ein▷ nodulär – superfiziell – infiltrativ – sklerodermiform (auch am Körperstamm auftretend)
Sonderformen, Basaliomatose

Onkologie
Krankheitsbilder

Sy▷ schmerzlose papulöse, knotige Hautveränderung mit perlschnurartigem Randwall, lokal destruierend, häufig multipel, teil pigmentiert, ulzerierend
Ulcus rodens: destruierend
Ulcus terebrans: psoriasiform, narbig
Di▷ Klinik, Auflichtmikroskop, 20-MHZ-Sono, aber Nutzen ist fraglich, Histologie: HE-Färbung
Th▷ OP im Gesunden, Strahlentherapie (bis 30 Gy), Kryotherapie, lokal 5-Fluoruracil

Spinaliom
Ep▷ Inzidenz: 50–150 /100.000 Erkrankte/a, im Alter zunehmend; ♂ > ♀
RF▷ UV-Licht; Narbe, Arsen, weiße Hautfarbe, Immunsuppression, Teer, Ruß, Smegma, Entzündungen; entsteht meist auf vorgeschädigter Haut
Pa▷ maligner Tumor der epidermalen Stachelzellschicht, destruierend
Metastasierung: lymphogen und hämatogen
Sy▷ brettharte, nicht schmerzhafte, hautfarbene Plaques, zentrale Ulzeration; oft Unterlippe, Zunge, Penis, Vulva
Di▷ Klinik (Randwall, in der Mitte ulzeriert), Histologie: HE-Färbung
Th▷ OP im Gesunden, Strahlentherapie, Kryotherapie, topisch 5-Fluoruracil

M. Paget
Pa▷ intraepidermales Karzinom der Milchdrüsengänge; große, basophile (Paget-)-Zellen
Sy▷ unscharf begrenzter, krustiger, schuppiger Herd an Mamille, Mamillenekzem; auch Genitale möglich (bowenoide Populose)
Th▷ großzügige Exzision, Ablatio nicht nötig

Hautmetastasen
Pa▷ Metastasen von Mamma-Ca, Magen-Ca, Lungen-Ca, Darm-Ca, Nieren-Ca
Sy▷ Schwellung, Rötung, Schmerz, Blutung
Th▷ falls symptomatisch Exzision, ggfs. Bestrahlung; Behandlung der Grunderkrankung

Bösartige Neubildungen des mesothelialen Gewebes und des Weichteilgewebes C45–C49

Mesotheliom C45
Ät▷ Asbest, chronische Entzündung
Pa▷ Lokalisation: Pleura, Perikard oder Peritoneum
Sy▷ abhängig von Lokalisation
Di▷ Punktion mit histologischem oder zytologischem Nachweis
Th▷ Bestrahlung, Chemotherapie, therapeutische Punktion oder Pleurodese

Kaposi-Sarkom C46
Ät▷ Komplikation bei AIDS bei Infektion mit HHV-8
Pa▷ Befall von Haut, Schleimhaut, GI-Trakt, LK, Lunge

Onkologie
Krankheitsbilder

Sy▷ Plaques, Papeln, Knoten
Th▷ lokal Exzision, Laserbehandlung; Behandlung Grunderkrankung, ggfs. Chemotherapie

Rhabdomyosarkom C 49

Ep▷ v.a. Kleinkinder oder Jugendliche; Lokalisation: Kopf-Hals-Bereich, Urogenitaltrakt
Pa▷ Tumor der quergestreiften Muskulatur;
wenig differenziertes embryonales Rhabdomyosarkom: 70%
alveoläres oder pleomorphes Rhabdomyosarkom
frühe **Metastasierung**: lymphogen und hämatogen in Lunge, Leber, Knochen, KM und Hirn
Sy▷ lokale Verdrängung, Kompression, schmerzlose Weichteilschwellung
Th▷ Kombination OP + Chemotherapie, evtl. + Radiatio
Pro▷ 5-J-Ü: ca. 50%

Liposarkom

Ep▷ v.a. Männer, ab 50. Lj.; Lokalisation: Rücken, Oberschenkel, Bauchhöhle
Ät▷ unklar, keine Entwicklung aus Lipom beschrieben
Pa▷ Malignom des Fettgewebes, große, gelbliche und schleimige Tumore mit Verkalkungen
Ein▷ **hoch differenziertes Liposarkom**: noch sehr gut differenziert
myxoides Liposarkom: schleimiges Stroma (myxoid), in denen Fettzellen (Lipoblasten) liegen, gering bösartig, strahlensensibel
rundzelliges Liposarkom: hoch maligne, geringe Differenzierung
pleomorphes Liposarkom: hoch maligne, unterschiedlich geformte Tumorzellen, 5-J-Ü unter 20 %
Sy▷ Symptome durch lokale Verdrängung
Th▷ OP, ggfs. Bestrahlung

Bösartige Neubildung der Brustdrüse (Mamma) C50

Mammakarzinom

Ep▷ häufigstes Karzinom der Frau; 40–70. Lj. (Altersgipfel: 45.–50. Lj., 60.–65. Lj.), Prävalenz: bis zum 70. Lj. erkranken 7%
Früherkennung: Palpation und Mammographie
Ät▷ unklar, familiäre Häufung
RF▷ weibliches Geschlecht, Alter, frühere Erkrankung, familiäre Belastung, keine Geburt, gutartige Brusterkrankungen, frühe Menarche, späte Menopause, Bestrahlungsbehandlung, Adipositas
umstritten: Alkohol, Diät (viel Cholesterin), hormonelle Kontrazeptiva oder Hormonersatztherapie
Pa▷ **Präkanzerosen**: Mastopathien mit Zellatypien, Carcinoma lobulare in situ

Onkologie
Krankheitsbilder

Lokalisation: häufig oberer äußerer Quadrant; multizentrisches Wachstum (Karzinome in mehreren Quadranten); multifokales Wachstum (simultane Karzinomknoten in einem Quadranten)

Metastasierung: lymphogen: axillär; hämatogen: Skelett, Leber, Lunge, Pleura

    lymphogen: 1. LK-Station: Pectoralisrand
    2. LK-Station: Axilla
    3. LK-Station: unter M. pectoralis minor
    bei 30–40% der großen Tumoren auch Befall der LK längs der A. Mammaria int.; drei Hauptwege mit ca. 30 eingeschalteten LK:
    axillär: Lymphgefäße am Unterrand M. pectoralis maj. → axilläre LK → zervikale / supraskapuläre LK
    interpektoral: direkt in axilläre + infraklavikuläre LK
    parasternal: Lymphbahnen zu interkostalen und parasternalen LK, Verbindungen zur Gegenseite
    hämatogen: Knochen, Lunge, Leber, selten Ovarien, Haut, Gehirn, NN

Ein▷ Histologie: **duktale Karzinome** (80% ausgehend von Milchgang)
    lobuläre Karzinome (5–10%, häufig bilateral, ausgehend von Drüsenläppchen)
    inflammatorisches Karzinom: sehr hoch maligne
    adenoid-zystisches Karzinom: sehr selten, gute Prognose
    muzinöses Karzinom: gute Prognose

Stadieneinteilung nach Steinfeld

I	nur Drüsenkörper befallen
II	axilläre LK
III	supraklavikuläre LK befallen
IV	Thoraxwand befallen und Fernmetastasen

TNM

Tis	Ca in situ	N_0	keine LK-Metastasen
T_1	Ø < 2 cm	N_1	palpable, bewegliche axilläre Metastasen
T_2	Ø 2–5 cm	N_2	verbackene LK-Metastasen
T_3	Ø > 5 cm	M_0	keine Fernmetastasen
T_4	Infiltration Haut, Thorax	M_1	Fernmetastasen

Sy▷ derber Knoten, Hautveränderungen: Orangenhaut (Peau d´orange) durch Einziehungen der Hautoberfläche, ziehender Schmerz, Schmerz aber nicht wegweisend, Sekretionen aus der Mammille

Onkologie
Krankheitsbilder

Di▷ Mammographie (gruppierter Mikrokalk, Knoten mit Ausläufern), Sonographie (Unterscheidung Zyste – solider Tumor), Feinnadelpunktion zur histologischen Einordnung, zunehmend MRT
Staging: Rö-Thorax, Sono-Abdomen, Knochen-Szintigraphie, gyn. Untersuchung

Th▷ Mammakarzinom ist Systemerkrankung und nicht nur Lokalbefund
frühzeitig Kombination der Therapien: OP, Chemotherapie, Radiatio, Hormontherapie

OP:

Modifizierte radikale Mastektomie: Ablatio des Drüsenkörpers + LK axillär

Radikale Mastektomie nach Patey: Ablatio des Drüsenkörpers + LK axillär und subpectoral

Radikale Mastektomie Rotter-Halsted: Ablatio des Drüsenkörpers + LK axillär + M. pectoralis

Brusterhaltend: mit Sicherheitsabstand (wide excesion)
  QUART: Quadrantenresektion, Axillarevision, Radiotherapie
  Tumorexstirpation: 1 cm Sicherheitsabstand bei solidem Tumor
  Kontraindikationen für brusterhaltende OP: Verhältnis Tumor zu Brustgrösse, Haut- oder Muskelinfiltration, Lymphangiosis, multizentrisches oder multifokales Wachstum, Rezidiv

LK-Entfernung:
  Level I: untere Axilla, Level II: mittlere Axilla, Level III: obere Axilla

Chemotherapie: LK-pos. und LK-neg. mit Risikoprofil
  postmenopausal bei Rezeptor-pos: Tamoxifen, Formestan
  bei Metastasen: palliativ

Adjuvante Therapie
  Ziel: Vermeidung lokoregionärer Rezidive, Verbesserung der Überlebensrate, Verringerung der Beschwerden bei palliativer Indikation
  Strahlentherapie: Telekobalt oder energiereiche Elektronen, 50 Gy in 5 Wochen
    Ind▷ präoperativ: Tumor-Verkleinerung
    postoperativ: bei eingeschränkt radikalen Operationen (QUART)
    zur Vermeidung lokoregionärer Rezidive
  Hormonbehandlung: Tamoxifen 20 mg/die
    Ind▷ bei positivem Rezeptornachweis, LK-positive profitieren mehr von Hormontherapie
  Chemotherapie: CMF-Schema: Cyclophosphamid, Methotrexat, 5-Fluoruracil
    EC-Schema: Epirubicin, Cyclophosphamid
    HD-EC-Schema (> 3 LK): Epirubicin plus Cyclophosphamid; gefolgt von 3 Cyclen CMF

Onkologie

Krankheitsbilder

Ind▷ prämenopausal, postmenopausal, LK-positiv, Hochrisikopatientinnen, neg. Hormonrezeptoren

Herceptin®-Therapie: Antikörpertherapie im Anschluss an Chemotherapie

Ind▷ bei pos. Her-2-Neu-Nachweis

Nachsorge: erstes Jahr alle 2–3 Monate, danach größere Abstände

psychosoziale Nachsorge: Folgen der Erkrankung: Leistungsminderung, Hormonumstellung durch ovarielle Insuffizienz, kosmetische Probleme, Störung im Sexualleben, Auseinandersetzung mit der Prognose

Ko▷ Rezidiv (Wiederkehren nach mind. 6 Mon.), Metastasen, Nebenwirkungen der Therapie: Strahlenulkus

Pro▷ LK-Befall, Tumorgröße, Grading, Hormonrezeptorstatus, Alter, Menopause, Gefäßeinbrüche; LK-Entfernung hat keinen Einfluß auf Überlebenszeit

Einteilung in Risikogruppen:
- niedriges Risiko: T_{1-2}, keine Metastasen
- mittleres Risiko: T_{1-3}, N_{1-3}, Hormonrezeptor positiv
- hohes Risiko: T_{1-3}, N_{1-x}, Hormonrezeptor negativ

Phylloidestumor
Pa▷ intrakanalikuläres Fibroadenom, maligne – semimaligne; langes lokales Wachstum

Th▷ Exzision im Gesunden, relativ gute Prognose

M. Paget der Mamille
Pa▷ einseitige, ekzematöse Veränderung der Mamille durch intraepidermale Tumorausbreitung → Karzinom der Milchdrüsenausführungsgänge

Th▷ Exzision

Inflammatorisches Mammakarzinom
Pa▷ dermale Lymphangiosis carcinomatosa mit Lymphstau, Schwellung, Rötung, Überwärmung

Th▷ Ablatio, Axillarevision, Chemotherapie; ungünstige Prognose

Bösartige Neubildungen der weiblichen Genitalorgane C51–C58

Bösartige Neubildung der Vulva C51

Vulvakarzinom

Ep▷ ca. 65. Lj.

Ät▷ Papillomviren 16, 18

Pa▷ meist verhornendes Plattenepithelkarzinom (90%), selten Adenokarzinom

Metastasierung: lymphogen → inguinal und pelvin, selten hämatogen

Onkologie
Krankheitsbilder

Präkanzerosen:
- dystrophische Veränderungen (Craurosis vulvae): Lichen sklerosus, Hyperkeratose, Zellatypien
- Carcinoma in situ (Basalmembran intakt)
- M. Paget
- M. Bowen
- Erythroplasie Queryat
- bowenoide Papulose

FIGO-Klassifikation des Vulva-Ca	
Stadium I	Tumor auf Vulva begrenzt, ≤ 2 cm im größten Durchmesser
Stadium Ia	Stromainvasionstiefe ≤ 1mm
Stadium Ib	Stromainvasionstiefe >1mm
Stadium II	Tumor auf Vulva begrenzt, aber größer als 2 cm
Stadium III	Tumor beliebiger Größe mit Übergreifen auf distale Urethra oder Vagina oder unilateraler regionärer LK-Befall
Stadium IV	Tumor beliebiger Größe, der proximale Urethra, Blasenepithel oder Rektum infiltriert
Stadium IIa	2. Bilaterale LK-Station befallen
Stadium IV b	Fernmetastasen

Sy▷ Pruritus, Schmerzen, insgesamt symptomarm, Hautveränderungen, Knoten
Th▷ Vulvektomie, bilateral LK-Entfernung inguinal; bei LK-Befall Bestrahlung
Pro▷ ohne LK-Befall liegt die 5-J-Ü bei ca. 90%, bei inguinalen LK-Befall bei 45%

Bösartige Neubildung der Vagina C52

Vaginalkarzinom
Ät▷ HPV-assoziiert, Hygiene, chronische Reizung, Infektionen
Pa▷ Plattenepithelkarzinom, selten Adenokarzinom
Metastasierung: meist lymphogen (unteres 1/3 → inguinale LK; obere 2/3 → pelvine und paraaortale LK)
Sy▷ Fluor, z.T. blutig
Th▷ je nach Lokalisation OP-Ausmass wie Zervixkarzinom oder wie Vulvakarzinom kombinierte Strahlentherapie (Kontakttherapie und perkutane Bestrahlung); Stadium I → OP; Stadium IV → palliativ
Ko▷ Fistelbildung; 5-J-Ü: 40%

Bösartige Neubildung der Cervix uteri C53

Zervixkarzinom
Ep▷ Inzidenz: 13–15 / 100 000 Erkrankungen/a; Zunahme bei den über 50-Jährigen; 7–8% der Cervix-Ca manifestieren sich schon vor dem 30 Lj.
RF▷ sehr früher Geschlechtsverkehr, häufiger Partnerwechsel, Rauchen, hohe Geburtenzahl → Reizkarzinom; HPV 16/18 Infektion, evtl. HSV
Pa▷ Plattenepithelkarzinom (95%); Zylinderepithel (5%)
Präkanzerosen: Ektopie, Dysplasie, Carcinoma in situ (CIN III; cervikale intraepitheliale Neoplasie); CIN I und II nicht obligate Präkanzerose

Onkologie
Krankheitsbilder

Ausbreitung: Blase, Rektum, Uterus, Vagina, regionäre LK, Parametrien
Metastasierung: hämatogen in Leber, Lunge, Knochen; nicht in Ovarien
Vorsorgeuntersuchungen: Tastbefund, Spekulum, Zytologie
Zytologie: nach Papanicolaou:

I	normale Zellen
II	entzündliche Veränderungen
III	Dysplasie möglich
IIID	leichte bis mittelschwere Dysplasie
IVa	schwere Dysplasie
IVb	Carcinoma in situ
V	invasives Karzinom

Ein▷ Portiokarzinom (exophytisch, endophytisch), Zervixhöhlenkarzinom

Stadium 0	Carcinoma in situ; intraepitheliales Karzinom
Stadium I	streng auf Zervix beschränkt
Stadium Ia	präklinisch, nur mikroskopisch diagnostizierbar
Stadium Ia 1	minimale mikroskopische Stromainvasion
Stadium Ia 2	mikroskopisch entdeckte Läsion, Tiefe < 5 mm, Breite < 10 mm
Stadium Ib	alle anderen Tumoren des Stadium I
Stadium II	Collum uteri überschritten, ∅ Beckenwand; Übergang auf Vagina, nur obere 2/3
Stadium IIb	keine Infiltration der Parametrien, aber der Vagina
Stadium IIb	Befall der Parametrien erstes 1/3
Stadium III	Erreichen der Beckenwand
Stadium IIIa	Erreichen des unteren 1/3 der Vagina, noch nicht an Beckenwand
Stadium IIIb	bis zur Beckenwand
Stadium IV	Einbrechen in andere Organe
Stadium IVa	in Nachbarorgane
Stadium IVb	Fernmetastasen

Sy▷ Metrorrhagien, Kontaktbluten bei Geschlechtsverkehr, gelblich-gräulicher Ausfluß aus Tumorbett, Hämaturie, Blut im Stuhl: späte Stadien

Di▷ Cystoskopie: bullöses Ödem: Tumor bricht (bald) in die Blase ein
Labor: SC 10 (Marker für Plattenepithelkarzinom)
Schiller'sche Jodprobe: Kollagen färbt sich braun, Plattenepithel und Tumor färben nicht

Th▷ Carcinoma in situ: Konisation im Gesunden
Stadium Ia1: Hysterektomie, bei Kinderwunsch Konisation
Stadium Ia2: Wertheim-Meigs mit Hysterektomie, Entfernung oberes 1/3 der Vagina + Parametrien + LK (nicht Ovarien)
Stadium Ib: Wertheim-Meigs
Stadium IIa + b: Wertheim-Meigs und / oder Strahlentherapie
Stadium III + IV: Strahlentherapie mit einem lokalem Iridiumstab; perkutan mit Telekobald: paraaortale LK, iliakales Abstromgebiet

Onkologie
Krankheitsbilder

Bösartige Neubildung des Corpus uteri C54
Uteruskarzinom (Corpuskarzinom, Endometriumkarzinom)
- **Ep▷** Altersgipfel: 55.–65. Lj.
- **Ät▷** Östrogen, Adipositas → Östrogen ↑, Gestagenmangel, polyzystische Ovarien
- **RF▷** alleinige Östrogengabe über viele Jahre, Diabetes, Hypertonie, Übergewicht, anovulatorische Zyklen, späte Menopause, Infertilität, metabolisches Syndrom
- **Pa▷** Adenokarzinom, selten Plattenepithelkarzinom
  Histologie (Prognose der Reihe nach schlechter):
  Adenokarzinome (glandulär oder endometroid) – Adenokankroid – adenosquamöses Karzinom – klarzelliges Karzinom – papilläres Karzinom
  Metastasierung: lymphogen → paraaortale und iliakale LK
  hämatogen → Lunge, Leber, Knochen, Gehirn
  per continuitatem → Zervix, Adnexe, Vagina
- **Ein▷**

Stadieneinteilung (FIGO)	
Stadium 0	Carcinoma in situ
Stadium I	auf Corpus begrenzt
Stadium II	Ausbreitung auf Cervix
Stadium III	Einbruch in andere Organe: Vagina, LK
Stadium IV	Fernmetastasen, Einbruch in Blase, Rektum

- **Sy▷** dunkler foetider Fluor, Postmenopausenblutung, Zwischenblutungen, Hypermenorrhoe
- **Di▷** Sono, Histologie mit Kürretage, Hysteroskopie + Abrasio, Staging
- **Th▷** Stadium I: Hysterektomie mit Adnexen, oberes Vaginaldrittel
  Stadium II: Hysterektomie mit Adnexen, oberes Vaginaldrittel, pelvine LK
  Stadium III: OP oder primär Strahlentherapie
  Stadium IV: perkutane Bestrahlung
  Hormontherapie: Gestagene, Antiöstrogen Tamoxifen

Uterussarkom
- **Pa▷** schnelles Wachstum, starke Destruktion, aber späte Metastasierung
  Uterussarkom (vom Endometrium ausgehend)
  Uterusleiomyosarkom (vom Myometrium ausgehend)
- **Ein▷** Stadien: Stadium I: auf Uterus begrenzt
  Stadium II: bis Cervix uteri
  Stadium III: innerhalb kleines Becken
  Stadium IV: wächst in Harnblase, Darm; außerhalb kleines Becken
- **Sy▷** lokale Verdrängung, abdominelle Schmerzen, Ileus
- **Th▷** Hysterektomie, Adnexektomie + LK-Entfernung iliakal und paraaortal, adjuvante Chemotherapie

Onkologie
Krankheitsbilder

Onko

Bösartige Neubildung des Ovars C56
Ovarialkarzinom
- **Ep▷** 5% der Erkrankungen < 40. Lj.; 30% der Erkrankungen > 50 Lj.; dritthäufigstes Genital-Ca; höchste Letalität aller Genitalkarzinome; keine Früherkennungsuntersuchung
- **Ät▷** Risikofaktoren: familiäre Disposition, Infertilität, keine Schwangerschaften, hoher sozialer Status, keine Ovulationshemmer
- **Pa▷** **Formen**: serös – mukös (bei Ruptur → Pseudomyxoma peritonei) – endometroid – solid – undifferenziert – anaplastisch
  rasche intraabdominelle Ausbreitung und Metastasierung (in Omentum majus mit Aszitessymptomatik; in Lunge mit Husten; in Darm mit Ileus)
  meist epitheliale Tumore:
  - **pluripotente Keimzellen**: 20%; Teratome, Dysgerminome, Chorionkarzinom
  - **ovarielles Stroma**: 5%, Granulosazelltumore, Thekazelltumor
  - **Bindegewebe**: Fibrome, Fibrosarkome, Myome, Leiomyosarkome, Angiome, Angiosarkome
  - **Metastasen**: 10%; Krukenbergtumor (Abtropfmetastasen von Adenokarzinomen des GI-Traktes, häufig Siegelringzellen)
  - **Brenner-Tumoren**: östrogenbildender, benigner Ovarialtumor aus Zölomepithel
  - **Borderline-Tumoren**: low malignant potency
- **Ein▷** **Stadien**:
  - Stadium I: 50% eines Ovars betroffen
  - Stadium II: lokal fortgeschritten, im kleinen Becken
  - Stadium III: peritoneale Aussaat
  - Stadium IV: viszerale Beteiligung, Fernmetastasen
- **Sy▷** fehlende klinische Symptomatik; Zunahme des Leibesumfanges, Abgeschlagenheit, Inappetenz, akute Schmerzen (Blutung, Stieldrehung, Ruptur), chronische Schmerzen (verdrängendes, infiltrierendes Wachstum); sekundär: Uretherstau, Hydronephrose
  Hormonbildung: Östrogen (irreguläre Blutungen), Androgen (Hirsutismus; DHEAS (Dehydroepiandrosteronsulfat))
  Meigs-Syndrom: Hydrothorax, Aszites; bei benignen Ovarialtumoren (Ovarialfibromen)
  Pseudomeigs: Hydrothorax, Aszites; bei malignem Ovarialtumor, Peritonealmetastasen
- **Di▷** Sonographie, CT, Labor: CA-125
- **Th▷** nach Stadium:
  - Stadium I: radikale Hysterektomie, Adnexektomie, Omentektomie; bei high-risk-Situation zusätzlich adjuvante Chemotherapie
  - Stadium II: radikale Hysterektomie, Adnexektomie, Omentektomie; adjuvante Chemotherapie
  - Stadium III: Debulking (Tumorentfernung / Verkleinerung, möglichst < 1 cm Reste); Chemotherapie
  - Stadium IV: Debulking und Chemotherapie

Onkologie
Krankheitsbilder

Chemotherapie mit Cisplatin und Taxol (primäre Zytostatikaresistenz, Entwicklung einer Drug-Resistance)
Pro▷ hohe Letalität: 5-J-ÜLR: 30–40%, häufig Rezidive: 40–60%

Bösartige Neubildung sonstiger weiblicher Genitalorgane C57

Tubenkarzinom
Ep▷ extrem selten, postmenopausal
Pa▷ Adenokarzinome
Sy▷ Schmerzen, Ausfluß, Blutungen; einseitige schmerzhafte Resistenz im Unterbauch
Th▷ Entfernung der Tuben, Ovarien, Uterus; perkutane Nachbestrahlung
Pro▷ ungünstig

Chorionepitheliose
Pa▷ destruierende, invasive Blasenmole
Ät▷ Abort, Blasenmole, extrauterine Gravidität (EUG) oder normale Schwangerschaft
Di▷ β-HCG ↑↑, Sonographie
Th▷ Exzision

Chorionepitheliom
Ät▷ bei 50% Reste der Blasenmole, auch nach Aborten (30%), EUG (20%)
Pa▷ maligner Trophoblasttumor; frühe **Metastasierung**: Lunge, kleines Becken, Leber, ZNS
Sy▷ uterine Blutung, Klinik der Fernmetastasen
Di▷ HCG ↑↑, Abort
Th▷ OP, Zytostatika (Methotrexat), bei Metastasen: Methotrexat + Actinomycin D + Mercaptopurin
Pro▷ 5-J-Ü.: > 50%

Bösartige Neubildungen der männlichen Genitalorgane C60–C63

Peniskarzinom C60

Ep▷ ca. 60. Lj., insgesamt selten
Ät▷ chronische Reizung: Phimose, Smegmaretention, Leukoplakie, Erythroplasie, M. Bowen
Pa▷ Plattenepithelkarzinom, selten Basalzellkarzinom, Adenokarzinom, Melanom oder Sarkom
Präkanzerosen: Leukoplakie, Erythroplasie Queyrat, M. Bowen, M. Paget
Metastasierung: lymphogen in Leisten-LK
TNM: $T_1 < 2$ cm; T_2 2–5 cm; $T_3 > 5$ cm,
T_4: mit Infiltration von Nachbarstrukturen
Sy▷ chronisch entzündliche Veränderung, Blutung, Schwellung

Onkologie
Krankheitsbilder

Th▷ operative Entfernung des Tumors, je nach Grösse Amputation, LK-Entfernung bei Befall, bei LK pos. zusätzlich adjuvante Chemotherapie; Frühformen evtl. Laser, Lokalbehandlung

Prostatakarzinom C61

Ep▷ ab 60. Lj, häufiges Tumorleiden des Mannes
Ät▷ unklar
Pa▷ v.a. Außendrüse, daher erst spät Wirkung auf Miktion, rektal palpabel
Adenokarzinom, selten Plattenepithel, Übergangsepithel
Präkanzerosen; prostatische intraepitheliale Neoplasie (PIN), atypische glanduläre Hyperplasie
Metastasierung: lymphogen in sakrale, inguinale und ilikale LK
hämatogen in LWS, Becken
Ein▷ **nach Manifestationsform**:
okkultes Karzinom: Metastasen als Erstmanifestation
latentes Karzinom: asymptomatisch, erst post mortem nachgewiesen
inzidentelles Karzinom: Zufallsbefund bei OP einer Prostatahyperplasie
manifestes Karzinom: symptomatisch, palpabel
Stadien:
- T_1: isolierter Knoten, nicht tastbar
- T_2: Infiltration tastbar, auf Prostata begrenzt
- T_3: Organgrenzen überschritten
- T_4: Fernmetastasen, Infiltration von Nachbarstrukturen

nach histologischer Aggressivität (Gleason-Score):
Wertung zwischen 2–10 Punkten
- 2–4 gute Prognose
- 5–6 mittlere Prognose
- >7 schlechte Prognose

Sy▷ lange asymptomatisch, gelegentlich Miktionsbeschwerden, lokal Schmerzen
Di▷ rektale Untersuchung, Screening, PSA, Prostatastanze zur histologischen Abklärung
Th▷ Aggressivität der Therapie abhängig von Alter, Allgemeinzustand, Tumorstaging und Tumoraggressivität; Möglichkeiten:
radikale Prostatektomie
Risiko: Impotenz (60%), Inkontinenz (60%), Strikturen
Bestrahlung
Risiko: Proktitis, Cystitis, Impotenz und Inkontinenz deutlich geringer
Hormontherapie
Östrogentherapie, LH-RH-Analoga, Antiandrogen, bilaterale Orchiektomie
Chemotherapie nur Second-line-Therapie; Verlaufskontrolle über PSA

Onko

Onkologie
Krankheitsbilder

Hoden und Nebenhoden C62–C63

Hodenkarzinom
- **Ep▷** 18.–40. Lj; meist maligne
- **Pa▷** Histologie: Seminom – Nicht-Seminom

  Seminome: 35%
  - **Di▷** AFP normal, β-HCG ↑↑, strahlensensibel
  - **Th▷** Semikastration, Bestrahlung (mit 1. Metastasierungsstation)
  - **Pro▷** gute Prognose, 90% Heilung

  Nicht-Seminome
  - **Pa▷** frühe Metastasierung in LK und Lunge
  - **Di▷** AFP ↑ und β-HCG ↑↑
  - **Th▷** Semikastration, Ausräumung retroperitonealer LK, Polychemo
  - **Pro▷** schlechter als Seminom

     Teratokarzinome: 35%; unregelmäßige Struktur, alle 3 Keimblätter; AFP, radiosensibel, schlechte Prognose

     embryonale Karzinome: 25%; runde, weiche Tumoren mit blutiger Schnittfläche; AFP ↑, mäßige Prognose, wenig radiosensibel

     Chorionkarzinome: 5%; mehrkernige Riesenzellen, Marker β-HCG; Semikastration, Chemotherapie; rein palliativ (5-J-Ü: 0)

  Stromatumoren
  - **Leydig-Zell-Tumor**: benigne, androgenbildend
  - **Sertoli-Zell-Tumor**: benigne; östrogenbildend

  Metastasierung: v.a. lymphogen

- **Ein▷** Stadien:
  - Stadium I: Hoden und Adnexe befallen
  - Stadium II: retroperitoneale oder paraaortale LK
  - Stadium III: viele LK, extranodale Manifestation

  TNM: T_0: kein Tumor tastbar; T_1: Tumor in Hodengewebe, T_2: Tunica albuginea; T_3: Nebenhoden; T_4: Samenstrang, Skrotum

- **Sy▷** schmerzlose Hodenschwellung; z.T. Hormonwirkung
- **Di▷** harter, höckriger Hoden, Tumormarker AFP ↑, β-HCG ↑, CT
  Staging: CT (Thorax, Abdomen, Becken)
- **Th▷** radikale inguinale Orchiektomie + stadien-adaptierte adjuvante Therapie

	Seminom	Nicht-Seminom
I	OP + retroperitoneale Bestrahlung; bei > 5 cm + Chemo	OP + retroperitoneale LK-Entfernung
II	OP + retroperitoneale Bestrahlung; bei > 5 cm + Chemo	OP + retroperitoneale LK-Entfernung + Chemo
III	OP + Chemo	OP + Chemo

■■■■ Onkologie
Krankheitsbilder

Bösartige Neubildungen der Harnorgane C64–C68

Hypernephrom (Nierenzellkarzinom, Grawitz-Tumor)

- **Ep▷** ♂ > ♀; ca. 60. Lj.
- **Ät▷** unklar; Risikofaktoren: Cadmium, Nikotin
- **Pa▷** Adenokarzinom, v.a. lokal-destruierendes Wachstum; Gefäßinvasion
  Stauffer-Syndrom: Fehlfunktion der Leber durch Veränderung von Interleukin-6
  paraneoplastische Hormonbildung mit Renin ↑ → arterieller Hypertonie, EPO ↑ → Polyglobulie, Parathormon ↑→ Hyperkalzämie
  Metastasierung: früh hämatogen (→ V. renalis → Lunge, Knochen, selten Gehirn, NN, Milz), selten lymphogen (in regionale LK)
- **Ein▷** TNM: T_1: auf Niere begrenzt; < 7 cm, T_2: auf Niere begrenzt; > 7 cm
  T_3: organüberschreitendes Wachstum,
  T_4: Infiltration ausserhalb von Gerota-Faszie, Organinfiltration
- **Sy▷** schmerzlose Makrohämaturie, Varikozele links, Hypertonie,
- **Di▷** Sonographie, Beckenübersicht, Angiographie, Szintigramm
  Staging: Rö-Thorax, CT-Abdomen, Knochenszintigraphie
  Labor: Tumorzellen im Urin, BSG ↑, Albumin ↓, Quick ↓, Polyglobulie, CEA, Hyperkalzämie, Polyglobulie
  Stauffer-Syndrom: alkalische Phosphatase ↑, ind. Bili. ↑, α2-Globulin ↑, γGT ↑, Albumin und Prothrombin ↓
- **Th▷** lokalisiertes Karzinom: radikale Tumornephrektomie (Niere, Nebenniere, regionale LK, Gerota-Faszie)
  metastasiertes Karzinom: selten Metastasenresektion; palliative Therapie
  adjuvante Therapie: Radiochemotherapie ohne nachgewiesene Prognoseverbesserung
- **DD▷** sekundär: Metastasen, v.a. Mamma-Ca, Bronchial-Ca, malignes Melanom, Lymphome
- **Pro▷** 5-J-Ü: ca. 50%, 10-J-Ü: ca. 25%

Nephroblastom (Wilms-Tumor)

- **Ep▷** häufigstes Malignom des Kindesalters; 2.–3. Lj.; 5% bds.
- **Ät▷** Wilms-Tumor-Gen WT-1: unterdrückt Wachstumsfaktoren
  Gen WT-2: Kombination mit Aniridie, Hemihypertrophie
  Sonderform bei **Wiedemann-Beckwith-Syndrom**: Exomphalos-Makroglossie-Gigantismus
- **Pa▷** epithelial-mesenchymale Geschwulst aus embryonalen Geweberesten (metanephrogenes Blastem)
  Metastasierung: regionale LK, Lunge, Einbruch in Nierenvenen
- **Ein▷** Stadien:
  - Stadium I: Tumor auf Niere beschränkt
  - Stadium II: Überschreitung der Nierenkapsel
  - Stadium III: Tumorbefall des Abdomens per continuitatem
  - Stadium IV: hämatogene Metastasen
  - Stadium V: bilateraler Wilms-Tumor

Onkologie
Krankheitsbilder

- **Sy▷** unspezifisch, tastbarer Bauchtumor, Blässe, Fieber, Hypertonie, Hämaturie (selten)
- **Th▷** prä-OP-Chemotherapie, Tumornephrektomie, post-OP-Bestrahlung, Chemotherapie; Metastasenbehandlung
- **Pro▷** Heilungsrate 90%

Nierenbecken- und Harnleiterkarzinom

- **Ät▷** chronische Reizung, Steine, Noxen (Phenazetin), Nikotin, chronische Entzündung, aromatische Amine, Cyclophosphamid
- **Pa▷** urotheliale Tumoren; papillär-epithelial, selten Plattenepithelkarzinom
  Metastasierung: früh lymphogen, deszendierend-kanalikulär; selten hämatogen
- **Sy▷** Hämaturie (jede Hämaturie muss abgeklärt werden!), Kolik, Stauung mit rezidivierenden Infekten
- **Di▷** Urinzytologie, Sonographie, Cystoskopie, CT
- **Th▷** Nephroureterektomie; bei Metastasierung keine OP; wenig strahlen- und chemosensibel
- **Pro▷** 5-J-Ü: 30%

Blasenkarzinom

- **Ep▷** ♂ > ♀; ca. 60 Lj.
- **Ät▷** Nikotin, chron. Zystitis, Anillinfarbstoffe (β-Naphthylamin), Leukoplakie, Bilharziose
- **Pa▷** Urothelkarzinom (90%), selten Plattenepithelkarzinom, Adenokarzinom, Sarkom
  Wachstumstyp: papillär, oberflächlich oder infiltrierend
  Metastasierung: lymphogen in kleines Becken; hämatogen in Lunge, Leber, Knochen
- **Ein▷** TNM: T_1: Infiltration des subepithelialen Gewebes
  T_2: Infiltration bis tiefe Muskulatur
  T_3: Infiltration des perivesikalen Fettgewebes
  T_4: Infiltration von Bauchwand oder Nachbarorganen
- **Sy▷** schmerzlose Hämaturie, Abflußbehinderung, Pollakisurie
- **Di▷** jede Hämaturie muss abgeklärt werden; Urinzytologie, Sonographie, Cystoskopie, CT
- **Th▷** transurethrale Resektion (TUR-B)
  Carcinoma in situ: Lokaltherapie: TUR-B, Immuntherapie mit BCG, lokale Chemotherapie
  T_1: oberflächliche Tumore nur TUR-B und Kontrollen
  T_2–T_3: radikale Zystektomie mit Harnableitung, Neoblase
  T_4 oder metastasierte Karzinome: evtl. palliative Tumorresektion (Schmerz, Blutung), palliative Chemotherapie
- **Pro▷** häufig Rezidive

Onkologie
Krankheitsbilder

Bösartige Neubildungen des Auges, des Gehirns und sonstiger Teile des Zentralnervensystems C69–C72

Bösartige Neubildung des Auges und der Augenanhangsgebilde C69

Retinoblastom
- **Ep**▷ 2.–3. Lj.
- **Ät**▷ Deletion Chromosom 13, autosomal-dominante Vererbung
- **Pa**▷ Wucherung der Netzhautzellen → Rosettenbildung; 50% bds.
- **Sy**▷ Schielen, Visusverlust, amourotisches Katzenauge, gelbweißer Pupillenreflex (Leukokorie), Pupillenerweiterung, Exophthalmus; oft Zweittumore (Ewing, Osteosarkom, Pinealoblastom)
- **Di**▷ Ophthalmoskopie
- **Th**▷ Frühstadium: Bestrahlung, Laser, adjuvante Chemotherapie
  Spätstadium: Enukleation
- **Pro**▷ relativ gut

Orbitatumor
- **Pa**▷ Hämangiom, Lymphom, Rhabdomyosarkom, Meningeom, Tumore der Tränendrüse
- **Sy**▷ Exophthalmus, Schielen, Visusstörung, Hyperopie
- **Di**▷ CT
- **Th**▷ OP, Radiatio

Malignes Melanom der Uvea
- **Pa**▷ langsam wachsendes Melanom der Uvea; häufigster intraokularer Tumor; infiltriert das Irisstroma und gibt Tumorzellen in das Kammerwasser ab → Sekundärglaukom, z.T. auch Ablatio retinae; metastasiert frühzeitig
- **Sy**▷ hell- bis dunkelbraun, auf der Oberfläche orangefarbenes Lipofuszin-Pigment; Visusstörungen erst spät
- **Di**▷ Diaphanoskopie: Verschattungen der Pupille oder im Bereich der hell aufleuchtenden Sklera; Fluoreszensangiographie; Sonographie
- **Th**▷ bei Verdacht: breite Sektoriridektomie
  bei Ziliarkörpermelanom: Block-Exzision
  kleinere Aderhauttumoren: Lichtkoagulation
  Bestrahlung bei kleineren Tumoren; bei größeren Enukleation
- **Pro**▷ 5-J-Ü: 50%. Prognose für Irismelanome etwas besser

Bösartige Neubildung des Gehirns C71

- **Ep**▷ Inzidenz: 10–15 / 100 000 Erkrankungen/a
- **Pa**▷ bei Kindern v.a. infratentoriell (Kleinhirnsymptome, Hirndruck)
  bei Erwachsenen v.a. supratentoriell (Herdsymptomatik)
  primäre und sekundäre Hirntumoren (Metastasen) sind etwa gleich häufig

Onkologie
Krankheitsbilder

Entwicklungsgeschichtliche Unterteilung:
- neuroepitheliale Tumore: Gliome (Astrozytom, Glioblastom, Oligodendrogliom, Medulloblastom, Neurinom, Ependymom)
- mesodermale Tumore: Meningeom, Sarkom, Angioblastom
- ektodermale Tumore: Hypohysenadenom, Kraniopharyngeom

Metastasierung: im ZNS, nie systemische Metastasen

Tumore der Vierhügelregion: Mißbildungstumoren (Epidermoid, Teratom), Germinom, Pinealom, Pinealoblastom, Astrozytom

- **Sy▷** Hirndruck, Diabetes insipidus, Pubertas praecox, Hypopituitarismus (bei Germinom durch Metastasierung), Parinoud-Syndrom mit Nystagmus durch Kompression des Mittelhirndaches
- **Th▷** Shunt-Anlage, Strahlentherapie, OP

Tumore der Schädelbasis: Metastasen, Nasopharynx-CA, Chordome, Glomustumor

Kindliche ZNS-Tumoren: Kleinhirnastrozytom > Medulloblastom > Ependymom > Kraniopharyngeom

Ein▷ **Histologisch**: neuroepithelial – mesodermal – ektodermal – durch Missbildungen – extrakraniale Strukturen

nach Aggressivität (WHO):

Grad	Wachstumsart	Überlebenszeit	Beispiele
I	gutartig	>5 J.	Meningeome, Hypophysenadenome
II	semimaligne	3–5 J.	Astrozytom II, Oligodendrogliom
III	maligne	2–3 J.	anaplastisches Astrozytom
IV	hochmaligne	6–15 Mon.	Astrozytom IV, Glioblastom

Sy▷ Hirndruckzeichen: Kopfschmerz morgens, Nüchternerbrechen, Zunahme bei Beugen, psychische Veränderungen, Stauungspapille, Sehstörungen, Primitivreflexe, Bewußtseinsstörung, Einklemmungen, Druckdolenz Trigeminusaustrittspunkte

Ausfallerscheinung des betroffenen Areals → Halbseitensymptomatik

ymptomatische Epilepsie mit fokalen oder generalisierten Krampfanfällen

bei Kindern: Hirndruckzeichen, Epilepsie, psychische Veränderungen, Erbrechen

Di▷ Bildgebung: CT mit KM, MRT mit höherer Aussagekraft

EEG (zur Abschätzung des Krampfpotentials)

körperliche Untersuchung inkl. Ophthalmoskopie (Stauungspapille)

Malignitätskriterien: grosse Raumforderung mit Ödem, Nekrosen, Massenverschiebung, rasche Entwicklung der Symptomatik, Hirndruckzeichen

Th▷ **allgemeine Behandlungsstrategien**: Corticosteroide (zur Reduktion des perifokalen Ödems), OP, Strahlentherapie, Chemotherapie

Fortschritte der Neurochirurgie führen dazu, dass immer mehr Hirntumore operativ angegangen werden können unter relativer Schonung des umgebenden Hirngewebes.

Onkologie
Krankheitsbilder

Therapieschema nach Aggressivität oder Histologie:
Grad I   möglichst radikal operativ entfernen
Grad II   wie I.; Bestrahlung je nach Histologie
Grad III   OP nach Bestrahlung
Grad IV   wie III; bei ungünstiger Lage nur symptomatisch
solitäre Metastasen: bei günstiger Lage OP, sonst Bestrahlung
multiple Metastasen: Bestrahlung oder symptomatisch nach Histologie
Prolaktinom: Bromocriptin, OP

Astrozytom
Ep▷ 20% aller primären Hirntumore; Manifestation Jugendalter oder 30.–40. Lj.
Pa▷ neuroepithelial, supratentorielle Lage
zunächst Grad I (benigne), Grad II (semibenigne), Transformation in Grad III und IV (maligne) möglich
Sy▷ bei Jugendlichen primär Lokalsymptome und Hirndruck
bei Erwachsenen primär Wesensänderung (Frontalhirnsyndrom), Epilepsie
Di▷ CT, MRT
Th▷ OP, Bestrahlung
Pro▷ mittleres Überleben 7–8 Jahre

Kleinhirnastrozytom (pilozytisches Astrozytom, Spongioblastom)
Ep▷ Kinder und Jugendliche
Pa▷ gutartiger Tumor des Kleinhirns, Zystenbildung
Sy▷ Erbrechen, Hirndruck, zerebrale Symptome meist ipsilateral, Kopfhaltung zur betroffenen Seite
Th▷ OP; bei inkompletter Resektion Nachbestrahlung
Pro▷ 90% Heilung

Anaplastisches Astrozytom
Pa▷ höhere Aggressivität als Astrozytom
Sy▷ rasche Symptomatik, Hirndruck, Epilepsie
Di▷ CT mit ausgeprägtem perifokalem Ödem
Th▷ OP mit adjuvanter Radiochemotherapie

Glioblastoma multiforme
Ep▷ 30% aller primären Hirntumore; Erkrankungsalter 40.–60. Lj.; ♂ > ♀: 2:1
Pa▷ neuroepithelial; hoch maligne, meist multifokal; meist in Hemisphären lokalisiert
Grad IV-Astrozytom
Sy▷ Kopfschmerz, Wesensänderung, Hirndruckkrisen, Epilepsie, Herdsymptomatik
Di▷ CT, MRT (ausgeprägtes perifokales Ödem, Nekrosen, Einblutungen, Verkalkungen)
Th▷ meist inoperabel, Radiatio; wenn operabel OP + adjuvante Radiochemotherapie
Pro▷ infaust (ca. 6–12 Monate)

Onkologie
Krankheitsbilder

Medulloblastom
- **Ep**▷ Kindesalter, 5.–12. Lj.; ♂ > ♀
- **Pa**▷ maligner Kleinhirntumor des Kindesalters Grad IV; primitiver neuroektodermaler Tumor (PNET); infiltriert Boden und Dach des IV. Ventrikel, neuroblastische Rosetten
  Metastasierung: Abtropfmetastasen in Spinalkanal
- **Sy**▷ Hirndruck, Kleinhirnsymptome, V-, VII-Lähmung, Erbrechen, Kopfschmerz, Ataxie
- **Th**▷ Resektion + Bestrahlung von Gehirn und Rückenmark
- **Pro**▷ 5-J-Ü: 50%

Oligodendrogliom
- **Ep**▷ 30.–50. Lj.
- **Pa**▷ langsames Wachstum, gut abgrenzbar, häufig Verkalkungen, v.a. Großhirnhemisphären
- **Sy**▷ Epilepsie, selten Hirndruck, Herdsymptomatik
- **Ko**▷ Einblutung
- **Th**▷ OP, Bestrahlung, Chemotherapie
- **Pro**▷ mäßige Prognose

Ependymom
- **Ep**▷ v.a. Kinder und Jugendliche, bei Erwachsenen häufiger spinale Ependymome
- **Pa**▷ langsam wachsender Tumor ausgehend vom Ventrikelependym; gelegentlich Entartung (anaplastisches Ependymom Grad III); Neigung zu Rosettenbildung, Zysten, Verkalkung
- **Sy**▷ Liquorzirkulationsstörungen, intermittierende Hirndruckkrisen, Lähmungen, Krämpfe, Sprach- und Wahrnehmungsstörungen
- **Di**▷ isodenser Tumor in der Bildgebung
- **Th**▷ OP, Nachbestrahlung, Chemotherapie; evtl. Shuntanlage
- **Pro**▷ häufig Rezidive; günstige Prognose

Zerebrales Lymphom
- **Ät**▷ im Rahmen von Immunschwächen
- **Pa**▷ **primäres ZNS-Lymphom**: v.a. B-Zell-Lymphome, intrazerebral, oft Meningeosis
  sekundäres ZNS-Lymphom: ZNS-Metastasen bei NHL, Hodgkin, v.a. meningeal, epidural
- **Sy**▷ psychische Veränderungen, Hirndruck, Herdzeichen
- **Di**▷ CT, MRT
- **Th**▷ Cortison, Chemotherapie, Strahlentherapie

Plexuspapillom
- **Ep**▷ Kinder und Jugendliche
- **Pa**▷ benigner Tumor des Plexus choroideus
  Lokalisation: Kinder: Seitenventrikel, Erwachsene: IV-Ventrikel
  vermehrte Liquorproduktion (Hydrocephalus hypersecretorius)

Onkologie
Krankheitsbilder

Sy▷ Liquorüberdruck, intermittierende Hirndruckkrisen
Di▷ CT / MRT, Eiweißerhöhung im Liquor, Histo
Th▷ OP; bei Plexuskarzinom zusätzlich Radiochemotherapie

Angioblastom
Ep▷ Männer häufiger betroffen
Ät▷ bei Hippel-Lindau-Krankheit
Pa▷ benigner Gefäßtumor der Kleinhirnhemisphäre (Lindau-Tumor) mit Zystenbildung
Sy▷ Kleinhirnsymptome, Hirndruck
Th▷ OP, ggfs. Radiatio

Hirnmetastasen
Pa▷ wichtige Primärtumoren: Bronchial-Ca, Mamma-Ca, Hypernephrom, GI-Tumoren, malignes Melanom, Schilddrüsen-Ca, genitale Karzinome
Sy▷ innerhalb weniger Wochen fokale Symptome, Hirndruck, Epilepsie; Meningeosis carcinomatosa → Hirnnervenausfälle
Di▷ CT mit KM, MRT
Th▷ ggfs. OP; Ganzhirnbestrahlung, Chemotherapie, intrathekale Chemotherapie

Zysten
Arachnoidalzysten
Lage v.a. Fissur, Nähe Cisterna magna, meist asymptomatisch
Epidermoid- und Dermoid-Zysten
meist in hinterer Schädelgrube; häufig Hirnnervenausfälle, symptomatische Trigeminusneuralgie, Meningismus; Palliativausräumung der Zyste
Kolloidzysten des 3. Ventrikels
benigne Zyste aus embryonalem Gewebe; zentrale Synkopen, Hirndruck bis Einklemmung → OP

Neuroblastom
Ep▷ Kinder, ca. 5. Lj.
Pa▷ sehr bösartiger Tumor des Nebennierenmarks, Grenzstrang
Sy▷ unklares Fieber, Durchfall, Übelkeit, tastbarer Tumor im Bauch; Paravertebrale Lage: RM-Kompression, neurologische Symptome
Lage kleines Becken: Harnwegsobstruktion
Lage hinteres Mediastinum: Atemnot, Brustschmerz
Di▷ Hormonproduktion (Vanillinmandelsäure), mottenfraßähnliche Knochenherde
Th▷ OP, Strahlentherapie und Chemotherapie
Pro▷ schlecht; 5-J-Ü: 20–30%

Hirnstammgangliom
Pa▷ Medulla, Pons, Mesenzephalon
Sy▷ Kleinhirnsymptome, doppelseitige Hirnnervenausfälle, Gangstörungen, Pyramidenbahnsymptome
Th▷ Hochvoltbestrahlung
Pro▷ schlecht; 5-J-Ü: 20–30%

■ ■ ■ ■ **Onkologie** ■ ■ ■ ■
Krankheitsbilder

Bösartige Neubildung des Rückenmarkes, der Hirnnerven und anderer Teile des Zentralnervensystems C72

Extramedulläre extradurale Raumforderungen

Knochenmetastase: ausgehend von Wirbelkörpern
- Sy▷ primär radikuläre Schmerzen, Frakturen
- Th▷ OP, Strahlentherapie, Chemotherapie

Gangliozytom: vom Grenzstrang ausgehend, sanduhrförmig in den Duralraum
- Di▷ Vanillinmandelsäure ↑
- Th▷ Radiatio und OP

Chordom: ausgehend von Chorda dorsalis
- Sy▷ spastische Tetraparese mit Sensibilitätsstörung C_2 und kaudale Hirnnervenausfälle
- Th▷ OP

Plasmozytom

Primäre Knochentumoren

Extramedulläre intradurale Raumforderungen

Spinales Neurinom: Sanduhrwachstum an hinterer Wurzel, cervikal und thorakal
- Sy▷ ipsilaterale radikuläre Schmerzen
- Di▷ Liquor mit Eiweißerhöhung (Sperrliquor)
- Th▷ OP

Spinales Meningeom: cervikal und thorakal, meist mehrere Segmente betroffen
- Sy▷ inkomplette Querschnittsläsion, Paraspastik der Beine
- Di▷ MRT, Myelo-CT
- Th▷ OP

Durale AV-Fistel: Aufweitung der Rückenmarksvenen; thorakolumbal
- Ep▷ 40. Lj.
- Sy▷ Kreuzschmerzen, Gefühlsstörungen, Epikonus- / Kaudasyndrom
- Di▷ Myelographie, MRT, spinale Angiographie
- Th▷ OP

Intradurale perimedulläre AV-Fistel: lumbal, frühere Manifestation
- Th▷ mehrere Fistelarterien → OP problematisch

Intramedulläres spinales Angiom: cervikal
- Ep▷ ca. 40 Lj.
- Sy▷ SAB als Komplikation
- Di▷ MRT, spinale Angiograpie
- Th▷ OP

Lipom: thorakal, lumbosakral meist dorsal
- Th▷ OP

Onkologie
Krankheitsbilder

Intramedulläre Raumforderungen
Ependymom: cervikal und thorakal
- Ep▷ 30.–40. Lj.
- Sy▷ dissoziierte Sensibilitätsstörung, atrophische Parese v.a. obere Extremität,
  spastische Parese der Beine
- Di▷ MRT, Myelo-CT
- Th▷ OP

Pilozytisches Astrozytom: v.a. Hinterstränge → sensible Ataxie
- Ep▷ ca. 30. Lj.
- Th▷ OP + Radiatio

Dermoide, Epidermoide, Teratome: v.a. Kaudaregion
Metastasen: selten
- Th▷ Bestrahlung

Bösartige Neubildungen der Schilddrüse und sonstiger endokriner Drüsen C73–C75

Bösartige Neubildung der Schilddrüse C73
Schilddrüsenkarzinome

- Ät▷ unklar, Strahlenexposition, Jodmangel bei follikulärem Karzinom, genetisch
- Pa▷ meist primäres Schilddrüsenkarzinom
  selten sekundär-metastatisch (Mamma-Ca, Colon-Ca, Nieren-Ca, malignes Melanom)
- Ein▷

	papillär	follikulär	anaplastisch	medullär
Alter	< 40. Lj., Jüngere	> 40. Lj.	> 55. Lj.	?
Metastasierung	lokal lymphogen	invasiv, hämatogen	lokal aggressiv	früh hämatogen und lymphogen
Prognose	relativ gut 5-J-Ü: 90%	etwas schlechter 5-J-Ü: 60%	sehr schlecht kein Überleben 6 Monate	schlecht
Jodspeicher	meist vorhanden	möglich	meist nicht	fast nie
Marker	Thyreoglobulin	Thyreoglobulin	keiner	Calcitonin
sonstiges	bei Jodmangelstruma; isolierte Noduli, oft multifokal		meist palliativ Bestrahlung	i. Z. mit MEN Calcitonin-induz. Diarrhoe

- Sy▷ **Frühsymptome**: Knotenneubildungen bei Struma, LK-Schwellung cervikal
  Spätsymptome: Schmerzen, Ulzeration, obere Einflußstauung, Rekurrensparese, Horner, Fernmetastasen
  Stoffwechsellage: meist euthyreot, in späten Phasen hyperthyreot
- Di▷ Palpation, Sonographie (echoarme, echoinhomogene Areale), Szintigraphie
  → kalte Knoten, FNP
- Th▷ OP: totale Thyreoidektomie, Radiojodtherapie, Substitution

Onkologie
Krankheitsbilder

Multiple endokrine Neoplasien (MEN)
Pa▷ autosomal-dominant vererbte Hyperplasien an mehreren (mind. 2) endokrinen Organen
Ein▷ **MEN Typ I (Wermer-Syndrom):**

Parathyreoidea:	primärer Hyperparathyreoidismus
Hypophysenadenom:	STH, ACTH, Prolaktin
Pankreas:	Gastrinom, Insulinom, VIPom, Somatostatinom

MEN Typ IIa (Sipple-Syndrom):

Nebennierenrinde:	Phäochromozytom (s.u.)
Parathreoidea:	primärer Hyperparathyreoidismus
Schilddrüse:	C-Zell-Ca

MEN Typ IIb (Gorling-Syndrom):

Nebennierenmark:	Phäochromozytom
Schilddrüse:	C-Zell-Ca
Marfanoider Habitus:	Arachnodaktylie, überstreckbare Gelenke
Nervensystem:	Neurinom

Bösartige Neubildung der Nebenniere C74
Phäochromozytom
Ät▷ nicht bekannt, genetisch im Rahmen MEN
Pa▷ katecholaminproduzierender Tumor des NNM, auch ektop (paravertebral im **Zuckerkandl-Organ** (Paraganglion); paroxysmale Adrenalin-/Noradrenalinsekretion
Ein▷ benigne Form – maligne Form
Hormonproduktion: Adrenalin, Noradrenalin, Dopamin
Sy▷ krisenhafte Hypertonie; Tachykardie, Schwitzen, Kopfschmerzen, Tremor, Leistungsintoleranz
Di▷ Katecholamine im 24 h-Urin, Abdomen-CT, Szintigraphie (Lokalisation), Etagenblutabnahme, Ausschluß MEN II, Clonidinhemmtest
Th▷ OP (präoperativ Gabe von α-Blockern, da Gefahr der intraoperativen adrenergen Krise); einseitig totale Adrenalektomie, bei beidseitigem Befall nur eine Nebenniere entfernen; postoperativ: Hypotonie / Kollapsgefahr durch Adrenalinsturz

Bösartige Neubildungen ungenau bezeichneter, sekundärer und nicht näher bezeichneter Lokalisationen C76–C80

Metastasen
Def▷ Tumorableger v.a. durch hämatogene oder lymphatische Aussaat
Ein▷ lokal / regional / Fernmetastasierung
Sonderformen:
Implantationsmetastase: Pleura und Peritoneum
Abklatschmetastasen: durch Berührung benachbarter Strukturen
Abtropfmetastasen: vom ZNS in Spinalkanal
Impfmetastasen: in Stichkanälen, OP-Narben

Onkologie
Krankheitsbilder

Pa▷ **hämatogen**: Einteilung nach Hauptgefäß der Streuung (Cava- oder Hohlvenentyp)
lymphogen: häufigster Metastasierungsweg, lokale und regionale LK, Lymphangiosis
intrakavitär: peritoneal, pleural
per liquorem: meist Abtropfmetastasen
Sy▷ je nach Lokalisation Symptomatik durch Raumforderung
Th▷ je nach Primärtumor und Ausdehnung der Grunderkrankung kurativer Ansatz mit Metastasenentfernung (z.B. solitäre Lebermetastase bei Colonkarzinom), oft aber palliative Situation; Chemotherapie

Paraneoplastische Syndrome
Allgemeine paraneoplastische Syndrome:
Kachexie – Hyperthermie – Anämie – Leukozytose – Thromboseneigung
Spezielle Paraneoplasien
Ektope Hormonproduktion, z.B.:

Parathormon:	Bronchialkarzinom (häufigste endokrinologische Paraneoplasie)
ACTH:	Bronchial-Ca, Leberzell-Ca, Nieren-Ca → Cushing-Syndrom
ADH:	kleinzelliges Bronchial-Ca, Pankreas-Ca, Prostatakarzinom
TSH:	Bronchial-Ca, Hoden-Ca, Chorionkarzinom
Insulin:	Leberzell-Ca , Pankreas-Ca, Magen-Ca, Insulinom
Erythropoetin:	Bronchial-Ca , Uterus-Ca, Hämangioblastom
Calcitonin:	Bronchial- Ca, Schilddrüsen-Ca, Mamma-Ca
Serotonin:	Karzinoid, Ovarial-Ca, Bronchialkarzinom

Antikörper-vermittelte Paraneoplasien
Pa▷ Kreuzreaktion zwischen Antikörperreaktion gegen Tumor und gegen körpereigene Bestandteile
Bsp▷ aplastische Anämie, Dermatomyositis, Lambert-Eaton-Syndrom, Myasthenia gravis

Hautveränderungen
Pa▷ wahrscheinlich immunologische Reaktion im Rahmen der Grunderkrankung
Bsp▷ Pigmentstörung, Hyperkeratose, Hypertrichose, Acanthosis nigricans, Erythema gyratum

Bösartige Neubildungen des lymphatischen, blutbildenden und verwandten Gewebes C81–C96

Hodgkin-Krankheit (Lymphogranulomatose) C81
Ep▷ 20.–40. Lj., ♂ > ♀
Ät▷ unklar, evtl. onkogene Viren
Pa▷ maligne, granulomatöse Systemerkrankung ausgehend von Lymphknoten; lymphogene und hämatogene Metastasierung

Onkologie
Krankheitsbilder

Hi▷ Hodgkin-Zellen, Sternberg-Riesenzellen mit Granulationsgewebe
Histologische Einteilung:
- **Lymphozytenreich**: diffuse Lypmphozytose, Epitheloidzellen, wenig Hodgkin- und Sternbergzellen; beste Prognose
- **Nodulär-sklerosierend**: Kollagenfaserbündel, Lakunenzellen, artifiziell veränderte Sternbergzelle, mediastinal; gute Prognose
- **Mischtyp**: Plasmazellen, Histiozyten, Granulozyten, reichlich Sternberg-Zellen, mäßige Prognose
- **Lymphozytenarm**: diffuse Hyalinisierung, Hodgkin und Sternberg-Zellen; schlechte Prognose

Stadien:
- **Stadium A**: ohne Allgemeinsymptome
- **Stadium B**: mit B-Symptomen (s.u.)
- **Stadium I**: Befall einer LK-Station oder eines einzigen extralymphatischen Organs
- **Stadium II**: zwei oder mehr LK-Stationen auf gleicher Zwerchfellseite oder extralymphatischer Organbefall auf derselben Seite
- **Stadium III**: LK-Stationen auf beiden Seiten, extralymphatischer Befall möglich, Milzbefall möglich
- **Stadium IV**: diffuser extralymphatischer Befall, Knochenmarkbefall

Sy▷ **B-Symptome**: Nachtschweiß, Fieber > 38 °C, Gewichtsverlust > 10% in 6 Monaten, LK-Schwellung, Hepatosplenomegalie, Schmerzen, Juckreiz, Anämie, Leistungsknick

Di▷ Blutbild: oft Lymphozytopenie, Eosinophilie; in LK-Biopsie: Reed-Sternbergzellen
Staging: CT-Thorax, CT-Abdomen, Knochenmarkpunktion

Th▷ Polychemotherapie mit ABVD: Adriamycin, Bleomycin, Vinblastin, Dacarbacin
Bestrahlung: Hochvolttechnik, Mantelfeld, umgekehrtes Y-Feld
Second-Line: Hochdosis-Chemotherapie + Stammzelltransplantation

Pro▷ abhängig vom Stadium (bei NHL abhängig von Histologie)

Non-Hodgkin-Lymphome (NHL) C82–C83

Ep▷ ♂ > ♀, um 60. Lj.

Ät▷ unklar, genetische Veränderungen, viraler Trigger (EBV, HHV-8, HIV, HTLV, HCV)
Burkitt-Lymphom durch EBV

Pa▷ maligne Tumoren der lymphatischen Zellen **ohne** Hodgkin-Zellen
meistens B-Zell-Lymphome (80%), seltener T-Zell-Lymphome
Niedrigmalignes NHL:
Vermehrung reifer Formen, wenig strahlensensibel, höheres Alter, CLL
Hochmalignes NHL:
Vermehrung von unreifen Blasten, strahlensensibel, junges Alter

Onkologie
Krankheitsbilder

Ein▷ **Kieler Klassifikation**
B-Zell-Reihe
Niedrigmaligne B-Zell-Lymphome
B-Zell-chronische lymphatische Leukämie (CLL)
lymphoplasmazytoides Immunozytom
lymphozytisches Lymphom
lymphoplasmazytisches Immunozytom
monozytoide Lymphome, Marginalzonen-B-Zell-Lymphome
Haarzellenleukämie
plasmazytisches Lymphom
zentroblastisch-zentrozytisches Lymphom
zentrozytisches Lymphom
Hochmaligne B-Zell-Lymphome
zentroblastisches Lymphom
B-immunoblastisches Lymphom
großzelliges anaplastisches B-Zell-Lymphom (Ki1+)
Burkitt- Lymphom
lymphoblastisches Lymphom

T-Zell-Reihe
Niedrigmaligne T-Zell-Lymphome
T-Zell-chronische lymphatische Leukämie (CLL)
Mycosis fungoides
T-Zonen-Lymphom
lymphoepitheliales Lymphom
angioimmunoblastisches Lymphom
Hochmaligne T-Zell-Lymphome
pleomorphes T-Zell-Lymphom (HTLV-)
pleomorphes klein-, mittel- oder großzelliges T-Zell-Lymphom (HTLV+)
T-immunoblastisches Lymphom
großzelliges anaplastisches T-Zell-Lymphom

Stadien nach Ann-Arbor:
- **Stadium I:** Befall einer LK-Station oder eines einzigen extralymphatischen Organs
- **Stadium II:** zwei oder mehr LK-Stationen auf gleicher Zwerchfellseite oder extralymphatischer Organbefall auf derselben Seite
- **Stadium III:** LK-Stationen auf beiden Seiten, extralymphatischer Befall möglich, Milzbefall möglich
- **Stadium IV:** diffuser extralymphatischer Befall, Knochenmarkbefall

Sy▷ B-Symptome, LK-Schwellung, venöse Kompression, Thrombosen
Di▷ LK-Schwellung, Histologie, Staging mit CT-Thorax und CT-Abdomen, Knochenmark
Th▷ Je lokalisierter, desto eher Strahlentherapie – je maligner, desto eher Chemotherapie
hochmaligne: Strahlentherapie, Chemotherapie (CHOP + Rituximab)

Onkologie
Krankheitsbilder

Pro▷ Hochmaligne NHL haben schlechtere Prognose, sind aber prinzipiell heilbar. Niedrigmaligne NHL haben bessere Prognose, sind aber nie heilbar, nur kontrollierbar.
Faktoren für schlechte Prognose: Alter > 60 Lj., Ann-Arbor III–IV, > 2 LK-Stationen, hohe LDH, Karnofsky-Index < 70, d.h. normale Aktivität und Arbeit nicht möglich, aber überwiegend Selbstversorger mit leichter Hilfe

Follikuläres Lymphom
Pa▷ Risiko Transformation in großzelliges B-Zell-Lymphom mit 5–7% im Jahr relativ hoch, Transformation durch Mutation p53
Th▷ unklar, ob aggressive oder palliative Therapie

Chronisch lymphatische Leukämie (CLL)
Ep▷ v.a. Erwachsene mittleren bis höheren Alters
Ät▷ unklar
Pa▷ lymphozytisches Non-Hodgkin-Lymphom von niedrigem Malignitätsgrad
Ein▷ **Stadium A**: Lymphozytose, < 3 LK-Stationen
Stadium B: Lymphozytose, > 3 LK-Stationen, keine Anämie, Thrombopenie
Stadium C: Anämie oder Thrombopenie durch KM-Verdrängung
Sy▷ lange asymptomatisch, Leistungsminderung, Infektneigung, LK, Splenomegalie, AK-Mangel, autoimmunhämolytische Anämie; spät Thrombozytopenie
Miculiz-Syndrom: Parotis- oder Tränendrüsenschwellung durch Infiltration
Di▷ BB: reife Lymphozyten, 95% B-Zellen; Lymphozytose, Gumprechtsche Kernschatten
Th▷ palliativ, symptomatisch: Antibiose, Transfusionen
Knospe-Schema: intermittierend 3 Tage Chlorambucil und Prednison
COP-Schema: Cyclophosphamid, Vincristin, Prednison
α-IFN, Splenektomie
Pro▷ langsam-progredienter Verlauf, relativ günstige Prognose

Haarzellleukämie
Ep▷ Alter ca. 50. Lj.
Pa▷ B-Lymphozyten mit haarförmigen Zytoplasmaausläufern, ähnlich CLL
Lo▷ KM, Milz, selten LK
Sy▷ B-Symptome, Infektneigung, spät thrombozytopenische Blutungen
Di▷ Panzytopenie, massive Splenomegalie, gesteigerte retikuläre Faserbildung (DD Osteomyelosklerose, punctio sicca); tartratresistente saure Phosphatase
Th▷ palliativ; α-Interferon, Chemotherapie mit Deoxycoformycin, Chlorodeoxyadenosin, Splenektomie

Onkologie
Krankheitsbilder

Intestinale Lymphome
- **Lo▷** v.a. im Dünndarm
- **Ein▷ primär:** MALT-Lymphom (Mucosa associated lymphoid-Tissue) durch Helicobacter pylori
  IPSID (immunproliferative small intestinal disease)
  sekundär
- **Th▷** Frühstadium: Antibiose zur Eradikation
  Spätstadium: kombinierte Radiochemotherapie

Periphere und kutane T-Zell-Lymphome C84

Mycosis fungoides
- **Ep▷** ♂ > ♀; 50.–60. Lj.
- **Pa▷** chronisch niedrigmalignes T-Zell-Lymphom; später LK-Befall
- **Ein▷ Stadium I (prämykosides Stadium):**
  großflächige, flache, gerötete, schuppende Herde → unspezifische Entzündung
  Stadium II (infiltratives Stadium):
  Inseln gesunder Haut zwischen Plaques; T-Zell-Infiltration in Korium und Epidermis (Lutzner-Zellen), T-Zell-Ansammlungen (Pautrier-Abszesse)
  Stadium III (tumoröses Stadium):
  rasches Wachsen rot-brauner, pilzförmiger Tumoren, Ulzeration, bakterielle Superinfektion
  Stadium IV (extrakutanes Stadium): mit systemischer Ausbreitung
- **Sy▷** Juckreiz, Knoten
- **Di▷** Lutzner-Zellen in Histologie, Pseudoabszesse, Mykosezellen
- **Th▷** Cortison, PUVA, Interferon, Retinoide; bei Stadium III Chemotherapie (MTX, COPP-Schema)
- **Pro▷** relativ günstig

Sézary-Syndrom
- **Pa▷** im Blut Leukämie mit 10% atypischen Zellen (Sézary- oder Lutzner-Zellen), Pautrier-Abszesse
- **Sy▷** Beginn wie Mycosis fungoides; dann generalisiert, stark schuppende Erythrodermie, LK-Schwellung; Juckreiz
  TRIAS: generalisierter Hautbefall – Lymphadenopathie – leukämisches Blutbild
- **Th▷** PUVA; Winkelman-Schema: Cortison, Chlorambucil
- **Pro▷** schlechtere Prognose als Mycosis fungoides

Plasmozytom und bösartige Plasmazellen-Neubildungen C90

Plasmozytom (multiples Myelom, M. Kahler)
- **Ep▷** ca. 70. Lj.
- **Ät▷** unklar
- **Pa▷** maligne intramedulläre klonale Proliferation von B-Zellen mit Ig-Produktion → monoklonale Parapoteinämie, Hyperviskositätssyndrom

Onkologie
Krankheitsbilder

Ein▷ **nach Gammopathie**:
  IgG (50%), IgA (25%), IgD (1%), Leichtkettenplasmozytom (20%)
  Stadien:
  Stadium I: Hämoglobin > 10 g/dl, Kalzium im Serum normal, maximal eine Osteolyse, IgG < 5 g/dl bzw. IgA < 3 g/dl Leichtkettenausscheidung im Urin < 4 g/24h
  Stadium II: zwischen Stadium I und III
  Stadium III: mindestens eines der folgenden Kriterien: Hämoglobin < 8,5 g/dl, erhöhtes Kalzium, mehrere Osteolysen, IgG > 7 g/dl, IgA > 5 g/dl, Leichtkettenausscheidung im Urin > 12 g/dl/24h
  Stadium III a: Kreatinin < 2 mg/dl (177µmol/l)
  Stadium III b: Kreatinin ≥ 2 mg/dl (177µmol/l)

Sy▷ Skelettbeschwerden, Infektneigung, lokalisierte Osteolysen, Schrotschußschädel, diffuse Osteoporose, Niereninsuffizienz

Di▷ **Bence-Jones-Proteinurie** (Leichtketten) → Tubulusschädigung, Amyloidose, Niereninsuffizienz, Radspeichenkerne (reife Plasmazellen), Schrotschußschädel durch Osteolysen, Hyperkalzämiesyndrom
  Lab: BSG, Proteinämie, Anämie, AK-Mangel, Hyperkalzämie, Niereninsuffizienz; Serumelektrophorese mit Peak durch Paraproteinämie
  KM: polymorphe, teils mehrkernige Plasmazellen
  Röntgen: „Mensch in 2 Ebenen", d.h. Schädel, Wirbelsäule, Becken, Oberarm- und Oberschenkelknochen nativ röntgen; Ostelysen sind im Szintigramm nicht zu erfassen

Th▷ Melphalan oder Cyclophosphamid + Prednisolon; evtl. + α-Interferon; lokale Bestrahlung, Thalidomid, symptomatisch; bei jungen Pat. (< 60. Lj.) ggfs. Hochdosis-Chemotherapie + Stammzelltransplantation

Ko▷ Osteolysen mit pathologischen Frakturen: Biphosphonatgabe
  Anämie: Erythropoetin, Transfusion
  Hypercalcämie: Hydratation, Biphosphonat, Schleifendiuretika zur Natriurese

Pro▷ mittleres Überleben 2–2,5 Jahre, 5-J-Ü: 25%

M. Waldenström

Pa▷ B-Lymphom mit IgM-Produktion; meist lymphoplasmazytoides Immunozytom

Sy▷ Osteoporose, keine Osteolysen, Lymphadenopathie, Hepatosplenomegalie, BSG ↑↑

Di▷ monoklonale Gammopathie + lymphoplasmazytoide Knochenmarksinfiltration

Th▷ Prednisolon, Alkylanzien

Pro▷ etwas besser als Plasmozytom

■ ■ ■ ■ **Onkologie**
Krankheitsbilder

Monoklonale Gammopathie
Ät▷ sekundär bei anderen Tumoren; Plasmozytom
2/3 unklar → MGUS (monoklonale Gammopathie unbestimmter Signifikanz)
Pa▷ monoklonale Gammopathie

Onko

Lymphatische Leukämie C91
Akute lymphatische Leukämie (ALL)
Ep▷ v.a. Kleinkindesalter, im Kindesalter ALL > AML
Ät▷ ionisierende Strahlung, Benzol, Trisomie 21, viral getriggert
Pa▷ CALLA-Antigen; oft Meningeosis leucaemica
Ein▷ FAB-Klassifikation

FAB-Klassifikation der ALL	
L1	kleine runde Zellen
L2	große Zellen, heterogene Größenverteilung, mäßig vermehrte Nukleoli, T-ALL meist bei Erwachsenen
L3	große Zellen mit homogener Größenverteilung Überwiegend bei B-ALL

Sy▷ Infektanfälligkeit, Anämie, Thrombopenie, Blutungsneigung, Leistungsknick, Allgemeinsymptome
Di▷ Blutbild mit Blasten, Hiatus leucaemicus (nur alte und ganz junge Entwicklungsstufen, mittlere Entwicklungsstufen fehlen), Knochenmark mit Verdrängung der anderen Zellreihen, PAS-positiv
Th▷ unterschiedliche Therapie-Schemata;
Prinzip: **Polychemotherapie** mit folgenden Phasen:
Induktionstherapie für 1–2 Monate
Intensivphase: für mehrere Monate
Reinduktion: erneute Induktionsphase
Erhaltungstherapie
Gesamtdauer bis zu 2 Jahren
Knochenmarktransplantation erst bei 1. Rezidiv
wegen häufiger Meningeosis carcinomatosa prophylaktische Bestrahlung
oder intrathekal Methrotrexat
Pro▷ 80–90% Remission; 5-J-Ü: 75%

Myeloische Leukämie C92
Akute myeloische Leukämie (AML)
Ep▷ v.a. Erwachsene
Ät▷ unbekannt, Benzol, Zytostatika, ion. Strahlung, myelodysplastisches Syndrom, Trisomie
Pa▷ bei akuter promyelozytärer Leukämie: **Auer-Stäbchen** im Zytoplasma (Korrelat zu unreifen pro-myelozytären Granula, mit Hiatus leucaemicus; nur alte und ganz junge Entwicklungsstufen, mittlere Entwicklungsstufen fehlend), Peroxidase positiv

Onkologie
Krankheitsbilder

Ein▷ FAB-Klassifikation

FAB-Klassifikation der AML		POX	PAS
M1	AML ohne Ausreifung	–	
M2	AML mit Ausreifung	+	
M3	Promyelozyten-Leukämie Translokation: t15, 17; CD34, HLA-DR positiv	++	
M4	akute myelomonozytäre Leukämie	++	+
M5	akute monozytäre Leukämie	++	
M6	akute Erythroleukämie		+
M7	akute megakaryozytäre Leukämie	+	

Sy▷ Infektanfälligkeit, Anämie, Thrombopenie, Blutungsneigung, Leistungsknick, Allgemeinsymptome
Di▷ Blasten im peripheren Blutausstrich, Knochenmarksverdrängung, Hiatus leucaemicus
Th▷ unterschiedliche Therapie-Schemata
Prinzip: **Polychemotherapie** mit folgenden Phasen:
Induktionstherapie
Konsolidierungsphase
Knochenmarktransplantation in 1. Remission bei HLA-identischem Spender, sonst in 2. Remission
Pro▷ 70% Remission; 5-J-Ü: 30%

Chronisch myeloische Leukämie (CML)
Ep▷ mittleres Lebensalter
Ät▷ ionisierende Strahlung, Benzol; genauer Mechanismus unklar
Pa▷ Teil des myeloproliferativen Syndroms, hohe Leukozytose mit Linksverschiebung, Blasten; Philadelphia-Chromosom: Translokation t(9 :22) → bcr-abl-Gen → Proteinprodukt ist Tyrosinkinase
Ein▷ Phase I: chronische, stabile Phase mit Splenomegalie und unspezifischen Beschwerden
Phase II (**Akzelerationsphase**): Splenomegalie → Oberbauchbeschwerden, Fieber
Phase III (**Blastenkrise**): schwere Allgemeinsymptome, Fieber, Gewichtsverlust, Blutungen, Anämie, Infektionen
Sy▷ je nach Stadium; unspezifische Beschwerden, Leistungsknick, Infekt- oder Blutungsneigung, abdominelle Beschwerden durch massive Splenomegalie
Di▷ Granulozytenvermehrung (Neutrophile, Eosinophile, Basophile) alle Reifungsstufen, ALP- Index erniedrigt
KM: zellreiches, hyperplastische, granulozytäres Mark, Thrombozytose
Philadelphia-Chromosom (Translokation 9–22)
in Akzelerationsphase meist Leukozytose, in Blastenkrise: peripher unreife Blasten
Th▷ 1. Wahl: α- Interferon
2. Wahl: Hydroxyurea (Litalir®)
Antikörpertherapie: Tyrosinkinasehemmer (Gleevec®)
allogene Knochenmarktransplantation bei jungen Patienten
Kombination mit Allopurinol zur Vermeidung Tumor-Lyse-Syndrom

Onkologie
Krankheitsbilder

Pro▷ in chronischer Phase: 4 Jahre
Ko▷ Blastenschub durchschnittlich nach 3 Jahren

Tumor-Lyse-Syndrom
Def▷ massiver Tumorzellzerfall unter Chemotherapie bei aggressiven Tumoren und Therapien (Leukämie, Lymphom); Zellbestandteile wirken selbst toxisch
Pa▷ LDH steigt plötzlich massiv an; Harnsäure im Blut nimmt schlagartig zu → Harnsäuren-Nephropathie → akutes Nierenversagen; bei Niereninsuffizienz Fortsetzung der Chemotherapie kaum möglich
Di▷ Hypocalcämie, Hyperphosphatämie, LDH ↑, Retentionswerte ↑↑
Th▷ prophylaktisch bereits Allopurinol, ausreichende Hydratation bei Chemotherapie

Sonstige und nicht näher bezeichnete bösartige Neubildungen des lymphatischen, blutbildenden und verwandten Gewebes C96

Proliferative Erkrankungen des retikulohistiozytären Systems
Pa▷ proliferative Erkrankungen des Monozyten-Makrophagensystems
Ein▷ **Langerhans-Zell-Histiozytosen**
  Eosinophiles Granulom
  Ep▷ Jugendalter
  Pa▷ solitär oder mulitple eosinophile Granulome, v.a. im Schädel
  Th▷ Bestrahlung, Exzision, Chemotherapie
  Pro▷ gute Prognose
  Hand-Schüller-Christian-Krankheit
  Ep▷ Kindesalter
  Pa▷ Befall multipler Organsysteme
  Cholesterineinlagerung in Histiozyten
  Th▷ Chemotherapie
  Pro▷ schlechte Prognose
  Abt-Letterer-Siwe-Krankheit
  Ep▷ Säuglinge
  Pa▷ disseminierter Befall von Haut, lymphatischen Organen, Lunge, Knochen
  Th▷ Chemotherapie
  Pro▷ hohe Letalität
Hämophagozytische Histiozytosen
  Infekt- oder Tumor-assoziierte Histiozytosen: z.B. Herpesinfekt
Maligne Histiozytosen
  lokalisiert oder systemisch

Onko

Onkologie
Krankheitsbilder

In-situ-Neubildungen D00–D09

Carcinoma in situ D00

- **Def**▷ intraepitheliale Neubildung, die die Basalmembran noch nicht durchbrochen hat
- **Pa**▷ Lokalisation an jeder Haut- und Schleimhaut möglich, z.B. Lippe, Pharynx, Kehlkopf, Ösophagus
- **Th**▷ lokale Exzision, Behandlung der chronischen Schädigung / Grunderkrankung

Carcinoma in situ der Haut D04

Präkanzerosen

- **Ein**▷ **Präkanzerosen (obligat, fakultativ)**: Übergang in Stachelzellkarzinom
  Präblastomatosen: Übergang in malignes Melanom

Obligate Präkanzerosen

Keratosis actinica (aktinische Keratose, K. senilis):
- **Ät**▷ sonneninduziertes intraepitheliales Karzinom
- **Sy**▷ unregelmäßige, rötliche Herde mit unterschiedlich starker Schuppung
- **Th**▷ evtl. Exzision, Kryotherapie, lokal 5-Fluoruracil

M. Bowen: rumpflokalisiertes Carcinoma in situ
- **Ät**▷ Arsen-induziert
- **Pa**▷ große basaloide Zellen, Basalmembran intakt, wenn Basalmembran durchbrochen → Bowen-Karzinom
- **Sy**▷ rundlich, scharf begrenzte, braunrötliche Läsion mit variabler Hyperkeratose
- **Th**▷ Exzision im Gesunden

Bowenoide Papulose des Genitals: HPV_{16}-assoziierte Bowen-Erkrankung im Genital
- **Ep**▷ 20.–40. Lj.
- **Pa**▷ Übergang in invasives Wachstum selten
- **Sy**▷ rotbraune, linsengroße, papulöse Herde
- **Th**▷ Abtragung mittels Kohlendioxidlaser, Elektrokauter oder Kürretage

Keratoakanthom: benigner, schnell wachsender Tumor der Haarfollikel
- **Sy**▷ zentraler Hornpfropf, spontane Rückbildung möglich
- **Th**▷ Exzision, MTX-Unterspritzung, Röntgenbestrahlung

Papillomatosis cutis carcinoides:
- **Ep**▷ alte Leute
- **Ät**▷ Prädisposition: Lymphödem, Erysipel, Ulcus cruris, CVI
- **Lo**▷ Unterschenkel
- **Hi**▷ histologisch ähnlich hochdifferenziertem Stachelzell-Ca
- **Sy**▷ übelriechende, hyperplastische Wucherung, chronisch
- **Th**▷ Abtragung unter lokaler und systemischer Antibiose

Onkologie
Krankheitsbilder

Erythroplasia Queryat: M. Bowen der Schleimhaut
- Sy▷ scharf begrenzte, rötliche Herde
- Th▷ Röntgenbestrahlung, Exzision

Cornu cutaneum: hornartige, keratotische Hautgeschwulst
- Ät▷ Viruswarzen, seborrhoische Warzen, aktinische Keratose, Keratoakanthom, Spinaliom

Leukoplakie:
- Ät▷ Rauchen, Hitze
- Sy▷ scharf begrenzte, flache, nicht abwischbare Herde, Rückbildung prinzipiell möglich
- Th▷ Kryotherapie, Exzision verruköser und erosiver Herde, Vitamin-A-Säure

Fakultative Präkanzerosen
- Atrophische Hautbereiche (insbesondere Lupus vulgaris)
- Straffe Narbenbezirke (insb. Verbrennungsnarben)
- Radiodermatosen
- Ulcus cruris venosum

Präblastomatosen

Lentigo maligna: Melanoma in situ
- Sy▷ unscharf begrenzt, bizarr geformt, bräunlich-schwarzer Herd, langsames Wachstum, bei Erhabenheiten Übergang in Lentigo-maligna-Melanom
- Th▷ Exzision im Gesunden, Kryotherapie

Gutartige Neubildungen D10–D36

Gutartige Tumoren der Lunge
- Ep▷ insg. 2% der Lungentumoren: Bronchialadenome, Papillome, Polypen, Hamartome
- Sy▷ trockener Reizhusten, Dyspnoe, Bronchusstenose, Minderbelüftung, Infektionen, Atelektasen; insgesamt aber symptomarm
- Th▷ Gefahr der malignen Entartung → OP; bei OP gute Prognose

Gutartige Neubildung des Kolons, des Rektums, des Analkanals und des Anus D12

Benigne Tumoren des Colons

Polypen (polypöse Adenome): Maximalvariante ist Polyposis coli mit hohem Entartungsrisiko
- Ein▷ **tubulär** (geringes Entartungsrisiko) – **villös** (40–50% Entartungsrisiko) – **tubulo-villös** (Mischform)
- Pa▷ Adenom-Karzinom-Sequenz:

$$\text{norm. Mukosa} \xrightarrow{APC} \text{frühes Adenom} \xrightarrow{K\text{-}ras} \text{intermed. A.} \xrightarrow{DCC/DPC4} \text{spätes A.} \xrightarrow{p53} \text{Karzinom}$$

Onko

Onkologie
Krankheitsbilder

Sy▷ asymptomatisch, späte Blutung, Eiweiß- und Flüssigkeitsverlust, Obstruktion
Di▷ Kontrasteinlauf, Koloskopie, Histologie
Je breiter die Basis und je höckriger, desto höher das Entartungsrisiko!
Th▷ gestielte, nicht-breitbasige Adenome: elektrische Schlinge
villöse Adenome: Mukosektomie
Zugang: transanal, sakral (posterior), transperitoneal (abd.)
Nachuntersuchung: je nach Größe und Differenzierung tubuläre Adenome 1–2 Jahre, villöse Adenome 0,5–1 Jahr

Hereditäre Polyposis
Familiäre Polypose (Adenomatosis coli)
Pa▷ autosomal-dominant; obligate Präkanzerose
Sy▷ Manifestation in Jugend mit Diarrhoe, Blut, Schleim, Tenesmen, Bauchschmerzen, Polypenprolaps
Th▷ Proktokolektomie mit kontinentem Ileostoma (Koch-Ileostomie)

Peutz-Jeghers-Syndrom
Pa▷ familiäre nicht-neoplastische Polypen, Entartungsrisiko 10%
Sy▷ Symptomatik durch Obstruktion infolge großer Polypen, typische Pigmentflecke an Haut und Schleimhaut
Th▷ Kontrolle, Polypektomie

Cronkhite-Canada-Syndrom
Pa▷ nichtfamiliäre Polyposis von Magen bis Colon, geringes Entartungsrisiko; Assoziation zu Mamma-Ca, Schilddrüsen-Ca
Sy▷ Polypen, warzenartige Läsionen an Haut und Schleimhaut
Th▷ Kontrolle, Abtragung

M. Recklinghausen
Sy▷ intestinale Tumore, Hautneurofibrome, Cafe-au-lait-Flecke

Gardner-Syndrom
Pa▷ intestinale Polyposis mit Weichteiltumoren und Osteomen im Gesicht und Kopf

Anal- und Rektumpolypen
Pa▷ meist adenomatöse Polypen, selten hamartomatöse, entzündliche Polypen, hypertrophe Analpapille (Analfibrom)
Sy▷ asymptomatisch, selten Blutung
Th▷ Kontrolle, Abtragung

Gutartige Neubildung sonstiger und ungenau bezeichneter Teile des Verdauungssystems D13
Benigne Tumoren des Magens
Benigne Tumoren: Leiomyom, Neurinom, Neurofibrom, Lipom, Pseudolymphome
Polypen: 90% hyperplastisch (keine Entartung); 10% adenomatös, ab Ø 2cm relativ hohes Entartungsrisiko

Onkologie
Krankheitsbilder

Endokrin aktive Tumoren des Pankreas

Erkrankung	Zellen	Symptome
Insulinom	B-Zellen	Hypoglykämie
Glukagonom	A-Zellen	Diabetes, nekrotisierende Dermatitis
Zollinger-Ellison	gastrinbildende Zellen	rezidivierende Magen- und Duodenalulcera
Verner-Morrison	VIPom (vasoaktives intestinales Hormon)	schwere Diarrhoe, Hypokaliämie, Achlorhydrie
Somatostatinom	D-Zellen	Diabetes, Steatorrhoe
GRFom	Growth-hormon-releasing-factor	GRF im Serum nachweisbar, selten Akromegalie

Tumoren des Dünndarms
Gutartige Tumoren: Polypen, Lipome, Leiomyome, Fibrome
    Sy▷   asymptomatisch, evtl. Stenosierung, Ulzeration, Blutung
    Th▷   Resektion bei Beschwerden mit End-zu-End-Anastomose
Karzinoide: epitheliale Tumoren aus dem Helle-Zellen-System, semimaligne
    Pa▷   endokrin aktiv → Serotoninfreisetzung
    Sy▷   Entartung und Metastasierung möglich

Gutartige Tumoren der Leber
Hämangiom
Ep▷   7% Prävalenz
Ät▷   unbekannt; Hormoneinfluss
Pa▷   benigner Blutschwamm der Leber
Sy▷   meist asymptomatisch
Di▷   Korrelation Sono- und CT-Befund, sonographische Verlaufskontrolle
Th▷   keine

Leberadenom
Ep▷   ♀; 15.–45. Lj.
Ät▷   Hormoninduktion durch orale Kontrazeptiva
Pa▷   benigne Knoten der Leber, umgeben von Kapsel, solitär oder multiple
Sy▷   asymptomatisch, ggfs. unspezifische Oberbauchbeschwerden
Di▷   meist sonographischer Zufallsbefund, ggfs. Korrelation mit CT, Verlaufskontrolle
Th▷   Stop der oralen Kontrazeptiva, Resektion nur bei Größenzunahme, Nekrose, Komplikationen

Fokale noduläre Hyperplasie (FNH)
Ep▷   ♀
Ät▷   Hormoninduktion durch orale Kontrazeptiva
Pa▷   umschriebene Veränderung des Leberparenchyms ohne Kapsel
Di▷   rasche KM-Aufnahme, zentrale Narbe
Th▷   keine, Stop der oralen Kontrazeptiva, Resektion nur bei Größenzunahme, Nekrose, Komplikationen

Onkologie
Krankheitsbilder

Gutartige Neubildung von Mittelohr und Atmungssystem D14
Adenomatöse Polypen
- **Ep▷** 4.–6. Lj.
- **Pa▷** Vergrößerung der Rachenmandel → Behinderung bei Nasenatmung, Belüftungsstörung der Tuba auditiva → rezidivierende Mittelohrentzündungen
- **Sy▷** klossige Sprache, rezidivierende Mittelohrentzündungen, Schwerhörigkeit, Tagesmüdigkeit wegen nächtlicher Hypoxie
- **Di▷** Inspektion, Tympanogramm
- **Th▷** Adenotomie

Glomustumor
- **Pa▷** lokal destruierender Tumor der Paraganglionzellen des Glomus
- **Sy▷** pulssynchroner Tinnitus, Schwerhörigkeit, Läsion Nn. VII, IX, X, XI, XII
- **Di▷** pulsierende Raumforderung hinter Trommelfell + Schwerhörigkeit
- **Th▷** Embolisation, Exzision

Gutartige Neubildung des Knochens und des Gelenkknorpels D16
Gutartige Knochentumoren sind meist radiologische Zufallsbefunde und werden vor allem nach radiologischen Kriterien unterschieden.
- **Ein▷** **Osteom**: Rö: dichte, homogene Raumforderung, runde, ovale, polyzyklische Form mit glatter Begrenzung
  Osteoidosteom: Rö: zentraler Hohlraum (Nidus); 25–30% verkalkt, Sklerose, Hyperostose um Nidus; Angiographie: Hypervaskularisation in arterieller und venöser Phase
  Chondrom: Rö: blasiger, gekammerter Strukturdefekt mit scharfer Begrenzung, Knochenauftreibung, schollige Verkalkungen
  Osteochondrom: Rö: kartilaginäre Exostosen; breitbasige oder gestielte Knochenneubildung mit normaler Spongiosa; an der Spitze verkalkte Knorpelkappe
- **Th▷** symptomatisch, ggfs. Resektion

Gutartige Neubildung des Fettgewebes D17
Lipom
- **Ep▷** gehäuft bei früheren Hochleistungssportlern
- **Pa▷** gutartig, abgekapselt, reife Fettläppchen
  Mischformen: Angiolipome, Fibrolipome
- **Sy▷** asymptomatisch
- **Th▷** operative Entfernung bei subjektiver Störung
- **Ko▷** keine Entwicklung in Liposarkom möglich

Onkologie
Krankheitsbilder

Onko

Hämangiom und Lymphangiom D18

Hämangiektasien (Gefäßaussackungen)
Naevus flammeus (Feuermal): angeborene Erweiterung der arteriellen Gefäße
- **Ein▷** **Medialer Naevus flammeus**: Storchenbiß, meist im Nacken; keine Assoziation zu Fehlbildungen
  Lateraler Naevus flammeus: Trigeminus I oder II; oft i.Z. mit Phakomatosen (Sturge- Weber, Hippel-Lindau, Klippel-Trénaury)
- **Sy▷** dunkelrotes, bizarr geformtes Gebilde, ausdrückbar; persistiert unverändert
- **Th▷** nur wenn symptomatisch; OP, Laser

Hämangiome
Kavernöses Hämangiom (Blutschwamm): angeborene tumoröse Gefäßneubildung
- **Pa▷** planotuberös – tuberös – subkutan
- **Th▷** nur bei lokalen Komplikationen; Lasertherapie, Kryotherapie, Regression mittels einmalig Hochdosiscortisongabe
- **Pro▷** wächst noch im ersten Jahr, Rückbildung bis 10. Lj.

Naevus araneus (Spider naevus, Gefäßsternchen)
- **Ep▷** Kinder, Schwangere, bei Lebererkrankungen
- **Pa▷** von zentral ausgehende Proliferation arterieller Äste
- **Th▷** keine

Angioma senile
- **Pa▷** multiple, rubinrote Konvolute aus Kapillarneubildungen, v.a. Rumpf älterer Menschen
- **Th▷** keine

Granuloma pyogenicum (Granuloma teleangiectaticum)
- **Pa▷** blutreiches Granulationsgewebe nach sekundär infizierter Verletzung
  → pilzförmiger, rötlich-livider Tumor
- **Th▷** wenn symptomatisch Exzision

Glomustumor
- **Pa▷** Tumor ausgehend von AV-Shunts der Haut
  → solitärer, rotbläulicher, stark druckdolenter Knoten, oft subungual (unter den Nägeln)
- **Th▷** Exzision

Lymphangiom
- **Ät▷** oft angeboren
- **Pa▷** gutartiger Tumor aus Lymphgefässen mit Ektasie und Zystenbildung, v.a. Kopf- und Stamm
- **Th▷** Exzision, Lasertherapie

Onkologie
Krankheitsbilder

Sonstige gutartige Neubildungen des Bindegewebes und anderer Weichteilgewebe D21

Alterswarzen (Verruca seborrhoica)
Ep▷ ab 40.–50. Lj.
Pa▷ benigne epidermale Neubildungen ohne Beteiligung von Melanozyten oder Naevuszellen, v.a. am Rumpf
Sy▷ braune bis schwärzliche, breitbasige Papillome
Th▷ scharfer Löffel, Laser

Seborrhoische Keratose
Ep▷ 40.–60. Lj.
Pa▷ benigner epithelialer Tumor (Basalzellpapillom); unklare Pathogenese
Sy▷ unscharf begrenzter, graubrauner bis schwarzer, exophytisch wachsender Tumor mit gelblich-fettiger Oberfläche; weich; komedoähnliche Einschlüsse (Hornperlen)
Th▷ keine, evtl. Kürettage

Gutartige Binde- und Fettgewebstumoren
Fibrome
Pa▷ umschriebene Fibroblasten- und Kollagenvermehrung
Ein▷ **Dermatofibrom**: halbkugelig, hautfarbend; rötlich-gelbe Schattierungen möglich
    Lo▷ Extremitäten
    Fibroma pendulans (weiches Fibrom, F. molle): gestielte, weiche Papel
        Lo▷ vielfach an Lid und Hals

Hypertrophe Narbe und Keloid
Pa▷ überschießende Bindegewebsproliferation nach Verletzung; hypertrophe Narbe lokal; Keloid breitet sich aus; häufig Schulter, Sternum
Th▷ frisch: Kortison, Röntgentherapie, Kryotherapie
alt: Exzision, Kortison, Röntgen

Sonstige gutartige Geschwülste und Zysten
Mastozytosen
Pa▷ umschriebene Mastzellansammlungen in der Haut (kutan) oder systemisch
Ein▷ **Kutane Mastozytosen**
    Solitäres Mastozytom: meist angeboren, Rückbildungstendenz
        Sy▷ rötlich-bräunlicher Knoten
    Urticaria pigmentosa (U.p.):
        Pa▷ durch Akkumulation von Mastzellen in Korium nach Reiben → Histaminfreisetzung → Urtikaria (positives **Darier-Zeichen**)
        Sy▷ multiple gelb-braune, kleine Flecken an Stamm, Juckreiz
    Systemische Mastozytose: Mastzellaggregation in Haut, Organen, Leber, Milz, KM

Onkologie
Krankheitsbilder

Pa▷ bei Reiz (KM, Aspirin, Wärme) → Ausschüttung → Anaphylaxie
Maligne Mastozytose: Sonderform, Mastzellleukämie
Di▷ Anfärbung der Histamingranula mit Giemsa und Toluidinblau

Milien (Hautgries)
Ät▷ abheilende bullöse Dermatosen, Neurodermitis
Pa▷ stecknadelkopfgroße, hautfarbene Hornzysten ohne Ausführungsgang (DD Komedonen)
Th▷ Anritzen, Ausdrücken

Epidermis-, Trichilemmzysten
Syn▷ Atherom, Grützbeutel, Talgretentionszyste
Pa▷ Retentionszyste in Ausführungsgängen der Talgdrüse; Inhalt: Horn, breiige Masse
Sy▷ hautfarbene, prallelastische, erbsengroße Zyste
Th▷ Inzision, Entfernung des Zystensacks

Melanozytennävus D22
Nävi
Pa▷ umschriebene, primär gutartige Veränderungen infolge fehlerhafter Ausdifferenzierung des embryonalen Keimmaterials (Hamartome)
Ein▷ **Melanozytärer Nävus**: entweder epidermal oder dermal
Naevuszellnaevus (NZN)
Naevus sabaceus (Talgdrüsennaevus)

Epidermale melanozytäre Nävi
Lentigo simplex: dunkelbraune Makula durch Melanozyten im Stratum basale
Café-au-lait-Fleck: stammbetonte, große, unscharfe bräunliche Flecken;
mehr als 5 Flecken → v.a. M. Recklinghausen
Naevus spilus: Café au lait-Flecken mit Pigmentzellnestern → dunkelbraune kleine Flecken auf hellbraunem grösserem Fleck
Epheliden (Sommersprossen): durch Sonnenlicht induzierbare Melaninvermehrung in Epidermis

Dermale melanozytäre Nävi
Pa▷ Ansammlung stark pigmentierter Melanozyten im Korium: bläulich, schwarze Farbe
Ein▷ **Blauer Nävus / Naevus coeruleus**: kleines blauschwarzes Knötchen
Nävus von Ota: flächenhafter, dermaler Nävus im Orbitalbereich
Nävus von Ito: flächenhafter, dermaler Nävus im Schulterbereich

Nävuszellnävus (NZN)
Pa▷ häufige, gutartige, angeboren oder erworbene herdförmige Melanozytenhäufung in Epidermis oder Korium; Prävalenz 1%

Onkologie
Krankheitsbilder

Ein▷ nach Tiefenausdehnung:
  Junktionaler Naevus: an Grenze Dermis / Epidermis
  Compound-Naevus: Junktion und Dermis
  Corialer Naevus: nur im Corium
Sy▷ gleichmäßig pigmentiert, scharf begrenzt, flach / leicht erhaben auch großflächig und mit Haaren möglich (Tierfellnaevus)
DD▷ malignes Melanom
Th▷ bei Verdacht auf MM, Schmerz, Juckreiz, Kosmetik → Exzision im Gesunden; **Nie Probeexzision!**

Naevus sebaceus (Talgdrüsennaevus)
Pa▷ kugeliger, hautfarbener, weicher Tumor durch angeborene, umschriebene Vermehrung der Talgdrüsen; v.a. Gesicht
Th▷ Exzision wegen Neigung zu Basaliom

Leiomyom des Uterus D25
Ep▷ häufig, 20% Pävalenz der ♀ > 35. Lj.
Ein▷ **Leiomyom**: nur glatte Muskulatur
  Fibromyom: mit Bindegewebsanteilen
  Adenomyom: mit Drüsenanteilen
  Uterus myomatosus: multiple Myome
  in statu nascendi: gestieltes Myom im Cavum uteri
Pa▷ benigner, mesenchymaler Muskeltumor durch Östrogeneinfluss
Lo▷ intramural – submukös – subserös – intraligamentär (im Bandapparat des Uterus)
Sy▷ Zyklusstörung mit verstärkter Blutung, Schmerzen bei Stieldrehung → Nekrose
Di▷ Untersuchung, Sonographie
Th▷ Gestagene, GnRH-Analoga; OP mit Myomenukleation oder Hysterektomie

Gutartige Neubildung der Meningen D32
Meningeom
Ep▷ 20% aller primären Hirntumore, 40.–60. Lj.
Pa▷ meist benigner, verdrängend wachsender Tumor ausgehend von Arachnoidea, stark vaskularisiert, Verkalkungen
Sy▷ lange asymptomatisch → Zufallsbefund; ggfs. Epilepsie, Hirndruck
Di▷ CT (homogene KM-Aufnahme), Verkalkungen, typische Lage
Th▷ OP; Prognose gut

Gutartige Neubildung des Gehirns und anderer Teile des ZNS D33
Akustikusneurinom
Ep▷ 40.–50. Lj.
Ät▷ häufig bei Neurofibromatose
Pa▷ benigner Tumor ausgehend von vestibulärem Anteil des N. statoacusticus (selten auch andere Lokalisation); **Schwann-Zellen**; langsames Wachstum im Kleinhirnbrückenwinkel

Onkologie
Krankheitsbilder

Sy▷ Hyperakusis, Tinnitus, Vestibularisausfall, Nystagmus, Fazialisparese, negatives Recruitment
Di▷ MRT, einseitige Schallempfindungsschwerhörigkeit, akustisch evozierte Potentiale verzögert
Th▷ OP → jedoch häufig Anakusis

Gutartige Neubildung sonstiger und nicht näher bezeichneter endokriner Drüsen D35
Hormonaktive Hypophysenvorderlappentumoren (HVL-Tumoren)

Pa▷ Prolaktinom (50%), seltener STH-prod. Tumor (15%), ACTH-prod. Tumor (15%), sehr selten TSH- oder Gonadotropin-prod. Tumore hormoninaktive Tumore (20%)

Ein▷

Hormon	Zellen	Symptome
Prolaktin	azidophile	♀: Galaktorrhoe, Amenorrhoe, Libido ↓, männlicher Behaarungstyp, Hirsutismus ♂: nur lokale raumfordernde Symptome
STH	azidophile	Akromegalie (Karpaltunnelsyndrom), Diabetes mellitus, Kardiomyopathie, Struma diffusa
ACTH	basophile	Cushing
TSH	betabasophile	Hyperthyreose
Gonadotropin	deltabasophile, chromophobe	Hypergonadismus

Sy▷ Masseneffekt: Kopfschmerz, bitemporale Hemianopsie
Hormonwirkung
Hormonmangel (Hypopituitarismus) durch lokale Verdrängung
Di▷ direkter Hormonnachweis; MRT
Th▷ Prolaktinom → Dopaminagonisten, OP
ACTH → transsphenoidale Adenomresektion
STH → transsphenoidale Adenomresektion, Dopaminagonisten
→ paradoxe Hemmbarkeit

Prolaktinom
Ep▷ ♀ > ♂
Ein▷ **Mikroprolaktinom:** Prolaktin < 200 ng/ml Grösse < 1 cm
Makroprolaktinom: Prolaktin > 200 ng/ml Grösse > 1 cm
Sy▷ sekundäre Amenorrhoe, Galaktorrhoe, verminderte Libido
Di▷ Klinik, Prolaktinspiegel, MRT
DD▷ medikamentös: Östrogen, Neuroleptika, Antidepressiva, Dopaminantagonisten, Hypothyreose, schwere Niereninsuffizienz
Th▷ Dopaminagonisten, z.B. Bromocriptin → Reduktion der Größe und Hormonwirkung
OP nur bei therapierefraktärem Verlauf

Onkologie
Krankheitsbilder

Akromegalie / hypophysärer Hochwuchs
- **Pa**▷ vermehrte STH-Wirkung; im Erwachsenenalter: Akromegalie, im Kindesalter: hypophysärer Hochwuchs
- **Sy**▷ vermehrtes Wachstum in der Jugend
  Akromegalie: Wachstum von Knorpel im Gesicht, Händen, Füssen, Kardiomegalie, Struma, Karpaltunnelsyndrom, Kopfschmerz, Sehstörungen
- **Di**▷ STH und Somatomedin C ↑, GH-RH-Test: vermehrte STH-Stimulation
- **Th**▷ **Hypophysärer Hochwuchs**: OP, in Jugend Gabe von Sexualhormonen, um Verschluss der Epiphysenfugen zu triggern
  Akromegalie: OP (transsphenoidale Adenomektomie), wenn nicht operabel: Strahlentherapie; adjuvant: Bromocriptin, Octreotid

Hypophysärer Hypercortisolismus
- **Pa**▷ vermehrte ACTH-Ausschüttung → Hypercortisolismus
- **Sy**▷ Cushing-Symptome
- **Th**▷ operative Entfernung

Neubildungen unsicheren oder unbekannten Verhaltens D37–D48

Neubildung unsicheren oder unbekannten Verhaltens der endokrinen Drüsen D44

Inzidentalome der Nebenniere
- **Def**▷ nebenbefundlich festgestelle Nebennierenvergrösserung
- **Ep**▷ 1,9% der CT-Untersuchungen, davon sind 30% hormon-aktiv
- **Sy**▷ asymptomatisch; < 4 cm meist benigne; > 6 cm in 25% maligne
- **Di**▷ Kontrolle der Bildgebung im Verlauf
  Kontrolle der Nebennierenhormone (Cortisol, Aldosteron, Katecholamine)
- **Th**▷ OP, wenn > 6 cm oder Hormonaktivität, zwischen 4–6 cm Beobachtung

Kraniopharyngeom
- **Ep**▷ Kinder und Jugendliche, oft vor 20. Lj.
- **Pa**▷ dysontogenetischer Tumor aus Ductus craniopharyngeus (**Rathke-Tasche**) in Sella; verdrängend und langsam wachsend; Zysten mit grünbraunem, cholesterinreichen Inhalt
- **Sy**▷ Kompression des Chiasma opticum → bitemporale Hemianopsie
  hypophysär-hypothalamische Störungen, Diabetes insipidus, Hypothyreose, Minderwuchs, Verschlußhydrozephalus, Verkalkungen
- **Th**▷ OP, Bestrahlung, Hormonsubstitution
- **Pro**▷ 50% Rezidive

Myelodysplastische Syndrome D46
- **Pa**▷ Störung der Proliferation und Differenzierung der drei blutbildenden Systeme → periphere Zytopenie, ineffektive Hämatopoese, erhöhter Blastenanteil im KM

Onkologie
Krankheitsbilder

Ät▷ Chemikalien (Benzol), Zytostatika, ionisierende Strahlung
Ein▷ refraktäre Anämie, CMML
    Stadien   **RA**   refraktäre Anämie
                    RARS   refraktäre Anämie mit Ringsideroblasten
                    RAEB   refraktäre Anämie mit Exzeß von Blasten
                    RAEB-t refraktäre Anämie mit Exzeß von Blasten in Transformation
                    CMML chronisch myelomonozytäre Leukämie
Sy▷ Immunschwäche, Blutungsneigung, Anämie
Di▷ Anämie, Neutropenie, Monozytose, Thrombozytopenie
Th▷ palliativ, supportiv; G-CSF, Erythropoetin, Thrombopoetin, Infektprophylaxe, Transfusion, Thrombozytengabe; Knochenmarktransplantation
Pro▷ schlecht, Transformation in AML

Sonstige Neubildungen unsicheren oder unbekannten Verhaltens des lymphatischen, blutbildenden und verwandten Gewebes D47

Chronisch myeloproliferative Syndrome
Pa▷ klonale Erkrankungen von neoplastisch transformierten Zellen
Ein▷ **Osteomyelofibrose**
     Essentielle Thrombozythaemie
     Polycythaemia vera
     CML
Sy▷ Splenomegalie, allg. Abgeschlagenheit, unspez. Symptome

Osteomyelofibrose
Pa▷ Progressive Sklerose des KM, extramedulläre Blutbildung, unreife Thrombozyten, reife und unreife Erythrozyten
Ein▷ **Hyperplastisches, faserarmes Frühstadium**:
        Steigerung der Synthese aller drei Zellarten
     Myelofibrose (Spätstadium): Faserbildung, Verminderung der Hämopoese
Sy▷ erst uncharakteristisch, später Anämie, Blutungsneigung, reduzierter AZ
Di▷ BB: früh: Thrombozytose, Leukozytose, erhöhter ALP-Index, normaler Hb
          spät: Panzytopenie mit leukoerythroblastischem BB
     KM: erst Megakaryopoese, später faserreiches, zellarmes Mark; oft punctio sicca
Th▷ Hydroxyurea, Busulfan, Transfusionen
     bei jungen Patienten ggfs. Knochenmarktransplantation

Essentielle Thrombozythämie
Ep▷ häufigste myeloproliferative Störung, mittleres Lebensalter
Pa▷ Megakaryopoese
Sy▷ Thromboseneigung, Hämorrhagien (Nasenbluten, Meläna)
Di▷ BB: Thrombozytose, Hb normal, Leukozyten normal, reife Thrombozyten
     KM: Proliferation der Megakaryopoese

Onkologie
Pharmakotherapie in der Onkologie

Th▷ low risk (< 60 Lj., keine Beschwerden, keine Thrombose, Thrombozyten < 1,5 Mill/ µl)→ keine Therapie
sonst: Hydroxyurea, Ziel Thrombozyten < 400.000/µl

Polycythaemia vera rubra
Ep▷ v.a. ältere Menschen
Pa▷ gesteigerte Erythro-, Granulo-, Thrombopoese durch Defekt einer pluripotenten Vorläuferzelle; zählt zu myeloproliferativen Syndromen
Sy▷ erhöhtes Blutvolumen, erhöhte Viskosität, Herzbelastung, art. Hypertonie, Thrombosen, Plethora, Hepatosplenomegalie, Kopfschmerzen, Schwindel, Ohrensausen, Sehstörungen
Di▷ Hb, Hkt, Thrombozyten ↑, Erythrozyten ↑, Leukozyten ↑, BSG ↓, sek. Hyperurikämie, hyperplastisches KM
DD ▷ EPO bei Polycythaemia vera erniedrigt, bei sekundärer Polyglobulie aber erhöht!
Th▷ Aderlaß, wenn Hkt > 45%
Allopurinol, myelosuppressive Therapie mit Hydroxyurea (Litalir®)
Pro▷ mittlere Überlebenszeit nach Diagnosestellung: 15 Jahre, Limitierung durch Thrombosen, Myelofibrose, Leukämie

Pharmakotherapie in der Onkologie

Immunsuppressiva

Ciclosporin A [Sandimmun®]
Ind▷ Immunsuppression nach Organtransplantation
Wm▷ Hemmung der Ausschüttung von Interleukin 1 und 2 (bewirkt keine Lymphopenie); Hemmung der T-Helferzellen
Wi▷ Immunsuppression durch Hemmung der zellulären Immunreaktion; v.a. nach Transplantation
Pk▷ Metabolisierung in der Leber, geringe therapeutische Breite, oral applizierbar, Bioverfügbarkeit 40%
Nw▷ Nierenschädigung, Hypertonie, Gingivahyperplasie

Tacrolimus [Prograf®]
Ind▷ Immunsuppression nach Organtransplantation
Wm▷ Hemung der Interleukin-2-Produktion; Unterdrückung der T-Zell-Aktivierung; vglb. Ciclosporin
Wi▷ Hemmung der zellulären Immunreaktion; v.a. nach Transplantation
Pk▷ Cytochrom P450-Interaktion
Nw▷ nephrotoxisch, neurotoxisch
Ki▷ keine Kombination mit Ciclosporin

Onkologie
Pharmakotherapie in der Onkologie

Sirolimus [Rapamune®]
- **Wi**▷ Immunsuppression
- **Wm**▷ Hemmung der T-Zell-Aktivierung, jedoch an anderer Stelle als Ciclosporin; Inhibition von mTOR
- **Ind**▷ Immunsuppression nach Organtransplantation; Beschichtung von Stents

Mycophenolat Mofetil [CellCept®]
- **Ind**▷ Immunsuppression nach Organtransplantation
- **Wm**▷ nicht-kompetitive, reversible Hemmung der Inosinmonophosphat-dehydrogenase
- **Wi**▷ Proliferationshemmung von Lymphozyten
- **Nw**▷ Diarrhoe, Leukopenie, Infektneigung

Glucocorticoide [Decortin®]
- **Ind**▷ Immunsuppression nach Transplantation, bei rheumatischen Entzündungen
- **Wm**▷ Interleukin-1-Hemmung
- **Wi**▷ Hemmung der zellulären und humoralen Immunantwort
- **Nw**▷ Cushingsymptome, art. Hypertonie

Azathioprin [Imurek®]
- **Ind**▷ Immunsuppression nach Organtransplantation (selten); meist i.R. rheumatoider Erkrankungen, M. Crohn
- **Wm**▷ Purinanaloga; wird in DNA eingebaut; Antimetabolit
- **Wi**▷ zytostatisch, immunsuppressiv
- **Nw**▷ Knochenmarksuppression, gastrointestinale Beschwerden
- **Int**▷ Azathioprin wird bei zusätzlicher Gabe von Xanthinoxidasehemmstoffen (Allopurinol) vermindert abgebaut

Methotrexat ~ MTX [Metex®]
- **Ind**▷ rheumatoide Erkrankungen, Psoriasis, Tumorerkrankungen
- **Wm**▷ Antimetabolit; Analogon der Folsäure, hemmt somit kompetitiv die Dihydrofolat-Reduktase; in hoher Dosis Kombination mit Folinsäure notwendig
- **Wi**▷ zytostatisch, immunsuppressiv
- **Nw**▷ gastrointestinale Beschwerden, Anämie, Leukopenie, Lungenfibrose, Infektanfälligkeit

Zytostatika

Alkylantien
- **Sto**▷ Cyclophosphamid [Endoxan®], Chlorambucil [Leukeran®], Cisplatin [Platinex®], Busulfan [Myleran®], Dacarbazin [Detimedac®], Ifosfamid [Holoxan®]
- **Ind**▷ Lymphome, M. Hodgkin, Leukämien, Bronchial-Ca, Mamma-Ca
- **Wm**▷ Alkylierung der DNA → abnormale Basenpaarung; Strangbrüche phasenunspezifisch, Störung Replikation und Transkription
  Cyclophosphamid benötigt Aktivierung durch Cytochrom P_{450}

Onkologie
Pharmakotherapie in der Onkologie

Wi▷ zytotoxisch, kanzerogen, mutagen, stark immunsuppressiv
Nw▷ hämorrhagische Zystitis (Prophylaxe mit Mesna), ototoxisch, nephrotoxisch, Alopezie
KI▷ Schwangerschaft, Knochenmarkdepression, Leber- und Niereninsuffizienz

Antimetabolite
Folsäureanaloga
    Methotrexat [Metec®]   Ind▷ Leukämie, solide Tumoren, Immunsuppression

Pyrimidinanaloga
    Cytarabin [Udicil®]   Ind▷ Colon-Karzinom, Adenokarzinome
    5-Fluoruracil [5-FU]   Ind▷ AML, gastrointestinale Karzinome, Mamma-Ca; Wirkungsverstärkung durch Folinsäure [Leukovorin®]

Purinanaloga
    Mercaptopurin [Puri-Nethol®]   Ind▷ AML (Kinder)
    Azathioprin [Imurek®]   Ind▷ Immunsuppression
    wird intrahepatisch zu 6-Mercaptopurin umgewandelt

Wm▷ kompetitive Hemmung der verstoffwechselnden Enzyme (Folsäureantagonisten); Einbau in die DNA, jedoch ohne transkriptive Funktionstüchtigkeit (Purin und Pyrimidinanaloga)
Wi▷ zytostatisch, immunsuppressiv
Nw▷ Knochenmarksuppression, gastrointestinale Beschwerden

Naturstoffe
Wi▷ zytostatisch, Vinkaalkaloide in höher Konzentration zytotoxisch
Nw▷ Knochenmarksuppression, GI-Symptome, Haarausfall

Vincaalkaloide
Wm▷ Hemmung der Zellteilung durch Interaktion mit dem Spindelapparat
Nw▷ cave: neurotoxisch, in hoher Konzentration zytotoxisch
Sto▷ **Vincristin [Oncovin®]**   Ind▷ ALL, Lymphome, Hodgkin
    Vinblastin [Velbe®]   Ind▷ M. Hodgkin, NHL, Hoden-Ca, Mamma-Ca
    Vindesin [Eldisine®]   Ind▷ ALL, CML, NHL

Antibiotika
Wm▷ Interkalation: Einlagerung in DNA mit Störung der Replikation und Transkription
Sto▷ **Doxorubicin [Adriblastin®]**
    Ind▷ solide Tumore, Sarkome, Leukämie, Hodgkin, NHL
    Nw▷ cave: kardiotoxisch
Bleomycin [Bleomycin Baxter®]
    Ind▷ Hoden-Ca, Hodgkin, NHL, Ösophagus
    Wm▷ spaltet Thymin aus DNA; lungentoxisch
    Nw▷ cave: Lungenfibrose

Onkologie
Pharmakotherapie in der Onkologie

Mitomycin
    Ind▷ v.a. gastrointestinal: Magen-, Colon-, Pankreas-, Mamma-Ca
Daunorubicin [Daunoblastin®]
    Ind▷ ALL, AML
Dactinomycin [Lyovac-Cosmegen®]
    Ind▷ kindliche Tumoren: Wilms, Rhabdomyosarkom, Hodenkarzinom, Uterus

Taxane
Sto▷ **Paclitaxel [Taxol®]**
Ind▷ Mamma-Ca, Ovar-Ca, Bronchial-Ca

DNA-Topoisomerasehemmer
Wm▷ Topoisomerasen entfalten DNA zur Replikation; bei Hemmung der Topoisomerase → Strangbrüche
Sto▷ **Etoposid [Vepesid®]**
    Wm▷ Hemmung Topoisomerase II
    Ind▷ Lungen-Ca, M. Hodgkin, NHL, AML
Topotecan [Hycamtin®]
    Wm▷ Hemmung Topoisomerase I
    Ind▷ Ovarial-Ca

L-Asparaginase
Wm▷ spaltet Aspargin zu Asparaginsäure und Ammoniak → Asparaginmangel → verminderter Zellumsatz
Ind▷ ALL

Onkologische Therapie
Allgemeine Wirkungen
Wi▷ Hemmung der Zellteilung (Zytostatika); betrifft v.a. Zellen mit hoher Teilungsrate (Tumor, Magen-Darmschleimhaut, Knochenmark, Haare)
Nw▷ GI-Symptome; Haarausfall, Blutbildungsstörung mit Anämie, Leukopenie, Thrombopenie; Immunsuppression; teratogen; Spermatogenesestörung

Hormone
Sto▷ **Corticosteroide (Cortison)**   Ind▷ akute Leukämie, Lymphome
    Antiöstrogen (Tamoxifen)   Ind▷ Mamma-Ca postmenopausal
    Antiandrogen (Cyproteron)   Ind▷ Prostata-Karzinom
    Gonadorelin-Analoga (Leuprorelin)   Ind▷ Mamma-Ca praemenopausal
Wm▷ Bei vielen Tumoren dienen Hormone als Wachstumsfaktor. Dieser Effekt kann durch Hormon-Antagonisten gehemmt werden;
    Cortison hat eine immunsuppressive und teilungsverlangsamende Wirkung.
Nw▷ ergeben sich aus Hormonwirkungen

Onkologie
Pharmakotherapie in der Onkologie

Prinzipien der Polychemotherapie
Wirkung der Zytostatika: Verminderung der Teilungsrate von Zellen (v.a. schnell teilende Zellen, ruhende Tumorzellen sind nicht zugänglich); Selektion resistenter Zellen zur Induktionsbehandlung, Konsolidierungsbehandlung, Rezidivprophylaxe
Monotherapie: z.B. Methotrexat bei Chorioncarcinom, z.B. lokale, arterielle Infusionen von Fluoruracil in A. hepatica bei Lebermetastasen des Coloncarcinoms (Chemoembolisation)
Polychemotherapie: additive und überadditive Wirkung durch Angriff an unterschiedlichen Zellphasen, Verringerung der Einzeldosen → Verringerung der NW, Verminderung der Resistenzen
Intermittierende Stoßtherapie: gesundes Gewebe hat besseres Erholungsverhalten, Vorbehandlung mit Vincristin (synchronisiert die Tumorzellzyklen)
Dosierung: maximal tolerierbare Dosis
Abbruch: Leukopenie, Thrombopenie, Dauerremission
Zusatztherapie: Hormone / Antihormone; GnRH-Analogon Goserelin, Antiöstrogen Tamoxifen, Antiandrogen Cyproteron
Risiken: Knochenmarkdepression, Schleimhautulzera, Haarausfall, Azoospermie, Amenorrhoe, mutagen, karzinogen, Hyperurikämie

Supportive Therapie
Fertilitätsstörungen: Gabe von Östrogenen, Östrogen-Gestagen-Kombination
BB-Schäden: Transfusionen, Erythropoetin, G-CSF, GM-CSF
Immunsuppression: Antibiose
Hyperurikämie: Allopurinol (Allopurinol hemmt Abbau von 6-Mercaptopurin); Alkalisierung des Harns; Azathioprin; Dosisreduktion auf ein Viertel
Emesis: Ondansetron (Serotonin-Antagonist), Metoclopramid, Dexamethason, Psychopharmaka

Prognose
Heilbarkeit abhängig von:
- Tumormasse
- Zytostatikatoleranz
- Allgemeinzustand
- Tumorart:
    potentiell heilbare Tumoren: Chorionkarzinom, Wilms-Tumor, ALL, M.Hodgkin, Hodenkarzinom
    hohe Remissionsrate: NHL, Plasmozytom, Mamma-Ca, Ovarial-Ca
    kurze Remissionsdauer: Kleinzeller, malignes Melanom, GI-Ca, ZNS-Tumoren
    resistente Tumoren: Pankreas-Ca, Plattenepithel-Ca (Bronchial)

Hämatologie

	Hämat
Grundlagen	**168**
Morphologische Veränderungen der Erythrozyten	168
Anämien	169
Hämostase	171
Gesundheitsstörungen Hämatologie	**172**
Blutungsneigung bzw. Blutungen	172
Krankheitsbilder	**173**
Alimentäre Anämien D50–D53	173
Eisenmangelanämie D50	173
Vitamin-B12-Mangelanämie D51, Folsäure-Mangelanämie D52	174
Hämolytische Anämien D55–D59	174
Aplastische und sonstige Anämien D60–D64	177
Sonstige Erkrankungen der Erythrozyten	178
Koagulopathien, Purpura und hämorrhagische Diathese D65–D69	178
Thrombozytopathien	178
Koagulopathien	179
Sonstige Krankheiten des Blutes und der blutbildenden Organe D70–D77	181
Erkrankungen der Granulopoese	181
Erkrankungen des lymphatischen Systems	182
Bestimmte Störungen mit Beteiligung des Immunsystems D80–D90	182
Physiologischer Immundefekt	182
Primäre Immundefekte mit Störung der Antikörperbildung	183
Primäre Immundefekte mit Störung der T-Zell-Immunität	184
Granulozytendefekte	185
Primäre Komplementdefekte	185
Sekundäre / erworbene Immundefekte	185
Sarkoidose D86	186
Immunkompromittierung nach Bestrahlung, Chemotherapie und sonstigen immunsuppressiven Maßnahmen D90	187
Pharmakotherapie in der Hämatologie	**188**
Eisenmangelanämie	188
Megaloblastäre Anämie	189
Renale Anämie	189
Hämolytische Anämie	189
Interferontherapie	190
Hämatopoetische Wachstumsfaktoren	190

Hämatologie
Grundlagen

Grundlagen

Parameter	Durchführung	Normalwert	path.Veränderungen
Erythrozyten-zahl	Zellzähler, Neubauerkammer	♀: 4,8 Mio/µl ♂: 5,4 Mio/µl	↓: Anämie, Blutung, Hämolyse ↑: Polyzythämie, Polyglobulie
Hämatokrit	$HKT = \dfrac{Zellvolumen}{Zellvol. + Plasmavol.}$	♀: 0,37–0,48 ♂: 0,45–0,52	↓: Hyperhydratation, Anämie ↑: Polyglobulie, Leukämie
Hämoglobin	Fe-Oxidation und Cyan-Hb-Bildung; Extinktions-messung	♀: 12–16 g/dl ♂: 13–18 g/dl	↓: Anämie, Blutung, Hämolyse ↑: Polyzythämie, Polyglobulie
MCH (durchschnittl. korpuskulärer Hb-Gehalt)	$MCH = \dfrac{Hb \cdot 10}{Ery - Zahl(10^6 /\mu l)}$	28–34 pg	↓: hypochrom: Eisenmangel, Hb-Synthesestörung ↑: hyperchrom: V-B12-Mangel, Folsäuremangel, megaloblastäre Anämie
MCHC (durchschnittl. korpuskuläre Hb-Konz.)	$MHCH = \dfrac{Hb \cdot 100}{Hkt}$	30–36 g/dl	↓: Eisenmangel, Eisenver-wertungsstörung, Thalassämie ↑: Sphärozytose
MCV (durchschnittl. korpuskuläres Volumen)	$MCV = \dfrac{Hkt \cdot 10}{Ery - Zahl(10^6 /\mu l)}$	78–94 fl	↓: mikrozytär: Eisenmangel, Thalassämie ↑: megalozytär: V-B12-Mangel, Folsäuremangel
Osmotische Erythrozyten-resistenz	Hämolysemessung in hypotoner Lösung	keine Hämolyse > 0,5% NaCl vollständige Hämolyse < 0,3% NaCl	↓: Sphärozytose, Hämolyse ↑: Thalassämie
Erythrozytäre Enzyme	Messung der Enzymaktivität über Produkt	Glukose-6-Phosphat-DH Pyruvatkinase	spez. Enzymdefekte → hämolytische Anämie

Morphologische Veränderungen der Erythrozyten

Bezeichnung	Erscheinungsform	Ursache
Anisozytose	unterschiedliche Größe	gesteigerte Blutbildung bei Anämie
Poikilozytose	unterschiedliche Form	schwere Störung der Hämatopoese
Anulozyten	Ringform	Störung der Hb-Synthese bei Eisenmangel gestörter Porphyrinsynthese gestörter Globulinsynthese
Makrozyten	∅ > 8,5 µm	gestörte DNA-Synthese; Vit B12-Mangel, Folsäuremangel
Mikrozyten	∅ < 6,0 µm	Eisenmangel Bildungsstörung, Hämolyse
Sphärozyten	Kugelzellen	Defekt der Ery-Membran; hereditäre Sphärozytose, immunhämolytische Anämie

Hämatologie
Grundlagen

Bezeichnung	Erscheinungsform	Ursache
Target-Zellen	Schießscheibenzellen	kongenital, Thalassämie Splenektomie führt zu Lipidverlusten der Retikulozyten Anlagerung von Cholesterin und Phospholipiden an der Erymembran bei Leberdefekt
Elliptozyten	elliptische Form	angeboren (hereditäre Elliptozytose) erworben (verschiedene Anämien)
Sichelzellen	sichelförmig	molekulare Aggregation von HbS
Schistozyten	fragmentiert oder zum großen Teil zerstört	Ery-Läsionen bei Kontakt mit Fibrinfäden: Gefäßerkrankungen, Mikroangiopathie künstliche Materialien, Herzklappen, maligne Hypertonie
Tränentropfen	Tropfenform, hypochrom	fragmentierte Erythrozyten, bei Myelofibrose
Stomatozyten	mundförmig	hereditäre Membrandefekte mit abnormer Kationenpermeabilität (hereditäre Stomatozytose) erworbener Membrandefekt (alk. Leberzirrhose)
Akanthozyten	Erythrozyten mit 5–10 Ausläufern an Zelloberfläche	Störung des Verhältnisses Cholesterol/Lecithin der Ery-Membran, Abetalipoproteinämie, Lebererkrankung mit Hämolyse, Pyruvatkinasemangel
Echinozyten	Erythrozyten mit 10–30 spitzen Ausläufern an Oberfläche	Störung des intra- und extrazellulären Gleichgewichtes; bei Urämie, Magen-Karzinom, Pyruvatkinasemangel

Anämien

Def▷ Blutarmut jeder Ursache
Pa▷

Hämolytische Anämie		Erythropoese-Störung
korpuskulär	**extrakorpuskulär**	
Membrandefekte 　hereditäre 　　Sphärozytose 　paroxysmale nächtliche 　　Hämoglobinurie **Enzymdefekte** 　Glucose-6-P-DH-Mangel 　Pyruvatkinasemangel **Hämoglobindefekte** 　Thalassämie 　Sichelzellanämie	**immunhämolytisch** 　autoimmunhämolytisch 　Blutgruppenunverträglichkeit 　M. haemolyticus 　　neonatorum **mechanisch** 　Herzklappenersatz 　Mikroangiopathie **toxisch** 　Sulfonamide, Anilin, 　Schlangengift **parasitär** 　Malaria	**Hb-Synthesestörung** 　Eisenmangel 　Eisenverwertungsstörung 　　(Sideroachresie) 　sekundäre Anämie bei 　　Tumor, Infekt 　Chronischer Blutverlust **DNA-Synthesestörung** 　megaloblastäre Anämie, 　Vit-B12- Mangel, 　Folsäuremangel **Hämatopoesestörung** 　Panmyelopathie (tox., ion. 　　Strahlung, idiopathisch) 　Markinfiltration (Leukämie)

Sy▷ Mangelversorgung mit Sauerstoff; Leistungsminderung, Tachykardie, Dyspnoe, kräftiger Herzspitzenstoß, hohe Blutdruckamplitude
Di▷ Erythrozyten-Zahl ↓, Hb ↓, Hkt ↓

Hämatologie
Grundlagen

DD▷ hypochrom-mikrozytär → Eisenmangel, Eisenverwertungsstörung, Infektion, Tumor
normochrom-normozytär → akute Blutung, Hämolyse
hyperchrom-makrozytär → Vitamin-B12-Mangel, Folsäuremangel

Anämie-Algorithmen

Mikrozytäre Anämie
Retikulozyten erniedrigt → Bestimmung von Serumferritin
    Ferritin erniedrigt → **Eisenmangelanämie**
    Ferritin normal oder erhöht → **Eisenverwertungsstörung**
        sideroblastische Anämie
Retikulozyten erhöht → Hämoglobinelektrophorese: **Thalassämie**

Makrozytäre Anämie
Retikulozyten erniedrigt → Bestimmung von Vit.-B12, Folsäure, Intrinsiv factor
    Parameter erniedrigt → **Mangelanämie**
    Parameter normal oder erhöht → KM-Punktion →
        myelodysplastisches Syndrom
Retikulozyten erhöht → **Hämolyse?**

Normozytäre Anämie
Retikulozyten erniedrigt → Blutausstrich, Bestimmung von Ferritin, Vit. B12, Folsäure
    KM-Punktion → **endokrine Störung** (EPO-Mangel, Hypopituitarismus)
Retikulozyten erhöht → akute Blutung, Hämolyse

Hämatologie
Grundlagen

Hämostase

Gerinnungskaskade:

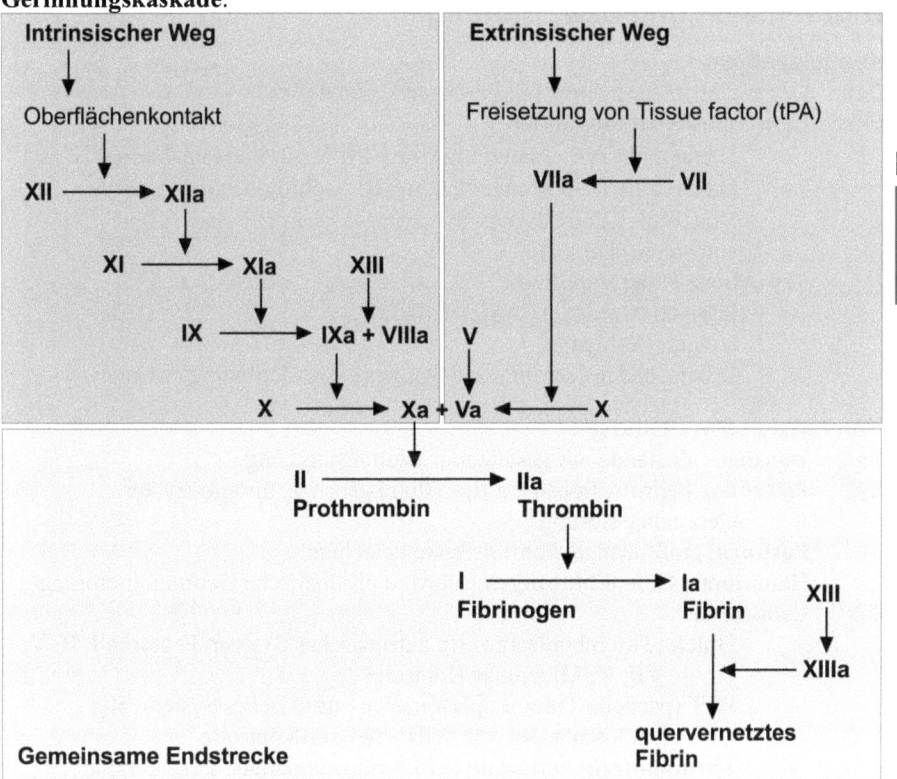

Weitere Interaktionen:
- **Thrombin**: XIII → XIIIa; VIII → VIIIa; V → Va
- **Aktiviertes Protein C**: Hemmung von Faktor V und VIII-Aktivierung
- **Antithrombin**: Hemmung Thrombin und Aktivierung von Faktor X

Hämatologie

Gesundheitsstörungen Hämatologie

Blutungsneigung bzw. Blutungen

Koagulopathien
Def▷ Gerinnungsstörung durch Gerinnungsfaktorendefizit
Ein▷ **Genetische Koagulopathien**
        Hämophilie A → Mangel Faktor VIII; X-chromosomal-rezessiv
        Hämophilie B → Mangel Faktor IX; X-chromosomal-rezessiv
        Von-Willebrand-Jürgens-Syndrom → Mangel Faktor XII a;
        autosomal-dominant
    Erworbene Koagulopathien
        iatrogen (Cumarine, ASS, Heparin)
        Vitamin-K-Mangel
        Leberschaden (verminderte Synthese von Gerinnungsfaktoren)

Hämorrhagische Diathesen
Def▷ krankhafte Zustände mit gesteigerter Blutungsneigung
Sy▷ **Petechien**: hellrote, flohstichartige Blutungen; v.a. thrombozytäre
        Gerinnungsstörung
    Purpura: großflächige, konfluierende Petechien
    Hämatome, **Gelenkblutungen**: schwere plasmatische Gerinnungsstörung
Di▷ **Labortests**:
        Quick (Thromboplastinzeit): extrinsisches System; Faktoren I, II, V,
            VII, X; Marcumar-Kontrolle
        PTT (partielle Thromboplastinzeit): intrinsisches System; alle
            Faktoren außer VII, XIII; Heparin-Kontrolle
        Thrombinzeit: verlängert bei Fibrinogenmangel, Lysetherapie
        Thrombozytenzahl: normal 150 000 bis 400 000/µl
    klinische Tests:
        Blutungszeit: Messung der thrombozytären Gerinnung; normal bei
            plasmatischer Gerinnungsstörung
        Rumpel-Leede-Test: Stauung am Oberarm führt zu Petechien bei
            Gefäßschäden
Ät▷ **Thrombozytopathien /-penien**: Blutungstyp Petechien
        angeboren:
            Thrombasthenie Glanzmann
            Thrombopathie May-Heggelin
        erworben:
            ITP (M. Werlhof, idiopathische thrombozytopenische Purpura)
            arzneimittelinduzierte thrombozytopenische Purpura
            aplastische Thrombozytopenie
            hämolytisch-urämisches Syndrom
    Koagulopathien: Blutungstyp Ekchymosen, Suffusionen, Hämarthros,
        Hämatome

Hämatologie
Krankheitsbilder

angeboren:
    Hämophilie A / B
    v. Willebrand-Syndrom
    diverse Faktorenmangel
erworben:
    Faktormangel des Prothrombinkomplex
    Verbrauchskoagulopathie (DIC)
    Immunkoagulopathie

Vaskulopathien: Blutungstyp Petechien, Purpura
  angeboren:
    Purpura simplex
    M. Osler
  erworben:
    Purpura Schoenlein-Hennoch

Krankheitsbilder

Alimentäre Anämien D50–D53

Eisenmangelanämie D50

Ät▷ infolge **Eisenverlust** bei Hypermenorrhoe, chronischen Blutungen (gastrointestinale Ulcera, erosive Gastritis, Karzinome)
    infolge **Bedarf ↑** bei Schwangerschaft, Wachstum, Stillperiode
    infolge **Resorption ↓** bei Malabsorption, Achlorhydrie, Z.n. Magen- oder Dünndarmresektion
    infolge **Fe-Gehalt der Nahrung ↓** bei Mangelernährung

Pa▷ 1. Entleerung der Eisenspeicher (noch normales Serumeisen)
    2. erniedrigtes Serumeisen bei noch normalem BB
    3. manifeste Eisenmangelanämie

Sy▷ Müdigkeit, Blässe, Mundwinkelrhagaden, Haut- und Schleimhautatrophie, Störungen Haare, Nägel

Di▷ Serumferritin ↓, Serumeisen ↓, TEBK ↑, Hb ↓, hypochrome mikozytäre Anämie

Th▷ Eisensubstitution (Fe^{2+}) per os oder i.v. bei Resorptionsstörung, Cave: allergische Reaktion bei parenteraler Eisensubstitution

DD▷ hypochrome Anämie

	Eisen-mangel	Tumor / Infekt	Eisenverwer-tungsstörung	Thalassämia minor
Hb	↓	↓	↓	↓
MCH	↔↓	↔↓	↓	↓
Serumeisen	↓	↓	↑	↔↑
TEBK	↑	↓↔	↔↓	↔↓
Serumferritin	↓	↔↑	↔↑	↑

Hämatologie
Krankheitsbilder

Vitamin-B12-Mangelanämie D51, Folsäure-Mangelanämie D52

Megaloblastäre Anämie

Ät▷ **Mangel an Vitamin B12, Folsäure oder Intrinsic factor** bei:
chronisch-atrophischer Gastritis (AK gegen Parietalzellen), verminderter Resorption bei Zöliakie, M. Crohn, Ileumresektion, Fischbandwurm

Mangel an Folsäure durch: Mangelernährung, Malabsorption, Alkoholismus, Zytostatika (Folsäureantagonisten)

Pa▷ DNA-Synthesestörung mit ineffektiver Erythropoese
gestörte Epithelregeneration → atrophische Schleimhautveränderungen

Sy▷ Müdigkeit, Leistungsmangel, blasse gelbliche Haut, atrophische Gastritis, Hunter-Glossitis, Zottenatrophie, funikuläre Myelose (Hinterstrangdegeneration), Parästhesien

Vit. B12-Mangel: Trias aus hämatologischen, gastrointestinalen und neurologischen Symptomen

Isolierter Folsäuremangel: keine neurologische Symptomatik

Di▷ megalozytäre, hyperchrome, aniso- und poikilozytäre Anämie, Neutropenie, Rechtsverschiebung

Schilling-Test: Co-58-markiertes Vitamin-B12 oral→ Nachweis der Ausschwemmdosis
Kombination Schilling-Test mit Intrinsic-factor-Gabe → Normalisierung

KM-Punktion: polychromatische Megaloblasten mit aufgelockerter Chromatinstruktur, gestörte Epithelregeneration

Th▷ parenterale Substitution, evtl. zusammen mit Folsäure

Hämolytische Anämien D55–D59

Ät▷

korpuskulär	extrakorpuskulär
Membrandefekte – hereditäre Sphärozytose – paroxysmale nächtliche Hämoglobinurie **Enzymdefekte** – Glucose-6-P-DH-Mangel – Pyruvatkinasemangel **Hämoglobindefekte** – Thalassämie – Sichelzellanämie	**immunhämolytisch** – autoimmunhämolytisch – Blutgruppenunverträglichkeit – M. haemolyticus neonatorum **mechanisch** – Herzklappenersatz – Mikroangiopathie **toxisch** – Sulfonamide, Anilin, Schlangengift **parasitär** (Malaria)

Pa▷ gesteigerter Erythrozyten-Abbau, verkürzte Lebensdauer, Hb-Anhäufung (Hyperbilirubinämie), LDH ↑, Retikulozytose

Sy▷ Anämie, Hypoxämie, Erythropoetin ↑

Hämatologie
Krankheitsbilder

Hereditäre Sphärozytose (Kugelzellanämie)
Pa▷ autosomal-dominante Störung der Erythrozyten-Membran → verminderte osmotische Resistenz; vermehrter Na- und H_2O-Einstrom → starre Kugelform der Blutzellen; Abbau in der Milz, da nicht elastisch genug für Passage
Sy▷ Splenomegalie, hämolytische Krisen, Ikterus
Di▷ Bürstenschädel durch hyperplastische Erythropoese → Arrosionen der Lamina externa → reaktive Knochenneubildung mit Spiculae
Blutbild: normo- bis hyperchrome Anämie, Sphärozyten, verminderte osmotische Resistenz
Th▷ Splenektomie → Verlängerung der Erythrozyten-Lebenszeit

Enzymopenische hämolytische Anämien
Glucose-6-P-DH-Mangel
Pa▷ X-rezessiver Defekt → verminderte NADPH-Bildung → kein reduziertes Gluthation und damit verminderter Oxidationsschutz → empfindliche Erythrozyten gegen oxidierende Einflüsse
Sy▷ hämolytische Krisen, Hämoglobinämie, Hämoglobinurie
Di▷ Retikulozytose, Dakryozyten, Heinz-Innenkörper (Hb-Präzipitate)

Pyrovatkinasemangel
Pa▷ autosomal-rezessiv, häufigster hereditärer Glykolyse-Defekt
Reifer Erythrozyt hat keine Mitochondrien, sondern braucht Glykolyse zur Energiegewinnung. Hämolyse v.a. bei homozygotem Defekt
Sy▷ Hämolyse, Anämie, Splenomegalie
Th▷ ggfs. Splenektomie

Hämoglobinopathien
Thalassämie
Ät▷ autosomal-dominant
Ep▷ α-Form selten, fast ausschließlich Südostasien
β-Form v.a. im Mittelmeerraum
Pa▷ α- bzw. β-Form, d.h. die entsprechende Kette fehlt und wird durch HbF ersetzt
α-Thalassämie: α-Ketten werden an 2 Genloci kodiert mit je 2 Allelen, d.h. es gibt 4 unterschiedlich kodierte Abschnitte. Damit ergeben sich folgende Möglichkeiten:
alle Kopien intakt: gesund
3 Kopien intakt: **Thalassämia minima**
Sy▷ klinisch und hämatologisch unauffällig
2 Kopien intakt: **Thalassämia minor**
Sy▷ klinisch blande, leichte Anämie, Mikrozytose
1 Kopie intakt: **HbH-Krankheit** (HbH entspricht ββ/ββ-Kette)
Sy▷ hämolytische Anämie, Splenomegalie
0 Kopien intakt: **Hydrops fetalis** [Hb Barts (γγ/γγ)]

Hämatologie
Krankheitsbilder

β- Thalassämie: Bei Mutation des β-Globulin → β-Ketten ↓, kompensatorisch treten vermehrt δ oder γ-Ketten auf.

Heterozygote Form: **Minorform**: leichte Splenomegalie, hypochrome, mikrozytäre Anämie
- **Di▷** Eisen normal bis erhöht, Targetzellen, basophile Tüpfelung, Hämolyse. osmot. Resistenz vermehrt, HbF in 50% erhöht, HbA_2

Homozygote Form: **Majorform (Cooley-Anämie)**: Hepatosplenomegalie, schwere hämolytische Anämie, Wachstumsverzögerung
- **Di▷** HbF ↑↑, HbA_2 oft ↑

Sy▷ Major-Form: schwerer, früher symptomatischer Verlauf
Minor-Form: lange Zeit asymptomatisch
Hepatosplenomegalie, Bürstenschädel durch Knochenmarkshyperplasie, Hämosiderose durch Transfusionen mit Kardiomyopathie, Pankreasinsuffizienz, Leberschäden → immer Kombination mit Chelatbildnern (Desferroxamin)

Di▷ hypochrome, mikrozytäre Anämie, Poikilozytose und Targetzellen (Schießscheiben, Mexikanerhutzellen); Hb-Elektrophorese → vermehrt HbF

Th▷ Transfusionen und Desferal®-Therapie; Knochenmarktransplantation bei Majorform

Sichelzellanämie

Pa▷ β-Ketten Defekt mit Austausch Glutamin → Valin an Position 6 → HbS Sichelung und Erhöhung der Viskosität bei Hypoxämie → Sichelzellkrisen mit Gefäßverschlüssen, Infarkten; v.a. Milzinfarkte; bei Rezidiven → Schrumpfung (Autosplenektomie)

Sy▷ Sequestrationskrisen; häufig Organinfarkte, verminderte Malariaempfindlichkeit

Di▷ BB: Sichelzellen (Depranozyten), Aniso- und Poikilozytose, Retikulozytose, Sichelung bei Hypoxie; KM-Punktion → gesteigerte Hämopoese; Hb-Elektrophorese → HbS

Th▷ frühe Erkennung der Sichelkrisen → Intensivtherapie, Oxygenierung, Austauschtransfusion, Hydroxyurea, ggfs. KM-Transplantation

Pro▷ homozygot schlecht, früh letal

Membrandefekt
Paroxysmale Hämoglobinurie (PNH)

Pa▷ erworbener Defekt der Erythrozyten-Membran durch somatische Mutation einer Knochenmarkstammzelle bewirkt erhöhte Empfindlichkeit gegen Faktoren des Komplementsystems; die physiologische leichte Hyperkapnie des Schlafes reicht aus um Komplementsystem zu aktivieren → Hämolyse mit fakultativer Hämoglobinurie

Di▷ verminderte Säureresistenz der Erys

Hämatologie
Krankheitsbilder

Autoimmunhämolytische Anämie
- **Ät▷** idiopathisch / sekundär bei CLL, SLE, paraneoplastisch, infektiös
- **Pa▷** zirkulierende AK gegen Erythrozyten-Bestandteile:
  - **Wärmeantikörper**: inkomplette IgG-AK; chronische Anämie → Phagozytose durch Makrophagen → Abbau in der Milz → Splenomegalie
  - **Kälteantikörper**: IgM-AK; Bindungsoptimum bei < 30°C → Agglutination → Komplementaktivierung → intravasale Hämolyse; postinfektiös (Mykoplasmen, EBV) oder idiopathisch
  - **bithermische Hämolysine (Typ Donath-Landsteiner)**: bei Lues III
- **Sy▷** Wärmeantikörper: chronische Anämie, variable Symptome
  Kälteantikörper: Akrozyanose, Raynaud-Syndrom, kälteinduzierte Hämoglobinurie, chronische hämolytische Anämie
- **Di▷** direkter Coombs-Test zum Nachweis inkompletter AK
- **Th▷** Wärme-AK: Immunsuppression (Prednison), Splenektomie, Transfusion
  Kälte-AK: Vermeidung von Kälteexposition; Cortison unwirksam

Aplastische und sonstige Anämien D60–D64

Aplastische Anämie
- **Def▷** Anämie im Rahmen einer Panzytopenie durch Knochenmarksinsuffizienz
- **Ät▷** meist erworben: häufig unklar (70%), medikamentös, toxisch, ionisierende Strahlung, viral (Parvovirus B19, EBV)
  selten angeboren (Fanconi-Anämie, Diamond-Blackfan-Syndrom)
- **Sy▷** Anämiebeschwerden, Abgeschlagenheit, Dyspnoe
- **Di▷** Blutbild, Retikulozyten erniedrigt, KM
- **Th▷** symptomatisch Transfusion, Immunsuppression, ggfs. Stammzelltransplantation

Sideroachrestische Anämie
- **Ät▷** exogen (Bleiintoxikation), Porphyrinsynthesestörung, Alkoholismus, Vitamin B_6-Mangel, Folsäuremangel
- **Pa▷** Störung der Eisenverwertung (Eisenaufnahme in Mitochondrien, aber kein Einbau ins Häm) → ineffektive Erythropoese mit Ringsideroblasten
- **Di▷** mikrozytäre, hypochrome Anämie, Retikulozyten vermindert, Serumeisen normwertig oder erhöht, Bleiintoxikation: basophile Tüpfelung der Erythrozyten
- **Th▷** symptomatisch mit Transfusion, Behandlung der Ursache / Grunderkrankung

Sekundäre Anämie
- **Pa▷** chron. Niereninsuffizienz → Erythropoetin ↓, gesteigerte Hämolyse
  Infektion, Tumor → Eisenverwertungsstörung, vermehrte Eisenspeicherung im RES
- **Di▷** Niereninsuffizienz → normozytäre, normochrome Anämie
  Infektion, Tumor → sideroachrestische Anämie, hypochrome, mikrozytäre Anämie, Serumeisen ↓, Serumferritin ↑
- **Th▷** Erythropoetin, Transfusionen

Hämatologie
Krankheitsbilder

Blutungsanämie
Pa▷ **akut**: RR ↓ → Hkt ↓ (Flüssigkeitsverschiebung) → Erythropoetin ↑ →
Retikulozytose; normochrome, normozytäre Anämie
chronisch: sekundärer Eisenmangel; hypochrome, mikrozytäre Anämie
Th▷ **akut**: Volumensubstitution, Transfusion, Schockbehandlung
chron.: Eisensubstitution

Sonstige Erkrankungen der Erythrozyten

Polycythaemia vera
Ep▷ v.a. ältere Menschen
Pa▷ gesteigerte Erythro-, Granulo-, Thrombopoese durch Defekt einer pluripotenten Vorläuferzelle; zählt zu myeloproliferativem Syndrom
Sy▷ erhöhtes Blutvolumen, erhöhte Blutviskosität, Herzinsuffizienz, art. Hypertonie, Thrombosen, Plethora, Hepatosplenomegalie, Kopfschmerzen, Schwindel, Tinnitus, Sehstörungen, Pruritus
Di▷ Hb, Hkt, Thrombozyten ↑, Erythrozyten ↑, Leukozyten ↑, BSG ↓, sek. Hyperurikämie, hyperplastisches KM
Th▷ Aderlaß mit Ziel Hkt < 45%, Allopurinol [Zyloric®]
Pro▷ Überlebenszeit ca. 15 Jahre, limitiert durch Thrombosen, Myelofibrose, Leukämie-Entwicklung

Sekundäre Erythrozytose (Polyglobulie)
Ät▷ Hypoxie: Erythropoetinausschüttung → Erythrozyten-Vermehrung
Nierentumoren: autonome Erythropoetinproduktion
Endokrine Erkrankungen: M. Cushing, hypothalamische oder hypophysäre Störungen, Androgene ↑
Pseudopolyglobulie: relativ durch Verschiebung des EZV → IZV
Pa▷ sekundäre Vermehrung der Erythrozyten
Sy▷ Zyanose, Hkt ↑, Hb ↑
Th▷ Aderlaß

Koagulopathien, Purpura und hämorrhagische Diathese D65–D69

Def▷ Hämorrhagische Diathese ist Oberbegriff für erhöhte Blutungsbereitschaft
Ät▷ Thrombozytopenie / Thrombozytopathie
Koagulopathie (Gerinnungsfaktorendefizit)
Vaskulopathie (Gefässerkrankung)

Thrombozytopathien

Pa▷ gesteigerte Blutungsneigung durch Thrombozytenfunktionsstörung
Ein▷ **angeboren**:
Thrombasthenie Glanzmann-Naegli: autosomal-rezessive Aggregationsstörung
Thrombopathie May-Heggelin: autosomal-dominante Reifungsstörung

Hämatologie
Krankheitsbilder

erworben:
- Salizylate: Cyclooxygenasehemmung → Thromboxan ↓
- Urämie: Thrombozytenschädigung durch retinierte Stoffwechselprodukte
- chronisch myeloproliferative Erkrankungen
- Dysproteinämien: Plasmozytom, Adsorption des Proteins an Thrombozytenoberfläche

Sy▷ Blutungsneigung
Di▷ Morphologie der Thrombozyten (Riesenthrombos)
Th▷ symptomatisch, Transfusion von Thrombozytenkonzentraten

Idiopathische thrombozytopenische Purpura (ITP)
Pa▷ isolierte Thrombozytopenie durch verkürzte Thrombozytenlebenszeit
Ein▷ **Akute Form**
    Ät▷ postinfektiös; meist viral
    Ep▷ Kinder
    Sy▷ Petechien, Ekchymosen, Hämaturie
Chronische Form
    Ep▷ ♀, 20.–50. Lj.
    Pa▷ Autoantikörper gegen Thrombozyten
    Sy▷ Nasenbluten, Hämatome, Hypermenorrhoe
Di▷ Thrombopenie, KM: Megakaryopoese
Th▷ Cortison, Immunglobuline, Immunsuppressiva, Splenektomie; gute Spontanheilungstendenz

Arzneimittelinduzierte thrombozytopenische Purpura
Ät▷ Chinin, Chinidin, Gold, Sulfonamide, Chlorothiazide, Chloroquin, Salizylate
Pa▷ Arznei wirkt als Hapten → immunologische Thrombopenie
Sy▷ Petechien, Ekchymosen, Hämaturie
Th▷ Absetzen der Medikamente, symptomatische Behandlung

Koagulopathien

Von-Willebrand-Syndrom
Pa▷ Mangel an vWF (Carrier für VIII) → Verminderung VIII
Di▷ hämorrhagische Diathese, Blutungszeit ↑, PTT ↑; Thrombozyten und Quick normal
Th▷ symptomatisch, Substitution

Hämophilie
Ep▷ ♂ > ♀, Häufigkeit: 1:10 000
Ät▷ X-chromosomal-rezessiv, Spontanmutationen
Pa▷ Mangel an:
    Hämophilie A: Faktor VIII (vWF schützt F VIII, F VIII bewirkt Adhäsion der Thrombozyten am Subendothel)
    Hämophilie B: Faktor IX (Christmas-Faktor), selten
    Hämophilie C: Faktor XI (PTA-Mangel), autosomal-rezessiv

Hämat

Hämatologie
Krankheitsbilder

Sy▷ Familienanamnese, Blutungen (Nabelschnur, Muskeln, Gelenke, Hämatome, Nasenblutung, intrazerebrale Blutung, Blutungsintensität unterliegt Schwankungen, am höchsten in frühem Kindesalter und in Pubertät
Di▷ PTT ↑, Quick und Blutungszeit normal; Bestimmung Faktor VIII, IX
Th▷ symptomatisch, Substitution

Verminderung der Faktoren des Prothrombinkomplexes
Ät▷ Malabsorption, Cholestase, Marcumar®, Resorptionsstörung
Pa▷ Mangel an II, VII, IX, X durch Lebersynthesestörung, Vitamin-K-Mangel
Sy▷ hämorrhagische Diathese, Hautblutung
Di▷ Quick ↓, verlängerte PTT, Blutungszeit
Th▷ kausal, Vitamin K-Gabe, akut Substitution von Gerinnungsfaktoren

Andere Mangelzustände von Gerinnungsfaktoren
Ät▷ meist hereditär
Ein▷ **Faktor XII-Mangel**: **Sy▷** leichte Blutungsneigung, gehäuft Thrombosen
Faktor XIII-Mangel: **Pa▷** Gerinnung selbst nicht gestört, Gerinnsel aber instabil
Sy▷ Blutungsneigung; Substitution
I-Mangel (Fibrinogen): A-/Dys- oder Hypofibrinogenämie
Pa▷ ungerinnbar bis Gerinnselstörung
Sy▷ leichte Blutungsneigung
Th▷ Plasma- oder Fibrinogengabe

Störungen des Fibrinolysesystems
Pa▷ Hyperfibrinolyse durch Verbrauchskoagulopathie oder durch Plasminogenaktivatoren
Sy▷ verlängerte Gerinnungszeit, keine Blutstillung
Di▷ vermehrte Fibrinogenspaltprodukte im Blut
Th▷ Gabe von Antifibrinolytika (Tranexamsäure, Aprotinin)

Störungen des Hämostasesystems mit gesteigerter Thromboseneigung
Ät▷ autosomal-dominant; erworben durch nephrotisches Syndrom, exsudative Enteropathie, Sepsis, Schock, DIC, Leberzirrhose
Pa▷ Verminderung gerinnungsinhibitorischer Proteine wie Protein C, S, AT III
Sy▷ Thrombosen
Di▷ Nachweis der Gerinnungsfaktoren
Th▷ Thromboseprophylaxe, je nach Schweregrad des Mangels und klinischen Verlauf unterschiedlich aggressive Antikoagulation, kausal bei sekundärem Mangel

Disseminierte intravasale Gerinnung (DIC, Verbrauchskoagulopathie)
Ät▷ Sepsis, Waterhouse-Friedrichsen-Syndrom, Fruchtwasserembolie, intrauteriner Fruchttod, septischer Abort, Malignome (z.B. Leukämien, Prostata-Ca), vaskuläre Störungen (Kasabach-Merrit-Syndrom, hämolytisch-urämisches Syndrom)

Hämatologie
Krankheitsbilder

Pa▷ Aktivierung des Gerinnungssystems intravasal → kompensatorische Fibrinolyse → Verbrauch von Gerinnungsfaktoren und Thrombozyten → gesteigerte Blutungsneigung durch Verbrauchskoagulopathie
Sy▷ Petechien, flächige Blutungen, Hämatome, innere Blutungen
Di▷ Thrombozyten ↓, Blutungszeit, Quick ↓, PTT ↑, AT III ↓, Thrombinzeit pathologisch, Fibrinogenspaltprodukte
Th▷ Schockbekämpfung, kausal; Substitution von Fibrinogen, Thrombozyten, FFP; bei drohenden Thrombosen → Gabe von Heparin, AT III

Sonstige Krankheiten des Blutes und der blutbildenden Organe D70–D77

Erkrankungen der Granulopoese

Grundlagen
Bildungsstörungen: Panmyelophthise, medikamentös induzierte Granulozytopenie, Agranulozytose; Medikamente als Hapten
Granulozytopoetischer Hyperplasie: bei Streß und Infektion → Linksverschiebung; Normalisierung ab 5. Tag

Neutrophile Granulozyten		Eosinophile Granulozyten	
Neutrophilie	Neutropenie	Eosinophilie	Eosinopenie
Bakterien rheumat. Fieber CML	Typhus, Paratyphus Brucellose (M. Bang) Masern, Mumps, Röteln, AIDS sLE Agranulozytose Hypersplenismus chron. Entzündungen	Allergie Parasiten eosinophiles Lungeninfiltrat Löffler Endocarditis fibroplastica Löffler postinfektiös Scharlach, M. Hodgkin, Hypernephrom, M. Addison	Typhus abd. Masern akuter bakt. Infekt M. Cushing

Basophile Granulozyten		Lymphozyten	
Basophilie	Basopenie	Lymphozytose	Lymphopenie
CML Polycythaemia Vera	–	virale Infektionen chron. Infektionen (TBC, Lues) Brucellose EBV, CMV, HAV CLL	M. Hodgkin AIDS relativ bei hoher Leukozytose

Agranulozytose
Pa▷ selektive Verminderung der neutrophilen Granulozyten → Neutropenie
Ein▷ **Akute (allergische) Agranulozytose (Amidopyrin-Typ)**
→ disponierte Personen, dosisunabhängig, allerg. Reaktion gegen zirkulierende Neurophile; schneller Beginn
Schleichende (toxische) Agranulozytose (Phenothiazon-Typ)
→ unabhängig von Disposition, dosisabhängig, toxische Schädigung der Vorläuferzellen im KM; später Beginn
Sy▷ Infektneigung, Tonsillitis (Angina agranulocytotica), Fieber, Schleimhautulzerationen

Hämatologie
Krankheitsbilder

Di▷ BB: isolierte Neutropenie, relative Lymphozytose
KM: Promyelozytenmark
Th▷ Infektionsschutz, Antibiose, G-CSF-Gabe, GM-CSF-Gabe

Granulozytendefekte
Progressive septische Granulomatose
Ät▷ X-chromaler Mangel der NADP-Oxidase der Granulozyten
Pa▷ normale Phagozytose, aber keine Abtötung der Keime
Sy▷ rezidivierende eitrige Entzündungen mit Granulombildung; Symptombeginn in ersten Monaten
Th▷ Knochenmarktransplantation

Chediak-Higashi-Syndrom
Ät▷ autosomal-rezessive Störung der Granulozyten
Sy▷ rez. bakterielle Infekte der Atemwege und Haut; Albinismus, Kleinhirnataxie, lymphoretikuläre Tumore
Di▷ Riesenzellgranula in Monozyten, Granulozyten und Lymphozyten
Th▷ Knochenmarktransplantation

Lazy-Leucocyte-Syndrom
Pa▷ verminderte Beweglichkeit der Granulozyten

Kongenitaler Myeloperoxidasemangel
Pa▷ erhöhte Anfälligkeit gegen Mykosen

Erkrankungen des lymphatischen Systems
Lymphadenopathien
Lymphadenitis
Pa▷ schmerzhafte Vergrößerung der regionalen LK bei lokaler Infektion
Th▷ Behandlung der lokalen Infektion

Lymphangitis
Ät▷ Bakterien, Malignome
Pa▷ lokale Entzündung von Lymphgefäßen
Sy▷ roter Streifen bei „Blutvergiftung"
Th▷ Ruhigstellung, Antibiose, ggfs. chirurgische Sanierung

Bestimmte Störungen mit Beteiligung des Immunsystems D80–D90

Physiologischer Immundefekt
Pa▷ Aktivität des Immunsystems beginnt im 2. Trimenon; während Schwangerschaft Schutz durch diaplazentare Übertragung von maternalen IgG; nach der Geburt verliert sich der Schutz über die Mutter, das

Hämatologie
Krankheitsbilder

Immunsystem des Kindes ist aber noch nicht voll leistungsfähig; nach 2–3 Monaten physiologische Hypogammaglobulinämie
IgM-Titer perinatal hinweisend auf akute Infektion bzw. intrauterine Infektion; IgM-AK werden nicht diaplazentar übertragen.

Primäre Immundefekte mit Störung der Antikörperbildung

Kongenitale Agammaglobulinämie (M. Burton)
- **Ep▷** ♂ > ♀
- **Ät▷** X-rezessiv
- **Pa ▷** Agammaglobulinämie; Reifungsstörung der B-Zellen → Prä-B-Zellen
- **Sy▷** nach 6 Monaten rezidivierende bakterielle Infekte, Sepsis
- **Di ▷** kein IgM-IgA; IgG < 0,2 g/dl, normale T-Zellen
- **Th▷** Substitution von Gammaglobulin; unbehandelt nach Monaten letal

Selektiver IgA-Mangel
- **Ät▷** meist sporadisch, autosomal-rezessiv oder -dominant möglich
- **Ep▷** häufiger, sporadischer Immundefekt
- **Sy▷** erhöhte Infektanfälligkeit; Atopie, Zöliakie, Autoimmunerkrankungen, Tumoren; in 50% der Fälle blande
- **Th▷** ggfs. IgA-Substitution bei klinisch schwerer Manifestation

Selektiver IgM-Mangel
- **Ät▷** unbekannt
- **Pa▷** erniedrigtes IgM
- **Sy▷** Neigung zu Sepsis (gramnegative Keime), Meningitis, gastrointestinale Störungen, Splenomegalie
- **Th▷** symptomatisch

Selektiver IgG-Subklassen-Defekt
- **Ät▷** unbekannt
- **Pa▷** normale IgG-Konzentration
- **Sy▷** **IgG2**: häufig; rezidivierende Pneumonien, Bronchiektasen, Hautinfektionen
  IgG3: Pneumonien, eitrige Infektionen im HNO-Bereich
  IgG1: oft subklinisch durch Kompensation
  IgG4: nur relevant bei gleichzeitigem IgG2-Mangel
- **Th▷** symptomatisch

Humorale Immundefizienz
- **Ät▷** X-rezessiv, sporadisch, Rötelnembryopathie
- **Pa▷** polyklonale IgM-Erhöhung; IgG + IgA ↓
- **Sy▷** ab 1.–2. Lj. rezidivierende Infekte, persistierende Neutropenie, Thrombopenie, hypoplastische Anämie, LK-Schwellungen, intestinales Lymphom
- **Th▷** Immunglobuline, Antibiotika

Hämatologie
Krankheitsbilder

Transitorische Hypoagammaglobulinämie
Def▷ Fortsetzung der physiol. Hypogammaglobulinämie bis 2.–3. Lj.
Th▷ keine

Variable Hypogammaglobulinämie
Syn▷ CVID (Common variable immunodeficiency)
Ät▷ nicht-erblich, sporadisch (EBV-Infektion), zweithäufigster Defekt
Sy▷ wie M. Bruton; Beginn ab 2.–3. Lj.
Th▷ Antibiotika, IgG-Gabe, symptomatische Therapie

Primäre Immundefekte mit Störung der T-Zell-Immunität

Schwere kombinierte Immundefekte
Syn▷ SCID (Severe combined immundeficiency)
Pa▷ angeborene Immundefekte mit B- und T-Zell-Defekt
Sy▷ bakterielle, virale, parasitäre Infektionen aller Art
Th▷ Knochenmarktransplantation

Nezelof-Syndrom
Pa▷ T-Zell-Mangel durch Thymushypoplasie; Immunglobuline normal, evtl. IgM erniedrigt
Sy▷ bakterielle und Pilzinfektionen, Hypoplasie der lymphatischen Organe
Th▷ Knochenmarktransplantation

Di-George-Syndrom
Pa▷ Hemmungsmißbildung → Störung 3.–4. Kiementasche mit Thymusaplasie, Hypoparathyreoidismus
Sy▷ Hypokalzämie, Hyperphosphatämie, Pilz- und Viruserkrankungen, Gesichtsdysmorphie, Aortenmißbildung
Th▷ Thymustransplantation, Thymosinbehandlung; schlechte Prognose

Ataxia teleangiectatica (Louis-Bar-Syndrom)
Pa▷ autosomal-rezessive Erkrankung der DNA-Reparatursysteme; IgA und IgE-Mangel
Sy▷ Kleinhirnataxie, okulokutane Teleangiektasien, rezidivierende Pneumonie, Diabetes mellitus, Wachstumsretardierung, Neigung zu Malignomen
Th▷ keine Therapieoption

Wiskott-Aldrich-Syndrom
Pa▷ X-rezessiv
Sy▷ thrombozytopenische Purpura, erhöhte Infektneigung, Ekzemneigung
Th▷ Knochenmarktransplantation

Hyper-IgE-Syndrom (Job-Syndrom)
Pa▷ hereditär; hohes Serum-IgE; variabler T-Zell und Granulozytendefekt
Sy▷ Ekzemneigung, rezidivierende Staphylokokkeninfekte der Haut, Lunge, Lymphadenitiden, Atopie, Eosinophilie
Th▷ symptomatisch

Hämatologie
Krankheitsbilder

Chronisch mukokutane Candidiasis
- **Pa▷** autosomal-rezessiver Mannasedefekt der Monozyten → Mannan ↑ → Hemmung zytotoxischer T-Zellen
- **Sy▷** chronische Schleimhautcandidiasis; Assoziation mit polyglandulärem Autoimmunsyndrom Typ I
- **Th▷** Antimykotika

Primäre intestinale Lymphangiektasie
- **Pa▷** sporadische Hemmungsmißbildung, chron. intestinale Protein- und Lymphozytenverlust
- **Sy▷** Hypoalbuminämie, Hypoglobulinämie, Ödeme, Infektneigung, maligne Lymphome
- **Th▷** symptomatisch

Granulozytendefekte

Progressive septische Granulomatose
- **Pa▷** X-chromosomaler Mangel an NADP-Oxidase der Granulozyten → normale Phagozytose, aber keine Abtötung
- **Sy▷** rezidivierende eitrige Entzündungen mit Granulombildung; Beginn in ersten Lebensmonaten
- **Th▷** Knochenmarktransplantation

Chediak-Higashi-Syndrom
- **Pa▷** autosomal-rezessive Störung der Granulozten
- **Sy▷** rezidivierende bakterielle Infekte der Atemwege, Haut; Albinismus, Kleinhirnataxie, lymphoretikuläre Tumore
- **Di▷** Riesenzellgranula in Monozyten, Granulozyten und Lymphozyten
- **Th▷** Knochenmarktransplantation

Primäre Komplementdefekte

Hereditäres angioneurotisches Ödem
- **Ät▷** angeborener C1-Inhibitor-Mangel → ungehemmte Komplementaktivierung
- **Sy▷** Ödeme, Pruritus, Urtikaria, Bauchkrämpfe, Erstickungsanfälle
- **Th▷** Substitution des C1-Inhibitor-Faktors

Sekundäre / erworbene Immundefekte

Para- und postinfektiöser Immundefekt
- **Ät▷** HIV, CMV, EBV, HSV, TBC, Lepra, Leishmaniose, Bilharziose

Malignombedingter Immundefekt
- **Ät▷** Lymphome, CLL, Plasmozytom, Tumorkachexie, Mangelsyndrome
- **Pa▷** durch Knochenmarksinfiltration und Verdrängung der Hämatopoese

Stoffwechselbedingte Immundefekte
- **Ät▷** Diabetes mellitus, Leberinsuffizienz, M. Cushing, Eiweißverlustsyndrome (z.B. nephrotisches Syndrom, exsudative Enteropathie), Mangelernährung

Hämatologie
Krankheitsbilder

Pa▷ Diabetes mellitus → Chemotaxisstörung
Leberinsuffizienz → verminderte Bildung von Ig und Komplement
M. Cushing → immunsuppressive Cortisolwirkung

Iatrogene / posttraumatische Immundefekte
Ät▷ Medikamente (z.B. Cortisol, Immunsuppressiva, Zytostatika), Bestrahlung, OP
Pa▷ z.B. Agranulozytose durch Amidopyrin, Phenithiazin

X-linked lymphoproliferative Syndrome
Syn▷ XLP-Syndrome, Duncan's disease, Purtilo-Syndrom
Ät▷ X-chromosomal
Pa▷ Unfähigkeit, EBV zu beherrschen → EBV-Infektion führt zu Selbstzerstörung des Immunsystems
Sy▷ nicht beherrschbare Infektionen
Th▷ symptomatisch

Erworbenes Immundefektsyndrom (AIDS)
Ät▷ HIV-Infektion
Pa▷ Infektion und Schädigung der T-Helfer(CD_4)-Lymphozyten durch Überschußproduktion von gp120, das an die Rezeptoren nicht-infizierter Zellen bindet. Auf diese Art werden nicht-infizierte T-Zellen durch das eigene Immunsystem zerstört; Änderung der CD_4/CD_8-Ratio
Ein▷ **Akute Phase**: Fieber, Lymphknotenschwellung, EBV-ähnlich
Asymptomatische Phase (Latenz): keine Symptome
LAS (Lymphadenopathiesyndrom): Lymphknotenschwellung
ARC (AIDS-related-complex): LK-Schwellung, Fieber, Nachtschweiß, Gewichtsverlust, Durchfälle
AIDS: opportunistische Infekte, Tumoren
Th▷ AZT, Proteasehemmer, symptomatisch (siehe Infektiologie)

Sekundäre Komplementdefekte
Pa▷ chron. Nierenerkrankungen, Autoimmunerkrankungen, Unterernährung
Sy▷ Immundefizienz

Sarkoidose D86
Syn▷ M. Besnier-Boeck-Schaumann
Pa▷ ätiologisch unklare Proliferation des retikulären Bindegewebes → Ausbildung epitheloidzelliger Granulome in allen Organen
Sy▷ **Akute Form (Löfgren-Syndrom)**:
LK- und Lungenbefall, Erythema nodosum, Uveitis, Arthritis, meist bei jüngeren Frauen
Chronische Form:
restriktive Ventilationsstörung durch Infiltration, Keratokonjunktivitis, Iritis, Uveitis, Chorioretinitis, Erythema nodosum, Hepatosplenomegalie, kongestive Herzinsuffizienz, Polyarthritis,

Hämatologie
Krankheitsbilder

begrenzte Osteolysen, Hirnnervenausfälle, Meningitis, Neuropathie, Granulome, Lupus pernio, Speichel- und Tränendrüseninfiltration, Lymphadenopathie (hilär), Myokardbeteiligung, Myositis, Ostitis cystoides multiplex

Stadien der Lungensarkoidose nach Wurm:
  Stadium I: bilaterale Hilus-LK-Vergrößerung bei unauffälliger Lungenstruktur
  Stadium II: hiläre Lymphadenopathie mit fein- bis mittelfleckigen intrapulmonalen, unscharf begrenzten Verdichtungen; streifige bis netzartige Verschattung
  Stadium III: netzig-streifige Verschattungen, selten fleckig-interstitielle Verdichtung ohne LK-Vergrößerung → irreversibel
  Nach WHO zusätzlich **Stadium IV**: Narbenbildung der Lunge

- **Di▷** ACE-Titer bei aktiver Sarkoidose erhöht; BSG, RF negativ, Rö-Thorax, Bronchoskopie zum Nachweis der Epitheloidgranulome
- **DD▷** Berylliose, TBC, Lepra, M. Crohn, allergische Alveolitis, Mykosen, reaktive LK-Veränderungen
- **Th▷** akut: symptomatisch mit NSAR
  chron.: Cortison nach strengen Indikationen
- **Pro▷** akute Form mit 60–90% Spontanremission
  chronische Form: abhängig von Organbeteiligung

Immunkompromittierung nach Bestrahlung, Chemotherapie und sonstigen immunsuppressiven Maßnahmen D90

Panmyelopathien (aplastische Anämie)
- **Ät▷** toxisch (Benzol), medikamentös (NSAR, Chloramphenicol, Hydantoin, Gold), idiopathisch
- **Pa▷** Panzytopenie mit Mangel an Erythrozyten, Leukozyten und Thrombozyten
- **Sy▷** Anämie, Blutungsneigung, Infektanfälligkeit
- **Di▷** **BB**: Anämie, Neutro- und Thrombopenie
  KM: verminderte Zelldichte, Inseln mit Hämatopoese
- **Th▷** Knochenmarktransplantation, Immunsuppression, Substitution

Hämozytopenien durch ionisierende Strahlung / Zytostatika
- **Pa▷** toxische Zerstörung des Knochenmarks → Panzytopenie
- **Di▷** erst Abfall der Granulozyten und Thrombozyten; Erythrozyten erst später, da Lebensdauer der Erythrozyten 120 Tage

Hypersplenismus
- **Ät▷** Infektionen, M. Gaucher, M. Niemann-Pick, Leukämien, Osteomyelosklerose, M.Hodgkin, NHL, Hämolysen
- **Pa▷** Splenomegalie → vermehrter Abbau von Blutzellen → Panzytopenie, sekundäre Knochenmarkshyperplasie
- **Sy▷** Anämie, Thrombozytopenie, Infektanfälligkeit, Retikulozytose
- **Th▷** Splenektomie

Hämatologie

Pharmakotherapie in der Hämatologie

DD▷ **Splenomegalie**:
- **leicht**: Infektion, akute Leukämie, Leberzirrhose, Rheuma
- **mäßig**: portale Stauung, Hämolyse, CLL, TBC, Speicherkrankheiten, ITP
- **stark**: CML, Osteomyelofibrose, Polycythaemia vera rubra, Haarzellleukämie, Parasiten (Malaria, Schistosoma)

Milzverlust / Splenektomie
Ät▷ **Indikation zur Splenektomie**: Trauma, Magen-OP, Sphärozytose, ITP
Autosplenektomie: bei Sichelzellanämie (rezidivierende Milzinfarkte)
Pa▷ Ausbildung von **Howell-Jolly-Körperchen** (Chromatinreste, wenn diese wieder verschwinden ist dies Hinweis auf eine Nebenmilz, die nach Splenektomie einen Teil der Funktion der Milz wieder übernehmen kann)
Sy▷ erhöhte Infektanfälligkeit (eventuelle Penicillinprophylaxe)
OPSI: overwhelming post-splenectomie infection → Pneumokokkensepsis
Di▷ transitorische Thrombozytose, Leukozytose
Th▷ Pneumokokkenimpfung, Grippeschutzimpfung, rasche Antibiotikatherapie bei bakteriellen Infekt

Pharmakotherapie in der Hämatologie

Eisenmangelanämie
kausal: Beseitigung des Eisen-/Blutverlustes
symptomatisch: orale Eisen(II)-Substitution (2–4 Mal/d), keine Kombination mit anderen Medikamenten (Resorptionsstörung)
Substitutionsbedarf [g] = Hb (normal) – Hb (akuell) · 0,255; Kontrolle über Hb
Kontraindikationen: bei Entzündung, Tumor, Rheuma mit nachfolgender Eisenmangelanämie ist Eisenmobilisation gestört, wobei die Eisenspeicher überfüllt sind; in dieser Konstellation ist eine Eisensubstitutionstherapie kontraindiziert.

Orale Eisentherapie
Sto▷ Eisen(II)-Sulfat [Ferrosanol®], Eisen(II)-Fumarat [Ferrum Hausmann®], Eisen(II)-Gluconat [Lösferron®]
Wm▷ Fe-Gabe am besten als Fe^{2+}, Fe-Speicherung als Fe^{3+}
Wi▷ Eisen für Hämoglobinsynthese, Muskelaufbau
Nw▷ gastrointestinale Beschwerden, Erbrechen, Diarrhoe, Blutung, Gerinnungsstörungen, Fieber, Leukozytose
Int▷ Steigerung der Fe-Resorption durch Hypazidität, Tetracycline, Antazida

Hämatologie
Pharmakotherapie in der Hämatologie

Parenterale Eisentherapie
- **Sto▷** Eisen(III)-Hydroxid-Dextrin-Komplex [Ferrum Hausmann®], Natrium-Eisen(III)-Gluconat-Komplex [Ferrlecit®]
- **Ind▷** bei Malassimilation, Malresorption
  strenge Indikationsstellung wegen allergischer Potenz
- **Nw▷** lokale venöse Reizung, Allergie, Überdosierung

Megaloblastäre Anämie

Ursache: Resorptionsstörung von Vitamin B12 oder Folsäuremangel
kausal: parenterale Substitution von Cyanocobalamin; später Depotpräparate; Kombination mit Folsäure (alleiniger Folsäuremangel selten; evtl. bei Phenytoin, Kontrazeptiva, Folsäureantagonisten)

Vitamin B12
- **Sto▷** Cyanocobalamin (Vit-B12), Hydroxycobalamin (Vit-B12a)
- **Ind▷** Vitamin-B12-Mangel, perniziöse Anämie, funikuläre Myelose
- **Pa▷** Methylcobalamin ist Coenzym für die Übertragung von C_1-Bruchstücken im DNA-Stoffwechsel
  Adenosylcobalamin ist Coenzym im Aufbau neurogener Lipide

Folsäure
- **Pa▷** ähnliche Rolle wie Cobalamin (Coenzym in DNA-Synthese; bei Mangel → megaloblastäre Anämie)
- **Ind▷** Folsäuremangel, Substitution während der Schwangerschaft

Renale Anämie

Ursache: Mangel an Erythropoetin durch verminderte renale Bildung bei fortgeschrittener Niereninsuffizienz
- **Sto▷** Erythropoetin [Erypo®], Darbepoetin [Aranesp®] (EPO-Analogon), Epoetin beta [NeoRecormon®]
- **Wi▷** Steigerung der Erythropoese, Hämatokritanstieg
- **Th▷** Substitution von Erythropoetin (parenterale Gabe)
- **Nw▷** Krampfanfälle, Thrombose, art. Hypertonie

Hämolytische Anämie

Ursache: Auto-AK gegen Erythrozyten
- **Th▷** Immunsuppression: Cortison (hochdosiert),
  über längere Zeit: Cortison, Azathioprin oder Cyclophosphamid

Hämatologie

Pharmakotherapie in der Hämatologie

Interferontherapie

- **Sto▷** rekombinantes Interferon α-2a [Roferon®], rekombinantes Interferon α-2b [Intron®]
  Peginterferon α-2a [Pegasys®], Peginterferon α-2b [PegIntron®]
- **Ind▷** Haarzell-Leukämie, chron. Hepatitis B, C, malignes Melanom, Kaposisarkom; pegyliertes Interferon für Hepatitis C
- **Wm▷** Stimulation an Interferon-Rezeptor mit Induktion einer Änderung im Cytokingleichgewicht
- **Wi▷** antiviral, antiproliferativ, immunmodulatorisch
- **Nw▷** Grippebeschwerden, Leukopenie, Thrombopenie, Autoimmunerkrankungen, Depression
- **Ki▷** fortgeschrittene Leberzirrhose, Autoimmunerkrankung, Depression, Niereninsuffizienz

Hämatopoetische Wachstumsfaktoren

- **Sto▷** Rekombinanter Granulozytenkolonie-stimulierender Faktor [G-CSF] Filgastim (G-CSF) [Neupogen®], Pegfilgastim [Neulasta®]
- **Ind▷** Neutropenie unter Chemotherapie; v.a. prophylaktische Gabe mit positivem Effekt nachgewiesen
- **Wi▷** Verhinderung einer Chemotherapie-induzierten Neutropenie bei prophylaktischer Gabe
- **Nw▷** Knochen- und Muskelschmerzen, unspezifische Beschwerden

Endokrinologie

Grundlagen	**193**
Gesundheitsstörungen allgemein	**194**
Abnorme Gewichtsabnahme	194
Abnorme Gewichtszunahme	194
Adynamie	194
Dysmorphiezeichen	195
Exsikkose	195
Hyperhydratation	196
Ikterus	196
Leistungsminderung	197
Ödeme	197
Schwellung bzw. Verfärbung von Gliedmaßen	197
Umschriebene Gewebeschwellung	197
Vielzahl bzw. Wechsel von Beschwerden	197
Wärmeintoleranz	198
Gesundheitsstörungen Ernährung	**198**
Abneigung gegen bestimmte Nahrungsmittel	198
Anorexie bzw. Untergewicht	198
Appetitlosigkeit	198
Fehl-Ernährung (Malnutrition)	198
Gedeihstörung	199
Nahrungsverweigerung	199
Polydipsie	199
Polyphagie bzw. Ess-Attacken	199
Übergewicht	200
Unverträglichkeit für bestimmte Nahrungsmittel	200
Gesundheitsstörungen Endokrinium	**200**
Abnormer Körpergeruch	200
Akromegalie-Symptome	201
Allergische Reaktion	201
Galaktorrhoe	201
Gynäkomastie	201
Infektneigung	201
Libidoverlust	202
Schilddrüsenvergrößerung (Struma)	202
Stammfettsucht	202

Endo

Endokrinologie

Inhalt

Krankheitsbilder	**202**
Krankheiten der Schilddrüse E00–E07	202
Grundlagen	202
Struma mit euthyreoter Funktion E 01	203
Hypothyreose E02	204
Sonstige Hypothyreose E03	205
Hyperthyreose und Thyreotoxikose E05	205
Thyreoiditis E06	207
Therapie von Schilddrüsenerkrankungen	207
Diabetes mellitus E10–E14	210
Grundlagen	210
Primär insulinabhängiger Diabetes mellitus (Typ-1) E10	211
Nicht primär insulinabhängiger Diabetes mellitus (Typ-2) E11	212
Nicht näher bezeichneter Diabetes mellitus E14	212
Komplikationen und Folgeerkrankungen des Diabetes mellitus	213
Therapie des Diabetes mellitus	215
Sonstige Störungen der Blutglukoseregulation E15–E16	221
Krankheiten sonstiger endokriner Drüsen E20–E35	222
Hypoparathyreoidismus E 20	222
Hyperparathyreoidismus E21	223
Therapie von Knochenstoffwechselstörungen	226
Unterfunktion und andere Störungen der Hypophyse E23	227
Überfunktion der Hypophyse E 22	228
Unterfunktion der Hypophyse E 23	229
Therapie von Erkrankungen der Hypophyse	231
Cushing-Syndrom E24	232
Adrenogenitale Störungen E25	232
Hyperaldosteronismus E26	233
Sonstige Krankheiten der Nebenniere E27	234
Sexualhormone	235
Ovarielle Dysfunktion E28	237
Testikuläre Dysfunktion E29	237
Pubertätsstörungen E30	238
Therapie von Erkrankungen der Gonaden	239
Polyglanduläre Dysfunktion E31	241
Sonstige endokrine Störungen E34	241
Mangelernährung E40–E46	242
Sonstige alimentäre Mangelzustände E50–E64	243
Adipositas und sonstige Überernährung E65–E68	244
Adipositas E66	244
Stoffwechselstörungen E70–E90	245
Störungen des Stoffwechsels aromatischer Aminosäuren E70	245
Störung des Kohlenhydratstoffwechsels	246
Störungen des Lipidstoffwechsels	247
Störungen des Lipoproteinstoffwechsels und Lipidämien E78	249
Pharmakotherapie	250
Störungen des Purinstoffwechsels E79	252
Störungen des Porphyrinstoffwechsels E80	254
Störungen des Mineralstoffwechsels E83	256
Amyloidose E85	258

Endokrinologie

Grundlagen

Störungen des Wasser- und Elektrolythaushaltes sowie des Säure-Basen-Gleichgewichts	259
Störungen des Wasserhaushaltes, Dehydratation E86	261
Therapie bei Störungen des Wasserhaushaltes	263
Störungen des Elektrolythaushaltes	266
Störungen des Säure-Base-Haushaltes	269

Endo

Grundlagen

Mechanismen von Endokrinopathien
Ursachen Störung der Biosynthese
Störung der Konversion
Störung der Speicherung
Störung der Sekretion
Störung der Transportproteine
Inaktivierung durch Bindung an Antikörper
Änderung der Wirkung an der Zielzelle
Veränderungen der Rezeptoren
Störungen der intrazellulären Signalübertragung
Störungen der Inaktivierung bzw. des Abbaus und der Elimination

Folgen für die meisten Hormone gilt die Hormonachse mit entsprechender Rückkopplung:

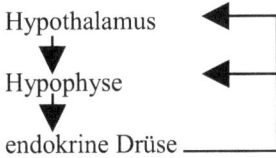

Einteilung der Endokrinopathien
Funktion: Überfunktion
Unterfunktion

Defektebene: primärer Defekt → endokrine Drüse
sekundärer Defekt → Hypophyse
tertiärer Defekt → Hypothalamus

Endokrinologie
Gesundheitsstörungen allgemein

Gesundheitsstörungen allgemein

Abnorme Gewichtsabnahme
Def▷ Gewichtsabnahme, die sich nicht durch Ernährungs- oder Lifestyle-Änderung erklären lässt.
Ät▷ **verminderte Aufnahme**: psychisch (Anorexia nervosa, Bulimie, Depression); Dysphagie
verminderte Resorption: chronisch entzündliche Darmerkrankungen, Malassimilationssyndrome (Sprue, Pankreasinsuffizienz)
vermehrter Verbrauch: chronische Erkrankungen (Tumorerkrankungen, chronische Infektionen, pulmonale Kachexie, Hyperthyreose)
Energieverlust: unbehandelter Diabetes mellitus (renaler Verlust durch Glucosurie), gastrointestinales Eiweißverlustsyndrom
Intoxikationen: Alkoholismus, Drogenabusus
Di▷ Jede ungewollte oder ungeklärte Gewichtsabnahme muß abgeklärt werden.

Abnorme Gewichtszunahme
Def▷ Orientierung an **BMI** [Gewicht in kg / Körpergrösse in m^2]
Normalgewicht: 18,5–24,9 kg/m^2
Übergewicht: 25,0–29,9 kg/m^2
Adipositas Grad I: 30,0–34,9 kg/m^2
Adipositas Grad II: 35,0–39,9 kg/m^2
Adipositas Grad III: > 40 kg/m^2
Ät▷ vermehrte Kalorienaufnahme, mangelnde Bewegung
endokrin: Hypothyreose, M. Cushing, Insulinom, Stein-Leventhal-Syndrom
medikamentös: Gestagene, Insulin, Steroide, Thyreostatika, Psychopharmaka
im Rahmen von Syndromen: Prader-Willi, Laurence-Moon-Bardet-Biedl
Pa▷ Fettverteilung: **gynoider Typ**: Fettansammlung an unterer Extremität
androider Typ: Fettansammlung stammbetont

Adynamie
Def▷ Kraftlosigkeit, Schwäche und Antriebslosigkeit
Ät▷ **infektiös**: Myalgie oder Myositis im Rahmen von Virusinfekten
autoimmun: sLE, Sarkoidose, Sklerodermie, Polymyositis, Myasthenia gravis
endokrin: Hypothyreose, M. Cushing
Elektrolytstörung: Hypo- oder Hyperkaliämie, Hypermagnesiämie, Hyper- oder Hypokalzämie
tumorös: schwere Grunderkrankung
Muskelerkrankung: Muskeldystrophie, Myotonie, Myopathie
psychisch: Depression

Dysmorphiezeichen
Def▷ Sammelbegriff für Fehlbildungen ohne relevante funktionelle Beeinträchtigung

Endokrinologie
Gesundheitsstörungen allgemein

Ät▷ oft im Rahmen von Syndromen, Embryopathien
kraniofaziale Dysmorphie bei Embryopathien durch Alkohol, Antiepileptika, Warfarin
genetische Aberration: Trisomie 21, Di-George-Syndrom, Turner-Syndrom (XO)

Exsikkose

Hypotone Dehydratation
Pa▷ Na^+-Mangel und Reduktion des EZV (Extrazellulärvolumen); Natriumabnahme stärker als Volumenabnahme, so dass die Osmolalität reduziert wird
Ät▷ gastrointestinaler Na^+-Verlust, renaler Na^+-Verlust (Diuretika, M. Addison, chronische Niereninsuffizienz) oder zerebrales Salzverlustsyndrom
Sy▷ Hyponatriämie → Zellschwellung durch verminderten onkotischen Druck des EZV (Na überwiegend extrazellulär) → Hirnödem, Krämpfe, Koma, Übelkeit, Erbrechen, Hypovolämie
Th▷ Infusion, Substitution von Elektrolyten

Isotone Dehydratation
Pa▷ gleichmässige Abnahme von Na^+ und EZV, so dass sich bei Volumendefizit keine Änderung der Osmolalität ergibt
Ät▷ Blut- und Plasmaverlust, Erbrechen, Fisteln, Diarrhoe, Verbrennungen, Pleuraerguß, Aszitesdrainage, Saluretika, Diabetes mellitus, Ileus, Peritonitis, M. Addison, Third-Space-Verlust, NSAR
Sy▷ Hypovolämie (Tachykardie, RR ↓), Kollapsneigung, Exsikkose
Th▷ Flüssigkeitssubstitution, Elektrolytkontrolle

Hypertone Dehydratation
Pa▷ reines Wasserdefizit bzw. Na^+-Überschuß
Ät▷ vermindertes Trinken, Verbrennungen, Erbrechen, Diabetes insipidus, Niereninsuffizienz, Third-Space-Verluste bei Pankreatitis, Peritonitis, Ileus, inadäquater ADH-Sekretion (SIADH)
Sy▷ RR ↓, Tachykardie, Kollapsneigung, Oligurie, Durst, Exsikkose durch reines Wasserdefizit bewirkt Konzentrationssteigerung der Elektrolyte (relative Hypernatriämie) → intrazellulärer Flüssigkeitsverlust
Th▷ Bilanzierung, Elektrolytkontrolle, osmotisch freies Wasser, 1/3- isotone Elektrolytlösungen, Glukoselösungen
Ko▷ Hirnödemgefahr

Hyperhydratation

Hypotone Hyperhydratation
Pa▷ reiner Wasserüberschuß oder Kombination von Na^+-Verlust und relativem Wasserüberschuß; absolute / relative Zunahme des Körperwassers; Verdünnungseffekt

Endokrinologie
Gesundheitsstörungen allgemein

Ät▷ falsche Infusionstherapie, hypotone Einläufe, Niereninsuffizienz, Herzinsuffizienz (RAAS), Hypoproteinämie, inadäquate ADH-Sekretion (Schwartz-Bartter, SIADH), paraneoplastisch
Sy▷ ZVD ↑, HF ↑, RR ↑, HMV ↑, 3. Herzton , Ödeme, Luftnot, Fluid lung (Lungenödem)
→ Verschiebung des Wassers von extrazellulär nach intrazellulär
Th▷ Wasserrestriktion, Bilanzierung, Diuretika

Isotone Hyperhydratation
Pa▷ EZV-Erhöhung und Na^+-Erhöhung
Ät▷ übermäßige Zufuhr von isotoner Elektrolytlösung, Ausscheidungsstörung bei akutem Nierenversagen, Transportstörung bei Herzinsuffizienz, Hypoproteinämie
Sy▷ Hypervolämie mit ZVD ↑, Ödemneigung, fluid lung (Lungenödem)
Th▷ negative Flüssigkeitsbilanzierung, Diuretika, Hypertoniebehandlung, Elektrolytkontrolle, Hämodialyse

Hypertone Hyperhydratation
Pa▷ EZV-Erhöhung und Na^+-Erhöhung
Ät▷ hypertone Infusionen, exzessive Na^+-Zufuhr, Hyperaldosteronismus (Conn), Steroidgabe, Niereninsuffizienz
Sy▷ Schrumpfung der Hirnzellen, Hypervolämie (Hypertonie, Ödeme, Gewichtszunahme), Lungenödem → Verschiebung des Wassers von intrazellulär nach extrazellulär
Th▷ kausal; Flüssigkeitsrestriktion, Hypertoniebehandlung, Ödemausschwemmung mittels Diuretika, Dialyse

Ikterus

Def▷ Hyperbilirubinämie
Ein▷ indirektes unkonjugiertes Bilirubin – direktes konjugiertes Bilirubin
prähepatischer Ikterus (hämolytischer Ikterus): unkonjugiertes Bilirubin erhöht
intrahepatischer Ikterus (Rubin-Ikterus): hepatozellulärer Ikterus
posthepatischer Ikterus (Verdin-Ikterus, cholestatischer Ikterus): bei Gallengangsverschluß durch Tumor, Choledochlithiasis, allg. Cholestase; Anstieg von AP, γ-GT und des direkten konjugierten Bilirubins

Formen	indirektes Bilirubin	direktes Bilirubin	Ursache
prähepatisch	↑	normal	Hämolyse
intrahepatisch	↑	↓	Leberfunktionsstörung
posthepatisch	normal	↑	Galleabflußstörung

Endokrinologie
Gesundheitsstörungen allgemein

Leistungsminderung
Def▷ Gewohnte körperliche oder kognitive Tätigkeiten sind nicht mehr möglich.
Ät▷ **endokrin**: Hypothyreose, M. Addison, Diabetes mellitus, Cushing
schwere Grunderkrankung: fortgeschrittenes Tumorleiden, schwere Infektion (AIDS), pulmonale oder kardiale Insuffizienz
psychisch: Depression, Chronic-Fatigue-Syndrom
Elektrolytstörung: Hyponatriämie, Hypo- oder Hyperkaliämie
Myopathien, Myasthenie

Ödeme
Def▷ schmerzlose Schwellung infolge Wasseransammlung ohne Rötung oder Überwärmung
Ein▷ **kardial**: bei Rechtsherzinsuffizienz; Knöchelödeme, über den Tag zunehmend
 renal: bei Niereninsuffizienz, nephrotischem Syndrom; v.a. Gesicht und Augenlider betroffen, Beine weniger betroffen
 hepatisch: hyponkotisch; v.a an Knöchel und Unterschenkel, zusätzlich evtl. Aszites
 venös: durch verminderten Abfluß; v.a. Unterschenkel, zusätzlich evtl. Stauungsdermatitis, trophische Störung
 endokrin: bei Hyperthyreose, Hypothyreose, M. Cushing, DM
 Ödeme im Gesicht, Unterschenkel; bei Hypothyreose Myxödem

Schwellung bzw. Verfärbung von Gliedmaßen
Ein▷ **Phlebödem**: geschwollenes, livides Bein durch venöse Stauung, z.B. Thrombose, chronisch venöse Insuffizienz
Lymphödem: geschwollenes Bein ohne relevante Farbänderung durch Lymphstauung
Lipödem: teigige Schwellung der Beine; kaum eindrückbar, Fussrücken nicht betroffen

Umschriebene Gewebeschwellung
Ät▷ **Lymphadenopathie**: v.a. axillär, zervikal, inguinal
subkutan: Lipom, Fibrom
Ödem: durch venöse oder lymphatische Stauung

Vielzahl bzw. Wechsel von Beschwerden
Ät▷ häufiges Phänomen bei Depression und Somatisierungstendenz ("Ganzkörperschmerz"), Fibromyalgie; immer somatische Störung ausschliessen

Wärmeintoleranz
Ät▷ v.a. Hyperthyreose, Menopause
Di▷ TSH, T3, T4

Endo

Gesundheitsstörungen Ernährung

Abneigung gegen bestimmte Nahrungsmittel

Pa▷ je nach Grunderkrankung, z.B.:
Magenkarzinom: Abneigung gegen Fleisch
Pankreas-/Gallengangserkrankungen: Abneigung gegen fettreiche Nahrungsmittel
Fruktose-Intoleranz: Abneigung gegen Obst, Frucht- und Süßspeisen
DD▷ unspezifische Inappetenz oder Anorexie

Anorexie bzw. Untergewicht

Def▷ Anorexie ist induziertes Untergewicht (<85% Norm oder BMI < 17,5 kg/m^2) durch Nahrungsverweigerung, induziertes Erbrechen oder Laxanzieneinnahme.
Typisch: Angst und Störung des Körperschemas
Ät▷ unklar, multifaktoriell
Ein▷ **restriktive Form**: Nahrungsaufnahme minimiert, viel Sport
Bulimie: Fressattacken gefolgt von induziertem Erbrechen
Ko▷ Wachstumsstörung, Hypovitaminose, sek. Amenorrhoe, art. Hypotonie, Hypokaliämie
DD▷ chronisch entzündliche Darmerkrankung, konsumierende Erkrankung

Appetitlosigkeit

Def▷ verminderter Appetit, Abneigung gegen Nahrungsaufnahme
Ät▷ schwere Grunderkrankungen, psychosoziale Stressoren; multiple Erkrankungen des Gastrointestinaltraktes, bei denen Nahrungsaufnahme oft mit Zunahme der Beschwerden verbunden ist.

Fehl-Ernährung (Malnutrition)

Ein▷ **quantitativ**: zu wenig kcal insgesamt → Marasmus, Dystrophie
qualitativ: Eiweissmangel, Vitaminmangel
Sy▷ allgemein: Gewichtsabnahme, Hunger, Schwäche, Kälteintoleranz, Polydipsie, Polyurie, art. Hypotonie, Depression
Vitaminmangel: entzündliche Veränderungen an Haut- und Schleimhaut
Proteinmangel: Ödeme durch Reduktion des onkotischen Druckes, Tonusverlust der glatten Muskulatur, Diarrhoe
Th▷ suffiziente Ernährung und Substitution Vitamine, Spurenelemente

Sonderformen:
Kwashiorkor
Ät▷ v.a. Kinder in Entwicklungsländern, Hauptnahrung Reis, Mais
Pa▷ Proteinmangel durch einseitige, kohlenhydrathaltige Nahrung

Endokrinologie
Gesundheitsstörungen Ernährung

- **Sy▷** Ödeme, Anasarka, Ergüsse, Hepatomegalie (Hungerbauch), Wachstumsretardierung, Diarrhoe, Apathie
- **Th▷** suffiziente, ausgewogene Ernährung

Marasmus
- **Pa▷** Energiemangel → Abbau der Energiereserven, zuletzt auch Muskelabbau
- **Sy▷** Schwäche, im Verlauf Muskelatrophie
- **Th▷** suffiziente, ausgewogene Ernährung

Gedeihstörung

- **Def▷** verzögerte somatische Entwicklung unterhalb 3. Perzentile
- **Ät▷** **organisch**: chronische Grunderkrankung, Malassimilation
  nicht-organisch: psychosoziale Ursache
- **Ein▷** verminderte Aufnahme
  verminderte Resorption von Nahrungsmitteln
  vermehrter Energieverbrauch

Nahrungsverweigerung

- **Pa▷** je nach Situation Unterscheidung nach schmerzhafter Nahrungsaufnahme, psychischer Nahrungsverweigerung oder allgemeiner Appetitlosigkeit. Genaue Evaluation notwendig.

Polydipsie

- **Def▷** gesteigerter Durst mit vermehrter Flüssigkeitsaufnahme
- **Ät▷** psychogen, Diabetes insipidus, extrarenaler Wasserverlust, renaler Wasserverlust, medikamentös
- **Di▷** Klinik, Labor und Durstversuch (weiterer Flüssigkeitsverlust bei fehlender Flüssigkeitszufuhr)

Polyphagie bzw. Ess-Attacken

- **Def▷** Heißhungerattacken mit übermässiger Nahrungsaufnahme
- **Ät▷** Bulimie, Hypoglykämie
- **Di▷** somatische Abklärung, differenzierte Anamnese inkl. sozialem Umfeld

Übergewicht

- **Def▷** BMI > 25 kg/m^2 ; Vermehrung des Körperfettes durch vermehrte Energieaufnahme
- **Ät▷** Lifestyle, fett- und kohlenhydratreiche Ernährung, wenig Bewegung
- **Di▷** metabolisches Syndrom, kardiovaskuläre Risikofaktoren
- **DD▷** endokrine Störung: Hypothyreose, Cushing

Endo

■■■■ Endokrinologie ■■■■
Gesundheitsstörungen Endokrinium

Unverträglichkeit für bestimmte Nahrungsmittel

Echte Nahrungsmittelallergien müssen von häufigen Nahrungsmittelunverträglichkeiten abgegrenzt werden:
Nahrungsmittelallergien lassen sich durch spezif. IgE nachweisen (RAST-Test) und können ein histologisches Korrelat haben (Eosinophilie, eosinophile Colitis).
Nahrungsmittelunverträglichkeiten sind nur klinisch fassbar und werden entsprechend diätetisch behandelt, wobei der Patient herausfindet, was er verträgt und was nicht.

Gesundheitsstörungen Endokrinium

Abnormer Körpergeruch

Ät▷ mangelnde Hygiene
spezifische Erkrankungen wie z.B:

Nekrosen, Decubiti	faulig, süsslich
Pseudomonas	erdig-fruchtig
Gasbrand	faulig, süsslich
Typhus	wie frisches Schwarzbrot
Phenylketonurie	wie Mäuse
Ahornsirupkrankheit	wie Karamel

Akromegalie-Symptome

Ät▷ Hypophysentumore mit STH-Produktion
Pa▷ Vergrößerung der Akren im Erwachsenenalter durch vermehrtes Wachstumshormon
Sy▷ Zunahme Kopfumfang, Vergröberung der Gesichtsstrukturen, tiefe Stimme, Parästhesien, Gelenkbeschwerden, Sehstörung, Karpaltunnelsyndrom
Di▷ endokrinologische Abklärung, CT-Schädel

Endokrinologie
Gesundheitsstörungen Endokrinium

Allergische Reaktion

Pa▷ Überempfindlichkeit gegen Allergen
Atopie: genetische Disposition zu Überempfindlichkeit
Ein▷ **Typ I** IgE-vermittelte Sofortreaktion durch Mastzelldegranulation, Histaminausschüttung
Typ II Zellschaden durch zirkulierende IgG-AK
Typ III Immunkomplexreaktion, Ablagerung von zirkulierenden Immunkomplexen
Typ IV sensibilisierte T-Zellen induzieren Unverträglichkeitsreaktion, Spätreaktion
Sy▷ v.a. Typ I: allerg. Rhinitis, Konjunktivitis, Quaddeln, Juckreiz
Th▷ Antihistaminika, Cortison

Galaktorrhoe

Ät▷ Prolaktinom, primäre Hypothyreose, medikamentös (Dopaminantagonisten)
Pa▷ Prolaktinom i.R. MEN I möglich (folgende kombinierte Hormonerhöhung: STH + ACTH + Prolaktin + Parathormon + Gastrin + Insulin)
Sy▷ spontane milchige Sekretion aus Mamille, ein- oder beidseitig
bei Prolaktinom: Galaktorrhoe, Amenorrhoe, Hirsutismus, Akne

Gynäkomastie

Ät▷ erhöhter Östrogenspiegel, verminderter Testosteronspiegel, medikamentös, idiopathisch
Sy▷ ein- oder beidseitige, hormonvermittelte Vergrößerung der männlichen Brust
Di▷ endokrinologische Abklärung, evtl. Chromosomenanalyse (XXY)

Infektneigung

Ät▷ **systemische Infektionen**: konsumierende Grunderkrankung, Diabetes mellitus, HIV/AIDS, Mangelernährung, Immunsuppression, schwere Grunderkrankung
lokale Infektionen: Durchblutungsstörung, chron. venöse Insuffizienz, Adipositas

Libidoverlust

Ät▷ hormonell (M. Cushing, Diabetes mellitus, M. Addison, Hypothyreose), konstitutionell (Adipositas), psycho-sozial (Depression, Stress), schwere Grunderkrankungen
Pa▷ Verlust des sexuellen Interesses und Antriebes

Endokrinologie
Krankheitsbilder

Schilddrüsenvergrößerung (Struma)

- Ät▷ Entzündung, autonomes Adenom, Karzinom
- Ein▷ nach **Hormonaktivität**: hypothyreote Struma
  euthyreote Struma
  hyperthyreote Struma
  nach **Größe**: Strumastadium I: tastbar
  Strumastadium II: sichtbar
  Strumastadium III: mit lokalen Komplikationen
- Sy▷ Vergrösserung der Schilddrüse
- Di▷ Sonographie, Hormonbestimmung (TSH, T3, T4)

Stammfettsucht

- Ät▷ Hyperkortizismus (M. Cushing, medikamentös)
- Pa▷ Übergewicht mit stammbetonter Fettverteilung
- Sy▷ **Cushing-Symptome**: Vollmondgesicht, Stiernacken, Diabetes mellitus, art. Hypertonie, Hypogonadismus, Osteoporose, Striae distensae, hämorrhagische Diathese
- Di▷ endokrinologische Abklärung

Krankheitsbilder

Krankheiten der Schilddrüse E00–E07

Grundlagen

Anatomie:
2 Schilddrüsenlappen, Verbindung über Isthmus, evtl. akzessorischer Lobus pyramidalis
ca. 20–60 g
arterielle Versorgung: A. thyreoidea superior aus A. carotis externa
A. thyreoidea inferior aus Truncus thyreocervicalis

Einteilung nach:
Größe der Schilddrüse – Stoffwechsellage – Funktionszustand – Pathogenese (Entzündung, Tumor)

Endokrinologie
Krankheitsbilder

Hormonwirkung:
Regulation des Grundumsatzes, insg. in viele Stoffwechselvorgänge als Regulator involviert
T3 viermal wirksamer als T4

	fT3	fT4	TSH basal	TSH nach TRH	Erkrankung
manifeste Hypothyreose	↓	↓	↑	↑↑	Hashimoto, post-OP, Radiojodtherapie
latente Hypothyreose	norm	norm	↑	↑	Jodmangel, Hashimoto
Euthyreose	norm	norm	norm	leicht ↑	normal, blande Struma
latente Hyperthyreose	norm	norm	↓	↓	kompensierte Autonomie
manifeste Hyperthyreose	↑	↑	↓	↓↓	autonomes Adenom, Basedow

Di▷ Inspektion, Palpation, histologische Abklärung (Feinnadelpunktion)
    Labor mit Bestimmung der Schilddrüsenfunktion: **TSH, fT3, fT4**
        Autoantikörper:
            TPO-AK (früher MAK): Anti-Thyreoperoxidase AK (früher mikrosomale AK) bei Hashimoto-Thyreoiditis
            TRAK: TSH-Rezeptor-AK mit Rezeptor-stimulierenden Eigenschaften, bei M. Basedow
            TAK: Thyreoglobulin-Antikörper
        Tumormarker: **Thyreoglobulin** bei diff. SD-Tumor
                          Calcitonin bei medullärem SD-Karzinom
    Sonographie: Größenbestimmung, Abgrenzung zu Nachbarorgan, Zysten, Knoten, Verkalkung, evtl. sonogesteuerte Feinnadelpunktion
    Szintigraphie: Bestimmung der Hormonaktivität eines Knotens → Einteilung in kalte (ohne Hormonbildung) und heiße Knoten (starke Hormonaktivität)
    Rö-Thorax: Nachweis einer retrosternalen Struma, Trachealeinengung

Struma mit euthyreoter Funktion E 01

Pa▷ endemischer Jodmangel → Hypertrophie und Hyperplasie der Schilddrüse
    Mechanismus: Jodmangel bewirkt, dass T3 und T4 nicht ausgeschüttet werden können; konsekutiv steigt TSH an, um periphere Hypothyreose zu kompensieren; damit wird in der Schilddrüse immer mehr T3 und T4 gebildet, kann aber weiterhin nicht freigesetzt werden
    → Vergrösserung der Schilddrüse und Strumabildung

Ein▷ nach Größe:

0	keine Struma
I	tastbare Struma
I a	bei Reklination nicht sichtbare Struma
I b	bei Reklination sichtbare Struma
II	sichtbare Struma
III	große Struma mit lokaler Stauung, Verdrängung

Endokrinologie
Krankheitsbilder

Sy▷ Schilddrüsenvergrößerung, Kompression (obere Einflußstauung, Tracheakompression (insp. Stridor), Schluckbeschwerden, Heiserkeit bei Rekurrensläsion, normale Schilddrüsenfunktion
Ko▷ Bildung autonomer Knoten
Di▷ TSH, Ausschluß anderer Ursachen
Th▷ **Ernährung**: Jodsalz, Seefisch
Jodidbehandlung: Kombinationspräparat Jodid mit T4 um SD zu verkleinern; Normalisierung des intrathyreoidalen Jodgehaltes; bei lang bestehender Struma Gefahr des autonomen Adenoms: gibt man bei autonomem Adenom Jod, kann eine Hyperthyreose induziert werden.
Suppressionsbehandlung mit Thyroxin: Thyroxingabe → TSH ↓ → Verminderung des Wachstumsstimulus der SD → Schrumpfung der Struma; nach deutlicher Volumenreduktion Umstellung auf Jodidtherapie; Rezidivprophylaxe nach Strumaresektion
OP: Resektion bei Wachstum, Malignomverdacht (Kocher-Kragenschnitt, Spaltung der graden Halsmuskulatur; Redon-Drainage; bei retrosternalen und intrathorakalen Strumen kann Sternotomie erforderlich sein)
Radiojodtherapie
Strumatherapie in der Schwangerschaft: Suppressionsbehandlung mit Thyroxin (kaum plazentagängig); Jodidsubstitution mit 200 µg/d

Hypothyreose E02

Pa▷ **Primäre Hypothyreose**: T3/T4-Mangel (Entzündung, Resektion, Jodmangel)
Sekundäre Hypthyrose: bei TSH-Mangel (hypophysär)
Sy▷ Antriebsarmut, Müdigkeit, Obstipation, blasse, kühle Haut, teigige Schwellung, heisere, verwaschene Stimme, Bradykardie, Herzinsuffizienz (Myxödemherz), Herzrhythmusstörungen, Angina pectoris, Perikarderguß, seltener Pleuraerguß, verzögerte Reflexe (ASR)
Ko▷ Myxödem, hypothyreotes Koma bei nicht-bekannter Hypothyreose, Belastungshypothyreose
Di▷ TSH ↑, T3 ↓, T4 ↓, Autoimmun-Antikörper
Th▷ Substitution mit T4 (da längere HWZ als T3):
einschleichender Beginn mit 25–50 µg/d
Dosissteigerung bei klinischer Verträglichkeit bis zum Fehlen von Über- oder Unterfunktionszeichen (Klinik) und niedrignormalem TSH und normalem T4
normale Dosis ca. 100–200 µg
nach Radiojodtherapie muß TSH vollständig supprimiert sein
bei Überdosierung Hyperthyreose (Unruhe, Schwitzen, HF ↑)
Hypothyreotes Koma: 500 µg Thyroxin i.v.; evtl. Gabe von T3

Endokrinologie
Krankheitsbilder

Sonstige Hypothyreose E03

Kongenitale Hypothyreose
- **Ät▷** Athyreose (1 : 4000), mangelnde Syntheseleistung der vorhandenen Schilddrüse (1 : 30.000), Enzymdefekt, Hormonsynthesestörung (Peroxidasemangel, Pendred-Syndrom mit partiellem Enzymmangel und Innenohrschwerhörigkeit, TSH-Rezeptordefekt)
- **Sy▷** Übertragung, Wachstumverzögerung, Bewegungsarmut, prolongierter Ikterus, Obstipation, verminderte Nahrungsaufnahme, Makroglossie, allg. Retardierung
- **Di▷** TSH-Bestimmung 4–5 Tage nach Geburt im Rahmen Screening
- **Th▷** lebenslange Substitution von T4

Struma neonatorum
- **Def▷** Struma bei einem Neugeborenen
- **Ät▷** Jodmangel, Thyreostatika oder M. Basedow der Mutter, Enzymdefekt
- **Sy▷** Struma, Stridor, Atemnot
- **Th▷** Behandlung der Hypothyreose, symptomatisch

Wolff-Chaikoff-Effekt
- **Pa▷** Bei Behandlung der Schwangeren bei vorzeitigem Blasensprung mit jodhaltigem Vaginalspüllösungen kann infolge der Jodmengen eine Hemmung der kindlichen Schilddrüsenfunktion und damit eine Hypothyreose folgen.

Hyperthyreose und Thyreotoxikose E05

Hyperthyreose
- **Def▷** Überfunktion der Schilddrüse, manifest oder latent
  - **manifest**: TSH supprimiert, T3/T4 erhöht
  - **latent**: TSH supprimiert, T3/T4 noch normal
- **Pa▷** **Immunthyreopathie** (M. Basedow): Immunglobulin LATS (long-acting-thyreoid-stimulator) bindet an TSH-Rezeptor → Stimulation der Ausschüttung von T3/T4 und Thyreozytenwachstum; Antikörper können Plazenta passieren, daher M. Basedow auch beim Kind möglich
  Schilddrüsenautonomie: TSH-unabhängige Produktion von T3/T4 passager bei **Thyreoiditis**
  Hyperthyreosis factitia: Überdosierung von L-Thyroxin
  medikamentös-toxisch: z.B. Amiodaron-Hyperthyreose
- **Sy▷** innere Unruhe, Nervosität, Wärmeintoleranz, Schweißneigung, Tremor, Tachykardie, Appetit ↑, Gewichtsabnahme, häufiger Stuhlgang, praetibiales Myxödem (selten)
  Merseburger Trias: (bei M. Basedow) Exopthalmus, Struma, Tachykardie
  endokrine Orbitopathie: Exophthalmus, Doppelbildern, retrobulbärer Druck, Visusminderung, Stellwag-Zeichen (seltener Lidschlag), Dalrymple-Zeichen (sichtbarer Sklerastreifen oberhalb der Iris), Moebius-Zeichen (Konvergenzschwäche)

Endokrinologie
Krankheitsbilder

Ko▷ Thyreotoxikose mit Hyperthermie, Hyperhidrose, Erbrechen, Durchfall, Tachykardie, Herzrhythmusstörungen
Di▷ TSH ↓, T3/T4 ↑, TRAK, TAK, anti-TPO-AK (MAK), schwirrende Struma bei Auskultation, Szintigraphie; bei M. Basedow: TRAK positiv
Th▷ Thyreostatika, oft Spontanremission; Radiojodtherapie bei > 40 Lj.
    OP: Strumaresektion bei großen, substernalen Strumen, mechanischen Lokalkomplikationen, kalten Knoten, Autonomie bei jungen Menschen, zu Beginn der Schwangerschaft (1. Trimenon)
    nie akut operieren, falls doch nötig Kardioprotektion mit β-Blockern
    OP-Komplikationen: Hypothyreose, Rekurrensparese (1–2%), parathyreopriver Hypoparathyreoidismus (Tetanie), OP-Letalität 0,1%

Thyreotoxikose / thyreotoxische Krise
Def▷ krisenhafte, lebensbedrohliche Hyperthyreose, hohe Letalität
Ein▷ **Stadium I**: Tachykardie, Fieber, Exsikkose, Unruhe, Emesis, Muskelschwäche
    Stadium II: Somnolenz und Bewusstseinsstörungen
    Stadium III: Koma, Kreislaufversagen und Schock
Sy▷ Hyperthermie, Hyperhidrose, Erbrechen, Durchfall, tachykarde Herzrhythmusstörungen
Th▷ Thyreostatika, Cortison, Jodidgabe, Heparinisierung, Plasmapherese, β-Blocker, Sedierung
Therapieschema:
1. Thyreostatika (Thiamzaol i.v. 160–240 mg/d)
2. Cortison (100–200 mg i.v.)
3. Plasmapherese oder Hämoperfusion zur Entfernung zirkulierender Schilddrüsenhormone
4. Hemmung der Hormonsekretion durch Jodid in hoher Dosierung
5. Herparin per infusionem (Emboliegefahr)
6. β-Blocker (Propranolol; kardioprotektiv)
7. hochkalorische Ernährung, Flüssigkeitsbilanzierung, physikalische Kühlung
8. OP (subtotale Strumektomie), wenn Euthyreose erreicht ist; ultima ratio bei nicht therapierbarer Hyperthyreose

Hyperthyreose in der Schwangerschaft
Problem: Hyperthyreose der Mutter führt zur Schädigung des Kindes.
    Antithyreoidale Substanzen sind plazentagängig (im Gegensatz zu T3/T4) → Hypothyreose des Kindes mit Gefahr der Wachstumsretardierung
Th▷ Thioamide in niedriger Dosierung

Endokrinologie
Krankheitsbilder

Thyreoiditis E06
Entzündungen der Schilddrüse
Def▷ Entzündung ohne Strumaentwicklung (daher nicht M. Basedow):
  akute Thyreoiditis
  akut-subakute Thyreoiditis de Quervain
  Hashimoto-Tyreoiditis
  invasiv-fibrosierende Thyreoiditis (Riedel-Struma)

Akute Thyreoiditis
Pa▷ schmerzhafte, bakterielle Entzündung der Schilddrüse
Th▷ konservative Therapie mit Antibiose; bei Abszedierung Inzision

Akut-subakute Thyreoiditis de Quervain
Ät▷ am ehesten viral bedingte Entzündung; auch parainfektiös nach Infekt der Luftwege
Sy▷ schmerzhafte Schilddrüsenschwellung, Entzündungszeichen, passagere Hyperthyreose, nicht organübergreifend
Di▷ disseminierte echoarme Herde, Nachweis über Feinnadelpunktion: riesenzellhaltige Granulome
Th▷ Antiphlogistika; Remission nach Wochen / Monaten, konservative Therapie OP ist kontraindiziert
Ko▷ Rezidive

Hashimoto-Thyreoiditis
Pa▷ autoaggressive Entzündung; destruierend, mit lympho-plasmazell. Infiltration
Sy▷ Hypothyreose; zu Beginn z.T. passagere Hyperthyreose
Di▷ anti-TPO-AK (MAK), TAK, Infiltrate
Th▷ Substitution von Schilddrüsenhormon, OP bei mechanischer Beeinträchtigung oder Malignomverdacht

Invasiv-fibrosierende Thyreoiditis (Riedel-Struma)
Pa▷ chronische Entzündung mit Fibrosierung und Vernarbung mit Übergriff auf Nachbarorgane, hartes Narbengewebe; selten
Sy▷ Schmerzen, lokale Verdrängung
Di▷ Histologie nach Thyreoidektomie; DD: CA
Th▷ Substitution von Schilddrüsenhormon, OP zur mechanischen Entlastung

Therapie von Schilddrüsenerkrankungen
Hypothyreose
Sto▷ **T3 (Liothyronin)**
  Pk▷ aktive Form des Schilddrüsenhormons; bessere enterale Verfügbarkeit als T4, schnellere Wirkung als T4
  Ind▷ Substitution von Schilddrüsenhormon: Einsatz kurzfristig bei hypothyreoten Zuständen zur schnellen Regulation

Endokrinologie
Krankheitsbilder

T4 (Levothyroxin)
- **Pk▷** Vorstufe von T3; längere HWZ als T3 (qualitativ sind beide Hormone jedoch gleichwertig)
- **Ind▷** Substitutionstherapie bei Hypothyreose; euthyreote Struma, St. n. Strumaresektion

Unterschied T3 / T4

	T3	T4
Absorption	75–85%	90–100%
Wirkungseintritt	3–5 Std.	12–48 Std.
Wirkungsdauer	7–10 Std.	3–5 Tage
HWZ	1 Tag	1 Woche

- **Wi▷** erhöhter Grundumsatz, Verminderung der Glukosetoleranz, anabole Wirkung (in hohen Dosen katabole Wirkung), lipolytische Wirkung, wachstumsfördernd, Regulation der Katecholaminrezeptoren im Sinne einer erhöhten Adrenalinempfindlichkeit
- **Dos▷** Substitution mit T4 (da längere HWZ als T3):
  - einschleichender Beginn mit 25–50 µg/d
  - Dosissteigerung bei guter Verträglichkeit bis zum Fehlen von Über- oder Unterfunktionszeichen (Klinik) und niedrignormalem TSH und normalem T4
  - normale Dosis ca. 100–200 µg/d (Kontrolle TSH und T4 zur individuellen Dosisfindung)
  - nach Radiojodtherapie muß TSH vollständig supprimiert sein

  Hypothyreotes Koma: 500 µg Thyroxin i.v.; evtl. Gabe von T3
- **Nw▷** bei Überdosierung Symptome der Hyperthyreose (Tachykardie, Schwitzen, Gewichtsabnahme, Unruhe)

Hyperthyreose
Thyreostatika

Wm▷

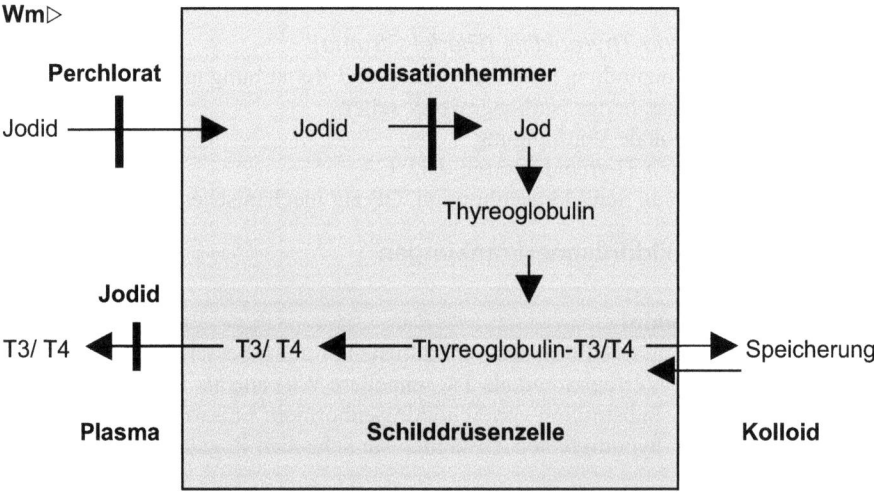

Endokrinologie
Krankheitsbilder

Jodisationshemmer (schwefelhaltige Thyreostatika)
- **Sto▷** **Propylthiouracil** [Propycil®]: kurze Wirkungsdauer, schlechte Plazenta-Penetration, Agranulozytose
  Thiamazol [Favistan®]: lange Wirkungsdauer, hohe Erfolgsquote, rel. gute Verträglichkeit
  Carbimazol [Neo-Thyreostat®]
- **Wm▷** Hemmung der Thyroxinsynthese durch Hemmung der Jodidoxidation und Hemmung des Einbaus des Jods in die Tyrosinreste des Thyroxin
- **Pk▷** enteral gut resorbierbar, plazentagängig
- **Wi▷** Senkung von T3/T4 nach ca. 2 Wochen
- **Dos▷** 2 Mal täglich 10–30 mg initial; nach Wirkungseintritt Reduktion ggf. zusätzlich Thyroxingabe (Suppression des endogenen TSH)
  Kontrolle von BB, T3/T4, TSH
- **Nw▷** Agranulozytose, Leukopenie, Erytheme, Fieber, kongenitale Hypothyreose, bei Überdosierung strumigen
  bei jungen Patienten nicht länger als 1 Jahr geben

Perchlorat (Iodid-Pumpen-Hemmer, Irenat®)
- **Ind▷** Schilddrüsenblockierung vor jodhaltigem Kontrastmittel, Hyperthyreose; Hyperthyreose in der Schwangerschaft
- **Wm▷** hemmt den aktiven Transport von Iodid in die Schilddrüse (kompetitive Hemmung)
- **Wi▷** wirkt nur wenige Stunden; Senkung von T3/T4
- **Nw▷** starke Nebenwirkungen (allergische Reaktionen, Agranulozytose, nephrotisches Syndrom); wird nur als 2. Wahl nach Iodisationshemmern eingesetzt

Lithiumsalze
- **Ind▷** selten; bei Thyreotoxikose
- **Wi▷** Hemmung der Schilddrüsenhormonfreisetzung, Verminderung des intrathyreoidalen Jodumsatzes; enge therapeutische Breite

Iodid
- **Ind▷** **Hochdosis-Therapie**: schnelle Verkleinerung der Schilddrüse zur OP-Vorbereitung, Verminderung der Schilddrüsendurchblutung, Wolff-Chaikoff-Effekt
  normale Dosis: langfristige Jodsubstitution zur Strumaprophylaxe
- **Wm▷** antithyreoidal durch Hemmung der Freisetzung und Synthese von Schilddrüsenhormon; kurzfristige Hochdosistherapie hemmt Freisetzung von T3, T4 → thyreostatischer Effekt
- **Wi▷** hochdosiert Proteaseinhibition → kurzfristige Hemmung der Thyroxinfreisetzung
- **Nw▷** steigert die Sekretion der Bronchialdrüsen; Akne, Schnupfen, Iodismus (Nachgeschmack); Hypothyreose des Kindes in der Schwangerschaft

Endo

Endokrinologie
Krankheitsbilder

Radiojodtherapie
- **Wi▷** Anreicherung von radioaktivem 131-Jod (β-Strahler mit kurzer Reichweite (1 mm) in Schilddrüse→ selektive Schilddrüsenzerstörung → Hypothyreose mit Substitutionsbehandlung
- **Ind▷** v.a. ältere Patienten (wenn Thyreostatika erfolglos sind und keine Remission eintritt; bewirkt langfristige Hypothyreose, bislang keine Karzinominduktion beobachtet)
- **Ko▷** Schwangerschaft, Stillzeit, Wachtumsalter, unzureichende Jodspeicherung

Diabetes mellitus E10–E14

Grundlagen

- **Def▷** Nüchtern-Blutzucker > 126 mg/dl (7 mmol/l)
  wiederholter Gelegenheits-Blutzucker > 200 mg/dl
- **Pa▷** Blutzucker wird zusammen mit Kalium durch Insulin in die Zelle gebracht; Störung des Kohlenhydratstoffwechsels mit der Folge einer Hyperglykämie durch Insulinmangel oder Insulinresistenz:
  Insulinmangel durch:
      Typ 1-Diabetes (IDDM): insulin dependent diabetes mellitus;
          Autoimmunerkrankung mit Destruktion der Inselzellen durch
          Inselzell-AK
  endokrine Pankreasinsuffizienz anderer Ursache, z.B. Pankreatitis
  Insulinresistenz durch:
      Typ 2-Diabetes (NIDDM): non insulin dependent diabetes mellitus, metabolisches Syndrom
  endokrin (Hyperkortisolismus)

	Typ 1 (IDDM)	Typ 2 (NIDDM)
Beginn	< 30 Lj., ca. 11 Lj.	> 40 Lj.
Ketose	fast immer	selten
Gewicht	normal	adipös
Prävalenz	0,25%	2–4%
Genetik	HLA-DR-3 oder DR-4., 40–50% Konkordanz	nicht HLA-assoz., 95–100% Konkordanz
Inselzell-AK	50–85%	< 10%
Spätkomplikationen	häufig	häufig

- **Di▷** **Screening**: Nüchtern-Blutzucker:
      Normalwert   <110 mg/dl
      Praediabetes   110–126 mg/dl
      manifester DM   >126 mg/dl
  - **Ind▷** ab 45. Lj. alle 3 Jahre; BMI > 25; positive Familienanamnese; Geburtgewicht eines Kindes > 4,5 kg; Gestationsdiabetes; Risikofaktoren
  Gelegenheits-Blutzucker: DM   > 200 mg/dl

Endokrinologie
Krankheitsbilder

Glucosetoleranz-Test: 2 h-Wert (Gabe einer definierten Glucosemenge und Messung des BZ nach definierten Zeitintervallen; unterschiedliche Protokolle)

Normalwert	<140 mg/dl
Praediabetes	140–200 mg/dl
manifester DM	>200 mg/dl

HbA1c: nicht enzymatische Glykosylierung des Hb; Langzeitparameter für 6–8 Wochen; nur für Verlaufskontrolle bei DM, kein Screening-Parameter; normal 4–6%, gut eingestellt: 6%, Ziel < 7,0%

Wird ein Diabetes mellitus erstdiagnostiziert, gehört zu der DM-Einstellung die Suche nach Folgeerkrankungen wie: diabetische Retinopathie – Polyneuropathie – Nephropathie – Klärung kardiovaskuläres Risikoprofil – Einstellung der Risikofaktoren.

Diabetes mellitus ist ein KHK-Äquivalent, d.h. das Risiko eines Myokardinfarktes bei DM ist vergleichbar mit dem Risiko bei bekannter KHK und St.n. Myokardinfarkt.

Th▷ Insulinproduktion beim Gesunden 24–36 E/d
Insulinbedarf: 0,5–1,0 E/kg Körpergewicht/d, davon 50% Basis, 50% Bolus
Normalisierung des BZ durch Insulin oder orale Antidiabetika
Typ I: Einstellung mit Insulin
Typ II: zunächst Versuch der Einstellung mit oralen Antidiabetika

Ko▷ Stoffwechselentgleisung mit Hypoglykämie / Hyperglykämie
Folgeerkrankungen: Arteriosklerose, diabetische Retinopathie, Nephropathie, Polyneuropathie

Primär insulinabhängiger Diabetes mellitus (Typ-1) E10

Ät▷ unbekannt; 20%-Assoziation mit anderen Autoimmunerkrankungen, HLA: DQA, DQB, DRB
Ep▷ Manifestationsalter meist < 28. Lj.
Pa▷ Hyperglykämie durch Insulinmangel
Ein▷ **DM Typ 1-A**: Inselzell-AK führen zu Zerstörung der Beta-Zellen (z.T. postinfektiös)
DM Typ 1-B: Ätiologie unbekannt
Sy▷ Adynamie, Leistungsknick, abdominelle Schmerzen
vor Diagnosestellung: initial **Polyurie** und **Polydipsie** → wenn BZ > renale Rückresorptionsfähigkeit → **Glucosurie** (Glucosurie nimmt osmotisch Wasser mit, d.h. Polyurie und Polydipsie bei **Exsikkose**).
nach Diagnosestellung: bei suffizienter Einstellung keine Beschwerden
Di▷ Inselzell-AK, Insulin-AK, Glutaminsäuredecarboxylase-AK, Thyrosinphosphatase-AK
Th▷ intensivierte Insulineinstellung mit Basis-Bolus-Schema
Ein Typ-I-Diabetiker braucht immer Insulin! Muss Patient wegen Untersuchung, OP, GI-Infekt o.ä. nüchtern bleiben, dann Glucoseinfusion 5% + Insulingabe!

Endokrinologie
Krankheitsbilder

Zukunfts-Visionen: Inselzelltransplantation (in Erprobung), inhalatives Insulin
Ko▷ Stoffwechselentgleisung: ketoazidotisches Koma, Hypoglykämie, Sekundärschäden

Nicht primär insulinabhängiger Diabetes mellitus (Typ-2) E11
Ät▷ Adipositas, Überernährung, Stress, metabolisches Syndrom, genetische Disposition
Mangel an Insulinwirkung, Rezeptorempfindlichkeit vermindert (90%)
Pa▷ Hyperglykämie durch Insulinresistenz und relativen Insulinmangel
Sy▷ Polyurie, Polydipsie, Visusstörungen; z.T. erst durch hyperosmolares Koma symptomatisch
Th▷ Diät, Gewichtsreduktion, Einstellung der kardiovaskulären Risikofaktoren, Sport, orale Antidiabetika
Insulintherapie:
  basal unterstützte orale Therapie: Basisinsulin zusätzlich
  konventionelle Therapie: 2 Mal/d Mischinsulin
  intensivierte Insulintherapie: Basis-Bolus-Einstellung

Nicht näher bezeichneter Diabetes mellitus E14
MODY (maturity-onset diabetes of the young)
Ät▷ Gen-Defekt-vermittelter Diabetes mellitus; Insulinresistenz
Sy▷ wie DM II, Manifestation im Jugend- oder jungen Erwachsenenalter
Th▷ Diät, orale Antidiabetika, ggfs. Insulintherapie

Didmoad-Syndrom
Def▷ **D**iabetes **i**nsipidus, **D**iabetes **m**ellitus, **O**ptikus**a**trophie, **d**eafness (Taubheit)
Ät▷ autosomal-rezessive Störung
Th▷ Diabeteseinstellung

LADA (latent (auch Late onset) autoimmune diabetes with onset in adults)
Def▷ Typ-1-Diabetes im Erwachsenenalter
Sy▷ wie DM I
Di▷ Antikörperdiagnostik (Inselzell-AK, Insulin-Ak, Glutaminsäure-decarboxylase-AK, Thyrosinphosphatase-AK)
Th▷ Insulintherapie, Basis-Bolus

Gestationsdiabetes
Ep▷ 7% der Schwangerschaften
RF▷ Adipositas, Glucosurie, vorausgegangener Gestationsdiabetes, pos. FA
Di▷ Blutzuckertest vor Schwangerschaft und in 24.–28. SSW:
  Nüchtern-BZ > 126 mg/dl oder Gelegenheits-BZ > 200 mg/dl
  wenn pathologisch: Glucose-Toleranz-Test
Th▷ Insulin, orale Antidiabetika kontraindiziert
Ko▷ Makrosomie, Ikterus, Hypocalcämie, Polycythämie, intrauteriner Tod
50% der an Gestationsdiabetes erkrankten Mütter entwickeln binnen 10 Jahren einen manifesten Diabetes mellitus.

Endokrinologie
Krankheitsbilder

Sekundärer Diabetes mellitus
Ät▷ Hypercortisolismus, Infekt, Hyperthyreose, Akromegalie, Phäochromozytom
Th▷ Behandlung der Grunderkrankung und des Diabetes mellitus (meist mit Insulin)

Komplikationen und Folgeerkrankungen des Diabetes mellitus

Diabetische Ketoazidose
Ät▷ Infekt, Stress, fehlende Anpassung an veränderte Situation
Pa▷ absoluter Insulinmangel → Hyperglykämie im Blut, aber Glucosemangel in den Zellen! D.h. im Blut ist ausreichend Glucose vorhanden; da aber kein Insulin zur Verfügung steht, kann Glucose nicht in die Zelle gebracht werden. Intrazellulär damit Glucoseunterversorgung und Bildung von Ketonkörpern.
Absoluter Insulinmangel kommt fast nur bei Typ I-Diabetes oder pankreoprivem Diabetes vor.
Sy▷ Dehydratation, Koma, Übelkeit, Erbrechen, Azidoseatmung (Kussmaul)
Di▷ BZ > 250 mg/dl, pH < 7.3, HCO3 > 15 mmol/l, Nachweis von Ketonkörpern
Th▷ **Natriumbicarbonat** [NaBi] zur Acidose-Behandlung, Gabe erst bei pH < 7.0, sonst Monitoring
Natriumchlorid 0,9% + KCl (Dehydratationtherapie);
wenn BZ < 200 mg/dl Umstellung auf **Glucose 5% + Insulin**
Kalium: Kalium wird mit Glucose durch Insulin in die Zelle gebracht, d.h. selbst bei normalem K$^+$ entwickelt sich im Verlauf meist eine Hypokaliämie; Ziel Kalium > 4.0 mmol/l
Insulin: i.v.-Gabe von Insulin, Bolus 5–10 E, dann i.v. 0,1 E/kgKG/h
Hyperglykämie: **Der Blutzucker ist keine Zielgröße bei der Ketoazidose!** Das Problem ist der Glucosemangel in den Zellen und nicht der erhöhte Blutzucker. Wenn also der Blutzucker fällt (<200 mg/dl), muss die Infusion von NaCl auf Glucose 5% umgestellt werden, damit weiterhin Glucose in die Zelle transportiert werden kann. Erst nach Normalisierung des pH und der Stoffwechselsituation sollte wieder eine Normoglykämie angestrebt werden.

Hyperosmolares Koma
Def▷ Osmolalität > 320 mmol/l, BZ > 600 mg/dl, Dehydratation, keine Azidose
Ät▷ meist Typ-2-Diabetiker, Auslöser oft Infekt
Sy▷ Verschlechterung des Allgemeinzustandes, Müdigkeit
Th▷ Infusion NaCl 0,9% 250–500 ml/h, Insulin 5 E Bolus, dann 0,1 E/kgKG/h i.v.
milde Azidose möglich, aber immer pH > 7.2
langsame Blutzuckersenkung, sonst Gefahr des Hirnödems

Hypoglykämie
Def▷ BZ < 50 mg/dl
Ät▷ sowohl Typ I als auch Typ II, häufiger unter intensiviertem Insulinschema; meist Diätfehler oder Übertherapie

Endokrinologie
Krankheitsbilder

Sy▷ Tremor, Tachykardie, Verwirrtheit; bei rez. Hypoglykämien zunehmend symptomarm

Th▷ Fruchtsaft, 2–3 Zuckertabletten
Glucagon i.m. durch Angehörige, aber nur kurzer Effekt

Koronare Herzkrankheit (KHK)

Pa▷ Diabetes mellitus führt zu Schäden an Blutgefäßen:
- mikrovaskuläre Schäden → Retinopathie, Nephropathie, Neuropathie
- makrovaskuläre Schäden → Myokardinfarkt, Apoplex

Diabetes mellitus ist KHK-Äquivalent, d.h. das Risiko eines Myokardinfarktes bei DM-Erkrankung ist vergleichbar mit bekannter KHK und Sekundärprophylaxe

Th▷ Screening auf KHK mittels EKG und ggfs. invasiver Abklärung bei Symptomatik
insg. ist Ergebnis von PTCA + Stent oder Bypass schlechter als bei Nicht-Diabetikern

Diabetische Retinopathie

Def▷ Diabetes-bedingte Gefässveränderungen der Retina

Pa▷ Verlangsamung des Blutflusses → Ischämie → Stimulation der Wachstumsfaktoren → Proliferation der Gefässe → Neovaskularisation, welche aber vulnerabler (empfindlicher) sind → Fibrose, Netzhautablösung, Makulaödem

Ein▷ **Phasen**: nicht-proliferativ – praeproliferativ – proliferativ

Sy▷ Visusminderung

Th▷ Optimierung der BZ-Einstellung und Therapie weiterer kardiovaskulärer Risikofaktoren

Diabetische Nephropathie

Ät▷ Kimmelstiel-Wilson-Niere mit diffuser exsudativer und nodulärer Veränderung → Glomerulosklerose

Pa▷ verstärkte Glykosylierung von Membranproteinen

Sy▷ lange asymptomatisch

Di▷ Mikroalbuminurie, Proteinurie
regelmäßige Kontrolle der Retentionswerte und des Mikroalbumin im Urin

Th▷ ACE-Hemmer, Behandlung der Niereninsuffizienz

Diabetische Neuropathie

Pa▷ Glykosylierung mit Verlangsamung der Nervenleitgeschwindigkeit

Ein▷ **Periphere sensible Polyneuropathie**
- **Sy▷** distal betonte, strumpfförmige Schmerzen und Parästhesien, Areflexie
- **Th▷** trizyklische Antidepressiva, NSAR, Carbamazepin, Gabapentin
- **Ko▷** diabetischer Fuss

Endokrinologie
Krankheitsbilder

Mononeuropathie: nur einzelne Nerven(-gruppen) betroffen
Autonome Neuropathien:
- **Herz**: **Sy**▷ Herzfrequenzstarre, keine resp. Arrhythmie, keine Schmerzen, stumme Infarkte
  - **Th**▷ Fludrocortison bei Orthostase
- **GI-Trakt**:
  - **Sy**▷ Passagebeschleunigung, Gastroparese
  - **Th**▷ Metoclopramid bei Gastroparese
- **Urogenitaltrakt**:
  - **Sy**▷ Blasenentleerungsstörungen, erektile Dysfunktion
  - **Th**▷ Sildenafil bei erektiler Dysfunkton

Diabetischer Fuss
Ät▷ DM und pAVK, Mikrotraumen durch PNP
Pa▷ Kombination aus neuropathischem und ischämischem Fuss
Sy▷ schmerzlose trophische Störungen, Malum perforans
Th▷ frühzeitig Fusspflege, regelmäßige Kontrollen

Diabetes und Alkohol
Alkohol hemmt die hepatische Glukoneogenese und führt damit zu Hypoglykämie. Alkoholzufuhr auf 30 g/d begrenzen

Diabetes und OP
Ein **Typ-I-Diabetiker** braucht immer eine basale Insulinrate, da die Leber auch ohne externe Nahrungsaufnahme stetig Glucose durch die hepatische Gluconeogenese zur Verfügung stellt. Fehlt das Insulin, so droht eine Ketoazidose, da die gebildete Glucose nicht aus dem Blut in die Zellen gebracht werden kann. Muss ein Patient nüchtern bleiben, so empfiehlt sich die kombinierte Gabe von Infusion (Glucose 5%) sowie Insulin. Bei einem **Typ-II-Diabetiker** reicht die Restfunktion meist für die basale Insulinrate aus. Hier können kurzfristig erhöhte Blutzuckerwerte mitunter toleriert werden.

Therapie des Diabetes mellitus
Diabetesschulung
Schulung für DM-Kranke bezüglich Erkrankung, Komplikationen, Ernährung, Therapie, Verhalten bei Hypoglykämie, Blutzuckerkontrollen und Applikation von Insulin

Kontrollen
Täglich: Selbstkontrolle des BZ oder Urin-Glucose-Gehaltes 1× täglich, um Langzeitbelastung zu minimieren; bei Ketonkörpern prompte Vorstellung bei Arzt
Alle 6 Wochen: Ärztliche Kontrolle der Urin-Glucose (quantitativ)
Alle 3 Monate: HbA1c-Kontrolle
Einmal im Jahr: Augenuntersuchung, Nierenfunktionsprüfung (Mikroalbuminurie als Frühzeichen), neurologische Beurteilung zum Ausschluß Polyneuropathie

Endokrinologie
Krankheitsbilder

Diät

Grundprinzipien:
    bedarfsgerecht (erwünschte Zu- und Abnahme)
    häufig kleine Mahlzeiten (6–7 Mal), um Blutzuckerspitzen zu vermeiden
    keine freien Kohlenhydrate (Süßigkeiten, süße Getränke)

Nahrungsbedarf:
    Broca-Index: Körperlänge [cm] – 100 = Normalgewicht
    Idealgewicht: –10% (Männer); –15% (Frauen)
    Normaler Kalorienbedarf : 28–32 kcal/kg Körpergewicht am Tag
    Kinder: Grundbedarf: 1000 kcal + Alter · 100

BE (Broteinheiten):
    1 BE entspricht 12 g Kohlehydraten
    Bei Diabetikern sollten 50% der Ernährung aus Kohlenhydraten sein;
    Minimum 20% Kohlenhydrate, da ansonsten Fettabbau → Ketonkörper-
        entstehung → Komplikationen mit Ketoazidose

Gruppen der Kohlenhydrate:
    1. Teigwaren, Brot, Reis: pro 12 g KH enthalten 1,5 g Eiweiß
    2. Milchprodukte: pro 12 g KH enthalten 10 g Eiweiß
    3. Obst, Gemüse: pro 12 g KH enthalten 0 g Eiweiß

Aufteilung der Ernährung:
    allgemein ballaststoffreich
    Kohlenhydrate: ca. 50%
    Eiweiß: 1 g Eiweiß/ kg Körpergewicht (ca. 15% der Nahrung)
    Fette: 35%
    1 g Eiweiß   4 kcal
    1 g Kohlenhydrate   4 kcal
    1 g Alkohol   7 kcal
    1 g Fett   9 kcal

Beispiel: Diätplan Typ I-Diabetiker
    Patientendaten: Größe: 160 cm, Gewicht: 60 kg
        → 1800 kcal/d (30 kcal/kg), davon:
            Kohlenhydrate 50%:
                900 kcal: 4   → 220 g Kohlehydrate
                1 BE entspricht 12 g KH → 220 g : 12 → 18 BE
            Fett 35%:
                630 kcal: 9   → 70 g Fett (½ Streichfett, ½ versteckt)
            Eiweiß 15%:
                270 kcal: 4   → 70 g Eiweiß

Allgemeines:
BE sollten möglichst gut auf den Tag verteilt sein (z.B. **3**-**3**-**4**-**3**-**3**-2)
Schwere **körperliche Arbeit**: Erstellen von 2 Ernährungsplänen (für Arbeitstag und
    Wochenende).
Schwangere: ab 4. Monat + 300 kcal zusätzlich, davon 30 g Eiweiß (entspricht
    120 kcal); restliche 180 kcal auf Kohlenhydrate und Fett verteilt.

Endokrinologie
Krankheitsbilder

Stillzeit: zusätzlich 700 kcal
Sportler: bei kurzem Sport vor und nachher ein wenig BE, bei Langzeitsport Reduktion des Insulins auf 50%

Pharmaka der Diabetestherapie
Insulin

Sto▷ Kurzwirksame Insuline
    Normalinsulin [z.B. Actrapid®, Humaninsulin®]
        Gabe i.v. und s.c. zulässig
        Spritz-Ess-Abstand: 15–30 Min.
        Wirkbeginn nach 30 Min., max. 1–3 h, insg. 5–8 h
    Insulin-Analoga: Insulin lispro [Humalog®], Insulin aspart [NovoRapid®]
        Kein Spritz-Ess-Abstand
        Wirkbeginn nach 15 Min., max. 1 h, insg. 2–5 h

Verzögerungsinsuline
    Intermediärinsulin [Protaphan®, Insuman®]
        NPH-Insulin (Neutral Protein Hagedorn, d.h. Altinsulin wird an schwerlösliche Substanz gekoppelt (Protamin), die dann eine verzögerte Freisetzung bewirkt)
        Beginn 2–4 h, max. 4–10 h, Dauer 10–20 h
    Langzeitinsulin [Insulin lente®, Ultratard®]
        Zink-verzögerte Freisetzung
        Beginn 2–4 h, max. 7–20 h, Dauer 28–36 h
    Insulin-Analogon Insulin glargin [Lantus®]
        Beginn 2–4 h, Dauer 24 h, kein Maximum
        Gabe 1 Mal/d oft ausreichend
    Insulin-Analoga Insulin detemir [Levemir®]
        Beginn 2–4 h, Dauer 20 h, kein Maximum
        Gabe 2 Mal/d

Kombinationspräparate
    Kombination Normalinsulin-Verzögerungsinsulin [NPH]
        z.B. Actraphane®, Mixtard®
    Kombination Insulinanalogon-Verzögerungsinsulin [NPH]
        z.B. NovoMix®

Wm▷ Glucosepermeabilitätssteigerung an der Muskulatur, Gluconeogenese ↓, Lipolyse ↓, Glykogenolyse↑, Proteinanabolismus, fördert K^+-Aufnahme in Muskelzellen

Pk▷ Protamin-Zusatz um Resorption am Injektionsort zu verzögern; Entwicklung einer immunologischen Toleranz, HWZ: 10 min

Wi▷ senkt den Blutzucker durch Aufnahme von Glucose in die Zellen, Hypokaliämie, Steigerung der Glykogensynthese, Steigerung der Lipogenese, Hemmung der Glykogenolyse, Hemmung der Lipolyse

Nw▷ Hypokaliämie, Hypoglykämie, Allergie

Int▷ Freisetzung durch β-Sympathomimetika, Sulfonylharnstoff, Glucagon

Endokrinologie
Krankheitsbilder

Insulinpumpe: subkutan liegender Katheter, Gabe von Basalrate kontinuierlich + Bolus zu den Mahlzeiten.
V.a. bei Dawn-Phänomen: morgendlicher Blutzuckeranstieg durch morgendliche Ausschüttung der Hormone Cortison und Adrenalin. Basalrate kann im Tagesverlauf rhythmisch eingestellt werden.

BZ-Normalisierung:
30er Regel: 120–210 mg/dl; 1 E Altinsulin bewirkt BZ-Senkung um 30 mg/dl
60er Regel: > 210 mg/dl; 1 E Altinsulin bewirkt BZ-Senkung um 60 mg/dl

Sulfonylharnstoffe
- **Sto▷** Tolbutamid [Orabet®], Glibenclamid [Euglucon®], Glimepirid [Amaryl®], Glipizid [Glibenese®]
- **Wm▷** bewirken eine Blockade des K^+-Kanals → Depolarisation → Öffnung des Calcium-Kanals → Insulin-Freisetzung → Sulfonylharnstoffe erhöhen somit die Insulin-Sekretion
- **Wi▷** BZ-Senkung, Stimulation der Insulinsekretion → alles vorhandene Insulin wird ausgeschüttet, Körpergewicht ↑; Wirkungen von Insulin, da durch Sulfonylharnstoffe lediglich die Insulinausschüttung verstärkt wird
- **Int▷** verstärkte Wirkung von: β-Blocker, Phenprocoumon, Phenylbutazon, Salizylaten, Insulin, Metformin, Ethanol
  Abgeschwächte Wirkung von: oralen Kontrazeptiva, Diphenylhydantoin, Cortison, Thiaziddiuretika, Katecholamine
- **Ko▷** Hypoglykämie, kardiale Effekte, Allergie, Interaktionen, BB, Haut, GI
- **KI▷** Schwangerschaft, Stillzeit, Typ I-Diabetes mellitus, Allergie, Leber- und Niereninsuff.

Probleme: oft nach 3–5 Jahren Sekundärversagen, KHK

Glindide
- **Sto▷** Repaglinid [Novonorm®], Nateglinid [Starlix®], Carbamoylmethylbenzoësäurederivate
- **Wm▷** wie Sulfonylharnstoffe → Stimulation der Insulinfreisetzung durch Schließung der ATP-sensitiven K^+-Kanäle; andere Bindungsstelle als Sulfonylharnstoffe, aber derselbe Mechanismus; keine Beeinflussung der basalen Insulinsekretion, Gabe nur zu den Mahlzeiten Insulin-Peak zur Verhinderung postprandialer BZ-Spitzen
- **Wi▷** kürzeste Wirkzeit, Einnahme zu den Mahlzeiten, sonst Hypoglykämiegefahr
- **Pk▷** 100% biliäre Ausscheidung
- **KI▷** Diabetes mellitus Typ 1, Leberinsuffizienz, Niereninsuffizienz, Schwangerschaft

Endokrinologie
Krankheitsbilder

Biguanide
- **Sto▷** Metformin [Glucophage®]
- **Wm▷** Insulinwirkungsverstärkung ohne Änderung der Insulinkonzentration durch:
  1. Hemmung der hepatischen Glucoseabgabe durch Hemmung der Gluconeogenese
  2. Stimulation des Glucosetransportes in Muskeln und Fettgewebe
  3. Stimulation des Glucoseverbrauchs durch Hemmung der oxidativen Phosphorylierung
  4. Hemmung des Glucosetransportes im Darm
  5. Hemmung des Substratfluß in den Mitochondrien → Akkumulation von Laktat mit Aktivierung der Glykolyse und ATP-Verarmung → Hemmung der Gluconeogenese und Hemmung intestinalen Glucoseresorption mit Glucosefreisetzung
- **Wi▷** Senkung des BZ durch Hemmung der Glucoseabgabe, keine Gewichtszunahme, Verbesserung der kurz- und langfristigen Zielparameter der Diabetestherapie, Wirkung nicht beim Gesunden
- **Pk▷** enterale Bioverfügbarkeit 50–60%, keine Plasmaeiweißbindung, renale Elimination der unveränderten Substanz, HWZ 1,5–5 h, tiefes Kompartiment 8,9–19 h, wirksame Konzentration 1–3 µg/ml, geringe therapeutische Breite
- **Nw▷** gastrointestinale Störungen durch Anreicherung im Darm; Hemmung der Resorption von Folsäure und Vitamin-B12; Ketoazidose, GI-Störungen; keine Hypoglykämiegefahr
- **Ko▷** Lactazidose
- **Ww▷** Alkohol, Salicylate, orale Antidiabetika
- **Dos▷** 850 mg/ d, evtl. nach 2 Wochen auf 2–3 Mal 850 mg/d steigern
- **KI▷** Nierenfunktionseinschränkung, Leberfunktionseinschränkung, Alkoholismus, respiratorische Insuffizienz, kardiovaskuläre Funktionseinschränkung, schwere Infekte, katabole Zustände, Reduktionsdiät, Stoffwechseldekompensation (Azidose, Hyperosmolarität)

Glucosidasehemmer
- **Sto▷** Acarbose [Glucobay®]
- **Wm▷** Hemmung der α-Glucosidase → ohne Aufspaltung der langkettigen Kohlenhydrate keine Resorption im Duodenum, Zusatz bei Diäten
- **Wi▷** Hemmung der Resorption von Zucker und damit der postprandialen BZ-Spitzen
- **Ind▷** zusätzliche Behandlung bei Typ 1 und 2 möglich
- **Nw▷** Meteorismus, GI-Beschwerden

Glitazone
- **Sto▷** Pioglitazon [Actos®], Rosiglitazon [Avandia®]
- **Wm▷** Regulation der Genexpression
- **Ind▷** Diabetes mellitus Typ 2
- **Wi▷** Insulinsensitizer, Verbesserung der Insulinwirkung, Lipidsenkung

Endo

Endokrinologie
Krankheitsbilder

Pk▷ verzögerter Wirkungseintritt, erst nach Wochen volle Wirksamkeit, Einnahme von Nahrungsaufnahme daher unabhängig
Nw▷ Gewichtszunahme
KI▷ Herzinsuffizienz, Leber- oder Niereninsuffizienz

Inkretine
Sto▷ DPP-4-Inhibitor: Sitagliptin [Januvia®], per os
Inkretin-Mimetikum: Exenatide [Byetta®], s.c.
Wm▷ Inkretine wie GIP (gastric inhibitory peptide) und GLP-1 (glucagon-like-peptide-1) regulieren als Darmhormone bei Nahrungsaufnahme die Ausschüttung von Inulin. Beide Inkretine werden durch das Enzym DPP IV (Dipeptidyl-Peptidase IV) schnell gespalten. Durch Hemmung des Enzyms kann eine Wirkungsverlängerung der Inkretine bewirkt werden. Exenatide als Inkretin-Mimetikum imitiert die Wirkung der Inkretine.
Wi▷ Förderung der Insulinausschüttung bei Nahrungsaufnahme
Ind▷ Typ 2 Diabetes in Kombinationstherapie
Nw▷ gastrointestinale Beschwerden, Ödeme

Medikamentöse Diabetestherapie
Therapieziele: Normoglykämie BZ 65-100 mg/dl (jedoch Gefahr der Hypoglykämie)
keine Glucose im Urin
keine Ketoazidose
Erfolgsparameter: HbA1c: Normalwert < 6%; Ziel < 7%

Behandlung des Typ I-Diabetes
Konventionelle Insulintherapie → **Nachteil: Spätschäden früher**
Therapieziel: keine Glucose im Urin, Nüchternzucker 100–120 mg/dl
Medikation: Depotinsulin (z.B. NPH) zwei Injektionen/d, evtl. mit Normalinsulin kombiniert; morgens 2/3 der Gesamtdosis, abends 1/3 der Gesamtdosis
Ernährung: Nahrungsaufnahme auf viele kleine Mahlzeiten verteilt
Intensivierte Insulintherapie → **Nachteil: Hypoglykämie**
Therapieziel: Normoglykämie
Medikation: Normalinsulin 3–4 Mal/d und 1–2 Mal/d langwirkendes Insulin
Selbstkontrolle des BZ und Dosisanpassung durch den Patienten
Anpassung der Injektionen an die Mahlzeiten

Mit der intensivierten Therapie kann man Spätschäden drastisch reduzieren: Retinopathie um 70%, Nephropathie um 40%, Neuropathie um 70%; außerdem kommt es zu einer Verzögerung der Spätschäden von 3–5 Jahren. Jedoch treten Hypoglykämien mit 200% wesentlich häufiger auf; zudem kann nicht jeder Diabetiker intensiviert eingestellt werden.

Endokrinologie
Krankheitsbilder

Behandlung des Typ II-Diabetes
Diät: normokalorisch bis hypokalorisch zur Gewichtsreduktion, hoher Anteil an komplexen Kohlenhydraten und Fasern, wenig Fett, keine Saccharose (setzt BZ-Spitzen)
Orale Antidiabetika + Diät:
  Metformin (v.a. bei Adipositas)
  Sulfonylharnstoffderivate
  Kombination von a) und b) (Glibenclamid, Glisoxepid, Glibornurid)
  Evtl. Kombination mit Acarbose
Insulin: Kombination orale Antidiabetika + Basalinsulin
  konventionelle Insulintherapie mit 2 Injektionen Mischinsulin
  intensivierte Insulinth. bei schwer einstellbarem Diabetes, rel. jungen Pat.
Behandlung metabolisches Syndrom und kardiovaskuläre Risikofaktoren:
  arterielle Hypertonie (v.a. ACE-Hemmer)
  Hypercholesterinämie (Statin)
  ASS 100 mg

Problematik: Insulin und alle Medikamente, die die Insulinausschüttung fördern, führen zu vermehrtem Hunger und Gewichtszunahme.
Nur Metformin hat einen anderen Ansatz und wird daher v.a. bei adipösen Pat. eingesetzt.

Wechselwirkungen von Medikamenten / Erkrankungen mit dem Glukosestoffwechsel

Verringerung der Glukosetoleranz → erhöhter Insulinbedarf	Erhöhung der Glukosetoleranz → verringerter Insulinbedarf
Pharmaka Cortison, Thyroxin, Sympathomimetika Saluretika Dazoxid ACE-Hemmer trizyklische Antidepressiva, Barbiturate	**Pharmaka** β-Blocker Methyldopa, Guanethidin Methotrexat, Cyclophosphamid Sulfonamid, Tetracycline Clofibrat MAO-Hemmer
Erkrankungen Hyperthyreose Cushing akute Infektion	**Erkrankungen** Hypothyreose M. Addison

Sonstige Störungen der Blutglukoseregulation E15–E16

Hypoglykämien
Def▷ < 45 mg/dl; Nachweis über BZ
Pa▷ Überdosierung Insulin, Sulfonylharnstoffe, Glinide
Sy▷ Heißhunger, Blässe, Schwitzen, Schwindel, Übelkeit, Krämpfe, Koma, adrenerge Reaktion, epileptischer Anfall, läppisch-sinnloses oder gefährliches Verhalten
  Whipple-Trias: adrenerge – cholinerge – neuroglykopene Symptome
DD▷ Insulinom, reaktive Hypoglykämie nach Magen-Resektion
Th▷ 40% Glukose i.v., Glukagon i.m. (kurzfristiger Effekt)

Endokrinologie
Krankheitsbilder

Krankheiten sonstiger endokriner Drüsen E20–E35

Hypoparathyreoidismus E 20

Pa▷ Mangel an Parathormon → hypokalzämische Tetanie
Wirkung Parathormon: Aktivierung der Osteoklasten mit Freisetzung von Calcium und Phosphat
Förderung der **Calciumrückresorption** in der Niere
Förderung der **Phosphatausscheidung** in der Niere
Steigerung der Vitamin-D-Hydroxylierung
Steigerung der **enteralen Calcium-Resorption**
Parathormonmangel führt zu **Hypocalcämie**. Die Regulationsmechanismen, die normalerweise einer Hypocalcämie entgegen wirken, sind gestört.

Ein▷ **Transitorischer Hypoparathyreoidismus**
Anpassungsstörung bei hypokaliämischen Neugeborenen
Permanenter Hypoparathyreoidismus: idiopathisch
Di-George-Syndrom
Aplasie von Thymus und Nebenschilddrüse, 3–4. Kiemenbogen
Polyglanduläres Autoimmunsyndrom [s. auch S. 241]
Typ I: primärer Hypoparathyreoidismus, primäre NNR-Insuffizienz, chronische mukokutane Candidiasis
Typ II: primärer Hypoparathyreoidismus, primäre NNR-Insuffizienz, Hashimoto-Thyreoiditis, Diabetes mellitus Typ 1, Ovarialinsuffizienz
Pseudo-Hypoparathyreoidismus: reduzierte Parathormonwirkung durch Minderung der Rezeptorempfinglichkeit → Hypocalcämie, Hyperphosphatämie bei normalem bis erhöhtem Parathormonspiegel
Iatrogener Hypoparathyreoidismus: nach Strumektomie

Sy▷ Hypocalcämie, Hyperphosphatämie, neuromuskuläre Übererregbarkeit → Krämpfe, Tetanie; Katarakt, Stammganglienverkalkung, Wesensveränderung, EPM
Chvostek-Zeichen: Zucken der Mundwinkel bei Beklopfen des N. facialis im Wangenbereich
Trousseau-Zeichen: Pfötchenstellung bei Blutdruckmanschette auf arteriellem Mitteldruck

Di▷ Ca ↓↓, Phosphat ↑, Parathormon ↓
Th▷ Vitamin D und Calcium
DD▷ Tetanie (s.u.), Pseudohypoparathyreoidismus (familiär gehäufter Defekt mit Resistenz gegenüber Parathormon, d.h. normaler Parathormonspiegel, aber Ca ↓, Phosphat ↑)
Ko▷ Hypercalcämiesyndrom bei Therapie → Nephrolithiasis, Nephrokalzinose, Niereninsuffizienz

Tetanie

Def▷ schmerzhafte, symmetrische Krämpfe durch gesteigerte neuromuskuläre Erregbarkeit bei absoluter oder relativer Hypocalcämie

Endokrinologie
Krankheitsbilder

Ein▷ **Normocalcämische Tetanie**: Hyperventilation führt zu respiratorischer Alkalose und damit Abnahme des ionisierten Calciums (relative Hypocalcämie); psychogen
Hypocalcämische Tetanie: Hypoparathyreoidismus, Vitamin-D-Mangel, Malabsorption, renal-tubuläre Azidose, Alkoholismus, Diuretika
Sy▷ Pfötchenstellung, Karpopedalspasmen, Laryngospasmus, Parästhesien, Chvostek, Trousseau
Di▷ Anamnese, DD: hypocalcämische Tetanie, EMG mit Spontanentladungen
Th▷ Normocalcämische Tetanie: CO_2-Rückatmung
Hypocalcämische Tetanie: Calciumgabe

Hyperparathyreoidismus [HPT] E21

Def▷ Überfunktion der Nebenschilddrüse mit Erhöhung des Parathormons
Pa▷ Parathormon ↑ → **Hypercalcämie** durch:
Osteoklastenstimulation → ossäre Ca^{++}-Freisetzung
vermehrte Phosphatausscheidung → Hypophosphatämie →
Steigerung der renalen 25-OH-Vitamin-D3-Hydroxylierung →
Steigerung der enteralen Calciumresorption

Ein▷ **Primärer Hyperparathyreoidismus**
  Ät▷ Adenome → autonome Parathormonproduktion
  MEN I (Wermer-Syndrom)
    prim. HPT + Pankreastumor + Hypophysentumor
  MEN II (Sipple-Syndrom)
    prim. HPT + C-Zell-Ca + Phäochromozytom
  Sy▷ Übelkeit, Erbrechen, Schmerzen, Polyurie, Polydipsie, Muskelhypotonie, Adynamie, Ostitis fibrosa, Pankreatitis
  Th▷ OP, Senkung des Calciums

Sekundärer Hyperparathyreoidismus
  Ät▷ Hypocalcämie (meist renaler Genese, z.B. bei chronischer Niereninsuffizienz oder Rachitis)
  Pa▷ chronische Hypocalcämie → kompensatorische Stimulation des Parathormons → renale Osteopathie (s. auch Nephrologie / Niereninsuffizienz)
  Sy▷ renale Osteopathie, Osteomalazie, Ostitis fibrosa
  Th▷ Ca-haltige Phosphatbinder, Phosphatrestriktion, 1,25-OH-Calcitriol

Tertiärer Hyperparathyreodismus
  Ät▷ autonome Parathormonproduktion durch chronische Überstimulation bei sekundärem Hyperparathyreoidmismus; Hypercalcämie

DD▷ Parathormon sowie alkalische Phosphatase in allen 3 Formen erhöht

HPT	Calcium Serum	Phosphat Serum	Calcium Urin	Phosphat Urin
Primär	↑	norm, ↓	↑	↑
Sekundär	norm, ↓	↑	norm, ↓	↓
Tertiär	↑	↑	↓	↓

Endokrinologie
Krankheitsbilder

Sy▷ **Stein-, Bein- und Magenpein**:
- **Niere**: Steigerung der Reabsorption von Ca^{++} bei Hypercalcämie → Hypercalciurie → Nephrolithiasis und Nephrokalzinose
- **Knochen**: Osteoklastenaktivierung → Osteolysen, Osteoklastome (braune Tumoren)
- **Magen**: Hypercalcämie → Gastrinsekretionssteigerung → HCl ↑ → peptische Ulcera

Hypercalcämie-Syndrom: Polyurie, Polydipsie durch Hypercalciurie und Hyperphosphaturie, Übelkeit, Erbrechen, Obstipation, Psychosen, Vigilanzstörung, Coma hypercalcaemicum

Di▷ Ca^{2+}, Phosphat, Parathormon, braune Tumoren, Minderung des Kalksalzgehaltes, QT-Verkürzung

Th▷ konservativ: Senkung des Calciums durch NaCl und Saluretika, Hämodialyse
OP: Parathyreoidektomie
- Darstellung N. recurrens →
  - **subtotale Parathyreoidektomie**: Entfernung von 3 ½ der 4 Drüsen
  - **totale Parathyreoidektomie**: autologe Epithelkörperchentransplantation an den Unterarm zur Verhinderung des Hypoparathyreoidismus; Kryokonservation eines Teiles, weil Sekundärtransplantation nötig sein kann; evtl. intra-OP-Messung des Parathormonspiegels, um Therapieerfolg zu dokumentieren.

Ko▷ Hypercalcämische Krise: Infusionstherapie mit NaCl 0,9%, Schleifendiuretika, Calcitonin, bei tumorbedingter Hypercalcämie: Biphosphonate

Osteomalazie

Def▷ Rachitis des Erwachsenen: Vitamin-D-Mangel → Verringerung der Knochendichte (ausschließlich Mineralanteil) → weiche, verbiegbare Knochen

Ät▷ Mangelernährung, Sonnenmangel, chron. Niereninsuffizienz, medikamentös (Antiepileptika) → verminderte Aktivierung von Vitamin D; Vitamin-D-Rezeptordefekt

Pa▷ Erweichung des Knochens → Pseudofrakturen (**Looser-Umbauzonen**), Deformitäten (Coxa vara), Protrusion der Hüftpfanne, Keil- und Fischwirbel, Kartenherzbecken, Säbelscheidentibia

Sy▷ Muskelschwäche, diffuse Gelenkbeschwerden, Schmerzen, Streßfrakturen

Di▷ Labor: alk. Phosphatase ↑, Serumcalcium ↓ / norm
Rö: Looser-Umbauzonen, Deformitäten

DD▷ familiärer Phosphatdiabetes → tubuläte Phosphatrückresorptionsstörung → Mineralisationsstörung

Th▷ Vitamin-D-Gabe

Endokrinologie
Krankheitsbilder

Osteoporose
- **Def▷** Pathologischer Knochenschwund, der den organischen Anteil und Mineralanteil des Knochens gleichermaßen betrifft.
- **RF▷** schlank, wenig Bewegung, Rauchen, calciumarme Ernährung; Schmerzen der WS, Kyphose thorakal, Lordose lumbal, ♀: postmenopausal (Östrogenmangel → Hemmung der Calcitoninproduktion)
- **Pa▷** Osteoporose ist primär Spongiosaverlust → Gefahr pathologischer Frakturen, Entwicklung immer bei negativer Skelettbilanz, Östrogenmangel
- **Ein▷** **Primäre Osteoporose**
    - **Ät▷** keine Ursache zu finden
  - **Sekundäre Osteoporose**
    - **Ät▷** Endokrinopathien (M. Cushing, HPT, Hyperthyreose, Hypogonadismus, DM); Neoplasien (Plasmozytom); Medikamente (Cortison); GI-Erkrankungen (M. Crohn, Pankreasinsuffizienz); Immobilisation
- **Sy▷** Rückenschmerzen, pathologische Frakturen, Keilwirbel, Hyperkyphosierung, Sinterungsfrakturen, Myogelosen
- **Di▷** früh: Rahmenstrukturen im Rö der WS, spät: Keil- und Fischwirbel, Messung der Knochendichte
- **DD▷** Altersatrophie, Metastase, Plasmozytom, HPT, M. Paget, Infekt
- **Th▷** physikalische Therapie, KG, Vitamin-D-Calcium, Bisphosphonate, Calcitonin
- **Ko▷** Frakturen v.a. distale Radiusfraktur, Wirbelkörperfraktur, Oberschenkelhalsfraktur

Morbus Paget
- **Ep▷** > 40. Lj.
- **Pa▷** Osteopathie unbekannter Genese (evtl. virale Genese) mit überstürzt ablaufendem Knochenumbau; charakteristisch: gesteigerter Knochenaufbau und -abbau (Faserknochen); mono- oder polytotisch, nie generalisiert
- **Ein▷** **Osteolytische Phase** → Osteoporosis circumscripta
  Übergangsphase → Osteoklasten und Osteoblasten aktiv, Frakturneigung
  Sklerosephase
- **Sy▷** bei 30% asymptomatisch, Rückenbeschwerden, Deformierung, Säbelscheidentibia, Schädelumfang ↑, Zahnprobleme, Gefäßverkalkung, Hirnnervenkompression, Kartenherzbecken
- **Di▷** Rö: grobsträhniger Umbau der Spongiosa, alk. Phosphatase ↑, Knochenumsatz ↑
- **Th▷** Biphosphonate, Analgetika, Antiphlogistika, Calcitonin

Endokrinologie
Krankheitsbilder

Therapie von Knochenstoffwechselstörungen

Vitamin-D-Präparate
- **Sto▷** Cholecalciferol [Vigantoletten®, Vigantol®], Calcitriol [Rocaltrol®]
- **Pk▷** Vitamin D zunächst inaktiv, muss über Hydroxylierung in Calcifediol (25-OH-D_3) und weitere Hydroxylierung zu Calcitriol (1,25-$(OH)_2$-D_3) aktiviert werden
- **Wi▷** erhöht Serumcalcium und Serumphosphat, Zunahme der Knochenmasse
- **Ind▷** Osteomalazie, Rachitis, renale Osteopathie (Calcitriol)
- **Nw▷** Hypercalcämie

Parathormon-Analoga
- **Sto▷** Teriparatid [Forsteo®]
- **Wi▷** Neubildung von Knochengewebe
- **Ind▷** manifeste Osteoporose

Calcitonin [Karil®]
- **Wi▷** Gegenspieler des Parathormons
- **Wm▷** Hemmung der Osteoklasten, Hemmung der ossären Calciumfreisetzung
- **Ind▷** Osteoporose
- **Nw▷** Übelkeit, Erbrechen

Natriumfluorid [Ossin®]
- **Wi▷** Osteoblastenstimulation, Förderung des Knochenaufbaus
- **Ind▷** Osteoporose, Kariesprophylaxe (niedrig-dosiert)
- **Nw▷** gastrointestinale Beschwerden

Biphosphonate
- **Sto▷** Alendronat [Fosamax®], Pamidronat [Aredia®], Zolendronat [Zometa®]
- **Wi▷** Hemmung der Osteoklasten
- **Ind▷** schwere Osteoporose, M. Paget, Tumor-Osteolysen, tumor-assoziierte Hypercalcämie
- **Nw▷** Hypocalcämie, Niereninsuffizienz, gastrointestinale Beschwerden, bei per os Medikation: Ösophagitis, Ösophagusulzeration

Raloxifen [Evista®]
- **Wi▷** selektiver Östrogenrezeptormodulator, Hemmung des Knochenabbaus
- **Ind▷** postmenopausale Osteoporose
- **Ki▷** Thrombose, schwere Leber- oder Niereninsuffizienz

Endokrinologie
Krankheitsbilder

Unterfunktion und andere Störungen der Hypophyse E23
Hypothalamus- und Hypophysenvorderlappenhormone

Hypophysenvorderlappenhormone

Hormon	Wirkung	Ausfall
nicht glandotrop	direkte Hormonwirkung	primäre Insuffizienz; Hormonwirkung ↓
STH	Wachstumsfaktor, Insulin-like growth-Faktor IGF I; wirkt auf Stoffwechsel als Insulinantagonist	Mangel → in Kindheit hypophysärer Zwergwuchs Adenom → in Kindheit hypophysärer Riesenwuchs, Erwachsene → Akromegalie
Prolaktin	Mammaentwicklung Auslöser der Laktation	Hyperprolaktinämie ♀: sek. Amenorrhoe durch LH/FSH ↓ ♂: Libido- und Potenzverlust
MSH	induziert Melanin, Temperaturregulation	verminderte Pigmentierung, Albinismus
glandotrop	*induzieren am Zielorgan Hormonproduktion*	sek. Insuffizienz; Hormonproduktion in Zielorgan ↓↓; Atrophie des Zielorgans
ACTH	Stimulation der NNR	Cortisolmangel, Hypoaldosteronismus (M. Addison)
FSH	♀: Follikelstimulation, Östrogen ♂: Spermiogenese	♀: Amenorrhoe, Sterilität ♂: Sterilität
LH	♀: Gelbkörperstimulation, Progesteron ♂: Leydig-Zell-Stimulation, Testosteron-Synthese	♀: Amenorrhoe, Sterilität ♂: Verminderung sek. Geschlechtsmerkmale
TSH	Stimulation der Thyroxinbildung	Hypothyreose

Hypophysenhinterlappenhormone
ADH
Wirkung: Steigerung der Wasserrückresorption durch vermehrte Membranpermeabilität des distalen Tubulus
Regelung: Ausschüttung bei niedrigem Blutdruck, Volumenmangel, Osmolalitätszunahme, Nikotin
Unterfunktion: Diabetes insipidus; vermindertes Konzentrationsvermögen der Niere → Polyurie, Polydipsie, hypertone Dehydratation; Substitution nasal
Überfunktion: paraneoplastisch bei Bronchial-Karzinom; Schwartz-Bartter-Syndrom (SIADH)

Oxytocin
Wirkung: Kontraktion der glatten Muskulatur; Milchejektion, Wehen

Endokrinologie
Krankheitsbilder

Überfunktion der Hypophyse E 22
Hormonaktive Hypophysenvorderlappentumoren (HVL-Tumoren)

Ät▷ häufig Prolaktinom (50%), seltener STH- oder ACTH-produzierende Tumoren (je 15%), hormoninaktive Tumoren 20%

Ein▷

Hormon	Zellen	Symptome
Prolaktin	azidophile	♀: Galaktorrhoe, Amenorrhoe, Libido ↓, männlicher Behaarungstyp, Hirsutismus ♂: nur lokale raumfordernde Symptome
STH	azidophile	Akromegalie (Karpaltunnelsyndrom), Diabetes mellitus, Kardiomyopathie, Struma
ACTH	basophile	M. Cushing
TSH	betabasophile	Hyperthyreose
Gonadotropin	deltabasophile, chromophobe	Hypergonadismus

Sy▷ 1. Masseneffekt: Kopfschmerz, bitemporale Hemianopsie
2. Hormonwirkung
3. Hormonmangel (Hypopituitarismus) durch lokale Verdrängung

Di▷ direkter Hormonnachweis; MRT

Th▷ Prolaktinom: Dopaminagonisten, OP
ACTH: transsphenoidale Adenomresektion
STH: transsphenoidale Adenomresektion, Dopaminagonisten → paradoxe Hemmbarkeit

Prolaktinom
Ep▷ ♀ > ♂
Ein▷ **Mikroprolaktinom**: Prolaktin < 200 ng/ml, Grösse < 1 cm
Makroprolaktinom: Prolaktin > 200 ng/ml, Grösse > 1 cm
Sy▷ sekundäre Amenorrhoe, Galaktorrhoe, verminderte Libido
Di▷ Klinik, Prolaktinspiegel, MRT
Th▷ Dopaminagonisten, z.B. Bromocriptin (Reduktion der Grösse und Hormonwirkung)
OP nur bei therapierefraktärem Verlauf
DD▷ medikamentös (Östrogen, Neuroleptika, Antidepressiva, Dopaminantagonisten), Hypothyreose, schwere Niereninsuffizienz

Akromegalie / hypophysärer Hochwuchs
Pa▷ vermehrte STH-Wirkung
Sy▷ im Kindesalter: hypophysärer Hochwuchs (vermehrtes Wachstum in der Jugend)
Im Erwachsenenalter: Akromegalie (Wachstum von Knorpel im Gesicht, Händen, Füssen, Kardiomegalie, Struma, Karpaltunnelsyndrom, Kopfschmerz, Sehstörungen)
Di▷ STH und Somatomedin C ↑, GH-RH-Test: vermehrte STH-Stimulation

Endokrinologie
Krankheitsbilder

Th▷ **hypophysärer Hochwuchs**: OP, in Jugend Sexualhormone, um Verschluss der Epiphysenfugen zu triggern
Akromegalie: OP (transsphenoidale Adenomektomie), wenn nicht operabel: Strahlentherapie; adjuvante Therapie: Bromocriptin, Octreotid

Hypophysärer Hyperkortizismus
Pa▷ vermehrte ACTH-Ausschüttung → Hyperkortizismus
Sy▷ Cushing
Th▷ operative Entferung

Syndrom der inadäquaten ADH-Sekretion (SIADH)
Syn▷ Schwartz-Bartter-Syndrom
Ät▷ Enzephalitis, Blutungen, Epilepsie, ektope ADH-Bildung bei Pankreas-Ca, Thymom, Hepatom
Pa▷ Steigerung der ADH-Sekretion
Sy▷ Übelkeit, Erbrechen, Verwirrung, Bewußtseinsverlust, Epilepsie durch Elektrolytverschiebungen
Di▷ hypotone Hyperhydratation mit Hyponatriämie und Hypernatriurie
Th▷ Flüssigkeitsrestriktion, ADH-Antagonist Demeclocyclin, ggfs. vorsichtige Natriumsubstitution (hyperton, langsam, da ansonsten Gefahr der pontinen Myelinolyse)

Unterfunktion der Hypophyse E 23
Hypophysenvorderlappeninsuffizienz (HVLI)
Ät▷ Raumforderung, SHT, postpartale Hypophysennekrose (Sheehan-Syndrom)
Pa▷ Panhypopituitarismus bei Ausfall aller HVL-Hormone
Ausfall in der Reihenfolge: Wachstumsfaktor, FSH, LH, TSH, ACTH
Sy▷ **FSH / LH**: ♂: Hypogonadismus, ♀: Amenorrhoe
TSH: Hypothyreose
Wachstumsfaktor: v.a. im Kindesalter symptomatisch, Wachstumsretardierung
Prolaktin: keine Laktation nach Geburt
ACTH: M. Addison mit Hypotonie, Hypoglykämie, Anorexie, Fatigue. Da Aldosteronproduktion in Nebenniere normal ist, kein Einfluss auf K^+ und Wasserhaushalt
Di▷ erniedrigte Spiegel der Effektororgane und der Hypophysenhormonspiegel, Stimulationstests, Bildgebung CT/MRT
TRH-Test: Gabe von TRH, Bestimmung TSH vor und nach Gabe
→ TSH basal niedrig, keine Stimulation möglich
LH-RH-Test: Gabe von LH-RH, Bestimmung LH und FSH vor und nach Gabe → LH / FSH basal niedrig, keine Stimulation möglich
CRH-Test: Gabe von CRH, Bestimmung Cortisol und ACTH vor und nach Gabe → Cortisol und ACTH basal niedrig, keine Stimulation möglich

Endokrinologie
Krankheitsbilder

      GH-RH-Test: Gabe von GH-RH, Bestimmung STH vor und nach Gabe
          → STH basal niedrig; keine Stimulation möglich
      Prolaktintest: Gabe von TSH, Bestimmung Prolaktin vor und nach Gabe
          → Prolaktin basal niedrig; keine Stimulation möglich

- **Th▷** Substitution der peripheren Hormone
- **Ko▷** krisenhafte Verschlechterung bei Belastung, Infekt, Stress → Cortisonsubstitution erhöhen

Hypophysärer Kleinwuchs
- **Ät▷** Hypophysentumore, Panhypopituitarismus
  isolierte Formen: genetisch bedingter STH-Mangel oder STH-Resistenz bei Rezeptordefekt (Laron-Syndrom)
- **Pa▷** Mangel an STH
- **Sy▷** Wachstumretardierung erst nach Geburt → proportionaler Minderwuchs
- **Di▷** Stimulationstest: Insulin-Hypoglykämie-Test, GH-RH-Test
- **Th▷** Gabe Wachstumhormon 2 E/m² bis Körpergrösse erreicht

Hypophysenhinterlappeninsuffizienz
Diabetes insipidus centralis (syn. neurohormonalis)
- **Ät▷** 1/3 idiopath., sek. bei SHT, Tumor, OP, Histiocytosis X, M. Hand-Schüller-Christian
- **Pa▷** Unfähigkeit der Niere Urin zu konzentrieren durch:
      ADH-Mangel (Diabetes insipidus centralis) oder
      ADH-Resistenz (Diabetes insipidus renalis)
- **Sy▷** Polyurie mit niedrig konzentriertem Harn (Asthenurie); bis zu 18 l Urin am Tag; Polydipsie mit Zwangscharakter; Gefahr der Exsikkose (hypertone Dehydratation)
- **Di▷** Serumosmolalität normal oder ↑; Urinosmolalität ↓ < 300 mosmol/l; ADH ↓
  Durstversuch: 8 h nicht trinken, danach Bestimmung der Serum- und Urinosmolalität; Urin sollte 2–4 Mal konzentrierter sein
  ADH-Gabe, um Diabetes insipidus centralis von Diabetes insipidus renalis abzugrenzen
- **DD▷** psychogene Polydipsie, Diabetes insipidus renalis: s. Tabelle
- **Th▷** intranasal ADH (Desmopressin®); Reduzierung der Urinmenge auf 2–6 Liter

Diabetes insipidus	centralis	renalis	psychogene Polydipsie
Plasmaosmolalität	↑	↑	↓
Urinosmolalität	↓	↓	↓
Plasma-ADH	↓	↑	↓
Urinosmol. Dursten	kein Anstieg	kein Anstieg	Anstieg
Urinosmol. ADH-Gabe	Anstieg	kein Anstieg	Anstieg

Endokrinologie
Krankheitsbilder

Therapie von Erkrankungen der Hypophyse

Somatostatin und Derivate
- **Sto▷** Somatostatin, Octreotid [Sandostatin®]
- **Wi▷** Verminderung der Durchblutung im Splanchnikusgebiet
  Hemmung der Sekretion von STH, Insulin, Glukagon, TSH, gastrointestinaler Hormone
- **Ind▷** Somatostatin: obere gastrointestinale Blutung, Pankreas-OP
  Octreotid: endokrin aktive Tumore: VIPom, Glukagonom, Akromegalie, Karzinoid

Somatotropin STH [Genotropin®]
- **Wm▷** Hormon des HVL
- **Ind▷** Ersatz bei STH-Mangel, bei Zwerg- oder Minderwuchs während Wachstumszeit

ADH (Anti-diuretisches Hormon)
- **Sto▷** Desmopressin [Minirin®]
- **Wi▷** Antidiurese, Wasserretention → Ausscheidung von konzentriertem Urin
  Vasokonstriktion, Blutdruckanstieg; Reduktion der Durchblutung im Splanchnikusgebiet
- **Wm▷** Stimulation der Adenylatcyclase → cAMO ↑ → Steigerung der Wasserpermeabilität
- **Ind▷** Diabetes insipidus zentralis (ADH-Mangel), Ösophagusvarizenblutung
- **Pk▷** Gabe nasal oder parenteral, da enteral rascher Abbau; kurze HWZ
- **Int▷** Stimulation ADH durch: Nikotin, Morphin, Antidepressiva
  Hemmung ADH durch: Alkohol, Cortison, Phenytoin

Oxytocin [Orasthin®]
- **Wi▷** Hormon des HHL, Wehen, Milchentleerung
- **Ind▷** Geburtseinleitung, postpartale Blutung
- **Nw▷** Wasserretention, Übelkeit, Erbrechen

Oxytocin-Antagonist
- **Sto▷** Atosiban [Tractocile®]
- **Wi▷** Uterusrelaxation
- **Ind▷** drohende Frühgeburt
- **Nw▷** Übelkeit, Erbrechen

Bromocriptin [Pravidel®]
- **Wi▷** Sekaalkaloid, Dopamin-Agonist → Hemmung der Prolaktin- und STH-Freisetzung
- **Ind▷** Therapie M. Parkinson, Prolaktinom
- **Nw▷** Übelkeit, Erbrechen, orthostatische Dysregulation

Endo

Endokrinologie
Krankheitsbilder

Cushing-Syndrom E24

Pa Hyperkortizismus kann prinzipiell durch 5 Mechanismen entstehen:
1. **Hypothalamus**: Ausschüttung CRH → ACTH ↑ → Cortisol ↑
2. **Hypophyse**: Ausschüttung ACTH (Adenom) → Cortisol ↑ (M. Cushing)
3. **Nebenniere**: Ausschüttung Cortisol (Adenom, Hyperplasie)
4. **ektope Produktion**: Ausschüttung ACTH → Cortisol ↑
5. **iatrogen**: externe Zuführung von Cortisol (medikamentös, sehr häufig) Cushing-Schwelle 7,5 mg Prednison/d

Ein▷ **M. Cushing**: ACTH-produzierendes HVL-Adenom (basophiles Adenom)
Cushing-Syndrom: Hyperkortizismus anderer Genese

Sy▷ Vollmondgesicht, Stammfettsucht, Diabetes mellitus, arterielle Hypertonie, Hypogonadismus, Osteoporose, Striae rubra, Pergamenthaut, Hautblutungen, Muskelschwäche, Hirsutismus

Di▷ **Nachweis des Hyperkortizismus**:
Screening 24-h-Cortisol im Urin → bei Hypertkortizismus ↑↑
Cortisol basal (Serum) → bei Hypertkortizismus ↑↑
Dexamethason-Kurztest 2 mg: Gabe von 2 mg Dexamethason →
Bestimmung Cortisol (Serum) am Morgen danach:
    Keine Suppression → gestörte Regelmechanismen und Autonomie auf irgendeiner Ebene
    Suppression → evtl. funktioneller Hyperkortizismus (Adipositas, Kontrazeptiva, Stress)

Analyse der Defektebene:
ACTH im Plasma: bei zentralem M. Cushing normal bis leicht ↑, bei Ektopie ↑↑, bei NNR-Adenom ↓↓
Dexamethason-Hemmtest (hochdosiert): bei zentralem M. Cushing ↓↓, bei Ektopie und NN-Adenom keine Reaktion
CRH-Test: Gabe von CRH, Bestimmung ACTH vor und nach Gabe: bei zentralem M. Cushing ↑↑, bei Ektopie oder NN-Adenom kein Anstieg

Bildgebung:
bei V.a. hypophysäre Ursache: CT / MRT
bei V.a. Ektopie: Tumorsuche, CT Thorax / Abdomen
bei V.a. NNR-Adenom: CT, MRT, Szintigraphie

Th▷ OP
Einseitiges NNR-Adenom: Adrenalektomie; postoperativ Substitution
Bilaterale Adenome: totale bilaterale Adrenalektomie, lebenslange Subst.
    Komplikationen: Hypophysentumorentstehung (Nilson-Tumor)
Hypophysenadenom: Mikrochirurgie, transnasal, transsphenoidal

Adrenogenitale Störungen E25

AGS (adrenogenitales Syndrom)
Ät▷ autosomal-rez.; Enzymdefekt in der Cortisolproduktion; u.a. C-21-Hydroxylasemangel (95%)

Endokrinologie
Krankheitsbilder

Pa▷ Überproduktion von Androgenen durch Nebennierenrinde durch Regulationsstörung
Angeborener Enzymdefekt in Cortisonsynthese → Cortisonmangel → kompensatorisch ACTH ↑↑ → ACTH stimuliert die komplette Nebennierenrinde, also Aldosteronsynthese, Cortisolsynthese und Sexualhormone → Androgene ↑↑
kompliziertes AGS → auch Aldosteronsynthese reduziert → Salzverlustsyndrom

Ein▷ **Klassisches AGS**:
– ohne Salzverlust (unkompliziertes AGS; 25%)
– mit Salzverlust (kompliziertes AGS; 75%) mit Hypoaldosteronismus
– mit Salzretention (bei 11-β-Hydroxylasemangel → Hypernatriämie, Hypertonie)

Nicht-klassisches AGS:
– late-onset-AGS: ♂: asymptomatisch, ♀: Manifestation erst in Pubertät
– kryptisches AGS: asymptomatisch

Sy▷ Cortisolmangel; ACTH ↑ → sekundärer Hyperandrogenismus
♀: Pseudohermaphroditismus femininus, Hirsutismus, Klitorishypertrophie, Amenorrhoe
♂: Pseudopubertas praecox mit sekundärem Hypogonadismus

Di▷ erhöhter 17-α-Hydroxyprogesteronspiegel im Plasma; 17-Ketosteroide und Testosteron im Urin. Pränatale Diagnostik über 17-α-Hydroxyprogesteron im Fruchtwasser

Th▷ Cortisolsubstitution; bei Diagnose und Behandlung ab 6.–8. SSW → normale Entwicklung

DD▷ Stein-Leventhal-Syndrom: polyzystische Ovarien
idiopathischer Hirsutismus: männliche Behaarung, keine Virilisierung
Virilisierung z.B. durch hormonproduzierenden Tumor

Hyperaldosteronismus E26

Ät▷ **Primärer Hyperaldosteronismus (Conn-Syndrom)**:
Adenom oder bilaterale NNR-Hyperplasie, NNR-Ca
Sekundärer Hyperaldosteronismus: RAAS-Aktivierung bei renaler Hypertonie, Saluretika, Phäochromozytom, Herzinsuffizienz, Leberzirrhose (verminderter Abbau), Kontrazeptiva

Pa▷ adrenaler Hyperaldosteronismus durch autonome Aldosteronprod. der NNR

Sy▷ Natrium- und Wasserretention → Hypertonie
renale Kaliumausscheidung ↑ → Hypokaliämie, metabolische Alkalose, Muskelschwäche, Parästhesien, Ödeme

Di▷ Hypokaliämie, metabolische Alkalose, Hypertonie, Ödeme, Aldosteron ↑
Renin: bei primärem Hyperaldosteronismus ↓
bei sekundärem Hypoaldostonimus normal oder ↑

Th▷ Adenom: operative Entfernung
bilaterale Hyperplasie: Aldosteronantagonisten (Spironolacton); sonst OP

Endokrinologie
Krankheitsbilder

Sonstige Krankheiten der Nebenniere E27

Grundlagen

Aufbau der Nebennierenrinde: **Hormonproduktion:**
  Zona glomerulosa   Mineralocorticoide
  Zona fasciculata   Cortisol
  Zona reticularis   Anabole Hormone und Sexualhormone
Hormonachse: **Ausschüttung von:**
  Hypothalamus   CRH
  Hypophyse   ACTH aus POMC (Proopiomelanocortin)
  NNR   Mineralocorticoide, Cortisol, Sexualhormone

Nebennierenrindeninsuffizienz (NNRI)

Ein▷ **Primäre NNRI (M. Addison):** Ausfall der Cortison- und Aldosteronsynthese in der Nebenniere

    Ät▷ Autoimmunadrenalitis: Auto-AK gegen 17β-Hydroxylase, 70%
Polyglanduläre Autoimmunendokrinopathie Typ I (M. Addison, Hypoparathyreoidismis, mukokutane Candidiasis)
Polyglanduläre Autoimmunendokrinopathie Typ II (Schmidt-Syndrom): M. Addison, Hashimotothyreoiditis, DM Typ I
Destruktion der NN durch Tumor, Trauma, Einblutung
Metastase, OP

    Pa▷ Cortisonmangel führt zur kompensatorischen Stimulation von CRH → ACTH ↑; da ACTH aus POMC entsteht, folgt Stimulation von ACTH → MSH ↑ mit Hyperpigmentierung

  Sekundäre NNRI: ACTH-Mangel durch zentrale Störung

    Ät▷ Hypopituitarismus
nach Cortisontherapie oberhalb Cushing-Schwelle

    Pa▷ keine Hyperpigmentierung, da ja primär ACTH-Mangel

Sy▷ Schwäche, Ermüdbarkeit, Hyperpigmentierung, Hypotonie, Gewichtsverlust, Salzhunger, abdominelle und psychische Symptome, Hypogonadismus, Muskelschmerzen

Di▷ Hyperkaliämie, Kreatininanstieg (GFR ↓), Cortisol ↓, ACTH-Stimulationstest zur Differenzierung primär / sekundär

  Allgemein: Cortisol basal ↓↓
ACTH-Stimulationstest (SynACTHen-Test): kein Anstieg
Cortisol nach CRH-Gabe: kein Anstieg

  Primäre NNRI: ACTH basal ↑, ACTH nach CRH-Stimulation ↑↑, Aldosteron, Androgene und Renin normal

  Sekundäre NNRI: ACTH basal ↓, ACTH nach CRH-Stimulation: kein Anstieg, Aldosteron und Androgene ↓, Renin ↑

Th▷ **Primäre NNRI:** Substitution von Glukokortikoid + Mineralokortikoid (20–25 mg Cortisol, 0,1–0,2 mg Fludrocortison); bei Streß Dosiserhöhung

Sekundäre NNRI: nur Cortisol, da Aldosteron ausreichend gebildet wird (RAAS)

Endokrinologie
Krankheitsbilder

Ko▷ unbehandelt letal; Addison-Krise bei Trauma, Infektion, OP
Addison-Krise:
- **Sy▷** Hypotonie, Schock, Exsikkose, Nierenversagen, Hypoglykämie, metabolische Azidose, Koma
- **Th▷** Intensivmedizin, Cortison hochdosiert, Volumensubstitution, Elektrolytstabilisierung

Sexualhormone

Grundlagen
Testishormone
Lutropin (LH–ICSH)
    Bildung: in Leydig-Zellen
    Wirkung: Testosteronproduktion
Follitropin (FSH)
    Bildung: in Sertolizellen
    Wirkung: Bildung des Testosteronbindungsproteins

Ovarialhormone (Östrogen, Gestagen)

GnRH	stimuliert **FSH-Bildung**	Follikelreifung und Eisprung → Östrogen
	stimuliert **LH-Bildung**	induziert Gelbkörper → Progesteron

Östrogen
    Formen: Östradiol (stärkstes Hormon, v.a. Geschlechtsreife)
                    Östron (Postmenopause)
                    Östriol (Schwangerschaft)
    Bildung: in Theca interna und Zona granulosa des Ovars
    Wirkung: Proliferationsphase des Endometriums, unverhorntes Plattenepithel der Vagina; Superfizialzellen in Abstrich, vermehrtes, dünnflüssiges Sekret, Farnkrauttest positiv; Konzeption möglich, 1. Phase
                 Förderung der Ausbildung der primären und sekundären Geschlechtsmerkmale (z.B. Förderung der Mammaentwicklung), Knochenreifung
                 Wasserresorption und Ödembildung
                 Arteriosklerose-protektive Wirkung (HDL ↑, LDL ↓)
                 Gerinnungssteigerung (Thrombosegefahr)

Progesteron
    Bildung: in Corpus luteum unter LH-Einfluß
    Wirkung: Sekretion des Uterus, Schlängelung der Drüsen; 2. Phase; Zervixsekret ↓, Farnkrauttest negativ, Abstrich Intermediärzellen; Schwangerschaftserhaltung, Anstieg der Körpertemperatur (+0,5 °C), Natriurese

Endokrinologie
Krankheitsbilder

Physiologie des Menstruationszyklus

1. Woche			3. Woche	4. Woche
Tag 1–7	Tag 8–14	Tag 14	Tag 15–21	Tag 22–28
Menstruations-phase	**Follikelphase** Proliferationsphase	Eisprung **Ovulation**	Gelbkörperphase (Sekretionsphase)	
Östradiolphase		LH-Peak	Progesteronphase	
ischämische Menstruation	Aufbau der Uterusschleimhaut		Umbau der Uterusschleimhaut, Sekretion; bei fehlender Nidation: Gelbkörperdegeneration → Abfall Östrogen und Progesteron → Konstriktion der Endometriumgefässe → Ischämie, Menstruationsblutung	
unreifer Follikel	Follikelreifung im Ovar → Östradiolproduktion	Ovulation	Gelbkörper	deg. Gelbkörper
LH niedrig, vor Ovulation rasch ansteigend FSH führend, gegen Ende abfallend		LH Peak	LH nach Peak langsam abfallend FSH niedrig, zum Ende ansteigend	
Progesteron niedrig Östradiol führend		Östradiol-Peak	Östradiol niedrig Progesteron führend	
basale Temperatur normal			basale Temperatur + 0,5°C	

Funktionsstörungen
Primäre Störung: Störung der Östrogen- bzw. Progesteronsynthese
　　　　　　　　　z.B. Ullrich-Turner-Syndrom
　　　　　　　　　Gonadendysgenesie durch Chromosomenanomalie (XO)
Sekundäre Störung: Störung der FSH-, LH-Synthese im Hypophysenvorderlappen
Tertiäre Störung: psychisch, hypothalamisch, hypophysär

Zyklusstörungen infolge ovarialer Insuffizienz
Oligomenorrhoe:　verlängerte Zyklen, hypothalamische Störung
Polymenorrhoe:　kurze Zyklen, anovulatorische Zyklen
Amenorrhoe:　keine Menstruation > 3 Monate, primär oder sekundär
　　　　　　　　Ursachen: Hormoninsuffizienz (hypothalamisch – hypophysär
　　　　　　　　　　– ovariell), Störung des Uterus, Hyperprolaktinämie
Hypermenorrhoe:　verstärkte Blutung, normale Zeit
Hypomenorrhoe:　verminderte Blutung, normale Zeit
Menorrhagie:　verlängerte Blutung
Hypermenorrhagie: zyklische Blutungen
Metrorrhagie:　Zwischenblutungen

Störungen der sexuellen Differenzierung
Angeborene Defekte:

Defekt in der Steroidbiosynthese　→ AGS (adrenogenitales Syndrom)
Defekt der Androgenrezeptoren　→ testikuläre Feminisierung
Chromosomale Defekte　→ Turner-Syndrom, Klinefelter-Syndrom

Endokrinologie
Krankheitsbilder

Ovarielle Dysfunktion E28
Weiblicher Hypogonadismus
Pa▷ Verminderung der weiblichen Sexualhormone Östrogen, Gestagen, ovarielle Androgene
Ein▷ **Primärer, hypergonadotroper Hypogonadismus**: Störung der Gonaden
        Ät▷ z.B. angeborene Gonadendysgenesie, Ovariektomie
    Sekundärer hypogonadotroper Hypogonadismus: Mangel FSH/LH
        Ät▷ z.B. Panhypopituitarismus, Prader-Willi-Syndrom (Chromosomendefekt mit Adipositas, Kleinwuchs, Gonadotropinmangel, Intelligenzminderung), Laurence-Moon-Bardet-Biedl-Syndrom (Prader-Willi-Symptome + Retinitis pigmentosa + Polydaktylie)
    Tertiärer hypothalamischer Hypogonadismus: Mangel an GN-RH
        Ät▷ z.B. hypothalamische Störung
Sy▷ Zyklus- und Vertilitätsstörungen, urogenitale Atrophie, Osteoporose, Depression
bei Mädchen: fehlende Pubertät, Fehlen der sek. Geschlechtsmerkmale, Infertilität
Di▷ Hormonbestimmung: Progesteron, Östradiol, FSH, LH, ggfs. Chromosomenanalyse
Th▷ Hormonsubstitution, entweder Östrogen/Progesteron; bei sekundärer und tertiärer Form auch FSH/LH-Gabe

Testikuläre Dysfunktion E29
Männlicher Hypogonadismus
Pa▷ Störung der Spermatogenese und / oder Störung der Testosteronsynthese
    Gn-RH → LH → Leydig-Zellen → Testosteron
           → FSH → Sertoli-Zellen → Spermiogenese
Ein▷ **Primärer, hypergonadotroper Hypogonadismus**:
        Ät▷ Klinefelter-Syndrom, Hodenhypoplasie, Hodenschädigung (Kryptorchismus, OP, Trauma), Anorchie, Kastration
        Pa▷ Testosteronmangel durch Leydig-Zell-Defekt: Testosteron kann in den Zellen trotz ausreichendem FSH und LH nicht synthetisiert werden.
        GnRH ↑ → FSH und LH ↑ → **Testosteron** ↓ → GnRH ↑
    Sekundärer, hypogonadotroper Hypogonadismus:
        Ät▷ Panhypopituitarismus, Hypothyreose
        Kallmann-Syndrom: Anosmie, Hypoplasie des Rhinenzephalon → Hypophyseninsuffizienz, Anorexia nervosa
        Pasqualini-Syndrom: LH-Störung unklarer Genese → präpubertärer Testosteronmangel; FSH normal → Spermatogenese intakt

Endokrinologie
Krankheitsbilder

Prader-Willi-Syndrom: Chromosomendefekt mit Adipositas, Kleinwuchs, Gonadotropinmangel, Intelligenzminderung

Laurence-Moon-Bardet-Biedl-Syndrom: Prader-Willi-Symptome + Retinitis pigmentosa + Polydaktylie

Pa▷ Testosteronmangel durch verminderte Gonadenstimulation; verminderte Bildung von FSH und LH trotz Stimulation durch GnRH

GnRH ↑ → **FSH und LH** ↓ → Testosteron ↓ → GnRH ↑

Tertiärer, hypothalamischer Hypogonadismus:

Pa▷ verringerte Gonadenstimulation durch Störung auf Hypothalamusebene

GnRH ↓ → FSH und LH ↓ → Testosteron ↓

Sy▷ Infertilität, keine Spermatogenese, Androgenmangel

präpubertär: mit Pubertas tarda → eunuchoider Hochwuchs, keine sek. Geschlechtsbehaarung, kein Stimmbruch, kein Wachstum von Penis und Hoden

postpubertär: Libidoverlust, Potenzstörungen, Infertilität, Osteoporose, Muskel- und Hautatrophie

Di▷ Testosteron, FSH, LF, ggfs. Chromosomenanalyse, Spermatogramm

Th▷ Hormonsubstitution

Pubertätsstörungen E30

Grundlagen

Normale Pubertätsentwicklung:

Mädchen:	Thelarche	Brustentwicklung	9.–12. Lj.
	Pubarche	Schambehaarung	10.–13. Lj.
	Menarche	Beginn Menstruationszyklus	12.–14. Lj.
Jungen:	Wachstum Hoden und Penis		12.–14. Lj.
	Pubarche	Schambehaarung	13.–15. Lj.
	Stimmbruch, Ejakulation		14.–16. Lj.

Pubertas praecox

Def▷ ♀ < 8. Lj., ♂ < 9. Lj. durch verfrühte Gonadotropin-Ausschüttung

Ät▷ meist idiopathisch; häufiger ♀, selten behandlungsbedürftig
selten tumoröse oder destruierende Prozesse von Hypophyse

Sy▷ vorzeitige Pubertät, vorzeitiger Epiphysenschluß, damit verkürztes Längenwachstum

Di▷ erhöhte Gonadotropinspiegel

Th▷ Antiandrogen, LRH-Analoga → senkt Empfindlichkeit für körpereigenes Gn-RH

Pseudopubertas praecox

Def▷ gonadotropin-unabhängige, verfrühte Pubertät

Ät▷ hormonproduzierende Prozesse, Tumore, AGS

Endokrinologie
Krankheitsbilder

Sy▷ vorzeitige sekundäre Geschlechtsmerkmale, jedoch ohne Gonadenreifung, d.h. bei kleinen Hoden und Amenorrhoe
Di▷ Gonadotropin supprimiert
Th▷ Behandlung Grunderkrankung; bei AGS Cortison

Pubertas tarda
Def▷ Pubertätsverzögerung > 2 J., d.h. ♀ > 13. Lj., ♂ > 15. Lj.
Ät▷ konstitutionell – idiopathisch, primärer oder sekundärer Hypogonadismus
schwere Grunderkrankungen: Malabsorption, chron. entzündliche Erkrankungen, Anorexie
Sy▷ verzögertes Einsetzen der Pubertät
Th▷ Behandlung Grunderkrankung; bei idiopathischer Form keine Behandlung notwendig

Therapie von Erkrankungen der Gonaden
Gonadorelin und Analoga
Sto▷ Buserelin, Leuprorelin [Enantone®]
Wm▷ GnRH-Analoga:
pulsatile Gabe: Stimulation von LH- und FSH-Bildung und -Ausschüttung
kontinuierliche Gabe: Down-Regulation der Rezeptoren → Suppression der Gonadotropinfreisetzung
Wi▷ je nach Gabe (pulsatil / kontinuierlich) → Stimulation oder Suppression
Ind▷ pulsatile Gabe: LH/FSH-Insuffizienz, Ovulationsauslösung, Hodenwachstum, Testosteronproduktion, Hodendeszensus
kontinuierliche Gabe: Suppression der Gonadotropinausschüttung, Prostatakarzinom, Mammakarzinom, Endometriose

Gonadotrope Hormone
Sto▷ LH, FSH, HCG, HMG
Wi▷ **LH** Synthese von Sexualhormonen, Spermatogenese, Follikelreifung; keine therapeutische Anwendung
FSH Spermatogenese, Follikelreifung; Ovulationsauslösung; Anwendung bei hypophysärer Amenorrhoe
HMG Wirkung wie LH und FSH; Anwendung zur Ovulationsauslösung bei hypophysärer Amenorrhoe; Sterilitätsbehandlung bei hypogonadotropem Hypogonadismus (Mann)
HCG LH-Wirkung
Anwendung zur Ovulationsauslösung bei hypophysärer Amenorrhoe; Sterilitätsbehandlung bei hypogonadotropem Hypogonadismus (Mann); Kryptorchismus

Androgene
Sto▷ Testosteron, Mesterolon, Nandrolon, Stanozolol
Wi▷ Ausbildung männlicher Geschlechtsmerkmale, Spermatogenese, Libido, anabol, Epiphysenschluß; hoher First-pass-Effekt

Endo

Endokrinologie
Krankheitsbilder

Ind▷ ♂: Hypogonadismus, Infertilität, Pubertas tarda
♀: additiv bei Mamma-Karzinom
Nw▷ cholestatische Hepatitis, Ödeme, Akne; bei ♀ Virilisierung, bei ♂ Infertilität

Antiandrogen
Sto▷ Cyproteron, Flutamid
Wm▷ kompetitiver Antagonist an Androgenrezeptoren; Hemmung der Spermatogenese
Ind▷ Hirsutismus, männliche Hypersexualität, Prostata-Karzinom

Estrogene
Sto▷ Estradiol, Ethinylestradiol, Mestranol
Wm▷ Diffusion in die Zelle → Bindung an Rezeptor → Wanderung in den Zellkern; dort Wirkung als Transkriptionsfaktor
Wi▷ Proliferation an Endometrium, Schwangerschaftserhaltung, Laktationsvorbereitung, Hemmung des Knochenabbaus, Östrogene bewirken allgemein eine Erhöhung der meisten Trägerproteine (Coeruloplasmin, Gesamtthyroxin)
Ind▷ Kontrazeption, Substitution im Klimakterium, bei Prostata-Karzinom
Nw▷ Thromboseneigung, Ödeme, Übelkeit, psychische Veränderungen, anabol

Antiöstrogen
Sto▷ Clomifen [Dyneric®], Tamoxifen [Nolvadex®]
Wm▷ kompetitiver Antagonist am Östrogenrezeptor
Wi▷ Aufhebung der negativen Rückkopplung im Hypothalamus durch Rezeptorblockade → GnRH ↑ → Ovulation
Ind▷ Clomifen: Ovarialinsuffizienz, Ovulationsauslösung
Tamoxifen: adjuvante Therapie bei hormonsensiblen Mamma-Karzinom

Gestagene
Sto▷ Megestrolacetat, Norethistron
Wm▷ Hemmung der LH-Ausschüttung → Ovulationshemmung
Wi▷ Umwandlung des Endometriums nach Ovulation, Suppression der hypophysären Gonadotropinausschüttung, Schwangerschaftserhaltung, katabol, androgene und antiandrogene Wirkung
Ind▷ Menstruationsverschiebungen, Abort-Gefahr
Nw▷ Akne, Depression, Hirsutismus, Ödeme, Cholestase

Gestagenantagonist
Sto▷ Mifepriston, RU468 [Mifegyne®]
Wi▷ Antigestagen: Hemmung des schwangerschaftsunterhaltenden Progesteron
Ind▷ Schwangerschaftsabbruch, nur unter ärztlicher Betreuung

Östrogen-Gestagen-Kombinationen
Ind▷ Kontrazeption
Nw▷ Kopfschmerz, Leberadenome, Thromboembolien, RR↑

Endokrinologie
Krankheitsbilder

Hormonelle Kontrazeption
- **Ein▷** **Östrogen-Gestagen-Kombination**: bester Pearl-Index, Unterscheidung nach 1-2-3-Phasen-Präparaten (Änderung des Gestagenanteils); Ovulationshemmung
  Minipille: niedrigdosiertes Gestagen; Veränderung Zervixschleim, schlechte Zykluskontrolle
  Depotgestagene: 3-Monatsspritze Gestagen
  Postkoitale Kontrazeptiva: hohe Östrogendosis
- **Nw▷** Östrogen: Schwindel, Ödeme, Depression, Thrombose, diabetogen
  verminderte Inzidenz von Endometrium-Ca, Ovarial-Ca
  leicht erhöhte Inzidenz von Cervix-Ca, Mamma-Ca
  Gestagen: Ödeme, Gewichtszunahme, Kopfschmerzen
- **KI▷** Östrogen: Lebererkrankungen, Thrombose, Mammakarzinom

Polyglanduläre Dysfunktion E31
Polyglanduläres Autoimmunsyndrom; Schmid-Carpenter-Syndrom
Typ 1 (juvenile Form)
- **Syn▷** Blizzard-Syndrom, APECED (autoimmunes Polyendokrinopathie-Candidiasis-ektodermales Dystrophie-Syndrom)
- **Ep▷** sehr selten
- **Ät▷** autosomal-rezessiv
- **Pa▷** Kombination von Hypoparathyreoidismus + M. Addison + mukokutane Candidiasis + Lymphozytenfunktionsstörung
  später zusätzlich M. Addison, Hashimoto-Thyreoiditis, DM Typ I
  Selten zusätzlich: Autoimmunhepatitis, Zöliakie, primärer Hypogonadismus
- **Th▷** Behandlung der einzelnen Defekte durch Hormonsubstitution

Typ 2 (adulte Form)
- **Syn▷** Schmid-Carpenter-Syndrom i.e.S.
- **Ät▷** HLA-Assoziation, evtl. IgA-Mangel: ♀ > ♂; autosomal-dominant
- **Pa▷** Kombination von M. Addison + Hashimoto-Thyreoiditis oder Basedow + DM Typ 1
  selten: primärer Hypogonadismus, Vitiligo, Zöliakie, perniziöse Anämie, Hyperparathyreoidismus
  Sonderform: **Schmidt-Syndrom**: Kombination M. Addison + Hashimotothyreoiditis
- **Th▷** Behandlung der einzelnen Defekte durch Hormonsubstitution

Sonstige endokrine Störungen E34
Karzinoid-Syndrom
- **Ät▷** Tumor im Gastrointestinaltrakt
- **Pa▷** neuroendokriner Tumor ausgehend von enterochromaffinen Zellen mit Hormonbildung: Serotonin, Kallikrein, Tachykinin, Prostaglandin
- **Sy▷** Serotonin-Flush mit Diarrhoe, abdominellen Koliken, kardialer Beteiligung

Endo

Endokrinologie
Krankheitsbilder

Symptome oft erst nach Lebermetastasierung, da bei GI-Karzinoid das Serotonin vor systemischer Wirkung in der Leber deaktiviert wird.
- **Di▷** 5-Hydroxy-Indolessigsäure, Bildgebung mittels CT, MRT, Endosono
- **Th▷** Resektion (wenn möglich), falls inoperabel: Octreotid, Interferon, Chemotherapie
- **Pro▷** relativ gut

Hochwuchs
- **Def▷** Grösse > 97. Perzentile
- **Ein▷ Primärer Hochwuchs**:
  - konstitutionell
  - **Marfan-Syndrom**: Bindegewebsdefekt mit Hochwuchs
  - **Sotos-Syndrom**: autosomal-dominant; Hochwuchs, motorische Störung, Intelligenzminderung
  - **Wiedemann-Beckwith-Syndrom**: Exomphalos-Makroglossie-Gigantismus
  - **Sekundärer Hochwuchs**: endokrin durch Überproduktion von Wachstumshormonen
  - **Transitorischer Hochwuchs**: infolge hormoneller Verschiebung; phasenweise zu schnelles Wachstum; Endgrösse normal oder eher klein (durch frühzeitigen Verschluss der Epiphysen), z.B. AGS, Pubertas praecox
- **Th▷** je nach Ursache: symptomatisch

Kleinwuchs
- **Def▷** Grösse < 3. Perzentile
- **Ein▷ Primärer Kleinwuchs**: konstitutionell, Syndrome: Russel-Silver, Cornelia-de-Lange, Prader-Willi, Laurence-Moon-Bardet-Biedl
  - **Sekundärer Kleinwuchs**: Stoffwechselerkrankung, endokrin, schwere Grunderkrankungen
  - **Transitorischer Kleinwuchs**: konstitutionelle Entwicklungsverzögerung, Endgrösse normal
- **Th▷** je nach Ursache: symptomatisch
- **DD▷** Bei familiärem Klein- oder Hochwuchs ist das Skelettalter, die Pubertätsentwicklung und der Epiphysenschluss normal, nur die Endgrösse weicht von der Norm ab.
  Bei Entwicklungsverzögerung oder -beschleunigung ist das Skelettalter, die Pubertätsentwicklung und der Ephiphysenschluss verzögert bzw. beschleunigt, so dass es nur eine passagere Störung ist und die Endgrösse wieder normal ist.

Mangelernährung E40–E46

Hungerdystrophie
- **Ät▷** Nahrungsmangel, Anorexia nervosa, Fehlernährung
- **Sy▷ Vitaminmangel**: entzündliche Veränderungen an Haut- und Schleimhaut

Endokrinologie
Krankheitsbilder

Proteinmangel: Ödeme durch Reduktion des onkotischen Druckes, Tonusverlust der glatten Muskulatur, Diarrhoe
Allgemein: Gewichtsabnahme, Hunger, Schwäche, Kälteintoleranz, Polydipsie, Polyurie, Hypotonie, Depression
Th▷ suffiziente Ernährung und Substitution Vitamine, Spurenelemente
Sonderformen:
Kwashiorkor
- **Ät▷** v.a. Kinder in Entwicklungsländern (Hauptnahrung Reis, Mais)
- **Pa▷** Proteinmangelernährung bei einseitiger, kohlenhydrathaltiger Ernährung
- **Sy▷** Ödeme, Anasarka, Ergüsse, Hepatomegalie (Hungerbauch), Wachstumsretardierung, Diarrhoe, Apathie
- **Th▷** suffiziente, ausgewogene Ernährung

Marasmus
- **Def▷** Energiemangel → Abbau der Energiereserven, zuletzt auch Muskelabbau
- **Sy▷** Schwäche, im Verlauf Muskelatrophie
- **Th▷** suffiziente, ausgewogene Ernährung

Mangelernährung
- **Def▷** Untergewicht < 15% des Durchschnittsgewichtes bei entsprechender Grösse
- **Ät▷** Nahrungsmangel, Malabsorption, Maldigestion, vermehrter Bedarf z.B. Hyperthyreose
- **Th▷** Behandlung Grundkrankheit; Ergänzungsnahrung

Sonstige alimentäre Mangelzustände E50–E64

Vitamin A-Mangel
- **Ät▷** Malabsorption fettlöslicher Vitamine, Zöliakie, Lebererkrankungen, Hypothyreose
- **Sy▷** Nachtblindheit, Hyperkeratose, Xerosis, Xerophthalmie, Bitot-Flecken (mattweise Flecken im Lidspaltbereich durch metaplastische Epithelzellen und Corynebact. Xerosis), Keratomalazie (Hornhautulzera)
- **Di▷** Vitamin-A-Spiegel
- **Th▷** hochdosiert Vitamin A

Vitamin C-Mangel (Skorbut, Möller-Barlow-Krankheit)
- **Ät▷** einseitige Ernährung, Hungersnot
- **Pa▷** Störung der Kollagensynthese
- **Sy▷** Blutungen, Pseudoparesen, Anämie, Zahnstörung
- **Di▷** pos. Rumple-Leede-Test (durch Gefäßfragilität bedingte Blutungsneigung)
- **Th▷** Vitamin-C-Gabe

Vitamin D-Mangel (Rachitis)
- **Ät▷** verminderte Sonneneinstrahlung, alimentärer Vitamin-D-Mangel, Malabsorption fettlöslicher Vitamine, chronische Nieren- oder Lebererkrankung

Endokrinologie
Krankheitsbilder

- **Pa▷** verminderte Calciumresorption → Störung der enchondralen und periostalen Ossifikation → weiche, verbiegsame Knochen
  sekundärer Hyperparathyreoidismus
- **Sy▷** Allgemeinerkrankung mit Blässe, Appetitlosigkeit, Extremitätenverbiegung, Coxa vara, Genu varum, rachitischem Rosenkranz, Kielbrust, Minderwuchs, Kraniotabes, Zahndefekt, Harrison-Furche, metaphysärer Auftreibung
- **Di▷** Calcium↓, Phosphat↓, alkalische Phosphatase↑, Vitamin D↓, Parathormon↑
- **Th▷** Vitamin-D-Zufuhr (500–1000 I.E./d)
- **Ko▷** **Vitamin-D-Intoxikation (Hypercalcämiesyndrom)**
  - **Ät▷** iatrogene Überdosierung, konstitutionelle Vitamin-D-Überempfindlichkeit
  - **Sy▷** Anorexie, Obstipation, Erbrechen, Muskelhypotonie, Wachstumsstillstand
  - **Th▷** calciumarme Diät, Cortisonbehandlung; Behandlung mind. ½ Jahr

Vitamin-B1-Mangel
- **Def▷** Thiamin-Mangel
- **Ät▷** meist alkoholbedingt, einseitige Ernährung (Reis)
- **Sy▷** **Beri-Beri**: PNP, Muskelatrophie, Apathie, Schwäche, Herzinsuffizienz
  Wernicke-Korsakow-Syndrom: PNP, Demenz, Persönlichkeitsveränderung
- **Th▷** Thiaminsubstitution

Vitamin-K-Mangel
- **Ät▷** Malabsorption, Lebererkrankungen
- **Pa▷** Mangel an Prothrombinkomplex, Protein C, S
- **Sy▷** Blutungen
- **Th▷** Vitamin K; Substitution von Gerinnungsfaktoren

Adipositas und sonstige Überernährung E65–E68
Adipositas E66
- **Def▷** nach WHO, orientiert an BMI (Gewicht/Grösse^2 in kg/m^2)
  - Grad I: 30–35 kg/m^2
  - Grad II: 35–40 kg/m^2
  - Grad III: >40 kg/m^2
- **Ep▷** in Industrieländern 20% der Bevölkerung BMI > 30 kg/m^2
- **Ät▷** **primär**: hyperkalorische Ernährung, Bewegungsarmut, genetische Prädisposition
  sekundär: endokrin bei M. Cushing, Hypothyreose, genetische Syndrome, hirnorganische Veränderungen
- **Pa▷** **Folgeerkrankungen**: KHK, arterielle Hypertonie, Diabetes mellitus, Gicht, Schlafapnoe, degenerative Erkrankungen, Herzinsuffizinz, erhöhtes Risiko für Colon-Ca, Mamma-Ca und Prostata-Ca, Steatosis hepatis, sekundäre Amenorrhoe
- **Sy▷** Dyspnoe, Belastungsintoleranz, Schmerzen des Bewegungsapparates

Endokrinologie
Krankheitsbilder

Th▷ Diät, Bewegung, Änderung der Lebensgewohnheiten
Ziel langfristige Gewichtsreduktion
Pro▷ Lebenserwartung durch Folgeerkrankungen um 10 Jahre vermindert

Stoffwechselstörungen E70–E90
Störungen des Stoffwechsels aromatischer Aminosäuren E70
Phenylketonurie (PKU)
Ät▷ autosomal-rezessiver Defekt der Phenylalaninhydroxylase
Pa▷ Phenylalanin kann nicht zu Thyrosin umgwandelt werden → Anstau von Phenylalanin, das später in Phenylketon umgewandelt wird.
Hoher Phenylalaninspiegel hemmt Tyrosin-3-Hydroxylase → Mangel an Dopamin und Katecholaminen
Sy▷ bei Geburt unauffällig; ab 6. Monat Krämpfe (BNS), Retardierung; bereits irreversible Schädigung, Pigmentanomalien, helle Augen und Haare (Melaninmangel), typischer Geruch des Urins (mäuseartig)
Di▷ Guthrie-Test
Th▷ Phe-arme Diät, keine Phe-freie-Ernährung (Phenylalanin ist essentielle Aminosäure)

Homozystinurie
Ät▷ autosomal-rezessiver Zystathion-Synthetase Typ I-Mangel
Pa▷ Methionin und Homozystin können nicht in Zystin umgewandelt werden → Anstau von Homozystin
Sy▷ Gefäßendothelschädigung, Thromboseneigung, Infarkte im Kindesalter, Luxation der Linse, z.T. Intelligenzdefekte
Di▷ Homozystin und Methionin ↑, Zystathion und Zystein ↓, Homozystinurie
Th▷ Methioninarme und zytinreiche Diät; Vitamin B6 (Cofaktor des Enzyms) unterstützend

Zystinose
Ät▷ autosomal-rezessive lysosomale Transportstörung von Zystin
Sy▷ Beginn an der Niere: **De-Toni-Debré-Fanconi-Syndrom** mit renaler Hyperaminoazidurie, Glukosurie, Hyperphosphaturie (Vitamin-D-resistente Rachitis), Proteinurie; später Niereninsuffizienz, Gedeihstörungen, Hornhautulzera
Th▷ Zysteamin; symptomatisch

Ochronose (Alkaptonurie)
Ät▷ autosomal-rezessiver Mangel an Homogentisinsäureoxidase
Pa▷ Homogentisinsäure fällt beim Abbau von Phenylalanin und Tyrosin an. Oxydierte Polymere der Homogentisinsäure lagern sich an Kollagen → Elastizitätsverlust und verminderte Belastbarkeit des Bindegewebes
Sy▷ arthroseähnliche Gelenkbeschwerden, Spondylose; Verfärbungen der Skleren und Ohrmuschel; Verfärbung des Urins bei Luftkontakt

Endo

Endokrinologie
Krankheitsbilder

Di▷ Homogentisinsäure im Urin; Rö der WS
Th▷ symptomatische Therapie, Diät mit Reduktion von Phenylalanin, Tyrosin

Störung des Kohlenhydratstoffwechsels

Laktoseintoleranz

Ät▷ **primär**: Laktasemangel kongenital (selten) oder nachlassende Aktivität im Erwachsenenalter
  sekundär bei Zöliakie, Kurzdarmsyndrom, IgA-Mangel
Pa▷ Mangel an Disaccharidasen → Malabsorption von Disacchariden; bakt. Verdauung der Disacchariden, osmot. Wirkung → Enteritis, Diarrhoe
Sy▷ Diarrhoe, Malabsorption, Meteorismus; bei Kindern Wachstumsstörung
Di▷ H_2-Atemtest, Dünndarmbiopsie, Laktosetoleranztest
Th▷ Meidung von Milchzucker

Saccharose-Isomaltase-Mangel

Ät▷ autosomal-rezessive Störung der Saccharosespaltung (Glu-Fru)
Sy▷ Diarrhoe, Blähungen, Tenesmen, Flatulenz nach Rohrzucker bzw. Stärkegenuß
Th▷ rohrzuckerfreie Kost

Glykogenspeicherkrankheiten

Pa▷ hereditäre Enzymdefekt des Glykogenabbaus → abnorme Gylkogenspeicherung, Nüchternhypoglykämie, vermehrter Fettabbau, Laktatazidose
Ein▷ **Typ Ia (van Gierke) und Ib**
  Ät▷ autosomal-rezessiv
  Pa▷ Glukose-6-Phosphatase-Mangel
  Sy▷ Krampfanfälle, Hypoglykämie, Hepatomegalie, Minderwuchs, Renomegalie, Xanthome
  Di▷ typische Klinik, Nachweis Enzymmangel in der Leber
  Th▷ häufige kleine Mahlzeiten, kohlenhydratreiche Ernährung; keine Laktose, Fruktose
  Typ II (Pompe)
  Ät▷ autosomal-rezessiv
  Pa▷ lysosomaler α-1,4,-Glukosidase-Mangel
  Sy▷ Hyporeflexie, Muskelschwäche, Hepato- und Kardiomegalie, Herzinsuffizienz
  Di▷ keine Hypoglykämie, Nachweis Glykogenspeicherung in der Haut oder Enzymdefekt in der Leber
  Th▷ keine Therapieoption, schlechte Prognose durch Herzinsuffizienz
  Typ III (Cori)
  Ät▷ autosomal-rezessiv
  Pa▷ Amylo-1,6,-Glukosidase-Mangel, Enzymdefekt in Erythrozyten und Leberzellen

Endokrinologie
Krankheitsbilder

    Sy▷ Hepatomegalie, Myopathie, Kardiomyopathie
    Di▷ nur leichte Nüchtern-Hypoglykämie
    Th▷ häufige kleine Mahlzeiten, kohlenhydratreiche Ernährung; keine Laktose oder Fruktose

Typ IV
    Ät▷ autosomal-rezessiv oder X-chromosomal-rezessiv
    Pa▷ Leberphosphorylase-Mangel
    Sy▷ Hepatomegalie, Hypoglykämie
    Di▷ Nüchtern-Hypoglykämie, Transaminasen ↑, keine Laktatazidose
    Th▷ kohlenhydratreiche Ernährung, gute Prognose

Galaktosämie
Ät▷ autosomal-rezessiver Mangel an Galaktose-1-Phosphat-Uridyl-Transferase → Galaktose und Galaktose-1-Phosphat ↑
Pa▷ Ablagerung der Galaktose in Niere, Leber, Darm, Hirn, Augenlinse
Sy▷ Beginn einige Tage nach Geburt mit Trinkschwäche, Erbrechen, Diarrhoe, Exsikkose, Wachstumsverzögerung, Retardierung, Hepatopathie, Katarakt, Proteinurie, primärer Hypogonadismus
Di▷ Messung im Guthrie-Test
Th▷ lebenslang galaktosefreie Diät (keine Milch)

Fruktoseintoleranz
Ät▷ autosomal-rezessiver Fructose-1-Phosphat-Aldolase-Mangel → Fructose-1-Phosphat ↑
Sy▷ solange Kinder gestillt werden asymptomatisch; bei Gabe von Fruktose Erbrechen, Diarrhoe, Hepatomegalie, Gerinnungsstörung, Tubulusschaden, Hypoglykämie
Di▷ Fruktosebelastungstest, Nachweis Enzymdefekt
Th▷ lebenslange fruktosefreie Ernährung (kein Obst), Vitaminsubstitution

Störungen des Lipidstoffwechsels

Lipidspeicherkrankheiten (Sphingolipidosen)
Ursache der Lipidspeicherkrankheiten sind meist autosomal-rezessive Enzymdefekte des Sphingolipidabbaus. Sphingolipide sind v.a. in Markscheiden lokalisiert, so dass eine Speicherung von Sphingolipiden v.a. im peripheren und zentralen Nervensystem stattfindet. Primär sind damit zerebrale Defizite klinisch führend.

GM2-Gangliosidose (Tay-Sachs-Krankheit; infantile amourotische Idiotie)
Ät▷ autosomal-rezessiver Hexosaminidase A-Defekt → GM2-Gangliosid-Speicherung
Sy▷ auffällig ab 1. Lj. (meist ab 5. Mon.) mit Paresen, Erblindung, Demenz, z.T. Spastik, Krämpfen, Hyperakusis; Tod im 3.–4. Lj. (Kachexie, Dezerebrationsstarre)
Th▷ keine Therapieoption

Endokrinologie
Krankheitsbilder

Gaucher-Krankheit
- **Ät▷** autosomal-rezessiver β-Glukosidase-Defekt
- **Pa▷** Glukozerebroside, die beim Zellabbau anfallen, werden in Ganglienzellen gespeichert → lysosomale Speicherung in Leber, Milz, KM, ZNS
  Gaucher-Zelle: histiozytärer Glukozerebrosidspeicher
- **Ein▷** **Typ I (Erwachsenenform)**: keine ZNS-Beteiligung
  Typ II (akute infantile Form): kurz nach der Geburt Zerebralabbau, Gasaustauschstörungen durch Speicherung in der Lunge; im 1. Lj. letal
  Typ III (juvenile Form): Knochenschmerzen (Osteolysen), Gelenkschwellungen, ZNS-Beteiligung, langsamerer Verlauf als Typ II
- **Th▷** Substitution des fehlenden Enzyms (bei Typ I)

M. Niemann-Pick
- **Ät▷** Sphingomyelinasemangel
- **Pa▷** Speicherung von Sphingomyelin in Glia- und Ganglienzellen
- **Sy▷** Krämpfe, Ophthalmoplegie, geistige Retardierung, Hepatomegalie
- **Th▷** keine

M. Krabbe
- **Syn▷** globoidzellige Leukodystrophie
- **Ät▷** β-Galaktosidasemangel
- **Pa▷** Speicherung von Galaktozerebrosiden in Ganglienzellen → Entmarkung der Nerven
- **Sy▷** Spastik, Ataxie, Demenz
- **Th▷** keine

Metachromatische Leukodystrophie
- **Ät▷** Mangel an Arylsulfatase A
- **Pa▷** Speicherung von Zerebrosiden in Myelinscheiden → generalisierte Entmarkung
- **Sy▷** Ataxie, Retardierung, Krämpfe; unterschiedlich aggressive Verlaufsformen
- **Th▷** keine

Mukopolysaccharidosen
- **Ät▷** meist autonomal-rezessiv vererbte lysosomale Enzymdefekte
- **Pa▷** unvollständiger Abbau von Mukopolysacchariden, die in unterschiedlichen Geweben eingelagert werden
- **Ein▷** **Typ I H (Pfaundler-Hurler)**
  - **Ät▷** Mangel an α-L-Iduronidase
  - **Pa▷** Speicherung im gesamten Körper (saure MPS)
  - **Sy▷** im 1. Lj.: Schwachsinn, Hepatosplenomegalie, Skelettdysplasie, Kopfdeformierung (Gargoylismus = Wasserspeiergesicht)
  - **Th▷** keine; letal im 2. Lj.; meist Herzversagen

Endokrinologie
Krankheitsbilder

Typ I S (Schleie) – Mischtyp I (H/S) – Typ II (Hunter) – Typ III (Sanfilippo)
- **Sy▷** Dysostosis multiplex, Retardierung, Hornhauttrübung, Hepatosplenomegalie
- **Th▷** keine

Störungen des Lipoproteinstoffwechsels und Lipidämien E78

Grundlagen
Lipoproteine
- **Chylomikronen**: Bildung im Darm; Transport der resorbierten Lipide zur Leber (v.a. Triglyzeride), werden nicht in Elektrophorese dargestellt
- **VLDL**: Bildung in Leber; Triglyzerid-Transport von der Leber nach peripher; Elektrophorese: prä-β-Fraktion
- **LDL**: Cholesterin-Transport von der Leber nach peripher; Zusammensetzung: VLDL, Cholesterin (65%), Elektrophorese: β-Fraktion
- **HDL**: Cholesterin-Transport von peripher zur Leber; Elektrophorese: α-Fraktion

Bedeutung von LDL und HDL
- **LDL** befördert die Lipide von der Leber in die Peripherie.
- **HDL** befördert die Lipide aus der Peripherie in die Leber.
- Daraus ergibt sich, daß bei einem Verhältnis LDL > HDL vermehrt Lipide peripher abgelagert werden und damit die Arteriosklerosegefahr erhöht ist.
- **Friedewald-Formel** (zur Berechnung des LDL):
  LDL = Cholesterin – Triglyzeride/5 – HDL-Cholesterin

Digestions- und Absorptionsstörungen
- **Def▷** **Digestionsstörung**: Mangel an Lipasen
  Absorptionsstörung: Mangel an Galle, Schleimhautschädigung
- **Sy▷** Fettstühle, Malabsorptionssyndrom, Mangel an fettlöslichen Vitaminen (E-D-K-A)

Primäre Hyper- und Dyslipoproteinämie (Frederickson)
- **Def▷** **Hyperlipidämie**: Erhöhung von Cholesterin oder Tryglyceriden
  - **Hypercholesterinämie**: Cholesterin > 200 mg/dl
  - **Hypertriglyzeridämie**: Triglyzeride (TG) > 200 mg/dl
  - **Hyperlipidämie**: Hypercholesterinämie + Hypertriglyzeridämie
  - **Dyslipidämie**: pathologisches Verhältnis zwischen Lipoproteinklassen
- **Ät▷** primär durch Gendefekt (Einteilung nach Frederickson)
  sekundär durch Noxen (Alkohol, Medikamente), Erkrankungen (Niereninsuffizienz, nephrotisches Syndrom), endokrin (Hypothyreose, Cushing), metabolisch, nutritiv
  Sonderform: LDL-Apharese bei schwerer familiärer Hypercholesterinämie

Endo

Endokrinologie
Krankheitsbilder

Ein▷

Hyperlipoproteinämien nach Fredrickson				
Typ	Elektrophorese	Lipide	Ursache	klinische Relevanz
I	Chylomikronen	TG	Lipoproteinlipasedefekt	Arterioskleroserisiko +/−
IIa	β-Lipoproteine (LDL)	Cholesterin	LDL-Rezeptormangel, fam. Hypercholesterinämie	Arterioskleroserisiko ++ Xanthome, Cholesterinablagerung in der Cornea
IIb	β-+ prä-β-Lipoproteine (VLDL, LDL)	Chol., TG		Arterioskleroserisiko ++
III	β- + prä-β-LP atypische LP	Chol., TG	abnormes Apo-Lipoprotein E_2	Arterioskleroserisiko +
IV	prä-β-LP (VLDL)	TG		Arterioskleroserisiko ++
V	prä-β-LP (VLDL) Chylomikronen	Chol., TG	VLDL- Synthese ↑	Arterioskleroserisiko +/−

Sy▷ meist asymptomatisch, ggfs. Xanthelasmen, Xanthome, Arcus lipoides symptomatisch durch Komplikationen wie Arteriosklerose, Infarkt
Chylomikronämiesyndrom: Mikrozirkulationsstörung mit Ischämien, Pankreatitis
Di▷ Labor: TG, Cholesterin, HDL, LDL, Lipidelektrophorese
Ko▷ metabolisches Syndrom, Arteriosklerose, Pankreatitis
Th▷ Diät, Ballaststoffe, Fettreduktion der Nahrung
bei Hypertriglyzeridämie: Alkoholkarenz
Zu erreichende Zielwerte abhängig von kardiovaskulärem Risikoprofil:
    ohne Risiko: LDL < 160 mg/dl
    2 Risikofaktoren: LDL < 130 mg/dl
    bek. KHK oder Diabetes mellitus: < 100 mg/dl
    Triglyzeride < 150 mg/dl, HDL > 40 mg/dl
Medikamentöse Therapie primär mit Statin

Pharmakotherapie

Arzneimittel mit lipidsenkender Wirkung

Arzneimittel	Wirkung
Anionenaustauscher: Colestyramin, Colestipol	LDL-Chol. ↓
Fibrate: Clofibrat, Bezafibrat	Triglyceride ↓ (LDL ↓)
HMGCoA-Reduktasehemmer: Statine	LDL ↓, HDL ↑ (TG ↓)
Nicotinsäure	LDL ↓
Probucol	LDL ↓, HDL ↓
Ezetimib	LDL ↓, TG leicht ↓, HDL ↑
β-Sitosterin	LDL ↓

Resorptionshemmende Lipidsenker
β-Sitosterin [Liposit Merz®]
Wm▷ besetzt Cholesterinbindungsstellen an mukosalen Lipoproteinen, wird selbst jedoch nicht resorbiert
Wi▷ LDL ↓, TG (Triglyceride) und HDL unbeeinflußt

Endokrinologie
Krankheitsbilder

Nw▷ GI-Beschwerden, β-Sitosterolämie, Beeinträchtigung der enteralen Resorption fettlöslicher Substanzen (fettlösliche Vitamine A, D, E, K)
Int▷ Bindung von lipophilen Substanzen, Resorptionsbehinderung (Herzglykoside, Cumarine, Thiazide)

Austauscherharze
Sto▷ Cholestyramin [Quantalan®], Colestipol [Cholestabyl®]
Wm▷ Unterbrechung des enterohepatischen Kreislauf; Bindung von Gallensäuren im Darm → LDL-Cholesterin-Synthese ↑ → vermehrte Expression von LDL-Rezeptoren in der Leber; nicht wirksam bei familiärer Hypercholesterinämie (LDL-Rezeptor-Defekt)
Wi▷ LDL ↓ (um 20%), TG können ansteigen, HDL gering ↑
Nw▷ Obstipation, Übelkeit, Meteorismus, Steatorrhoe, Resorptionsstörung für fettlösliche Vitamine, Vitamin-K-Mangel
Int▷ Bindung von lipophilen Substanzen, Resorptionsbehinderung (Herzglykoside, Cumarine, Thiazide)
Kontrolle: Serumcholesterin, TP-Zeit

Ezetimib [Ezetrol®]
Wm▷ selektive Hemmung der intestinalen Cholesterinresorption
Wi▷ Cholesterinresorptionshemmung; meist Kombination mit Statin-Therapie
Nw▷ Kopfschmerzen, gastrointestinale Beschwerden

Synthesehemmende Lipidsenker
HMG-CoA-Reduktasehemmer (Statine)
Sto▷ Simvastatin [Zocor®], Pravastatin [Pravasin®], Fluvastatin [Locol®], Atorvastatin [Sortis®]
Wm▷ Hemmung der HMG-CoA-Reduktase → Hemmung der Mevalonsäuresynthese und somit Hemmung der Produktion endogenen Cholesterins
Wi▷ LDL ↓ (40%), TG ↓, HDL ↑
Pk▷ hoher first-pass-Effekt, **Kontrolle**: Transaminasen, CK
Nw▷ Transaminasenanstieg, Schlafstörung, Kopfschmerzen, Myopathien (0,2%) → Rhabdomyolyse (Risiko verstärkt durch Kombination mit Fibraten, Cyclosporin), Katarakte; Wirkungsverstärkung von Cumarinen

Fibrate
Sto▷ Clofibrat [ausser Handel], Bezafibrat [Cedur®], Fenofibrat [Lipanthyl®], Gemfibrozil [Gevilon®]
Wm▷ Zunahme der Aktivität der Lipoproteinlipase, Minderung VLDL-Synthese
Wi▷ VLDL ↓ (vermehrter Abbau), LDL ↓ (10%), TG ↓ (45%), gesteigerte VLDL-Utilisation peripher und Steigerung der Lipoproteinlipaseaktivität; HDL ↑
Nw▷ Übelkeit, Diarrhoe, Myopathie, Haarausfall, Potenzstörung, Cumarinschwächung, Cholelithiasis
Kontrolle: CK, Transaminasen

Endo

Endokrinologie
Krankheitsbilder

Nicotinsäurederivate
Sto▷ Xanthinolnicotinat, Inositolnicotinat
Wm▷ Hemmung der Lipolyse im Fettgewebe → Reduktion der freien Fettsäuren im Blut → Hemmung der Lipoproteinbildung in der Leber → TG ↓ später Cholesterin ↓
Wi▷ VLDL ↓, LDL ↓, HDL ↑, Hemmung der Lipolyse
Nw▷ Flush, Glukosetoleranzverschlechterung, Hyperurikämie

Probucol
Wm▷ antioxidative Wirkung; genauer Mechanismus unklar
Wi▷ bewirkt Gesamt- und LDL-Chol. ↓, HDL ↓; TG und VLDL unbeeinflußt

Therapieempfehlung
1. Diät
2. + HMG-CoA-Reduktase-Hemmer (Pravastatin, Simvastatin)
3. + Cholestyramin / Ezetimib / β-Sitosterin

Sekundärprophylaxe: nach Infarkt oder bei Angina pectoris bei Gesamtcholesterin > 240 mg% und Patientenalter 35.–70. Lj.

Primärprophylaxe: nur bei Vorliegen weiterer Risikofaktoren (Hypertonie, Diabetes mellitus etc.) oder extrem niedrigem HDL-Cholesterin (LDL/HDL > 5), bei Gesamtcholesterin > 240 mg %

Störungen des Purinstoffwechsels E79

Hyperurikämie, Gicht
Def▷ **Hyperurikämie**: asymptomatische Erhöhung der Harnsäure im Serum
Gicht: Hyperurikämie + Symptome wie Arthritis, Urolithiasis oder Tophi
Ein▷ **Primäre Hyperurikämie**
    Ät▷ dominant vererbter Faktor (Störung im Purinstoffwechsel)
    Klassische Gicht: genetische Prädisposition → Störung der tubulären Harnsäuresekretion
    Lesch-Nyhan-Syndrom: X-rezessiv bedingter Hypoxanthin-Guanin-Phosphoribosyltransferase-Defekt
Sekundäre Hyperurikämie
bei purinreicher Nahrung, Niereninsuffizienz, Leukämie, Chemotherapie, Saluretika, NSAR, Cortison, Salizylate
Pa▷ Harnsäurekonzentration > Löslichkeitsprodukt → Ausfällen von **Urat-Kristallen (Tophi)**: Ablagerung peri-artikulär oder extra-artikulär (Ohrmuschel, Nierenpapillen, Sehnenscheiden, Herzklappen)
Fremdkörpergranulom: Uratkristalle + Histiozyten + Fremdkörper-riesenzellen + Lymphozyten + Leukozyten + Plasmazellen → Granulationsgewebe; Bildung von Gichttophi

Endokrinologie
Krankheitsbilder

Sy▷ sekundäre Arthrosis deformans, Osteoporose, Nephrolithiasis → obstruktive Pyelonephritis
Stadium I: asymptomatische Hyperurikämie
Stadium II: akuter Gichtanfall
Stadium III: symptomloses Intervall zwischen Gichtanfällen
Stadium IV: chron. Gicht (chronisch-rezidivierend, Tophi, Nephrolithiasis, Uratnephropathie)
Podagra: schmerzhafte Schwellung des Großzehengrundgelenkes
Chiragra: schmerzhafte Schwellung von Ellenbogen, Knie und Handgelenk

Di▷ Hyperurikämie > 6,5 mg/dl, Gichtanfall ist klinische Diagnose
Gelenkspunktat mit Kristallnachweis

Th▷ purinarme Kost, Alkoholkarenz, Analgesie im Anfall
medikamentöse Therapie erst bei rezidivierendem Verlauf
Akuter Anfall:
– Colchicin (→ Hemmung der Leukozytenmigration → Entzündungshemmung)
– NSAR hochdosiert (v.a. Indometacin; Phenylbutazon steigert zudem Harnsäureausscheidung, cave: Niereninsuffizienz)
– Cortison als Reserve
Intervalltherapie:
– Urikosurika (Harnsäureausscheidung ↑): Probenezid, Benzbromaron
– Urikostatika (Harnsäurebildung ↓): Allopurinol → Hemmung der Xanthinoxidase

Pharmaka
Colchicin [Colchicum-Dispert®]

Ind▷ akuter Gichtanfall
Wm▷ bindet an Tubulin und verhindert die Ausbildung von Mikrotubuli (Wirkung durch Depolymerisierung von Mikrotubuli); wirkt somit zytostatisch auf Zellen (Spindelgift), hemmt Chemotaxis und Phagozyoseaktivität der Granulozyten
Pk▷ unterliegt dem enterohepatischen Kreislauf; Eliminations-HWZ von Tagen
Wi▷ Reduktion der Gichtreaktion, kein Einfluss auf Harnsäurekonzentration, keine Analgesie
Nw▷ Erbrechen, Diarrhö, Nierenschäden, Herzinsuffizienz, Agranulozytose

Allopurinol [Zyloric®]

Ind▷ Anfallsprophylaxe bei chronischer Gicht, Prophylaxe der Hyperurikämie bei Tumortherapie
Wm▷ Urikostatikum
Metabolisierung zu Oxipurinol (ist aber ebenso wirksam) → Hemmung der Xanthinoxidase (da Strukturanalogon von Hypoxanthin) → Harnsäure↓, Xanthin und Hypoxanthin ↑, jedoch leichtere Eliminierung als Oxipurinol, aber auch Rückstau bis Inosin, welches in erhöhter Konzentration die de-novo-Purinsynthese hemmt

Endokrinologie
Krankheitsbilder

Wi▷ Senkung des Harnsäurespiegels
Nw▷ Allergie, Haarausfall, Leberfunktionsstörungen, Blutbildveränderungen; in der Initialphase Gichtanfälle, d.h. erst akuten Gichtschub behandeln und im Verlauf bei rezidivierenden Gichtschüben mit Allopurinol beginnen
Int▷ hemmt Metabolisierung von 6-Mercaptopurin, Azathioprin und Theophyllin, Verstärkung der OAK

Urikosurika
Sto▷ Probenecid, Benzbromaron [Narcaricin®]
Ind▷ chronische Gicht
Wm▷ vermehrte renale Harnsäureausscheidung durch Hemmung der Reabsorption, in niedriger Dosierung: Hemmung der Harnsäuresekretion, in hoher Dosierung: Hemmung der Harnsäurereabsorption; erhöhter Wasserbedarf
Benzbromaron: 50%-ige Aufnahme, verminderte Wirkung von Diuretika
Probenezid: vollständige Resorption, biliäre Glucuronidierung, renale Filtration, Sekretion und Rückresorption, HWZ 6 h.; hemmt Metabolisierung von Heparin und Elimination von NSAR, Diuretika, Methotrexat, Allopurinol, Penicillin
Wi▷ Senkung des Harnsäurespiegels
Nw▷ Nierensteinbildung, Magenbeschwerden, Anämie

Rasburicase
Ind▷ Prophylaxe und Therapie der Hyperurikämie bei Tumorzellzerfall (Tumor-Lyse-Syndrom)
Wm▷ rekombinantes Urotoxidase-Enzym: Urotoxidase katalysiert die Oxidation von Harnsäure in Allantoin, das wasserlöslich ist und renal ausgeschieden werden kann
Wi▷ Verhinderung der Hyperurikämie

Harnalkalisierung
Sto▷ Kalium-Natrium-Hydrogencitrat [Uralyt®]
Ind▷ akute Harnsäurenephropathie, massiver Zellzerfall
Wm▷ Alkalisierung des Harns → Lösung der Harnsäure, Verhinderung der Kristallisierung und Steinbildung

Störungen des Porphyrinstoffwechsels E80
Porphyrien und sekundäre Porphyrinstoffwechselstörungen
Pa▷ Störung eines Enzyms in der Häm-Synthese
Ein▷ **akute Porphyrien**
    Pa▷ Dysregulation
chronische Porphyrien
    Pa▷ Speicherkrankheiten

Endokrinologie
Krankheitsbilder

erythropetische Porphyrien
- Porphyria congenita erythropoetica
  - **Sy▷** schwere Photodermatose, Zahnverfärbung, hämolytische Anämie, Splenomegalie
- Protoporphyria erythropoetica
  - **Sy▷** Photodermatose, Cholelithiasis, Ikterus

hepatische Porphyrien
- Porphyria acuta intermittens
- Porphyria cutanea tarda

Di▷ Häm-Vorstufen im Urin; Hösch-Test, Schwartz-Watson-Test

Porphyria acuta intermittens

Ep▷ 1 : 10 000 bis 1 : 50 000, ♀ > ♂; Manifestation meist nach 20. Lj., 66% asymptomatisch

Ät▷ autosomal-dominant

Pa▷ Aktivitätsminderung der Uroporphyrinogen-I-Synthetase (→ partieller Enzymblock in der Hämsynthese) → gegenregulatorische Aktivitätszunahme der δ-Aminolävulinsäure (δ-ALA)-Synthetase in der Leber → δ-Aminolävulinsäure und Porphobilinogen vermehrt im Urin nachweisbar

Auslöser: Barbiturate (Enzyminduktion), Sulfonamide, Pyrazolonderivate (u.a. Novalgin), Antimalariamittel, Griseofulvin (Antimykotikum), Schwermetallverbindungen, Menstruation, Gravidität, Stress

Der δ-ALA-Dehydrogenatase (= Porphobilinogen-(PBG)-Synthase)-Mangel steigert die Konzentration von δ-ALA ebenso wie eine Unterfunktion der Porphobilinogen-(PBG)-Desaminase → Anstieg von Porphobilinogen und damit Auslöser einer akuten intermittierenden Porphyrie.

Ursächlich für die neurologischen Symptome wird eine Kompetition von δ-ALA mit dem strukturell ähnlichen Neurotransmitter γ-Aminobutyrat (GABA) diskutiert.

Sy▷ **abdominell**: Koliken, Obstipation, Erbrechen (oft viele Laparotomienarben), Abdominalkoliken bei weicher Bauchdecke

kardiovaskulär: arterieller Hypertonus, Tachykardie

neurologisch: rasch aufsteigende, evtl. asymmetrische Polyneuropathie mit v.a. motorischen Ausfällen (schlaffe Lähmungen), Schmerzen in den Extremitäten, akuter exogener Reaktionstyp, epileptische Anfälle, flüchtige Amourosen, Neuritis N. optici, Bulbärparalyse mit Atem- und Schluckstörungen

psychiatrisch: Verwirrtheitsusände, hysteriforme und psychasthenische Beschwerden, Adynamie, Delirium, Koma

DD▷ Akutes Abdomen, Polyradikulitis, Bleivergiftung, Myoglobinurie (Rhabdomyolyse), symptomatische Myoglobinurie (Crushniere)

Endokrinologie
Krankheitsbilder

Di▷ **Notfallanamnese**: frühere Schübe mit oder ohne neurologische Symptome, abdominelle Beschwerden, Einnahme von Medikamenten, rotbraune Verfärbung des Urins unter Lichteinwirkung, Familienanamnese
Notfalluntersuchung:
Klinik: Neurostatus, RR, Puls, Abdomen
Labor: Urobilinogenprobe mit Ehrlich-Reagens, Hämoglobin, Leukozyten, Blutbild (evtl. Bestimmung der Uro- und Koproporphyrine, δ-Aminolävulinsäure im Urin)

Th▷ **Sofortmaßnahmen**: Klinikeinweisung, Absetzen der Medikamente, bei Atemlähmung Intubation und Beatmung, Diuretika und Flüssigkeitszufuhr, reichlich Kohlenhydratzufuhr, Calciumsalze, Hämatin-Infusion, Vitamin-B-Gabe, Serumelektrolytkorrektur
bei schweren Fällen: Hämodialyse; Sedierung mit Chlorpromazin, Reserpin, Chloralhydrat; als Analgetika ASS, evtl. Morphinderivate
weitere Maßnahmen: optimale Pflege wegen Polyneuropathie; Prophylaxe

Porphyria cutanea tarda
Ep▷ häufigste Porphyrie; 1% aller 40–70-Jährigen
Ät▷ erworben (Leberschädigung), selten autosomal-dominant
Pa▷ Defekt der Uroporphyrinogen-Decarboxylase
Disposition: Alkohol, Östrogene, Hämodialyse
Sy▷ große, subepidermale, prall-elastische Blasen nach Lichtexposition → Abheilung mit Krusten, Narben, Milien; im Gesicht Elastose, Faltenbildung, Hypertrichose, Vulnerabilität
Di▷ Porphyrine im Urin, Wood-Licht
Th▷ Leberschonung, Aderlaß 1–2 Mal / Woche, Chloroquin, Meidung von Sonnenlicht

Störungen des Mineralstoffwechsels E83
Hämochromatose und sekundäre Hämosiderose
Ep▷ ♂ > ♀ (Menstruation)
Ein▷ **Primäre Hämochromatose**
  Ät▷ autosomal-rezessiver Defekt → Hämosiderose
Sekundäre Hämochromatose
  Ät▷ Eisenüberlastung (parenteral, Transfusionen, Hämolyse), Eisenverwertungsstörungen (sideroblastische Anämie), nutritiv-toxisch (Alkohol, Proteinsynthesehemmung mit Apoferritinmangel)
Pa▷ erblicher Defekt im Mukosablock der Dünndarmschleimhaut → zuviel Fe-Aufnahme (> 1 mg/d) → Ablagerung von Fe in Organen (Leber, Pankreas, Haut, Milz, Myokard) → Fe stimuliert Kollagensynthese → Fibrose
Sy▷ Leberzirrhose, Diabetes mellitus, Bronzediabetes, Kardiomyopathie, Herzrhythmusstörungen, Arthropathien
Frühsymptom: Hepatomegalie, Arthropathie
Spätsymptom: Leberzirrhose, Diabetes mellitus, Hautfärbung

Endokrinologie
Krankheitsbilder

Di▷ Nachweis: Berliner-Blau-Färbung
Serumeisen ↑, Serumferritin ↑, Eisenbindungskapazität 60% gesättigt
Th▷ eisenarme Diät, Alkoholkarenz, Aderlaß (über 1–2 Jahre 1–2 Mal / Woche, danach 4–8 Mal im Jahr), dabei sollte Hb > 12 mg/dl und Gesamteiweiß > 6 mg/dl bleiben: Ziel Ferritin < 50 ng/ml
bei sekundären Formen: Chelatbildner (Steigerung der Eisenausscheidung)

Morbus Wilson
Ep▷ Beginn 10.–40. Lj.
Ät▷ autosomal-rezessive Störung des Kupferstoffwechsels
Pa▷ normalerweise wird 25% zu viel Kupfer resorbiert → unbenötigtes Kupfer wird wieder ausgeschieden
Bei M. Wilson Unfähigkeit der Regulation mit Anhäufung und Ablagerung von Kupfer (hepatolentikuläre Degeneration)
Sy▷ neurologische Symptome (Demenz, EPM, athetotische, dystonische Symptome sowie Tremor und Myoklonien), chronisch aktive Hepatitis, Kayser-Fleischer-Kornealring
Di▷ Cu- und Coeruloplasminspiegel im Serum ↓, Nachweis Cornealring, Leberbiopsie
Th▷ D-Penicillamin, kupferarme Diät (Behandlung mit Zinksulfat)

Phosphatdiabetes
Def▷ Vitamin-D-resistente Rachitis
Pa▷ X-dominanter Defekt der Phosphatrückresorption im proximalen Tubulus → Hyperphosphaturie und Hypophosphatämie
Sy▷ Wachstumsverzögerung, Rachitis, Polyurie und Polydipsie
Di▷ alkalische Phosphatase ↑, radiologische Zeichen der Rachitis
Th▷ Phosphatsubstitution und aktiviertes Vitamin D

Zystische Fibrose E84
Syn▷ Mukoviszidose (zystische Pankreasfibrose)
Def▷ Syndromale Erkrankung der exokrinen Drüsen mit frühem Eintreten von digestiver und respiratorischer Insuffizienz, die pulmonale Beteiligung ist lebenslimitierend.
Ep▷ Weiße: 1 : 2 000 (jeder 20ste ist heterozygoter Träger)
Farbige: 1 : 20 000, Asiaten: selten
Ät▷ autosomal-rezessiver Gendefekt auf 7q3.1 (Heterozygote sind gesund)
Pa▷ Gen reguliert den transmembranösen Fluß von Chlorid über Chloridkanäle, Vielfalt von Mutationen möglich, die die unterschiedlichen Ausprägungsformen der Mukoviszidose erklären.
Dyskrinie aller exokrinen Drüsensysteme:
Lunge: Belüftungsstörungen durch eitriges Sputum mit Epithel- und Alveolenuntergang, respiratorischer Insuffizienz, chronischer Hypoxie, pulmonaler Hypertonie, Cor pulmonale, rezidivierenden Pneumonien, Asthma bronchiale

Endokrinologie
Krankheitsbilder

Pankreas: Achylie mit Fehlverdauung, Meteorismus, Fettstühlen, Gedeihstörung, Mikrokolon, Mekoniumileus
Langerhanssche Inseln noch bis ins 2. Lebensjahrzehnt aktiv
Leber: Cholangitiden, Cholestase, Gallensteine, biliäre Zirrhose, Pfortaderhochdruck, Ösophagusvarizen

Sy▷ Leitsymptome: **Maldigestion** (chronische voluminöse Durchfälle, Gedeihstörung), **chronische Bronchitis** (produktiver Husten, Atemnot, Trommelschlegelfinger)
weitere: Uhrglasnägel, Meteorismus, Hunger, salzig schmeckende Haut, Neigung zur hypochlorämischen Alkalose, Rektumprolaps, hypotone Muskulatur, Dyspnoe, Zyanose, pulmonale Infekte, körperlicher Verfall

Ko▷ Mekoniumileus (sofort operativ behandeln), Kleinwuchs, Pubertätsverzögerung, Hämoptoen, Insulinmangeldiabetes, biliäre Zirrhose, Ösophagusvarizen, chronische Koprostase (distale intestinale Obstruktion)
Tod meist im 20. Lj. durch pulmonale Komplikationen

Di▷ schon pränatal möglich
Pilocarpin-Iontophorese-Schweißtest (NaCl-Gehalt des Schweißes >60 mmol/l)
Neugeborenenscreening mit Bestimmung des Trypsins
Albumintest zur Früherkennung (erhöhter Proteingehalt im Mekonium)

DD▷ Asthma-Syndrom, α_1-Antitrypsinmangel, Shwachman-Syndrom, Zilien-Dyskinesie-Syndrome, Bronchiektasen

Th▷ nur symptomatisch: hochkalorische fettreiche schlackenreiche Kost, Pankreasenzymsubstitution, Vitamine, Spurenelemente, Kochsalzersatz, hohe Trinkmengen, Prokinetika, Atemgymnastik, Sport, Aerosole, Mukolytika, prophylaktische Antibiose (Pseudomonas als Problemkeim, Gefahr der Pilzbesiedelung), Theophyllin, β-Mimetika, Sauerstoffgabe, Ursodesoxycholsäure-Präparate, Insulinsubstitution

Amyloidose E85

Def▷ extrazelluläre Hyalinablagerung

Ät▷ **Primäre Amyloidose**: idiopathisch
Sekundäre Amyloidose: bei chronischen Erkrankungen wie chronischen Entzündungen, Tumoren, Diabetes, Plasmozytom, M. Alzheimer

Ein▷ Klassifizierung **nach Ablagerungsmuster**: generalisiert / lokalisiert
Klassifizierung **nach biochemischer Beschaffenheit**:

AA	Amyloidprotein A (akute Phase Protein)	
AB	β_2-Mikroglobulin	
AE	Peptidhormon	
AL	Immunglobulin-Leichtkette	
AP	Präalbumin	
AS	β-Protein	

Endokrinologie
Krankheitsbilder

Sy▷ Folgen des Organbefalls:
Niere: Permeabilitätsstörung → nephrotisches Syndrom; Amyloidnephrose; Amyloidschrumpfniere, Niereninsuffizienz
Nebennieren: Zellatrophie → Insuffizienz
Darm: Malabsorption, Diarrhoe
Herz: Kontraktilitätsstörungen → Herzinsuffizienz
Milz: Pulpaamyloidose (**Schinkenmilz**; gleichmäßig gefärbt)
Follikelamyloidose (**Sagomilz**; glasige Knötchen)
Di▷ Färbung: Kongorot, Lugol, metachromatisch mit Methylviolett, fluoreszenztechnisch mit Thioflavin
Th▷ Therapie der Grunderkrankung, symptomatische Therapie der Folgeerkrankungen

Störungen des Wasser- und Elektrolythaushaltes sowie des Säure-Basen-Gleichgewichts

Grundlagen Wasserhaushalt
Wassergehalt des Körpers
Gesamtwassermenge ♀: 50%, ♂: 60%
davon
- 1/3 im **Extrazellulärvolumen** → v.a. Na^+, Cl^-, HCO_3^-
  Osmolalität 290 mosm/kg, v.a. Na^+, Harnstoff, Glucose
  25% intravasale Flüssigkeit
  75% interstitielle Flüssigkeit
- 2/3 **Intrazellulärvolumen** → v.a. K^+, org. Phosphat
  Osmolalität 290 mosm/kg, v.a. K^+ und org. Phosphat
- **third space**: transzelluläre Flüssigkeit in Liquor, Drüsensekreten, serösen Körperhöhlen

Regulationsmechanismen
Druckrezeptoren: Vasokonstriktion bzw. Vasodilatation zur Regelung des Blutdruckes
RAAS: Messung des RR über Dehnung der Mesangiumzellen
RR ↓ → **Reninausschüttung** ↑ → Umwandlung Angiotensinogen zu Angiotensin I
Umsetzung **Angiotensin** I durch ACE in Angiotensin II → Vasokonstriktion und Aldosteronsekretionsförderung → **Aldosteron** ↑ → Na^+ und H_2O-Rückresorptionssteigerung → Zunahme der **K^+-Ausscheidung**
Na^+-Rezeptoren: Steigerung der Reninsekretion
Osmorezeptoren: Steuuerung von Durstgefühl, **ADH** (anti-diuretisches Hormon) → erhöht H_2O-Permeabilität im distalen Tubulus → H_2O-Rückresorption
ANP (atriales natriuretisches Peptid): misst Dehnung im linken Vorhof → Volumenregelung → Vasodilatation und Hemmung der Reninsekretion, sekundär verminderte Aldosteronsekretion → vermehrte Ausscheidung von NaCl und H_2O

Endokrinologie
Krankheitsbilder

Osmolalität
Osmolalität P osm: intrazellulär und extrazellulär **290 mosm/kg**, wobei
- extrazellulär durch Na⁺, Harnstoff und Glucose
- intrazellulär durch K⁺ und org. Phosphat

Berechung extrazelluläre Osmolalität [P osm]:
Normalerweise **P osm. = 2 · [Na⁺]** (Na⁺ in mmol/l)
Bei pathologischen Werten von Harnstoff, BZ:
P osm. = 2 · [Na⁺] + Harnstoff / 6 + Glucose / 18
(Harnstoff und Glucose in mg/dl)

Delta-Osmolalität: Berechnung der Differenz zwischen der errechneten Osmolalität und der gemessenen Osmolalität. Dies ist z. B. bei Intoxikationen mit osmotisch wirksamen Substanzen relevant.

ADH (anti-diuretisches Hormon)
Effekt: Wasserretention im distalen Nephron → Urinkonzentration
Ausschüttung an Osmolalität gekoppelt
   Osmolalität > 280 mosm/kg → ADH ↑
   Osmolalität < 280 mosm/kg → ADH ↓
   Osmolalität > 290 mosm/kg → Durstgefühl

Pa▷ **ADH-Mangel**: Niere ist unfähig, Urin zu konzentrieren (Diabetes insipidus)
   → hypertone Dehydratation
Inadäquate ADH-Sekretion: vermehrte ADH-Ausschüttung
   → hypotone Hyperhydratation

Aldosteron
Effekt: Na⁺-Rückresorption an distalem Tubuli ↑; K⁺-Ausscheidung ↑; EZV ↑
Pa▷ Hyperaldosteronismus (M. Conn): hypokaliämische Hypertonie
   Aldosteronmangel, Aldosteronantagonisten: Na⁺ ↓, K⁺ ↑, EZV ↓

Renin
Effekt: Enzym zur Umwandlung von Angiotensinogen in Angiotensin I
Pa▷ **Ausschüttung** bei Minderdurchblutung der Niere, Abnahme der GFR, Hypokaliämie
   Hemmung der Ausschüttung durch Angiotensin II, Aldosteron, Betablocker

Endokrinologie
Krankheitsbilder

RAAS

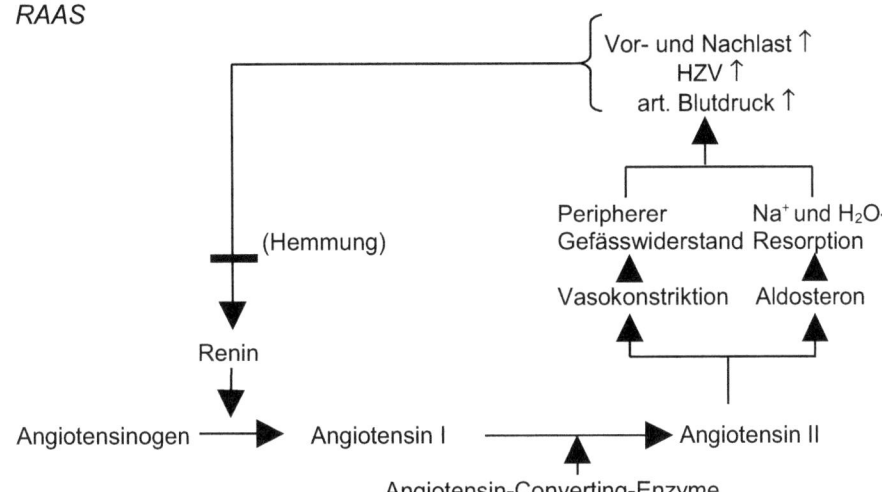

Medikamentöse Ansätze
ACE-Hemmer: Hemmung des Angiotensin converting enzyme
AT-II-Blocker: Hemmung der Wirkung von Angiotensin II
Aldosteronantagonisten (z.B. Spironolacton): Hemmung Aldosteron

Störungen des Wasserhaushaltes, Dehydratation E86

Verschiebungen des Wasserhaushaltes werden in **Dehydratation** (Volumendefizit) und **Hyperhydratation** (Überwässerung) eingeteilt. Der Hydratationszustand korreliert nur mit dem Extrazellulärvolumen. Je nach Elektrolytkonstellation unterscheidet man zudem **hypertone**, **isotone** und **hypotone** Formen. Dies richtet sich im Wesentlichen nach der Na^+-Konentration, da diese für die Serumosmolalität ausschlaggebend ist.

Folgen der Natriumverschiebung:
    Hyponatriämie: Zunahme des intrazelelulären Volumens der Hirnzellen
        → Hirnödem
    Hypernatriämie: Abnahme des intrazellulären Volumens der Hirnzellen
        → Schrumpfung

Hypotone Dehydratation
Ät▷ Na^+-Mangel und EZV-Reduktion durch GI-Na^+-Verluste, renale Na^+-Verluste (Diuretika, M. Addison, chronische Niereninsuffizienz), zerebrales Salzverlustsyndrom
Pa▷ Hyponatriämie → Zellschwellung → Hirnödem
Sy▷ Krämpfe, Koma, Übelkeit, Erbrechen, Hypovolämie
Th▷ Infusion, Substitution von Elektrolyten

Endokrinologie
Krankheitsbilder

Hypotone Euhydratation
- **Ät▷** normales EZV, leichter Na⁺-Mangel durch falsche Infusionstherapie, inadäquate ADH-Sekretion (SIADH), dilutive Hyponatriämie ohne Hypervolämie
- **Sy▷** zerebrale Symptome mit Übelkeit
- **Th▷** kausal, EZV-Korrektur, Na⁺-Restriktion

Hypotone Hyperhydratation
- **Ät▷** reiner Wasserüberschuß oder kombiniert mit Na⁺-Verlust und relativem Wasserüberschuß; Verdünnungseffekt bei falscher Infusionstherapie, hypotonen Einläufe, Niereninsuffizienz, Herzinsuffizienz (RAAS), Hypoproteinämie, inadäquater ADH-Sekretion (Schwartz-Bartter, SIADH), paraneoplastisch
- **Pa▷** abs. / rel. Zunahme des Körperwassers→ Verschiebung des Wassers von extrazellulär nach intrazellulär
- **Sy▷** ZVD ↑, HF ↑, RR ↑, HMV ↑, 3. HT , Ödeme, Luftnot, Fluid lung (Lungenödem)
- **Th▷** Wasserrestriktion, Bilanzierung, Diuretika

Isotone Dehydratation
- **Ät▷** Abnahme von Na⁺ und EZV durch Blut- und Plasmaverlust, Erbrechen, Fisteln, Diarrhoe, Verbrennungen, Pleuraerguß, Aszitesdrainage, Saluretika, Diabetes, Ileus, Peritonitis, M. Addison, Third-Space-Verluste, NSAR
- **Pa▷** Hypovolämie
- **Sy▷** Tachykardie, RR ↓, Kollapsneigung, Exsikkose
- **Th▷** Flüssigkeitssubstitution, Elektrolytkontrolle

Isotone Euhydratation
Normalbefund

Isotone Hyperhydratation
- **Ät▷** EZV- und Na⁺-Erhöhung durch übermäßige Zufuhr isotoner Elektrolytlösung, Ausscheidungsstörung bei akutem Nierenversagen, Transportstörungen bei Herzinsuffizienz, Hypoproteinämie
- **Pa▷** Hypervolämie mit ZVD↑
- **Sy▷** Ödemneigung, fluid lung (Lungenödem)
- **Th▷** negative Flüssigkeitsbilanzierung, Diuretika, Hypertoniebehandlung, Elektrolytkontrolle, Hämodialyse

Hypertone Dehydratation
- **Ät▷** reines Wasserdefizit bzw. Na⁺-Überschuß durch vermindertes Trinken, Verbrennungen, Erbrechen, Diabetes insipidus, Niereninsuffizienz, Third-Space-Verluste bei Pankreatitis, Peritonitis, Ileus, SIADH

Endokrinologie
Krankheitsbilder

- **Pa▷** Exsikkose → Elektrolytkonzentration durch Verminderung der Flüssigkeit → intrazellulärer Flüssigkeitsverlust
- **Sy▷** RR↓, Tachykardie, Kollapsneigung, Oligurie, Durst
- **Th▷** Bilanzierung, Elektrolytkontrolle, osmotisch freies Wasser, 1/3 isotone Elektrolytlösungen, Glukoselösungen; Hirnödemgefahr

Hypertone Euhydratation
- **Syn▷** essentielle zentrale Hypernatriämie
- **Ät▷** $Na^+\uparrow$, normales EZV durch seltene, idiopathische Störung
- **Sy▷** neurologische Symptome bei Hypernatriämie
- **Th▷** Diuretika, Natriumrestriktion, Bilanzierung

Hypertone Hyperhydratation
- **Ät▷** EZV-Erhöhung und $Na^+\uparrow$ durch hypertone Infusionen, exzessive Na^+-Zufuhr, Hyperaldosteronismus, Steroidgabe, Niereninsuffizienz
- **Pa▷** Schrumpfung der Hirnzellen, Hypervolämie → Verschiebung des Wassers von intrazellulär nach extrazellulär
- **Sy▷** Hypertonie, Ödeme, Gewichtszunahme, Lungenödem
- **Th▷** kausal; Flüssigkeitsrestriktion, Hypertoniebehandlung, Ödemausschwemmung mittels Diuretika, Dialyse

Therapie bei Störungen des Wasserhaushaltes
Diuretika
- **Wi▷** Förderung der Diurese und damit vermehrte Harnausscheidung, Minderung des EZV
- **Ein▷**

Diuretikum	renaler Angriffspunkt	physiologische Funktion
Carboanhydrasehemmer	proximaler Tubulus	50–60% des Primärharns werden resorbiert, NaCl, HCO_3^-, K^+
Schleifendiuretika	Henle-Schleife	aktiver Elektrolyttransport durch wasserundurchlässige Membran
Benzothiadiazine	Anfang des distalen Tubulus	10% Resorption, hohes lumennegatives transepitheliales Potential, NaCl-Cotransporter
K^+-Sparer	Ende des distalen Tubulus	NaCl-Resorption, K^+-Sekretion
Aldosteronantagonist	Sammelrohre	NaCl-Resorption, K^+-Sekretion

Diuretikum	Stärke	Beginn	Ausscheidung von				
			Na^+	K^+	Ca^{2+}	H^+	Harnsäure
Schleifendiuretika	+++	sofort	↑	↑	↑	↑	↓
Benzothiadiazine	++	1–6 h	↑	↑	↓	↑	↓
Mannit	++	sofort	↑	↑	↑	↑	–
K^+-Sparer	+	2–6 h	↑	↓	–	↓	↑(↓)
Aldosteronantagonist	+	2–3 d	↑	↓	–	↓	↓

Endokrinologie
Krankheitsbilder

Thiazid-Diuretika (Benzothiadiazine)
- **Sto▷** Hydrochlorothiazid [Esidrix®], Chlortalidon [Hygroton®], Xipamid [Aquaphor®]
- **Ind▷** Ödeme, arterielle Hypertonie
- **Wm▷** Hemmung der Na^+Cl^--Cotransporter luminal → $Na^+\uparrow$ luminal, im Sammelrohr Na^{+}/K^{+}-Austauscher → $K^+\downarrow\downarrow$, $Na^+ \downarrow$; Cl^--Ausscheidung, leichte CA-Hemmung; Steigerung der Aldosteronproduktion
- **Wi▷** Hyponatriämie, **Hypokaliämie**, Reninfreisetzung, **Hyperurikämie**, Hypomagnesiämie, **Hypercalcämie**, Hyperlipidämie, Hyperglykämie durch **Insulin** $\downarrow$

  direkte Relaxation der Gefäße → Blutdrucksenkung
  Verminderung der Calciumausscheidung → Prophylaxe bei Nierensteinen
  GFR sinkt wegen Anstieg des intratubulären hydrostatischen Druckes
  keine Änderung des Säure-Basen-Haushaltes
- **Nw▷** verstärken toxische Wirkung von Digitalisglykosiden, Gefahr der Hypokaliämie, daher ggfs. Kombination mit kaliumsparenden Diuretika, Diabetes insipidus
- **KI▷** Niereninsuffizienz, Schwangerschaft, Sulfonamidallergie

Schleifendiuretika
- **Sto▷** Furosemid [Lasix®], Torasemid [Unat®], Etacrynsäure [Hydromedin®], Piretanid [Arelix®]
- **Ind▷** dekompensierte Herzinsuffizienz, Lungen- und Hirnödem, drohende Anurie, Vergiftungen, Stoffwechselstörungen. Mittel der Wahl zur forcierten Diurese
- **Wm▷** Hemmung des Na^+-$2Cl^-$-K^+-Cotransporters luminal, Wirkung im aszendierenden Teil, stärkstes Diuretikum; nur in hoher Dosierung wirksam; hemmen Na- und Cl-Rückresorption, Steigerung der Nierendurchblutung
- **Wi▷** vermehrte Natrium- und Kaliumausscheidung; Blutdrucksenkung durch Senkung des Volumens, Ausschwemmung von Ödemen und Aszites, verminderte Glukosetoleranz; Hemmung der Harnsäureausscheidung, Stimulation der Aldosteronausschüttung, Anstieg der Nierendurchblutung
- **Pk▷** werden kaum filtriert (da hohe Proteinbindung), aber sezerniert; hemmen luminal den Ionentransport

  Sekretion → sehr hohe Konzentration in Niere → Organspezifität
- **Nw▷** Hypokaliämie mit metabolischer Alkalose, Hypocalcämie, Hypomagnesiämie, Hyperurikämie, Hörschäden
- **Int▷** Steigerung der Toxizität von Digitalis, Cephalosporinen

K^+-sparende Diuretika
- **Sto▷** Amilorid [Arumil®], Triamteren [Jatropur®]
- **Ind▷** meist Kombination mit anderen Diuretika, um Kaliumverluste auszugleichen

Endokrinologie
Krankheitsbilder

Wm▷ Hemmung luminaler Na^+-Kanäle, Hemmung des luminalen Na^+-H^+-Antiportes, pH ↑, Hemmung der tubulären Kaliumsekretion, Hemmung der renalen NaCl-Ausscheidung am distalen Tubulus
Wi▷ renale K^+-Ausscheidung sinkt, schwach natriuretisch wirksam
Pk▷ oral applizierbar
Nw▷ Hyperkaliämie; Urtikaria, metabolische Azidose, Niereninsuffizienz

Aldosteron-Antagonisten
Sto▷ Spironolacton [Aldactone®], Canrenoat (Spironolacton wird zu Canrenoat metabolisiert)
Ind▷ Aszites, nephrotisches Ödem, Kombination mit anderen Diuretika
Pa▷ **Aldosteron**: Na^+-Resorption, K^+-Ausscheidung; (Aldosteron → Aldosteron-induziertes Peptid (AIP) → Na^+-Kanal)
Wm▷ distaler Tubulus und Sammelrohr → K^+-Retention ↑; Hemmung des Na^+/Cl^--Tauschers
Wi▷ Natriurese, verminderte Kaliumausscheidung
Nw▷ Hyperkaliämie, Hypercalcämie, Gynäkomastie, Potenzstörungen, Hirsutismus, Amenorrhoe, Exantheme, gastrointestinale Störungen

Osmotische Diuretika
Sto▷ Mannit, Sorbit
Wm▷ Nicht-Elektrolyte, die filtriert, aber nicht resorbiert werden, und so intratubulär osmotisch Wasser anziehen; Wirkung am gesamten Nephron; sehr geringe Na^+-Konz. im Harn, langsame Metabolisierung, HWZ 6 h
Wi▷ vorwiegend Wasserentzug, wenig NaCl-Entzug, glomeruläre Filtrationsrate und Nierendurchblutung steigt, Osmolarität des Marks nimmt ab

Carboanhydrasehemmer (CA-Hemmer)
Sto▷ Acetazolamid [Diamox®]
Wm▷ Hemmung der Carboanhydrase luminal, CO_2↑ luminal und intrazellulär → weniger H^+ für Na^+-Rückresorption, mehr Na-HCO_3 im Harn → Diurese, Azidose; sekundär vermehrte K^+-Ausscheidung, führt nicht zur Alkalose.
Wi▷ Zunahme der K^+-Ausscheidung, Abnahme der Ammoniakkonzentration und der titrierbaren Säuren, Phosphaturie, glomeruläre Filtrationsrate sinkt um 10–30%; Nierendurchblutung nicht wesentlich verändert

Antidiuretika
Sto▷ ADH (Vasopressin), Desmopressin [Minirin®]
Wm▷ erhöht über Vasopressinrezeptoren (über cAMP) die Wasserpermeabilität der Sammelrohre mit der Folge des vermehrten Wasserausstroms in das Interstitium des Nierenmarks; Vasokonstriktion über Phospholipase C
Wi▷ Antidiurese, vermindert die Hautdurchblutung, Vasokonstriktion; Kontraktion der glatten Muskelzellen gastrointestinal und im Uterus
Pk▷ nasale Applikation

Endokrinologie
Krankheitsbilder

Störungen des Elektrolythaushaltes
Störung des Natriumhaushaltes
Hyponatriämie
- **Def**▷ $Na^+ < 136$ mmol/l
- **Ät**▷ **kompensatorisch**: wenn BZ oder Harnstoff ↑↑ (zum Ausgleich der Osmolalität erfolgt Umverteilung)
  inadäquate ADH-Sekretion: relativ zu wenig Na^+ für zu viel Wasser im EZV; Hypovolämie, d.h. hypotone Dehydratation
- **Sy**▷ Vigilanzminderung, Verlangsamung
- **Th**▷ Substitution; bei schwerer Hyponatriämie (< 110 mmol/l) sehr langsam, da sonst Gefahr der pontinen Myelinolyse

Hypernatriämie
- **Def**▷ $Na^+ > 145$ mmol/l
- **Ät**▷ Dehydratation mit reinem Wasserverlust, reduzierte Wasseraufnahme, hypertone Infusionen, ADH-Resistenz
- **Sy**▷ Schwäche, Krampfanfall, Koma
- **Th**▷ ADH-Gabe (Desmopressin), Infusion

Störungen des Kaliumhaushaltes
Grundlagen
Kalium v.a. intrazellulär, dient der Aufrechterhaltung des Zellvolumens
Konzentrationsgradient über Na-K-ATPase:
    Intrazellulär: 160 mmol/l
    Extrazellulär: 3,5–5,5 mmol/l → Membranpotential
Ausscheidung: 90% renal, 10% gastrointestinal

Folgen des gestörten Kaliumhaushalts
Herzfunktion
- **Hyperkaliämie**: Herzrhythmusstörungen, Tachykardie, Flimmern (EKG: Abflachung p-Welle, Verlängerung PQ-Zeit, Verkürzung QT-Zeit; bei mäßiger Hyperkaliämie zeltförmiges, spitzes T; bei höheren Konzentrationen T-Senkung, P-Abflachung, Schenkelblock, Bradykardie, Kammerflimmern)
- **Hypokaliämie**: AV-Block, verstärkte Digitaliswirkung (EKG: Tachykardie, Extrasystolen, Verkürzung PQ, ST-Senkung, TU-Verschmelzung)

Säure-Basen-Haushalt

Status	K^+-intrazell.	K^+-extrazell.
Alkalose	↑	↓
Azidose	↓	↑

Neuromuskuläre Erregbarkeit
    Hyperkaliämie: Übererregbarkeit → Spastik
    Hypokaliämie: Mindererregbarkeit → Lähmung

Endokrinologie
Krankheitsbilder

Hyperkaliämie
- **Def**▷ K$^+$ > 5,2 mmol/l
- **Ät**▷ renal: Nierenversagen
  hormonal: Hypoaldosteronismus (Addison)
  Verteilungshyperkaliämie: Hämolyse, Katabolismus, Azidose
- **Ein**▷ **Externe Störung**: nur EZV beteiligt
  - **Ät**▷ erhöhte Kaliumzufuhr (Obst), verminderte Eliminierung (Nierenversagen), M. Addison
  - **Interne Störung**: EZV und IZV beteiligt; bei Hyperkaliämie Shift von Kalium aus dem IZV in das EZV
    - **Ät**▷ Azidose, Zellschäden, Digitalisintoxikation, Hämolyse, Tourniquet-Syndrom, Hyperkatabolismus, Hungerzustände
- **Pa**▷ Depolarisation der Membranen, Übererregbarkeit
- **Sy**▷ akut: Zunahme der neuromuskulären Erregbarkeit
  Später: Schwäche, Verwirrung, Apathie, neuromuskuläre Symptome wie Parästhesien, Reflexschwäche, schlaffe Lähmungen
- **EKG**▷ Abflachung p-Welle, Verlängerung PQ-Zeit, Verkürzung QT-Zeit
  bei mäßiger Hyperkaliämie zeltförmiges, spitzes T
  bei höheren Konzentrationen T-Senkung, P-Abflachung, Schenkelblock, Bradykardie, Kammerflimmern
- **Th**▷ Kaliumelimination durch enterale Kationentauscher (Resonium®) oder Dialyse; EZV → IZV durch Kombination Glukose und Insulin, Antagonisierung mit Ca^{++}

Hypokaliämie
- **Def**▷ K$^+$ < 3,5 mmol/l
- **Ät**▷ **renal**: Bartter-Syndrom, renale tubuläre Azidose, Diuretika, osmotische Diurese, M. Conn (Hyperaldosteronismus), Cushing
  intestinal: Erbrechen, Diarrhoe, Laxanzien
  hormonal: Hyperaldosteronismus (Conn, Cushing)
  medikamentös: Diuretika
  Verteilungshypokaliämie: Alkalose
- **Pa**▷ Hyperpolarisation der Membranen, verminderte Erregbarkeit
- **Ein**▷ **Externe Störung**: nur EZV beteiligt
  - **Ät**▷ bei GI-Verlusten, Erbrechen, Durchfall, Fisteln, Laxanzien, renalen Verlusten
  - **Interne Störung**: EZV und IZV beteiligt; Kaliumshift von EZR → IZR
    - **Ät**▷ Alkalose, Insulinbehandlung eines hyperosmolaren Komas
- **Sy**▷ Obstipation, Apathie, Müdigkeit, Muskelschwäche, Parästhesien, Atonie, Reflexschwäche, Herzrhythmusstörungen mit Tachykardie, Extrasystolen, hypokaliämische Nephropathie mit Polyurie, Polydipsie, metabolische Alkalose (→ freies Ca^{++} ↓ → Tetanie)
- **EKG**▷ Tachykardie, Extrasystolen, Verkürzung PQ-Zeit, ST-Senkung, TU-Verschmelzung
- **Th**▷ kausal, pH-Korrektur, Kaliumsubstitution mit KCl

Endo

■■■■ Endokrinologie
Krankheitsbilder

Störungen des Calciumhaushaltes
Calciumanteil des menschlichen Körpers: 1/70, davon 1/700 frei im Körper, Rest an Knochen gebunden

Funktion: Regulation biochemischer und elektrischer Vorgänge
Steuerung: Parathormon, Vitamin D bewirkt Steigerung Ca^{2+} über Knochenabbau
Calcitonin bewirkt Verminderung Ca^{2+} über Knochenaufbau

Hypocalcämie
Def▷ $Ca^{2+} < 2,15$ mmol/l
Ät▷ Malabsorption, Niereninsuffizienz (Vitamin D-Aktivierung gestört), akute Pankreatitis, medulläre SD-Ca → Calcitonin ↑
Sy▷ hypocalcämische Tetanie mit Parästhesien, Pfötchenstellung, Chvostek-Zeichen (Trigenimus), Trousseau-Zeichen (Staubinde → Pfötchenstellung)
Th▷ kausal, Substitution von Calcium, Vitamin D
Cave: bei normocalcämischer Tetanie bei Alkalose nur pH-Regulation, da ja prinzipiell genug Ca^{2+} vorliegt
Medikamentöse Therapie:
Sto▷ Ca-Glukonat, Ca-Orotat, Ca-Carbonat
Wk▷ Steuerung der Aufnahme und Ausscheidung über Parathormon, Vitamin D; bei Azidose vermehrt freies Ca^{2+}; Alkalose führt zu funktioneller Hypocalcämie mit Tetanie
Nw▷ Kalkablagerung in Weichteilen und Niere; Herzrhythmusstörungen
Int▷ verstärkte Wirkung durch Hypokaliämie, Hypomagnesiämie

Hypercalcämie
Def▷ $Ca^{2+} < 2,75$ mmol/l
Ät▷ **resorptiv**: durch Knochenabbau (HPT), tumorbedingte Osteolysen (2/3), Immobilisation
absorptiv: bei Störungen von Darm, Niere, M. Addison, NNR-Insuffizienz, Medikamenten, Sarkoidose
Sy▷ **Hypercalcämiesyndrom** mit
– renaler Beteiligung (Hypercalciurie, Nephrolithiasis, renaler Diabetes insipidus)
– gastrointestinaler Beteiligung (Übelkeit, Erbrechen, Obstipation, Pankreatitis)
– neuromuskulärer Beteiligung (Muskelschwäche)
– kardialer Beteiligung (QT-Zeit ↓, Herzrhythmusstörungen)
Th▷ Calciumrestriktion, forcierte Diurese, Dialyse; bei hypercalcämischer Krise Calcitonin

Störungen des Magnesiumhaushaltes
Magnesiumanteil des Körpers 1/3 000 des Körpergewichtes, 50% an Knochen gebunden, Rest in Skelettmuskel, Plasma
Normalwert: 0,7–1,1 mmol/l; 1% an Albumin gebunden

Endokrinologie
Krankheitsbilder

Funktion: Cofaktor von ATP, Aktivierung der Na-K-ATPase → Aufrechterhaltung des Membranpotentials, physiologischer Ca-Blocker
Ausscheidung: 2/3 Darm, 1/3 renal

Hypomagnesiämie
Def▷ $Mg^{2+} < 0{,}7$ mmol/l
Ät▷ unzureichende Zufuhr (Alkoholismus, parenterale Ernährung, Malabsorption)
Verluste durch:
      externe Ursachen: GI-Trakt, Niere
      interne Ursachen: Mg-Shift von EZV in IZV durch Pankreatitis, Parathyreoidektomie (hungry-bone syndrome), Mg-Bedarf im 3. Trimenon der SS
      primäre Verluste durch autosomal-rezessiven Defekt; selten
Sy▷ **neurologisch**: Delir, Chorea, Athetose, Tremor, Muskelschwäche, Parästhesien, Tetanie
gastrointestinal: Dysphagie, Darmkrämpfe
kardiologisch: Angina pectoris (Koronarspasmen), ventrikuläre Extrasystolen, Kammerflimmern, erhöhte Digitalisempfindlichkeit, Herzinsuffizienz, Torsade de Pointes-Tachykardie
Th▷ Mg-Substitution, evtl. Kombination mit Glukose
Medikamentöse Therapie:
  Sto▷ Mg-Aspartat, Mg-Citrat, Mg-Glutamat, Mg-Hydroxid (Antazidum), Mg-Sulfat (Laxans)
  Wi▷ Mg^{2+} ist Cofaktor für Enzyme, Hemmung der Transmitterfreisetzung im ZNS; Herabsetzung der Erregbarkeit; bei Mangel Übererregbarkeit der Membranen mit typischen HRST (Torsade de pointes)

Hypermagnesiämie
Def▷ $Mg^{2+} > 1{,}1$ mmol/l
Ät▷ verminderte renale Elimination bei Niereninsuffizienz, ANV
gesteigerte tubuläre Rückresorption bei NNR-Insuffizienz (M. Addison), Lithiumtherapie, Hypothyreose
erhöhte Mg-Zufuhr durch Antazida, Laxanzien, Mg-Therapie, Rhabdomyolyse, Zytostatika
Sy▷ meist begleitende Hyperkaliämie; Übelkeit, Erbrechen, abgeschwächte Reflexe, Paresen, Atemlähmung, Koma, Hypotonie, Bradykardie, evtl. Asystolie, Flush
EKG▷ Verlängerung QRS, PQ; evtl-AV-Block
Th▷ Restriktion der Zufuhr, Elimination über Calciumglukonat, Dialyse

Störungen des Säure-Base-Haushaltes
Säure-Base-Störungen werden primär nach dem pH eingeteilt:
    Normalwert: pH = 7,36–7,44
    Azidose: pH erniedrigt
    Alkalose: pH erhöht

Endokrinologie
Krankheitsbilder

Da der Körper auf Azidose oder Alkalose direkt mit Kompensationsmechanismen reagiert, können Azidose und Alkalose vollständig kompensiert (d.h. pH wieder normal) oder teilkompensiert sein. Die Beurteilung ergibt sich aus den Verschiebungen des HCO_3^-.

Verschiebungen des Säure-Base-Haushaltes können entweder metabolisch oder respiratorisch bedingt sein:
- **metabolisch** ist meistens renal bedingt (zumindest mitbeteiligt),
- **respiratorisch** ist durch vermehrte oder verminderte Atmung bedingt.

Kompensationsmechanismen
- Respiratorische Störungen werden metabolisch kompensiert:
  Respiratorische Störung → Regulation über renale H^+ und HCO_3^- Ausscheidung
- Metabolische Störungen werden respiratorisch kompensiert:
  Metabolische Störung → Regulation der Atmung im Sinne Hyperventilation → CO_2-Abatmung; Hypoventilation → Ansäurerung

	pH	BE	HCO_3^-	pCO_2	Kompensation
Normalwerte	7,36–7,44	±0	24 mmol	40 mmHg	
Metabolische Azidose	↓	↓	↓	↓	HCO_3^- ↓, BE ↓, Hyperventilation
Metabolische Alkalose	↑	↑	↑	↑	HCO_3^- ↑, CO_2 ↑, Hypoventilation
Respiratorische Azidose	↓	↑	↔	↑	H^+-Ausscheidung renal
Respiratorische Alkalose	↑	↓	↔	↓	

Puffersysteme
1) Kohlensäure-Bikarbonat-System
2) Plasmaeiweiß
3) Hämoglobin
→ bei Überlastung → pH-Verschiebungen (Azidose / Alkalose)

Base excess (Basenüberschuss)
Normalwert: BE ± 2 mmol/l
Negative BE: bei erhöhtem Verbrauch an Pufferbasen z.B. bei Azidose
Positive BE: bei Alkalose

Azidose
Hyperkaliämie, aber Kaliummangel intrazellulär, damit verminderte Kontraktionskraft, Hyperglykämie, Sympathikusaktivierung
Rechtsverschiebung der Sauerstoffbindungskurve

Alkalose
Hypokaliämie, Tetanie durch intrazellulär erhöhten Kaliumspiegel, Vasokonstriktion der Hirngefäße; Linksverschiebung der Sauerstoffbindungskurve

Endokrinologie
Krankheitsbilder

Anionenlücke (anion gap)
Def▷ Differenz zwischen den im Plasma bestimmten Anionen und Kationen, die aus den routinemässig nicht gemessenen Elektrolyten besteht.
Berechnung: **anion gap = [Na] – [Cl] + [HCO_3^-]**
Interpretation: normal 8–12 mmol/l

Delta-Delta ΔΔ
Def▷ Bestimmung der Differenz zwischen aktueller Anionenlücke und normaler Anionenlücke sowie der normalen Bicarbonat-Konzentration und dem aktuellen Bicarbonat.
Berechnung: **ΔΔ = Δ anion gap / Δ HCO_3^-**
   Δ anion gap = gemessene Anionenlücke – 12 (norm)
   Δ HCO_3^- = 24 (norm) – gemessenes HCO_3^-
Interpretation:
   bei anion gap metabolische Azidose ΔΔ ≈ 1–2
   bei kombinierter metabol. Azidose + metabol. Alkalose ΔΔ > 2
   bei non-anion-gap metabolische Azidose ΔΔ < 1

Respiratorischer Kompensationsmechanismus
Prinzip: Bei **metabolischer Azidose** kommt es physiologisch zu einer kompensatorischen Hyperventilation. Man kann berechnen, wie ausgeprägt diese Hyperventilation sein muss und kann damit beurteilen, ob die Kompensationsmechanismen adäquat sind.
Bei **metabolischer Alkalose** kommt es physiologisch zu einer kompensatorischen Hypoventilation. Auch hier kann man den erwarteten pCO2 errechnen, um die Kompensationsmechanismen zu beurteilen.

Berechnung bei metabolischer Azidose:
erwarteter pCO_2 = 1,5 × HCO_3^- + 8
dieser Wert ist mit dem gemessenen pCO_2 zu vergleichen → Δ pCO_2

Berechnung bei metabolischer Alkalose:
bei metabol. Alkalose steigt pCO_2 um 0,7 mmHg pro 1 mmol/l HCO_3^-

Metabolische Azidose
Def▷ pH ↓, pCO_2 < 40 mmHg, HCO_3^- < 20 mmol/l
Ein▷ Einteilung zwischen **anion-gap-acidosis** und **non-anion-gap-acidosis**, d.h. bei metabolischer Azidose ist die Anionenlücke ausrechnen. Ist die Anionenlücke > 12, handelt es sich um eine anion-gap-acidosis, ist die Anionenlücke < 12 so handelt es sich um eine non-anion-gap-acidosis.
Anion-gap-acidosis
   Def▷ metabolische Azidose mit Anionenlücke > 12
   Ät▷ Zunahme organischer Säuren (Laktat, Keton), Urämie, Intoxikation mit Salicylat, Ethanol

Endokrinologie
Krankheitsbilder

Non-anion-gap-acidosis
- **Def**▷ metabolische Azidose mit Anionenlücke < 12
- **Ät**▷ Regulationsstörung durch Verschiebung HCO_3^- und Cl^-, d.h. intestinaler oder renaler HCO_3^--Verlust
  - Urin-pH > 5,5 → renale Ursache wahrscheinlich
  - < 5,5 → angemessene renale Kompensation
- **Sy**▷ Hyperkaliämie (durch K-Shift von IZV → EZV); negativ inotrop, Minderdurchblutung der Niere, Kußmaul-Atmung
- **Th**▷ Behandlung Grunderkrankung, ggfs. HCO_3^--Infusion, evtl. Kaliumausgleich
  (medikamentöse) Behandlung:
  - **Sto**▷ Natriumlactat, Natriumbicarbonat, Hyperventilation, Trometamol (Trispuffer)
  - **Wi**▷ $NaHCO_3$-Infusion→ vermehrter Tausch H^+ intrazellulär ↔ K^+ extrazellulär

Metabolische Alkalose
- **Def**▷ pH ↑, pCO_2 ↑ bis zu 55 mmHg, HCO_3^- > 28 mmol/l
- **Ät**▷ **NaCl-sensitiv**: d.h. Chloridmangel; Ursache: meist intestinal, Diuretika
  NaCl-resistent: d.h. kein Chloridmangel, Ursache: meist endokrin, M. Cushing, M. Conn
- **Pa**▷ K-Shift von EZV → IZV → Hypokaliämie und Verminderung des ionisierten Calciums → Tetanie
- **Sy**▷ abgeflachte Atmung, Extrasystolen, Tachykardien, Tetanie
- **Th**▷ NaCl, Korrektur Hypokaliämie, kausal
  (medikamentöse) Behandlung:
  - **Sto**▷ KCl, Argininhydrochlorid, Hypoventilation
  - **Wm**▷ KCl-Infusion: Tausch intrazellulär H^+ ↔ extrazellulär K^+

Respiratorische Azidose
- **Def**▷ pCO_2 ↑ durch Hypoventilation
- **Ät**▷ alveoläre Hypoventilation bei Atemwegsverlegung, zentraler Atemdepression, Lungenödem, Atemstillstand
- **Sy**▷ Verwirrtheit, Hypoventilation
- **Th**▷ Verbesserung der Ventilation, Bronchialtoilette, Spasmolytika, Beatmung

Respiratorische Alkalose
- **Def**▷ pCO_2 ↓ durch Hyperventilation
- **Ät**▷ alveoläre Hyperventilation durch psychische Erregung, bei SHT und Enzephalitis sowie reflektorisch bei arterieller Hypoxämie (z.B. Höhenaufenthalt), Erkrankungen mit erhöhtem Energieumsatz (z. B. Thyreotoxikose), Lungenerkrankungen, Sepsis, Fieber, Schmerz
- **Sy**▷ Krämpfe, Tetanie, (Calcium), Bewußtlosigkeit
- **Th**▷ kausal, CO_2-Rückatmung, Sedierung

Psychiatrie

Grundlagen	**276**
Systematik psychiatrischer Erkrankungen	276
Affektive Störungen	276
Psychose	276
Schizophrenie (schizophrene Psychose)	276
Neurotische Störung	276
Persönlichkeitsstörung (Ps.)	277
Störung der Geschlechtsidentität	277
Verhaltensstörungen	277
Psychosomatische Störungen	278
Organisch bedingte psychische Störungen	278
Psychiatrische Symptome	278
Sinnestäuschungen	278
Denkstörungen	279
Gedächtnisstörungen	279
Ich-Störungen	280
Entfremdungserlebnisse	280
Zwangssymptome	280
Antriebsstörungen	280
Störungen der Affektivität	280
Kontaktstörungen	281
Psychiatrische Diagnostik	281
Untersuchungsgespräch	281
Psychologische Testverfahren	281
Gesundheitsstörungen	**283**
Aggressivität	283
Angst bzw. Phobie	283
Anhedonie	283
Antriebsstörung	283
Aufmerksamkeits- bzw. Konzentrationsstörungen	284
Autoaggressives Verhalten	284
Bewußtseinsstörungen (qualitativ, quantitativ)	284
Bindungs- bzw. Beziehungsstörungen	284
Denkstörungen	284
Depressivität	284
Dissoziales Verhalten	285
Dissoziation (Bewusstsein)	285
Ermüdungssyndrom	285
Flashbacks	285

Psycho

Psychiatrie
Inhalt

Gedächtnisstörungen	285
Ich-Störungen	286
Innere Anspannung bzw. innere Unruhe	286
Interessenverarmung	286
Katatonie	286
Konfabulation	286
Körperschemastörung	286
Motorische Unruhe bzw. Bewegungsdrang	286
Orientierungsstörungen	286
Parathymie	287
Probleme im sozialen Umfeld	287
Psychische Verstimmung	287
Schlafstörungen	287
Schul- bzw. Lernschwierigkeiten	287
Sozialer Rückzug	287
Stimmungsschwankungen	287
Störungen der Krankheitsbewältigung einschl. Non-Compliance	288
Störungen der Sexualität (Funktion, Verhalten, Identität)	288
Stupor	289
Suizidalität	289
Tagesschläfrigkeit	289
Tics bzw. Stereotypien	290
Verlangsamung bzw. herabgesetztes Reaktionsvermögen	290
Verwirrtheit	290
Wahnsymptome	290
Wahrnehmungsstörungen bzw. Halluzinationen	290
Zwangsgedanken bzw. Zwangshandlungen	290
Krankheitsbilder	**291**
Organische, einschließlich symptomatischer psychischer Störungen F00–F09	291
Demenz bei Alzheimer-Krankheit F00	291
Vaskuläre Demenz F01	291
Demenz bei anderenorts klassifizierten Krankheiten F02	292
Delir, nicht durch Alkohol oder andere psychotrope Substanzen bedingt F05	293
Andere psychische Störungen aufgrund einer Schädigung oder Funktionsstörung des Gehirns oder einer körperlichen Krankheit F06	293
Persönlichkeits- und Verhaltensstörung aufgrund einer Krankheit, Schädigung oder Funktionsstörung des Gehirns F07	294
Psychische und Verhaltensstörungen durch psychotrope Substanzen F10–F19	294
Abhängigkeitssyndrom	294
Alkohol	295
Medikamentenabhängigkeit	297
Opioide	297
Cannabinoide	297
Halluzinogene	297
Kokain	298
Schizophrenie, schizotype und wahnhafte Störungen F20–F29	298
Schizophrenie (schizophrene Psychose) F20	298
Anhaltende wahnhafte Störungen F22	299
Schizoaffektive Störungen F25	299

Psychiatrie
Inhalt

Affektive Störungen F30–F39	299
Bipolare affektive Störung (affektive Psychose) F31	300
Depressive Episode F32	301
Rezidivierende depressive Störung F33	301
Anhaltende affektive Störungen F34	301
Neurotische, Belastungs- und somatoforme Störungen F40–F48	301
Neurosen	301
Phobische Störungen F40	302
Andere Angststörungen F41	302
Zwangsstörung (Zwangsneurose) F42	302
Reaktionen auf Belastungen und Anpassungsstörungen F43	302
Dissoziative Störungen (Konversionsstörungen) F44	303
Somatoforme Störungen F45	303
Verhaltensauffälligkeiten mit körperlichen Störungen und Faktoren F50–F59	303
Eßstörungen F50	303
Nichtorganische Schlafstörungen F51	304
Sexuelle Funktionsstörungen, nicht verursacht durch eine organische Störung oder Krankheit F52	304
Psychische und Verhaltensstörungen im Wochenbett, andernorts nicht klassifiziert F53	304
Psychologische Faktoren oder Verhaltensfaktoren bei anderenorts klassifizierten Krankheiten F54	304
Persönlichkeits- und Verhaltensstörungen F60–F69	305
Spezifische Persönlichkeitsstörungen F60	305
Intelligenzminderung F70–F79	305
Entwicklungsstörungen F80–F89	305
Teilleistungsstörung	305
Frühkindlicher Autismus	306
Verhaltens- und emotionale Störungen mit Beginn in der Kindheit und Jugend F90–F98	307
Organisches Psychosyndrom	307
Hyperkinetische Störungen (HKS) F90	307
Störungen des Sozialverhaltens F91	307
Emotionale Störungen des Kindesalters F93	307
Störungen sozialer Funktionen mit Beginn in der Kindheit und Jugend F94	307
Ticstörungen F95	307
Andere Verhaltens- und emotionale Störungen mit Beginn in Kindheit und Jugend F98	308
Pharmakotherapie in der Psychiatrie	**309**
Sedativa und Hypnotika	309
Neuroleptika	310
Antidepressiva	312

Psycho

Psychiatrie
Grundlagen

Grundlagen
Systematik psychiatrischer Erkrankungen

Affektive Störungen
- **Def▷** Beeinträchtigung von Stimmung und Antrieb
- **Ein▷** Depression oder Manie

Psychose
- **Def▷** schwerwiegende Abweichung im Fühlen, Denken und Handeln, einhergehend mit einer Veränderung von Verhaltens, Entwicklungsrichtung, selbstverständlicher Bedeutungsinhalte und der Eigenwahrnehmung in objektiv nicht nachvollziehbarer Weise
- **Ein▷** schizophrene Psychose / affektive Psychose

Schizophrenie (schizophrene Psychose)
- **Def▷** Verlust der Einheitlichkeit und Ordnung des Denkens, Fühlens, Wahrnehmens und Handelns; Störung des Realitätsbezuges und der Kommunikation
- **Ein▷** Minussymptome: Wegfall von Persönlichkeitsmerkmalen
  Plussymptome: produktive Symptomatik, z.B. Wahn
  Formale oder inhaltliche Denkstörung
  Ich-Störung
  Wahrnehmungsstörung (z.B. Halluzination)
  Affektstörung
  psychomotorische Störung (z.B. Katatonie, Grimmassieren)

Neurotische Störung
- **Def▷** psychische Störung ohne wesentliche Beeinträchtigung des Realitätsbezuges
  Verformung des Erlebens-, Reaktions- und Verhaltensmusters
- **Ein▷** Dysthymie (depressive Neurose): depressive Phase länger als 2 Jahre nach Auslöser/Belastungssituation
  Angststörungen
  Phobie: objekt- oder situationsgebundene Angst mit Meidungsverhalten
  Panikstörung: anfallsartig auftretende Angst ohne konkreten Auslöser
  Angstneurose (generalisierte Angst): anhaltende Angst ohne Auslöser und ohne Vermeidungsverhalten
  Zwangsstörung (Zwangsneurose): panikartige Angst bei dem Versuch, Zwangsimpulsen zu widerstehen
  Belastungs- und Anpassungsstörungen
  Dissoziative Störung (Konversionsstörung): Verlust der eigenen Integrität im Sinne eines Kontrollverlustes über Körperfunktionen (z.B. Lähmungen, psychogene Blindheit, Sensibilitätsstörungen, Amnesie)

Psychiatrie
Grundlagen

Somatoforme Störung:
- **Somatisierung**: multiple, wiederholt auftretende, häufig wechselnde Symptome
- **hypochondrische Störung**: definierte, unbegründete Angst an schwerer Erkrankung zu leiden

Neurasthenie: generelles Nachlassen der körperlichen Kraft und Ausdauer sowie Einbussen in der Alltagsbewältigung

Depersonalisations- und Derealisationssyndrom: veränderte Wahrnehmung der eigenen Person / Umgebung; veränderte Wahrnehmung wird erkannt (in Gegensatz zu Schizophrenie)

Persönlichkeitsstörung (Ps.)

Def▷ gegenüber der Gesellschaftsnorm deutlich abweichende, andauernde und gleichbleibende Verhaltensmuster; Beginn meist in der Kindheit, vollständige Manifestation im Erwachsenenalter

Ein▷ **Paranoide Ps.**: Misstrauen, feindliche Missdeutung von Erlebtem oder Handlungsweisen
Schizoide Ps.: flache Affektivität, soziale Kontaktschwäche
Anankastische Ps.: übermäßiger Zweifel, Vorsicht und Perfektionismus
Histrionische Ps.: oberflächlich labile Affektivität, übermäßiges Anerkennungsbedürfnis
Ängstliche Ps.: Minderwertigkeitsgefühl, übertriebenes Bedürfnis nach Sicherheit
Abhängige Ps.: Gefühl der Inkompetenz und Nachgiebigkeit gegenüber anderen
Emotional instabile Ps.: ausgeprägte Instabilität des Selbstbildes, der Emotionen und der zwischenmenschlichen Beziehungen
Dissoziale Ps.: Missachtung sozialer Normen, Verpflichtungen; mangelnde Empathie

Störung der Geschlechtsidentität

Def▷ Differenz zwischen biologisch-geschlechtlichem Erscheinungsbild und subjektivem Geschlechtszugehörigkeitsempfinden

Ein▷ **Transsexualismus**: subjektives Bewusstsein, dem anderen Geschlecht zuzugehören
Transvestitismus: Wunsch nach zeitweiser Erfahrung der weiblichen Geschlechtsidentität bei Männern

Verhaltensstörungen

Def▷ Unfähigkeit, einem Impuls, einem Trieb oder einer Versuchung zu widerstehen, die für die Person oder andere schädlich ist

Bsp▷ Spielsucht, Pyromanie, Kleptomanie

Psycho

Psychiatrie
Grundlagen

Psychosomatische Störungen
Def▷ Wechselwirkung zwischen Psyche und Körper mit oder ohne Organveränderungen
Bsp▷ Adipositas, Anorexia nervosa, Colitis ulcerosa

Organisch bedingte psychische Störungen
Def▷ Verhaltensauffälligkeit durch organische Erkrankung
Ein▷ **Delir**: akut oder subakut auftretender halluzinatorischer Verwirrtheitszustand mit gesteigerter psychomotorischer Aktivität und vegetativen Symptomen
Demenz: organisch bedingte, meist progrediente und nicht reversible Minderung der früher erworbenen intellektuellen Fähigkeiten

Psychiatrische Symptome

Sinnestäuschungen

Halluzinationen
Def▷ Wahrnehmung ohne entsprechende Sinnesreize, fehlendes Realitätsurteil
Ein▷ **Akustisch (Akoasmen)**: unstrukturierte Geräuschhalluzinationen, am häufigsten bei Schizophrenie, Alkoholdelir, epileptische Aura
Optisch (Photome): unstrukturierte optische Halluzinationen bei Läsion des Okzipitallappens, LSD-Psychose, progressiver Paralyse, Epilepsie, Alkoholdelir
Taktil: z.B. Dermatozoenwahn: taktile Halluzination eines Hautbefalls, häufig bei älteren Menschen (Arteriosklerose), z.B. Enterozoenwahn
Haptisch = taktil: häufig bei Psychosen, Deprivation, Suggestibilität, Delirium, psychomotorische Epilepsie, Schizophrenie
Zoenästhesie: Körperhalluzination, häufig bei Schizophrenie

Pseudohalluzinationen
Def▷ Trugcharakter der Sinneseindrücke wird erkannt, kritisches Realitätsurteil erhalten
Ät▷ bei Ermüdung, leichten Bewusstseinstrübungen, Intoxikationen

Illusionen
Def▷ Fehldeutungen tatsächlicher Sinneseindrücke
Ät▷ Rausch, Delirium, Erwartungshaltung, Affekt

Wahn
Def▷ krankhaft entstandene Fehlbeurteilung der Realität, wahnhafte Fehlinterpretation einer an sich richtigen, realen Sinneswahrnehmung mit (nach Jaspers):
– subjektiver Gewißheit
– Unkorrigierbarkeit auf Höhepunkt
– Unmöglichkeit des Inhalts

Psychiatrie
Grundlagen

Bsp▷ Verfolgungswahn (bei Schizophrenie)
Schuldwahn
Krankheitswahn
Erklärungswahn
Dermatozoenwahn (= chronisch taktile Halluzinose)
Sensitiver Beziehungswahn: paranoides Wahnsyndrom bei sensitiver / asthenischer Persönlichkeit mit Ursachen-Trias: Charakter, Erlebnis, Milieu
Symbiontischer Wahn (Folie à deux): Entwicklung einer engen persönlichen Beziehung zu einem bereits psychotisch Erkrankten

Pa▷ **Aufbau und Systematik des Wahns**:
Wahneinfall: Auftauchen wahnhafter Überzeugungen
Wahnstimmung: Vorbereitungsfeld (bei Schizophrenie)
Wahnwahrnehmung: eine richtige Sinneswahrnehmung erhält abnorme Bedeutung, bei Schizophrenie
Wahnerinnerung
Wahnarbeit: Ausgestaltung und Ausbau des Wahns
Wahnsystem: in sich geschlossenes Wahngebäude
Wahndynamik: affektive Anteilnahme am Wahn
Wahnthema: synthym (Inhalt und Stimmung stimmen überein)
katathym (Inhalt und Stimmung stimmen nicht überein)

Denkstörungen

Ein▷ **Formal**: gestörter Gedankenablauf der logischen Stuktur; z.B. Schizophrenie
- Ideenflucht: ständig wechselnde Denkziele, Logorrhoe (Manien)
- gehemmtes Denken (Depression, Demenz)
- Gedankenabbrechungen (Betroffene empfindet es selbst)
- Gedankensperrung (bei Schizophrenie, Betroffener empfindet es nicht selbst)
- inkohärentes / zerfahrenes Denken
- Vorbeireden
- Neologismen: Wortneubildungen
- Perseveration: starkes Haften an einem Denkinhalt ohne sinnvollen Zusammenhang, Paragrammatismus, Sprachzerfall

Inhaltlich: überwertige Ideen, Wahnideen, Zwangsideen

Gedächtnisstörungen

Ein▷ **Amnesie**: inhaltlich und zeitlich begrenzte Gedächnislücke
kongrad = einfache: Zeitraum der zerebralen Schädigung
retrograd: Zeitraum vor zerebraler Schädigung
anterograd: Zeitraum nach zerebraler Schädigung
transitorisch global: bei (basiliärer) Durchblutungsstörung, akut einsetzend, von kurzer Dauer, Alltagshandlungen werden ausgeführt, kongrade und retrograde (bildet sich zurück) Amnesie
Hypomnesie: vermindertes Gedächtnis ohne zeitliche oder strukturelle Spezifität

Psychiatrie
Grundlagen

Hypermnesie: vermehrte Erinnerung
Paramnesie: Erinnerungsverfälschung, mit "déjà-vu"-Phänomen (fälschlicher Vertrautheitscharakter einer an sich neuen Wahrnehmung)
Amnestisches Syndrom: Gedächtnisstörung; Störung kann einem spezifischen organischen Faktor zugeschrieben werden
Amnestische Lücken: Gedächtnislücke, meist retrograde Amnesie; nach akuten symptomatischen Psychosen
Korsakow-Syndrom
- Ät▷ Alkoholismus, Trauma, CO-Vergiftung
- Sy▷ Merkschwäche, Desorientiertheit, Konfabulationstendenz

Ich-Störungen

Def▷ gestörte Integrität des eigenen Erlebens und Verhaltens, gestörte Abgrenzung der eigenen Person gegenüber der Umwelt mit
- Gedankeneingebung
- Gedankenentzug
- Gedankenausbreitung
- Willensbeeinflussung

Ät▷ bei schizophrenen Psychosen (1. Rangsymptom)

Entfremdungserlebnisse

Ein▷ Depersonalisation, Derealisation; nosologisch unspezifisch
Ät▷ Ausnahmezustände, Adoleszenz, Neurosen, Intoxikationen, Depression, Schizophrenie

Zwangssymptome

Def▷ häufige, unspezifische psychische Reaktionsweise
Gedanken, Vorstellungen, Handlungsimpulse drängen sich immer wieder auf, Einengung des Lebensraums, als persönlichkeitsfremd (ich-dyston) erlebt, Erkennen der Unsinnigkeit, insgesamt schlechte therapeutische Prognose

Ein▷ **Zwangsgedanken**: keine willentliche Unterdrückung möglich
Zwangshandlungen: stereotype Handlungen nach Ritual, um Angst zu vermeiden
Zwangsimpulse: sich immer wieder aufdrängende Antriebe, oft aggressiv; werden nicht ausgeführt

Antriebsstörungen

Ein▷ Antriebssperrung / Antriebsverminderung / Antriebssteigerung
Ät▷ Erregungszustände, Depression, Affektstörung

Störungen der Affektivität

Ein▷ **Ambivalenz**   Nebeneinander widersprechender Gefühle
Parathymie   inadäquater Affekt, mangelnde Übereinstimmung zwischen Gefühlsausdruck und Erlebnisinhalt, bei Schizophrenie

Psychiatrie
Grundlagen

Affektarmut	Mangel an affektiver Ansprechbarkeit
Affektstarre	keine Änderung des Affektes möglich
Affektlabilität	Beeinflussbarkeit mit schnellem Stimmungswechsel
Affektinkontinenz	mangelnde Affektkontrolle, bei zerebral-organischen Abbauprozessen, körperlicher Erschöpfung, organischer Psychose

Kontaktstörungen

Def▷ Störung in der Kontaktbereitschaft oder Kontaktfähigkeit
Ein▷ **Autismus**: allgemeine Absonderung von der Gemeinschaft mit Rückzug auf das subjektive Binnenleben
Mutismus: normales Sprechen in vertrauter Umgebung, ansonsten Sprachblockade
Double-bind-Situation:
  Def▷ lähmende, weil doppelte Bindung eines Menschen an paradoxe Botschaften oder Signale (auch nonverbale, z.B. Gesten) und deren Auswirkungen
  formale Konstellation
  - Die Person muss sich an das Gebot oder Verbot X halten.
  - Die Person muss sich an das Gebot oder Verbot Y halten.
  - Y widerspricht X.
  - Die Person darf weder X noch Y ignorieren.
  - Jeder Kommentar bezüglich der Absurdität der Situation ist streng verboten.
  - Ein Verlassen der Situation ist oder erscheint unmöglich.

Psychiatrische Diagnostik

Untersuchungsgespräch
Kombination aus unstrukturiertem und strukturiertem Interview
Spezielle Beobachtung bzgl. psychiatrischer Symptome wie Halluzination, Zwangsgedanken
Bildgebung, internistische Abklärung zum Ausschluss anderer Grunderkrankungen

Psychologische Testverfahren
HAWIE und HAWIK
  Syn▷ Hamburg-Wechsler-Intelligenztest für Erwachsene oder Kinder
  Ind▷ Intelligenztestung, Konzentrationstestung
  Vorgehen: komplexe Testung vieler Bereiche: Wissen, Verständnis, räumliche Vorstellung, Analytik
Progressiver Matrizentest von Raven
  Ind▷ Testung des logisch-kombinatorischen Denkens, Erfassen räumlicher Dimensionen
  Vorgehen: Ergänzung geometrischer Figuren

Psychiatrie
Grundlagen

Zahlenverbindungstest
    Ind▷ Testung der kognitiven Leistungs- und Verarbeitungsgeschwindigkeit
    Vorgehen: Zahlen müssen unter Zeitmessung miteinander verbunden werden.

Aufmerksamkeitsbelastungstest
    Ind▷ Messung der visuellen Aufmerksamkeit und Konzentrationsfähigkeit
    Vorgehen: Markierung speziell gekennzeichneter Buchstabenkombinationen unter Zeitdruck

Memo-Test
    Ind▷ Testung der Erinnerungsfähigkeit
    Vorgehen: 10 vorgesprochene Worte müssen repetiert werden.

Mini Mental Status Test (MMST)
    Ind▷ Demenzprüfung
    Vorgehen: Testung von Orientierung, Merkfähigkeit, Aufmerksamkeit, Rechenfähigkeit, Sprache

Global-Deterioration-Scale
    Ind▷ Demenztestung; Abstufung zwischen physiologisch altersbedingten kognitiven Störungen und Demenz
    Vorgehen: 7 Stadien kognitiver Leistungseinbußen, die direkt operationalisiert sind und in einem Rating global eingeschätzt werden

Hachinski-Ischämie-Skala
    Ind▷ Unterscheidung zwischen vaskulärer und degenerativer Demenz
    Vorgehen: Untersuchung von 13 Merkmalen, die für eine vaskuläre Erkrankung sprechen: plötzlicher Beginn, schubförmige Verschlechterung, fluktuierender Verlauf, fokal neurologische Störungen, bekannte art. Hypertonie

Activities of daily living (ADL)
    Ind▷ Beurteilung der Unabhängigkeit im täglichen Leben
    Vorgehen: Beurteilung der täglichen Aktivitäten: Pflege, Haushalt, Mobilität

Aachener Aphasie-Test
    Ind▷ Differenzierung unterschiedlicher Aphasieformen; Ausschluss anderer Ursachen von Sprachstörungen
    Vorgehen: 6 Untertests: Spontansprache, Token-Test, Nachsprechen, Schriftsprache, Benennen, Sprachverständnis

Thematischer Apperzeptionstest
    Ind▷ Untersuchung des Konfliktverhaltens
    Vorgehen: schemenhafte Bilder sollen von Patienten in Kontext gebracht werden.

Minnesota Multiphasic Personality Inventory (MMPI)
    Ind▷ zur Erfassung hervorstechender Persönlichkeitsmerkmale
    Vorgehen: Fragebogen mit Feststellungen, die mit „richtig", „falsch" oder „weiss nicht" beantwortet werden müssen.

Freiburger Persönlichkeitsinventar (FPI)
    Ind▷ Erfassung des aktuellen Befindens und der Persönlichkeitseigenarten
    Vorgehen: Reihe von Skalen zur Lebenszufriedenheit, Erregbarkeit, Aggressivität

Psychiatrie
Gesundheitsstörungen

Hamilton-Depressions-Skala
- **Ind**▷ Objektivierung der Depression zur Verlaufsbeobachtung
- **Vorgehen**: Skalen zu Niedergeschlagenheit, Schuldgefühl, Angst

Münchner Alkoholismustest (MALT)
- **Ind**▷ Erfassung eines chronischen Alkoholabusus
- **Vorgehen**: Beurteilung von Symptomen durch Patient und Untersucher

Trierer Alkoholismusinventar
- **Ind**▷ Erfassung und Einschätzung des Schweregrades eines Alkoholabusus
- **Vorgehen**: Skalen zu Auswirkungen und Umstände des Alkoholkonsums

Psycho

Gesundheitsstörungen

Aggressivität

- **Def**▷ Angriffspotential gegen andere oder sich selbst
    - Aggressionshandlungen: Gewalt gegen Personen oder Sachen
    - Aggressionstendenzen: gesteigerte Bereitschaft zu Aggressionshandlungen
- **Ät**▷ persönliche Erfahrungen, Hormonlage, Persönlichkeit, neuropsychiatrische Erkrankungen mit Triebenthemmung

Angst bzw. Phobie

- **Def**▷ unangenehmer emotionaler Zustand mit zentralem Motiv der Vermeidung bzw. Abwehr von Gefahr
- **DD**▷ Realangst: Angst vor äußerer Bedrohung
    - neurotische Angst: ungerichtete oder übertriebene Ängste
- **Ät**▷ Neurose, emotionales Trauma, Belastungssituation

Anhedonie

- **Def**▷ Interessen- und Freudlosigkeit
- **Ät**▷ Depression

Antriebsstörung

- **Pa**▷ pathologisch verstärkter oder verminderter Antrieb
- **Ät**▷ Schizophrenie, Psychose, Depression oder Demenz

Psychiatrie
Gesundheitsstörungen

Aufmerksamkeits- bzw. Konzentrationsstörungen

Def▷ Unfähigkeit sich auf eine Sache zu konzentrieren
Ät▷ Ermüdung, schwere Grunderkrankung, Intoxikation, hirnorganische Veränderungen

Autoaggressives Verhalten

Def▷ Gewalt gegen die eigene Person
Ät▷ Depression, Suizidalität, Schizophrenie

Bewußtseinsstörungen (qualitativ, quantitativ)

Def▷ Bewusstsein umfasst
 1. Wachheit / Vigilanz
 2. Bewußtseinsklarheit (Orientierung: Ort, Zeit, Person, Situation)
 3. Ich-Bewußtsein
Ein▷ **Quantitative Vigilanzstörungen**:
 Benommenheit: verlangsamter Gedankengang
 Somnolenz: Schläfrigkeit, aber erweckbar
 Sopor: Tiefschlaf, durch äußere Reize kurz erweckbar
 Koma: Bewußtlosigkeit
 Qualitative Bewußtseinsstörung: Bewußtseinseintrübung, -einengung, -erweiterung
Ät▷ SHT, Intoxikation, Demenz, schwere Grunderkrankung

Bindungs- bzw. Beziehungsstörungen

Def▷ gestörte soziale Funktion mit pathologischem Bezugsverhalten
Ein▷ gehemmte / distanzierte Form; ungehemmte / klammernde Form
Ät▷ emotionale Vernachlässigung, Depression, Trauma
Sy▷ Schüchternheit, Aggression, Angst, Unsicherheit

Denkstörungen

Def▷ **Formal**: Hemmung des Denkens, Perseveration (Wiederkehren zu einem Thema), Ideenflucht, Gedankenentzug, Gedankensperrung, inkohärentes, zerfahrenes Denken, Grübeln
 Inhaltlich: Realitätsverlust, z.B. bei Schizophrenie

Depressivität

Def▷ gedrückte Stimmung, Antriebs- oder Interessenlosigkeit, Freudlosigkeit
Ät▷ unklar, meist multifaktoriell: Burn-out, Erfolglosigkeit, Verlust oder Trauma, genetisch, im Rahmen schwerer Grunderkrankung, Hypothyreose

Psychiatrie
Gesundheitsstörungen

Dissoziales Verhalten

Def▷ gestörte soziale Interaktion: Aggressivität,
Ät▷ Psychose, Schizophrenie, Depression, Zwangshandlung

Dissoziation (Bewusstsein)

Def▷ Abspaltung der psych. Funktionen wie Gedächtnis, Denken, Emotion, Wahrnehmung
Depersonalisierung: Veränderung der Selbstwahrnehmung
Derealisation: situative Verkennung
Dissoziative Amnesie: selektiver Gedächtnisverlust
Konversionsstörung und Somatisierung: psychische Traumata oder Konflikte werden in körperlichen Beschwerden ausgedrückt.
Flucht: gedankliche Blockade und mangelnde Wahrnehmung
Dissoziative Identitätsstörung: Persönlichkeitsspaltung
Ät▷ Trauma, Schizophrenie

Psycho

Ermüdungssyndrom

Def▷ pathologische Ermüdbarkeit, oft in Kombination mit Interessen- und Antriebsarmut
Ät▷ Depression
DD▷ schwere Grunderkrankung, Hypothyreose

Flashbacks

Def▷ Wiedererleben früherer Gefühlszustände, meist durch Auslöser
Ät▷ emotionale Traumata, Drogenkonsum

Gedächtnisstörungen

Def▷ Unfähigkeit bzw. mangelnde Fähigkeit zur Erinnerung an relevante Informationen bzw. Unmöglichkeit, gespeicherte Informationen wieder abzurufen
Ät▷ dementielle Entwicklung bei z.B. M. Alzheimer, Arteriosklerose
Sy▷ Amnesie: komplette Erinnerungslücke; zeitlich retrograd / antegrad; Sonderform transitorische globale Amnesie
Hypomnesie: unvollständiges Gedächtnis
Konfabulation: Erinnerungslücken werden durch Erfundenes ersetzt
Paramnesien: Trugerinnerungen
Zeitgitterstörungen: falsche zeitliche Anordnung der Ereignisse
Pa▷ Unterscheidung der Gedächtnisformen Ultrakurzzeitgedächtnis, Kurzzeitgedächtnis, Langzeitgedächtnis; je nach Ätiologie unterschiedlich stark betroffen

Psychiatrie
Gesundheitsstörungen

Ich-Störungen

Ein▷ Veränderung der Ich-Abgrenzung zur Umwelt (Derealisation) oder Fremderleben des eigenen Ichs (Depersonalisation)
Autismus: Isolierung des Ichs, emotionaler Rückzug
geteilte Persönlichkeit: mehrere Ich-Wahrnehmungen
Ät▷ Schizophrenie

Innere Anspannung bzw. innere Unruhe

Ät▷ unspezifisches Symptom unterschiedlicher psychiatrischer Erkrankungen: Psychosen, Schizophrenie, Manie, Delir, Entzug

Interessenverarmung

Ät▷ Depression, dementielle Entwicklung

Katatonie

Def▷ psychisch induzierte motorische Störung mit plötzlicher Erstarrung oder Stereotypien
Ät▷ Schizophrenie, Psychose

Konfabulation

Def▷ Erinnerungslücken werden durch Erfundenes gefüllt
Ät▷ Gedächtnisstörung, Alkoholkrankheit, Läsion des Frontalhirns

Körperschemastörung

Def▷ Körperschema: Orientierung am eigenen Körper durch Sinneswahrnehmung
Körperschemastörung: der eigene Körper wird verzerrt oder verfälscht wahrgenommen
Ät▷ Depression, Schizophrenie, z.T. auch bei Anorexie

Motorische Unruhe bzw. Bewegungsdrang

Def▷ Hyperaktivität oft zusammen mit Impulsivität
Ät▷ hyperaktive Störung: Kombination aus Hypermotorik, ungezielter Überaktivität, gesteigerter Impulsivität, Konzentrations- und Affektstörung
medikamentös durch Neuroleptika

Orientierungsstörungen

Pa▷ Orientierungsqualitäten: Raum, Zeit, Ort, Situation
Ät▷ Demenz, Intoxikation, Stoffwechselstörung

Psychiatrie
Gesundheitsstörungen

Parathymie

Def▷ inadäquate Affekte
Ät▷ Schizophrenie

Probleme im sozialen Umfeld

Def▷ unspezifische Beschreibung von sozialer Dysfunktion
Formen: Aggressivität, Parathymie, Konzentrationsstörung, Ängste, Bindungsstörung
Ät▷ multifaktoriell: emotionales Trauma, hyperkinetische Syndrome, Demenz, Sucht, psychiatrische Erkrankungen wie Depression, Psychose, Schizophrenie

Psychische Verstimmung

Def▷ Abweichung einer normalen Stimmungslage
Ät▷ im Rahmen psychischer Grunderkrankungen: Depression, Psychose, Schizophrenie, Stress, Burn-out, chronische Schmerzen

Schlafstörungen

Def▷ Unterscheidung Einschlaf- oder Durchschlafstörung
Ät▷ Depression, Angst, Sucht, Psychose, Manie, im Rahmen schwerer Grunderkrankungen

Schul- bzw. Lernschwierigkeiten

Def▷ Unterteilung in generalisierte Leistungsschwäche bei Intelligenzminderung und fokale Schwächen (Teilleistungsschwächen) wie Legasthenie, Dyskalkulie oder isolierte motorische Störungen
Ät▷ komplexe neuropsychiatrische Störung, Mechanismus weitgehend unklar

Sozialer Rückzug

Def▷ Einschränkung der sozialen Kontakte bis hin zur Isolation
Ät▷ Depression, Angststörung, Neurosen

Stimmungsschwankungen

Ät▷ im Kindesalter physiologisch
emotionale Labilität im Rahmen von Depression, Manie, Affektschwankungen

Psycho

Psychiatrie
Gesundheitsstörungen

Störungen der Krankheitsbewältigung einschl. Non-Compliance

Def▷ Coping (Krankheitsbewältigung): reflektierte Verarbeitung des Krankheitserlebens
Compliance: Kongruenz zwischen Patientenverhalten und ärztlicher Empfehlung
Non-Compliance: Abweichungsgrad zwischen Patientenverhalten und ärztlicher Empfehlung
Ät▷ schwere Grunderkrankungen, mangelnde Krankheitseinsicht, unzureichende Aufklärung und mangelndes Vertrauen in der Arzt–Patienten-Beziehung

Störungen der Sexualität (Funktion, Verhalten, Identität)

Libido
    Hyperlibidimie: gesteigertes sexuelles Verlangen, gesteigerte sexuelle Aktivität
    Alibidimie: Verminderung des sexuellen Verlangens
Ejakulation
    Ejaculatio praecox: vorzeitiger Samenerguß, Unfähigkeit, die Ejakulation zeitlich zu verzögern, meist psychoreaktiv
    Ejaculatio retarda: verzögerter Samenerguß
    Th▷ **Masters-Johnson-Therapie**
        bei Ejaculatio praecox et deficiens, Impotenz, Anorgasmie, Vaginismus, Dyspareunie
        Konzept zur Behandlung funktioneller Sexualstörungen
        symptomorientierte Paartherapie sexueller Funktionsstörungen
        Informationsvermittlung
Impotenz
    Impotentia generandi: Zeugungsunfähigkeit, organisch bedingt
    Impotentia coeundi: Erektionsschwäche
    Impotentia satisfactionis: Ejakulation ohne Orgasmus, häufig bei neurotischer Fehlhaltung
Penis captivus: muskuläre Umklammerung des Penis bei der Kohabitation durch unwillkürliche Spasmen der Vaginalmuskulatur bei Vaginismus
Vaginismus: Verkrampfung der Scheidenmuskulatur
    Ät▷ psychische Abwehrreaktion
    Th▷ systematische Desensibilisierung mit Hegar-Stiften
          Masters-Johnson-Therapie
Dyspareunie: Schmerzen beim Koitus
    Ät▷ psychisch bei emotionaler Abwehr, organisch bei gynäkologischen Erkrankungen

Psychiatrie
Gesundheitsstörungen

Sexuelle Deviationen
- **Paraphilie**: sexuelle Erregung wird durch Objekte und Situationen ausgelöst, die üblicherweise diese Reaktionen nicht hervorrufen
- **Exhibitionismus**: zwanghafte Zurschaustellung der Geschlechtsorgane, zumeist gehemmte und schüchterne Persönlichkeiten
- **Voyeurismus**: sexuelle Befriedigung durch heimliche Beobachtung
- **Fetischismus**: sexuelle Erregung durch bestimmte Objekte
- **Sodomie**: sexuelle Kontakte mit Tieren
- **Sadismus / Masochismus**: sexuelle Erregung durch Zufügen oder Erleiden von Demütigung und Schmerz
- **Pädophilie**: sexuelles Interesse von Erwachsenen an Kindern
- **Päderastie**: sexuelles Interesse von Männern an Knaben
- **Transvestismus**: Bedürfnis, die Kleidung des anderen Geschlechts zu tragen, meist heterosexuelle Männer
- **Transsexualität**: gestörte Geschlechtsidentifikation

Stupor

Def▷ Zustand ohne erkennbare psychische und körperliche Aktivität mit Akinesie, Amimie, Mutismus bei wachem Bewusstsein
Ät▷ Depression, Epilepsie, Intoxikation

Suizidalität

Def▷ **Suizidgefährung**: Planung, Gedanken an Selbsttötung, ggfs. erste Impulse
   Parasuizidale Handlung: autoaggressive ungefährliche Handlung; z.B. Probierschnitte
   Suizidhandlung: Handlung mit gewünschter Todesfolge
   Erweiterter Suizid: vor eigenem Suizid werden andere getötet
   Bilanzsuizid: nach langer, rationaler Überlegung Entscheidung zum Lebensende
   Werther-Effekt: Imitation nach Selbstmord einer bekannten Person
Ät▷ Depression, Konfliktsituation, Verzweiflung, Halluzination
Di▷ Selbsteinschätzung nach Ringel:
- Haben sie eine Bezugsperson, der sie sich anvertrauen können; wie ist der Kontakt?
- Was wünschen sie sich momentan?
- Was ist ihrer Sicht der Grund für die Verschlechterung ihres Zustandes?
- Wie soll es ihrer Ansicht nach weitergehen?

Tagesschläfrigkeit

Def▷ starke Müdigkeit über den Tagesverlauf bei quantitativ ausreichendem Nachtschlaf
Ät▷ Depression, Narkolepsie
DD▷ Ausschluß Hypothyreose, Schlaf-Apnoe-Syndrom

Psychiatrie
Gesundheitsstörungen

Tics bzw. Stereotypien

Def▷ **Tics**: unwillentlich durchgeführte Willkürbewegungen, motorisch oder verbal, z.B. Räuspertic, Fazialistic
Stereotypien: repetitive verbale oder motorische Entäusserungen
Ät▷ psychogen, Gilles-de-la-Tourette-Syndrom

Verlangsamung bzw. herabgesetztes Reaktionsvermögen

Ät▷ Intoxikationen, Alkohol, Opiate, Medikamente, Übermüdung

Verwirrtheit

Def▷ komplexe Denkstörung mit unzusammenhängendem, verworrenem Gedankenverlauf
Ät▷ Intoxikation, Delir, Demenz, Durchgangssyndrom

Wahnsymptome

Def▷ inhaltliche Denkstörung mit komplexen Ideen und Zusammenhängen
Ät▷ Schizophrenie, Depression, Manie
Sy▷ **Wahnstimmung**: Misstrauen, Beobachtung
Wahnwahrnehmung: Interpretation der Umgebung, Beziehungsgespinste
Wahneinfall, Wahnidee: fixe Idee, z.B. Person XY will mich töten
Wahnerinnerung: frühere Ereignisse werden im Kontext der Wahnidee interpretiert und teils verfälscht
Wahnthemen: Beziehungswahn, Verfolgungswahn, Grössenwahn, Nichtigkeitswahn, Schuldwahn, Verarmungswahn, Eifersuchtswahn, Hypochondrie

Wahrnehmungsstörungen bzw. Halluzinationen

Def▷ **Wahrnehmungsstörung**: verfälschte Wahrnehmung durch Läsion des Sinnesorgans oder der zentralen Verarbeitung, z.B. Doppelbilder
Illusion: veränderte Sinneswahrnehmung eines vorhandenen Gegenstandes (Verzerrung, Verfärbung, Änderung der Grössenverhältnisse)
Halluzination: Wahrnehmung eines nicht existierenden Gegenstandes
Ät▷ Schizophrenie, Delir, Alkoholismus

Zwangsgedanken bzw. Zwangshandlungen

Def▷ nicht-unterdrückbare Handlungsimpulse bei Wahrnehmung der Sinnlosigkeit
Ät▷ Depression, Zwangsneurosen
Sy▷ **Zwangsgedanken**: wiederkehrender Gedanke; Gedanke selbst rational, das andauernde Denken daran irrational
Zwangshandlungen: wiederholte Handlung, die als Ich-fremd erlebt wird und ohne Lustgewinn erfolgt, z.B. Waschzwang, Zählzwang

Psychiatrie
Krankheitsbilder

Krankheitsbilder

Organische, einschließlich symptomatischer psychischer Störungen F00–F09

Demenz bei Alzheimer-Krankheit F00

Def▷ Kognitives Defizit in 2 neuropsychologischen Teilbereichen über mindestens 6 Monate
Demenz ist eine erworbene, das Alltagsleben beeinträchtigende Reduktion intellektueller Fähigkeiten bei Fehlen einer Bewußtseinsstörung. Störung von Gedächtnisleistung, Kritikfähigkeit, Auffassungsgabe, logischem Denken und Bewältigung von Alltagsproblemen. Es handelt sich nicht grundsätzlich um ein irreversibles Defizit.

Ep▷ häufigste Demenz, 5% aller > 65-Jährigen

Ät▷ unklare Ätiologie, familiäre Häufung

Pa▷ diffuse Hirnrindenatrophie, Untergang cholinerger Neurone, Mangel an Acetylcholintransferase, Amyloidablagerung

Ein▷ **Präsenile Form**: vor 65. Lj., rasch progredient mit Aphasie, Agnosie, Apraxie
Senile Form: > 65. Lj., v.a. Gedächtnisstörungen und emotionale Auffälligkeiten

Sy▷ schleichender Beginn, Vergesslichkeit, Desorientiertheit, Antriebsarmut, Desinteresse, Agnosie, Apraxie, Aphasie, Agraphie, Alexie, Dyskinesie, Zittern, Wesensveränderung mit Unruhe, Schlafstörung, Halluzinationen, Depression

Di▷ MRT, CT (globale Hirnatrophie), EEG (allgemeine Verlangsamung)

Th▷ Acetylcholinesterasehemmer (Donezepil, Rivastigmin, Galantamin) oder Glutamatmodulatoren (Memantin); symptomatisch: Behandlung Schlafstörung, Unruhezustande; körperliches und geistiges Training

Vaskuläre Demenz F01

Def▷ Dementielle Entwicklung durch arteriosklerotische Gefässveränderungen

Ein▷ **Vaskuläre Demenz**: mit akutem Beginn; einzelner Apoplex für Demenz verantwortlich
Multiinfarktsyndrom: langsam progrediente Demenz durch multiple Infarkte
SAE (subkortikale vaskuläre Demenz, M. Binswanger): multiple, kleine ischämische Herde durch hypertensiv bedingte Mikroangiopathie

Sy▷ langsam progrediente, oft sprunghafte Demenz mit Beeinträchtigung des Kurzzeitgedächtnis, des Antriebs, der Konzentration; Stimmungsschwankungen, Verwirrtheit; Gangataxie, Blasenentleerungsstörungen; anamnestisch oft flüchtige, zerebrale Ischämien.
Persönlichkeitsveränderungen erst spät

Psycho

Psychiatrie
Krankheitsbilder

Di▷ CT, MRT (periventrikuläre Dichteminderung der weißen Substanz im Sinne einer Marklagerdystrophie; **T2-Wichtung**: lakunäre Infarkte der weißen Substanz des Centrum semiovale, Basalganglien, Thalamus, Capsula int., Pons; Ventrikelerweiterung

Th▷ Korrektur der Gefäßrisikofaktoren (BD Cholesterin), Thrombozyten-aggregationshemmung (Acetylsalicylsäure)
symptomatisch / sedativ
Acetylcholinesterasehemmer (Donezepil, Rivastigmin, Galantamin) oder Glutamatmodulatoren (Memantin)

Demenz bei anderenorts klassifizierten Krankheiten F02
Hydrocephalus communicans

Ät▷ Folge von Meningitis, Blutung, spontan
Pa▷ Mißverhältnis zwischen Liquorproduktion und Liquorresorption
Sy▷ Trias: progrediente Demenz, Gangapraxie, Blasenentleerungsstörung
Apathie, psychomotorische Verlangsamung, Konzentrationsstörung, Affektverflachung
Di▷ Liquordruckmessung; CT, MRT (Erweiterung aller Ventrikel bei normalen äußeren Liquorräumen; periventrikuläre Hypodensitäten in CT und MRT)
Th▷ LP mit Entnahme 30–40 ml Liquor, ventrikuloatrialer Shunt
DD▷ okklusiver Hydrocephalus, ventrikelnahe Tumoren, Aquäduktstenose

Pick-Krankheit
Ep▷ 10–20% der Demenz-Formen, Beginn ab 50. Lj.
Ät▷ meist sporadisch, zum Teil erblich
Pa▷ Degeneration von Frontal- und Temporallappen, v.a. temperobasale Anteile betroffen
Ein▷ **Konvexitätstyp**: antriebsarm, apathisch, Verschlechterung der Kognition
Basaltyp: unruhig, dysphorisch, enthemmt
Sy▷ Gedächtnis relativ lange erhalten; v.a. Störung von Affekt und Antrieb
Persönlichkeitsveränderung, Vernachlässigung, triebhafte Enthemmung, Bulimie, sexuelle Auffälligkeiten; Versagen in Routineleistungen, Orientierungsfähigkeit, Primitivreflexe meist pos.; **Klüver-Bucy-Syndrom**: sexuelle Enthemmung und orale Tendenzen, d.h. Gegenstände werden nicht visuell sondern durch Ertastung im Mund wahrgenommen.
Th▷ keine, innerhalb 5–10 J. letal

Wilson-Krankheit
Ep▷ Beginn 10.–40. Lj.
Ät▷ autosomal-rezessive Störung des Kupferstoffwechsels
Pa▷ hepatolentikuläre Degeneration
Sy▷ neurologische Symptome, Lebererkrankung, Kayser-Fleischer-Kornealring; Demenz, EPM, athetonische, dystonische Symptome sowie Tremor und Myoklonien
Di▷ Cu- und Coeruloplasminspiegel im Serum ↓, Cu im Urin ↑
Th▷ D-Penicillamin, kupferarme Diät (Behandlung mit Zinksulfat)

Psychiatrie
Krankheitsbilder

Sonstige Ursachen der Demenz
Chorea Huntington, Hirntumoren, Alkoholismus, Stoffwechselstörungen (Leber, Niere, Nebenschilddrüse, Schilddrüse), MS, entzündliche Erkrankungen (Creutzfeldt–Jakob, subakute sklerosierende Panenzephalopathie, multifokale Leukenzephalopathie, AIDS-Demenz), toxische Ursachen (Medikamente, Metalle, organische Lösungsmittel)

Delir, nicht durch Alkohol oder andere psychotrope Substanzen bedingt F05
- **Def▷** akut oder subakut auftretender halluzinatorischer Verwirrtheitszustand mit gesteigerter psychomotorischer Aktivität und vegetativen Symptomen
- **Ep▷** leichte Formen relativ häufig im klinischen Alltag, zunehmend mit Alter, Schwere der Grunderkrankung, vorbestehende Hirnschädigung (Demenz), Diabetes mellitus, Fieber
- **Ät▷** metabolische Störung, schwerer Infekt, stationäre Behandlung, post-OP, Alkoholentzug
- **Sy▷** Bewusstseinsstörung, Störung Schlaf-Wach-Phasen, Desorientiertheit, psychomotorische Unruhe, Halluzinationen (v.a. optisch), Tremor, Schwitzen
- **Th▷** symptomatisch; Haloperidol, Risperidon, Schlafstörung: Melperon, Pipamperon

Andere psychische Störungen aufgrund einer Schädigung oder Funktionsstörung des Gehirns oder einer körperlichen Krankheit F06

Organische Halluzinose
- **Def▷** optische, akustische, gustatorische oder taktile Halluzinose bei meist klarem Bewusstsein; meist ohne Wahnideen
- **Ät▷** Trauma, Entzündung, Tumor, Medikation
- **Pa▷** Läsionen in lokalisierten Hirnarealen
  - temporal: akustische, gustatorische Halluzinose
  - okzipital: optische Halluzinose
  - parietal: taktile Halluzinose
- **Di▷** Anamnese, Bildgebung, EEG
- **Th▷** Behandlung Grunderkrankung, symptomatisch: Benzodiazepine, Haloperidol, Melperon

Amnestisches Psychosyndrom
- **Ät▷** Störung des Gedächtnisses durch Trauma, Ischämie, toxisch, Hypoxie, Epilepsie
- **Pa▷** Läsion v.a. Dienzephalon, Hippocampus
- **Sy▷** Beeinträchtigung des Kurz- und Langzeitgedächtnis, Desorientiertheit, Amnesie
- **Th▷** Behandlung Grunderkrankung

Psychiatrie
Krankheitsbilder

Organisches Wahnsyndrom
Ät▷ Alkohol, Drogen, Medikamente, Hirntumore, Temporallappenepilepsie, Enzephalitis
Th▷ Behandlung Grunderkrankung, Neuroleptika (Haloperidol), Benzodiazepine

Organische Angststörung
Def▷ Panikattacken oder generalisierte Angst durch hirnorganische Störung
Ät▷ Epilepsie, Hyper- oder Hypothyreose, M. Cushing, Phäochromozytom, Hypoglykämie, Hirntumor, Alkohol- oder Drogenabusus
Th▷ Behandlung Grunderkrankung, Anxiolyse durch Benzodiazepine

Persönlichkeits- und Verhaltensstörung aufgrund einer Krankheit, Schädigung oder Funktionsstörung des Gehirns F07

Organische Persönlichkeitsstörung
Ät▷ Läsionen in lokalisierten Hirnarealen durch Trauma, Entzündung, Tumor, Medikation
Sy▷ Zuspitzung charakteristischer Persönlichkeitsmerkmale, verminderte soziale Kompetenz, Enthemmung, Distanzverlust, verändertes Sexualverhalten
Di▷ Bildgebung, EEG, LP
Th▷ Behandlung der Grunderkrankung, ggfs. zusätzlich symptomatische Therapie

Psychische und Verhaltensstörungen durch psychotrope Substanzen F10–F19

Abhängigkeitssyndrom

Def▷ **Missbrauch** (Abusus): übermässiger, schädlicher und nicht gerechtfertigter Konsum von Alkohol, Drogen oder Medikamenten
Abhängigkeit: Abusus und Kontrollverlust, Entzugssymptomatik, Toleranzentwicklung
Körperliche Abhängigkeit: biochemische Gewöhnungsreaktion an Noxen; Entzugssymptome nach Absetzen; Toleranzentwicklung
Psychische Abhängigkeit: typische Verhaltensmuster, zwanghafter Konsum
Di▷ **ICD-Diagnosekriterien für Abhängigkeit**: innerhalb von 1 Jahr müssen 3 Kriterien gleichzeitig erfüllt gewesen sein:
– starker Wunsch / Zwang Noxe zu konsumieren
– verminderte Kontrollfähigkeit des Konsums
– körperliche Entzugssymptomatik bei Beendigung / Reduktion des Konsums
– Toleranzentwicklung
– fortschreitende Vernachlässigung anderer Interessen zugunsten des Konsums oder der Beschaffung der Noxe
– anhaltender Konsum trotz nachgewiesenen schädlichen Folgen

Psychiatrie
Krankheitsbilder

Ko▷ **Somatische Störungen**: Schlafstörung, HRST, Epilepsie, org. Psychosyndrom, PNP, erhöhte Infektneigung, Hepatopathie, Infektionsübertragung Hepatitis, HIV
Psychische Folgen: Persönlichkeitsverfall, Depravation, Desinteresse, Aggressivität, Affektlabilität, Depression, kognitive Beeinträchtigung
Soziale Folgen: Kriminalisierung, Arbeitslosigkeit, Beziehungsprobleme, Suizidalität

Alkohol
Rechtsmedizinische Aspekte
2 ‰ → verminderte Schuldfähigkeit
3 ‰ → Schuldunfähigkeit
4 ‰ → Lebensgefahr

Präventivmedizinische Aspekte
Toxische Grenze bei chronischem Konsum:
  ♀: 20 g/d (entspricht 0,5 l Bier, 0,25 l Wein)
  ♂: 60 g/d (entspricht 1,5 l Bier, 0,75 l Wein)
Täglicher Alkoholkonsum sollte folgende Menge nicht überschreiten:
  ♀: 10 g/d (entspricht 0,25 l Bier, 0,1 l Wein)
  ♂: 20 g/d (entspricht 0,5 l Bier, 0,25 l Wein)

Alkoholkrankheit
Ein▷ nach Jellinek
Voralkoholische Phase (Alpha-Gamma):
  "Erleichterungstrinken", abnehmende Alkoholtoleranz
Prodromalphase (Delta):
  heimliches Trinken, zunehmende gedankliche Ausrichtung, Alkoholtoleranz ↑
Kritische Phase (Gamma):
  zunehmender Kontrollverlust, soziale Desintegration, Imponiergehabe, Selbstmitleid, morgendliches Trinken
Chronische Phase (Gamma):
  regelmäßiges Trinken, Kontrollverlust, Rausch, Abnahme der Alkoholtoleranz

Alkoholismusformen nach Jellinek

Alpha-Typ	zeitweilige psychische Abhängigkeit, kein Kontrollverlust Problem-Konflikt-Erleichterungstrinker, Abstinenz möglich
Beta-Typ	keine Abhängigkeit, Anpassungstrinker (soziale Trinksitten); Abstinenz möglich
Gamma-Typ	psychische und physische Abhängigkeit mit anfänglicher Toleranzsteigerung, später Abnahme der Alkoholtoleranz; Kontrollverlust, Abstinenzsymptome
Delta-Typ "Spiegeltrinker"	über eine lange unauffällige Gewöhnungsphase entwickelt sich eine physische Abhängigkeit, bestimmter Alkoholspiegel nötig; kein Kontrollverlust
Epsilon-Typ "Quartalstrinker"	in Abständen tagelanges Trinken mit Kontrollverlust, aggressiven Ausbrüchen und anschließenden Schuldgefühlen; Abstinenz möglich, Dipsomanie

Psycho

Psychiatrie
Krankheitsbilder

Sy▷ Suchtverhalten mit rezidivierenden Intoxikationen, Rauschzuständen
Di▷ **Screening-Test: CAGE-Fragen**
  C = Cut down: „Haben Sie (erfolglos) versucht, den Alkoholkonsum einzuschränken?"
  A = Annoyed: „Haben andere Ihr Trinkverhalten kritisiert und Sie damit verärgert?"
  G = Guilty: „Hatten Sie schon Schuldgefühle wegen Ihres Alkoholkonsums?"
  E = Eye Opener: „Haben Sie jemals schon gleich nach dem Aufstehen getrunken, um in die Gänge zu kommen oder sich zu beruhigen?"
Th▷ Kontaktaufnahme, Entzug, Entwöhnung, Rehabilitation
  Selbsthilfeorganisationen (**A**nonyme **A**lkoholiker, Al-Anon, Blaues Kreuz, Guttempler-Orden, Kreuzbund), Verhaltenstherapie, Disulfiramgabe (Aversionstherapie)

Alkoholrausch
Einfacher Rausch
Def▷ Symptome bei leichtem bis mäßigem Alkoholkonsum
Sy▷ gute Stimmung, gesteigerter Antrieb und Motorik, verminderte Urteilsfähigkeit, Eu- und Dysphorie, Enthemmung, Gereiztheit

Pathologischer Rausch
Def▷ schwere neuropsychiatrische Symptome bei leichtem / mäßigem Alkoholkonsum
Sy▷ Halluzination, Desorientiertheit, situative oder personale Verkennung, Amnesie

Alkoholintoxikation
Def▷ akute Intoxikation mit Alkohol
Sy▷ Erweiterung der Hautgefäße, Pulsbeschleunigung, Mydriasis, zerebellare Ataxie, Sprechstörungen, Blickrichtungsnystagmus, Schreibstörungen
Th▷ Überwachung, Infusion

Alkoholhalluzinose
Def▷ symptomatische Psychose ohne Bewußtseinsstörung
Sy▷ akustische Halluzinationen, ängstliche Unruhe, Depression, Dauer bis zu Monaten
Th▷ symptomatisch, Benzodiazepine, Neuroleptika

Delirium tremens
Def▷ akut oder subakut auftretender halluzinatorischer Verwirrtheitszustand mit gesteigerter psychomotorischer Aktivität und vegetativen Symptomen
Ät▷ v.a. Alkoholentzug, Beginn 1–3 d nach Entzug, Dauer 2–5 d
Sy▷ Bewusstseinsstörung, Störung Schlaf-Wach-Phasen, Desorientiertheit, psycho-motorische Unruhe, Halluzinationen (v.a. optisch), Tremor, Schwitzen
Th▷ symptomatisch; Clomethiazol, Clonidin, Haloperidol, Risperidon, Vitamin B_1

Psychiatrie
Krankheitsbilder

Korsakow-Syndrom
- **Pa▷** alkoholinduzierte hirnatrophische Prozesse
- **Sy▷** Typische Trias: Desorientiertheit, Konfabulation, Störung des Kurzzeitgedächtnisses
- **Th▷** hochdosiert Vitamin B_1

Wernicke-Enzephalopathie
- **Ät▷** Vitamin-B_1-Mangel durch Alkoholismus, selten durch Malsabsorptionssyndrome
- **Pa▷** komplexes hirnorganisches Psychosyndrom durch Vitamin-B_1-Mangel (Degeneration der Corpora mamillaria und im Bereich des Aquäduktes mit petechialen Einblutungen)
- **Sy▷** organisches Psychosyndrom mit Vigilanzstörung, Desorientiertheit, amnestischem Syndrom, Augenmuskelparese, Pupillenstörung, Ataxie, Hypersomnie
- **Th▷** hochdosiert Vitamin B_1

Medikamentenabhängigkeit
- **Pa▷** Risikomedikationen: Opiate, Analgetika allgemein, Benzodiazepin, Hypnotika, Laxanzien
- **Pro▷** Verschreibung geringer Mengen, kritischer Einsatz von Medikamenten mit Suchtpotential

Opioide
- **Pa▷** hohes Suchtpotential durch euphorisierende Wirkung, schnelle Abhängigkeit
- **Sy▷** **Intoxikation**: Miosis, Hypotonie, Bradykardie, Hypothermie, Atemdepression
  Entzug: zentrale Überaktivität
- **Th▷** Entzug: Clonidin, Intoxikation: Antidot Naloxon; Substitutionstherapie: Methadon

Cannabinoide
- **Pa▷** Haschisch: gepresstes Harz
  Marihuana: getrocknetes Kraut
  Haschisch prinzipiell wirksamer als Marihuana
- **Sy▷** Euphorie, Denkstörung, Indifferenz, Wahrnehmungsverzerrung, Mydriasis, Tachykardie
- **Ko▷** Psychose, Durchgangssyndrom, amotivationales Syndrom

Halluzinogene
- **Sy▷** Rauschzustände, Traumbilder, Echopsychose
- **Ein▷** **Halluzinogene erster Ordnung**:
  Mescalin, Psilocin, Tryptaminderivate
    - **Sy▷** akute organische Psychosen, kaum Bewußtseinsstörungen

Psycho

Psychiatrie
Krankheitsbilder

LSD (Lysergsäurediäthylamid, Mutterkornalkaloid)
- Sy▷ psychedelische Wirkung, illusionäre Verkennung, Mydriasis, Rauschzustand:
  Initialstadium: Schwindel, innere Unruhe
  Rauschphase: mit Pseudohalluzinationen, gestörtes Raum-Zeit-Bewußtsein, Reizoffenheit
  Erholungsphase: "Schwebezustand"
  Nachwirkungsphase: Ermüdung, Erschöpfung, Echo-Psychosen

Halluzinogene zweiter Ordnung:
Atropin
- Sy▷ schwere Bewußtseinstrübungen, mnestische Störungen, schwache halluzinogene Wirkung

Kokain
- Pa▷ v.a. psychische Abhängigkeit
- Sy▷ euphorisches Stadium, Rauschstadium, depressives Stadium
  chronischer Konsum: Antriebsstörungen, taktile und szenische Mikrohalluzinationen, Abmagerung

Schizophrenie, schizotype und wahnhafte Störungen F20–F29

Schizophrenie (schizophrene Psychose) F20
- Ep▷ Manifestation zwischen 15–40. Lj., ♂ zeitlich früher als ♀, ♂ schlechtere Prognose
- Ät▷ unklar; mögliche Faktoren: familiäre Häufung, schizoide Primärpersönlichkeit, erhöhter Dopaminspiegel, Auslöser: Beziehungskonflikt, Trauma
- Pa▷ Verlust der Einheitlichkeit und Ordnung des Denkens, Fühlens, Wahrnehmens und Handelns; Störung des Realitätsbezuges und der Kommunikation; formal zu endogenen Psychosen gehörend
  Minussymptome: Wegfall von Persönlichkeitsmerkmalen
  Plussymptome: produktive Symptomatik, z.B. Wahn
- Ein▷ **Paranoide Schizophrenie**: häufigste Form, Charakteristika: Wahnvorstellung, Wahnideen, Halluzination; relativ gute Prognose
  Hebephrene Schizophrenie: Charakteristika: Affekt-, Denk- und Antriebsstörung; prognostisch eher ungünstig
  Katatone Schizophrenie: Charakteristika: Störung der Psychomotorik mit Stupor, Katalepsie, Stereotypien
  Undifferenzierte Schizophrenie: Charakteristika: nicht zu Charakteristika von paranoider, hebephrener oder katatoner Schizophrenie passend
  Schizophrenia simplex: langsam progredienter Verlauf mit v.a. Minussymptomatik
  Typ I-Schizophrenie: v.a Plus-Symptome
  Typ II-Schizophrenie: v.a. Minus-Symptome

Psychiatrie
Krankheitsbilder

Sy▷ formale oder inhaltliche Denkstörung, Ich-Störung, Wahrnehmungsstörung (Halluzination), Affektstörung, psychomotorische Störung (Katatonie, Grimmassieren)

Di▷ **Symptome nach Beuler**
- Grundsymptome (**4 A**): **A**ssoziationslockerung, **A**ffektstörung, **A**mbivalenz, **A**utismus
- akzessorische Symptome: Sinnestäuschung (Halluzination), Wahnideen, inhaltliche Denkstörung, Katatonie, Störungen von Sprache und Schrift

Symptome nach Schneider
1. Rang: dialogische oder kommentierende Stimmen, Gedankenlautwerden, leibliche Beeinflussungserlebnisse, Gedankeneingebung, Gedankenentzug, Gedankenausbreitung, Gefühl des Gemachten, Wahnwahrnehmungen
2. Rang: akustische Halluzinationen (keine Stimmen), sonstige Halluzinationen, Wahneinfälle, Ratlosigkeit, depressive oder euphorische Stimmung, erlebte Gefühlsverarmung

Ko▷ **Postschizophrene Depression**: mögliche Entwicklung nach Schub
Schizophrenes Residuum: persistierende Minussymptomatik nach Schub

Th▷ Neuroleptika (Chlorpromazin, Haloperidol), atypische Neuroleptika mit geringeren extrapyramidalen NW
Elektrokrampftherapie, Psychotherapie, Rehabilitation und soziale Unterstützung

Anhaltende wahnhafte Störungen F22

Def▷ Störungen, bei denen ein langandauernder Wahn das einzige oder das am meisten ins Auge fallende klinische Charakteristikum darstellt, und die nicht als organisch, schizophren oder affektiv klassifiziert werden können.

Pa▷ Entwicklung eines einzelnen Wahns oder mehrerer aufeinander bezogener Wahninhalte, die im Allgemeinen lange, manchmal lebenslang, andauern. Der Inhalt des Wahns oder des Wahnsystems ist sehr unterschiedlich. Nicht mit der Diagnose vereinbar sind eindeutige und anhaltende akustische Halluzinationen (Stimmen), schizophrene Symptome wie Kontrollwahn oder Affektverflachung oder eindeutige Gehirnerkrankung.

Schizoaffektive Störungen F25

Def▷ Kombination Schizophrenie mit affektiven Störungen wie Depression oder Manie

Ein▷ schizomanisch, schizodepressiv oder gemischt

Th▷ Neuroleptika, Benzodiazepine

Affektive Störungen F30–F39

Def▷ Beeinträchtigung von Stimmung und Antrieb
Ein▷ **Depression** oder **Manie**, unipolar oder bipolar
Verlauf   phasisch: vollständige Remission im Intervall
schubförmig: Residualzustand nach Schub

Psychiatrie
Krankheitsbilder

Sy▷ **Depression**: Niedergeschlagenheit, gehemmter Antrieb, Interessensverlust, langsamer oder gehemmter formaler Gedankengang, synthyme Wahnideen, gehemmte Psychomotorik, Schlafstörung
Manie: Euphorie, gesteigerter Antrieb, Beschleunigung des Gedankengangs, Ideenflucht, Grössenideen und -wahn, gesteigerte Psychomotorik, Schlafstörung

Di▷ **Depression**: mindestens 2 Haupt- und 2 Nebensymptome
Hauptsymptome:
gedrückte, depressive Stimmung
Interessenverlust, Freudlosigkeit
Antriebsmangel, vermehrte Ermüdbarkeit
Nebensymptome:
verminderte Konzentration und Aufmerksamkeit
vermindertes Selbstwertgefühl und Selbstvertrauen
Gefühle von Schuld und Wertlosigkeit
negative und pessimistische Zukunftsperspektive
Suizidgedanke, Suizidhandlung
Schlafstörung
Appetitmangel
Manie: Hauptsymptom und mindestens 3 Nebensymptome
Hauptsymptom:
abnorme, anhaltend gehobene, expansive oder reizbare Stimmung
Nebensymptome:
gesteigerte Aktivität, motorische Unruhe
Rededrang
Gedankenjagen und Ideenflucht
Enthemmung
vermindertes Schlafbedürfnis
Grössenwahn, Selbstüberschätzung
Ablenkbarkeit, Wechsel von Plänen und Ideen
Leichtsinn, Tollkühnheit
gesteigerte Libido, sexuelle Taktlosigkeit

Bipolare affektive Störung (affektive Psychose) F31

Def▷ affektive Störung mit phasenhaft wechselndem Verlauf von Manie und Depression
Ep▷ Manifestation zwischen 20–30. Lj. oder 50–60 Lj., ♂ = ♀
Ät▷ multifaktoriell: genetisch, neurobiochemisch, Auslöser, Persönlichkeitsstruktur
Sy▷ je nach Phase depressive oder manische Symptomatik (s.o.)
Th▷ akut: Neuroleptika, Benzodiazepine
Rezidivprophylaxe: Lithium, Carbamazepin

Psychiatrie
Krankheitsbilder

Depressive Episode F32

- **Ep▷** ♀ > ♂
- **Pa▷** unipolare affektive Störung mit depressiver Symptomatik
- **Sy▷** Symptome der Depression + Wahnideen (Verarmungswahn, hypochondrischer Wahn)
- **Th▷** Antidepressiva: tri- oder tetrazyklische Antidepressiva, SSRI, MAO-Hemmer, selten Elektrokrampftherapie

Rezidivierende depressive Störung F33

Dysthymie

- **Def▷** Chronische, wenigstens mehrere Jahre andauernde depressive Verstimmung, die weder schwer noch hinsichtlich einzelner Episoden anhaltend genug ist, um die Kriterien einer schweren, mittelgradigen oder leichten rezidivierenden depressiven Störung zu erfüllen. "Balance" zwischen individuellen Phasen leichter Depression und dazwischenliegenden Perioden vergleichbarer Normalität sehr unterschiedlich. Vglb. frühere Konzepte der "depressiven Neurose" und der "neurotischen Depression".

Anhaltende affektive Störungen F34

Zyklothymie

- **Def▷** Andauernde Instabilität der Stimmung mit zahlreichen Perioden von Depression und leicht gehobener Stimmung (Hypomanie), von denen aber keine ausreichend schwer und anhaltend genug ist, um die Kriterien für eine bipolare affektive Störung oder rezidivierende depressive Störung zu erfüllen. Diese Störung kommt häufig bei Verwandten von Patienten mit bipolarer affektiver Störung vor. Einige Patienten mit Zyklothymie entwickeln schließlich selbst eine bipolare affektive Störung.

Neurotische, Belastungs- und somatoforme Störungen F40–F48

Neurosen

- **Def▷** Spannung zwischen innerem Antrieb und Vorschriften / Normen; Bildung von meist unbewussten **Abwehrmechanismen**
- **Ät▷** Trauma in der Entwicklung: je nach Zeitpunkt des Traumas Fixierung in einer Phase des psychoanalytischen Phasenmodells
    1. Lj. (**orale Phase**): Urvertrauen
    2–3. Lj. (**anale Phase**): Besitz, Macht, Autonomie
    4.-5. Lj. (**phallische Phase**): Beziehung, Sexualität, Geschlechtsidentität
    Latenzphase
    genitale Phase: Bindungsfähigkeit, reife Genitalität

Abwehrmechanismen

- **Def▷** Funktionen des Ich, die das Bewusstsein vor unangenehmen Situationen und Konflikten zu schützen

Psychiatrie
Krankheitsbilder

Ein▷ **Projektion**: eigene Persönlichkeitszüge werden anderen zugeschrieben
Verdrängung: Konflikte werden aus dem Bewusstsein verdrängt
Verleugnung: Aussenrealität wird ignoriert / nicht wahrgenommen
Reaktionsbildung: Verkehrung von Gefühlen, Motiven, Verhaltensweisen ins Gegenteil
Verschiebung: Verschiebung von Gefühlen auf ein Ersatzobjekt
Sublimierung: Umwandlung von Trieben in Ersatzbetätigungen
Regression: Wiederaufnahme kindlicher Verhaltensweisen

Phobische Störungen F40

Def▷ objekt- oder situationsgebundene Angst mit Meidungsverhalten
Ät▷ unklar; neurotische Störung
Pa▷ Abwehrmechanismen: Verschiebung, Vermeiden, Verdrängung
Th▷ Psychoanalyse, Verhaltenstherapie

Andere Angststörungen F41

Panikstörung
Def▷ anfallsartig auftretende Angst ohne konkreten Auslöser
Th▷ Anxiolyse, Psychoanalyse

Angstneurose (generalisierte Angst)
Def▷ anhaltende Angst ohne Auslöser und ohne Vermeidungsverhalten
Ät▷ neurotische Entwicklung durch Trauma (Konflikt) in der Entwicklung, nicht bewältigte Konflikte
Sy▷ Angsterwartung, Angstattacken, vegetative Begleitsymptome wie Schwitzen, Herzrasen
Th▷ Psychoanalyse, akut anxyiolytische Therapie

Zwangsstörung (Zwangsneurose) F42

Def▷ panikartige Angst bei dem Versuch, Zwangsimpulsen zu widerstehen
Pa▷ Abwehrmechanismen: Reaktionsbildung, Verschiebung, Rationalisierung, Affektisolierung
Th▷ Verhaltenstherapie, Psychoanalyse, Antidepressiva

Reaktionen auf Belastungen und Anpassungsstörungen F43

Def▷ Erlebnisreaktion: Reaktion des Körpers und des Geistes auf ein Ereignis
Ein▷ **Akute Belastungsreaktion**
  Sy▷ binnen Tagen nach Ereignis: Depression, Bewusstseinsstörung, vegetative Symptome, Affektschwankung
Anpassungsstörung
  Sy▷ binnen Monaten nach Trauma, Trauerfall; meist depressive Symptome
Posttraumatische Belastungsstörung
  Sy▷ langfristig nach traumatisierenden Ereignissen; Übererregbarkeit, Vermeidungsverhalten, Flashbacks
Th▷ Antidepressiva, akut Benzodiazepine, Gesprächstherapie

Psychiatrie
Krankheitsbilder

Dissoziative Störungen (Konversionsstörungen) F44
- **Def▷** Verlust der eigenen Integrität im Sinne eines Kontrollverlustes über Körperfunktionen: z.B. Lähmungen, psychogene Blindheit, Sensibilitätsstörungen, Amnesie
- **Pa▷** Körpersprache der Affekte, hysterische Anfälle
- **Sy▷** neurasthenisches Syndrom: überlastungsbedingte psychovegetative Störung
  Simulation, psychogener Dämmerzustand
- **Th▷** Psychoanalyse

Somatoforme Störungen F45
Somatisierung
- **Pa▷** multiple, wiederholt auftretende, häufig wechselnde Symptome
- **Di▷** Ausschluss einer somatischen Ursache

Hypochondrische Störung
- **Def▷** definierte, unbegründete Angst an schwerer Erkrankung zu leiden
- **Sy▷** übertriebene Selbstbeobachtung, Angst vor Erkrankung
- **Th▷** Psychotherapie

Verhaltensauffälligkeiten mit körperlichen Störungen und Faktoren F50–F59
Eßstörungen F50
Anorexia nervosa
- **Def▷** Körpergewicht mindestens 15% unter Vergleichsgruppe bei reduzierter Nahrungsaufnahme
- **Ep▷** ♀ >> ♂
- **Ät▷** Störung des Körperschemas, Konflikte
- **Sy▷** Magerheit mit fehlender Krankheitseinsicht
  Mangelerscheinungen mit Hypokaliämie, sek. Amenorrhoe, Hypovitaminosen
- **Ko▷** HRST, Auszehrung bis zum Tod
- **Th▷** Psychoanalyse

Bulimia nervosa
- **Def▷** gestörtes Eßverhalten mit ständigem Denken ans Essen: Fressattacken, anschließend induziertes Erbrechen
- **Ep▷** ♀, kaum ♂, v.a. junge Mädchen / Frauen
- **Ät▷** i.R. von Depression, Konflikte
- **Sy▷** Körpergewicht meist normal
- **Th▷** Verhaltenstherapie, Psychoanalyse

Psychogene Adipositas
- **Def▷** übermäßige Nahrungsaufnahme als Abwehrmechanismus, KG > 20% der Norm
- **Ät▷** Depression, Beziehungsstörung
- **Th▷** Lifestyleänderung, Verhaltenstherapie

Psycho

Psychiatrie
Krankheitsbilder

Nichtorganische Schlafstörungen F51
- **Def▷** Schlafstörungen durch emotionale Faktoren
- **Ät▷** Angst, Trauma, Alpträume
  organisch: Hyperthyreose, Koffein, Nykturie
- **Ein▷** **Insomnie**: Dauer oder Qualität des Schlafes ist beeinträchtigt; Unterteilung in Einschlaf- und Durchschlafstörung
  Hypersomnie: Schlafattacken am Tag
  Störung des Schlaf-Wach-Rhythmus
  Somnambulismus: Schlafwandeln
- **Th▷** Life-Style-Änderung, Entspannungsverfahren, Psychoanalyse
  Zurückhaltung gegenüber Sedativa

Sexuelle Funktionsstörungen, nicht verursacht durch eine organische Störung oder Krankheit F52

Erektile Dysfunktion
- **Def▷** > 6 Mon. in 75% aller Versuche keine ausreichende Erektion
- **Ät▷** psychisch
- **DD▷** toxisch, medikamentös, vaskulär, endokrin (DM), neurologisch, OP
- **Th▷** psychiatrische Evaluation, medikamentös (z.B. Sildenafil)

Psychische und Verhaltensstörungen im Wochenbett, andernorts nicht klassifiziert F53

Heultag
- **Def▷** einige Tage nach Geburt vorübergehende depressive Stimmung
- **Ät▷** Östrogenabfall nach Geburt
- **Th▷** keine spezielle Therapie; selbstlimitierend

Wochenbettpsychose
- **Def▷** depressive oder psychotische Störung in der 1.–2. Woche postpartal beginnend
- **Ät▷** homonelle Umstellung, Östrogenabfall, Angst, Insuffizienzgedanken
- **Th▷** Antidepressiva, psychiatrische Betreuung
- **Ko▷** Suizidrisiko, Gefahr der Kindstötung

Psychologische Faktoren oder Verhaltensfaktoren bei anderenorts klassifizierten Krankheiten F54

- **Def▷** Psychische Faktoren und Verhaltenseinflüsse, die eine wesentliche Rolle in der Ätiologie körperlicher Krankheiten spielen, die in anderen Kapiteln der ICD-10 klassifiziert werden. Die sich hierbei ergebenden psychischen Störungen sind meist leicht, oft lang anhaltend (wie Sorgen, emotionale Konflikte, ängstliche Erwartung) und rechtfertigen nicht die Zuordnung zu einer der anderen Kategorien.
- **Bsp▷** Asthma, Colitis ulcerosa, chronische Erkrankungen, Tumorerkrankungen
- **Ät▷** Anpassungsstörung, reaktive Depression, Stress
- **Th▷** Behandlung Grunderkrankung, Gesprächstherapie, Anxiolyse

Psychiatrie
Krankheitsbilder

Persönlichkeits- und Verhaltensstörungen F60–F69

Spezifische Persönlichkeitsstörungen F60

- **Def▷** gegenüber der Gesellschaftsnorm deutlich abweichende, andauernde und gleichbleibende Verhaltensmuster
- **Ep▷** Beginn in der Kindheit, vollständige Manifestation im Erwachsenenalter
- **Ein▷** **Paranoide** Ps.: Misstrauen, feindliche Missdeutung von Erlebtem oder Handlungsweisen
  Schizoide Ps.: flache Affektivität, soziale Kontaktschwäche
  Anankastische Ps.: übermäßiger Zweifel, Vorsicht und Perfektionismus
  Histrionische Ps.: oberflächlich labile Affektivität, übermäßiges Anerkennungsbedürfnis
  Ängstliche Ps.: Minderwertigkeitsgefühl, übertriebenes Bedürfnis nach Sicherheit
  Abhängige Ps.: Gefühl der Inkompetenz und Nachgiebigkeit gegenüber anderen
  Emotional instabile Ps.: ausgeprägte Instabilität des Selbstbildes, der Emotionen und der zwischenmenschlichen Beziehungen
  Dissoziale Ps.: Missachtung sozialer Normen, Verpflichtungen; mangelnde Empathie
- **Th▷** Psychotherapie, Verhaltenstherapie

Intelligenzminderung F70–F79

- **Def▷** **Oligophrenie**: angeborene Intelligenzminderung
  Demenz: erworbene Intelligenzminderung; Verlust einer früher vorhandenen Intelligenz
- **Ät▷** Oligophrenie: meist unklar, Syndrome: Down-Syndrom, XO, XXY, XYY, perinatale Hypoxie, Embry- oder Fetopathie
- **Ein▷** Oligophrenie Grad I: **Debilität** IQ 50–69
  Grad II: **Imbezillität** IQ 20–49
  Grad III: **Idiotie** IQ 0–19
- **Di▷** IQ-Test (z.B. HAWIK)

Entwicklungsstörungen F80–F89

Teilleistungsstörung

- **Def▷** isoliertes Defizit eines kognitiven oder motorischen Bereiches bei normaler Intelligenz und Entwicklung der anderen Bereiche

Sprachstörung

- **Ein▷** Verlangsamung der Entwicklung und des Verständnisses der Sprache
- **Ät▷** Oligophrenie, Hörstörung, Autismus, Deprivation

Psychiatrie
Krankheitsbilder

Sprechstörung
Def▷ Sprachverständnis und Wortschatz gut; Schwierigkeiten bei der Artikulation
Ein▷ **Stottern**: gestörter Redefluss
        tonisches Stottern: Spannung vor Sprachbeginn; verzögerter Beginn
        klonisches Stottern: Wiederholung von Wortteilen
    Stammeln: gestörte Artikulation und Lautbildung
        Rhinophonie: Näseln
        Gammazismus: bestimmte Laute können nicht artikuliert werden
        Sigmatismus: Lispeln

Legasthenie
Def▷ Lese- oder Rechtschreibschwäche
Ät▷ unklar; genetisch, evtl. frühkindlicher Hirnschaden
Th▷ Training

Dyskalkulie
Def▷ Schwäche beim Rechnen
Th▷ Training

Umschriebene motorische Störung
Ein▷ hypokinetisch-hyperkinetische Störung
    zerebrale Ataxie
    extrapyramidalmotorische Störung

Frühkindlicher Autismus

Def▷ Störung in der emotionalen und motorischen Entwicklung, Störung der Bindungs- und Kontaktfähigkeit
Ät▷ genetische, neurobiochemische Störung, erhöhte Dopamin- und Serotoninspiegel
    unabhängige Erkrankung, nicht durch falsche Erziehung oder Vernachlässigung entstanden.
Ein▷ **Autistische Psychopathie** nach Asperger / **Frühkindliche Form** nach Kanner

	Asperger-Syndrom	Kanner-Syndrom
Sprachentwicklung	Sprache gut entwickelt, aber kommunikative Funktion gestört	Sprachentwicklungsstörung, Sprechverhalten gestört
Epidemiologie	♂ : ♀ = 9 : 1	♂ : ♀ = 3 : 1
Verlauf	statisch	dynamisch
Beginn	ab 3. Lebensjahr	früh, meist binnen in ersten 2 Lj.
Kontaktstörung	Mitmenschen sind störend	Mitmenschen sind nicht existent
psych. Symptome	spezielle Interessen und Begabungen	Angst
Intelligenz	z.T. überdurchschnittlich	oft unterdurchschnittlich

Psychiatrie
Krankheitsbilder

Verhaltens- und emotionale Störungen mit Beginn in der Kindheit und Jugend F90–F98

Organisches Psychosyndrom
- **Ät▷** Alkohol, Hypoxie, Medikamente, Drogen
- **Pa▷** psychopathologische Veränderung durch Hirnschädigung zwischen 6. SSM und 1. Lj.
- **Sy▷** psychomotorische Unruhe, neurologische Defizite wie Ataxie, Tremor, Athetosen, Affektlabilität, Kontaktstörung, Intelligenzstörung
- **Th▷** Verhaltenstherapie, Heilpädagogik, Ergotherapie

Hyperkinetische Störungen (HKS) F90
- **Def▷** Aufmerksamkeitsstörung mit Überaktivität, Impulsivität, Übererregbarkeit
- **Ep▷** ♂ >> ♀
- **Ät▷** unklar
- **Sy▷** Trias: motorische Unruhe, Konzentrationsstörung, Affektstörung
- **Di▷** Fragebogen nach Conners
- **Th▷** Verhaltenstherapie, Psychotherapie, Methylphenidat, Amphetamin

Störungen des Sozialverhaltens F91
- **Bsp▷** dissoziales Verhalten, Sozialisationsdefizit
- **Ät▷** multifaktoriell, Trauma, soziale Umstände
- **Sy▷** Disziplinlosigkeit, Aggressivität, destruktives Verhalten
- **Th▷** sozialpädagogische Betreuung, Verhaltenstherapie

Emotionale Störungen des Kindesalters F93
- **Def▷** Affektstörungen des Kindesalters
- **Ät▷** Depression, Deprivation, Konfliktsituationen
- **Sy▷** Angst, Phobie, dissoziative Störung, Zwangsstörung, Depression
- **Th▷** Beratung, Verhaltes- und Psychotherapie

Störungen sozialer Funktionen mit Beginn in der Kindheit und Jugend F94

Elektiver Mutismus
- **Def▷** Sprachverweigerung bei normaler Sprachentwicklung und Sprechfähigkeit
- **Ät▷** familiäre Bedingungen, Psychose, Trauma
- **Ein▷** **Totaler Mutismus**: totales Verstummen
  Elektiver Mutismus: Verstummen in speziellen Situationen
- **Th▷** Verhaltenstherapie

Ticstörungen F95
- **Def▷** Muskelzuckungen mit Zwinkern, Grimassieren oder Lauten
- **Ät▷** unklar, Verschlechterung unter Stress
- **Ein▷** Unterteilung in transiente und chronische Tics (> 1 Jahr)

Psychiatrie
Krankheitsbilder

Sy▷ meist nur motorisch
Gilles de la Tourette-Syndrom: motorisch und vokal
(Phonationsauffälligkeiten, Koprolalie mit Schimpfworten)
Th▷ Verhaltenstherapie und Haloperidol

Andere Verhaltens- und emotionale Störungen mit Beginn in Kindheit und Jugend F98

Nichtorganische Enuresis
Def▷ unwillkürliches Einnässen > 4. Lj.
Ät▷ Entwicklungsverzögerung, Stress, Trauma, Konfliktsituationen
Ein▷ **primär**: persistierende Enuresis
sekundär: wiederkehrende Enuresis, nachdem Kind eigentlich schon trocken war
Th▷ Verhaltenstherapie, Blasentraining

Nichtorganische Enkopresis
Def▷ willkürliche oder unwillkürliches Absetzen von Kot an nicht dafür vorgesehenen Orten
Ät▷ Entwicklungsverzögerung, sekundäre Form meist bei psychosozialen Belastungen
Ein▷ **primär**: Stuhlinkontinenz > 4. Lj.
sekundär: wiederkehrende Stuhlinkontinenz, nachdem dies bereits erlernt war
Th▷ Verhaltenstherapie, Psychotherapie

Deprivation
Def▷ Vernachlässigungssyndrom, wenn Grundbedürfnisse des Kindes nicht erfüllt werden; vulnerable Phase 0,5.–4. Lj.
Sy▷ **Stadium I**: Protestphase
Stadium II: Desinteresse und Apathie
Stadium III: Kontaktstörung, irreversible psychische Störung, Bindungsunfähigkeit, Aggression, Minderwuchs
Stadium IV: Hospitalismus
Th▷ Prophylaxe, Zuwendung, Fürsorge

Rumination (Wiederkäuen)
Ät▷ Eßstörung bei vernachlässigten Säuglingen
Sy▷ willkürliches Hochwürgen und erneutes Schlucken
Th▷ Zuwendung, Aufmerksamkeit

Pharmakotherapie in der Psychiatrie

Sedativa und Hypnotika

Benzodiazepine
- **Ind▷** Angstzustände, Schlafstörungen, Epilepsien, Muskelverspannung
- **Sto▷** **kurzwirksam**: Midazolam [Dormicum®], Triazolam [Halcion®]
  mittellangwirksam: Oxazepam [Adumbran®], Lormetazepam [Noctamid®]
  langwirksam: Diazepam [Valium®], Clonazepam [Rivotril®], Lorazepam [Tavor®], Clorazepat [Tranxilium®], Bromazepam [Lexotanil®]
- **Wm▷** Aktivierung des Cl^--Kanals am GABA-Rezeptor → Hyperpolarisation (Membranstabilisierung); hohe Plasmaeiweißbindung, oft Transformation in aktive Metabolite
- **Wi▷** muskelrelaxierend, hypnotisch-sedativ, antikonvulsiv, anxiolytisch
- **Nw▷** Gewichtszunahme, paradoxe Reaktionen, verkürzte REM-Phasen
- **Int▷** Cimetidin hemmt Benzodiazepinmetabolisierung

Chloralhydrat [Chloralhydrat®]
- **Ind▷** Hypnotikum (geringe therapeutische Breite)
- **Wm▷** prodrug → Trichlorethanol; allosterischer Effektor am GABA-Rezeptor → Cl^--Einstrom → Hyperpolarisation
- **Nw▷** Gastritis, hepatotoxisch, Sensibilisierung für Katecholamine
- **Int▷** Induktion des Fremdstoffmetabolismus

Clomethiazol [Distraneurin®]
- **Ind▷** Alkoholdelir, extreme Erregungszustände
- **Wm▷** unklar; enteral schnell resorbierbar
- **Wi▷** muskelrelaxierend, atemdepressiv, vermindert zerebrale Durchblutung
- **Nw▷** bei i.v. RR ↓, Übelkeit, vermehrte bronchiale Sekretbildung; Abhängigkeitsgefahr
- **Int▷** mit Alkohol lebensbedrohliche Komplikationen

Histamin-H_1-Rezeptorantagonisten
- **Sto▷** Diphenhydramin [Sediat®], Doxylamin [Hoggar®]
- **Wm▷** Hemmung des H_1-Rezeptors
- **Wi▷** sedierend, hypnotisch, anxiolytisch, anticholinerg, antiallergisch
- **Nw▷** Tinnitus, Nervosität, anticholinerge Wirkung (Obstipation, Harnverhalt, kardiovaskuläre Effekte), paradoxe Reaktionen
- **Int▷** Induktoren des Fremdstoffmetabolismus; wird durch Alkohol verstärkt

Barbiturate
- **Ind▷** Antikonvulsiva, Narkotika, Hyperbilirubinämie, Kernikterus bei Kindern
- **Wm▷** Wirkung am Cl^--Kanal des GABA-Rezeptors
- **Wi▷** hypnotisch-narkotisch, euphorisierend, antikonvulsiv
- **Nw▷** Müdigkeit, Allergie, Euphorie, Abhängigkeit, Entzug
- **Int▷** Induktoren des Fremdstoffmetabolismus; Verstärkung der alkoholtoxischen Wirkung

Psychiatrie
Pharmakotherapie in der Psychiatrie

Weitere Sedativa
Sto▷ Zolpidem [Stillnox®], Zeleplon [Sonata®], Zopiclon [Ximovan®]
Wi▷ vglb. Benzodiazepine, sedativ, anxiolytisch, antikonvulsiv, muskelrelaxierend
Vorteil: geringere Beeinflussung der Schlafphasen
Wm▷ Bindung an GABA-Rezeptorkomplex

Neuroleptika

Ind▷ psychomotorische Erregung, Wahn, Halluzination, Denkstörung, Minussymptomatik
Ein▷ **Klassische Neuroleptika**: v.a. Blockade des D_2-Rezeptors
    schwach antipsychotisch
        Sto▷ Chlorprothixen [Truxal®], Levomepromazin [Neurocil®], Melperon [Eunerpan®], Pipamperon [Dipiperon®], Promethazin [Atosil®], Sulpirid [Dogmatil®], Thioridazin [Melleril®]
    stark antipsychotisch
        Sto▷ Haloperidol [Haldol®], Fluphenazin [Dapotum®], Flupentixol [Fluanxol®]
Atypische Neuroleptika: v.a. Blockade des D_4-Rezeptors
    Sto▷ Clozapin [Leponex®], Olanzapin [Zyprexa®], Quetiapin [Seroquel®], Risperidon [Risperdalr®], Ziprasidon [Zeldox®]
    Wi▷ gut antipsychotisch, aber geringere extrapyramidale NW als klassische Neuroleptika

Nach chemischer Struktur
    Phenothiazine: **Sto**▷ Chlorpromazin, Levopromazin, Thioridazin, Fluphenazin, Trifluperazin
    Butyrophenone: **Sto**▷ Haloperidol, Bromperidol, Trifluperidol
    Bezamid: **Sto**▷ Sulpirid, Metoclopramid

Nach Wirkstärke
    schwach: gering neuroleptisch, starke vegetative Symptome
        Sto▷ Sulpirid, Chlorprothixen, Thioridazin
    mittelstark: mittelstark antipsychotisch
        Sto▷ Chlorpromazin, Triflupromazin, Clozapin, Dibenzodiazepin
    stark: stark antipyschotisch, Sedierung und vegetative Nw gering, EPM stark
        Sto▷ Fluphenazin, Haloperidol, Pimozid

Wm▷ Blockade der postsynaptischen Dopaminrezeptoren im Striatum und limbischen System; Blockade der Wiederaufnahme von Dopamin; Sedative Wirkung nimmt mit der antipsychotischen Wirkung ab. dopaminantagonistisch, antiadrenerg, anticholinerg, antihistaminerg, antiserotoninerg

Psychiatrie
Pharmakotherapie in der Psychiatrie

D_1-Gruppe: umfasst Dopaminrezeptor D_1 und D_5; Aktivierung führt zu Erhöhung der renalen und mesenterialen Durchblutung

D_2-Gruppe: umfasst Dopaminrezeptor D_{2-4}; Aktivierung führt zu Prolaktinerhöhung, antiemetische, antipsychotische und neuroleptische Wirkung

Wi▷ Dämpfung von Überaktivität, Halluzinationen, Aggressivität, sedierend, keine intellektuellen Einbußen; insgesamt nicht so stark sedierend wie Barbiturate

Phasen: Phase 1: Sedation
Phase 2: EPM-Symptome
Phase 3: neuroleptische Wirkung, emotionaler Ausgleich

Ind▷ psychomotorische Erregung, Wahn, Halluzination, Denkstörung, Minussymptomatik

Akuter Schub: hochpotente Neuroleptika (Haloperidol), evtl. Kombination mit niedrigpotenten Neuroleptika oder Benzodiazepinen

Wahnhafte Depression: Kombination Neuroleptika-Antidepressiva

Manische Zustände: Kombination Neuroleptika-Lithium

Dauermedikation: ggfs. mit Depotneuroleptika

Hochpotente Neuroleptika: exogene Psychosen, delirante Zustände, Denkstörungen, Wahn, Halluzinationen, katatoner Stupor, Analgesie

Niedrigpotente Neuroleptika: v.a. bei Erregungszuständen

Pk▷ gute Resorption, maximale Wirkung nach 1 h., hepatische Metabolisierung, renale Eliminierung; Retardpräparate als Decanoat

Nw▷ große therapeutische Breite, kein Abhängigkeits- oder Suchtpotential
Rigor, Tremor, Akinese, Dyskinesien; nicht narkotisch, verstärken jedoch Wirkung der Opiate und Narkotika

Vegetative Symptome: Mundtrockenheit, Schwitzen, Hyperthermie, Tachykardie, Hypotonie, Speichelfluß

Sedation: Müdigkeit, Konzentrationsschwäche

Frühdyskinesien: hyperkinetisch-dyston, Zungenschlundkrampf, Augenmuskelkrampf, Trismus, Tortikollis, Sprechstörungen (Biperiden i.v. → Blitzheilung)

Parkinsonoid: hypokinetisch mit Rigor, Tremor, Hypokinesie, Hypomomie, Salbengesicht; Therapie mit Anticholinergika (Biperiden, Trihexyphenidyl)

Akathisie: Sitzunruhe, Trippeln, Tasikinesie

Spätdyskinesien: hyperkinetische Dauersymptome mit Mümmeln, Zungenwälzungen, Torticollis, irreversibel; Clozapingabe

Hämatopoetische Störungen: Leukopenie, Agranulozytose, v.a. bei Clozapin
Cholestase, Hyperprolaktinämie mit Gynäkomastie, Photosensibilisierung, Miktionsstörungen, Harnverhalt
dilirantes Syndrom

Malignes neuroleptisches Syndrom: Rigor, Stupor, hohes Fieber; Therapie mit Dantrolen, Benzodiazepine, Intensivmedizin

Intox▷ Delir, Koma, Hypotonie, Epilepsie; symptomatische Therapie

KI▷ Glaukom, Prostatahyperplasie, Leberschäden, Herzschäden

Psycho

Psychiatrie
Pharmakotherapie in der Psychiatrie

Int▷ zentrale Blutdrucksenker werden geschwächt (Clonidin), Addition der Sedierung mit Alkohol, Narkotika, Opioiden, Antihistaminika, Sedativa, Antidepressiva

Antidepressiva

Trizyklische und tetrazyklische Antidepressiva
Ind▷ Depression, adjuvant bei chronischen Schmerzen
Sto▷ **Amitryptilin-Typ**: Amitriptylin [Saroten®], Doxepin [Aponal®], Opipramol [Insidon®], Trimipramin [Stangyl®]
  Ind▷ dämpfend, anxiolytisch
    Einsatz bei agitiert-ängstlichem, depressivem Syndrom
Desipramin-Typ: Desipramin [Pertofran®], Nortriptylin [Nortrilen®]
  Ind▷ aktivierend, antriebssteigernd, aufhellend
    Einsatz bei gehemmtem, depressivem Syndrom
Imipramin-Typ: Imipramin [Tofranil®], Clomipramin [Anafranil®]
  Ind▷ depressive Vitalstörung ohne Antriebsarmut
tetrazyklische Antidepressiva: Maprotilin [Ludiomil®], Mianserin [Tolvin®]
  Ind▷ stimmungsaufhellend, sedierend; vglb. Amitriptylintyp
Wm▷ Hemmung der Noradrenalin- (NA) und Serotonin-Wiederaufnahme
Downregulation der β- und Serotonin-Rezeptoren, Upregulation des α_1-Rezeptors
antihistaminerg, anticholinerg, α_1-sympatholytisch
Wi▷ Antriebssteigerung (nicht bei Gesunden), Sedierung, Schlafinduktion, Stimmungsaufhellung; volle Wirkung erst nach 2–3 Wochen
Nw▷ anticholinerg (Mundtrockenheit, Mydriasis, Obstipation, Tachykardie, Rhythmusstörungen), Sedierung, Schläfrigkeit, Senkung der Krampfschwelle, orthostatische Dysregulation

Atypische Antidepressiva
Sto▷ Mirtazepin [Remergil®], Trazodon [Thromban®], Venlafaxin [Trevilor®], Viloxazin [Vivalan®]
Wm▷ selektivere Hemmung des Re-Uptakes der biogenen Amine
Wi▷ stimmungsaufhellend, antriebssteigernd
Nw▷ geringere anticholinerge NW als trizyklische Antidepressiva

Selektive Serotonin-Reuptake-Hemmer [SSRI]
Ind▷ Depression
Sto▷ Citalopram [Cipramil®], Excitalopram [Cipralex®], Fluoxetin [Fluctin®], Sertralin [Zoloft®], Paroxetin [Tagonis®]
Wm▷ Hemmung der Serotinin-Wiederaufnahme
Wi▷ vglb. trizyklische Antidepressiva, aber geringere Nebenwirkungen durch selektiveren Ansatz
Nw▷ Inappetenz, Übelkeit, Erbrechen, Unruhe, Antriebssteigerung

Psychiatrie
Pharmakotherapie in der Psychiatrie

MAO-Hemmer
Hemmung der MAO-Isoform A
- **Ind▷** Antidepressivum; Einsatz bei therapierefraktärer Depression
- **Sto▷** Moclobemid [Aurorix®], Tranylcypromin [Jatrosom®]
- **Wm▷** Hemmung der MAO-Isoform A (peripher), reversibel und hochselektiv → Noradrenalin und Serotonin ↑, keine hypertensiven Krisen, Hemmung der abbauenden Enzyme von Noradrenalin und Serotonin; Downregulation von postsynaptischen Rezeptoren
- **Wi▷** stark antriebsteigernd, mässig antidepressiv, indirektes Sympathomimetikum
- **Nw▷** Kopfschmerz, Schlafstörungen, Tremor, Kreislaufdysregulation
  Cave: tyraminhaltige Nahrung: Tyramin wird durch MAO abgebaut; wird MAO gehemmt führt dies zu vermehrter Wirkung von Tyramin → sympathomimetische Reaktion

Hemmung der MAO-Isoform B
- **Sto▷** Selegelin
- **Ind▷** Parkinsonmittel
- **Wm▷** Hemmung MAO-Isoform B → Ansatz zentral v.a. Basalganglien

Lithium
- **Ind▷** Prophylaxe bipolarer affektiver Psychosen
  Prophylaxe manisch-depressiver oder schizoaffektiver Psychosen
- **Sto▷** Lithiumacetat [Quilonum®], Lithiumcarbonat [Hypnorex®]
- **Wm▷** unklar; Reduktion des intrazellulären Kaliums, Membranstabilisierung wahrscheinlich
  These: Lithium ersetzt zunächst Natrium → Lithium wird langsamer aus der Zelle transportiert → Hemmung des Kalium-Transports in die Zelle, Lithium ersetzt Teil des intrazellulären Kaliums → Stabilisierung der Zellmembran
  Konkurrenz mit Na^+ um Rückresorption, d.h. bei Diuretika → Na^+-Verlust → Lithiumwirkung und –konzentration erhöht
- **Wi▷** nach Latenz von 1–2 Wochen Unterdrückung der manischen Phase, Dauerprophylaxe von manischen und depressiven Phasen (80%); psychomotorisch dämpfend, 1/3 schubfrei
- **Pk▷** hohe Bioverfügbarkeit, renale Elimination, geringe therapeutische Breite
  Dosierung: unter Spiegelkontrolle langsam auf Erhaltungsdosis steigern, Dauertherapie; Erhaltungsdosis = Li-Clearance · 1,8
  Kontrollen: Serumspiegel
- **Nw▷** Vergiftung, Nausea, Sedation, Gewichtszunahme, Struma, Tremor, Wechselwirkungen, Polyurie, Polydipsie, Alkoholintoleranz, Epilepsie, Nierenversagen
- **Intox▷** ab 1,5 mmol/l Übelkeit, Erbrechen, Ataxie, Bewußtseinsstörungen, Koma, Herzrhythmusstörungen, Anfälle, Streckkrämpfe, Schnappatmung; v.a. i.Z. mit Infektionen (erhöhter NaCl-Verlust)

Psycho

Psychiatrie
Pharmakotherapie in der Psychiatrie

Ki▷ **Cave**: Schwangerschaft (Mißbildungen), Natriumbilanz, Natriumverlust führen zu Lithiumretention, Natriumzufuhr zu erhöhter Lithiumelimination

Methylphenidat
Sto▷ Methylphenidat [Concerta®, Equasym®, Medikinet®, Ritalin®]
Ind▷ ADHS ~ Aufmerksamkeitsdefizits-/Hyperaktivitätssyndrom, Narkolepsie, Depression
Wm▷ hemmt präsynaptische Wiederaufnahme von Dopamin und Noradrenalin und erhöht somit deren Konzentration im synaptischen Spalt; Erhöhung des Sympathikotonus
Nw▷ Appetitreduktion, Tachykardie, Palpitation, gastrointestinale Nw
Int▷ keine Kombination mit MAO-Hemmern

Neurologie

Grundlagen	**318**
Anatomie / Physiologie	318
Meninges spinalis	318
Liquor	318
Ventrikelsystem	318
Arterielle Gefässe / Gefässversorgung	318
Cortex	319
Hirnstamm	319
Nucleus ruber	320
Olive	320
Substantia nigra	321
Formatio reticularis	321
Basalganglien	322
Thalamus	323
Hypothalamus	324
Fornix	324
Hippocampus	324
Corpus amygdaloideum (Mandelkern)	324
Kleinhirn	325
Extrapyramidalmotorisches System (EPM)	326
Zielmotorik	326
Sensorische Bahnen	328
Rückenmark	330
Hirnnerven	330
Untersuchung	336
Körperliche Untersuchung	336
Neuropsychiatrische Beurteilung	339
Komplexe neuropsychologische Funktionen	340
Apparative und invasive Diagnostik	341
Gesundheitsstörungen	**345**
Aphasie	345
Apraxie	346
Ataxie	346
Dysarthrophonie bzw. Dysglossie	346
Dystonien (generalisiert, fokal)	347
Faszikulationen	347
Heiserkeit	347
Hirntod	347
Hyperkinesen	347

Neuro

Neurologie
Inhalt

Hypokinese bzw. Hypomimie	348
Krampfanfall	348
Lähmungen	348
Liquorrhoe	348
Meningismus	348
Muskelkrämpfe	349
Muskuläre Hypertonie	349
Muskuläre Hypotonie	349
Mutismus	349
Myoklonien	349
Opisthotonus	350
Reflexanomalien	350
Rigor	350
Schwindel bzw. Gleichgewichtsstörungen	350
Sensibilitätsstörungen	350
Spastik	351
Stottern bzw. Poltern	351
Tremor	351
Krankheitsbilder	**352**
Entzündliche Krankheiten des Zentralnervensystems G00–G09	352
Meningitis	352
Hirnabszeß	353
Enzephalitis	353
Neurolues	354
Neuroborreliose	355
Myelitis (Rückenmarksentzündung)	355
Akute Poliomyelitis (spinale Kinderlähmung)	355
Enzephalomyelitis	356
Intrakranielle und intraspinale Granulome	356
Systematrophien, die vorwiegend das Zentralnervensystem betreffen G10–G13	356
Chorea Huntington G10	356
Hereditäre Ataxie (Heredoataxien) G11	357
Spinale Muskelatrophie und verwandte Syndrome G12	358
Extrapyramidale Krankheiten und Bewegungsstörungen G20–G26	362
Primäres Parkinson-Syndrom G20	363
Parkinsontherapie	364
Sekundäres Parkinson-Syndrom G21	365
Sonstige degenerative Krankheiten der Basalganglien G23	365
Dystonie G24	366
Sonstige extrapyramidale Krankheiten und Bewegungsstörungen G25	366
Sonstige degenerative Krankheiten des Nervensystems G30–G32	367
Alzheimer-Krankheit G30	367
M. Pick	368
Vaskuläre Demenz	368
Sonstige degenerative Krankheiten des Nervensystems bei anderorts klassizierten Krankheiten G32	369
Demyelinisierende Krankheiten des ZNS G35–G37	369
Multiple Sklerose (Encephalomyelitis disseminata) G35	369
Sonstige Enzaphalomyelitiden	370

Neurologie

Inhalt

Episodische und paroxysmale Krankheiten des Nervensystems G40–G47	372
Epilepsie G40	372
Status epilepticus G41	378
Nichtepileptische Anfälle	378
Antikonvulsiva	379
Epilepsietherapie	382
Migräne G43	383
Sonstige Kopfschmerzsyndrome G44	383
Zerebrale transitorische Ischämie und verwandte Syndrome G45	385
Zerebrale Gefäßsyndrome bei zerebrovaskulären Krankheiten G46	386
Schlafstörungen G47	388
Krankheiten von Nerven, Nervenwurzeln und -plexus G50–G59	389
Krankheiten des N. trigeminus (V. Hirnnerv) G50	389
Krankheiten des N. facialis (VII. Hirnnerv) G51	389
Krankheiten sonstiger Hirnnerven G52	390
Krankheiten von Nervenwurzeln und Nervenplexus G54	390
Spinale Wurzelkompressionssyndrome G 55	393
Mononeuropathien der oberen und unteren Extremität G56–57	394
Polyneuropathien und sonstige Krankheiten des peripheren Nervensystems G60–G64	397
Polyneuritis G61	397
Sonstige Polyneuropathien (PNP) G62	398
Polyneuropathie bei anderenorts klassifizierten Krankheiten G63	398
Krankheiten im Bereich der neuromuskulären Synapse und des Muskels G70–G73	399
Myasthenia gravis und sonstige neuromuskuläre Krankheiten G70	399
Primäre Myopathien G71	400
Sonstige Myopathien G72	402
Zerebrale Lähmung und sonstige Lähmungssyndrome G80–G83	404
Infantile Zerebralparese G80	404
Hemiparese und Hemiplegie G81	404
Paraparese und Paraplegie, Tetraparese und Tetraplegie G82	404
Sonstige Lähmungssyndrome G83	405
Sonstige Krankheiten des Nervensystems G90–G99	405
Krankheiten des autonomen Nervensystems G90	405
Hydrozephalus G91	406
Hirndruck G93	406
Hirnödem	407
Komatöse Zustände	407
Sonstige Krankheiten des Rückenmarkes G95	408

Neuro

Neurologie
Grundlagen

Grundlagen

Anatomie / Physiologie

Meninges spinalis

Dura mater: zweiblättrig, schließt Cavitas epiduralis ein, Verlauf der Sinus durae matris
　Spatium subdurale: kapillär
Arachnoidea: bildet Pacchionische Granulationen
　Cavitas subarachnoidea mit Liquor, Zisternenbildung
Pia mater: bildet Plexus choroideus

Liquor

Phy▷ 150 ml; Liquordruck: 60–200 mm H_2O
　Bildung in Plexus chorioidei der Pia mater
　Abfluß über Lymphbahnen, Granulationes arachnoidales
　Enthält keine Proteine, kaum Zellen, H^+-Konzentration steuert Atmung
An▷ innerer Liquorraum: Ventrikel und Zentralkanal
　äußerer Liquorraum: Cavum subarachnoidale

Ventrikelsystem

An▷ Seitenventrikel (I, II) mit Plexus choroideus
　　　Verbindung zu III über Foramen interventrikulare Monroi
　III. Ventrikel
　　　Verbindung zu IV über Aquäductus cerebri sylvii
　IV. Ventrikel
　　　Aperturae laterales Luschkae (seitliche Verbindung zu
　　　　Subarachnoidalraum)
　　　Apertura mediana Magendii (mediale Verbindung zu
　　　　Subarachnoidalraum)
　äußerer Liquorraum: Subarachnoidalraum, Zisternen
　Ependym mit Ventrikelepithel

Arterielle Gefässe / Gefässversorgung

Circulus arteriosus cerebri (willisii)

A. cerebri anterior	→	frontal und Mantelregion
A. cerebri media	→	Großteil des Cortex, posteriorer Frontallappen, Temporal- und Parietallappen, Basalganglien, Thalamus, Capsula interna
A. cerebri post	→	Occipitallappen, Vierhügelplatte
A. basilaris	→	Hirnstamm, Kleinhirn

Neurologie
Grundlagen

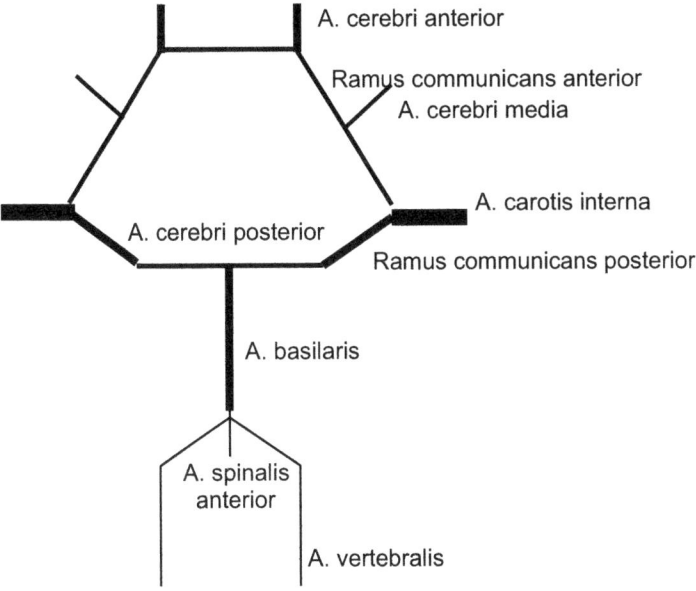

Abb. : Gefässversorgung des Gehirns

Cortex
Fkt▷ Kognition, Emotion, Willkürsteuerung, Wahrnehmung
An▷ **Frontallappen**
– Gyrus praecentralis → motorisches Projektionsfeld
– Anteriorer Frontallappen → Emotion, Affekt, Assoziation
– Gyrus frontalis inferior → Broca-Sprachareal (motorisch)
Parietallappen
– Gyrus postzentralis → sensibles Projektionsfeld
– Gyrus angularis → Wernicke-Sprachareal (sensibel)
Occipitallappen
– visuelles Projektionsfeld und Assoziationsfeld
Temporallappen
– Heschl'sche Querwindung → akustisches Projektionsfeld

Hirnstamm
Fkt▷ Steuerung lebensnotwendiger Funktion: Atemzentrum, Kreislaufsteuerung, Temperatursteuerung, Verschaltung der langen Bahnen
An▷ Sitz der Hirnnervenkerne, Olive
Bestandteile: Mesencephalon mit Vierhügelplatte
Pons ⎱ Rhombenzephalon
Medulla oblongata mit Olive, Pyramide ⎰

Neurologie
Grundlagen

Nucleus ruber

Fkt▷ Schalt- und Kontrollstelle für zerebelläre, pallidäre und kortikal-motorische Impulse. Relevant für Muskeltonus, Körperhaltung und Gehbewegungen. Bei Schädigung Ruhetremor, veränderter Muskeltonus, choreatisch-athetotische Bewegungsunruhen.

An▷ Neorubrum und Palaeorubrum

Affektive Verbindungen
- Fasciculus dentatorubralis (cerebellorubralis): Kreuzung in dorsaler Haubenkreuzung (Meynert): aus Ncl. dentatus des Kleinhirns durch Ped. cerebell. sup.
- Tractus tectorubralis: aus oberer Vierhügelplatte
- Tractus pallidorubralis: aus innerem Pallidum
- Tractus corticorubralis: aus frontalem und praecentralem Cortex

Effektive Verbindungen
- Tractus tegmentalis centralis (Kreuzung in ventraler Haubenkreuzung Forel) (zentrale Haubenbahn) → rubroretikuläre Fasern, rubrooliväre Fasern
- Neuronenkreis: Ncl. dentatus → Ncl. ruber → Olive → Kleinhirn
- Tractus rubrospinalis

Olive

Fkt▷ Schaltstation für das Kleinhirn. Sie besteht aus mehreren Kernen, dem Hauptkern (Ncl. olivaris caudalis) und den Nebenoliven (Ncl. accessorius medialis und dorsalis)

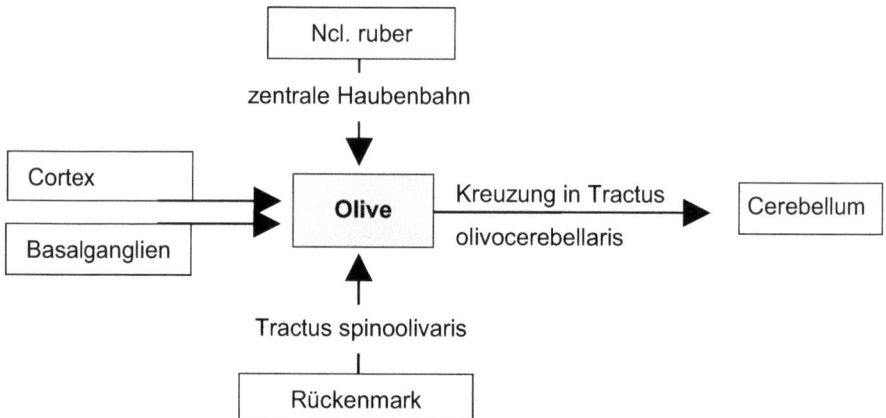

Abb.: Funktionelle Verschaltung der Olive

Neurologie
Grundlagen

Substantia nigra

Fkt▷ unwillkürliche Mitbewegungen; Starterfunktion für raschen Bewegungsbeginn; bei Schädigung kommt es zu Muskelstarre, Ruhetremor, mimischer Starre (Maskengesicht)

An▷ zwei Anteile: **pars compacta** (schwarzes Melaninpigment, sehr dopaminreich)
pars reticularis (rötlich, da eisenhaltig)

Affektive Verbindungen
- Fasc. strionigralis (Ncl. caudatus)
- Fibrae corticonigrales (Area 9–12)
- Fasern des Putamen
- Fasern aus praezentralen Rindenanteilen (Area 4 + 6)

Effektive Verbindungen
- Fibrae nigrostriatales (pars compacta → Striatum)
- Fibrae nigrothalamica (pars reticularis → Thalamus)

Formatio reticularis

Fkt▷ zentrale Schaltstation für äußere Reize, Bewußtsein, Wach/Schlaf-Steuerung Hauptbestandteil des ARAS (aufsteigendes retikuläres Aktivierungssystem: anatomische und physiologische Basis des Wachbewusstseins)

An▷ verstreute Nervenzellen des Tegmentum und ihre netzartig verknüpften Fortsätze; mittlerer Bezirk des Tegmentum; erstreckt sich von der Medulla bis in das rostrale Mittelhirn. Es lassen sich mehrere unterschiedlich gebaute Areale abgrenzen. Im **medialen Feld** liegen großzellige Kerne, von denen lange auf- und absteigende Faserzüge entspringen. Der kleinzellige **laterale Streifen** gilt als Assoziationsareal.

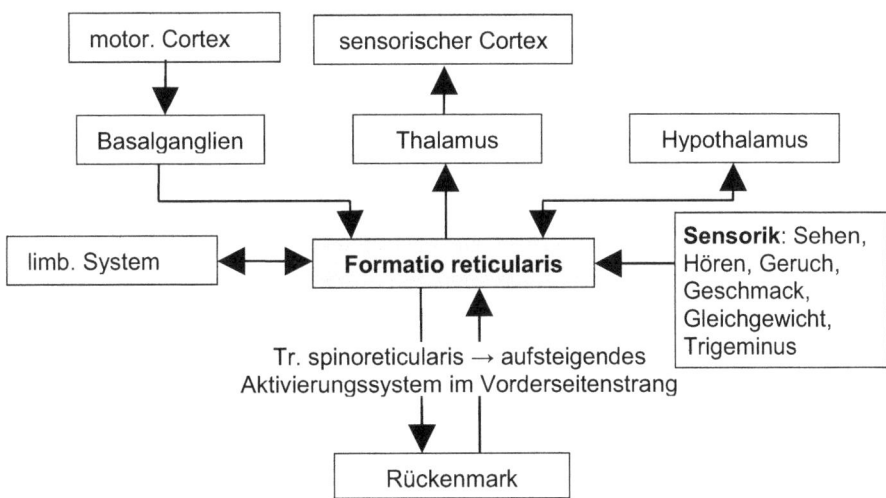

Abb.: Verschaltung der Formatio reticularis

Neurologie
Grundlagen

Basalganglien

Fkt▷ Steuerung der extrapyramidalen Motorik (d.h. der unwillkürlichen Motorik) zum Ausgleich und zur Koordination der Willkürmotorik; Steuerung von Muskeltonus, Gleichgewichts- und Zusatzbewegungen

An▷ i.e.S.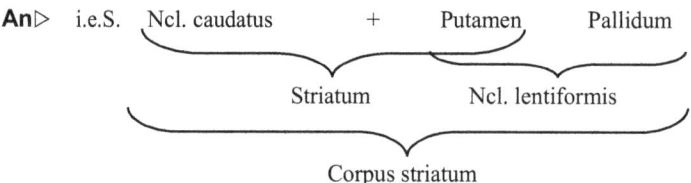

i.w.S. Substantia nigra und Ncl. subthalamicus

Basalganglienkreislauf
Komplexe Verschaltung zwischen Basalganglien, Substantia nigra und Ncl. subthalamicus zur Steuerung der Extrapyramidalmotorik

Direkter Weg: positive Rückkopplung über 4 Synpasen:
Cortex → +**Glu** → Striatum → –**GABA** → inneres Pallidum → –**GABA** → Thalamus → + **Glu** → Cortex (im Schema ———)

Indirekter Weg: negative Rückkopplung über 6 Synpasen:
Cortex → +**Glu** → Striatum → –**GABA** → äußeres Pallidum → –**GABA** → Ncl. subthalamicus → +**Glu** → inneres Pallidum → –**GABA** → Thalamus → +**Glu** → Cortex (im Schema ▬▬▬)

Weitere Schleife:
Striatum → pars compacta der Substantia nigra → Dopamin (D_1 aktivierend, D_2 hemmend) → Striatum (im Schema ▪ ▪ ▪ ▪)

Dopamin fördert den direkten Weg und hemmt den indirekten Weg.

Erkrankungen der Basalganglien
M. Parkinson

Pa▷ Dopaminmangel → Thalamus wird nicht genug enthemmt → motorische Schwächen; hypokinetisches-hypertones Syndrom

Sy▷ Trias: Tremor, Rigor, Akinese; v.a. Ruhetremor; Akinese äußert sich v.a. in Starthemmung und Fallneigung; es kommt weiterhin zu Sprachstörungen, Depression
im Laufe der Erkrankung kann es zu akinetischen Krisen kommen → langanhaltende Bewegungsblockade

Chorea Huntington

Pa▷ Ursache ist ein selektiver Verlust der GABA-Enkephalin-Neurone → extreme Hemmung des Ncl. subthalamicus, da sein Hemmer nicht weiter gehemmt wird → starke Erregung des inneren Pallidum → starke Hemmung des Thalamus; langfristige Atrophie von Thalamus und Cortex

Neurologie

Grundlagen

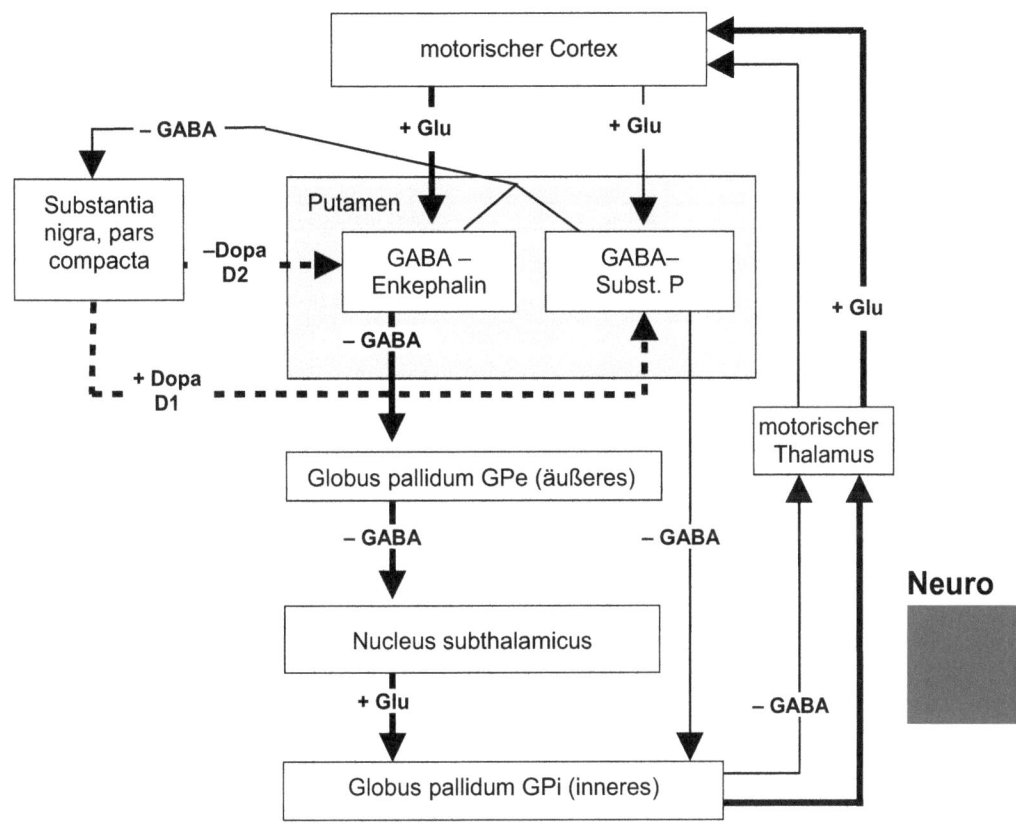

Abb.: Schema des Basalganglienkreislaufs; +: stimulierende Wirkung, –: hemmende Wirkung

Thalamus

Fkt▷ zentrale Schaltstelle für einen Großteil der zentralen Funktionen
An▷ multiple Kerne mit Spezialfunktionen

Kern	Bedeutung
Ncl. anteriores	Schaltstelle für das limbische System
Ncl. mediales	verantwortlich für affektive Grundstimmung; bei Durchtrennung Beruhigung, allgemeine Gleichgültigkeit, Verflachung der Persönlichkeit
Ncl. centromedianus	Verbindung Kleinhirn → Striatum
Ncl. laterales	Integrationskerne ohne extrathalamische Einflüsse; Efferenz zu Parietallappen
Ncl. ventrales ant.	aufsteigendes retikuläres Aktivierungssystem (ARAS) Aff. aus innerem Pallidum, unspezif. Thalamuskernen, Subst. nigra, Ncl. interstitiales Cajal, Formatio reticularis Eff. zu prämotorischem Cortex
Ncl. ventrales lat.	vermittelt Informationen aus Kleinhirn an motorische Rinde

Neurologie

Grundlagen

Kern	Bedeutung
Ncl. ventrales post.	afferente gekreuzte, sekundäre sensible Bahnen enden hier Ncl. ventralis posterolat.: Hinterstrangkerne → Lemn. med. Ncl. ventralis posteromed.: sek. Trigeminusfasern
Ncl. geniculatum lat.	Sehbahn
Ncl. geniculatum med.	Hörbahn
Pulvinar	Integrationskern ohne extrathalamische Einflüsse; Schädigung verursacht Sprachstörungen
Ncl. reticularis	aufsteigendes retikuläres Aktivierungssystem (ARAS)

Hypothalamus

Fkt▷ zentrale Region zur Steuerung vegetativer Funktionen (s. Endokrinologie)

Fornix

Fkt▷ wichtiger Anteil des Papez-Zyklus; Gedächtnis und Lernen

An▷ weißer Faserzug in der medialen Hemisphärenwand; verbindet Hippocampus mit Corpus mamillare im Hypothalamus gegenläufig, Tractus hippocampomamillaris und Tractus mamillohippocampalis

Papez-Zyklus: Hippocampus → Fornix → Corpora mamillare → Tractus mamillothalamicus (Vicq-d'Azursches Bündel) → Ncl. ant. thalami → oberer Thalamusstiel → hinterer Gyrus cinguli → Hippocampus

Hippocampus

Fkt▷ großes Integrationsgebiet

Informationen aus sensorischem Cortex (für Sehen, Hören, Riechen, Berührung), limbisches System, Hypothalamus und Hirnstamm, Weitergabe an Frontalhirn (Stimmung, Motivation), Einspeichern von Erinnerungen (Lernen und Gedächtnis). Efferenzen: Fornix

An▷ Hauptteil des Archicortex, Temporallappen

Corpus amygdaloideum (Mandelkern)

Fkt▷ vegetative und emotionale Reaktion, Denken und Koordination

An▷ temporal gelegen; Informationen aus Cortex und Hirnstamm, Efferenzen meist über Thalamus; Verbindung zu extrapyramidalmotorischem System

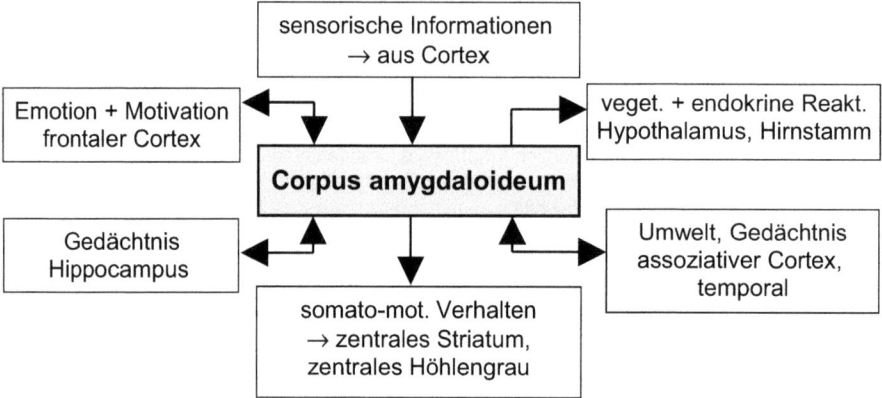

Abb.: Verschaltung des Corpus amygdaloideum

Neurologie
Grundlagen

Kleinhirn

Fkt▷ Verarbeitung von Signalen aus allen motorischen Kontrollgebieten und Steuerung
Kontrolle des aktuellen Zustandes (Lage, Muskeltonus) und Bewegungsplan: Koordination der Willkürmotorik, Ausgleichsmotorik

An▷ **Medianes Kleinhirn**: Steuerung der Halte- und Stützmotorik; Blickmotorik. Es erhält Afferenzkopien spinalen, vestibulären und visuellen Ursprunges sowie Efferenzkopien der motorischen Signale für die Skelettmotorik. Die Ausgänge des medianen Kleinhirns laufen über die Ncl. fastigii, globosus et emboliformis zu den motorischen Zentren von Rückenmark und Hirnstamm sowie den Vestibulariskernen (Deitersscher Kern).
Läsionen des medianen Cerebellums haben Gleichgewichtsstörung und blickmotorische Störungen (Pendelnystagmus) sowie Rumpf- und Gangataxie zur Folge.

Laterales Kleinhirn: v.a. motorische Programmierung; motorische Adaptation und Erlernen motorischer Abläufe; bidirektionale Verbindungen zum Cortex. Afferent mit motorischem Cortex verbunden. Efferenzen des lateralen Kleinhirns über motorischen Thalamus zum Motocortex. Bei Läsionen der Kleinhirnhämisphären sind die Initialisierung, die Koordination und die Beendigung der zielgerichteten Motorik sowie die rasche Umprogrammierung auf entgegengesetzte Bewegungen (Diadochokinese) gestört. Es kommt zu Intentionstremor, Dysmetrie, Rückschlagphänomen, Adiadochokinese, Dysarthrie.

Vestibularcerebellum: Nodulus, Flocculus, Uvula, Ncl. fastigii, Tr. vestibulo-cerebellaris, -cerebellovestibularis → Gleichgewicht

Spinocerebellum: Wurm, Ncl. emboliformis, Globosus → Ist-Soll-Zustandsprüfung und motorisches Lernen; Tr. spinocerebellaris

Pontocerebellum: obere Hemisphären und Ncl. dentatus, Tr. pontocerebellaris, -cerebellopontinus → Bewegungskoordination

Neurologie
Grundlagen

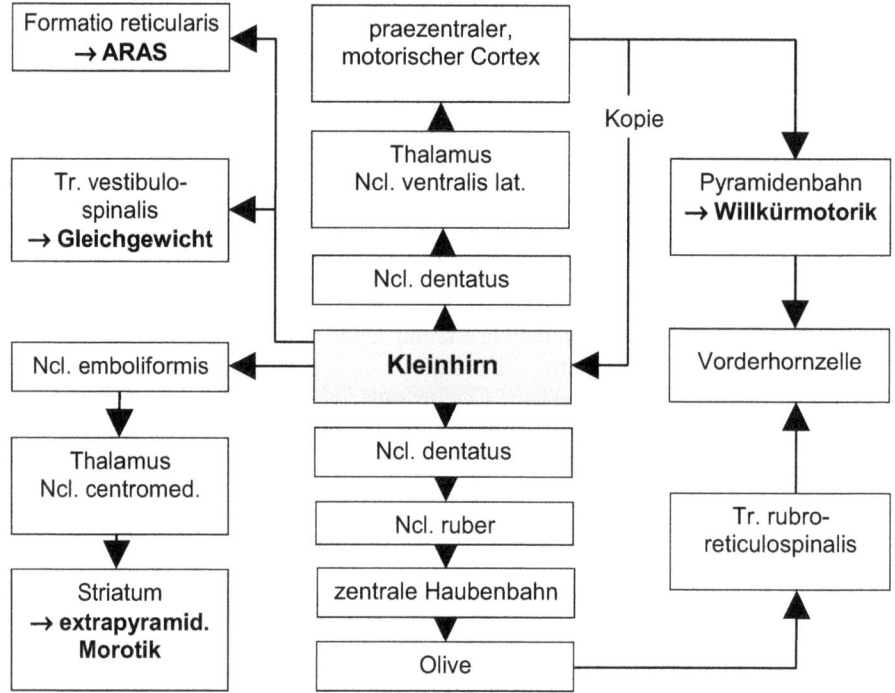

Abb.: Verbindungen des Kleinhirns

Extrapyramidalmotorisches System (EPM)

Fkt▷ Ausgleichsbewegungen, Körperhaltung, Gleichgewicht
An▷ Anteile: Striatum, Pallidum, Ncl. subthalamicus, Ncl. ruber, Substantia nigra, erweitert durch Kleinhirn, Thalamuskerne, Formatio reticularis, Vestibulariskerne
wichtigste Efferenz: zentrale Haubenbahn
doppelläufige Verbindungen:
Kleinhirn → Ncl. centromed. → Striatum → Globus pallidum → Ncl. ruber → Olive → Kleinhirn
Cortex → Striatum → Globus pallidum → Ncl. ventr. ant. thalami → Ncl. ventr. lat. thalami → Cortex

Zielmotorik

Fkt▷ Steuerung und Koordination der Willkürmotorik
An▷ primäre motorische Areal im Gyrus praecentralis (Area 4), i.w.S. auch das rostral davon gelegene sekundäre motorische Areal. Beide sind, ebenso wie motorischer Thalamus und Striatum, nach Körperregionen (somatotopisch) gegliedert. Verlauf über Pyramidenbahn

Neurologie
Grundlagen

Pyramidenbahn

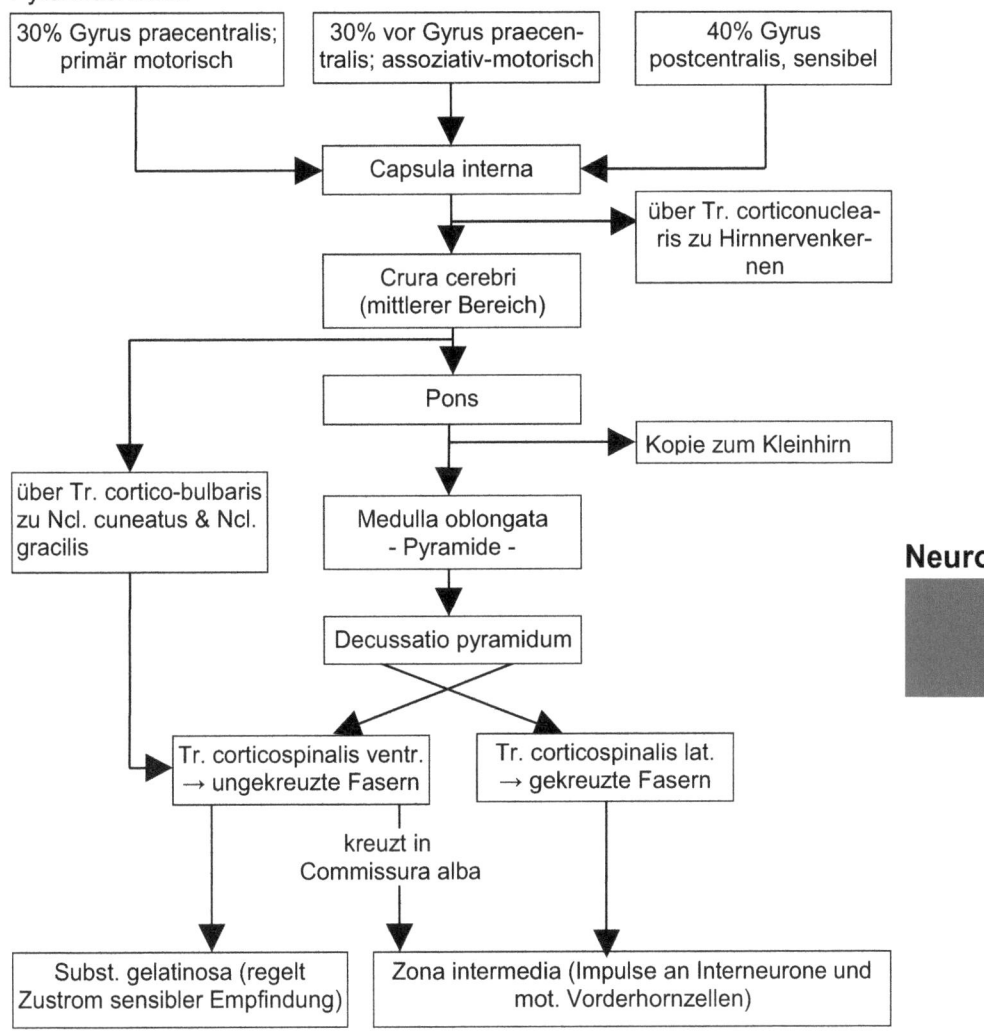

Abb.: Verlauf der Pyramidenbahn

Tr. corticobulbaris → verläßt Pyramidenbahn nach dorsal → Haube zu
motorischen Kernen der Hirnnerven; z.T. gekreuzt

Tr. corticospinalis → läuft bis Pyramide, dort Aufteilung in
  Tr. corticospinalis lat. (gekreuzt in Decussatio pyramidum (80%) → v.a.
    aus Area 4 → Inter- und Motoneurone
  Tr. corticospinalis med. (ungekreuzt) → v.a. aus Area 6 →
    Spindelneuronen

Tr. corticorubralis → endet im Ncl. ruber

Neurologie
Grundlagen

Tractus corticopontinus:
> **Tr. frontopontinus** (Arnoldsches Bündel): Stirnlappen → vordere Capsula interna → Crus cerebris → Ncl. pontis
> **Tr. temporopontinus** (Türcksches Bündel): hinterer Temporallappen → hintere Capsula interna → Crus cerebri → Ncl. pontis
> Efferente Fasern der Ncl. pontis → Kreuzung in Raphe pontis → Ped. cerebellaris med. → Moosfasern

Sensorische Bahnen

Vorderseitenstrang
Syn▷ Lemniscus lateralis = Fasciculus anterolateralis = Lemniscus spinalis
An▷ Tractus spinothalamicus ventr. → Berührung, Druck; Kreuzung im Hinterhorn
Tractus spinothalamicus lateralis → Schmerz, Temperatur
Tractus spinoreticularis → aufsteigendes Aktivierungssystem
Tractus spinotectalis → optische Reflexe

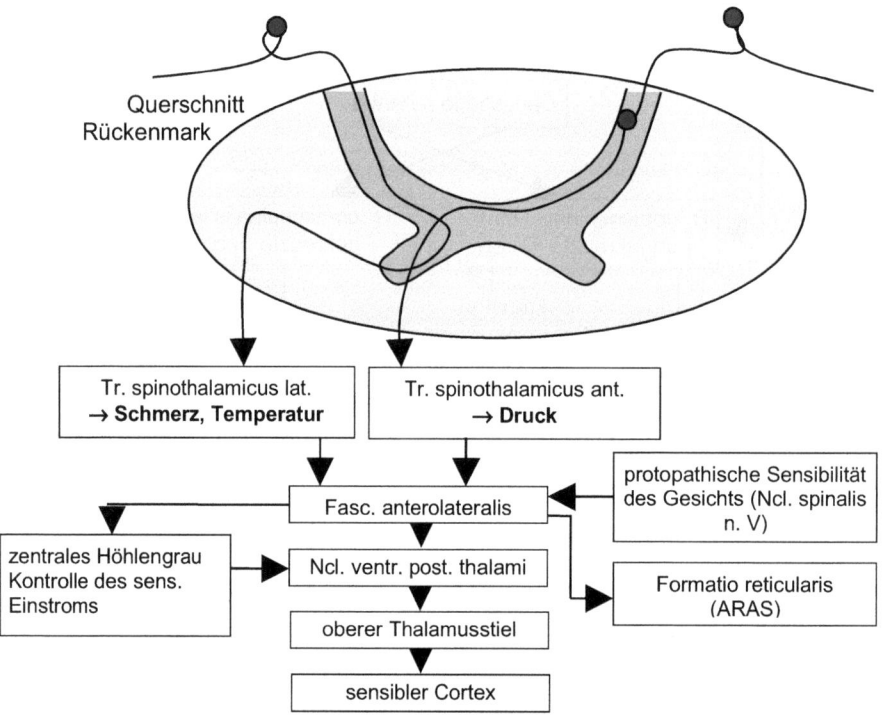

Abb.: Verschaltung des Vorderseitenstrangs

Neurologie
Grundlagen

Hinterstrang
Syn▷ Lemniscus medialis
Fkt▷ umfaßt die wichtigsten Bahnen der exterozeptiven, epikritischen Sensibilität aus Rückenmark und Hirnstamm; 1. Neuron der sensiblen Bahn im Rückenmark ungekreuzt, Kreuzung erst auf Höhe der Raphe
An▷ Tractus spinobulbaris → Fibrae arcuatae internae → Raphe der Medulla oblongata (Kreuzung) → Lemniscus med. → endet im Ncl ventralis post. med., Ncl. ventr. post. lat. des Thalamus

Tractus spinobulbaris medialis → Gracilis; Information aus unterer Körperhälfte

Tractus spinobulbaris lateralis → Cuneatus; Information aus oberer Körperhälfte

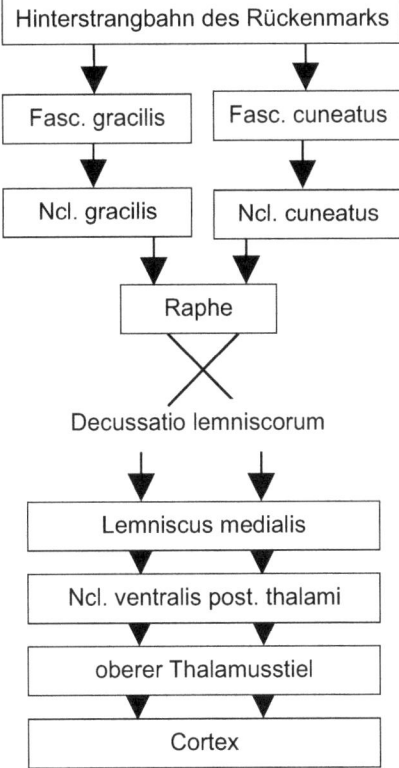

Abb.: Verschaltung der Hinterstrangbahnen

Neurologie
Grundlagen

Rückenmark
Fkt▷ beinhaltet die langen Bahnen des motorischen und sensiblen Systems; zum Teil Kreuzung und Verschaltung auf Rückenmarksebene

An▷ von Medulla oblongata bis Conus medullaris und Filum terminalis (Cauada equina)

Graue Substanz: Schmetterlingsfigur (innen):
- Vorderhorn mit Motoneuronen
- Substantia gelatinosa mit Tractus spinothalamicus lateralis
- Hinterhorn mit Tractus spinothalamicus anterior
- Seitenhorn mit Neuronen des Sympathicus, Parasympathicus

Weiße Substanz: beinhaltet die Stränge:
- Hinterstrang, Vorderseitenstrang und Vorderstrang

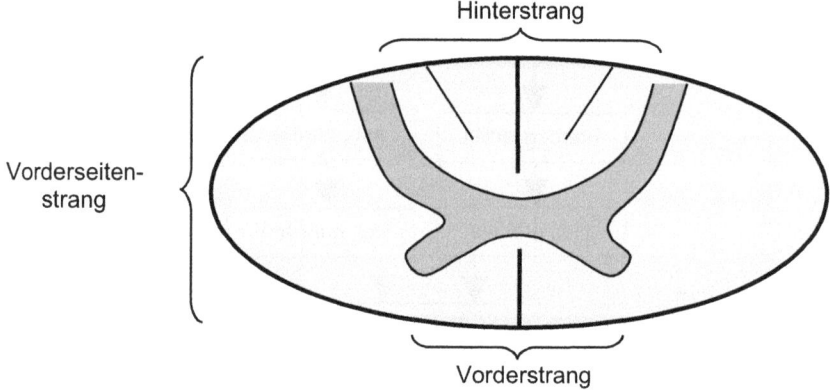

Abb.: Schematische Darstellung des Rückenmarks (Querschnitt)

Hirnnerven

Lokalisation der Hirnnervenkerne
- Dienzephalon: I, II
- Mesenzephalon: III, IV
- Pons: V, VI, VII
- Medulla: VIII, IX, X, XI, XII

Funktionelle Einteilung
- **sensorisch**: I, II, VIII
- **motorisch**:
  - IV (M. obliquus superior)
  - VI (M. rectus lateralis)
  - XI (M. trapezius, M. sternocleidomastoideus)
  - XII (Zungenmuskel)
- **gemischt**: III, V, VII, IX, X

Neurologie
Grundlagen

Schädelgrube / Nervendurchtrittspunkte
Vordere Schädelgrube

Foramen caecum	Anheftungspunkt für Falx cerebri
Foramen ethmoidale anterius	Vasa ethmoidalia anteriora

Mittlere Schädelgrube

Sulcus caroticus	A. carotis interna
Canalis opticus	N. opticus (II) A. ophthalmica Plexus ophtalmicus
Fissura orbitalis sup.	N. ophtalmicus (V/1) N. oculomotorius (III) N. trochlearis (IV) N. abducens (VI) V. ophtalmica sup
Foramen rotundum (medial)	N. maxillaris (V/2) N. zygomaticus
Foramen ovale	N. mandibularis (V/3)
Foramen spinosum (lateral)	A. meningea media (verursacht epidurale Blutung) N. spinosus
Foramen lacerum	N. petrosi major et minor

Hintere Schädelgrube

Foramen occipitale magnum	Medulla oblongata Aa. vertebrales A. meningea posterior
Porus acusticus int.	N. vestibulocochlearis (VIII) N. facialis (VII) Vasa labyrinthii
Foramen jugulare	V. jugularis A. meningea posterior Sinus petrosus inferior N. glossopharyngeus (IX) N. vagus (X) N. accessorius (XI)
Canalis hypoglossi	N. hypoglossus (XII)

N. olfactorius (I.)
- **Fkt**▷ Geruchssinn, rein sensorisch
- **An**▷ Hirnteil; Durchtritt durch Lamina cribrosa
- **Pa**▷ **Anosmie / Hypoosmie** bei Verletzung, Infektion, Tumor
  Syndrom der Olfaktoriusrinne: frontobasales Meningeom mit Anosmie, Visusverlust

Neurologie
Grundlagen

N. opticus (II.)
Fkt▷ Sehnerv, rein sensorisch
An▷ Durchtritt durch Canalis opticus, Sehbahn
Pa▷ **Stauungspapille** bei Hirndruckerhöhung
    Foster-Kennedy-Syndrom: Optikusatrophie + kontralaterale Stauungspapille bei Tumor der vorderen Schädelgrube
    Argyll-Robertson-Syndrom (amaurotische Pupillenstarre): reflektorische Pupillenstarre bei erhaltener Konvergenzreaktion bei Lues, Wernicke-Enzephalopathie, multipler Sklerose
    Adie-Syndrom: Pupillotonie, Akkommodotonie, Areflexie der unteren Extremität
    Horner-Syndrom:
        peripher: Unterbrechung des Halssympathikus
        zentral: Großhirninfarkt mit Unterbrechung der absteigenden Sympathikusbahn
            Sy▷ Miosis (Parese des M. dilatator pupillae)
                   Ptosis (Parese des M. tarsalis)
                   Enophthalmus (Parese des M. orbitalis)
                   Schweißsekretionsstörung (Läsion sudorisekretorischer Fasern)
    Raeder-Syndrom: Miosis – Ptosis – Enophthalmus – Trigeminusastsensibilitätsstörungen (keine Schweißsekretionsstörung) bei parasellärem Neoplasma

N. oculomotorius (III.)
Fkt▷ Augenmuskulatur, motorisch und parasympathisch
An▷ Kerngebiet ventral des Aquaeductus cerebri, verläuft nahe Sinus cavernosus, Durchtritt durch Fissura orbitalis superior
Innerviert folgende Muskeln:
- M. rectus superior / inferior / medialis
- M. levator palpebrae
- M. obliquus inferior
- M. ciliaris
- M. sphincter pupillae

Pa▷ **Lähmung**: oberes Augenlid hängt herab, das Auge blickt nach außen und unten; die Pupille ist weit geöffnet und die Akkommodation ist nicht mehr möglich
    Ophthalmoplegia externe, interne et totalis
        Ät▷ Diabetes mellitus, Aneurysma
        Sy▷ Augenmuskelparese
        externa   **Ät▷** Läsion im Kerngebiet des N. oculomotorius bei Myasthenie, Muskeldystrophie
                        Pa▷ Lähmung des M. levator palpebrae, Augenmuskellähmungen
                        Sy▷ Ptosis, Blick nach unten außen

Neurologie
Grundlagen

interna	Ät▷	Lähmung der autonomen Fasen bei zentralen Vagusstörungen, Parasympathikuserkrankungen
	Pa▷	Lähmung von M. sphincter pupillae, M. ciliaris
	Sy▷	Mydriasis
totalis	Ät▷	Fisteln im Bereich des Sinus cavernosus, Schädigung aller drei Augenmuskelnerven (Enzephalomalazie, basale Meningitis, Schädelbasisfrakturen)
	Sy▷	pulsierender Exophthalmus, gestörte Okulomotorik

N. trochlearis (IV.)
Fkt▷ Augenmuskelbewegung (M. obliquus superior), rein motorisch
An▷ verläßt Hinstamm dorsal, Verlauf mit N. occulomotorius, Durchtritt durch Fissura orbitalis superior; innerviert M. obliquus superior
Pa▷ Lähmung
    Ät▷ Schädel-Hirn-Trauma, Diabetes mellitus, Tumore
    Pa▷ Ausfall des M. obliquus superior (senkt Bulbus) → Blick nach oben, innen
    Sy▷ Bulbushochstand mit kompensierendem Tortikollis
        Diplopie (besonders bei Blick nach unten und medial der betroffenen Seite)

N. abducens (IV.)
Fkt▷ Augenmuskelbewegung (M. rectus lateralis), rein motorisch
An▷ Verlauf bei Sinus cavernosus, langer intraduraler Verlauf; Durchtritt durch Fissura orbitalis superior
Pa▷ Lähmung
    Ät▷ Tumor, Ponsgliom, Diabetes mellitus, Meningitiden
    Pa▷ erhöhter Hirndruck
    Sy▷ Bulbus weicht nach innen ab

Kombinierte Paresen der Augenmuskulatur (III, IV, VI)
Syndrom der Orbitaspitze
Ät▷ Tumor, Entzündung
Pa▷ II, III, IV, V, VI betroffen
Sy▷ Zentralskotom, Trigeminusschmerzen, Ophthalmoplegie

Fissura-Orbitalis-Syndrom
Ät▷ Tumor, Entzündung
Pa▷ III, IV, V, VI betroffen; N. opticus nicht betroffen
Sy▷ Zentralskotom, Trigeminusschmerzen, Ophthalmoplegie

Keilbeinsyndrom
Ät▷ Meningeom
Sy▷ Exophthalmus

Neurologie
Grundlagen

Sinus-Cavernosus-Syndrom (Jefferson-Syndrom)
Ät▷ Tumore, Aneurysmen, Thrombosen, Shunts
Pa▷ kombinierte Hirnnervenläsion von III, IV, V, VI
Sy▷ **vorderes**: Ophthalmoplegie, Trigeminusläsion (V1)
mittleres: Ophthalmoplegie, Trigeminusläsion (V1+V2)
hinteres: Trigeminusläsion

Blickparesen
Ät▷ supranukleäre Läsionen
Sy▷ **Deviation conjuguee**: horizontale Blickparese
Parinaud-Syndrom: vertikale Blickparese, Konvergenzlähmung, einseitige Mydriasis bei Pinealistumor
Di▷ Puppenkopfphänomen

N. trigeminus (V.)
Fkt▷ sensible Versorgung des Gesichtes, Kaumuskulatur
An▷ Ursprung aus Pons; Radix sensoria; Radix motoria; über Felsenbeinoberrand Ganglion trigeminale (semilunare, Gasseri) des sensiblen Teils
Bildung des
N. ophthalmicus: rein sensibel
durch Fissura orbitalis superior
Aufteilung in **N. lacrimalis, N. frontalis, N. nasociliaris**
N. maxillaris: rein sensibel
durch Foramen rotundum (medial) in fossa pterygopalatina (Abgabe des **N. zygomaticus**), Durchtritt durch Fissura orbitalis inferior (**N. infraorbitalis**)
N. mandibularis: sensibel und motorisch (Kaumuskulatur); Durchtritt durch Foramen ovale; Aufteilung in **N. spinosus, N. pterygoideus medialis, N. buccalis, N. pterygoideus lateralis, N. massetericus, N. mylohyoideus, N. lingualis**
Pa▷ Trigeminusneuralgie, sensibles Defizit
Di▷ Kornealreflex (V, VII), Masseterreflex

N. facialis (VII.)
Fkt▷ Gesichtsmuskulatur, Speicheldrüsen, Tränendrüsen, Geschmacksempfinden
An▷ **Kerne**
Motorischer Anteil: Nucleus N. facialis; "inneres Knie": Verlauf um Kern des N. abducens (Stirnrunzeln, Augenschluß, Naserümpfen, Zähnezeigen, Pfeifen, Kontraktion des M. stapedius)
Parasympathischer Anteil: Nucleus salivatorius superior, N. intermedius; versorgt Glandula submandibularis und sublingualis, Tränendrüse, Schleimdrüsen. (Tränensekretion, Speichelsekretion)
Sensibler Anteil: Nucleus solitarius, Chorda tympani (Abzweigung im Facialiskanal, tritt durch Fissura sphenopetrosa) Geschmacksempfindung an vorderen zwei Dritteln der Zunge

Neurologie
Grundlagen

Verlauf: Kleinhirnbrückenwinkel → innerer Gehörgang → Canalis facialis → Ganglion geniculi am Facialisknie (N. petrosus major zu Ganglion pterygopalatinum) → Chorda tympani (Abzweigung oberhalb des Foramen stylomast.) → N. stapedius → Foramen stylomastoideum → Parotis (Aufteilung in Gesichtsäste)

Versorgung: gesamte mimische Gesichtsmuskulatur, Zunge, Gl. sublingualis, Gl. submandibularis, Gl. palatini, Gl. lacrimalis

Di▷ Orbicularis-oculi-Reflex (Lidschlußreflex) durch Beklopfen der Glabella
Signe des cils (Sichtbarbleiben der Wimpern beim Lidschluss)
Geräuschüberempfindlichkeit; Stapediusreflex
Störung des Geschmacks sowie Störung der Tränen- und Speichelsekretion
Schirmer-Test (Tränensekretion)

Pa▷ **Lähmung (Fazialisparese)**: zentral (ohne Stirnast) / peripher (mit Stirnast)

Ät▷ idiopathisch, Borreliose, Herpes zoster, Diabetes mellitus

Periphere Läsion
Pa▷ ipsilateraler Ausfall bei Schädigung im Ganglion Geniculi
Sy▷ Tränen- und Speichelsekretionsstörung, Geschmacksstörung, Stapediusreflex
proximal des N. stapedius: Speichelsekretionsstörung, Hyperakusis
proximal des Abgangs der Chorda tympani: Speichelsekretionsstörung, Geschmacksstörung
distal des Foramen stylomastoideum: rein motorische Lähmung

Zentrale (supranukleär) Läsion
Pa▷ Stirnast intakt, da er als einziger gekreuzt **und** ungekreuzt aus beiden Hemisphären innerviert wird.
Sy▷ motorische Schwäche nur kontralateral auf unteren 2/3 des Gesichts (Mundast und Augenast); Stirnrunzeln und Lidschluß (M. occipito-frontalis) möglich

Gustatorische Lakrimation
Pa▷ nach Verletzung der Intermediusfasern bei Ganglion geniculi Einwachsen von Chorda tympani-Fasern in den N. petrosus major
Sy▷ Tränenträufeln beim Essen

N. vestibulocochlearis (VIII.)
Fkt▷ Hören und Gleichgewicht, rein sensorisch
An▷ Radix cochlearis, Radix vestibularis, Durchtritt durch Porus et Meatus acusticus int.
Pa▷ Läsion: Hypakusis, Taubheit, Tinnitus, Schwindel, Nystagmus, Gleichgewichtsstörung

Neurologie
Grundlagen

Kleinhirnbrückenwinkelsyndrom
- **Ät▷** Akustikusneurinom mit Läsion von V, VII, VIII
- **Sy▷** eingeschränktes Hörvermögen, Facialisparese, Hemispasmus facialis

Di▷ Rinne, Weber

N. glossopharyngeus (IX.)
- **Fkt▷** Schluckakt, Geschmack; sensibel, sensorisch, motorisch
- **An▷** Durchtritt durch Foramen jugulare (mit N. vagus), Ganglion superius, Ganglion inferius, N. tympanicus
- **Di▷** Würgeflex, Geschmacksprüfung

N. vagus (X.)
- **Fkt▷** vegetatives Nervensystem; Parasympathikus; sensorisch, parasympathisch
- **An▷** Durchtritt durch Foramen jugulare; Ganglion superius, Ganglion inferius in Carotisscheide zur oberen Thoraxapertur
- **Pa▷** **Kulissenphänomen**: bei einseitiger Gaumensegelparese → Abweichung zur gesunden Seite

N. accessorius (XI.)
- **Fkt▷** motorisch, innerviert M. sternocleidomastoideus, M. trapezius
- **An▷** Durchtritt durch Foramen jugulare
- **Pa▷** **distal**: Atrophie des M. trapezius, Schultertiefstand
  proximal: Atrophie des M. trapezius und sternocleidomastoideus

N. hypoglossus (XII.)
- **Fkt▷** Zungenmuskulatur, rein motorisch
- **An▷** Durchtritt durch Canalis hypoglossus
- **Pa▷** **Lähmung** **Ät▷** Bulbärparalyse, Pseudobulbärparalyse
  Sy▷ Atrophie, Zungenfaszikulieren
  Syndrom des Foramen jugulare
  Ät▷ Tumor
  Sy▷ Läsion von IX, X (Gaumensegellähmung), XII (Schluckbeschwerden, Zunge weicht zu Seite der Läsion ab, Zungenhemiatrophie)

Untersuchung

Körperliche Untersuchung
Meningismuszeichen

Lasègue-Zeichen: Anheben des gestreckten Beins beim liegenden Patienten. Der Winkel zwischen dem angehobenen Bein und der Unterlage gibt ungefähr das Ausmaß einer meningealen oder radikulären Reizung an.

Kernig-Zeichen: Positiv, wenn der Patient das passiv gestreckte angehobene Bein beugt bzw. wenn eine Schmerzangabe erfolgt, sobald das gebeugt Bein gestreckt wird.

Neurologie
Grundlagen

Brudzinski-Zeichen: Positiv, wenn der Patient bei passiver Kopfbeugung die Knie anzieht.

Lhermitte-Zeichen: kribbelnde und elektrisierende Mißempfindungen entlang der Wirbelsäule bzw. an den Außenseiten der Extremitäten bei Anteflexion des Kopfes; bei meningealer Reizung, Hirntumor oder multipler Sklerose

Hirnnervenprüfung
- I   aromatische Riechstoffe
- II Visus, Funduskopie, Perimetrie
- III Augenfolgebewegungen, Pupillenmotorik, Ptosis
- IV Augenfolgebewegungen
- V   Gesichtssensibilitätsprüfung, Kornealreflex, Masseterreflex
- VI Augenfolgebewegungen
- VII Mimik, Kornealreflex, Schirmer-Test, Stapediusreflex, Geschmacksprüfung vordere 2/3
- VIII orientierende Hörprüfung, Nystagmus, Weber, Rinne
- IX Würgereflex, Pharynxsensibilität, Geschmack und Sensibilität hinteres Drittel
- X   Gaumensegeluntersuchung, Würgereflex, Kulissenphänomen, Kehlkopfuntersuchung
- XI Schulterheben (M. trapezius), Kopfdrehung (M. sternocleidomastoideus)
- XII Zunge herausstrecken, Zungenatrophie, Artikulationsstörungen

Motorik und Reflexe

Inspektion: Atrophie, Haltungsanomalien, herabgesetzte Spontanbeweglichkeit
Halteversuch (bei geschlossenen Augen): Prüfung einer latenten Parese
Kraftprüfung im Seitenvergleich: Prüfung manifester Paresen
Prüfung der Feinmotorik: Diadochokinese
Prüfung der Koordination: Fingernaseversuch (FNV), Kniehackeversuch (KHV)

Periphere Lähmung: Läsion des 2. Neurons zwischen Vorderhornzelle und Muskel
Sy▷ schlaffe Lähmung, Atrophie der Muskeln, Muskelhypotonie
Aufhebung des Muskeleigenreflexes
Faszikulationen, Fibrillationen

Zentrale Lähmung: Läsion des 1. Motoneurons zwischen Motocortex und Rückenmark
Sy▷ spastische Tonuserhöhung (Taschenmesserphänomen, entwickelt sich später, an Armen v.a. Beugetonus, an Beinen v.a. Strecktonus)
Reflexsteigerung
Kloni und Pyramidenbahnzeichen (Kloni: repetitive Muskelkontraktionen bei passiver Dehnung)

Neurologie
Grundlagen

Muskel	Reflex	Rückenmarkssegment
M. biceps brachii	Bizepssehnenreflex	C 5
M. brachioradialis	Brachioradialisreflex	C 6
M. triceps brachii	Trizepssehnenreflex	C 7
Fingerbeuger	Trömner-Reflex	C 8 + Knips Reflex
	Bauchhautreflexe	Th 6-Th 12
M. cremaster	Cremaster-Reflex	L 1–L 2
Adduktorengruppe	Adduktorenreflex	L 3
M. quadriceps femoris	Patellarsehnenreflex	L 4
M. exten. hallucis longus	Tibialis-posterior-Reflex	L 5
Plantarflexion	Achillessehnenreflex	S 1
M. sphincter ani	Analreflex	S 3–S 4

Pyramidenbahnzeichen
Babinski Dorsalflexion der Großzehe, Plantarflexion und Spreizung der 2.–5. Zehe bei Bestreichen des lateralen Fußrandes
Oppenheim Babinski-Auslösung durch Streichen an Schienenbeinvorderkante
Gordon Babinski-Auslösung durch kräftiges Kneten der Wadenmuskulatur
Mendel-Bechterew Beklopfen des Fußrückens → Beuge- und Spreizbewegung der Zehen
Strümpell Babinski einseitig bei Kniebeugung gegen Widerstand auslösbar
Siccard spontaner positiver Babinski

Koordinationsprüfung
Zielversuche (v.a. bei Kleinhirnläsionen pathologisch)
    Fingernaseversuch (FNV)
    Kniehackeversuch (KHV)
Stand- und Tretversuche: Romberg, Unterberger
Rebound-Phänomen

Bewegungsauffälligkeiten
Tremor
Ät▷ toxisch (Quecksilber, Blei, Alkohol), autotoxisch (M. Basedow), psychisch, Dopaminmangel (M. Parkinson), Kleinhirnschädigung
Pa▷ unwillkürlich zitternde Bewegung
Ein▷ fein-, mittel-, grobschlägig
    Ruhe-, Intentions-, Aktionstremor
    Streck-, Beuge-, Seittremor

Spastik
Pa▷ erhöhter Muskeltonus durch Schädigung des 1. Motoneuron; Pyramidenbahnläsion mit gleichzeitiger Schädigung extrapyramidaler Bahnen
Sy▷ Taschenmesserphänomen, gesteigerte Eigenreflexe
    Arme: Beugetonus > Strecktonus; Beine: Strecktonus > Beugetonus → Wernicke-Mann

Neurologie
Grundlagen

Rigor
- **Pa▷** extrapyramidale Schädigung
- **Sy▷** starke Steifigkeit bei passiven Bewegungen; Tonuserhöhung in Ruhe und Anstrengung; Beuger und Strecker gleichermaßen betroffen

Klonus
- **Pa▷** aufeinanderfolgende rhythmische Kontraktionen nach einmaliger Reflexauslösung oder ruckartiger Dehnung; Zeichen einer gesteigerten Reflextätigkeit
- **Ein▷** **erschöpflich**: pathologisch nur bei Seitendifferenz
  nicht erschöpflich: immer pathologisch (Pyramidenbahnzeichen)

Myoklonie
- **Ät▷** Epilepsie, Enzephalitis, Intoxikation, anoxische Hirnschädigung physiologisch als Einschlafzuckung möglich
- **Pa▷** kurze, blitzartige, nicht-rhythmische Zuckungen

Akathisie
- **Def▷** Unfähigkeit, ruhig zu sitzen
- **Pa▷** meist Neuroleptika-induziert

Ataxie
- **Ät▷** sensorisch-spinal (Rückenmarkserkrankung), zerebellär
- **Pa▷** Störung der Bewegungskoordination

Sensibilitätsprüfung
Oberflächensensibilität: spitz/stumpf, 2-Punkt-Diskrimination
Tiefensensibilität: Vibrationsempfinden, Lagesinn
Temperatur, Schmerz: Tractus spinothalamicus

Vegetative Funktionsprüfung
Pupillenfunktion
Herzfunktion (Schellong-Versuch, Valsalva-Versuch)
Schweißsekretion (Ninhydrin-Test, Jod-Stärke-Methode)
Piloarrektion (Sichaufrichten der Körperhaare auf Kälte- oder Strichreiz)
Blasenfunktion: 3 Blasenzentren:
    Sakrales Blasenzentrum   → schlaffe Überlaufblase
    Pontines Blasenzentrum   → Detrusor-Sphinkter-Dyssynergien
    Cortikales Blasenzentrum   → Detrusor-Hyperreflexie → Pollakisurie

Neuropsychiatrische Beurteilung
Bewußtsein
    klar: örtlich, zeitlich, situativ, autopsychisch orientiert; Fragen werden angemessen und prompt beantwortet; Patient folgt Aufforderungen korrekt

Neurologie
Grundlagen

benommen: spontan meist wach, reagiert verlangsamt, aber auf wiederholte Aufforderung korrekt; meist orientiert und geordnet

somnolent: spontan meist schlafend, durch mäßige Reize weckbar, beantwortet Fragen und Aufforderungen verzögert und langsam, aber korrekt

soporös: spontan schlafend, nur durch starke Reize weckbar; Fragen und Aufforderungen werden nicht bzw. nur unvollständig befolgt

komatös: wirkt schlafend / bewußtlos; keine Reaktion auf Anruf; Reaktion auf starke Schmerzreize evtl. mit gezielten oder ungerichteten Abwehrbewegungen

Verwirrtheit: reagiert und handelt nicht situationsgerecht und angemessen, ist örtlich und / oder zeitlich und / oder autopsychisch nicht orientiert; dies kann mit Bewußtseinsverminderung oder aber mit Erregungszustand kombiniert sein.

Orientierung	Orientierungsqualitäten: Zeit, Ort, Person, Situation
Denkstörungen	formal, inhaltlich
Affektstörung	Stimmung, Schwingungsfähigkeit, Kontakt
Erregungszustand	motorisch unruhig, spontan agierend, nicht situationsgerecht, nicht zu beruhigen, mehr oder weniger desorientiert; keine angemessene Reaktion
Antrieb	Antriebsarmut oder gesteigerter Antrieb
Kritikfähigkeit	
Konzentration, Aufmerksamkeit, Ein- und Umstellvermögen	
Gedächtnis	Kurzzeitgedächtnis, Langzeitgedächtnis
Wahrnehmungsstörungen	
Ich-Störungen	

Komplexe neuropsychologische Funktionen

Aphasie
Pa▷ Störung der zentralen Sprachverarbeitung bei Läsionen des motorischen (Broca) und sensorischen (Wernicke) Sprachzentrums bzw. deren Verbindungsbahnen.
Ät▷ lokalisierte Läsion, meist ischämisch bei Apoplex, DD tumorös, Blutung
Ein▷ Formen: Broca (motorisch)
Wernicke (sensorisch)
amnestisch (temporoparietal)
global (Kombination aus motorischer und sensorischer Aphasie)
Leitungsaphasie (Störung im Nachsprechen)
transkortikale Aphasie (Unterbrechung zwischen Aufnahme und Assoziationscortex)
Di▷ Token-Test: Nachweis einer Aphasie
Aachener-Aphasie-Test: Differenzierung von Sprachstörungen

Neurologie
Grundlagen

Apraxie
Pa▷ pathologische Aneinanderreihung von Bewegungselementen zu einem Bewegungsablauf, wobei dem Krankheitsbild keine motorische Funktionsstörung zugrunde liegt.
Ein▷ **ideomotorisch**: Bewegungsverfälschungen – Parapraxien
ideatorisch: richtig ausgeführte Einzelhandlungen können nicht mehr zu einem sinnvollen Handlungsablauf zusammengefügt werden
Ät▷ lokalisierte Läsion, meist ischämisch bei Apoplex, DD tumorös, Blutung

Agnosie
Sy▷ Modalitätsspezifische (meist visuelle) Störung der Objekterkennung, welche nicht durch eine Wahrnehmungsstörung erklärt werden kann.
Ät▷ lokalisierte Läsion, meist ischämisch bei Apoplex, DD tumorös, Blutung

Alexie
Sy▷ Pat. können nicht lesen, aber normal schreiben.
Ät▷ lokalisierte Läsion, meist ischämisch bei Apoplex, DD tumorös, Blutung

Anosognosie und Neglect
Sy▷ Vernachlässigung von Reizen verschiedener Modalitäten, Lokalisationen
Ät▷ lokalisierte Läsion, meist ischämisch bei Apoplex, DD tumorös, Blutung

Apparative und invasive Diagnostik

Liquorpunktion (LP)
Zur Diagnostik von entzündlichen Prozessen, MS, Hirntumoren
Durchführung: Höhe Beckenkamm (LWK 3–4), vorher Ausschluß Hirndruck (CT)
Untersuchung:
- **Farbe**: klar, blutig, eitrig, trüb (Plasmaerhöhung, Zellen)
- **Zellen**: normal < 5 Zellen/µl
  Angabe in x/3 (Fuchs-Rosenthal-Zählkammer fasst 3 µl)
- **Zellart**: Lymphozyten : Monozyten = 1:1; physiologisch keine Neutrophilen
  Gesamteiweiß 0,15–0,45 g/l
  Glucose 48–70 mg/dl (50% Serum), daher immer parallel BZ messen
  Laktat 1,1–2,1 mmol/l; < 20mg/dl
- **IgG**: oligoklonale Banden bei intrathekaler IgG-Produktion
  Delpech-Lichtblau-Eiweißquotient: normal < 0,7
  $$\frac{\text{IgG (Liquor) : Albumin (Liquor)}}{\text{IgG (Serum) : Albumin (Serum)}}$$
- **Druck**: 60–200 mm H_2O
- **zytalbuminäre Dissoziation**: Eiweißvermehrung bei normaler Zellzahl z.B. bei GBS, Sperrliquor (Nonne-Froin-Syndrom)

Neurologie
Grundlagen

EEG (Elektroenzephalographie)

Durchführung: Registrierung von Potentialschwankungen, die bei bioelektrischer Aktivität des Gehirns entstehen. Potentialschwankungen sind Makropotentiale, die die Aktivität großer Neuronenverbände darstellen. Ursprung der Makropotentiale nicht genau geklärt, vermutlich Summenaktionspotentiale postsynaptischer Potentiale.

Auswertung: pathol. Wellen/Spikes; unauffälliges EEG schliesst Hirnpathologie nicht aus

α-Blockierung oder Arousal-Reaktion (Berger-Versuch): Das Gehirn des Erwachsenen wird in der Ruhe bei geschlossenen Augen vom α-Rhythmus beherrscht, der okzipital am stärksten ausgeprägt ist. Beim Augenöffnen, nach Sinnesreizen oder bei geistiger Tätigkeit desynchronisiert das EEG, vermutlich unter der Wirkung des ARAS. Die α-Wellen verschwinden und werden durch unregelmäßige β-Wellen ersetzt.

Beschreibung des EEG:

Rhythmus: α-Rhythmus: 8–12/s
β-Rhythmus > 12/s
δ-Rhtyhmus < 8/s
Theta-Rhythmus < 6/s

Amplitude: normal 30–50 mV; physiologische Abflachung nach ventral
Breite: bis 200 ms
Gestalt: sinusförmig, monomorph; vielgestaltig-polymorph
Auftreten: vereinzelt, Gruppe (mind. 2 Pot.), Serie (mehrere Sek.), Strecken (mehrere Seiten)

Spike-Wave

Spikes

steile Wellen

Wichtige pathologische EEG-Veränderungen:
- Herdbefunde: fokale Verlangsamung des α-Rhythmus, fokale δ-Wellen
- Allgemeinveränderungen (AV): diffuse Verlangsamung und Unregelmäßigkeit des Kurvenbildes
- Krampfpotentiale

Pathologisches EEG
- paroxysmale Potentiale (Einzelspikes, Multispikes, steile Wellen, Spike-Wave-Komplexe, Multispike-Wave-Komplexe)
- generalisierte Verlangsamung

Neurologie
Grundlagen

- diffuse Dysrhythmien
- Herd: örtliche Anomalie, lokal begrenzt
- Fokus: örtlich umschriebenes Auftreten steiler Graphoelemente

Wichtige Einsatzpunkte des EEG: Komadiagnostik, Schlaf- und Epilepsiediagnostik, Raumforderungen, M. Creutzfeldt-Jakob (triphasische Spikes)

Nadelelektromyographie
Normale PmE (Potentiale motorischer Einheiten) haben zwischen 2 und 4 Phasen und eine für den jeweiligen Muskel typische Potentialdauer; Polyphasie bei > 4 Phasen

1. **Einstich- und Ruhe-Untersuchung**: Ermittlung der Spontanaktivität; bei Denervierung: Fibrillationen, Faszikulationen; Spontanaktivität ist immer Zeichen für floride Läsion
2. **Muskelaktionspotentiale bei mäßiger Willkürinnervation**:
   Polyphasisch: Potentiale mit mehr als vier Nulldurchgängen
   Muskelerkrankungen: niederamplitudige, kurze polyphasische Potentiale
   Nervenerkrankungen: breite, hohe polyphasische Potentiale
   Myotonien: lautes Decrescendo-Geräusch (StuKa)
3. **Muskelaktionpotentiale bei maximaler Willkürinnervation**:
   beim Gesunden: Interferenzmuster; einzelne Potentiale lassen sich nicht mehr voneinander trennen
   beim Muskelkranken: Interferenzmuster mit niedriger Amplitude
   Bei neurogenen Erkr. kommt es je nach Ausmaß der Schädigung zu einem gelichteten Interferenzmuster, einem Übergangsmuster oder einem Einzelentladungsmuster.

H-Reflex (Hoffmann): durch elektrische Reizung der afferenten Fasern der Muskelspindel auslösbarer Eigenreflex; fehlt bei proximaler Schädigung peripherer Nerven; es handelt sich um das neurophysiologische Korrelat des Muskeleigenreflexes.

Evozierte Potentiale (EP)
Veränderungen des EEG, die als Reaktion auf sensible und motorische Reize entstehen, werden durch elektronische Mittelung (averaging) aus dem zufällig verteilten EEG-Grundsignal herausgehoben. Unterscheidung zwischen visueller Stimulation (VEP), sensibler Stimulation (SEP) und akustischer Stimulation (AEP). Die Ableitung der EP erfolgt mit Oberflächenelektroden.
Die Potentiale werden durch Form, Amplitude und vor allem Latenz der prägnanten positiven (P; Ausschläge nach unten) und negativen (N; Ausschläge nach oben) Potentialanteile charakterisiert, die nach Polarität (P oder N) und mittlerer Latenz (in ms) in einem Normalkollektiv bezeichnet werden. Durch evozierte Potentiale lassen sich die zentralen sensiblen und sensorischen Bahnen in ihrer Gesamtheit messen.

Neurologie
Grundlagen

VEP (visuell evozierte Potentiale)
- **Vorgehen**: Lichtblitze und Schachbrettmuster mit Kontrastumkehr. Messung der Latenz einer sehr deutlichen positiven Auslenkung nach 100 ms (P100). Bei Gesunden läßt sich diese Welle oft schon nach wenigen Durchgängen identifizieren. In der Regel reichen 64–128 Durchgänge aus, um ein Potential darzustellen. Die VEP können auch gesichtsfeldabhängig und mit unterschiedlichen Mustergrößen zur objektiven Bestimmung der Sehschärfe eingesetzt werden.
- **Anwendung** MS, vaskuläre oder degenerative Läsion von Sehnerv oder Sehbahn

SEP (sensibel evozierte Potentiale)
- **Vorgehen**: Rechteckstromstöße auf Nervenstämme oder in Hautsegmente Mittelung von 64-128 Durchgängen bei Ableitung über dem kontralateralen sensiblen Projektionsgebiet. Ableitung zentral oder peripher über Nervenplexus / WS.
Die ersten positiven oder negativen Grundlinienschwankungen werden gemessen; Aussage über Vergleich mit Normalwerten und immer Seitenvergleich.
- **Anwendung**: MS, unklare Sensibilitätsstörungen, DD psychogen, intraoperativ

AEP (akustisch evozierte Potentiale)
- **Vorgehen**: Klicklaute, Sog-Druck; überschwelliger Reiz auf einem Ohr, Betäubung des anderen Ohres durch Rauschen; Elektroden am Mastoid und Vertex → Änderung des elektromagnetischen Feldes bei 100–3000 Hz
Bei Normalhörenden müssen zwischen 1000–2000 Reizfolgen gemittelt werden.
Charakteristisches Kurvenbild mit 5 Wellen in den ersten 5–6 ms nach Reizbeginn, die den Hirnstammstationen der zentralen Hörbahn entsprechen. (s. Ohrenheilkunde)
- **Anwendung**: entzündliche, vaskuläre, traumatische, oder neoplastische Hirnstammläsionen, intraoperative Überwachung bei OP in hinterer Schädelgrube, objektive Audiometrie

Elektroneurographie
Vorgehen: Messung der maximalen motorischen und sensiblen Nervenleitgeschwindigkeit (NLG); Unterscheidung von:
- motorischer NLG
- sensibel-orthodromer NLG
- sensibel-antidromer NLG
- Stimulationselektromyographie

Anwendung: PNP, demyelinisierende oder mechanische Nervenläsionen
Myelin-Läsion schneller Fasern: starke, früh erkennbare Verlangsamung
axonale Schädigung: späte und nur leichte Verlangsamung, Amplitudenminderung

Neurologie
Gesundheitsstörungen

CT
Hyperdense Läsionen: Kalkablagerungen, Knochenveränderungen, frische
    Blutungen oder bestimmte Tumoren (Metastasen, Meningeome)
Hypodense Läsionen: Hirninfarkt (ab 3. Tag), Demyelinisierungsherde,
    Entzündungsherde, Fett- oder Lufteinschlüsse, in Resorption begriffene oder
    unter Defekt abgeheilte Blutungen, Traumafolgen, Hirnödem und Tumoren
Isodense Regionen: Hirninfarkt während der ersten drei Tage, subakutes Hämatom,
    Astrozytom
Enhancement: Gabe von Kontrastmittel kann zu einem **Enhancement** führen, was
    v.a. bei frischem Infarkt, Tumoren, Entzündungen und Gefäßmalformationen
    auffällt. Bei alten vaskulären Läsionen, Demyelinisierungen, Leukoenze-
    phalopathien etc. fehlt das Enhancement.

MRT
T1-Wichtung: Liquor hat im Verhältnis zum Hirngewebe eine herabgesetzte
    Signalintensität; Nachweis von Zirkulationsstörungen, Kontusionsherden,
    Blutungen
T2-Wichtung: Liquor hat im Vergleich zum Hirngewebe eine vermehrte
    Signalintensität; Nachweis von Hirninfarkten, Entzündungen, Tumoren
MRT-Angio: Darstellung von Flußverhältnissen ohne KM-Gabe

Neuro

Gesundheitsstörungen

Aphasie
Def▷ zentrale Sprachstörung
Ät▷ ischämisch (Aplopex), tumorös
Ein▷ **Motorische Aphasie (Broca)**
    Pa▷ frontaler Anteil der Sprachregion (Insel, Gyrus frontalis
        superior), meist links
    Sy▷ Agrammatismus ("Telegrammstil"), Paraphrasien, reduzierte
        Sprachproduktion, Nivellierung der Sprachmelodie,
        Schreibstörung
Sensorische Aphasie (Wernicke)
    Pa▷ hinteres Drittel der oberen Schläfenwindung (A. temporalis
        posterior)
    Sy▷ Paragrammatismus, Sprachverständnisstörung, Neologismen,
        Schreibstörungen, Lesestörungen, Logorrhoe, Paraphasien

Neurologie
Gesundheitsstörungen

Amnestische Aphasie
- **Pa▷** temporo-parietal
- **Sy▷** Wortfindungsstörungen

Globale Aphasie
- **Pa▷** fronto-temporo-parietal (A. cerebri media)
- **Sy▷** gestörte Spontansprache

Di▷ Aachener Aphasie-Test, Token-Test

Apraxie

Def▷ Störungen von Handlungen oder Bewegungsabläufen und Unfähigkeit, Gegenstände bei erhaltener Bewegungsfähigkeit, Motilität und Wahrnehmung sinnvoll zu verwenden.

Ät▷ Apoplex, zerebrale Raumforderung, dementielle Entwicklung, Alkoholismus

Ein▷ **Idiomotorische Apraxie**: Bewegungen werden fragmentarisch ausgeführt oder durch fehlerhafte ersetzt. Beispiel: auf Aufforderung werden falsche Bewegungen, unvollständige Bewegungen oder zusätzliche Bewegungen ausgeführt

Ideatorische Apraxie: komplexe und differenzierte Handlungen können durch Störung des Bewegungsentwurfes nicht richtig aneinander gereiht werden. Beispiel: falsche Reihenfolge beim Ankleiden, Hemd wird nicht aufgeknöpft

Ataxie

Def▷ Störung der Koordination von Bewegungsabläufen

Ät▷ **zerebellär**: Läsion in Kleinhirn- oder Hirnstamm
spinal: Hinterstrangdegeneration (Tractus spinobulbaris)
sensibel: verminderte Rezeption aus Muskelspindeln, peripheren Nerven

Sy▷ Adiadochokinese, Dysarthrie, Intentionstremor, Stand-, Gang- und Rumpfataxie

Di▷ komplexe neurologische Untersuchung
Sensibilitätsprüfung: Vibrationsempfinden (Stimmgabel), Gefühl- und Lagesinnprüfung
Reflexprüfung
Kniehackeversuch, Fingernaseversuch, Diadochokinese
Stand- und Gangprüfung, Romberg-Versuch

Dysarthrophonie bzw. Dysglossie

Def▷ **Dysarthrophonie**: verwaschene, undeutliche Sprechweise und Störungen der Stimme sowie der Atmung, meistens verbunden mit anderen Körperbehinderungen aufgrund hirnorganischer Fehlfunktionen

Dysglossie: infolge von organischen Veränderungen an den Artikulationsorganen; Schwierigkeiten bei der Aussprache bestimmter Laute

Neurologie
Gesundheitsstörungen

Dystonien (generalisiert, fokal)

Def▷ anhaltende Muskelkontraktion führt zu abnormen Bewegungen oder abnormer Haltung

Ät▷ **primär**: sporadisch oder erblich, keine definierte Erkrankung
sekundär: Störung der Basalganglien, weitere neurologische Störungen

Ein▷ nach **Manifestationsalter**: young onset: < 26. Lj., adult onset: > 26. Lj.
nach **Verteilungsform**:
- fokal (eine Körperregion betroffen)
- segmental (zusammenhängende Regionen betroffen)
- generalisiert
- multifokal (nicht-zusammenhängende Regionen betroffen)
- Hemidystonie (eine Körperhälfte betroffen)

Faszikulationen

Def▷ lokalisierte Muskelzuckungen durch spontane Entladungen, keine Muskelbewegung

Ät▷ Schädigung des 2. Motoneurons: ALS, spinale Muskelatrophie, Plexusschäden, PNP
auch idiopathisch möglich

Heiserkeit

Def▷ Form der Dysphonie mit Verminderung der Stimmleistung

Ät▷ organisch bei Veränderungen des Larynx, neurogen bei Recurrensläsion, psychogen

Hirntod

Def▷ irrevesibel erloschene Funktion des Großhirns, Kleinhirns und Hirnstamms

Ät▷ traumatisch, ischämisch, hypoxisch

Sy▷ Koma, Apnoe, lichtstarre Pupillen, fehlende zentrale Reflexe: Kornealreflex, okulozephaler Reflex, Pharyngeal- und Trachealreflex

Di▷ Hirntodprotokoll: Nullinien-EEG, zerebraler Perfusionsstillstand

Hyperkinesen

Def▷ Sammelbegriff für Bewegungsstörungen mit vermehrten spontanen Bewegungen

Ät▷ Hirnläsion, medikamentös (Neuroleptika-induziert), Basalganglienstörung

Ein▷ **Akathisie**: innere Unruhe (Zappelphillip) bei Dyskinesie, Schizophrenie
Athetose: unregelmäßige, schraubenförmige Bewegung der Extremitäten
Ballismus: Schleuderbewegungen bei Läsion des Ncl. subthalamicus
Chorea: unregelmäßige, schraubenförmige Bewegungen, v.a. distale Extremitäten
Dyskinesie: unspezifische Bewegungsstörung
Myoklonus: unregelmäßige Muskelzuckungen
Tremor: rhythmisches Zittern

Neuro

Neurologie
Gesundheitsstörungen

Hypokinese bzw. Hypomimie

- **Def▷** Bewegungsarmut
- **Ät▷** M. Parkinson, Intoxikation

Krampfanfall

- **Ät▷** idiopathisch, Trauma, entzündlich / postentzündlich, tumorös
- **Pa▷** epileptischer Krampfanfall, Epilepsie bei > 2 spontanen Anfällen
- **Ein▷** **generalisiert**: tonisch-klonischer Anfall, Bewußtseinsverlust, teils mit Aura
  fokal: Bewußtsein erhalten, nur einzelne Region betroffen
  komplex-fokal: zunächst nur Region betroffen, dann Bewußtseinsverlust
  primär: keine strukturelle Hirnerkrankung
  sekundär: Krampfanfall in der Folge einer lokalisierten Hirnerkrankung
- **DD▷** nicht-epipeptische Anfälle: Synkope (orthostatisch, kardial, vaso-vagal, reflektorisch), psychogen, Drop-Attacks (Sturz und Tonusverlust ohne Prodromi)
- **Di▷** EEG
- **Th▷** Antikonvulsiva

Lähmungen

- **Ät▷** Apoplex, spinale Ischämie, Diskushernie mit Kompression, Trauma, Infektion, Tumor
- **Pa▷** **Parese**: inkomplette Lähmung
  Plegie: komplette Lähmung
  Zentrale Lähmung: 1. Motoneuron betroffen → Spastik
  Periphere Lähmung: 2. Motoneuron betroffen → schlaffe Lähmung
  Muskuläre Lähmung: Läsion an motorischer Endplatte
- **Di▷** Inspektion, Reflexe (Ausfall physiologischer Reflexe), pathologische Reflexe, Muskeltonus, ggfs. EMG, Bildgebung

Liquorrhoe

- **Def▷** Entleerung von Liquor aus dem Nasen-Rachen-Raum oder Ohr
- **Ät▷** Schädelbasisfraktur mit Fistelung
- **Di▷** CT

Meningismus

- **Def▷** schmerzbedingte reflektorische Muskelanspannung bei meningealer Reizung
- **Ät▷** Meningitis, Subarachnoidalblutung, Meningeosis carcinomatosa
- **Sy▷** **Lasègue-Zeichen**: Anheben des gestreckten Beins beim liegenden Patienten. Der Winkel zwischen dem angehobenen Bein und der Unterlage gibt ungefähr das Ausmaß einer meningealen oder radikulären Reizung an.
  Brudzinski-Zeichen: passive Beugung des Nackens führt zu Flexion von Hüfte und Knien

Neurologie
Gesundheitsstörungen

  Lhermitte-Zeichen: passive Beugung des Nackens führt zu elektrisierenden Empfindungen entlang der Wirbelsäule
  Kernig-Zeichen: in Rückenlage flektiertes Bein: Knie kann nicht durchgestreckt werden
Di▷ CT, LP

Muskelkrämpfe
Def▷ lokalisierte, unwillkürliche Kontraktionen der Muskulatur
Ät▷ **metabolisch**: Elektrolytstörung, medikamentös, Leber- oder Niereninsuffizienz
  muskulär: Myopathien, Tetanus
  neurogen: PNP, restless-legs, ALS
Th▷ Lösung der Kontraktur durch Dehnung

Muskuläre Hypertonie
Pa▷ erhöhter Muskeltonus
Ein▷ **Spastik**: erhöhter Muskeltonus mit gesteigerten Muskeleigenreflexen, Pyramidenbahnzeichen, pathologischen Mitbewegungen
   Ät▷ Schädigung des 1. Motoneurons
   Sy▷ Taschenmesserphänomen, v.a. zu Beginn der Bewegung erhöhter Widerstand
  Rigor: erhöhter Muskeltonus, der bei passiver Bewegung während des gesamten Bewegungsablaufes bestehen bleibt
   Ät▷ extrapyramidale Störung, M. Parkinson
   Sy▷ Zahnradphänomen

Muskuläre Hypotonie
Pa▷ verminderter Muskeltonus
Ät▷ Myasthenie, Myopathie, Muskeldystrophie, GBS, Syringomyelie, Poliomyelitis, spinale Muskelatrophie

Mutismus
Def▷ Stummheit bei normalem Sprachvermögen und intakten Sprechorgan
Ät▷ psychisch, Depression, Autismus

Myoklonien
Def▷ ruckartige, nicht rhythmische Bewegungen der Muskulatur
Ät▷ **spontan**: metabolische Störung, neurodegenerative Erkrankungen, Creutzfeld-Jakob-Krankheit
  Reflexmyoklonus: nach Reflexprüfung, bei Hyperreflexie, Spastik
  Aktionsmyoklonus: Willkürbewegungen lösen die Zuckungen aus, v.a. bei hypoxischen Hirnschäden, Lance-Adams-Syndrom (post-hypoxischer Myoklonus)

Neurologie
Gesundheitsstörungen

Ein▷ fokal (nur 1 Region), multifokal (mehrere nicht zusammenhängende Regionen) oder generalisiert
DD▷ Tremor (rhythmische Bewegungen)

Opisthotonus

Def▷ extreme Rückwärtsneigung von Kopf und Überstreckung des Rückens
Ät▷ meningeale Reizung oder Erhöhung des Muskeltonus (Tetanie)

Reflexanomalien

Verminderte oder fehlende Reflexe: Störung des Reflexbogens (Wahrnehmung, Leitung über peripheren Nerv → Hinterwurzel → Rückenmark → Vorderhorn → peripherer Nerv mit Reflexantwort)
    Di▷ **Jendrassik-Handgriff**: durch Zug der verschränkten Hände können verminderte Reflexe der unteren Extremität gebahnt werden
Gesteigerte Reflexe: Reflexbogen wird normalerweise von zentral kontrolliert; bei zentraler Läsion Enthemmung des Reflexes mit pathologisch gesteigerten Reflexen
Verbreiterte Reflexzonen: bei Hyperreflexie zusätzlich auftretend, z.T. auch Kloni
    Di▷ Reflexprüfung

Rigor

Def▷ erhöhter Muskeltonus, der bei passiver Bewegung während des gesamten Bewegungsablaufs bestehen bleibt
Ät▷ extrapyramidale Störung, M. Parkinson
Sy▷ Zahnradphänomen

Schwindel bzw. Gleichgewichtsstörungen

Def▷ Oberbegriff für subjektive Störung der Orientierung des Körpers im Raum
Ein▷ **Drehschwindel** (Vertigo) – **Schwankschwindel**
    Systematischer Schwindel: klar definierte Schwindelrichtung (Drehschwindel, Schwankschwindel)
        Pa▷ Läsion auf Höhe von Labyrinth, N. vestibulochochlearis, Vestibulariskernen, Medulla oblongata, Kleinhirn
    Unspezifischer Schwindel: diffus, inkonstant; orthostatisch, psychogen, hypertensiv
Sy▷ Nystagmus, Übelkeit, Erbrechen, vegetative Begleitsymptomatik

Sensibilitätsstörungen

Def▷ Störung der bewussten Wahrnehmung
Ät▷ Schädigung durch Entzündung, Trauma, Diskushernie, Ischämie
    Sonderform: Polyneuropathie (Verlangsamung der Nervenleitgeschwindigkeit)

Neurologie
Gesundheitsstörungen

Pa▷ Leitungsbahn: sensibler Nerv → Hinterhorn → Thalamus und sensibler Cortex
Ein▷ **Oberflächensensibilität**: Berührung, Schmerz, Temperatur, Zweipunktdiskriminierung
Tiefensensibilität: Bewegung, Vibration

Spastik

Def▷ erhöhter Muskeltonus mit gesteigerten Muskeleigenreflexen, Pyramidenbahnzeichen, pathologischen Mitbewegungen
Pa▷ Schädigung des 1. Motoneurons
Sy▷ Taschenmesserphänomen, v.a. zu Beginn der Bewegung erhöhter Widerstand; Klonus
Pyramidenbahnzeichen:
Babinski-Reflex: Bestreichen des lateralen Fussrandes führt zu Dorsalflexion der Großzehe und zum Spreizen der übrigen Zehen
Oppenheim-Reflex: Bestreichen der Tibiakante führt zu Dorsalflexion der Großzehe und zum Spreizen der übrigen Zehen
Gordon-Reflex: kräftiges Kneten der Waden führt zu Dorsalflexion der Großzehe und zum Spreizen der übrigen Zehen

Stottern bzw. Poltern

Def▷ **Stottern**: stockender Redefluß unklarer Genese; häufige Sprechstörung
Poltern: Störung des Redefluß bei überhöhtem Sprechtempo
Ät▷ komplexe neuropsychiatrische Störung unklarer Genese
Th▷ Sprachtraining

Tremor

Def▷ unwillkürliche, rhythmische Bewegungen der Extremitäten oder des Kopfes
Ät▷ M. Parkinson, Kleinhirnschädigung, medikamentös, toxisch, psychisch
Ein▷ Ruhetremor – Haltetremor – Aktionstremor
Essentieller Tremor: beidseits, symmetrisch, oft familiär gehäuft
Dystoner Tremor: Tremor und Dystonie, meist Halte- oder Aktionstremor
Parkinson-Tremor: teils asymmetrischer Ruhetremor, niedrige Frequenz, Pillendreher
Zerebellärer Tremor: Intentionstremor

Neurologie
Krankheitsbilder

Krankheitsbilder

Entzündliche Krankheiten des Zentralnervensystems G00–G09

Meningitis

Def▷ Infektion der Hirnhäute

Ät▷ bakteriell oder viral

Ein▷ **Eitrige Meningitis**: eine eitrige Meningitis ist immer bakteriell, aber nicht jede bakterielle Meningitis ist eitrig, Ausnahmen z.B. TBC, Borrelien
- **primär**: ohne Fokus
- **sekundär**: hämatogen metastatisch, fortgeleitet (rhinogen, otogen), offenes SHT

Lymphozytäre Meningitis:
- **Ät**▷ Virusmeningitis: meningitische Beteiligung im Generalisationsstadium einer Virusinfektion (z.B. ECHO, Mumps, Coxsackie) oder Infektion mit neurotropen Viren (z.B. FSME, VZV, LCM, Polio, HIV, HSV)
- Borrelia burgdorferi, Listeriose, Morbus Weil (Leptospirose), Brucellose, M. Whipple, Legionellose
- Tuberkulöse Meningitis
- Pilzmeningitiden
- Aseptische Meningitiden (Begleitreaktion, medikamentös)

Sy▷ Kopfschmerz, Meningismus (Lasègue, Kernig, Brudzinski, Lhermitte), Fieber, Herdzeichen v.a. bei Meningoenzephalitis; FSME, HSV

Ko▷ Meningoenzephalitis (neurologische Ausfälle sprechen für zusätzliche Enzephalitis)

Di▷ rasche Diagnostik: Untersuchung, Labor inkl. Blutkulturen, CT zum Ausschluß Hirndruckerhöhung oder SAB, dann LP (Gramfärbung, Zellzahl, Eiweiß, direkter Erregernachweis)

Th▷ Start nach Abnahme der BK mit Ceftriaxon, bei Kindern zusätzlich Cortison nach Erregernachweis Umstellung auf spezifische **antibiotische Therapie**:

Erwachsene:
- **Err**▷ Meningokokken, Pneumokokken, Haemophilus, Staph. aureus
- **Th**▷ Cefataxim, Ampicillin, Chloramphenicol

Kinder:
- **Err**▷ Meningokokken, Haemophilus, Pneumokokken, gramneg. Enterokeime
- **Th**▷ Cefotaxim

Neurologie
Krankheitsbilder

Neugeborene:
- **Err**▷ Enterobakterien, Streptokokken, E. coli, Listeria monocytogenes
- **Th**▷ Cefotaxim und Gentamicin und Piperacillin

Gezielte Therapie:
- Meningokokken → Penicillin hochdosiert; Cefotaxim
- Pneumokokken → Penicillin G hochdosiert, Cefotaxim
- Haemophilus influenzae → Cefotaxim
- Viren → Aciclovir i.v.

Hirnabszeß

- **Ät**▷ hämatogene Verschleppung, Streuung (z.B. Endokarditis), traumatisch (SHT)
  Erreger: Streptokokken, Bacteroides, Anaerobier, Enterobact., Staphylokokken
  Sonderformen: Aktinomykose, Norkardiose, Aspergillose, Entamoeba histolytica, Zystizerkose, Echinokokkose
- **Pa**▷ abgekapselte, eitrige Entzündung des Gehirns
- **Sy**▷ Kopfschmerz, nächtlich und morgens am stärksten, Nüchternerbrechen, psychopathologische Befunde, Herdzeichen, Bewußtseinsstörung, epilept. Anfälle
- **Ko**▷ Empyembildung, Phlegmone, symptomatische Epilepsie
- **Di**▷ CT: hypodense Raumforderung; nur bei 50% Leukozytose, CRP
  LP: 25% unauffällig
- **Th**▷ neurochirurgisch (Aspiration und AB-Füllung, Exstirpation)
  Antibiose mit Metronidazol, Chloramphenicol, Penicillin G, Cefotaxim; evtl. + Cortison

Enzephalitis

- **Ät**▷ meist viral bedingt, Sonderform Rasmussen-Syndrom: vermutlich Autoimmunenzephalitis
  Erreger: HSV, FSME, LCM, VZV, Enteroviren (ECHO, Coxsackie, Polio), Masern, Röteln, HIV, Tollwut (Lyssa), Creutzfeld-Jakob, SSPE, bakterielle Enzephalitis, Fleckfieber, Amoebenmenignoenzephalitis, Toxoplasmose
- **Pa**▷ Entzündung des Hirnparenchyms mit Beteiligung der Hirnhäute und des Rückenmarks (Myelitis)
- **Sy**▷ Bewußtseinsstörungen, fokale Symptome mit epileptischen Anfällen; Kopfschmerzen, leichter Meningismus; Bewußtseinsstörung, psychoorganische Auffälligkeiten, Epilepsie, fokale neurologische Symptome
  HSV: v.a. fronto-temporal mit psychischen Veränderungen
  - **Sy**▷ allgemeine Verlangsamung und temporalbetonte Herdbefunde
  - **Di**▷ geringe lymphozytäre Pleozytose, mäßige Eiweißerhöhung, Nachweis mittels PCR; CT erst nach 3 Tagen symptomatisch, EEG bereits früh verändert
  - **Th**▷ Aciclovir (bei Verdacht)

Neurologie
Krankheitsbilder

Coxsackie A: 10% mit enzephalitischer Beteiligung
Coxsackie B (Bornholmkrankheit):
- **Sy▷** fieberhafte Infektion mit Myalgien, 5% mit enzephalitischer Beteiligung

FSME: Impfprophylaxe, geringe Mortalität
- **Ät▷** Zeckenbiss, Ikb-Z.: 3 Wo.
- **Sy▷** v.a. psychoorganische Symptome, Bewußtseinsstörungen, pyramidale und EPM-Störungen

Influenza: v.a. Winter; enzephalitische Beteiligung bei ca. 0,1%

Encephalitis epidemica Economo:
- **Ät▷** Erreger unbekannt
- **Sy▷** Schläfrigkeit, Okulomotoriusstörungen, Hyperkinesien, postenzephalitisches Parkinsonsyndrom

Masern:
- **Sy▷** 14 d nach normaler Maserninfektion parainfektiöse Masernenzephalomyelitis mit Bewußtseinsstörungen und Rückenmarkssymptomen
  SSPE → Demenz, Myoklonien, EPM → Koma
- **Di▷** EEG: periodische, triphasische Komplexe

Mumps, Röteln: seltene parainfektiöse Komplikationen

Creutzfeld-Jakob:
- **Sy▷** rasch progrediente Demenz, Myoklonien, neurologische Herdzeichen, epileptische Anfälle
- **Di▷** EEG: periodische Radermecker-Komplexe

Lyssa (Tollwut):
- **Ät▷** durch Tierkontakt übertragene Erkrankung
- **Sy▷** primär vegetative Störungen, Bewußtseinseinschränkungen, Hypersalivation, Hydrophobie etc.
- **Di▷** Nachweis über Negri-Körperchen

HIV: **Sy▷** AIDS-Demenz-Komplex (chron. Enzephalopathie), chron. HIV-Meningitis, vakuoläre Myelopathie, HIV-Polyneuritis, opportunistische Infektionen (Toxoplasmose, CMV, Kryptokokkose) und Malignome (Lymphome, Kaposi)

Neurolues

Err▷ Treponema pallidum
Pa▷ lymphgene oder hämatogene Streuung ins ZNS → mesenchymale Entzündung
Sekundärstadium: mesenchymale Entzündung der Meningen
Tertiärstadium: luetische Arteriitis, chronische basale Meningitis
Quartätstadium: progressive Paralyse → Markscheidenzerfall und Neurodegeneration
Tabes dorsalis → Entmarkung an Spinalganglien und Hinterwurzeln Ausbreitung entlang der Hinterstränge
Di▷ TPHA, FTA-Abs, LP, Bildgebung
Th▷ Penicillin, Ceftriaxon

Neurologie
Krankheitsbilder

Neuroborreliose
Err▷ Borrelia burgdorferi; Übertragung über Zeckenstich
Ein▷ **Akute Neuroborreliose**: in Stadium II
- Meningopolyradikulitis Garin-Bujadoux-Bannwarth
- Borrelienmeningoenzephalitis
- Borrelienmyelitis

Chronische Neuroborreliose: in Stadium III
- Meningopolyradikulitis, PNP
- Myelitis mit Ataxie, Sensibilitätsstörung
- Hirnnervenbeteiligung

Di▷ LP mit IgM-AK bei akuter Neuroborreliose, IgG-AK bei chron. Neuroborreliose, MRT
Th▷ Ceftriaxon

Myelitis (Rückenmarksentzündung)
Err▷ meist viral: Coxsackie, FSME, CMV, HIV, HAV, HSV, Röteln, Masern, Mumps
Pa▷ z.T. begleitet von Meningitis, Radikulitis
Sy▷ je nach betroffenem Abschnitt, graue oder weisse Substanz: inkomplettes oder komplettes Querschnittssyndrom
Di▷ LP mit Lymphozyten ↑, Schrankenstörung, intrathekale IgG-Synthese
Th▷ symptomatisch, nach Ausschluss einer bakteriellen Ursache Cortison
DD▷ DD bakteriell bei septischer Streuung, Spondylodiszitis

Akute Poliomyelitis (spinale Kinderlähmung)
Err▷ Enteroviren, Poliomyelitis-Serotypen 1–3, **Ikb.-Z.**: 1–2 Wochen
Ep▷ Schmierinfektion, bei Kindern meist inapparent (90%)
Pa▷ Entzündung des Rückenmarks mit Schädigung der motorischen Zellen des Vorderhorns
Sy▷ **Initialphase** (abortive Poliomyelitis): unspezifische Viruserkrankung mit katarrhalischen Erscheinungen der Luftwege, Diarrhoe
Präparalytisches Stadium (aseptische Meningitis): meningitische Symptome, Ausheilung binnen weniger Tage
Paralytisches Stadium (paralytische Poliomyelitis): Fieber, Kopfschmerz, Meningismus, Bewußtseinsstörung, schlaffe, asymmetrische Paresen, Muskelzuckung, Bulbärparalyse in 25%
Spinale Form: erst Bein-, später Rumpf- und Armmuskulatur
Bulbär-pontine Form: zentrale Atemlähmung
Rückbildung binnen Monaten
Di▷ Liquor: Pleozytose 10–400 Zellen, geringe Eiweißvermehrung, Zucker normal bis erhöht; Virusisolation aus Rachenspülwasser oder Stuhl; Antikörper nach 14 d
Ko▷ Atemlähmungen, bei 50% der paralytischen Form bleiben Restlähmungen
Th▷ symptomatische Therapie mit Physiotherapie; Prophylaxe mit Impfung (Salk, Sabin)

Neurologie
Krankheitsbilder

Enzephalomyelitis
Akute disseminierte Enzephalomyelitis (ADEM)
- **Ät▷** nach Virusinfekten (Masern, Röteln, Pocken, selten Mumps, Influenza), Impfungen (Tollwut, Pocken, Tetanusantitoxin)
- **Pa▷** seltene, v.a. Kinder und Jugendliche betreffende Erkrankung mit rasch progredienter Demyelinisierung
- **Sy▷** monophasischer Verlauf, Symptome wie MS: Bewußtseinstrübung, Fieber, epileptische Anfälle, Nackensteife, Ataxie, Para- oder Hemiplegie, sensible Läsion, Myoklonien, Choreoathetosen, Miktions- oder Mastdarmstörung
- **Th▷** symptomatisch, Versuch: hochdosiert Cortison, Immunglobuline, Cyclophosphamid

Intrakranielle und intraspinale Granulome
- **Ät▷** Sarkoidose, TBC, Lues
- **Sy▷** je nach Lokalisation (oft suprasellär-hypothalamisch gelegen) durch lokale Raumforderung
- **Di▷** Bildgebung

Systematrophien, die vorwiegend das Zentralnervensystem betreffen G10–G13

- **Ät▷** genetisch
  Trinukleotidexpansionskrankheit: genetische Veranlagung zu Polymorphismus in der Länge der Trinukleotid-Repeats: z.T. von Generation zu Generation länger werdend, ab kritischer Länge Erkrankung manifest
- **Pa▷** degenerative Erkrankungen, je nach Schwerpunkt der Symptomatik
  extrapyramidal → Chorea Huntington
  zerebellär → Heredoataxie
  pyramidal → Motoneuronerkrankung, ALS

Chorea Huntington G10
- **Ät▷** autosomal-dominanter Defekt auf Chromosom 4
- **Pa▷** Trinukleotidexpansionskrankheit
  progrediente Neurodegeneration v.a. im Striatum
- **Ein▷** **Adulte Form**: typische Chorea-Variante, Beginn ca. 40. Lj., innerhalb 10–15 Jahren ad exitum
  Juvenile Form: Manifestation um 20. Lj., v.a. Parkinson-Syndrom, keine Chorea, rasche dementielle Entwicklung
- **Sy▷** **Motorik**: unwillkürliche, irreguläre rasch einschießende blitzartige Hyperkinesen, die mit Muskelhypotonie einhergehen
  Psyche: Depression, Agitation, Enthemmung, Wesensveränderung
  Kognition: Konzentrationsstörung, dementielle Entwicklung

Neurologie
Krankheitsbilder

Di▷ mittels Gensonde; CT, MRT (Caudatumatrophie), long-loop-Reflexe (bei EMG späte Reflexantwort als Korrelat supraspinaler Kontrollstrukturen) und SEP verändert

Th▷ symptomatisch: Tiaprid, Neuroleptika

Andere choreatische Erkrankungen
Senile Chorea
- **Ep▷** >70. Lj.
- **Ät▷** degenerative Ursache

Chorea minor Sydenham
- **Ät▷** Autoimmunerkrankung bei Streptokokkeninfektion
- **Ep▷** v.a. Mädchen vor Pubertät
- **Sy▷** Hyperkinesien klingen nach 6 Monaten ab; häufig parallel Herzbeteiligung; rezidivierend in ⅓ der Fälle
- **Th▷** Behandlung antibiotisch gegen Streptokokken, Cortison

Chorea gravidarum
- **Sy▷** Hyperkinesien in 3.–5. Schwangerschaftsmonat
- **Ep▷** v.a. bei Frauen, die vorher eine Chorea minor Sydenham hatten
- **Th▷** symptomatisch mit Tranquilizern

Medikamenten-induziertes choreatisches Syndrom
- **Ät▷** Neuroleptika, L-DOPA, Dopaminergika, Antikonvulsiva, orale Kontrazeptiva, Metoclopramid, Vincristin, Chloroquin, Lithium

Weitere Ursachen: M. Wilson, sLE, Thyreotoxikose, Creutzfeldt-Jakob, perinatale Schädigung

Hereditäre Ataxie (Heredoataxien) G11
Spinozerebelläre Friedreich-Ataxie
- **Ep▷** Beginn im Schulalter (12.–25. Lj.)
- **Ät▷** autosomal-rezessiv
- **Pa▷** Trinukleotidexpansionskrankheit (GAA), Läsion auf Chromosom 9 → funktionsloses mitochondriales Protein → Degeneration von Tractus spinocerebellaris, Kleinhirnrinde, Hinterstrang, z.T. auch Pyramidenbahn
- **Sy▷** spinale und zerebelläre Ataxie: Gangunsicherheit, skandierte Sprache, Muskelhypotonie, pos. Babinski, gestörte Tiefensibilität, Demenz, Blasen- und Mastdarminkontinenz
  kardial: Hypertrophie, Koronarsklerose
- **Di▷** Klinik, Gennachweis
- **Th▷** keine; Tod vor 20. –35. Lj.

Neurologie
Krankheitsbilder

Weitere Heredoataxien

Name	Erbgang	Alter	Symptome
Louis-Bar; Ataxia teleaniectatica	autosomal-rezessiv	infantil	zerebelläre Ataxie, EPM, Teleangiektasien
Refsum (HMSN IV)	autosomal-rezessiv	infantil, juvenil, adult	Ataxie, PNP, Retinitis pigmentosa, Taubheit, Ichtyosis
Nonne-Marie	autosomal-dominant	infantil, juvenil, adult	zerebelläre Ataxie, Ophthalmoplegie, Muskelatrophie, EPM
Ramsay-Hunt	autosomal-dominant	Pubertät	zerebelläre Ataxie, Myoklonien, Epilepsie
OPCA (olivo-ponto-zerebelläre Atrophie)	fam. Häufung	20.–50. Lj.	zerebelläre Ataxie, Dysarthrie, Miktionsstörung, Hyperkinesie
spinozerebelläre Ataxie Typ 1-13	meist autosomal-dominant	30.–50. Lj.	zerebelläre Stand-Gang- und Extremitätenataxie, Dysarthrie, Nystagmus, Hirnnervenläsion

Spastische Spinalparalye (hereditäre spastische Paraplegie)
Pa▷ vererbte Degeneration der Pyramidenbahnen sowohl auf spinaler als auch zerebraler Ebene, d.h. 1. Motoneuron betroffen, 2. Motoneuron intakt
Sy▷ Beginn im Kindes- oder Jugendalter; zunehmende Spastik der Beine, Reflexe lebhaft, spontaner Babinski (Siccard)
Th▷ Myotonolytika, Physiotherapie, symptomatische Therapie

Spinale Muskelatrophie und verwandte Syndrome G12
Spinale Muskelatrophie (SMA)
Syn▷ hereditäre motorische Neuropathie (HMN)
Pa▷ Degeneration des 2. Motoneurons der Vorderhörner des Rückenmarks oder der motorischen Hirnnervenkerne (Bulbärparalyse)
Sy▷ progrediente schlaffe Lähmung, Muskelatrophie, sichtbare Faszikulation, keine sensiblen Defizite, normale Intelligenz und geistige Entwicklung
Di▷ Atrophie, fehlende Muskeleigenreflexe, keine Pyramidenbahnzeichen, da nur 2. Motoneuron betroffen; EMG: neurogene Muskelatrophie, d.h. Riesenpotentiale, pathologische Spontanaktivität; Muskelbiopsie
Th▷ keine kausale Therapie bekannt, symptomatisch, Physiotherapie

Formen des Kindesalters

	Werdnig-Hoffmann	Intermediärform	Kugelberg-Welander
Synonym	infantile spinale Muskelatrophie		proximale erbliche neurogene Amyotrophie
Häufigkeit	25%	50%	25%
Beginn	pränatal	ab 1. Lj.	ab 2. Lj.

Neurologie
Krankheitsbilder

	Werdnig-Hoffmann	Intermediärform	Kugelberg-Welander
Schwäche	beinbetont, Froschhaltung, Trinkschwäche, floppy infant: muskulär schwaches Baby	beinbetont, kein Stehen und Gehen, Skoliose	proximal beinbetont, Watschelgang, Rennen und Treppen schwierig, evtl. Skoliose
Tremor	–	+	+++
Faszikulation	+	+	+
Verlauf	progredient	leicht progredient	leicht progredient
Prognose	Tod im 1. Lj.	Tod im Kleinkindesalter	abhängig von Komplikationen

Formen des Erwachsenenalters
Typ Duchenne-Aran (progressive distale spinale Muskelatrophie)
    Ät▷   autosomal-dominant; häufigste Form
    Ep▷   Beginn ca. 30. Lj.
    Sy▷   symmetrische Atrophie der kleinen Handmuskeln
Typ Vulpain-Bernhardt (progressive spinale Muskelatrophie)
    Ep▷   Beginn ca. 30. Lj.
    Sy▷   symmetrische Beteiligung des Schultergürtels
Peronealer Typ
    Ät▷   autosomal-dominant
    Ep▷   Beginn in Kindes- / Jugendalter
    Sy▷   langsam progrediente Form; Ausfall Unterschenkelmuskulatur
Typ Kennedy (spinobulbäre Muskelatrophie)
    Ät▷   X-chromosomal-rezessiv
    Ep▷   Beginn 20–40. Lj.
    Sy▷   proximale Paresen von Armen und Beinen sowie kaudale Hirnnerven; oft zusätzlich endokrine Störung
Progressive Bulbärparalyse
    Ep▷   Beginn 30.–40. Lj.
    Pa▷   Ausfall der motorischen Hirnnerven (V, VII, IX, X, XI, XII)

Hereditäre motorisch-sensible Neuropathien (HMSN)
Def▷   chronisch progrediente erbliche Degeneration peripherer Neuronen (2. Neuron)
Pa▷   neurale Form: hyertrophische, demyelinisierende Form
        neuronale/axonale Form: Degeneration der distalen Axonanteile
Th▷   keine kausale Therapie möglich, symptomatische Therapie, Physiotherapie
Ein▷   **HMSN Typ I (Charcot-Marie-Tooth)**: hypertrophisch, demyelinisierende Form
        Ät▷   autosomal-dominant
        Ep▷   Beginn frühe Jugend

Neurologie
Krankheitsbilder

  Sy▷ Fußdeformität (Hohlfuß, Krallenzehen)
    Atrophie der Unterschenkelmuskulatur (Storchenbeine), Steppergang (N. peronaeus-Läsion), Bügeleisengang (N. tibialis-Läsion), erloschene Eigenreflexe, distale sensible Defizite

HMSN Typ II (Charcot-Marie-Tooth): neuronale Form
  Ät▷ autosomal-dominant
  Ep▷ Beginn 20.–40. Lj.
  Sy▷ distale Muskelatrophie der Füsse, weniger Hände, distale sensible Defizite

HMSN Typ III (Déjerine-Sottas): hypertrophische Form
  Ät▷ autosomal-rezessiv
  Ep▷ Beginn 10.–15. Lj.
  Sy▷ verzögerte motorische Entwicklung, Paresen, rasche Progredienz, Gehunfähigkeit, distale senible Defizite

HMSN Typ IV (Refsum-Syndrom): hypertrophische Form mit Lipoidablagerung
  Ät▷ autosomal-rezessiv
  Ep▷ Beginn 5.–30. Lj.
  Sy▷ Polyneuropathie und zerebeläre Ataxie, Ichthyose, Retinitis pigmentösa

HMSN Typ V: vglb. Typ I, spastische Paraparese, Pyramidenbahnzeichen
HMSN Typ VI: schwächere Symptome als bei I, Optikusatrophie, z.T. Erblindung
HMSN Typ VII: vglb. Typ I, Retinitis pigmentosa, Hörstörung

Hereditäre sensible Neuropathien (HSN)
Def▷ angeborene Erkrankung mit ausschließlich sensiblen Ausfällen
Ein▷ HSN Typ I autosomal-dominant, untere Extremität, Beginn 20.–40. Lj.
   HSN Typ II autosomal-rezessiv, v.a. obere Extremität, Kinder
   HSN Typ III autosomal-rezessiv, familiäre Dysautonomie (Riley-Day-Syndrom); betrifft vegetatives Nervensystem
   HSN Typ IV: autosomal-rezessiv; Swanson-Syndrom (mit dissoziierter Sensibilitätsstörung)
   HSN Typ V: generelle Schmerzunempfindlichkeit

Amyotrophische Lateralsklerose (ALS)
Ep▷ meist sporadisch, Manifestationsalter ca. 50.–60. Lj.
Ät▷ unklar
Pa▷ Degeneration des 1. und 2. Neurons
Sy▷ Nebeneinander von schlaffer und spastischer Parese, Faszikulationen, lebhafte Reflexe; keine kognitive Einschränkung; bulbäre Beteiligung: Dysarthrie, Dysphagie
Di▷ EMG (Riesenpotentiale)
Th▷ keine kausale Therapie bekannt; symptomatisch, Physiotherapie

Neurologie
Krankheitsbilder

Pro▷ Krankheit führt meist in wenigen Jahren zum Tode
DD▷ Isolierte Lateralsklerose: isolierte Degeneration des 1. Motoneurons
Progressive Bulbärparalyse: ALS beginnend mit bulbärer Symptomatik mit Degeneration der motorischen Hirnnervenkerne

Rückenmarkserkrankungen
Querschnittssyndrome
Di▷ Höhenlokalisation

Muskel	Reflex	Rückenmarkssegment
M. biceps brachii	Bizepssehnenreflex	C 5
M. brachioradialis	Brachioradialisreflex	C 6
M. trizeps brachii	Trizepssehnenreflex	C 7
Fingerbeuger	Trömner-Reflex	C 8 + Knips-Reflex
Bauchmuskulatur	Bauchhautreflexe	Th 6–Th 12
M. cremaster	Cremaster-Reflex	L 1–L 2
Adduktorengruppe	Adduktorenreflex	L 3
M. quadriceps femoris	Patellarsehnenreflex	L 4
M. ext. hallucis longus	Tibialis-posterior-Reflex	L 5
Plantarflexion	Achillessehnenreflex	S 1
Sphinkter ani	Analreflex	S 3–S 4

Konussyndrom
Pa▷ Läsion Höhe LWK 1
Sy▷ Anästhesie und Analgesie im Reithosenareal, Blasen- und Mastdarmfunktion gestört, radikuläre Ausfälle L 3–S 1

Epikonussyndrom
Pa▷ Läsion thorakolumbaler Übergang
Sy▷ Paresen der Hüftstreckung, Hüftaußenrotation, Kniebeugung, Zehenbewegung
Sensibilitätsstörung ab L 4; Blase und Darm unbeeinflußt

Kaudasyndrom
Pa▷ Läsion multipler Wurzeln unter LWK 2
Sy▷ Blasen und Mastdarmstörung, Sensibilitätsstörung im Reithosenareal, segmentale Paresen, ASR fehlt

Brown-Séquard-Syndrom
Pa▷ Halbseitenschädigung des Rückenmarks oberhalb LWK 1
Sy▷ ipsilateral spastische Parese und Tiefensensibilitätsausfall
kontralateral dissoziierte Sensibilitätsstörung (Schmerz und Temperatur)

Syndrom der extramedullären Raumforderung
Pa▷ Fasern für die Beine laufen im RM außen, für die Arme eher innen
Sy▷ Durch Kompression von außen kommt es somit primär zu Symptom unterhalb der Schädigung.

Syndrom der intramedullären Raumforderung
Sy▷ Variable bilaterale dissoziierte Sensibilitätsstörungen und schlaffe atrophische Paresen in Höhe der Läsion. Unterhalb spastische Para- bzw. Tetraparese (vgl. Syringomyelie).

Neurologie
Krankheitsbilder

Syndrom der Hinterstrangschädigung
Sy▷ Störung der Sensibilität; sensible Ataxie, Besserung unter optischer Kontrolle

Extrapyramidale Krankheiten und Bewegungsstörungen G20–G26

Basalganglienerkrankungen

Die **Kontrolle der Willkürmotorik** unterliegt den motorischen Arealen des Cortex (Gyrus praecentralis, Area 4; prämotorische und supplementäre Rindenanteile, Area 6), welche als pyramidales System zusammengefaßt werden, sowie dem Kleinhirn und den Basalganglien (EPM).

Die Basalganglien sind für die automatische Ausführung erlernter motorischer Pläne verantwortlich. Ein Ungleichgewicht im Verhältnis Acetylcholin zu Dopamin führt zu Basalganglienerkrankungen, wobei ein Überwiegen von Dopamin zu einem **hyperkinetisch-hypotonen Syndrom** (Chorea), ein Überwiegen des cholinergen Systems zu einem **hypokinetischen-hypertonischen Syndrom** (Parkinson) führt. Grundsätzlich werden bei Basalganglienerkrankungen Plussymptome (unwillkürliche Bewegungen, Tonuserhöhungen) und Minussymptome (herabgesetzte Beweglichkeit, Bewegungsstörungen) unterschieden.

Extrapyramidale Symptome
Plussymptome
- **Tremor**: rhythmische Oszillationen, Unterscheidung in Ruhetremor (Parkinson), Intentionstremor (Kleinhirn) und Haltetremor (metabolisch, essentieller Tremor)
- **Choreatische Bewegungsstörungen**: irreguläre, kurze, einschießende Bewegungen
- **Dystonien**: langsame, anhaltende Muskelkontraktionen
    - **Athetose**: langsame, wurmförmige Hyperkinesien distaler Extremitätenabschnitte
    - **Ballismus**: abrupte Extremitätenbewegungen mit proximalem Schwerpunkt
- **Myoklonien**: kurze, plötzliche unwillkürliche Bewegungen durch eine Muskelkontraktion oder Blockade einer tonischen Muskelanspannung
- **Tics**: flüchtige, abrupte, kurz einschießende Bewegungen; willkürlich unterdrückbar
- **Rigor**: wächserne, gleichbleibende Tonuserhöhung der Muskulatur bei passivem Bewegen (Zahnradphänomen)

Minussymptome
- **Hypokinese**: Maskengesicht, Mikrographie, Zwinkerfrequenz ↓, Start- und Stoppprobleme beim Gehen, kleinschrittig, vermehrte Wendeschrittzahl; Leitsymptom des Parkinson
- **Hypotonie**: Drehung des Patienten an Schultern führt zu Zentrifugalbewegung der Arme; Leitsymptom bei Chorea und Kleinhirnerkrankungen

Neurologie
Krankheitsbilder

Primäres Parkinson-Syndrom G20

Ät▷ **idiopathisch** (IPS):
- juvenil: < 40. Lj.; akinetisch-rigider Verteilungstyp mit schleichendem Verlauf
- senil: > 70. Lj.; rascher Verlauf, psychoorganische Einbußen

degenerativ:
- olivopontozerebelläre Degeneration
- progressive supranukleäre Lähmung (Steele-Richardson-Olszewsky-Syndrom)
- Shy-Drager-Syndrom (Multisystematrophie)
- striatonigrale Degenration
- Parkinson-ALS-Demenz-Komplex

Pa▷ Dopaminmangel in Substantia nigra → Ungleichgewicht im Basalganglienkreislauf

Minussymptome (Hypokinese, Akinese, gestörte Stellreflexe) durch Dopaminmangel

Plussymptome (Tremor, Rigor) durch cholinerge Dominanz

Ein▷ Unterteilung in: akinetisch-rigiden Typ; tremordominanten Typ; Äquivalenztyp

Stadien:
- **Präsymptomatische Phase**: Riechstörung, evtl. Depression
- **Frühe symptomatische Phase**: einseitiger Beginn von Tremor, Bradykinesie
- **Phase motorischer Flukuation**:
  - **On-Off-Phänomen**: Wirkdauer von L-Dopa reduziert sich; gute Wirkung: On-Phasen, schlechte Wirkung: Off-Phasen
  - **Wearing-Off**: vor erneuter Medikamenteneinnahme Off-Phase
  - **Medikamenten-induzierte Dyskinesie**: choreatische Hyperkinesien bei Anfluten des L-Dopa oder Agonisten
  - **Sudden-Off**: plötzliche Off-Phase innerhalb kurzer Zeit
  - **Random-Off**: Off-Phasen ohne zeitlichen Zusammenhang zu Medikenteneinnahme
- **Fortgeschrittenes Parkinson-Syndrom**: dementielle Entwicklung, vegetative Begleitsymptomatik, Orthostase, Stürze

Sy▷ Trias: **Tremor, Rigor, Akinese**, gestörte Stellreflexe, autonome Störungen

Beurteilung des Schweregrades mittels **Webster-Skala**: Bradykinese, Rigor, Haltung, Mitbewegung der Arme, Gangbild, Tremor, Gesichtsbeweglichkeit, Seborrhoe, Sprechen und Selbstständigkeit in je 4 Grade

keine kognitiven Einbussen, außer bei Parkinson-Demenz-Komplex

Di▷ CT, MRT (generalisierte Hirnatrophie), Diagnose jedoch klinisch

Th▷ Anticholinergika, L-DOPA, Dopaminagonisten, Amantadin, MAO-B-Hemmer, stereotaktischer Eingriff, KG

Neuro

Neurologie
Krankheitsbilder

Parkinsontherapie

L-Dopa
- **Sto▷** L-Dopa + Benserazid [Madopar®], L-Dopa + Carbidopa [Nacom®]
- **Ind▷** Basistherapie; v.a. gegen Akinese, Rigor; schlecht gegen Tremor
- **Wi▷** Besserung der Akinese (+++), Rigor (++), Tremor (+)
- **Wm▷** Vorstufe der Dopaminsynthese; Benserazid / Carbidopa hemmen als nicht-ZNS-gängige Decarboxylasehemmer die periphere Verstoffwechselung
- **Nw▷** Erbrechen, Ulkusaktivierung, Orthostase, Psychosen, Dyskinesien, Dystonien
- **Ki▷** Glaukom, Arrhythmien, Ulkus

Dopaminagonisten
- **Sto▷** Bromokriptin [Pravidel®], Lisurid [Dopergin®], Pramipexol [Sifrol®], Ropinirol [ReQuip®]
- **Ind▷** Kombination mit L-DOPA; Verminderung der On-Off-Phänomene
- **Wi▷** Besserung der Akinese (++), Rigor (+/++), Tremor (+)
- **Wm▷** Dopaminagonist, Prolactin- und Somatotropin-Inhibition; chemisch Ergotaminderivat
- **Nw▷** Erbrechen, Ulkusaktivierung, Orthostase, Psychosen, Dyskinesien, Dystonien, Raynaud-Syndrom

Selegelin [Movergan®]
- **Ind▷** Kombination mit L-DOPA, protektive Wirkung
- **Wi▷** Besserung der Akinese (++), Rigor (+/++), Tremor (+); senkt Bedarf an L-DOPA
- **Wm▷** MAO-B-Hemmer; reduziert Abbau von Dopamin zerebral
- **Nw▷** Psychosen, Kopfschmerz, Übelkeit, Müdigkeit, Dyskinesien, Halluzinationen

Amantadin [PK-Merz®]
- **Ind▷** akinetische Krisen
- **Wi▷** Besserung der Akinese (++), Rigor (+/++), Tremor (+)
- **Wm▷** unklar, Antagonist am NMDA-Rezeptor (glutamaterg), schnelle Toleranz
- **Nw▷** Halluzinationen, Verwirrung, Schlafstörungen, Livedo reticularis

Anticholinergika
- **Sto▷** Biperiden [Akineton®], Metixen [Tremarit®], Trihexphenidyl [Artane®]
- **Ind▷** bei medikamentös-induziertem Parkinson, v.a. gegen Tremor
- **Wi▷** Besserung der Akinese (+), Rigor (+), Tremor (++)
- **Wm▷** Hemmung der Acetylcholinwirkung als m-Cholinorezeptorantagonist
- **Nw▷** Mundtrockenheit, Tachykardie, Obstipation, Harnretention, Erregung, Verwirrung
- **KI▷** Glaukom, Prostatahyperplasie

COMT-Hemmer
- **Sto▷** Entacapon [Comtess®]
- **Ind▷** Kombinationstherapie bei unzureichender Wirkung von L-Dopa

Neurologie
Krankheitsbilder

Wi▷ Besserung der Akinese (++), Rigor (+/++), Tremor (+)
Wm▷ Hemmung Dopaminabbau → verlängerte Dopaminwirkung, geringerer Dopaminbedarf

Sekundäres Parkinson-Syndrom G21
Ät▷ Metabolisch: M. Wilson, Calcium-Phosphor-Störung (Fahr-Syndrom)
Toxisch: CO, Mangan, MPTP
Medikamentös: Neuroleptika, MCP, α-Methydopa, Cinnarizin, Flunarizin
Infektiös: Creutzfeldt-Jakob, Neurolues

Malignes Neuroleptika-Syndrom
Pa▷ bei Therapie mit Neuroleptika (Dopaminantagonisten): Hyperthermie und Parkinsonsyndrom, Verwirrtheit, Tachykardie, Tachypnoe
Ko▷ Rhabdomyolyse, akutes Nierenversagen, epileptischer Anfall
Th▷ intensivmedizinische Überwachung, Medikation stoppen

Pseudoparkinson-Syndrome
Ät▷ – im Rahmen SAE (vaskuläres Parkinson-Syndrom)
– nach SHT (posttraumatisch, z.B. Boxer, Symptomatik nicht progredient)
– Hydrocephalus communicans
– Hirntumore

Sonstige degenerative Krankheiten der Basalganglien G23
Progressive supranukleäre Paralyse
Syn▷ Steele-Richardson-Olszewsky-Syndrom
Ep▷ sporadisch, Manifestation um 65. Lj.
Pa▷ Tau-Proteinstörung → Degeneration von Substantia nigra, Pallidum, Vierhügelplatte und zentralem Höhlengrau
Sy▷ Gleichgewichtsstörung, Bradykinesie, Rigor
supranukleäre Blickparese; dementielle Entwicklung im Verlauf
Di▷ keine Besserung auf Dopamin
Th▷ hochdosiert L-Dopa oder Agonisten, Hilfsmittel, symptomatisch

Multisystematrophie (MSA)
Syn▷ striatonigrale Degeneration (SND), Shy-Drager-Syndrom, olivopontozerebelläre Atrophie (OPCA)
Ät▷ unklar, sporadisch
Pa▷ Einschlusskörperchen
Sy▷ autonome Dysfunktion (früher: Shy-Drager), zerebelläre Ataxie (früher: OPCA), Parkinson-Symtomatik (früher SND)
Th▷ versuchsweise hochdosiert L-Dopa oder Agonisten, symptomatische Therapie
Pro▷ schlechte Prognose

Neurologie
Krankheitsbilder

Dystonie G24

Def▷ Anhaltende Muskelkontraktion führt zu abnormen Bewegungen oder abnormer Haltung.

Ät▷ **Primäre Dystonie**: sporadisch oder erblich, keine definierte Erkrankung
Sekundäre Dystonie: Störung der Basalganglien, weitere neurologische Störungen

Ein▷ nach **Verteilungsform**:
- fokal (eine Körperregion betroffen)
- segmental (zusammenhängende Regionen betroffen)
- generalisiert, multifokal (nicht-zusammenhängende Regionen betroffen)
- Hemidystonie (eine Körperhälfte betroffen)

nach **Manifestationsalter**: young onset < 26. Lj., adult onset > 26. Lj.

Sy▷ **Dystonieformen des Kindes- und Jugendalters**
- Segawa-Syndrom: L-DOPA-sensitive Dystonie, progredient
- Paroxysmale Dystonie-Syndrome: durch äußere Reize (Streß, Nahrung, Kälte, kinetisch)

Dystonieformen des Erwachsenenalter
- Torticollis spasmodicus: häufigste idiopathische Dystonie
- Blepharospasmus: intermittierend kräftiger Lidschluß, Kontraktion M. frontalis
- oromandibuläre Dystonie
- Meige-Syndrom: Blepharospasmus + oromandibuläre Dystonie
- laryngeale Dystonie: spasmodische Dysphonie
- zervikale Dystonie: Torticollis, Anterocollis, Retrocollis spasmodicus
- distale Extremitätendystonien: aktionsinduziert; Schreibkrampf; auch Kausalgie-Dystonie-Syndrom

Th▷ bei Kindern Versuch mit L-DOPA und hochdosiert Anticholinergika
bei Erwachsenen lokale Injektionsbehandlung mit Botulinumtoxin

Sonstige extrapyramidale Krankheiten und Bewegungsstörungen G25

Essentieller Tremor

Ät▷ positive Familienanamnese
Pa▷ symmetrischer Halte- und Aktionstremor; Besserung durch Alkohol
Th▷ Propranolol, Primidon
DD▷ medikamenten-induzierter Tremor (Lithium, Antidepressiva, Neuroleptika, Theophyllin, Hormonpräparate)

Restless-Legs-Syndrom (RLS)

Ep▷ Prävalenz 5%
Ät▷ meist idiopathisch
selten sekundär bei PNP, Niereninsuffizienz, Eisenmangel, Amyloidose
Sy▷ nächtliche Unruhe der Beine mit Schmerzen und Missempfindungen
Th▷ L-Dopa oder Agonisten, Opioid-Analgesie, Gabapentin

Neurologie
Krankheitsbilder

Dyskinesien
- **Ät▷** medikamentös: Dopaminantagonisten (Neuroleptika, Antiemetika, Ca-Antagonisten, Antivertiginosa)
- **Ein▷** **Akutdyskinesien**: Rückbildung nach Absetzen
  - **Sy▷** häufig Blickwendung, Torti-Retrocollis, Schlundkrämpfe; promptes Ansprechen auf Anticholinergika
  - **Tardive Dyskinesien** treten bis zu 6 Monate nach Einnahme auf, persistieren mindestens 1 Monat, häufig über Jahre
    - **Sy▷** v.a. oromandibuläre Bewegungsstörungen
- **Th▷** Trihexphenidyl, Pimozid, Tetrabenazin, Lithium, Clonazepam

Ballismus / Hemiballismus
- **Def▷** meist halbseitige, schleudernde, unwilkürliche Bewegungen
  - Hemiballismus: nur eine Körperhälfte betroffen
  - Ballismus: generalisierte Symptomatik
- **Ät▷** apoplektischer Insult
- **Pa▷** Läsion im Ncl. subthalamicus
- **Di▷** Blickdiagnose, Bildgebung CCT
- **Th▷** Biperiden, Clonazepam

Athetosen
- **Ät▷** Asphyxie, perinataler Hirnschaden, Kernikterus
- **Pa▷** Läsion im Putamen und Ncl. caudatus
- **Sy▷** wurmartige Bewegungen, pathologisches Lachen
- **Th▷** Tiaprid, Haloperidol

Sonstige degenerative Krankheiten des Nervensystems G30–G32

Alzheimer-Krankheit G30

Demenz
- **Def▷** Demenz ist eine erworbene, das Alltagsleben beeinträchtigende Reduktion intellektueller Fähigkeiten beim Fehlen einer Bewußtseinsstörung. Im Einzelnen sind Gedächtnisleistung, Kritikfähigkeit, Auffassungsgabe, logisches Denken und die Bewältigung von Alltagsproblemen gestört. Die Erkrankung ist nicht grundsätzlich irreversibel.

Demenz vom Alzheimer-Typ
- **Def▷** kognitives Defizit in 2 neuropsychologischen Teilbereichen über mindestens 6 Monate
- **Ep▷** häufigste Demenz, 5% aller > 65-Jährigen
- **Ät▷** unklar, z.T. familiäre Häufung
- **Pa▷** diffuse Hirnrindenatrophie, Untergang cholinerger Neurone, Mangel an Cholinacetyltransferase, Amyloidablagerungen (Ablagerung von β-A4-Amyloid in Plaques, Amyloidangiopathie), Neurofibrillenbündel

Neurologie
Krankheitsbilder

(neurofibrillary tangles), neuritische Axondegeneration (neuropil threads), generalisierte Hirnatrophie, cholinerge Verarmung durch Degeneration im Ncl. basalis Meynert

Ein▷ **Präsenile Form**: vor 65. Lj.
rasch progredienter Verlauf mit Aphasie, Agnosie, Apraxie
Senile Form: > 65. Lj., v.a. Gedächtnisstörungen und emotionale Auffälligkeiten

Sy▷ schleichender Beginn, Vergesslichkeit, Desorientiertheit, Antriebsarmut, Desinteresse
Agnosie, Apraxie, Aphasie, Agraphie, Alexie, Dyskinesie, Zittern
Wesenveränderung mit Unruhe, Schlafstörung, Halluzinationen, Depression

Di▷ MRT, CT (globale Hirnatrophie), EEG (allg. Verlangsamung), PET (Reduktion des Stoffwechsels), SPECT, Liquor mit Eiweißerhöhung (mäßig)

Th▷ Acetylcholinesterasehemmer (Donezepil, Rivastigmin, Galantamin) oder Glutamatmodulatoren (Memantin); symptomatisch: Behandlung Schlafstörung, Unruhezustande; körperliches und geistiges Training

M. Pick

Syn▷ Demenz vom Frontalhirn-Typ, fronto-temporale Demenz
Ep▷ 10–20% der Demenz-Formen, Beginn ab 50. Lj.
Ät▷ meist sporadisch, zum Teil erblich
Pa▷ frontotemporale Atrophie
Ein▷ **Konvexitätstyp**: antriebsarm, apathisch, Verschlechterung der Kognition
Basaltyp: unruhig, dysphorisch, enthemmt
Sy▷ Gedächtnis relativ lange erhalten; v.a. Störung von Affekt und Antrieb
Th▷ symptomatisch

Vaskuläre Demenz

Def▷ dementielle Entwicklung durch arteriosklerotische Gefäßveränderungen
Pa▷ **mit akutem Beginn**: einzelne Schlaganfälle führen zu Demenz
Multiinfarktsyndrom: langsam progrediente Demenz durch multiple Infarkte
SAE (subkortikale vaskuläre Demenz, M. Binswanger): multiple, kleine ischämische Herde durch hypertensiv bedingte Mikroangiopathie
Sy▷ langsam progrediente oder sprunghafte Demenz mit Beeinträchtigung des Kurzzeitgedächtnis, des Antriebs, der Konzentration; Stimmungsschwankungen, Verwirrtheit; Gangataxie, Blasenentleerungsstörung; anamnestisch oft flüchtige, zerebrale Ischämien.
Persönlichkeitsveränderungen erst spät
Di▷ CT, MRT (periventrikuläre Dichteminderung der weißen Substanz i.S. einer Marklagerdystrophie; T2-Wichtung: lakunäre Infarkte der weißen Substanz, des Centrum semiovale, der Basalganglien, des Thalamus, der Capsula int., Pons); Ventrikelerweiterung; kardiovaskuläres Risikoprofil

Neurologie
Krankheitsbilder

Th▷ Korrektur der Gefäßrisikofaktoren (RR, Cholesterin, HRST), Verbesserung der Mikrozirkulation, Aspirin; symptomatische Therapie bei Verwirrung, Unruhe
Acetylcholinesterasehemmer (Donezepil, Rivastigmin, Galantamin) oder Glutamatmodulatoren (Memantin)

Sonstige degenerative Krankheiten des Nervensystems bei anderorts klassizierten Krankheiten G32
Funikuläre Myelose
Ät▷ perniziöse Anämie, Gastritis, Hunter-Glossitis. Bei 1/3 neurol. Störung Erstsymptom des Vit. B12-Mangels.
Pa▷ Vitamin-B12-Mangel → Demyelinisierung und axonale Schädigung
Sy▷ Hinterstrangschädigung mit sensibler Ataxie, Parästhesien, Oberflächensensibilitätsstörung; im Verlauf schlaffe Lähmungen der Beine mit Reflexverlust; SEP und VEP pathologisch, Pyramidenbahnzeichen
Di▷ Vitamin-B12-Spiegel, BB, Schilling-Test
Th▷ Substitution

Demyelinisierende Krankheiten des ZNS G35–G37
Multiple Sklerose (Encephalomyelitis disseminata) G35
Def▷ häufigste demyelinisierende Erkrankung mit multifokalen Entmarkungsherden und meist schubförmigem Verlauf
Ep▷ Prävalenz 30–80/100 000 E, ♀ > ♂, Beginn 20.–50. Lj., Nord-Süd-Gefälle
Ät▷ genetisch determinierte Empfindlichkeit und Virusinfektion mit Immunreaktion (↑) → Autoimmunerkrankung; letztlich aber unklare Ätiologie, familiäre Häufung
Schubauslöser: Infektion, Stress, Geburt, selten Impfungen
Pa▷ in weißer Substanz **Entmarkungsherde** (Plaques) v.a. perivenös, im akuten Stadium mit Infiltraten aus mononukleären Zellen und Lymphozyten, perifokalem Ödem; chronische Astrozytenproliferation mit narbiger Verhärtung (Sklerose); Herde v.a. Sehnerv, Pons, Kleinhirn, Pyramidenbahn, Rückenmarkhinterstrang
T-Zell-vermittelte Autoimmunreaktion gegen das in Oligodendrozyten gebildete Myelin → nur ZNS betroffen, nicht periphere Nerven
Schub: beginnt über Stunden bis Tage, hält Tage bis Wochen an, bevor es zu spontaner Rückbildung kommt. Remissionen für Monate und Jahre
Ein▷ nach **Verlaufsform**:
– **schubförmig-remittierend**: abgrenzbare Schübe mit vollständiger Remission
– **schubförmig-progredient**: chronisch progredient, zusätzlich abgrenzbare Schübe, wobei sich die Schübe wieder zurückbilden können
– **sekundär chronisch-progredient**: zunächst schubförmig-remittierend, dann progredienter Verlauf mit Residuen; Schübe mit Residuen

Neurologie
Krankheitsbilder

- **primär chronisch-progrediente MS**: progrediente Symptomatik ohne Schübe
- **akute MS**: foudroyanter Verlauf

Sy▷ multilokuläre Symptomatik, schubförmiger Verlauf mit Remissionen

Typische Symptome: spastische Parese, MER ↑, pos. Babinski, Bauchhautreflexe ↓, Optikusstörung (Retrobulbärneuritis), Sensibilitätstörungen, Lhermitte-Zeichen, Doppelbilder (Abducensparese), dissoziierter Nystagmus, Trigeminusneuralgie, Myokymie (langsame Muskelzuckungen), paroxysmale Dysarthrie und Ataxie, tonische Hirnstammanfälle, Detrusor-Sphinkter-Dyssynergie, bei Wärme neurologische Defizite zunehmend (**Uthoff-Phänomen**)

Charcot-Trias: skandierende Dysarthrie, Nystagmus, Intentionstremor

Di▷ LP: oligoklonale Banden (autochthone IgG-Produktion), leichte Pleozytose, Eiweißerhöhung), Delpech-Lichtblauquotient > 0,8

neurophysiologisch, CT, MRT

Standard zur Diagnosestellung: Schübe oder Progredienz > 1 Jahr, > 2 disseminierte Symptome, typische Veränderungen in Liquor oder MRT

Kurtzke-Skala:

0	Normalbefund
1	funktionell bedeutungslose neurologische Normabweichung
2	geringfügige Störung (leichte Spastik)
3	mittelschwere Störung; z.B. Monoparese, leichte Hemiparese, mäßige Ataxie, mäßige Blasenstörung, Augenstörung, Kombination mehrerer leichter Störungen
4	Behinderung des normalen Lebens / Arbeit
5	Arbeitsunfähigkeit, maximale Gehstrecke 500 m
6	kurze Gehstrecke mit Stöcken
7	im Rollstuhl beweglich
8	Bettlägrigkeit, Funktion der Arme
9	Bettlägrigkeit, völlig hilflos
10	Tod

Th▷ **Schubtherapie**: hochdosiertes Cortison (Stoss-Therapie)

Schubprophylaxe: β-Interferon oder Azathioprin

symptomatische Therapie: Physiotherapie, Hilfsmittelversorgung
gegen spastische Komponente: Baclofen, Dantrolen, Tizanidin

Parästhesie: Carbamazepin, Gabapentin, Amitriptylin

Pro▷ zu einem Drittel günstiger Verlauf, zu einem Drittel Behinderung mit Erhalt der Selbstständigkeit, letztes Drittel schwere Behinderung

prognostisch günstige Faktoren: < 40. Lj, primär Sensibilitätsstörungen, schubförmiger Verlauf, weiblich

Sonstige Enzaphalomyelitiden

Retrobulbärneuritis

Def▷ Entzündung des Sehnerves

Ät▷ Erstmanifestation MS (Schub gleichgestellt), Neurolues, Neuroborreliose, Neurosarkoidose, sLE

Neurologie
Krankheitsbilder

Sy▷ Visusstörung, verschwommenes Sehen, Lichtempfindlichkeit, selten retroorbitale Schmerzen
Di▷ Augenhintergrund unauffällig, LP, MRT
Th▷ Cortison-Stoss-Therapie, beschleunigt Besserung; Spontanverlauf gut
DD▷ Papillitis

Neuromyelitis optica (Devic-Krankheit)
Pa▷ akute bilaterale Optikusneuritis und Querschnittsmyelitis
Sy▷ Erblindung
Di▷ Protein im Liquor ↑, mäßige Pleozytose; im ZNS keine weiteren Herde
Pro▷ hohe Letalität

Schildersche diffuse Sklerose
Ep▷ v.a. Kinder
Pa▷ symmetrische Entmarkung in Hemisphärenmarklager
Sy▷ Visus ↓, spastische Parese, Vergesslichkeit, apathisch, keine Schübe
Di▷ grosse Leukenzephalopathieherde
Th▷ keine

Progressive multifokale Leukenzephalopathie
Ät▷ Papovavirus, häufig bei AIDS
Sy▷ psychiatrische Symptome, spastische Parese
Th▷ keine Therapieoption
Pro▷ innerhalb von 6 Monaten letal

Zentrale pontine Myelinolyse
Ät▷ zu rascher Ausgleich einer Hyponatriämie, v.a. bei Alkoholikern
Pa▷ Demyelinisierung im Bereich der Pons ohne Degeneration der Axone
Sy▷ spastische Tetraparese (durch Schädigung der Pyramidenbahn), Augenmotilitätsstörung, Locked-in-Syndrom
Di▷ Bildgebung
Th▷ Intensivüberwachung, symptomatische Therapie, Prophylaxe: langsame Natrium-Substitution
Pro▷ schlecht

Akute disseminierte Enzephalomyelitis (ADEM)
Ät▷ nach Virusinfekten (Masern, Röteln, Pocken, selten Mumps, Influenza), Impfungen (Tollwut, Pocken, Tetanusantitoxin)
Pa▷ seltene, v.a. Kinder und Jugendliche betreffende Erkrankung mit rasch progredienter Demyelinisierung
Sy▷ monophasischer Verlauf, Symptome wie MS: Bewußtseinstrübung, Fieber, epileptische Anfälle, Nackensteife, Ataxie, Para- oder Hemiplegie, sensible Läsion, Myoklonien, Choreoathetosen, Miktion- oder Mastdarmstörung
Th▷ symptomatisch, Versuch: hochdosiert Cortison, Immunglobuline, Cyclophosphamid

Neurologie
Krankheitsbilder

Leukodystrophien
- **Ät▷** angeborene demyelinisierende Erkrankung
- **Ep▷** v.a. im Kindesalter
- **Pa▷** Stoffwechselstörung der Myelinscheide; betroffen sind: Pyramidenbahn, Sehbahn, Großhirnhemisphären, Marklager, Kleinhirnhemisphären
- **Ein▷** **Metachromatische Leukodystrophie**: autosomal-rezessiv
    - **Pa▷** Sulfatidlipidose
    - **Sy▷** verzögerte Entwicklung, spastische Parese, Optikusatrophie, schmerzhafte PNP
    - **Di▷** Nachweis über metachromatische Substanzen im Urin; Sulfatidablagerung in Schwannzellen bei Suralis-Biopsie
  - **Globoidzellenleukodystrophie** (M. Krabbe)
    - **Pa▷** Zerebrosidspeicherung
  - **Adrenoleukodystrophie**
    - **Pa▷** spongiöse Sklerose
    - **Sy▷** Nebennierenrindeninsuffizienz; spastische Tetraparese

Episodische und paroxysmale Krankheiten des Nervensystems G40–G47

Epilepsie G40

Def▷ Epilepsien sind Anfallskrankheiten mit paroxysmalen Spontanentladungen zentraler Neurone. Klinisch-phänomenologisch, elektroenzephalographisch und ätiologisch unterscheidet man hauptsächlich generalisierte und fokale Epilepsien.

Ät▷ **Ätiologische Klassifikation der Epilepsie**

idiopathisch	nicht durch eine andere Krankheit bedingt, d.h. genuin (angeboren); keine bekannte oder vermutete Ätiologie außer einer möglichen familiären Disposition
symptomatisch	struktureller Defekt, der zu lokalisierbarem Epilepsiefokus wird
kryptogen	Ätiologie unklar; wahrscheinlich symptomatisch, aber nicht nachweisbar
Gelegenheitsanfälle	Fieberkrampf, Alkoholentzug, Medikamente, Schlafentzug
Residualepilepsie	Anfälle lassen sich auf perinatale Hirnschädigung zurückführen

Ein▷ **Generalisierte Epilepsien**:
  Generalisierte, meist altersgebundene '**Petit-mal**'-(Kinder) und '**Grand-mal**' (Erwachsene) Epilepsien weisen ein generalisiertes Anfalls- und EEG-Muster bei herabgesetzter Vigilanz auf und sind meistens idiopathisch bzw. kryptogen.

  Fokale, lokalisationsbezogene Epilepsien:
  Fokale Epilepsien mit **einfach fokalen** (partiellen) Anfällen sind durch einseitige Anfalls- und EEG-Muster gekennzeichnet. Die Vigilanz ist ungestört. Die Anfälle können mit motorischen, sensiblen, sensorischen, vegetativen und psychischen Symptomen einhergehen.

Neurologie
Krankheitsbilder

Wenn die Vigilanz herabgesetzt ist und Bewegungsstereotypien (Automatismen) auffallen, spricht man von **komplex fokalen** (partiellen) Anfällen. Die paroxysmalen Entladungen sind entweder einseitig oder (häufiger) bilateral. Lokalisationsbezogene Epilepsien sind meist symptomatisch (Fehlbildungen, Tumor, Blutung, Infarkt, Enzephalitis).

Sekundär generalisierte Anfälle entwickeln sich aus einfachen oder komplex fokalen Anfällen.

Pa▷ Labilität des Membranpotentials mit Neigung zu paroxysmalen Spontanentladungen bei Ungleichgewicht zwischen den Transmittern Glutamat und GABA, pathologischer Erregungsbildung bzw. einer fehlenden Erregungsbegrenzung.

Man findet eine erhöhte NMDA-Rezepor-Expression, eine vermehrte Freisetzung von exzitatorischen Transmittern, einen vermehrten Einstrom von Calcium (Natrium), einen verzögerten Abbau von Glutamat und eine verminderte Aktivität des GABAergen inhibitorischen Systems.

Anheben der Krampfschwelle: durch Azidose und Kaliumzufuhr
Senkung der Krampfschwelle durch vermehrte Erregungsbildung bei:
  Hypoglykämie, Hyperhidrose, Hyperventilation (Alkalose), Schlafentzug; in einigen Fällen sensorische Reize wie Flickerlicht, Geräusche, Lesen
  Medikamenteninduzierte Senkung der Krampfschwelle:
    im therapeutischen Bereich: Neuroleptika, trizyklische Antidepressiva, Myotonolytika, Sympathomimetika, Analgetika, Antirheumatika, Antibiotika
    Überdosierung: Diphenylhydantoin, Insoniazid, ASS, Clozapin, Antihistaminika
    i.v.: Theophyllin, Clozapin, Penicillin, Narkotika, Cephalosporine, Pirazetam
    intrathekal: Antiobiotika, Zytostatika, Baclofen, Kontrastmittel
  Entzugsinduzierte Senkung der Krampfschwelle: Antikonvulsiva, Benzodiazepine, Barbiturate, Clomethiazol, Alkohol, Drogen
  Drogeninduzierte Senkung der Krampfschwelle: Kokain, Heroin, LSD

Sy▷ Bewusstseinsstörung, Verkrampfung, Zuckung, Zungenbiss, Einnässen; postiktaler Dämmerzustand
Di▷ EEG: im Anfall Spitzenpotentiale; ansonsten Hypsarrhythmien, Poly-Spike-Wave-Abläufe; Provokationsverfahren; CT, MRT zum Ausschluß eines symptomatischen Geschehens
DD▷ Synkope (begleitet von „Schwarzwerden", Tinnitus, Schwindel) psychogener Anfall: Dauer der Bewußtseinsstörung, klin. Befund, CK- und Prolaktin-Erhöhung bei Krampfanfall

Neurologie
Krankheitsbilder

Th▷ Befolgen allgemeiner Lebensregeln: regelmäßiger Schlaf, keine übermäßige Belastung, wenig Alkohol, Vermeidung von provozierenden Reizen
Medikamente: (ab 2 Anfällen / Jahr)
  Fokal: Carbamazepin, Valproat, Vigabatrin, Phenytoin
  Generalisiert: Carbamazepin, Valproat, Vigabatrin, Lamotrigin, Phenytoin
operativ: bei Pharmakoresistenz und definitiver Lokalisation in Areal, in welchem nicht mit schweren neurologischen Ausfällen zu rechnen ist

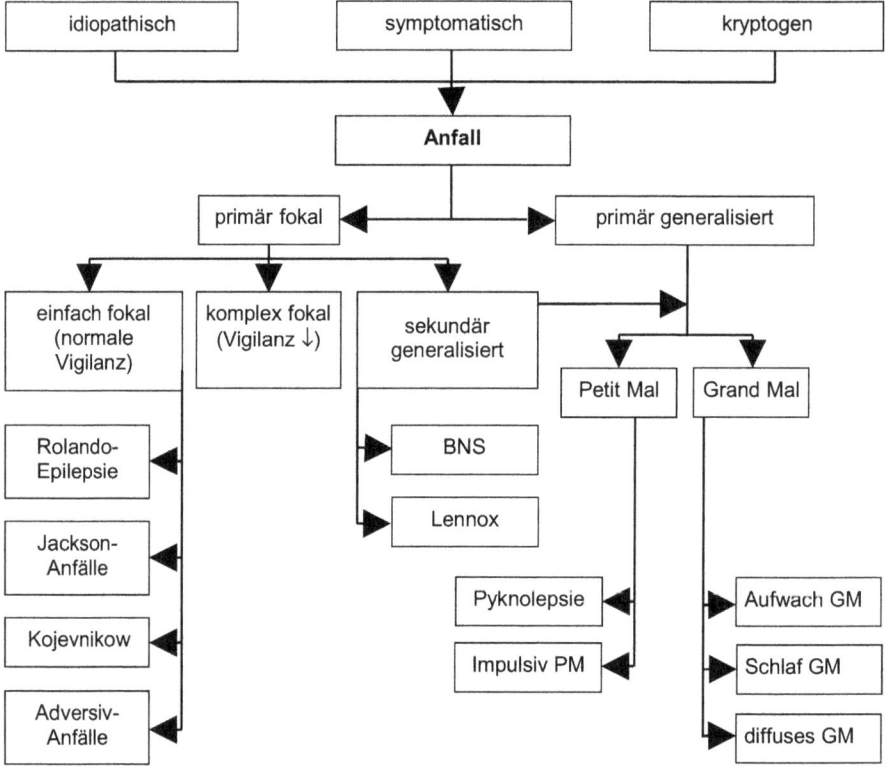

Abb.: Übersicht Einteilung Epilepsie

Neurologie
Krankheitsbilder

Fokale Anfälle
Einfach fokale Anfälle
- **Sy▷** abhängig von Lokalisation des Herdes; motorische, sensible, sensorische, vegetative, psychische und aphasische Komponenten; keine Bewußtseinsstörung

Sonderformen:
- **Rolando-Epilepsie**
  - **Ep▷** häufigste Epilepsie bei Kindern zw. 2.–12. Lj.
  - **Sy▷** Beginn im Halbschlaf mit sensiblen Sensationen, dann tonisch-klonische Komponenten
  - **Di▷** EEG: zentrotemporales Sharp-Wave-Muster
- **Jackson-Anfälle**
  - **Pa▷** umschriebene Hirnschädigung der Zentralregion → Anfälle bei erhaltenem Bewusstsein
  - **Sy▷** Charakteristische Ausbreitung der Zuckungen und Parästhesien, die durch starke sensible Reize unterbrechbar sind, und denen eine postparoxysmale Parese folgt; typisch: March of convulsion: wandernder fokaler Krampf
- **Epilepsia partialis continua (Kojewnikov-Epilepsie)**
  - **Pa▷** umschriebener Fokus
  - **Sy▷** über längere Zeit anhaltende klonische Zuckungen einer Muskelgruppe
- **Adversiv-Anfälle**
  - **Ep▷** sehr selten im Kindesalter
  - **Sy▷** paroxysmale tonische Blick- und Kopfbewegungen, evtl. Rumpfdrehungen

Komplex fokale Anfälle (psychomotorischer Anfälle, Uncinatus-Anfälle)
- **Pa▷** 3 Stadien des komplex fokalen Anfalls:
  - Stadium I: Aura
  - Stadium II: Bewusstseinstrübung mit Automatismen, vegetativen Symptomen, ziellosem Umherlaufen
  - Stadium III: langsam aufhellendes Bewußtsein (Reorientierung)
- **Ät▷** oft symptomatische Anfälle
- **Sy▷** Aura, paroxysmale Eintrübung, motorische Automatismen
- **Di▷** EEG: Theta- und Deltawellen

Generalisierte Anfälle
Petit-Mal
- **Def▷** altersgebundene kleine Anfälle
- **Ein▷** **Pyknolepsie / Absencen**: idiopathische Absencen-Epilsepsie des Schulkinderalters
  - **Ep▷** Manifestation 4.–14. Lj.
  - **Ät▷** genetisch bedingt

Neurologie
Krankheitsbilder

- **Sy▷** häufige und leicht provozierbare Anfälle; indifferente Absencen (Blickstarre, Blässe, Reaktionslosigkeit), selten Automatismen
  Kinder psychisch unauffällig; keine Aura
  komplexe Absence: zusätzlich myoklonische Augen- oder Kopfbewegungen
- **Di▷** Absencen, Pyknolepsie: EEG: 3/s-Varianten
  Myoklonisch-astatisch: EEG mit 2/s-Varianten

Impulsiv-Petit-Mal: myoklone Epilepsie des Jugendalters
- **Ep▷** Manifestation 14.–17. Lj.
- **Ät▷** genetisch bedingt
- **Sy▷** bilaterale, myoklone Stöße in einer insgesamt sehr kurzen Anfallsdauer mit nur leichten Bewußtseinstrübungen. Anfälle v.a. morgens, häufig bei Schlafmangel und Alkohol
- **Di▷** EEG: poly s/v

Grand-Mal (GM)
- **Ät▷** unbekannt **idiopathisch**, genuin: Manifestationsalter zwischen 7.–25. Lj.
  Residualepilepsie: frühkindliche Hirnschädigung, Manifestation vor dem 7. Lj., bei **symptomatischen** GM ist das Manifestationsalter meist >25. Lj.
- **Sy▷** 3 Stadien (Aura ist nicht obligat vor dem Anfall):
  - Stadium I: Beginn mit Initialschrei, Sturz, verdrehte Bulbi, keine Pupillenreaktion
  - Stadium II: tonisch-klonisches Stadium mit Körperstreckung, Gesichtszyanose infolge Apnoe, rhythmisch klonischen Zuckungen, Zungenbiß
  - Stadium III: nach dem Anfall Dyspnoe, Röcheln, Terminalschlaf, körperliche Abgeschlagenheit, postparoxysmale Verwirrtheit
- **Ein▷** **Aufwach-Grand Mal**
  Ein Drittel aller GM, Manifestation in der Adoleszenz; Provozierbarkeit durch Schlafdeprivation; in 10% der Fälle genetische Disposition

  Schlaf-Grand Mal; diffuse Grand-Mal
  genetische Disposition ist deutlich geringer, in jedem Kindesalter möglich, ist häufig symptomatisch und kann u.U. einen fokalen Beginn haben

Sonderformen
Blitz-Nick-Salaam-Anfälle (West-Syndrom)
- **Ep▷** bei Säuglingen oder Kleinkindern
- **Sy▷** myoklonische Zuckung des Kopfes, Beugebewegung des Kopfes und tonischer Beugekrampf
- **Di▷** EEG: Hypsarrhythmie

Neurologie
Krankheitsbilder

Lennox-Syndrom
- **Ep▷** meist Kleinkinder
- **Sy▷** tonisch-astatische, myoklonische oder tonisch-klonische Petit-Mal-Anfälle

Fieberkrampf
- **Ep▷** bei Säuglingen und Kleinkindern (9. Mon. bis 5. Lj.)
- **Pa▷** tonisch-klonischer Krampfanfall zu Beginn eines fieberhaften Infektes im Temperaturanstieg
  Risikofaktoren für Epilepsie: Hirnschädigung, Alter < 6. Monat oder > 4. Lj., fokale Symptomatik, Dauer > 15 Min., häufige Rezidive
- **Ein▷** **Einfacher Fieberkrampf**: einmaliger K., typisches Alter, Dauer < 15 Min.
  Komplizierter Fieberkrampf: Dauer > 15 Min., mehrere Anfälle in 24 h
- **Th▷** Diazepam rectal, antipyretische Therapie

Übersicht Epilepsieformen

Epilepsie	Klinik
Fokale Anfälle	
Jackson-Anfälle: motorisch	fokale Myoklonie ohne tonische Verkrampfung, Ausbreitungstendenz, keine Bewußtseinstrübung
sensibel	selten im Kindesalter; plötzliches Taubheitsgefühl oder Parästhesien; auditive, akustische, gustatorische oder olfaktorische Symptome
Adversivanfälle	paroxysmale tonische Blick- und Kopfbewegungen, evtl. Rumpfdrehung; sehr selten im Kindesalter
Komplexe Partialanfälle (psychomot. Anfälle)	Aura, paroxysmale Eintrübung unterschiedlicher Genese; Absencen-ähnlich; motorische Automatismen (Temporallappenepilepsie)
Rolando-Epilepsie	häufig im Kindesalter (2.–12. Lj.); sensomotorischer Herdanfall mit sensiblen Störungen und tonisch-klonischen Krämpfen von Gesichts-, Schlund- und Kaumuskulatur; meist im Schlaf bei erhaltenem Bewußtsein; 98% Rückbildung in der Pubertät
Kojevnikow-Epilepsie	prolongierter fokaler Krampfanfall
Primär generalisierte Anfälle	
Grand mal	Aura nicht obligatorisch, tonisch-klonische Krämpfe; Einnässen, Zungenbiß, Terminalschlaf; oft morgens Auch Fieberkrämpfe als Sonderform
Petit mal – myoklonisch-astatisch (Kleinkinder)	Sturzanfälle, Taumeln, Gesichtsmyoklonien, kein Bewußtseinsverlust; oft Status
– Absencen, pyknoleptisch (Schulkinder)	Unterbrechung der Tätigkeit, Myoklonien, Automatismen, Einnässen, Amnesie; kurz
Impulsiv Petit mal	einzelnes oder salvenartiges Kopf-Schulter-Arm-Schleudern, kein Bewußtseinsverlust, Dauer 2–3 sec.; Jugendliche
Sekundär generalisierte Anfälle	
Grand mal mit fokaler Genese	Aura, tonisch-klonische Anfälle, Seitenbetonung, im Schlaf, Initialschrei
BNS (West-Syndrom)	Säuglinge, perinatale Hirnschädigung; 30% letal bis 3. Lj. Blitz: Zusammenfahren des Körpers Nick: Beugen des Kopfes Salaam: grußähnliche Bewegung des Oberkörpers
Lennox-Syndrom	meist Kleinkinder, tonisch-astatische, myoklonische, tonisch-klonische Petit-mal-Anfälle

Neurologie
Krankheitsbilder

Status epilepticus G41

Def▷ Anfall von mindestens 15 Min. Dauer oder Serie von Anfällen, wobei das Bewußtsein zwischen den Anfällen nicht wiedererlangt wird.

Ein▷

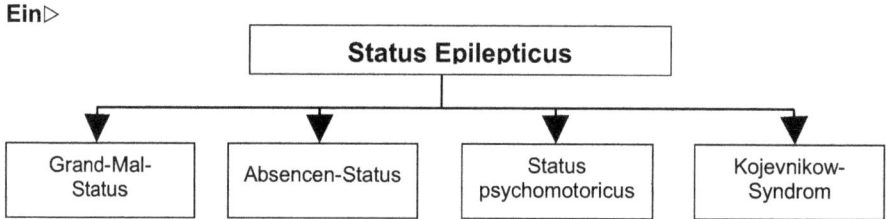

Th▷ Unterbrechung des Krampfes: Diazepam, Clonazepam
Vermeidung Hypoxie: Sicherstellung der Atmung, ggfs. Intubation, O_2-Gabe
Glucose-Infusion

Grand-Mal-Status
Lebensbedrohlicher Zustand; intensivpflichtig
Komplikation aus symptomatischer Epilepsie oder genuiner Epilepsie, oft durch unregelmäßige Medikamenteneinnahme bedingt → Versagen der Hemmmechanismen, die normalerweise einen Anfall beenden. Die kontinuierliche Freisetzung von exzitatorischen Transmittern führt zu Hirnstoffwechselsteigerung um 200–300% → Mangelversorgung des Gehirns
Gefährdung des Patienten durch Aspiration, Azidose, Hypoxie, Rhabdomyolyse, Hypothermie, Frakturen und Lungenödem.

Absencen-Status
Wesentlich seltener als GM-Status und weitaus weniger gefährlich. Es kommt zu plötzlicher geistiger Abwesenheit, Nesteln.

Status psychomotoricus
Der Status psychomotoricus hat eine vielfältige Symptomatik. Es gibt kontinuierliche und diskontinuierliche Formen. Es kommt zu Schmatzen, Nesteln, geistiger Abwesenheit, jedoch können auch komplexe Handlungen durchgeführt werden, die z.T. auch aus forensischer Sicht als Schutzbehauptung genutzt werden.

Kojewnikow-Syndrom
Status partieller motorischer Anfälle, bei dem klonische Zuckungen auf eine bestimmte Region beschränkt bleiben und über Stunden und Tage ablaufen können; erhaltenes Bewußtsein. Die Ursache ist meist eine kortikale Läsion oder eine nichtketotische, hyperosmolare Hyperglykämie.

Nichtepileptische Anfälle
Anfälle, die nicht durch elektrische Überaktivität entstehen, sondern durch vorübergehende **Unterbrechung der hirnelektrischen Aktivität**, meist durch passagere Durchblutungsstörungen.

Neurologie
Krankheitsbilder

Häufigste Form ist die **Synkope**, die in der Regel von einem präsynkopalen Syndrom mit Tinnitus, Leeregefühl im Kopf, Schwarzwerden vor den Augen und Übelkeit eingeleitet wird. Es folgt eine Sekunden andauernde Bewußtseinstrübung mit Hinstürzen oder Vornübersacken des Kranken, der Patient ist blass. Nach der Synkope ist der Patient direkt wieder bewußtseinsklar und orientiert.
Selten kommt es zu sogenannten **konvulsiven Synkopen** mit einer Bewußtseinstrübung bis zu 20 Sekunden Dauer und tonischer Verkrampfung der Nackenmuskulatur sowie der Arm- und Handbeuger. Auch bei dieser Form sind Zungenbiß oder Einnässen extrem selten. Die wichtigsten Ursachen von Synkopen sind Störungen des autonomen Nervensystems oder Durchblutungsstörungen.

Vegetative Synkopen
Orthostatische Belastung → vagovasale Synkope; pathologischer Schellong-Test
Erhöhter Vagotonus → reflektorische Synkope beim hypertensiven Carotissinus,
    Schlucksynkope (kaltes Getränk), Schreck-, Lach-, Miktionssynkope
Medikamente, neurologische Erkrankung → Synkope durch Sympathikusaufall
überwiegender Sympathikotonus (Phäochromozytom)
zentrale vegetative Dysregulation (Einklemmung) → cerebellar fits

Ischämische Synkopen
Durchblutungsstörungen infolge kardialer (HRST, Herzinsuffizienz, fulminante LE, Myopathien, Schock) oder vaskulärer Ursachen [disseziertes Aneurysma, Aortenbogensyndrom (Takayasu)]

Endokrine Störungen
Hypoglykämie → Tachykardie, Übelkeit, Unruhe, Schweißneigung
Hypocalcämie → tetanische Anfälle
Hyperventilation → Hyperventilationstetanie

Anfälle bei neurologischen Grunderkrankungen
Dyskinesien
paroxysmale Choreoatetose
tonische Hirnstammanfälle
Aktionsmyoklonien (Streck- und Beugesynergismen)

Antikonvulsiva
Barbiturate
Sto▷ Phenobarbital [Luminal®]
    Primidon [Liskantin®]: Abbau zu Phenobarbital
Ind▷ kleine und große fokale Anfälle, generalisierte tonisch-klonische Anfälle, 2. Wahl
Wm▷ Öffnen des Chlorid-Kanals am GABA-Rezeptor → Hyperpolarisation → inhibitorisch, Hemmung der aszendierenden Bahn der Formatio reticularis
Wi▷ Erhöhung der Krampfschwelle, krampfhemmend

Neurologie
Krankheitsbilder

Pk▷ enge therapeutische Breite, Enzyminduktion, Toleranzentwicklung
Nw▷ Sedierung, Schwindel, megaloblastäre Anämie, Osteopathie, BB-Veränderungen, Abhängigkeit, Exanthem, Porphyrie

Ethosuximid [Penidan®]
Ind▷ kleine generalisierte Anfälle, Absencen, 2. Wahl
Wm▷ Ca^{++}-Kanal-Blockade
Wi▷ hemmt die Ausbreitung von Krampfpotentialen; wirkungslos beim Grand-mal-Anfall
Nw▷ Kopfschmerzen, Appetit ↓, Schlafstörungen, Psychosen
Ki▷ große generalisierte Anfälle

Phenytoin [Phenhydan®]
Ind▷ kleine und große fokale und generalisierte Anfälle, 2. Wahl bei Dauertherapie
Wm▷ Blockade der Na^+-Kanäle → Membranstabilisierung
Wi▷ Verringerung der repititiven Entladungen, antiepileptisch, antiarrhythmisch, kaum sedierend
Pk▷ enge therapeutische Breite, PEB 90%
Nw▷ Doppelbildes, zerebello-vestibuläres Syndrom, Hirsutismus, Gingivahyperplasie, megaloblastäre Anämie, Osteomalazie, Hepatitis, teratogen

Valproinsäure [Ergenyl®, Orfiril®]
Ind▷ primär generalisierte Anfälle: Absencen, Grand-mal, Impulsiv-Petit-Mal, myoklonisch
Wi▷ Erhöhung der Krampfschwelle
Wm▷ Hemmung des Abbaus von GABA durch GABA-Aminotransferasehemmung → erhöhte inhibitorische Wirkung, Membranstabilisierung
Pk▷ hohe PEB; keine Enzyminduktion
Nw▷ kann während der Schwangerschaft Neuralrohrdefekte verursachen, Tremor, Alopezie, Gewichtszunahme, Leberschädigung, Thrombozytopenie

Carbamazepin [Tegretal®, Timonil®]
Ind▷ 1. Wahl bei fokaler Epilepsie, kleine und große fokale Anfälle, symptomatische generalisierte Anfälle, Trigeminusneuralgie; bipolare affektive Psychosen, PNP
Wm▷ Membranstabilisierung durch Na^+-Kanal-Blockade → Hemmung repetitiver Entladungen und posttetanischer Potenzierung → Hemmung der Erregungsbildung im epileptogenen Focus
Wi▷ Erhöhung der Krampfschwelle durch Verringerung der repetitiven Entladungen neuronaler Membranen
Nw▷ Kopfschmerzen, Exantheme, Myoklonien, Hyponatriämie, Unverträglichkeit, aplastische Anämie, Stevens-Johnson-Syndrom, Hepatitis, teratogen
Int▷ Enzyminduktion → beschleunigter Abbau von OAK, Kontrazeptiva
Ki▷ keine Kombination mit MAO-Hemmern

Neurologie
Krankheitsbilder

Oxcabazepin [Trileptal®]
- **Ind▷** 1. Wahl bei fokalen Anfällen mit oder ohne Generalisierung
- **Wm▷** Derivat von Carbamazepin, bessere Verträglichkeit, geringere Enzyminduktion, Membranstabilisierung durch Na^+-Kanal-Blockade → Hemmung repetitiver Entladungen und posttetanischer Potenzierung → Hemmung der Erregungsbildung im epileptogenen Focus
- **Wi▷** Erhöhung der Krampfschwelle durch Verringerung der repetitiven Entladungen neuronaler Membranen

Benzodiazepine
- **Sto▷** Diazepam [Valium®], Clonazepam [Rivotril®]
- **Ind▷** Spasmen, Angst- und Spannungszustände, Schlafstörungen
kleine und große fokale und generalisierte Anfälle 2. Wahl, Akuttherapie
- **Wm▷** zusätzlicher Rezeptor am GABA-Rezeptor → Chlorid-Einstrom → Hyperpolarisation
- **Wi▷** antikonvulsiv, sedativ, anxiolytisch, muskelrelaxierend, suchtinduzierend, paradoxe Reaktionen, wirksam im Status epilepticus, Amnesie, Verstärkung der Alkoholwirkung, psychische Abhängigkeit
wirkt nicht antipsychotisch oder neuroleptisch
- **Nw▷** Toleranz, Abhängigkeit, Entzug, Exazerbation tonischer Anfälle, Sedierung
- **Ki▷** Myasthenia gravis
- **Pk▷** keine starke Enzyminduktion, rascher Wirkungseintritt, Toleranzentwicklung
Antidot: Flumazenil

Topiramat [Topamax®]
- **Ind▷** Monotherapie oder Kombinationstherapie
- **Wm▷** blockiert die (verstärkend wirkende) Glutamat-Bindungsstelle am erregenden, glutamatergen AMPA-Rezeptor und verstärkt durch Bindung an GABA-Rezeptoren deren hemmenden Effekt; inaktiviert den spannungsabhängigen Natriumkanal, wodurch die Zelle gehindert wird, schnell aufeinanderfolgende Aktionspotentiale zu generieren
- **Nw▷** Parästhesien, Ataxie, Depression, Schlafstörung, Tremor

Tiagabin [Gabitril®]
- **Ind▷** Kombinationstherapie bei fokalen oder sekundär generalisierten Anfällen
- **Wm▷** blockiert Wiederaufnahme von GABA
- **Nw▷** Schwindel, Müdigkeit, Kopfschmerzen, Zittern, Gleichgewichtsstörungen, Konzentrationsschwierigkeiten, Übelkeit, Allergie
in Einzelfällen → nichtkonvulsiver Status epilepticus

Gabapentin [Neurontin®]
- **Ind▷** Epilepsie, Polyneuropathie
- **Wm▷** unklar; GABA-Analogon; Hemmung der glutamatergen Erregungsübertragung
- **Wi▷** antikonvulsiv

Neurologie
Krankheitsbilder

Nw▷ Müdigkeit, Schwindel, Kopfschmerzen, Übelkeit, Erbrechen, Gewichtszunahme, Nervosität, Schlaflosigkeit, Ataxie, Augenzittern, Parästhesien und Appetitlosigkeit

Vigabatrin [Sabril®]
Ind▷ Kombinationstherapie einer Epilepsie, kein Monotherapeutikum
Wm▷ Hemmung des Abbaus von GABA durch irreversible GABA-Aminotransferasehemmung → erhöhte inhibitorische Wirkung, Membranstabilisierung
Wi▷ Erhöhung der Krampfschwelle

Lamotrigin [Lamictal®]
Ind▷ Epilepsie, bipolare Störung, Migräne
Wm▷ blockiert Natrium- und spannungsabhängige Calciumkanäle → verhindert Freisetzung von Aspartat und Glutamat
Wi▷ antikonvulsiv

Clomethiazol [Distra-Neurin®]
Ind▷ Alkoholenzug, Delir
Wi▷ Sedierung, antikonvulsiv
Nw▷ Bewußtseinsstörung, Atemdepression, Hypotonie, gesteigerte Bronchialsekretion, Abhängigkeit

Epilepsietherapie
Akuttherapie bei Krampfanfall
Isolierter Krampfanfall: keine spezifische Akuttherapie; Schutz vor Verletzung, Verlegung der Atemwege; Beobachtung des Krampfes und der Dauer.
Protrahierter Krampfanfall: Diazepam, Clonazepam zur Unterbrechung
Status epilepticus: Unterbrechung des Krampfes mit Phenytoin (Gabe langsam i.v.), Diazepam (i.v.); falls erfolglos Thiopental Dauerinfusion oder Halothan-Narkose

Anfallsprophylaxe
Ind▷ > 2 Anfälle / Jahr, offene SHT; keine Fieber- und Entzugskrämpfe
Th▷ **Grundsätze**: primär Monotherapie, einschleichende und ausschleichende Therapie, Bestimmung Plasmakonzentration zur individuellen Dosisfindung
Allgemeine Verhaltensregeln: regelmäßiger Schlaf, keine Über- und Unterforderung, Alkoholabstinenz, Meidung von Anfallsauslösern (Licht, Lautstärke, Reizüberflutung), Selbstkontrolle der Medikamente

Diagnose	1. Wahl	2. Wahl	3. Wahl
fokale Anfälle, einfach und komplex, sek. Generalisierung	Carbamazepin	Phenytoin	Clonazepam
gen. Anfälle und Absencen	Valproinsäure, Phenobarbital	Phenytoin, Ethosuximid	Clonazepam
Impulsiv-Petit-Mal, myoklonische Anfälle	Valproinsäure	Ethosuximid, Phenobarbital	Clonazepam, Dexamethason

Neurologie
Krankheitsbilder

Diagnose	1. Wahl	2. Wahl	3. Wahl
tonisch-klonische Anfälle (GM)	Valproinsäure	Phenobarbital, Clonazepam	
nicht sicher fokale Anfälle; Schlaf-Grand-Mal	Carbamazepin	Valproinsäure	Phenytoin

Epilepsie in der Schwangerschaft
Problem: epileptische Anfälle in der Schwangerschaft schädigen das Kind; Antiepileptika sind u.U. aber auch fruchtschädigend
Lösung: niedrigdosiertes Antiepileptikum mit Anfallsfreiheit

Absetzen der Therapie
bei Anfallsfreiheit > 3 Jahre; langsames Ausschleichen, regelmäßige klinische und EEG-Kontrolle; bei Unverträglichkeit schnelle Reduktion; suffiziente Alternativtherapie

Migräne G43

Def▷ Idiopathisches organisches Leiden mit rezidivierenden halbseitigen Kopfschmerzen (pulsierender Charakter) und vegetativen Begleitsymptomen (Schwindel, Übelkeit, Erbrechen); Dauer 4–72 h, Verstärkung bei Aktivität, Photo- und Phonophobie
Ep▷ häufigste chronische Kopfschmerzform; v.a. ♀, Manifestation: 15.–25. Lj.
Ät▷ auslösende Faktoren: Östrogenentzug, Streß, tyraminhaltige Nahrung, Medikamente, technische Gifte, Schlafentzug, Infekte, Hypoglykämie
Pa▷ neuronale elektrische Untererregbarkeit (spreading depression) und Vasokonstriktion intrakranieller Gefäße mit nachfolgender Dilatation durch Freisetzung von Serotonin aus Thrombozyten und Histamin und proteolytischen Enzymen aus Mastzellen → aseptische perivaskuläre Entzündung, Senkung der Schmerzschwelle
Ein▷ Migräne ohne Aura / mit Aura / mit prolongierter Aura
kindliche Migräne
Status migränosus (Dauer > 72 h trotz Behandlung)
Th▷ allgemein: Entspannung, Abdunkeln, Meidung von Stress
Prodromalstadium: Antiemetika, Acetylsalicylsäure
leichte Attacke: Antiemetika, gefolgt von Analgesie (1 g ASS oder Paracetamol)
schwere Attacke: Antiemetika, gefolgt von Triptan, ggfs. Ergotamintartrat
Prophylaxe: β-Blocker, Ca-Antagonisten, Serotoninantagonisten

Sonstige Kopfschmerzsyndrome G44

Cluster-Kopfschmerz
Syn▷ Bing-Horton-Kopfschmerz
Def▷ streng einseitiger Kopfschmerz, rez. über Wochen, Remission von Monaten und Jahren
Ep▷ ♂>>♀, Manifestation 20.–30. Lj.
Ät▷ unbekannt

Neurologie
Krankheitsbilder

Pa▷ Histamin; Alkohol als möglicher Auslöser, im Liegen verstärkt
Sy▷ streng einseitiger, frontoorbitaler Kopfschmerz; Qualität: brennend, bohrend; Attacke 15 min–2 h; 1–8 Attacken pro Tag; 10% chronisch
Begleitbeschwerden: konjunktivale Injektion, Tränen, Rhinorrhoe, Horner, Lidödem, periorbitales Schmerzmaximum
DD▷ Glaukom, Trigeminusneuralgie I, chronisch paroxysmale Hemikranie, Tolosa-Hunt-Syndrom (Orbitaspitzensyndrom), SAB
Th▷ Sauerstoffinhalation, Sumatriptan, Ergotamin, Cortisonstoß kann Serie unterbrechen
Rezidivprophylaxe: Verapamil, Methysergid, Lithium

Vasomotorischer Kopfschmerz
Pa▷ Regulationsstörung der intrakraniellen Gefäße
Sy▷ diffuser, dumpfer Kopfschmerz, auch chronisch; oft vegetative Begleitsymptome
Th▷ Analgesie, Entspannungsverfahren

Spannungskopfschmerz
Def▷ chronifizierte, Stunden bis Tage andauernde Kopfschmerzen ohne Übelkeit / Erbrechen
chronisch: > 15 d / Monat; episodisch < 15 d / Monat über 6 Monate
Ep▷ ♂ > ♀, jedes Alter, oft episodisch, auch chronisch
Pa▷ erhöhte Schmerzempfindlichkeit perikranieller Muskeln, Fehlhaltungen, Verspannung, Medikamentabusus, psychogen; Auslöser: Stress, Schlafdefizit
Th▷ trizyklische Antidepressiva, Analgesie max. 10 d / Monat, sonst Risiko des Analgetika-induzierten Kopfschmerzes

Chronisch paroxysmale Hemikranie
Def▷ heftige, streng einseitige orbitotemporale Kopfschmerzen vglb. Cluster-Kopfschmerz, aber Attacken von Minuten bis 1 h, keine episodische Häufung
Ep▷ ♀ > ♂ (bei Cluster-Kopfschmerz ♂ > ♀)
Ät▷ unklar
Th▷ Indometacin

Chronischer posttraumatischer Kopfschmerz
Def▷ Kopfschmerzsyndrom nach Schädel-Hirn-Trauma
Sy▷ unterschiedliche Kopfschmerzformen möglich, v.a. Spannungskopfschmerz
Th▷ Analgesie

Arzneimittelinduzierter Kopfschmerz
Kopfschmerz durch Substanzeinwirkung
Pa▷ Auslöser: Nitrat, Nitrit, „Hot-Dog-Syndrom", Natriumglutamat, Alkohol, Koffeinentzug, Entzug von Ergotamin und Analgetika, Narkotika

Analgetika-induzierter Kopfschmerz
Def▷ sekundär entstandener Kopfschmerz durch Dauertherapie mit Analgetika
Ep▷ ♀ > ♂

Neurologie
Krankheitsbilder

Pa▷ Pathomechanismus unklar
Sy▷ Kopfschmerz vom Spannungstyp, dumpf-drückend, diffus
Th▷ schwierig, Absetzen der Analgesie, Entspannungsverfahren, Verhaltenstherapie

Arteriitis temporalis (TA)
Ep▷ höheres Alter (> 50 Lj.), ♀ > ♂
Pa▷ immunologisch bedingte generalisierte Riesenzellarteriitis mit bevorzugter Beteiligung der Carotis externa und deren Ästen; 50% Assoziation mit Polymyalgia rheumatica
Sy▷ bohrende Dauerkopfschmerzen, temporal betont, Schmerz beim Kauen durch Ischämie der Masseteren, Sehstörungen
Di▷ BKS-Beschleunigung, CRP, hypochrome Anämie, Hepatopathie; diagnostisch: Temporalisbiopsie
Th▷ Hochdosis-Cortison

Neuralgien
Def▷ attackenweiser, Sekunden andauernder Schmerz durch Irritation oder Läsion des entsprechenden Nervs
Ein▷ **Trigeminusneuralgie**: Provokation durch Berührung; idiopathische / symptomatische Form (MS, HNO)
    Th▷ Membranstabilisatoren (Carbamazepin, Phenytoin)
    Thermokoagulation des Ganglion Gasseri
    Jannetta-OP (Abschirmung des Nerven von komprimierender Gefäßschlinge)
Weitere Neuralgien: Glossopharyngeus, N. intermedius, Laryngicus-sup., Okzipitalneuralgie, Aurikulotemporalis-Neuralgie
DD▷ Eagle-Syndrom: elongierter Proc. Styloideus
Costen-Syndrom: Kiefergelenksfunktionsstörung
atypischer Gesichtsschmerz

Zerebrale transitorische Ischämie und verwandte Syndrome G45

Pa▷ passagere Ischämie durch Arteriosklerose; Symptomatik abhängig von Versorgungsgebiet
Ein▷ **A. vertebralis-Syndrom mit Basilarissymptomatik**
    Sy▷ Schwindel, Nystagmus, Sehstörung, vegetative Begleitsymptomatik
A. carotis-interna-Syndrom
    Sy▷ passagere Hemiparese, Sensibilitätsstörung
Amourosis fugax
    Sy▷ passagere Sehstörung durch Durchblutungsstörung A. ophthalmica
Transiente globale Amnesie
    Sy▷ passagere Amnesie unklarer Ursache, wahrscheinlich Durchblutungsstörung Basilarisgebiet

Neurologie
Krankheitsbilder

Transiente ischämische Attacke
- **Pa**▷ Oberbegriff für passagere Durchblutungsstörung; Warnsignal für Apoplex
- **Sy**▷ passageres neurologisches Defizit; Rückbildung meist binnen 4 h, sicher binnen 24 h

Zerebrale Gefäßsyndrome bei zerebrovaskulären Krankheiten G46

Pa▷ je nach arteriellem Versorgungsgebiet unterschiedliche Syndrome und neurologische Ausfälle

A. cerebri media-Syndrom
Sy▷ Hemiparese oder Hemiplegie, zunächst schlaff, dann spastisch, Hemihyp- oder Hemianästhesie, Hemihypalgesie
  bei Befall der dominanten Hirnhemisphäre auch aphasische Ausfälle (Agraphie, Alexie, Akalkulie, Körperschema- u. Rechts-Links-Störungen, Fingeragnosie)
  bei Befall der nicht-dominanten Hemisphäre evtl. Apraxie und Anosognosie
  bei Beteiligung der prämotorischen Rindengebiete auch Déviation conjuguée zur Herdseite

A. cerebri anterior-Syndrom
Sy▷ fehlende Initiative, Desinteressiertheit u. Orientierungsstörungen; evtl. Bewußtseinsverlust, Lähmung des Beins der Gegenseite, Blasenstörungen, Apraxie

A. cerebri posterior-Syndrom
Sy▷ homonyme Hemianopsie zur Gegenseite oder untere Quadrantenhemianopsie; bei beidseitigem Befall kortikale Amaurose mit intakter Pupillenreaktion auf Licht und Konvergenz

Kleinhirnsyndrom
Medianes Kleinhirnsyndrom (= paläocerebellares Syndrom = cerebellares Mittelliniensyndrom; meist als Unterwurm-Syndrom)
  Sy▷ Ataxie von Rumpf u. Beinen, Falltendenz
Laterales Kleinhirnsyndrom (= neozerebellares Syndrom = Kleinhirnhemisphärensyndrom)
  Sy▷ gleichseitige Störung von Diadochokinese, Dysmetrie u. Muskeltonus u. – bei Massen- u. Einzelbewegungen – Abweichen zur Herdseite

Lakunäres Syndrom
„Status desintegrationis"
Pa▷ arteriosklerosebedingte Degeneration kleiner Areale v.a. Stammganglien, Pons, Marklager
Sy▷ flüchtige Paresen, dementielle Entwicklung, psychische Veränderung

Neurologie
Krankheitsbilder

Hirnstamm-Syndrome

Hauptläsion	Syndrom	Ausfall
Mittelhirnsyndrom		
EPM, Augenmotorik	Claude	Ipsi: III Kontra: Hemiparese, Rigor, Tremor, Hemiataxie
	Benedikt	Ipsi: III Kontra: Hemiparese, Rigor, Tremor, Hemiataxie, Hemichorea
	Chiray-Foix-Nicoleso	Ipsi : keine Ausfälle Kontra: Hemiparese, Rigor, Tremor, Hemiataxie, Hemichorea
Mittelhirnfuss-Syndrom		
Augenmotorik	Weber	Ipsi: III Kontra: Hemiparese
Vierhügelregion		
Augenmotorik	Nothnagel	Ipsi: III Kontra: Hemiataxie
	Parinaud	Ipsi: vertikale Blickparese, Nystagmus
Kraniales Brückenhaubensyndrom		
	Raymond-Céstan	Ipsi: Blickparese, Ataxie Kontra: Hypästhesie, Hemiparese
Kaudales Brückenhaubensyndrom		
HN V, VI, VII	Foville	Ipsi : VI Kontra: Hemiparese
	Millard-Gubler	Ipsi: VII Kontra: Hemiparese
	Brissaud	Ipsi: Fazialiskrämpfe Kontra: Hemiparese
	Gasperini	Ipsi: V, VI, VII, Hörstörung, Nystagmus, Ataxie Kontra: Sensibilitätsstörung
Pontobulbäres Übergangssyndrom		
Horner	Babinsky-Nageotte	Ipsi: Horner, Ataxie Kontra: Hemiparese
Laterales Oblongatasyndrom		
Bulbärparalyse, HN IX, X, XI	Cestan-Chenais	Ipsi : Horner, X Kontra: Hemiparese, Hemihypästhesie
	Avellis	Ipsi : X Kontra: Hemiparese, Hemihypästhesie
	Schmidt	Ipsi: X, XI, XII Kontra: Hemiparese, Hemihypästhesie
	Vernet	Ipsi: X, XI, Hypästhesie Pharynx Kontra: Hemiparese
Dorsolaterales Oblongatasyndrom		
	Wallenberg	Ipsi: Spontannystagmus, Drehschwindel, IX, X, Horner, Ataxie, V, Übelkeit, Erbrechen, Hemiataxie Kontra: dissoziierte Sensibilitätsstörung
Unteres und mediales Oblongatasyndrom		
HN XII	Jackson	Ipsi: XII Kontra: nicht-spastische Hemiparese, Sensibilitätsstörung
	Dejerine	Ipsi: XII Kontra: nicht-spastische Hemiparese, Babinski, Hinterstranghypästhesie

Ipsi ~ ipsilateraler Ausfall / Symptome
Kontra ~ kontralateraler Ausfall / Symptome
Römische Zahlen entsprechen betroffenen Hirnnerven

Neurologie
Krankheitsbilder

Schlafstörungen G47

Ein- und Durchschlafstörung
- **Def▷** **Hyposomnie**: verminderter Schlaf; **Insomnie**: Schlaflosigkeit
- **Ät▷** psychische Belastung, Depression, schwere Grunderkrankung
- **Th▷** Entspannungsverfahren, Sedativa

Parasomnie
- **Def▷** motorische und psychische Auffälligkeiten im Schlaf
- **Ein▷** **Pavor nocturnus**: nächtliche Angstzustände im 4.–7. Lj.; Kinder wachen schreiend aus Schlaf auf, verwirrt, ängstlich, kein pathologisches EEG
  Somnambulismus: Schlafwandeln
  Enuresis nocturna: Einnässen
  Benigne Schlafmyoklonien
  Zähneknirschen (**Bruxismus**)
- **Th▷** Benzodiazepine

Hypersomnie
- **Def▷** krankhaft gesteigertes Schlafbedürfnis
- **Pa▷** **periodische Hypersomnie**: Schlafphasen über mehrere Tage bei entzündlichen Hirnerkrankungen, Stoffwechselstörungen, Hirntumoren

Schlafapnoe-Syndrom (SAS)
- **Ein▷** **obstruktives SAS (OSAS)**: häufige Form durch Atemwegsobstruktion
  zentrales SAS: seltene Form durch Hirnläsion
- **Sy▷** Tagesmüdigkeit, Konzentrationsstörung, Schnarchen
- **Di▷** Schlafüberwachung, Schlaflabor

Narkolepsie und Kataplexie
- **Ät▷** familiäre Narkolepsie autosomal-dominante Vererbung; symptomatisch bei ZNS-Läsion
- **Sy▷** **Narkolepsie**: imperativer Schlafdrang am Tag; Schlaf bis 30 Min., jederzeit erweckbar
  Kataplexie: nach Lachen oder Erschrecken einsetzender Tonusverlust
  Dissoziiertes Erwachen: unvollständiges Erwachen, erst später reden oder bewegen
- **Th▷** Modafinil, Methylphenidat

Kleine-Levin-Syndrom
- **Ät▷** sporadisch, gehäuft nach SHT, zerebraler Infektion
- **Sy▷** periodische Schlafphasen für einige Tage, in Wachphase Heißhungerattacken, gesteigerte Sexualität
- **Th▷** Amphetamine

Neurologie
Krankheitsbilder

Krankheiten von Nerven, Nervenwurzeln und -plexus G50–G59

Krankheiten des N. trigeminus (V. Hirnnerv) G50

Trigeminusneuralgie
- **Ep▷** ♀>♂; Manifestation 40.–60. Lj.
- **Pa▷** Ephapsen-Theorie: neuronale Kurzschlüsse durch Reizung des Nerven gestörte zentral-inhibitorische Mechanismen
- **Ein▷** idiopathisch / symptomatisch, z.B. bei Tumoren, MS, Gefäßveränderungen
- **Sy▷** Schmerz Trigeminus II oder III, einschießende Schmerzen, z.T. Rötung, Augentränen
- **Di▷** Abklärung anderer Ursachen
- **Th▷** Carbamazepin, Phenytoin, Lamotrigin
  OP nach Janetta: neurovaskuläre Dekompression, Thermokoagulation, Glyzerin-Rhizotomie

Krankheiten des N. facialis (VII. Hirnnerv) G51

Fazialisparese (Bell'sche Lähmung)
- **Ät▷** idiopathisch, Borreliose, Herpes zoster, Diabetes mellitus
- **Pa▷** Differenzierung zentral (ohne Stirnast) / peripher (mit Stirnast)
  Periphere Läsion: ipsilateraler Ausfall bei Schädigung im Ganglion Geniculi
    - **Sy▷** Störungen der Tränen- und Speichelsekretion, Geschmacksstörungen, pathologischer Stapediusreflex
    proximal des N. stapedius: Speichelsekretionsstörung, Hyperakusis
    proximal des Abgangs der Chorda tympani: Speichelsekretionsstörung, Geschmacksstörung
    distal des For. stylomastoideum: rein motorische Lähmung
  Zentrale (supranukleäre) Läsion: Stirnast intakt, da er als einziger gekreuzt und ungekreuzt aus beiden Hemisphären innerviert wird.
    - **Sy▷** motorische Schwäche nur kontralateral untere 2/3 des Gesichts (Mundast und Augenast); Stirnrunzeln und Lidschluß (M. occipitofrontalis) möglich
  Bellsches Phänomen
    - **Sy▷** sichtbare Rotation des Bulbus nach oben bei versuchtem, aber nicht möglichem Lidschluss
  Signe de Cils
    - **Sy▷** bei festem Augenschluss sind Wimpern auf paretischer Seite sichtbar
- **Di▷** Bildgebung, LP
- **Th▷** Prednison, evtl. Aciclovir, bei inkomplettem Lidschluss Hornhautschutz, gute Prognose
- **Ko▷** neuronale Kurzschlüsse: Mitbewegungen, Kauschwitzen, Krokodilstränen

Neuro

Neurologie
Krankheitsbilder

Sonderformen:
- **Bilaterale Fazialisparese**: bei Neuroborreliose, Guillain-Barré-Syndrom mit Hirnnerven-Beteiligung, Sarkidose
- **Melkersson-Rosenthal-Syndrom**: erbliche periphere Fazialisparese mit Gesichtsschwellung
- **Heerfordt-Syndrom**: oft bilaterale Fazialisparese bei Sarkoidose; zusätzlich Schwellung, Parotitis, Uveitis

Krankheiten sonstiger Hirnnerven G52

N. olfactorius (I.)	Anosmie
N. opticus (II.)	Sehstörung
N. oculomotoris (III.)	Störung der Blickmotorik
N. trochlearis (IV.)	Störung der Blickmotorik
N. trigeminus (V.)	sensibles Defizit Gesicht, Läsion Kaumuskulatur
N. abducens (VI.)	Störung der Blickmotorik
N. facialis (VII.)	Störung der Mimik, zentral oder peripher
N. vestibulocochlearis (VIII.)	Ausfall Gehör oder Gleichgewicht
N. glossopharyngeus (IX.)	Schluckstörung, Kulissenphänomen, Geschmacksstörung
N. vagus (X.)	Heiserkeit, Schluckstörung, vegetativ
N. acessorius (XI.)	Ausfall M. trapezius und M. sternocleidomastoideus
N. hypoglossus (XII.)	Ausfall Zungenmuskulatur

Krankheiten von Nervenwurzeln und Nervenplexus G54

Armplexusläsion

Ät▷ oft geburtstraumatisch; 80% obere Plexusläsion, 10% kombinierte Plexusläsion, 10% untere Plexusläsion

Ein▷ **Obere Plexusläsion (Erb-Lähmung)**: C6–C7; oft mit Phrenicus-Beteiligung
Untere Plexusläsion (Klumpke-Lähmung): C8–Th1; oft mit Horner-Symptomatik

DD▷ **Pseudoradikuläre Beschwerden**: bei Frozen-Shoulder-Syndrom (Ruhigstellung des Schultergelenkes nach Trauma) → Kontrakturen und Inaktivitätsatrophie
Paget-Schroetter-Syndrom: Thrombose der V. axillaris
Syringomyelie: mit dissoziierter Empfindungsstörungen
Sympathische Reflexdystrophie: Kausalgie mit brennenden Schmerzen über geschädigtem Nerven; Sudeck-Syndrom bei Knochenatrophie
Engpasssyndrome: weiter peripher: Karpaltunnelsyndrom, Sulcus-ulnaris-Syndrom
Weiteres: Entzündungen, Raumforderungen, aseptische Knochennekrosen, Verletzungen, Sehnenruptur

Neurologie
Krankheitsbilder

Exogene Armplexusläsion
- **Ät▷** Zerrung, Stich- oder Schnittverletzung, Druckschädigung (Rucksack), iatrogen
- **Di▷** exakte Untersuchung, Rö zum Ausschluß knöcherner Verletzungen, ENG
- **DD▷** **Rotatorenmanschettenabriß** → keine Sensibilitätsstörungen
  (Rotatorenmanschette bestehend aus M. teres minor, Mm. supraspinatus et infraspinatus, M. subscapularis
  Wurzelausriß → erhaltenes sensibles Nervenaktionspotential bei sensibler Neurographie trotz klinischer Sensibilitätsstörung, erhaltenes Potential am Erb'schen Punkt bei Medianus- bzw. Ulnaris SSEP; pathologische Spontanaktivität im EMG

Engpaßsyndrome (Thoracic-outlet-Syndrom)
- **Ät▷** endogene Kompression bei Halsrippe, verlängertem Querfortsatz des HWK 7, verdicktem M. scalenus oder abnormen Ansatz oder Verlauf des Muskels
- **Ein▷** **Skalenussyndrom**: Durchtritt der A. subclavia und des Plexus durch die hintere Skalenuslücke zwischen Mm. scalenus ant. et med.
  - **Di▷** Provokation durch **Adson-Manöver**: Abschwächen des Radialispulses bei gleichzeitiger Neigung des Kopfes nach hinten, Drehung zur Läsionsseite, Anheben des Kinns und tiefer Inspiration.

  Costoclaviculäres Syndrom: Kompression zwischen der ersten Rippe und der Clavicula
  - **Di▷** Provokation durch Herunterziehen der Schulter

  Hyperabduktionssyndrom nach Wright: Kompression zwischen dem Ansatz des M. pectoralis minor und dem Proc. coracoideus
  - **Di▷** Provokation durch längerdauernde Armelevation

Tumorbedingte Armplexusläsionen
- **Ät▷** Lungenspitzenkarzinom, Pancoast-Tumor (peripheres Bronchial-Ca), supraclaviculäre Metastasen (Mamma-Ca, Magen-Ca), Lymphom, Neurinom, Schwannom, Neurofibrom
- **Pa▷** Raumforderung in der Supraklavikulargrube
- **Sy▷** progrediente Parese und Schmerzen, Horner-Syndrom

Radiogene Armplexusläsion (Strahlenspätschäden)
- **Ät▷** nach kurativer Axillabestrahlung bei Mammakarzinom, Lymphom
- **Pa▷** mechanische Irritation des Plexus durch Indurationsvorgänge des Bindegewebes; ischämische Schädigung
- **Sy▷** 0,5–5 Jahre nach Bestrahlung leichte Schmerzen, progrediente sensible und motorische Ausfälle, Faszikulation, **Myokymien** (spontane, wellenförmige Kontraktionen entlang eines Muskels, die im Schlaf nicht aufhören; durch Vorderhornläsion)

Neurologie
Krankheitsbilder

Neuralgische Myatrophie
- **Syn▷** Schultermyatrophie, **Parsonage-Turner-Syndrom**, Plexusneuritis
- **Ät▷** fraglich auto-allergischer, entzündlicher Prozeß
- **Pa▷** **Auslöser**: OP, Trauma, entzündliche gastrointestinale Erkrankungen, systemischer Lupus erythematodes
- **Sy▷** erst reißende Schmerzen, danach schlaffe Parese, leichte Sensibilitätsstörung
- **Di▷** pathologische Spontanaktivität im EMG
- **Th▷** Analgesie, Ruhigstellung; Besserung der Schmerzen nach Tagen, Besserung der Paresen nach 1–2 Jahren

Armplexusläsion

	Form der Läsion			
	global	oben	mitte	unten
Paresen				
alle Arm- und Handmuskeln sowie Scapula alata und Rotationsschwäche des Armes	+			
Oberarmabduktion,-außenrotation, Unterarmbeugung und –supination, schlaff herabhängender nach innen rotierter Arm		+		
Armstreckung sowie partiell Hand- und Fingerstreckung			+	
kleine Handmuskulatur, Finger- und geringer auch Handbeugung, Krallenstellung aller Finger mit Hyperextension in den Grundgelenken; Flexion in Interphalangealgelenken				+
Reflexe				
BSR und RPR ↓	+	+		
TSR ↓	+		+	
Trömner ↓	+			+
Hypästhesie				
gesamter Arm außer Oberarminnenseite (Th 12)	+			
über deltoideus, Außenseite Oberarm, radialer Unterarm bis Daumen		+		
Dorsalseite des Unterarms, Handrücken, Dig. 2–3			+	
ulnarer Unterarm und Handkante einschließlich Dig. 3–4				+

Beinplexusläsion

	Form der Läsion		
	global	lumbal	sakral
Paresen			
gesamtes Bein einschließlich Hüft- und Gesäßmuskulatur	+		
Hüftbeugung, Unterschenkelstreckung und -adduktion		+	
Gesäßmuskulatur (pos. Trendelenburg), Kniebeuger, und gesamte Unterschenkel- und Fußmuskulatur			+

Neurologie

Krankheitsbilder

	Form der Läsion		
	global	lumbal	sakral
Reflexe			
PSR und ADR ↓ (ADR: Adduktorenreflex)	+	+	
TPR und ASR ↓	+		+
Hypästhesie			
gesamtes Bein	+		
Vorder-, Außen- und Innenseite des Oberschenkels und medialer Unterschenkel		+	
Oberschenkelrückseite, Unterschenkel außer Außenseite, anogenital			+

Spinale Wurzelkompressionssyndrome G 55

Ät▷ Bandscheibenprotrusion und Bandscheibenprolaps, Osteochondrose, Spondylosis deformans, enger Spinalkanal, Spondylolisthesis, Spondylolyse, Instabilitas intervertebralis

Pa▷ Unterschiedlicher Ausfall je nach Lokalisierung des Bandscheibenvorfalls:
Lateraler Bandscheibenvorfall → Nervenwurzelläsion
Medialer Bandscheibenvorfall → Kompression Rückenmark, Risiko des Cauda-Syndroms

DD▷ Bandscheibenvorfall: Schmerzzunahme bei Abnahme der lumbalen Lordose
d.h. Verschlechterung beim Sitzen oder Vornüberbeugen
Enger Spinalkanal: Schmerzzunahme bei Zunahme der lumbalen Lordose
d.h. Verschlechterung beim Strecken, Gehen, Stehen;
Besserung im Sitzen und Vornüberbeugen

Zervikale Bandscheibenvorfälle

Sy▷ Nacken-Hinterkopfsyndrom, Nacken-Arm-Syndrom, vertebragener Schwindel, zervikale Myelopathie

Di▷ C 5 / C 6: BSR
C 7 / C 8: TSR

Th▷ konservativ
OP nach Cloward oder nach Smith-Robinson (ventraler Zugang zwischen Ösophagus und A. carotis)

Lumbale Bandscheibenvorfälle

Pa▷ Lokalisation: meist L 4/L 5 und L 5/S 1

Sy▷ dorsolaterale Protrusion → Lumbalgien, lokaler Druck- und Klopfschmerz, Myogelosen
dorsolateraler Bandscheibenvorfall → isolierte Wurzelreizung / Parese
medianer Bandscheibenvorfall → Risiko durch RM-Kompression, Cauda-Syndrom

Neurologie
Krankheitsbilder

Di▷

	Sensibilität, Schmerz	Reflex	Folgen
L 4	Ober-+ Unterschenkelaußenseite	PSR ↓	Quadrizepsschwäche
L 5	Knieaußenseite, ventrolat. Unterschenkel, Fußrücken, Großzehe	Tibialis-post. ↓ Lasegue +	abgeschwächte Großzehenstreckung
S 1	laterodorsaler Ober- und Unterschenkel, Ferse, laterale Fußkante, Kleinzehe	ASR ↓	Plantarflexion ↓, Lähmung M. gluteus maximus

Th▷ primär konservativ, Bettruhe, Stufenbettlagerung, Analgesie, Muskelrelaxation, Wärme, Physiotherapie
  OP-Indikation: Verschlechterung, keine Besserung bei konservativer Therapie, drohender Wurzeltod, relevante Ausfälle
  Verfahren: intralaminäre Fensterung, Laminektomie, Hemilaminektomie, Chemonukleolyse, perkutane Nukleotomie

Enger Spinalkanal (Claudicatio spinalis)
Def▷ angeborene oder erworbene Einengung des Spinalkanals
Ät▷ post-OP, posttraumatisch, degenerative Prozesse, Spondylolisthesis
Sy▷ Zervikal → zervikale Myelopathie → spastische Tetraparese, Pyramidenbahnzeichen, spinale Ataxie
  Lumbal → polyradikuläre Defizite, schmerzbedingte Bewegungseinschränkung
Di▷ Myelographie, transversales CT
Th▷ Ruhe, NSAR, Wärme, OP: erweiterte intralaminäre Fensterung

Mononeuropathien der oberen und unteren Extremität G56–57
Nervenläsionen
Ät▷ scharfe Gewalt, Druck, chronische Kompression, Traktion, Ischämie, Kompartment
Ein▷ **Klassifikation nach Seddon**
  Neuroapraxie: vorübergehende Blockade der Nervenleitung ohne morphologisch faßbare Schädigung; evtl. fokale Demyelinisierung; meist durch Druck
  Axonotmesis: Kontinuitätsunterbrechung des Axons bei erhaltener Hüllstruktur → Wallersche Degeneration; durch langanhaltenden Druck, Traktion
  Neurotmesis: komplette Durchtrennung der Nervenfaser und Dehiszenz der Nervenenden, mit Wallerscher Degeneration; durch Schnitt-, Schußverletzung
  Kombinationstyp: verschiedene Schweregrade oder Teilstörungen; häufigste Form
Sy▷ schlaffe Parese, Sensibilitätsausfall, sensible Reizerscheinung, Schweißsekretionsstörung
Di▷ Anamnese, Inspektion, klin. Untersuchung → Reflexe, Sensibilität, EMG nach 12–16 h
Th▷ OP, KG, Analgesie; Vitamin B bei nutritiv bedingten Nervenläsionen, α-Liponsäure (Thioctacid®) bei Parästhesien

Neurologie
Krankheitsbilder

Periphere Nervenläsionen

Nerv	Muskel	Symptome, Zeichen, Ätiologie
N. accessorius	M. trapezius, M. sterno-cleido-mastoideus	Schulterschiefstand, Scapula alata; verminderte Elevation und Abduktion des Armes **Scapula alata** bei – Serratusparese (N. thoracicus longus) – Trapeziusparese (N. accessorius) – Rhomboideusparese (N. dorsalis scapulae)
N. supra-scapularis	Mm. supra- et infraspinatus	Schwäche erste 15° der Armabduktion und Außenrotation
N. thoracicus longus	M. serratus anterior	relativ häufig (wegen langem Verlauf des Nervens); Scapula alata
N. axillaris	Mm. deltoideus et teres minor	Parese der Armelevation, -abduktion und -zirkumduktion nach hinten
N. musculo-cutaneus	Mm. coracobrachialis, biceps brachii et brachialis	Supinationsschwäche bei gebeugtem Unterarm; inkomplette Unterarmbeugerparese
N. radialis	M. triceps brachii, Hand- und Fingerextensoren im Grundgelenk	**Fallhand**, Fallfinger; Parese der Handextension und der Fingerstreckung im Grundgelenk
N. ulnaris	kleine Handmuskulatur außer Daumen und Mm. lumbricales I, II; außerdem Unterarmflexoren	**Krallenhand**: Hyperextension der Finger im Grundgelenk, leichte Flexion in Interphalangealgelenk **Froment-Zeichen**: Festhalten zwischen gestrecktem Daumen und Zeigefinger nicht möglich Syndrome: **Loge de Guyon-Syndrom**: Kompression des Nervs unter dem Lig. carpi palmare **Sulcus ulnaris-Syndrom**: chron. Mikrotrauma im Sulcus ulnaris durch Aufstützen
N. medianus	Daumenflexoren, Flexoren der Finger, Pronatoren	**Schwurhand**: fehlende Beugung der Finger 1–3 im Endgelenk, fehlende Opposition des Daumens **Flaschenzeichen**: Umgreifen eines runden Gegenstands zwischen Daumen und Zeigefinger nicht möglich Syndrome: **Karpaltunnelsyndrom**: chronische Kompression unter dem Retinaculum flexorum **Hoffmann-Tinel-Zeichen**: Schmerzen bei Perkussion des über dem geschädigten Nerven liegenden Hautareals als Zeichen einer beginnenden Regeneration des Achsenzylinders; hier über der Tabatiere / Karpalkanal **Phalen-Zeichen**: Parästhesien in Finger 1–4 bei forcierter Plantarflexion **Pronator-teres-Syndrom**: Nervenkompression des N. medianus unter dem M. pronator teres bei repetitiven Drehbewegungen des Armes **N. interosseus anterior-Syndrom (Kiloh-Nevin-Syndrom)**: Nervenkompressionssyndrom meist bei Verletzungen

Neuro

Neurologie
Krankheitsbilder

Nerv	Muskel	Symptome, Zeichen, Ätiologie
N. iliohypo-gastricus	keine; nur Sensibilitätsstörungen	iatrogen nach Nephrektomie, Beckenstanze
N. genito-femoralis	M. cremaster	Sensibilitätsstörungen iatrogen nach Herniotomie, Varikozelen-OP
N. cutaneus femoris lateralis	Keine; Neuralgie der Oberschenkel-außenseite, umgekehrtes Lasegue-Zeichen	Syn.: **Meralgia paraesthetica**; endogenes Kompressionssyndrom am Durchtritt durch M. obliquus abdominis
N. obturatorius	Oberschenkel-adduktoren	Syn.: **Obturatoriusneuralgie (Howship-Romberg-Phänomen)** Adduktorenparese immer inkomplett, da Co-Versorgung durch N. femoralis und N. ischiadicus; Zirkumduktion des Beines
Nn. glutei	Mm. glutei	**pos. Trendelenburg-Zeichen**: Abkippen des Beckens zur gesunden Seite beim Stand auf der paretischen Seite; Abduktionsschwäche der Hüfte, Parese der Hüftstreckung, erschwertes Treppensteigen Syndrome: **Piriformis-Syndrom**: Schmerzen in Glutealregion mit Ausstrahlung ins Sakrum; Zunahme beim Heben; Druckschmerz über Foramen ischiadicum majus **Nicolau-Syndrom**: Nekrose der Glutealmuskulatur nach fälschlicher i.a.-Injektion (statt i.m.)
N. cutaeus femoris post.	keine, nur Sensibilitätsstörungen	
N. pudendus	M. sphincter ani; Analreflex	Blasenentleerungsstörungen, Anal-Sphinkter- und/oder Potenzstörungen
N. femoralis	M. quadriceps femoris M. sartorius	Parese der Hüftbeuger, Kniestrecker, Außenrotatoren; Einknicken beim Bergabgehen, Schwäche beim Treppensteigen Sonderformen: **retroperitoneales Hämatom**: Entlastungsstellung des Beines in Flexion, Abduktion und Außenrotation **Saphenusneuropathie**: Kompression N. saphenus im Hunter'schen Kanal bei Phlebitis V. saphena **Neuropathia patellae (Gonialgia paraesthetica)**: Irritation des R. infrapatellaris mit Schmerz, Parästhesie und Sensibilitätsstörung
N. peroneus	Mm. peroneus long. et brev. M. extensor hallucis long. et digit. long. M. tibialis anterior	Steppergang, Fallfuß durch Fußheberparese Pes. equinovarus: Parese der Dorsalextension und Pronation Hoffmann-Tinel-Zeichen über Fibulakopf Druckläsion am Fibulaköpfchen, Trauma Sonderformen: **vorderes Tarsaltunnelsyndrom**: spontanes Nervenkompressionssyndrom des N. peroneus profundus am Fußrücken unter dem Lig. retinaculum extensorum exogene Kompression der Hautäste: durch Stiefel

Neurologie
Krankheitsbilder

Nerv	Muskel	Symptome, Zeichen, Ätiologie
N. tibialis	M. gastrocnemius M. soleus M. plantaris M. popliteus M. tibialis post., Fußflexoren	Parese der Plantarflexion (Zehenspitzengang nicht möglich), Supinations- (Inversions-)-Parese, Zehenbeugerparese Hoffmann-Tinel-Zeichen über dem Malleolus medialis Sonderformen: **Hinteres Tarsaltunnelsyndrom**: Kompression des N. tibialis unter dem Retinaculum Mm. flexorum am Malleolus medialis **Morton-Neuralgie**: chron. Mikrotraumatisierung eines N. digitalis plantaris communis → Bildung kleiner Neurome; intermittierende Schmerzen
N. ischiadicus	M. quadratus femoris, M. biceps femoris M. semitendinosus, M.semimembranosus	Parese der Hüftstrecker, außerdem vollständiger Ausfall der Nn. tibialis et peroneus

Polyneuropathien und sonstige Krankheiten des peripheren Nervensystems G60–G64

Polyneuritis G61

Guillain-Barré-Syndrom (GBS)
- **Ät▷** nach Infekt der oberen Luftwege oder des Magen-Darm-Traktes durch gramnegative Keime, Campylobacter jejuni, CMV
- **Pa▷** akute demyelinisierende Neuropathie nach Infektion → Autoimmunpathogenese gegen Ganglioside
- **Ein▷** **Axonale Variante**: akute motorische axonale Neuropathie (AMAN)
  Chronische Verlaufsform: chronische inflammatorisch demyelinisierende Polyneuritis (CIDP)
- **Sy▷** Innerhalb weniger Tage rasch aufsteigende, distal beginnende, weitgehend symmetrische Paresen, die bis zur Tetraparalyse mit Atemlähmung (Landry-Paralyse) fortschreiten können. Areflexie, Maximum nach 4 Wochen; fakultativ Parästhesien, Hirnnervenausfälle, autonome Symptome, Herzrhythmusstörungen
- **Di▷** zytalbuminäre Dissoziation im Liquor (d.h. erhöhtes Gesamteiweiß bei normaler Zellzahl), Verlangsamung der Nervenleitgeschwindigkeit, F-Wellen-Verlust
- **Th▷** 7S-Immunglobulin, Plasmapherese, Beatmung bei Beteiligung der Atemmuskulatur

Garin-Bujadoux-Bannwarth-Syndrom
- **Syn▷** Zecken-Polyradikuloneuritis
- **Ät▷** Borrelia-burgdorferi-Infektion
- **Pa▷** 6–8 Wochen nach Zeckenbiß Polyradikuloneuritis (asymmetrisch-motorischer Typ)

Neurologie
Krankheitsbilder

Sy▷ starke Schmerzen
Di▷ LP: geringgradige lymphomonozytäre Pleozytose, intrathekale Antikörperproduktion
Th▷ Cephalosporine (3. Generation)
Ko▷ Enzephalomyelitis, Vaskulitis, chronische Schädigung des 2. Motoneurons

Sonstige Polyneuropathien (PNP) G62
Def▷ Erkrankung mehrerer Nerven, wobei je nach Art der betroffenen Nerven motorische, sensorische oder vegetative Ausfälle vorliegen können.
Ät▷ chronischer Alkoholismus, Diabetes mellitus, idiopathische akute
  Polyneuritis Guillain-Barre (GBS), CIDP, hereditär, nephrogen
  (distal-symmetrisch, axonal)
  Hypo- / Hyperthyreose, Hypo-/ Hyperparathyreoidismus, Akromegalie,
  Leberzirrhose, Malabsorption (Vitamin B12, Folsäure)
  toxisch: Zytostatika, Schwermetalle (Arsen, Blei, Thallium), Lösungsmittel
  infektiös: VZV, Lepra, Diphterie, Tetanus, Botulismus, Borreliose
  Vaskulitiden: Panarteriitis nodosa, allerg. Granulomatose Churg-Strauss
  paraneoplastisch: kleinzelliges Bronchialkarzinom
Pa▷ **Myelinscheidenschädigung**: verlangsamte Nervenleitgeschwindigkeit bei
  normalem Muster in der Elektromyographie
  Axonschädigung: normale Nervenleitgeschwindigkeit bei pathol.
  Elektromyographie
Ein▷ **Manifestationsformen** distal-symmetrischer Manifestationstyp
  asymmetrischer Manifestationstyp
  autonome Neuropathie
Sy▷ bein- und distal akzentuiert mit Parästhesien, Tiefensensibilitätsstörung mit sensibler Ataxie, strumpf- bzw. handschuhförmige Oberflächensensibilitätsstörungen, distale Paresen und Reflexabschwächung
Th▷ Meidung der Noxen, Einstellung Diabetes mellitus, Gabapentin

Alkohol
Pa▷ primär toxische Wirkung des Alkohols → axonale Schädigung;
  durch Hypovitaminosen und Mangelernährung demyelinisierende Anteile möglich
Sy▷ axonales Schädigungsmuster, symmetrisch, primär sensibel
  oft schmerzhafte Parästhesien
Th▷ Alkoholkarenz, Vitamin B

Polyneuropathie bei anderenorts klassifizierten Krankheiten G63
Diabetes mellitus
Pa▷ **vaskulär**: Endothelproliferation und Kapillarveränderungen → ischämischer
  Schaden
  metabolisch: Glykosylierung und Verdickung der Myelinscheiden
  immunologisch: entzündliche Veränderungen in autonomen Ganglien
Sy▷ symmetrisch, sensomotorischer Typ, auch autonome Neuropathie möglich
Th▷ BZ-Einstellung, Fußpflege, Anpassung Schuhe

Neurologie
Krankheitsbilder

Krankheiten im Bereich der neuromuskulären Synapse und des Muskels G70–G73

Myasthenia gravis und sonstige neuromuskuläre Krankheiten G70

Myasthenia gravis (MG)

- **Ep▷** ♀ > ♂; Erkrankungsalter ♀: 20.–30. Lj., Erkrankungsalter ♂: > 50 Lj.
- **Ät▷** Thymushyperplasie bei 70% der jungen Patienten; Thymome v.a. bei älteren Patienten
- **Pa▷** Immunologische Erkrankung der neuromuskulären Synapse mit postsynaptischer Störung. Autoantikörper gegen Acetylcholinrezeptoren werden im Thymus gebildet.
- **Ein▷** Grad I: okuläre Mysthenie
  Grad II: leichte generalisierte Myasthenie ⎫ mit Beteiligung der
  Grad III: mässige generalisierte Myasthenie ⎬ Atemmuskulatur
  Grad IV: akute schwere Myasthenie ⎭
  Grad V: I oder II mit III im Verlauf
- **Sy▷** abnorme Ermüdbarkeit der Muskulatur, Ptose, Doppelbilder v.a. abends; Ermüdbarkeit im Tagesverlauf zunehmend
- **Di▷** Abklärung Grunderkrankung: CT Thorax, ANA
  AChR-Antikörper; EMG: Dekrement bei repetitiver Stimulation
  Simpson-Test: zunehmende Ptose bei Blick nach oben
  Tensilon-Test: Gabe von Acetylcholinesterasehemmer (positiv bei Besserung der Symptomatik)
- **DD▷**

	Myasthene Krise	**Cholinerge Krise**
Auge	Pupillen weit	Pupillen eng, Akkommodationsprobleme
Atmung	Atemstörungen durch Muskelschwäche	Atemstörungen durch Muskelschwäche, Bronchokonstriktion und vermehrte Bronchialsekretion
Herz	Tachykardie	Bradykardie
Abdomen	evtl. Stuhlgang	Bauchkrämpfe, Diarrhoe
Muskel	schlaffe Lähmung	schlaffe Lähmung mit Faszikulationen und Wadenkrämpfen
Haut	blass, evtl. kalt	gerötet, warm
Testung	Tensilontest pos.	Tensilontest neg.
Therapie	Prostigmin	Atropin

Passagere neonatale Myasthenie
- **Pa▷** bei 10% der Kinder myasthenischer Mütter transplazentare Übertragung der Antikörper; Rückbildung nach 5 Wochen

Lambert-Eaton-Myasthenie-Syndrom (LEMS)
- **Ep▷** v.a. ♂, höheres Alter
- **Ät▷** paraneoplastisches Syndrom gehäuft bei kleinzelligem Bronchialkarzinom
- **Pa▷** immunologische Erkrankung der neuromuskulären Synapse mit AK gegen präsynaptische Calciumkanäle → verminderte ACh –Ausschüttung (präsynaptische Myasthenie-Form)

Neuro

Neurologie
Krankheitsbilder

Sy▷ abnorme Ermüdbarkeit v.a. der Beckengürtelmuskulatur, cholinerge Dysautonomie: Blasenstörung, Impotenz, fehlendes Schwitzen, trockener Mund, Orthostase
Di▷ EMG, AK-Nachweis, Tensilon-Test negativ
Th▷ Tumorbehandlung, Immunsuppression weniger wirksam

Primäre Myopathien G71

Muskeldystrophie (MD)
Def▷ hereditäre degenerative Skelettmuskelerkr. durch definierte Gendefekte
- **Beckengürteltyp**
    ### Duchenne Muskeldystrophie (DMD)
    Ep▷ nur Jungen betroffen; Manifestation in Kindheit, Tod bis 20. Lj.
    Ät▷ X-chromosomal-rezessiv
    Pa▷ Erkrankung der Skelettmuskulatur mit Dysthrophindefekt (Dystrophin fehlt) → Degeneration der Muskelfasern und Ersatz durch Fett- und Bindegewebe
    Sy▷ **Gowers-Zeichen**: Aufrichten erfolgt über Abstützung am Boden und an sich selbst; primär Beckengürtel betroffen, kräftige Waden, Hyperlordosierung, pos. Trendelenburgzeichen; Ausfall Muskeleigenreflexe, Kontrakturen, Störung der geistigen Entwicklung
    Di▷ CK ↑, Genetik, EMG: myopathisches Bild, Muskelbiopsie
    Th▷ Physiotherapie, symptomatische Therapie
    ### Becker-Kiener (BMD)
    Ät▷ X-chromosomal-rezessiv
    Pa▷ verminderte Produktion von Dystrophin
    Sy▷ vgl. Duchenne, aber milderer Verlauf
    Th▷ Physiotherapie, symptomatische Therapie
- **Emery-Dreifuß-Typ**
    Ep▷ Manifestation in später Kindheit
    Ät▷ X-chromosomal- rezessiv
    Sy▷ progressive Myopathie mit frühen Kontrakturen, Kardiomyopathie Lebenserwartung durch kardiale Beteiligung limitiert
- **Fazioskapulohumerale Dystrophie (FSHD, Landouzy-Déjerine)**
    Ep▷ Beginn 10.–20. Lj.
    Ät▷ autosomal-dominant
    Sy▷ Facies myopathica, Schulterschwäche, später atrophe Paresen, keine Kontrakturen
    Pro▷ langsam progredient, normale Lebenserwartung
- **Kongenitale Dystrophie**
    Ät▷ autosomal-rezessiv
    Sy▷ pränataler Beginn, bei Geburt Kontrakturen, Floppy infant
- **Gliedergürtel-Dystrophie**
    Ep▷ Beginn 4.–20. Lj.
    Ät▷ autosomal-rezessiv
    Sy▷ progressive atrophe Parese v.a. Beckengürtel

Neurologie
Krankheitsbilder

Myotone Dystrophie Curschmann Steinert
- **Ep▷** häufigste MD des Erwachsenenalters
- **Ät▷** autosomal-dominant
- **Pa▷** Kombination von Muskeldystrophie und Myotonie
  Gendefekt über Wiederholung des CTG-Triplets
- **Ein▷** kongenitale Form / adulte Form
- **Sy▷** Beginn in Pubertät mit Hand- und Zungenmuskeln; später Facies myopathica, Myotonie, Katarakt, Innenohrschwerhörigkeit, Gonadeninsuffizienz; Insulinresistenz
- **Di▷** EMG: myotone Entladung mit wechselnder Frequenz und Amplitude, HRST, CK ↑, Gennachweis
- **Th▷** Membranstabilisatoren gegen Myotonie
- **DD▷** Curschmann Steinert distal betont, Muskeldystrophie proximal betont

Maligne Hyperthermie
- **Pa▷** Defekt eines Kanal-Proteins oder Ryanodin-Rezeptors
- **Sy▷** lebensgefährliche Kombination aus Herzrhythmusstörungen, Myoglobinurie und Hyperthermie bei Narkose
- **Th▷** Therapie mit Dantrolen

Myotonia congenita
- **Pa▷** Störung der Chloridkanäle
- **Ein▷** **Typ Thompson**: autosomal-dominant, frühes Kindesalter
  Typ Becker: autosomal-rezessiv, Jugendalter
- **Sy▷** nach Anspannung verzögerte Erschlaffung der Muskulatur, Perkussionsmyotonie (Beklopfen führt zu Kontraktur und verzögertes Erschlaffen); nach wiederholtem Anspannen und Erschlaffen Besserung der myotonen Reaktion
- **Di▷** EMG: myotone Entladungen, keine Denervationszeichen, CK normal, Muskelbiopsie zum Ausschluss Dystrophie
- **Th▷** symptomatisch, ggfs. Mexiletin, Antiarrhythmika

Paramyotonia congenita Eulenburg
- **Ep▷** Beginn im Kindes- oder Jugendalter
- **Pa▷** autosomal-dominante Störung des Natriumkanals
- **Sy▷** myotone Reaktion und Parese bei Kälte, kein Warm-up-Phänomen; Myotonie nimmt bei wiederholter Kontraktion zu (paradoxe Myotonie)
- **Di▷** EMG: myotone Salven, unter Kälte zunehmend
- **Th▷** Meidung von Kälteexposition

Dyskaliämische paroxysmale Lähmung
- **Ep▷** v.a. ♂
- **Pa▷** autosomal-dominante vererbte Dysfunktion von Na- und Calciumkanälen
- **Ein▷** Hyper-kaliämische periodische Lähmung (Gamstorp)
  Hypo-kaliämische periodische Lähmung
- **Sy▷** schlaffe Lähmung, spontane Rückbildung, im Intervall beschwerdefrei

Neuro

Neurologie
Krankheitsbilder

Kanalkrankheiten
- **Def**▷ Die nicht-dysthrophischen Myotonien und die primären periodischen Paralysen sind genetisch determinierte Störungen der elektrischen Membranexzitabilität, wobei Natrium-, Chlorid- oder Calcium-Kanäle betroffen sein können.
- **Pa**▷ **Chloridkanal**: autosomal-dominant (**Thomsen-Typ**)
  autosomal-rezessiv (**Becker-Typ**)
  - **Sy**▷ verzögerte Erschlaffung der Kontraktion, Muskelsteifigkeit läßt mit zunehmender Innervation wieder ab; myotone Reaktion (nicht loslassen können)
  - **Th**▷ Antiarrhythmika.

  Natriumkanal: verschiedene Typen: atypische Myotonien, anfallsweise Muskelkontraktionen, Paresen durch Kälte und wiederholte Innervationen, periodische Lähmung bei hyperkaliämischem Typ, evtl. auch normokaliämische Lähmung

  Calciumkanal
  - **Sy**▷ Myotonien, Lähmungen; Gefahr bei hypokaliämischem Typ, da evtl. Beteiligung von Herz oder Atemmuskulatur
- **Di**▷ DNA-Analyse

Sonstige Myopathien G72

Kongenitale Myopathien
- **Pa**▷ heterogene Gruppe von genetischen Muskelstörungen
- **Ein**▷ **Central-Core**-Myopathie, **Nemalin**-Myopathie, **zentronukleäre** Myopathie
- **Di**▷ Muskelbiopsie
- **Th**▷ symptomatisch

Metabolische Myopathien
- **Pa**▷ Störung: Glykogenspeicherstoffwechsel, Mitochondrien oder Lipidstoffwechsel
- **Di**▷ Laktaterhöhung mit pathologischem Ischämie- und Ergometertest, Muskelbiopsie (Ragged-Red-Fibres) mit biochemischer Analyse über Gensonde
- **Ein**▷ MELAS-Syndrom: mitochondriale Myopathie
  - **Sy**▷ Enzephalopathie, Lactatazidose, Apoplex

  Kearns-Sayre-Syndrom (KSS)
  - **Sy**▷ Ophthalmoplegie, Retinopathie, Ataxie, Kleinwuchs, Kardiomyopathie, Myopathie, Hörstörungen, Demenz, Epilepsie

  Myoklonus-Epilepsie mit Ragged-Red-Fibres (MERRF)
  Lebers hereditäre Optikusatrophie (LHON)
  Glykogenosen Typ II (Pompe) mit progredienter proximaler Muskelschwäche
  Muskelphosphorylase-Mangel (McArdle; Typ IV) mit schmerzhaften Muskelkontraktionen nach Belastung

Neurologie
Krankheitsbilder

Alkoholmyopathie
Pa▷ direkte toxische Wirkung sowie Malnutrition
Ein▷ **akut**: rasch progrediente, proximal betonte Muskelschwäche und Myalgie, Rhabdomyolyse
chronisch: schmerzhafte Atrophie, PNP

Cortisonmyopathie
Pa▷ im Intervall nach Cortisontherapie einsetzende, proximal betonte Muskelschwäche
Th▷ Absetzen der Cortisons
DD▷ andere Medikamente: retrovirale Therapie, Betablocker, Chemotherapeutika, Statin (Rhabdomyolyse)

Endokrinologische Myopathien
Pa▷ im Rahmen von M. Cushing, M. Addison, Hyper- und Hypothyreose, Hyperparathyreoidismus

Myositis
Pa▷ immunologisch bedingte entzündliche Erkrankung der Skelettmuskulatur
Ein▷ 3 Formen:
– **Polymyositis** (PM) mit primärer Muskelentzündung durch T-Zell-Zytotoxizität am Sarkolemm
– **Dermatomyositis** (DM) mit komplement-mediierter Mikroangiopathie der endomysialen Kapillaren und sekundärer Myopathie
– **Einschlußkörperchenmyositis** (IBM, primär T-Zell-vermittelt) mit charakteristischer Histologie; schlechtes Ansprechen auf Therapie, ♂ > ♀
Di▷ EMG, Muskelenzyme, Biopsie; bei PM und DM Tumorsuche, da oft paraneoplastisch
Sy▷ Muskelschmerzen und -schwäche, fliederfarbendes Erythem bei Polymyositis
Th▷ PM und DM mit Immunsuppressiva, bei der IBM Versuch mit 7S-Immunglobulinen

Okuläre Myositis
Pa▷ fokale Form der autoimmun-vermittelten Myositis
Sy▷ Lidödem, Doppelbilder, orbitale Schmerzen, Visusminderung
Di▷ MRT
Th▷ Steroide

Polymyalgia rheumatica
Ep▷ ♀ > ♂, Alter > 65. Lj.
Pa▷ Assoziation mit Arteriitis temporalis
Sy▷ Myalgien, v.a. Nacken- und Schultergürtel, atypische Form mit Manifestation Beckengürtel + prox. Oberschenkelmuskulatur
Di▷ BSG ↑↑
Th▷ Steroide

Neurologie
Krankheitsbilder

Zerebrale Lähmung und sonstige Lähmungssyndrome G80–G83

Infantile Zerebralparese G80

- **Syn**▷ Little Disease
- **Def**▷ Bewegungsstörung durch frühkindliche Hirnschädigung
- **Sy**▷ Bewegungs- und Koordinationsstörung, Spastik, Intelligenzminderung, Epilepsie, Sprachstörung
- **Th**▷ Physiotherapie, Logopädie, Hilfsmittelversorgung

Hemiparese und Hemiplegie G81

- **Def**▷ Halbseitenlähmung: **Parese** (Schwäche), **Plegie** (komplette Lähmung)
- **Ät**▷ meist zerebrale Ischämie (Apoplex), aber auch Blutung, Raumforderung
- **Sy**▷ initial schlaffe Parese, im Verlauf zunehmend Spastik mit Streckhaltung untere Extremität und Beugehaltung obere Extremität
- **Th**▷ Behandlung der Grunderkrankung, Physiotherapie

Paraparese und Paraplegie, Tetraparese und Tetraplegie G82

- **Def**▷ **Paraparese**: unvollständige Lähmung zweier symmetrischer Extremitäten
  Paraplegie: vollständige Lähmung zweier symmetrischer Extremitäten
  Tetraparese: unvollständige Lähmung aller Extremitäten
  Tetraplegie: vollständige Lähmung aller Extremitäten
- **Ät**▷ funktionelle Rückenmarksdurchtrennung: Trauma, Ischämie, Spinalkanalstenose, Tumor / Raumforderung

Traumatische Schädigung des Rückenmarks

Commotio spinalis: flüchtige Sensibilitätsstörung und Reflexveränderung nach stumpfem Wirbelsäulentrauma

Contusio spinalis: passageres, reversibles Querschnittsyndrom i.Z. mit Wirbelsäulentrauma; vgl. spinaler Schock

Halswirbelsäulenschleuderverletzungen: symptomfreies Intervall, anschließend Myogelosen im Nackenbereich, Sensibilitätsstörung im Armbereich

Spinale Durchblutungsstörungen

- **An**▷ Blutversorgung durch Aa. spinalis ant. und post. aus A. radicularis magna (aus Aorta); sowie A. subclavia oder A. vertebralis
- **Pa**▷ Atheromatose der Aorta, Aortenaneurysma, OP, Stealphänomen
- **Sy**▷ **Claudicatio intermittens spinalis**: unter körperlicher Belastung Parästhesien und Spastik, am häufigsten durch Dura-Fistel
  Spinalis-anterior-Syndrom: querschnittsförmige dissoziierte Sensibilitätsstörung, spastische Parese, Blasen- und Mastdarmstörung
  Spinalis-posterior-Syndrom: sensomotorischer Querschnitt, Tiefensensibilitätsverlust
  Sulkokommissuralarterienverschluß: Brown-Séquard-Syndrom
  Radikularis-magna-Syndrom: komplette Querschnittslähmung in Höhe thorakolumbaler Übergang mit schlaffer Paraplegie; Therapie: umgehende Embolektomie

Neurologie
Krankheitsbilder

Entzündliche Rückenmarkserkrankungen
Abszesse häufig epidural im dorsalen thorakalen Bereich
Granulome bei Sarkoidose, M. Bang, Lues, TBC, Echinokokkose, Cysticerkose
Myelitis bei HIV, Coxsackie, FSME, LCM, CMV, HAV, TBC, Typhus,
Borrellien, Leptospirose, Lues, Mykoplasmen
postinfektiös bei Masern, Mumps, Röteln, VZV und nach Impfungen,
Poliomyelitis, Zoster segmentalis, Neurolues

Sonstige Lähmungssyndrome G83

Cauda-equina-Syndrom
Ät▷ Spinalkanalstenose, Tumor, Trauma, degenerative Veränderungen
Pa▷ Kompression der Cauda equina (Nervenfaserbündel der unteren Lendenwurzeln, Sakral- und Kokzygealwurzeln); Lokalisation Höhe LWK 2
Sy▷ schlaffe Lähmung mit Schmerzen und Sensibilitätsstörung, Reithosenanästhesie, Blasen- und Mastdarmstörung
Th▷ operative Entlastung

Sonstige Krankheiten des Nervensystems G90–G99

Krankheiten des autonomen Nervensystems G90

Multisystematrophie (MSA)
Syn▷ Multisystematrophie, striatonigrale Degeneration (SND), Shy-Drager-Syndrom, olivopontozerebelläre Atrophie (OPCA)
Ät▷ unklar, sporadisches Auftreten
Pa▷ Einschlusskörperchen
Sy▷ autonome Dysfunktion (früher Shy-Drager-Syndrom)
zerebelläre Ataxie (früher OPCA)
Parkinson-Symtomatik (früher SND)
Th▷ versuchsweise hochdosiert L-Dopa oder Agonisten, symptomatische Therapie
Pro▷ schlechte Prognose

Oberes Grenzstrangsyndrom
Ät▷ Tumorkompression, traumatisch (ZVK-Anlage)
Pa▷ Läsion der zervikothorakalen Grenzsstranges
Sy▷ peripheres Hornersyndrom, Quadrantenhypo- oder Anhidrose

Unteres Grenzsstrangsyndrom
Ät▷ Raumforderung
Pa▷ Läsion des lumbalen Grenzsstranges
Sy▷ Anhidrose, Änderung der Piloarrektion (Gänsehaut)

Horner-Syndrom
Pa▷ Schädigung der Sympathikusbahn
Ein▷ **zentral**: Läsion der zentralen Sympathikusbahn (Hypothalamus, Hirnstamm);
Läsion 1. Neuron

Neurologie
Krankheitsbilder

peripher: Läsion 2.–3. Neuron, also Grenzsstrang, Ganglion cervicale, Plexus caroticus

Sy▷ Kombination von Miosis, Ptosis, Enophthalmus

Hydrozephalus G91

Def▷ Erweiterung der Liquorräume auf Kosten der Hirnsubstanz

Ein▷ **Hydrocephalus communicans**
- Pa▷ freie Liquorpassage; durch Liquorüberproduktion, mangelnde Resorption

Hydrocephalus occlusus
- Pa▷ Verschluß der abführenden Liquorwege; Engpässe v.a. an Engstellen Foramen monroi, Magendii, Luschkae; durch Tumor, Blutung
- Di▷ CCT; LP kontraindiziert wegen Einklemmungsgefahr!!!

Hydrocephalus normotensivus (Normaldruckhydrozephalus)
- Ein▷ **primär**: unbekannte Ursache
  sekundär: Verklebung der Hirnhäute
- Sy▷ keine Hirndruckzeichen; typische Trias: Gangstörung (kleinschrittig, breitbasig), Demenz, Miktionsstörung
- Di▷ CCT, LP mit Entnahme von 40–50 ml Liquor; anschliessend deutliche Besserung, Druckmessung

Hydrocephalus e vacuo
- Pa▷ Hirnsubstanzminderung führt zu relativer Erweiterung der inneren und äußeren Liquorräume

Sy▷ **Kind**: dehiszente Schädelnähte, gespannte Fontanelle, Venenfüllung, Vigilanzstörungen, Ophistotonus, Sonnenuntergangsphänomen
Erwachsener: Kopfschmerz morgens, Nüchternbrechen, Zunahme der Beschwerden bei Beugen, psychische Veränderungen, Stauungspapille, Sehstörungen, Primitivreflexe, Bewußtseinsstörung, Einklemmung, Druckdolenz Trigeminusaustrittspunkte
Knochentrias: Wolkenschädel, Entkalkung sellae, Nahtsprengung

Di▷ Klinik; Rö, CCT, Sonographie, Diaphanoskopie, Serologie, Liquoruntersuchung

Th▷ **Hydrocephalus occlusus**: OP des Hinderniss; Umgehungsdrainage → Ventrikulozisternostomie
Hydrocephalus communicans: ventrikuloatriale Drainage, ventrikuloperitoneale Drainage

Hirndruck G93

Def▷ normaler Druck 10–20 cm H_2O, pathol. > 20 cm H_2O
Ät▷ Volumenzunahme: Ödem, Raumforderung, Blutung, Hydrozephalus
Pa▷ Zunahme des Hirndrucks führt zu vermindertem Perfusionsdruck
Sy▷ Kopfschmerz, schwallartiges Erbrechen, Vigilanzminderung, Koma
Th▷ dringende Abklärung, Entlastung

Neurologie
Krankheitsbilder

Ko▷ Herniation und Einklemmung:
Zinguläre Einklemmung: Herniation des Gyrus cinguli unter der Falx; Risiko von Frontalhirninfarkten
Obere Einklemmung: Herniation des Uncus parahippocamlapis unter das Tentorium; ipsilaterale Mydriasis (III), Mittelhirnsyndrom mit bds. Mydriasis und Streckkrämpfen (Enthirnungsstarre); Okulomotoriuskompression, dienzephales Syndrom, mesenzephales Syndrom, Bulbärhirnsyndrom
Untere Einklemmung: Herniation der Kleinhirntonsillen in Foramen magnum: Bulbärhirnsyndrom, Atemlähmung, vegetative Entgleisung

Pseudotumor cerebri
Ep▷ v.a. adipöse ♀
Ät▷ unklar
Pa▷ gutartige intrakranielle Drucksteigerung
klinische Zeichen des Hirndruckes ohne Nachweis einer Ursache
Sy▷ Kopfschmerz, Stauungspapille, Übelkeit, Erbrechen
Di▷ CCT, LP
Th▷ Gewichtsreduktion, therapeutische LP, Acetazolamid

Hirnödem
Def▷ extra- oder intrazelluläre Flüssigkeitsansammlung des Hirnparenchyms, die zu einem Hirndruckanstieg und zu Parenchymschädigung führt
Pa▷ **vasogenes, extrazelluläres** Hirnödem durch Störung der Blut-Hirn-Schranke
  Ät▷ Tumor, Trauma, Enzephalitis
  Th▷ Cortison gut wirksam
zytotoxisches, intrazelluläres Hirnödem durch Schädigung des Neurons
  Ät▷ Hypoxie bei Apoplex, Intoxikation
  Th▷ Cortison eher schlecht wirksam
Th▷ allg. Maßnahmen: Oberkörperhochlagerung 30°, Osmotherapie mit Mannitol, leichte Hyperventilation

Komatöse Zustände
Locked-in-Syndrom
Pa▷ isolierte ventrale Ponsläsion
Sy▷ Patient fast vollständig gelähmt, Vigilanz und Sprachverständnis nicht beeinträchtigt, lediglich vertikale Blick- und Lidbewegung möglich

Apallisches Syndrom (Coma vigile)
Ät▷ ausgedehnte Schädigungen des Cortex, Marklagers oder Hirnstammes, meist als Folge eines traumatischen Mittelhirnsydroms
Pa▷ funktionelle Unterbrechung der zerebralen Afferenzen und Efferenzen, wobei die Hirnleistung auf die mesodienzephale Aktivität beschränkt wird. Verlust kognitiver Funktionen und Wahrnehmungen bei erhaltener Wachheit

Neuro

Neurologie
Krankheitsbilder

Sy▷ Augen geöffnet, schwimmende Bewegungen, optokinetischer Nystagmus nicht auslösbar, Blickstarre in die Leere gerichtet; keine kognitiven Leistungen, keine Emotionen, intermittierende, spontane und sehr langsame Bewegungen, häufig erhöhter Muskeltonus, orale Automatismen (Schmatzen), vegetative Störungen wie Hyperthermie, Tachykardie, Hypersalivation; Harn- und Stuhlinkontinenz
Di▷ Klinik, EEG: schwere Allgemeinveränderungen, aufgehobener Schlaf-Wach-Rhythmus, gelegentlich auch α-Grundaktivität oder nur leichte Allgemeinveränderung, Fehlen von EEG-Veränderungen (z.B. α-Blockade) nach akustischen, visuellen oder taktilen Reizen
Th▷ keine; evtl. Grundkrankheit therapieren; Verlegung in Spezialklinik
Pro▷ in etwa 20% Defektheilung; bei Dauer > 3 Monate erlangen nur 10% das Bewußtsein wieder; Letalität im ersten Jahr 60%

Abulie (akinetischer Mutismus)
Def▷ Abulie meint im eigentlichen Sinne Willenlosigkeit
Unvermögen, eine erkennbare Willensäußerung zum Ausdruck zu bringen
Pa▷ Vorkommen bei depressiven Zuständen, schizophrenen Psychosen, organischer Hirnschädigung und v.a. Frontalhirnerkrankung

Psychogene Bewußtseinsstörung
Pa▷ vollkommen regelrechter neurologischer Status, normale Gegenbewegungen bei der Untersuchung

Prolongierte Hypersomnie
Pa▷ durch Thalamusläsion bedingte Schläfrigkeit
Der Patient ist erweckbar, und sobald er wach ist, auch nicht kognitiv eingeschränkt; es kommt zu einer temporären Blockierung retikulärer Afferenzen; es handelt sich um einen Schlaf, nicht im eigentlichen Sinne um einen komatösen Zustand.

Sonstige Krankheiten des Rückenmarkes G95
Syringomyelie
Ep▷ Manifestation in jungem Erwachsenenalter; ♂ > ♀
Pa▷ dysraphische Fehlbildung; Störung Embryogenese, Störung Liquorabfluß aus 4. Ventrikel, erworbene Form nach Trauma oder Querschnittsläsion; Höhlenbildung im Rückenmark
Sy▷ dissoziierte Sensibilitätsstörung, schlaffe Parese der oberen Extremität und im Verlauf spastische Parese der Beine; initial Dauerschmerz in Schulter und Armen; trophische Störungen
bei **Syringobulbie** Mitbeteiligung der Hirnnerven; häufig vergesellschaftet mit **dysraphischen Stigmata**: Trichterbrust, Skoliose, akzessorische Mamillen, Fußdeformität, Spaltbildung, Horner, Arachnodaktylie
Di▷ MRT
Th▷ Shunt-OP zur Drainage der Höhle; symptomatisch mit Analgetika, Psychopharmaka, antispastische Therapie

Neurologie
Krankheitsbilder

Raumfordernde Prozesse des Spinalkanals

Ein▷ **intradural**: intramedullär (Astrozytom, Ependymom, Angioblastom)
extramedullär (Meningeom, Neurinom, spinales Angiom)
extradural: Metastasen, Plasmozytom

Sy▷ radikuläre oder lokale Schmerzen, segmentale Störungen, progredient

Di▷ Rö, CT, MRT, Myelogramm, Knochenszintigraphie, LP (**Froin-Syndrom**: Sperrliquor mit Eiweißerhöhung unterhalb der Läsion, Queckenstedt-Zeichen), Elektrophysiologie, SSEP

Th▷ Laminektomie oder Laminotomie (Wirbelbogeneröffnung), mikrochirurgische Tumorentfernung; Entlastungslaminektomie, Bestrahlung, Chemotherapie

Augenheilkunde

Grundlagen	**413**
Bulbus oculi (Augapfel)	413
Orbita (Augenhöhle)	414
Lider	415
Tränenorgane	416
Konjunktiva (Bindehaut)	416
Cornea (Hornhaut)	417
Sklera (Lederhaut)	417
Uvea (Gefäßhaut)	417
Linse	418
Pupille	419
Vordere Augenkammer / Hintere Augenkammer	419
Corpus vitreum (Glaskörper)	419
Retina (Netzhaut)	420
Papille	421
Optik / Refraktion	421
Augenmobilität / Schielen	422
Gesundheitsstörungen	**423**
Abnorme Bindehautsekretion	423
Blepharospasmus	423
Doppelbilder (Diplopie)	423
Einschränkungen des Gesichtsfeldes	424
Skotome	425
Exophthalmus	425
Flimmern vor den Augen	425
Fremdkörperbeschwerden des äußeren Auges	425
Hornhauttrübung	425
Lichtscheu (Photophobie)	426
Lidschwellung	426
Linsentrübung	426
Papillenschwellung	426
Ptosis	426
Pupillenstörungen	426
Rotes Auge	427
Schielen (Strabismus)	427
Sicca-Symptomatik	428
Sonnenuntergangsphänomen	428
Störung des Sehvermögens bzw. Blindheit	428
Störungen von Bewegungen bzw. der Beweglichkeit des Auges	428

Auge

Augenheilkunde
Inhalt

Tränenträufeln (Epiphora)	429
Verzerrtsehen (Asthenopie)	429

Krankheitsbilder **429**

Affektionen von Augenlid, Tränenapparat und Orbita H00–H06	429
Hordeolum und Chalazion H00	429
Sonstige Affektionen des Augenlides H02	430
Affektionen des Tränenapparates H04	432
Affektionen der Orbita H05	434
Affektionen der Konjunktiva H10–H13	435
Konjunktivitis H10	435
Sonstige Erkrankungen der Konjunktiven	439
Affektionen von Sklera, Hornhaut, Iris und Ziliarkörper H15–H22	440
Affektionen der Sklera H15	440
Keratitis H16	440
Sonstige Affektionen der Hornhaut H18	443
Iridozyklitis H20	445
Affektionen der Iris und des Ziliarkörpers bei anderenorts klassifizierten Krankheiten H22	448
Affektionen der Linse H25–H28	448
Katarakt	448
Cataracta senilis H25	449
Sonstige Kataraktformen H26	449
Sonstige Affektionen der Linse H27	450
Affektionen der Aderhaut und der Netzhaut H30–H36	451
Chorioretinitis H30	451
Chorioretinale Affektionen bei anderenorts klassifizierten Krankheiten H32	451
Netzhautablösung und Netzhautriss H33	452
Netzhautgefäßverschluss H34	453
Sonstige Affektionen der Netzhaut H35	454
Affektionen der Netzhaut bei anderenorts klassifizierten Krankheiten H36	456
Glaukom H40–H42	457
Affektionen des Glaskörpers und des Augapfels H43–H45	463
Affektionen des Glaskörpers H43	463
Affektionen des Augapfels H44	464
Affektionen des N. opticus und der Sehbahn H46–H48	464
Neuritis nervi optici H46	464
Sonstige Affektionen des N. opticus und der Sehbahn H47	465
Affektionen des N. opticus und der Sehbahn bei anderenorts klassifizierten Krankheiten H48	467
Affektionen der Augenmuskeln, Störungen der Blickbewegungen sowie Akkommodationsstörungen und Refraktionsfehler H49–H52	468
Strabismus paralyticus H49	468
Sonstiger Strabismus H50	469
Akkommodationsstörungen und Refraktionsfehler H52	470
Sehstörungen und Blindheit H53–54	474
Amblyopie	474
Sehbehinderung	474
Pupillenfunktionsstörungen H57–58	474

Augenheilkunde

Grundlagen

Pharmakotherapie in der Augenheilkunde	**476**
Topische Glucocorticoide	476
Topische Antibiotika	476
Glaukomtherapie	476

Grundlagen

Bulbus oculi (Augapfel)

Anatomie / Physiologie
Gewicht: 7,5 g, umgeben von Tenonscher Kapsel
Bulbuslänge: beim Erwachsenen 24 mm, beim Neugeborenen 17 mm
Adnexe: Bindehaut, Lider, Wimpern, Augenbrauen (Superzilien), Lidmuskeln, Tränendrüse, ableitende Tränenwege, Gefäße, Nerven, Muskeln der Orbita
Schichten: **äußere Schicht (tunica fibrosa):** Lederhaut (Sklera) + Hornhaut (Kornea): derb, widerstandsfähig
mittlere, gefäßreiche Schicht (tunica vasculosa): Uvea + Iris + corpus ciliare
Chorioidea → reguliert den Lichteinfall, Produktion von Kammerwasser und Blutversorgung
innere Schicht (tunica nervosa): bestehend aus Retina
Räume: **hintere Augenkammer (Hinterkammer):** nimmt das vom Ziliarkörper gebildete Kammerwasser auf, welches durch die Zonulafasern und die Pupille in die
vordere Augenkammer (Vorderkammer) gelangt, um über das Trabekelwerk und den Schlemmschen Kanal in die Kammerwasservenen abzufließen
Glaskörperraum: nimmt fast 2/3 des Augeninneren ein; mit Glaskörper (corpus vitreum) ausgefüllt
Rezeptorischer Apparat (sensorischer Apparat) → Netzhaut und Sehnerv
Optischer (lichtbrechender) Apparat → Hornhaut, Vorderkammer, Linse, Glaskörper
Brechkraft (Refraktion) der Hornhaut: ca: 43 Dioptrien
Brechkraft der Linse: ca. 16 Dioptrien

Untersuchungsmethoden
Tonometrie: Bestimmung des Augeninnendrucks, normal: 10–21 mmHg
Impressionstonometrie nach Schlötz: abhängig von Rigidität der äußeren Augenhülle; Eindellung der Hornhaut mit Stift

Augenheilkunde
Grundlagen

Applantationstonometrie nach Goldmann: die Hornhaut wird mit einem runden Meßkörper abgeplattet, Messung des benötigten Druckes; die Rigidität der Sklera ist hier ohne Einfluß

Non-Contact-Tonometrie: ein Luftstoß definierter Stärke verformt die Hornhaut; keine Verletzungs- oder Infektionsgefahr

Tagesdruckkurven: Messung des Augeninnendruckes alle 2–3 Std.

Tonographie: Messung des Augeninnendrucks mit Schiötz-Tonometer über mehrere Minuten

Gonioskopie: Einblick in Kammerwinkel mit Spiegel (Auf anästhesierte Hornhaut wird Kontaktglas (Gonioskop) aufgesetzt, das den Lichtstrahl der Spaltlampe über ein Prisma in den Kammerwinkel lenkt).

Diaphanoskopie: diasklerale Durchleuchtung

Perimetrie: Gesichtsfeldbestimmung

Ophtalmoskopie: **direkt**: 16-fache Vergrößerung
 indirekt: mit Augenspiegel und Lupe, ≈4-fache Vergrößerung

Farbsinnuntersuchungen: Ishihara-Tafeln (rot-grün), Panel-Test (blau)

Elektroretinogramm (ERG): bei Verdacht auf diffuse Netzhautschäden wie tapetoretinale Erkrankungen, Siderosis bulbi, Metallosen
Messung der Aktionspotentiale aus Netzhaut mit Elektrode, Erfassung der Summenpotentiale der Rezeptorenschicht und der Schicht der Bipolaren; wichtig bei Netzhauterkrankungen

Sehschärfe: mit Landolt-Ringen, Pflüger-Haken, Zahlen, Buchstaben

Fluoreszensangiogramm (FAG): Darstellung von Gefäßanomalien, Quellpunkte

Worth-Test: Test Binokularsehen mit rotem bzw. grünem Brillenglas

Orbita (Augenhöhle)

Anatomie / Physiologie
Knöcherne Anteile (7): Os frontale, Os ethmoidale, Os lacrimale, Os sphenoidale, Os maxillare, Os palatinum, Os zygomaticum

Öffnungen der Augenhöhle:

Öffnung	Inhalt
Foramen opticum	Fasciculus opticus, A. opthalmica
Fissura orbitalis superior	N. oculomotorius, N. trochlearis, N. abducens, N. ophthalmicus, Vv. opthalmicae superiores
Fissura orbitalis inferior	V. ophthalmica inf.
Foramen rotundum	N. maxillaris
Canalis infraorbitalis	N. infraorbitalis

Fkt▷ Schutzfunktion

Pa▷ **Exophthalmus** (Protusio bulbi) bei erhöhtem Tonus der schrägen Augenmuskeln durch entzündliche, tumoröse oder vaskulär bedingte Vermehrung des Orbitainhaltes oder Vorwölbung der Orbitawand
Pseudoexophthalmus bei Makrophthalmus, Hydrophthalmie oder Myopie

Augenheilkunde
Grundlagen

Enophthalmus durch Schwund des Orbitagewebes, Blow-Out-Fraktur, Lähmung der schrägen Augenmuskeln bzw. des M. orbitalis (Horner-Komplex)
Pseudoenophthalmus bei Mikrophthalmus oder Phthisis bulbi

Untersuchungsmethoden
Radiologische Untersuchung (Röntgen, CT, MRT)
Spiegelexophthalmometer nach Hertel
Spaltlampenuntersuchung
Piezometrie (bestimmt Verdrängbarkeit des Bulbus)
Sonographie, Angiographie, Myographie, Augenmotilitätsprüfung

Lider

Anatomie / Physiologie
Lidapparat:
    Äußeres Blatt:
        M. orbicularis oculi (VII) → Lidschluß
        M. levator palpebrae (III) → Lidhebung
        Molldrüse (Schweissdrüse), Zeissdrüse (Talgdrüse), Wimpern (Zilien)
    Inneres Blatt:
        Tarsus (Lidknorpel) mit Meibom-Drüsen
        M. tarsalis (Müller-Lidheber; Halssympathikus)
        Zeissdrüse, Molldrüse, Krause-Drüse (akzessorische Tränendrüse)
        Konjunktiva des Lides
Drüsen:
    Meibom-Drüse und Zeissdrüse → modifizierte Talgdrüsen
    Molldrüse → modifizierte Schweißdrüse
    Krause-Drüse → akzessorische Tränendrüse
Nerven:
    N. ophthalmicus (V 1) → Innervation des Oberlid
    N. maxillaris (V 2) → Innervation des Unterlid
    N. facialis (VII) → Lidschluß über M. orbicularis oculi
    N. oculomotorius (III) → Lidheben über M. levator palpebrae
    Ggl. Stellatum des N. sympathicus → kleine Lidheber über Müller-Lidheber
Gefäße:
    A. ophthalmica (aus Carotis int.), A facialis und A. angularis (aus Carotis ext.)
Lidspaltenweite: 10 mm
Bellsches Phänomen: Im Schlaf oder bei Lidschluß wird der Bulbus nach oben gerollt; Ausfall bei supranukleärer Ursache

Augenheilkunde
Grundlagen

Tränenorgane
Anatomie / Physiologie
Lage der Tränenorgane oben lateral
Innervation: sensibel N. lacrimalis (V1), sekretorisch N. intermedius (VII, auch V1, V2)
- → N. petrosus superficialis major
- → Ggl. pterygopalatinum
- → N. zygomaticus
- → Ramus communicans
- → N. lacrimalis

Aufgaben des präkornealen Tränenfilms:
- Verbesserung der optischen Eigenschaften der Hornhaut
- Oberflächenbefeuchtung
- Spülung und Desinfektion
- Epithelernährung

Schichten des Tränenfilms:
- oberflächlicher Lipidanteil aus Meibom-Drüsen (schützt vor Verdunstung)
- mittlere, wäßrige Phase aus Haupt- und akzessorischen Tränendrüsen
- innere Muzinschicht aus Becherzellen der Bindehaut (wäßrige Phase)

Untersuchungsmethoden
Sekretionstests:
- Schirmer-Test und Basissekretionstest (15 mm nach 5 Min.)
- Tränenfilmabrißzeit (Break-up-time; BUT): Zeit zwischen letztem Lidschlag und nicht fluoreszierenden Tränenfilmdefekten

Abflusstests:
- Konjunktivaler Farbstofftest: gefärbte Tränen; Nachweis in Nase
- Druck auf den Tränensack: bei chron. Dakryozystitis entleert sich Tränensack
- Tränenwegspülung: zur Identifikation der Stenose
- Impressionszytologie: weist Mangel an Becherzellen nach
- Röntgenkontrastmittelverfahren: zur Darstellung der Tränenwege

Konjunktiva (Bindehaut)
Anatomie / Physiologie
Durchsichtige Bindehaut von Limbus corneae bis zur Innenseite der Lider
Anteile: Conjunctiva bulbi et tarsi, Übergangsfalte
Innervation über N. trigeminus (sensibel)

Blickdiagnosen
Konjunktivale, oberflächliche Injektion: ziegelrot, verschieblich; bei oberflächlicher Reizung
Ziliare, tiefe Injektion: düsterrot, nicht verschieblich, am Rand des Limbus corneae, Dilatation der Ziliargefäße; bei Keratitis, Uveitis
Chemosis: Bindehautödem durch Entzündung oder Stauung
Hyposphagma: Bindehautunterblutungen durch Trauma, Gefässruptur; harmlos

Augenheilkunde
Grundlagen

Cornea (Hornhaut)
Anatomie / Physiologie
Cornea als optisches Fenster: Dicke: 10–13 mm; transparent und gefäßfrei
uhrglasförmige Sammellinse (15 dpt) mit typischer Krümmung (abnehmend zum Rand, max. in der Mitte); Gesamtbrechkraft (43 dpt)

Histologischer Aufbau
    Plattenepithel: mehrschichtig, unverhornend
    Bowman-Membran: Lamina limitans externa, nicht regenerationsfähig
    Hornhautstroma: Subst. propria corneae aus Kollagen, Keratozyten
    Descemet-Membran: Lamina limitans interna
    Hornhautendothel: einschichtig

Innervation: N. nasociliaris (V1)
Ernährung: Randschlingennetz, Tränenflüssigkeit, Kammerwasser

Untersuchungsmethoden
Inspektion, fokale seitliche Beleuchtung, Placido-Scheibe (Keratoskop),
    Fensterkreuz
Spaltlampenmikroskop (Spaltlampe) bei 6–60facher Vergrößerung
Endothelmikroskop: Darstellung des Hornhautendothels
2%-ige Fluoreszinnatrium oder Bengalrosa: Darstellung von Epitheldefekten
Ophthalmometer oder computertechnisch (Hornhauttopographie): Bestimmung der
    Brechkraft und der Krümmungsradien mit Meßzirkel bzw. einem
    Keratometer, Messung des Hornhautdurchmessers
Hornhautsensibilität: Prüfung mittels Wattetupfer oder mit Freyschen Reizhaaren
    bzw. dem Ästhesiometer

Sklera (Lederhaut)
Anatomie / Physiologie
Äußere fibröse Schutzschicht des Auges
geht nach vorne in die Hornhaut, nach hinten in die Durahülle des Sehnervs über
bildet Lamina cribrosa, durch die Sehnerv und A. retinalis centralis treten;
    bradytroph

Uvea (Gefäßhaut)
Anatomie / Physiologie
Vordere Uvea
    Iris (Regenbogenhaut): Stromablatt, Pigmentblatt, Muskeln
        Grenze zwischen vorderer und hinterer Augenkammer, Blende;
        M. dilatator pupillae (symp.); M sphincter pupillae (parasymp.)
    Ziliarkörper (Strahlenkörper): Pars plana und Corona ciliaris
        Regulation der Akkommodation über M. ciliaris
Hintere Uvea
    Chorioidea (Aderhaut): zwischen Retina und Sklera
        Schichten: Lamina suprachoroidea – Lamina vasculosa –
            Lamina choriocapillaris – Lamina basilaris (Bruch)

Auge

Augenheilkunde
Grundlagen

Innervation der Uvea
    Nn. ciliares breves aus Ganglion ciliare:
        sensible Fasern aus N. nasolacrimalis
        sympathische Fasern aus Plexus caroticus
        parasympathische Fasern aus N. oculomotorius
    Nn. ciliares longae: Äste des N. nasolacrimalis (sensible Versorgung)

Untersuchungsmethoden
Pupille: Lichtreaktion, Form der Pupille (Kolobom, Trauma, Sphinkterriß, Iridodialyse, Synechien, Subluxatio lentis, Tumoren, Irisinfarkt mit akutem Winkelblockglaukom)
Spaltlampe: zur Untersuchung der Iris
    Befunde: Heterochromie
                glatte, matte Iris bei Ödem und Exsudation
                Gefäße bei Hyperämie
                Gefäßneubildungen bei Diabetes mellitus
                flache Vorderkammer bei Glaukom
                tiefe Vorderkammer bei Aphakie, Linsenektopie
Gonioskopie: Kammerwinkeluntersuchung mit Dreispiegelkontaktglas nach Goldmann
Diaphanoskopie: Durchleuchtung bei Tumorverdacht
    Befunde: Tumoren bilden Schatten in der rot aufleuchtenden Sklera oder verdunkeln bei direkter Durchleuchtung die sonst rote Pupille
Tyndall-Effekt: gestörte Blut-Kammerwasser-Schranke → Protein und Entzündungszellen im Kammerwasser bzw. in den Glaskörper → Visusreduktion

Linse

Anatomie / Physiologie
Aufbau: Kapsel, Rinde, Embryonal- und Alterskern; bikonvex
Zonula: elastisches Halteband zwischen Linse und Ziliarmuskel
Linsenäquator: liegt zwischen letzter Epithelzelle und jüngster Linsenfaser; Linsenfaserproduktion → appositionelles Wachstum
Funktion: Lichtdurchlässigkeit, Fokussierung des Lichtes mittels Akkommodation
Brechkraft: 15 dpt (+ Cornea = 58 dpt)
Altersprozeß ("Sklerosierung"): Ausbildung des Alterskerns mit Elastizitäts- und Wasserverlust durch ständige Faserproduktion aus äquatorialer Epithelschicht; alle 5 Jahre nimmt die Akkomodationsfähigkeit der Linse um 3/4 dpt ab
Ernährung: bradytrophe Ernährung aus Kammerwasser; Ernährung mittels Diffusion durch Kapsel oder aktiver Transport (Kationenpumpe)
Kontraktion des M. ciliaris: Erschlaffung der Fasern → Kugelform der Linse

Untersuchung
Inspektion, Spaltlampe, Augenspiegel (Brückner-Test)

Augenheilkunde
Grundlagen

Pupille

Anatomie / Physiologie
Pupillenweite wird reguliert durch Irismuskulatur:
- **M. dilatator pupillae**
  - Sympathikus C 8 – Th 2, nahe Ziliarkörper
  - **Funktion**: Mydriasis
  - Mydriasis durch Sympathomimetika (Adrenalin, Kokain) und Parasympatholytika (Atropin, Tropicain)
- **M. sphinkter pupillae**
  - Parasympathikus, zentralgelegen, 3x kräftiger als M. dilatator pupillae
  - **Funktion**: Miosis
  - Miosis durch Parasympathomimetika

Vordere Augenkammer / Hintere Augenkammer

Anatomie / Physiologie
Vorderkammer mit Trabekulum corneosklerale, Schlemmschem Kanal (liegt hinter Winkelspitze des Kammerwinkels)
Hinterkammer: Kammerwasserproduktion in Ziliarfortsätzen
Von Sklerafalz verdeckt; kann nur mittels Gonioskopiespiegel eingesehen werden.

Weg des Kammerwassers
Kammerwasser vom Ziliarkörper in hintere Augenkammer → fliesst durch elastische Zonula Zinnii entlang der vorderen Linsenkapsel sowie der Rückfläche der Iris und durch Pupille in die vordere Augenkammer. Abfluß aus der Vorderkammer über Netzwerk des Trabeculum corneosclerale, ringförmigen Schlemm'schen Kanal und Kammerwasservenen in episklerale und konjunktivale Gefäße.

Intraokulärer Druck
normalerweise zwischen 10 und 21 mmHg (Mittelwert 15 mmHg)
abhängig von Lebensalter (im Alter > Jugend) und der Tageszeit (morgens > abends)
Tagesschwankungen nie höher als 4 mmHg
Glaukomverdacht bei 22–26 mmHg; Grenze 26 mmHg ist immer pathologisch

Corpus vitreum (Glaskörper)

Anatomie / Physiologie
98% Wasser, kollagene Fasern, Hyaluronsäure
fixiert an Retina durch Ora serrata und Papillenrand
Funktion: Pufferfunktion, Stoffwechselschranke

Untersuchungsmethoden
Spaltlampe, Ophthalmoskop, diasklerale Durchleuchtung, Ultraschall

Augenheilkunde
Grundlagen

Retina (Netzhaut)

Anatomie
10 Schichten: von außen (Richtung Glaskörper) nach innen:
>Membrana limitans interna
>Nervenfaserschicht (Cotton-Wool-Herde)
>Ganglienzellschicht (III. Neuron)
>innere plexiforme Schicht
>innere Körnerschicht (bipolar, II. Neuron)
>äußere plexiforme Schicht
>äußere Körnerschicht (I. Neuron)
>Membrana limitans externa
>Stäbchen und Zapfen
>Pigmentepithel, Bruch-Membran

Verbindungsstellen nur an Ora serrata und N. opticus
Macula lutea: gelber Fleck; gefäßlos, mit Fovea centralis retinae = Stelle des
>schärfsten Sehens

Physiologie
Retinales Pigmentepithel: Vitamin-A-Metabolismus, Aufrechterhaltung der
>äußeren Blut-Retina-Schranke, Phagozytose der sich erneuernden
>Photorezeptor-Außensegmente, Lichtabsorption und Wärmeaustausch zur
>Aderhaut

Vier Klassen von Sehpigment:
>Stäbchenpigment
>Zapfenpigment: rotsensitiv (570 nm)
>Zapfenpigment: grünsensitiv (540 nm)
>Zapfenpigment: blausensitiv (440 nm)

Licht löst in Photorezeptoren Umwandlung des 11-cis-Isomers des Retinals
>(Vitamin-A-Aldehyd) in all-trans-Form aus → elektrischer Impuls
>Zapfen → Farberkennen
>Stäbchen → Schwarz-Weiss, Nachtsehen

Untersuchungsmethoden
Direkte Ophthalmoskopie: im aufrechten Bild bei etwa 16-facher Vergrößerung
Indirekte Ophthalmoskopie: geringere Vergrößerung (2–6-fach), aber besserer
>Überblick über gesamten Fundus
Kontaktglasuntersuchung (nach Goldmann): Kontaktglases an der Spaltlampe;
>gute Vergrösserung bei gutem Überblick
Fundusphotographie und Fluoreszenzangiographie: Photographie im rotfreien
>Licht → bessere Detailaufnahme. Angiographie mit KM und Erregerlicht
Elektrophysiologische Untersuchung:
>**ERG**: Potentialschwankungen zwischen innerer und äußerer Oberfläche der
>>Retina
>**EOG**: registriert Störungen des Pigmentepithels und der Sinnesepithelschicht
>**VEP**: Messung des EEG okzipital nach visueller Stimulation

Augenheilkunde
Grundlagen

Papille

Anatomie / Physiologie
Papillennormalbefund
Durchmesser 1,5 mm
scharf begrenzt (nasal weniger, dort "Wulstbildung")
vital gefärbt (temporal meist heller)
im Netzhautniveau, kleine zentrale Exkavation
physiologische Venenpulsationen (Arterienpulsationen sind pathologisch)

Gefäßversorgung
Ernährung durch A. ophthalmica, choroidaler Kreislauf, kurze, hintere Ziliararterien (Aa. ciliares post. breves) bilden **Zinn-Hallerschen Gefäßkranz** (circulus arteriosus Zinnii)

Papillendurchblutung
abhängig von Strömungswiderstand, der vaskulären Autoregulation und Perfusionsdruck im Sehnervenkopf
Störung dieser Faktoren → Ischämie, Atrophie und Funktionsausfälle
Perfusionsdruck im Sehnervenkopf entspricht dem mittleren Blutdruck →
Blutdruckabfall kann zu Verminderung des Perfusionsdruckes und zur Reduktion des Blutflusses führen

Normvarianten
Markhaltige Nervenfasern (Fibrae medullares): in Papillennähe weiße, flammig begrenzte radiärgestreifte Areale
Drusenpapille: höckrige Oberfläche durch Ablagerung von granulärem Material
Vermehrte Exkavation: Abgrenzung gegen beginnendes Glaukom nötig
Pseudopapillitis hyperopica: unscharfe Papille bei Hyperopie
Zilioretinales Gefäß: temporal aus Zinn-Gefäßkranz

Untersuchungsmethoden
Sehschärfe, Gesichtsfeld, Augenmotilität, Pupillenreaktion, Akkommodationsbreite, Hornhautsensibilität, Ophthalmoskopie

Bestimmung der **Papillendurchblutung**:
> **Okulooszillodynamographie**: Blutdruckmessung in A. centralis retinae
> **Drucktoleranztest**: Messung visuell evozierter Potentiale bei und nach Okulopression

Optik / Refraktion

Brechkraft:
Die Brechkraft D entspricht dem reziproken Wert der Brennweite (f) und wird in Dioptrien (dpt) angegeben: $D = 1/f$

Augenheilkunde
Grundlagen

1 dpt entspricht der Brechkraft einer Sammellinse, die parallel einfallende Strahlen 1 m hinter der Linse vereinigt.

Gesamtbrechkraft:	58 dpt
Brechkraft Hornhaut:	43 dpt
Brechkraft Linse:	15 dpt

Refraktion / Brechungszustand:
Die Refraktion wird bestimmt durch das Verhältnis von Brechkraft der Medien (Hornhaut, Vorderkammer, Linse, Glaskörper) und die Achsenlänge (ca. 25 mm). Bei Mißverhältnis zwischen Achsenlänge und Brechkraft entsteht eine Fehlsichtigkeit (Refraktionanomalie, Ametropie).

Visus (Sehschärfe):
Fähigkeit zur Unterscheidung zweier benachbarter Bildpunkte (Auflösungsvermögen). Normal: 1 Bogenminute
Visusbestimmung: Sehproben in 5–6 m Entfernung (zum Ausschluß von Akkomodationsimpulsen) mit Hess-Sehprobe, Snellen-, Pflüger-Haken oder Landolt-Ringen

Augenmobilität / Schielen

Anatomie
6 quergestreifte äußere Augenmuskeln:
M. rectus internus → Horizontalbewegung
    Innervation: N. occulomotorius
M. rectus superior → in Abduktion Hebung, Einwärtsroller
    Innervation: N. occulomotorius
M. rectus inferior → in Abduktion Senkung, Auswärtsroller
    Innervation: N. occulomotorius
M. obliquus inferior → in Adduktion Hebung, Auswärtsroller
    Innervation: N. occulomotorius
M. obliquus superior → in Adduktion Senkung, Einwärtsroller
    Innervation: N. trochlearis
M. rectus externus → Horizontalbewegung
    Innervation: N. abducens

Physiologie
Augenmotorik
Binokularsehen
    Simultansehen: gleichzeitige Wahrnehmung zweier verschiedener Bilder
    Fusion: Verschmelzung beider Bilder zu einem Seheindruck
    Stereoskopie: dreidimensionale Wahrnehmung
Naheinstellungsreaktion: Akkommodation und Konvergenz

Untersuchungsmethoden
Prüfung der Augenmotilität: Prüfung durch Blick in entsprechende Richtungen
Doppelbildprüfung: Abstand und Lage der Doppelbilder, Rotglas oder Hess-
    Schirm

Augenheilkunde

Gesundheitsstörungen

Elektromyographie: Nadelelektroden in Augenmuskeln
Prüfung der Fixation: Fragestellung: Ist bei Fixation Fixationspunkt in Fovea?
Je weiter Fixationspunkt von der Fovea centralis entfernt ist, desto schlechter die Sehschärfe.
Taschenlampentest: Reflexbilder auf der Hornhaut, normalerweise symmetrisch
Abdecktest (Cover-Test): Patient sieht geradeaus, Abdeckung wechselseitig des fixierenden Auges. Beim Schielen kommt es zu Einstellbewegung des anderen, bislang schielenden Auges, das nunmehr das fixierende Auge ist.
Prismencovertest: Während des wechselseitigen Abdeckens beim Cover-Test werden Prismen zunehmender Stärke vor das aufzudeckende Auge gehalten, bis keine Einstellbewegungen mehr auftreten.
Aufdecktest: Fragestellung: nimmt das aufgedeckte Auge mit einer langsamen Fusionsbewegung am beidseitigen Sehakt wieder teil?
Schielwinkelmessung mit dem Maddox-Kreuz: Zur Sehwinkelmessung wird an einer Tangentenskala das Spiegelbild eines zentralen Lichtes auf der Hornhaut beobachtet, während das andere Auge dem Zeigefinger des Untersuchers folgt (2 dpt ≈ 1°).

Auge

Gesundheitsstörungen

Abnorme Bindehautsekretion

- **Ät▷** Reizung der Bindehäute, z.B. bei Infekt, Allergie, mechanisch durch Entropium
- **Sy▷** Brennen und vermehrter Tränenfluss
- **Di▷** Inspektion

Blepharospasmus

- **Ät▷** Reizerscheinung durch Licht, mechanische Reizung, Nervenirritation
- **Pa▷** Lidkrampf

Doppelbilder (Diplopie)

- **Ät▷** Nerven- oder Augenmuskelläsion
- **Pa▷** Verschiebung der Bildwahrnehmung des rechten und linken Auges durch Inkongruenz der Netzhautabschnitte
- **Di▷** Untersuchung, Schieltests

Augenheilkunde
Gesundheitsstörungen

Einschränkungen des Gesichtsfeldes

Ät▷ traumatisch, tumorös, vaskulär-ischämisch
An▷

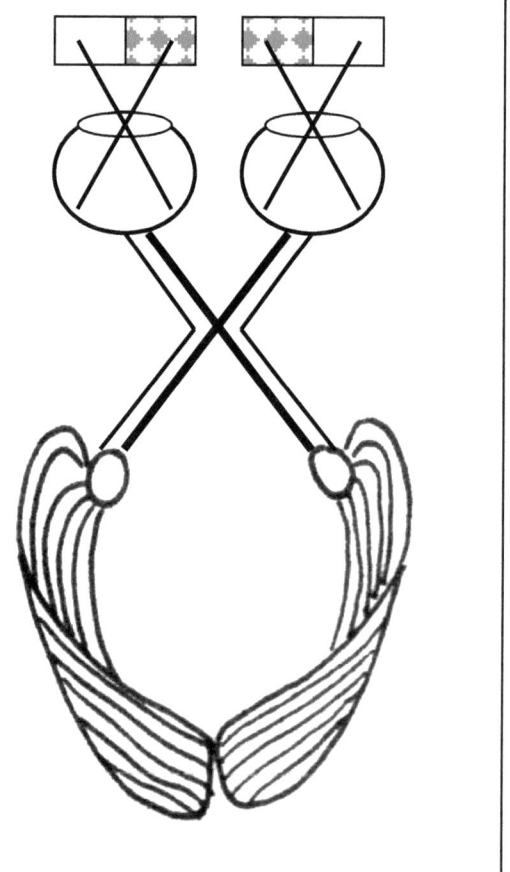

Blickfeld wird gekreuzt auf der Netzhaut abgebildet

temporale Netzhautabschnitte kreuzen im Chiasma; nasale Netzhautabschnitte kreuzen nicht

Tractus opticus

Verschaltung im Corpus geniculatum laterale

Sehstrahlung

optischer Cortex

Pa▷

Sehbahnläsion	Gesichtsfeldausfall
Fasciculus opticus	gleichseitige Amaurose
Chiasma (Chiasmasyndrom)	heteronyme bitemporale Hemianopsie (Scheuklappen)
Tractus opticus	homonyme Hemianopsie
Corpus geniculatum laterale	homonyme Hemianopsie
Sehstrahlung	homonyme Hemianopsie, homonyme Quadrantenanopsie
Sehrinde	homonyme Hemianopsie, kortikale Amaurose
Migräne opthalmique	Flimmerskotome

Di▷ Perimetrie, Ophthalmoskopie

Augenheilkunde
Gesundheitsstörungen

Skotome
Def▷ inselförmiger Gesichtsfeldausfall

Form	Vorkommen
absolut	Wahrnehmung aufgehoben
relativ	Wahrnehmung reduziert
zentral	Retrobulbärneuritis, Retinopathia centralis serosa, Makuladegeneration
sektorenförmig, kometenschweifartig	Chorioretinitis juxtapapillaris
Vergrößerung des blinden Fleckes	Stauungspapille
Bjerrum-Skotom	Beginn einer glaukomatösen Optikusatrophie
Rönne-Sprung	nasale Gesichtsfeldeinschränkung bei Glaukom
Ringskotom	beginnende Retinopathia pigmentosa, ringförmige Netzhaut-Aderhautnarben
konzentrische Gesichtsfeldeinengungen → Flintenröhrengesichtsfeld	fortgeschrittene Retinopathia pigmentosa, Arachnoiditis opticochiasmatica, Neurasthenie, Hysterie
Metamorphopsien → Verzerrungen im zentralen Gesichtsfeld	Verlagerung der Sinnesepithelzellen der Netzhaut (Entzündung, Degeneration)

Exophthalmus

Def▷ ein oder beidseitiges Hervortreten des Augapfels aus der Orbita mit Bewegungseinschränkung
Ät▷ vaskulär, teils pulsierend bei Aneurysma, tumorbedingt, traumatisch, entzündlich, endokrin: bei M. Basedow

Flimmern vor den Augen

Ät▷ Gefäßspasmen → passagere Durchblutungsstörung, Migraine ophthalmique

Fremdkörperbeschwerden des äußeren Auges

Ät▷ Splitter, Verletzung, Infektion
Sy▷ Fremdkörpergefühl, Rötung, Epiphora (Tränenträufeln), Lidkrampf und Photophobie
Di▷ Inspektion, Spaltlampenuntersuchung
Th▷ Entfernung des Fremdkörpers, Vitamin-A-Salbe, ggfs. antibiotische Augensalbe

Hornhauttrübung

Ät▷ gemeinsame Endstrecke multipler Erkrankungen: z.B. Keratitiden, Keratokonus, Verletzungen / Verätzungen
Di▷ Inspektion
Th▷ symptomatisch, ggfs. Hornhauttransplantation

Auge

■■■■ Augenheilkunde ■■■■
Gesundheitsstörungen

Lichtscheu (Photophobie)

Ät▷ Photophobie mit Tränen: bei Konjunktivitis, Keratitis, Iritis, Uveitis
Photophobie ohne Tränen: bei Refraktionsfehler, Akkommodationsstörung
Di▷ Inspektion, Spaltlampe, Ophthalmoskopie

Lidschwellung

Ät▷ Infektion, Trauma, Tumor, Hämangiom, allergisch-ödematös
Di▷ Inspektion, Spaltlampenuntersuchung

Linsentrübung

Ät▷ jede Form des Katarakts
Di▷ Inspektion, Spaltlampe
Th▷ bei subjektiver Beeinträchtigung Katarakt-OP

Papillenschwellung

Ät▷ Hirndruckzeichen
Sy▷ Gesichtsfeldausfall, Kopfschmerzen
Di▷ Ophthalmoskopie: unscharfe, geschwollene Papille

Ptosis

Ät▷ neurogen (Horner), myogen (Myasthenie), mechanisch, altersbedingt
Pa▷ Herabhängen des Oberlieds
Di▷ Blickdiagnose

Pupillenstörungen

Def▷ **Anisokorie**: unterschiedlich weite Pupillen
Miosis: enge Pupillen
Mydriasis: weite Pupillen
Ät▷ **medikamentös**: bds. Miosis oder Mydriasis

medikamentöse Miosis	medikamentöse Mydriasis
Parasympathomimetika / Cholinergika	**Parasympatholytika / Anticholinergika**
Pilocarpin, Carbachol, Physostigmin, Prostigmin (Neostigmin), Morphium	Atropin, Scopolamin, Homatropin, Cyclopentolat, Tropicamid (Mydriatikum)
Sympatholytika / Antiadrenergika	**Sympathomimetika / Adrenergika**
Guanethidin, Ergotamin, Yohimbin	Adrenalin, Kokain, Ephedrin

Augenheilkunde
Gesundheitsstörungen

neurogene Schädigung: pathologische Pupillenreaktion

	amourotische Pupillenstarre	reflektorische Pupillenstarre	absolute Pupillenstarre	Pupillotonie
Pupille	normal weit	eng, entrundet	weit	übermittelweit, leicht entrundet
direkte Reaktion	–	–	–	(+)
indirekte Reaktion	+	–	–	(+)
Naheinstellungsreaktion	+	++	–	++ (verzögert)
med. Beeinflussung	+	-	(+)	++
Lidschlußmiosis	+	+	+	(+)
Dunkelmydriasis	–	–	–	(+)
Ursache	Störung aff. Schenkel, Amourose	Neurolues (Argyll-Robertson-Phänomen)	Störung der eff. Schenkel, Ncl. III, N. oculomotorius, Irismuskulatur	vegetat. Funktionsstörungen (Adie-Syndrom)

Horner-Syndrom: Miosis, Ptosis, Enophthalmus
Anisokorie:
- **Ät▷** angeboren, Z.n. Contusio bulbi, einseitige Reizung der Vorderkammer, Glaukomanfall, Hirndruck, Commotio cerebri, einseitige Medikamentengabe
- **Di▷** Pupillometer: Messung der Pupillenweite
Pupillographie: Registrierung der Pupillenbewegung
'swinging-flashlight test': Afferenzstörungen der pupillomotorischen Bahn; bei Neuritis N. optici pathologisch

Rotes Auge

- **Ät▷** Fremdkörper, Infektion, Strahlung, Glaukom, Einblutung bei Gefässruptur
- **Pa▷** unspezifische Reaktion auf Reizzustände des Auges
- **Di▷** Inspektion

Schielen (Strabismus)

- **Ät▷** Augenmuskelstörungen, Fehlsichtigkeit
- **Pa▷** Fehlstellung der Augen mit Kovergenz oder Divergenz
Heterophorie: latent
Heterotropie: manifest
- **Di▷** Abdecktest (Covertest): Nachweis manifesten Schielens
Aufdecktest (Uncovertest): Nachweis latenten Schielens
Fixationsprüfung
Stereoskopie
Schielwinkelmessung
Taschenlampentest
- **Th▷** Korrektur

Augenheilkunde
Gesundheitsstörungen

Sicca-Symptomatik

- **Ät▷** hormonell, Sjögren-Syndrom
- **Pa▷** verminderte Tränenproduktion mit subjektiv trockenen Augen
- **Ein▷** Hyposekretion, Conjunctivitis sicca, Keratokonjunktivitis sicca, Keratopathia sicca
- **Di▷** Schirmer-Test
- **Th▷** Ersatztränenflüssigkeit

Sonnenuntergangsphänomen

- **Ät▷** angeborener Hydrocephalus, primäre Optikusatrophie
- **Pa▷** nach unten verdrängter Bulbus; Unterkante der Hornhaut bereits vom Unterlid verdeckt

Störung des Sehvermögens bzw. Blindheit

- **Def▷** **Amblyopie**: Erblindung
- **Ät▷** gemeinsame Endstrecke annähernd aller Augenerkrankungen: Glaukom, Katarakt, Netzhautläsion, Gefäßverschluss, neurogene Läsionen
- **Di▷** Anamnese und Dynamik der Verschlechterung, Ophthalmoskopie, optisch evozierte Potentiale

Störungen von Bewegungen bzw. der Beweglichkeit des Auges

- **Ät▷** neurogen (Augenmuskellähmung), mechanisch (Tumor, Exophthalmus), traumatisch (Orbitabodenfraktur)

Abduzensparese: wegen langem intrakraniellllen Verlauf am häufigsten betroffen
- **Pa▷** Parese des M. rectus lateralis
- **Sy▷** Abduktion nicht möglich; Kopf zur Lähmungsseite gewendet; gleichnamige, horizontale Doppelbilder; das betroffene Auge ist nach nasal gerichtet

Trochlearisparese
- **Pa▷** Parese des M. obliquus superior (Lesemuskel)
- **Sy▷** Bewegung nach nasal und unten nicht möglich
  Bielschowsky-Phänomen: Kopf gesenkt, zur Gegenseite gewendet und zur gegenüberliegenden Schulter geneigt; die Doppelbilder sind gekreuzt und höhendistant; das Auge steht nach temporal oben

Äußere Okulomotoriusparese
- **Pa▷** Parese der Mm. rect. sup., inf., med., des M. levator palp. sup. und des M. obliquus inf.
- **Sy▷** Bulbus steht nach außen/unten, keine Diplopie wegen Ptosis

Innere Okulomotoriusparese
- **Sy▷** Akkommodationslähmung (Lähmung des M. ciliares)
  Mydriasis (Lähmung des M. sphincter pupillae)

Augenheilkunde
Krankheitsbilder

Totale Okulomotoriuslähmung (Ophthalmoplegia totalis)
- Sy▷ Syndrom der Orbitaspitze, Syndrom der Fissura orbitalis sup., Sinus cavernosus-Syndrom
- Di▷ Augenmotilitätsprüfung

Tränenträufeln (Epiphora)

- Ät▷ vermehrte Tränenproduktion durch Reizung
verminderter Tränenabfluß bei Verlegung des Ductus nasolacrimalis, Fehlstellung der Lidkante
- Pa▷ vermehrte Absonderung von Tränenflüssigkeit
- Di▷ Schirmer-Test, Prüfung der Durchgängigkeit mit Fluoreszein

Verzerrtsehen (Asthenopie)

- Ät▷ Überanstrengung, Refraktionsstörung, Mydriasis

Auge

Krankheitsbilder

Affektionen von Augenlid, Tränenapparat und Orbita H00–H06

Hordeolum und Chalazion H00

Gerstenkorn (Hordeolum)
- Pa▷ akute Infektion der Lidranddrüsen mit entzündlicher, schmerzhafter Schwellung
- Err▷ Staphylokokken, seltener Streptokokken
- Ein▷ **Hordeolum externum**: Zeissche Talgdrüsen oder Mollsche Schweißdrüsen
Hordeolum internum: Meibomsche Drüsen
- Sy▷ akute Follikulitis mit Lidrandrötung, gelblichem Eiterhof und Bindehautreizung; umschriebene, schmerzhafte, hochrote Vorwölbung der Lidkante; allgemeine Entzündungsreaktionen des Körpers
- Ko▷ Lidabszeß, Orbitaphlegmone
- Th▷ trockene Wärme, Desinfektion, antibiotische Salbe, selten Inzision; bei Rezidiven Ausschluß Immunsuppression, Grunderkrankung (z.B. Diabetes mellitus)

Augenheilkunde
Krankheitsbilder

Chalazion (Hagelkorn)
- **Pa▷** Sekretstau mit chronischer Entzündung der Meibomschen Drüsen → tumorartige, schmerzfreie Schwellung; Retention des Sekretes → umschriebene tiefe Lidschwellung
- **Sy▷** etwa hagelkorngroßer, schmerzfreier, derber Knoten, frei verschieblich, kaum gerötet
- **Th▷** trockene Wärme, Desinfektion, Antibiotika, Inzision
- **DD▷** Adenokarzinom der Meibomschen Drüsen

Sonstige Affektionen des Augenlides H02

Entropium
- **Ät▷** Augenentzündungen, konjunktivale Narben (okulares Pemphigoid, Trachom, Narbenentropium)
  angeboren: autosomal-dominant; Tarsusaplasie; Hypertrophie M. orbicularis
  Entropium senile: erhöhter Tonus der lidrandnahen Fasern des M. orbicularis oculi
  Blepharospasmus: z.B. bei chron. Keratitis, Keratokonjunktivitis, Sicca-Syndrom
- **Pa▷** Einwärtskehrung meist des Unterlides mit Trichiasis
  gestörtes Gleichgewicht zwischen Tonus des Lidschließmuskels und Lidöffnern
- **Sy▷** chronischer Reizzustand; später Hornhautulkus
- **Th▷** Heftpflasterzug am Unterlid; OP: Blaskovics, Schöpfer / Feldsteinnähte
- **Pro▷** gut

Ektropium
- **Ät▷** angeboren: autosomal-dominant; Tarsusaplasie
  mechanisch: Verdrängung durch Tumor, Buphthalmus, Bindehautverdickung, Exophthalmus
  Ectropium senile, Ectropium atonicum: reduzierter Tonus des M. orbicularis oculi
  Ectropium paralyticum: Fazialislähmung
  Ectropium cicatriceum: Lidhautnarben
- **Pa▷** gestörtes Gleichgewicht zwischen Lidschließmuskel und Lidöffnern; Auswärtskehrung meist des Unterlides → Tränenträufeln (Epiphora) und chronische Konjunktivitis
- **Sy▷** Tränenpünktchen liegt nicht mehr dem Bulbus an (Eversio puncti lacrimalis); vermehrtes Tränen und Reizung
- **Th▷** OP: Keilexzision, Tarsorrhaphie, Lidplastik

Erworbene Ptosis
- **Def▷** ein- oder beidseitiges Herabhängen des Oberlides durch neurogene oder myogene Ursachen

Augenheilkunde
Krankheitsbilder

Ät▷ Lähmungen des N. oculomotorius (Ptosis paralyticus)
Läsionen des sympathischen Grenzstranges (Ptosis sympathica (Horner))
Ptosis traumatica
allgemeine Muskelerkrankungen (Myasthenia gravis, myotone Dystrophie)

Sy▷ einseitig bei Ptosis paralytica, Ptosis sympathica und Ptosis traumatica; beidseitig bei Myasthenia gravis; Unterscheidung zwischen totaler (mit Mydriasis) und äußerer Okulomotoriusparese; Horner-Trias: Ptosis, Miosis und Enophthalmus; entzündliche Ptosis bei Lidschwellung

Th▷ je nach Ursache; bei Parese OP frühestens nach 6 Monaten; Ptosisbrille

Blepharospasmus
Ät▷ Entzündungen; psychogen bei Erkrankungen des extrapyramidalen Systems und bei Trigeminusneuralgien

Pa▷ Krampf des M. orbicularis oculi

Sy▷ Lichtscheu (Photophobie) und Tränen (Epiphora)

Th▷ Schwächung des M. facialis (Botulinustoxin, Durchtrennung des N. facialis, Resektion des M. orbicularis oculi)

Schleifende Wimpern (Trichiasis)
Ät▷ nach Lidrandentzündung, -OP oder im Alter

Pa▷ Fehlstellungen der Wimpern mit Schleifen auf der Hornhaut → Hornhautläsion

Th▷ Elektrolyse oder Operation

Lidabszeß / Lidphlegmone
Ät▷ Verletzung, Insektenstich, Hämatom, eitrige Sinusitis, Osteomyelitis

Sy▷ Schmerz, Rötung, Schwellung

Th▷ Inzision, Wärmebehandlung, Antibiotika

Ko▷ Abszedierung, Pseudoptosis

Zoster ophthamicus
Pa▷ VZV-Rezidiv in Trigeminus 1

Sy▷ Schmerzen, Bläschen, segmental

Th▷ Aciclovir, Mydriatika, Analgesie

Erysipel
Pa▷ Streptokokkeninfekt im Gesichtsbereich

Sy▷ Rötung, Schwellung, Fieber, Schüttelfrost

Th▷ systemisch hochdosiert Antibiotika, aseptische Umschläge

Molluscum contagiosum
Sy▷ stecknadelkopfgroße, lidrandnahe Knötchen mit zentraler Eindellung durch Papovavirus

Th▷ scharfer Löffel

Auge

Augenheilkunde
Krankheitsbilder

Lidhautveränderungen
Exanthem
    Ät▷ Infektionskrankheiten (Scharlach, Masern, Varizellen)
Lidödem
    Ät▷ Quincke, Allergie, Niereninsuffizienz, Urtikaria
Blasen / Pusteln
    Ät▷ Varizelleninfektion, Zoster opthalmicus
Effloreszenzen
    Ät▷ Lues, Pemphigus vulgaris, Lupus vulgaris
Lidekzeme
    Ät▷ Medikamentenallergie, Anästhetika, Antibiotika

Affektionen des Tränenapparates H04
Dakryoadenitis acuta
Pa▷ seltene Erkrankung, Entzündung der Tränendrüse, v.a. bei Kindern mit viralen oder bakteriellen Erkrankungen (Masern, Mumps, Scharlach)
Sy▷ Paragraphenform der Lidspalte, Schwellung, Rötung, Druckschmerz
Th▷ Behandlung der Grunderkrankung, symptomatisch
DD▷ Chalazion, Lidabszeß, Orbitaphlegmone

Chronische Dakryoadenitis
Ät▷ chronische Entzündungen (Lues, TBC, Trachom) und Systemerkrankungen (M. Boeck, Leukämie, Lymphogranulomatose)
Pa▷ ein- oder beidseitige, schmerzlose Entzündung der Tränendrüse
Sy▷ blande, derbe, tumorartige Schwellung im temporalen Oberlid, Paragraphenform der Lidspalte, tastbare Schwellung
    Mikulicz-Syndrom: beidseitige chronische Dakryoadenitis mit Schwellung der Speicheldrüsen
Th▷ Behandlung der Grunderkrankung, ggf. Corticosteroide

Dakryozystitis
Ät▷ zumeist intrasaccale Tränengangsstenose
Err▷ Staphylokokken, Pneumokokken, Pseudomonas, Anaerobier
Ein▷ **akute Dakryozystitis**
    Sy▷ Schmerz, Rötung, Schwellung; ggf. Spontanperforation und Fistelbildung
    Th▷ Antibiose
    Ko▷ Gefahr der Sepsis, Phlegmone, Sinus-Caverosus-Thrombose
    chronische Dakryozystitis
    Sy▷ mäßige Schwellung, Rötung; Sekret kann exprimiert und ausgespült werden
    Di▷ digitale Subtraktionsdakryographie zur OP-Vorbereitung; eigentlich immer bei Tränenwegsstenose
    Th▷ operativ neuer Tränenabfluß durch Dakryozystorhinostomie nach Toti
    spezifische Tränenwegsentzündungen
    Ät▷ TBC, Syphilis, Trachom, Pilze

Augenheilkunde
Krankheitsbilder

Kanalikulitis
- **Ät▷** Infektionen, z.B. Aktinomykose, Chlamydien, Viren, Pilze
- **Sy▷** Rötung und Schwellung des Tränenpünktchens mit Epiphora
- **Th▷** Tetracyclin-Augensalbe oder Sulfonamide

Epiphora (Tränenträufeln)
- **Ät▷** Weinen, Abflußstörung, Stenose der Tränenwege, Entzündung, Fremdkörper, Lidfehlstellungen wie Eversio puncti lacrimalis, Ektropium
  Dakryoptose: Tiefertreten der Tränendrüse bei Atrophie des Septum orbitale
- **Pa▷** vermehrtes Tränenträufeln (Hypersektretion) durch Abflußbehinderung oder vermehrte Tränenbildung
- **Sy▷** Hypersekretion bei Abwehrtrias: Tränen, Lichtscheu, Blepharospasmus

Trockenes Auge
- **Pa▷** Unterfunktion der Tränendrüse
- **Ät▷** Sjögren-Syndrom: trockenes Auge, Mund, chronische Polyarthritis
  senile Tränendrüsenfibrose
  Kleinhirnbrückenwinkeltumor: Schädigung N. intermedius
  Systemerkrankungen: Leukämie, M. Boeck
  medikamentös: β-Blocker, Atropin, Anästhetika
  Vitamin A Mangel: Störung der Muzinproduktion → Verhornung der Bindehaut
  Trachom: Verödung der Ausführungsgänge der Tränendrüse
  Chronische Entzündungen: gesteigerte Verdunstung der Tränenflüssigkeit
- **Th▷** Tränenersatzstoffe, Augensalben

Tränenwegsstenosen

Kongenitale Dakryostenose
- **Pa▷** Verschluß an Mündung des Ductus nasolacrimalis in unteren Nasengang durch dünne Membran (**Hasner-Membran**)
- **Sy▷** Epiphora, Dakryozystitis
- **Th▷** Antibiose und mechanische Entleerung des Tränensacks

Aplasie des Tränenpünktchens oder der Tränenröhrchen
- **Pa▷** sehr selten
- **Sy▷** Epiphora
- **Th▷** OP

Erworbene Dakryostenosen
- **Ät▷** Fremdkörper, Entzündungen, Verwachsungen durch Narben, Verätzung
- **Pa▷** v.a. am Übergang Tränenröhrchen zu Tränensack
- **Ko▷** bei allen Tränenwegsstenosen Gefahr der chronischen Dakryozystitis

Auge

Augenheilkunde
Krankheitsbilder

Affektionen der Orbita H05

Exophthalmus
- **Def**▷ Hervorstehen des Augapfels, ein- oder beidseitig
- **Ät**▷ Orbitaphlegmone
  Sinus-Cavernosus-Thrombose
  Pulsierender Exophthalmus: Varizen der Orbita (M. Osler), AV-Fistel, Sinus-Cavernosus-Thrombose, intraobritale Blutung
  Tumoren, Pseudotumoren
  - **primär**: Dermoidzyste, Neurofibrom, Hämangiom, Rhabdomyosarkom, Lipom, Tränendrüsentumor
  - **sekundär**: eingebrochene Tumoren
  - **Pseudotumor orbitae**: raumforderndes, entzündliches Geschehen mit Entzündung und unspezifischer lymphozytärer Infiltration

  Mukozele: Verlegung eines Ausführungsganges einer Nasennebenhöhle mit Anschwellung der Höhle durch Sekretstau
  Endokrine Orbitopathie mit folgenden typischen Symptomen:
  - **von Graefe**: Zurückbleiben des Oberlides beim Blick nach unten
  - **Stellwag**: seltener Lidschlag
  - **Möbius**: Konvergenzschwäche
  - **Dalrymple**: sichtbare Lederhaut am oberen Hornhautdrittel
  - **Gifford**: Lidheberspasmus

  M. Basedow
  - **Merseburg-Trias**: Exophthalmus, Struma, Tachykardie

Pulsierender Exophthalmus
- **Def**▷ plötzlich auftretender Exophthamlus mit tastbarer, pulssynchroner Pulsationen
- **Ät**▷ 80% traumatisch, Aneurysma
- **Pa**▷ Verbindung zwischen der A. carotis interna und Sinus cavernosus (Carotis-Cavernosusfistel)
- **Sy**▷ Bulbuspulsation, Orbitageräusche; retinale Blutung, Exsudation, Stauungspapille, Augenmuskelparese, Optikusatrophie
- **Th**▷ bei Beschwerden Ligatur der A. carotis communis oder interna
- **Ko**▷ unzureichende Hirnversorgung; verstärktes Nasenbluten, Optikusschäden, Sekundärglaukom, Katarakt

Orbitaphlegmone
- **Def**▷ akute, meist fortgeleitete Entzündung der Orbitahöhle
- **Ät**▷ Nasennebenhöhle, Zahnwurzelentzündung, Gesichtsfurunkel, Sepsis
- **Sy**▷ Schmerzen, Exophthalmus, Chemosis, Schwellung, Fieber, Bulbusbewegungsstörung
  3 Stadien: Orbitaödem, subperiostaler Abszess, Orbitalabszess
- **Th**▷ intravenöse Antibiose, selten OP-Sanierung; stationäre Behandlung

Augenheilkunde
Krankheitsbilder

Orbitalhämatom
- **Def**▷ orbitale Blutung unterschiedlicher Genese
- **Ät**▷ Verletzungen, Kontusionen, hämorrhagische Diathese, Vitamin-C-Mangel, Leukämie, arterielle Hypertonie, Varizen, Aneurysmen, Arteriosklerose, retrobulbäre Injektion, venöse Stauung
- **Sy**▷ Monokel- oder Brillenhämatom, Lidschwellung, Hyposphagma, Protusio bulbi, Motilitätseinschränkungen
- **Ko**▷ Druckatrophie des Sehnerves, Minderdurchblutung der A. centralis retinae
- **Th**▷ Druckentlastung

Sinus-Cavernosus-Thrombose
- **Def**▷ schweres, akutes Krankheitsbild mit Kopfschmerzen, Benommenheit, Fieber, Erbrechen, multiplen Paresen der Hirnnerven und ein-, meist jedoch beidseitigem Exophthalmus mit Stauungshyperämie der Bindehäute
- **Ät**▷ Infektionen im Gesichtsbereich
- **Pa**▷ Thrombosierung des Sinus cavernosus oder septische Thrombosen
- **Sy**▷ Exophthalmus, Lid- und Bindehautschwellung, -rötung, Augenmuskelparese (Ophthalmoplegia totalis), Aufhebung der Hornhautsensibilität, evtl. Sehnervenbeteiligung (Orbitaspitzensyndrom)
- **Th**▷ Antikoagulation, Antibiose, selten OP

Affektionen der Konjunktiva H10–H13
Konjunktivitis H10

Auge

- **Def**▷ Entzündung der Bindehaut unterschiedlichster Ursache
- **Ät**▷ Infektionen mit Bakterien, Viren, Pilzen; physikalische, thermische oder chemische Reize, UV-Strahlen, Traumen, Benetzungsstörung, Stellungsanomalien der Lider, Störungen des Tränenabflusses, fortgeleitete Entzündung, Allergie, Refraktionsfehler
- **Sy**▷ Hyperämie (Injektionen), Chemosis (ödematöse Bindehautschwellung), Pseudoptosis, Sekretion, Pseudomembranen, papilläre Hypertrophie, Follikel, Epiphora, Fremdkörpergefühl, verstärkten Tränenfluß, Lichtscheu, erschwertes Augenöffnen, Brennen, Stechen
    Abwehrtrias des Auges:
      Lidkrampf: Blepharospasmus
      Lichtscheu: Photophobie
      Tränenfluß: Epiphora
- **Th**▷ ursächlich; gute Prognose
- **Ko**▷ Hornhautbeteiligung, Lidrandentzündung (Blepharokonjunktivitis), Oberlidschwellung (Pseudoptosis), LK-Schwellung

Sonderformen der mechanischen Konjunktivitis
Conjunctivitis simplex acuta
- **Ät**▷ mechanische Reizung
- **Sy**▷ Brennen, Jucken, Hyperämie, Chemosis, Sekretion (wässrig-schleimig)
- **Th**▷ adstringierende Augentropfen

Augenheilkunde
Krankheitsbilder

Conjunctivitis photoelectrica (Schweissblende)
- **Ät▷** UV-Licht, Schweißen ohne Schutzbrille
- **Sy▷** Blepharospasmus, Photophobie, Keratitis superficialis mit konjunktivaler Injektion
- **Th▷** Ruhigstellung, Salbenverband

Conjunctivitis allergica
- **Ät▷** allergische Konjunktivitis
- **Sy▷** Juckreiz, wässrige Sekretion, Lidchemosis
- **Th▷** Antihistaminika, Cortison

Conjunctivitis nodosa
- **Ät▷** toxische und mechanische Reizung durch Raupenhaare
- **Sy▷** allgemeine Konjunktivitissymptome; Granulombildung
- **Th▷** Entfernung der Raupenhaare, Exzision der Granulome

Conjunctivitis phlyctaenulosa et scrofulosa
- **Ät▷** bakteriell-allergische Blepharokonjunktivitis mit milchig-glasigen Knötchen (Phlyktäne), hohe Rezidivneigung; evtl. TBC
- **Th▷** Behandlung der Grunderkrankung, cortisonhaltige Augentropfen

Keratoconjunctivitis sicca
- **Ät▷** mangelhafter Tränenfilm; Keratitis superficialis / punctata / filiformis
- **Th▷** benetzende Augentropfen

Conjunctivitis vernealis
- **Ät▷** papilläre Hypertrophie mit pflastersteinartigem Relief bei Typ I-Allergie
- **Th▷** Antihistaminika, Mastzellstabilisatoren (Cromoglykat)

Sonderformen der bakteriellen Konjunktivitis
- **Ep▷** relativ häufig
- **Ät▷** meist Infektionen mit Staphylo-, Strepto-, Pneumokokken; oft mit Blepharitis und Keratitis punctata superficialis; z.T. eitrige Absonderungen
- **Th▷** lokal antibiotische Salben + symptomatische Therapie

Trachom
- **Ep▷** häufigste Augenerkrankung der Welt
- **Err▷** Chlamydia trachomatis Serotypen A bis C
- **Pa▷** chronisch follikuläre, stets beidseitige Konjunktivitis der warmen Länder; okuläre Übertragung; Bindehautvernarbung mit Trichiasis, Hornhautnarben und Erblindung
- **Sy▷** **Stadium I**: unspezifische Bindehautreizung; Erkrankung beginnt im frühen Kindesalter
  Stadium II: avaskuläre, gelb-weißliche, leicht erhabene Lymphfollikel an Conjunctiva tarsi des Oberlides; Ptosis trachomatosa durch

Augenheilkunde
Krankheitsbilder

Oberlidschwellung; oberflächliche Vaskularisation (Pannus trachomatosus) am oberen Limbusrand

Stadium III: Einschmelzung der Follikel, Beginn der subkonjunktivalen Narbenbildung

Stadium IV: Komplikationen: Narben schrumpfen und ziehen Tarsus, oberen Lidrand und Wimpern nach innen (Narbenentropium); durch mechanische Irritationen → Hornhauterosionen und –ulzerationen, unvollständiger Lidschluß

Di▷ intrazellulärer Erreger in Form der Halberstaedter-Prowazekschen Einschlußkörperchen

Th▷ Antibiose mit Tetracyclin, Rifampicin, Erythromycin; Cortison ist kontraindiziert

DD▷ Paratrachom

Einschlußkonjunktivitis / Paratrachom
Err▷ Chlamydia trachomatis der Serotypen D bis K, okulo-genitale Übertragung

Pa▷ akute, ein- oder beidseitige folliculäre Konjunktivitis der Industrieländer; komplikationslose Heilung
Schwimmbadkonjunktivitis des Erwachsenen
Einschlußblennorrhoe des Neugeborenen / Säugling auf (Blennorrhoe: Eiterabsonderung aus der Lidspalte eines Neugeborenen)

Di▷ intrazellulärer Erreger in Form der Halberstaedter-Prowazekschen Einschlußkörperchen

Th▷ lokal und systemisch Tetracyclin, Sulfonamide oder Erythromycin, gute Prognose

DD▷ Gonoblennorrhoe tritt 2–4 Tage, die Einschlußblennorrhoe 6–10 Tage post partum auf

Gonokokkenkonjunktivitis
Ät▷ Schmierinfektion, infizierter Geburtskanal

Err▷ Gonoblennorrhoe durch Gonokokken

Pa▷ hochakute, eitrige Konjunktivitis

Sy▷ Neugeborene: 2–4 Tage nach Geburt beidseitig; bei Erwachsenen wenige Std. nach Infektion einseitig; Konjunktiven hochrot und eitrig belegt; Lider prallhart geschwollen

Ko▷ Hornhautulzerationen mit nachfolgenden Hornhautnarben und Erblindung

Di▷ Diplokokken im Ausstrich

Th▷ 5-minütiges, später halb- und stündliches Tropfen von Penicillin-G-Lösung in Kombination mit Gentamicin, Depot-Penicillin i.m.; Prophylaxe: Credé

Conjunctivitis diphtherica
Err▷ Corynebacterium diphtheriae

Pa▷ membranöse Beläge, Bindehautnekrosen mit nachfolgendem Symblepharon, Narbenentropium und Trichiasis

Auge

Augenheilkunde
Krankheitsbilder

Sy▷ brettharte Lidschwellung und evtl. scharf ausgestanzte Ulzerationen und Hornhautulzerationen; Meldepflicht
Th▷ lokale und ggfs. systemische Antibiose
Ko▷ Augenmuskellähmung, Sehnerventzündung, postdiphtherische Akkommodationslähmung

Blepharoconjunctivitis angularis
Err▷ Haemophilus lacunatus (Diplobacillus Morax-Axenfeld)
Sy▷ rötlich / livide, mazerierende Entzündung der Lidwinkel
Th▷ zinksulfathaltige Augentropfen

Koch-Weeks-Konjunktivitis
Err▷ Haemophilus aegypticus Koch-Weeks
Sy▷ hochinfektiöse Konjunktivitis mit Chemosis, Lidschwellung und Hornhautrandulzera
Th▷ lokale und ggfs. systemische Antibiose

Pseudomonadenkonjunktivitis
Err▷ Pseudomonas aeruginosa (Bacterium pyocyaneum)
Pa▷ Bindehautentzündung mit Hornhautulzerationen
Th▷ lokale und ggfs. systemische Antibiose

Bindehauttuberkulose
Err▷ Mycobacterium tuberculosis
Pa▷ ulzerierende, noduläre, granulomatöse, tumoröse oder phlyktäne Konjunktivitis
Th▷ tuberkulostatische Therapie

Sonderformen der viralen Konjunktivitis
Keratokonjunctivitis epidemica
Err▷ APC-Viren (**a**deno-**p**haryngeo-**c**onjunktivaler Befall)
Pa▷ epidemisch auftretende, beidseitige Bindehaut- und Hornhautentzündung, Schwellung der plica semilunaris sowie münzförmige, subepithelial gelegene Hornhautinfiltrationen
Sy▷ Rötung und Schwellung der Bindehaut; LK-Schwellung; anfänglich **Keratitis superficialis punctata**, später münzförmige, subepithelial gelegene Infiltration (**Keratitis nummularis**); Besserung nach 2 Wochen; oft lebenslange Immunität
Ko▷ Narbenbildung
Th▷ Antibiose zur Verhinderung von Mischinfektionen, steroidhaltige Augentropfen zur Aufhellung der Narben

Myxo-Viren-Konjunktivitis
Err▷ Influenza, Mumps, Masern und Röteln
Sy▷ katarrhalische Konjunktivitis, mitunter oberflächliche Keratitis

Augenheilkunde
Krankheitsbilder

Parinaudsche Konjunktivitis
- **Ät▷** Virusinfektionen, Tularämie, luetische Primäraffekte, TBC und Pilzinfektionen.
- **Pa▷** stets einseitige follikuläre Bindehautentzündung mit LK-Schwellung (okuloglanduläres Syndrom Parinaud)

Konjunktivale Beteiligung bei Systemerkrankungen
Stevens-Johnson-Syndrom / Fuchs-Syndrom
- **Ät▷** infektionstoxisch-immunologisch / allergisch-hyperergisch
- **Pa▷** erythemato-papulöse Effloreszenzen mit Blasenbildung und Nekrosen der Haut, Schleimhaut und auch der Bindehaut mit der Gefahr der Symblepharonbildung
- **Sy▷** Erythema exsudativum multiforme, Blasen, Pseudomembranen, Ulzerationen, Nekrosen
- **Ko▷** Sicca-Syndrom, Symblepharonstränge
- **Th▷** Reinigung und Steroide

Lyell-Syndrom
Ursachen und Symptome sind vglb. des Stevens-Johnson-Syndroms, sind jedoch schwerer. Die Lidhaut löst sich blasenförmig ab (Syndrom der verbrannten Haut).

Okuläres Pemphigoid
- **Ät▷** Antikörper gegen die Basalmembran der Bindehaut
- **Pa▷** chronisch, autoimmunologisch bedingte Bindehautentzündung → Verödung und Schrumpfung des Bindehautsackes mit Hornhautnarben und Erblindung
- **Sy▷** subepitheliale Blasen mit Symblepharonbildung, Trichiasis, Schrumpfung der Übergangsfalte → Sicca-Syndrom (Pemphigus conjunctivae)
- **Th▷** Tränenersatzmittel, Immunsuppression
- **Pro▷** bzgl. Visus schlechte Prognose

Sonstige Erkrankungen der Konjunktiven

Pinguecula (Lidspaltenfleck)
- **Ät▷** exogene Reize, Alter
- **Pa▷** elastoide Verquellung der submukösen Kollagenfasern am Limbus corneae
- **Sy▷** gelbliche Verdickung an Lidspalte
- **Th▷** keine, symptomatisch

Pterygium (Flügelfell)
- **Ät▷** Reizung durch UV-Strahlen, Kontaktlinsen
- **Pa▷** proliferatives, gefäßhaltiges Bindegewebe, das von Konjunktiven über den Limbus auf die Hornhaut wächst → Visusstörung
- **Th▷** Exzision, Bestrahlung, Zytostatika

Auge

Augenheilkunde
Krankheitsbilder

Affektionen von Sklera, Hornhaut, Iris und Ziliarkörper H15–H22

Affektionen der Sklera H15
Episkleritis
- **Ät▷** autoimmun bei Kollagenosen, infektiös bei TBC, Lues, Gonorrhoe, allergisch
- **Sy▷** umschriebene Rötung mit lokalem Druckschmerz, meist einseitig
- **Th▷** Cortison, evtl. Mydriatika
- **Ko▷** häufige Rezidive

Skleritis
- **Def▷** tiefe Entzündung der Lederhaut
- **Ep▷** seltener als Episkleritis, aber häufiger chronisch
- **Ät▷** autoimmun bei Kollagenosen, infektiös bei TBC, Lues, Gonorrhoe, allergisch
- **Sy▷** oft chronische Entzündung; Augenschmerzen mit Orbitabeteiligung; bläulich-rote, scharf begrenzte Verfärbung unter der Sklera, ziliäre Injektion, Schwellung
- **Th▷** Cortison, evtl. Mydriatika, Behandlung der Grunderkrankung
- **Ko▷** Vernarbung der Hornhaut mit Visusstörung

Sklerastaphylom
- **Ät▷** Komplikation einer Skleritis, Episkleritis, eines Glaukoms
- **Pa▷** Vorwölbung und Durchschimmern der bläulichen bis schwärzlichen Uvea durch atrophe Sklera
- **Sy▷** tiefblaue Farbe
- **Th▷** keine

Blaue Skleren
- **Ät▷** bei Osteogenesis imperfecta, Marfan-Syndrom
- **Pa▷** diffuse Verdünnung der Sklera → Durchscheinen der Uvea → blau
- **Th▷** keine

Keratitis H16
Ulcus corneae serpens (Hypopyonkeratitis)
- **Def▷** 'kriechendes Hornhautgeschwür'
- **Ät▷** nach Hornhautverletzung oder bakterieller Infektion
- **Pa▷** Hornhautsubstanzdefekt mit progredienter Einschmelzung am Rand (grauweiße Scheibe mit ödematösen Rändern), starke ziliäre oder gemischte Injektion; Eiteransammlung in der Vorderkammer (steriles Hypopyon)
  Hypopyonkeratitis: Vorstufe noch ohne Substanzdefekt, jedoch mit Infiltration
- **Sy▷** Schmerz, Tränenfluß und Lichtscheu
- **Di▷** typisches Bild, Erregernachweis
- **Th▷** Breitspektrumantibiotika; keine Steroide, Pupillenerweiterung mit Atropin bei Sekundärglaukom → Acetazolamid

Augenheilkunde
Krankheitsbilder

bei Iris bombata (Verklebung der Iris mit Sekundärglaukom) → Iridotomie
bei Hornhautperforation → Keratoplastik im akuten Zustand (Keratoplastik à chaud), später u.U. optische Keratoplastik; fragliche Prognose
Ko▷ Synechien, Iris bombata, Hornhautabszeß, Descemetozele, Bulbusperforation, Irisprolaps, Leucoma adhaerens, Endophthalmitis (Panophthalmie), später Phthisis bulbi (Schrumpfen des Auges)

Keratitis dendritica
Ät▷ HSV-Infektion
Pa▷ oberflächliche Infektion der Hornhautnerven mit HSV; baumastartige Anordnung des Hornhautulkus
Sy▷ mäßige ziliare Injektion, herabgesetzte Hornhautsensibilität, starkes Fremdkörpergefühl
Th▷ Aciclovir; Abrasio des Epithels
Ko▷ häufige Rezidive können zu Vernarbungen führen; metaherpetisches Hornhautulkus durch Absonderung von Kollagenase am Ulkusrand

Keratitis disciformis
Ät▷ HSV-Infektion des Endothels, Hornhautverletzungen
Pa▷ tiefe, parenchymatöse Form der herpetischen Infektion; dichte, scheibenförmige zentrale Stromatrübung
Sy▷ geringe ziliare Reizung; ausgeprägte Zellinfiltrationen im Stroma mit Hornhautverdickung, Descemetfalten und Iritis; herabgesetzte Hornhautsensibilität
Th▷ Corticoide hochdosiert, langdauernd
Ko▷ Sekundärglaukom; nicht selten Narben, häufige Rezidive

Keratoconjunctivitis epidemica / Keratitis nummularis
Err▷ Adenoviren, hohe Kontagiosität
Pa▷ münzförmige, subepithelial gelegene Infiltrationen aus Leuko- und Lymphozyten; oft Vernarbungen
Th▷ steroidhaltige Augentropfen
Ko▷ oft Defektheilung

Keratitis punctata superficialis
Ät▷ viele Ursachen wie Bakterien, Viren, UV, Wärme, Sicca-Syndrom

Zoster ophthalmicus
Pa▷ einseitig, segmental; Konjunktivitis, Keratitis (punctata superfic. / disciformis), Uveitis
Th▷ Aciclovir

Ulcus rodens (Mooren)
Ep▷ insg. selten
Ät▷ Antikörper gegen Basalmembran des Hornhautepithels

Auge

Augenheilkunde
Krankheitsbilder

Pa▷ oberflächlich ulzerierende, später nekrotisierend-granulomatöse, aber selten perforierende Hornhautentzündung
Sy▷ äußerst schmerzhaft: beginnt am Rand mit Ulcerationen
Th▷ Steroide, epithelialisierende Salben
Pro▷ schlechte Prognose
Ko▷ Erblindung

Mykotische Keratitis
Err▷ Candida, Fusarium, Aspergillus, Penicillium
Sy▷ zentrale, scheibenförmige, graue Korneainfiltration
Th▷ antimykotische Therapie

Keratitis parenchymatosa
Ät▷ TBC, Lues, Lepra
Pa▷ allergisch-hyperergisch; Einbruch der Bowman-Membran
Sy▷ einzelne, fleckförmige Trübungen, später tiefe Keratitis mit diffuser Hornhauttrübung
Th▷ lokal Cortison, Mydriatika, Keratoplastik

Keratitis marginalis
Pa▷ im Alter auftretende graue Infiltration v.a. limbusnah; Rezidivneigung
Th▷ Antibiotika, Cortison

Keratitis sicca
Pa▷ Tränenflüssigkeitsmangel, unvollständige korneale Benetzung
Th▷ Tränenersatz

Medikamentenbedingte Keratitis
Ät▷ breite Antibiose, Virostatika, Chloroquin, Cortison, Lokalanästhetika
Th▷ Tränenersatz, symptomatische Therapie

Keratitis neuroparalytica
Ät▷ N.-V-Läsion an Ggl. Gasseri durch Tumor, Trauma, Trigeminusneuralgie
Sy▷ aufgehobene Hornhautsensibilität → Erosio
Th▷ benetzende Augentropfen, Antibiotikasalbe

Keratitis e lagophthalmo
Def▷ Austrocknung und mechanische Schädigung durch unvollständigen Lidschluss
Ät▷ Facialisparese, Exophthalmus, M. Parkinson, Protrusio bulbi

Augenheilkunde
Krankheitsbilder

Übersicht der Keratitiden

Erkr ▷	Err ▷	Sy ▷	Ko ▷
Ulcus corneae serpens	bakteriell (Pneumokokk.)	zentraler Substanzdefekt, ziliare Reizung, Hypopyon, Iritis	Synechien, Iris bombata, Sekundärglaukom, Perforation
Ringabszeß	hochvirulente Keime	ringförmiges Ulkus	Perforation
Keratitis dendritica	HSV	astartige Effloreszenzen	häufige Rezidive
Keratitis disciformis	HSV	zentrale Stromainfiltration	Sekundärglaukom, zentrale Narbe
Keratokonjunktivitis epidemica	Adenoviren (APC)	Karunkelschwellung, Nummularisherde	Visusverlust durch Nummularisnarbe
Zosterkeratitis	VZV	tiefe Stromainfiltration	Visusverlust durch zentrale Narbe
Keratomykose	Pilze	zentrales Ulcus	Perforation

Sonstige Affektionen der Hornhaut H18

Makrokornea (Megalokornea)
- **Pa**▷ Hornhautdurchmesser beim Neugeborenen >10 mm, beim Erwachsenen >12 mm
- **Sy**▷ gehäufte Refraktionsanomalien mit z.T. hohem Astigmatismus
- **Th**▷ Korrektur der Fehlsichtigkeit

Keratokonus (Hornhautkegel)
- **Def**▷ kegelförmige Verformung der Hornhautmitte mit Verdünnung der Kegelspitze
- **Ep**▷ Manifestation in der Jugend; ♀ > ♂
- **Ät**▷ unklar; häufig Vererbung; Kombination mit tapetoretinalen Degenerationen und Down-Syndrom möglich
- **Pa**▷ Störung im molekularen Aufbau
- **Sy**▷ zunehmende Myopie; Verformung der Hornhautmitte, zentrale Stromatrübung, vertikal angeordnete Keratokonuslinien, Fleischersche Ringe (Hämosiderinablagerung); Hypersensibilität
  Akuter Keratokonus: Riß der Descemetschen Membran, Eindringen von Kammerwasser in Hornhaut; plötzliche Sehverschlechterung
  Sonderform: **Keratoglobus** → nicht Kegelform, sondern Kugelform
- **Th**▷ Brille, Kontaktgläser, Keratoplastik

Rezidivierende Erosio corneae
- **Ät**▷ Verletzung
- **Pa**▷ nach Verletzung der Hornhaut haftet neu gebildetes Epithel nicht → rezidivierende bläschenförmige Abhebung
- **Th**▷ Abrasio corneae

Auge

Augenheilkunde
Krankheitsbilder

Pterygium (Flügelfell)
- **Ät**▷ Veränderungen der Bowmanschen Membran durch chronische äußere Reize oder meist durch verstärkte Exposition von UV-Strahlen
- **Pa**▷ Übergreifen von proliferativem gefäßhaltigem Bindegewebe von der limbalen Bindehaut auf die Hornhaut im Lidspaltenbereich
- **Sy**▷ Blickdiagnose; Bindegewebe im Lidspaltenbereich in Richtung Hornhautzentrum
- **DD**▷ Pseudopterygium nach Verletzungen oder Entzündungen
- **Th**▷ Steroide, Zytostatika, Bestrahlung, OP
- **Pro**▷ unklare Prognose

Hornhauterosion / Hornhautfremdkörper
- **Sy**▷ **Reiztrias**: Lichtscheu, Tränenträufeln und krampfartiger Lidschluß
  Bei metallischen Fremdkörpern: Rostring (Entfernung mit Fremdkörperbohrer)
- **Di**▷ Nachweis über Fluoreszin
- **Th**▷ epithelialisierende Salben, Augenverband und bei großen Defekten Mydriatika wegen der Gefahr einer Iritis. Nachkontrollen wegen Infektionsgefahr

Verätzungen
- **Pa**▷ **Säureverätzungen** → Koagulationsnekrose
  Alkaliverätzungen → Kolliquationsnekrose (Hydrolyse der Strukturproteine, intraokuläre Reizung, Sekundärglaukom, Kararakt)
- **Ein**▷ **Grad I**: hyperämische Bindehaut, oberflächliche Hornhautepithelläsionen
  Grad II (Ischämie): große Epithelerosionen, grauweißliche Parenchymtrübungen; Durchblutungsstörungen des Limbus und der Bindehaut mit Chemosis, Miosis, Iritis mit Proteinaustritt in das Kammerwasser und Sekundärglaukom.
  Lysosomale Enzyme (Kollagenasen) lösen das Stroma auf.
  Leukozyten leiten eine Gefäßeinsprossung ein; die Transparenz des Stromas geht verloren.
  Grad III (Nekrose): 'gekochtes Fischauge'
- **Th**▷ Spülung, Lokalanästhesie, Inspektion; Antibiose, Corticoide, Mydriatika; systemisch: Indometacin, Ascorbinsäure, Zuckerlösung; bei mittelschweren Verätzungen wird die Bindehaut von Limbus abgetrennt (**Peritomie**), bei schweren Verätzungen am Limbus ausgeschnitten (**Peridektomie**)
- **Pro**▷ Prognose relativ schlecht

Verbrennungen
- **Pa**▷ Verschorfung der Oberfläche des Epithels; starke Vernarbungstendenz
- **Th**▷ Spülung, Lokalanästhesie, Inspektion; Antibiose, Corticoide, Mydriatika; systemisch: Indometacin, Ascorbinsäure

Augenheilkunde
Krankheitsbilder

Perforierende Hornhautverletzungen
Pa▷ flache oder aufgehobene Vorderkammer, Iris- oder Glaskörperprolaps mit verzogener Pupille
Sy▷ quellende Linse (Cataracta traumatica) und Vorderkammer- oder Glaskörperblutungen
Th▷ Bei Verdacht Auge steril abdecken → Augenarzt
Kleine Perforationen verschließen sich oft durch eine Stromaquellung von selbst. Andernfalls weiche Kontaktlinse als Verband.
Größere Hornhautwunden bedürfen mikrochirurgischer Versorgung mit feinsten Nähten.
Bei ausgedehnter Perforation wird partielle oder totale Bindehautdeckung vorgenommen.
Antibiose, Pupillenerweiterung

Kontusionsbedingte Hornhautveränderungen
Bei Prellungen der Hornhaut kann die Descemetsche Membran einreißen oder es kann zu einer Vorderkammerblutung (Hyphäma) kommen.

Kayser-Fleischer-Kornealring
Ät▷ M. Wilson
Pa▷ Kupferablagerung bei Coeruloplasminmangel
Sy▷ grünlich-bräunlicher Kornealring
Th▷ Behandlung M. Wilson

Arcus senilis (Gerontoxon)
Pa▷ Lipoideinlagerung in Hornhaut: weißer Ring der peripheren Hornhaut
Th▷ keine

Banddegeneration
Ät▷ v.a. bei M. Still-Chauffard, chronischer Polyarthritis, Hyperparathyreoidismus, Niereninsuffizienz, Vitamin-A-Mangel (Keratomalazie)
Pa▷ weißlich-schollige Trübung im Lidspalt
Th▷ bei Visusstörung: Chelatbildner, Excimerlaser-Keratektomie

Iridozyklitis H20
Uveitis (Iritis, Zyklitis, Chorioiditis)
Def▷ oft beidseitige, zu Rezidiven neigende Entzündung der Uvea unterschiedlichster Genese
Ät▷ meist allergisch-hyperergische Reaktion, z.B. auf Bakterientoxine, allg. oder immunol. Erkrankungen; z.T. HLA-Antikörper; Infektionen (Toxoplasmose, Lues, Leptospirose, Lepra, Mykose, Viren, Rickettsiosen, Parasitosen); Linsenreste → phakolytische Entzündung
Pa▷ **Formen**: exsudative / fibrinöse, granulomatöse / noduläre und hämorrhagische Entzündung

Auge

Augenheilkunde
Krankheitsbilder

Sy▷ abhängig von Lokalisation, Schwere und Ursache der Entzündung sowie von der Immunsituation des Betroffenen. Typisch sind chronisch rezidivierende Verläufe; **Iridozyklitis**: schmerzhaft; **Chorioiditis**: schmerzfrei

Ko▷ bandförmige Hornhautdegenerationen, Cataracta complicata, Sekundärglaukom, exsudative Amotio retinae, Phthisis bulbi

Th▷ Ruhigstellung, Erweiterung mit Mydriatika (beugt Verklebungen der Regenbogenhaut und Linsenvorderfläche (**hintere Synechien**) vor).
Cortisonhaltige Augentropfen und Salben evtl. in Kombination mit Antibiose; Wärmeapplikation, höhenklimatische Kuren bzw. Reizklima; Prognose unterschiedlich

Iritis (vordere Uveitis)

Ep▷ häufigste Uveitisform, 75% akut

Ät▷ hämatogene Keimverschleppung bei Lues, TBC, Toxoplasmose, Leptospirose (M. Weil), Brucellose, Lepra, Viruserkrankungen
allergisch-hyperergisch bei TBC; M. Boeck, M. Bechterew, Still-Chauffard-Syndrom, M. Reiter, M Behcet, Gicht
perforierende Verletzungen, Ulcus serpens, Raupenhaare

Pa▷ **ziliäre Injektion** mit perikornealer bläulich-roter Verfärbung; **Irishyperämie** mit Fibrin- und Leukozytenabsonderung in das Kammerwasser; oft mit Zyklitis (Iridozyklitis); Ablagerung in Dreiecksform (**Arltsches Dreieck**) am Hornhautendothel durch Wärmeströmung in der Vorderkammer; **Minderung der Sehschärfe** durch Ausschwitzen von Fibrin und Leukozyten in das Kammerwasser (**pos. Tyndall**)

Sy▷ Schmerz, Sehverschlechterung, Photophobie, Epiphora; Minderung der Sehschärfe; Hypopyon-Bildung; ziliäre Injektion, bei Bindehautbeteiligung gemischte Injektion; Iris hyperämisch mit verwaschener Struktur. Die Irisgefäße sind normalerweise nicht sichtbar, die Pupille verengt (Reizmiosis)

Ko▷ Sekundärglaukom: Kammerwasser fließt nicht mehr ab
  Goniosynechien: Verklebungen zwischen Iris und Trabekelwerk
  Vordere Synechien: Verklebungen zwischen Iris und Hornhautendothel
  Hintere Synechien: exsudative Verlaufsform; Verklebungen von Irisrückfläche und Pupillenrand mit Linsenvorderfläche
  Seclusio pupillae: Synechien des ganzen Pupillensaums
Cataracta complicata

Di▷ typische Beschwerden; eindeutiger Spaltlampenbefund

Th▷ Mydriasis (kommt es unter **Parasympatholytika** nicht zu Mydriasis, so werden **Sympathikomimetika** gegeben, um die Synechien zu sprengen; es verbleiben mitunter Synechiefußpunkte).
Bei Napfkucheniris (Iris bombata) mit Sekundärglaukom wird mit dem **YAG-Laser** eine Iridotomie oder eine operative Iridotomie angelegt, bei einer Cataracta complicata die Linse im entzündungsfreien Intervall entfernt.
Cortison-Augentropfen o.ä.

Pro▷ Prognose abhängig von rezidivierendem Verlauf

DD▷ akutes Glaukom, akute Konjunktivitis

Augenheilkunde
Krankheitsbilder

Zyklitis (intermediäre Uveitis)
Pa▷ Entzündung des Ziliarkörpers mit Glaskörpertrübung; meist Kombination mit Iritis
Sy▷ Schmerzen, Sehverschlechterung durch Exsudation von Fibrin und Leukozyten in den Glaskörper (**Glaskörpertyndall**). Oft zusätzlich Vaskulitis der peripheren Netzhautgefäße und zystoides Makulaödem
Ko▷ passageres Sekundärglaukom durch Hypersekretion von Kammerwasser oder Abflußbehinderung, Cataracta complicata
Di▷ Glaskörpertrübungen als bewegliche punktförmige oder wolkige Schatten, **Dreispiegelkontaktglas**: ameiseneierähnliche Konglomerate; in peripherer Netzhaut weißliche Gefäßeinscheidungen als Zeichen der begleitenden Vaskulitis
Th▷ wie bei Iritis, Prognose unklar

Retinitis centralis serosa
Ep▷ v.a. junge Männer
Ät▷ unklare Ätiologie
Pa▷ Ödem der Netzhautmitte durch kleine Leckbildung in Gefäßen
Sy▷ geringer Visusverlust, Metamorphopsien, Mikropsien, relatives Zentralskotom, Hyperopisierung, Quellpunkt bei Fluoreszenzangio
Th▷ kein Alkohol, Streß, Nikotin; Laserkoagulation des Quellpunktes

Sympathische Ophthalmie
Pa▷ 2 Wochen bis 10 Jahre nach einer perforierenden Augenverletzung kann durch Autoimmunreaktion gegen das Melanin eine chronische Uveitis entstehen
Sy▷ Lichtscheu, Druckschmerz, Glaskörpertrübung, Neuritis nervi optici
Th▷ Hochdosis-Cortison

Rubeosis iridis
Ät▷ Zentralvenenverschluß, proliferative diabetische Augenveränderung
Pa▷ Gefäßneubildungen der Iris bei chronischem Sauerstoffmangel
Th▷ ggfs. Lasertherapie, Therapie der Komplikationen
Ko▷ sekundäres Winkelblockglaukom

Auge

Augenheilkunde
Krankheitsbilder

Affektionen der Iris und des Ziliarkörpers bei anderenorts klassifizierten Krankheiten H22

	Erkrankung	Augenbeteiligung
Iritis	primär chron. Polyarthritis (PcP)	rez. serofibrinöse Iritis, nicht selten bds. sero-fibrinöse Iridozyklitiden
	Morbus Bechterew	rez. serofibrinöse Iritis
	juvenile rheumatoide Arthritis (JRA)	granulomatöse Iridozyklitis, bandförmige Hornhautdegeneration; oft schmerz- und reizfrei
	M. Still	Katarakt, Sekundärglaukom
	Sarkoidose	Granulome der Uvea und Bindehaut; 60% Granulome am Auge
	Heerfordt-Syndrom	Uveitis, chronische Dakryoadenitis, Parotitis mit Fazialisparese
	M. Boeck, Lues, Lepra, TBC	Bds. rez. granulomat. Iritis und Chorioretinitis disseminata, Lueskeratitis
	Morbus Behcet	Bds. Hypopyoniritis, retinale Vaskulitis, Aphthen der Mundschleimhaut und Genitale, Pyodermien, Hauterytheme, Polyarthritis
	Morbus Reiter	Bindehautentzündung oder Iritis ohne wesentliche fibrinöse Exsudation
	Herpes simplex	Atrophie des Irispigmentblattes, Beteiligung des M. sphincter pupillae (Pupillenentrundung), nekrot. Chorioretinitis, Cataracta complicata
	Heterochromie	einseitige, rez. Iridozyklitis (Heterochromiezyklitis), häufig Glaskörpertrübungen, Sekundärglaukom, Cataracta complicata
	Gicht	schmerzhafte ziliäre Rötung, flüchtige Irishyperämie, Skleritis Harnsäurekristallablagerung im Hornhautepithel
	Leukämie	Hypopyon, Iritis, am Fundus exsudative leukämische Infiltrate, kleinere retinale und präretinale Blutungen
	Diabetes mellitus	Pigmente im Kammerwasser, Defekte im Pigmentepithel der Iris (Kirchenfensterphänomen), Pupille wird schlecht weit, Gefäßneubildungen der Iris (Rubeosis iridis), evtl. mit Ectropium uveae, Neovaskularisationsglaukom

Affektionen der Linse H25–H28

Katarakt (grauer Star)

Def▷ alle optischen Inhomogenitäten der Linse

Ät▷ **angeboren**:
  chromosomal: Trisomie 13, 18, 21
  Stoffwechselerkrankung: Galaktosämie, Diabetes mellitus, Hypoparathyreoidismus
  TORCH-Erreger [Toxoplasmose, Röteln, CMV, Herpes]
  Augenfehlbildung

erworben:
  Cataracta sinilis: erbliche Prädisposition
  traumatisch
  physikalisch: Wärme, ionisierende Strahlung, Starkstrom
  Allgemeinerkrankungen: Diabetes mellitus, Tetanie, dermatologische
    Grunderkrankung (Neurodermitis)

Augenheilkunde
Krankheitsbilder

Augenerkrankungen: Cataracta complicata, z.B. Iridozyklitits, akutes Glaukom, Retinopathia pigmentosa
- **Sy▷** Visusminderung durch verminderte Lichtdurchlässigkeit der Linse
- **Th▷** bei subjektiver Visusminderung Katarakt-OP

Cataracta senilis H25
- **Syn▷** Altersstar
- **Def▷** Trübung der Linse
- **Ep▷** weltweit häufig, v.a. Tropen; häufigste Erblindungsursache
- **Ät▷** Entstehung ist unklar, multifaktoriell; erbliche Disposition
  intensive Sonneneinstrahlung, Stoffwechselstörungen, Mangel an essentiellen Aminosäuren und Dehydratation
- **Pa▷** gestörter Abbau der Linsenfasern durch Veränderung der Linsenproteine
- **Ein▷** nach Form der Trübung: Rindenstar, Kernstar
- **Th▷** Katarakt-OP bei Beeinträchtigung des täglichen Lebens

Sonstige Kataraktformen H26
Cataracta congenita
- **Def▷** Katarakt bei Geburt oder bei Geburt bestehende Erkrankung, durch die sich im Kindesalter ein Katarakt entwickelt
- **Ät▷** Infektiös: Röteln, Masern, Mumps, Toxoplasmose, VZV, Polio, CMV, HSV
  Genetisch: autosomal-dominant; Trisomie 21, 13, 18
  Metabolisch: Galaktosämie, Diabetes mellitus, Hypoparathyreoidismus
- **Ein▷** je nach Lokalisation der Trübung Unterscheidung von
  Cataracta nuclearis – Cat. zonularis – Cat. polaris anterior / Cat. posterior, Cat. totalis
- **Th▷** Kataraktextraktion; Linsenimplantation nicht im Kindesalter

Auge

Juvenile Linsentrübungen
Kranzstar / Cataracta coronaria
- **Ep▷** häufig
- **Pa▷** immer beidseitig
  Kranzstar: Linsentrübung liegt kranzartig in der peripheren tiefen Rinde, geht im Alter in einen **Speichenstar** über.
  Punktstar: Punktförmige Trübungen in der gesamten Linse
- **Sy▷** Sehschärfe nicht beeinträchtigt

Cataracta coerulea
- **Pa▷** ähnlich Kranzstar; Rindentrübungen sind aquamarinblau

Cataracta complicata
- **Pa▷** sekundär bei Augenerkrankungen: chron. Uveitis, Heterochromie, länger bestehende Netzhautablösung
  Retinopathia pigmentosa → Trübungen an hinterer subkapsulärer Rinde
  Glaukomanfall → Trübungen an vorderer subkapsulärer Rinde (Glaukomflecken)

Augenheilkunde
Krankheitsbilder

Cataracta traumatica

Katarakt	Trübung	Sonstiges
Wundstar (Perfusions-, Kontusionskatarakt)	rosettenförmige subkapsuläre vordere oder hintere Rindentrübung mit Fiederung	Läsion der Linsenkapsel; Risiko des Sekundärglaukoms
Wärmestar	subkapsuläre hintere Rindentrübung, Feuerlamelle der vorderen Linsenkapsel	durch Tragen von Schutzbrillen seltener geworden
Blitzstar	subkapsuläre hintere Rindentrübung	Starkstromverletzung / Blitzschlag
Strahlenstar	tuffsteinartige subkapsuläre hintere Rindentrübung	γ-Strahlung, β-Strahlung, Röntgenstrahlung
Siderosis lentis (Eisen)	fleckig-bräunliche Trübungen	persistierendes Eisen → Uveitis, Katarakt
Chalcosis lentis (Kupfer)	grünlich-goldene Trübungen, Sonnenblumenkatarakt	Kupferfremdkörper

Katarakttherapie
Ind▷ Beeinträchtigung des beruflichen oder privaten Lebens durch Katarakt
Prinzip: Entfernung der alten Linse und Implantation der Kunstlinse
Verfahren:
    Phakoemulsifikation mit Implantation einer Hinterkammerlinse (HKL)
    Extrakapsuläre Kataraktextraktion (ECCE): Extraktion der ganzen Linse ohne vorheriges Zerkleinern; Implantation einer Hinterkammerlinse
    Intrakapsuläre Kataraktextraktion (ICCE): Enfernung der Linse und des Kapselsacks; Implantation einer Vorderkammerlinse
Ko▷ erhöhter Glaskörperdruck, Kern- und Rindenfragmente in Glaskörperraum, Zonololyse
post-OP: Wundfistel, Exsudation, Makulaödem, Hornhautdekompensation, Ptosis, Aphakie, Endophthalmitis

Sonstige Affektionen der Linse H27
Linsenluxation
Ät▷ Trauma, Marfan-Syndrom (Arachnodaktylie), Homozystinurie, Marchesani-Syndrom
Pa▷ bei partieller Aplasie / Hypoplasie der Zonulafasern ist Linse verlagert (Ectopia lentis)
Sy▷ meist verkleinerte Linse (**Mikrophakie**) nimmt Kugelform an (**Sphärophakie**) → Brechungsmyopie. Schlottern der Linse (**Phakodonesis**) und der Iris (**Iridodonesis**) sowie vertiefte Vorderkammer. Sekundärglaukom
Di▷ monokulare Doppelbilder; Ophthalmoskopie: Papille doppelt
Bei Subluxation → Myopie; an der Spaltlampe sieht man den Linsenrand
Bei vollständiger Luxation → aphakische Hyperopie
Th▷ bei Sehstörungen Pars-plana-Vitrektomie mit Entfernung der Linse aus dem Glaskörper (Lensektomie)
Pro▷ abhängig von Komplikationen

Augenheilkunde
Krankheitsbilder

Lage- und Formveränderungen der Linse
Angeborene Linsenektopie: Marfan-Syndrom, Marchesani-Syndrom (angeborene Kugellinse (Sphärophakie)), Homozystinurie
Erworbene Linsenektopie: Iridodialyse bei Kontusionstrauma, Irisschlottern

Affektionen der Aderhaut und der Netzhaut H30–H36
Chorioretinitis H30
- **Syn▷** hintere Uveitis
- **Pa▷** unscharf begrenzte, weiße, ödematöse Herde mit zellulärer und fibrinöser Exsudation in den Glaskörper, wegen topographischer und funktioneller Beziehung zur Netzhaut immer Kombination mit Retinitis → Chorioretinitis
- **Ein▷** flächenhaft eitrig / diffus eitrig
  Solitäre Chorioretinitis: solitärer Entzündungsherd
  Chorioretinitis disseminata: Entzündungsherde herdförmig verstreut
  Chorioretinitis juxtapapillaris (Jensen): Entzündungsherd liegt direkt neben Papille
  Chorioretinitis centralis: Entzündungsherd liegt zentral
- **Sy▷** keine Schmerzen; Sehschärfereduktion abhängig von Lokalisation der Entzündungsherde. Glaskörpertrübung mit beweglichen Schleiern; kleine retinale Blutungen
- **Di▷** Fluoreszentangiographie (Farbstoff tritt aus den geschädigten Gefäßen aus) Spaltlampe, Kontaktglas oder Ophthalmoskop → Glaskörpertrübung und -tyndall; gelblich-weißlicher oder grauer, unscharf-begrenzter, leicht prominenter Herd, der sich später pigmentiert, narbig abgrenzt
- **Th▷** systemisch Cortison, systemische Untersuchung, Grunderkrankung?
- **Ko▷** Skotome

Chorioretinale Affektionen bei anderenorts klassifizierten Krankheiten H32

Chorioretinitis	Toxoplasmose	Chorioretinitis mit Narbenbildung im Makulabereich (angeboren oder erworben) → Nystagmus, Strabismus durch Makulanarbe
	Morbus Harada	flächenhafte Uveitis am hinteren Augenpol mit exsudativer hochblasiger Netzhautablösung → ausgedehnte Narbenbildung
	Pilzinfektionen	wattebauschähnliche subretinale Infiltrate mit Ausbildung von sternförmigen Narben, Keratomykose
	Onchozerkose	schwere, großflächige, beidseitige Chorioretinitis mit Optikusatrophie, Erblindung, Hautknoten (adulte Würmer), chronische Dermatitis
	Borreliose	Chorioiditis, Papillenödem, exsudative Netzhautablösung, Vaskulitis der Netzhautgefäße
	AIDS	Cotton-Wool-Herde und Mikroaneurysmen am Fundus, im Spätstadium CMV-Retinitis mit retinaler Nekrose
	Röteln, CMV, Herpes, Toxocara canis, Zystizerkose	diffuse Chorioretinitis

Auge

Augenheilkunde
Krankheitsbilder

Netzhautablösung und Netzhautriss H33
Netzhautablösung (Ablatio retinae)
- **Pa▷** infolge fehlender anatomischer Befestigung der Rezeptorschicht an der Pigmentschicht; Abhebung der neurosensorischen Netzhaut von dem daruntergelegenen Pigmentepithel
- **Sy▷** Funktionsverlust der Photorezeptoren (kann sich bei Wiederanlegung der Netzhaut zurückbilden). Bei länger bestehender Ablatio permanente Funktionsdefizite

Rhegmatogene Ablatio
- **Pa▷** durch Netzhauteinriß verursachte Ablösung der Netzhaut
  Prädisposition: Myopie, Trauma, hintere Glaskörperabhebung
  Verflüssigung und Abhebung des Glaskörpers → Zug auf Netzhaut → Einrisse → verflüssigter Glaskörper geht durch Foramen unter die Netzhaut; v.a. temporal und obere Fundusperipherie
- **Sy▷** Photopsien (Lichtblitze), Zunahme der Mouches volantes (schwarze Punkte wie Fliegendreck), Rußregen als Ausdruck einer begleitenden Glaskörperblutung, „schwarzer Vorhang"
- **Di▷** **Ophthalmoskopie**: flottierende Netzhautblase; bei länger bestehender Ablatio retinae → Hochwasserlinien im Pigmentepithel
- **Th▷** s. Traktionsablatio
- **Pro▷** bei 90% gelingt eine operative Wiederanlage der Netzhaut; schlechtere Prognose bei hoher Myopie

Exsudative Ablatio
- **Ät▷** entzündliche oder neoplastische subretinale Akkumulation von Flüssigkeit
- **Pa▷** Flüssigkeitsaustritt aus Adergefäßen durch geschädigtes Pigmentepithel
- **Sy▷** keine Photopsien, lediglich progrediente Gesichtsfelddefekte
- **Th▷** Behandlung des Grundleidens

Traktionsablatio
- **Def▷** kontrahierende Netzhaut-Glaskörpermembranen
- **Ät▷** Sekundärablatio bei Diabetes mellitus, Frühgeborenen-Retinopathie und proliferierender Vitreoretinopathie (PVR)
- **Pa▷** Folge einer rhegmatogenen Ablatio mit Proliferation und Kontraktur von Bindegewebszellen auf und unter der Netzhaut. Kontraktur führt zur Netzhautablösung.
- **Sy▷** Photopsien und progrediente Gesichtsfelddefekte
- **DD▷** Retinoschisis, Aderhautmelanom, Aderhautabhebung
- **Th▷** in 90% durch eindellende OP-Verfahren (Segmentplombe, Cerclage) und Kryokoagulation des Netzhautdefektes zu beheben. Eindellung nähert Aderhaut und Pigmentepithel der abgehobenen Netzhaut wieder an und verschließt dadurch den Netzhautdefekt indirekt von außen. Ggfs. zusätzlich Punktion der subretinalen Flüssigkeit. Bei Traktionsablatio oft Entfernung

Augenheilkunde
Krankheitsbilder

des Glaskörpers und temporäre Tamponade der Netzhaut von innen (Luft, Schwefelhexafluorid) oder permanente Tamponade durch Silikonöl. Therapie der exsudativen Ablatio durch Behandlung des ursächlichen Leidens (Steroide, Bestrahlung)
Prophylaxe: Laser- oder Kryokoagulation der Vorstufen des Netzhautrisses. Indiziert bei äquatorialen Degenerationen und Hufeisenrissen.

Netzhautgefäßverschluss H34
Zentralvenen- und Venenastthrombose

- **Def▷** **Zentralvenenthrombose**: subakute bis akute Zirkulationsstörung im venösen Schenkel der Netzhautgefäße
- **Ein▷** nicht-ischämisch oder ischämisch
- **Pa▷** Thrombose der Vene im Bereich der Lamina cibrosa, Assoziation mit Arteriosklerose, arteriellem Hypertonus und Diabetes mellitus
- **Sy▷** **nicht-ischämisch**: mäßige Dilatation und Schlängelung der Netzhautvenen, punkt- und streifenförmigen Blutungen in allen Netzhautquadranten. 50% spontane Rückbildung, in Fluoreszenzangiographie keine großen nicht-perfundierten Areale
  ischämisch: massive Blutungen der gesamten Netzhaut, Cotton-Wool-Herde und ausgeprägtes Papillenödem. In FLA (Fluoreszenzangiographie) große nichtperfundierte Netzhautareale. Komplikation: hämorrhagisches Sekundärglaukom und Glaskörperblutung
  Venenastthrombose: Verschluß einer kleineren retinalen Venole an der Kreuzungsstelle mit einer Arteriole; oberflächliche Blutungen, Cotton-Wool-Herde, nur selten Proliferationen. Visusreduktion durch begleitendes Makulaödem
- **Th▷** isovolämische Hämodilution mit Absenken des Hämatokrits unter 40%, Therapie der Grunderkrankung sowie Laserkoagulation der ischämischen Netzhautareale, um Neovaskularisationsglaukom zu verhindern.

Zentralarterien- und Arterienastverschluß

- **Ät▷** meist embolischer Verschluß des Gefäßes im Bereich der Papille Embolieursachen: atherosklerotische Plaques der A. carotis, Herzklappenembolie, Vorhofmyxom, M. Horton
- **Pa▷** perakuter, schmerzloser Visusverlust durch Verschluß der Zentralarterien im Bereich der Lamina cibrosa oder durch Verschluß der retinalen Arteriolen
- **Sy▷** plötzliche einseitige Erblindung, Gesichtsfeldausfall; meist ist noch Restsehvermögen vorhanden; selten Vorboten, gelegentlich **Amourosis fugax** (vorübergehende Herabsetzung des Sehvermögens, vglb. TIA)
- **Di▷** Ophthalmoskopie: Netzhautödem mit kirschrotem Fleck der Makula und körneliger Blutströmung; Aussparung der Makula durch Vorliegen eines zilioretinalen Gefäßes; kirschroter Fleck

Augenheilkunde
Krankheitsbilder

Th▷ Ischämie binnen weniger Stunden mit irreversiblen Schaden, insgesamt unbefriedigende Therapie → Bulbusmassage, Vorderkammerpunktion, systematische Lyse und Hämodilution, hochdosierte Steroide bei Verdacht auf M. Horton; Abklärung Embolieursache

Vasculitis retinae / Periphlebitis retinae

Def▷ Wandentzündung retinaler Venen
Ät▷ meist keine erkennbare Ursache; z.T. TBC (seltener: Arteriitis temp., Polyarteriitis nodosa, M. Wegener, LE, M. Behcet, MS, Syphilis, M. Boeck, CMV, HSV, VZV)
Sy▷ Visusminderung durch Glaskörpertrübung, Netzhaut- und Glaskörperblutungen; Komplikation: sekundäre Netzhautablösung
Di▷ Fluoreszenzangiographie; **Ophthalmoskopie**: weißliche Einschneidungen retinaler Venen, entzündliche Glaskörperinfiltrate
Th▷ systemisch Steroide nach Ausschluß einer infektiösen Ursache, Laserkoagulation ischämischer Netzhautareale, Vitrektomie
DD▷ M. Eales (s.u.)

Vaskulitis retinae (Periphlebitis retinae, M. Eales)

Ep▷ ♂, 15.–35. Lj.
Ät▷ unbekannt
Ein▷ **Formen**: exsudativ – hämorrhagisch – proliferativ
Sy▷ Perivaskulitis, Glaskörperblutung, proliferative Retinopathie (PVR), Wundernetze (Gefäße in Glaskörper), Traktionsablatio
Th▷ Behandlung der Grunderkrankung (TBC), Laserkoagulation

Idiopathische retinale paramakuläre Teleangiektasie

Ät▷ vermutlich kongenital
Pa▷ meist bds. und temporal der Makula gelegene Erweiterung retinaler Kap.
Sy▷ Visus ↓ durch Makulaödem; spontane Besserung möglich
Di▷ Fluoreszenzangiographie
Th▷ meist nicht erforderlich; ggf. Laserkoagulation

Sonstige Affektionen der Netzhaut H35

Altersbedingte Makuladegeneration

Def▷ progressive Degeneration von Pigmentepithel und Photorezeptoren der Makula im Alter
Pa▷ Pigmentepitheldysfunktion mit Destruktion des Pigmentepithel-Photorezeptor-Komplexes
Ein▷ **Trockene Makuladegeneration**: zunehmende Anzahl von harten Drusen
    Sy▷ langsam progrediente Abnahme der Sehschärfe

Augenheilkunde
Krankheitsbilder

Feuchte Makuladegeneration: Flüssigkeitsansammlung unter der Netzhaut als Folge der Pigmentepitheldysfunktion. Vorstufen sind weiche Drusen → Pigmentepithelabhebung; subretinale Neovaskularisationsmembran
- Sy▷ rascher, irreversibler Visusverlust mit ausgeprägten **Metamorphopsien** (Verzerrtsehen). Spätstadium; Pseudotumor maculae oder Makuladegeneration Junius-Kuhnt

Di▷ Fluoreszenzangiographie
Th▷ bei feuchter Makuladegeneration: Laserkoagulation der subretinalen Membran; Sehhilfen

Degenerative / dystrophische Erkrankungen der Netzhaut

Juvenile Makuladegeneration
- Pa▷ vitelliform, Stargardt-Degeneration; hereditär
- Sy▷ Metamorphopsien durch eidotterartige Zyste der Makula

Senile Makuladegeneration
- Ät▷ unklar
- Ein▷ trocken / feucht

Retinopathie durch Chloroquin
- Ät▷ medikamentös-toxisch durch Chloroquin
- Sy▷ Störung des Farbsehens un der Lesefähigkeit (irreversibel)
- Pa▷ feinfleckige Pigmentierung, Schießscheibenmakula

Myopische Makuladegeneration
- Ät▷ Myopie
- Ko▷ Conus myopicus, Fuchs-Fleck, Staphyloma posticum; Ablatio retinae

Tapetoretinale Dystrophie
- Ät▷ Retinopathia pigmentosa
- Sy▷ ab Schulalter; Beginn mit Nachtblindheit (Hemeralopie)
- Pa▷ wachsgelbe, atrophische Papille; Pigmentflecken

Retinopathia praematurorum (retrolentale Fibroplasie)

Pa▷ proliferative Erkrankung aus nicht-differenzierten Netzhautgefäßen von Frühgeborenen im Inkubator (pO$_2$↑)
Ein▷ **Stadium 1**: Demarkationslinie zw. vaskularisierter und avaskulärer Retina
Stadium 2: Demarkationslinie wird zu Leiste; Neovaskularisation
Stadium 3: extraretinale fibrovaskuläre Proliferation, Glaskörperblutung
Stadium 4: subtotale Netzhautablösung
Stadium 5: vollständige Netzhautablösung
Sy▷ Glaskörpergefäßbildung, Ablatio retinae, retrolentale Membran
Th▷ keine, Netzhautanlegung

Auge

Augenheilkunde
Krankheitsbilder

Retinopathia pigmentosa
- **Ät▷** erblich, >30 Gendefekte
- **Pa▷** Netzhautdegeneration mit Zerstörung der Photorezeptoren; erst periphere Stäbchen, später zentrale Zäpfchen; Pigmenteinlagerung
- **Sy▷** Nachtblindheit, Tunnelblick, Erblindung
- **Th▷** keine

Affektionen der Netzhaut bei anderenorts klassifizierten Krankheiten H36
Diabetische Retinopathie
- **Ep▷** häufigste Erblindungsursache in Mitteleuropa
- **Pa▷** Mikroangiopathie der präterminalen Arteriolen, Kapillaren und postterminalen Venolen
  Frühzeichen → Mikroaneurysmen
  Gefäßendothelschädigung → Zusammenbruch der Blut-Retina-Schranke
  Leckage → diabetisches Makulaödem
  Cotton-Wool-Herde: Mikroinfarkte in der Nervenfaserschicht
  Rubeosis iridis: Neovaskularisationen in der Nachbarschaft nicht mehr perfundierter Netzhautareale
- **Ein▷** nicht-proliferative diabetische Retinopathie (NPDR) und proliferative PDR
  Diabetische Hintergrundretinopathie: Mikroaneurysmen, Punkt- und Fleckblutungen, harte Exsudate, diffuses Makulaödem, zystoides Makulaödem, Makulaischämie
  Präproliferative Veränderungen: Cotton-Wool-Herde, mikrovaskuläre Veränderungen
  Proliferative Retinopathie (PDR): Neovakularisationen, Glaskörperblutung → traktionsbedingte Netzhautablösung, Rubeosis iridis
- **Sy▷** Visusminderung
- **Th▷** Laserkoagulation bei Papillenproliferationen, Netzhautproliferationen, Glaskörperblutungen und evtl. ausgedehnte ischämische Areale

Hypertensive und arteriosklerotische Retinopathie
- **Pa▷** retinale Gefässveränderungen durch arterielle Hypertonie oder generalisierte Arteriosklerose
- **Ein▷** Stadien:

	Hypertonus	Arteriosklerose
I	leichte generalisierte Engstellung der retinalen Arteriolen	Verbreiterung des arteriolären Lichtreflexes, minimale arterio-venöse Kreuzungszeichen (Gunn)
II	deutliche generalisierte Engstellung mit fokalen Engstellungen	stärkere Verbreiterung des Lichtreflexes und Kreuzungszeichen
III	zusätzlich retinale Exsudate, Cotton-Wool-Herde und Blutungen	Kupferdrahtarterien und deutliche Kreuzungszeichen
IV	zusätzlich Papillenödem	Silberdrahtarterien und schwere Kreuzungszeichen

Augenheilkunde
Krankheitsbilder

Th▷ ggfs. Lasertherapie, Einstellung kardiovaskuläre RF, Behandlung Hypertonus
Ko▷ arterielle oder venöse Verschlüsse, epiretinale Gliose, retinale Makroaneurysma

Lasertherapie der Netzhaut
Prinzip: Laserlicht einer geeigneten Wellenlänge (z.B. Argonlaser) führt durch Absorption im Pigmentepithel zu lokaler Verbrennung des Pigmentepithels und der benachbarten Strukturen von Aderhaut und Netzhaut:
→ Senkung des Sauerstoffbedarfs der Netzhaut
→ Pigmentepithelregeneration
→ Ablatioprophylaxe durch stabile Narbenbildung (**Retinopexie**)

Nw▷ Verschlechterung eines diabetischen Makulaödems; Schrumpfung epiretinaler Membranen, Blutungen, Aderhautabhebungen, Skotom

Ind▷

Diagnose	Ziel
proliferative diabetische Retinopathie	Zerstörung hypoxisch-ischämischer Netzhaut
diabetisches Makulaödem	Reduktion der Gefäßleckage
retinale Thrombosen	Zerstörung hypoxisch-ischämischer Netzhaut
Netzhautlöcher, äquatoriale Degeneration	Anheftung der Netzhaut an Pigmentepithel
subretinale Neovaskularisation	Zerstörung der Membran
Retinopathia centralis serosa	Erneuerung retinaler Pigmentepithelzellen
Tumoren	lokale Destruktion

Glaukom H40–H42

Pa▷ Regulationsstörung im Sehnervenkopf → Atrophie entweder durch:
Steigerung des Augeninnendruckes (mechanischer Faktor) oder
Durchblutungsstörung im Sehnervenkopf (vaskulärer Faktor)
Augeninnendruck absolut oder relativ zu Blutdruck in A. ophthalmica oder dem Netz- und Aderhautkreislauf ist zu hoch

Phy▷ Der Weg des Kammerwassers:
Kammerwasser fließt vom Ziliarkörper in hintere Augenkammer → Fluß durch elastische Zonula Zinnii entlang der vorderen Linsenkapsel sowie der Rückfläche der Iris und durch Pupille in die vordere Augenkammer → Abfluß aus der Vorderkammer über Netzwerk des Trabeculum corneosclerale, ringförmigen Schlemmschen Kanal und Kammerwasservenen in episklerale und konjunktivale Gefäße

Kammerwinkel:
Von Sklerafalz verdeckt; kann nur mittels Gonioskopiespiegel eingesehen werden.
Einteilung des Glaukoms nach Stellung des Kammerwinkels:
– normal
– verengt (**Engwinkelglaukom, Blockwinkelglaukom**)
– verschlossen

Augenheilkunde
Krankheitsbilder

Offenwinkelglaukom, Weitwinkelglaukom: Bei Sklerosierung des Trabekelwerks fließt Kammerwasser trotz weitem Kammerwinkel nicht richtig ab. Abflußvermögen ↓, Abflußwiderstand ↑.

Gefäßversorgung der Papille:
choroidaler Kreislauf, kurze, hintere Zliararterien (Aa. ciliares post. breves) bilden **Zinn-Hallerschen Gefäßkranz** (circulus art. Zinnii)

Intraokulärer Druck:
normalerweise zwischen 10 und 21 mmHg (Mittelwert 15 mmHg) abhängig von Lebensalter (im Alter > Jugend) und Tageszeit (morgens > abends). Tagesschwankungen nie höher als 4 mmHg. Glaukomverdacht bei 22–26 mmHg; >26 mmHg immer pathol.

Papillendurchblutung:
abhängig von Strömungswiderstand, vaskulärer Autoregulation und Perfusionsdruck im Sehnervenkopf. Bei Störung dieser Faktoren → Ischämie, Atrophie und Funktionsausfälle
Perfusionsdruck im Sehnervenkopf entspricht dem mittleren Blutdruck → Blutdruckabfall kann zu Verminderung des Perfusionsdruckes und zur Reduktion des Blutflusses führen.

Rf▷ positive FA, einseitiges Glaukom, Gefäßleiden, Blutdruckerniedrigung, große Papillenexkavation, Papillenrandblutungen, Pseudoexfoliation, Verengung oder Verlegung des Kammerwinkels, flache Vorderkammer

Ein▷

Glaukomform	Ursache / Symptomatik
Hydrophthalmus / Buphthalmus / kongenitales Glaukom	Kammerwinkelfehlbildung mit Abflußbehinderung, Vergrößerung des Auges und der Hornhaut
Glaucoma chron. simplex / chron. Offenwinkelglaukom / Weitwinkelglaukom	symptomlose, mäßige Drucksteigerung bis 40 mmHg mit anfänglich unbemerkten Gesichtsfeldausfällen, Minderdurchblutung des Sehnervenkopfes, mittelweiter, offener Kammerwinkel
Glaucoma chron. congestivum / chron. Winkelblockglaukom / Engwinkelglaukom	Drucksteigerung bis 60 mmHg, mäßige Augen- und Kopfschmerzen, Venenstauung, Hornhautödem (Sehen von Farbringen um Lichtquellen), Vorderkammer flach, enger Kammerwinkel
Glaukomanfall / akutes Glaukom / akutes Winkelblockglaukom	Drucksteigerung bis 80 mmHg, starke Augen- und Kopfschmerzen, z.T. Erbrechen; episklerale Venenstauung, Hornhautödem (Sehen von Farbringen um Lichtquellen), Vorderkammer flach, verlegter Kammerwinkel, Pupille weit, entrundet und lichtstarr
Niederdruckglaukom / Glaukom ohne Hochdruck / Normaldruckglaukom	Minderdurchblutung des Sehnervenkopfes, zunehmende glaukomatöse Optikusatrophie bei normalem Augeninnendruck
okulare Hypertension	erhöhter Augeninnendruck ohne glaukomatöse Optikusatrophie
sekundäre Glaukome	Verlegung des Kammerwinkels durch Synechien, Membranen, Narben, Verstopfung durch Eiweiß, Blut, Zellen oder Pigment, Verlegung des Abflusses von hinterer zur vorderer Augenkammer

Augenheilkunde
Krankheitsbilder

Di▷ Schätzung des intraokulären Druckes durch **Palpation**
Tonometrie: Messung des intraokulären Druckes, z.B.
- **Impressionstonometrie nach Schlötz**: Eindellung der Hornhaut mit Stift; abhängig von Rigidität der äußeren Augenhülle
- **Applantationstonometrie nach Goldmann**: die Hornhaut wird mit einem runden Meßkörper abgeplattet, Messung des benötigten Druckes; die Rigidität der Sklera ist hier ohne Einfluß
- **Non-Contact-Tonometrie**: ein Luftstoß definierter Stärke verformt die Hornhaut; keine Verletzungs- oder Infektionsgefahr
- **Tagesdruckkurven**: Messung des Augeninnendruckes alle 2–3 Std.
- **Tonographie**: das Kammerwasser wird z.B. durch Okulopression aus dem Auge gedrückt. Die Stärke des intraokulären Druckabfalls läßt Rückschlüsse über Abflußvermögen zu

Gonioskopie: Auf anästhesierte Hornhaut wird Kontaktglas (Gonioskop) aufgesetzt, das den Lichtstrahl der Spaltlampe über ein Prisma in den Kammerwinkel lenkt

Bestimmung der **Papillendurchblutung**:
- **Okulooszillodynamographie**: Blutdruck in A. centralis retinae
- **Drucktoleranztest**: Messung visuell evozierter Potentiale bei und nach Okulopression

Perimetrie: Bestimmung des Gesichtsfeldes: typisch Vergrößerung des blinden Fleckes, bogenförmige Skotome um den Fixierpunkt (**Bjerrum-Skotom**) und nasale Gesichtsfeldeinbrüche (**Rönne-Sprung**). Wird subjektiv erst spät bemerkt

Ophthalmoskopie: Frühzeichen: Ausfälle im Bereich der Nervenfaserschicht der Netzhaut. Später glaukomatöse Exkavation der Papille. Größe der Exkavation im Verhältnis zum Papillendurchmesser: **cup-disc-ratio (CD)**: physiol. Exkavation < 1/3; glaukomatöse Exkavation tiefer und größer, bis hin zu Papillenrand und Abknickung der Gefäße (entspricht Optikusatrophie). Um Sehnervenkopf aderhautatrophischer Ring (**Halo glaucomatosus**). Papillenrandblutungen

Auge

Primäre Glaukome

Hydrophthalmus / Buphthalmus / kongenitales Glaukom

Ät▷ Kammerwasserfehlbildungen mit Abflussbehinderung, z.B. bei Aniridie, Phakomatosen, Systemerkrankungen, Embryopathien oder sekundär
Dysgenesis mesodermalis (Axenfeld-Rieger-Anomalie): Fehlanlage des Kammerwinkels, Hornhautendothelschäden, Irisstromadefekt, Pupillenverformung

Pa▷ intraokularer Druckanstieg im Säuglings- oder Kleinkindesalter → Augenhüllen noch elastischer → Vergrösserung des gesamten Auges (Ochsenauge)

Augenheilkunde
Krankheitsbilder

Sy▷ meist (70%) beidseitig; Tränen und Lichtscheu, Vergrößerung des Hornhautdurchmessers beim Neugeborenen (> 10 mm), Hornhautödem, Einrisse der Descemetschen Membran (**Haabsche Linien**) und vertiefte Vorderkammer
Ko▷ Myopie, Erblindung
DD▷ Bindehautentzündungen, Makrokornea, Makrophthalmus
Th▷ OP, Goniotomie (bei klarer Hornhaut) oder Trabekulotomie (bei getrübter Hornhaut); bei fortgeschrittenen Fällen: Trabekulektomie, Goniotrepanation

Glaucoma chronicum simplex / chronisches Offenwinkelglaukom / Weitwinkelglaukom
Pa▷ Dysregulation des Blutdurchflusses im Sehnervenkopf, die durch Abflußbehinderung des Kammerwassers mit Steigerung des Augendruckes oder durch Minderdurchblutung des Sehnervenkopfes bei weitem, offenem Kammerwinkel hervorgerufen wird → jahrelange, symptomlose, mäßige Drucksteigerung mit allmählicher Atrophie des Sehnerves sowie über lange Zeit unbemerkt bleibende Funktionsausfälle
Sy▷ Drucksteigerung zw. 25–40 mmHg. Auge ist unauffällig, Patient beschwerdefrei; irreversible glaukomatöse Atrophie des Sehnerves mit Gesichtsausfällen
Ko▷ Erblindung
Th▷ **Ziel**: Stabilisierung des Sehvermögens; Besserung nicht möglich
Medikamente: β-Blocker, Miotika, Adrenalin, Clonidin, Guanethidin, Carboanhydrasehemmer, durchblutungsfördernde Mittel.
Mechanismen: Senkung der Kammerwassersekretion, Erweiterung Kammerwinkel, Verbesserung der Kammerwasserresorption
Argonlasertrabekuloplastik (ALT): Drucksenkung gelingt in etwa 80%
OP: fistulierende Eingriffe (Trabekulektomie, Goniotrepanation)

Glaucoma chronicum congestivum / chron. Winkelblockglaukom / chron. Engwinkelglaukom
Pa▷ Abflußbehinderung des Kammerwassers infolge engen Kammerwinkels (enger, durch Goniosynechien verlegter Kammerwinkel) → höhergradige Steigerung des intraokularen Druckes mit Beschwerden und schnell auftretender Sehnervatrophie; Druckspitzen > 40 mmHg, z.T. bis 60 mmHg; Zustand vor bzw. zwischen Glaukomanfällen
Sy▷ Stauungen der episkleralen und konjunktivalen Venen, Hornhautödem (Nebelsehen, farbige Ringe um Lichtquellen, Newtonsche Ringe), Augen- und Kopfschmerzen; Pupillenerweiterung kann akuten Anfall auslösen
Th▷ vgl. Glaucoma chronicum simplex: vorwiegend Miotika (pupillenerweiternde Mittel kontraindiziert)
basale YAG-Laser-Iridotomie für besseren Abfluß des Kammerwassers (**Iridotomie** → Loch in der Iris (Einscheiden)
periphere Iridektomie (**Iridektomie** → Ausschneiden eines Irisgewebestückes); fistulierende OP (Trabekulektomie, Goniotrepanation)

Augenheilkunde
Krankheitsbilder

Glaukomanfall / akutes Glaukom / akutes Winkelblockglaukom
- **Pa**▷ plötzliche Verlegung des engen Kammerwinkels durch Iriswurzel, insb. bei älteren Menschen → meist einseitiger, akuter, hochgradiger Druckanstieg mit heftigen Schmerzen und schnellstem Funktionsverlust; Druck bis 80 mmHg
- **Sy**▷ Kopf- und Augenschmerzen, vegetative Begleitsymptomatik Hornhautödem (matte Hornhautoberfläche, verminderte Sensibilität, Wahrnehmung von Ringen um jede Lichtquelle, reduzierter Visus), gemischte Injektion, flache Vorderkammer, gestaute Irisgefäße und verwaschene Iris, pos. Tyndall, über mittelweite, entrundete, lichtstarre Pupillen, Hypoxämie der Netzhaut und Papillenödem
- **DD**▷ Trigeminusneuralgie, Migräne, Zahnschmerz, akutes Abdomen, Hirndruck
- **Th**▷ Analgesie, Diamox i.v., Pilocarpinaugentropfen
- **Ko**▷ ohne Behandlung → Erblindung (Glaucoma absulutum) und nötige Enukleation; nach überstandenem Anfall bleibt die Pupille oft weit, z.T. auch entrundet. Auf der Vorderfläche der Linse können Trübungen zurückbleiben (Glaukomflecke)

Niederdruckglaukom / Glaukom ohne Hochdruck / Normaldruckglaukom
- **Ät**▷ vaskulär: Perfusionsdruck im Sehnervenkopf ist bei Augendruck von 16–20 mmHg zu gering, um die Papille ausreichend zu durchbluten → glaukomatösen Optikusatrophie
- **Pa**▷ Gesichtsfeldausfall mit progredienter Papillenexkavation bei normalem Augeninnendruck und unauffälligem Augenbefund
- **Th**▷ Verbesserung der Durchblutung, Senkung des intraokulären Druckes

Okulare Hypertension
- **Pa**▷ Durchblutung am Sehnervenkopf ist so gut, daß ein intraokularer Druck von 22–25 mmHg nicht zur glaukomatösen Atrophie führt.
- **Th**▷ prophylaktisch drucksenkende Augentropfen

Sekundäre Glaukome
- **Pa**▷ Als Folge von anderen Augenerkrankungen kommt es zur Verlegung des Kammerwinkels, Verstopfung des Kammerwinkeldurchflusses bzw. Verlegung des Kammerwasserabflusses von der hinteren zur vorderen Augenkammer.

Phakolytisches Glaukom
- **Pa**▷ nach Ruptur der Linsenkapsel bei einer Cat. hypermatura oder Cat. traumatica mit Austritt der Linsenproteine in das Kammerwasser
- **Th**▷ Entfernung der Linse

Hämolytisches Glaukom
- **Pa**▷ traumatische oder post-OP-Vorderkammerblutung verlegt das Trabekelwerk
- **Th**▷ kurzzeitige Gabe von Carboanhydrasehemmern, evtl. auch β-Blocker

Auge

Augenheilkunde
Krankheitsbilder

Entzündlich bedingtes Glaukom
- **Ät▷** OP, Entzündung
- **Pa▷** Iritis → Leukozyten + Fibrin verlegen Kammerwinkel → hintere Synechien, die zu Pupillarblock und Napfkucheniris (Iris bombé) führen können
- **Th▷** YAG-Iridotomie

Neovaskularisationsglaukom (hämorrhagisches Glaukom)
- **Pa▷** bei hypoxämischen Erkrankungen des Augeninneren bilden sich intraokuläre Gefäße, die den Kammerwinkel verlegen
- **Th▷** Elektrokoagulation (Zyklodiathermie) oder Vereisung (Zyklokryothermie)

Pigmentglaukom
- **Pa▷** Verlegung des Trabekelwerkes durch Ausschwemmung von Irispigment
- **Sy▷** Pigmentablagerungen an der Hornhautrückfläche (**Krukenberg-Spindel**) und Pigmentblattdefekte der Iris (**Kirchenfensterphänomen**)

Kapselhäutchen-Glaukom / Pseudoexfoliationsglaukom
- **Pa▷** von Uvea stammende Auflagerungen auf Linsenvorderfläche (Pseudoexfoliatio lentis) können sich ablösen und Trabekelwerk verstopfen

Cortisonglaukom
- **Pa▷** Augeninnendruckanstieg durch Synthese von Proteoglykanen im Kammerwinkel
- **Th▷** Absetzen des Cortisons, meist Normalisierung

Aphakieglaukom
- **Pa▷** erhöhter Augendruck unterschiedlicher Ursache bei Linsenlosigkeit
- **Th▷** medikamentös, Laser oder operativ
  Zyklodialyse: Lösung der Aderhaut und des Ziliarkörpers von der Sklera, so daß das Kammerwasser zur Aderhaut absickern kann

Malignes Glaukom
- **Pa▷** hoher Druckanstieg nach Glaukom- oder Katarakt-OP, wenn Linse bzw. Iris am Hornhautendothel anliegen und den Kammerwinkel blockieren (ziliolentikulärer Block)
- **Sy▷** Vorderkammer ist aufgehoben, die Hornhaut ödematös, die Linse quillt
- **Th▷** Pupille erweitern, Druckverband anlegen, hintere Sklerotomie

Augenheilkunde
Krankheitsbilder

Affektionen des Glaskörpers und des Augapfels H43–H45

Affektionen des Glaskörpers H43

Mouches volantes
- **Pa▷** harmlose Destruktionen des Glaskörpergerüstes
- **Sy▷** kleine, sich bewegende Schatten oder „fliegende Mücken" im Gesichtsfeld; zentrale Sehschärfe unbeeinflußt
- **Th▷** keine

Synchisis scintillans
- **Ät▷** nach Ablatio retinae
- **Pa▷** deg. Glaskörperveränderungen mit freischwimmenden Cholesterinkristallen
- **Di▷** Goldregen in Ophthalmoskop
- **Th▷** keine

Glaskörpereinblutungen
- **Ät▷** Einblutungen in den Glaskörper bei vitreoretinalen Proliferationen, chorioretinitischen Infiltrationen, z.B. Leukämie oder traumatisch
- **Pa▷** Blut resorbiert sich schnell
  bei schweren Traumen → Retinopathia sclopetrica
  bei proliferativer diabetischer Retinopathie → vitreoretinale Traktionen
- **Ein▷** hintere Glaskörpermembran intakt → typische hämorhagische Glaskörperspiegel
  hintere Glaskörpermembran eingerissen → diffuse Glaskörpereintrübungen

Glaskörpervaskularisationen / Retinopathia proliferans / proliferative Vitreoretinopathie (PVR)
- **Ät▷** Retinopathia praematurum (proliferierende diabetische Retinopathie), nach Zentralvenenthrombose
- **Pa▷** Gefäßproliferationen im Glaskörper → vulnerable Gefässe → Glaskörpereinblutung
  Proliferationen können schrumpfen → Netzhautablösung (Traktionsamotio)

Glaskörperentfernung (pars-plana-Vitrektomie (PVV))
- **Ind▷** störende Trübung (Nachstar, Blutungen), Membranen / Traktion an der Netzhaut, Fremdkörper, Behandlung anderer Erkrankungen z.B. Netzhautablösung, Infekt

Amourotisches Katzenauge
- **Ät▷** Retinoblastom, Glaskörperabszeß, Fibroplasie, Netzhautablösung, M. Coats (Retinitis exsudativa externa), Gliome, Pseudogliome
- **Pa▷** bei durchscheinender Beleuchtung: normal rot
  bei amourotischem Katzenauge: gelbgrau
- **Sy▷** meist zusammen mit amourotischer Pupillenstarre und Visusverlust

Auge

Augenheilkunde
Krankheitsbilder

Affektionen des Augapfels H44
Endophthalmitis
- **Pa▷** Infektion im Innern des Auges
- **Ein▷** **exogene Endophthalmitis**: Infektion der Hornhaut z. B. nach Augen-OP
  endogene Endophthalmitis: sekundäre Infektion durch septische Streuung
- **Sy▷** akut rotes Auge, Schwellung der Bindehaut, Schmerzen, Visus ↓
- **Th▷** Antibiose: Augentropfen, i.v.; in schweren Fällen Vitrektomie
- **Ko▷** häufig vollständiger Verlust des Sehvermögens oder des gesamten Auges

Intraokulärer Fremdkörper
- **Pa▷** perforierende Verletzung, meist Splitterverletzung
- **Sy▷** Schmerz, Rötung, Pupillenentrundung, Visusverschlechterung
- **Th▷** Antibiose, Tetanusschutz, operative Sanierung

Affektionen des N. opticus und der Sehbahn H46–H48
Neuritis nervi optici H46
- **Ein▷** Bulbäre Form = Papillitis
  Retrobulbäre Form = Retrobulbärneuritis

Papillitis
- **Def▷** Entzündung des Sehnervenkopfes (Papille) mit ophthalmoskopisch typischen Veränderungen und plötzlichem Funktionsverlust
- **Ät▷** allergisch-hyperergische und immunologische Faktoren: fortgeleitete und fokale Entzündung, Infektion, Enzephalitis, MS, exogene toxische Schädigung; meist unklar
- **Sy▷** dumpfer Schmerz; Zunahme bei Bulbusdruck; Zentralskotom
- **Di▷** Papillengrenzen verwaschen, unscharf, hyperämisch, entzündliches Exsudat; Papille leicht prominent (bis zu 2 dpt)
- **DD▷** Stauungspapille
- **Th▷** ursächlich, Cortison, unklare Prognose
- **Ko▷** Atrophie mit unscharfer Begrenzung

Retrobulbärneuritis
- **Def▷** Entzündung des Sehnerves
- **Ät▷** MS; formal MS-Schub gleichgestellt, Neurolues, Neuroborreliose, Neurosarkoidose, sLE
- **Sy▷** Visusstörung, Lichtempfindlichkeit, selten retroorbitale Schmerzen
- **Di▷** Augenhintergrund unauffällig, LP, MRT
- **Th▷** Cortison-Stosstherapie, beschleunigt Besserung; Spontanverlauf gut
- **DD▷** Papillitis

Augenheilkunde
Krankheitsbilder

Sonstige Affektionen des N. opticus und der Sehbahn H47
DD Papillenschwellung

Stauungspapille
- **Pa**▷ Papille ödematös und hyperämisch, unscharf begrenzt, bis zu 12 dpt prominent, kleine Papilleneinblutungen
- **Sy**▷ Visus und Gesichtsfeld zunächst normal, später vergrößerter blinder Fleck; beim Übergang in eine Optikusatrophie größere funktionelle Ausfälle

Papillitis
- **Pa**▷ Papille ödematös, hyperämisch, unscharf begrenzt, bis zu 2 dpt prominent, kleine Papilleneinblutungen; Gefäßtrichter oft mit entzündlichem Exsudat gefüllt
- **Sy**▷ dumpfer Orbitaschmerz; Zentralskotom mit erheblicher Sehverschlechterung; Übergang in sekundäre (postneuritische) Atrophie mit unscharfer Begrenzung

Anteriore ischämische Optikusneuropathie (Apoplexia papillae)
- **Ät**▷ arteriosklerotisch bedingte Minderdurchblutung, Verschluss der Ziliararterien
- **Pa**▷ Papille ödematös, blaß, unscharf begrenzt, bis zu 2 dpt prominent, feinste papilläre und peripapilläre Blutungen
- **Sy**▷ Erblindung, Prognose schlecht
- **Th**▷ Durchblutungsförderung

Arteriitis temporalis
- **Pa**▷ Papille ödematös, blaß, unscharf begrenzt, bis zu 2 dpt prominent, keine Blutungen, Netzhautarterien fadendünn mit unregelmäßigen Reflexen
- **Sy**▷ Kopfschmerzen; Temporalarterie geschlängelt, verdickt, hart und pulslos
- **Th**▷ Cortison systemisch
- **Ko**▷ Erblindung, Prognose insgesamt schlecht

Pseudopapillenödem (Pseudoneuritis, Pseudostauungspapille)
- **Pa**▷ oft bei kleinen hyperopen Augen, meist doppelseitig; die Papille ist unscharf begrenzt, bis zu 2 dpt prominent; keine Blutungen oder Ödeme
- **Sy**▷ normales Gesichtsfeld, normale Sehschärfe

Stauungspapille
- **Pa**▷ Hirndrucksteigerung, meist doppelseitige, aber seitenungleiche Schwellung der Papille
- **Ät**▷ v.a. raumfordernde Prozesse der hinteren Schädelgrube, erhöhter Hirndruck jeder Ätiologie, langanhaltenden Bluthochdruck
  Sonderformen:
  Forster-Kennedy-Syndrom: bei Keilbeinflügel-, Olfaktorius- und Stirnhirnprozessen → Optikusatrophie durch Tumordruck auf den Sehnerv und Stauungspapille durch erhöhten intrakraniellen Druck am anderen Auge
  Stauungspapille e vacuo bei okularer Hypotension
  Stauungspapille bei essentieller Liquordruckerhöhung ohne neurol. Sympt.

Augenheilkunde
Krankheitsbilder

Sy▷ Papille ödematös, hyperämisch und unscharf begrenzt, am Papillenrand finden sich radiäre, streifenförmige Blutungen, die Papille ragt pilzförmig in den Glaskörperraum hinein, mitunter Netzhautfältelungen. Prominenz bis zu 12 dpt (4mm) Gefäßtrichter kaum mit Exsudat gefüllt; primär keine Beschwerden (wichtiger Unterschied zur Neuritis nervi optici). Vergrößerung des blinden Fleckes
Di▷ Gesichtsfeldveränderungen am **Bjerrum-Schirm**; Papillenödem
Th▷ neurochirurgisch: Senkung des Hirndruckes; meist blaßt Papille ab; oft persistierende Optikusatrophie

Arteriitis temporalis / Riesenzellarteriitis / Morbus Horton
Pa▷ akute Minderdurchblutung des Sehnervenkopfes durch eine lokalisierte Entzündung der zuführenden arteriellen Gefäße mit plötzlicher Erblindung
Ät▷ Arteriitis der A. ophthalmica
Sy▷ blasses, ischämisches Papillenödem mit unscharfen Papillengrenzen, fadendünne, retinale Arterien (A. temporalis ist verdickt, hart, vermehrt geschlängelt und pulslos); Kopfschmerzen
Di▷ Biopsie bzw. Resektion der A. temporalis
Th▷ Cortison systemisch, Prognose eher schlecht

Optikusatrophie
Pa▷ alle Formen von Degeneration der Markscheiden- und Achsenzylinder des N. opticus als Folge einer Schädigung des 3. Neurons der Sehbahn. Atrophia fasciculi optici
Ät▷ vaskulär, postneuritisch, retinal, glaukomatös, posttraumatisch, toxisch, hereditär
Ein▷ primäre Atrophie / sekundäre Atrophie
Sy▷ Papille blaß, Lamina cibrosa sichtbar. Sehnerv dünn. Zentral- und Zentrozökalskotome, große Gesichtsfelddefekte oder Erblindung
Di▷ Perimetrie, Funduskopie, VEP (→ visuell evozierte Potentiale)
Th▷ Behandlung der Grunderkrankung, mäßige Prognose

Augenheilkunde
Krankheitsbilder

Affektionen des N. opticus und der Sehbahn bei anderenorts klassifizierten Krankheiten H48

Phy▷

Blickfeld wird gekreuzt auf der Netzhaut abgebildet

temporale Netzhautabschnitte kreuzen im Chiasma; nasale Netzhautabschnitte kreuzen nicht

Tractus opticus

Verschaltung im Corpus geniculatum laterale

Sehstrahlung

optischer Cortex

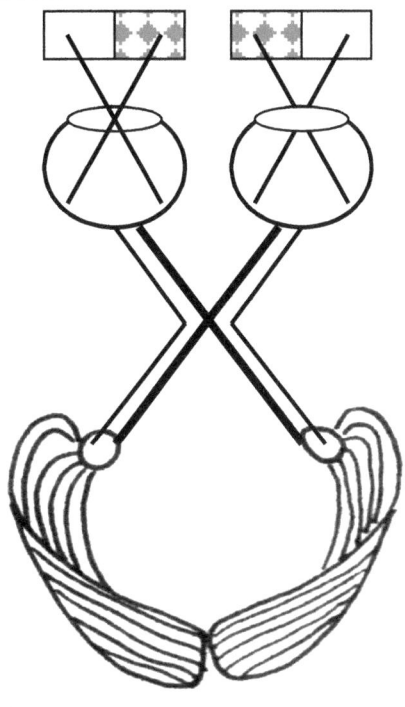

Auge

Einschränkungen des Gesichtsfeldes
Def▷ lokalisierter Ausfall des Gesichtsfeldes
Ät▷ traumatisch, tumorös, vaskulär-ischämisch
Pa▷

Sehbahnläsion	Gesichtsfeldausfall
Fasciculus opticus	gleichseitige Amourose
Chiasma (Chiasmasyndrom)	heteronyme bitemporale Hemianopsie (Scheuklappen)
Tractus opticus	homonyme Hemianopsie
Corpus geniculatum laterale	homonyme Hemianopsie
Sehstrahlung	homonyme Hemianopsie, homonyme Quadrantenanopsie
Sehrinde	homonyme Hemianopsie, kortikale Amourose
Migräne opthalmique	Flimmerskotome

Di▷ Perimetrie, Ophthalmoskopie

Skotome
Def▷ inselförmiger Gesichtsfeldausfall

Form	Vorkommen
Absolut	Wahrnehmung aufgehoben
Relativ	Wahrnehmung reduziert
Zentral	bei Retrobulbärneuritis, Retinopathia centralis serosa, Makuladegeneration
sektorenförmig, kometenschweifartig	Chorioretinitis juxtapapillaris
Vergrößerung des blinden Fleckes	Stauungspapille

Augenheilkunde
Krankheitsbilder

Form	Vorkommen
Bjerrum-Skotom	Beginn einer glaukomatösen Optikusatrophie
Rönne-Sprung	nasale Gesichtsfeldeinschränkung bei Glaukom
Ringskotom	beginnende Retinopathia pigmentosa, ringförmige Netzhaut-Aderhautnarben
konzentrische Gesichtsfeldeinengung → Tunnelblick	fortgeschrittene Retinopathia pigmentosa, Arachnoiditis opticochiasmatica, Neurasthenie, Hysterie
Metamorphopsien → Verzerrungen im zentralen Gesichtsfeld	Verlagerung der Sinnesepithelzellen der Netzhaut (Entzündung, Degeneration)

Affektionen der Augenmuskeln, Störungen der Blickbewegungen sowie Akkommodationsstörungen und Refraktionsfehler H49–H52

Strabismus paralyticus H49

Syn▷ Lähmungsschielen

Def▷ plötzliches Schielen durch Augenmuskelparese

Ät▷ **Kongenitale Augenmuskelparesen**: bei Aplasien von Augenmuskelkernen, Enzephalitis, paradoxer Innervation oder Geburtstrauma

Myogene Ursachen: Myopathien, endokrine Ophthalmopathie, Myositis, Myotonien, traumatische Muskelabrisse, Orbitatumoren

Neurogene Ursache: Läsion der Augenmuskelnerven, der Kerngebiete oder Bahnen

   1. **Infranukleäre Lähmungen**: Läsion in Orbita (Syndrom der Orbitaspitze), Fissura orbitalis sup, Sinus cavernosus und Schädelbasis

      Klivuskantensyndrom durch ↑ Hirndruck → N. oculomotorius wird an Klivuskante gepreßt (Mydriasis, Ptosis, Okulomotoriusparese)

      Gradenigo-Syndrom bei Entzündungen im Bereich der Felsenbeinspitze

   2. **Nukleäre Lähmungen**: entzündliche, tumoröse, vaskuläre, toxische oder degenerative Herde der Augenmuskelkerne

   3. **Intranukleäre Lähmungen**: Läsion im hinteren Längsbündel

   4. **Supranukleäre Lähmungen**: Prozesse im Kerngebiet der supranukleären Assoziationsbahn oder Blickzentren

Sy▷ Bewegungseinschränkungen, Diplopie: Kopf wird so gehalten, daß paretischer Muskel entlastet wird (kompensatorische Kopfhaltung, okularer Schiefhals)

Schielwinkel am größten, wenn Augen in Richtung des gelähmten Muskels bewegt werden → starke Schielwinkelschwankungen

Di▷ Prüfung der Augenmotilität, Doppelbilderlokalisation mit Rotglas oder Hess-Schirm

Th▷ Behandlung des Grundleidens, Mattglas zur Vermeidung von Doppelbildern und Suppression; OP-Korrektur erst nach 9 Monaten

Augenheilkunde
Krankheitsbilder

Augenmuskelparesen

Abduzensparese	Parese M. rectus lat. → Abduktion nicht möglich (wegen langem intrakraniellen Verlauf am häufigsten) **Sy**▷ Kopf zur Lähmungsseite gewendet; horizontale Doppelbilder; betroffene Auge nach nasal gerichtet
Trochlearisparese	Parese M. obliquus sup. (Lesemuskel) **Sy**▷ Bewegung nach nasal und unten nicht möglich, **Bielschowsky-Phänomen**: Kopf gesenkt, zur Gegenseite gewendet und zur gegenüberliegenden Schulter geneigt, Doppelbilder gekreuzt und höhendistant; Auge steht nach temporal oben
Äußere Okulomotoriusparese	Parese Mm. rect. sup., inf., med., des M. levator palp. sup. und M. obliquus inf. **Sy**▷ Bulbus steht nach außen / unten, keine Diplopie wegen **Ptosis**
Innere Okulomotoriusparese	**Sy**▷ Akkommodationslähmung (Lähmung des M. ciliares) **Mydriasis** (Lähmung des M. sphincter pupillae)
Totale Okulomotoriuslähmung (Ophthalmoplegia totalis)	Syndrom der Orbitaspitze, Syndrom der Fissura orbitalis sup, Sinus cavernosus-Syndrom **Sy**▷ Kombination von innerer und äusserer Okulomotoriusparese

Sonstiger Strabismus H50
Strabismus (Schielen, Heteropie)
Def▷ Strabismus, Heteropie ist ein Stellungsfehler der Augen, bei dem eine der beiden Augenachsen von der Parallelstellung abweicht

Heterophorien (latentes Schielen)
Ät▷ Fusionsschwäche oder Schwäche der Augenmotorik
Pa▷ Störung des Muskelgleichgewichtes beider Augen (bleibt durch Fusionszwang latent):

> **Orthophorie**: ideales Augenmuskelgleichgewicht
> **Esophorie**: Abweichung der Sehachsen nach Konvergenz
> **Exophorie**: Abweichung der Sehachse nach Divergenz
> **Hyperphorie**: Abweichung der Sehachsen in der Vertikalen

Sy▷ bei Belastung muskulär bedingte Asthenopien mit Kopfschmerzen, verschwommenem Sehen, schneller Ermüdbarkeit und Diplopie
Ko▷ manifestes Schielen, akuter Strabismus
Di▷ es kommen alle Tests zur Anwendung, die den Fusionsreflex aufheben
Th▷ orthoptische Übungen, Prismenbrillen, evtl. OP

Begleitschielen (Strabismus concomitans, Heterotropie)
Ät▷ erblich, Refraktionsanomalien (Hypermetropie → Einwärtsschielen; Myopie → Auswärtsschielen; einseitige Sehschwäche → Auswärtsschielen), Fusionsschwäche, Anisometropie, Aniseikonie, längerer Augenverband bei Heterophorie, perinatale und zentrale Schädigung, Fehlinnervation oder Koordinationsstörungen der Augenmuskeln
Pa▷ sensomotorische Adaptationsstörung des immaturen optischen Systems, bedingt durch eine primäre motorische Störung oder Schädigung des Binokularsehens

Auge

Augenheilkunde
Krankheitsbilder

Sy▷ Sehachse beider Augen ist nicht auf ein und dasselbe Objekt gerichtet, der Schielwinkel bleibt aber in allen Blickrichtungen ungefähr gleich
Beginn kongenital oder in ersten Lebensjahren.
Di▷ Taschenlampentest, Cover-Test, Messung des Schielwinkels, Überprüfung der Fixation und Bestimmung der retinalen Korrespondenz
Th▷ Korrektur der Brechungsfehler, bei Konvergenzexzeß → Bifokalbrillen; Vollokklusion des gesunden Auges im Vorschulalter
Ko▷ Amblyopie

Pseudostrabismus
Ät▷ Hypertelorismus, Epikanthus
Pa▷ Gesichtslinien der Augen verlaufen nicht durch die Hornhautmitte
Di▷ Taschenlampentest: Reflexbildchen nicht im Hornhautzentrum, sondern nasal oder temporal davon, d.h. um den Winkel Kappa verschoben. Im Unterschied zum Strabismus aber beidseits symmetrisch, d.h. gleich weit vom Limbusrand entfernt. Bei Cover-Test keine Einstellbewegungen

Akkommodationsstörungen und Refraktionsfehler H52
Refraktion / Brechungszustand
Phy▷ Refraktion (D) wird bestimmt vom Verhältnis zwischen der Achsenlänge und Brechkraft der brechenden Medien. Die Brechkraft entspricht dem reziproken Wert der Brennweite f und wird in Dioptrien (dpt) angegeben. Bei Mißverhältnis zwischen Achsenlänge und Brechkraft entsteht eine Fehlsichtigkeit (Refraktionanomalie, Ametropie).
Gesamtbrechkraft: 58 dpt; Hornhaut 43 dpt; Linse 15–20 dpt; Achsenlänge 24 mm

Akkommodation
Phy▷ Akkommodation ist die Fähigkeit der Linse, die Brechkraft so zu verändern, damit alle Sehobjekte zwischen Nah- und Fernpunkt des Auges auf der Netzhaut scharf abgebildet werden. Der Nahpunkt ist die kürzeste, der Fernpunkt die weiteste Entfernung, in der noch scharf gesehen werden kann. Dazwischen liegt der Akkomodationsbereich. Akkomodation erfolgt willensunabhängig. Akkommodationsbreite gibt den maximalen Umfang der Brechkraftzunahme an. Sie verringert sich im Laufe des Lebens, der Nahpunkt rückt zunehmend in die Ferne.
Akkommodationsmechanismus
Kontraktion des Ziliarmuskels→ Erschlaffen der Zonulafasern → durch Elastizität der Linsenkapsel nimmt Linse eine kugeligere Form an → stärkere Krümmung mit Brechkraftzunahme; zusätzlich Konvergenzstellung und Pupillenverengung (Naheinstellungsreaktion)
Lähmung Ziliarmuskel durch Parasympathomimetika

Augenheilkunde
Krankheitsbilder

Ametropie / Fehlsichtigkeit
Pa▷ Mißverhältnis zwischen Achsenlänge und Brechkraft
  Achsenametropie: Abweichung der Länge des Bulbus
  Brechungsametropie: pathologische Brechkraft der brechenden Medien
Ein▷ Hyperopie / Myopie

Kriterium	Hyperopie	Myopie
Ursachen	Auge zu kurz, Brechkraft zu gering	Auge zu lang, Brechkraft zu stark
Brennpunkt	vor der Netzhaut	hinter der Netzhaut
Fernpunkt	imaginär hinter dem Auge	zwischen Auge und unendlich
Nahpunkt	vom Auge fortgerückt	an das Auge herangerückt
Vorkommen	meist angeboren	oft vererbt
vordere Augenabschnitte	flache Vorderkammer, starker Ziliarmuskel	tiefe Vorderkammer, atrophischer Ziliarmuskel
Augenhintergrund	Pseudoneuritis optici bzw. Pseudostauungspapille, Tortuositas vasorum (Schlängelung der Gefässe)	Conus myopicus, myopathische Makulopathie, Staphyloma posticum verum, Fuchsscher Fleck, Lacksprünge, äquatoriale Deg., Risiko Netzhautablösung
Sehen ohne Korrektur	in der Nähe stärker eingeschränkt als in der Ferne	in der Ferne eingeschränkt
Kompensation	Akkommodation	Blinzeln
Korrektur	Konvex (Plus)-gläser, Sammellinsen, Kontaktlinsen	Konkav (Minus)-gläser, Zerstreuungslinsen, Kontaktlinsen
Brillenkorrektur	vergrößernd	verkleinernd
Brillenglas	Konvexglas	Konkavglas
Stabismus	Neigung zu Esotropie durch Akkommodationsspasmus	bei hoher Myopie scheinbare Esotropie, selten akuter Strabismus

Emmetropie / Rechtsichtigkeit
Pa▷ Emmetropie liegt vor, wenn ohne akkommodative Einstellung der Brennpunkt des Auges die Netzhaut trifft. Parallel einfallende Strahlen haben ihren Schnittpunkt auf der Netzhaut. Der Fernpunkt liegt im Unendlichen. Strahlen von nahegelegenen Objekten vereinigen sich hinter der Netzhaut, bei Akkommodation auf ihr. Bei einer **Presbyopie** (Alterssichtigkeit) ist ein Nahzusatz notwendig. Bei den meisten Neugeborenen besteht eine **Neugeborenenhyperopie**. Im Alter verschiebt sich Refraktion zur myopen Seite.

Presbyopie / Alterssichtigkeit
Pa▷ allmählicher, altersbedingter Verlust des Naheinstellungsvermögens
Ät▷ Sklerosierung und Vergrößerung des Linsenkerns mit Elastizitätsverlust
Sy▷ Nahpunkt rückt in die Ferne. Akkommodationsbreite nimmt ab. Ein hypermetroper Patient muß bereits beim Sehen in die Ferne akkommodieren; daher hat er früher Schwierigkeiten als ein Normalsichtiger
Th▷ Korrektur mit Sammellinse

Augenheilkunde
Krankheitsbilder

Akkommodationsspasmus
- **Ät▷** meist funktionell infolge übermäßiger akkommodativer Anstrengung bei nicht korrigierter Hyperopie oder Presbyopie, seltener bei Miotikagabe, Neurosen, Reizungen im Okulomotoriusgebiet oder Veränderungen des Ziliarmuskels
- **Pa▷** fehlerhafte Akkommodationsinnervation → Linsenmyopie
- **Sy▷** Akkommodationsstörung in die Ferne; Kopfschmerzen
- **Th▷** Korrektur der Hyperopie, bei rezidivierendem Verlauf Parasympathomimetika

Akkommodationslähmung
- **Ät▷** medikamentös durch Parasympatholytika, periphere und zentrale Ursachen
- **Pa▷** Parese des parasympathisch innervierten M. ciliaris → Nahpunkt entfernt sich vom Auge
- **Sy▷** plötzliche Nahsehschwierigkeiten; ein- oder doppelseitig mit und ohne Pupillenbeteiligung

  Ophthalmoplegia interna bei Mitbeteiligung des M. sphincter pupillae (Mydriasis)

  besondere Krankheitsbilder:
  > **Postdiphterische Akkommodationslähmung**: Wochen nach Infektion; ohne Pupillenbeteiligung; verschwindet spontan
  > **Botulismus**: Akkommodationslähmung mit Mydriasis und Diplopie
  > **Sympathische Ophthalmie**: in der Frühphase nimmt die Akkommodationsbreite ab
- **Di▷** Messung von Refraktion und Akkommodationsbreite
- **Th▷** Behandlung der Grunderkrankung

Astigmatismus / Stabsichtigkeit
- **Pa▷** Krümmungsanomalie der brechenden Medien, bei der ein punktförmiges Objekt strich- bzw. stabförmig auf der Netzhaut abgebildet wird. (Astigma = ohne Punkt). Brennpunktlosigkeit; Hornhautoberfläche ist nicht sphärisch
- **Ein▷** **Regulärer Astigmatismus**: ungleiche Brechkraft in 2 senkrecht aufeinanderstehenden Meridianen; höherer regulärer Astigmatismus ändert sich während des Lebens kaum

  Astigmatismus nach der Regel, wenn im Vertikalen stärker als im Horizontalen

  Astigmatismus gegen die Regel horizontal > vertikal

  Irregulärer Astigmatismus: unregelmäßig, z.B. durch Hornhautulzerationen oder -narben, Keratokonus, Katarakt, Lentikonus
- **Di▷** Placido-Scheibe, Ophthalmometer
- **Th▷** Zylindergläser; irregulärer Hornhautastigmatismus kann nur mit Kontaktlinsen ausgeglichen werden. Ggfs. Keratoplastik

Anisometropie
- **Pa▷** Sehungleichgewicht beider Augen durch ungleiche Brechkraft (Ungleichsichtigkeit)

Augenheilkunde
Krankheitsbilder

Th▷ Kontaktlinsen
Ko▷ Risiko Refraktionsamblyopie, Heterophorien

Aniseikonie
Pa▷ ungleich große Bilder auf den Netzhäuten beider Augen
Ät▷ v.a. bei Anisometropien, Aphakie
Th▷ soweit möglich korrigieren

Korrektur von Refraktionsfehlern
Brillen
Mehrstärkengläser: Bifokalgläser, Trifokalgläser, Gleitsichtgläser
Spezialgläser
    Kunststoffgläser: Gewichtsersparnis bei höhergradigen Refraktionsanomalien
    Lichtschutzgläser (Absorptionsgläser): bei Blendungsempfindlichkeit
    Phototrope, selbsttönende Gläser: verstärken Absorption entsprechend des Lichts
    Entspiegelte Gläser: vermeiden Lichtreflexionen
    für Sehschwache: **Lupen- und Fernrohrbrillen** mit Vergrößerungssystemen
Brillenanpassung
    Probiergläser
    Phoropter
    Scheitelbrechwertmesser oder automatischer Refraktometer

Kontaktlinsen
Kontaktlinsen schwimmen im präkornealen Tränenfilm. Bei richtiger Anpassung, adäquater Pflege und ausreichender Tränenmenge gut verträglich.
Formstabile Kontaktlinsen: stabil, gewöhnungsbedürftig; Korrektur Astigmatismus / Keratokonus
Weiche Kontaktlinsen: größerer Pflegeaufwand, aber besser verträglich
Vorteile von Kontaktlinsen: exaktere optische Abbildung; Anisometropien lassen sich besser auskorrigieren; keine prismatische Ablenkung, keine Gesichtsfeldeinschränkung; gut geeignet für Keratokonus, Astigmatismus, Aphakie
Nachteile von Kontaktlinsen: Beeinträchtigung des Stoffwechsels der Hornhaut; Pflegeaufwand; individuelle Verträglichkeit unterschiedlich; Nachtpausen nötig; nur bei intaktem Tränenfilm
Komplikationen beim Tragen von Kontaktlinsen
    Hornhauttrübungen, Hornhauterosionen (v.a. harte), Hornhautvaskularisation (v.a. Weiche) Pflegefehler, Allergien auf Pflegemittel, großfollikuläre Bindehautentzündung, Akanthamöbenkeratitis

Prismen
Ind▷ Heterophorien, Augenmuskelparesen und als Vorbereitung einer Schiel-OP
Wm▷ brechen Lichtstrahlen um Prismabasis. Ein Prisma mit Stärke 1 pdpt (Prismendioptrien) lenkt Lichtstrahl in 1 m Entfernung um 1 cm ab.

Auge

Augenheilkunde
Krankheitsbilder

Sehstörungen und Blindheit H53–54

Amblyopie
Def▷ funktionelle Schwachsichtigkeit unterschiedlicher Ursache, die organisch allein nicht erklärt werden kann

Ein▷ **Schielamblyopie**: Gefahr v.a. bei einseitigem (monolateralem) Schielen im Vorschulalter durch Suppression

bei nicht-korrigierten beidseitigen Brechungsfehlern kann auch nach späterer Korrektur die volle Sehschärfe nicht wieder erreicht werden.

Anisometropie (unterschiedliche Brechkraft in beiden Augen) → Auge mit höherem Brechungsfehler ohne Korrektur sehschwach (Amblyopie ex anisometropia)

Deprivationsamblyopie: fehlende Seheindrücke durch Ptose, Katarakt

Bilaterale Amblyopien: bei Nystagmus

Sehbehinderung
Glaukom ist in Deutschland häufigste Erblindungsursache

Sehbehinderung: Sehschärfe korrigiert 0,3 auf dem besseren Auge

Hochgradige Sehbehinderung: Sehschärfe korrigiert 0,075 auf dem besseren Auge

Blindheit: Berücksichtigung der Restsehschärfe und des erhaltenen Gesichtsfeldes
→ zentrale Sehschärfe auf besserem Auge 1/50 oder
Gesichtsfeldeinschränkung auf weniger als 5°

Minderung der Erwerbsfähigkeit (MdE):
Erblindung eines Auges: 25%
Erblindung beider Augen: 100%

Pupillenfunktionsstörungen H57–58

Ana▷ **Pupillenfunktion** durch:
M. sphincter pupillae (parasympathische efferente Bahn zieht im N. oculomotorius zum M. sphincter pupillae)
M. dilatator pupillae (sympathischer efferenter Schenkel verläuft vom Hypothalamus zum M. dilatator pupillae)
Transmitter Katecholamin

Pupillenreflexbahn: Sehnerv → Chiasma opticum → Abzweigung kurz vor dem Corpus geniculatum laterale und teilweise Kreuzung zur Gegenseite → vordere Vierhügel und Nuclei praetectales; Verbindungen zum Edinger Westphalschen Kern, zu subkortikalen Naheinstellungszentren, zum Hypothalamus und zum Cortex.
Transmitter: Acetylcholin

Phy▷ Lichtregulierung und Verbesserung der Abbildungsschärfe

Mydriasis: Pupillenerweiterung; maximale Pupillenweite 8 mm
z.B. bei psychischer Erregung

Miosis: Pupillenverengung; minimale Pupillenweite 1,5 mm
Im Schlaf und bei Ermüdung sind Pupillen eng.
Reflektorische Engstellung bei Licht: direkte Lichtreaktion und indirekte Lichtreaktion des kontralateralen Auges.

Augenheilkunde
Krankheitsbilder

Bei Akkommodation Naheinstellungsreaktion:
Konvergenzbewegung und Miosis
Lidschlußmiosis: bei versuchtem, aber verhindertem Lidschluß
verengt sich die Pupille

Ät▷ medikamentös:

Medikamentöse Miosis	Medikamentöse Mydriasis
Parasympathomimetika / Cholinergika	**Parasympatholytika / Anticholinergika**
Pilocarpin	Atropin
Carbachol	Scopolamin
Physostigmin (Eserin)	Homatropin
Prostigmin (Neostigmin)	Cyclopentolat
Morphium	Tropicamid
Sympatholytika / Antiadrenergika	**Sympathomimetika / Adrenergika**
Guanethidin	Adrenalin
Ergotamin	Neosynephrin
Yohimbin	Kokain
	Ephedrin

Sonstige Störungen der Pupillenbewegung

	Amourotische Pupillenstarre	Reflektorische Pupillenstarre	Absolute Pupillenstarre	Pupillotonie
Pupille	normal weit	eng, entrundet	weit	übermittelweit, leicht entrundet
Direkte Reaktion	–	–	–	(+)
Indirekte Reaktion	+	–	–	(+)
Naheinstellungsreaktion	+	++	–	++ (aber verzögert)
Med. Beeinflussung	+	–	(+)	++
Lidschlußmiosis	+	+	+	(+)
Dunkelmydriasis	–	–	–	(+)
Ursache	Störung aff. Schenkel, Amaurose	Argyll-Robertson-Phänomen	Störung eff. Schenkel, Ncl. III; N. oculomotorius, Irismuskulatur	vegetat. Störungen (Adie-Syndrom), harmlos

Di▷ **Pupillometer**: Messung der Pupillenweite
Pupillographie: Registrierung der Pupillenbewegung
„**swinging-flashlight test**": Afferenzstörungen der pupillomotorischen Bahn; bei Neuritis N. optici pathologisch

Reflektorische Pupillenstarre (Argyll-Robertson-Phänomen)
Ät▷ Neurolues
Pa▷ Aufhebung der direkten und indirekten Lichtreaktion mit normaler Naheinstellungsreaktion

Anisokorie
Pa▷ ungleiche Pupillenweite

Augenheilkunde

Pharmakotherapie in der Augenheilkunde

Ät▷ angeboren, St.n. Contusio bulbi, einseitige Reizung der Vorderkammer, Glaukomanfall, erhöhter Hirndruck, Commotio cerebri, einseitige Medikamentengabe
Horner-Trias: Ptosis, Miosis, Enophthalmus → Ausfall der symp. Innervation
traumatische Pupillenläsionen: Iridodialyse, Verziehung, Entrundung, Störung der Pupillenreaktion

Leukokorie
Pa▷ weißlich-gelbes statt rotes Pupillenleuchten
Ät▷ bei Kindern V.a. Retinoblastom, bei Erwachsenen bei persistierendem hyperplastischen primären Glaskörper (PHPV), Folge einer Uveitis oder Glaskörperblutung

Pharmakotherapie in der Augenheilkunde

Topische Glucocorticoide
Ind▷ allergische Konjunktivitis, nicht-infektiöse Uvetitis
Wi▷ antiphlogistisch, verhindert überschiessende Entzündungsreaktion
Nw▷ Glaukom, Infektionsneigung, Katarakt

Topische Antibiotika
Ind▷ Konjunktivitis, Keratitis, Fremdkörper, Hordeolum
Sto▷ Aminoglykoside, Gyrasehemmer, Polymyxin B
Wi▷ bakterizid, bakteriostatisch

Glaukomtherapie

Betablocker (lokal)
Sto▷ Betaxolol [Betoptic®], Timolol [Timoptol®], Pindolol [Pindoptic®], Carteolol [Teoptic®]
Wi▷ Reduktion der Kammerwasserproduktion
Nw▷ systemisch, Müdigkeit, Bronchokonstrikion

Augenheilkunde
Pharmakotherapie in der Augenheilkunde

Prostaglandinderivate (lokal)
- **Sto**▷ Bimatoprost [Lumigan®], Lantanoprost [Xalatan®], Unoprostone [Rescula®], Travoprost [Travatan®]
- **Wi**▷ Erhöhung des Kammerwasserabflusses, beste Wirkstärke
- **Nw**▷ keine systemischen Nebenwirkungen

α2-Agonist (lokal)
- **Sto**▷ Apraclonidin [Iopidine®], Brimonidin [Alphagan®], Clonidin [Glaucopres®]
- **Wi**▷ Reduktion der Kammerwasserproduktion
- **Nw**▷ systemisch, Müdigkeit, trockener Mund

Carboanhydrasehemmer (lokal)
- **Sto**▷ Brinzolamid [Azopt®], Dorzolamid [Trusopt®]
- **Wi**▷ Reduktion der Kammerwasserproduktion, mässige Wirkstärke
- **Nw**▷ keine systemischen Nebenwirkungen

Systemische Carboanhydrasehemmer
- **Sto**▷ Acetazolamid [Diamox®], Methazolamid
- **Wi**▷ Senkung der Kammerwasserproduktion
- **Ind**▷ Glaukom im akuten Anfall oder bei Versagen der lokalen Therapie
- **Nw**▷ gastrointestinal, metabolische Azidose

Auge

Ohrenheilkunde

Grundlagen	**480**
Anatomie	480
Untersuchungstechniken	481
Operationstechniken	487
Gesundheitsstörungen	**488**
Ausfluss bzw. Blutung aus dem Gehörgang	488
Gehörgangsfremdkörper	488
Störungen des Hörvermögens bzw. Taubheit	488
Tinnitus	489
Abnorme Nasensekretion	489
Borkenbildung in der Nase	489
Epistaxis (Nasenbluten)	489
Nasenfremdkörper	490
Störungen des Geruchs- bzw. Geschmacksinnes	490
Krankheitsbilder	**490**
Krankheiten des äußeren Ohres H60–H62	490
Otitis externa H60	490
Perichonditis H61	491
Krankheiten des Mittelohres und des Warzenfortsatzes H65–H75	491
Otitis media H65-66	491
Entzündung und Verschluß der Tuba auditiva H68	492
Mastoiditis und verwandte Zustände H70	492
Cholesteatom des Mittelohres H71	492
Trommelfellperforation H72	493
Krankheiten des Innenohres H80–H83	494
Otosklerose H80	494
Störungen der Vestibularfunktion H81	494
Sonstige Krankheiten des Innenohres H83	495
Sonstige Krankheiten des Ohres H90–H95	496
Hörverlust durch Schallleitungs- oder -empfindungsstörung H90	496
Sonstiger Hörverlust H91	496
Hörgeräte	496
Cochlear-Implant	496

Ohren

Ohrenheilkunde

Grundlagen

Anatomie

Äußeres Ohr
Ohrmuschel: Tragus, Antitragus, Helix, Anthelix, Fossa triangularis
Äußerer Gehörgang:
    knorpeliger Anteil (dehnbar, mit Talgdrüsen (Cerumen) und Knäueldrüsen)
    knöcherner Anteil
    arterielle Versorgung durch A. carotis externa

Mittelohr
Trommelfell
Pars tensa: großer unterer gespannter Anteil, dreischichtig
Pars flaccida (Shrapnell-Membran): kleinerer oberer schlaffer Anteil, zweischichtig
Umbo membranae tympani (Hammergriff)
Lichtreflex: ausgehend vom Umbo, im 2. Quadranten
M. tensor tympani: zieht Hammergriff und Trommelfell nach innen
Fläche (Trommelfell) = 20 × Fläche (ovales Fenster)

Ohrtrompete (Tuba auditiva Eustachii)
Länge 3,5 cm; Verbindung des Nasenrachenraumes mit der Paukenhöhle
    (Infektionsweg)
abgehend von Hypotympanum
Tubenöffnen durch M. tensor veli palatini (N. V3), M. levator veli palatini (N. IX, N. X)

Paukenhöhle (Cavitas tympanica)
Etageneinteilung:
    Hypotympanum: über Bulbus Vena jugularis superior
    Mesotympanum
        Begrenzungen:
            vorne: Canalis caroticus
            lateral: Trommelfellinnenseite
            hinten: Warzenfortsatz mit N. facialis, Eintritt der Chorda tympani
            medial: mit rundem Fenster (Fenestra cochleae), schließt Scala tympani ab
            mit **ovalem Fenster** (Fenestra vestibuli), abgeschlossen durch Steigbügelfußplatte
            mit **Promontorium** (=Vorwölbung der unteren Schneckenwindung)
    Epitympanum: grenzt an mittlere Schädelgrube, mit **Hammer** und **Amboß**

Ohrenheilkunde
Grundlagen

Paukeninhalt
Gehörknöchelchen mit
> **Hammer (Malleus)**: Hammergriff und kurzer Fortsatz in Pars tensa
> vorderer Fortsatz in Glaser-Spalte; über Sattelgelenk verbunden mit
> **Amboß (Incus)**: über Gleitgelenk verbunden mit
> **Steigbügel (Stapes)**

Muskeln:
> **M. tensor tympani** (N. V3), Ansatz an Hammergriff
> **M. stapedius** (N. facialis), Ansatz an Steigbügelköpfchen

Nerven:
> **N. tympanicus** (aus N. IX): sensible Fasern zur Versorgung der Paukenhöhle, wird **N. petrosus minor**
> **N. facialis** (N. VII): läuft an oberer und lateraler Wand des Mittelohrs, gibt **N. petrosus major**, **N. stapedius** und **Chorda tympani** ab, tritt durch Foramen stylomastoideum

Innenohr
knöchernes Labyrinth – Perilymphraum – häutiges Labyrinth – Endolymphe

Schnecke: 2,5 Windungen
> **Scala vestibuli** (oben) et **Scala tympani** (unten): mit Perilymphe, verbunden durch **Helicotrema**
> **Ductus cochlearis**: mit Endolymphe (oben Reissner-Membran, unten Basilarmembran mit Corti-Organ, lateral Ligamentum spirale mit Stria vascularis), mit blindem Ende zur Schneckenspitze, erweitert sich zur Schneckenspitze

Vestibulum (=Vorhof)
> zwischen Schnecke und Bogengängen, Ausbuchtungen durch
> **Sacculus**, **Utriculus** (mit Sinneszellen, Maculae, Otolithenmembran)
> **ovales Fenster**

Bogengänge
> **knöcherne**: lateraler, horizontaler
> oberer, vertikaler (bildet Eminentia arcuata)
> hinterer, vertikaler
> **häutige**: mit Endolymphe und Sinneszellen (**Crista ampullaris, Cupula**)

Porus acusticus internus
> mit N. facialis (VII), N. vestibulocochlearis (VIII), Vasa labyrinthi

Untersuchungstechniken

Schwerhörigkeit
Ein▷ **Schalleitungsschwerhörigkeit**: Läsion äußerer Gehörgang oder Mittelohr
Schallempfindungsschwerhörigkeit: Läsion Innenohr oder Nervenläsion

Ohren

Ohrenheilkunde
Grundlagen

Di▷ **Versuch nach Rinne**: mit Stimmgabel erst Prüfung der Knochenleitung am Mastoid; Wenn über die Knochenleitung nichts mehr gehört wird, wird die Stimmgabel vor das Ohr gehalten. Normalerweise sollte dann noch etwas gehört werden, da die Luftleitung normalerweise besser ist als die Knochenleitung.
Mittelohrschädigung: Rinne negativ (Knochenleitung besser als Luftleitung)
Innenohrschwerhörigkeit: Rinne positiv (also eigentlich normal)

Versuch nach Weber: Prüfung der Knochenleitung bzw. des Innenohrs: Stimmgabel wird zentral auf den Kopf gesetzt
normal: Wahrnehmung bds. gleich (pathol. bei Lateralisation)
Mittelohrschädigung: Lateralisation zum kranken Ohr
Innenohrschädigung: Lateralisation zum gesunden Ohr

DD▷

	Weber	Rinne	Recruitment
Schalleitung	Lateralisierung zur kranken Seite	negativ (pathol.)	%
cochleär	Lateralisierung zur gesunden Seite	positiv (normal)	positiv
neuronal	Lateralisierung zur gesunden Seite	positiv (normal)	negativ

Otoskopie
Ind▷ Beurteilung von äußerem Gehörgang, Trommelfell: Farbe, Integrität, Retraktion, Protrusion, Beweglichkeit, Injektion
Verfahren: Zug der Ohrmuschel nach hinten oben, Inspektion mittels Otoskop

Röntgenuntersuchungen
Aufnahmetechniken (wurden weitgehend durch CT / MRT ersetzt):
Schüller: Darstellung von Mastoid, Kiefergelenk, Sinus sigmoideus; äußerer und innerer Gehörgang projezieren sich übereinander
Frage nach Felsenbeinfraktur
Stenvers: Darstellung von inneren Gehörgang, horizontalem und oberem Bogengang, Pyramidenspitze
Frage nach Felsenbeinquerfraktur, Akustikusneurinom
Mayer: Darstellung von äußerem Gehörgang, Paukenhöhle, Mastoid, Kiefergelenk

Tonaudiometrie
Ind▷ zur Abklärung von Hörstörungen
Verfahren: Erzeugung reiner Töne, Messung der Luft- und Knochenleitung
Ton mit spezieller Frequenz und Lautstärke:
– wird er gehört, so ist dies normal
– wird er nicht gehört, so steigt die Lautstärke an bis Ton gehört wird (d.h. Strich geht im Audiogramm nach unten)

Ohrenheilkunde
Grundlagen

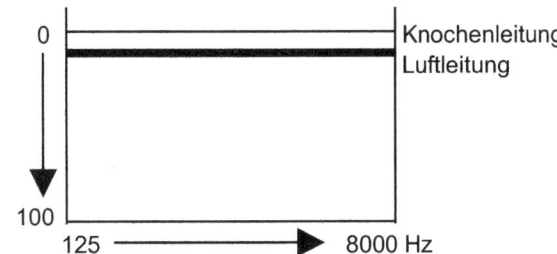

Typische pathologische Befunde:
1. C_5-Senke bei Lärmschwerhörigkeit
2. C_2-Verlust bei M. Menier
3. reine Schalleitungsschwerhörigkeit
4. Hochtonverlust bei Altersschwerhörigkeit
5. reine Schallempfindungsschwerhörigkeit
6. Otosklerose: Schalleitungsstörung und Knochenleitungsstörung, C_2-Senke
7. kombinierte Schalleitungs- und Empfindungsschwerhörigkeit

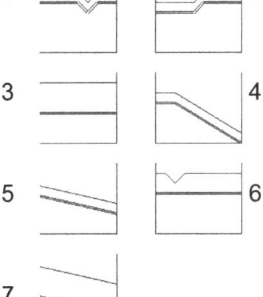

Sprachaudiometrie
Verfahren: Zahlenreihen und einsilbige Testworte in zunehmender Lautstärke; Angabe der %-Zahlen, die verstanden werden, abhängig von Lautstärke
Freiburger Sprachtest: Zahlentest zur Prüfung des Hörverlustes
Einsilbertest zur Prüfung des Sprachverständnisses

Befund:
Schalleitungsschwerhörigkeit: erhöhte dB bei 100% max. Verständnis, d.h. kein Diskriminationsverlust (wenn ausreichend laut, wird alles korrekt verstanden)
Schallempfindungsschwerhörigkeit: erhöhte dB reichen nicht zum vollständigen Verständnis aus; Angabe des Diskriminationsverlustes in %

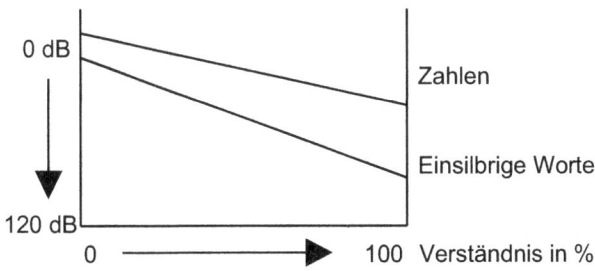

Ohren

Ohrenheilkunde
Grundlagen

Überschwellige Audiometrie
Prinzip: Hörschäden bewirken Veränderung der Tonhörschwelle und aller Stimuli, die über der Hörschwelle liegen; zur DD cochleärer, retrocochleärer, neuronaler und zentraler Hörstörung → Recruitment, Hörermüdung

Recruitment (Lautheitsausgleich; Fowler-Test)
- **Positives Recruitment**: Bei Innenohrschaden tritt bei großer Reizstärke eine Rekrutierung der äußeren Haarzellen statt, so dass ein Ton, obwohl die Hörschwelle herabgesetzt ist, bei großer Lautstärke auf beiden Ohren gleichlaut empfunden wird.
- **Negatives Recruitment**: Bei Schallleitungsstörung oder retrocochleärer Läsion wird der Ton auf dem kranken Ohr immer leiser sein als auf dem gesunden Ohr.

Intensitätsunterscheidungsvermögen (SISI: short increment sensitivity index)
Prinzip: Pegeländerung von 1 dB bei Ton 20 dB über Hörschwelle
Befund:
- Test positiv bei Innenohrschaden (d.h. erhaltene Empfindung von Lautstärkeunterschieden
- Test negativ bei neuronalen Läsionen (d.h. schlechte Empfindung von Lautstärkeunterschieden)

Hörfeldmessung
Prinzip: Messung des subjektiven Lautheitsempfindens über gesamtem Hörfeld (500–4000 Hz); Bestimmung eines dynamischen Bereiches

Hörermüdung: nur bei retrocochlearen / neuronalen Schädigungen
- **Tone-decay-Test (Cahart-Test)**: Ton wird initial gehört; um weiterhin hören zu können, muss der Ton lauter werden
- **Reflex-decay-Test**: Messung der Kontraktion des M. stapedius bei Dauerton pathologisch, wenn < 10 sec. Kontraktion

Impedanzmessung
Def▷ Impedanz: Widerstand des Mittelohrs
Compliance: Beweglichkeit / Nachgiebigkeit des Mittelohres
Impedanzmessung mittels Tympanometrie, Tubenfunktionsprüfung, Stapediusreflexprüfung

Tympanometrie: Bestimmung der Impedanzänderung bei Druckänderung im äußeren Gehörgang → Tympanogramm (Druck-Compliance-Kurve)

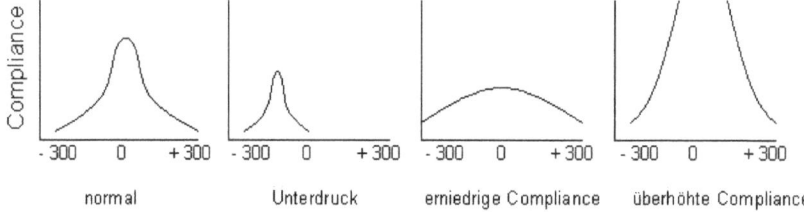

normal | Unterdruck | erniedrige Compliance | überhöhte Compliance

Ohrenheilkunde
Grundlagen

Tubenfunktionsprüfungen:
- **Valsalva-Versuch**: Patient presst nach tiefem Einatmen bei geschlossenem Mund und zugehaltener Nase Luft „in die Ohren"; Druckausgleich
- **Politzer-Versuch**: Durch Zusammendrücken eines auf ein Nasenloch gesetzten Gummiballons kann die Luft in die Tube gepresst werden, wenn gleichzeitig der Nasenrachenraum durch Sprechen eine K-Lautes oder durch Schlucken abgeschlossen und das andere Nasenloch zugehalten wird
- **Toynbee-Versuch**: Wie Valsalva-Versuch, jedoch schluckt der Patient hierbei und bewirkt damit bei einengender Tubenöffnung einen Unterdruck in der Paukenhöhle
- Ableitung des Tympanogramms: Verschiebung des Maximums
    - beim Valsalva-Versuch in Richtung Überdruck
    - beim Toynbee-Versuch in Richtung Unterdruck

Stapediusreflexprüfung
- **Prinzip**: durch Schalldruck >> Hörschwelle wird ipsi- und kontralateral die Kontraktion des M. stapedius induziert → Versteifung der Gehörknöchelchen → Impedanzänderung (akustikofazialer Reflexbogen)
- **Vorgehen**: Ton mit 70–90 dB; Messung der Impedanz auf beiden Ohren
- **Stapediusreflexlatenzzeit**: zur Prüfung Hirnnerv VII und VIII
- **Stapediusreflexdecay (Stapediusreflexermüdung)**: bei neuronaler Hörschädigung Absinken des Stapediusreflex bei anhaltender Beschallung vor Prüfdauer 10 sec.

Elektrische Reaktionsaudiometrie (ERA)
Akustisch evozierte Potentiale (AEP)

Prinzip: Messung der Latenzzeit und der Amplitude des Reizes
Ind▷ objektive Hörbestimmung, Pädaudiologie, Früherkennung Akustikusneurinom, neurologische Fragestellung: Multiple Sklerose, Apoplex
Ein▷
- **ECochG**   Elektrocochleographie
- **BERA**   Hirnstammaudiometrie
- **MLRA**   Messung der mittleren Latenz
- **CERA**   cortikale elektrische Reaktionsaudiometrie
- **Akustisch evozierte Potentiale (AEP)**
    - FAEP   frühe akustisch evozierte Potentiale; besteht aus ECochG und BERA
    - MLR   mittlere Latenz, eher geringe Aussagekraft
    - SAEP   späte akustisch evozierte Potentiale; Messung über Cortex

Ohrenheilkunde
Grundlagen

Befund:

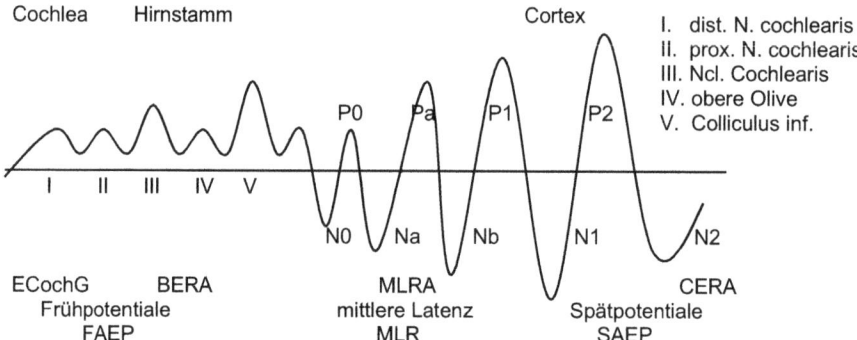

Stenger-Test
Simulationstest: Wird einem einseitig tauben Patienten auf der geschädigten Seite ein lauter, auf der gesunden Seite ein leiser Ton angeboten, so hört der Patient aufgrund der Taubheit nur den leisen Ton auf der gesunden Seite. Der Simulant hört jedoch nur den lauten Ton und gibt an, gar nichts zu hören.

Gellé-Versuch
Stimmgabelversuch zur Beurteilung der Beweglichkeit der Gehörknöchelchen-Kette
Ind▷ Otoskleroseabklärung
Befund: negativ: fixierte Stapesfußplatte
positiv: bewegliche Stapesfußplatte

Otoakustische Emissionen (OAE)
Prinzip: Kontraktionen und Bewegung der äußeren Haarzellen induzieren Schalle, die über die Gehörknöchelchen in den äußeren Gehörgang geleitet werden.
Prüfung mittels Mikrophon im Gehörgang
Vorteile der OAE: objektiv, günstig, gute Treffsicherheit bei Normalhörenden
Nachteile der OAE: keine Aussage über retrocochleäre Läsion
nicht möglich bei Hörverlust > 30 dB

Ein▷ **Spontane OAE (SOAE)**: treten ohne äußeren Reiz auf; 70% der Kinder, 50% der Erwachsenen > 50 Lj.
keine klinische Relevanz
Evozierte OAE:
Distorsionsprodukte (DPOAE): Stimulation mit zwei Tönen, OAE ist ein Zwischenprodukt
Stimulus-Frequenz-Emission: Stimulation mit einem Ton, keine klinische Bedeutung

Ohrenheilkunde
Grundlagen

Vestibularisprüfung
Vestibulo-spinale Reflexe
    Prinzip: Suche nach Abweichreaktion als Ausdruck einer Gleichgewichtsstörung mittels Romberg-Versuch (Stehen auf beiden oder auf einem Bein bei geschlossenen Augen), Unterberger-Tretversuch, vertikalem Zeichentest, Ataxieprüfung

Nystagmusprüfung
    Prüfung von Spontannystagmus, Provokationsnystagmus (mittels Rotation, thermisch, Lagerung)
    Messung über Frenzelbrille (15 dpt), Elektronystagmographie (ENG: Ableitung der korneo-retinalen Potentialdifferenzen über bitemporal angelegte Elektroden)
    Rotatorische Prüfung: zur Feststellung des Funktionsgleichgewichtes
    Die Linksdrehung führt im rechten horizontalen Bogengang zu einer ampullofugalen Endolymphströmung, im linken horizontalen Bogengang zu einer gleichzeitigen ampullopetalen Endolymphströmung. Es tritt also beim Andrehen ein perrotatorischer Linksnystagmus auf. Beim Anhalten besteht Nystagmus nach rechts.
    Thermische Prüfung: zur Feststellung der peripheren Erregbarkeit
    Steht der horizontale Bogengang senkrecht (Kopfneigung nach hinten um 60°), so lässt sich unter dem Einfluss der Gravitation durch Abkühlung oder Erwärmung des äußeren Bogengangschenkels eine Bewegung der Endolymphe durch Änderung des spezifischen Gewichtes und damit eine Cupulaausbuchtung erreichen.
        Erwärmung: Nystagmus zur gleichen Seite (h"ei"ß = gl"ei"ch)
        Abkühlung: Nystagmus zur anderen Seite (k"a"lt = "a"ndere)

Sinusblickpendeltest
    Prüfung: Test auf sakkadierte Blickfolge, optokinetischer Nystagmus

Operationstechniken

Tympanoplastik
OP am Mittelohr zur Sanierung bei chronischer meso- oder epitympanaler Otitis media sowie zur Wiederherstellung des schalleitenden Apparates

Einteilung nach Wullstein
I	Myringoplastik, Trommelfellverschluß
II	Wiederaufbau der defekten Kette
III	direkte Übertragung der Schallwellen vom Trommelfell auf Steigbügel bei beweglicher Stapesfußplatte
IV	Abdeckung des runden Fensters, Schalldruckübertragung ohne Vermittlung von Gehörknöchelchen über ein Luftpolster direkt auf das ovale Fenster
V	Verschluss des ovalen Fensters, Fenster zum horizontalen Bogengang, veraltet zugunsten der Stapesplastik

Ohrenheilkunde

Gesundheitsstörungen

Parazentese
Schlitzung des Trommelfells zum Herstellen einer Abflussmöglichkeit für den Eiter oder Schleim. Sie wird in dem unteren Quadranten (vorne unten) des Trommelfells durchgeführt. Damit wird neben einer Schmerzlinderung durch Druckentlastung die Minderung der Gefahr von Komplikationen erreicht.

Stapesplastik
Stapedektomie und Stapesplastik: Trommelfellaufklappung, Stapesentfernung, Ersatz durch Drahtbügel, der an Ambossschenkel fixiert wird.

Stapedotomie
Fußplatte wird im ovalen Fenster belassen, perforiert, Einführung einer stabförmigen Prothese

Gesundheitsstörungen

Ausfluss bzw. Blutung aus dem Gehörgang

Ät▷ Otitis externa, Otitis media mit Trommelfellperforation, Cholesteatom, Gehörgangsverletzungen
Di▷ Otoskopie

Gehörgangsfremdkörper

Ät▷ v.a. bei Kindern
Di▷ Otoskopie, Ausschluss Trommelfellverletzung
Th▷ Entfernung

Störungen des Hörvermögens bzw. Taubheit

Ät▷ Entzündung, Verletzung, Akustikusneurinom
Pa▷ **Schallleitungsschwerhörigkeit**: Läsion im Mittelohr
Schallempfindungsschwerhörigkeit: Läsion im Innenohr oder der Nervenleitung
Di▷ Ostoskopie, Versuche nach Rinne und Weber, akustisch evozierte Potentiale, Audiogramm, ggfs. Bildgebung

Ohrenheilkunde
Gesundheitsstörungen

Ein▷ **Schalleitungschwerhörigkeit**
    Ät▷ Cerumen obturans, Otitis media
    Pa▷ Störung im äußeren Gehörgang oder Mittelohr
    Di▷ Rinne-Versuch: negativ, Weber-Versuch: Lateralisierung zum kranken Ohr

Schallempfindungsschwerhörigkeit
    Ät▷ Infektion, Trauma, Durchblutungsstörungen, toxisch
    Pa▷ Störung im Innenohr
    Di▷ Rinne-Versuch: positiv, Weber-Versuch: Lateralisierung zum gesunden Ohr

Tinnitus

Pa▷ Hörempfindung ohne äußere Ursache oder Geräusch
Ät▷ **Objektiver Tinnitus**: endogenes Geräusch durch Glomustumor, Mittelohrmyoklonus
    Subjektiver Tinnitus:
        Schalleitungstinnitus: Mittelohraffektion
        Sensorineuraler Tenntitus: Affektion der Cochlea oder des Mittelohres
        Zentraler Tinnitus: ZNS-Affektion
Ein▷ **akut** (Tage) oder **chronisch** (> Wochen)
    kompensiert: keine Beeinträchtigung des täglichen Lebens
    dekompensiert: Beeinträchtigung des täglichen Lebens
Th▷ Durchblutungsförderung, Sauerstoff, Cortisonstoss

Abnorme Nasensekretion

Ät▷ eitrig (Infektion); einseitig (Tumor, Polyp); Blutbeimengung (tumorös); wässrig (allergische Rhinitis)
DD▷ posttraumatisch Liquorrhoe ausschließen
Di▷ Inspektion

Borkenbildung in der Nase

Ät▷ Infektion, Sekretbildung mit Austrocknung
Di▷ Inspektion
Th▷ Befeuchtung, Behandlung bei Infekt

Epistaxis (Nasenbluten)

Ät▷ lokal: Schleimhautschäden, Verletzung, Tumor, Fremdkörper
    systemisch: arterielle Hypertonie, hämorrhagische Diathese
Di▷ Inspektion
Th▷ lokale Verödung, Tamponade, bei Hypertonie Blutdrucksenkung

Ohren

Ohrenheilkunde
Krankheitsbilder

Nasenfremdkörper

- **Ät▷** v.a. Kinder
- **Sy▷** Behinderung der Nasenatmung, Schnupfen, Sinusitis
- **Di▷** Inspektion
- **Th▷** Entfernung

Störungen des Geruchs- bzw. Geschmacksinnes

- **Def▷** **Anosmie**: Verlust des Riechvermögens
  Hyposmie: vermindertes Riechvermögen
  Parosmie: Veränderung der Riechwahrnehmung
  Kakosmie: alles wird als übelriechend wahrgenommen
  Phantosmie: halluzinatorische Geruchswahrnehmung
  Ageusie: Verlust des Geschmacks
  Hypgeusie: vermindertes Schmeckvermögen
- **Ät▷** Läsion der Schleimhäute, Infektionen, Nervenläsionen, toxisch durch z.B. Cadmium, Medikamente
- **Pa▷** Riechen über N. olfactorius
  Vordere 2/3 der Zunge über Chorda tympani
  Hinteres 1/3 der Zunge über N. glossopharyngeus
- **Di▷** Geruchs- und Geschmacksprüfung, Inspektion, ggfs. Bildgebung

Krankheitsbilder

Krankheiten des äußeren Ohres H60–H62

Otitis externa H60

Otitis externa circumscripta
- **Ät▷** mechanische Manipulation
- **Pa▷** Abszedierung eines Haarbalginfektes des äusseren Gehörganges (meist Staphylokokken)
- **Sy▷** Rötung, Schwellung, Schmerz
- **Th▷** Analgesie, lokal antibiotische Behandlung

Otitis externa diffusa
- **Ät▷** mechanische Irritation
- **Pa▷** unspezifische Entzündung des äusseren Gehörganges, meist bakteriell
- **Sy▷** Ekzem, nässend, schmerzhaft; bei schwerem Befall Schallleitungsschwerhörigkeit möglich

Ohrenheilkunde
Krankheitsbilder

Di▷ Inspektion, Abstrich
Th▷ bei trockenem Ekzem: Cortison lokal
bei nässendem Ekzem: Antibiotika- und cortisonhaltige Lokaltherapie

Otitis externa maligna
Ät▷ Otitis externa mit Pseudomonas aeruginosa; v.a. ältere Diabetiker
Pa▷ nekrotisierende Otitis externa mit Osteomyelitis
Sy▷ protrahierter Infekt
Di▷ Inspektion, Abstrich
Th▷ systemische Antibiose, DM-Einstellung, ggfs. operative Sanierung

Perichonditis H61
Ät▷ nach Trauma / Insektenstich
Pa▷ Entzündung des Ohrmuschelperichondriums (Staph., Pseudomonas, Proteus)
Sy▷ lokal Schmerzen, Rötung, Aussparung des Ohrläppchens
Th▷ lokale und systemische Antibiose, bei Abszedierung Spaltung, Entfernung des nekrotischen Knorpels

Krankheiten des Mittelohres und des Warzenfortsatzes H65–H75

Otitis media H65-66
Akute Otitis media
Pa▷ meist aufsteigende Infektion aus dem Nasenrachenraum, selten über Trommelfell
Err▷ β-hämolysierende Streptokokken, Haemophilus influenza, viral
Sy▷ Ohrenschmerzen, Schallleitungsschwerhörigkeit, Ohrenrauschen, Fieber, allgemeine Infektzeichen
Di▷ Inspektion des Trommelfells: Injektion der Hammergriffgefäße, radiäre Gefäßzeichnung, Rötung und Vorwölbung, evtl. Perforation, eitrige Entleerung
Th▷ Analgesie, Antibiose: Aminopenicillin + Clavulansäure, Cephalosporin, abschwellendes Nasenspray; bei schwerem Verlauf evtl. Paracentese

Sonderformen
Scharlach-Otitis und Masern-Otitis: durch hämatogene Streuung
Mucosus-Otitis: durch Strept. mucosus: mild-protrahierter Verlauf, aber Risiko der Knocheneinschmelzung und der latenten Mastoiditis
Säuglings-Otitis: Aszension durch Tuba Eustachii (physiologisch kürzer und weiter bei Kindern); Häufigkeitsgipfel: 6–24. Monat, 4–6. Lj.
Occulte Otitis: osteomyelitischer Prozess
Grippe-Otitis: z.T. hämorrhagische Blasen auf Trommelfell; symptomatische Therapie

Ohrenheilkunde
Krankheitsbilder

Entzündung und Verschluß der Tuba auditiva H68
Akuter Tubenmittelohrkatarrh
- **Pa▷** Schwellung der Tubenschleimhaut führt zu Verschluss des Lumens → ungenügende Belüftung der Paukenhöhle; Luft der Paukenhöhle wird resorbiert → Unterdruck
- **Sy▷** Druck und Schmerz im Ohr, Rauschen, Schwerhörigkeit
- **Di▷** Trommelfellretraktion
- **Th▷** Tubenbelüftung mittels abschwellendem Nasenspray

Seromycotympanon
- **Pa▷** anhaltende Tubenfunktionsstörung und Unterdruck in der Paukenhöhle → Umwandlung der Paukenhöhlenschleimhaut in aktiv-sekretorisches, schleimbildendes Epithel
- **Sy▷** Schwerhörigkeit, Druckgefühl
- **Th▷** Paracentese und Absaugen, Paukendrainage

Chronischer Tubenmittelohrkatarrh
- **Ät▷** chronische Belüftungsstörung durch z.B. Rachenmandelhyperplasie, Adenoiditis, allergische Schleimhautschwellung
- **Pa▷** Schleimhautverdickung, Exsudat in Paukenhöhle, retrahiertes Trommelfell, Tympanosklerose
- **Sy▷** Schwerhörigkeit, Ohrenrauschen
- **Th▷** OP (Tympanoplastik, Drainage)

Mastoiditis und verwandte Zustände H70
- **Pa▷** Komplikation einer akuten Otitis media, die nach 2-3 Wochen noch nicht ausgeheilt ist; eitrige Einschmelzung der knöchernen Zellen
- **Sy▷** Schmerzen, abstehende Ohrmuschel
- **Ko▷** Labyrinthitis, Sinusvenenthrombose, Durchbruch oder knöcherne Beteiligung subperiostaler Abszess
  Bezold-Mastoiditis: Senkungsabszess in Halsweichteile
  Zygomatizitis: knöcherne Entzündung des Os zygomaticum
  Petroapizitis: Pyramidenspitzendurchbruch
  Gradenigo-Syndrom: Parese N. VI und N. III und Trigeminusneuralgie durch Pyramidenspitzeneiterung
- **Th▷** OP: Mastoidektomie

Cholesteatom des Mittelohres H71
Chronische Otitis media
- **Pa▷** bei chronischer Tubenventilationsstörung und rezidivierender Otitis media
- **Sy▷** rez. Schmerzen im Rahmen einer Otitis media, Schalleitungsschwerhörigkeit
- **Th▷** frühzeitige Sicherstellung der Belüftung der Paukenhöhle

Ohrenheilkunde
Krankheitsbilder

Ein▷ Chronische Schleimhauteiterung
- **Ät▷** rez. Infektionen
- **Pa▷** meist mit zentralem Trommelfelldefekt
- **Di▷** Erregernachweis
- **Th▷** Antibiose, Belüftung und Trockenlegen

Chronische Knocheneiterung (Cholesteatom)
- **Def▷** Cholesteatom: chronische Otitis media mit Knochendestruktion durch ortsfremdes verhornendes Plattenepithel
- **Pa▷** jahrelange, fötide Eiterung mit Knochendestruktion, randständiger Trommelfelldefekt; Histologie: zwiebelschalenartige Hornlamellen
- **Ein▷ Sekundäres Tensacholesteatom**: erst Perforation, dann Cholesteatom durch narbige randständige Retraktionstasche, foetides Sekret
  Primäres Flaccidacholesteatom: erst Cholesteatom, dann Perforation mit Flaccidaperforation, Kuppelraumcholesteatom, foetides Sekret
  Kongenitales, okkultes Cholesteatom: geschlossenes Trommelfell
- **Ko▷** intrakranielle Komplikationen, Faszialislähmung, Meningitis, Labyrinthfistel (Umschlagen des Weber-Versuchs), Hirnabszess
- **Th▷** Antibiose, Ohrspülungen, OP: radikal mit Wegnahme der hinteren Gehörgangswand "Radikalhöhle", Tympanoplastik

Trommelfellperforation H72

Ohren

Traumatische Trommelfellperforation
Ein▷ Direkte Verletzung
- **Ät▷** Perforation durch Manipulation
- **Ko▷** Infektion, Zerstörung der Gehörknöchelchenkette

Indirekte Verletzung
- **Ät▷** durch Luftdruckänderung: Ball-, Knall-, Barotrauma

Sy▷ stechender Schmerz, Schalleitungsschwerhörigkeit
Bei Innenohreröffnung: Schwindel, Nystagmus, Schallempfindungsschwerhörigkeit
Th▷ steriles Abdecken, Silikonfolie
nie lokale Anwendungen von Ohrentropfen o.Ä.!!!
kleine Defekte bedürfen oft keiner speziellen Intervention

Trommelfellperforation bei Otitis media
Pa▷ Drucksteigerung in Paukenhöhle → Trommelfellperforation mit Entleerung des Eiters
Sy▷ klinisch meist anschließend Besserung von Schmerz und Fieber
Th▷ lokale Kontrolle, selten Intervention erforderlich, Abdecken, keine Feuchtigkeit, antibiotische Behandlung der ursächlichen Otitis media

■ ■ ■ ■ **Ohrenheilkunde** ▬▬▬▬▬▬▬▬▬▬▬▬▬▬▬▬▬▬▬▬ ■ ■ ■ ■
Krankheitsbilder

Krankheiten des Innenohres H80–H83

Otosklerose H80

Ät▷ unbekannt
Ep▷ ♀ > ♂
Pa▷ Erkrankung der knöchernen Labyrinthkapsel mit Knochenumbauprozess: herdförmige Resorption des normalen Strähnenknochens der Labyrinthkapsel und überschüssige Bildung eines geflechtartigen spongiösen Knochens → häufig an ovaler Fensternische → Fixierung des Steigbügels → **Stapesankylose**
Sy▷ Tinnitus, zunehmende Schwerhörigkeit, keine Schmerzen; in lauter Umgebung wird relativ gesehen besser gehört (im Ggs. zu Presbyakusis)
Schwartzesches Zeichen: durch das Trommelfell hindurch erkennbar vermehrte Gefäßzeichnung der Schleimhaut als Hinweis auf eine Otosklerose
Di▷ normales Trommelfell, Schallleitungsschwerhörigkeit, Carhart-Senke, kein Stapediusreflex
Th▷ konservativ mit Hörgerät, OP zur Wiederherstellung der Schallleitung:
Frühere OP: Fensterungs-OP, Stapesmobilisation, Crurotomie, Fußplattenresektion
OP 1. Wahl: Stapedektomie und Stapesplastik: Trommelfellaufklappung, Stapesentfernung, Ersatz durch Drahtbügel, der an Ambossschenkel fixiert wird

Störungen der Vestibularfunktion H81

Ménière-Krankheit

Ät▷ letztlich unklare Ätiologie, psychische Störung, Nikotin- oder Alkoholkonsum, autoimmune Genese
Pa▷ Hydrops des häutigen Labyrinths und / oder Elektrolytstörungen an der Reissner-Membran infolge
  – quantitativer und qualitativ fehlerhafter Endolymphproduktion
  – gestörte Resorption der Endolymphe im Saccus endolymphaticus
  – Verschluss des Ductus endolymphaticus
Auslösung: Ruptur des hydropisch erweiterten Endolymphschlauches im Bereich der Reissner-Membran oder Permeabilitätsstörung der Perilymph-Endolymphschranke → Durchmischung der Perilymphe mit kaliumreicher Endolymphe
Sy▷ **Trias**: Drehschwindelanfälle mit Übelkeit und Erbrechen
    Tinnitus
    einseitige Schwerhörigkeit
Th▷ symptomatisch: Antiemetika, Sedativa; durchblutungsfördernde Infusion
OP: kurativ: Saccotomie
symptomatisch-destruktiv: Ausschaltung N. vestibularis oder durch ototoxische Medikamente; Zerstörung des häutigen Labyrinths

Ohrenheilkunde
Krankheitsbilder

Neuronitis vestibularis
- **Ät▷** Virusinfekt, Mikrozirkulationsstörung
- **Sy▷** plötzlich einsetzender Drehschwindel, Spontannystagmus, keine Hörstörung; Abklingen der Symptomatik nach einigen Tagen
- **Th▷** symptomatisch: Antivertiginosa, HAES, allgemein: Durchblutungsförderung, Blutverdünnung, Cortison, Sauerstoff; keine klare Evidenz

Paroxysmaler Lagerungsschwindel
- **Ät▷** unklar
- **Pa▷** Otolith erregt Cupula im Bogengang → Auslösung von Drehschwindel, Nystagmus
- **Sy▷** plötzlich einsetzender Drehschwindel durch abgesprengte Otolithen
- **Di▷** Lagerungsprobe
- **Th▷** Schwindeltraining, Lagerungstraining

Kinetosen (Reisekrankheit)
- **Pa▷** gesteigerte Empfindlichkeit gegen unphysioloische Beschleunigungen (Schifffahrt, Auto)
- **Sy▷** Übelkeit, Erbrechen, Schwindel
- **Th▷** symptomatisch: Antiemetika

Sonstige Krankheiten des Innenohres H83

Labyrinthitis
- **Ät▷** toxisch, bakteriell, viral
- **Pa▷** Entzündung des Labyrinths
- **Sy▷** Übelkeit, Erbrechen, Drehschwindel, Innenohrschwerhörigkeit
- **Di▷** Nystagmus, Innenohrschwerhörigkeit
- **Th▷** kausal: antibiotisch, symptomatisch

Hörsturz
- **Ät▷** Durchblutungsstörung, virale Genese, Ruptur des runden Fensters
- **Pa▷** plötzlicher Hörverlust
- **Sy▷** plötzlich auftretende einseitige Schwerhörigkeit oder Taubheit, Tinnitus, keine vestibuläre Beteiligung
- **Th▷** HAES, allgemein: Durchblutungsförderung, Blutverdünnung, Cortison, Sauerstoff; keine klare Evidenz

Akustisches Trauma
- **Ät▷** Knall: 1–2 msec: akute Schädigung, Besserung nach Tagen
  Explosion: > 2 msec, meist Trommelfellzerreißung, Kombination Schalleitungs- und Schallempfindungsschwerhörigkeit, Progredienz möglich
  chronisches Lärmtrauma: chronische Exposition, immer beidseits
  stumpfes Schädeltrauma: Commotio labyrinthia, oft Besserung nach Tagen
- **Pa▷** Knall führt zu Degeneration von Haarzellen im Corti-Organ

Ohren

Ohrenheilkunde
Krankheitsbilder

Ein▷ Temporärer Tonschwellenschwund (TTS) – Persistierender Tonschwellenschwund (PTS)
Di▷ Audiogramm
Sy▷ Hörminderung, Tinnitus
Th▷ Prophylaxe!

Caisson-Krankheit (Barotrauma)
Syn▷ Pressluftkrankheit, Dekompressionskrankheit
Pa▷ zu schneller Druckverlust (Dekompression) setzt vorher unter Drück gelösten Stickstoff frei → Gasembolien
Sy▷ Schwerhörigkeit, Ohrensausen, Schwindel, bis hin zu Vigilanzstörung
Th▷ Rekompression und langsame Dekompression

Sonstige Krankheiten des Ohres H90–H95
Hörverlust durch Schalleitungs- oder -empfindungsstörung H90
Angeborene oder frühkindlich erworbene Hörstörung
Sy▷ meist nur Hörorgan betroffen, keine vestibuläre Beteiligung
Ät▷ erblich: sporadisch-rezessiv: ab Geburt, häufiger unter Verwandtenehen
dominant-progressiv: Manifestation im Kindesalter
pränatal erworben: Röteln, Lues, Toxoplasmose, Stoffwechselstörung
  (Diabetes mellitus, Hypothyreose), CMV, Alkohol
perinatal erworben: Geburtstrauma, Hypoxie, Kernikterus
postnatal erworben: Labyrinthitis, Meningitis, Infektion, Mumps, Masern

Sonstiger Hörverlust H91
Altersschwerhörigkeit (Presbyakusis)
Pa▷ degenerative Prozesse im Corti-Organ
Sy▷ seitengleiche Hörverschlechterung, ab 55. Lj. zunehmend; Schwerhörigkeit besonders für hohe Töne, typisch Diskriminationsverlust (im Ggs. zu Otosklerose)
Th▷ Hörgerät

Hörgeräte
Ind▷ bei bds. nicht mehr behebbarer Schwerhörigkeit
Hörverlust des besseren Ohres > 30 dB bei 500–3000 Hz oder Diskriminationsverlust im Sprachaudiogramm von > 20% bei 65 dB
Meist bds. Versorgung

Cochlear-Implant
Ind▷ bei bds. cochleärer Taubheit oder schwerstgradiger Hörminderung, so dass Restfunktion trotz Verstärkung nicht mehr ausreicht
Prinzip: Die Elektroden werden in die Cochlea eingeführt, um den mit einem Mikrofon aufgenommenen Schall mit Hilfe eines digitalen Signalprozessors elektrisch direkt an den Hörnerv weiterzugeben. Damit kann man es auch als ein "Hörgerät für ganz taube Patienten" bezeichnen.

Kardiovaskuläre Erkrankungen

Grundlagen	**499**
Anatomie	499
Untersuchung	500
Körperliche Untersuchung	500
EKG	501
Gesundheitsstörungen	**508**
Angina pectoris	508
Claudicatio intermittens	508
Einflussstauung	509
Erhöhter Blutdruck	509
Kreislaufstillstand	509
Niedriger Blutdruck	509
Pulslose Extremität	510
Schock	510
Störungen des Herzrhythmus (HRST)	512
Sturzanfall	512
Synkope bzw. Kollaps	512
Zyanose	513
Krankheitsbilder	**513**
Akutes rheumatisches Fieber I00–I02	513
Chronische rheumatische Herzkrankheiten I05–I09	514
Rheumatische Mitralklappenkrankheiten I05	514
Rheumatische Aortenklappenkrankheiten I06	515
Arterielle Hypertonie (Hochdruckkrankheit) I10–I15	516
Essentielle (primäre) Hypertonie I10	516
Hypertensive Herzkrankheit I11	518
Hypertensive Nierenkrankheit I12	518
Sekundäre Hypertonie I15	518
Arterielle Hypotonie	519
Ischämische Herzkrankheiten I20–I25	520
Angina pectoris (AP) bei KHK (koronarer Herzkrankheit) I20	520
Akuter Myokardinfarkt I21	521
Pulmonale Herzkrankheit und Krankheiten des Lungenkreislaufes I26–I28	524
Lungenembolie I26	524
Sonstige pulmonale Herzkrankheiten I27	525
Sonstige Formen der Herzkrankheit I30–I52	526
Akute Perikarditis I30	526
Sonstige Krankheiten des Perikards I31	527

Kardio

Kardiovaskuläre Erkrankungen
Inhalt

Nichtrheumatische Mitralklappenkrankheiten I34	528
Nichtrheumatische Aortenklappenkrankheiten I35	530
Nichtrheumatische Trikuspidalklappenkrankheiten I36	533
Pulmonalklappenkrankheiten I37	533
Endokarditis, Herzklappe nicht näher bezeichnet I38	534
Endokarditis und Herzklappenkrankheiten bei anderenorts klassifizierten Krankheiten I39	535
Myokarditis I40–I41	536
Kardiomyopathie I42	536
Atrioventrikulärer Block und Linksschenkelblock I44	538
Sonstige kardiale Erregungsleitungsstörungen I45	541
Herzstillstand I46	542
Reanimation	543
Paroxysmale Tachykardie I47	543
Vorhofflattern und Vorhofflimmern I48	544
Sonstige kardiale Arrhythmien I49	545
Herzinsuffizienz I50	547
Herzchirurgie	550
Herztransplantation	550
Zerebrovaskuläre Krankheiten I60–I69	551
Subarachnoidalblutung (SAB) I60	551
Intrazerebrale Blutung I61	551
Hirninfarkt I63	552
Verschluss und Stenose präzerebraler Arterien ohne resultierenden Hirninfarkt I65	555
Sonstige zerebrovaskuläre Krankheiten I67	555
Folgen einer zerebrovaskulären Krankheit I69	557
Krankheiten der Arterien, Arteriolen und Kapillaren I70–I79	558
Atherosklerose I70	558
Aortenaneurysma und –dissektion I71	559
Sonstiges Aneurysma I72	559
Sonstige periphere Gefäßkrankheiten I73	560
Arterielle Embolie und Thrombose I74	565
Krankheiten der Venen, Lymphgefäße und Lymphknoten I80–I89	567
Phlebitis und Thrombophlebitis I80	567
Pfortaderthrombose I81	567
Sonstige venöse Embolie und Thrombose I82	568
Varizen der unteren Extremitäten I83	571
Hämorrhoiden I84	572
Ösophagusvarizen I85	573
Varizen sonstiger Lokalisationen I86	573
Unspezifische Lymphadenitis I88	574
Sonstige nichtinfektiöse Krankheiten der Lymphgefäße und Lymphknoten I89	574
Pharmakotherapie	**575**
Antihypertensiva	575
Diuretika	579
Vasoaktive Substanzen	581
Volumensubstitution	582

Kardiovaskuläre Erkrankungen

Grundlagen

Digitalis (Herzglykoside)	583
Antiarrhythmika	585
Gerinnungshemmung	587
Heparine und Alternativen	587
Fibrinolytika	588
Cumarine (orale Antikoagulation)	588
Thrombozytenaggregationshemmer	589

Grundlagen

Anatomie

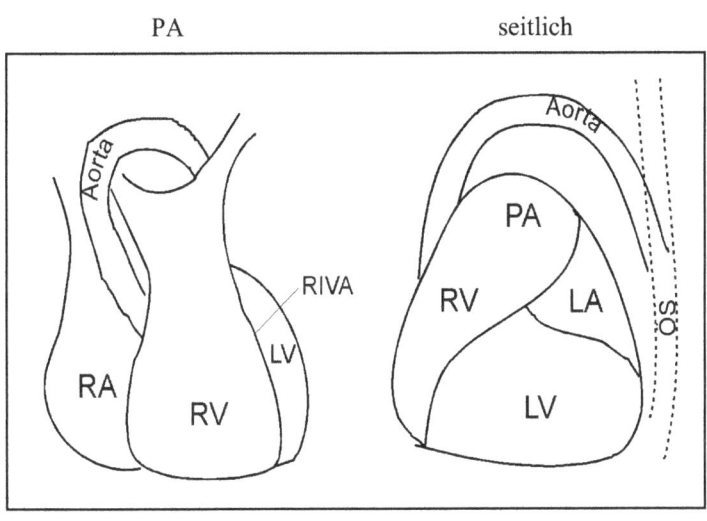

Klappen
Segelklappen: Valva tricuspidalis (Trikuspidalklappe), Valva bicuspidalis
(Mitralklappe)
Taschenklappen: mit jeweils 3 Taschen: Valva trunci pulmonalis, Valva aortae
(Ursprung der Koronararterien, Knötchen am Taschenrand zur Sicherung des
Verschlusses)

Kardiovaskuläre Erkrankungen
Grundlagen

Gefäßversorgung
A. coronaria sinistra: versorgt linken Ventrikel und Septum
  verläuft erst im Sulcus coronarius, teilt sich dann in R. interventricularis anterior (RIVA) und R. circumflexus (RCX)
A. coronaria dextra (RCA):
  versorgt rechten Ventrikel und diaphragmale Hinterwand
  verläuft erst im Sulcus coronarius und endet mit dem R. interventricularis posterior (im Sulcus interventricularis posterior)

Untersuchung

Körperliche Untersuchung

Vitalzeichen: Puls (kräftig, rhythmisch), Blutdruck (RR), Körpertemperatur, Atemfrequenz
Inspektion: Zyanose, Halsvenenstauung, Ödeme, Nagelbettdurchblutung, Augenhintergrund
Palpation: Puls, Herzspitzenstoß (5. ICR MCL), Perkussion
Auskultation:
1. Herzton
  Anspannungston; Beginn der Systole, Schluß der Trikuspidal und Mitralklappe; leichte Spaltung ist normal
  paukender 1. HT: bei Mitralstenose oder Anämie
  abgeschwächter 1. HT: bei Mitralinsuffizienz

Abb.: EKG und Herztöne.

2. Herzton
  Semilunarklappenschluß (Aorten- und Pulmonalklappe) am Ende der Systole; physiologisch Schluß der Aortenklappe kurz vor Pulmonalklappe; bei Inspiration physiologische Spaltung (Druckerhöhung im Thorax)
  paradoxe Spaltung (PVA: Pulmonalklappe vor Aortenklappe) bei LSB oder Aortenstenose
  lauter 2. HT: bei art. Hypertonie, Aortenklappeninsuffizienz
  abgeschwächter 2. HT: bei Linksherzinsuffizienz, Schock
3. Herzton
  tieffrequenter, ventrikulärer Füllungston zu Beginn der Diastole unmittelbar nach 2. HT durch diastolische Volumenüberlastung (Vorhofvolumen trifft auf gefüllte Kammer); tritt früh bei Herzinsuffizienz auf; bei Jugendlichen physiologisch
4. Herzton
  diastolischer, tieffrequenter Vorhofton direkt vor 1. HT durch Vorhofkontraktion

Kardiovaskuläre Erkrankungen
Grundlagen

Herzgeräusche
Pa▷ Wirbelbildungen durch organische oder funktionelle Läsionen
Ein▷ Systolikum, Diastolikum
  Crescendo: anschwellend; Decrescendo: abschwellend bandförmig
  hochfrequent, niederfrequent
  Klinische Einteilung der Lautstärke von Herzgeräuschen
  6/6 aus Distanz wahrnehmbar
  5/6 durch aufgelegte Hand mit dem Stethoskop hörbar
  4/6 durch den Finger hindurch mit dem Stethoskop hörbar
  3/6 unüberhörbares, lautes Geräusch bei normaler Auskultation
  2/6 leises Geräusch, gerade noch hörbar
  1/6 vom Ungeübten nicht hörbar; phonokardiographisch nachweisbar

Venöses System
Ein▷ oberflächliche Venen → V. saphena magna und parva
  mitteltiefe Venen → Vv. perforantes
  tiefe Venen → Vv. iliacae, femoralis, poplitea, tibialis
Di▷ **Trendelenburg-Test**: Testung oberflächlicher Venen
  Hochlagerung des Beins (Entleerung der V. saphena magna) →
  Komprimierung der Vene in der Leiste → Aufstehen → Lösung der
  Stauung
  Bei insuffizientem Klappenapparat retrograde Venenfüllung
  Perthes-Test: Testung der Durchgängigkeit der Vv. perforantes und
  profundae
  Unter Venenstauung umhergehen
  Wenn tiefe Venen intakt Entleerung der Stauung
  Linton-Test: Prüfung der Vv. perforantes und profundae
  Stauung mit Varikosis → Anheben des Beins; Entleerung der
  gestauten Varizen
  Bildgebung: Doppler, Phlebographie, Szintigraphie

EKG

Grundlagen
Das EKG zeichnet **Spannungsänderungen** an definierten Achsen auf. Die Spannungsänderungen entstehen als Summation der Aktionspotentiale. Die Höhe des Ausschlages entspricht der Stärke eines Signals, die Breite der Dauer eines Signals. Die Richtung des Ausschlages ist wie folgt zu interpretieren:

	Depolarisation	Repolarisation
Erregung Richtung Elektrode	positiv	negativ
Erregung von Elektrode weg	negativ	positiv

Die **Erregungsausbreitung** beginnt physiologisch im **Sinusknoten** (Dach des rechten Vorhofes), breitet sich über die **Vorhöfe** aus (entspricht P-Welle), erreicht über den **AV-Knoten** die **Kammer**, wo sie sich zunächst rasch über das **HIS-Bündel** auf den linken und rechten Tawara-Schenkel ausbreitet. Der linke Tawara-

Kardiovaskuläre Erkrankungen
Grundlagen

Schenkel teilt sich in den linken posterioren sowie linken anterioren Faszikel. Letzte Aufzweigung vor dem eigentlichen Myokard sind die **Purkinjefasern**. Die schnelle Erregungsausbreitung über der Kammer entspricht dem QRS-Komplex, die ST-Strecke den vollständig erregten Kammern. Die T-Welle ist das Korrelat der Erregungsrückbildung über den Kammern.

Grund für die Erregungsbildung im Sinusknoten ist die schnellste Autonomiefrequenz. Das Ruhemembranpotential am Herzen ist nicht stabil, sondern es kommt zu einer diastolischen Spontandepolarisation, welche das Aktionspotential bei Erreichen des Schwellenpotentials initiiert. Der Sinusknoten ist mit einer Frequenz von 60–80/Min am schnellsten. Die Spontanfrequenz nimmt mit der Nähe zur Herzkammer ab, liegt beim AV-Knoten noch bei 40–60/Min, beim Myokard schließlich bei 20–40/Min.

Normales EKG

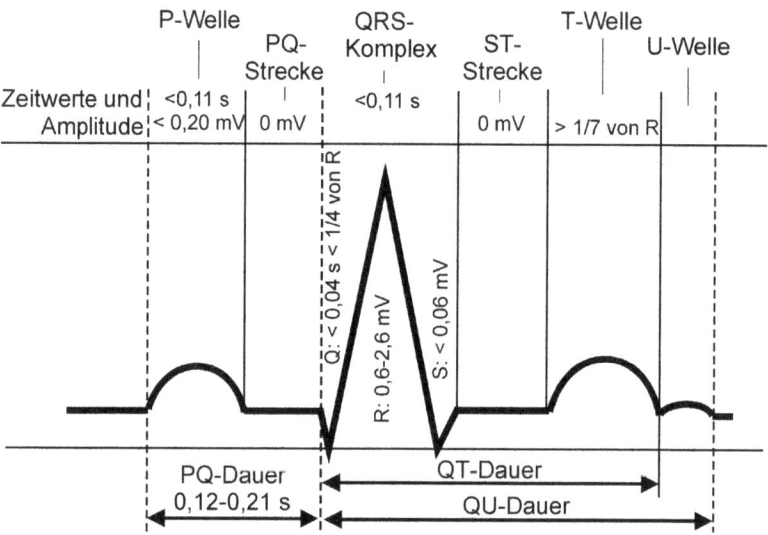

EKG-Abschnitt	Korrelat
P- Welle	Erregungsausbreitung über Vorhöfen
PQ- Zeit	Zeit zwischen Erregung der Vorhöfe und der Kammern
QRS-Komplex	Erregungsausbreitung über Kammern
ST- Strecke	Kammern erregt
T- Welle	Erregungsrückbildung der Kammern
QT- Zeit	Gesamte elektrische Kammeraktion

Kardiovaskuläre Erkrankungen
Grundlagen

Aus diesen Grundlagen lassen sich bereits folgende pathologische Zustände ableiten:
- Der **Sinusknoten** steuert die Herzfrequenz. Fällt dieser aus, so folgt eine Pause, bis die sekundären Erregungsbildungszentren einsetzen. Ein sogenannter Ersatzrhythmus ist bradykard.
- Der **QRS-Komplex** sieht immer dann normal aus, wenn die Erregungsausbreitung regulär über den AV-Knoten, HIS-Bündel und Tawara-Schenkel erfolgt. Herzrhythmusstörungen, die auf Vorhofebene stattfinden, gehen mit einem normalen QRS-Komplex einher; Herzrhythmusstörungen aus den Ventrikeln können keinen normalen QRS-Komplex haben (meist breiter, schenkelblockartiger QRS-Komplex), da die Erregungsausbreitung nicht über die schnellen Fasern des Erregungsleitungssystems gehen, sondern im wesentlichen über das Myokard (je langsamer die Erregungsausbreitung, desto breiter der QRS-Komplex).

Systematische EKG-Interpretation

Lagetyp

Einfache Lagetypbestimmung

größter QRS-Komplex in	I	QRS in II	neg.	üLT	überdrehter Linkstyp
			pos.	LT	Linkstyp
	II	QRS in aVL	pos.	IT	Indifferenztyp
			neg.	ST	Steiltyp
	III	QRS in aVR	neg.	RT	Rechtstyp
			pos.	üRT	überdrehter Rechtstyp

Cabrerakreis
Die Ableitung mit der größten positiven R-Zacke zeigt zum Lagetyp.
Die Ableitung mit dem geringsten Ausschlag steht senkrecht darauf.

Ermittlung des Lagetyps
1. Bestimmung der Ableitung mit dem größten positiven Ausschlag (Extremitätenableitungen I, II, III sowie aVL, aVF, oder aVR). Im Cabrerakreis sind die entsprechenden Ableitungen der Gradzahl zugeordnet, hiermit kann bereits grob der Winkel des Lagetyps angegeben werden.
2. Bestimmung der Ableitung mit dem geringsten Ausschlag (möglichst isoelektrisch). Auf dieser Ableitung steht der Vektor im 90°-Winkel.

Kardio

Kardiovaskuläre Erkrankungen
Grundlagen

Anhand des so ermittelten Winkels kann man den Lagetyp bestimmten:

Überdrehter Linkstyp:	< –30°
Linkstyp:	–30° bis +30°
Indifferenztyp:	+30° bis +60°
Steiltyp:	+60° bis +90°
Rechtstyp:	+90° bis +120°
Überdrehter Rechtstyp:	> +120°

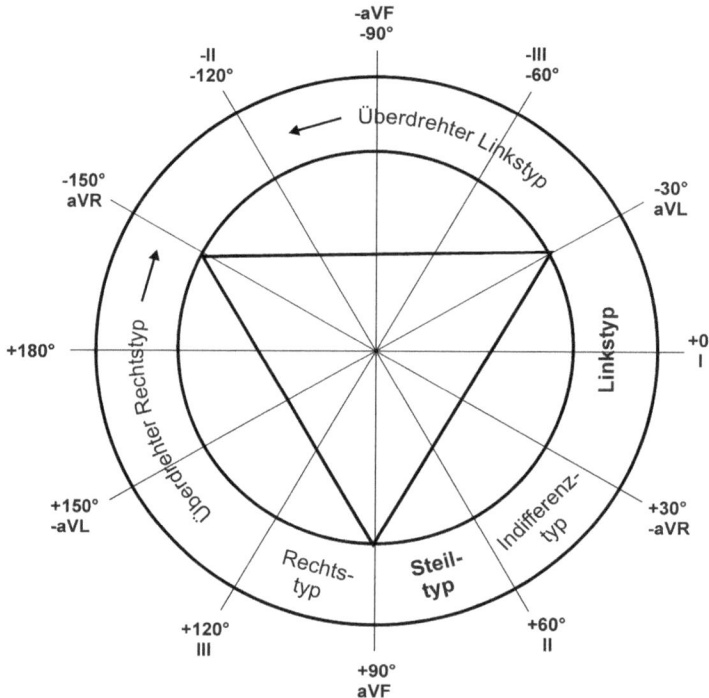

Rhythmus
Herzfrequenz: normokard: 50–100/Min.
tachykard: > 100/Min.
bradykard: < 60/Min.

Rhythmisch / arrhythmisch
Der normale Sinusrhythmus ist dadurch gekennzeichnet, dass vor jedem QRS-Komplex in gleichem Abstand ein P ist und die QRS-Komplexe in regelmäßigem Abstand aufeinander folgen. Regelmäßige QRS-Komplexe kann es auch bei AV-Knotenrhythmus oder Vorhofflattern mit regelmäßiger Überleitung geben. Hier fehlt aber das regelmäßige P vor dem QRS-Komplex. Es müssen beide Kriterien für die Beurteilung des Sinusrhythmus geprüft werden.

Kardiovaskuläre Erkrankungen
Grundlagen

P-Welle
Normal: Höhe < 0,25 mV, Breite < 100 ms
Pa▷ **P dextroatriale** hohe P-Welle (> 0,25 mV)
  bei Überlastung des rechten Vorhofs
  P sinistroatriale breite, z.T. doppelgipflige P-Welle (> 100 ms)
  bei Überlastung des linken Vorhofs
  P biatriale: hohe und breite P-Welle
  bei Überlastung beider Vorhöfe
  Negatives P in I: ektoper Vorhofrhythmus, meist im linken Vorhof
  Negatives P in II, III, aVF: ektoper Vorhofrhythmus, meist kurz vor AV-Knoten („basaler Vorhofrhythmus"), kurze PQ-Zeit
  Fehlendes P: SA-Block, Vorhofflimmern, AV-Ersatzrhythmus

PQ-Zeit
Beginn P-Welle bis Beginn Q; je schneller die Frequenz, desto kürzer die PQ-Zeit
Pa▷ **PQ-Verkürzung**: WPW-Syndrom (akzessorisches Bündel),
  AV-Reentrytachykardie, basaler Vorhofrhythmus
  PQ-Verlängerung: AV-Block I° bei PQ-Zeit > 200 ms
  AV-Block **I°** PQ-Zeit > 200 ms
  II° Typ Wenckebach: PQ-zunehmend, bis ein QRS-Komplex ausfällt
  Typ Mobitz: normale PQ-Zeit, aber nur jede 2., 3., 4. P-Welle wird in QRS-Komplex fortgeleitet
  III° AV-Dissoziation: P-Welle läuft unabhängig von QRS-Komplex; QRS-Komplex entsteht durch sekundären Schrittmacher (meist AV-Knoten-ersatzrhythmus)

Q-Zacke
erster negativer Ausschlag nach PQ-Strecke
normal: < 30 ms, < 0,3 mV (1/4 des maximalen QRS-Ausschlag)
Pa▷ typisch pathologisches Q in II, III, aVF bei St.n. Hinterwandinfarkt

QRS-Komplex
Ausbreitung über die Kammer, normal: Breite < 100 ms
Pa▷ **Zunahme der Breite**: inkompletter Schenkelblock: Dauer 100–120 ms
  kompletter Schenkelblock: Dauer > 120 ms
  Linksschenkelblock:
  – **inkomplett**: Breite 100–120 ms, verzögerte Ausbreitung im linken Tawara-Schenkel
  – **komplett**: Breite > 120 ms, verzögerte Ausbreitung im linken posterioren und anterioren Faszikel; entspricht somit bifaszikulärem Block

Kardio

Kardiovaskuläre Erkrankungen
Grundlagen

EKG: 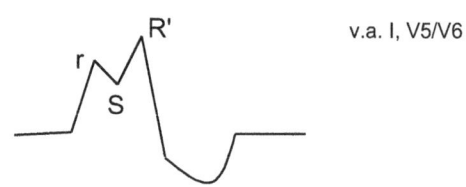 v.a. I, V5/V6

Linksanteriorer Hemiblock: üLT, normale QRS-Breite (< 100 ms), S-Persistenz bis V6, langsamer R-Aufbau
Linksposteriorer Hemiblock: üRT, RT, langsamer R-Aufbau, kleines Q in II, III, aVF
    Pa▷ insg. selten, meist im Rahmen KHK
Rechtsschenkelblock: verzögerte Ausbreitung im rechten Tawara-Schenkel
– **inkomplett**: Breite 100–120 ms
– **komplett**: Breite > 120 ms

EKG: 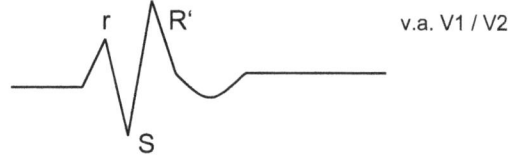 v.a. V1 / V2

Zunahme der Höhe: Ursache: Hypertrophie
    Sokolow-Lyon-Index (Index für Hypertrophie)
      – **Linksherzhypertrophie**: größtes R (V5/6) + größtes S (V1/2) > 3,5 mV
      – **Rechtsherzhypertrophie**: größtes R (V1/2) + größtes S (V5/6) > 1,05 mV
Abnahme der Höhe: Niedervoltage
    Periphere Niedervoltage: in I, II, III je kleiner QRS-Komplex
    Zentrale Niedervoltage: auch Vorderwandableitungen klein; v.a. bei Erguss, Emphysem
Wechselnde Höhe (QRS-Alternans): alternierende Erregungsausbreitungsstörung, z.B. bei Perikarderguss (Swinging heart-Syndrome)
R/S-Umschlag: normaler R-S-Umschlag bei V3/V4
    verzögerter R/S-Umschlag bei KHK, St.n. Infarkt

ST-Strecke
Ende S-Zacke bis Beginn T-Welle
beide Kammern depolarisiert, d.h. keine Potentialschwankung, somit isoelektrische Linie
ST-Senkung: physiol.: evtl. aszendierend, muldenförmig unter Digitalis, horizontal bis 0,1 mV
    Pa▷ horizontal > 0,1 mV, deszendierend, konvexbogig
ST-Hebung: physiol.: frühe Repolarisation, erhöhter Abgang der ST-Strecke aus J-Point

Kardiovaskuläre Erkrankungen
Grundlagen

Pa▷ plateauförmig aus R: v.a. bei Myokardinfarkt
konvex, z.T. aus S aufsteigend: bei Perikarditis

T-Welle
Repolarisation der Kammern, normalerweise konkordant zu QRS-Ausschlag
(konkordant bedeutet: QRS-Ausschlag und T-Welle in einer Richtung (entweder
beide positiv oder beide negativ)
Pa▷ diskordante T-Negativierung (neg. T bei pos. QRS-Komplex)
    praeterminal: Winkelhalbierende < 90°
    terminal: Winkelhalbierende > 90°
    T-Abflachung: Hypokaliämie, Myokarditis, unspezifisch bei KHK
    T-Überhöhung: Hyperkaliämie, Erstickungs-T

QT-Zeit
gesamte elektrische Aktivität der Kammer, abhängig von Herzfrequenz
normal: 350–440 ms; Frequenzabhängigkeit in Tabellen ablesbar (EKG-Lineal)
Faustregel: QT-Zeit < ½ RR-Abstand
Pa▷ QT-Verlängerung:
    angeboren: Long-QT-Syndrom, Romano-Ward-Syndrom,
        Jervell-Lange-Nielsen-Syndrom
    erworben: Antiarrhythmika, Hypokalzämie, Myokarditis,
        Hypertrophie
Ko▷ Torsade-de-pointes-Tachykardie

Infarktlokalisation anhand der ST-Hebung im EKG
Linke Coronararterie (LCA)
    → Ramus interventricularis anterior (RIVA) → Vorderwand und Septum
    → Ramus circumflexus (RCX) → posterior und posterolateral
Rechte Coronaraterie (RCA)
    → hinterer rechter Ventrikel, z.T. Hinterwand

Allgemein
Vorderwand: I, aVL, V1–V6   Hinterwand: II, III, aVF
    antero-apikal V1–V4   postero-inferior oft Q in II, III, aVF
    antero-septal V2–V4   postero-basal spiegelbildliche ST-
                              Senkung V1–V3
    antero-lateral V4–V6   postero-lateral V4–V6

Kardio

Kardiovaskuläre Erkrankungen
Gesundheitsstörungen

Gesundheitsstörungen

Angina pectoris

- **Def▷** linksthorakale Schmerzen bei Minderdurchblutung des Herzens mit ggfs. Ausstrahlung in den linken Arm oder Unterkiefer, Angstgefühl, vegetativer Begleitsymptomatik, thorakalem Engegefühl sowie Dyspnoe
- **Ät▷** KHK, Koronarstenose oder Plaque-Ruptur mit akutem thrombotischem Verschluss
- **Pa▷** Missverhältnis zwischen Sauerstoffangebot und Sauerstoffbedarf bei KHK, d.h entweder Zunahme der Stenose oder Thrombosierung des Gefässes oder vermehrter Sauerstoffbedarf durch Anstrengung; selten Vasospasmus
- **Ein▷** **Stabile Angina pectoris**: regelmäßig unter Belastung einsetzende linksthorakale Schmerzen; Besserung in Ruhe oder auf Nitroglycerin
  - **Instabile Angina pectoris**: zunehmende Intensität (Crescendo-Angina), zunehmende Frequenz, keine Besserung in Ruhe oder auf Nitroglycerin
  - **Walking-trough-Angina**: linksthorakale Schmerzen zu Beginn der Belastung; Besserung im Laufe der Belastung
  - **Prinzmetal-Angina**: Vasospasmus, Ruheschmerzen; Besserung auf Calciumantagonisten vom Nifedipintyp
- **Di▷** EKG, Herzenzyme (CK, LDH, Troponin, GOT), Kreislaufüberwachung
- **Th▷** Nitroglycerin, Sauerstoff, Analgesie; Abklärung einer interventionsbedürftigen KHK

Claudicatio intermittens

- **Def▷** Intermittierend unter Belastung auftretende heftige Wadenschmerzen durch Minderperfusion (pAVK) bei vermehrtem Sauerstoffbedarf durch Anstrengung. Schmerzen zwingen zum Stehenbleiben (Schaufensterkrankheit); in Ruhe dann nachlassende Schmerzen, da die Durchblutung in Ruhe noch ausreichend ist.
- **Di▷** Untersuchung, Fußpulse, Verschlußdrücke, ggfs. Angiographie
- **Th▷** körperliches Training → Kollateralenbildung, bei lokalisierter Stenose Stent / Bypass
- **DD▷** **Thrombangitis obliterans** (Winiwarter- Buerger): nikotininduzierte Vaskulitis mit Symptomen der schweren pAVK, teils trophischen Störungen; v.a. junge Männer
  - **Akuter Gefässverschluß**: kalte, pulslose, schmerzende Extremität; keine Besserung in Ruhe. 6 P nach Pratt: **P**ain, **P**ulselessness, **P**aralysis, **P**aleness, **P**aresthesia, **P**rostration

Kardiovaskuläre Erkrankungen
Gesundheitsstörungen

Einflussstauung

Def▷ mechanische Behinderung des Blutflusses zurück zum Herzen mit venöser Stauung
Ät▷ Verlegung oder Kompression der V. cava oder des rechten Herzens
kardial: Kardiomyopathie, Pericarditis, Rechtsherzinsuffizienz
extrakardial: Thrombose, Spannungs-Pneu, Tumorkompression, Struma
Sy▷ Dyspnoe, Schwellung, Schmerz, Stridor, Leistungsintoleranz
Di▷ **V. cava-superior-Syndrom**: Stokes-Kragen mit Halsvenenstauung, Zyanose, Ödem
V. cava-inferior-Syndrom: weniger typisch, Stauungshepatitis, Unterschenkelödeme

Erhöhter Blutdruck

Def▷ 130/85 mmHg hoch-normal, > 140/90 mmHg manifeste arterielle Hypertonie
Ät▷ **primär** / essentiell bei unbekannter Ursache
sekundär bei bekannter Grundkrankheit: z.B. renal (Niereninsuffizienz), endokrin (M. Cushing, M. Conn, Phäochromozytom, pHPT, Hyperthyreose), Eklampsie, Hirndruck, Aortenisthmusstenose
Di▷ RR-Messung bds., bei V.a. Aortenisthmusstenose auch untere Extremität
Abklärung sekundärer Schäden: Augenhintergrund (Fundus hypertonicus), Nierenfunktion, Abklärung metabolisches Syndrom
Th▷ antihypertensive Therapie, ggfs. Life-style-Modifikation, Gewichtsabnahme, körperliches Training. Behandlung der Grundkrankheit bei sekundären Formen

Kreislaufstillstand

Ät▷ **kardial** (90%): Herzinfarkt, Herzbeuteltamponade, Herzkontusion, Kammerflimmern, Kammerflattern, Asystolie
nicht-kardial: Lungenembolie, zentrale Atemstörung, Verlegung der Atemwege
Sy▷ Pulslosigkeit, weite Pupillen, Krämpfe
nach 10–15 sec Bewußtlosigkeit, nach 30–60 sec Apnoe
Th▷ Reanimation nach ABCD-Schema

Kardio

Niedriger Blutdruck

Def▷ systolisch < 100 mmHg
Ät▷ **essentiell**: konstitutionell, Training, erhöhter Vagotonus
sekundär: orthostatisch, medikamentös, endokrin (Addison, Hypothyreose, AGS)
kardiovaskulär: Herzinsuffizienz, Vitien, Myokarditis, Myokardinfarkt, Intoxikation, Infektion, Sepsis

Kardiovaskuläre Erkrankungen
Gesundheitsstörungen

Pa▷ **orthostatisch**: Blutdruckabfall nach dem Aufstehen durch verzögerte
 Kreislaufanpassung an Orthostase
 sympathikoton: Blutdruck-Abfall > 20 mmHg bei
 Anstieg Herzfrequenz > 16/Min
 asympathikoton: Blutdruck-Abfall > 20 mmHg systolisch oder
 10 mmHg diastolisch bei konstantem oder abfallendem Puls
Di▷ Blutdruck-Messung, Beurteilung Volämie über Halsvenen, ggfs. ZVD

Pulslose Extremität

Ät▷ **akut**: arterielle Embolie, arterielle Thrombose, Gefäßverletzung, Schock,
 Zentralisation, Phlegmasia coerulea dolens
 chronisch: pAVK
Sy▷ Ischämieschmerz, Kältegefühl, Missempfindungen
 Klinik abhängig von Verlauf und Lokalisation
Di▷ körperliche Untersuchung, Doppler-Untersuchung, Angiographie

Schock

Def▷ Schock ist eine vital bedrohliche, akute Störung der Mikrozirkulation mit der
 Folge der ischämischen Hypoxidose und metabolischen Azidose.
 Schockindex (Allgöwer):
 Pulsfrequenz / systolischer Blutdruck [> 1 bei Schock]
 <1 → normal
 1 → drohender Schock
 >1 → manifester Schock
Pa▷ **Hypodyname Schockformen**: HMV ↓, venöser Rückstrom ↓ → arterielle
 Hypotonie → Minderperfusion → Gewebshypoxie
 Hyperdyname Form (septisch): periphere Vasodilatation, AV-Shunts im
 Endstromgebiet → warme Extremitäten, relativer Volumenmangel,
 HMV ↑↑, ZVD ↑, niedrige avO$_2$-Differenz
 Kompensationsmechanismen:
 HMV ↓ → Katecholamine ↑ → Tachykardie, TPR ↑, Zentralisation
 → Azidose, periphere Ischämie, Mikrozirkulationsstörungen, hyaline
 Mikrothromben, Schockorgane
Ein▷ **Hypovolämischer Schock**
 Ät▷ Kreislaufinsuffizienz; Zentralisation, ZVD ↓,
 Flüssigkeitsverlust, extreme Diurese, Blutverlust
 Sy▷ Kaltschweißigkeit, keine Venen darstellbar, kalte Extremitäten,
 Exsikkosezeichen oder Zeichen des akuten Blutverlustes
 Th▷ Schocklagerung, Volumensubstitution, Plasmaexpander
 KI▷ Vasokonstriktoren, da weitere Drosselung der peripheren
 Durchblutung

Kardiovaskuläre Erkrankungen
Gesundheitsstörungen

Kardiogener Schock
- **Ät▷** Herzinsuffizienz, RR ↓
- **Sy▷** Kaltschweißigkeit, Hypotonie, obere Einflußstauung, ZVD ↑
- **Th▷** Oberkörperhochlagerung, EKG zur Diagnostik, Sedierung, Analgesie, Katecholamine, Volumenreduktion durch Diuretika

Septischer Schock
- **Ät▷** periphere Vasodilatation, relativer Volumenmangel durch vasoaktive Toxine
- **Sy▷** Fieber, Zeichen des Volumenmangels
- **Th▷** Schocklagerung, Volumen, Plasmaexpander; Antibiose

Anaphylaktischer Schock
- **Ät▷** periphere Vasodilatation, relativer Volumenmangel durch AG-AK-Reaktion, endogene Transmitterfreisetzung
- **Sy▷** Ödem, Exanthem, Urtikaria, allergische Zeichen (Konjunktivitis, Rhinitis, Asthma, Bronchitis)
- **Ein▷ Gradeeinteilung**

I	Hautreaktion / Allgemeinsymptome	Flush, Erythem, Urtikaria, Ödem, Juckreiz, Unruhe, Schwindel, Kopfschmerz, Tremor
II	hämodynamische Reaktion / GI-Symptome	HF ↑, RR sys. ↓, Übelkeit, Erbrechen, Leibschmerzen, Durchfall
III	Schocksymptome	Bewußtseinsstörungen, schwere Bronchospastik
IV	Kreislauf- und Atemstillstand	

- **Th▷** Schocklagerung, Cortison, Volumensubstitution, Adrenalin, Plasmaexpander

Neurogener Schock
- **Ät▷** Schädigung zentraler Kreislaufregulationszentren; periphere Vasodilatation; relativer Volumenmangel
- **Sy▷** bewußtlos, Schocklagerung

Endokriner Schock
- **Ät▷** thyreotoxische Krise, Myxödem, hyperkalzämische Krise, Tetanie, Addison-Krise, hypophysäres Koma
- **Sy▷** je nach Ursache
- **Th▷** allgemeine Schocktherapie, kausal

Schockformen		avDO$_2$	ZVD	TPR
sept. Schock	initial	↓	↔	↓
	terminal	↑	↓	↑
Hypovolämischer Schock		↑	↓	↑
Kardiogener Schock		↑	↑	↑
Anaphylaktischer Schock		↑	↓	↓

avDO$_2$: arterio-venöse Sauerstoffdifferenz
ZVD: zentraler Venendruck
TPR: totaler peripherer Widerstand

Multiorganversagen
- **Def▷** Mikrozirkulationsstörungen mit nachfolgender Ischämie

Kardio

Kardiovaskuläre Erkrankungen
Gesundheitsstörungen

- **Pa▷** Schockursache → HMV ↓ → primär Vasokonstriktion, sekundär (reaktiv) Vasodilatation → das normalerweise zu 20% durchblutete Kapillarbett wird 100% durchblutet → Verlangsamung des Blutflusses: **Sludge-Phänomen** (= reversible Aggregation von Erythrozyten); sekundär Bildung irreversibler Aggregate durch Thrombozyten → DIC → Verbrauchskoagulopathie
- **Sy▷** kalte, feuchte Haut, blaß, Zyanose, Unruhe, Bewußtseinsstörungen, Dys-/Tachypnoe (Cheyne-Stoke), Tachykardie, arterielle Hypotonie, kleine Blutdruckamplitude, flache Pulse, metabolische Azidose, Hypoxämie, Oligurie, Schockindex
- **Di▷** ZVD ↓, RR ↓, BGA mit pH ↓, Hb < 10, Hkt < 30, Thrombozyten < 80.000, ANV
- **Th▷** Schocklagerung, Zugang, Analgesie, Infusionen, pH-Korrektur; Beatmung, Nierenersatz, Kreislaufstabilisierung mit Volumen, Katecholamin, Cortison in Stress-Dosis
- **Ko▷** ANV, Leberzellverfettung, Stuhldrang, Blutverdünnung, Hyperkoagulabilität, DIC, Gehirnhypoxie

Störungen des Herzrhythmus (HRST)

- **Def▷** Abweichung des Herzrhythmus in Regelmäßigkeit oder Frequenz
- **Ät▷** KHK, Myokardinfarkt, dilatative Herzerkrankungen, Myokarditis
- **Ein▷** brady-, normo- oder tachykard
rhythmisch / arrhythmisch
- **Di▷** EKG, ggfs. Langzeit-EKG (Holter)

Sturzanfall

- **Def▷** plötzlicher Tonusverlust der Muskulatur (atonischer Anfall mit Sturz)
- **Ät▷** Synkope, Drop attack bei vertebrobasilärer Ischämie, Karotissinussyndrom, Orthostase, HRST
- **DD▷** epileptische Anfälle

Synkope bzw. Kollaps

- **Def▷ Synkope:** plötzlich einsetzender, kurzzeitiger Bewusstseins- und Tonusverlust durch zerebrale Minderdurchblutung
  Kollaps: plötzlich auftretende passagere Kreislaufinsuffizienz infolge akuter Verminderung des venösen Rückstroms → kurze Bewusstlosigkeit, Synkope
- **Ät▷** Orthostase, vertebrobasiläre Insuffienzienz, arterielle Hypotonie, vasovagal, psychisch, Intoxikationen, medikamentös, Vitien, Subclavian-steel-Syndrom, Carotissinussyndrom, Hypoglykämie, HRST
- **Di▷** genaue Anamnese, Begleitumstände, Schellong-Test, körperliche Untersuchung, EKG

Kardiovaskuläre Erkrankungen
Krankheitsbilder

Zyanose

Def▷ blau-rote Verfärbung der Haut- und Schleimhaut durch Anteil von reduziertem Hämoglobin in den Kapillaren > 5 g/dl
Pa▷ abhängig von O_2-Versorgung und Hb, d.h. bei Anämie kaum Zyanose sichtbar bei Polyglobulie bereits leichte O_2-Mangel als Zyanose sichtbar
Ät▷ **zentral:** reduzierte Oxygenierung bereits nach Verlassen des linken Herzens durch Rechts-Links-Shunt-Vitium, pulmonale Erkrankung mit verminderter Oxygenierung
peripher: vermehrte O_2-Ausschöpfung in der Peripherie
Di▷ BGA, körperliche Untersuchung (Vitien, Trommelschlegelfinger), Rö-Thorax, Labor

Krankheitsbilder

Akutes rheumatisches Fieber I00–I02

Ät▷ durch Streptokokkenantigene induzierte Autoimmunreaktion bei genetischer Disposition
Pa▷ β-hämolysierende Streptokokken A
→ Kreuzreaktion zwischen serospezifischem Streptokokken-Oberflächenprotein M und Myosin
→ autoimmunvermittelte Entzündung unterschiedlicher Gewebe, immunkomplexvermittelte Endothelschäden
Sy▷ uncharakteristische Allgemeinsymptome 10–20 d nach Infekt; wandernde Polyarthritis, anuläre Flecken (Erythema anulare rheumaticum), subkutane Knötchen (Rheumaknoten), Erythema nodosum, Endo-Myo-Epikarditis, Chorea minor
Di▷ **Jones-Kriterien:** mindestens 2 Hauptkriterien oder 1 Haupt- + 2 Nebenkriterien
nachgewiesener Streptokokkeninfekt mittels Antikörpernachweis mit typischer Klinik, Abstrich, Antistreptolysintiter
Hauptkriterien: Karditis, Polyarthritis, Chorea minor, subkutane Knoten, Erythema anulare rheumaticum
Nebenkriterien: Fieber, Arthralgie, BSG- und CRP-Erhöhung, verlängerte PQ-Zeit, St.n. rheumatischem Fieber
Th▷ Penicillin G oder V, alternativ Cephalosporin für Dauer der Akutsymptomatik; Rezidivprophylaxe mit Depotpenicillin; antiinflammatorische Therapie: ASS, Cortison; körperliche Schonung
Pro▷ je nach resultierendem Herzvitium

Kardiovaskuläre Erkrankungen
Krankheitsbilder

Chronische rheumatische Herzkrankheiten I05–I09
Rheumatische Mitralklappenkrankheiten I05
Rheumatische Mitralstenose
- **Ep▷** 2/3 der Mitralvitien
- **Ät▷** rheumatische Endokarditis, seltener bakterielle Endokarditiden
- **Pa▷** stenosierende Obstruktion des Blutabflusses aus linken Vorhof in linken Ventrikel
  - → Druckbelastung des li. Vorhofes mit Hypertrophie und Dilatation, Lungenstauung
  - → pulmonale Hypertonie, chronisches Cor pulmonale
  - → Rechtsherzinsuffizienz (Rückwärtsversagen); bei Dilatation des li. Vorhofes oft Vorhofflimmern
- **Sy▷** Leistungsintoleranz, Vorhofflimmern mit Risiko Apoplex, Dyspnoe, Ödeme, Facies mitralis mit rötlich-zyanotischen Wangen
- **Ein▷** analog zu NYHA

		Gradient mmHg	Öffnungsfläche cm^2
Stadium I:	keine Beschwerden	<5	>2,5
Stadium II:	Beschwerden bei schwerer Belastung	5–10	1,5–2,5
Stadium III:	Beschwerden bei leichter Belastung	>10	1,0–1,5
Stadium IV:	Beschwerden in Ruhe	>10	<1,0

- **Di▷** **Auskultation**: paukender 1. Herzton, Mitralöffnungston, diastolisches Decrescendo, praesystolisches Crescendo
  - **EKG**: evtl. Vorhofflattern, P-Mitrale, Rechtsherzbelastung
  - **Rö-Thorax**: Lungenstauung, Mitralkonfiguration
  - **Echokardiographie**: vergrösserter linker Vorhof, Gradient über Mitralklappe
  - **Coro**: Druckgradient, Berechnung Öffnungsfläche
- **Th▷** konservativ: Behandlung Herzinsuffizienz, OAK bei Vorhofflimmern, ggfs. Frequenzkontrolle, Endokarditisprophylaxe
  - Intervention: Kathetervalvuloplastie: nur bei geringen Verkalkungen möglich
  - OP: Klappenrekonstruktion, Klappenersatz
  - OP ab Stadium III indiziert; Risiko der Fixierung der pulmonalen Hypertonie

Rheumatische Mitralinsuffizienz
- **Ep▷** 1/3 der Mitralvitien
- **Ät▷** rheumatische Endokarditis, bakterielle Endokarditis, Papillarmuskelabriss nach Myokardinfarkt, Mitralklappenprolaps
- **Pa▷** unvollständiger systolischer Klappenschluss mit Regurgitation
  - → Volumenbelastung des linken Vorhofes → exzentrische Hypertrophie und Dilatation → Stauung im Lungenkreislauf → chronisches Cor pulmonale
- **Sy▷** lange asymptomatisch, Dyspnoe, Leistungsintoleranz, Ödeme

Kardiovaskuläre Erkrankungen
Krankheitsbilder

Ein▷ analog zu NYHA

		Regurgitation in % des Schlagvolumens
Stadium I:	keine Beschwerden	<15
Stadium II:	Beschwerden bei schwerer Belastung	15–30
Stadium III:	Beschwerden bei leichter Belastung	30–50
Stadium IV:	Beschwerden in Ruhe	>50

Di▷ **Auskultation**: leiser 1. Herzton, 3. Herzton, holosystolisches Decrescendo, ggfs. Diastolikum durch relative Mitralstenose durch Pendelvolumen
EKG: evtl. Vorhofflimmern, P-Mitrale, Linksherzhypertrophie, Rechtsherzbelastung
Rö-Thorax: Lungenstauung, Mitralkonfiguration
Echokardiographie: vergrösserter linker Vorhof, Insuffizienznachweis
Coro: Druckgradient, Messung Regurgitation

Th▷ konservativ: Behandlung Herzinsuffizienz, OAK bei Vorhofflimmern, ggfs. Frequenzkontrolle, Endokarditisprophylaxe
Klappenersatz ab Stadium II–III

Rheumatische Aortenklappenkrankheiten I06
Rheumatische Aortenklappenstenose

Ät▷ im Alter meist degenerativ-sklerotisch, bei jüngeren Patienten meist rheumatisch

Pa▷ stenosierende Obstruktion der linksventrikulären Ausflussbahn → Druckbelastung

Sy▷ Leistungsintoleranz, Dyspnoe, Synkopen, Hypotonie mit kleiner BD-Amplitude

Ein▷ analog zu NYHA

		Gradient mmHg	**Öffnungsfläche cm^2**
Stadium I:	keine Beschwerden	<40	>1,5
Stadium II:	Beschwerden bei schwerer Belastung	40–80	0,8–1,5
Stadium III:	Beschwerden bei leichter Belastung	80–120	0,4–0,8
Stadium IV:	Beschwerden in Ruhe	>120	<0,4

Di▷ **Auskultation**: rauhes, spindelförmiges Systolikum, punctum max. 2. ICR rechts, Fortleitung in Carotiden, paradoxe Spaltung 2. Herzton
EKG: Linksherzhypertrophie
Rö-Thorax: Herzhypertrophie
Echokardiographie: linksventrikuläre Hypertrophie, Gradient über Aortenklappe
Coro: Druckgradient, verminderte Ejektionsfraktion

Th▷ konservativ: körperliche Schonung, Diuretika, Endokarditisprophylaxe
bei Symptomatik Aortenklappenersatz, selten Aortenklappenrekonstruktion möglich

Kardio

Kardiovaskuläre Erkrankungen
Krankheitsbilder

Rheumatische Aortenklappeninsuffizienz

Ät▷ rheumatische Endokarditis (65%), bakterielle Endokarditis, Mesaortitis luica, traumatisch, Dissektion, Aortendilatation

Pa▷ fehlender diastolischer Klappenschluss → Rückfluss in linken Ventrikel → Volumenbelastung → Linksherzhypertrophie

Sy▷ Leistungsintoleranz, Dyspnoe, hohe Blutdruckamplitude, Pulsation der Carotiden, Linksherzinsuffizienz, Angina pectoris

Ein▷ analog zu NYHA

		Regurgitation in % des Schlagvolumens
Stadium I:	keine Beschwerden	<15
Stadium II:	Beschwerden bei schwerer Belastung	15–30
Stadium III:	Beschwerden bei leichter Belastung	30–50
Stadium IV:	Beschwerden in Ruhe	>50

Di▷ **Auskultation**: im Sitzen, nach vorn gebeugt; diastolisches Decrescendo mit p.m. über Erb, abgeschwächter 2. HT, evtl. relative Aortenklappenstenose (volumenbedingt), Austin-Flint-Geräusch (spätdiastolisches Geräusch durch diastolischen Reflux)

EKG: Linksherzhypertrophie
Rö-Thorax: Herzhypertrophie, aortale Konfiguration
Echokardiographie: linksventrikuläre Hypertrophie, Regurgitation
Coro: Druckgradient, Messung Regurgitationsvolumen

Th▷ konservativ: Herzinsuffizienztherapie, Endokarditisprophylaxe
OP: Klappenersatz ab Stadium III

Arterielle Hypertonie (Hochdruckkrankheit) I10–I15
Essentielle (primäre) Hypertonie I10

Ep▷ 90% aller arteriellen Hypertonien; positive Familienanamnese, Ernährungsgewohnheiten, Alkohol, Nikotin, Streß, Bewegungsmangel, Pykniker; Manifestation: 30.–50. Lj.; bei Frauen oft postmenopausal

Ät▷ essentielle Hypertonie bei 90–95% aller Hypertoniepatienten
sekundäre Hypertonie (renal, Cushing, Conn, Aortenisthmusstenose) bei 5-10%

Pa▷ Blutdruck resultiert aus Herzminutenvolumen (HMV) und totalem peripherem Widerstand (TPR)
im Alter Abnahme der Elastizität der Aorta (Windkessel ↓) → Blutdruckamplitude ↑

Ein▷ optimaler Blutdruck: <120/80 mmHg
normaler Blutdruck: <130/85 mmHg
hoch-normaler Blutdruck: 120–139 / 85–89 mmHg
Hypertoniegrenzen: 140/90 mmHg
    Grad I: 140–159 / 90–99 mmHg
    Grad II: 160–179 / 100–109 mmHg
    Grad III: > 180 / > 110 mmHg
mäßige Hypertonie bis 180/105 mmHg
maligne Hypertonie bei diastolischen Werten konstant > 120 mmHg

Kardiovaskuläre Erkrankungen
Krankheitsbilder

Sy▷ oft und lange asymptomatisch; Kopfschmerz, Schwindel, Herzklopfen, Nasenbluten, Angina pectoris, Tinnitus, Belastungsdyspnoe

    Stadium I   Hypertonie ohne Organveränderungen
    Stadium II   Hypertonie, Herzhypertrophie, leichte hypertensive Retinopathie
    Stadium III   Hypertonie mit manifesten Organschäden (durch Arteriosklerose)

Hypertensive Krise: >200 / >120 mmHg; akute Notfallsituation; Linksherzüberlastung → Lungenödem, Hochdruckenzephalopathie (Hirnödem), Niereninfarkt, Herzinfarkt

Ko▷ **Herz**: Infarkt, KHK, Linksherzinsuffizienz, plötzlicher Herztod
ZNS: hypertensive Massenblutung, Hirninfarkt, hypertensive Enzephalopathie, neurologische Ausfälle
Niere: Nephrosklerose (Schrumpfniere), renale Hypertonie
Gefäße: Aortenaneurysma, Rupturrisiko, Arteriosklerose, Augenhintergrundgefäßblutungen (Fundus hypertonicus), Schlängelung

Th▷ **Life-Style-Modifikation**: Gewicht ↓, Bewegung, NaCl-arme Ernährung, Alkohol ↓

Behandlung Begleiterkrankung; kardiovaskuläres Risikoprofil
Ziel: < 140/90 mmHg
    bei DM < 130/80 mmHg
    bei Niereninsuffizienz < 130/85 mmHg
    bei Proteinurie < 125/75 mmHg

Th▷ Thiaziddiuretika, β-Blocker, ACE-Hemmer, AT-II-Hemmer, langwirksamer Ca-Antagonist, Nifedipin, Clonidin, Dihydralazin, Furosemid, Phentolamin, Nitroprussid-Natrium; bei Tachykardie → Clonidin; bei Bradykardie → Dihydralazin

Monotherapie	β-Blocker, Diuretika, Ca-Antagonisten, ACE-Hemmer, AT1-Blocker, α₁-Blocker	
2er-Kombination	Diuretikum	β-Blocker / Ca-Antagonisten / ACE-Hemmer / α₁-Blocker
	Ca-Antagonisten (nur Dihydropyridine)	ACE-Hemmer / β-Blocker
3er-Kombination	ACE-Hemmer + β-Blocker + Diuretikum	

Kardio

Kriterien für die differentialtherapeutische Anwendung von Antihypertensiva

Indikationen, Nebenerkrankungen	Medikamente
ältere Pat. (> 65. Lj.)	Diuretika und Ca-Antagonisten
junge Patienten	β-Blocker, ACE-Hemmer
KHK	β-Blocker, Ca-Antagonisten
Herzinsuffizienz	ACE-Hemmer, Diuretika
obstruktive Ventilationsstörungen	β-Blocker kontraindiziert
Diabetes mellitus	ACE-Hemmer; Zurückhaltung mit Diuretika und nicht selektiven β-Blockern
diabetische Nephropathie	ACE-Hemmer

Kardiovaskuläre Erkrankungen
Krankheitsbilder

Indikationen, Nebenerkrankungen	Medikamente
Hyperurikämie	Zurückhaltung mit Diuretika
benigne Prostatahypertrophie	α_1-Antagonisten
Schwangerschaft	β_1-Antagonisten, Methyl-DOPA, Dihydralazin

Wirksamkeit von Diuretika und Ca-Antagonisten nehmen mit dem Alter zu
    Begründung: Altershypertonus meist wegen TPR-Erhöhung
Wirksamkeit von β-Blocker nimmt mit dem Alter ab
    Begründung: jugendlicher Hypertonus meist wegen HMV-Erhöhung

Hypertensive Herzkrankheit I11

- **Ät▷** länger bestehende oder schwere arterielle Hypertonie
- **Pa▷** Druckbelastung des Herzens führt zu Hypertrophie, Dilatation
Hypertonie fördert arteriosklerotische Veränderungen → Koronarstenose
- **Sy▷** Herzinsuffizienz, Angina pectoris, Leistungsintoleranz, Dyspnoe
- **Di▷** **Echokardiogramm**: linksventrikuläre Hypertrophie, diastolische Relaxationsstörung
EKG: linksventrikuläre Hypertrophie, Strain (ST-Senkung mit T-Negativierung durch Hypertrophie)
- **Th▷** Einstellung Blutdruck, Herzinsuffizienztherapie (ACE-Hemmer)

Hypertensive Nierenkrankheit I12

- **Ät▷** länger bestehende oder schwere arterielle Hypertonie
- **Pa▷** arteriosklerotische Veränderungen der Nierenarterien und Arteriolen
   → progrediente Minderperfusion → Niereninsuffizienz
Mikroalbuminurie, Proteinurie, Aktivierung des Renin-Angiotensin-Aldosteron-Systems → renale Fixierung der arteriellen Hypertonie, Schrumpfniere
- **Sy▷** lange asymptomatisch, erst fortgeschrittene Niereninsuffizienz symptomatisch
- **Di▷** U-Status, Retentionswerte, Sonographie
- **Th▷** Einstellung der arteriellen Hypertonie, ACE-Hemmer (soweit renal verträglich)

Sekundäre Hypertonie I15

- **Ep▷** Sekundäre Hypertonien betragen nur 10% der arteriellen Hypertonie, müssen aber bei Erstmanifestation einer arteriellen Hypertonie immer ausgeschlossen werden.
- **Pa▷** renal / endokrin / kardiovaskulär
- **Th▷** Behandlung der Ursache, Einstellung der arteriellen Hypertonie

Renale arterielle Hypertonie

- **Ät▷** parenchymatös: Glomerulonephritis, interstitielle Nephritis, polyzystische Nieren, Schwangerschaftsnephropathie
   → NaCl- und Wasserretention bei eingeschränkter Nierenfunktion
vaskulär: Nierenarterienstenose → Aktivierung des RAAS

Kardiovaskuläre Erkrankungen
Krankheitsbilder

paraneoplastisch → Reninbildung im Nierentumor
renale Fixierung einer essentiellen arteriellen Hypertonie → Aktivierung RAAS

Pa▷ **Goldblatt-Effekt**: Verkleinerung des Nierenarteriendurchmessers auf weniger als 40%
→ Absinken der Nierendurchblutung → Ausschüttung von Renin ↑
→ Renin-Angiotensin-Aldosteron-System-Aktivierung
→ Vasokonstriktion und vermehrte Rückresorption von Natrium und Wasser
→ Blutdruck ↑

Sy▷ plötzliche und schwere arterielle Hypertonie bei jungen Patienten
Di▷ Labor, Sonographie der Nieren, Nierenarterienduplex, ggfs. Nierenarterien-angiographie
Th▷ Diuretika, Antihypertensiva; bei Nierenarterienstenose ggfs. Stent, Bypass

Endokrine arterielle Hypertonie
Ät▷ Hyperthyreose, Schwangerschaftshypertonie, M. Cushing
orale Kontrazeptiva → RAAS-Aktivierung
Conn-Syndrom (Hyperaldosteronismus) → vermehrte NaCl-Resorption
Phäochromozytom → krisenhafte adrenerge Reaktion
AGS → gesteigerte Ausschüttung von Mineralokortikoide
Diabetes mellitus Typ II → Insulinspiegel ↑
→ NaCl-Rückresorption, Steigerung Sympathikotonus, TPR ↑
Th▷ Behandlung der Grunderkrankung, Einstellung des Blutdrucks

Kardiovaskuläre arterielle Hypertonie
Ät▷ Arteriosklerose, Aortenisthmusstenose (TPR ↑), Aortenklappeninsuffizienz, Bradykardie, persistierender Ductus botalli (HMV ↑)
Pa▷ erhöhter Blutdruck durch Steigerung des HMV oder des TPR

Arterielle Hypotonie
Def▷ <110–100 / 60 mmHg
Ät▷ Sportler, orthostatische Dysregulation; Frauen
Th▷ nur wenn symptomatisch

Orthostatische Dysregulation
Ein▷ **sympathikoton (orthostatisch)**: Abfall systolisch, Anstieg diastolisch, Anstieg HF
asympathikotone Dysregulation (z.B. bei Shy-Drager-Syndrom): Abfall systolisch und diastolisch, HF normal

Dysregulation	Blutdruck		Herzfrequenz
	systolisch	diastolisch	
sympathikoton	↓	↑	↑
asympathikoton	↓	↓	unverändert
hyperton	↑	↑	↑
vagovasal	↓	↓	↓

Kardiovaskuläre Erkrankungen
Krankheitsbilder

Sy▷ Palpitationen, kalte Hände, Schwindel, Akrozyanose, Kopfschmerz, Ohrensausen

Th▷ **allgemein**: NaCl-reiche Ernährung, Flüssigkeit, Normalisierung des Körpergewichtes
physikalisch: Wechselbäder, Aktivität (Laufen, Schwimmen)
Pharmakotherapie: Dihydroergotamin (Tonuserhöhung des venösen Systems), Sympathomimetika, Mineralokortikoide

Arterielle Hypotonie als Symptom anderer Erkrankungen
kardiovaskulär: HMV ↓ bei Aortenstenose, Herzrhythmusstörungen, Herzinsuffizienz, Infarkt, Adam-Stokes-Anfall
endokrin: M. Addison → NNR-Induffizienz
HVL-Insuffizienz → ACTH ↓ → sekundärer Hypoaldosteronismus
neurogen: Störung der Barorezeptoren bei Polyneuritis, Tabes dorsalis, MS, M. Parkinson
iatrogen: medikamentös: β-Blocker, Antiarrhythmika, Ca-Antagonisten, Nitrate
infektiös-toxisch
zentral: Hirntumore mit Befall des Kreislaufzentrums

Ischämische Herzkrankheiten I20–I25

Angina pectoris (AP) bei KHK (koronarer Herzkrankheit) I20

Ät▷ Koronarsklerose, meist erst ab 70%iger Stenose symptomatisch
seltener: Koronarspasmus, Small-vessel-disease bei Mikroangiopathie
extrakardial: Aortenstenose, arterielle Hyptotonie, Myokardhypertrophie mit relativer Mangelversorgung
Risikofaktoren 1. Ordnung: Fettstoffwechselstörungen (TG ↑, Cholesterin ↑, LDL↑), Hyperfibrinogenämie, Nikotinabusus, Lipoproteine ↑, arterielle Hypertonie, Diabetes mellitus, metabolisches Syndrom
Risikofaktoren 2. Ordnung: Adipositas, Bewegungsmangel, emotionaler Stress, Typ-A-Persönlichkeit, Östrogenmangel, Familienanamnese, erhöhter Insulinspiegel bei Insulinresistenz; Fibrinogen ↑, PAI-1 ↑, tPA ↓

Pa▷ Symptomatik der Koronarinsuffizienz, d.h. Missverhältnis zwischen Sauerstoffbedarf und Sauerstoffangebot mit daraus resultierendem Ischämieschmerz
Entstehung der Koronarsklerose:
    1. Stufe: Endothelläsion
    2. Stufe: Proliferation glatter Muskelzellen in der Media
    3. Stufe: Einwanderung der Muskelzellen in die Intima
    4. Stufe: Ablagerung von Thrombozyten, Mikrothromben
    5. Stufe: Lipideinlagerung, Akkumulation lipidbeladener MK (Schaumzellen)
    6. Stufe: Ausstülpung

Kardiovaskuläre Erkrankungen
Krankheitsbilder

Sy▷ linksthorakale, retrosternale Schmerzen, Engegefühl, Ausstrahlung in linken Arm oder Kiefer, Dyspnoe, Zunahme bei Belastung; nicht atem- oder bewegungsabhängig

Ein▷ **Stabile AP**: Besserung in Ruhe und auf Nitroglycerin
Instabile AP: keine Besserung in Ruhe, keine Besserung auf Nitroglycerin, Zunahme der Häufigkeit und Intensität bei bisher stabiler AP
Sonderformen:
- **Prinzmetal-Angina**: anhaltende Spasmen arteriosklerotisch veränderter Koronargefäße; Ruheschmerz > 15 Min.; EKG: ST-Hebung während Schmerz
- **Walking-trough-Angina**: AP zu Beginn der Belastung; unter Fortsetzung der Belastung Besserung durch endogene Vasodilatation
- **Syndrom X**: mikrovaskuläre Angina; keine Koronarveränderung, aber ischämietypische Schmerzen; ♀ > ♂

Di▷ EKG, Belastungs-EKG, Herzenzyme (CK, LDH, Troponin, GOT), Echokardiographie (ggfs. Stressecho), Myokardszintigramm, Coro bei Ischämienachweis → Patienten mit Angina pectoris stationär aufnehmen, EKG und Labor bei Aufnahme und nach 6–12 h, wenn möglich EKG-Überwachung; wenn asymptomatisch und in EKG- und Laborkontrolle kein Hinweis auf Ischämie → Belastungs-EKG

DD▷ Refluxösophagitis (nahrungsabhängig, postprandial, im Liegen schlechter), Perikarditis (inspiratorisch zunehmend), Oberbaucherkrankungen (Ulkus, Pankreatitis, Gallenkolik). Pleuritis, Pneumothorax, Lupus erythematodes, Schulter-Arm-Syndrom, Tietze-Syndrom (Chrondritis mit Schmerzen an der Thoraxwand)

Th▷ **konservativ**:
- Elimination von Risikofaktoren
- Thrombozytenaggregationshemmung (Aspirin®, Clopidogrel®)
- Nitrate, β-Blocker, ACE-Hemmer

revaskularisierend:
- PTCA mit Ballondilatation, Stentimplantation
- kardiochirurgische koronararterielle Bypassgraft (CABG)

Akuter Myokardinfarkt I21

Def▷

```
                    Akutes Coronarsyndrom
                    ↙              ↘
            ohne ST-Hebung     mit ST-Hebung
                    ↓               ↓
                   NSTEMI  →    Myokardinfarkt
                    ↓           ↙        ↘
            instabile AP  non-Q-wave-Infarkt  Q-wave-Infarkt
            ⎵⎵⎵⎵⎵⎵⎵⎵⎵⎵⎵   ⎵⎵⎵⎵⎵⎵⎵⎵⎵⎵⎵⎵⎵⎵⎵⎵⎵⎵⎵⎵⎵⎵⎵⎵⎵⎵
            Enzyme negativ        Enzyme positiv
```

Kardio

Kardiovaskuläre Erkrankungen
Krankheitsbilder

Pa▷ Arteriosklerose → Gefäßstenosierung → kritische Ischämie
→ Plaqueruptur → arterielle Thrombosierung
Vorderwandinfarkt: R. interventricularis der li. Coronararterie (RIVA); häufig
Seitenwandinfarkt: R. circumflexus der linken Coronararterie
Hinterwandinfarkt: rechte Coronararterie
TIMI-Score für instabile AP und NSTEMI (Risikostratifizierung für rasches interventionelles Vorgehen):
– Alter > 65. Lj., > 3 RF
– bekannte KHK mit > 50%iger Stenose, ST-Strecken-Veränderungen, 2 AP-Phasen in 24 h, Aspirin-Einnahme in letzter Woche, angestiegene Herzenzyme

Sy▷ heftige, retrosternale Schmerzen (cave: ¼ der Infarkte sind schmerzlos), Schmerzausstrahlung, Vernichtungsgefühl, Todesangst, kaltschweißig, aschfahl, Übelkeit, Erbrechen, ventrikuläre Tachyarrhythmien

Di▷ EKG, Herzenzyme (CK, LDH, Troponin, GOT), EKG-Überwachung
Auskultation: Perikardreiben (Pericarditis epistenocardica), Systolikum, Galopprhythmus, pulmonal feuchte RGs bei Herzinsuffizienz
Rö-Thorax: evtl. Kardiomegalie, Lungenödem
Echokardiographie: Hypo- und Akinesie einzelner Bereiche
Labor:
Anfangsstadium: Troponin T → CK → GOT, Leukozytose, CRP, BZ, BSG
Spätstadium: LDH
    Troponin T, Troponin I: hoch sensitiv; Anstieg < 3 h; Maximum nach 2–5 h, Rückbildung nach 8–12 d
    CK-gesamt: Anstieg nach 4–8 h; Maximum nach 16–48 h; Rückbildung nach 3–6 d
    CK-MB: Anstieg nach 4–8 h; Maximum nach 16–48 h; Rückbildung nach 2–3 d
    GOT (AST): Anstieg nach 4–8 h; Maximum nach 16–48 h; Rückbildung nach 3–6 d
    LDH: Anstieg nach 6–12 h; Maximum nach 30–72. h; Rückbildung nach 10–20 d
    Myosin-Leichtketten: sehr spezifisch, aber wenig sensitiv
EKG:
Sensitivität: nur 50% der Infarkte mit initialen EKG-Veränderungen → Monitoring, Verlaufskontrolle
Infarktgröße: korreliert mit R-Verlust
Infarktalter:
    subendokardialer Infarkt (non-Q-wave-infarction): unspezifische ST-Veränderungen mit Senkung, T-Negativierung ohne pathologisches Q
    transmuraler Infarkt (Q-wave-infarction):
        hyperakut: Erstickungs-T, ST-Überhöhung

Kardiovaskuläre Erkrankungen
Krankheitsbilder

akut: ST-Überhöhung aus abfallendem R (DD bei Perikarditis aus steigendem S)
Zwischenstadium: Rückbildung ST-Überhöhung, terminale T-Negativierung, R-Verlust, Q-Zacke
Folgestadium: T-Negativierung, Q-Zacke
chronisches Stadium: evtl. T-Normalisierung, persistierende Q-Zacke

Infarktlokalisation:

Infarkt	Gefäß	EKG-Lokalisation
Vorderwand	RIVA der LCA	I, V2–V4
anterolateral	R. circumflexus (RCX) der LCA und lat. RIVA	I, aVL, V5–V5
Hinterwand	RCA, RCX	V1, statt ST-Hebung sieht man Senkung (spiegelbildlich)
diaphragmal	distale RCA, R. circumflexus (RCX) der LCA	II, III, aVF

Koronarangiographie: Nachweis der Stenose, PTCA, ggfs. Stentimplantation

Ein▷ **KILLIP-Klassifikation**:
   I keine Zeichen venöser oder pulmonaler Stauung; Mortalität: 0–5%
   II mäßige Herzinsuffizienz, Lungenstauung, Tachypnoe, Leberstauung; Mortalität: 10–20%
   III schwere Herzinsuffizienz, Lungenödem; Mortalität: 30–45%
   IV kardiogener Schock (RR syst. < 90 mmHg), periphere Zyanose, Oligurie, Diaphorese (Schweißausbruch); Mortalität: 85–95%

Ko▷ **früh**: tachykarde, ventrikuläre HRST → Flimmern, akute Linksherzinsuffizienz, Ruptur, akute Mitralinsuffizienz nach Papillarmuskelabriß, Ventrikelseptumdefekt durch anteroseptalen Infarkt und Perforation; bei Ausfall > 40% der Pumpleistung → Vorwärtsversagen
Dressler-Syndrom: 6 Wochen nach Infarkt autoimmunbedingte Perikarditis, Fieber
spät: Aneurysma, intrakardiale Thromben, Herzinsuff. durch Kontraktionsstörungen

Pro▷ abhängig von Diagnosezeitpunkt, Therapiebeginn, Revaskularisation, geschädigtem Areal, Kollateralen

DD▷ Prinzmetal-Angina: geringe Nitroglycerinsensibilität; Coronarspasmus; Aortendissektion, Perikarditis, funktionelle Herzbeschwerden, Pneu, LE

Th▷ Nitroglycerin, Sedation (Diazepam), Analgesie (Morphium), Sauerstoff
PTCA mit Ballondilatation, Stentimplantation
Lyse nur innerhalb von 6 h mittels Streptokinase, Urokinase, tPA bei ST-Hebungsinfarkt ohne Kontraindikation
   Ko▷ zur Lyse: OP, Blutungsneigung, chronische Blutungen, septische Endokarditis
   Relative Kontraindikationen: Schwangerschaft, Leber- und Niereninsuffizienz

Kardio

Kardiovaskuläre Erkrankungen
Krankheitsbilder

Rethrombosierungsprophylaxe: Heparinisierung, low-dose-ASS
β-Blocker → Senkung des kardialen Sauerstoffverbrauchs, ACE-Hemmer → Minderung Remodeling
Herzrhythmusstörungen → Antiarrhythmika, Schrittmacher
Kardiogener Schock: vasoaktive Substanzen, forcierte Diurese
Rehabilitation: 1. Phase: Frühmobilisation im Krankenhaus
2. Phase: Anschlußheilbehandlung in Reha-Klinik
3. Phase: Nachbetreuung durch den Hausarzt
Ko▷ Herzinsuffizienz, Re-Infarkt

Pulmonale Herzkrankheit und Krankheiten des Lungenkreislaufes I26–I28

Lungenembolie I26

Def▷ partieller Verschluß der Lungenstrombahn durch ortsfremdes Material (Thrombus, Fett, Luft)
Ät▷ tiefe Beinvenenthrombose:
meist untere Extremität (tiefe Beinvenenthrombose) betroffen, aber auch V. axillaris, Lebervenen, Pfortader oder Milzvenenthrombose infolge:
- Verletzung, OP, Entzündung, Tumor, AT III ↓ (Nephropathie), Nikotin, Schwangerschaft, Immobilisierung
- Weitere RF: Alter, frühere Thrombose, Ovulationshemmer, Östrogentherapie
- **Virchow-Trias**: hohe Viskosität, Venenwandschwäche, Gerinnungsstörungen

Fettembolie nach Trauma, Luft- oder Fremdkörperembolie
Pa▷ Verschluss der Lungenarterie → Druckanstieg mit akutem Cor pulmonale, HZV ↓ → arterielle Hypotonie, Schock
verminderte Perfusion führt zu verminderter Ventilation → Oxygenierung ↓
Ein▷ Schweregrad

	Gefäss	Symptome	Blutdruck	pO₂ mmHg
Grad I	peripher	mild	normal	> 75
Grad II	segment	Dyspnoe, Schmerz, HF ↑	↓	70–75
Grad III	Ast A. pulmonalis	schwere Dyspnoe, Schmerz, HF ↑	↓↓	60–70
Grad IV	Pulmonalisstamm	Schock	Schock	< 60

Sy▷ Dyspnoe, atemabhängige Thoraxschmerzen, evtl. hämorrhagischer Infarkt mit Hämoptysen, Tachypnoe, Tachykardie, Schock
Di▷ **BGA**: oft respiratorische Partialinsuffizienz, Globalinsuffizienz möglich
Rö-Thorax: verminderte Gefäßzeichnung, Verschattungen, einseitiger Zwerchfellhochstand, Erguss (unspezifisch)
Echokardiographie: akute Rechtsherzbelastung
KM-CT des Thorax, Perfusionsszintigraphie
EKG: akutes Cor pulmonale; S_I-Q_{III}-Typ

Kardiovaskuläre Erkrankungen
Krankheitsbilder

DD▷ Angina pectoris, Myokardinfarkt, Pneumonie, GI-Störungen, Pneumothorax
Th▷ **symptomatisch**: O_2, Analgesie, Intensivtherapie
   Rekanalisierung bei schwerer Lungenembolie (Grad III–IV): Lyse, mechanische Fragmentierung mittels Katheter, operative Embolektomie
   Rezidivprophylaxe: Heparinisierung, im Verlauf OAK
Ko▷ Lungeninfarkt, Hämoptysen, Infarktpneumonie, Pleuritis, Rechtsherzversagen, respiratorisches Versagen

Sonstige pulmonale Herzkrankheiten I27
Akutes Cor pulmonale
Def▷ Rechtsherzbelastung durch Steigerung des Widerstandes im pulmonalen Kreislauf
Ät▷ Lungenembolie durch Thromben, Fett, Luft, Fruchtwasser; Status asthmaticus, ARDS
Sy▷ akute Dyspnoe, Hämoptoe, Tachykardie, Schock, gestaute Halsvenen
Di▷ **EKG**: P pulmonale, Rechtstyp, Rechtsschenkelblock,
   tiefes S in V_6, präterminales T in V_2, V_3
Rö-Thorax: Dilatation des rechten Herzens, weite zentrale Pulmonalarterie
Th▷ Behandlung der Grundkrankheit

Primäre und sekundäre pulmonale Hypertension
Def▷ **latent**: pulmonaler Mitteldruck in Ruhe < 20 mmHg,
   unter Belastung > 28 mmHg
   manifest: pulmonaler Mitteldruck in Ruhe > 20 mmHg
Ät▷ primär (bei ♀ ca. um 30. Lj.; Ursache unbekannt) / sekundär
Pa▷ sekundäre pulmonale Hypertension:
   vasorestriktiv: Verminderung der Gefäße durch chronische Lungenerkrankungen
      Ät▷ Lungenemphysem, interstitielle Erkrankungen, Sarkoidose, Lungenfibrose, Asbestose, Kollagenosen
   vasokonstriktiv → Euler-Liljestrand-Reflex (Vasokonstruktion in minderbelüfteten Lungenabschnitten)
      Ät▷ obstruktive Erkrankungen, Pickwick-Syndrom, Schlaf-Apnoe-Syndrom, mechanisch bei Thoraxdeformität, Myasthenia gravis, Phrenicusparese
   vasoobstruktiv: Verlegung der Lungengefäße
      Ät▷ rezidivierende Lungenembolien
   Li-Re-Shunt: Druck des großen Kreislaufes wirkt auf kleinen Kreislauf
Sy▷ Leistungsintoleranz, Schwindel, Synkopen, unspezifische thorakale Beschwerden
Th▷ Behandlung der Ursache, Senkung des pulmonal-arteriellen Drucks durch Nitrat, Calciumantagonist, Bosentan
Ko▷ chronisches Cor pulmonale

Kardio

Kardiovaskuläre Erkrankungen
Krankheitsbilder

Chronisches Cor pulmonale
Ein▷ **latent**: pulmonale Hypertonie unter Belastung
manifest: pulmonale Hypertonie mit Rechtsherzhypertrophie, keine Stauungszeichen
dekompensiert: pulmonale Hypertonie mit Rechtsherzinsuffizienz, Stauungszeichen
Pa▷ Rechtsherzhypertrophie bei pulmonaler Hypertonie
Sy▷ Dyspnoe, Müdigkeit, Husten, Hämoptysen, unspezifische Symptome
Di▷ Tachykardie, Zyanose, Jugularvenenpuls, Venenstauung, Trikuspidalinsuff. (rel.), lauter Pulmonalisschluß, Pulmonaliserweiterung, Zunahme zentraler Gefäßkaliber, Hepatomegalie, Rechtsherzbelastung, Polyglobulie, Hkt ↑, BGS: CO_2 ↑, O_2 ↓, Azidose
Th▷ kausal je nach Grunderkrankung, Behandlung der Rechtsherzinsuffizienz mit Diuretika, ACE-Hemmer, Dauer-O_2-Therapie

Lungenödem
Ät▷ Linksherzinsuffizienz, Nierenversagen, toxisch-inhalative Noxen, Magensaftaspiration (Pneumonitis)
Ein▷ interstitiell (Wasser im Bindegewebe) / alveolär (Wasser in Alveolen)
Pa▷ Linksherzinsuffizienz → Rückstau in Lunge → **interstitielles Lungenödem** mit trockenen Rasselgeräuschen, Kerley A und B, retikulärer Verschattung → später Übertritt in Alveolen → **alveoläres Lungenödem** mit grobblasigen Rasselgeräuschen, fleckig-konfluierender Verschattung
Th▷ Diurese, Vorlastsenkung mit Nitraten, Behandlung der Ursache

Sonstige Formen der Herzkrankheit I30–I52
Akute Perikarditis I30
Ät▷ **infektiös**: viral (Coxsackie B, Influenza, Adeno, Echo-Viren), bakteriell (Mykobakterien)
nicht-infektiös: autoimmun (sLE, rheumatoide Erkrankungen, Panarteriitis nodosa), traumatisch, neoplastisch, strahleninduziert, metabolisch (urämisch, Hypothyreose), ischämisch (nach Myokardinfarkt, Dressler-Syndrom, Pericarditis epistenocardiaca)
Ein▷ **akut** < 6 Wochen; **chronisch** > 6 Monate
Pa▷ meist Perimyokarditis
Formen: konstriktive Perikarditis
exsudative Perikarditis: Pleuraerguß
Pericarditis sicca: kein Erguß
Sy▷ AZ reduziert, Fieber, atemabhängige Schmerzen (inspiratorisch verstärkt)
Di▷ **Auskultation**: inspiratorisch verstärktes Pericardreibegeräusch, Pulsus paradoxus, Pleuritis
Labor: Leukozytose, Herzenzyme z.T. leicht erhöht
Rö-Thorax: Perikardgußzeichen (Vergrößerung der Herzsilhouette, ab 300 ml nachweisbar), Kalkablagerungen (spät)

Kardiovaskuläre Erkrankungen
Krankheitsbilder

       EKG: Tachykardie, Rhythmusstörungen, ST-Hebungen, T-Negativierung
       Echokardiographie: Perikarderguß (ab 50 ml nachweisbar), Kalk
Th▷ Antibiose, NSAR, evtl. Cortison
Ko▷ Einblutung, daher Antikoagulation kontraindiziert

Sonstige Krankheiten des Perikards I31

Perikarderguß
Def▷ Flüssigkeitsansammlung zwischen Perikardblättern von > 50 ml
Ät▷ Perikarditis, TBC, Herzinsuffizienz, Nierenversagen, Chyloperikard, Hämatoperikard
Ein▷ **akut**: Herzbeuteltamponade durch Blutung; ab 250 ml klinisch relevant
       chron.: TBC, rezidivierende Perikarditiden; bis 1000 ml möglich
Pa▷ Behinderung der Pumpfunktion (Vorwärtsversagen)
       Stauung vor dem Herzen (Rückwärtsversagen)
Di▷ **Auskultation**: leise Herztöne, Perikardreiben, Pulsus paradoxus mit inspiratorischer Abnahme des systolischen RR um 10 mmHg
       Echokardiographie: Erguß ab 50 ml darstellbar
       Rö-Thorax: Erguß ab 300 ml darstellbar
       EKG: Niedervoltage, elektrischer Alternans → veränderte Morphologie von P, QRS und T von einem Herzzyklus zum nächsten
       Perikardpunktion: zur Klärung der Ätiologie
Th▷ Bettruhe, spezifische Therapie je nach Grunderkrankung, Cortison, Punktion, evtl. Perikardfensterung bei rezidivierenden Verläufen

Konstriktive Perikarditis
Ät▷ idiopathische und tuberkulöse Perikarditis, post-OP, ionisierende Strahlung, Kollagenosen
Pa▷ Panzerherz durch rezidivierende Perikarditiden → Verschmelzung und Vernarbung der Perikardblätter → Compliance ↓ → Ventrikelfüllung ↓ → Herzinsuffizienz (HMV ↓, ZVD ↑)
       Concretio pericardii: Verlötung der Perikardblätter bei akuter fibrinöser Perikarditis
       Constrictio pericardii: Verklebung der Perikardblätter bei chronischer Perikarditis
       Accretio pericardii: Verklebung des Perikards mit Nachbarorganen
Sy▷ Herzinsuffizienz, Vorwärts- und Rückwärtsversagen; ZVD ↑, pulsus paradoxus, Stauungsleber (cirrhose cardiaque)
Di▷ **Auskultation**: 3. HT „pericardial knock" (Schwingen der AV-Klappe durch Ventrikelexpansionsende)
       EKG: T-Negativierung, QRS-Niedervoltage
       Rö-Thorax: Perikardverkalkungen, Herzschattenverkleinerung, Einflußstauung
       Echokardiographie: Perikardverdickung, Verkalkung
       Coro: erhöhter enddiastolischer Druck, Abnahme der ventrikulären Dehnbarkeit

Kardio

Kardiovaskuläre Erkrankungen
Krankheitsbilder

DD▷ Trikuspidalstenose → kein pulsus paradoxus
rechtsventrikulärer Infarkt → ST-Veränderungen, Enzyme
restriktive Kardiomyopathie → Verdickung der Ventrikelwände im Echo
Herzinsuffizienz → Herzvergrößerung
Cor pulmonale → kein inspiratorischer venöser Druckanstieg
Th▷ ZVD < 15 mm Wassersäule → Therapie der Herzinsuffizienz
ZVD > 15 mm Wassersäule → Perikardektomie; Perikardiolyse (Dekortication)

Chronische Perikarditis
Ät▷ rheumatoide Genese, Dressler-Syndrom
Pa▷ chronische oder rezidivierende Perikarditis;
häufiger unter Cortisontherapie einer akuten Perikarditis
Sy▷ Leistungsintoleranz, atemabhängige thorakale Schmerzen, Dyspnoe, Fieber, allgemeine Infektzeichen (milde)
Di▷ Echo, EKG, Labor
Th▷ Aspirin, Salicylat, NSAR für 1 Monat, dann Ausschleichen
Therapieversuch mit Colchicin

Nichtrheumatische Mitralklappenkrankheiten I34

Mitralstenose
Ep▷ 2/3 der Mitralvitien; häufigster Klappendefekt
Ät▷ rheumatische Endokarditis, seltener bakterielle Endokarditis
Pa▷ ab 50%iger Verkleinerung ist Stenose hämodynamisch wirksam
→ stenosierende Obstruktion des Blutabflusses aus linkem Vorhof in linken Ventrikel → Druckbelastung des linken Vorhofes mit konzentrischer Hypertrophie und Dilatation, Lungenstauung
→ pulmonale Hypertonie, chronisches Cor pulmonale
→ Rechtsherzinsuffizienz (Rückwärtsversagen); bei Dilatation des linken Vorhofes oft Vorhofflimmern
Sy▷ nach ersten Symptomen schnelle Verschlechterung; Leistungsintoleranz, Vorhofflimmern mit Risiko Apoplex, Asthma cardiale, Dyspnoe, Ödeme, Facies mitralis mit rötlich-zyanotischen Wangen
Ein▷ analog zu NYHA

		Gradient mmHg	Öffnungsfläche cm^2
Stadium I:	keine Beschwerden	<5	>2,5
Stadium II:	Beschwerden bei schwerer Belastung	5–10	1,5–2,5
Stadium III:	Beschwerden bei leichter Belastung	>10	1,0–1,5
Stadium IV:	Beschwerden in Ruhe	>10	<1,0

Di▷ **Auskultation**:
– verspäteter, paukender 1. HT durch beschleunigten systolischen Druckanstieg
– Mitralöffnungston direkt nach 2. HT durch Umspringen der Klappensegel während des Druckausgleichs zwischen Vorhof und Kammer

Kardiovaskuläre Erkrankungen
Krankheitsbilder

- Betonung des pulmonalen Anteils des 2.HT durch pulmonale Hypertonie
- spätdiastolisches / präsystolisches Crescendogeräusch durch Druckanstieg im Vorhof (fehlt bei Vorhofflimmern)
- diastolisches Decrescendo

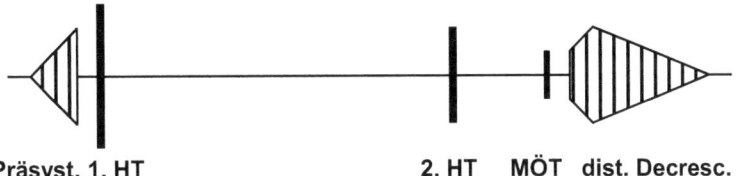

Präsyst. 1. HT   2. HT   MÖT   dist. Decresc.

EKG: evtl. VHF, P-Mitrale (doppelgipflig, verbreitert, v.a. I, II, V5–V6), Rechtsherzbelastung
Rö-Thorax: Lungenstauung, Mitralkonfiguration; verbreiterte A. pulmonalis, Kerley-B-Linien, Einengung des Retrosternalraums durch rechten Ventrikel
Echokardiographie: vergrößerter linker Vorhof, Gradient über Mitralklappe
Coro: Druckgradient, Berechnung Öffnungsfläche

Th▷   **Konservativ**: Behandlung Herzinsuffizienz, OAK bei Vorhofflimmern, ggfs. Frequenzkontrolle, Endokarditisprophylaxe
     Intervention: Katheter-Valvuloplastie (nur bei geringen Verkalkungen möglich)
     OP: Klappenrekonstruktion, Klappenersatz
             ab Stadium III indiziert; Risiko der Fixierung der pulmonalen Hypertonie

Ko▷   SVES, Vorhofflimmern → Thrombenbildung
Pro▷   OP-Letalität < 5%, Besserung in 70–80% der Fälle

Mitralinsuffizienz

Ep▷   1/3 der Mitralvitien
Ät▷   rheumatische Endokarditis (50%), bakterielle Endokarditis, Papillarmuskelabriss nach Myokardinfarkt, Mitralklappenprolaps (M. Barlow): Degeneration der Klappensegel bei verlängerter Chorda tendinea → systolische Vorwölbung
     relative Insuffizienz bei Dilatation des linken Ventrikels
Pa▷   unvollständiger systolischer Klappenschluss mit Regurgitation
     → Volumenbelastung des linken Vorhofes
     → exzentrische Hypertrophie und Dilatation
     → Stauung im Lungenkreislauf
     → chronisches Cor pulmonale
     akute Mitralinsuffizienz: bei Papillarmuskelabriß → schnelle Linksherzinsuffizienz (trotz akuter Druckerhöhung keine Dilatation)
Sy▷   lange asymptomatisch, Dyspnoe, Leistungsintoleranz, Asthma cardiale (Rückstau in die Lunge), Orthopnoe; Organomegalie, Ödeme (infolge Rechtsherzversagen bei pulmonaler Hypertension)
     Mitralklappenprolaps: Palpitationen, VES, Tachyarrhythmien

Kardio

Kardiovaskuläre Erkrankungen
Krankheitsbilder

Ein▷ analog zu NYHA

		Regurgitation in % des Schlagvolumens
Stadium I:	keine Beschwerden	<15
Stadium II:	Beschwerden bei schwerer Belastung	15–30
Stadium III:	Beschwerden bei leichter Belastung	30–50
Stadium IV:	Beschwerden in Ruhe	>50

Di▷ **Auskultation**:
leiser 1. Herzton, 3. Herzton (rapid filling sound), holosystolisches Decrescendo, ggfs. Diastolikum durch relative Mitralstenose durch Pendelvolumen, Öffnungsklick (ÖK)

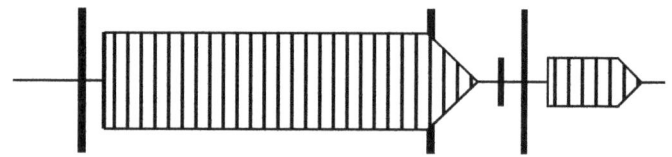

1. HT   holosyst. Decrescendo   2. HT   ÖK 3. HT

Mitralklappenprolaps: systolisches Klick (Anspannen der Chorda tendinea), evtl. Spätsystolikum
EKG: evtl. VHF, P mitrale, Linksherzhypertrophie, Rechtsherzbelastung
Rö-Thorax: Lungenstauung, Mitralkonfiguration
Echokardiographie: vergrößerter linker Vorhof, Insuffizienznachweis
Coro: Druckgradient, Messung Regurgitation

Th▷ konservativ mit Behandlung Herzinsuffizienz, OAK bei Vorhofflimmern, ggfs. Frequenzkontrolle, Endokarditisprophylaxe
Klappenersatz ab Stadium II–III

Mitralklappenprolapssyndrom
Ät▷ häufige Herzklappendysfunktion, meist angeboren, Bindegewebsschwäche bei Marfan-Syndrom
Pa▷ ein oder beide Mitralsegel wölben sich bei Systole in den linken Vorhof
Sy▷ meist asymptomatisch, ggfs. Palpitation, Extrasystolen, unspezifische Thoraxbeschwerden
Di▷ **Auskultation**: mesosystolischer Klick, leichte Mitralinsuffizienz mit systolischem Decrescendo
Th▷ meist keine, symptomatisch bei Palpitation mit β-Blocker, bei schwerer Mitralinsuffizienz ggfs. MKE

Nichtrheumatische Aortenklappenkrankheiten I35
Valvuläre Aortenstenose
Ep▷ Klappenstenose: valvulär (75%), subvalvulär, supravalvulär
zweithäufigste erworbene Klappenstenose nach Mitralstenose

Kardiovaskuläre Erkrankungen
Krankheitsbilder

Ät▷ im Alter meist degenerativ-sklerotisch
bei jüngeren Patienten meist rheumatisch (30%); angeboren, bakterielle Endokarditis
Sonderform: idiopathische kalzifizierende Aortenstenose (milde, im Alter beginnende Aortenstenose)

Pa▷ stenosierende Obstruktion der linksventrikulären Ausflussbahn
→ Druckbelastung bei Fläche < 1 cm²
→ Drucküberlastung, Myokardhypertrophie, Mangeldurchblutung der Koronarien

Sy▷ Leistungsintoleranz, Dyspnoe, Synkopen, Hypotonie mit kleiner Blutdruckamplitude, relative Koronarinsuffizienz bei hypertrophiertem Ventrikel, Vorwärtsversagen mit poststenotischem Abfall des RR systol. → Synkopen, Schwindel

Ein▷ analog zu NYHA

		Gradient mmHg	Öffnungsfläche cm²
Stadium I:	keine Beschwerden	<40	>1,5
Stadium II:	Beschwerden bei schwerer Belastung	40–80	0,8–1,5
Stadium III:	Beschwerden bei leichter Belastung	80–120	0,4–0,8
Stadium IV:	Beschwerden in Ruhe	>120	<0,4

Di▷ hebender Herzspitzenstoß; pulsus parvus et tardus (träger Anstieg, kleine Amplitude)
Auskultation:
– Ejektionsklick (EK)
– rauhes, spindelförmiges Systolikum (Crescendo-Decrescendo) mit punctum maximum 2. ICR re., Fortleitung in Carotiden; Lautstärke nimmt mit Stenose zu
– 1.HT: je schwerer die Stenose, umso leiser
– bei hochgradiger Stenose paradoxe Spaltung des 2. HT (Pulmonalis vor Aortenklappe)

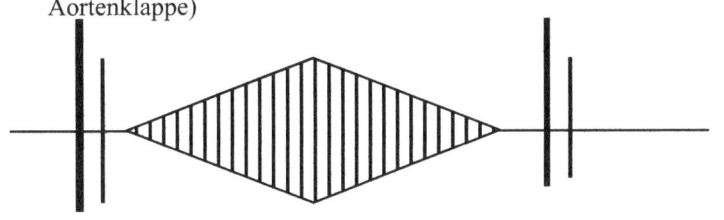

1. HT   EK   spindelförmiges Systolikum   2. HT mit A2 und P2

EKG: Linksherzhypertrophie
Rö-Thorax: Herzhypertrophie; poststenotische Aortendilatation, bei Dekompensation Verbreiterung des Herzens
Echokardiographie: linksventrikuläre Hypertrophie, Gradient über Aortenklappe
Coro: Druckgradient, verminderte Ejektionsfraktion

Kardiovaskuläre Erkrankungen
Krankheitsbilder

Th▷ Behandlung der Herzinsuffizienz; Klappenrekonstruktion, Klappenersatz
OP: Indikation bei Ruheinsuffizienz; Aortenklappenersatz transaortal subkoronar (AKE); selten bei nicht-verkalkter Klappe Komissurotomie; Ballonvalvuloplastie bei Druckgradient > 60 mmHg

Ko▷ Klappenthrombose, Embolie, Sepsis, Hämolyse, Klappenausriß

Pro▷ myokardiale Kompensation → keine Eischränkung, daher lange asymptomatisch; plötzliche, progrediente Verschlechterung
Lebenserwartung einer symptomatischen Aortenstenose (NYHA II) ca. 2–4 Jahre

Aortenklappeninsuffizienz

Ät▷ rheumatische Endocarditis verrucosa (65%), infektiöse Endokarditis, Mesaortitis luetica (Lues III), Marfan-Syndrom, Aortendissektion, traumatisch, Aortendilatation

Pa▷ fehlender diastolischer Klappenschluss → Rückfluss in linken Ventrikel → Volumenbelastung → Linksherzhypertrophie → exzentrische Hypertrophie, Ventrikeldilatation, diastolischer RR ↓
poststenotische Dilatation bei Aortenstenose → sekundäre Aorteninsuffizienz

Sy▷ Leistungsintoleranz, Dyspnoe, hohe Blutdruckamplitude, Pulsation der Carotiden, Linksherzinsuffizienz, Angina pectoris

Ein▷ analog zu NYHA

		Regurgitation in % des Schlagvolumens
Stadium I:	keine Beschwerden	<15
Stadium II:	Beschwerden bei schwerer Belastung	15–30
Stadium III:	Beschwerden bei leichter Belastung	30–50
Stadium IV:	Beschwerden in Ruhe	>50

Di▷ hebender, nach links verlagerter Herzspitzenstoß, Pulsus celer et altus, große RR-Amplitude, pulssynchrones Kopfnicken (**Musset-Zeichen**), positiver Kapillarpuls (**Quincke-Zeichen**)
Auskultation:
– im Sitzen, nach vorn gebeugt, frühdiastolisches, gießendes Decrescendo mit p.m. über Erbschen Punkt
– abgeschwächter 2. HT
– evtl. relative Aortenklappenstenose (volumenbedingtes rauhes Systolikum)
– Austin-Flint-Geräusch (spätdiastolisches Geräusch durch diastolischen Reflux), Ejektionsklick

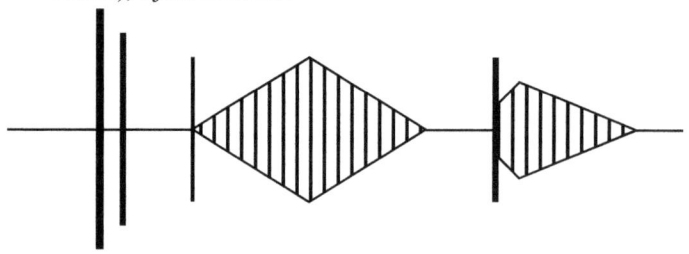

1. HT EK   spindelförmiges Syst. 2. HT diastol. Decresc.

Kardiovaskuläre Erkrankungen
Krankheitsbilder

      EKG: Linksherzhypertrophie, Strain
      Rö-Thorax: Herzhypertrophie, aortale Konfiguration
      Echokardiographie: linksventrikuläre Hypertrophie, Regurgitation
      Coro: Druckgradient, Messung Regurgitationsvolumen
Th▷ konservativ: Herzinsuffizienztherapie, Endokarditisprophylaxe
      OP: Klappenersatz ab Stadium III
Pro▷ bei Ruheinsuffizienz Lebenserwartung 1–2 Jahre

Nichtrheumatische Trikuspidalklappenkrankheiten I36

Trikuspidalstenose
Ep▷ ♀ > ♂
Ät▷ angeboren oder erworben; Fixerendokarditis, rheumatische Läsion
Pa▷ Druckbelastung des rechten Vorhofes
     → Stauung im großen Kreislauf mit Ödem, Organomegalie
Sy▷ Halsvenenstauung
Di▷ **Stauungssymptome**: gestaute Halsvenen, Organomegalie, Ödemen, Aszites, positiver hepatojugulärer Reflux
     Auskultation: inspiratorische Verstärkung; Diastolikum
     EKG: P-dextroatriale
     Rö-Thorax: meist Vitium des linken Herzens
Th▷ NYHA I und II konservativ; ab NYHA III Klappenersatz

Trikuspidalinsuffizienz
Ät▷ meist sekundär bei rechtsventrikulärer Dilatation bei Mitralvitien oder Rechtsherzinsuffizienz, Fixerendokarditis
Pa▷ **Pendelvolumen**: Volumenbelastung des rechten Vorhofes und Ventrikels mit sekundärer Stauung im großen Kreislauf mit Ödem, Organomegalie
Sy▷ Jugularispuls, gestaute Halsvenen, Ödeme, Aszites
Di▷ positiver hepatojugulärer Reflux
     Auskultation: inspiratorische Verstärkung; holosystolisches Bandgeräusch
     EKG: Rechtsherzhypertrophie, P pulmonale, Vorhofflimmern
     Rö-Thorax: Verbreiterung des rechten Vorhofs, Vergrößerung des rechten Ventrikels
Th▷ NYHA I und II konservativ; ab NYHA III Klappenersatz

Pulmonalklappenkrankheiten I37

Pulmonalklappenstenose
Ät▷ valvulär: oft kongenital, Kombination mit weiteren Vitien; selten rheumatisch
     subvalvulär: bei rechtsventrikulärer Hypertrophie
     supravalvulär: unklare Ursache
Pa▷ Druckbelastung des rechten Ventrikels durch Obstruktion der Ausflussbahn
     → konzentrische Hypertrophie
Sy▷ symptomarm, Leistungsintoleranz, Dyspnoe
Di▷ hebende Pulsation linker Sternalrand

Kardio

Kardiovaskuläre Erkrankungen
Krankheitsbilder

Auskultation: normaler 1. HT, Spaltung des 2. HT, 4. HT, frühsystolischer ejection klick, systolisches Austreibungsgeräusch 2. ICR links, spindelförmig, rauh

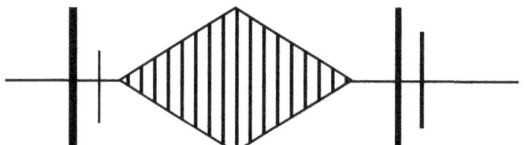

1. HT EK spindelförmiges Syst. gespaltener 2. HT

    EKG: P pulmonale, Rechtstyp, rechtsventrikuläre Hypertrophie
    Rö-Thorax: Vergrößerung rechter Vorhof und Ventrikel
    Echokardiographie: Nachweis Vitium, Rechtsherzbelastung
Th▷ symptomatisch: Behandlung Rechtsherzinsuffizienz
    operativ: Klappenersatz

Pulmonalklappeninsuffizienz
Ät▷ **primär**: selten, meist infektiöse Endokarditis
    sekundär: bei pulmonaler Hypertonie
Pa▷ Volumenbelastung des rechten Ventrikels mit exzentrischer Hypertrophie → Rückstauung → Ödeme, Organomegalie
Sy▷ lange asymptomatisch, Rechtsherzinsuffizienz, Dyspnoe, Leistungsintoleranz
Di▷ **Auskultation**:
    – **sekundär, funktionell**: Graham-Steel-Geräusch (hochfrequentes Diastolikum, sofort nach lautem 2. HT beginnend, p.m. 2–4. ICR links parasternal
    – **organisch**: nieder- bis mittelfrequentes Diastolikum, Decrescendo
    EKG: Rechtsherzbelastung
    Rö-Thorax: Vergrößerung rechter Ventrikel und Vorhof
    Echokardiographie: Nachweis Regurgitation, Rechtsherzbelastung
Th▷ meist keine, symptomatisch Behandlung der Rechtsherzinsuffizienz, Endokarditisprophylaxe, bei symptomatischem Verlauf Klappenersatz

Endokarditis, Herzklappe nicht näher bezeichnet I38
Infektiöse Endokarditis
Err▷ bakteriell: v.a. Aortenklappe, seltener Mitralklappe
    Staph. aureus (z.B. Fixer-Endokarditis), rechtes Herz betroffen v.a. Trikuspidalklappe
    Prothesenendokarditis: Endokarditis eines Klappenersatzes (meist Staph. aureus)
Pa▷ Klappenschädigung → Anlagerung von Fibrin und Thrombozyten → erleichterte Bakterienanlagerung → Vegetationen → fibrinös-ulzeröse Klappenzerstörung, Embolien
    Prädisposition: rheumatische Klappenfehler, Marfan-Syndrom, Herzwandaneurysma, Endokarddestruktion, post-Infarkt, Resistenzschwäche, Immunsuppression, HIV

Kardiovaskuläre Erkrankungen
Krankheitsbilder

Ein▷ **akute bakterielle Endokarditis**: Sepsis mit Befall meist gesunder Klappen (native valve endocarditis), fulminanter Verlauf, hohes Fieber; hohe Letalität; akute Klappeninsuffizienz; hochpathogene Keime
subakute bakterielle Endokarditis (E. lenta): langsamer Verlauf, v.a. bei rheumatisch oder kongenital vorgeschädigten Klappen; oft Viridans-Streptokokken

Sy▷ Symptomatik resultiert aus:
– **Infektion** → Fieber, Schüttelfrost, AZ-Verschlechterung
– **neues Vitium** → Herzinsuffizienz, Dyspnoe, Ödeme
– **septische Embolisationen** → neurologische Ausfälle, periphere Embolie

Allgemein gilt:
Fieber + neues Herzgeräusch → **Endokarditis (bis zum Beweis des Gegenteils)**
akute Endokarditis: Fieber, Schmerzen, Schüttelfrost, Anämie, arterielle Embolien, neurologische Ausfälle, Splenomegalie, Gelenkschmerz, LK-Schwellung, schmerzlose erythematöse Janeway-Läsionen an Hand- und Fußsohlen, Hämaturie, Petechien
subakute Endokarditis: unspezifische Symptome wie Schwäche, Müdigkeit, Nachtschweiß, Fieber, Schmerzen, Anorexie, Arthralgie, Splenomegalie, Petechien, Osler-Knötchen, Löhlein-Herdnephritis

Di▷ **Labor**: Leukozytose, normochrome normozytäre Anämie, BSG, Kryoglobuline, Mikrohämaturie, Proteinurie
Mikrobiologie: Blutkultur und Erregernachweis (am besten im Fieberanstieg)
EKG: unspezifisch; Rö-Thorax: evtl. Kardiomegalie
Echokardiographie: Nachweis von Vegetationen, TEE

DD▷ nichtinfektiöse Endokarditiden, rheumatisch

Th▷ Antibiose auch bei negativer Blutkultur; später spezifisch; mindestens 4 Wochen primär Penicillin und Aminoglykosid i.v.
  Strept. viridans: Penicillin G und Streptomycin
  Staph. aureus: Oxacillin und Gentamycin
  Staph. epidermidis: Vancomycin, Gentamycin, Rifampicin
Endokarditisprophylaxe:
  Oropharynx: Amocicillin oder Clindamycin
  Urogenitaltrakt: Ampicillin und Gentamycin oder Vancomycin

Endokarditis und Herzklappenkrankheiten bei anderenorts klassifizierten Krankheiten I39

Nichtinfektiöse Endokarditiden

Ät▷ Rheumatische Endokarditis (E. verrucosa rheumatica)
Embolische nichtinfektiöse Endokarditis (E. verrucosa simplex)
Atypische Formen: Hypereosinophilie (Löffler-Endokarditis), Libman-Sacks (sLE)

Kardio

Kardiovaskuläre Erkrankungen
Krankheitsbilder

Sy▷ Symptomatik der Klappenschädigung → Leistungsintoleranz, Herzinsuffizienz, Ödeme

Th▷ je nach Schweregrad der Klappenschädigung ggfs. Klappenersatz
Behandlung der Herzinsuffizienz sowie der Grunderkrankung
Endokarditisprophylaxe, orale Antikoagulation bei E. verrucosa simplex

Myokarditis I40–I41

Ät▷ **infektiös**: bakteriell, viral, Toxoplasma, Trichinella
  häufig: Cosackie-B-Virus, ECHO-Viren, Influenzaviren, Diphtherie, HIV, rheumatisches Fieber
nicht-infektiös: autoimmun (sLE, rheumatoide Arthritis, Vaskulitis), ionisierende Strahlung, toxisch
idiopathisch: Fiedler-Myokarditis

Pa▷ Entzündung des Herzmuskels

Sy▷ Leistungsknick, Müdigkeit, Schwäche, Thoraxschmerz, Arrhythmien, Galopprhythmus, Perikardreiben

Di▷ **Labor**: BSG, CK-MB, Leukozytose, Serologie
EKG: Extrasystolen, ST-Senkung, evtl. Dilatation
Echokardiographie: Begleitperikarditis mit Erguß, Herzinsuffizienz, Hypokinesie
bei schweren Verlauf ggfs. Myokardbiopsie

Th▷ symptomatisch: Bettruhe, körperliche Schonung
Antibiose
Behandlung Grunderkrankung, Immunsuppression bei sLE, rheumatoider Erkrankung
Behandlung Herzinsuffizienz, HRST, Thromboseprophylaxe

Ko▷ **fulminanter Verlauf** mit Herzversagen, HRST; v.a. Coxsackie-B, Diphtherie, Chagas-Krankheit
chronischer Verlauf mit Entwicklung einer dilatativen Kardiomyopathie

Kardiomyopathie I42

Dilatative Kardiomyopathie (DCM)

Def▷ Myokarderkrankung mit Dilatation der Herzkammern und verminderter Pumpleistung

Ät▷ **primär**: unklare Ursache, genetische Disposition
sekundär: Myokarditis, toxisch (Alkohol, Anthrazykline), metabolisch (Mangelernährung), endokrin (Akromegalie, Hypothyreose), autoimmun (sLE, Panarteriitis nodosa)

Pa▷ verminderte Kontraktionskraft durch partiell fibrosierende Myokardhypertrophie; später globale Herzinsuffizienz mit Vorwärts- und Rückwärtsversagen, kardiale Thrombenbildung, Ventrikelvergrößerung, Arrhythmierisiko
Histologie:
Typ A: nicht fibrosierend, Typ B: diffus fibrosierend, Typ C: fokal fibrosierend

Kardiovaskuläre Erkrankungen
Krankheitsbilder

Di▷ **Auskulatation**:
- Systolikum durch relative Mitral-Trikuspidalinsuffizienz
- 3. HT: rapid filling sound bei Volumenüberlastung → Vorhofvolumen trifft auf bereits gefüllte Kammern
- 4. HT durch Vorhofkontraktion gegen hypertrophierten linken Ventrikel

EKG: Linksherzhypertrophie, Arrhythmien, Erregungsleitungsstörungen
Echokardiogramm: Herzdilatation, verminderte systolische Wandbewegung
Rö-Thorax: Dilatation (Kardiomegalie), pulmonale Stauungszeichen

Sy▷ Leistungsintoleranz, Dyspnoe, Ödem, Palpitation, HRST, Synkope, Schwindel

Th▷ Behandlung der Herzinsuffizienz: Diuretika, soweit toleriert β-Blocker, ACE-Hemmer
Behandlung der Arrhythmien: β-Blocker, ICD (implantierbarer Defibrillator)
Behandlung Thrombembolierisiko: Antikoagulation
ultima ratio: Herztransplantation

Ko▷ Herzinsuffizienz, plötzlicher Herztod bei ventrikulären Herzrhythmusstörungen (Kammerflimmern, Kammertachykardie), Thrombembolien

Restriktive Kardiomyopathie (RCM)

Ät▷ idiopathische Endocarditis fibroplastica Löffler (Eosinophilie, v.a. parietales Myokard, Klappen nicht betroffen)
afrikanische subendokardiale Fibrose; Speicherkrankheiten (primäre Amyloidose), Infiltration bei Sarkoidose, Lymphom, Lymphogranulomatose, Strahlenfibrose

Pa▷ diastolische Relaxationsstörung ohne wesentliche Hypertrophie
→ Behinderung der diastolischen Ventrikelfüllung → Herzinsuffizienz

Sy▷ Herzinsuffizienz, Leistungsschwäche, Tachykardie, ZVD ↑, Einflußstauung, 3. HT., pulsus paradoxus (bei Inspiration systolischer RR-Abfall)

Di▷ **EKG**: Niedervoltage, Arrhythmien, Rechtsherzhypertrophie
Echokardiogramm: symmetrische Verbreiterung der linksventrikulären Wände, normale bis leicht eingeschränkte Ventrikelfunktion
invasive Diagnostik: HMV ↓, Ejektionsfraktion ↓, diastolischer Druck ↑, Biopsie

DD▷ Pericarditis constrictiva

Th▷ Herzinsuffizienztherapie, aber relativ therapierefraktär; Herztransplantation

Hypertrophische Kardiomyopathie

Ät▷ autosomal-dominant (50%), sonst unbekannt

Ein▷ **HOCM (hypertrophe obstruktive Kardiomyopathie)**:
→ Hypertrophie des Ventrikelseptums unterhalb der Aortenklappe mit Einengung der Ausflußbahn (idiopathische hypertrophische Subaortenstenose (IHSS))
→ Hypertrophie des mesoventrikulären Myokards

Kardio

Kardiovaskuläre Erkrankungen
Krankheitsbilder

HNCM (hypertrophe nicht-obstruktive Kardiomyopathie):
→ Myokardverdickung im klappenfernen Septum oder Herzspitzenbereich

Pa▷ Hyperkontraktion der Ventrikel → progrediente myokardiale Insuffizienz; Dilatation des linken Ventrikel → relative Mitralinsuffizienz
bei HOCM behinderte diastolische Ventrikelfüllung (Mitralinsuffizienz und Hypertrophie) → Vorhofkontraktion besonders wichtig für Ventrikelfüllung → **keine Nitroglyceringabe**, da Nitroglycerin venöses Pooling auslöst und damit Vorlastsenkung und verminderte Vorhoffüllung
oft mit diastolischer Relaxationsstörung vergesellschaftet

Sy▷ lange asymptomatisch; funktionell wie Aortenstenose mit Herzinsuffizienz → Dyspnoe, ventrikuläre Arrhythmien, HMV ↓, Synkopen, relative Koronarinsuffizienz, plötzlicher Herztod aus „völliger Gesundheit"

Di▷ **Auskultation**: spindelförmiges Spätsystolikum aortal; 4. HT, relative Mitralinsuffizienz
EKG: Linksherzhypertrophie (Sokolow-Lyon-Index), ventrikuläre HRST, pathol. Q
Rö-Thorax: Herzdilatation, Lungenstauung
Echokardiographie: Verdickung der freien Ventrikelwand und des Septums, atypisches Bewegungsmuster des anterioren Mitralsegels, Flussbeschleunigung im Ausflußtrakt (Gradient)
Herzkatheter: diastolischer Füllungsdruck ↑, ventrikuläre Elastizität ↓, intraventrikulärer Druckgradient

Th▷ körperliche Schonung, Ca-Antagonisten, β-Blocker; bei Vorhofflimmern Antikoagulation, Amiodaron bei Herzrhythmusstörungen, septale Myotomie bei HOCM; Herztransplantation

KI▷ positiv-inotrope Substanzen und Nitrate sind streng kontraindiziert

Atrioventrikulärer Block und Linksschenkelblock I44

AV-Block

Ät▷ KHK, Myokarditis, Hinterwandinfarkt, Amyloidose, KCl-Infusion, Antiarrhythmika, Digitalis, Herzkontusion

Pa▷ Störung der Erregungsleitung zwischen Vorhof und Ventrikel

Ein▷ **Grad I**: Verzögerung der Überleitung ohne Unterbrechung
    Ät▷ bei Sportlern, erhöhtem Vagotonus
    Di▷ PQ-Zeit ↑
Grad II: Erregungsleitung ist verzögert und partiell unterbrochen
    Mobitz I.: Zunahme der Leitungsverzögerung bis eine ausfällt (**Wenckebach**); Blockierung oberhalb des HIS-Bündels
        Ät▷ Digitalisintoxikation; Hinterwandinfarkt
        Di▷ zunehmende Verlängerung der PQ-Zeit bis QRS-Ausfall
    Mobitz II.: intermittierender Ausfall der Erregungsleitung; Blockierung unterhalb des AV-Knotens

Kardiovaskuläre Erkrankungen
Krankheitsbilder

        Ät▷   anteroseptaler Infarkt
        Di▷   meist konstante 2:1 oder 3:1 Blockierung, d.h. nur auf jede 2. oder 3. P-Welle folgt ein QRS-Komplex
Grad III: vollständige Unterbrechung der Überleitung; Dissoziation von P-Wellen und langsamem Ersatzrhythmus
        Sy▷   Bradykardie, Adam-Stokes-Anfall (Ausfall der Überleitung; Dauer bis Einsatz des Ersatzrhythmus)
        Di▷   normale P-Wellen, QRS-Frequenz 30–45/min ohne Beziehung zur Vorhoferregung; bei ventrikulärem Ersatzrhythmus Schenkelblockbild, bei SV-Rhythmus normaler QRS-Komplex

Sy▷   Grad I meist asymptomatisch, ab Grad II symptomatische Bradykardie, Schwindel, Synkope, Leistungsintoleranz, Herzinsuffizienz

Th▷   Absetzen bradykardisierender Medikamente (β-Blocker, Digitalis, Verapamil)
Rhythmusüberwachung ab AV-Block II°
Bei symptomatischem Verlauf und höhergradiger Blockierung → Schrittmacher

Herzschrittmacher

Ind▷   relevante, therapierefraktäre Bradykardien: Sick-Sinus-Syndrom, Sinusbradykardie, Adam-Stokes-Anfall, Bradyarrhythmia absoluta, sinuatrialer Block, AV-Block II, III
Störung der sequentiellen Vorhof-Kammer-Kontraktion
Sonderform: ICD ~ implantierbarer Defibrillator

Übersicht über Schrittmacher

Buchstabe	Angabe	Angabemöglichkeiten
1	Stimulationsort	A (Atrium), V (Ventrikel), D (dual)
2	Detektionsort	A (Atrium), V (Ventrikel), D (dual)
3	Stimulationsart	0, I (inhibiert), T (getriggert), D (dual)
4	Programmierbarkeit	M (multiprogrammierbar), R (frequenzadaptiert)

Kardio

Typische Schrittmacher

VVI: Stimulation Ventrikel, Detektion Ventrikel, Betriebsart Inhibition
d.h. registriert Spontanerregungen im Ventrikel und wird durch diese inhibiert; stimuliert den Ventrikel bei Unterschreiten der programmierten Herzfrequenz
        Ind▷   Vorteile: günstiger, einfacher zu programmieren, aber reine ventrikuläre Stimulation, d.h. es gibt keine koordinierte Aktion mit Vorhof (wie bei AV-Block III); v.a. bei älteren Pat. mit red. Lebenserwartung und körperlicher Leistungsfähigkeit

AAI: Stimulation Vorhof, Detektion Vorhof, Betriebsart Inhibition
d.h. registriert Spontanerregungen im Vorhof und wird durch diese inhibiert; stimuliert den Vorhof bei Unterschreiten der programmierten Herzfrequenz.

Kardiovaskuläre Erkrankungen
Krankheitsbilder

Ind▷ Bei Sick-Sinus-Syndrom oder anderern bradykarden Herzrhythmusstörungen auf Vorhofebene; Überleitung über AV-Knoten muss intakt sein!

DDD: Stimulation Vorhof und Ventrikel, Detektion Vorhof und Ventrikel, Betriebsart Inhibition und Triggerung, d.h. registriert Spontanerregungen im Vorhof und Ventrikel; stimuliert den Vorhof und Ventrikel bei Unterschreiten der programmierten Herzfrequenz.

Ind▷ bei AV-Block III°

Implantation eines permanenten Schrittmachers

Durchführung in Durchleuchtungskontrolle: Elektrode über V. cephalica oder V. subclavia → rechter Ventrikel → Einsatz in endomyokardiales Trabekelwerk der Ventrikelspitze; Impulsgeber prä- oder subpektoral; Thorakotomie nur, wenn Kathode nicht fixiert werden kann (dann epimyokardiale Lokalisation)

Temporärer Schrittmacher

endokardiale Elektroden über V. subclavia bis rechter Ventrikel, extrakorporaler Generator

epikardiale Elektroden bei Herz-OP

transkutane Schrittmacher für den Rettungsdienst

Schrittmacherkomplikationen

Elektrodendislokation, Elektrodenbruch, Impulsstörungen, Perforation, Infektion

Schenkelblock

Ät▷ Hypertrophie, KHK, Ischämie

Pa▷ Unterbrechung / Störung der Erregungsausbreitung in den Schenkeln des His-Bündels

Ein▷ nach Dauer der Erregungsüberleitung:
komplett (QRS > 0,12 sec) / inkomplett (QRS < 0,12 sec)
nach betroffenem Schenkel: Linksschenkelblock / Rechtsschenkelblock
→ Unterscheidung je nach Lokalisation im EKG

Th▷ Therapie der Grunderkrankung

Inkompletter Linksschenkelblock

Ät▷ Linksherzhypertrophie, KHK, Myokarderkrankungen

Pa▷ QRS < 0,12 sec

Ein▷ **Inkompletter Linksschenkelblock**:
QRS 0,10–0,11 sec, plumpes R in I, aVL, V5–6,
R relativ hoch; mässige ST-Senkungen

Linksanteriorer Hemiblock (LAHB):
überdrehter Linkstyp, $R_I S_{II} S_{III}$, S-Persistenz bis V6

Linksposteriorer Hemiblock (LPHB):
Steil- bis Rechtstyp, $S_I Q_{III}$; Ausschluss Rechtsherzbelastung

Kardiovaskuläre Erkrankungen
Krankheitsbilder

Kompletter Linksschenkelblock (LSB)
Ät▷ dilatative Kardiomyopathie, degenerative Herzmuskelerkrankungen, Hypertrophie, KHK, St.n. Myokardinfarkt
Pa▷ QRS-Verbreiterung > 0,12 sec, QRS in I, aVL, V5–6 breit und plump, ST-Senkung in I, aVL, V5, V6

Inkompletter Rechtsschenkelblock
Ein▷ **Typ I**: physiologisch, rSr'; R'/s < 1; S in aVL, V5–6 gering verbreitert; oft bei Kindern
Typ II: RSR'oder rSR'; R'/S = 1; S in I, aVL, V5–6 breit und tief; oft bei Rechtsherzbelastung, Cor pulmonale
Pa▷ QRS < 0,12 sec, typische M-Form

Kompletter Rechtsschenkelblock (RSB)
Ät▷ Infarkt, akute oder chronische Rechtsherzbelastung, kongenitale Vitien
Pa▷ QRS-Verbreiterung > 0,12 sec, R in V1 M-förmig aufgesplittet (rSR', RsR', rSr') oder R in V1 breit und hoch, S in I, aVL, V5–6 breit und tief, ST-Strecken über Brustwandableitungen negativ

Sonstige kardiale Erregungsleitungsstörungen I45
SA-Block (sinuatrialer Block)
Ät▷ KHK, Myokarditis, Vorhoffibrose, Digitalis
Pa▷ Störung zwischen Sinusknoten und AV-Knoten
Ein▷ **Grad I** Verzögerung der Überleitung, keine Unterbrechung; Diagnostik nur über invasives EKG
Grad II Erregungsleitung ist verzögert und partiell unterbrochen
Mobitz I: Zunahme der Leitungsverzögerung bis zum Ausfall einer Erregungsleitung (Wenckebach) → zunehmende Verkürzung des P-P-Intervalls mit Pause, welche kürzer als das doppelte des vorangegangenen P-P-Intervalls ist
Mobitz II: intermittierender Ausfall der Erregungsleitung, Ersatzrhythmusaktivierung → es fehlt sowohl P-Welle als auch QRS-Komplex in einer oder mehrerer Herzaktionen mit Pausen > 2-P-P
Grad III vollständige Unterbrechung der Überleitung; AV-Ersatzrhythmus
P-Welle fehlt, Gefahr der Adam-Stokes Anfälle
Th▷ Anticholinergika, Katecholamine
bei Therapieresistenz, Herzinsuffizienz oder Adam-Stokes-Anfällen Schrittmacherimplantation

Verlängerung des QT-Intervalls (Long-QT-Syndrom)
Def▷ Verlängerung des QT-Intervalls
Ät▷ Antiarrhythmika, Psychopharmaka, SAB, bradykarde Rhythmusstörungen, angeboren

Kardiovaskuläre Erkrankungen
Krankheitsbilder

Pa▷ frühe Nachdepolarisation durch pathologisch verlängerte Aktionspotentiale und ungleiche Sympathikusinnervation (li > re.)
QT ↑, alternierende T-Wellen, Sinuspausen, gekerbte, biphasische T-Welle
Th▷ nichtselektive β-Blocker (Propanolol, Nadolol); ggfs. linksseitige Sympathektomie

Präexzitationssyndrome
Wolff-Parkinson-White Syndrom

Ät▷ angeborene Anomalie
Pa▷ akzessorisches Bündel führt zu schneller Überleitung (verkürzte PQ-Zeit), je nach Form zu Deltawelle. Risiko der kreisenden Erregung (Reentry-Tachykardie) mit orthodromer oder antidromer Überleitung:
orthodrome Überleitung: Erregung über AV-Knoten in Kammer, über akzessorisches Bündel zurück. D.h. im EKG schmaler QRS-Komplex
antidrome Überleitung: Erregung über akzessorisches Bündel in Kammer und über AV-Knoten zurück. D.h. im EKG breiter QRS-komplex
Ein▷ **WPW-Syndrom Typ A** mit Kent-Bündel zwischen linkem Vorhof und linker Kammer; Delta-Welle positiv in V1
WPW-Syndrom Typ B mit Kent-Bündel zwischen rechtem Vorhof und rechter Kammer; Deltawelle negativ in V1
WPW-Syndrom mit Mahaim-Bündel zwischen His-Bündel und /oder Schenkeln zum Kammerseptum
LGL-Syndrom (Lown-Ganong-Levine-Syndrom): keine Deltawelle; Verbindung durch James-Bündel zwischen Vorhof und HIS-Bündel
Sy▷ Palpitation, rez. Tachykardie, z.T. kreislaufwirksam mit Schwindel, Synkope, Dyspnoe
Di▷ EKG, Überwachung, Event-Rekorder (quasi Langzeit-EKG, in dem der Patient mittels Knopfdruck bei Beschwerden die EKG-Aufzeichnung starten kann), elektrophysiologische Abklärung
Th▷ elepkrophysiologische Abklärung, ggfs. Verödung des akzessorischen Bündels
Ko▷ Reentry-Tachykardie (s.o.); Vorhofflimmern bei WPW-Syndrom durch schnellere Überleitung über akzessorisches Bündel (kein Frequenzschutz wie bei AV-Knoten)

Herzstillstand I46
Ät▷ ischämisch: KHK, Myokardinfarkt
mechanisch: dilatative Kardiomyopathie, HOCM, Herzbeuteltamponade
toxisch, traumatisch
metabolisch: Urämie, Azidose, Elektrolytverschiebung
Pa▷ Kreislaufstillstand durch:
– Asystolie
– elektromechanische Entkopplung
– pulslose ventrikuläre Tachykardie oder Kammerflimmern
Sy▷ Kreislaufzusammenbruch mit Pulslosigkeit, Apnoe, Ohnmacht
Th▷ präkordialer Faustschlag, Einleitung Reanimationsmaßnahmen

Kardiovaskuläre Erkrankungen
Krankheitsbilder

Reanimation
ABCD-Regel
- Airways: Atemwege freimachen
- Breathing: Beatmen; Beginn 2 Atemhübe (ca. 500 ml)
- Circulation: Beginn Thoraxkompression (30 Kompressionen)
- Defibrillation: soweit vorhanden und soweit VT, Kammerflimmern

Airways: Atemwege freimachen
- kurze Inspektion, nur bei Verdacht auf Bolusaspiration weitere Maßnahmen
- keine Zeit verlieren!

Breathing: Beatmung
- ca. 500 ml Atemvolumen in 1 sec
- Mund-zu-Mund oder Mund-zu-Nase beatmen; wenn möglich über Ambubeutel
- Intubation wenn möglich gut, aber hierfür keine Zeit verlieren;
- Hyperventilation schädlich, da intrathorakaler Druck ↑ → venöser Rückstrom ↓ → HMV ↓

Circulation
- Rhythmus Kompression zu Beatmung: Erwachsene 30:2, Kinder 15:2, Neugeborene 3:1
- Ansatz zum Drücken: zentral Brustmitte, Frequenz 100/min, Kompression zu Entlastung 1:1
- Immer 1 Zyklus (5 Runden á 30:2) Kompression und Beatmung durchführen, dazwischen Intubation, Defibrillation; so schnell wie möglich Kompression wieder fortsetzen.

Defibrillation
- Je nach Gerät: biphasisch 150 Joule, monophasisch 360 Joule, wenn unbekanntes Gerät 200 Joule; nur 1× durchführen, dann Thoraxkompression fortsetzen; erst nach 1 Zyklus (5 Runden a 30:2) Rhythmuskontrolle

Medikamente
- Adrenalin: 1 mg alle 3–5 Min i.v.
- Amiodaron: wenn 3 Defibrillationen erfolglos waren: 300 mg Amiodaron i.v., ggfs. 150 mg als 2. Dosis, dann ggfs. mit Perfusor 900 mg/24 h beginnen
- Atropin: 3 mg bei Asystolie, Bradykardie

Nach erfolgreicher Reanimation
- wenn Patient ohne Bewusstsein: Hypothermie (Ziel 32–34°C für 12–24 h), intensivmedizinische Betreuung, Abklärung der Ursachen

Paroxysmale Tachykardie I47
Paroxysmale supraventrikuläre Tachykardie (PSVT)
- Def▷ tachykarde Erregungsbildungsstörungen mit heterotopem Ursprung in den Vorhöfen
- Ein▷ **Atriale Tachykardie**
  - Ät▷ Reentry oder ektope Erregungsbildung

Kardio

Kardiovaskuläre Erkrankungen
Krankheitsbilder

        Pa▷   Frequenz 150–200/min, verändertes P, aber im Bezug zu QRS normal

AV-Reentry-Tachykardie
    ohne Präexzitationssyndrom
        Ät▷   Mitralklappenprolaps, Hyperthyreose, bei Herzgesunden
        Pa▷   kreisende Erregung über langsame und schnelle Bahnen des AV-Knotens
    mit Präexzitationssyndrom
        siehe WPW-Syndrom

Multifokale atriale Tachykardie (MAT)
        Ät▷   häufig bei schweren Lungenerkrankungen
        Pa▷   chaotische Tachykardie: morphologisch unterschiedliche P-Wellen durch wandernde atriale Schrittmacher
        Di▷   EKG: mind. 3 verschiedene P-Wellen in Folge, Frequenz > 100/min

Vorhofflattern
        Ät▷   bei KHK, Infarkt, Myokarditis
        Pa▷   durch Reentry → hochfrequente, ektope Erregungsherde
        Di▷   EKG: Sägezahnmuster, Vorhoffrequenz 220–300/min, oft 2:1 Block
        Ko▷   Gefahr der 1:1 Übertragung

Vorhofflimmern
        Ät▷   durch Mitralvitien (Vorhofdilatation), KHK, hypertensive Krise
        Pa▷   unkoordinierte Vorhofaktion → HMV↓ (10–20%)
        Ko▷   Risiko der Thrombenbildung, absolute Kammerarrhythmie

Th▷   akut: Therapie bei hämodynamischer Beeinträchtigung mit el. Konvertierung, Elektrotherapie: overdrive-pacing (Überstimulation mit Schrittmacher)
Betablockertherapie bei milder Symptomatik und paroxysmalem Auftreten
Bei rezidivierenden schweren Tachykardien ggfs. elektrophysiologische Abklärung und Katheterablation

Vorhofflattern und Vorhofflimmern I48

Ät▷   meist bei struktureller Herzerkrankung, KHK, Volumen- oder Druckbelastung bei Vitien mit Dehnung des linken Vorhofes
„lone atrial fibrillation": ohne strukturelle Herzerkrankung

Pa▷   **Vorhofflattern**:   Makro-Reentry im rechten Vorhof
        Vorhofflimmern: Mikro-Reentry, Vorhof ist funktionell ausgefallen, d.h. Reduktion der Ventrikelfüllung und damit des HMV

Ein▷   **paroxysmal**   rezidivierend und selbstlimitierend
        rezidivierend   wiederholt, erfolgreich behandlungsbedürftig
        persistierend   anhaltendes Rezidiv
        permanent   trotz Konversionsversuch Vorhofflimmern

Kardiovaskuläre Erkrankungen
Krankheitsbilder

Sy▷ Palpitation, Leistungsintoleranz, oft asymptomatisch, kardiale Dekompensation, Dyspnoe

Di▷ **Vorhofflattern**
  Typ I: häufige Form, negative Flatterwellen in II, III, aVF, Sägezahnmuster in V1, Flatterfrequenz 250–300/min, oft 2:1-Überleitung auf den Ventrikel
  Typ II: kein typisches Sägezahnmuster, Übergang in grobes Vorhofflimmern; Flatterfrequenz 350–450/min
  Vorhofflimmern: unregelmässige QRS-Komplexe, Flimmerwellen hochfrequent (> 350/min) und mit kleiner Amplitude

Th▷ **Akutbehandlung**:
kreislaufinstabil: Frequenzkontrolle, Kardioversion
kreislaufstabil: bei bestehender oraler Antikoagulation oder Dauer des
  Vorhofflimmerns <48 h → Kardioversion
  >48 h oder unklare Dauer → Frequenzkontrolle

Langzeitbehandlung:
lone atrial fibrillation, d.h. Vorhofflimmern ohne strukturelle Herzerkrankung
  → Flecainid, Propafenon, Sotalol
bei strukturellen Herzerkrankungen:
  Herzinsuffizienz → Amiodaron
  KHK → Sotalol
  arterielle Hypertonie:
    bei relativer linksventrikulärer Hypertrophie → Amiodaron
    ohne relative Hypertrophie → Flecainid, Propafenon

Antikoagulation
orale Antikoagulation [OAK] aufgrund des Risikos der Bildung von Vorhofthromben mit Gefahr des Apoplex oder anderen peripheren Embolisationen; bei lone atrial fibrillation Aspirin ausreichend

Sonstige kardiale Arrhythmien I49
Klassifikation der Arrhythmien

Ät▷ **kardial**: Herzinsuffizienz, Infarkt, KHK, Klappenvitien, Myokarditis, WPW-Syndrom, long-QT-syndrome, Vorhofflimmern bei Mitralstenose
extrakardial: Elektrolytstörungen (Niereninsuffizienz), Hyperthyreose, Alkohol, Koffein, psychovegetativ, Medikamente (Digitalis, Antiarrhythmika, Diuretika, Psychopharmaka)

Ein▷ **Erregungs-Bildungsstörungen**:
  supraventrikulär / ventrikulär
  nomotop / heterotop
  aktiv: Frequenz > Sinusknoten; passiv: Frequenz < Sinusknoten
Erregungs-Leitungsstörungen:
  SA-Block, AV-Block, Schenkelblock
  Präexzitationssyndrome

Kardio

Kardiovaskuläre Erkrankungen
Krankheitsbilder

Di▷ EKG; Vorhofwellenbeurteilung v.a. in V1-V2; passagere Rhythmusstörungen im Langzeit-EKG, His-Bündel-EKG (Katheteruntersuchung) bei AV-Block Typ Mobitz I oder II; intrakardiales Mapping (Nachweis arrhythmogener Zonen im Myokard mittels Elektrodenkathetern)

Supraventrikuläre Rhythmusstörungen
Sinusbradykardie

Ät▷ Sportler, erhöhter Vagotonus, alte Menschen; sekundär durch Medikamente (β-Blocker, Antiarrhythmika, Digitalis)
Pa▷ Herzfrequenz ↓ → kompensatorische Steigerung des Schlagvolumens → erhöhte Blutdruckamplitude; Dekompensation bei Puls < 40/min
Di▷ EKG: Frequenz < 60/min; Sinusrhythmus

Sinustachykardie

Ät▷ **physiologisch**: körperliche Belastung, Sympathikotonus, physiologisch bei Säuglingen
pathologisch: Anämie, Fieber, Hyperthyreose, Blutung, Hypotonie, Schock, Herzinsuffizienz
pharmakologisch: Koffein, Nikotin, Alkohol, Adrenalin, Anticholinergika
Di▷ EKG: Puls > 100/min, Sinusrhythmus; bei Puls > 180/min ggf. ST-Senkung durch relative Koronarinsuffizienz (ungenügende Ventrikelfüllung in zu kurzer Diastole)

Sick-Sinus-Syndrom

Def▷ paroxysmale Arrhythmien; persistierende Sinusbradykardien, intermittierender Sinusstillstand, atriale Tachyarrhythmien bis Vorhofflimmern (Tachykardie-Bradykardie-Syndrom)
Ät▷ KHK, Myokarditis
Syn▷ **Adam-Stokes-Anfälle**: vorübergehender Abfall der Pumpleistung → Schwindel, Synkope, Ohnmacht
Di▷ EKG: Wechsel von Sinusbradykardie und Sinustachykardie

Supraventrikuläre Extrasystolen (SVES)

Def▷ unregelmäßige, heterotope Erregungsbildungstörungen
Ät▷ Übermüdung, Erregung, Koffein, Alkohol, Myokarditis, KHK, Infarkt; vereinzelte SVES ohne pathologischen Befund
Ein▷ **Vorhofextrasystolen**: deformierte P-Welle, QRS unverändert
AV-Knoten-Extrasystolen: negative P-Welle zu atypischer Zeit normaler QRS-Komplex

Ventrikuläre Rhythmusstörungen
Ventrikuläre Extrasystolen (VES)

Def▷ heterotope Erregungsbildungsstörungen durch Erregungsbildung in Kammer oder HIS-Bündel
Ät▷ organische Herzerkrankungen, Hypokaliämie (Diuretikatherapie)
Ein▷ monomorph – polymorph (unterschiedliche Zentren, meist herzorganisch) Bigeminus, Trigeminus, Couplets (paarweise ES), Salven

Kardiovaskuläre Erkrankungen
Krankheitsbilder

Lown-Klassifikation	Morphologie
0	keine VES
I	monomorphe VES (<30/h)
II	monomorphe VES (>30/h)
IIIa	polymorphe VES
IIIb	ventrikulärer Bigeminus
IV a	Couplets
IV b	ventrikuläre Tachykardie (> 3 VES)
V	vorzeitige VES (R auf T-Phämomen: R fällt in aufsteigende T-Welle (vulnerable Phase))

Di▷ **EKG**: vorzeitige, schenkelblockartig deformierte QRS-Komplexe, P fehlt
Th▷ keine, evtl. Lidocain, Ajmalin, Felcainid, Amiodaron als ultima ratio

Ventrikuläre Tachykardie
Def▷ lebensbedrohliche ventrikuläre Erregungsbildungsstörung
Ät▷ VES, KHK, Myokarditis, Myokardinfarkt, Hypertonie, Herzinsuffizienz, Digitalis ↑
Ein▷ anhaltend / nicht-anhaltend (selbstlimitierend)
Di▷ **EKG**: schenkelblockartiger QRS-Komplex, Frequenz 120–200/min; P wandert durch QRS
Th▷ Defibrillation

Torsade de pointes Tachykardie
Def▷ undulierend an- und abschwellende Amplitude der Erregung; polymorph
Pa▷ vorher Verlängerung des QT-Intervalls (bis 0,6 sec.)
Ät▷ long QT-Syndrom; medikamentös
Sy▷ kreislaufwirksame Tachykardie
Th▷ Magnesiumsulfat

Kammerflattern
Pa▷ Übergang ventrikuläre Tachykardie ins Kammerflimmern; HMV ↓↓, Schock
Di▷ **EKG**: Haarnadelkurven mit Frequenz 180–250/min
Th▷ Defibrillation

Kammerflimmern
Pa▷ lebensbedrohliche, hyperdyname Form des Kreislaufstillstandes
Di▷ **EKG**: ungleichmäßige Wellen, Nullinie; Frequenz > 300/min
Th▷ Defibrillation, Reanimation

Herzinsuffizienz I50

Def▷ Verminderung der körperlichen Leistungsfähigkeit durch ventrikuläre Funktionsstörung
Phy▷ **Vorlast**: diastolische Füllung von Vorhöfen und Ventrikeln; entspricht Volumenbelastung
Nachlast: Widerstand, gegen den Ventrikel auswirft; entspricht TPR (totaler peripherer Widerstand)

Kardio

Kardiovaskuläre Erkrankungen
Krankheitsbilder

    Pumpleistung des Herzens abhängig von:
        Inotropie → Kontraktilität des Myokards
        Nachlast → Widerstand im Kreislauf
        Herzfrequenz
    Ejektionsfraktion: Verhältnis Schlagvolumen zu enddiastolischem Volumen
        → Maß für systolische Herzfunktion

Ät▷ myokardial: ischämisch (KHK, Infarkt), Myokarditis, dilatative Kardiomyopathie
    Vitien: v.a. schwere Mitral- und Aortenvitien
    rhythmogen: bradykarde oder tachykarde Herzrhythmusstörungen
    extrakardiale Ursachen: arterielle Hypertonie, Perikarditis, Perikarderguss

Pa▷ Herzinsuffizienz = Senkung des HMV ↓
Störung der systolischen Funktion:
    Störung der Kontraktilität durch Kardiomyopathie, KHK
    Volumenbelastung (Vorlast ↑) bei Klappeninsuffizienz, Shunt-Vitien
    Druckbelastung (Nachlast ↑) bei Klappenstenosen, arterieller Hypertonie
Störung der diastolischen Funktion:
    Störung der diastolischen Ventrikelfüllung bei Perikardtamponade, restriktiver Myokarditis
Vorwärtsversagen: Nachlast ↑ → HMV ↓ → Sauerstoffmangelversorgung von Myokard und Peripherie
Rückwärtsversagen: Vorlast ↑ → Stauung des venösen Blutes

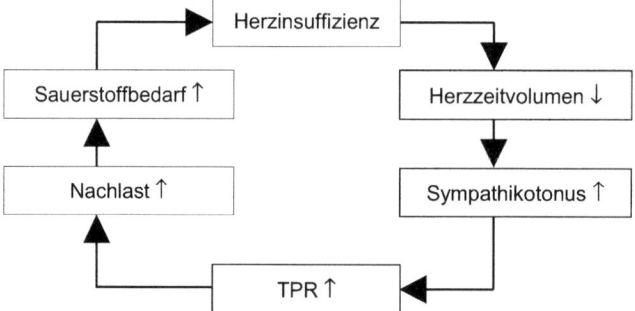

Ventrikelfunktion: je höher das enddiastolische und endsystolische Volumen des Ventrikels, desto stärker die Insuffizienz
Intrakardialer Druck: mit zunehmender Herzinsuffizienz sinkt der endsystolische Druck und steigt der enddiastolische Druck
Arteriovenöse O_2-Differenz (avDO_2):
    low output failure: vermindertes HMV
        → vermehrte O_2-Ausschöpfung → avDO_2 ↑
    high output failure: erhöhtes HMV
        → unzureichende periphere Ausschöpfung → avDO_2 ↓
Kompensationsmechanismen: Myokardhypertrophie, Sympathikotonus ↑, NaCl-Retention, RAAS-Aktivierung

Kardiovaskuläre Erkrankungen
Krankheitsbilder

Ein▷ akut / chronisch
kompensiert / dekompensiert
Linksherzinsuffizienz: Stauung in den Lungenkreislauf → Lungenödem
Rechtsherzinsuffizienz: Stauung in den grossen Kreislauf → Ödeme, Organomegalie
Globalinsuffizienz: Kombination Links- und Rechtsherzinsuffizienz
Schweregrad analog zu **NYHA**
    Grad I: keine Beschwerden bei normaler Belastung
    Grad II: leichte Beschwerden bei normaler Belastung
    Grad III: Beschwerden bei leichter körperlicher Belastung
    Grad IV: Beschwerden in Ruhe

Sy▷ allgemein: Tachykardie, Ventrikelhypertrophie, relative Mitral- und Trikuspidalinsuffizienz
Linksherzinsuffizienz:
    Rückwärtsversagen (→ Lungenstauung): Belastungs- und Ruhedyspnoe, Orthopnoe, Asthma cardiale, Lungenödem, Zyanose, basale, feuchte RGs
    Vorwärtsversagen: Müdigkeit, Schwäche, Leistungsknick, Minderdurchblutung, Rhythmusstörungen, Synkopen
Rechtsherzinsuffizienz:
    Rückwärtsversagen: periphere Ödeme, Nykturie, Jugularvenenstauung, positiver hepatojugulärer Reflux (Druck auf Leber → Druckwelle in Jugularvenen), GI-Symptome, periphere Zyanose, Aszites

Di▷ **Auskultation**: Vitien, Lungenstauung
EKG: HRST, Ventrikelhypertrophie, Grundkrankheit (KHK, Kardiomyopathie)
Rö-Thorax: Kardiomegalie (Herz/Thorax > 0,5), Lungenstauung (Kerley-B-Linien)
Echokardiographie: Ventrikeldilatation, Myokardhypertrophie, EF, Druckgradienten
Coro: Grunderkrankung, Ejektionsfraktion, Vitien

Th▷ **NYHA I**: allg. Maßnahmen; körperliche Schonung, Nikotinkarenz, Gewichtsreduktion, NaCl-Restriktion, Verringerung des Trinkmenge, Thromboseprophylaxe
NYHA II-IV:
    Diuretika (Schleifendiuretika, Thiazide) → Ödemausschwemmung
    Nitrate → venöse Gefäßerweiterung, Vorlastsenkung durch Pooling
    ACE-Hemmer → TPR ↓, Senkung Vor- und Nachlast (alternativ AT_{II}-Blocker)
    β-Blocker → Senkung des myokardialen Sauerstoffbedarfs
    Spironolakton → Hemmung RAAS, ab NYHA III
    Herzglykoside (positiv inotrop, neg. chronotrop) → Senkung O_2-Verbrauch
akute dekompensierte Herzinsuffizienz: Senkung Vor- und Nachlast durch Nitrat, Diuretika, Sauerstoffgabe

Kardio

Kardiovaskuläre Erkrankungen
Krankheitsbilder

Herzchirurgie

Operationen am geschlossenen Herzen (geschlossene OP)
Ind▷ kurze extrakardiale Korrekturen, z.B. Aortenisthmusstenose, aortopulmonale Anastomose, Perikardiolyse, Komissurotomie bei Pulmonalisstenose

Operationen am offenen Herzen (offene OP)
bei größeren Eingriffen Kreislaufunterbrechung, HLM (Herz-Lungen-Maschine)
Vorteil: bessere Sicht, unbefristete Dauer, besseres Handling bei Komplikationen
Extrakorporale Zirkulation (EKZ):
    Kardioplegie (Asystolie), Blut aus der Hohlvene → Reservoir → Filter → Oxygenator → Pumpe → Filter → Aorta
    Zeit > 4 h: Gefahr der Luft-Fett-Fremdkörperembolie, Hämolyse
    Zeit > 6 h: meist letal (Postperfusionssyndrom)
    Das Herz wird in der Zwischenzeit nicht perfundiert.
Hypothermie ohne HLM:
    Körpertemperatur ↓ auf 28–32°C, Thorakotomie, Hohlvene und Aorta abklemmen, Herz eröffnen; nach 10 min Körperkreislauf wieder freigeben und aufwärmen
    bei ungünstigen Verhältnissen tiefe Hypothermie (16–20°C → Kreislaufstillstand von 60–70 min möglich; bei Erwärmung Arrhythmiegefahr)
    Ind▷ bei unkomplizierten Vitien, Noteingriffe im Säuglingsalter; insg. selten benutzt
Assistierte Zirkulation durch IABP (intraaortale Ballonpumpe):
    Ballonkatheter in Aorta (kollabiert pulssynchron und EKG-getriggert bei Anspannung) → Senkung Aortendruck → Nachlastsenkung, Aufblasen in Diastole → Koronarperfusion ↑
    Ind▷ temporäre Entlastung des linken Ventrikels nach OP, Infarkt
Myokardprotektion: bis 2 Stunden unproblematisch
    Kardioplegie mit kardioplegischer Lösung nach Bretschneider → Hyperkaliämie mit Natriumentzug, Lokalanästhetika, Ca-Antagonisten → Membranstabilisierung und elektromechanische Entkopplung → Asystolie
    zusätzliche Hypothermie und Blutleere
Kardiovaskuläre Implantate
    künstliche Klappen aus Kunststoff, Metall: Embolierisiko ↑, Abstoßungsrisiko ↓
    Schweineklappen: Embolierisiko ↓, Abstoßungsrisiko ↑

Herztransplantation

Ind▷ kongestive Kardiomyopathie (CMP), Herzinsuffizienz bei KHK, Vitien; <60. Lj.

Kardiovaskuläre Erkrankungen
Krankheitsbilder

Verfahren: Organspender < 35. Lj.; Ø KHK
    orthotope Transplantation: am Ort des alten Herzens
    heterotope Transplantation: altes Herz bleibt bestehen; neues Herz wird anastomosiert → Seit zu Seit der Vorhöfe, End zu Seit der großen Arterien
KI▷ maligne Tumoren, Infektionen, pulmonale Hypertonie, insulinpflichtiger DM
Pro▷ 1-J-ÜLR: 80%

Zerebrovaskuläre Krankheiten I60–I69
Subarachnoidalblutung (SAB) I60
Pa▷ akute Blutung meist durch Aneurysmaruptur
    Hirnbasisaneurysma: umschriebene, stecknadelkopf- bis kirschgroße Arterienerweiterungen durch angeborene Gefäßschwäche der Media; 75% A. communicans anterior; 25% A. communicans posterior
Ein▷ **Gradeinteilung nach Hunt und Hess**
    Grad I: Kopfschmerzen, leichter Meningismus
    Grad II: starke Kopfschmerzen, starker Meningismus
    Grad III: Somnolenz, Desorientierung, leichte fokale Symptome
    Grad IV: Koma, ausgeprägte fokale Symptome
    Grad V: tiefes Koma, Einklemmungssymptomatik
Sy▷ plötzliche, heftige Kopfschmerzen, Nausea, Erbrechen, initiale Bewußtlosigkeit, Meningismus, Okulomotoriusparese, Koma, vegetative Dysregulation
Di▷ bei Verdacht notfallmässig CT, wenn im CT nicht nachweisbar ggfs. LP
Th▷ **Grad I–III**: in ersten 48 h bei Aneurysma → Clipping
    Grad IV–V: zunächst konservativ Behandlung bis Allgemeinzustand stabil
    Symptomatische Therapie: Blutdrucksenkung (< 160 mmHg systolisch), Analgesie, Bettruhe, Sedierung, Analgesie, Hirnödemprophylaxe, Vasospasmusprophylaxe mit Ca-Antagonisten (Nimodipin)
    Operative Therapie:
        Clipping eines gestielten Aneurysma
        Trapping: d.h. Aneurysma wird von beiden Arterienseiten geklippt
        Wrapping: Einwickeln des Aneurysmas in Muskel- oder Faszienstück
Ko▷ Nachblutung, Vasospasmen, Hydrozephalus, SIADH

Intrazerebrale Blutung I61
Ep▷ 50.–70. Lj., ♂ > ♀
Ät▷ arterielle Hypertonie (80%), Arteriosklerose, traumatisch, hämorrhagische Diathese, orale Antikoagulation, tumorös
Pa▷ Blutung ins Hirnparenchym; Lokalisation: meist medial oder lateral der Capsula interna in Stammganglien
Sy▷ Kopfschmerz, Erbrechen, Bewußtseinsstörung, Hemiparese, fokales neurologisches Defizit
Di▷ CCT

Kardio

Kardiovaskuläre Erkrankungen
Krankheitsbilder

Th▷ kleine Blutungen konservativ: Überwachung, symptomatische Therapie
große Blutungen: neurochirurgische Ausräumung, Ventrikeldrainage
DD▷ Apoplex (Apolpex und intracerebrale Blutung sind klinisch nicht zu unterscheiden → CT)

Hirninfarkt I63

Def▷ plötzliches neurologisches Defizit durch Gefäßläsion:
85% ischämische Ursache, 15% hämorrhagische Ursache
Ep▷ ♂: 2,7%, ♀: 2,1%, mit Alter zunehmend
dritthäufigste Todesursache in Industrieländern (hinter Herzinfarkt und Krebs)
RF▷ 6-fach erhöhtes Risiko bei: art. Hypertonie, KHK, St.n. TIA
3-fach erhöhtes Risiko bei: DM, Nikotin, orale Kontrazeptiva
2-fach erhöhtes Risiko bei: Hyperlipidämien, pAVK
Ät▷ Arteriosklerose
Embolien: arterioarterielle Embolien, kardiale Hirnembolien, paradoxe Embolisierung (offenes Foramen ovale; Embolus aus Venensystem)
Stenosen: hämodynamische Verursachung
Arteriitiden: erregerbedingt oder autoimmun (Takayasu, Arteriitis temporalis (Horton), Panarteriitis nodosa, Behcet-Syndrom, isolierte Angiitis des ZNS)
sonstige Gefäßwanderkrankungen: fibromuskuläre Dysplasie, Dissektion, Moya-Moya-Syndrom (Verschluss der distalen Anteile der A. carotis int., unklare Genese), Sneddon-Syndrom (Proliferation der Intima mittelgrosser Gefässe mit Gefässverschlüssen, v.a. Frauen, unklare Genese)
iatrogene Gefäßläsionen: Strahlenfibrose, Ergotismus
Spasmus der Hirngefäße: SAB, Migräne accompagnée, bakt. Meningitis
Sutbclavian-Steal-Phänomen: proximaler Veschluß der A. subclavia → distale A. subclavia „holt" sich Blut aus A. vertebralis → Umkehrung des Blutflusses
Gefäßkompression von außen durch Trauma, Halsrippe, Halstumor
Störung der Blutzusammensetzung (Polyzythämie, Hypergammaglobulinämie, Thrombozytose, Anämie, DIC, AT-III-Mangel, Antiphospholipidsyndrom)
Pa▷ Reduktion der Hirndurchblutung um 70% bedingt reversible neurologische Symptome:
TIA (transitorische ischämische Attacke): Dauer maximal 14 h, meist < 4 h
PRIND (prolongiertes reversibles ischämisches neurologisches Defizit): Rückbildung innerhalb von 3 Wochen

Kardiovaskuläre Erkrankungen
Krankheitsbilder

Ischämischer Hirninfarkt: Reduktion der Hirndurchblutung um 85%
→ Vasodilatation und Luxusperfusion, aber gestörte Substratausnutzung (O_2 und Glucose) → Vasoparalyse → Verlust der Autoregulation: d.h. jede von außen induzierte Hirngefäßerweiterung (z.B. durch CO-Inhalation) entzieht Blut aus dem paralytischen Gebiet in die Umgebung (**Steal-Phänomen**), d.h. jede Vasokonstriktion (z.B. durch Hyperventilation) preßt Blut in das Ischämieareal hinein (**Counterseal- oder Robin-Hood-Phänomen**), gefährdet aber den kritischen Randbezirk des Infarktes. Diese Randzone, in der bei erhaltener Struktur ein gestörter Funktionsstoffwechsel vorliegt, wird als **Penumbra** bezeichnet.
Durch Elektrolytverschiebungen im Infarktareal kommt es zur Schwellung der Astroglia (**zytotoxisches Ödem**); sekundär führt die Blut-Hirn-Schrankenstörung zum Flüssigkeitsaustritt aus den Gefäßen ins Hirngewebe (**vasogenes Ödem**).

Versorgung aus kollateralen Gefäßen:
- A. comm. ant.: Blut von der Gegenseite ins Carotisstromgebiet (cross-filling)
- A. comm. post.: Blut aus vertebrobasilärem ins Carotisstromgebiet
- A. ophtalmica: A. carotis ext. → ipsilaterales Carotissiphon bei proximaler Carotisstenose
- A. occipitalis: Blut aus ipsilateraler A. carotis externa zur A. vertebralis oder umgekehrt
- Leptomeningeale Anastomose

Ein▷ **Territorialinfarkt**: embolischer Verschluss eines Stromgebietes; typisch: Mediainfarkt

Grenzzoneninfarkt: hämodynamisch bedingte Minderperfusion im Grenzgebiet zwischen 2 Versorgungsgebieten; typisch bei relativer Carotisstenose

Lakunäre Infarkte: mikroangiopathische Gefäßläsionen mit kleinen Defekten, v.a. Marklager

Sy▷ je nach **Lokalisation** (supratentoriell / infratentoriell) und **Ausmaß** der Ischämie:
Amaurosis fugax (kurzfristige, monookuläre Erblindung durch Minderperfusion), flüchtige Ischämien, Drop attacks (Stürze ohne Bewußtseinsverlust), amnestische Episoden (über Stunden), Kopfschmerzen (frontotemporal bei supratentoriellen Infarkten; okzipitoparietal bei infratentoriellen Infarkten), Bewußtseinsstörungen (durch Hirnödem; schlechtere Prognose)

Supratentorielle Infarkte:
- **Mediainfarkt** (65%): kontralateral sensomotorische brachiofazial betonte Hemiparese; evtl. Hemianopsie
- **Anteriorinfarkt** (5%): kontralateral beinbetonte sensomotorische Hemiparese, Frontalhirnsyndrom, kortikale Blasenstörung, Dyspraxie

Kardio

Kardiovaskuläre Erkrankungen
Krankheitsbilder

Posteriorinfarkt (10%): Hemianopsie, Neglect, Alexie, Orientierungsstörung

A. chorioidea anterior-Infarkt: kontralateral Hemiparalyse, Dysarthrie, Hemianopsie

Thalamusinfarkt:
- inferolateraler Thalamusinfarkt: flüchtige Hemiparese, persistierende Sensibilitätsstörung
- paramedianer Thalamusinfarkt: initiale Bewußtseinsstörung, flüchtige Halbseitensymptomatik, vertikale Blickparese, Konvergenzstörung, Choreoathetose, Hemiballismus, thalamische Demenz
- tuberothalamischer Infarkt: Aphasie, Neglect, Orientierungsstörungen, flüchtige Halbseitensymptomatik

Infratentorielle Infarkte

vertebrobasiläres Versorgungsgebiet (15%): variable Symptomatik
- ipsilateral: Hirnnervensymptome
- kontralateral: Extremitätensymptome

Wallenbergsyndrom: Verschluß der A. cerebelli post.inf. oder A. vertebralis
- ipsilateral: Hemiataxie, Horner-Syndrom, Trigeminus-Sensibilitätsstörungen, Gaumensegelparese, Heiserkeit durch Stimmbandparese, Dysarthrie, Nystagmus
- kontralateral: dissoziierte Sensibilitätsstörung der Körperhälfte

Verschlüsse der A. cerebelli ant. inf. und der A. cerebelli sup.:
- ipsilateral: Fazialisparese, horizontale Blickparese, cerebelläre Ausfälle

Weber-Syndrom: Mittelhirninfarkt
- ipsilateral: Okulomotoriusparese
- kontralateral: Hemiparese

Kleinhirninfarkte: Verschluß A. vertebralis oder Kleinhirnarterien mit Rumpfataxie, Schwindel, Erbrechen, Hirndruck, Dysarthrie ipsilaterale Hemiataxie

Verschluß der A. basilaris: variable Hirnnervenausfälle, Paraparese der Beine oder beinbetonte Tetraparese; Okulomotorik gestört, Dysarthrie, Schluckstörungen; wechselnde Bewußtseinslage

Reitender Thrombus: an Teilungsstelle der A. basilaris → kortikale Blindheit durch bilaterale Posteriorverlegung

Locked-In-Syndrom: Ponsinfarkt in Höhe Abduzenskerne → lediglich noch vertikale Blickbewegungen möglich; Bewußtsein nicht beeinflußt

Lakunäre Infarkte: v.a. Basalganglien, Capsula interna, Pons; rein motorische Hemiparese, rein sensible Halbseitensymptomatik, Dysarthria-clumpsy-hand-Syndrom (Ponsläsion), vaskuläre Demenz (M. Binswanger), Pseudobulbärparalyse

Kardiovaskuläre Erkrankungen
Krankheitsbilder

Di▷ **akut**: Blutung ausschliessen
CT Schädel; EKG, Rhythmusüberwachung, Stroke Unit
im Verlauf: Ursachen suchen
Carotisduplex (Stenosen, Plaques), Echokardiographie, ggfs. TEE (Thromben, Septumdefekt), Rhythmusüberwachung (intermitt. VHF)

Th▷ **Revaskularisation**: Lyse nach NIHSS-Score (Score zur Erfassung des Schweregrades eines Strokes; > 6 und < 22); zu leichte und zu schwere neurologische Ausfälle werden nicht lysiert!
i.v.-Lyse: innerhalb 3 h
intraarterielle Lyse: innerhalb 6 h
Minimierung des neurologischen Defizits durch **Rettung der Penumbra**: hohe Blutdruckwerte tolerieren, absolute Bettruhe, Senkung von Fieber, keine glucosehaltigen Infusionen
Vermeidung von Komplikationen: Überwachung Stroke Unit (Schlaganfallstation)
Rezidivprophylaxe: Thrombozytenaggregationshemmung
Klärung der Ursache und Behandlung: Einstellung des kardiovaskulären Risikoprofils: Hypercholesterinämie, Adipositas, Blutdruck
OAK bei nachgewiesenem Vorhofflimmern
operativ: Stent oder Thrombendarteriektomie bei höhergradiger Carotisstenose

Verschluss und Stenose präzerebraler Arterien ohne resultierenden Hirninfarkt I65
Basilaristhrombose
Ät▷ lokal durch Arteriosklerose, arterio-arterielle Embolie
Pa▷ Verschluss A. basilaris durch Gerinnsel → Ischämie des Hirnstammes, ggfs. auch Kleinhirn und Anteile des Versorgungsgebiets der A. cerebri post.
Sy▷ Hirnstammdysfunktion oder -ausfall: Halbseitensymptomatik, Schwindel, Nystagmus, Ataxie, vegetative Begleitreaktion, Vigilanzminderung
Di▷ CT, MRT
Th▷ Thrombolyse
Pro▷ schlecht

Sonstige zerebrovaskuläre Krankheiten I67
Sinusvenenthrombose
Ät▷ **aseptisch**: Exsikkose, Kachexie, Blut-Erkrankungen, Behcet-Syndrom, SHT
v.a. ♀ > 40. Lj. in SS, Wochenbett, Einnahme Ovulationshemmer
septisch: fortgeleitet aus HNO-Bereich
Pa▷ thrombotischer Verschluß des Sinus durae matris oder von Hirnvenen
Sinus saggitalis superior → Hirndruckzeichen, zentrale Parese, Anfall
cortikale Brückenvenen → fokale Anfälle, selten Kopfschmerzen, selten Hirndruck
Vena Galeni → Kopfschmerzen, rasche Vigilanzminderung
Sinus cavernosus → Kopfschmerzen, Augenmuskelparese, Chemosis, Exophthalmus

Kardio

Kardiovaskuläre Erkrankungen
Krankheitsbilder

Sy▷ subakut auftretende Kopfschmerzen, fluktuierende Herdsymptome, 50% epileptische Anfälle, Stauungspapille
Di▷ MRT, DSA, CT (Delta-Zeichen: KM-Aussparung im Sinus saggitalis), allgemeine Hirnschwellung
Th▷ allgemein: Hirndrucksenkung, Analgesie, Überwachung
aseptische Sinusvenenthrombose: Vollheparinisierung, Marcumar® für 6 Monate
septische Sinusvenenthrombose: operative Sanierung und Antibiose

Fett- und Luftembolie
Fettembolie
Ät▷ v.a. nach traumatischem Schock
Pa▷ Blutneutralfette ↑ → Verlegung der Kapillaren von Lunge und Gehirn
Sy▷ Bewußtseinsstörung, bilaterale Herdzeichen, pulmonale Symptome
Th▷ Schockbekämpfung, O_2, Hypothermie

Luftembolie
Pa▷ Caisson-Erkrankung (Taucher)
Sy▷ Epilepsie, Bewußtseinsstörung, Störung der Okulo-/ Pupillomotorik; Zyanose, Tachykardie, Atemnot
Th▷ Schockbekämpfung, O_2

Angiome
Ep▷ Manifestation vor 40. Lj.
Pa▷ gutartige Mißbildungstumoren der Gefäße
diffuse Hypoxie mit Rindenatrophie und Gliose
Sy▷ psychomotorische Entwicklungsstörungen, Herdsymptomatik, Epilepsie, Blutungen
Th▷ Totalexstirpation, Embolisation, Pharmakotherapie

Zerebrale Vaskulitis
Def▷ Gefäßwandentzündung mit Minderperfusion
Ät▷ **primäre Vaskulitis**: isolierte Angiitis des ZNS, Takayasu, Panarteriitis nodosa, Wegener-Granulomatose, Arteriitis temporalis, mikroskopische Polyangiitis, Churg-Strauss-Syndrom
sekundäre Vaskulitis: medikamentös-toxisch, bei systemischen Erkrankungen: sLE, Infektionen, neoplastisch
Sy▷ **Ischämie**: fokales Defizit, oft fluktuierender Verlauf
systemische Reaktion: Infektzeichen, Abgeschlagenheit, Fieber
Di▷ **Labor**: Blutsenkung ↑↑, Infektparameter ↑, spezifische Antikörper
LP: Eiweißerhöhung
MRT: multiple Signalanhebungen
Th▷ Steroide, ggfs. Cyclophosphamid, Azathioprin, Methotrexat
OAK bei Hirnvenenthrombose

■ ■ ■ ■ Kardiovaskuläre Erkrankungen
Krankheitsbilder

Moyamoya-Syndrom
- **Ep▷** häufig Kindes- und Jugendalter
- **Ät▷** unklar
- **Pa▷** Makroangiopathie mit Apoplex
  Intimaverdickung, keine entzündliche Aktivität nachweisbar
  Aneurysmabildung
- **Ein▷** **juvenile Form**: rasch progredient, Apoplex, SAB
  adulte Form: langsamer Verlauf, allgemeine Atherosklerose
- **Sy▷** fokales Defizit durch Apoplex
- **Di▷** Dopplersonographie, Angiographie, CCT
- **Th▷** ohne Aneurysma: OAK
  mit Aneurysma oder fortgeschrittenes Stadium: Acetylsalicylsäure
  schwerer Verlauf: extra-intrakranieller Bypass

Hypertensive Enzephalopathie
- **Ät▷** arterielle Hypertonie, primär oder sekundär
- **Pa▷** neurologisches Defizit durch hypertensive Krise (akut) oder langanhaltende arterielle Hypertonie (chronisch)
  akut: Blutdruckspitzen führen zu Endothelläsion → lokales Ödem mit Reizerscheinung
  chronisch: Mikroangipathie → subkortikale atherosklerotische Enzephalopathie (SAE) → vaskuläre Demenz
- **Sy▷** **akut**: Kopfschmerzen, Hirndruck, Übelkeit, Erbrechen, fokales neurologisches Defizit
  chronisch: Demenz, Ataxie, Apraxie, Schwindel, Inkontinenz
- **Di▷** CCT, Ausschluss anderer Ursachen
- **Th▷** Blutdruckeinstellung, symptomatische Therapie;
  Einstellung weiterer kardiovaskulärer Risikofaktoren
- **DD▷** Die Kombination hypertensive Krise / neurologisches Defizit tritt häufig auf. Viele neurologische Erkrankungen (Apoplex, Vertebralisdissektion u.ä.) gehen mit hypertensiver Blutdruckentgleisung einher. Ebenso können neurologische Defizte durch die hypertensive Krise bedingt sein. Die Differentialdiagnostik ist daher schwierig.

Folgen einer zerebrovaskulären Krankheit I69
- **Def▷** Krankheitszustände, die als Folgen oder Spätfolgen bezeichnet sind oder die ein Jahr oder länger seit Beginn des verursachenden Leidens bestehen.
- **Pa▷** **Motorisches System**: zunächst schlaffe Parese, im Verlauf zunehmend spastische Komponente, positiver Babinskireflex
  an oberer Extremität: Spastik v.a. Beugemuskulatur
  an unterer Extremität: Spastik v.a. Streckmuskulatur (→ Wernicke-Mann)

Kardio

Kardiovaskuläre Erkrankungen
Krankheitsbilder

Sensorik: Neglect, Sensibilitätsdefizit meist persistierend; intensive Ergotherapie zum Teil mit gutem Erfolg

Neuropsychiatrie: v.a. Frontal- und Temporalhirn führen zu erheblichen Veränderungen von Kognition, Affekt und Psychomotorik

Sprachstörung: motorische und sensorische Aphasie sind mit Logopädie teils zu bessern, es bestehen gute Kompensationsmechanismen wenn Motorik und Kognition ansonsten nicht eingeschränkt sind.

Krankheiten der Arterien, Arteriolen und Kapillaren I70–I79
Atherosklerose I70

Ät▷ **Risikofaktoren**: fam. Disposition, DM, Nikotin, Hyperlipidämie, art. Hypertonie, Urämie

Pa▷ **Prädilektionsstellen**: Aorta, Koronarien, Hirnbasisarterien
allgemein: an Verwirbelungsstellen

Entstehung:
Stufe 1: Endothelläsion
Stufe 2: Proliferation glatter Muskelzellen in der Media
Stufe 3: Einwanderung dieser Muskelzellen in die Intima
Stufe 4: Ablagerung von Thrombozyten, Bildung von thrombotischen Auflagerungen / Mikrothromben
Stufe 5: Lipideinlagerung und Akkumulation lipidbeladener MK (Schaumzellen)
Stufe 6: Ausstülpung

Morphologie: Intimaödem (reversibel); Lipideinlagerung → atherosklerotische Plaques; Proliferation glatter Muskelzellen, Ulzeration, Thromben

Manifestation:
Carotiden	→ Apoplex, zerebrovaskuläre Insuffizienz
Koronararterien	→ KHK, Myokardinfarkt
Aorta	→ Aortenaneurysma, pAVK
Mesenterialgefässe	→ Angina abdominalis, Mesenterialinfarkt

Sonderform: **Mönckeberg-Atherosklerose**: ♂, Mediaverkalkung, starre „Gänsegurgelarterie", v.a. Extremitäten betroffen

Arteriolosklerose: Atherosklerose der kleinen Arterien, v.a. Niere; mikroangiopathische Veränderungen bei Diabetes mellitus, arterieller Hypertonie (z.B. Kimmelstiel-Wilson-Nephropathie, diabetische Retinopathie, diabetischer Fuss)

Di▷ Pulsdefizit, (Doppler-) Sonographie, Angiographie

Th▷ Reduktion Risikofaktoren
Thrombozytenaggregationshemmung
Plaquestabilisierung mit Statin
Revaskularisierung (interventionell, operativ)
Training zur Förderung der Kollateralenbildung

Ko▷ Thromboembolien, Aneurysmen, Gefäßverschlüsse

Kardiovaskuläre Erkrankungen
Krankheitsbilder

Aortenaneurysma und –dissektion I71
Thorakales Aortenaneurysma
- **Sy▷** lange klinisch stumm; Rückenschmerzen, Bauchschmerzen, Dyspnoe, Rekurrensparese, Horner-Syndrom, Dysphagie, Einflußstauung
- **Ko▷** Ruptur, Thrombosierung, Thromboembolien, Penetration
- **Th▷** OP; Aneurysmaresektion und Interposition einer Gefäßprothese

Bauchaortenaneurysma
- **Sy▷** unspezifische Beschwerden, pulsierender Tumor, Rückenschmerzen, Druckgefühl
- **Ko▷** Ruptur, Thrombosierung, Thromboembolien, Penetration, Hydronephrose, radikuläre Schmerzen, Claudicatio intermittens, AV-Fistel mit V. cava inferior
- **Th▷** OP; Aneurysmaresektion und Interposition einer Gefäßprothese, intraluminales Dacronprotheserohr, Y-Prothese
- **Sonderform**: thorakoabdominale Aneurysmen und Aneurysmen mit Truncus coeliacus und Nierenarterien haben hohe Letalität, vorsichtige OP-Indikation

Dissezierendes Aortenaneurysma (Aneurysmaruptur)
- **Ät▷** arterielle Hypertonie, körperliche Anstrengung
- **Pa▷** Einriß in Aortenintima mit Bildung eines zweiten Lumens
- **Ein▷** **DeBakey**: **Typ I**: Beginn Aorta ascendens, gesamter Aortenverlauf
  - **Typ II**: Dissektion der Aorta ascendens
  - **Typ III**: distal der A. subclavia sinistra; reicht bis Beckenstrombahn
  - **Stanford**: **Typ A**: Ascendensbefall ~ Typ I und II
  - **Typ B**: ~ Typ III
- **Sy▷** plötzlicher, starker Schmerz, Volumenmangelschock, akute Linksherzinsuffizienz
- **Th▷** Schockbehandlung, OP, Prothese, Aortenklappenprothese

Sonstiges Aneurysma I72
Aneurysmen
- **Ät▷** angeboren: 20%, v.a. Hirnbasisarterien
  arteriosklerotisch: 65%, Aorta descendens
  Prädisposition bei z.B. Marfan-Syndrom (thorakales Aortenaneurysma)
  Trauma (Aorta descendens), Lues (Aorta ascendens)
- **Ein▷** **Aneurysma verum**: alle Wandschichten sind ausgeweitet
  Aneurysma spurium: Gefäßwandverletzung mit paravasaler Hämatombildung
  Aneurysma dissecans: Intimaeinriß; Einblutung zwischen Gefäßwandschichten
- **Sy▷** lange asymptomatisch; akuter Schmerz bei Ruptur / Dissektion
- **Th▷** ggf. prophylaktische OP je nach Alter, Lokalisation und Grösse
  bei Ruptur Notfall-OP

Kardio

Kardiovaskuläre Erkrankungen
Krankheitsbilder

Periphere arterielle Aneurysmen
Pa▷ Lokalisation v.a. A. poplitea
Sy▷ akute arterielle thrombotische oder thromboembolische Verschlüsse, Phlebothrombose, Venenkompression, Schmerzen, Nerven- und Plexuslähmung
Th▷ Exstirpation, Interponat; Bypass-OP

Sonstige periphere Gefäßkrankheiten I73
pAVK (periphere arterielle Verschlusskrankheit)
Pa▷ arteriosklerotischer Verschluß / Stenosierung der Arterien; manifest ab 50%iger Stenose
Sy▷

Stadium	Symptome
I	Pulsverlust, keine Beschwerden
II a	Claudicatio intermittens; Gehstrecke > 200 m
II b	Claudicatio intermittens; Gehstrecke < 200 m
III	Ruheschmerz, besonders nachts
IV a	Nekrose
IV b	Gangrän (infizierte Nekrose)

Aortentyp (Leriche-Typ): Aortensklerosierung
    Sy▷ Beinschwäche, Impotenz
Beckentyp: Verschluß Ilikalgefäße
    Sy▷ Schmerzen in Gesäß und Beinen
Oberschenkeltyp: Verschluß der A. femoralis, häufigste Form
    Sy▷ Wadenschmerz, abgeschwächter Polpitealpuls
Peripherer Typ: Verschluß am Unterschenkel und Fuß
Schultergürteltyp: Verschluß A. axillaris, selten A. brachialis
Thoracic-outlet-syndrome: neurovaskuläre Kompression (Skalenuslücken-syndrom, Hyperabduktionssyndrom, Kostoklavikularsyndrom)
Angina abdominalis: Verschluß des Tr. coeliacus, A. mesenterica sup./ inf.
Carotisstenose: v.a. A. carotis int., Carotisgabel; Therapie: Carotis-TEA (Thrombendarteriektomie), plastische Erweiterung
Subclavian-steal-syndrome (Sonderform der Vertebralis-basilaris-Insuffizienz): Stenose der A. subclavia mit Umkehr des Blutflusses in A. vertebralis

Di▷ **Verschlußdruckmessung [Ankle-Brachial-Index, ABI]**: Quotient des Dopplerdrucks an Knöchel und an Oberarm
    Normal: >1
    pAVK: <1
    pAVK (fortgeschritten): <0,8
    kritische Ischämie: <0,5
Ratschkow-Lagerungsprobe: Beinhochlagerung für 2 min, herabhängende Beine; normal: relative Hyperämie 5–10 s
    Venenfüllung innerhalb von 20 s

Kardiovaskuläre Erkrankungen
Krankheitsbilder

        Faustschlußprobe: Handgelenk komprimieren und anheben; 30 Faustschlüsse normal: danach rasche Hyperämie

Th▷ keine kausale Therapie; Sekundärprävention; symptomatische Therapie mit ASS, Ergotherapie, physikalischer Therapie; Cave: Steal-Phänomen; OP, Embolektomie, Bypass, Dilatation

    OP-Indikation:
- **Stadium I**: prophylaktische Desobliteration der Carotis interna
- **Stadium II**: günstigster Zeitpunkt bei Organbefall; Extremitäten nicht gefährdet
- **Stadium III**: dringliche OP-Indikation an Organen und Extremitäten
- **Stadium IV**: meist Amputation

    OP-Verfahren:
- **Sympathektomie**: Bei Vasospasmus, Hypertonieformen, akraler Ischämie → M. Raynaud; Formen: thorakale Sympathektomie, bilaterale Stellatumblockade, lumbale Sympathektomie
- **Desobliteration**: Rekonstruktion der Arterien, Thrombektomie, Ausschälplastik, offene Endarteriektomie z.B. Carotis; halbgeschlossene Endarteriektomie (TEA) mittels Gefäßsonde
- **Bypass**: Umgehung der Stenose durch andere Gefäße, Kunststoffprothese
- **Amputation**: bei nicht wiederherstellbarer Perfusion muß wegen Gangrängefahr amputiert werden
- **PTA**: perkutane transluminale Angioplastie, Katheter-Intervention
- **dynamische Angioplastie**: Rekanalisation durch rotierende Wellen
- **Laserangioplastie**: Zerstörung der Verkalkungen durch Laser

Ko▷ Thrombose, Infektion, erneuter Verschluß

Morbus Raynaud

Pa▷ intermittierende Gefäßspasmen v.a. der Finger; meist symmetrisch

Sy▷
Blässe	→ Arteriolenspasmus
Zyanose / Schwellung	→ Venolenatonie
Rötung	→ reaktive Hyperämie
Schmerzen	→ Ischämie

Th▷ im Anfall: Vasodilatantien
Prophylaxe: Ca-Antagonisten, physikalische Therapie

Raynaud-Syndrom

Ät▷ Systemerkrankung; Auslöser: Kälte, Streß; Extremvariante: Rattenbißnekrosen

Pa▷ Raynaud-Symptomatik mit intermittierenden Gefäßspasmen v.a. der Finger im Rahmen von Systemerkrankungen des rheumatoiden Formenkreises: sLE, Sklerodermie, Vaskulitis, Vibrationsschäden

Sy▷
Blässe	→ Arteriolenspasmus
Zyanose / Schwellung	→ Venolenatonie
Rötung	→ reaktive Hyperämie
Schmerzen	→ Ischämie

Kardio

Kardiovaskuläre Erkrankungen
Krankheitsbilder

Di▷ Fausschlussprobe, Kälteprovokation, Finger-Plethysmographie, Kapillarmikroskopie der Nagelfalz
Th▷ im Anfall: Vasodilatantien
Prophylaxe Ca-Antagonisten, physikalische Therapie, Behandlung der Grundkrankheit

Angiolopathien
Akrozyanose: livide, fleckige Verfärbung der Akren
    Ep▷ meist junge Frauen
    Ät▷ vegetative Dysregulation, angeborene Herzfehler, ovarielle Störungen, Anorexia nervosa; Kälteempindlichkeit
    Di▷ **Irisblendenphänomen**: Druck auf Haut führt zu Abblassen, dann verzögertes Wiederauffüllen
Cutis marmorata: kälteinduzierte marmorartige Gefäßzeichnung der Haut; verschwindet in Wärme
    Ät▷ durch vegetative Dysregulation, Arteriolenspasmus mit Hyperämie der Venolen
Perniones (Frostbeulen): livide, ödematöse, schmerzhafte Schwellung bei peripheren Gefäßstörungen

Angiodysplastische Syndrome
M. Osler
Ät▷ autosomal-dominante Erkrankung
Pa▷ postpubertär auftretende Teleangektasien (Teleangectasia hereditaria haemorrhagica)
Sy▷ multiple dunkelrote Flecken in Gesicht und Schleimhaut; Nasenbluten, gastrointestinale Blutungen; Fe-Mangel
Th▷ keine kausale Therapieoption; Substitution von Eisen

Vaskulitiden
Panarteriitis nodosa (PAN)
Pa▷ generalisierte Vaskulitis der mittelgroßen und kleinen Arterien mit sekundärer Thrombosierung, Aneurysmenbildung und ischämische Nekrosen
Sy▷ Arthralgien, Myalgien, Hautbeteiligung, Glomerulitis → Glomerulonephritis, Hypertonie, Urämie; Koronararteriitis → Herzinfarkt, Enzephalitis, Polyneuropathie, Allgemeinsymptome mit Nachtschweiß, Fieber, Gewichtsabnahme
Di▷ Arteriolographie, Muskelbiopsie, BSG, Neutrophilie, Thrombozytose, cANCA, HbsAg (40%), pANCA
Th▷ Immunsuppression mit Cortison, Cyclophosphamid

Sonderform: Kawasaki-Syndrom: mukokutanes Lymphknotensyndrom des Kindes
Sy▷ Fieber, Schleimhauteffloreszenzen, Hauteruptionen, Lymphadenitis, generalisierte Vaskulitis, Koronaraneurysmen

Kardiovaskuläre Erkrankungen
Krankheitsbilder

Wegener-Granulomatose (WG)
- **Pa**▷ vaskulitisbedingte Granulombildung v.a. der kleinen Arterien und Venen des Respirationstraktes; nekrotisierend-granulomatös
- **Sy**▷ Nasenbluten, Otitis media, rotes Auge
  - später Multiorganbefall: Lunge, Herz, Haut, Bewegungsapparat, ZNS, Niere (nekrotisierende GN→ Hämaturie, PU, Hypertonie, Niereninsuffizienz)
- **Di**▷ cANCA, ACPA (anti-Granulozytencytoplasma-AK)
- **Th**▷ Immunsuppressiva, Zytostatika, bei pulmonaler Infektion Antibiose
- **Pro**▷ unbehandelt schlecht
- **DD**▷ **Churg-Strauss-Vaskulitis** (allergische Granulomatose):
  - Befall v.a. der kleinen Arterien der Lunge
  - bei Asthma bronchiale, Übereimpfindlichkeitsreaktion I und III
  - hohe Eosinophilie, diffuse noduläre Lungeninfiltrate
  - **M. Behcet**: aphthös-ulzeröser Schleimhautbefall, Augensymptome ähnlich Wegener Granulomatose

Riesenzellarteriitis: Polymyalgia arteriitica und Takayasu-Arteriitis
- **Syn**▷ Polymyalgia rheumatica
- **Ät**▷ unklar
- **Pa**▷ Muskelschmerzen durch Arteriitis ohne morphologisches Korrelat in der Muskulatur; oft in Verbindung mit Riesenzellarteriitis der mittleren und größeren Arterien → Nachweis über A. temporalis (Biopsie)
  - **Sonderform**: **Takayasu-Arteriitis**
    - **Ep**▷ junge ♀
    - **Pa**▷ AK gegen Arterienwandmaterial → Stenosierung der aortalen Gefäßabgänge → periphere Minderdurchblutung (pulseless disease)
- **Sy**▷ symmetrische Schmerzen v.a. Schulter- und Beckengürtel; vaskuläre Komplikationen durch Arterienbefall (Amourosis fugax, TIA; Infarkt)
- **Di**▷ BSG ↑↑, CRP, EMG, Muskelbiopsie, direktes Ansprechen auf Cortison
- **Th**▷ Cortison
- **Pro**▷ Remissionen, Rezidive über Jahre, evtl. bleibende Defizite, normale Lebenserwartung

Leukozytoklastische Vaskulitis (LV)
- **Syn**▷ Vasculitis allergica
- **Pa**▷ Vaskulitis durch zirkulierende Immunkomplexe → Ablagerung an kleinen Arterienwänden → Komplementaktivierung und Granulozytenchemotaxis → Entzündungsreaktion
- **Ein**▷ Purpura Schoenlein Hennoch → AK und bakterielle AG
  - medikamentös, paraneoplastisch
- **Sy**▷ Purpura, Urtikaria, erythematöse Plaques, ggfs. Nekrosen
- **Th**▷ Ausschalten der Noxen, antibiotische Therapie bei Infekt; ggfs. kurzfristig Cortison; bei schwerem Verlauf Immunsuppressiva wie Azathioprin oder Methotrexat

Kardio

Kardiovaskuläre Erkrankungen
Krankheitsbilder

Thrombangiitis obliterans (Winiwarter-Buerger)
- **Ät▷** unklar; ♂, Nikotin
- **Pa▷** Allgemeinerkrankung der Gefäße
  Raucher → Entzündung der kleinen Arterien und Venen → Narben und Gefäßverschlüsse (Immunreaktion gegen zirkulierende Bestandteile des Rauchens, hyperergische Reaktion, die durch HbCO ↑ gefördert wird)
- **Sy▷** segmentale, v.a. periphere Arterienverschlüsse, begleitend Phlebitis migrans beinbetonte Arteriosklerose mit Claudicatio oder Gangrän, Thrombophlebitiden, Hyperhidrosis, Magenbeschwerden
- **Th▷** Nikotinkarenz, OP (Endarteriektomie, Gefäßprothese, Amputation)

Aortitis
- **Pa▷** Entzündung der Aortenwand
- **Ein▷** **Aortitis rheumatica**: v.a. Bauchaorta
  Mesaortitis luitica: Spätsyphilis; A. ascendens → Aortenaneurysma, Atherosklerose
  Mesaortitis tuberculosa: hämatogen bei Miliar-TBC
- **Sy▷** Thoraxschmerz, pektangiöse Beschwerden, Interkostalneuralgie
- **Th▷** Behandlung des Aneurysmas

Arteriovenöse Fisteln
- **Ät▷** **angeboren**: persistierender Ductus arteriosus botalli, Rankenangiom, Weber-Syndrom (Shunts mit generalisierten Hämangiomen)
  erworben: traumatisch, angiopathisch, Syphilis, Mykose, Arteriosklerose
- **Pa▷** pathologische Kurzschlüsse → Abfall des TPR → arterieller Volumenverlust → venöse Überlastung → Rechtsherzbelastung → Minderperfusion distal der Fistel
  bei vaskulärer Dekompensation → Varizen, chronisch venöse Insuffizienz (CVI)
- **Sy▷** palpables Schwirren, erhöhter Pulsdruck, Tachykardie
  Nicoladoni-Branham-Test: RR-Anstieg und Pulsverlangsamung bei Kompression der Fistel; Maschinengeräusch, ZVD ist lokal oder systemisch erhöht, Ödeme, CVI, Ischämie, Ulzera
- **Th▷** Bandagierung, OP

Angiodysplasien (arteriovenöse Malformation)
- **Def▷** angeborene / erworbene Gefäßmißbildungen oder -tumoren; benigne / maligne Formen
- **Ein▷** **Teleangiektasien**: kleine erweiterte Hautgefäße
  - **Ät▷** angeboren oder erworben
  - **Th▷** keine Therapie

  M. Osler (hämorrhagische Teleangiektasien): Hämostasedefekt mit Teleangiektasien
  - **Ät▷** autosomal-dominant

Kardiovaskuläre Erkrankungen
Krankheitsbilder

- **Sy**▷ v.a. Gesicht, innere Organe; Blutungsneigung
- **Th**▷ Transfusion, Koagulation

Naevus flammeus (Feuermal): intrakutanes Kapillarnetz an Nacken / Stirn
- **Ät**▷ angeboren
- **Sy**▷ Proliferation mit Körperwachstum
- **Th**▷ Vereisung mit CO_2-Schnee, Exzision

Klippel-Trenaunay-Syndrom:
- **Sy**▷ Naevus flammeus, Beinvarikosis, Knochen- und Weichteilhypertrophie; nur Bein betroffen

F.-Parkes-Weber-Syndrom: Klippel-Trenaunay-Syndrom + AV-Fisteln
- **Sy**▷ Herzinsuffizienz → Ulcus cruris
- **Th**▷ OP, Embolisation

Sturges-Weber-Syndrom:
- **Sy**▷ Knochenhypertrophie einer Extremität, intrakranielle Angiome, Glaukom

Hippel-Lindau-Syndrom: Angiome der Retina und des Kleinhirns

Kavernöses Hämangion (Blutschwamm): umschriebene Venenkonvolute der Subcutis oder innerer Organe; 10% maligne Entartung
- **Th**▷ Exzision

Glomustumoren:
- peripherer Glomus: thermoregulatorisches Organ der Haut v.a. im Nagelbett; Glomustumor: Angiombildung
- **Sy**▷ schmerzhafte, derbe, blaurote, erhabene Knötchen; v.a unter Fingernagel; multiple Form möglich
- **Th**▷ Exzision

Mikroangiopathie bei Diabetes mellitus

frühe Komplikationen	späte Komplikationen
Mikrozirkulationsstörung	Makrozirkulationsstörung
Arteriosklerose von Hirngefäßen, Koronarien, peripheren Arterien	Verdickung der Basalmembran
→ Arteriosklerose, kardiale / cerebrale Infarkte	→ Nierenfunktionsstörung (Kimmelstiel-Wilson) → Retinopathie (Mikroaneurysmen, Blutungen) → Neuropathie (PNP) → diabetische Gangrän

Arterielle Embolie und Thrombose I74

Akuter Arterienverschluß
- **Ep**▷ ♀ > ♂
- **Ät**▷ arterielle Embolien (meist kardial)
  selten: Thrombose, paradoxe Embolie (persistierendes Foramen ovale)
- **Pa**▷ meist A. cerebri media, Mesenterialarterien, Niere, Milz, selten akuter Extremitätenverschluß
  Lokalisation: Carotiden, Femoralisbifurkation, Iliakalbifurkation, A. poplitea, A. brachialis, A. renalis, Truncus coeliacus v.a. A. mesenterica sup.

Kardiovaskuläre Erkrankungen
Krankheitsbilder

Sy▷ 6 P nach Pratt:
    Pain   Schmerz
    Pulselessness   Pulslosigkeit
    Paralysis   Lähmung
    Paleness   Blässe
    Paresthesia   Mißempfindung
    Prostration   Schock

Di▷ Angiographie, Dopplersonographie

Th▷ **Allgemein**: 5 000–10 000 IE Heparin als Bolus, Analgesie, Volumentherapie, Lyse, Dilatation nach Dotter (Gefäßballon), Desobliteration, Gefäßrekonstruktion, Bypass, Fernembolektomie
    Extremitätenverschluß: Tieflagerung, Wattepolsterung, Heparin, Embolektomie
    Tourniquet-Syndrom: Elektrolytverschiebungen, Laktazidose, Kammerflimmern, ANV bei zu später Embolektomie und Reperfusion eines vorher unterversorgten Areals
    Mesenterialinfarkt: Revaskularisation, Resektion, Schocktherapie

Adominelle Durchblutungsstörungen

Akuter Mesenterialarterienverschluß

Pa▷ kardiogener Thrombus; meist A. mesenterica sup.; nach 12 h irreversibel

Sy▷ **A. mesenterica superior**: nach 6 h akute, heftige Bauchschmerzen im rechten Quadranten, schmerzfreies Intervall, danach Durchwanderungsperitonitis, Ileus, blutige Stühle, Erbrechen, Schock
    A. mesenterica inferior: milderer Verlauf; einmalige Schmerzen, einmaliger blutiger Stuhl

Th▷ frühzeitige Laparotomie, Embolektomie
bei Infarzierung Resektion mit End-zu-End-Anastomose
Rezidivprophylaxe; bei A. mesenterica inf. selten Laparotomie nötig (Kompensation durch Kollateralen)

Pro▷ A. mesenterica sup.: Letalität nach 6 h 30%; nach 12 Std. 100%

Chronische Durchblutungsstörungen

Pa▷ chron.-fortschreitende Stenosierung des Truncus coeliacus und A. mesenterica sup. oder inf.

Sy▷ wenn symptomatisch meist A. mesenterica sup.; A. mesenterica inf. wegen guter Kollateralisierung meist asymptomatisch

Ein▷ Grad I: asymptomatisch
Grad II: postprandiale Schmerzen; Angina abdominalis
Grad III: ischämische intestinale Resorptionsstörung
Grad IV: Darminfarkt, Darmgangrän, Durchwanderungsperitonitis

Sy▷ postprandiale Schmerzen, Fettstühle, Stenosegeräusch

Di▷ Angiographie, seitlicher Strahlengang

Th▷ OP ab II → Bypass (aortomesenterial); OP-Letalität bei IV sehr hoch

Kardiovaskuläre Erkrankungen
Krankheitsbilder

Krankheiten der Venen, Lymphgefäße und Lymphknoten I80–I89

Begrifflichkeiten
Phlebitis: Entzündung einer oberflächlichen Vene
Thrombophlebitis: Entzündung und Thrombosierung einer oberflächlichen Vene
Phlebothrombose: Thrombosierung einer tiefen Vene

Phlebitis und Thrombophlebitis I80

Phlebitis
- **Def▷** Entzündung einer oberflächlichen Vene
- **Sy▷** Schmerzen, Rötung, Schwellung
- **Th▷** lokal Kühlen, Heparinsalbe, ggfs. Antibiose

Thrombophlebitis
- **Def▷** Entzündung und Thrombosierung einer oberflächlichen Vene
- **Ät▷** Varikosis, iatrogen bei Venenverweilkanüle
- **Pa▷** **Virchow-Trias**: hohe Viskosität, Venenwandschwäche, Gerinnungsstörungen
- **Ein▷** thrombotische Phlebitis – entzündliche Phlebitis
  Varikophlebitis bei vorbestehender Varikose
  flächige Thrombophlebitis bei Venenwandschaden
  Thrombophlebitis migrans sive saltans:
    paraneoplastisch, wechselnde Lokalisationen, Infektionen
  Mondor-Thrombophlebitis: Thorax-Rumpfwand-Phlebitis
    der V. thoracica und V. epigastrica
- **Sy▷** Rötung, Schwellung, Spontanschmerz; Fieber, kein Ödem
- **Th▷** Mobilisierung, Hochlagerung, Kompression, Herparin-Gel lokal,
    Antiphlogistika
  bei fluktuierendem Knoten Thrombus mit Stichinzision entfernen
  low-dose Heparinisierung
- **Ko▷** Thrombose bei Übergreifen auf tiefes Venensystem

Pfortaderthrombose I81

- **Def▷** Verschluss der V. portae durch thrombotisches Material
- **Ät▷** Leberzirrhose, Faktor-V-Leiden, hepatozelluläres Karzinom, myeloproliferative Erkrankungen, Gerinnungsfaktorenmangel
- **Pa▷** Flussverlangsamung im Portalkreislauf und Thrombophilie (Virchow-Trias)
- **Sy▷** relativ unspezifisch; Beschwerden der portalen Hypertension: Aszites, Verdauungsstörungen, Splenomegalie
- **Di▷** Duplexsonographie, MR-Angio
- **Th▷** mechanische Rekanalisation, lokale Fibrinolyse, TIPS (transjugulärer intrahepatischer portosystemischer Shunt), systemische Thrombolyse, OAK, chirurgische Thrombektomie
- **Ko▷** portale Hypertension → Ausbildung von Umgehungskreisläufen

Kardio

Kardiovaskuläre Erkrankungen
Krankheitsbilder

Portale Hypertension
Def▷ Druck (V. portae): normal 5–10 mmHg
Portale Hypertension >20 mmHg
Ät▷ **prähepatisch** (20%): idiopathische Milzvenenthrombose, kongenitale
Portalvenenagenesie, Pfortaderthrombose
intrahepatisch (80%):
präsinusoidal: Hypertension der Venolen durch Schistosoma,
Leukämie, Sarkoidose, hepatoportale Sklerose
sinusoidal: Leberzirrhose
postsinusoidal: bei hochdosierter Immunsuppression
posthepatisch (Rarität): Rechtsherzinsuffizienz, Cava-inferior-Obstruktion,
Lebervenenthrombose
Pa▷ **Kollateralenbildung**:
umbilikal Caput medusae
mesenteriko-hämorrhoidal Hämorrhoiden
gastrophreno-suprarenal
gastro-ösophageal Ösophagusvarizen
Ko▷ Blutungen aus Kollateralen, Splenomegalie mit Anämie und Thrombozytopenie, Aszites, Enzephalopathie durch insuffiziente hepatische Ammoniak- und Harnstoffeliminierung
Di▷ Sonographie, Splenoportographie, Pfortaderdruckmessung, Child-Klassifikation, Ösophagoskopie
Th▷ med. mit unselektivem Betablocker (z.B. Propanolol)
OP: Ösophagusvarizensklerosierung
Splenektomie bei Milzvenenthrombose
Elektive Shuntchirurgie:
Portokaval: portokavale Anastomose Seit-zu-Seit oder
End-zu-Seit
Splenorenal
Mesentericocaval: mit Kunststoffinterponat
Venovenöse Anastomose: bei Child A und B (bereits
abgelaufene Ösophagusvarizenblutung)
postoperative Komplikationen: Shuntthrombose, Ösophagusvarizenrezidiv,
Enzephalopathie durch toxische Eiweißmetabolite, hypoxische
Leberschäden

Sonstige venöse Embolie und Thrombose I82
Phlebothrombose
Def▷ Verschluß tiefer Venensysteme, meist Beinvenen
Ät▷ nach Verletzung, OP, Entzündung, Tumor, AT-III ↓ (Nephropathie), Nikotin,
Schwangerschaft, Immobilisierung
weitere RF: Alter, frühere Thrombose, Ovulationshemmer, Östrogentherapie
Pa▷ **Virchow-Trias**: hohe Viskosität, Venenwandschwäche, Gerinnungsstörungen
Meist untere Extremität betroffen, aber auch V. axillaris, Lebervenen,
Pfortader oder Milzvenen

Kardiovaskuläre Erkrankungen
Krankheitsbilder

Sy▷ Ödem, Zyanose, Schmerz, Schwellung, Muskelspannung, Druckschmerz
Payr-Zeichen: schmerzhafter Druck auf Fußsohle
Homans-Zeichen: Verstärkung des Payr-Zeichens bei Dorsalflexion
May-Löwenberg-Zeichen: Wadenschmerz bei Oberschenkelkompression
Pratt-Warnvenen: hervortreten prätibialer Venen

Di▷ D-Dimere (eher zum Ausschluss einer Thrombose als zum Nachweis einer Thrombose), Kompressions-Duplex-Sonographie, Phlebographie
Wells-Score: 1 Punkt für jeden Faktor:
– Tumorerkrankung
– Lähmung / Immobilisierung der Extremität
– Bettlägerigkeit seit mehr als 3 Tagen, große OP in den letzten 3 Monaten
– lokaler Druckschmerz
– Schwellung der Extremität
– Umfangsdifferenz > 3 cm in der Mitte der Wade
– einseitig eindrückbares Ödem
– geweiterte und gestaute oberflächliche Venen
– frühere dokumentierte tiefe Venenthrombose
Auswertung: Score ≥ 3 entspricht positivem Vorhersagewert von 70%
wenn andere Ursache ebenso wahrscheinlich (Verletzung, Hämatom) müssen 2 Punkte abgezogen werden

Ein▷ Einteilung der tiefen Beinvenenthrombose nach anatomischer Ausdehnung; Nachweis mittels Kompressionsduplex-Sonographie
1. Etage: Unterschenkel
2. Etage: Popliteal
3. Etage: Femoral
4. Etage: Iliakal

Th▷ Bettruhe (Dauer umstritten), Hochlagerung, Kompression, Antikoagulation, Thrombolyse, Thrombektomie (Ballonkatheter mit Ringstripper)
Heparin: initial 5000 E Bolus, anschliessend Perfusor 25 000–30 000 E/24 h, Anpassung nach PTT, Ziel 2–2,5-fache des Ausgangswertes
OAK: Marcumar®, Ziel INR 2,0–2,5; Dauer je nach Ausmaß, Komplikation und Risikoanalyse; Empfehlungen sind weiterhin in Diskussion

Ko▷ Lungenembolie, paradoxe Embolie, postthrombotisches Syndrom
Sonderformen:
Paget-von-Schroetter-Syndrom
Ät▷ posttraumatisch, tumorös
Pa▷ Thrombosierung der V. axillaris oder V. subclavia
V. cava-superior: bei Mediastinaltumoren, Aortenaneurysmen
V. cava inferior: bei Beckenvenenthrombose, abdominellen Tumoren
Budd-Chiari-Syndrom: Lebervenenthrombose
Phlegmasia coerulea dolens:
Pa▷ vollständige Thrombose aller Beinvenen
Sy▷ perakuter Verlauf, Schmerzen, Schock, Fieber
Th▷ Thrombektomie, Antikoagulation, Intensivbetreuung
sonstige: Sinusvenenthrombose, Thrombosen der V. jugularis, Vv. portae, Vv. mesentericae, V. renalis

Kardio

Kardiovaskuläre Erkrankungen
Krankheitsbilder

Thromboseprophylaxe
Ind▷ OP, Trauma, Immobilisation, schwerer Infekt oder Grunderkrankung
Durchführung:
- 10–12 Tage **Heparin** s.c.
- bei Hochrisikopatienten Kombination mit **Dihydroergotamin** (tonisiert Venen, vermindert Stase und damit auch das Thromboserisiko)

Heparin:
LMWH (low molecular weight heparine) hat längere HWZ als HMWH (high molecular weight heparine) → eine Injektion pro Tag, vermindertes Thrombopenierisiko (HIT)
sonstige Maßnahmen: Kompressionsstrümpfe, Frühmobilisation

Postthrombotisches Syndrom
Pa▷ venöse Insuffizienz nach tiefer Beinvenenthrombose → Venenobliteration oder Venenklappeninsuffizienz
Ein▷ **Stadium I**: chronisches Stauungsödem
Stadium II: Stauungsdermatose mit Hautatrophie und Hyperpigmentierung
Stadium III: Ulcus cruris
Sy▷ Stauungsdermatose, Hämosiderinablagerung, Schädigung der Venenklappen, Phlebektasien, Ulcus cruris
Th▷ Kompression, Hochlagerung, Behandlung fokaler Läsionen

Lungenembolie
Ät▷ meist nach tiefer Beinvenenthrombose
Pa▷ partieller Verschluß der Lungenstrombahn durch ortsfremdes Material
Sy▷ Dyspnoe, Schmerzen, evtl. hämorrhagischer Infarkt mit Hämoptysen, Tachypnoe, Tachykardie, Schock
Di▷ BGA: Partialinsuffizienz
Rö-Thorax: verminderte Gefäßzeichnung, Verschattungen
KM-CT des Thorax, Perfusionsszintigramm, Pulmonalisangiographie
EKG: akutes Cor pulmonale; SI-QIII-Typ
DD▷ Angina pectoris, Myokardinfarkt, Pneumonie, GI-Störungen, Pneumothorax
Th▷ Sauerstoffgabe, Morphium, Heparinisierung, ggfs. Intubation, Beatmung, Katecholamine, Thrombolyse, OP (Embolektomie), Trendelenburg-OP
Prävention: Frühmobilisierung, Thromboseprophylaxe, orale Antikoagulation, Cava-Filter

Störungen des Hämostasesystems mit gesteigerter Thromboseneigung
Ät▷ autosomal-dominant (Faktor II-, Faktor V-Mutation, APC-Resistenz)
erworben: nephrotisches Syndrom, exsudative Enteropathie, Sepsis, Schock, DIC, Leberzirrhose
Pa▷ Verminderung gerinnungsinhibitorischer Proteine: Protein C, Protein S, AT-III
Sy▷ Thrombosen
Di▷ Nachweis der Proteine
Th▷ Thromboseprophylaxe, kausal bei sekundärem Mangel

Kardiovaskuläre Erkrankungen
Krankheitsbilder

Disseminierte intravasale Gerinnung (DIC, Verbrauchskoagulopathie)
Ät▷ Sepsis, Waterhouse-Friedrichsen, Fruchtwasserembolie, intrauteriner Fruchttod, septischer Abort, Malignome (Leukämien, Prostata-Ca), vaskuläre Störungen (Kasabach-Merrit-Syndrom, hämolytisch-urämisches Syndrom)
Pa▷ intravasal Aktivierung des Gerinnungssystems → kompensatorische Fibrinolyse → Verbrauch von Gerinnungsfaktoren und Thrombozyten → gesteigerte Blutungsneigung durch Verbrauchskoagulopathie
Sy▷ Petechien, flächige Blutungen, Hämatome, innere Blutungen
Di▷ Blutungszeit, Quick, PTT, Thrombinzeit pathologisch, Fibrinogenspaltprodukte, Thrombozyten ↓
Th▷ Schockbekämpfung, kausal; Substitution von Fibrinogen, Thrombozyten, FFP
bei drohenden Thrombosen → Heparin, AT-III

Varizen der unteren Extremitäten I83
Varikosis
Def▷ schlauchartige Erweiterung oberflächlicher Venen
Ep▷ ♀ > ♂; 15% Prävalenz
Pa▷ **primäre (idiopathische) Varizen**: angeborene Gefäßwandschwäche, insuffiziente Venenklappen, schwache Muskelpumpe, familiäre Disposition, Adipositas, Schwangerschaft
sekundäre (symptomatische) Varizen: Abflußbehinderung des tiefen Venensystems, Rechtsherzinsuffizienz, portale Hypertension
Ein▷ Stammvarikose (Klappenschaden), Seitenastvarikose (Klappenschaden), retikuläre Varizen (Gefäßwandschaden), Besenreiservarizen (Erweiterung kleinster Hautvenen)
Sy▷ meist asymptomatisch, ggfs. Spannungsgefühl, Verhärtung, Druckschmerzen, Ödeme
Di▷ nur vor OP: Gefässdarstellung, Prüfung der Durchgängigkeit der tiefen Venen
Trendelenburg-Test: Testung oberflächlicher Venen
Hochlagerung des Beins (Entleerung der V. saphena magna)
→ Komprimierung der Vene in der Leiste → Aufstehen (Lösung der Stauung; bei insuffizientem Klappenapparat retrograde Venenfüllung)
Perthes-Test: Testung der Durchgängigkeit der Vv. perforantes und profundae Stauung → umhergehen (wenn tiefe Venen intakt Entleerung der Stauung)
Linton-Test: Prüfung der Vv. perforantes und profundae
Stauung mit Varikosis → Anheben des Beins (Entleerung der gestauten Varizen)
Bildgebung: Dopplersonographie, Phlebographie, Szintigraphie

Kardio

Kardiovaskuläre Erkrankungen
Krankheitsbilder

Th▷ primäre Varizen: spät behandeln; nur bei venöser Insuffizienz behandeln
sekundäre Varizen: früh behandeln; Gefäßtraining, physikalische Maßnahmen, elastische Binden, Kompression, Mutterkornalkaloide, Sklerosierung (Entzündungsinduktion)

OP: **Exhairese (Stripping)**
der V. saphena magna: bei Stammvarikosis, insuffizienten Communicans-Klappen, Crossektomie zum Rezidivausschluß
der V. saphena parva: s-förmiger Schnitt in der Kniekehle, Längsschnitt zwischen Malleolus lat. und Achillessehne
Fingerstripping (Narath-OP): kleine Hautschnitte über V. saphena
Offene Exstirpation nach Madelung: bei umschriebenen Varizenkonvoluten ohne Stammvarikosis

Chronisch venöse Insuffizienz (CVI)
Def▷ Hautveränderung am distalen Unterschenkel durch venöse Stauung
Ät▷ z.T. postthrombotisch; Prävalenz 10%; Ulcus cruris; 90% der Beinulzera sind durch venöse Stauung bedingt
Sy▷ lagerungsabhängige Ödeme, Besenreiservarizen (**Corona phlebectatica paraplantaris**), Dermatoliposklerose (Verhärtung), Hyperpigmentierung (**Purpura jaune d´ocre**), Hypopigmentierung (**Atrophie blanche**), Stauungsdermatitis → Ulcus cruris venosum (Endstadium, tiefer, feuchter Substanzdefekt)
Th▷ früh durch Kompression, Verödung, OP, Medikamente (Diuretika, Dihydroergotamin)

Ulcus cruris venosum
Def▷ offene, meist nässende Wunde am Unterschenkel durch venöse Stauung
Ät▷ chronische venöse Insuffizienz Stadium III, postthrombotisches Syndrom
Pa▷ Mikrozirkulationsstörung durch venöse Stauung
Sy▷ nässende, teils schmerzhafte Läsion, schlechte Heilungstendenz
Di▷ Ausschluss Wundinfekt
Th▷ Kompression, Wundauflage (hydroaktiv), Lymphdrainage, Druckentlastung, Weichlagerung

Hämorrhoiden I84
Def▷ Gefäßerweiterungen des Plexus haemorrhoidalis (rectalis) (art. Gefäßkissen)
Ät▷ multifaktoriell: Obstipation, Schwangerschaft, Sitzen, Sphinkterhyperplasie, Alkohol, ballaststoffarme Ernährung
Pa▷ aus A. rectalis sup. und med.
Lokalisation: 3-, 5-, 11 Uhr in Steinschnittlage; Sekundärknoten in 2- und 5 Uhr
Ein▷ **Innere Hämorrhoiden**
Stadium I: nur endoskopischer Nachweis
Stadium II: Prolaps der Knoten beim Pressen, spontane Retraktion

Kardiovaskuläre Erkrankungen
Krankheitsbilder

Äußere Hämorrhoiden
Stadium III: Knoten ohne Pressen prolabiert; manuell reponierbar
Stadium IV: Knoten permanent prolabiert, nicht manuell reponierbar
- Sy▷ Schmerzen, hellrotes Blut, Juckreiz, Brennen, Thrombose, Ekzem, Fissuren
- Th▷ Ernährungsumstellung
Sklerosierung (Stadium I); elastische Gummibandligatur (Stadium II und III); submuköse Hämorrhoidektomie (Stadium III und IV)
OP nach Milligan-Morgan oder Parx; vorher Ausschluß Karzinom

Ösophagusvarizen I85
- Ät▷ Leberzirrhose, Budd-Chiari-Syndrom, Pfortaderthrombose, Lebermetastasierung, Leberkarzinom, selten idiopathisch (Venenwandschwäche)
- Pa▷ Umgehungskreislauf der Pfortader bei portaler Hypertension
- Sy▷ lange asymptomatisch, meist erst durch Ösophagusvarizenblutung symptomatisch
- Ko▷ obere GI- Blutung; Letalität bei Erstmanifestation 50%; Rezidivblutung 80%
- Di▷ Endoskopie, Abklärung Hepatopathie
- Th▷ medikamentös: Blutdrucksenkung im Splanchnikusgebiet über nichtselektive Betablocker (Propanolol)
endoskopisch: Sklerosierung / Banding der Varizen
operativ: Shunt-Anlage
Notfalltherapie bei Blutung: Kompression mit Senkstaken-Blakemore-Sonde oder Linton-Nachlaßsonde (Fundusvarizen), Behandlung des Schock, Gerinnungskontrolle + -therapie, Vasopressininfusion zur Durchblutungsreduktion im Splanchnikusgebiet

Varizen sonstiger Lokalisationen I86
Magenvarizen
- Ät▷ Leberzirrhose, Budd-Chiari-Syndrom, Pfortaderthrombose, Lebermetastasierung, Leberkarzinom, selten idiopathisch (Venenwandschwäche)
- Pa▷ meist Fundusvarizen; Genese wie Ösophagusvarizen (portale Hypertension, Umgehungskreisläufe)
- Sy▷ lange asymptomatisch, meist erst durch obere GI-Blutung symptomatisch

Varikozele
- Def▷ Krampfaderbildung im Bereich der Hodenvenen
- Pa▷ Plexus pampiniformis; meist links lokalisiert
venöser Rückstau kann zu Temperaturanstieg im Hoden und damit Störung der Spermatogenese mit Infertilität führen
- Sy▷ meist asymptomatisch
- Th▷ **OP** bei Verschlechterung des Spermiogramms, Schmerzen
OP-Prinzip: Unterbindung der V. testicularis

Kardiovaskuläre Erkrankungen
Krankheitsbilder

Unspezifische Lymphadenitis I88
Lymphadenitis
- **Pa▷** schmerzhafte Vergrößerung der regionalen Lymphknoten bei lokaler Infektion
- **Th▷** Behandlung des Infektes

Lymphangitis
- **Def▷** lokale Entzündung von Lymphgefäßen
- **Ät▷** Bakterien, Malignome
- **Sy▷** roter Streifen bei „Blutvergiftung"
- **Th▷** Ruhigstellung, Antibiose, chirurgische Sanierung
- **Ko▷** Sepsis, Obliteration der Lymphgefäße, progredientes sekundäres Lymphödem

Sonstige nichtinfektiöse Krankheiten der Lymphgefäße und Lymphknoten I89
Lymphödem
- **Ein▷ primäres Lymphödem**
  - **Pa▷** Hypo- und Dysplasien von Lymphgefäßen → Lymphtransportstörung
  - **Sy▷** Ödeme, dicke Haut, Elephantiasis
  - **Th▷** symptomatisch, Massage
- **sekundäres Lymphödem**
  - **Pa▷** Verlegung der Lymphgefäße von außen; bei Tumor, OP, Verletzung, Filariose, Erysipel
  - **Sy▷** Ödeme, dicke Haut, Elephantiasis; Ödem einschliesslich Zehen (DD venös)
  - **Th▷** symptomatisch, Massage
- **Steward-Treves-Syndrom**
  - **Pa▷** multiple Angiosarkome durch chronisches Lymphödem nach 8–10 Jahren
- **Di▷** Lymphsequenzszintigraphie, Lymphangiographie
- **DD▷ Lymphödem**: einseitig, bezieht Zehen mit ein
  kardiales Ödem: beidseitig, spart Zehen aus
- **Th▷** Förderung des Rückflusses durch Kompression, Hochlagerung, pneumatische Massage, Lymphdrainage, Hautpflege zur Infektionsprophylaxe
  - **OP**: lymphovenöse Anastomosen, Transplantation von Lymphkollateralen, Resektion (Massenverkleinerung); Fettgewebsexzision, plastische Deckung

Elephantiasis
- **Ät▷** iatrogen bei radikaler axillärer Lymphadenektomie, Filariose
- **Pa▷** irreversibler Endzustand eines Lymphödems mit Bindegewebsvermehrung und trophischen Störungen → Ausbildung von Ulzera und Ekzemen

Kardiovaskuläre Erkrankungen
Pharmakotherapie

Pharmakotherapie der kardiovaskulären Erkrankungen

Antihypertensiva

α-Adrenorezeptorantagonisten

          Rezeptoraffinität

Sto▷ Doxazosin [Cardular®], Prazosin [Minipress®] → $\alpha_1 \gg \alpha_2$
Phenoxybenzamin [Dibenzyran®], Phentolamin [außer Handel]→ $\alpha_1 \sim \alpha_2$
Yohimbin → $\alpha_2 \gg \alpha_1$

Ind▷ arterielle Hypertonie
Wm▷ Dilatation der Widerstandsgefäße
Wi▷ antihypertensiv durch venöse und arterielle Vasodilatation
Pk▷ Tachyphylaxie
Nw▷ reflektorische Tachykardie, Stimulation der Sekretion von Pankreasenzymen und Magensaft; Orthostase, Ejakulationsstörung

Uradipil [Ebrantil®]
Ind▷ Einsatz bei hypertensiver Entgleisung
Wm▷ postsynaptischer α_1-Antagonist → Abnahme des peripheren Widerstandes
Stimulation von zentralen Serotoninrezeptoren → Hemmung der sympathikotonen Gegenregulation; keine reflektorische Tachykardie
Pk▷ per os und i.v.
Nw▷ Orthostase, Schwindel, Kopfschmerz

Zentral wirksame α_2- Adrenorezeptoragonisten
Sto▷ Clonidin [Catapresan®, Paracefan®]
Ind▷ arterielle Hypertonie, Alkoholenzug, Intensivmedizin
Wm▷ Erregung postsynaptischer α_2-Rezeptoren zentral → zentrale Blutdrucksenkung durch Senkung des Sympathikotonus
Erregung präsynaptischer α_2-Rezeptoren → Hemmung der Noradrenalinausschüttung
Stimulation von Imidazolrezeptoren → Abnahme peripherer Widerstand
Wi▷ antihypertensiv, HMV ↓, TPR ↓
Pk▷ oral, i.v.; schweres Rebound-Phänomen
Nw▷ Müdigkeit, Impotenz, Obstipation

Moxonidin [Cynt®, Physiotens®]
Ind▷ arterielle Hypertonie
Wm▷ stimuliert Imidazolrezeptor → reduziert Sympathikotonus → peripherer Gefäßwiderstand ↓ und Blutdruck ↓
Nw▷ Müdigkeit, Mundtrockenheit

Kardio

Kardiovaskuläre Erkrankungen
Pharmakotherapie

β- Adrenorezeptorantagonisten (β-Blocker)
Sto▷ **kardioselektiv ($β_1$)**: Acebutolol [Prent®], Metoprolol [Beloc®], Atenolol [Tenormin®], Esmolol [Brevibloc®], Bisoprolol [Concor®], Nebivolol [Nebilet®]

$β_1+β_2$: Propranolol [Dociton®], Sotalol [Sotalex®]

Partielle agonistische Aktivität (PAA): Pindolol [Visken®], Acebutolol [Prent®]

β mit Vasodilatation: Carvedilol [Dilatrend®]

Ind▷ arterielle Hypertonie, KHK, kompensierte Herzinsuffizienz, tachykarde supraventrikuläre Herzrhythmusstörungen

Wm▷ kompetitive Hemmung der Adrenorezeptoren:
Hemmung $β_1$-Rezeptor: negativ inotrop, negativ chronotrop, negativ dromotrop, verminderte Autonomie, Hemmung der Lipolyse, verminderte Reninfreisetzung
Hemmung $β_2$-Rezeptor: Hemmung der Dilatation der glatten Muskulatur, Hemmung Insulinfreisetzung, Hemmung Glykogenolyse

Wi▷ negativ inotrop, Bronchokonstriktion ($β_2$), antihypertensiv, antiarrhythmisch, antagonisieren Reninfreisetzung, Glykogenabbau in der Muskulatur

Pk▷ lipophil, überwiegend hepatische, teils renale Eliminierung, unterschiedliche HWZ

Nw▷ Muskelschwäche, Bronchokonstriktion, Müdigkeit, Übelkeit, Durchfall, Bradykardie, Herzinsuffizienz, Schlafstörungen, Unruhe, Hyperlipidämie, Hypoglykämie

KI▷ dekompensierte Herzinsuffizienz, Bradykardie, Asthma / COPD

Methyl-Dopa [Presinol®]
Ind▷ arterielle Hypertonie
Wm▷ Methyl-Dopa als falscher Metabolit, der weiter verstoffwechselt wird und somit kompetitiv die Bildung von Noradrenalin hemmt:
Synthese eines falschen Transmitters (Antimetabolit) → Methyl-DOPA → Methyl-Dopamin → Methyl-Noradrenalin
außerdem Stimulation von $α_2$-Rezeptoren (zentral) durch Methyl-Noradrenalin (vgl. Clonidin)
Wi▷ zentrale Sympathikusinhibierung, Blutdrucksenkung
Nw▷ Müdigkeit, orthostatische Dysregulation, Allergie, Leberschäden, immunhämolytische Anämie, EPM-Störungen durch Dopaminverminderung, Sedation, Libidoverlust

Reserpin [Briserin®]
Ind▷ arterielle Hypertonie; Reservemedikament
Wm▷ irreversible Zerstörung der Noradrenalin-Vesikel → verminderte Noradrenalin-Freisetzung
lange Wirkungsdauer; verminderte Freisetzung von Dopamin, Noradrenalin und Serotonin
Wi▷ zentrale Sympathikusinhibierung, Blutdrucksenkung, sedierend, ZNS-gängig

Kardiovaskuläre Erkrankungen
Pharmakotherapie

Nw▷ Sedierung, Depression, Sedation, EPM-Störungen durch Zerstörung bzw. Schädigung der Dopaminvesikel (in hoher Dosis), Hyperprolaktinämie, Reserpin-Schnupfen durch Schwellung der Nasenschleimhaut
Ki▷ GI-Ulcera, Depression, Epilepsie

Organische Nitrate, Molsidomin

Sto▷ Glyceroltrinitrat [Nitroglycerin®]: hoher first-pass-Effekt
Isosorbiddinitrat ISDN [Isoket®]: venöse Dilatation
Isosorbid-5-mononitrat ISMN [Ismo®]: venöse Dilatation
Molsidomin [Corvaton®]: venöse und arterielle Dilatation, auch Nachlastsenkung

Ind▷ arterielle Hypertonie, Angina pectoris
Wm▷ NO-Freisetzung → Vasodilatation, und damit Anstieg des intrakraniellen Drucks; Guanylatcyclase → cGMP
Wi▷ Dilatation der Venen, geringfügig auch der Arterien, Vorlastsenkung, Senkung des Sauerstoffbedarfs, Koronardilatation
Nw▷ Toleranzentwicklung, daher Nitratpause (außer bei Molsidomin, Nitroprussid-Natrium); Hypotonie, Kopfschmerz, reflektorische Tachykardie, Übelkeit; Methämoglobinbildung

Calciumkanalblocker

Sto▷ **Nifedipin-Typ** (Dihydropyridine): Nifedipin [Adalat®], Amlodopin [Norvasc®], Felodipin [Modip®], Nimodipin [Nimotop®], Nitrendipin [Baypotensin®]
Diltiazem-Typ: Diltiazem [Dilzem®]
Verapamil-Typ: Verapamil [Isoptin®]

Ind▷ arterielle Hypertonie, tachykarde supraventrikuläre Rhythmusstörungen (Diltiazem, Verapamil)
Wm▷ Hemmung des Calciumkanals (spannungsabhängiger L-Typ) → Hemmung des langsamen Calciumeinstroms in die Zelle → Erschlaffung der glatten Muskulatur der kleinen Arteriolen → TPR ↓, gleichzeitig Dilatation der Koronararterien
Diltiazem, Verapamil: negativ inotrop am Sinusknoten, Verlängerung der AV-Überleitung
Wi▷ Senkung des peripheren Widerstandes, antihypertensiv, Nachlastsenkung, Senkung des Sauerstoffverbrauches, Koronardilatation, reflektorische Tachykardie
Diltiazem und Verapamil: negativ chronotrop, negativ dromotrop, negativ inotrop
Pk▷ **Dihydropyridine**:
Nifedipin (Adalat): Gabe bei hypertensiver Krise; kurze Wirkungsdauer, daher nur akut zur Blutdrucksenkung oder als Retard-Präparat
Amlodipin: lange Wirkdauer (HWZ: 31–48 h)
Nw▷ Schwindel, Kopfschmerz, Flush, Hypotonie, Angina pectoris

Kardio

Kardiovaskuläre Erkrankungen
Pharmakotherapie

ACE-Hemmer
Sto▷ Enalapril [Xanef®], Fosinopril [Fosinorm®], Captopril [Lopirin®], Lisinopril [Coric®], Ramipril [Delix®], Benazepril [Cibacen®], Peridopril [Coversum®], Quinapril [Accupro®]
Ind▷ arterielle Hypertonie, Herzinsuffizienz
Wm▷ ACE-Hemmer inhibieren converting enzyme, das Angiotensin I in Angiotensin II umwandelt → Angiotensin II ↓ → verminderter vasokonstriktorischer Effekt (TPR ↓) → Blutdrucksenkung
Anstieg von Bradykinin → trockener Husten und Vasodilatation
Abfall des Aldosteronspiegels, Verminderung der Noradrenalin-Ausschüttung, Reduktion der renalen Na^+- und H_2O-Resorption
Wi▷ antihypertensiv, Abnahme der Aldosteronsekretion, Hemmung und Besserung der Myokardhypertrophie, Verhinderung Remodeling, Nephroprotektion
Pk▷ renale Eliminierung (→ **Dosisanpassung bei Niereninsuffizienz!**), nur Fosinopril mit hepatischer Eliminierung
unterschiedliche HWZ; keine Toleranzentwicklung, keine Reflextachykardie
Nw▷ bei Nierenarterienstenose funktionelle Niereninsuffizienz, Hyperkaliämie, trockener Husten, Kopfschmerz, Hypotonie, Allergie, Blutbildveränderungen

AT-II-Rezeptor-Antagonisten
Sto▷ Losartan [Lorzaar®], Valsartan [Diovan®], Candesartan [Atacand®, Blopress®], Irbesartan [Aprovel®, Karvea®], Telmisartan [Micardis®]
Ind▷ arterielle Hypertonie, Herzinsuffizienz
Wm▷ reduziert die Wirkung von AT-II durch Blockierung des AT-I-Rezeptors
Wi▷ Hemmung der Vasokonstriktion, Aldosteronausschüttung, Katecholamin-freisetzung, Vasopressinfreisetzung
Pk▷ oral
Nw▷ Hyperkaliämie, Verschlechterung Nierenfunktion, Schwindel
Ki▷ Hyperkaliämie, Niereninsuffizienz, Schwangerschaft, Nierenarterienstenose

Vasodilatatoren
Sto▷ Dihydralazin [Nepresol®], Minoxidil [Lonolox®], Nitroprussidnatrium [Nipruss®]
Wi▷ arterielle Vasodilatation durch direkte Änderung des Gefäßtonus → Senkung des peripheren Widerstandes
Nw▷ Orthostase, Flush, Reflextachykardie, Aktivierung RAAS mit Natrium- und Wasserretention

Dihydralazin [Nepresol®]
Ind▷ arterielle Hypertonie; Reservemedikament bei schwerer Hypertonie; immer Kombination mit β-Blocker (wegen reaktiver Tachykardie) und Diuretikum (wegen Wasser- und Natriumretention)
Wm▷ unbekannter Wirkmechanismus, hoher First-pass-Effekt

Kardiovaskuläre Erkrankungen
Pharmakotherapie

Wi▷ direkt relaxierend auf glatte Muskulatur der Arteriolen, Senkung des TPR 50%, Nierendurchblutung ↑, reflektorisch: Herzfrequenz und HMV ↑
Nw▷ Flush, Kopfschmerzen, reflektorische Tachykardie, Angina pectoris, Diarrhoe, Lupus erythematodes

Kaliumkanalöffner
Sto▷ Diazoxid [außer Handel], Minoxidil [Lonolox®]
Wm▷ Öffnung des ATP-abhängigen Kaliumkanals → Hyperpolarisation der Membran → Verminderung des spannungsabhängigen Calciumeinstroms
Wi▷ Dilatation an arteriellen Gefäßen; Senkung des peripheren Widerstandes, Blutdrucksenkung, Koronardilatation, reflektorische Tachykardie
Nw▷ Hyperglykämie, Na^+- und Wasserretention, Kopfschmerz, Hypertrichose

Nitroprussid-Natrium [Niptrus®]
Wm▷ direkte NO-Freisetzung (nicht-enzymatisch), Dilatation venös und arteriell
Pk▷ Wirkung nur während der Infusion; nur unter klinischer Kontrolle
Nw▷ Cyanid-Bildung → Kopfschmerz

Diuretika

Wi▷ Förderung der Diurese und damit vermehrte Harnausscheidung Verminderung des EZV
Ein▷

Diuretikum	renaler Angriffspunkt	physiologische Funktion
Carboanhydrasehemmer	proximaler Tubulus	50–60% des Primärharns werden resorbiert, NaCl, HCO_3^-, K^+
Schleifendiuretika	Henle-Schleife	aktiver Elektrolyttransport durch wasserundurchlässige Membran
Benzothiadiazine	Anfang des distalen Tubulus	10% Resorption, hohes lumennegatives transepitheliales Potential, NaCl-Cotransporter
K^+-Sparer	Ende des distaler Tubulus	NaCl-Resorption, K^+-Sekretion
Aldosteronantagonist	Sammelrohre	NaCl-Resorption, K^+-Sekretion

Diuretikum	Stärke	Beginn	Ausscheidung von				
			Na^+	K^+	Ca^{2+}	H^+	Harnsäure
Schleifendiuretika	+++	sofort	↑	↑	↑	↑	↓
Benzothiadiazine	++	1–6 h	↑	↑	↓	↑	↓
Mannit	++	sofort	↑	↑	↑	↑	–
K^+-Sparer	+	2–6 h	↑	↓	–	↓	↑(↓)
Aldosteronantagonist	+	2–3 d	↑	↓	–	↓	↓

Kardio

Kardiovaskuläre Erkrankungen
Pharmakotherapie

Thiazid-Diuretika (Benzothiadiazine)
- **Sto▷** Hydrochlorothiazid [Esidrix®], Chlortalidon [Hygroton®], Xipamid [Aquaphor®]
- **Ind▷** Ödeme, arterielle Hypertonie
- **Wm▷** Hemmung des Na^+Cl^--Cotransporter luminal → Na^+ ↑ luminal, im Sammelrohr Na^+-K^+-Austauscher → K^+↓↓, Na^+ ↓; Cl^--Ausscheidung, leichte CA-Hemmung; Steigerung der Aldosteronproduktion
- **Wi▷** Hyponatriämie, **Hypokaliämie**, Reninfreisetzung, **Hyperurikämie**, Hypomagnesiämie, **Hypercalcämie**, Hyperlipidämie, Hyperglykämie durch **Insulin ↓**, direkte Relaxation der Gefäße → Blutdrucksenkung, Verminderung der Calciumausscheidung → Prophylaxe bei Nierensteinen; GFR sinkt wegen Anstieg des intratubulären hydrostatischen Druckes, keine Änderung des Säure-Basen-Haushaltes
- **Nw▷** verstärken toxische Wirkung von Digitalisglykosiden, Gefahr der Hypokaliämie, daher ggfs. Kombination mit kaliumsparenden Diuretika, Diabetes insipidus
- **KI▷** Niereninsuffizienz, Schwangerschaft, Sulfonamidallergie

Schleifendiuretika
- **Sto▷** Furosemid [Lasix®], Torasemid [Unat®], Etacrynsäure [Hydromedin®], Piretanid [Arelix®]
- **Ind▷** dekompensierte Herzinsuffizienz, Lungen- und Hirnödem, drohende Anurie, Vergiftungen, Stoffwechselstörungen
  Medikation der akuten, forcierten Diurese!
- **Wm▷** Hemmung des Na^+-$2Cl^-$-K^+-Cotransporters luminal, Wirkung im aszendierenden Teil, stärkstes Diuretikum; nur in hoher Dosierung wirksam; hemmen Na- und Cl-Rückresorption, Steigerung der Nierendurchblutung
- **Wi▷** vermehrte Natrium- und Kaliumausscheidung; Blutdrucksenkung durch Senkung des Volumens, Ausschwemmung von Ödemen und Aszites, verminderte Glukosetoleranz; Hemmung der Harnsäureausscheidung, Stimulation der Aldosteronausschüttung, Anstieg der Nierendurchblutung
- **Pk▷** werden kaum filtriert (da hohe Proteinbindung), aber sezerniert; hemmen luminal den Ionentransport
  Sekretion → sehr hohe Konzentration in Niere → Organspezifität
- **Nw▷** Hypokaliämie mit metabolischer Alkalose, Hypocalcämie, Hypomagnesiämie, Hyperurikämie, Hörschäden
- **Int▷** Steigerung der Toxizität von Digitalis, Cephalosporinen

K^+-sparende Diuretika
- **Sto▷** Amilorid [Arumil®], Triamteren [Jatropur®]
- **Ind▷** meist Kombination mit anderen Diuretika, um Kaliumverluste auszugleichen
- **Wm▷** Hemmung luminaler Na^+-Kanäle, Hemmung des luminalen Na^+-H^+-Antiportes, pH ↑, Hemmung der tubulären Kaliumsekretion, Hemmung der renalen NaCl-Ausscheidung am distalen Tubulus

Kardiovaskuläre Erkrankungen
Pharmakotherapie

Wi▷ renale K^+-Ausscheidung sinkt, schwach natriuretisch wirksam
Pk▷ oral applizierbar
Nw▷ Hyperkaliämie; Urtikaria, metabolische Azidose, Niereninsuffizienz

Aldosteron-Antagonisten
Wirkung Aldosteron: Na^+-Resorption, K^+-Ausscheidung; (Aldosteron →
   Aldosteron-induziertes Peptid (AIP) → Na^+-Kanal)
Sto▷ Spironolacton [Aldactone®], Canrenoat (Spironolacton wird zu Canrenoat metabolisiert)
Ind▷ Aszites, nephrotisches Ödem, Kombination mit anderen Diuretika
Wm▷ distaler Tubulus und Sammelrohr → K^+-Retention ↑; Hemmung des Na^+/Cl^--Tauschers
Wi▷ Natriurese, verminderte Kaliumausscheidung
Nw▷ Hyperkaliämie, Hypercalcämie, Gynäkomastie, Potenzstörungen, Hirsutismus, Amenorrhoe, Exantheme, gastrointestinale Störungen

Osmotische Diuretika
Sto▷ Mannit, Sorbit
Wm▷ Nicht-Elektrolyte, die filtriert, aber nicht resorbiert werden, und so intratubulär osmotisch Wasser anziehen. Wirkung am gesamten Nephron
Wi▷ vorwiegend Wasserentzug, wenig NaCl-Entzug, glomeruläre Filtrationsrate und Nierendurchblutung steigen, Osmolarität des Marks nimmt ab
Pk▷ sehr geringe Na^+-Konz. im Harn, langsame Metabolisierung, HWZ 6 h

Carboanhydrasehemmer (CA-Hemmer)
Sto▷ Acetazolamid [Diamox®]
Wm▷ Hemmung der Carboanhydrase luminal, CO_2↑ luminal und intrazellulär → weniger H^+ für Na^+-Rückresorption, mehr Na-HCO_3 im Harn → Diurese, Azidose
sekundär vermehrte K^+-Ausscheidung
führt nicht zur Alkalose
Wi▷ Zunahme der K^+-Ausscheidung, Abnahme der Ammoniakkonzentration und der titrierbaren Säuren, Phosphaturie, glomeruläre Filtrationsrate sinkt um 10–30%; Nierendurchblutung nicht wesentlich verändert

Vasoaktive Substanzen
Direkte Sympathomimetika
Sto▷ Dopamin $\alpha + \beta_1 + D_1 + D_2$
   Dobutamin [Dobutrex®] β_1
   Adrenalin [Suprarenin®] $\alpha + \beta_1 + \beta_2$
   Noradrenalin [Arterenol®] α
Ind▷ Dopamin: Hypotonie, Schock; Steigerung der renalen und mesenterialen Perfusion
   Dobutamin: akute Herzinsuffizienz
   Adrenalin: Reanimation, anaphylaktischer Schock
   Noradrenalin: Schock, Intensivtherapie bei Kreislaufinsuffizienz

Kardio

Kardiovaskuläre Erkrankungen
Pharmakotherapie

Wm▷ **α-adrenerg**: positiv inotrop, Vasokonstriktion, TPR ↑
$β_1$-adrenerg: positiv inotrop, positiv chronotrop, positiv dromotrop, positiv lusitrop; Vasodilatation
$β_2$-adrenerg: schwächer als $β_1$, Bronchodilatation
Dopamin-Rezeptoren: D_1 renale Vasodilatation, D_2 zentrale Wirkung

Wi▷
- $α_1$ Mydriasis, Arteriolenkonstriktion, Ejakulation, Glykogenolyse, Kontraktion der glatten Muskulatur
- $α_2$ Relaxation der glatten Muskulatur
- $β_1$ positiv chronotrop und positiv inotrop, Kontraktion der glatten Muskulatur, Aktivierung des juxtaglomerulären Apparates
- $β_2$ Akkommodation, Bronchodilatation, Arteriolendilatation, Glykogenolyse
- $β_3$ Lipolyse in Fettzellen

Nw▷ kardial: Arrhythmie, Steigerung des Sauerstoffbedarfs
extrakardial: Lipolyse, BZ ↑ durch Glykogenolyse, Kalium ↑, Tremor, Unruhe

Theodrenalin / Cafedrin [Akrinor®]
Sto▷ Theodrenalin = Theophyllin + Noradrenalin + Cafedrin = Coffein + Ephedrin
Wi▷ Blutdruckanstieg durch positiv inotrope Effekte ($β_1$, $β_2$)
Ind▷ postoperative Hypotonie, Intensivmedizin

Phosphodiesterasehemmer
Sto▷ Amrinon [außer Handel], Enoximon [Perfan®], Milrinon [Corotrop®]
Ind▷ Kurzzeittherapie der schwersten Herzinsuffizienz
Wm▷ Hemmung der Phosphodiesterase; bewirkt Verzögerung des cAMP-Abbaus
Wi▷ positiv inotrop, Vasodilatation, daher Gefahr des Blutdruckabfalls
Nw▷ kardial: Arrhythmie, fortschreitende Insuffizienz
extrakardial: Thrombozytopenie, Leberfunktionsstörung, Hypotonie, Kopfschmerz, Fieber, Übelkeit

Volumensubstitution

Volumenauffüllung mittels:
- Plasmaersatzmittel: isoosmotisch, physiologischer kolloidosmotischer Druck, erst bei großem Verlust einzusetzen
- Erythrozyten-Konzentrate
- Plasmaexpander: erhöhter kolloidosmotischer Druck

Dextrane
Sto▷ Dextran 1 [Promit®], Dextran 40 [Rheomacrodex®], Dextran 60 [Macrodex®]
Ind▷ Plasmaexpander bei Hypovolämie
Wi▷ Blutdruck ↑ durch vermehrtes intravasales Volumen, Verbesserung der rheologischen Eigenschaften

Kardiovaskuläre Erkrankungen
Pharmakotherapie

Wm▷ **Dextran 1 [Promit®]**: gibt man vor der Gabe von Dextran 40 oder 60, um die evtl. vorhandenen Antikörper zu binden und abzufangen (Anaphylaxieprophylaxe)
Dextran 40 [Rheomacrodex®]: 40 000 Dalton, 10%, Verbesserung der Mikrozirkulation; vermindert die Bildung von Thrombozyten- und Erythrozytenaggregaten; glomeruläre Ausscheidung; enzymatische Metabolisierung; Gefahr der Anaphylaxie
Dextran 60 [Macrodex®]: 60 000 Dalton, 6%, Volumensubstitution BKS ↓, Hemmung der Thrombozytenaggregation, Hemmung der Gerinnungsfunktion
50 000 Dalton Nierenschwelle, ab 56 000 Dalton Steigerung der Erythrozytenaggregation, Anaphylaxie

Hydroxyethylstärke (HAES)
Ind▷ Plasmaexpander bei Hypovolämie
Wi▷ Blutdruck ↑ durch vermehrtes intravasales Volumen, Verbesserung der rheologischen Eigenschaften
Pk▷ HAES ist von Amylopectin, 450 000 Da abgeleitet; Hemmung der Serum-Amylase; Ablagerung in der Haut

Gelatinederivate
Sto▷ Oxypolygelatine, Harnstoffgelatine
Wi▷ Blutdruck ↑ durch vermehrtes intravasales Volumen, Verbesserung der rheologischen Eigenschaften, Zunahme der Diurese
Pk▷ 30 000–35 000 Da, rasche renale Elimination
Nw▷ Allergie

Digitalis (Herzglykoside)

Sto▷ Strophantin [Kombetin®], Digoxin [Lanicor®], β-Acetyldigoxin [Novodigal®], β-Methyldigoxin [Lanitop®], Digitoxin [Digimerck®]

	Digoxin	Digitoxin
Applikation	oral, i.v.	oral, i.v.
Resorption oral	70–90%	100%
Plasmaeiweißbindung	20–40%	90–100%
Wirkungsbeginn	schnell	verzögert
Metabolisierung	< 30%	> 70%
Elimination	v.a. renal	v.a. hepatisch
HWZ	kurz (ca. 35 h)	lang (ca. 7 d)

Kardiovaskuläre Erkrankungen
Pharmakotherapie

Ind▷ bei Herzinsuffizienz, supraventrikuläre Tachykardie
Wm▷ Hemmung der Na^+-K^+-ATPase an der K^+-Stelle → Na^+ intrazellulär ↑, Gradient für Na^+-Ca^{2+}-Tauscher verschlechtert sich → weniger Ca^{2+} nach außen → Ca^{2+} steigt intrazellulär → bessere Kopplung → **positiv inotrop**
indirekte Vaguserregung → **negativ dromotrop, negativ chronotrop**, erhöhter Automatismus
Wi▷ positiv inotrop, negativ dromotrop, negativ chronotrop
Verkürzung der Refraktärzeit in Myokard, Purkinjefasern, Vorhof
Verlängerung der Refraktärzeit im AV-Knoten
Steigerung der Diurese durch verbesserte Herzleistung
Beseitigung von Stauungsödemen, Abnahme der QT-Zeit
Nw▷ Arrhythmie, Bradykardie, AV-Überleitungsstörung, Kopfschmerz, Sehstörung; durch Erregung der Trigger-Zone der Medulla oblongata: Erbrechen, Durchfall, Allergie, Gynäkomastie
Pk▷ geringe therapeutische Breite, Kumulation bei Niereninsuffizienz bei Digoxin
Int▷ **Verstärkung der Digitaliswirkung durch**:
Hypokaliämie, Glukoseinfusion, Insulingabe (sekundäre Hypokaliämie), Chinidin, Ca^{2+}↓, Mg^{2+}↓, Hypoxie
Verminderung der Digitaliswirkung durch:
Hyperkaliämie (positiv inotrope Wirkung vermindert, negativ dromotope Wirkung verstärkt), Schilddrüsenhormone, NSAR; Ca^{++}↑ → verstärkt Rhythmusstörungen
Intoxikation:

Symptom	Therapie
leichte Intoxikation	Absetzen des Digoxins, Abwarten
Sinusbradykardie, AV-Block II oder III	Atropin, β-Mimetika, Schrittmacher
ventrikuläre Ektopie bei Hypokaliämie	Kaliumsubstitution
Kammertachykardie	Lidocain, Phenytoin i.v.
Kammerflimmern	Defibrillation unter Phenytoinschutz
Hypercalcämie	Chelatbildner (Na^+-EDTA)
Elimination von Digitalis	Hämoperfusion, Hämodialyse, Antikörper
Elimination von Digitoxin	Cholestyramin → Entnahme aus enterohepatischem Kreislauf

Kardiovaskuläre Erkrankungen
Pharmakotherapie

Antiarrhythmika

Gruppe I A
- **Sto▷** Chinidin [Chinidin duriles®], Disopyramid [Rythmodul®], Procainamid [außer Handel], Ajmalin [Gilurytmal®], Prajmalin [Neo Gilurytmal®]
- **Wm▷** mäßige Na^+-Kanal-Blockade
- **Wi▷** Verlängerung von AP, Refraktärperiode und Repolarisation Leitungsgeschwindigkeit ↓

Gruppe I B
- **Sto▷** Lidocain [Xylocain®], Phenytoin [Zentropil®], Mexiletin [Mexitil®]
- **Wm▷** minimale Na^+-Kanal-Blockade und Leitungsverzögerung
- **Wi▷** Repolarisation verkürzt, Flimmerschwelle erhöht

Gruppe I C
- **Sto▷** Flecainid [Tambocor®], Propaphenon [Rytmonorm®]
- **Wm▷** Na^+-Kanal-Blockade
- **Wi▷** starke Leitungsverzögerung normale Repolarisation

Gruppe II
- **Sto▷** Acebutolol [Prent®], Metoprolol [Beloc®], Atenolol [Tenormin®], Bisoprolol [Concor®]
- **Wm▷** β-Blocker
- **Wi▷** ektope Erregungen, Erregungsleitungsgeschwindigkeit ↓

Gruppe III
- **Sto▷** Amiodaron [Cordarex®], Sotalol [Sotalex®]
- **Wm▷** selektive Verlängerung der Repolarisation durch Hemmung des K^+-Ausstroms
- **Wi▷** Verlängerung Vorhofpotential, Kammerpotential, AV-Überleitung

Gruppe IV
- **Sto▷** Verapamil [Isoptin®], Diltiazem [Dilzem®], Gallopamil [Procorum®]
- **Wm▷** Calcium-Antagonisten; reduzieren den Ca^{2+}-Einstrom in Myokardzelle
- **Wi▷** negativ inotrop, Dilatation der Koronargefäße, Hemmung des spannungsabhängigen Na^+-Kanals

Kardio

Kardiovaskuläre Erkrankungen
Pharmakotherapie

Übersicht über Antiarrhythmika und Wirkmechanismen

	Stoff	Kanäle			Rezeptoren			Anmerkungen
		Na^+	K^+	Ca^{2+}	β	A_1	M_2	
IA	Chinidin	+	+				+	bei SV-Tachykardien, Vorhofflattern/-flimmern, Gefahr der ventr. Tachykardie (paradoxe Chinidinwirkung); Chinidin meist mit Glykosiden zur Vermeidung von Kammertachykardien, aber Dosisanpassung, da Eliminationsinterferenz (halbe Dosis)
	Procainamid	+	+				+	
	Disopyramid	+	+				++	
	Ajmalin	+						
IB	Lidocain	+						ventrikuläre Tachykardie; NW: Krämpfe
	Phenytoin	+						bei Digitalisintoxikation
	Mexiletin	+						oral wirksames Lidocain
	Tocainid	+						
IC	Propaphenon	+			+			meist in Kombination mit β-Blocker
	Flecainid	+						
II	Propranolol				+			post-Infarkt; Sinustachykardien
III	Amiodaron	+	+	+	+			NW: SD ↑↓; thyroxinähnlich, iodhaltig, Ablagerung in der Linse, Lungenfibrose
	Sotalol		+		+			
IV	Verapamil-Typ	+		+				Sinusfrequenz ↓, AV-Überleitung ↑ (negativ chronotrop, negativ dromotrop)
„V"	Adenosin					+		AV-Knoten-Reentry-Tachykardie, kurze HWZ

membran-stabilisierend

Verlangsamung der spontanen De- und Repolarisation

verminderter Ca^{2+}-Einstrom, wichtig für Depolarisation des Sinus- und AV-Knotens, bessere elektromechanische Koppelung

M_2-Block → AV-Überleitung verbessert → Gefahr der 1:1 Überleitung bei SV-Tachykardie; daher Therapie nur bei symptomatischen SV-Störungen; atropinähnliche Effekte

Wirkung	Chinidin Procainamid Ajmalin	Lidocain Mexiletin Aprindin	Phenytoin	Verapamil	β-Blocker	Amiodaron
Erregungsleitungs-geschwindigkeit						
– Vorhof/AV-Knoten	↓	∅↑	∅↑	↓	↓	↓
– Ventrikel	↓	∅↑	∅↑	∅	↓	↓
Kontraktionskraft	↓	∅	↓	↓	↓	∅
Erregbarkeit	↓	↓	↓	↓	↓	∅
Refraktärzeit	↑	↓	↓	∅	↓	↑
ektope Erregung	↓	↓	↓	↓	↑	∅

Kardiovaskuläre Erkrankungen
Pharmakotherapie

Gerinnungshemmung

Heparine und Alternativen
Heparin
- **Sto▷** **HMWH** (high molecular weight heparine), 15 000 Dalton → AT-III-Aktivierung
  Heparin [Liquemin®]
  LMWH (low molecular weight heparine), 4 000–8 000 Da → Faktor Xa-Hemmung
  Dalteparin [Fragmin®], Enoxaparin [Clexane®], Nadroparin [Fraxiparin®]
- **Wi▷** Aktivierung von AT-III, Kofaktor von Antithrombin III
  Hemmung der Thrombinbildung aus Prothrombin durch Hemmung Faktor Xa
  Freisetzung und Aktivierung von Lipoproteinlipase nur in vivo
  Aktivierung der Fibrinolyse
  Komplementinaktivierung
  Thrombozytenaggregationshemmung (sekundär)
- **Pk▷** Heparin benötigt AT-III; sulfatiertes Mukopolysaccharid
  keine Latenzzeit bei i.v.-Gabe, geht in Muttermilch über, nicht plazentagängig, keine orale Wirksamkeit
  Elimination ist dosisabhängig; Kontrolle über PTT, im therapeutischen Bereich 2–3-fach verlängert oder direkter Nachweis des anti-Faktor Xa
  bei Niereninsuffizienz und in der Schwangerschaft Heparin statt LMWH-Präparate
- **Nw▷** reversible Alopezie, Thrombopenien (HMWH → allergisch-toxische Reaktionen durch Verunreinigungen im hochmolekularen Bereich, HIT (Typ I direkt und milde, Typ II später und stark → Thromboseneigung), Osteoporose, Wundheilungsstörung, Blutung
- **Dosierung (HMWH)**
  Thromboseprophylaxe: 3 Mal/d 5 000–7 500 I.E. s.c.
  Verbrauchskoagulopathie: 150–200 I.E./kg/d i.v.
  Thromboseprophylaxe nach akuter Thrombose: 250–300 I.E./kg/d i.v.
  akute Thrombosetherapie: 300–600 I.E./kg am Tag i.v.
  Lungenembolie: 1000 I.E./kg/d i.v. (Kinder 20 I.E./ kg/d)
- **Antidot**: Protaminsulfat
  Antagonist zu Heparin, in hohen Dosen selbst Blutgerinnungshemmung, stark basisch, wird parenteral appliziert

Protamin [Protamin ICN®]
- **Ind▷** Blutung unter Heparin
- **Wi▷** Inaktivierung von Heparin durch Neutralisation
- **Nw▷** Hypotonie, Allergie

Kardio

Kardiovaskuläre Erkrankungen
Pharmakotherapie

Lipirudin [Refludan®]
Ind▷ Antikoagulation bei HIT; Reservemedikament
Wi▷ Antikoagulation durch direkte Thrombinhemmung
Pk▷ kurze HWZ, kontinuierliche i.v.-Gabe, Dosisanpassung bei Niereninsuffizienz

Danaparoid-Natrium [Orgaran®]
Ind▷ Antikoagulation bei HIT; Reservemedikament
Wi▷ Antikoagulation

Bivalirudin [Angiox®]
Ind▷ Antikoagulation bei HIT, im Rahmen Koronarintervention
Wi▷ Antikoagulation durch reversible Hemmung von Thrombin
Nw▷ Blutung

Argatroban [Argatra®]
Ind▷ Antikoagulation bei HIT
Wi▷ Antikoagulation durch reversible Hemmung von Thrombin
Nw▷ Blutung

Fondaparinux [Arixtra®]
Ind▷ Thrombembolieprophylaxe bei grossen orthopädischen OP
Wi▷ Heparin-Analogon; Bindung an AT-III

Rivaroxaban [Xarelto®]
Ind▷ neues, orales Antikoagulans aus der Gruppe der Oxazolidinone
Thrombembolieprophylaxe bei grossen orthopädischen OP
Wi▷ direkter Faktor Xa-Inhibitor

Fibrinolytika
Sto▷ **Plasminogenaktivatoren**: Streptokinase [Streptasc®], Urokinase [Urokinase medac®], Antistreplase (APSAC, modifizierte Streptokinase) [Eminase®]
Gewebsplasminogenaktivator
Alteplase [Actilyse®]: Gewebsplasminogenaktivator ~ t-PA
Reteplase [Rapilysin®]: rekombinante t-PA
Tenecteplase [Metalyse®]: rekombinante t-PA ~ TNK
Ind▷ Lyse bei Myokardinfarkt (< 6 h), Lyse bei Apoplex (< 3 h)
Wi▷ Auflösung frischer Thromben
Wm▷ **Plasminogenaktivatoren**: Steptokinase, APSAC, Urokinase → unspezifische Wirkung auf Fibrinogen und Fibrin; generalisierte Wirkung
Gewebsplasminogenaktivator: t-PA → spezifischere Wirkung auf Fibrin, bessere lokale Wirkung, geringere systemische Effekte
Förderung der Umwandlung von Plasminogen zu Plasmin
Nw▷ Blutungen; Steptokinase mit hoher allergischer Potenz

Kardiovaskuläre Erkrankungen
Pharmakotherapie

Cumarine (orale Antikoagulation)
- **Sto▷** Phenprocoumon [Marcumar®], Warfarin [Coumadin®]
- **Ind▷** tiefe Phlebothrombose, Lungenembolie, Myokardinfarkt, Herzvitien, Herzklappenersatz, Vorhofflimmern, chronische periphere Arteriopathie
- **Wm▷** Vitamin-K-Antagonist, Hemmung der Decarboxylierung von Glutaminsäure in Ca^{2+}-abhängigen Gerinnungsfaktoren, Hemmung von II, VII, IX, X; stark verzögerter Wirkungseintritt, Kontrolle über Quick / INR (international normalized ratio)
- **Pk▷** gute orale Resorption, kleines Verteilungsvolumen, hohe PEB, plazentagängig, Übertritt in Muttermilch, verzögerter Wirkungseintritt, verzögerte Normalisierung nach Absetzen; bei akuten Komplikationen Substitution von Gerinnungsfaktoren (FFP, PPSB) und Vitamin-K-Gabe (Anstieg Quick nach 4–6 h)
- **Nw▷** Blutungen, Exantheme, Dermatitiden, Haarausfall, Hautnekrosen (Cumarinnekrosen)
  bei Überdosierung: Gabe von Vitamin K
  im Notfall: Substitution von Gerinnungsfaktoren
- **Int▷** **Wirkungsverstärkung**:
  durch Verdrängung aus PEB: Phenylbutazon, Phenytoin, Sulfonamide, Sulfonylharnstoffe, Salicylate, Muskelrelaxanzien
  durch Synergismus: Salizylate, Tetracycline, Chinidin, Phenothiazine, Anabolika
  durch Hemmung des Metabolismus: Paracetamol, Allopurinol
  Wirkungsabschwächung:
  von Barbituraten, Griseofulvin, Rifampicin, Vitamin K, Östrogen, Antazida

Vitamin K (Konakion®)
- **Ind▷** Überdosierung Cumarin
- **Wi▷** Neutralisierung von Cumarin; verzögerte Wirkung, da Gerinnungsfaktoren erst synthetisiert werden müssen; Wirkung nach 6–8 h
- **Pk▷** Gabe per os oder i.v.

Thrombozytenaggregationshemmer
Irreversible Cyclooxygenasehemmer
- **Sto▷** Acetylsalicylsäure [Aspirin®]
- **Ind▷** KHK, pAVK, cerebrovaskuläre Ischämie
- **Wi▷** Thrombozytenaggregationshemmung durch Thromboxanhemmung
- **Pk▷** durch irreversible Hemmung, Wirkdauer 5–7 d

GPIIb/IIIa-Rezeptorblocker
- **Sto▷** Abciximab [ReoPro®], Tirofiban [Aggrastat®], Eptifibatid [Integrilin®]
- **Ind▷** im Rahmen Koronarintervention, instabile Angina pectoris
- **Wi▷** Thrombozytenaggregationshemmung durch Hemmung der Fibrinogenbindung an aktivierte Thrombozyte

Kardio

Kardiovaskuläre Erkrankungen
Pharmakotherapie

Hemmung der ADP-abhängigen Thrombozytenaktivierung
- **Sto▷** Clopidogrel [Iscover®, Plavix®], Ticlopidin [Tiklyd®]
- **Ind▷** Kombination mit ASS nach Koronarintervention, ASS-Unverträglichkeit
- **Wi▷** Thrombozytenaggregationshemmung durch Hemmung der ADP-abhängigen Thrombozytenaktivierung

Phosphodiesterasehemmer
- **Sto▷** Dipyridamol [Persantin®], Trapidil [Rocornal®]
- **Ind▷** klinisch kaum Bedeutung
- **Wi▷** Thrombozytenaggregationshemmung durch Hemmung der Phosphodiesterase Dipyridamol: zusätzlich Verstärkung der aggregationshemmenden Adenosineffekte

Prostaglandin E_1 (Alprostadil) [Prostavasin®]
- **Ind▷** pAVK Grad III–IV
- **Pk▷** kurze HWZ, i.v.
- **Wi▷** Vasodilatation, Thrombozytenaggregationshemmung
- **Nw▷** Hypotonie, Tachykardie, Flush

Pulmologie

Grundlagen	**593**
Nase / Nebenhöhlen / Gesicht	593
Anatomie / Physiologie	593
Untersuchungsmethoden	594
Mundhöhle / Pharynx	594
Anatomie	594
Larynx / Trachea	595
Anatomie	595
Untersuchungsmethoden	595
Eingriffe an den Luftwegen	595
Lunge	596
Anatomie	596
Pathophysiologie	597
Pulmologische Diagnostik	598
Gesundheitsstörungen	**603**
Abnormes Sputum	603
Aspiration	603
Atemnot (Dyspnoe)	603
Atemrhythmusstörungen	603
Atemstillstand (Apnoe)	604
Behinderte Nasenatmung	604
Bradypnoe	605
Fassthorax	605
Giemen	605
Hämoptoe	605
Hämoptyse	605
Husten	605
Inverse Atmung	606
Paradoxe Atmung	606
Pfeifende Atmung	606
Rasselgeräusche (RGs)	606
Schlafapnoe (Schlaf-Apnoe-Syndrom SAS)	607
Schnarchen	607
Singultus	607
Stöhnende Atmung („Knorksen")	607
Stridor	607
Trichterbrust (Pectus excavatum)	608
Trommelschlegelfinger	608
Uhrglasnägel (Unguis hippocraticus)	608

Pulmo

Pulmologie

Inhalt

Krankheitsbilder	**608**
Akute Infektionen der oberen Atemwege J00–J06	608
Akute Rhinopharyngitis J00 (Erkältungsschnupfen)	608
Akute Sinusitis J01	609
Akute Pharyngitis J02	609
Akute Tonsillitis J03	610
Akute Laryngitis und Tracheitis J04	611
Akute obstruktive Laryngitis (Krupp) und Epiglottitis J05	611
Grippe und Pneumonie J10–J18	613
Grippe / Influenza	613
Pneumonien	613
Übersicht Differentialtherapie der Pneumonie	615
Sonstige akute Infektionen der unteren Atemwege J20–J22	616
Akute Bronchitis / Tracheitis J20	616
Akute Bronchiolitis J21	617
Sonstige Krankheiten der oberen Atemwege J30–J39	618
Vasomotorische und allergische Rhinopathie J30	618
Chronische Rhinitis, Rhinopharyngitis und Pharyngitis J31	618
Chronische Sinusitis J32	619
Nasenpolyp J33	619
Sonstige Krankheiten der Nase und der Nasennebenhöhlen J34	619
Chronische Krankheiten der Gaumen- und Rachenmandeln J35	620
Krankheiten der Stimmlippen und des Kehlkopfes J38	620
Chronische Krankheiten der unteren Atemwege J40–J47	620
Einfache und schleimig-eitrige chronische Bronchitis J41	620
Emphysem J43	622
Sonstige chronische obstruktive Lungenkrankheit J44	623
Asthma bronchiale J45	624
Status asthmaticus J46	626
Bronchiektasen J47	626
Lungenkrankheiten durch exogene Substanzen J60–J70	627
Pneumokoniosen	627
Pneumokoniose durch Asbest und sonstige anorg. Fasern J61	627
Pneumokoniose durch Quarzstaub J62	628
Allergische Alveolitis durch organischen Staub J67	628
Sonstige Krankheiten der Atmungsorgane, die hauptsächlich das Interstitium betreffen J80–J84	630
Acute Respiratory Distress Syndrom (ARDS, Schocklunge) J80	630
Lungenödem J81	630
Eosinophile Lungenerkrankungen J82	631
Sonstige interstitielle Lungenkrankheiten J84	631
Purulente und nekrotisierende Krankheitszustände der unteren Atemwege J85–J86	632
Pyothorax J86	633
Sonstige Krankheiten der Pleura J90–J94	633
Pleuritis	633
Pleuraerguss J90	634
Pneumothorax J93	634
Mediastinum	635
Krankheiten des Zwerchfells	636

Pulmologie
Grundlagen

Pharmakotherapie in der Pulmologie	**637**
Methylxanthine	637
Antihistaminika (H1-Blocker)	638
Mastzellstabilisatoren	638
Expektoranzien	638
Antitussiva	638
Inhalativa	639
Inhalative Glukocorticoide	639
β2-Sympathikomimetika	639
Anticholinergika	639
Leukotrienrezeptorantagonisten	639

Grundlagen

Nase / Nebenhöhlen / Gesicht

Anatomie / Physiologie

Äußere Nase
Versorgung durch A. facialis; A. dorsalis nasi

Innere Nase
Vestibulum nasi
Limen nasi (Einfluß auf Nasenatmung)
Cavum nasi
Septum nasi

Laterale Nasenwand mit:
– oberem Nasengang (Ostium sphenoidale): mit respiratorischem und olfaktorischem Epithel
– mittlerem Nasengang (Ostium maxillaris, Ductus nasofrontalis, Ostium ethmoidales)
– unterem Nasengang: Ductus nasolacrimalis

Riechfunktion: Fila olfactoria → Bulbus olfactorius → Tractus olfactorius
    Gyrus dentatus, Gyrus semilunatus
Atemfunktion: Anwärmung, Befeuchtung, Reinigung der Atemluft
Schutzfunktion
Reflexfunktion

Pulmologie
Grundlagen

Nasennebenhöhlen
Sinus **maxillaris**: 15 ml, Ostium in mittleren Nasengang
Sinus **frontalis**: 4–7 ml
Sinus **ethmoidalis**: 3 ml, schon bei Neugeborenem in endgültiger Form angelegt, N. opticus verläuft durch Zellen
Sinus **sphenoidalis**: 3 ml

Untersuchungsmethoden
Rhinoskopie
    vordere: Spekulumeinstellung
    hintere: für hintere Nasenabschnitte, nur bei erschlafftem M. tensor veli palatini möglich
Antroskopie (Sinuskopie): Einblick in die Kieferhöhle
Olfaktometrie (Riechprüfung)
    N. olfactorius: reine Riechstoffe (z.B. Zimt, Vanille, Wachs, Terpentinöl, Lavendel, Birkenteer)
    N. trigeminus: Geschmacksreizstoffe (z.B. Pyridin, Chloroform, Formalin, Salmiak, Menthol, Essig)
Nebenhöhlenspülungen: diagnostisch, therapeutisch
    – Kieferhöhle: scharfer Zugang über unteren Nasengang, stumpfer Zugang über mittleren Nasengang
    – Stirnhöhle: Zugang nach Kümmel-Beck

Mundhöhle / Pharynx

Anatomie
Zunge
Papillae **filiformes**: Zungenspitze, ohne Geschmacksknospen, mechanische Aufgaben
Papillae **fungiformes**: Zungenspitze und Rand
Papillae **foliatae**: hintere Zunge
Papillae **vallatae**: Zungenrücken, nahe dazu die Gl. linguales posteriores

Sulcus terminalis
Foramen caecum (Rest des Ductus thyreoglossus)
Tonsilla lingualis am Zungengrund

Nerven:
    motorisch: N. hypoglossus
    sensibel: N. lingualis, N. vagus
    sensorisch: N. glossopharyngeus, Chorda tympani

Pharynx
Naso-Pharynx: mit Choanen, Rachenmandel, Tubenostien
Oro-Pharynx: mit Tonsilla palatina
Hypo-Pharynx: von Epiglottis bis Unterrand Ringknorpel (Cartilago cricoidea)

Pulmologie
Grundlagen

Lymphoepitheliales System (Waldeyerscher Rachenring)
Tonsilla **pharyngea**: Rachenmandel, am Dach des Nasopharynx
Tonsilla **tubaria**: Tubentonsille, paarig
Tonsilla **palatina**: Gaumenmandel, paarig
Tonsilla **lingualis**: Zungentonsille, unpaar

Larynx / Trachea
Anatomie
Larynx
Höhe 5. HWK
Schildknorpel: zwei Platten aus hyalinem Knorpel, Eminentia laryngea (Adamsapfel)
Ringknorpel: siegelringähnlicher hyaliner Knorpel
Aryknorpel (Stellknorpel): auf Ringknorpel
Epiglottis (Kehldeckel): löffelförmiger elastischer Knorpel, reicht bis in Höhe der Mitte des Zungengrundes nach oben
Akzessorische Knorpel

Stimmlippe: Lig. vocale, M. vocalis, Schleimhautüberzug
Glottis (Stimmritze)

Stimmlippenspanner:	M. cricothyroideus (N. laryngeus sup, N. X)
	M. vocalis (N. laryngeus inf. = N. recurrens)
Stimmritzenöffner:	M. cricoarytaenoideus posterior
Stimmritzenschließer:	M. cricoarytaenoideus lateralis
	M. vocalis
	M. arytaenoideus transversus

supraglottischer Raum
glottischer Raum
subglottischer Raum
Recessus piriformis

Untersuchungsmethoden
Laryngoskopie
    indirekt: gibt Stimmlippen seitenrichtig wieder, wobei vordere Kommissur oben liegt
    direkt
    Mikrolaryngoskopie: kombiniert mit direkter Laryngoskopie
Stroboskopie
    Sichtbarmachung der Stimmlippenschwingungen; Schwingungsamplitude, Randkantenverschiebungen

Eingriffe an den Luftwegen
Intubation
Gefahr der Aryknorpelluxation, Verwachsungen der Stimmbänder, Ausbildung von Stimmbandgranulomen, Ausbildung einer Trachealstenose, Tracheomalazie

Pulmologie
Grundlagen

Tracheotomie/Koniotomie
bei Verlegung der Atemwege (Tumor, Traumen, Stimmlippenlähmung, Fremdkörper, Aspiration, Rekurrensparese)
Langzeitbeatmung (länger als 7 Tage)

Koniotomie
Notfallmaßnahme
Eröffnung des Lig cricothyreoideum zwischen Ringknorpel und Schildknorpel, baldiges Überführen in Tracheotomie

Tracheotomie
Atropingabe zur Ausschaltung vagaler Reflexe
unterhalb der dritten Trachealspange
obere: über Schilddrüsen-Isthmus, am häufigsten bei Erwachsenen durchgeführt
mittlere: Durchtrennung des Isthmus, am risikoärmsten
untere: unterhalb des Isthmus, meist bei Kindern

Laryngektomie
Kehlkopfentfernung
Durchführung:
> Absetzen des Kehlkopfes einschließlich des Zungenbeines vom Hypopharynx und von der oberen Trachea, damit Trennung des Luft- und Speiseweges.
> Das Pharyngostoma wird verschlossen, der Stumpf der Trachea wird als Tracheostoma in die Halshaut eingenäht.
> Patient atmet durch Tracheostoma, damit Verschlechterung der Temperierung, der Anfeuchtung und Reinigung der Atemluft

cave: Hypersekretion der Schleimhaut! Bei Atemnot Entfernung der Trachealkanüle und Absaugen

Lunge
Anatomie

Lunge bestehend aus linkem und rechtem Lungenflügel:
- links: 2 Lappen, 9 Segmente
- rechts: 3 Lappen, 10 Segmente

Trachea: Länge 12 cm
Bifurkation auf Höhe BWK 5
Pleura viszeralis (innen) und Pleura parietalis (aussen)
Unterdruck in der Pleurahöhle von -3 bis -10 cmH$_2$O

Mediastinum
Oberes Mediastinum: Aortenbogen, V. cava, N. phrenicus, N. vagus, N. recurrens
Unteres Mediastinum:
- vorderes: Thymus, N. phrenicus
- mittleres: Herz
- hinteres: Ösophagus, Trachea, Ductus thoracicus, Truncus sympathicus, Aorta, N. vagus, V. azygos

Pulmologie
Grundlagen

Pathophysiologie

Störungen der Atmung

Störung der Atemfunktion auf 3 Ebenen möglich:

Ventilation: Unterscheidung von restriktiver oder obstruktiver Ventilationsstörung
- Ät▷ Verengung der Bronchien (Obstruktion) durch z.B. Entzündung; Störung der Thoraxbewegung (Restriktion)
- Di▷ Spirometrie, Bodyplethysmographie

Diffusion: interstitielle Veränderungen, Rarefizierung der Alveolen
- Ät▷ Fibrose, Emphysem
- Di▷ Diffusionskapazitätsmessung

Perfusion: verminderte Durchblutung
- Ät▷ Lungenembolie, Stauung
- Di▷ Bildgebung, Szintigraphie

Respiratorische Insuffizienz

- Def▷ Atemfunktion reicht für die Sauerstoff-Versorgung des Körpers nicht aus
- Ein▷ **Partialinsuffizienz**: Hypoxämie mit normalem pCO_2
  Globalinsuffizienz: Hypoxämie und Hyperkapnie (CO_2 ↑)
  Begründung:
  Oxygenierung des Blutes erfolgt zu 100%, d.h. es gibt keinen Kompensationspuffer
  CO_2-Abgabe kann in funktionstüchtigen Lungenabschnitten gesteigert werden → Kompensation möglich

Partialinsuffizienz
- Ät▷ **Verteilungsstörungen**: Inhomogenitäten der Lungenbelüftung durch Atemwegsobstruktion, gestörte Thoraxmobilität, behinderte Lungenentfaltung → funktionstüchtige Lunge kann CO_2-Abgabe steigern, O_2-Aufnahme jedoch nur unwesentlich steigern;
  Euler-Liljestrand-Reflex: minderbelüftete Areale werden minderperfundiert
  Alveolokapillärer Block: Diffusionsstörung bei Lungenfibrose, Lungenödem, Schocklunge; Ausbildung einer Partialinsuffizienz, weil CO_2 23× leichter diffundiert als O_2
  Venös-arterielle Shunts: Beimischung sauerstoffarmen Blutes in das arterialisierte Blut; physiologisch 2% über Vv. bronchiales und Vv. cordis minimae
  Ursachen: intrapulmonal durch
  anatomische Shunts: bei AV-Aneurysmen, re-li-Shunt-Vitien, persistierender Ductus
  funktionelle Shunts: Blut passiert minderbelüftete Areale bei Kollaps, Atelektase, Verteilungsstörungen
- Th▷ kausal je nach Grunderkrankung, Sauerstoffgabe, PEEP-Beatmung

Pulmologie
Grundlagen

Globalinsuffizienz

Ät▷ Verlegung der oberen Atemwege (Fremdkörper, Glottisödem, Laryngospasmus)
schwerer Asthmaanfall (bei leichtem Anfall Hyperventilation)
restriktive Lungenerkrankungen (Fibrose)
neuromuskuläre Störung (Phrenikusparese, Myasthenie, Guillain-Barré-Syndrom)
Atemantriebstörung (Schlaf-Apnoe-Syndrom, Koma, Mittelhirnsyndrom)

Pa▷ Hypoventilation → $pCO_2 \uparrow$, $O_2 \downarrow$ → Zeichen der Minderbelüftung → Euler-Liljestrand-Mechanismus, d.h. minderbelüftete Areale werden minderperfundiert → Konstriktion der Lungenarteriolen → Hypertonie des pulmonalen Kreislaufes → Cor pulmonale; außerdem durch arterielle Hypoxie → Polyglobulie

Th▷ bei chronischer Hyperkapnie Reduktion der Ansprechbarkeit des Atemzentrums auf CO_2 → Atemantrieb über O_2-Rezeptoren;
CAVE bei O_2-Gabe → Abnahme des Atemantriebes → Atemstillstand / CO_2-Narkose

Pulmologische Diagnostik
Spirometrie
Volumina

AZV:	Atemzugsvolumen
ERV:	exspiratorisches Reservevolumen
IRV:	inspiratorisches Reservevolumen
RV:	Residualvolumen (nur über Bodyplethysmographie bestimmbar)
VC:	Vitalkapazität = AZV + ERV + IRV
TLC:	totale Lungenkapazität
FEV₁:	Einsekundenkapazität, Tiffenau-Wert
FVC:	forcierte / funktionelle Vitalkapazität
IVC:	inspiratorische Vitalkapazität
PEF:	Peak flow
MEF 75/50/25:	max. expiratorischer Flow bei 75/50/25% der inspiratorischen Vitalkapazität (IVC)
TLCO:	Diffusionskapazität

Schematische Übersicht

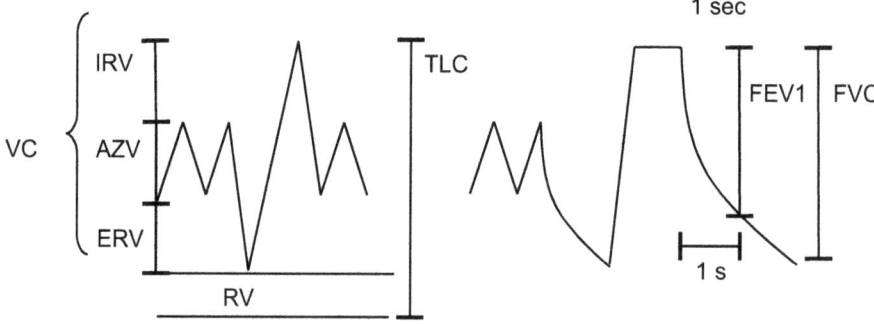

Pulmologie
Grundlagen

Bestimmung von

    FVC   pathol. < 80% ; hinweisend auf Restriktion
    FEV_1 Bewertung in Relation zu FVC
    PEF   Bewertung in Relation zu persönlichem Ausgangswert
    FEV_1 / FVC   pathol. < 70%, hinweisend auf Obstruktion
    Bestimmung unter normalen Umständen und nach Bronchodilatation:
    signifikante Besserung wenn FEV_1, FVC und PEF > 12% oder > 200 ml besser
    forcierte Atemvolumina sind abhängig von der Mitarbeit des Patienten

Fluss-Volumen-Kurve
IVC, PEF: maximaler exspiratorischer Flow
MEF 75 / 50 / 25: maximaler exspiratorischer Flow bei % IVC, wobei MEF 25 und
    50 mitarbeitsunabhängig sind

Normale Fluss-Volumen-Kurve

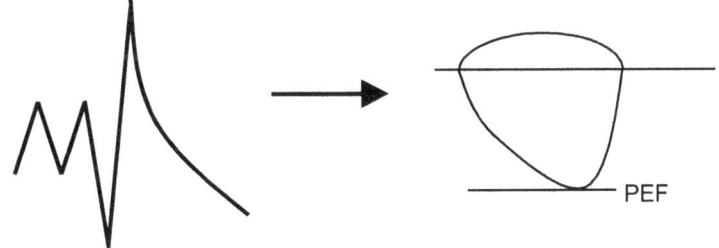

Pathologische Formen der Fluss-Volumen-Kurve

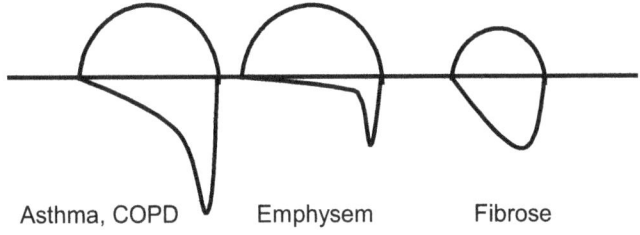

Asthma, COPD   Emphysem   Fibrose

PEF-Messung
Messung des Peak-Flow zur (täglichen) Selbstkontrolle bei Asthma

Beurteilung der Spirometrie
Kooperation des Patienten:
    Inspiratorische Vitalkapazität (IVC) > funktionelle Vitalkapazität (FVC)
    Bei FVC > IVC ist Kooperation schlecht und Beurteilbarkeit eingeschränkt.
Frage nach Obstruktion:
    FEV_1/VC ~ Tiffenau-Quotient
    Normal > 70%; < 70% → erniedrigt, d.h. Obstruktion

Pulmologie
Grundlagen

Frage nach Restriktion:
    Vitalkapazität (VC)
    Normal > 80%; < 80% → erniedrigt, d.h. Restriktion

Bronchodilatationsversuch: bei nachgewiesener Obstruktion ($FEV_1/VC < 70\%$) zur Beurteilung der Reversibilität der Obstruktion
    Verfahren: Spirometrie vor und nach Inhalation eines Betamimetikum
    FEV_1-Zunahme > 12% oder > 200 ml → reversible Obstruktion
    Normalisierung FEV_1/VC-Quotient → volle Reversibilität
    signifikante Besserung → partiell reversible Obstruktion

Einteilung der Schweregrade einer Lungenfunktionsstörung

	leicht	mittel	schwer
Obstruktion → $FEV_{1\%}$ soll	>80%	30–80%	<30%
Restriktion → TLC % soll	>70%	50–70%	<50%
Diffusion → TlCO % soll	60–75%	50–60%	<50%

Bodyplethysmographie

Bestimmung der totalen Lungenkapazität (TLC), Resistance, intrathorakales Atemvolumen. Untersuchung in Ruheatmung, d.h. relativ unabhängig von Mitarbeit
Interpretation: TLC ↓ → restriktive Störung

Resistance: Druck-Strömungskurve, aus der sich Resistance errechnen lässt.

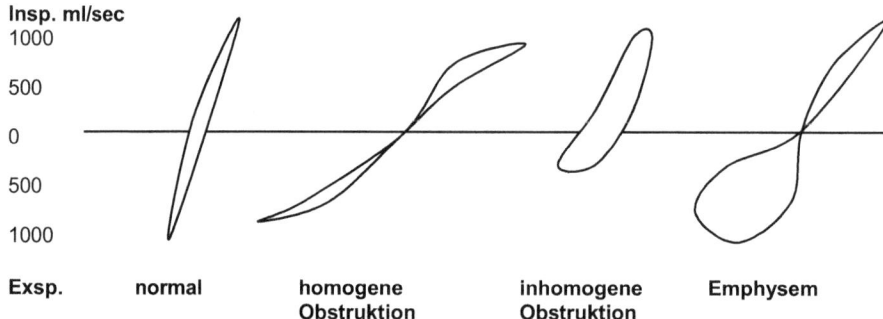

| Exsp. | normal | homogene Obstruktion | inhomogene Obstruktion | Emphysem |

CO-Diffusionstest (DlCO)

Durchführung: Prüfgasinhalation; Bestimmung der CO-Anteile der eingeatmeten und der ausgeatmeten Luft; aus der Differenz kann man Rückschlüsse über die Diffusionsleistung ziehen.

Norm: TLCO   >75%
    leichte Einschränkung   60–74%
    mittelschwere Einschränkung 50–59%
    schwere Einschränkung   <50 %

Pulmologie

Grundlagen

Arterielle Blutgasanalyse
Normwerte:
- pO₂: 72–107 mmHg
- pCO₂: ♀ 32–43 mmHg, ♂ 35–46 mmHg
- Sättigung: >94%
- pH: 7,37–7,45
- Bicarbonat: 21–26 mmol/l (~24)
- BE: +/– 2,0 mmol/l

Interpretation:
- Abnahme des pO₂ → respiratorische Partialinsuffizienz
- Abnahme des pO₂ und Zunahme pCO₂ → respiratorische Globalinsuffizienz
- pH-Verschiebung → Azidose oder Alkalose

Röntgen des Thorax
Röntgenanatomie
PA –Strahlengang (posterior-anterior)

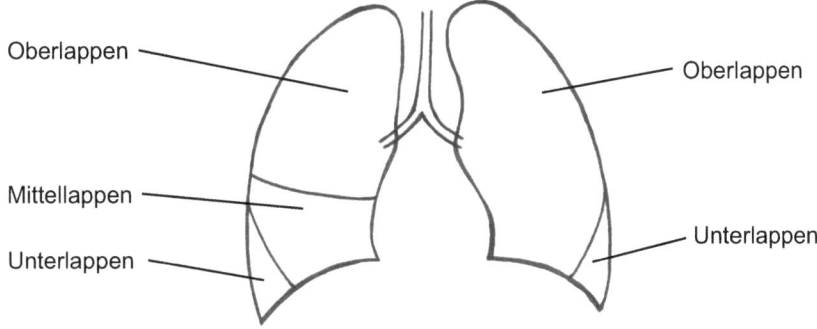

Seitlicher Strahlengang

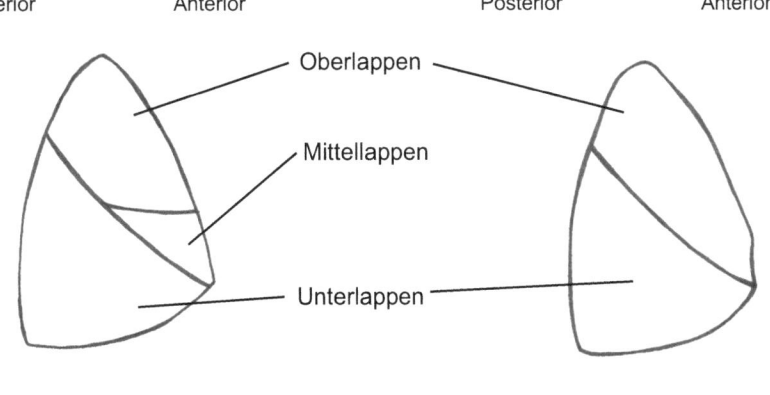

Pulmologie
Grundlagen

Herzkontur

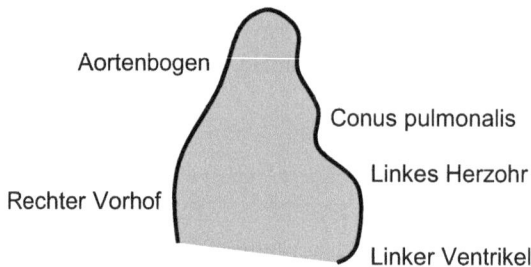

Befundungsschema
1. Kontrolle Patientendaten
2. Kontrolle technische Einstellung: gerade Aufnahme, Zwerchfelle bds. abgebildet, Inspirationstiefe
3. Mediastinum: verbreitert, Trachealeinengung z.B. bei Struma
4. Herz: Größe, prominente Abschnitte
5. Lunge: komplett entfaltet, Infiltrat, fokale Veränderung, Gefässzeichnung, Hilus
6. Pleuraerguß: Randsinus scharf abgrenzbar
7. Rippen und Skelett

Wichtige pathologische Veränderungen

Herzinsuffizienz / Stauung: gespreizte Trachealbifurkation, Parallelanschnitt Gefäße > Bronchus, kräftige Gefäßzeichnung bis in die Peripherie, z.T. Erguss, Kerley-Linien

Lungenödem: meist parahilär ausgeprägte Transparenzminderung

COPD / Emphysem: rarefizierte Gefässe, tiefstehende Zwerchfellkuppen, breiter Rippenabstand, parallel horizontal verlaufende Rippen, im Seitbild angehobenes Sternum

Pneumonie: flächige Verdichtung in einem Lungenabschnitt, oft Lappen / Segment zuzuordnen

Raumforderung: unscharf begrenzte, flächige Verdichtung

Pneumothorax: Luftansammlung in Pleuraraum, d.h. zwischen Lunge und Brustkorb. Die Lunge ist verdichtet, die Gefäße nicht bis an den Rand zu verfolgen

Infiltrat: Als Infiltrat bezeichnet man eine umschriebene Transparenzminderung. Diese kann flächig oder retikulär sein. Es handelt sich meist um Flüssigkeitsvermehrung, bei flächigem Bild einschließlich der Alveolen, bei retikulärem Muster zunächst nur das Interstitium betreffend. Ob ein Infekt oder eine Stauung vorliegt, ist z.T. nur klinisch zu entscheiden.

Pulmologie
Gesundheitsstörungen

Gesundheitsstörungen

Abnormes Sputum

- **Pa**▷ Normales Sputum: insgesamt wenig; klares Sekret mit Leukozyten, Epithelzellen, Staub
  Abnormes Sputum: vermehrt; abnormer Farbe oder Geruch
  fötides Sputum: bei Abszess, nekrotisierendem Tumor
- **Ät**▷ Bronchiektasen: viel Sekret, teils mehrschichtiges Sekret
  Pneumonie, Bronchitis, Raucherhusten
- **Di**▷ Sputumdiagnostik, Zytologie, Mikrobiologie, Infektparameter, Röntgen des Thorax
- **Th**▷ Sekretolyse, Atemtherapie, Behandlung Grunderkrankung

Aspiration

- **Def**▷ Einatmung von Flüssigkeiten oder Fremdkörpern bei fehlendem Schutzreflex
- **Ät**▷ Komplikation bei Koma, Narkose, Erbrechen, Stenose im Bereich des oberen Gastrointestinaltraktes, Schwangerschaft
- **Di**▷ Rö-Thorax (Aspiration meist rechts basal wegen Winkel an Trachealbifurkation)
- **Th**▷ Absaugen, ggfs. Bronchoskopie, Fremdkörper entfernen, Grundkrankheit behandeln, Antibiose

Atemnot (Dyspnoe)

- **Def**▷ subjektiv empfundene Luftnot
- **Ät**▷ gemeinsame Endstrecke multipler Lungenerkrankungen, Herzerkrankung
- **Ein**▷ **Tachypnoe**: vermehrte Atmung zur Kompensation, AF > 25/Min
  Hyperventilation: vermehrte Atmung ohne Notwendigkeit, $CO_2 \downarrow$
  Orthopnoe: ausgeprägte Luftnot, im Sitzen besser als im Liegen
- **Sy**▷ äquivalent zur Angina pectoris-Klassifikation
  Einteilung der Schweregrade der Dyspnoe
  - Grad I : keine Dyspnoe
  - Grad II : Dyspnoe bei schwerer Belastung
  - Grad III : Dyspnoe bei leichter Belastung
  - Grad IV : Dyspnoe in Ruhe
- **Di**▷ Anamnese (zeitlicher Verlauf, Begleitsymptome), BGA, Rö-Thorax
- **Th**▷ Sauerstoff, Behandlung Grunderkrankung

Atemrhythmusstörungen

Cheyne-Stokes
- **Def**▷ periodisches Anschwellen und Abschwellen der Atemtiefe durch vermindertes Ansprechen des Atemzentrums auf $pCO_2 \uparrow / H^+ \uparrow$

Pulmo

Pulmologie
Gesundheitsstörungen

Ät▷ chronische Hyperkapnie bei Herzinsuffizienz, Urämie, metabolische Alkalose, Morphin, zerebrale Gefäßleiden, Tumoren, ZNS-Entzündungen; beim Gesunden in Höhe oder im Schlaf

Biot-Atmung
Def▷ flache Atmung mit Aussetzern (Schnappatmung) durch Läsion des Atemzentrums
Ät▷ terminale Atemform, SHT, Liquordruckerhöhung, Läsion des Atemzentrums

Azidoseatmung (Kussmaul-Atmung)
Pa▷ kontinuierliche Hyperventilation; respiratorische Kompensation einer metabolischen Azidose durch direkte Atemzentrumsstimulation durch $H^+ \uparrow$ → vermehrte Abatmung von CO_2
Ät▷ Coma diabeticum (Ketoazidose), Azidose bei Niereninsuffizienz, Methanolvergiftung, Salizylatintoxikation
Sy▷ vertiefte, beschleunigte Atmung
Th▷ Normalisierung des Säure-Basen-Haushaltes, Alkalisierung mit Natriumbikarbonat, Tris-Puffer, Na-Laktat, Na-Acetat

Hyperventilationssyndrom
Pa▷ gesteigerte alveoläre Ventilation → $CO_2 \downarrow$ → respiratorische Alkalose → Bindung von Calcium an Albumin → freies Calcium $\downarrow$ → Hyperventilationstetanie
Ät▷ psychoreaktiv, vegetative Überlastung, Angst, Schmerzen, Enzephalitis, Meningitis, Ponsläsionen
DD▷ **Tetanie**: Hypoparathyreoidismus, Kussmaulatmung (sekundäre Hyperventilation), Dyspnoe bei primären Lungenerkrankungen

Atemstillstand (Apnoe)

Pa▷ Abbruch der normalen Atemfrequenz
Ät▷ **zentral**: Läsion des Atemzentrums, Kreislaufstillstand, Schock
peripher: Verlegung der Atemwege durch Fremdkörper, Aspiration, Tumor
Sonderform: Schlafapnoe
Di▷ Überprüfung Vitalparameter, Atemwege
Th▷ Beatmung

Behinderte Nasenatmung

Ät▷ mechanische Behinderung durch Polypen, Septumdeviation, Tumor, Fremdkörper, Choanalatresie
Di▷ Inspektion
Th▷ ggfs. operative Sanierung

Pulmologie
Gesundheitsstörungen

Bradypnoe

- Pa▷ Atemfrequenz 4–8/min
- Ät▷ physiologisch im Schlaf
  pathologisch bei Läsion des Atemzentrums, Intoxikation (Opiate), Hypothermie

Fassthorax

- Pa▷ kurzer und breiter Thorax mit vergrößertem Sagittaldurchmesser
- Ät▷ Emphysemthorax durch Überblähung, konstitutionell
- Di▷ Inspektion, Rö-Thorax

Giemen

- Def▷ exspiratorisches Pfeifen bei Bronchospasmus
- Ät▷ Asthma bronchiale, COPD
- Th▷ Bronchodilatatoren

Hämoptoe

- Def▷ Abhusten größerer Mengen Blut (Frischblut)
- Ät▷ Tumor, Entzündung (TBC, Pneumonie), Verletzung
- Di▷ Bronchoskopie, Rö-Thorax

Hämoptyse

- Def▷ Blutbeimengung bei Sputum
- Ät▷ Entzündung, Tumor
- Di▷ Rö-Thorax, Bronchoskopie

Husten

- Pa▷ Reflex bei bronchialer Reizung zur Expektoration
- Ät▷ jede Reizung des Bronchialsystems durch Infektion, Tumor, Fremdkörper
- Ein▷ **Akut**: < 8 Wochen, meist Infekt
  Chronisch: > 8 Wochen, Infekt, Rauchen, gestörte mukoziliare Clearance, Tumor, chronische Lungenerkrankungen (COPD, Asthma, Bronchiektasen), medikamentös (ACE-Hemmer), Herzinsuffizienz (Asthma cardiale)
- Di▷ Untersuchung, Anamnese, Rö-Thorax

Pulmo

Pulmologie
Gesundheitsstörungen

DD▷

Hustenart	Erkrankung
akut	bei viralen oder bakteriellen Infekten, häufig mit Fieber
chronisch	chronische Bronchitis, Asthma, TBC, Karzinom
produktiv	bei akuten oder chronischen entzündlichen Lungenerkrankungen
Hämoptysen	Blutbeimengungen bei Bronchiektasen, TBC, Lungenkarzinom
nicht-produktiv	Reizhusten (Fremdkörper, Tumor, Tabakrauch, thermische Reize)
bellend	Krupphusten mit Larynxbeteiligung, Epiglottis (kloßige Sprache, insp. Stridor)
Schmerz	retrosternal bei Tracheitis (Reizhusten mit zähem Sputum)
paroxysmal	mit inspiratorischem Stridor bei Pertussis; Asthma
morgens	Bronchiektase, chron. Bronchitis
nachts	Linksherzinsuffizienz

Th▷ ggfs. symptomatische Therapie mit Antitussiva

Inverse Atmung

Pa▷ **Schaukelatmung**: bei Verlegung der Atemwege erfolgen frustrane Atembewegungen ohne Luftzug
Ät▷ Verlegung durch Fremdkörper, Tumor

Paradoxe Atmung

Pa▷ Kollaps des Thorax bei Inspiration
Ät▷ instabiler Thorax durch Rippenserienfraktur

Pfeifende Atmung

Def▷ exspiratorisch pfeifende Atmung durch Atemwegsobstruktion
Ät▷ Asthma, Fremdkörper, COPD
Di▷ Lungenfunktionsuntersuchung
Th▷ Bronchodilatatoren

Rasselgeräusche (RGs)

Def▷ auskultatorisch erfassbare Nebengeräusche
Pa▷ **feuchte** RGs: bei dünnflüssigem Sekret
trockene RGs: durch Verlegung der Atemwege, Spasmus, Infiltration
grob- oder kleinblasige RGs: je nach Größe der betroffenen Bronchien
Ät▷ Pneumonie, Lungenödem, Asthma
Di▷ Rö-Thorax, BGA, Lungenfunktionsuntersuchung
Th▷ Pneumonie: Behandlung Infekt; Lungenödem: Diuretika

Pulmologie
Gesundheitsstörungen

Schlafapnoe (Schlaf-Apnoe-Syndrom SAS)
- **Def▷** mindestens 5 Atempausen (von 10 s Länge) pro Stunde Schlaf → alveoläre Hypoventilation
- **Ät▷** Adipositas, intermittierende Verlegung der oberen Atemwege
- **Pa▷** intermittierende Apnoe mit alveolärer Hypoventilation → Schreckreaktion mit Aufwachen und reaktiver Hyperventilation
- **Sy▷** Adipositas, Schlafveränderung, keine Tiefschlafphasen, Tageshypersomnie, sekundäre Polyglobulie, arterielle Hypertonie, AV-Block Grad III, Herzinsuffizienz, Erektionsstörungen, erhöhte Unfallgefahr durch Sekundenschlaf
- **Th▷** Gewichtsreduktion, kein Alkohol, keine Höhe
  Theophyllin, OP (Uvulo-Palato-Pharyngo-Plastik (UPPP)), nächtlich CPAP, Tracheotomie

Sonderform:
Pickwick-Syndrom: Adipositas-Hypoventilationssyndrom; Maximalvariante des Schlaf-Apnoe-Syndroms, Hypoventilation auch am Tag, stetig erhöhter pCO_2

Schnarchen
- **Pa▷** Flattergeräusche des erschlaffenden Gaumensegels oder der zurückfallenden Zunge
- **Ät▷** behinderte Nasenatmung, Alkohol, meist Männer
- **Th▷** Lagerung, Spezialkissen

Singultus
- **Pa▷** Schluckauf; unwillkürliche schnelle Kontraktion des Zwerchfells führt zu hörbarer Einatmung mit plötzlichem Glottisschluss
- **Ät▷** Reizung des N. phrenicus; zum Teil sporadisch, z.T. organisch bei abdomineller Grunderkrankungen, zwerchfellnahen Entzündungen, zentrale Ursache DD psychogen

Stöhnende Atmung („Knorksen")
- **Pa▷** exspiratorisches Nebengeräusch bei Ateminsuffizienz bei Säuglingen und Kleinkindern
- **Ät▷** Aspiration, Pneumonie, Atelektase
- **Th▷** Behandlung Grunderkrankung

Stridor
- **Pa▷** pfeifendes Atemgeräusch bei Verlegung der Atemwege
- **Ein▷** **inspiratorischer Stridor**: Verlegung der oberen Atemwege
  exspiratorischer Stridor: Verlegung der unteren Atemwege, Spastik bei Asthma
- **Ät▷** Fremdkörper, Tumor, Asthma
- **Di▷** Rö-Thorax, Lungenfunktionsuntersuchung

Pulmologie
Krankheitsbilder

Trichterbrust (Pectus excavatum)

- **Pa▷** trichterförmiger Einziehung des kaudalen Brustbeines
- **Ät▷** endogene Hemmungsfehlbildung
- **Sy▷** Verkleinerung des intrathorakalen Volumens → Dyspnoe
- **Di▷** Blickdiagnose
- **Th▷** selten relevante pulmonale Restriktion, ggfs. operative Sanierung

Trommelschlegelfinger

- **Pa▷** rundliche Auftreibung der Endphalangen durch Hyperostose
- **Ät▷** Hypoxie, v.a. zyanotische Herzvitien, schwere Lungenerkrankungen, idiopathisch

Uhrglasnägel (Unguis hippocraticus)

- **Pa▷** übermäßig gewölbte Finger- und Zehennägel; oft Kombination mit Trommelschlegelfingern
- **Ät▷** Hypoxie, v.a. zyanotische Herzvitien, schwere Lungenerkrankungen, idiopathisch

Krankheitsbilder

Akute Infektionen der oberen Atemwege J00–J06

Akute Rhinopharyngitis J00 (Erkältungsschnupfen)

- **Syn▷** banale Erkältung, 'common cold'
- **Ep▷** ca. 6 Infektionen/a physiologisch; Kindergartenkinder ca. 12 Infektionen/a
- **Err▷** RS, Rhinoviren, Adeno-, Coxsackie-, Parainfluenza-, ECHO-Viren
- **Sy▷** kurze Ikb.-Z.: Niesen, Hüsteln, Heiserkeit, Rhinitis, Fieber, Apathie; Dauer 1–2 Wochen
- **Th▷** symptomatisch; Fiebersenkung ab 39,5 °C
- **Ko▷** Sinusitis, bakterielle Superinfektion
- **DD▷** allergische Rhinitis, vasomotorische Rhinitis, primär bakterielle Rhinitis

Pulmologie
Krankheitsbilder

Akute Sinusitis J01
- **Ät▷** banaler Infekt (bakteriell, viral), dentogene Ursache
- **Ein▷** **Eitrige Sinusitis**
  - **Err▷** Haemophilus, Pneumokokken, Staphylokokken
  - **Virale Sinusitis**: fast alle Viren der Infekte der oberen Atemwege möglich
  - **Pansinusitis**: Infektion aller NNH
- **Pa▷** Infektion führt zu Schleimhautschwellung und Verlegung der Ostien
  - **Lokalisation**: bis 1. Lj.: Sinus ethmoidalis
    - Kleinkinder: Sinus maxillaris / Sinus sphenoidalis
    - 6.–10. Lj.: Sinus frontalis
- **Sy▷** bakterielle Sinusitis: Schmerzen
  - virale Sinusitis: eher unspezifische Beschwerden
  - allgemein: Kopfschmerzen, Druck- und Klopfschmerz über NNH
- **Th▷** Antibiose, symptomatisch, Nasentropfen zum Abschwellen der Schleimhäute
  - selten operativ: endonasale Sonde, Beck'sche Bohrung
- **Ko▷** Fortleitung der Infektion → Orbitaphlegmone, Sinusvenenthrombose, Osteomyelitis

Akute Pharyngitis J02
- **Ät▷** meist virale Entzündung der Rachenschleimhaut, ggfs. bakterielle Superinfektion
- **Prä▷** **Rachenmandelhyperplasie (Adenoide)**: Vergrößerung der Rachenmandel bei besonders aktivem Immunsystem → Belüftungsstörungen → OP (Adenotomie)
  - **Gaumenmandelhyperplasie**: kloßige Sprache, Hypoventilation → OP
- **Sy▷** Halsschmerzen, Schluckbeschwerden
- **Di▷** Inspektion, Abstrich auf Streptokokken A
- **Th▷** symptomatisch: Analgesie, Lutschtabletten
  - Antibiose nur bei bakterieller Superinfektion oder Nachweis von Strept. A

Sonderformen

Infektiöse Mononukleose
- **Syn▷** Pfeiffersches Drüsenfieber, ‚kissing disease'
- **Err▷** Tröpfcheninfektion mit EBV-Virus, Ikb.-Z. 1–2 Wochen
- **Sy▷** Allgemeininfekt, Fieber, Kopfschmerzen, LK-Schwellung, Tonsillitis, Pharyngitis
- **Di▷** Schnelltest, Diff.-BB mit hohem Anteil an Monozyten, AK-Test
- **Th▷** symptomatisch
- **Ko▷** keine Ampicillingabe → Arzneimittelexanthem
  - z.T. ausgeprägte Splenomegalie → cave Milzruptur bei geringem Trauma oder spontan → Sportverbot!

Pulmologie
Krankheitsbilder

Diphthterie
- **Err▷** Infektion mit Corynebakt. diphtheriae, Ikb.-Z.: 2–6 d
- **Sy▷** Fieber, Halsschmerzen, pseudomembranöse Beläge auf Tonsillen, LK-Schwellung, Mundgeruch, systemische Beteiligung mit Paresen des Gaumensegels oder kardiale Beteiligung
- **Di▷** Abstrich, U-Status, EKG
- **Th▷** Prophylaxe durch Impfung. Bei Verdacht Isolation, Diphtherieantitoxin + Antibiose
  Erkrankung durch mangelnde Impfcompliance und Migration wieder zunehmend
- **Ko▷** septischer Schock, toxische Myokarditis, Nephritis, Paresen

Angina Plaut-Vincenti
- **Pa▷** Tonsillitis durch Borrelia vincentii und Fusobacterium plautvincentii
- **Sy▷** einseitiges, fibrinbelegtes Tonsillenulkus
- **Th▷** Penicillin G,V, lokal Verätzung
- **DD▷** Tonsillenkarzinom, Lues, TBC

Scharlach-Angina
- **Pa▷** Tonsillitis durch Streptokokken A
- **Sy▷** Pharyngitis, Tonsillitis, zusätzlich Exanthem mit perioraler Blässe, Enanthem, Himbeerzunge durch Papillenhyperplasie
- **Th▷** Penicillin

Angina agranuozytotica
- **Pa▷** nekrotisierende Tonsillitis bei Agranulozytose
- **Sy▷** schwerer Infekt mit Fieber, AZ-Reduktion, lokal nekrotisierte Tonsillen, LK-Schwellung
- **Th▷** Antibiose und Behandlung der Agranulozytose-Ursache

Akute Tonsillitis J03

- **Err▷** β-hämolysierende Streptokokken Gruppe A, viral
- **Pa▷** akute Entzündung der Tonsillen oder anderer Anteile des Waldayer-Rachenrings
  meist Gaumenmandeln, seltener Rachen-, Zungengrundmandeln oder Seitenstränge
- **Ein▷** Stadien: **Angina catarrhalis** → Rötung, Schwellung
  Angina follicularis → Eiterstippchen
  Angina lacunaris → weiß-graue Beläge
- **Sy▷** Fieber, schweres Krankheitsgefühl, Schluckbeschwerden, LK-Schwellung, Beläge, kloßige Sprache
- **Di▷** Abstrich mit Keimnachweis, typische Klinik
- **DD▷** Mononucleose, andere Pharyngitisformen

Pulmologie
Krankheitsbilder

Th▷ Penicillin V für 10–14 d
zur Verhinderung des rheumatischen Fiebers mind. 7 d Antibiose
alternativ bei Unverträglichkeit Erythromycin oder Cephalosporine
Sonderform: **Angina Plaut-Vincent**
Ko▷ Peritonsillarabszeß, tonsillogene Sepsis, Endokarditis, GN, rheumatisches Fieber

Peritonsillarabszess
Pa▷ Ausbreitung der Tonsillitis und Abszedierung im peritonsillären Gewebe
Sy▷ einige Tage nach Tonsillitis einseitige Beschwerden, kloßige Sprache, Schmerzen
Di▷ Inspektion: lokal deutliche Schwellung
Th▷ Antibiose, Abszesstonsillektomie, ggfs. Abszess nur spalten und Drainage einlegen

Akute Laryngitis und Tracheitis J04
Akute Laryngitis
Ät▷ viral, selten bakterielle Superinfektion
Pa▷ Infektion der oberen Atemwege, meist deszendierend
Sy▷ Heiserkeit, Aphonie, Schluckbeschwerden, Hustenreiz
Di▷ klinisch, ggfs. Laryngoskopie
Th▷ Schonung, Nikotinkarenz, selten Antibiose erforderlich

Akute Tracheitis
Ät▷ viral, selten bakterielle Superinfektion
Pa▷ Infektion der oberen Atemwege, meist deszendierend
Sy▷ Schmerzen, Schluckbeschwerden, Husten
Di▷ klinisch, ggfs. Laryngotracheoskopie
Th▷ Schonung, Nikotinkarenz, Inhalation, selten Antibiose erforderlich

Akute obstruktive Laryngitis (Krupp) und Epiglottitis J05
Akute obstruktive Laryngitis
Syn▷ Laryngitis subglottica acuta, subglottische Laryngotracheobronchitis
Err▷ viral: Parainfluenza, Influenza, RS, Adenoviren
Ep▷ ♂ > ♀, Risikofaktor Adipositas
Pa▷ Virusinfekt → subglottisches Ödem
Sy▷ bellender Husten, Heiserkeit, Fieber, inspiratorischer Stridor, Dyspnoe
  Stadium I: bellender Husten, Heiserkeit, Aphonie → frische, feuchte Luft
  Stadium II: inspiratorischer Stridor, Atemnot, juguläre Einziehungen → Ephinephrin-Inhalation
  Stadium III: Stridor, Atemnot, juguläre Einziehungen, Unruhe, Tachykardie > 160/Min. → Steroide, Klinikeinweisung
  Stadium IV: starke Dyspnoe, in- / exspiratorischer Stridor, Zyanose, Bewußtseinsstrübung → Sedierung, Intubation, Intensivstation, Antibiose

Pulmo

Pulmologie
Krankheitsbilder

Di▷ klinisch, ggfs. Laryngoskopie
DD▷ Diphtherie
Th▷ Anfeuchtung Atemluft, bei zunehmendem Stridor Cortison

Akute Epiglottitis
Syn▷ supraglottische Laryngitis (Epiglottitis acutissima, akute phlegmonöse Epiglottitis)
Ät▷ bakterielle Infektion der Epiglottis, meist Haemophilus influenza Typ B
Sy▷ Fieber, rasche Verschlechterung AZ, inspiratorischer Stridor, Atemnot, kloßige Sprache, fulminanter Verlauf mit Erstickung möglich
Di▷ Inspektion, Leukozytose
Th▷ Antibiose i.v., stationäre Überwachung, Cortison, ggfs. Intubation
DD▷

	Akute obstruktive Laryngitis	Akute Epiglottitis
Zustand	normal	reduziert
Fieber	<39°C	>39°C
Husten	Krupp	selten
Speichelfluß	kein	oft
Heiserkeit	stark	wenig
Dysphagie	keine	ausgeprägt
Beginn	vorausgehender Infekt	schnell, toxisch
Zusatzfaktoren		
Alter (Lj.)	<3	>3
Jahreszeit	Herbst, Winter	unspezifisch
Tageszeit	> abends, nachts	immer
Rezidive	häufig	selten

Kruppsyndrom
Pa▷ Irritation des Larynx mit bellendem Husten und Stridor
Ät▷ supraglottische Laryngitis (akute phlegmonöse Epiglottitis)
subglottische Laryngitis (stenosierende Laryngotracheobronchitis)
Masernkrupp
Krupp bei Viruserkrankungen
Diphtheriekrupp (Pseudomembranen; bei Ablösung der Pseudomembranen plötzlicher Erstickungsanfall)
Th▷ je nach Ursache; abschwellende Massnahmen, Inhalation, Antibiose

Larynxperichondritis
Ät▷ durch Trauma, Radiatio oder Tumor bedingte Entzündung des Larynxknorpels
Sy▷ Heiserkeit, Schmerzen, Dyspnoe
Di▷ Laryngoskopie
Th▷ Antibiose, ggfs. Drainage bei Abszess

Pulmologie
Krankheitsbilder

Larynxödem
- **Pa▷** Schwellung des Larynx
- **Ät▷** Entzündung, Trauma, Tumor, allergisch bei Insektenstich, Quincke-Ödem
- **Sy▷** Schluckstörung, Schmerzen, Dyspnoe mit Stridor
- **Di▷** Laryngoskopie
- **Th▷** je nach Ursache: abschwellende Maßnahmen (Inhalation mit Adrenalin, Cortison, Anticholinergika, β-Mimetika), Cortison systemisch, frühzeitige Intubation und Beatmung

Grippe und Pneumonie J10–J18

Grippe / Influenza
- **Ät▷** Influenza-Virus
- **Pa▷** Viruserkrankung der oberen Atemwege, Tröpfcheninfektion
  stetes Antigen-Shift führt zu mangelnder Immunität gegen neuen Keim, so dass rezidivierend Pandemien auftreten können
- **Sy▷** Fieber, Allgemeinsymptome mit Husten, Schüttelfrost, Kopf- und Gliederschmerzen
- **Di▷** Infektzeichen
- **Th▷** symptomatische Therapie, körperliche Schonung
  antivirale Therapie mit Neuraminidase-Hemmern, nur frühzeitiger Einsatz sinnvoll
  Impfung bei Immungeschwächten, medizinischem Personal (Cave: Hühnereiweissallergie)
- **Ko▷** Pneumonie, bakterielle Superinfektion

Pneumonien
- **Def▷** Infektion des Lungenparenchyms
- **Err▷** **Neugeborene:** pränatal: Röteln, Listeriose, CMV
  konnatal: E. coli, Streptokokken Typ B
  postnatal: Staphylokokken
  Säuglinge, Kleinkinder: viral, Pneumokokken, Haemophilus infl., Streptokokken
  Schulalter: Pneumokokken, Haemophilus infl., Mykoplasmen
  Erwachsene: Pneumokokken, Haemophilus infl., Mykoplasmen, Legionellen, Chlamydien, Viren
  Senium: Erwachsenen-Spektrum, Klebsiellen, Enterobacter, E. coli
  Immunschwäche: Pilze, Viren, atypische Bakterien
  nosokomial: gramnegative Bakterien, Staph. aureus, Anaerobier, Legionellen
- **Pa▷** **Bronchopneumonie**
  - **Pa▷** aerogen erworbene, intraalveoläre Pneumonie; herdförmig-peribronchial

Pulmologie
Krankheitsbilder

Err▷ Staphylokokken, Streptokokken, Pneumokokken, E. coli, Pseudomonas aeruginosa, Candida, Aspergillus

Lobärpneumonie
Pa▷ hämatogene Infektionskrankheit
Err▷ meist Pneumokokken
Ein▷ **Anschoppung**:   1. Tag   Hyperämie
    Rote Hepatisation: 2.–3. Tag   Erythrozyten in Alveolen
    Graue Hepatisation: 4.–6. Tag   Einwanderung von Leukozyten, Fibrinablagerung
    Gelbe Hepatisation: 7.–8. Tag   Leukozyten-Zerfall
    Lyse: 9.–10. Tag   Verflüssigung und Resorption des Fibrinexsudates
Ko▷ fibrinöse Pleuritis, Abszeß, Pleuraempyem, Gangrän, Karnifikation, Meningitis

Atypische Pneumonie
Err▷ viral, Mykoplasmen, Legionellen
Pa▷ im Interstitium, lymphozytäre Infiltration, Riesenzellen; Nekrose des Flimmerepithels
Sonderform: Pneumocystis-carinii-Pneumonie: plasmazelluläre Infiltration des Interstitiums; erregerhaltiges Exsudat in Alveolen

Ein▷ nach Befallsmuster:
- Bronchopneumonie: bronchogen deszendierend
- Lobär- oder Segmentpneumonie: Parenchymbefall eines Abschnittes, oft Pneumokokken
- Abszedierende Pneumonie
- Interstitielle Pneumonie: Entzündung des Interstitiums, atypische Pneumonien
- Alveoläre Pneumonie

Sy▷ nach Klinik:
Primäre Pneumonie: ohne prädisponierende Vorerkrankung
    Typische Pneumonie: bakterielle Pneumonie mit typischer Klinik:
        perakuter Beginn, Fieber, Schüttelfrost, Husten mit Auswurf, klingende, feinblasige RG
        radiologisch: typisches Infiltrat
        Labor mit Infektzeichen
    Atypische Pneumonie: z.B. Chlamydien, Viren, Mykoplasmen
        schleichender Beginn, wenig Fieber, kein Schüttelfrost, Reizhusten kein Auswurf, Dspnoe, auskultatorisch unspezifisch
        radiologisch: Zeichnungsvermehrung, keine konfluierenden Infiltrate
        Labor: nur mäßige Infektzeichen
Sekundäre Pneumonie: bei vorbestehender Lungenerkrankung

Pulmologie
Krankheitsbilder

Di▷ BSG, Leukozytose mit Linksverschiebung, BGA mit Hypoxämie und Hypokapnie (sekundär bei Hyperventilation)
Rö-Thorax: Verschattung, Luftbronchogramm
Keimnachweis in Sputum oder Lavage

DD▷ TBC, Mykose, sekundäre Pneumonie durch Stenose, Aspiration, Fremdkörper, Tumor

Th▷ Schonung, Inhalation von 0,9% NaCl; β-Mimetika, Antibiose
Wahl der Antibiose: vor Antibiotikagabe Versuch Keimnachweis: Blutkulturen, Sputum
- typische bakterielle Pneumonie: Penicillin, Makrolid
- sekundäre Pneumonie: Amoxicillin, Cephalosporin
- atypische Pneumonie: Makrolid oder Tetracyclin
- typische Pneumonie im Senium: Fluorchinolone, Aminoglykoside
- Immunsuppression: zusätzlich Cotrimoxazol

DD▷

	Bronchopneumonie	Lobärpneumonie	Interstitielle Pneumonie
Husten	produktiv	pertussiform	Reizhusten
Auskultation	feine, feuchte RGs	Knistern	feinblasige, ohrferne RGs
Atemfrequenz	normal	↑	↑↑
Auswurf	wechselnd, wenig	rostbraun	weißlich, schaumig
Perkussion	wechselnd, wenig	lokal Dämpfung	unauffällig
Blutbild	unauffällig	Leukozytose mit Linksverschiebung	je nach Ätiologie
Ätiologie	deszendierend von Pharyngitis, Bronchitis	oft Pneumokokken	immunologisch, infektiös (Mykoplasmen)
Therapie	Antibiose; Berücksichtigung der häufigen Keimspektren		

Übersicht Differentialtherapie der Pneumonie

Lobärpneumonie
    Err▷ Pneumokokken, Streptokokken, Klebsiellen, Legionellen, Meningokokken
    Th▷ β-laktamasefeste Penicilline, Makrolide
        alternativ: Cefazolin, Erythromycin

Interstitielle Pneumonie
    Err▷ Viren, Mykoplasmen, Ornithose, Q-Fieber, Legionellen
    Th▷ Makrolide, Azithromycin, Doxycyclin
        alternativ: Oflotaxin (Erwachsene), Erythromycin (Kinder), Cotrimoxazol

Grippepneumonie
    Err▷ Superinfektion durch Staphylokokken, Pneumokokken, Haemophilus inf., Streptokokken
    Th▷ Cefuroxim; alternativ Cefotiam

Pulmo

Pulmologie
Krankheitsbilder

Sekundäre Pneumonie (nosokomial)
    Err▷ potentiell resistente Hospitalkeime
    Th▷   Cefotaxim; alternativ Cefotaxim und Clindamycin oder Gentamicin

Sekundäre Pneumonie (unter Antibiose)
    Err▷ resistente Keime / Problemkeime
    Th▷   Imipenem, Cefotaxim, plus Aminoglykosid
             alternativ: Piperacillin, Ciprofloxacin, Gentamicin, Rifampicin

Klinikorientierte Primärtherapie
    Primär bakterielle Pneumonie: Penicillin G, Aminopenicillin, Cephalosporin
    Atypische Pneumonie: Erythromycin, Roxithromycin, Clarithromycin, Tetracyclin
    Interstitielle Pneumonie: Tetracyclin, Makrolid
    Sekundäre Pneumonie: Erythromycin, Cephalosporin; evtl. Clindamycin
    Sekundäre Pneumonie bei Antibiose: Cephalosporin plus Aminoglykosid oder Gyrasehemmer
    Beatmete Patienten: Azlozillin, Tazobactam gegen Pseudomonas
    Aspirationspneumonie: Imipenem, Kombination mit Gentamicin, Clindamycin, Cephalosporin

Erregerorientierte Sekundärtherapie
    Pneumokokken: Penicillin G, Cefazolin, Erythromycin
    Streptokokken (A: selten, B: häufiger): Penicillin G, Cephalosporine
    Staphylokokken: Lungenabszesse, Pleuraempyem, Sepsis: Antibiogramm; Penicillin G, Flucloxacillin, Clindamycin, Cephalosporine
    Klebsiellen (Friedländer-Pneumonie): Kombination Cephalosporin mit Aminoglykosid, Imipenem oder Ciprofloxacin
    Pilzpneumonie: Amphotericin B mit Flucytosin, Nystatin-inhalation
    Legionellen: Makrolide (Erythromycin)
    Pneumocystis-carinii-Pneumonie: Cotrimoxazol, Pentamidin

Sonstige akute Infektionen der unteren Atemwege J20–J22

Akute Bronchitis / Tracheitis J20

Def▷ akute Entzündung der Trachea, des Bronchialsystems oder des gesamten Tracheobronchialbaums; fibrinös-eitrige oder hämorrhagisch-nekrotisierende Entzündung

Ät▷   meist virale Entzündung bei Reizung der Bronchialschleimhaut durch Kälte, Feuchtigkeit, Rauchen, Gase
      Kombination mit Rhinitis, Sinusitis, Pharyngitis, Laryngitis, Tracheitis

Err▷ viral: Rhino-, ECHO-, Adeno-, Coxsackie-, Influenza-Virus
              bakterielle Superinfektion (Staph., Strept., Klebsiellen, Pseudomonas)
      bakteriell: Pneumokokken, Haemophilus influenzae, Staphylokokken, TBC
      Noxen: physikalisch, toxisch

Pulmologie
Krankheitsbilder

Ein▷ Bronchitis **ohne Obstruktion**: akute Bronchitis, chronische Bronchitis
Bronchitis **mit Obstruktion**: obstruktive Bronchitis, Bronchiolitis, Asthma bronchiale

Sy▷ trockener, später lockerer Husten, grobblasige RGs, Fieber; Abheilung nach 2 Wochen; Hustenanfälle können Erbrechen auslösen

Th▷ symptomatisch, Sekretolyse, evtl. Antitussiva, Mykolytika, Antipyretika; Antibiose (selten) nach Antibiogramm (Penicillin), meist keine antibiotische Therapie notwendig
- bei Lungenerkrankung: Amoxicillin (+ Clavulansäure), Makrolide, Tetracycline, Cotrimoxazol, Cephalosporine (Cefaclor), Gyrasehemmer
- Haemophilus influenzae: Amoxicillin (Erythromycin, Cefaclor)
- Pneumokokken: Penicillin V
- Mykoplasmen, Chlamydien: Makrolide

Obstruktive Bronchitis
Ät▷ Parainfluenza, RS-, ECHO-, Adenoviren, selten allergisch
Pa▷ entzündliche Schleimhautschwellung der größeren und mittleren Bronchien
Sy▷ AZ mäßig reduziert, Atmung: mäßige Tachy-/Dyspnoe, unproduktiver Husten
Di▷ **Auskultation**: Giemen, Pfeifen, Brummen, gelegentlich RGs, mäßige Überblähung
Th▷ β-Mimetika, Theophyllin, Steroide, Sekretolyse

Fremdkörperaspiration
Ät▷ perinatal: Mekonium, Fruchtwasser
6.–24. Monat: Nahrungsmittel, kleine Gegenstände; v.a. rechter Bronchus
Sy▷ zunehmende Dyspnoe, Überblähung, Schmerz, Pneumonie, Atelektase
Th▷ Bronchoskopie, Absaugung, Extraktion, Cortison

Akute Bronchiolitis J21
Bronchiolitis
Err▷ RS-Virus
Ep▷ Kinder im 1.–2. Lj
Pa▷ Schleimhautschwellung der kleinen Bronchien und Bronchiolen
Sy▷ AZ stark reduziert, Atmung: starke Tachy-/Dyspnoe, Einziehungen, Zyanose, Nasenflügeln
Auskultation: anfangs Pfeifen und Giemen, später stille Obstruktion; bei schwerer Form: massive Überblähung
Th▷ symptomatische Therapie, Epinephrin-Inhalation; Intubation, Beatmung
DD▷ obstruktive Bronchitis
Sy▷ AZ mäßig reduziert, Atmung: mäßige Tachy-/Dyspnoe, unproduktiver Husten, **Auskultation**: Giemen, Pfeifen, Brummen, gelegentlich RGs, mäßige Überblähung

Pulmologie
Krankheitsbilder

Sonstige Krankheiten der oberen Atemwege J30–J39

Vasomotorische und allergische Rhinopathie J30

Allergische Rhinitis
- **Pa▷** allergische Reaktion (Typ I)
  Saisonal: durch Pollen; zeitlich ungebunden: Milben, Tierhaare, Mehl
- **Sy▷** Juckreiz, Rhinitis, wässrige Sekretion, Konjunktivitis
- **Di▷** Allergietestung, typische Anamnese
- **Th▷** Allergenmeidung, Hyposensibilisierung (Desensibilisierung), symptomatisch mit Antihistaminika, Cortison
- **Ko▷** Asthma bronchiale, Sinusitis, Otitis media

Vasomotorische Rhinitis
- **Def▷** nicht-allergische und nicht-infektiöse Rhinopathie
- **Ät▷** Auslöser: Kälte, Alkohol, Medikamente
- **Pa▷** reflektorische pseudoallergische Reaktion durch vegetative Störung
- **Sy▷** wässrige Rhinorrhoe, Niesen
- **Th▷** Meidung Auslöser, Anthistaminika und Cortisonspray

Chronische Rhinitis, Rhinopharyngitis und Pharyngitis J31

Chronische Rhinitis
- **Def▷** Oberbegriff für chronische Reizzustände mit Rhinorrhoe
- **Ät▷** chronische Entzündungen (Sinusitiden), Noxen (Rauch), Allergien, Medikamente
- **Sy▷** Rhinorrhoe
- **Th▷** symptomatisch, Meidung auslösender Faktoren

Rhinitis anterior sicca
- **Pa▷** Entzündung und Atrophie durch chronische Noxen (Stäube, Hitze, Dämpfe)
- **Sy▷** Juckreiz, Ulzeration
- **Th▷** Meidung auslösender Faktoren; Nasensalbe und Pflege

Rhinitis atrophicans (Ozaena)
- **Ät▷** primäre Form: unklar; sekundäre Form: post-OP
- **Pa▷** Schleimhautatrophie
- **Sy▷** trockene, atrophe Schleimhaut, Ulzeration, Foetor (Ozaena)
  Anosmie bei zusätzlicher Zerstörung des Fimmerepithels
- **Th▷** Nasensalbe und Pflege

Chronische Pharyngitis
- **Def▷** chronischer Reizzustand durch Noxen (Rauchen, Alkohol, Gase)
- **Sy▷** Reizhusten, Räuspern
- **Th▷** Noxenkarenz, Befeuchtung und Inhalation

Pulmologie
Krankheitsbilder

Chronische Sinusitis J32
- **Ät▷** chronische Irritation: Allergien, Trauma, Belüftungs- oder Drainagestörung
- **Pa▷** chronische Entzündung der Nasennebenhöhlen; v.a. S. ethmoidales, S. maxillaris
- **Ein▷** eitrige Sinusitis / serös-polypöse Sinusitis
- **Sy▷** Druckgefühl, Kopfschmerzen, Rhinorrhoe, Anosmie
- **Di▷** NNH-Aufnahmen (Projektionsradiographie oder CT)
- **Th▷** Optimierung der Drainage und Belüftung, abschwellende Massnahmen
  ggfs. endonasale NNH-OP: Entfernung der entzündlichen Schleimhaut, Abflussverbesserung
- **DD▷** Polyposis nasi, selten Malignom

Muko- und Pyozelen
- **Pa▷** Schleim- oder Eiteransammlung in Schleimhautsack
- **Ät▷** chronische Entzündung, Narben, Tumoren
- **Sy▷** prall-elastische Schwellung, lokal raumfordernd
- **Th▷** operative Entfernung

Nasenpolyp J33
- **Ät▷** Allergie, chronische Entzündung
- **Pa▷** meist im mittleren oder oberen Nasengang an mittlerer Muschel
  gestielt oder breit aufsitzendes Fibrom (ödematös, fibrös, glandulär oder zystisch)
- **Sy▷** behinderte Nasenatmung, respiratorische Anosmie, Hypersekretion (wäßrig, schleimig-eitrig), Kopfschmerzen; evtl. eitrige Sinusitis
- **Th▷** operative Entfernung

Sonstige Krankheiten der Nase und der Nasennebenhöhlen J34
Nasenekzem
- **Ät▷** Rhinorrhoe, Kontaktekzem
- **Pa▷** nicht-infektiöse Hautreizung, meist am Nasenostium
- **Sy▷** Pusteln, Bläschen, Ulzera, Rhagaden, Juckreiz
- **Th▷** Behandlung Ursache, lokal Pflege, ggfs. Cortison
- **Ko▷** Erysipel durch eindringende Streptokokken

Nasenfurunkel
- **Ät▷** lokales Trauma, Mikrotrauma, Manipulation
- **Pa▷** abszedierende Infektion eines Haarbalgs
- **Sy▷** Schmerz, Rötung, Schwellung
- **Th▷** Antibiose, Kühlung, Ruhigstellung. Keine Manipulation, keine Inzision!!
- **Ko▷** Sinusvenenthrombose

Pulmologie
Krankheitsbilder

Chronische Krankheiten der Gaumen- und Rachenmandeln J35
Rachenmandelhyperplasie
- **Ät▷** Ausdruck eines aktiven Immunsystems
- **Pa▷** Vergrößerung der Rachenmandel bei Kindern; per se kein Krankheitswert
- **Sy▷** Behinderung der Atmung, Infektneigung durch Verlegung der NNH-Ostien
- **Th▷** Adenotomie bei Beschwerden

Gaumenmandelhyperplasie
- **Ät▷** Ausdruck eines aktiven Immunsystems
- **Pa▷** Vergrößerung der Gaumenmandel bei Kindern; per se kein Krankheitswert
- **Sy▷** Behinderung der Atmung, kloßige Sprache, Stridor
  große, zerklüftete Tonsillen, keine Rötung, keine Eiterbeläge
- **Th▷** Tonsillektomie bei Beschwerden

Krankheiten der Stimmlippen und des Kehlkopfes J38
Chronische Laryngitis
- **Ät▷** chronische Reizung, nicht ausgeheilter Infekt
- **Sy▷** Heiserkeit, Räusperzwang, Reizhusten, Globusgefühl
- **Th▷** Noxenkarenz, Stimmschonung, Inhalation, Mukolytika, Antiphlogistika

Stimmbandlähmung
- **Ät▷** Trauma, Strumektomie, Tumor
- **Pa▷** meist Lähmung N. laryngeus inferior / N. recurrens
- **Sy▷** einseitige Stimmbandparese oft asymptomatisch
  bds. Stimmbandparese: Heiserkeit, Dyspnoe, insp. Stridor
- **Di▷** Larnygoskopie, Bildgebung (Rö-Thorax, CT Hals / Thorax)
- **Th▷** Behandlung Grunderkrankung; bei Dyspnoe ggfs. Tracheotomie
  OP: Laterofixations-OP: Stimmritze wird erweitert

Stimmlippen-Knötchen
- **Pa▷** **gutartige Polypen**: durch Überlastung, Infektion
  Sänger- oder Schreiknötchen: Hyperkeratose durch Überlastung
  Papillome: exophytisch wachsende Tumore; virusinduziert
  Laryngozele: chronische Druckbelastung (Blasinstrumente) → Aussackung
   des Sinus Morgagni → Vorwölbung des Taschenbandes
- **Sy▷** Heiserkeit
- **Th▷** OP, Mikrochirurgie, Schonung und Entlastung

Chronische Krankheiten der unteren Atemwege J40–J47
Einfache und schleimig-eitrige chronische Bronchitis J41
- **Def▷** Husten und RGs > 3 Monate in mindestens 2 aufeinanderfolgenden Jahren
- **Ät▷** **endogen**: Infektanfälligkeit, α_1-Antitrypsinmangel, ziliäre Dyskinesie,
   Allergie, Bronchiektasen, TBC, Herzfehler, Mukoviszidose,
   Kartagener-Syndrom (genetischerDefekt mit Bronchiektasen),
   gastroösophagealer Reflux
  exogen: inhalative Noxen, Stäube, rezidivierende Infekte, Fremdkörper

Pulmologie
Krankheitsbilder

Ein▷ primär obstruktiv (Asthma) oder nicht-obstruktiv (im Verlauf aber meist sekundär obstruktiv)
Pa▷ Schädigung des Zilienapparates → verminderte Selbstreinigung → Destruktion des Flimmerepithels → Schleimhauthypertrophie mit vermehrter Schleimproduktion → rezidivierende Entzündungen → Schleimhautatrophie
Di▷ Anamnese, Spirometrie, Rö-Thorax, EKG (Rechtsherzbelastung?), Labor (Infektzeichen)
DD▷ Bronchialkarzinom, TBC, Bronchiektasen, chronische Sinusitis, Asthma
Th▷ Grundkrankheit, Sekretolyse, Nikotinkarenz, Infektsanierung, Bronchospasmolytika
Antibiose: bei Exazerbation meist Haemophilus influenzae, Pneumokokken intermittierende Behandlung des akuten Schubs; 1–2 Wochen Amoxicillin, Cephalosporin, Cotrimoxazol; von Schub zu Schub wechseln
Ko▷ Obstruktion → Emphysem, Cor pulmonale, respiratorische Insuffizienz, Polyglobulie
s. a. Asthma bronchiale und COPD

Bronchiektasen
Def▷ irreversible, sackartige, zylindrische Erweiterungen der Bronchien
Ät▷ angeboren oder erworben (rezidivierende Infekte)
Sy▷ rezidivierend fieberhafter Husten, massiges Sputum, grobblasige RGs, Uhrglasnägel, Trommelschlägelfinger bei peripherer Zyanose
Th▷ Sekretolyse, Antibiose, Lungenteilresektion wenn lokalisiert

Mukoviszidose (zystische Fibrose)
Ep▷ Prävalenz: 1:2 000
Ät▷ autosomal-rezessive Erbkrankheit
Pa▷ abnorm visköses Sekret der schleimbildenden Drüsen → zystisch-fibröse Veränderungen, Pankreasinsuffizienz
Sy▷ Mekoniumileus (kein Mekoniumabgang innerhalb 48 Std.), rezidivierende Bronchitiden, Pneumonien, Verdauungsinsuffizienz, chronische Sinusitis, hepatisches Syndrom mit Icterus neonatorum
Di▷ DNA-Veränderung Chromosom 7, Schweißtest, immunreaktives Trypsinogen
Ko▷ Hämoptysen, Pneu, Cor pulmonale, allergisches Asthma, Herzrhythmusstörungen, Rechtsherzversagen, Diabetes mellitus, Rektumprolaps, Leberzirrhose, Kyphose
Th▷ Aerosolbehandlung, Antibiose, Pankreasfermente, Ernährung
Pro▷ 90% Letalität in ersten Lebensjahren

Bronchopulmonale Dysplasie
Pa▷ morphologische Veränderungen bei Langzeitbeatmung (Barotrauma) von Neugeborenen, Hyperreagibilität des Bronchialsystems führt bei Belastung zu Fibrose, Atelektase und Bronchiolitis obliterans

Pulmologie
Krankheitsbilder

Emphysem J43

Def▷ irreversible Erweiterung der Lufträume distal der Bronchioli terminales infolge Wanddestruktion (WHO)

Ein▷ nach **Ätiologie** (primär, sekundär)
- **Primäres Emphysem**:
  - Altersemphysem: Rückstellkräfte ↓ → Stenosierung → Überblähung
  - angeborenes bullöses Emphysem → angeborene Bullae, Risiko: Ruptur, Pneu
  - konnatales lobäres Emphysem → angeborener Defekt der Bronchialwand
- **Sekundäre Emphysemformen**:
  - bronchostenotisches Emphysem, Narbenemphysem, Überdehnungsemphysem, kompensatorisches Emphysem (nach Lobektomie)

nach **Anatomie** (panlobulär, zentrilobulär, interstitiell)
- **Panlobuläres Emphysem (Typ A)**: Erweiterung der Azini, v.a. basale Abschnitte; α_1-Antitrypsinmangel → vermehrter Elastin- und Kollagenabbau
- **Zentrilobuläres Emphysem (Typ B)**: Dilatation der prox. Azinusanteile, v.a. apikale Abschnitte; v.a. Raucher, COPD durch Überblähung bei Bronchobstruktion
- **Interstitielles Emphysem**: Einreißen des Lungenparenchyms (Trauma, Beatmung)

Pa▷ **Emphysembildung durch Proteinasen/Antiproteasen-Ungleichgewicht**:
- → vermehrte Proteaseaktivität durch bronchopulmonale Infekte, Pneumonie, chronische Bronchitis
- → verminderte Aktivität von Proteaseinhibitoren:
  - angeborener α_1-Antitrypsinmangel (genetischer Defekt)
    - → panlobuläres Emphysem
  - erworbener α_1-Inhibitormangel (durch Oxidanzien des Zigarettenrauches) → zentrilobuläre Emphysem

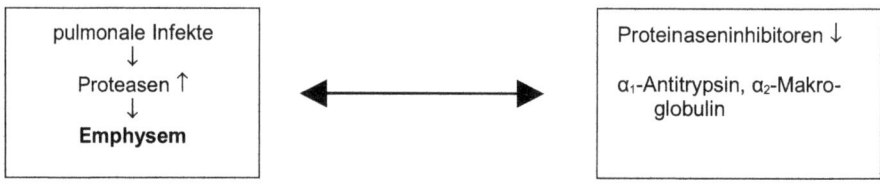

Emphysembildung durch übermäßige Belastung des Lungengewebes:
- → meist obstruktive Ventilationsstörungen

Sy▷ verminderte Gasaustauschfläche → Diffusionskapazität ↓
Verminderung des Kapillarbettes → Strömungswiderstand ↑ → Rechtsherzbelastung vgl. COPD mit Dyspnoe, Leistungsminderung, Cor pulmonale

Pulmologie
Krankheitsbilder

Di▷
Pink-Puffer: normalgewichtig, Dyspnoe, trockener Husten, keine Zyanose, respiratorische Partialinsuffizienz
Blue-Bloater: adipös, Zyanose bei Polyglobulie, mässige Dyspnoe, produktiver Husten, respiratorische Globalinsuffizienz, Cor pulmonale
Klinik: Fassthorax, verminderte Atemverschieblichkeit, hypersonorer Klopfschall
Rö: vermehrte Strahlentransparenz, Rarefizierung der Gefässe, flache Zwerchfelle, horizontaler Rippenverlauf, evtl. prominentes Pulmonalissegment
LuFu: intrathorakales Gasvolumen↑, meist obstruktive Komponente, Emphysemknick in Fluss-Volumen-Kurve, verminderte Diffusionskapazität

DD▷ Pneumothorax, Herzinsuffizienz

Th▷ symptomatisch, Infektionsprophylaxe, Nikotinkarenz, Behandlung Grunderkrankung / Obstruktion; ggfs. Lungentransplantation, ggfs. Substitution der Proteaseinhibitoren (α_1-Antitrypsin)

Sonstige chronische obstruktive Lungenkrankheit J44
Chronisch obstruktive Lungenerkrankung (COPD)

Def▷ Husten mit Auswurf > 3 Monate pro Jahr in mind. 2 aufeinanderfolgenden Jahren + Obstruktion (nicht vollständig reversible Bronchoobstruktion)

Ät▷ Noxen: Zigaretten, Umweltgifte; rezidivierende Infekte, Immunsuppression

Pa▷ Störung der mukoziliaren Clearance mit Störung des Flimmerepithels, Plattenepithelmetaplasie, Hyperplasie der Schleimdrüsen mit Dyskrinie und Hyperkrinie → chronische obstruktive Ventilationsstörung, Fibrose, Lungenemphysem, pulmonale Hypertonie, Cor pulmonale, respiratorische Globalinsuffizienz (Tod im hyperkapnischen Lungenversagen) oder Rechtsherzdekompensation

Ein▷

Stadium	Befunde
0 (Risiko)	Spirometrie normal; chronische Bronchitis ohne Obstruktion
I (mild)	FEV_1/FVC < 70%; FEV_1 > 80%
II (moderat)	FEV_1/FVC < 70%; IIa: FEV_1 50–80%; IIb: FEV_1 < 50%
III (schwer)	FEV_1/FVC < 70%, FEV_1 < 30% / respiratorische Insuffizienz / Cor pulmonale

Sy▷ morgendlicher Husten, Auswurf, Dyspnoe, Reduktion des Allgemeinzustandes, Zyanose, Trommelschlegelfinger, Uhrglasnägel, später Rechtsherzbelastung, respiratorische Insuffizienz

	Reiner Bronchitis-Typ	Reiner Emphysem-Typ
Def▷	zentroazinäres (zentrolobuläres) E.	panazinäres (panlobuläres) Emphysem
Ät▷	Inhalationsnoxen	α-Proteinaseinhibitormangel
Pa▷	Bronchioli terminales und respiratorii	gesamter Azinus
Sy▷	**Blue-Bloater**, adipös, zyanotisch, leichte Dyspnoe, viel Husten / Auswurf	**Pink Puffer**, mager, nicht zyanotisch, starke Dyspnoe, mäßiger Husten / Auswurf
BGA▷	Hypoxämie, Hyperkapnie	Normo- bis Hypoxämie, Normokapnie

Pulmo

Pulmologie
Krankheitsbilder

Di▷ **Spirometrie**: Vitalkapazität ↓, Einsekundenkapazität ↓, $FEV_1/FVC < 70\%$
Anamnese: Nikotin, berufliche Exposition, α_1-Antitrypsinmangel
Klinik: Husten, Auswurf, verlängertes Exspirium
Auskultation: trockene / mittelblasige RGs, abgeschwächtes Vesikuläratmen
Rö-Thorax: „dirty chest" (irreguläre bronchovaskuläre Zeichnung), Kalibersprünge, Verlust der Gefäßzeichnung
EKG: Rechtsherzbelastung

DD▷ Asthma bronchiale, respiratorische Insuffizienz anderer Genese, Bronchialkarzinom

Th▷ Meidung der Noxen, Anticholinergika (Ipratropiumbromid), β_2-Mimetika zur Bronchodilatation, Sauerstoff, KG
Stadien-adaptierte Therapie:
  Stadium 0: Allgemeinmaßnahmen: Nikotinakarenz, Influenza- und Pneumokokkenimpfung
  Stadium I: kurzwirksamer Bronchodilatator; bei Emphysem Kombination von kurz- und langwirksamem Bronchodilatator; Kombination Anticholinergika + β-Agonist
  Stadium II: inhalativ Cortison
  Stadium III: inhalativ Cortison, ggfs. auch oral Cortison bei Exazerbation (Nutzen umstritten)

OP: Lungenreduktionsplastik bei ausgeprägtem Emphysem, Bullae; Lungentransplantation
Prävention: Gesundheitserziehung → kein Nikotin, Arbeitsmedizin
Rehabilitation: zur Verbesserung des Allgemeinzustandes und der pulmonalen Reserve

Asthma bronchiale J45

Pa▷ variable und reversible Atemwegsobstruktion infolge Entzündung und Hyperreaktivität
Hyperreaktivität des Bronchialsystems auf:
  spezifische Reize (exogen-allergisches Asthma)
  unspezifische Reize (endogenes nichtallergisches Asthma)
→ Hypersekretion, bronchiale Obstruktion durch Ödembildung, Bronchokonstriktion, Basalmembranverdickung, Hypertrophie der bronchialen Muskulatur, Charcot-Leyden-Kristalle (Abbauprodukt von phagozytierten Eosinophilen), Curschmann-Spirale (gewundene Schleimpfröpfe)

Ät▷ **exogen-allergisches Asthma** bei Allergenexposition, Analgetika-Asthma
nichtallergisches, intrinsisches Asthma bei Anstrengung, Kälte

Pulmologie
Krankheitsbilder

Ein▷ Einteilung **nach Schweregrad** zur stadienadaptierten Therapie

	Sy▷ tags	Sy▷ nachts	LuFu	Bedarfs-Medi	Dauertherapie
mild intermittierend	<2×/Wo.; PEF sonst normal	<2/Mon.	FEV_1 oder PEF >80%	Kurzwirksames β-Mimetikum	keine
mild persistierend	>2×/Wo., aber <1×/Tag	>2/Mon.	FEV_1 oder PEF >80% PEF-Variab. 20–30%		low-dose inhalatives Cortison
moderat persistierend	tgl.	>1×/Wo.	FEV_1 oder PEF 60–80% PEF-Variab. >30%		inhalatives Cortison + langwirksames β-Mimetikum
schwer persistierend	kontinuierlich	häufig	FEV_1 oder PEF <60% PEF-Variab. >30%		hochdosiert inhalatives Cortison + langwirksames β-Mimetikum + oral Cortison

Sy▷ paroxysmale Dyspnoe, Asthmaanfälle bei ansonsten normaler Atmung; Anfälle v.a. nachts, morgens mit Giemen, Brummen, Verlängerung des Exspirium, Orthopnoe, Tachykardie, Angst
Di▷ Exsposition, atopische Veranlagung, reversible Atemwegsobstruktion, Tagesrhythmik des Peak-Flow, Allergie-Testung, bronchialer Provokationstest, RAST, Eosinophilie
Ko▷ Emphysem, Einengung der Lungenstrombahn, Cor pulmonale
DD▷ LE, Pneumothorax, Herzinsuffizinz → Rö-Thorax, EKG
Th▷ **Stufentherapie**: siehe Tabelle
  Akut: kurzwirksamer β-Agonist
  Persistierendes Asthma: inhalative Corticoide + Bedarfstherapie mit β-Agonist
  Schwerer Verlauf: oral Cortison 10–14 d, inhalativ Cortison + β-Agonist, $β_2$-Mimetika (Fenoterol), Parasympatholytika, Theophyllin; Cortison, Cromoglykat, Desensibilisierung
  Asthma-Schulung: Instruktion Peak-Flow-Messung, Festlegung persönlicher Referenzwerte und Vorgehen bei Verschlechterung

Asthmaanfall
Th▷ Lippenbremse + kurzwirksames β-Mimetikum
Ein▷ **Leichter Anfall**
  Sy▷ Patient kann ganze Sätze sprechen
  Di▷ HF < 100/min, pO_2 leicht erniedrigt, pCO_2 ↓
  Th▷ β-Sympathomimetikum
Mittelschwerer Anfall
  Th▷ β-Mimetikum, Sauerstoff, Theophyllin

Pulmologie
Krankheitsbilder

Schwerer Anfall
- Sy▷ mehrere Atemzüge pro Satz
- Di▷ Pulsus paradoxus, HF > 120/min, AF > 24/min, pO_2 ↓, pCO_2 ↓, evtl. pCO_2 ↑
- Th▷ β-Mimetikum, Sauerstoff, Theophyllin, 250 mg Prednison

Status asthmaticus
- Def▷ Zustand lebensbedrohlicher Ruhedyspnoe
- Th▷ β-Mimetikum, Sauerstoff, Theophyllin, 250 mg Prednison, Intensivüberwachung, Sedierung

Status asthmaticus J46

- Def▷ Asthmaanfall mit kritischer respiratorischer Verschlechterung
- Pa▷ verminderte Exspiration bei Obstruktion, respiratorische Globalinsuffizienz, akute Rechtsherzbelastung, Lungenüberblähung, ausgeprägte Spastik
- Sy▷ Dyspnoe, Giemen, Brummen, Verschlechterung des Allgemeinzustands
- Th▷ Intensivmedizinische Betreuung, Sauerstoffgabe, vorsichtige Sedierung unter Möglichkeit der Intubation, kurzwirksame β-Mimetika, Theophyllin, Glucocorticoid, Sekretolyse, Antibose bei Verdacht auf Infektursache

Bronchiektasen J47

- Def▷ sackförmige oder zylindrische Erweiterungen großer Bronchien
- Ät▷ **Angeborene Bronchiektasen**:
  - Pa▷ Zystenlunge (großblasig) oder Wabenlunge (kleinblasig) → häufige Infekte → weitere Destruktion, chronische Entzündung, verminderte Perfusion → Cor pulmonale

  Erworbene Bronchiektasen: Infekte (oft Pseudomonas, Klebsiellen, Proteus, Haemophilus, Pneumokokken), chronische Bronchitis, Mukoviszidose, Asthma
- Sy▷ rezidivierende Atemwegsinfekte, Husten, purulenter Auswurf (viel), grobblasige RGs in Lungenunterfeldern, Dyspnoe, Zyanose, Trommelschlegelfinger
- Di▷ CT, evtl. auch in Rö-Thorax sichtbar mit „tram-lines" (verdickte Bronchuswände mit Doppelkontur), Bronchoskopie
- Th▷ konservativ durch Antibiose (Antibiogramm); physikalische Maßnahmen OP: Segmentresektion, Lappenresektion, Pneumonektomie; 80% nach OP beschwerdefrei

Stenosen

- Ät▷ Raumforderungen, Fremdkörper, LK-Schwellung, TBC, Lymphome, Struma, Aortenaneurysma, Thymushyperplasie, Wandödem
- Pa▷ poststenotische Minderversorgung, evtl. Überblähung durch Ventilmechanismus
- Sy▷ Stridor, Hustenreiz, abgeschwächtes Atemgeräusch
- Th▷ Behandlung der Ursache, Antibiose bei poststenotischer Pneumonie

Pulmologie
Krankheitsbilder

Atelektasen
- **Pa**▷ unbelüftete Lungenabschnitte mit kollabierten Alveolen
- **Ein**▷ **Obstruktions-Atelektase**: durch Stenose
  Kompressions-Atelektase: durch Druck auf das Lungenparenchym (Pneumothorax, Pleuraerguß)
  Kontraktions-Atelektase: bei Schrumpfung des Lungenparenchyms
- **Sy**▷ Schenkelschall, Abschwächung des Atemgeräusches, Stimmfremitus, Bronchophonie
- **Di**▷ **Rö**: Verdichtung, Zugwirkung, Mediastinalverlagerung
- **Th**▷ Behandlung der Ursache

Aspiration
- **Def**▷ „Inhalation" von Fremdkörpern, Flüssigkeiten
- **Pa**▷ meist rechter Bronchus (anatomisch bedingt) → Stenose
  bei Flüssigkeiten Gefahr der Aspirationspneumonitis (Mendelson-Syndrom)
- **Th**▷ Extraktion mit Bronchoskopie

Lungenkrankheiten durch exogene Substanzen J60–J70

Pneumokoniosen
- **Def**▷ Ablagerung von Staub in der Lunge → Entzündungsreaktion und Fibrose
- **Pa**▷ Schweregrad abhängig von Expositionsdauer, Konzentration, Teilchengröße
  Unterteilung aerodynamische Größe / geometrische Größe
  aerodynamischer Durchmesser
  - <0,05 µm: Partikel werden ein- und ausgeatmet
  - <10 µm: Partikel sind alveolargängig; d.h. sie werden eingeatmet und verbleiben in Alveolen
  - >10 µm: Partikel bleiben bereits im Nasen-Rachen-Raum hängen
- **Sy**▷ Atemwegs- und/oder Lungenerkrankung; lange Exposition → CURS (chronisch unspezifisches respiratorisches Syndrom)
- **Di**▷ Anamnese, Rö; Klassifizierung nach **ILO** (International Labour Office): rein deskriptiv

Pneumokoniose durch Asbest und sonstige anorg. Fasern J61

Asbestose
Asbest: faseriges Material (Magnesiumsilikat: Weißasbest; Natriumeisensilikat: Blauasbest, Krokydolith); Dicke 0,1 µm, Länge 250 µm
Vorkommen in Isoliermaterial, Bremsbelägen, Dichtungen, Filter, Brandschutzmaterialien
- **Pa**▷ Asbest z.T. alveolargängig → Phagozytose, Fasern ragen aber aus Makrophagen heraus → Beschädigung des Lungeninterstitiums → Fibrose, Tumorinduktion
  Histologie: Fremdkörperriesenzellen, Asbestosekörperchen; Anfärbbarkeit mit Berliner Blau

Pulmologie
Krankheitsbilder

- **Sy▷** Reizhusten, schleimiger Auswurf, Belastungsdyspnoe, respiratorische Insuffizienz
- **Di▷** feinblasiges Knisterrasseln; Beginn restriktive Ventilationsstörung, später kombiniert; ILO-Klassifikation
  Rö: multiple, zum Netz verbundene Streifenschatten sowie Fleckschatten, Pleuraplaques
- **Th▷** wie COPD stadienadaptiert; Noxenkarenz, Nikotinkarenz, Infektprophylaxe

Pneumokoniose durch Quarzstaub J62
Silikose (Quarzstaublunge)
Quarzstaub: Vorkommen in Bergbau, Kohle-, Emaille-Industrie
- **Pa▷** Phagozytose durch Makrophagen → Makrophagen zerfallen → erneute Phagozytose → hyalin-schwielige Granulome (Silikoseknötchen), Fibrose
- **Sy▷** primär restriktive Lungenerkrankung; im Verlauf zusätzlich obstruktiv (→ COPD); Beeinträchtigung des Gasaustausches; kardiopulmonale Insuffizienz; Dyspnoe, Husten, Auswurf
- **Di▷** Anamnese, LuFu
  Rö: Frühstadium: multiple, kleine Schatten, Streifen
  Spätstadium: Schrotkorn, Schneegestöber, Honigwabe
- **Th▷** wie COPD stadienadaptiert; Noxenkarenz, Nikotinkarenz, Infektprophylaxe

Silikotuberkulose
- **Pa▷** Silikose + TBC
- **Sy▷** Exazerbation der Dyspnoe; vorgeschädigte Lunge ist empfindlicher, geringere Toleranz → respiratorische Insuffizienz
- **Th▷** wie normale TBC, COPD

Berylliose
- **Ät▷** Inhalation von Berylliumstaub aus der Keramik- oder Elektroindustrie
- **Pa▷** chronisch interstitielle Pneumonie, Granulome
- **Sy▷** milde Dyspnoe, restriktive Veränderungen, im Verlauf Fibrose
- **Di▷** Anamnese, Lungenbiopsie
- **DD▷** Sarkoidose
- **Th▷** Noxenkarenz, Infektprophylaxe

Allergische Alveolitis durch organischen Staub J67
Exogen allergische Alveolitis
- **Pa▷** entzündliche Veränderung der Alveolen durch Typ III-Hypersensitivität gegen inhalative Allergene
- **Ät▷** **Bakteriell**:
  – Thermophile Aktinomyzeten aus verschimmeltem Heu → **Farmerlunge**
  – Bacillus cereus aus Klimaanlagen → **Befeuchterlunge**
  – Aktinomyzeten aus Substrat für Pilzkulturen → **Pilzarbeiterlunge**

Pulmologie
Krankheitsbilder

Pilzsporen:
- Penicillium, Aspergillus aus Stäuben von Obstbäumen → **Obstbauernlunge**
- diverse Schimmelpilze aus Sägemehl / Papierstaub → **Säge-/ Papierarbeiterlunge**
- Aspergillus aus verschimmelter Gerste → **Malzarbeiterlunge**
- Penicillium aus verschimmeltem Käse → **Käsewäscherlunge**

Tierische Exkremente:
- Proteine aus Vogelfedern oder –kot → **Vögelzüchterlunge, Ornithose**

Chemisch:
- Isocyanate aus Polyurethan, Isocyanatkleber oder –lacken → **Isocyanat-Alveolitis**

Byssinose
- Rohbaumwolle

Pa▷ Antigen → IgM- und IgG-Sensibilisierung → Immunkomplexe → Komplementaktivierung → Entzündungsreaktion → Schädigung der Alveolarwand → Bindegewebsvermehrung, Fibrose, Diffusionsstörung, Cor pulmonale

Sy▷ nach Stunden Atemnot, trockener Husten, thorakale Enge, Frösteln, Schwitzen, Abgeschlagenheit, Fieber

Di▷ zirkulierende AK, Rechtsherzbelastung, LuFu mit Vitalkapazität ↓, Diffusionsstörung
Rö-Thorax: interstitielle Strukturveränderungen, Fibrose

Th▷ konsequente Antigenkarenz, Cortison, Immunsuppression

Chemisch-irritative, chemisch-toxische und physikalische Krankheiten der Lunge und der Bronchien

Pa▷ interstitielle Entzündung durch exogene Noxen → akut toxisches Lungenödem, chronisch Fibrose

Ein▷ Medikamentös-toxische Alveolitis
- **Ät▷** Zytostatika, Antibiotika, Antiphlogistika, Antiepileptika

Chemisch-irritativ /chemisch-toxisch
- **Pa▷** **hohe Wasserlöslichkeit** → Augen, obere Atemwege, Pharnyx betroffen
- **Ät▷** Stoffe: Fluor, Chlorid, Brom, Ammoniak, SO_2, Formaldehyd, Diisocyanate, Säuredämpfe
- **Pa▷** **geringe Wasserlöslichkeit** → tiefe Atemwege, Lunge betroffen → Lungenödem
- **Ät▷** Stoffe: Ozon, Phosgen, Stickoxid, Nickelkarbonyl, Äthylenimin, Dimethylsulfat

Strahlenpneumonitis
- **Pa▷** irreversible Schädigung des Lungenparenchyms → Fibrose
- **Ät▷** Strahlentherapie bei Bronchial- und Mamma-Ca, spätestens ab 40 Gy

Pulmologie
Krankheitsbilder

    Sy▷ akut mit Ödem, chronisch wie Lungenfibrose: Belastungs-
dyspnoe, unproduktiver Husten, Zwerchfellhochstand,
verringerte Atemverschieblichkeit, hochfrequentes insp.
Knisterrasseln (Sklerosiphonie)

Sy▷ Dyspnoe, respiratorische Insuffizienz
Th▷ Noxenkarenz, symptomatische Therapie

Sonstige Krankheiten der Atmungsorgane, die hauptsächlich das Interstitium betreffen J80–J84

Acute Respiratory Distress Syndrom (ARDS, Schocklunge) J80

Ät▷ Direkte Lungenschädigung durch: Aspiration, Pneumonie, Inhalation oder Intoxikation
Indirekte Lungenschädigung durch: Sepsis, Polytrauma, Schock, DIC

Pa▷ **Exsudative Phase**:
    Pa▷ gesteigerte Kapillarpermeabilität → interstitielles Lungenödem
    Sy▷ Hypoxie, Hyperventilation, respiratorische Alkalose

Pneumozytendefekt:
    Pa▷ Surfactant-Mangel → Alveolenkollaps, alveoläres Ödem; Bildung hyaliner Membranen, Mikroatelektasen
    Di▷ radiologisch: Infiltrate

Proliferative Phase:
    Pa▷ Endothelproliferation, Fibrose
    Sy▷ respiratorische Globalinsuffizienz
    Di▷ radiologisch ausgeprägte infiltrative Veränderungen, Fibrose

Sy▷ Dyspnoe, respiratorische Insuffizienz
Di▷ Rö-Thorax, BGA, LuFu mit Reduktion VC, Compliance, Diff-Kapazität
Th▷ Behandlung Grunderkrankung, Beatmung mit PEEP, evtl. Cortisontherapie

Lungenödem J81

Ät▷ Linksherzinsuffizienz (Rückstau), Niereninsuffizienz (Überwässerung), Höhenkrankheit (erniedrigter Alveolardruck), Postpunktionsödem, lokale Schädigung (gestörte Permeabilität bei Infekt, toxisch, allergisch), nach Ertrinken

Pa▷ Flüssigkeitsaustritt aus den Kapillaren in Alveolen oder Interstitium
→ Verminderung VC, Compliance, Diffusionskapazität → respiratorische Globalinsuffizienz

Sy▷ Dyspnoe; Stadieneinteilung:
    Stadium I: interstitielles Lungenödem: Dyspnoe
        Auskultation: unauffällig
    Stadium II: alveoläres Lungenödem: schwere Dyspnoe, Zyanose
        Auskultation: RGs

Pulmologie
Krankheitsbilder

Stadium III: alveoläres Lungenödem mit Schaumbildung: schwere Dyspnoe mit Sputum
Auskultation: feine und grobe RGs
Stadium IV: Asphyxie: respiratorische Insuffizienz, Schock

Th▷ Behandlung der Ursache, O_2-Gabe, Diurese, Vorlastsenkung (Nitrat), Beatmung

Eosinophile Lungenerkrankungen J82

Ät▷ medikamentös, parasitär (Ascaris, Toxokara, Ankylostoma), allergische Aspergillose, allergische Granulomatose, Löffler-Syndrom, chronisch eosinophile Pneumonie, hypereosinophiles Syndrom
Pa▷ Gewebe- und / oder Bluteosinophilie
Th▷ je nach Ursache Behandlung der Grunderkrankung, Cortison

Sonstige interstitielle Lungenkrankheiten J84
Infiltrative und fibrosierende Lungenerkrankungen

Def▷ Kombination aus Dyspnoe, Husten und radiologisch nachweisbaren Lungeninfiltraten
DPLP (diffuse parenchymal lung disease): Oberbegriff für insgesamt 150 unterschiedliche Krankheitsentitäten

Ein▷ 4 Gruppen:
idiopathische interstitielle Pneumonie (IIP)
interstitielle Pneumonitis i.R. systemischer Rheumaerkrankungen
interstitielle Pneumonitis durch Umwelteinflüsse
Sarkoidose

Besondere Formen:
Pulmonale Manifestation bei
Rheumatoider Arthritis
Sy▷ Pleuraerguss, Fibrose, Rheumaknoten; z.T. Bronchiolitis obliterans
Lupus erythematodes
Sy▷ häufig Pleurabeteiligung, akute Lupus-Pneumonitis, interstitielle Pneumonie
Systemischer Sklerose
Sy▷ relativ häufig interstitielle Pneumonie; limitierender Faktor
Dermato- / Polymyositis
Sy▷ interstitielle Pneumonie
Hypersensitivitätspneumopathien (HP) ~ exogen allergische Alveolitis
Sy▷ Husten, Fieber, Dyspnoe beginnend 4–6 h nach Exposition
Th▷ Antigen-Isolation, Cortisontherapie umstritten
Sarkoidose
Di▷ gemischt obstruktiv-restriktive Einschränkung

Pulmologie
Krankheitsbilder

        Pa▷ Hypercalcämie und Hypercalciurie durch 1,25-Dihydroxy-VD3-Bildung in Granulomen
        Th▷ unklar; oft Spontanremission, Cortison für 6–12 Mon.

Di▷ LuFu: oft kombiniert obstruktiv / restriktive Veränderungen; restriktiv meist führend
Erniedrigung der Diffusionskapazität
Rö: retikuläre Zeichnungsvermehrung

Lungenfibrose
Def▷ irreversible Bindegewebsvermehrung; gemeinsame Endstrecke vieler Erkrankungen
Ein▷ **Alveoläre Lungenfibrose**
        Ät▷ exogene Noxen, Lobär- und Bronchopneumonie, Schocklunge
  Interstitielle Lungenfibrose (Wabenlunge): häufiger als alveoläre Fibrose
        Ät▷ Asthma
  Hamman-Rich-Syndrom: progressive, interstitielle, diffuse Lungenfibrose
        Ät▷ idiopathisch
Pa▷ Entzündungsreaktion in Alveolarsepten → Diffusionsstörung
Verminderung der Diffusionsfläche durch Wabenlungenbildung → Diffusionsstörung
BG-Vermehrung, Verminderung der Dehnbarkeit → restriktive Ventilationsstörung
Sy▷ Trommelschlegelfinger, Uhrglasnägel, Dyspnoe, Leistungsintoleranz
Di▷ **LuFu**: restriktive Ventilationsstörung und Diffusionsstörung
BGA: Partialinsuffizienz
Rö: retikuläre oder noduläre Strukturverdichtung
Zytologie
Th▷ Cortison, Immunsuppression, Sauerstoff, Lungentransplantation

Purulente und nekrotisierende Krankheitszustände der unteren Atemwege J85–J86

Lungenabszeß
Pa▷ akute / chronische eitrige Parenchymeinschmelzung mit Kapselbildung nach Pneumonie durch Staph. aureus, Pneumokokken
Sy▷ Fieberschübe, Dyspnoe, Husten, schmerzhafte Atmung, eitriges Sputum
Di▷ lokalisierte RGs, Röntgendiagnostik
Th▷ Antibiose, Expektoranzien, Lagerungsdrainage, transthorakale Abszeßdrainage, bronchoskopische Abszeßpunktion, Lobektomie
Ko▷ Gefahr der metastatischen Sepsis

Lungengangrän
Pa▷ Lungenzerfall durch Anaerobierinfektion
Sy▷ AZ-Verschlechterung, Fieber, Schüttelfrost, fötider Auswurf
Di▷ Sputum mit Erregernachweis

Pulmologie
Krankheitsbilder

Th▷ Antibiose, Expektoranzien, Lagerungsdrainage, transthorakale Abszeßdrainage, bronchoskopische Abszeßpunktion, Lobektomie
Ko▷ Gefahr der metastatischen Sepsis; schlechte Prognose

Lungentuberkulose
Ein▷ **Offene TBC**: kavernöse Lungen-TBC durch Bronchusarrosionen
Geschlossene TBC: periphere Granulome ohne Anschluß an das
Bronchialsystem
Sy▷ amphorisches Atmen
Di▷ säurefeste Stäbchen in Ziehl-Neelsen-Färbung, BAL
Th▷ konservative tuberkulostatische Therapie; INH, Ethambutol, Rifampicin
OP: Indikation bei Tuberkulomen, Restkavernen, narbigen tuberkulösen
Bronchusstenosen, kavernösen szirrhösen und narbigen Herden
(destroyed lung), wenn diese therapierefraktär persistieren
Prävention: meldepflichtig, Behandlung, Isolation offener TBC

Lungen-Echinokokkus-Zyste
Ep▷ selten
Ät▷ Echinococcus multilocularis/Echinococcus granulosus
Pa▷ v.a. hepatische Zysten
Sy▷ trockener Husten, Schmerzen, Ateminsuffizienz
bei Bronchusperforation: Dyspnoe, Schmerz und wässriger Auswurf
Th▷ OP-Entfernung (Zystektomie); gute Prognose

Mykosen
Err▷ Candida, Aspergillus, Blastomyces
Sy▷ AZ-Verschlechterung, Husten mit Auswurf, Hämoptysen, Brustschmerz
Th▷ Amphotericin B und 5-Fluorocytosin; wenn therapierefraktär ggfs. OP

Pyothorax J86
Pa▷ Pleuraempyem ~ eitriger Pleuraerguss
Err▷ oft gram-positive Bakterien
Sy▷ schwerer Allgemeininfekt, Fieber, Allgemeinzustandsverschlechterung
Di▷ Erregernachweis im Punktat
Th▷ Antibiose, Drainage oder operative Sanierung

Sonstige Krankheiten der Pleura J90–J94
Pleuritis
Ät▷ Infektion, autoimmun, Urämie, Lungeninfarkt, Strahlentherapie
Pa▷ Entzündung der Pleura mit ggfs. Ergussbildung
Exsudat: wird sezerniert (entzündlich, autoimmun oder maligne), > 3 g/dl
Eiweiß
Transsudat: wird filtriert (Stauung, parainfektiös), < 3 g/dl Eiweiß
Ein▷ **Pleuritis exsudativa**: Ergußbildung
Pleuritis sicca: kein Erguß (Übergangsform zu Pleuritis exsudativa) →
atemabhängiger Schmerz

Pulmologie
Krankheitsbilder

Sy▷ Erguß und Dyspnoe, Schmerz, Fieber, Husten, Schonhaltung
Di▷ Rö-Thorax, Tuberkulin-Test, Ausschluss Lungenembolie
Punktion mit Bestimmung Eiweißgehalt, LDH, Zellzahl, Bakt., Cytologie
Th▷ Antibiose, symptomatisch, NSAR

Pleuraerguss J90
Pa▷ Vermehrung von Flüssigkeit im Pleuraspalt
Ein▷ **Transsudat** (<3 g/dl Eiweiß) → Stauungserguß bei Herzinsuffizienz
Exsudat (>3 g/dl Eiweiß) → bei Entzündung, Tumor
Pleuraempyem → eitriger Erguß
Hämatothorax → blutiger Erguß
Chylothorax → fettiger / lymphatischer Erguß bei Läsion des Ductus thoracicus
Sy▷ Dyspnoe, Beklemmung, Zyanose, perkutorische Dämpfung, kein Atemgeräusch
Th▷ Behandlung der Ursache; Punktion, Dainage, forcierte Diurese

Pleuraschwielen
Pa▷ Defektzustand nach Pleutitis exsudativa → fibrinöse Verdickung der Pleura
Sy▷ meist asymptomatisch
Th▷ keine

Pleuraschwarte
Pa▷ großflächige Pleuraverwachsungen → Behinderung der Atemexkursion
Di▷ Dämpfung, CT
Th▷ je nach Schweregrad Decortication (OP)

Pneumothorax J93
Ät▷ idiopathisch (junge Männer), traumatisch, iatrogen (Subklaviakatheter, Pleurapunktion), oft geplatzte Bullae
Pa▷ Luft im Pleuraspalt, Gefahr Ventilpneumothorax
Ein▷ **geschlossener Pneumothorax**: keine Verbindung nach aussen
offener Pneumothorax: nach innen mit Verbindung zu den Bronchien
nach außen mit Verbindung zur Außenluft
Spannungspneumothorax: Verbindung zur Außenluft nur bei Inspiration offen, bei Exspiration geschlossen, so dass sich der Pneumothorax intrathorakal ausdehnt → Drucksteigerung → Dyspnoe, Kreislaufinsuffizienz; lebensbedrohliche Situation
je nach Größe des Pneumothorax: Spitzen-Pneumothorax, Mantelpneumothorax, vollständiger Kollaps
Sy▷ Schmerzen, Dyspnoe, kein Atemgeräusch, Stimmfremitus ↓, hypersonorer KS, verminderte Atemexkursation, Tachykardie, Tachypnoe
Di▷ **Rö-Thorax**: Spaltbildung, periphere Aufhebung der Lungengefäßzeichnung
Th▷ **Mantelpneu**: keine Therapie, Beobachten, Kontrolle
großer Pneu: Drainage (Bülau)
Spannungspneu: sofortige Entlastungspunktion, Tiegel-Ventil, Monaldi-Drainage

Pulmologie
Krankheitsbilder

Mediastinum

Akute Mediastinitis
- **Ät▷** Perforation des Tracheobronchialsystems, des Ösophagus, Fortleitung durch Tonsillitis, Retropharyngealabszeß, Mundbodenphlegmone
- **Pa▷** lebensbedrohliche Erkrankung, da keine Hindernisse der Ausbreitung
- **Sy▷** Fieber, Schüttelfrost, Schmerz, Tachykardie, Schock, Dysphagie, Singultus, Einflußstauung, Hautemphysem
- **Ko▷** Sepsis, respiratorische Insuffizienz
- **Th▷** Antibiose, OP-Entlastung, Drainage, Verschluß der Perforation
    - **OP:** **kollare** Mediastinotomie: bei Prozessen im vorderen Mediastinum
        - **parasternale** Mediastinotomie: bei Prozessen im unteren Mediastinum
        - **posteriore** Mediastinotomie: bei Prozessen im hinteren Mediastinum
        - **Thorakotomie** (transpleural) bei Perforation Ösophagus, Tracheobronchialsystem
- **Pro▷** hohe Letalität (OP: 30%, konservative Behandlung 70%)

Chronische Mediastinitis
- **Ät▷** Fremdkörper, Keime mit geringerer Virulenz: TBC, Lues, Aktinomykose
- **Pa▷** milder Verlauf
- **Th▷** konservativ je nach Grundkrankheit

Mediastinalemphysem
- **Ät▷** **primär**: spontan durch passagere intrathorakale Druckerhöhung durch Husten, Erbrechen, Asthma, Beatmung
    - **sekundär**: Thoraxtrauma, Rupturen
- **Pa▷** Luft im Mediastinum
- **Sy▷** oft asymptomatisch, Dyspnoe, retrosternale Schmerzen
- **Di▷** Rö-Thorax: Luftnachweis
- **Th▷** Sauerstoffgabe, Inzision, subkutaner Katheter, bei primären Ursachen meist keine Therapie notwendig

Mediastinalverlagerung
- **Pa▷** Verdrängung zur **gesunden** Seite:
    - **Ät▷** Spannungspneu, Pleuraerguß, Raumforderung
    - Verziehung zur **kranken** Seite
        - **Ät▷** große Atelektasen, unilaterale Schrumpfungen, Pleuraschwiele, Lungenteilresektionen
- **Sy▷** Einflußstauung, Tachykardie, Dyspnoe, Zyanose
- **Th▷** Behandlung der Grunderkrankung

Mediastinaltumoren
- **Pa▷** mesodermale, ektodermale oder endodermale Neubildungen
    Aortenaneurysma, Zysten, retrosternale Struma

Pulmo

Pulmologie
Krankheitsbilder

Lokalisation:
- vorderes, oberes Mediastinum: retrosternale Struma, Thymome, Lymphome
- vorderes, unteres Mediastinum: Perikardzyste, Lipom, Hiatushernie
- mittleres Mediastinum: Lymphome, Granulome
- hinteres Mediastinum: Neurinome, Neurofibrome, Ganglioneurome

Sy▷ Zufallsbefunde; Kompression im Mediastinum, erst spät symptomatisch
Di▷ Rö-Thorax, CT, Ösophagoskopie, SD-Szintigraphie, mediastinale Phlebographie, Bronchoskopie, Mediastinoskopie, Feinnadelbiopsie
Th▷ Resektion, Chemotherapie, Bestrahlung
    OP: vorderes Mediastinum → mediane Sternotomie
            mittleres oder hinteres Mediastinum → antero- oder posterolaterale Thorakotomie

Krankheiten des Zwerchfells

Verwachsungen
Pa▷ Defektzustände nach Trauma, OP, Entzündung
Sy▷ Störung der Zwerchfellmotilität → Behinderung der Atmung
Th▷ Behandlung operativ nur bei relevanter Behinderung der Atmung; Lösung der Verwachsungen

Zwerchfellhernien
Pa▷ meist falsche Hernien (ohne Bruchsack)
    Lokalisation: meist links (da rechtsseitig von der Leber geschützt)
Ein▷ **Bochdalek-Hernie**: linkes Trigonum lumbocostale
    Ep▷ Manifestation spätes Kindesalter, Erwachsene
  Morgagni-Hernie: durch Larry-Dreieck
    Ep▷ ♀; Erwachsene
    Ät▷ angeboren oder erworben
  Hiatushernien:
    Axiale Hernie: Gleithernie → Kardia nach proximal verschoben
    Paraösophageale Hernie: Magenfundus nach proximal verschoben, Kardia in situ
    Upside-down-stomach: Magen rotiert um eigene Längsachse und tritt durch Hernie in den Thorax
    Mischformen: Kombination aus Gleit- und paraösophagealer Hernie

Zwerchfellhochstand, Paresen
Pa▷ Doppelseitige Zwerchfellparese
    Ät▷ Poliomyelitis, Myasthenie, Querschnittslähmung
  Einseitige Zwerchfellparese
    Ät▷ Läsion N. phrenicus, Bronchial-Ca, Mediastinaltumoren
    Sy▷ paradoxe Bewegung → Waagebalkenphänomen
  Supradiaphragmale Schrumpfung
    Ät▷ Atelektase, Lungenteilresektion

Pulmologie

Pharmakotherapie in der Pulmologie

Infradiaphragmale Raumforderung
- **Ät▷** Hepatosplenomegalie, Coloninterposition zwischen Leber und Zwerchfell, geblähte Magenblase oder Darmschlingen
- **Sy▷** einseitige Parese verminderte VC um 20%, meist asymptomatisch
- **Th▷** je nach Ursache

Zwerchfellspasmen
- **Sy▷** häufig Singultus, meist harmlos
- **Pa▷** bei Persistenz Suche nach Läsionen des N. phrenicus oder zentral
- **Th▷** Chlorpromazin, Chinidin, ggfs. Phrenikusblockade

Pharmakotherapie in der Pulmologie

Methylxanthine

- **Sto▷** Theophyllin [Bronchoretard®, Euphylong®]
- **Ind▷** schwere COPD
- **Wm▷** Antagonismus zu Adenosinrezeptoren (kompetitiver Antagonismus)
  Hemmung der Phosphodiesterasen → cAMP ↑ → verlängerte Enzymwirkung, in geringen Mengen Steigerung der Ca^{2+}-Freisetzung
- **Wi▷** positiv inotrop, positiv chronotrop, HMV ↑, Dilatation der Blutgefäße (Ausnahme Hirngefäße), Bronchodilatation, Relaxation von Harn- und Gallenwegen, Diureseanstieg, Steigerung der Magensaftsekretion
  zentral: Atemsteigerung, Willkürmotorik ↑, Steigerung der Psychomotorik, Reaktionszeit ↓, Lernprozesse sind beschleunigt, Speicherkapazität ↑
- **Nw▷** Herzrhythmusstörungen, Magensaftsekretion ↑, Glykogenolyse und Lipolyse ↑
  Überdosierung: Übelkeit, Erbrechen, Tachykardie, HRST, Exzitation, Krampfanfälle
- **Int▷** Eliminationsgeschwindigkeit sinkt, wenn der Patient das Rauchen aufgibt (ebenso bei gleichzeitiger Einnahme von Barbituraten, Rifampicin, Marihuana, Grillspeisen); geringe therapeutische Breite

Pulmologie
Pharmakotherapie in der Pulmologie

Antihistaminika (H₁-Blocker)

- **Sto▷** „Klassische" Substanzen: Clemastin [Tavegil®], Dimenhydrinat [Vomex A®], Dimetinden [Fenistil®], Ketotifen [Zaditen®], Meclozin [Peremesin®], Promethazin [Atosil®], Diphenhydramin [Vivinox®]
  Neuere Substanzen: Terfenadin [Hisfedin®], Loratidin [Lisino®], Desloratidin [Aerius®], Fexofenadin [Telfast®], Cetirizin [Zyrtec®], Levociterizin [Xusal®], Azelastin [Allergodil®]
- **Ind▷** allergische Reaktionen, allergisches Asthma
- **Wm▷** kompetitive Verdrängung an H₁-Rezeptor
- **Wi▷** → Hemmung der Bronchokonstriktion
  → Hemmung der Permeabilitätserhöhung
  → Hemmung der Vasodilatation mit Blutdruck-Abfall
- **Nw▷** Sedierung, v.a. in Kombination mit Alkohol, Mundtrockenheit, Miktionsbeschwerden, Mydriasis, Akkommodationsstörung, GI-Beschwerden
- **KI▷** Prostatahyperplasie (Miktionsbeschwerden), Glaukom

Mastzellstabilisatoren

- **Sto▷** Cromoglyzinsäure [Intal®], Nedocromil [Tilade®], Ketotifen [Zaditen®]
- **Ind▷** zur Prophylaxe bei bekannter Allergie, z.B. saisonaler Einsatz bei Heuschnupfen
- **Wm▷** Mastzellstabilisierung → Hemmung der Mediatorfreisetzung
- **Wi▷** Verhinderung der allergischen Reaktion; Prophylaxe; nach Reaktion nicht wirksam
- **Nw▷** Husten, Heiserkeit, Bronchospasmus

Expektoranzien

- **Wi▷** Förderung der Lösung des Bronchialsekretes
- **Ein▷** **mukolytisch** → Verminderung der Viskosität des Sekrets
  - **Sto▷** N-Acetylcystein [Fluimucil®], Mesna [Mistabronco®]
  - **Wm▷** Spaltung der Disulfidbrücken

  sekretolytisch → Drüsen produzieren dünnflüssigeres Sekret
  - **Sto▷** Bromhexin [Bisolvon®], Ambroxol [Mucosolvan®], Emetin
  - **Wm▷** Ambroxol: Stimulation Surfactantbildung

  sekretomotorisch → Zunahme der Ziliartätigkeit
  - **Sto▷** β-2-Mimetika, Theophyllin
- **Allgemeinmassnahmen**: Hydratation, feuchte Inhalation

Antitussiva

- **Sto▷** Codein [Codipront®], Dihydrocodein [Paracodein®], Hydrocodein [Dicodid®]
- **Ind▷** unproduktiver Hustenreiz
- **Wm▷** zentrale Wirkung durch Angriff an Medulla oblongata
- **Nw▷** Atemdepression, Sedierung, Obstipation, Abhängigkeit

Pulmologie
Pharmakotherapie in der Pulmologie

Inhalativa

Inhalative Glukocorticoide
- **Sto▷** Beclometason [Sanasthmax®], Budesonid [Pulmicort®], Fluticason [Flutide®]
- **Ind▷** v.a. Asthma, COPD (weniger wirksam)
- **Wi▷** Entzündungshemmung, verzögerter Wirkungseintritt; langfristig wirksam
- **Wm▷** allgemeine Wirkung der systemischen Glucocorticoide; Minimierung der systemischen Wirkung durch hohen first-pass-Effekt
- **Nw▷** Soor, Heiserkeit

β_2-Sympathikomimetika
- **Sto▷** kurzwirksam: Salbutamol [Sultanol®], Fenoterol [Berotec®], Reproterol [Bronchospasmin®]
  langwirksam: Salmeterol [Serevent®], Formoterol [Oxis®], Clenbuterol [Spiropent®]
- **Ind▷** Asthma, COPD
  kurzwirksame Substanzen zur Anfallstherapie
  langswirksame Substanzen zur Dauertherapie
- **Wm▷** Stimulation β_2-Rezeptor
- **Wi▷** beste Bronchodilatation, keine antientzündliche Wirkung
- **Pk▷** inhalative Gabe, in Notfalltherapie auch s.c. oder i.v.

Anticholinergika
- **Sto▷** kurzwirksam: Ipratropiumbromid [Atrovent®]
  langwirksam: Tiotropiumbromid [Spiriva®]
- **Ind▷** COPD, Asthma
- **Wm▷** Blockade der M-Cholinrezeptoren
- **Wi▷** rasche Bronchodilatation

Leukotrienrezeptorantagonisten
- **Sto▷** Montelukast [Singulair®], Zafirlukast
- **Ind▷** allergisches Asthma
- **Wm▷** Hemmung Leukotriene → allerg. Sofortreaktion, bronchiale Hyperreaktivität
- **Wi▷** Hemmung der Entstehung der allergischen Reaktion

Pulmo

Gastroenterologie

Grundlagen	**644**
Kopfspeicheldrüsen	644
Ösophagus	644
Zwerchfell	645
Magen	645
Dünndarm	646
Dickdarm	647
Anus	648
Peritoneum und Abdomen	649
Gallenblase und Gallenwege	649
Leber	650
Pankreas	653
Hernien	654
Gesundheitsstörungen	**654**
Abdominelle Abwehrspannung	654
Aszites	655
Aufstoßen	655
Belegte Zunge	655
Defäkationsschmerzen	655
Diarrhoe	656
Erbrechen (Emesis, Vomitus)	657
Foetor ex ore	657
Globusgefühl	657
Hepatomegalie	657
Hypersalivation (Pyralismus, Sialorrhoe)	658
Ikterus	658
Leistenschwellung	659
Meteorismus bzw. Blähungen (Flatulenz)	659
Miserere	659
Mundtrockenheit (Xerostomie)	659
Obstipation	660
Gastrointestinale Blutung	660
Hämatemesis	660
Blutiger Stuhl	660
Teerstuhl (Melaena)	660
Peranale Blutung	661
Regurgitation von Speisebrei	661
Resistenz im Abdomen	661
Schluckstörungen (Dysphagie)	661

Gastroenterologie
Inhalt

Sodbrennen	661
Splenomegalie	662
Störungen der Peristaltik	662
Stuhlinkontinenz	662
Übelkeit	663
Veränderungen der Stuhlgewohnheiten bzw. -beschaffenheit	663
Vorfall von Mastdarm bzw. After	663
Zungenbrennen (Glossodynie)	663
Krankheitsbilder	**664**
Krankheiten von Mundhöhle, Speicheldrüsen und Kiefer K00–K14	664
Sonstige Krankheiten der Kiefer K10	664
Krankheiten der Speicheldrüsen K11	664
Stomatitis und verwandte Krankheiten K12	665
Sonstige Krankheiten der Lippe und der Mundschleimhaut K13	665
Krankheiten von Ösophagus, Magen und Duodenum K20–K31	666
Ösophagitis K20	666
Gastroösophageale Refluxkrankheit K21	666
Sonstige Krankheiten des Ösophagus K22	667
Ulcus ventriculi K25 / Ulcus duodeni K26	670
Gastritis und Duodenitis K29	672
Dyspepsie K30	673
Magenausgangsstenose K31	674
Krankheiten der Appendix K35–K38	674
Akute Appendizitis K35	674
Chronische Appendizitis K36	675
Sonstige Krankheiten der Appendix K37	675
Hernien K40–K46	676
Hernia inguinalis (Leistenbruch) K40	676
Hernia femoralis (Schenkelbruch) K41	677
Hernia umbilicalis (Nabelhernie) K42	678
Hernia ventralis K43	678
Sonstige Hernien	678
Hernia diaphragmatica K44	679
Nichtinfektiöse Enteritis und Colitis K50–K52	680
Crohn-Krankheit K50 (Enteritis regionalis, Morbus Crohn)	680
Colitis ulcerosa K51	681
Sonstige nichtinfektiöse Enteritis K52	682
Sonstige Krankheiten des Darmes K55–K63	683
Gefäßkrankheiten des Darmes K55	683
Paralytischer Ileus und mechanischer Ileus ohne Hernie K56	684
Divertikulose des Darmes K57	686
Reizdarmsyndrom K58	687
Obstipation K59	687
Fissur und Fistel in der Anal- und Rektalregion K60	687
Abszess in der Anal- und Rektalregion K61	688
Sonstige Krankheiten des Anus und des Rektums K62	688
Sonstige Krankheiten des Darmes K63	690
Krankheiten der Milz	690
Hypersplenismus	690

Gastroenterologie
Inhalt

Krankheiten des Peritoneums K65–K67	691
Peritonitis K65	691
Akutes Abdomen	691
Krankheiten der Leber K70–K77	692
Alkoholische Leberkrankheit K70	692
Toxische Leberkrankheit K71	692
Leberversagen, anderenorts nicht klassifiziert K72	693
Fibrose und Zirrhose der Leber K74	695
Sonstige entzündliche Leberkrankheiten K75	697
Sonstige Krankheiten der Leber K76	698
Vaskuläre Erkrankungen der Leber	700
Erkrankungen von Leber, Gallenwegen und Pankreas des Kindes	701
Krankheiten von Gallenblase, Gallenwegen und Pankreas K80–K87	703
Cholelithiasis K80	703
Cholezystitis K81	705
Sonstige Krankheiten der Gallenwege K83	705
Akute Pankreatitis K85	706
Sonstige Krankheiten des Pankreas K86	707
Sonstige Krankheiten des Verdauungssystems K90–K93	708
Intestinale Malabsorption K90	708
Krankheiten des Verdauungssystems nach medizinischen Massnahmen K91	709
Pharmakotherapie in der Gastroenterologie	**711**
Therapie säurebedinger Magen-Darm-Läsionen	711
Störung der Peristaltik im Gastrointestinaltrakt	712
Antiemetika	715
Chronisch entzündliche Darmerkrankungen	716

Gastro

Gastroenterologie

Grundlagen

Kopfspeicheldrüsen

Anatomie
Glandula parotidea
    Fossa retromandibularis auf M. masseter bis Jochbogen
    Ductus parotideus (= Stenton-Gang mit Mündung gegenüber dem zweiten
        oberen Molaren)
    N. facialis-Teilung in Drüse; N. petrosus minor
    rein seröse Drüse
Glandula sublingualis
    unter Plica sublingualis
    Chorda tympani
    überwiegend muköse Drüse
Glandula submandibularis
    auf M. mylohyoideus
    Ductus submandibularis (= Wharton-Gang mit Mündung in Caruncula
    sublingualis)
    Chorda tympani
    gemischt mukös-seröse Drüse

Untersuchungsmethoden
Sialometrie: Messung der Speichelflußrate
Sialographie: Kontrastmitteldarstellung der Ausführungsgänge der Speicheldrüsen

Ösophagus

Anatomie
25 cm Länge
pars cervicalis:	hinter Trachea, vor WS
pars thoracalis:	im hinteren Mediastinum hinter linkem Vorhof, nach rechts laufend, Kreuzung mit Aorta
pars abdominalis:	funktioneller Kardiasphincter
Engen:	Ösophagus-Mund (16 cm): in Höhe des Ringknorpels, 14 mm Durchmesser
	Aortenenge (23 cm): Kreuzung mit Aortenbogen
	Zwerchfellenge (38 cm): im Hiatus des Zwerchfells, begleitet von Trunci vagi
Muskulatur:	**oberer Ösophagussphinkter (OÖS)** am M. cricopharyngeus, darüber muskelschwaches Kilian-Dreieck (Zenker'sches Divertikel) darunter Laimer-Dreieck
	unterer Ösophagussphinkter (UÖS)
	N. recurrens, N. vagus

Gastroenterologie
Grundlagen

Histologie
Übergang von quergestreifter Muskulatur zu glatter Muskulatur
Mukosa + Submukosa
Tunica muscularis
Adventitia

Untersuchung
Ösophagogastroduodenoskopie: ggfs. inkl. Manometrie, pH-Messung, PE
Ösophagusbreischluck: Motilitätsbeurteilung

Zwerchfell

Anatomie
Durchtritt für Aorta, Ösophagus, Vena cava
Bindegewebslücken: Larrey-Spalte (sternokostal), Trigonum lumbocostale
(costolumbal)

Magen

Anatomie /Physiologie
His-Winkel: Winkel zwischen Kardia und Fundus
Curvatura minor: Versorgung durch Aa. gastricae
Curvatura major: Versorgung durch Aa. gastroepiploicae
Magenfixation durch: Lig. gastrolienale
Lig. hepatogastrale
Lig. gastrocolicum
Zwerchfell
Truncus coeliacus
venöse Drainage in V. portae
Rami gastricae breves:
Gefäßverbindung zur Milz und
zu Ösophagusvenen
Ganglion coeliacus
Nn. splanchnici, Nn. vagi

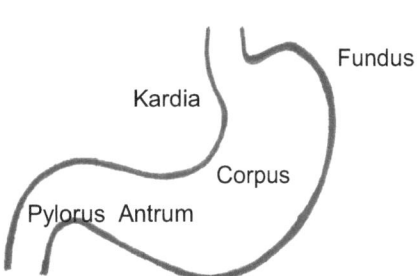

Nebenzellen: Kardia, Pylorus, im Drüsenhals, schleimbildend
Hauptzellen: basophil, Produktion von Pepsinogen
Belegzellen: aus Corpus, produzieren HCl und intrinsic factor
G-Zellen: Kardia und Antrum; Gastrinproduktion

Sekretion stimuliert durch: ACTH, Histamin, Gastrin, Hypoglykämie,
Koffein, Cortison, Parathormon
Sekretion gehemmt durch: Sekretin, Glukagon, GIP, VIP
Intrinsic-factor: Sekretion durch Fundusdrüsen;
Co-Faktor für Vitamin-B12-Resorption

Gastro

Gastroenterologie
Grundlagen

Untersuchungsmethoden
Magensaftanalyse
BAO (basal acid output):   bis 3 mmol/h
MAO (maximal acid output): Säuremenge nach maximaler Stimulation mit Pentagastrin (6 µg/kg KG i.m.)
PAO (peak acid output):   nach Stimulation mit Pentagastrin (25 mmol/h) die beiden höchsten benachbarten 15-min-Portionen

Dünndarm

Anatomie /Physiologie
Duodenum
meist retroperitoneale Lage
Treitz'sches Band: Grenze zwischen Duodenum und Jejunum
Duodenales C:
    Bulbus duodeni
        pars superior   liegt rechtem Leberlappen und Gallenblase auf
        pars descendens   Lig. hepatoduodenale, rechte Niere, mit Brunner-Drüsen
        pars horizontalis   Papilla duodeni major (Gallengang + Pankreasgang), Papilla duodeni minor (Ductus pancreaticus accessorius)
    pars ascendens
    Flexura duodenojejunalis

Gefäßversorgung, nervale Versorgung: A. pancreaticoduodenalis, A. gastroduodenalis, A. supraduodenalis, Plexus coeliacus, N. vagus
Resorption von Fe, Ca, Mg, Zucker, wasserlösliche Vitamine

Jejunum, Ileum
3–4 m lang, Jejunum (intraperitoneal, 40%); Ileum (intraperitoneal, 60%)
Mesenterium, Radix mesenterii (15–18 cm)
Meckelsches Divertikel: Grenze Jejunum / Ileum
Kerckring-Falten, Darmzotten, Lieberkühn-Krypten
Peyersche Plaques: lymphatisches Gewebe im Ileum
Zellen: Becherzellen: schleimbildend
        Paneth-Zellen: lysozymenthaltend
        basalgekörnte Zellen: hormonbildend
Plexus myentericus
Gefäßversorgung: A. mesenterica superior, V. mesenterica superior, Cisterna chyli
Jejunum: Resorption von Fetten, Cholesterin, Eiweiß, fettlösliche Vitamine
Ileum: Resorption von Vitamin-B12, Gallensalzen

Gastroenterologie
Grundlagen

Operative Verfahren
Dünndarmresektion
    30% können ohne Folgen reseziert werden
    50% vorübergehend parenterale Substitution
    75% langdauernde parenterale Substitution, Kurzdarmsyndrom
        (Resorptionsdefizit)

Dünndarmoperationen
Enterostomie: Dünndarmausleitung perkutan (Stoma)
Dünndarmteilresektion: häufig Resektion des terminalen Ileum [M. crohn]

Dickdarm

Anatomie
Ileozökalklappe (Valva ileocaecalis)
Caecum und Appendix: Lage des Appendix:
    McBurney-Punkt: in der Mitte einer Linie zwischen rechtem vorderem
        oberen Darmbeinstachel und Nabel
    Lanz-Punkt: rechtes Drittel der Verbindung der beiden Darmbeinstachel
Colon ascendens: sekundär retroperitoneal, A. ileocolica
Colon transversum: A. colica media
Colon descendens: sekundär retroperitoneal, A. colica sinistra und A. mesenterica
    inf.
Colon sigmoideum
Rectum: mit Ampulla recti; bei Füllung Stuhldrang, Kohlrausche Falte, sekundär
    retroperitoneal und extraperitoneal, A. hämorrhoidalis media et inf. aus
    A. iliaca int.

3 Tänien: Längsmuskelschicht
Haustrae
Plicae semilunares
Appendices epiploicae: Fett- und Lymphgewebe
keine Zotten, tiefe Krypten mit Becherzellen und Bürstensaum

Lymphbahnen beginnen erst in der Submukosa
innerer Hämorrhoidalplexus / äußerer Hämorrhoidalplexus
Linea dentata: Grenzlinie zwischen Rektummukosa und Anoderm
Riolansche-Arkade: Gefäßarkade zwischen Aa. mesentericae sup. et inf. in linker
    Flexur

Physiologie
Resorption von Wasser, Elektrolyten, kurzkettigen Fettsäuren
linkes Colon: Na-Resorption durch Mineralokortikoide
Parasympathikus: kontraktionsfördernd
Sympathikus: kontraktionshemmend
gastrokolischer Reflex: Stimulation der Motilität im Rektosigmoid durch orale
Nahrungsaufnahme, gesteuert über cholinerge und Opiatrezeptoren

Gastroenterologie
Grundlagen

Operationsverfahren
Operationsvorbereitungen
    vor Koloskopie und Darm-OP: Abführmedikation
Standardoperationen
    Beschreibung je nach Resektionsausmaß:
- Hemicolektomie (rechts / links)
- Segmentresektion
- Colektomie
- Proktocolektomie
- anteriore Rektumresektion

Anastomosen:
- kontinuierliche Darm-OP: direkte Anastomosenbildung
- diskontinuierliche Darm-OP:
  - Hartmann-OP: zweizeitige Darm-OP mit passagerer Anlage eines doppelläufigen Stoma, z.B. bei komplizierter Sigmadivertikulitis-OP
  - Definitiver Anus praeter: z.B. bei Colonkarzinom

Anus praeter
Ein▷ nach Lokalisation: Sigmaafter – Transversumafter – Ileostoma
nach Funktionalität: einläufig – doppelläufig (meist nur vorübergehend)
    Ileostoma: endständig – doppelläufig
- **Ind▷** bei Colitis ulcerosa
- **Op▷** an präoperativ markierter Stelle:
  Hervorluxieren einer distalen Ileumschlinge vor Bauchdecke → Einführen eines Reiters durch Lücke im Mesenterium → asymmetrisches Eröffnen des Darmes über dem Reiter → zuführende Schlinge wird prominent (einige cm hervorspringend) an der Haut mit resorbierbaren Nähten fixiert → abführender Schenkel wird im Hautniveau vernäht → Anbringung eines Klebebeutels
  Kontinenzerhaltend: Bildung Ileum-Reservoir und ileoanaler Anastomose
- **Kolostomie (Anus praeter naturalis)**: passager (zweiläufig) oder definitiv (einläufig) im Hautniveau, Versorgung mit Klebebeuteln

Ko▷ Hernie, Prolaps, Stenose, Retraktion, peristomale Dermatitis, prästomale Siphonbildung, Karzinom, peristomale Fistel, Hautmazeration

Anus

Anatomie / Physiologie
Linea dentata: Verbindung von Rektum und Anus
Anus mit Columnae anales (Zona haemorrhoidales)

■■■■ Gastroenterologie ■■■■
Grundlagen

Verschlussmechanismen:
    M. sphincter ani internus: energiefreie Dauerkontraktion durch aganglionärer Aufbau
    Mm. sphincter ani externus: willkürlich gesteuert
    M. levator ani: M. puborectalis (bewirkt Abknickung des Rectums) + M. ischiococcygeus + M. iliococcygeus + M. pubococcygeus; willkürlich gesteuert
    Puborektalisschlinge: als Verstärkung des Levators
    Plexus hämorrhoidalis
    anorektaler Winkel

Peritoneum und Abdomen
Anatomie / Physiologie
parietales (äußeres) + viszerales (inneres) Peritoneum; Oberfläche ca. 2 m^2
    hohes Resorptions- und Exsudationsvermögen, antibakteriell
Netz: großes Netz (fixiert an großer Magenkurvatur, Colon transversum)
    kleines Netz (Ventralfläche der Bursa)
Makrophageninseln
A. gastroepiploica dextra et sinistra

Gallenblase und Gallenwege
Anatomie / Physiologie
Gallenblase: unmittelbare Nachbarschaftsbeziehungen zum Duodenum, Colon transversum
    keine trennende Serosa zur Leber
Gallengänge: Ductus cysticus, Ductus hepaticus communis, Ductus choledochus
    (verläuft im Lig. hepatoduodenale dorsal der pars superior duodeni)
Papilla duodeni major
M. sphincter oddi
Vesica fellea
A. cystica aus A. hepatica propria

1500 ml Galle/d

Operationsverfahren
Cholezystektomie: Gallenblasenentfernung (konventionell / laparoskopisch)
    bei zusätzlicher Choledocholithiasis aktuell eher präoperative ERCP mit Steinextraktion und Papillotomie
    frühere Verfahren:
    – **Choledochotomie**: bei unter 50-jährigen zur Vermeidung der Papillotomie
    – **T-Drainage**: Druckentlastung im Gallengang nach Nahtverschluß
    – **chirurgische Papillotomie**: heute selten angewandt
Biliodigestive Anastomose: operative Herstellung einer Verbindung zwischen Gallengang und Intestinum; meist Choledocho- bzw. Hepatikojejunostomie

Gastroenterologie
Grundlagen

Leber

Anatomie
2 Lappen, 8 Segmente
Facies diaphragmatica mit Area nuda (Leberoberfläche, die nicht von Peritoneum
 überzogen ist), Lig. coronarium
Facies visceralis mit Porta hepatis, Lobus quadratus, Lobus caudatus (dorsal)

Leberfissuren
Sulcus medialis (von Gallenblasenbett zum linken Rand der Vena cava)
Sulcus sinister (trennt rechten vom linken Leberlappen, markiert durch Lig.
 falciforme und Lig. teres hepatis)

Lig. falciforme hepatis aus Lig. coronarium
Lig. teres hepatis zum Nabel
Lig. hepatoduodenale: mit Gefäßen zur Leberpforte (V. portae, A. hepatica propria,
 Ductus choledochus)

Umgehungskreisläufe (Portocavalanastomosen):
Ausbildung bei erhöhtem intrahepatischem Widerstand (Leberzirrhose, portale
 Hypertonie)
 – porto-gastro-ösophageal
 – gastro-phreno-suprarenal
 – mesenterico-hämorrhoidal
 – umbilikal (Caput medusae)

Physiologie
Blutfluß in der Leber: 25% des HZV
Pfortaderdruck: 10 mmHg
Lebervenendruck: 2 mmHg
Lebervenenverschlußdruck: 10 mmHg

V. portae sammelt das venöse Blut aller unpaaren Organe der Bauchhöhle
Muskuläre Sphinktersysteme, die einer hormonellen und neurogenen Regulation
 unterliegen, steuern die anteilige Durchblutung der Leber (Adrenalin: erhöht
 Leberdurchblutung, Noradrenalin senkt Leberdurchblutung)

Produktion von Galle: 500–1500 ml/d; 80% Wasser
unlösliches Cholesterin wird durch Gallensalze (Mizellen) in Lösung gehalten
Bilirubin: Gesamt-Bilirubin Norm: < 1,2 mg/dl
 direktes Bilirubin Norm: < 0,25 mg/dl
 indirektes Bilirubin Norm: 0,2–0,8 mg/dl

Gastroenterologie
Grundlagen

direktes konjungiertes Bilirubin: wasserlöslich, kann ausgeschieden werden
indirektes unkonjungiertes Bilirubin: im Blut an Albumin gebunden
Cholestase: Anstieg des Gesamt-Bilirubins mit führendem direkten Anteil

Enzyme
GOT (ASAT): nicht leberspezifisch   Norm: ♀: 10–35 U/l   ♂: 10–50 U/l
GPT (ALAT):   Norm: ♀: < 19 U/l   ♂: < 23 U/l
γ-GT: Cholestaseparameter   Norm: 39–66 U/l
GLDH: starker Anstieg bei Nekrosen   Norm: ♀: < 5.0 U/l   ♂: < 7.0 U/l
   (empfindlichster Parameter)
AP (alkalische Phosphatase):   Norm: ♀: 35–104 U/l   ♂: 40–129 U/l
   Cholestaseparameter
CHE (Pseudocholinesterase):   Norm: 4620–11500 U/l

Synthese
Vitamin-K-abhängige Gerinnungsfaktoren II, VII, IX, X → Beurteilung Quick/ INR, Protein C und S, Albumin
Cholinesterase: Pseudocholinesterase für Diagnostik und Verlaufsbeobachtung von Lebererkrankungen und der Syntheseleistung der Leber

Operationsverfahren
großzügiger Zugang, Blutzufuhr kann bis zu 60 min. unterbrochen werden
Ein▷ nach Resektionsausmaß:
- Segmentresektion (anatomisch oder nicht anatomisch)
- Hemihepatektomie: Grenze ist V. cava-Gallenblase; li. / re.
- erweiterte Hemihepatektomie rechts: Grenze Lig. falciforme
- Lebertransplantation

Laboruntersuchungen
Enzymbestimmungen im Plasma/Serum:

Enzym	Norm	pathologische Veränderung bei	Indikator für
Aspartat-Aminotransferase (**ASAT, GOT**)	♀: 10–35 U/l ♂: 10–50 U/l	Lebererkrankung, Herzinfarkt, Muskeldystrophie	mitochondriale Schädigung
Alanin-Aminotransferase (**ALAT, GPT**)	♀: < 19 U/l ♂: > 23 U/l	Lebererkrankung	zytoplasmatische Schädigung
Glutamat-Dehydrogenase (**GLDH**)	♀: < 5,0 U/l ♂: < 7,0 U/l	Ausmaß der Lebererkrankung, Lebernekrose, Ikterus	mitochondriale Schädigung
γ-Glutamyl-Transpeptidase (**γ-GT**)	39–66 U/l	alkoholinduzierte Veränderungen, Virushepatitis, Cholestase	Gallengangsepithel
Alkalische Phosphatase (**AP**)	♀: 35–104 U/l ♂: 40–129 U/l	Knochenerkrankungen, Gallenwegserkrankungen (PBC), Ikterus	Gallengangsepithel
Pseudocholinesterase (**CHE**)	4.620–11.500 U/l	↓: Diabetes, Fettleber, nephrot. Syndrom, KHK ↑: Insektizide, genetisch	Syntheseleistung der Leber

Gastro

Gastroenterologie
Grundlagen

Interpretation Laborwerte / Differentialdiagnose

Art des Leberschadens: **GOT/GPT- Quotient**
- <1   zytoplasmatischer Leberschaden
- >2   nekrotischer Leberschaden

Zellschädigung: Erhöhung der Transaminasen (GPT, GOT), GLDH
Eisen ↑, zerstörte Zellen im Serum

Ausmaß der Leberzellschädigung:
(GOT + GPT) / GLDH-Quotient
- <20   chronische Veränderungen
- 20–50   akuter Schub, chronisch
- >50   akut, fulminant

Verminderte Syntheseleistung: Verminderung von:
Albumin, CHE, Gerinnungsfaktoren, Quick ↓
Verminderte Entgiftung: Ammoniak ↑, unkonjugiertes Bilirubin ↑
Cholestase: konjugiertes Bilirubin ↑, γ-GT ↑, alk. Phosphatase ↑

Differentialdiagnostik erhöhter Leberwerte
Parameter:
GOT/GPT   Transaminase der Hepatozyten, erhöht bei Zellschaden, d.h.
    bei Leberverfettung, Alkohol, Hepatitis jeder Genese
    bei Erhöhung > 10–15-faches der Norm: hepatozell. Nekrose
    milderer Anstieg, meist GPT > GOT: Alkohol
AP, γ-GT   Cholestaseparameter, erhöht bei Cholestase, PBC, PSC

Bildgebung
Sonographie: Beurteilung der Parenchymdichte, Fibrosierung, Steatose
Beurteilung der Gallengänge, venöse und portale Gefässe
fokale Veränderungen: Tumor, Metastase, Adenom, Zyste, Hyperplasie
Computertomographie: Bestimmung KM-Verhalten, Differenzierung
Hämangiom / Tumor
ERCP: Kontrastdarstellung der Gallengänge über endoskopischen
Zugang, ggfs. mit Biopsie, Steinextraktion oder Stenteinlage, Papillotomie
MRCP: MR-Darstellung der Gallengänge und Pankreasgang; keine Interventionsmöglichkeit

Gastroenterologie
Grundlagen

Algorithmus

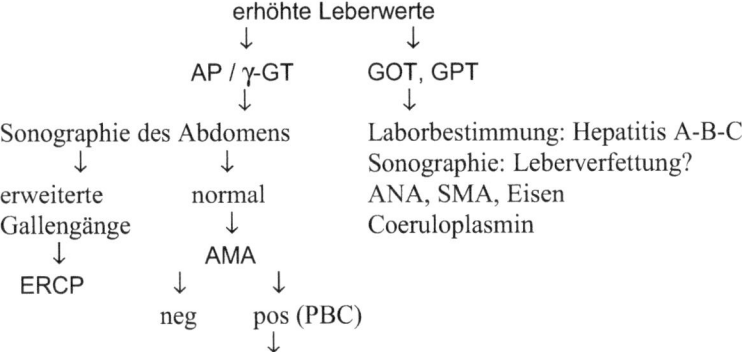

Pankreas

Anatomie
retroperitoneale Lage
Caput/Corpus/Cauda
Processus uncinatus: umfaßt Vasa mesentericae sup.
Ductus pancreaticus, Papilla duodeni major mit Mündung von Pankreas- und
  Gallengang
Ductus accessorius

Gefäßversorgung: A. gastroduodenalis, Aa. Pancreaticoduodenales, A. colica
  dextra für mittleres Pankreas, A. lienalis et A. colica sinistra für Corpus und
  Cauda

Physiologie
Pankreassekret (exokrin-endokrin): Verdauungssekret aus Wasser, Ionen,
  proteolytischen Enzymen, Proteaseninhibitoren, Lipase, Amylase, Nuklease,
  Trypsin, Chymotrypsin, Elastase, Carboxypeptidase, Cholezystokinin
Menge: 10–20 g/d, entspricht ca. 1 000 ml/d
pH-Wert: ca. 8 (bikarbonathaltig)
Sekret-Stimulation durch Sekretin aus Duodenum (Bildung von Wasser und HCO_3^-)

Operationstechnik
Zugangswege: Eröffnung der Bursa omentalis möglich über:
  Lig. gastro-colicum, großes Netz,
  Lig. Hepatogastricum, Mesocolon transversum
Whipple-OP: rechtsseitige Pankreasresektion en-bloc + verbundenem
  Duodenum + distalem Choledochus + Gallenblase +
  unterem 2/3 Magen
  Pankreatikojejunostomie: End-zu-End-Anastomose
  Hepatojejunostomie: End-zu-Seit-Anastomose

Gastro

Gastroenterologie
Gesundheitsstörungen

Gastrojejunostomie
hohe perioperative Sterblichkeit (10–30%)
Pankreas-Transplantation: insulinpflichtiger Diabetes mellitus bei gleichzeitiger Niereninsuffizienz mit Nierentransplantation

Hernien

Anatomie
M. obliquus externus
M. obliquus internus
M. transversus
Fascia transversalis
Anulus inguinalis profundus lateralis
Anulus inguinalis superficialis medialis
Lacuna vasorum: medial mit V. femoralis, Rosenmüller-Lymphknoten
Lacuna musculorum: lateral mit M. iliopsoas, N. femoralis, N. cutaneus femoris lateralis

Merke: IVAN: innen Vene, außen Nerv

Gesundheitsstörungen

Abdominelle Abwehrspannung

- **Def▷** reflektorische Anspannung der Bauchdeckenmuskulatur bei Palpation
  akutes Abdomen: Abwehrspannung + abdominelle Schmerzen
- **Ät▷** diffuse Peritonitis bei entzündlichen intraabdominellen Erkrankungen
- **Di▷** Anamnese, körperliche Untersuchung, Sonographie-Abdomen, Röntgen-Abdomen, ggfs. CT
- **DD▷** links oben: Magenulkus, Pankreatitis, Myokardinfarkt, Pleuritis
  rechts oben: Duodenalulkus, Pankreatitis, Cholezystitis, Pleuritis, Hepatitis
  links unten: Adnexitis, EUG, Divertikulitis, Urolithiasis
  rechts unten: Appendizitis, Adnexitis, EUG, Urolithiasis, Ileitis terminalis
- **Th▷** je nach Ursache

Gastroenterologie
Gesundheitsstörungen

Aszites

- **Def▷** Ansammlung freier Flüssigkeit in der Bauchhöhle
- **Ät▷** Leberzirrhose, Peritonealkarzinose, Ovarialtumore
- **Di▷** Sono, Punktion und Analyse: DD Transsudat, Exsudat, Bakteriologie, Cytologie, allg. Labor inkl. Leberwerte, Albumin, Quick

	Entstehung	Zusammensetzung
Transsudat	Filterung, reine Diffusion	klar, eiweißarm
Exsudat	aktive Sekretion	eiweißreich, Fibrinflocken

- **DD▷** hepatisch: portale Hypertension / Leberzirrhose durch gestörten Abfluss sowie Eiweissmangel → Transsudat, Risiko spontan-bakterielle Peritonitis
  - kardial: Transsudat durch Rechtsherzinsuffizienz
  - entzündlich: Pankreatitis, Peritonitis, sonstige abd. Entzündungen
  - metabolisch: Hypalbuminämie bei nephrotischem Syndrom, Hypothyreose, alimentär (Eiweissmangelsyndrom, Hungerbauch)
  - tumorös: maligner Aszites; immer Exsudat, in Cytologie Tumorzellen nachweisbar
  - Meigs-Syndrom: benigner Ovarialtumor mit Aszites und Pleuraerguss
  - Pseudomeigs-Sy.: maligner Ovarialtumor mit Aszites
- **Th▷** Punktion / Parazentese, ggfs. Albuminsubstitution, Behandlung Grunderkrankung
  - Diuretika, bei hepatischem (portalen) Aszites: Spirinolacton, sonst Schleifendiuretika
- **Ko▷** Proteinmangel, Dyspnoe, spontan-bakterielle Peritonitis

Aufstoßen

- **Syn▷** Ruktus, Efflation, Eruktation
- **Ät▷** physiologisch bei Säuglingen (Bäuerchen), pathologisch bei Erwachsenen: Reflux, psychisch, Adipositas, erhöhter intraabdomineller Druck
- **Pa▷** in den Magen gelangte Luft wird durch retrograde Peristaltik nach oben transportiert
- **Di▷** Abklärung ggfs. Gastroskopie
- **Th▷** je nach Grunderkrankung, symptomatisch mit Prokinetika

Belegte Zunge

- **Ät▷** Infektionen (Candida, bakterielle Infekte), Parodontitis, Lingua villosa nigra
- **Pa▷** meist weisslicher Belag der Zunge durch verstärktes Wachstum der Sekundärpapillen
- **Di▷** Abstrich, allgemeine körperliche Untersuchung
- **Th▷** je nach Grunderkrankung
- **DD▷** Leukoplakie (Präkanzerose)

Gastro

Gastroenterologie
Gesundheitsstörungen

Defäkationsschmerzen

Ät▷ Analfissur, Haemorrhoiden, Karzinom, Stenose, chronisch entzündliche Darmerkrankung, schwere Obstipation, Analekzem
Di▷ Inspektion, digital-rektale Untersuchung, ggfs. Proktoskopie
Th▷ je nach Ursache, meist symptomatisch

Diarrhoe

Def▷ nicht gebundener Stuhl > als 3 Mal/d **oder** Wassergehalt > 75% **oder** Stuhlmenge > 250 mg/d
Ät▷ infektiös, chronisch entzündliche Darmerkrankung, Malassimilation, Nahrungsmittelallergie oder -unverträglichkeit
Ein▷ akut (Tage bis Wochen) / chronisch (> 3 Wochen)
    sekretorische Diarrhoe
        Pa▷ Stimulation der Elektrolyt- und Wassersekretion in den Darm → wässrige Diarrhoe, z.B. Enterotoxine, Gallensäureverlust (auch nachts)
    exsudative / entzündliche Diarrhoe
        Pa▷ Darmschleimhautdefekt → schleimig, blutige Diarrhoe, z.B. durch Infektionen (Salmonellen, Shigellen, Campylobacter, Yersinien, Cl. difficile), chronisch entzündliche Darmerkrankungen, Tumor, Strahlencolitis
    osmotische Diarrhoe
        Pa▷ osmotisch wirksame Substanzen im Darm ziehen Wasser → wässrige Diarrhoe, sistieren bei Nahrungsaufnahme (meist nicht nachts). z.B. bei Malabsorption, Sprue, Lactoseintoleranz, osmotische Laxanzien (Sorbitol, Lactulose)
Di▷ **Stuhlkultur**: Parasitologie
    Test auf Campylobacter, Shigellen, Salmonellen;
    bei vorausgegangener Antibiose oder im Krankenhaus → Clostridien + Clostridientoxin
    Stuhl-Elektrolyte und Stuhl-Osmolalität
    Berechnung Osmotic gap: $290 - 2\,([Na^+] + [K^+])$
        > 125 mosm/kg → osmotische Diarrhoe
        < 50 mosm/kg → sekretorische Diarrhoe
    Leukozyten im Stuhl: Nachweis einer entzündlichen Genese
    Stuhlfettanteil: Hinweis auf Malabsorption, Pankreasinsuffizienz
    Elastase im Stuhl: Pankreasinsuffizienz
  Resorptionstests: D-Xylose-Test (Resorption im Jejunum)
    Schilling-Test (Resorption im Ileum)
  Endoskopie: Gastroskopie mit tiefer Dünndarmbiopsie und Coloskopie mit Stufenbiopsie zur histologischen Abklärung
Th▷ Rehydratation, Elektrolytkontrolle, Diät, Analgesie, Spasmolytika, Stabilisierung der Darmflora, Loperamid nur kurzfristig, nicht bei infektiöser Colitis

Gastroenterologie
Gesundheitsstörungen

Erbrechen (Emesis, Vomitus)

- **Pa**▷ rückläufige Entleerung des Magens durch zentral gesteuerten Reflex (Brechzentrum)
- **Ät**▷ **gastrointestinale Erkrankungen**: Gastritis, Ulcus ventriculi, Passagehindernis, reflektorisch bei abdominellen Erkrankungen
  zentral: Hirndruck, Meningitis, Commotio, Innenohraffektion
  infektiös: Gastroenteritis
  funktionell: psychogen, Schwangerschaft
  endokrin-metabolisch: Azidose, Leber- / Niereninsuffizienz, Hyperparathyreoidismus
  medikamentös-toxisch: Chemotherapie, Intoxikationen
- **Di**▷ genaue Anamnese, ggfs. Gastroskopie
- **Th**▷ je nach Grunderkrankung

Foetor ex ore

- **Def**▷ Mundgeruch; Halitosis (übler Atemgeruch)
- **Ät**▷ Infektionen, schwere Grunderkrankungen, mangelnde Mundhygiene
- **Pa**▷ Geruch nach:
  - Azeton → Ketoazidose bei Diabetes mellitus
  - Leber → Coma hepaticum
  - Urin → Urämie
  - süsslich → Diphtherie, Coma hepaticum
  - Sauerbrot → Pellagra
  - Knoblauch → Phosphor, Malathion, Arsen
  - Mäuse → Phenylketonurie
  - Bittermandel → Zynkali
- **Di**▷ Inspektion, Allgemeinuntersuchung
- **Th**▷ je nach Ursache

Globusgefühl

- **Def**▷ Fremdkörper- oder Engegefühl im Hals mit Schluckbeschwerden; feste und flüssige Nahrung kann problemlos geschluckt werden.
- **Ät**▷ funktionelle Störung ohne organische Ursache, Depression, Zwangsstörung
- **Di**▷ Inspektion, HNO-Abklärung, psychische Evaluation
- **Th**▷ symptomatisch

Hepatomegalie

- **Def**▷ Lebervergrößerung
- **Ät**▷ infektiös: Hepatitis, parasitär
  metabolisch: Steatosis, Hämosiderose, M. Wilson
  toxisch: Alkohol
  cholestatisch: Gallestau
  vaskulär: Leberstauung bei Rechtsherzinsuffizienz, Budd-Chiari-Syndrom
  tumorös: Lymphom, Metastasen, primäres hepatozelluläres Karzinom

Gastroenterologie
Gesundheitsstörungen

Pa▷ Norm: 9–12 cm Länge in MCL und 1–2 cm unter Rippenrand tastbar
Di▷ Sonographie, ggfs. CT, Punktion, Labordiagnostik
Th▷ je nach Ursache

Hypersalivation (Pyralismus, Sialorrhoe)

Def▷ übermässig gesteigerter Speichelfluss
Ät▷ Schwangerschaft, Reflux, gastrointestinale Erkrankungen, medikamentös, toxisch
Pa▷ Ruhespeichel > 1 ml/min, stimuliert > 3,5 ml/min
Th▷ symptomatisch, ggfs. Anticholinergika

Ikterus

Pa▷ Hyperbilirubinämie
Ein▷ indirektes unkonjugiertes Bilirubin / direktes konjugiertes Bilirubin
Pa▷ **prähepatischer Ikterus (hämolytischer Ikterus)**:
   nichtkonjugiertes Bilirubin erhöht
intrahepatischer Ikterus (Rubin-Ikterus):
   hepatozellulärer Ikterus
posthepatischer Ikterus (Verdin-Ikterus, cholestatischer Ikterus):
   bei Verschlußsymptomatik
   Anstieg von AP, γ-GT und direktem Bilirubin

Formen	indirektes Bilirubin	direktes Bilirubin	Ursache
prähepatisch	↑	normal	Hämolyse
intrahepatisch	↑	↓	Leberfunktionsstörung
posthepatisch	normal	↑	Galleabflußstörung

Sonderformen
Physiologischer Neugeborenen-Ikterus
   Pa▷ verkürzte Lebensdauer der Erythrozyten und Unreife der Leber führen physiologischerweise zu Anstieg des indirekten Bilirubins
   → hämolytisch
Icterus neonatorum prolongatus: pathologisch verlängert
Kernikterus
   Pa▷ unkonjugiertes Bilirubin, das nicht an Albumin gebunden ist, tritt ins Gehirn über und wirkt dort toxisch → Einlagerung von Bilirubin in Basalganglien
Dubin-Johnson-Syndrom
   Ät▷ autosomal-rezessiv
   Pa▷ direktes Bilirubin ↑ durch Ausscheidungsstörung
Schwangerschaftsikterus
   idiopathisch: bei familiärer Disposition
      intrahepatische Cholestase für Mutter ungefährlich, für Kind erhöhte perinatale Mortalität
   Ikterus bei EPH-Gestose und Eklampsie, HELPP-Syndrom
   akute Schwangerschaftsfettleber: hohe Letalität, insgesamt aber selten

Gastroenterologie
Gesundheitsstörungen

Ikterus juvenilis intermittens (M. Meulengracht)
- **Ät▷** autosomal-dominant, Manifestation meist im 20. Lj.
- **Pa▷** relativer Mangel an Transportprotein mit indirekter Bilirubinämie, Erhöhung des indirekten Bilirubins durch Störung der Aufnahme von indirektem Bilirubin in die Hepatozyten, keine strukturellen Veränderungen in der Leber
- **Th▷** keine Therapie nötig

Crigler-Najjar-Syndrom
- **Ein▷** Typ I: Fehlen der Glukuronyltransferase, autosomal-rezessiv, infauste Prognose

  Typ II: starke Verminderung der Glukuronyltransferase, autosomal-dominant, günstigere Prognose
- **Th▷** Enzyminduktor Phenobarbital, Lebertransplantation

Leistenschwellung
- **Ät▷** Leistenhernie, Lymphadenopathie
- **Di▷** Inspektion und Palpation, ggfs. Sono, bei LK-Schwellung ggfs. Punktion
- **Th▷** bei Leistenhernie OP

Meteorismus bzw. Blähungen (Flatulenz)
- **Def▷** Meteorismus: vermehrte Gasansammlung im Darm

  Flatulenz: vermehrter Abgang von Winden
- **Ät▷** Ungleichgewicht zwischen Gasbildung und Windabgang bei z.B. bakterieller Fehlbesiedlung, Obstipation, Malabsorption, Subileus
- **Di▷** Sonographie, Rö-Abdomen, Labor
- **Th▷** symptomatisch mit z.B. Simeticon, Prokinetika; Lifestyle-Änderung, Ernährungsanpassung

Miserere
- **Pa▷** Erbrechen von Dickdarminhalt (Koterbrechen) bei Ileus
- **Ät▷** Darmverschluss, meist Dickdarmileus, auch tiefer Dünndarmileus möglich
- **Di▷** Röntgen Abdomen, ggfs. Sonographie oder CT
- **Th▷** OP

Mundtrockenheit (Xerostomie)
- **Def▷** verminderte Speichelproduktion
- **Ät▷** Entzündung der Speicheldrüsen, medikamentös (Anticholinergika), Intoxikationen, Botulismus, nach Bestrahlung, Heerfordt-Syndrom (Entzündung bei Sarkoidose), Chemotherapie, Sjögren-Syndrom, endokrin bei Diabetes mellitus, Hyperthyreose, Exsikkose
- **Pa▷** Speichelproduktion in Ruhe > 0,1 ml/min, stimuliert < 0,5 ml/min
- **Di▷** Allgemeinuntersuchung, Inspektion
- **Th▷** symptomatisch

Gastro

Gastroenterologie
Gesundheitsstörungen

Obstipation

- **Def**▷ Verstopfung, erniedrigte Stuhlfrequenz oder Stuhlmenge
- **Ep**▷ Volkskrankheit durch Lifestyle und Ernährungsgewohnheiten
- **Ät**▷ habituelle Obstipation, Reizdarmsyndrom, medikamentös (Opiate, Anticholinergika, Antidepressiva), bei gastrointestinalen Erkrankungen
  Sonderform: **M. Hirschsprung**: aganglionäres Segment führt zu Unterbrechung der Darmperistaltik → vorgeschaltet entwickelt sich ein Megacolon
- **Pa**▷ Circulus vitiosus: Obstipation → Laxanzieneinnahme → Hypokaliämie → Obstipation
- **Di**▷ Anamnese, allg. Untersuchung, ggfs. Coloskopie zum Ausschluss einer org. Ursache
- **Th**▷ Stuhlregulation, Lifestyle- und Ernährungsänderungen

Gastrointestinale Blutung

Hämatemesis

- **Def**▷ Bluterbrechen; Blutung aus dem oberen Gastrointestinaltrakt Hämatinbildung durch Kontakt von Blut mit Magensäure
- **Ät**▷ Ulcera, Gastritis, Tumore, Verletzung
- **Di**▷ Gastroskopie
- **Th**▷ endoskopische Blutstillung, weitere Therapie je nach Ursache, Protonenpumpenhemmer

Blutiger Stuhl

- **Def**▷ Blut im Stuhl kann je nach Menge und Ursache unterschiedlich imponieren
  Melaena: Teerstuhl: hämatinisiertes Blut durch Kontakt mit Magensäure; schwarzer Stuhl
  Hämatochezie: Frischblutbeimengung auf Stuhl, oft bei unterer gastrointestinaler Blutung, selten aber auch bei massiver oberer gastrointestinaler Blutung
  okkultes Blut: Blut nicht sichtbar; mittels Stuhltest nachweisbares Blut
- **Ät**▷ obere oder untere GI- Blutung bei Ulcus, Entzündung, Karzinom, Angiodysplasie, Divertikulose
- **Di**▷ Gastroskopie, Coloskopie, ggfs. Kapselendoskopie, Angiographie
- **Th**▷ je nach Schwere und Ursache: endoskopische Blutstillung, Volumen- und EC-Substitution, Protonenpumpenhemmer

Teerstuhl (Melaena)

- **Def**▷ hämatininsiertes Blut durch Kontakt zu Magensäure
- **Ät**▷ obere gastrointestinale Blutung, Ulcus, Tumor, Gastritis
- **Pa**▷ Blutmenge > 50 ml, Dauer im Magendarmtrakt > 8 h
- **Di**▷ Gastroskopie
- **Th**▷ endoskopische Blutstillung, spezifische Therapie nach Ursache, PPI

Gastroenterologie
Gesundheitsstörungen

Peranale Blutung

- **Def**▷ Frischblutabgang ab ano, ggfs. als Blutauflagerung auf Stuhl, oft nur Blut am Papier
- **Ät**▷ Tumor, Analfissur, Analekzem, Hämorrhoiden, chron. entzündliche Darmerkrankung
- **Di**▷ Inspektion, digital-rektale Untersuchung, ggfs. Coloskopie
- **Th**▷ symptomatisch, je nach Ursache

Regurgitation von Speisebrei

- **Def**▷ passiver Austritt von Mageninhalt in Ösophagus oder Rachen
- **Pa**▷ verminderter Sphinktertonus des unteren Ösophagussphinkters, erhöhter abdomineller Druck
- **Di**▷ Gastroskopie, ggfs. Manometrie
- **Th**▷ Prokinetika

Resistenz im Abdomen

- **Def**▷ palpatorisch abgrenzbare Raumforderung im Abdomen
- **Ät**▷ Tumor (entzündlich oder neoplastisch), pralle Darmschlingen bei Ileus, Gallenblase bei Gallengangsverschluss, Kotballen, Schwangerschaft
- **Di**▷ Labor, Sonographie

Schluckstörungen (Dysphagie)

- **Def**▷ schmerzhafter Schluckakt
- **Ät**▷ Tumor, Striktur, Entzündung, diabetische autonome Neuropathie, Sklerodermie, Myasthenie, Dermatomyositis, Ösophagusspasmus, Struma
- **Di**▷ körperliche Untersuchung, Gastroskopie
- **Th**▷ symptomatische Therapie, Prokinetika, spezifische Therapie je nach Ursache

Sodbrennen

- **Pa**▷ Rückfluss von Magensäure in die untere Speiseröhre durch insuffizienten unteren Ösophagussphinkter, vermehrte Magensäure oder erhöhten intraabdominellen Druck
- **Di**▷ körperliche Untersuchung, ggfs. Gastroskopie
- **Ko**▷ Refluxösophagitis, Barret-Ösophagus, Ösophaguskarzinom
- **Th**▷ Prokinetika, Antazida, Protonenpumpenhemmer

Gastro

Gastroenterologie
Gesundheitsstörungen

Splenomegalie

Def▷ Vergrösserung der Milz; klinisch bei palpabler Milz
Ät▷ hämato-onkologisch: Lymphom, Leukämie, Osteomyelosklerose, Polycythaemie, M. Werlhof, M. Hodgkin
infektiös: Sepsis, EBV, CMV, TBC, Typhus, Parasitosen, Malaria
autoimmun: Lupus erythematodes, Panarteritis nodosa, chron. Polyarthritis, M. Still
vaskulär: portale Hypertension, Milzvenenthrombose, Herzinsuffizienz
Speicherkrankheiten: Amyloidose, Sarkoidose, M. Gaucher, Niemann-Pick
Di▷ Sonographie, Labor

Störungen der Peristaltik

Def▷ Störung der rhythmischen Kontraktionen und damit der Peristaltik des Darmes, somit keine suffiziente Passage möglich
Ät▷ reflektorisch: abdominelle Schmerzen unterschiedlicher Ursache
entzündlich: bei abdomineller Infektion, z.B. Divertikulitis, Pankreatitis, Appendizitis
metabolisch: Hypokaliämie, Ketoazidose, Urämie, hormonell
vaskulär: Mesenterialinfarkt, Mesenterialvenenthrombose
Pa▷ **mechanischer Ileus**: Obstruktion → Dilatation des Darmes → verminderte Durchblutung des gedehnten Darmabschnittes → Durchwanderungs-peritonitis

Obturation	von innen
Obstruktion	von außen
Strangulation	durch Volvulus, Drehung
Invagination	durch Einstülpung
Inkarzeration	durch Einklemmung, z.B. Bride, Bruch

paralytischer Ileus: Lähmung der Peristaltik → zunehmende Dilatation des Darms
Sy▷ Übelkeit und Erbrechen, kolikartige, abdominelle Schmerzen
bei mechanischem Ileus → hochgestellte Peristaltik
bei paralytischem Ileus → Totenstille
Di▷ Labor, Rö-Abdomen, Sonographie-Abdomen, ggfs. CT
Th▷ Magensonde zur Entlastung, Analgesie, Behandlung der Ursache

Stuhlinkontinenz

Def▷ Stuhl kann nicht willkürlich kontrolliert und zurückgehalten werden
Pa▷ neurogen: zentral: Demenz, Hirndruck
spinal: Spina bifida, Bandscheibenprolaps, Querschnitts-lähmung, Multiple Sklerose, Diabetes mellitus
sensorisch: Hämorrhoiden, Prolaps, post-OP
motorisch: post-OP, Fistel, chronisch entzündliche Darmerkrankungen
psychisch

Gastroenterologie
Gesundheitsstörungen

- **Ein▷** Grad I: leichte Inkontinenz bei Belastung und Diarrhoe
  - Grad II: Inkontinenz für Winde und dünnen Stuhl
  - Grad III: vollständige Inkontinenz
- **Di▷** Anamnese, körperliche Untersuchung, digital-rektale Untersuchung, ggfs. Defäkographie
- **Th▷** Stuhlregulation, Biofeedback

Übelkeit

- **Ät▷** multiple gastrointestinale Erkrankungen, Intoxikation, metabolische Erkrankungen, Hirndruck, Schwindel, Schwangerschaft
- **Pa▷** unspezifisches Symptom
- **Di▷** Anamnese, körperliche Untersuchung, ggfs. Gastroskopie
- **Th▷** symptomatisch mit Antiemetika, Prokinetika, Behandlung der Grundkrankheit

Veränderungen der Stuhlgewohnheiten bzw. -beschaffenheit

- **Def▷** Wechsel von Obstipation zu Diarrhoe
- **Ät▷** Colon irritabile, stenosierender Darmprozess (Karzinom)
- **Di▷** Anamnese, körperliche Untersuchung, Coloskopie
- **Th▷** je nach Ursache, symptomatisch mit Suhlregulation

Vorfall von Mastdarm bzw. After

- **Def▷** Ausstülpung des Anus oder Rektums nach außen
- **Ät▷** Hämorrhoiden, Fissuren, erhöhter abdomineller Druck, chronische Obstipation
- **Ein▷** vollständig / partiell
  - Analprolaps: mit radiärer Fältelung
  - Rektumprolaps: mit zirkulärer Fältelung
- **Di▷** Inspektion, digital-rektale Untersuchung, im Verlauf Coloskopie
- **Th▷** Reposition, bei Rezidiven ggfs. Fixierung

Zungenbrennen (Glossodynie)

- **Def▷** brennende Missempfindungen der Zunge
- **Ät▷** Perniziosa (Hunter-Glossitis), Sjögren-Syndrom, Diabetes mellitus, psychogen, Eisenmangel
- **Di▷** Inspektion, Anamnese

Gastro

Gastroenterologie

Krankheitsbilder

Krankheiten von Mundhöhle, Speicheldrüsen und Kiefer K00–K14

Sonstige Krankheiten der Kiefer K10

Kieferosteomyelitis
- **Ät▷** Zahnwurzelentzündung, bei Kindern auch hämatogene Streuung, selten abakterielle Knochenentzündung nach Bestrahlung
- **Pa▷** bakterielle Knochenentzündung, Unterkiefer häufiger als Oberkiefer
- **Sy▷** Fieber, Infektzeichen, Schmerzen, Sensibilitätsstörung, Zahnlockerung
- **Di▷** Röntgen, ggfs. Szintigramm
- **Th▷** Antibiose, Inzision bei Weichteilabszess

Krankheiten der Speicheldrüsen K11

Sialolithiasis
- **Pa▷** Steinbildung in der Speicheldrüse, v.a. Glandula submandibularis
- **Sy▷** direkt mit dem Essen auftretende Schwellung und Druck in der Speicheldrüse
- **Di▷** Palpation, Sonographie
- **Th▷** ggfs. Gangschlitzung und Steinextraktion, Stosswellenlithotripsie, endoskopische Entfernung

Bakterielle Parotitis
- **Ät▷** Immunsuppression, Sialolithiasis
- **Err▷** Haemophilus influenza, Streptokokken, Anaerobier
- **Pa▷** aszendierende Infektion
- **Sy▷** Schmerzen, Schwellung, Infektzeichen
- **Di▷** Palpation, Sonographie, bakteriologische Untersuchung des Speichels
- **Th▷** Antibiose, bei Abszedierung Inzision und Drainage

Chronisch-rezidivierende Parotitis
- **Ät▷** unklar
- **Pa▷** bei Kindern rez. Parotitis, histologisch perlschnurartige Gangektasien
- **Sy▷** Schmerzen, Schwellung, Infektzeichen
- **Di▷** Palpation, Sonographie
- **Th▷** Antibiose

Mumps (Parotitis epidemica)
- **Ep▷** Kinder 4.–10. Lj.
- **Err▷** Mumpsvirus, Familie der Paramyxoviren, RNA-Virus, **Ikb.-Z.**: 2–4 Wochen
- **Pa▷** infektiös 5 Tage vor bis nach Abklingen der Schwellung; Tröpfcheninfektion; Kontagionsindex sehr hoch
- **Sy▷** 50% verlaufen inapparent; entzündliche Schwellung der Parotis; uncharakteristisches 1–2 tägiges Prodromalstadium; Schmerz beim Kauen; meist nachfolgend beide Seiten; evtl. Fieber um 38 °C; evtl. Pankreasbeteiligung

Gastroenterologie
Krankheitsbilder

Ko▷ leichte, seröse Meningitis (häufig); Meningoenzephalitis; in 50% der Fälle Liquorveränderungen, Orchitis (v.a. bei Erwachsenen), Thyreoiditis, Thymitis, Pankreatitis
Di▷ klinisch
Th▷ symptomatisch, bei Enzephalitis und Orchitis Cortikosteroidbehandlung
Prophylaxe: Impfung; nach Infektion anhaltende Immunität

Sjögren-Syndrom
Ep▷ ♀ > ♂, 50.–60. Lj.
Ät▷ unklar
Pa▷ Autoimmunerkrankung mit Befall der Speichel- und Tränendrüsen → lymphozytäre Infiltration, Atrophie, Funktionsverlust der Drüse
Sy▷ Funktionsverlust der Speichel- und Tränendrüse mit Mundtrockenheit, trokkenen Augen, evtl. schmerzlose Schwellung der entzündeten Drüse
Di▷ ANA, Biopsie
Th▷ Cortison, symptomatische Therapie
Ko▷ erhöhtes Risiko NH-Lymphom

Heerfordt-Syndrom
Pa▷ Parotisentzündung im Rahmen Sarkoidose mit epitheloidzelligen Granulomen
Sy▷ schmerzlose Schwellung der Parotis, oft auch Facialisparese
Di▷ Biopsie, ACE-Spiegel (Marker für Aktivität der Sarkoidose)
Th▷ Cortison, aber auch spontan gute Prognose

Stomatitis und verwandte Krankheiten K12
Rezidivierende orale Aphthen
Ät▷ unklar
Pa▷ rundlich-ovale Erosionen mit hyperämischem Randsaum
Sy▷ schmerzhafte Erosionen der Mundschleimhaut
Th▷ symptomatische Therapie mit Analgesie

Sonstige Krankheiten der Lippe und der Mundschleimhaut K13
Cheilithis
Ät▷ Allergie, UV-Strahlen, bakteriell, viral, autoimmun, Eisenmangel
Pa▷ Entzündung der Lippe
Sy▷ Schwellung, Rötung, Schmerz, Erosion, Rhagaden, Ulzeration
Di▷ Abklärung bei rezidivierendem Verlauf nach Auslöser und Grunderkrankung
Th▷ je nach Grunderkrankung, symptomatische Therapie

Leukoplakie
Ät▷ Verhornungsstörung durch mechanische oder toxische Reize
Pa▷ weiße, nicht abwischbare Beläge der Mundschleimhaut
Sy▷ meist asymptomatisch
Di▷ Entfernung und histologische Beurteilung → DD Karzinom
Th▷ vollständige Entfernung

Gastroenterologie
Krankheitsbilder

Krankheiten von Ösophagus, Magen und Duodenum K20–K31

Ösophagitis K20
Pa▷ Reflux bei Sphinkterinsuffizienz, abdomineller Druckerhöhung oder Motilitätsstörungen
Sonderform: Candidaösophagitis, Verätzungen durch Säuren oder Laugen
Sy▷ Sodbrennen, Dysphagie, Regurgitation, Blutung, Stenosen (Megaösophagus)
Di▷ Klinik, Ösophagoskopie
Th▷ **allgemein**: bei Adipositas Gewichtsreduktion, Diät mit kleinen, fettarme Mahlzeiten, keine Schokolade, Alkohol, Nikotin, Oberkörperhochlagerung
medikamentös: Prokinetika, Protonenpumpenhemmer (PPI); bei Soorösophagitis: Antimykotika

Gastroösophageale Refluxkrankheit K21
Ät▷ **primär**: Ursache unklar
sekundär: bei Schwangerschaft, Sklerodermie, Immobilität, abdominellen Prozessen mit abdomineller Druckerhöhung
Pa▷ Reflux bei Sphinkterinsuffizienz, abdomineller Druckerhöhung, Motilitätsstörung
Ein▷ **Stadien nach Savary und Miller**: nach endoskopischem Befund
  I. oberflächliche, nicht konfluierende Schleimhauterosionen
  II. konfluierende Schleimhauterosionen; longitudinal, Fibrinbeläge
  III. Erosionen über gesamte Zirkumferenz
  IV. Komplikationen: Ulkus, Stenose, Brachyösophagus, Metaplasie
    IVa. mit entzündlichen Veränderungen
    IVb. ohne entzündliche Veränderungen (Narbenstadium), irreversibel
Sy▷ Sodbrennen, Dysphagie, Regurgitation, Blutung, Stenosen (Megaösophagus)
Di▷ Ösophagoskopie, 24-pH-Metrie, Manometrie, ggfs. Röntgen, Breischluck
Ko▷ Ödem, Erosion, Striktur, Ulkus, Brachyösophagus
Barrett-Ösophagus: Zylinderepithelmetaplasie (Syn. Barrett-Metaplasie), bei der das Plattenepithel der Speiseröhre durch ein Zylinderepithel ersetzt wird. An der Übergangszone oft Ulzerationen. Präkanzerose → regelmäßige endoskopische Kontrolle (jährlich). Bei hochgradigen Veränderungen (high-grade-dysplasia) je nach Alter und AZ → Entfernung der dysplastischen Areale
DD▷ Motilitätsstörung, Oberbaucherkrankungen wie gastrointestinale Ulcera, Cholelithiasis, Ösophagusdivertikel, Karzinom, Soorösophagitis, KHK
Th▷ I und II immer konservativ; III und IV erst konservativ, bei fehlendem Effekt OP
allgemein: Gewichtsreduktion, kleine, fettarme Mahlzeiten, keine Schokolade, Alkohol, Nikotin, Oberkörperhochlagerung
medikamentös:
Antazida → Säureneutralisation

Gastroenterologie
Krankheitsbilder

  H₂-Blocker, Protonenpumpenhemmer (PPI) → Reduktion der
  Säuresekretion
  Dopaminantagonisten, Prokinetika → Erhöhung des Sphinktertonus
- **OP:** Fundoplikatio nach Nissen (bei PPI-Therapie immer seltener indiziert)

Sonstige Krankheiten des Ösophagus K22
Ösophagusulcus
- **Ep▷** insgesamt selten
- **Ät▷** im Rahmen M. Crohn, ausgeprägter Refluxösophagitis
- **DD▷** Karzinom; immer Biopsie
- **Th▷** je nach Grunderkrankung, PPI, Behandlung M. Crohn

Passagestörungen des Ösophagus
Passagestörungen des Ösophagus können durch folgende Komponenten erstehen:
- mechanisches Hindernis: entzündliche oder tumoröse Stenose, Bindegewebsring
- Divertikel
- Sphinkterdysfunktion
- Störung der Peristaltik durch Wandstarre / Sklerose bei Sklerodermie
- neurogene Störung der Peristaltik, z.B. autonome diabetische Neuropathie

Achalasie
- **Ep▷** Manifestation 30.–60. Lj.; Inzidenz 1:100.000; ♀ = ♂
- **Def▷** Unfähigkeit des unteren Ösaphusshpinkters zur ausreichenden Öffnung
- **Pa▷** Degeneration des Plexus myentericus Auerbach → fehlende Peristaltik in diastalem Ösophagussegment mit fehlender Sphinktererschlaffung; praestenotische Dilatation
- **Ein▷** nach Ätiologie:
  - primär: oft unklare Ätiologie; HLA-Assoziation, evtl. autoimmun-bedingt; angeborener Defekt
  - sekundär bei Chagas-Krankheit (selten), Karzinom, Amyloidose, Sklerodermie

  nach Stadium:
  - I. hypermotile Form; kräftige Kontraktion gegen Engstelle
  - II. hypomotile Form; zunehmende Dilatation praestenotisch
  - III. amotile Form; Ösophagus als funktionsloser Muskelschlauch
- **Sy▷** Dysphagie, retrosternale Schmerzen, Regurgitation unverdauter Speisen, Aspiration, Gewichtsabnahme
- **Di▷** Röntgen mit Kontrast-Breischluck; erweiterter Ösophagus, enger Sphinkter Manometrie, Endoskopie
- **DD▷** entzündliche oder tumoröse Ösophagusstenose; Biopsie
- **Ko▷** Karzinomrisiko 10× erhöht; Malnutrition, Aspiration
- **Th▷** medikamentös: Nifedipin praeprandial → Relaxation des unteren Ösophagussphinkters; Nitrat (Isosorbiddinitrat); medikamentöse Therapie insgesamt wenig wirksam; endoskopische Therapie vorziehen

Gastro

Gastroenterologie
Krankheitsbilder

endoskopisch: pneumatische Dilatation (Ballondilatation), Strack-Sonde, lokal Botulinustoxin

operativ: Ösophagokardiomyotomie nach Heller, Fundoplikatio nach Nissen, im Endstadium Ösophagektomie

Ösophagusspasmus
- **Ät▷** **primär**: unklare Ursache; Stress und vegetative Komponente wahrscheinlich
  sekundär: Neuropathie, Gefäßerkrankungen, Obstruktion, Ösophagitis
- **Pa▷** Ösophagusverkrampfung; plötzliche, nicht-peristaltische Kontraktion; Pseudodivertikelbildung durch Druckerhöhung
- **Sy▷** retrosternale Schmerzen, Dysphagie
- **Di▷** Röntgen Breischluck (Korkenzieher-Ösophagus), Manometrie; Provokation durch Cholinergika, Pentagastrin. Unterer Ösophagussphinkter nicht betroffen (DD Achalasie)
- **DD▷** Achalasie, entzündliche oder tumoröse Stenose, Biopsie
- **Th▷** 1. Relaxation der glatten Muskulatur mit Nitrat, Nifedipin
  2. Behandlung Stresskomponente

Motilitätsstörung im Rahmen von Systemerkrankungen
Neurogene Störung: diabetische autonome Neuropathie
Sklerosierung bei Sklerodermie

Ösophagusstenose
- **Pa▷** anatomisch (Gefäßanomalien, Trachea), entzündlich oder tumorös
- **Ein▷** Kompression **von außen**: Knorpelanteile der Trachea, Tumor, Gefässe
  Verlegung **von innen**: Tumor, Fremdkörper, Entzündung
- **Sy▷** Dysphagie
- **Th▷** je nach Ursache; Erweiterung durch Bougierung (Maßeinheit: 1 Charriere = 1/3 mm), Stent

Ösophagusdivertikel
- **Def▷** umschrieben Ausstülpungen der Ösophaguswand
- **Ein▷** Pulsionsdivertikel, Traktionsdivertikel
  Pulsionsdivertikel (Zenker-Divertikel)
  - **Ep▷** ♂; 60. Lj.
  - **Pa▷** falscher Divertikel; Divertikelwand nur Mukosa und Submukosa, keine Muskeln; Muskelschwäche der pars cricopharyngea → Druck von innen
  - **Sy▷** Dysphagie, Druckschmerz, Regurgitation unverdauter Speisereste, Aspirationsgefahr, Foetor ex ore, Ulzeration, Tumorentstehung
  - **Di▷** Breischluck mit wasserlöslichem Kontrastmittel
  - **Th▷** Indikation immer gegeben; Inzision an M. sternocleidomastoideus → Abtragung des Divertikel → resorbierbares Material, evtl. Myotomie des Ösophagussphinkters notwendig

Gastroenterologie
Krankheitsbilder

Traktionsdivertikel
- **Ep▷** ♀ = ♂; > 40. Lj.
- **Pa▷** echter Divertikel (alle Schichten) durch entzündete LK → narbige Heilung → Ausziehungen → Zug von außen
- **Sy▷** oft asymptomatisch, Dysphagie, Husten, Perforation, Fistelung
- **Di▷** Breischluck mit wasserlöslichem Kontrastmittel
- **Th▷** transthorakale Divertikelabtragung nur bei starker Symptomatik; ansonsten abwarten

Epiphrenische Pulsionsdivertikel
- **Pa▷** Divertikel oberhalb des Zwerchfells bei Achalasie
- **Th▷** OP nur bei Kompressionsbeschwerden, Erbrechen, Dysphagie, Entzündung, Fistelung

Angeborene Veränderungen
Ringe oder Webs (Netze, Gespinste)
Schatzki-Ring (bei Achalasie oder axialer Gleithernie entstehender Membranring)

Mallory-Weiss-Syndrom
- **Def▷** bei lang anhaltendem Erbrechen → Längseinrisse und Blutungen der Kardia bei vorgeschädigtem Ösophagus (oft Alkoholkonsum) → Hämatemesis; Versorgung der blutenden Gefäße
- **DD▷** **Boerhaave-Syndrom**: Ruptur aller Wandschichten bei nicht vorgeschädigtem Ösophagus im Rahmen Emesis

Ösophagusvarizenblutung
- **Ät▷** Leberzirrhose, Budd-Chiari-Syndrom, Pfortaderthrombose, Lebermetastasierung, Leberkarzinom, selten idiopathisch (Venenwandschwäche)
- **Pa▷** Umgehungskreislauf der Pfortader bei portaler Hypertension
- **Sy▷** obere gastrointestinale Blutung; insg. relativ hohe Letalität
- **Di▷** Endoskopie, Leberdiagnostik
- **Th▷** Kompression mit Senkstaken-Blakemore-Sonde oder Linton-Nachlaßsonde (Fundusvarizen), Schockbehandlung, Gerinnungsüberwachung, Vasopressininfusion zur Durchblutungssenkung im Splanchnikusgebiet; Sklerosierung der Gefäße durch Endoskopie; Elektivshunt

Verätzungen
- **Ein▷** **Säuren**: Koagulationsnekrosen → selbstlimitierend
  Laugen: Kolliquationsnekrosen → Tiefenausdehnung
- **Th▷** **Frühphase**: Verdünnung, Neutralisation
  Komplikation: Frühperforation, Infektion, Schock
  Therapie bei Säuren: Milch, Tris-Puffer
  bei Laugen: verdünnte Säure (Zitronensäure)
  Spätphase: Schädigung von Mukosa und Submukosa, Strikturen, Stenosen → Cortisongabe, Bougierung
  Kein Erbrechen provozieren!
- **Ko▷** Narben, Fisteln, Stenose, Karzinom

Gastro

Gastroenterologie
Krankheitsbilder

Ulcus ventriculi K25 / Ulcus duodeni K26

Def▷ **Erosion**: oberflächlicher Substanzdefekt, Muscularis mucosae intakt
Ulcus: tiefer Substanzdefekt, Muscularis mucosae defekt
Sonderformen:
Ulcus Dieulafoy: Sonderform des Ulcus ventriculi, Arrosion submuköser Gefäße
Ulcus Callosum: chronisches Ulkus mit Beteiligung aller Wandschichten, fibinöser Randwall

Ät▷ genetische Disposition (Blutgruppe 0, HLA-B5), Helicobacter pylori, medikamentös (NSAR, Aspirin, Cortison), toxisch (Alkohol, Nikotin), endokrinologisch (Hyperparathyreoidismus, Gastrinom), Stress, Anastomosen

Pa▷ Allgemeines Mißverhältnis zwischen Säuren und schützenden Faktoren:
protektiv wirken: HCO3-Puffer, Schleim, Prostaglandin, Epithelregeneration
aggressiv wirken: Salzsäure ↑, Durchblutung ↓, Cell-Turn-Over ↓

Ein▷ nach **Lokalisation**: Ulcus duodeni v.a. am Bulbus
Ulcus ventriculi v.a. am Magenkorpus
Johnson-Einteilung:
Stadium I: hochsitzendes Ulcus ventriculi
Stadium II: gastroduodenales Kombinationsulkus
Stadium III: präpylorisches (distales) Ulcs duodeni
Stadium IV: Duodenalulkus

Sy▷ brennende, epigastrische Schmerzen
Ulcus duodeni: Nüchternschmerz, bei Nahrung besser; OP-Indikation bei fehlendem Therapieerfolg, proximale selektive Vagotomie (PSV)
Ulcus ventriculi: postprandiale Schmerzen; kleine Kurvatur; OP-Indikation: selten; fehlende Besserung oder Rezidive unter maximaler Therapie

Ko▷ Blutungen, Perforation, narbige Stenose, maligne Entartung

Di▷ Endoskopie, Test auf Helicobacter, Sonographie, ggfs. Gastrinbestimmung

Th▷ PPI, H2-Blocker, Anticholinergika, Antazida, Mukosaprotektiva
HLO-Eradikation: Protonenpumpenhemmer (PPi), Clarithromycin, Metronidazol
OP: selten; durch PPI und endoskopische Verfahren Minimierung der OP-Zahlen
nicht-resezierend:
trunkuläre Vagotomie: erheblicher Ausfall des N. Vagus, Pyleroplastik (plastische Pyloruserweiterung)
selektive gastrische Vagotomie: Denervierung des gesamten Magens; Pyleroplastik
proximale selektive Vagotomie (PSV): Magenfundus und Korpus werden denerviert

Gastroenterologie
Krankheitsbilder

Resektionsverfahren:
- **Billroth I**: distale 2/3-Resektion mit Gastroduodenostomie
- **Billroth II**: distale 2/3-Resektion mit Gastrojejunostomie; wegen duodenogastrischem Reflux Braun-Anastomose oder Roux-Y-Schlinge)
- **Antrektomie**: diastale Hemigastrektomie mit Gastroduodenostomie
- **totale Gastrektomie** mit Jejunuminterponat oder Roux-Y

Billroth I	Billroth II	Gastrektomie	Roux-Y
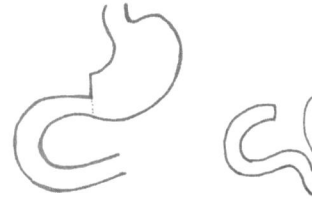	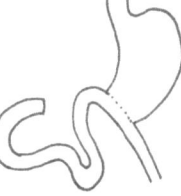	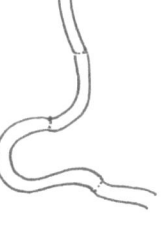	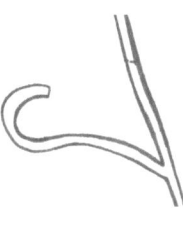

Frühkomplikationen nach Magen-OP:
- intestinale Nachblutung → Blutverlust → Relaparotomie
- Nahtinsuffizienz → Rö-Kontrast → Relaparotomie
- Duodenalstumpfinsuffizienz bei Billroth II → Relaparotomie
- postoperative Magenatonie → Einläufe, Peristaltikförderung (Cholinergika)
- Diarrhö nach Billroth II; konservative Behandlung

Spätkomplikationen nach Magen-OP:
- Ulkusrezidiv (Anastomosenulkus), Blutung, Perforation, Schmerzen, Erbrechen nach Vagotomie → Antihistaminika; ansonsten OP
- **postliminäres Frühdumpingsyndrom** (Dumpingsyndrom i.e.S.): 15 Min. nach Nahrungsaufnahme → Schweiß, Blässe, Übelkeit, Singultus, Kollaps durch schnelle hyperosmolare Füllung des Dünndarms mit Einstrom von Wasser in den Darm → Hypovolämie
  Meiden süßer und flüssiger Speisen
  selten Revisions-OP mit Umwandlung B-II in BB-1I notwendig
- **Spätdumpingsyndrom**: 1–4 h nach Nahrungsaufnahme durch Hypoglykämie; diätetisch
- **Afferent-loop-Syndrom (Syndrom der zuführenden Schlinge)**: Stenosierung / Abknickung der zuführenden Jejunumschlinge bei Billroth II → Galle und Pankreassekretstau → Völlegefühl, Schmerzen, morgendliches oder postprandiales Erbrechen
- **Postvagotomie-Syndrom**: Motilitätsstörung mit spastischer Obstipation und Diarrhoe

Gastro

Gastroenterologie
Krankheitsbilder

Anämie durch Hypovitaminosen durch Intrinsic-Factor-Mangel → Vitamin-B12-Mangel → perniziöse Anämie; Eisenresorptionsstörung

Obere gastrointestinale Blutung

- **Ät▷** Ulcus pepticum, Ösophagusvarizen, Refluxösophagitis, Mallory-Weiss-Syndrom, Gastritis, Karzinome
- **Pa▷** 90% obere gastrointestinale Blutung
  10% untere (unter Treitz-Band) gastrointestinale Blutung
  Reaktion von Blut und Magensäure: Hämatemesis oder Melena
- **Ein▷ nach Forrest**
  - Stadium I: aktuelle Blutung
    - Ia: spritzende Blutung (arteriell)
    - Ib: Sickerblutung (venös)
  - Stadium II: Hinweis auf abgelaufene Blutung: Gefäßstumpf, Ulkus, Blutreste
  - Stadium III: keine Zeichen einer stattgehabten Blutung
- **Sy▷** je nach Lokalisierung der Blutung: massives Bluterbrechen oder Blutabgang per ano, Bluterbrechen, Hämatemesis, Melaena, Hämatoschezie, Schock, Blutungsanämie
- **Di▷** Endoskopie, Angiographie, Szinti: radioaktiv markierte Erythrozyten
- **Th▷** Nahrungskarenz, Magensonde, Vitalüberwachung, Volumenersatz, Erythrozytenkonzentrate, endokopische Blutstillung, Ballonsonde bei Ösophagusvarizen, hochdosiert Protonenpumpenhemmer

  OP-Verfahren:
  - **Ulcus duodeni:** extra- oder intraluminale Umstechung der A. gastro- bzw. pancreaticoduodenalis; evtl. plus PSV (proximale selektive Vagotomie)
  - **Ulcus ventriculi:** endoskopische Laserkoagulation; später OP mit Umstechungsligatur; evtl. Resektion Billroth II; Notfallgastrektomie
  - **Ösophagusvarizenblutung:** Ballonsonde, endoskopische Sklerosierung, Ösophagustranssektion, Notfallshunt (portokaval)

Gastritis und Duodenitis K29

Akute Gastritis

- **Def▷** akute Entzündung der Magenschleimhaut
- **Ät▷** exogene Noxen (Alkohol, NSAR, Verätzungen), Stress, Infektion, z.T. im Rahmen schwerer Allgemeinerkrankung → Sepsis, Schock, Blutung, Urämie, Trauma, Verbrennung
- **Pa▷** Rötung, ödematöse Auflockerung, Erosionen
- **Sy▷** Übelkeit, Erbrechen, epigastrisches Druckgefühl, Appetitlosigkeit, Diarrhoe, Hämatemesis, Schmerzen
- **Th▷** Nahrungskarenz, Diät, ggfs. Protonenpumpenhemmer, H_2-Blocker, Stressreduktion, keine Noxen

Gastroenterologie
Krankheitsbilder

Chronische Gastritis
Typ A
- **Ät▷** autoimmun
- **Pa▷** AK gegen Belegzellen (Parietalzellen) und intrinsic factor → Atrophie der säureproduzierenden Drüsen → Resorptionsstörung für Vitamin B12 → perniziöse Anämie; Lokalisation im Corpus
- **Sy▷** Anämie, milde abdominelle Klinik
- **Th▷** Vitamin-B12-Substitution

Typ B
- **Ät▷** Helicobacter pylori-Infektion
- **Pa▷** Ureaseaktivität → Ammoniakproduktion; Antrum
- **Sy▷** chronische Oberbauchbeschwerden, Dyspepsie, Völlegefühl, Aufstossen
- **Th▷** Eradikation

Typ C
- **Ät▷** chemisch; galliger Reflux, exogene Noxen: NSAR, Alkohol; gesamter Magen
- **Sy▷** wie Typ B
- **Th▷** Meidung von Noxen, akut zusätzlich Protonenpumpenhemmer

Menetrier Faltenhyperplasie
- **Pa▷** Riesenfaltenmagen, foveoläre Hyperplasie der Schleimhaut
- **Sy▷** Eiweißverlust, Ödeme
- **Th▷** engmaschige endoskopisch-bioptische Kontrollen wegen Karzinomrisiko

Duodenitis
- **Def▷** Entzündung des Duodenums
- **Ät▷** Helicobacter pylori, Noxen
- **Sy▷** Oberbauchbeschwerden, Übelkeit, Emesis
- **Th▷** Protonenpumpenhemmer, Antazida, Meidung Noxen, ggfs. HLO-Eradikation

Dyspepsie K30
Funktionelle Störungen (Reizmagen)
- **Def▷** wiederkehrende oder chronische Schmerzen oder Unwohlsein im oberen Bauchbereich, ohne dass organische Ursachen gefunden werden können; oft i.R. des funktionellen Abdominalsyndroms (FAB) in Kombination mit irritablem Kolon
- **Ät▷** psychosomatische Genese, Motilitätsstörung
- **Sy▷** Magenkrämpfe, Brechreiz, Erbrechen, Appetitlosigkeit, Völlegefühl, Sodbrennen, Übelkeit, Blähungen, krampfartige Sensationen, Durchfall
- **Di▷** **Rome-II-Kriterien**: ulkusartige Dyspepsie, dysmotilitätsbedingte Dyspepsie, unspezifische Dyspepsie; Gastroskopie zum Ausschluss organische Ursache
- **DD▷** Ausschluß Magenulkus, Gastritis, Reflux, Karzinom
- **Th▷** symptomatisch, Diät

Gastroenterologie
Krankheitsbilder

Magenausgangsstenose K31

Pylorusstenose

- **Ep▷** Jungen häufiger betroffen
- **Ät▷** Hypertrophie und Spastik der Pylorusmuskulatur
- **Sy▷** meist in 2. bis 3. Lebenswoche mit rezidivierendem explosionsartigem Erbrechen, Hypochlorämie, metabolische Alkalose, Kaliumverlust, Pylorustumor, Pseudoobstipation, sichtbare Magenperistaltik, grünlich-braune Hungerstühle, Dehydratation
  Coma pyloricum: Dehydratation, Alkalose, Hypoxie, Bewußtseinstrübung
- **DD▷** AGS mit Salzverlust, Duodenalstenose, Kardiainsuffizienz: (schlaffes Erbrechen), Hiatushernie, Achalasie, zentrales Erbrechen
- **Th▷** Pyloromyotomie nach Weber-Ramstadt (Längsdurchtrennung der Muskulatur)

Magenausgangsstenose

- **Ep▷** im Erwachsenenalter
- **Ät▷** meist entzündlich (Ulcus) oder tumorös
- **Sy▷** Übelkeit, Erbrechen, Völlegefühl, Retentionsmagen
- **Di▷** Gastroskopie, Röntgen, CT
- **Th▷** bei narbigen Veränderungen Bougierung, Behandlung Ulcus; ggfs. OP

Krankheiten der Appendix K35–K38

Akute Appendizitis K35

- **Ät▷** unklare Auslöser
- **Pa▷** Entzündung des Wurmfortsatzes; Erreger meist physiol. Darmflora
  Lageanomalien: subhepatisch (DD Cholezystitis)
  retrozökal (DD Nierenkolik)
  blasennah, Unterbauchlage
- **Ein▷ Stadien:** I: katarrhalisch (Granulos, multiple Erosionen)
  II: phlegmonös
  III: ulzero-phlegmonös
- **Sy▷** ziehende, rechtsseitige Unterbauchschmerzen, Peritonismus, Übelkeit, Erbrechen, Fieber
  Altersabhängige Klinik und DD:
  Baby: Diarrhoe, Erbrechen, AZ ↓, Unruhe, Blähbauch
  DD▷ Infektion
  Kinder: unspezifische Oberbauchschmerzen, Appetitlosigkeit
  DD▷ Pleuritis, basale Pneumonie, gastrointestinale Ulzera, Invagination
  Schwangere: Verlagerung nach oben rechts
  Senioren: rascher, unspezifischer Verlauf, keine Abwehrspannung, schlaffe Bauchdecke
  DD▷ Divertikulitis, Karzinom, Ischämie

Gastroenterologie
Krankheitsbilder

Di▷ Leukozytose (leicht), CRP, BSG, Sonographie
Temperaturdifferenz rektal-axillär > 1°C
Untersuchungspunkte: Druckschmerzhaftigkeit
- McBurney: Mitte Spina iliaca anterior superior rechts und Nabel
- Lanz: zwischem re. und mittlerem Drittel zwischen beiden Spinae iliacae
- Blumberg: kontralateraler Druck- oder Loslassschmerz
- Rovsing: retrogrades Ausstreichen schmerzhaft
- Douglas: bei Rektalpalpation Druckschmerz im Douglas
- Psoas: Schmerz rechter Unterbauch bei Hüftbeugung gegen Widerstand

Ko▷ Perforation → Peritonitis; gangränöse Appendizitis; sekundäre Abszesse, Verwachsungen

DD▷ Lymphadenitis mesentericae (Diarrhoe), Adnexitis, Ovarialzysten, EUG, M. Crohn, Ureterkolik, Nierenentzündung, akute Pankreatitis, Pseudoperitonitis diabetica, Mukozele (Schleimretention durch Obliteration des Lumens), Parasitose (Wurmerkrankungen v.a. Askaris, Oxyuren)

Th▷ chirurgische Abtragung der Appendix (jede diagnostizierte Appendizitis sollte operiert werden!)
bei Unklarheit: Probelaparotomie, ansonsten Laparoskopie, Antibiose
Appendektomie: Wechselschnitt mit Trennung Externusaponeurose, M. obliquus internus, peritoneum; oder Pararektalschnitt; ligierter Stumpf wird mit Z-Naht (Tabaksbeutelnaht) verschlossen

Chronische Appendizitis K36

Def▷ Ausschlussdiagnose bei rezidivierenden rechtsseitigen Unterbauchschmerzen
Ät▷ Vernarbung, Verwachsungen
Th▷ je nach Beschwerdeausmaß Appendektomie

Sonstige Krankheiten der Appendix K37

Appendixkarzinoid
50% der Karzinoide im Appendix; meist Zufallsbefund bei Appendektomie
Bei < 2 cm keine weitere Therapie notwendig; > 2 cm ggfs. Hemicolektomie rechts

Appendixkarzinom
Behandlung wie Coecumkarzinom mit Hemicolektomie rechts. S. Colonkarzinom

Hernien K40–K46

Def▷ Protrusion des Peritoneums und des Peritonealinhaltes durch normale oder pathologische Öffnung
Ep▷ Inzidenz 1%
Ein▷ **Nach Lokalisation**:
Inguinalhernie (Leistenbruch): Bruchsack über Lig. inguinale
– indirekt, lateral, schräg, oft angeboren
– direkt, medial, gerade, meist erworben

Gastroenterologie
Krankheitsbilder

Femoralhernie (Schenkelbruch): Bruchsack unter Lig. inguinale
Nabelhernie: Umbilikalhernie
Narbenhernie: Herniation in künstlicher, post-OP-Lücke
epigastrische Hernie: Linea alba

Nach Aufbau:
    Hernia vera: mit Bruchsack
    Gleithernie: Bruchsack fehlt ganz oder teilweise, damit ist vorgefallenes Organ Bestandteil der Bruchsackwand
    Hernia spuriae: Anteile, die nur von einer Seite mit Peritoneum überzogen sind; nur auf einer Seite Bruchsack, z.B. Zökum, Colon asc. / desc., Blase

Nach Bruchinhalt: Enterozele (Darminhalt), Omentozele (Netz)
Angeboren: Hernia congenita, z.B. indirekte Leistenhernie, Nabelhernie
Erworben: Hernia acquisita, z.B. Narbenhernie, direkte Leistenhernie
Innere Hernie: innerhalb des Bauchraumes ohne äußerliche Erscheinung
Äußere Hernie: Vorstülpung durch die Bauchwand
Darmwandhernie (Richter): Hernierung nur von Anteilen der Darmwand

Sy▷ unkomplizierte, reponible Hernien meist asymptomatisch, evtl. Ziehen und Verschlechterung bei körperlicher Belastung und Erhöhung des abominellen Drucks durch Husten, Pressen; bei irreponiblen Hernien meist Beschwerdezunahme

Einklemmung / Inkarzeration mit heftigen abdominellen Schmerzen, Ileus

Di▷ Inspektion und Palpation, Provokation

Th▷ je nach Lokalisation und Klinik: beobachten, reponieren, operativ sanieren
bei Inkarzeration sofortige OP!
OP: minimal invasiv / offen; Prinzip: Darstellung der Bruchpforte und Bruchsack → Rückverlagerung Bruchsack und Inhalt → Verschluss der Bruchlücke mit Naht / Mesh (Netz)

Hernia inguinalis (Leistenbruch) K40

Ana▷ **Begrenzungen Leistenkanal**:

ventral	M. obliquus externus
dorsal	Fascia transversalis, Peritoneum parietale
kranial	Unterrand des M. obliquus internus und transversus
kaudal	Lig. inguinale

Anatomische Beziehungen des Leistenkanals:
    kranial des Lig. inguinale: A. epigastrica inferior
    lateral des Lig. inguinale: Fossa inguinalis lateralis (Anulus inguinalis profundus, Wurzel des proc. vaginalis peritonei)
    medial des Lig. inguinale: Fossa inguinalis medialis (Anulus ingiunalis superficialis)

Inhalt des Leistenkanals: M. cremaster, Funiculus spermaticus, Lig. teres uteri

Gastroenterologie
Krankheitsbilder

- **Ein▷** **Indirekte** (laterale, schräge) **Leistenhernien**:
    - **Ep▷** ♂ > ♀
    - **Ät▷** oft angeboren
    - **Pa▷** Bruch oberhalb Lig. inguinale, lateral Vasa epigastrica
      Bruchkanal: innerer Leistenring → Leistenkanal → äußerer Leistenring; von Kremasterfasern umgeben
      bei angeborener Form: Ausbleiben der Obliteration des Proc. vaginalis peritonei; Bruchsack bis oberer Hodenpol; häufig Inkarzeration
    - **LIA** → **l**ateral – **i**ndirekt – **a**ngeboren
  - **Direkte** (mediale, gerade) **Hernien**:
    - **Ep▷** selten, ♂ > ♀, höheres Alter
    - **Ät▷** erworben
    - **Sy▷** innerer Bruch über Lig. inguinale, medial der Vasa epigastrica; Bruch senkrecht durch Bauchdecke; keine Beziehung zum Samenstrang; selten Inkarzeration
    - **MED** → **m**edial – **e**rworben – **d**irekt
- **Sy▷** asymptomatisch bis zu heftigsten Schmerzen bei Inkarzeration, Zunahme der Beschwerden bei intraabdomineller Druckerhöhung
- **Ko▷** Kotstauung, Entzündung, Strangulation, Inkarzeration, Ileus, Gangrän
- **Th▷** **OP**: bei unkomplizierter Hernie elektive Indikation, bei Inkarzeration sofortige OP
    - **Prinzip**: Darstellung Bruchpforte und Bruchsack → Rückverlagerung Bruchsack und Inhalt ins Abdomen → Verschluss der Bruchlücke durch Naht oder Mesh (Netz)
    - **Nach Shouldice**: zweireihige Doppelung der Fascia transversalis, zweireihige Naht der Internusmuskulatur ans Leistenband; Verstärkung der Hinterwand
    - **Nach Bassini**: Fixation des M. obliquus int., des M. transversus abdominis und der Fascia transversalis mit Einzelknopfnähten an das Leistenband
    - **Nach Halsted-Ferguson**: bei kindlichem Leistenbruch
    - **Nach McVay/Lotheissen**: Fixation des M. obliquus int., des M. transversus abdominalis und der Fascia transversalis an das Lig. pubicum superius (= Cooperi)

Hernia femoralis (Schenkelbruch) K41

- **Pa▷** Bruchsack unter Lig. inguinale (Leistenband) durch Lacuna vasorum, medial von V. femoralis
- **Ep▷** ♀ > ♂, immer erworben
- **Sy▷** schlecht reponierbar, oft Inkarzeration, enge Pforte; mediale Oberschenkelschwellung
- **Th▷** operative Sanierung, femoraler oder inguinaler Zugang

Gastroenterologie
Krankheitsbilder

Hernia umbilicalis (Nabelhernie) K42
- **Pa▷** Bruchpforte Anulus umbilicalis
- **Ep▷** ältere ♀, angeboren oder erworben; bei Kindern oft spontaner Verschluss
- **Sy▷** selten reponibel, oft Verwachsungen mit Bruchinhalt (Omentum majus, Darm)
- **Th▷** operative Sanierung durch Fasziendopplung; bei grossen Brüchen Netzeinlage

Hernia ventralis K43
Narbenhernie
- **Ät▷** nach OP erworbene Bruchpforte an Schwachstelle; Wundheilungsstörungen, Adipositas
- **Sy▷** palpabler Tumor, ggfs. Schmerzen bei Darmbewegung oder Einklemmung
- **Th▷** operative Sanierung mit Netzeinlage; bei einfacher Fasziendopplung Rezidivrisiko hoch

Epigastrische Hernie (Hernia epigastrica)
- **Ät▷** bei Magen-Duodenum- und Gallenblasenerkrankung
- **Pa▷** Faszienlücke zwischen Proc. xiphoideus und Nabel in Linea alba, Bruchinhalt Darm, präperitoneales Fett; erworbene Hernie
- **Sy▷** Oberbauchbeschwerden nach dem Essen
- **Th▷** operative Sanierung mit Netz oder Fasziendopplung

Rektusdiastase
- **Pa▷** unechte Hernie durch Verbreiterung der Linea alba; Auseinanderstehen der Mm. recti abdominis > 2 cm
- **Ät▷** selten angeboren, häufig erworben, Adipositas, Schwangerschaft
- **Th▷** selten indiziert, ggfs. Physio, Gewichtsreduktion, OP
- **DD▷** Narbenhernie nach Laparotomie

Sonstige Hernien
Darmwandhernie (Richter-Littrè-Hernie)
- **Def▷** divertikelartige Herniation eines Darmwandabschnittes, z.B. Meckeldivertikel; kleine Schenkelhernie; im Bruchsack nur Darmwandteil, nicht das ganze Lumen
- **Pa▷** keine Obstruktionssymptomatik, aber durch Darmwandischämie hohe Perforationsgefahr
- **Th▷** dringliche OP-Indikation

Spieghel-Hernie (Hernia lineae semilunaris)
- **Pa▷** zwischen M. obliquus internus und Außenrand der Rektusscheide

Hernia obturatoria
- **Pa▷** Bruchaustritt entlang der Vasa obturatoria und des N. obturatorius in das Foramen obturatum

Gastroenterologie
Krankheitsbilder

Hernia ischiadica
Pa▷ Bruchaustritt durch das Foramen ischiadicum im Bereich des M. glutaeus maximus

Hernia diaphragmatica K44
Ein▷ 1. **Axiale Hernie** (Gleithernie): Kardia oberhalb des Zwerchfells
2. **Paraösophageale Hernie**: Magenfundus oberhalb des Zwerchfells, Kardia und ösophagogastraler Übergang in situ
3. **Upside-down-stomach**: Magen rotiert um eigene Längsachse und tritt durch Hernie in den Thorax
Mischformen: Kombination aus Gleit- und paraösophagealer Hernie

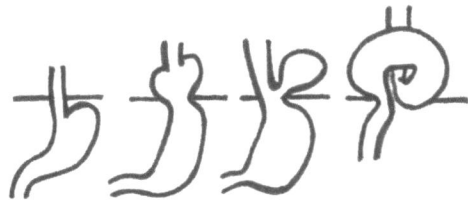

Normal   1.   2.   3.

Axiale Hernie (Gleithernie)
Pa▷ Kardia oberhalb des Zwerchfells (ins hintere Mediastinum), 90% der Hiatushernien
Sy▷ wenig Beschwerden, evtl. Refluxsymptomatik
Di▷ Kontrastmitteluntersuchung in Kopftieflage
Th▷ asymptomatisch: keine Therapie
bei Reflux: erst konservativ PPI, Prokinetika
bei schwerem Verlauf: Fundoplikatio

Paraösophageale Hernie
Ep▷ insg. selten
Pa▷ Magenfundus oberhalb des Zwerchfells, Kardia und ösophagogastraler Übergang in situ
Sy▷ intermittierende Dysphagie, postprandialer Schmerz, kardiopulmonale Beschwerden, Singultus
Di▷ Kontrastmitteluntersuchung in Kopftieflage
Ko▷ Inkarzeration, Gangrän, Nekrose, Perforation, Volvulus, Ulzeration
Th▷ Rückverlagerung, Verschluß des Thoraxdefektes, evtl. mit Fundoplikatio oder Gastropexie (Magenfixierung); bei Durchblutungsstörung Magenteilresektion

Gastro

Gastroenterologie
Krankheitsbilder

Upside-down-stomach
- **Pa**▷ Magen rotiert um eigene Längsachse und tritt durch Hernie in den Thorax; große Kurvatur liegt proximal
- **Sy**▷ je nach Ausmaß: Dysphagie, Völlegefühl, Reflux, Dyspnoe
- **Th**▷ operative Sanierung mit Gastropexie

Mischformen
- **Pa**▷ Kombination aus Gleit- und paraösophagealer Hernie
- **Sy**▷ meist asymptomatisch, evtl. Dysphagie, Inkarzeration, Ulkus, Blutung, Anämie
- **Di**▷ Kontrastmitteluntersuchung in Kopftieflage
- **Th**▷ immer OP (transabdominale Reposition, Gastropexie an der vorderen Bauchwand)

Angeborene Hernien und Defekte
Hernia diaphragmatica
- **Ein**▷ axiale oder paraösophageale Hernie, Upside-down-stomach, Mischformen
- **Pa**▷ angeboren meist links (da rechts von der Leber geschützt); meist falsche Hernien, da ohne Bruchsack

Zwerchfellhernien
- **Pa**▷ **Bochdalek Hernie**: linkes Trigonum lumbocostale
  Manifestation spätes Kindesalter, Erwachsene
  Morgagni-Hernie: angeboren oder erworben; durch Larry-Dreieck; ♀;
  Erwachsene
  Neugeborene:
  posterolaterale Hernie: schlechte Prognose; Verlagerung der Abdominalorgane in Thorax (Enterothorax)→ Lungenhypoplasie; Zyanose, 50–60% letal
  ventrale Hernie: sehr gute Prognose
  - **Th**▷ Absaugen der Magenflüssigkeit, Sauerstoffgabe, OP-Korrektur

Nichtinfektiöse Enteritis und Colitis K50–K52
Crohn-Krankheit K50 (Enteritis regionalis, Morbus Crohn)
- **Def**▷ diskontinuierliche, segmentale chronisch entzündliche Darmerkrankung mit möglichem Befall des gesamten Gastrointestinaltraktes sowie aller Wandschichten; unspezifische, granulomatöse Entzündung
- **Ät**▷ unklare Ätiologie, evtl. autoimmun, parainfektiös
- **Pa**▷ Lokalisation segmental, aber ganzer GI-Trakt möglich, Skip lesions: diskontinuierliche Ausbreitung, meist terminales Ileum (Ileitis terminalis), meist schubförmiger Verlauf
- **Sy**▷ Verlauf: akut, subakut, chronisch
  abdominelle Beschwerden und extraintestinale Begleiterkrankungen: Diarrhö, Unterbauchschmerzen, Polyarthritis, Iridozyklitis, Erythema nodosum, Leberbeteiligung

Gastroenterologie
Krankheitsbilder

akut: Schmerzen, Fieber, akutes Abdomen, Übelkeit, Erbrechen
chronisch: Perforation, Blutung, Anämie, Malassimilation, Amyloidose, Thrombose, Gewichtsverlust
extraintestinale Begleiterkrankungen: z.T. unabhängig von entz. Aktivität im Darm:
- Erythema nodosum, Pyoderma gangraenosum
- Uveitis, Episkleritis
- Arthritis, Spondylitis ankylosans (HLA-B27)
- primär sklerosierende Cholangitis

Di▷ Coloskopie inkl. terminales Ileum: Aphthen, Fissuren, Fisteln, Pflastersteinrelief
Histologie: transmuraler Befall, Lymphfollikel
Rö: Dünndarmpassage, Doppelkontrast (typischerweise segmentaler Befall)
Labor: Anti-Saccharomyces cerevisiae (ASCA)-AK

Ko▷ Stenosierung, Narben, Ileus, Fistel, Abszeß, Malnutrition, Amyloidose, Karzinom, Kurzdarmsyndrom bei rezidivierenden Resektionen

Th▷ **supportiv**: Diät, Ergänzung parenterale Ernährung im Schub, Vitaminsubstitution
medikamentös:
  Colonbefall: Salazosulfapyridin, Cortison im Schub
  Dünndarmbefall: Cortison im Schub mit Erhaltungstherapie, 5-ASA
  bei therapierefraktärem Verlauf:
    Metronidazol → Reduktion Darmbesiedlung
    Azathioprin → Immunsuppression
    Anti-TNFα-AK → bei schwerem Verlauf, Fisteln
operativ: insgesamt strenge Indikationsstellung, Behandlung Ileus, Fistel, Stenose
  absolute OP-Indikationen: Perforationen, Peritonitis, akuter Ileus, therapieresistente Blutung, toxisches Megacolon, enterovesikale Fistel, Ureterkompression
  Vorgehen: sparsame Dünndarmresektion; Sicherheitsabstand 5 cm; End-zu-End-Anastomose; bei Appendizitis mit M. Crohn nur Appendektomie, wenn Zökum nicht befallen ist

Colitis ulcerosa K51

Def▷ chronisch-remittierende, autoaggressive Entzündung des Dickdarms; v.a. Rektum
Ep▷ Manifestation 20.–40. Lj.
Pa▷ Antikörper: Kreuzreaktion zwischen Wandantigenen von E. coli und Colon-Enterozyten → Immunkomplexe → Komplementaktivierung, Granulozyteneinwanderung → Aktivierung zytotoxischer T-Zellen, exakter Mechanismus aber weiter unklar
Verlauf: fulminant-toxisch, chronisch-intermittierend (häufig), chronisch-progredient; distaler Beginn, orale Ausbreitung

Gastroenterologie
Krankheitsbilder

- **Sy▷** blutig-schleimige Durchfälle (bis zu 20–30/d), krampfartige Schmerzen, Tenesmen; selten extraintestinale Begleiterkrankungen
- **Di▷** Rektoskopie, Coloskopie: makroskopisch: gerötete, ulzeröse Schleimhaut
  Histologie: Atrophie, lymphatische Infiltration, Inseln intakter Schleimhaut
  → Pseudopolypen, Epitheldysplasie, Kragenknopfulzera
  Rö-Kontrastdarstellung: Spikulabildung, Wandstarre, Haustrenverlust
  Labor: pANCA
- **DD▷** M. Crohn (s. Tabelle), Divertikulitis, Tumor, ischämische oder infektiöse Colitis, Kollagencolitis
- **Ko▷** Blutverluste, Perforation, toxisches Megacolon, Peritonitis, Stenose, maligne Entartung, Malnutrition, Amyloidose
- **Th▷** **primär konservativ**: Diät, 5-ASA, Steroide, Metronidazol, ggfs. Immunsuppressiva
  operativ: bei Komplikationen
  Subtotale Colektomie: mit endständigem Ileostoma; belassen des Rektumstumpfes für Kontinenz
  Proktocolektomie → Heilung der Erkrankung, ileoanale Pouchplastik für Kontinenz
  Teilresektionen: weiterhin Entartungsrisiko, daher strenge Kontrollen

DD▷

Parameter	M. Crohn	Colitis ulcerosa
Lokalisation	gesamter GI-Trakt	Colon
Rektum	selten	häufig
Ausbreitung	diskontinuierlich	kontinuierlich
Histologie	alle Wandschichten betroffen; Epitheloidzellgranulome, Fibrose	Mukosa und Submukosa, Kryptenabszesse, Becherzellverlust
Makroskopie	aphtöse Läsion, Ulzera, Fisteln, Stenosen, Abszesse	Rötung, Ulzera, Blutungen, Pseudopolypen
Entartungsrisiko	geringer	höher
Symptome	oft Leibschmerzen, selten Hämatochezie	selten Leibschmerzen, oft Hämatochezie
Stuhl	Durchfall, breiig, Ø Blut, Ø Schleim	blutige, schleimige Durchfälle
Stenosen	oft	selten
Fisteln	oft (weil alle Wandschichten betroffen)	selten (weil nur oberflächlich)
tox. Megakolon	selten	oft
extraintestinal	oft	selten

Sonstige nichtinfektiöse Enteritis K52

Enterocolitis
- **Ät▷** infektiös, toxisch, ionisierende Strahlung, kollagene Colitis
- **Pa▷** großflächige Entzündung der Darmschleimhaut → Diarrhoe, abdominelle Schmerzen

Gastroenterologie
Krankheitsbilder

Di▷ Stuhlkultur, ggfs. Coloskopie zur histologischen Klärung
Th▷ je nach Ursache, Diät, ausreichend Flüssigkeit, Elektrolytkontrolle

Infektiöse Colitis
Ät▷ viral: Roto-, Entero-, Adenoviren, Novovirus
bakteriell: Salmonellen, E. coli, Shigellen, Campylobacter
parasitär: Lamblia, Kryptosporidien, Ascaris, Amöben
Sy▷ Erbrechen, Diarrhoe → Elektrolytstörung, Exsikkose, metabolische Azidose
Th▷ Rehydratation; Antibiose nur bei septischem Verlauf
Sonderform: pseudomembranöse Colitis durch Clostridium difficile bei Antibiose; Therapie mit Metronidazol, Vancomycin

Kollagene Colitis
Sy▷ Kollagencolitis, mikroskopische Colitis
Pa▷ Entzündung der Schleimhaut, makroskopisch unauffällige Schleimhaut; rein mikroskopischer Befund: subepitheliale Kollagenablagerung; Bildung einer Membran, die Schleimhautepithelzellen von darunterliegenden Schichten trennt
Ät▷ unklar, immunologische Ursache / autoimmun wahrscheinlich; DD infektiös bei nicht bekanntem Erreger
DD▷ lymphozytäre Colitis: klinisch identisch, aber histologisch Schleimhautinfiltration durch Lymphozyten
Sy▷ starke, wässrige Diarrhoe, abdominelle Beschwerden
Di▷ Coloskopie mit Biopsie
Th▷ Budesonid (Budenofalk®), Mesalazin

Strahlencolitis
Pa▷ Schleimhautentzündung durch Strahlentherapie
Sy▷ Diarrhoe, abdominelle Schmerzen
Th▷ meist Unterbrechung der Strahlentherapie notwendig, Kontrolle Elektrolyte und Flüssigkeitshaushalt, Stabilisierung Darmflora, 5-ASA

Bakterielle Überwucherung
Pa▷ Dünndarm wird von Bakterienflora des Kolons überwachsen; häufiger bei blinder Schlinge, Fistel, Divertikel → Malabsorption und Konsumption
Di▷ Steatorrhoe, pathologischer D-Xylose und Schilling-Test
Th▷ Antibiose

M. Whipple (Lipodystrophia intestinalis)
Def▷ intestinale Lymphabflußstörung durch abnorme Speicherung von Bakterien in funktionsgestörten Makrophagen → Chylusstau → kolbige Auftreibung der Zotten
Sy▷ Malabsorption, LK-Schwellung, Arthralgien, Hautpigmentierung, neurol. Ausfälle
Di▷ Jejunumbiopsie
Th▷ 3 Monate Tetracycline

Gastro

Gastroenterologie
Krankheitsbilder

Sonstige Krankheiten des Darmes K55–K63

Gefäßkrankheiten des Darmes K55

Der Intestinaltrakt wird im Wesentlichen von der A. mesenterica sup. und der A. mesenterica inf. versorgt. Die A. mesenterica sup. versorgt dabei den gesamten Dünndarm und das rechte Hemicolon. Lediglich das linke Hemicolon (ab li. Flexur) wird von der A. mesenterica inf. versorgt.

Akute Mesenterialischämie
- **Ät▷** Embolisation (meist kardiogen) oder Verschluss eines arteriosklerotischen Gefässes
- **Sy▷** **A. mesenterica sup.**: nach 6 Std. akute, heftige Bauchschmerzen, rechter Quadrant, schmerzfreies Intervall, danach Durchwanderungsperitonitis, Ileus, blutige Stühle, Erbrechen, Schock; 30%ige Letalität nach 6 Std.; nach 12. Std. 100%
  A. mesenterica inf.: milderer Verlauf wegen besserer Anastomosierung, kein zweizeitiger Verlauf; Schmerzen, blutiger Stuhl
- **Th▷** frühzeitige Laparotomie, Embolektomie, bei Infarzierung Resektion mit End-zu-End-Anastomose; Rezidivprophylaxe; bei A. mesenterica inf. selten Laparotomie nötig; Kompensation durch Kollateralen

Chronische Mesenterialischämie
- **Pa▷** arteriosklerotische Stenosierung des Tr. coeliacus und A. mesenterica sup./inf.
- **Ein▷** **Stadien**:
  - I: asymptomatisch
  - II: postprandiale Schmerzen; Angina abdominalis
  - III: ischämische intestinale Resorptionsstörung
  - IV: Darminfarkt, Darmgangrän, Durchwanderungsperitonitis
- **Sy▷** wenn symptomatisch meist A. mesenterica sup.: Angina abdominalis, v.a. postprandial, Gewichtsverlust, Fettstühle, Stenosegeräusch
- **Di▷** Angiographie, CT Abdomen
- **Th▷** OP ab Stadium II: Bypass (aortomesenterial); OP-Letalität bei Stadium IV sehr hoch

Ischämische Colitis
- **Ät▷** diffuse Ischämie bei generalisierter Arteriosklerose der kleinen Gefässe
- **Sy▷** abdominelle Schmerzen, teils blutige Diarrhoe, Motilitätsstörung bis Ileus
- **Di▷** Coloskopie, Angiographie oft unspezifischer Befund
- **Th▷** Durchblutungsförderung, kleine Mahlzeiten, Resektion nur bei Ischämie

Mesenterialvenenthrombose
- **Def▷** hämorrhagische Infarzierung v.a. Dünndarm, insg. selten
- **Ät▷** Infektion, Pfortaderthrombose, paraneoplastisch
- **Sy▷** akute abdominelle Schmerzen
- **Th▷** Resektion

Gastroenterologie
Krankheitsbilder

Paralytischer Ileus und mechanischer Ileus ohne Hernie K56

Paralytischer Ileus
- **Pa▷** Darmlähmung
- **Ät▷** Infektion, Intoxikation, sekundär bei mechanischem Ileus bei Sympathikusaktivierung, post-OP, ischämisch
- **Sy▷** wenig Schmerzen, Totenstille, starker Meteorismus, Übelkeit, Erbrechen
- **Di▷** Rö Abdomen: erweiterte, atone Darmschlingen, Spiegel
- **Th▷** **konservativ** mit Behandlung der Grunderkrankung, Darmintubation, feuchte Bauchumschläge, Parasympathomimetika (Ceruletid)
  OP bei gemischtem Ileus oder sekundärem Ileus bei Peritonitis und Abdominalabszeß

Mechanischer Ileus
- **Pa▷** Darmverschluss durch Passagehindernis → intraluminaler Druckanstieg → prästenotische Dehnung → Hyperperistaltik, kolikartige Schmerzen → Sympathikusaktivierung → reflektorische Darmlähmung (paralytischer Ileus) → Flüssigkeitsübertritt in Darmlumen → Hypovolämie → Hypotonie, Oligurie, Kreislaufversagen
- **Ein▷** **Okklusion**: Stenose durch Briden, Adhäsion, Striktur, Tumoren, Entzündung
  Obstruktion: Verlegung des Darmlumens von innen: Fremdkörper, Tumor, Parasiten
  Strangulation: primär Gefäßabschnürung durch Briden, Inkarzeration, Invagination, Volvulus
- **Sy▷** je höher Verschluss, umso früher Erbrechen, Übelkeit
  je tiefer Verschluss, umso früher Stuhlverhalt, Schmerzen
- **Di▷** rektale Untersuchung (leere Ampulle), Blut, Abdomenübersicht (Spiegel, stehende Schlingen), Kontrastmitteleinlauf, CT Abdomen
- **Th▷** **OP**: Darmresektion, Bridendurchtrennung; vorher Entlastung durch Darmintubation (transnasale Miller-Abbot-Sonde, Harris-Sonde, Duodenalsonde)
  Stoffwechselkorrektur der Exsikkose, Alkalose, Hypokaliämie

Mekoniumileus
- **Def▷** Darmverschluss durch die Verstopfung mit zähem, klebrigem fetalen Stuhl (Mekonium); kein Mekoniumabgang innerhalb 48 Std.
- **Ät▷** 90% bei Mukoviszidose
- **Pa▷** Ausfall des Chloridkanals (CFTR); dadurch wird im Magen-Darm-Trakt hochvisköser Darmschleim gebildet, die Pankreasenzyme werden nicht sezerniert und können den Darminhalt nicht spalten → kittartiges Verkleben des Darmlumens
- **Sy▷** gespanntes, geblähtes Abdomen, fehlender Mekoniumabgang
- **Th▷** Einläufe, ggfs. Anus praeter; Anastomose nach Bishop und Koop: Resektion Anastomosenbildung in Bauchdecke, Spülungen
- **Ko▷** Volvulus, Perforation, Peritonitis

Gastro

Gastroenterologie
Krankheitsbilder

Invagination
- **Def▷** Einstülpung eines proximalen Darmanteils in den distalen Darmabschnitt, meist ileozökale Invagination
- **Ep▷** Erkrankung der Säuglinge und Kleinkinder, ♂ > ♀
- **Ät▷** idiopathisch, im Rahmen von Infekten (Hyperperistaltik)
- **Pa▷** mechanischer Ileus infolge Darmobstruktion durch Invagination → Abklemmung der mesenterialen Durchblutung → Nekrose, Durchwanderungsperitonitis
- **Sy▷** plötzliche Bauchschmerzen, z.T. kolikartig, blutige Diarrhoe, Ileus, Erbrechen
- **Di▷** Sonographie: Darmkokarde, radiologisch: Spiegel, Colon-Kontrasteinlauf
- **Th▷** z.T. Colon-Kontrasteinlauf therapeutisch (Dehnung von distal: hydrostatische Desinvagination), sonst OP mit Lösung und Nekrosen-Resektion

Volvulus
- **Def▷** Drehung einer Darmschlinge um Mesenterialstiel → Ileus, Ischämie
- **Ep▷** v.a. Neugeborene, Säuglinge bei angeborenen Fehlbildungen
- **Ät▷** idiopathisch, angeboren und Rotationsfehlbildung, fehlende retroperitoneale Fixierung
- **Sy▷** abdominelle Schmerzen, Erbrechen, mechanischer oder paralytischer Ileus, rektal Blut
- **Th▷** sofort OP bei Neugeborenen; je älter, umso häufiger spontane Korrektur; ansonsten OP

Megacolon congenitum (M. Hirschsprung)
- **Ep▷** häufiger bei Jungen
- **Pa▷** Überwiegen extramuraler parasympathischer Innervation mit Fehlen des nichtadrenergen Hemmsystems im Plexus myentericus → Dauerkontraktion der Ringmuskulatur mit Hypertrophie des proximalen Colons
- **Sy▷** Ileus durch Kotstauung
- **Ko▷** Darmperforation, Enterocolitis
- **Di▷** Röntgen, anorektale Manometrie (bei Aufblasen pathologischer Druckanstieg); Rektumschleimhautbiopsie (3 cm oberhalb des Anus)
- **Th▷** tiefe Resektion nach State-Rehbein mit End-zu-Endanastomosierung (2. Lj.) Darmspülungen

Divertikulose des Darmes K57

Divertikulose
- **Def▷** Ausstülpungen der Mukosa durch die Darmwand → Pseudodivertikel, v.a. Sigma, aber prinzipiell gesamter Colonrahmen
- **Ep▷** ältere Menschen, Volkskrankheit
- **Ät▷** unbekannt; Obstipation, schwache Darmwand, Druckgradient, Ernährung
- **Di▷** Coloskopie, Kontrasteinlauf
- **Th▷** asymptomatisch keine Therapie, evtl. Stuhlregulation mit Laxanzien
- **Ko▷** Divertikulitis, Blutung

Gastroenterologie
Krankheitsbilder

Divertikulitis
- **Def▷** „linksseitige Appendizitis" bei Infektion einer Divertikulose
- **Sy▷** Schmerzen linker Unterbauch, Krämpfe, palpabler Tumor, Blutung
- **Di▷** Labor (Leukozytose, CRP), Sonographie-Abdomen, CT
  in der Akut-Phase keine Manipulation wie Colon-KE oder Coloskopie wegen Perforationsgefahr
- **Ko▷** Abszeß, Stenosen, Fisteln, Perforation
- **Th▷** Antibiose, Analgesie, Nahrungskarenz oder leichte, ballaststoffarme Kost, bei Komplikationen oder häufigen Rezidiven ggfs. OP → Sigmaresektion / Segmentresektion

Reizdarmsyndrom K58
- **Def▷** Ausschlussdiagnose bei wechselnden abdominellen Beschwerden bei sicher ausgeschlossener somatischer Genese
- **Ät▷** psychosomatisch, Stress-Komponente
- **Sy▷** abdominelle Beschwerden, unregelmäßiger Stuhlgang, Obstipation, Diarrhoe, Völlegefühl, Besserung nach Defäkation
- **Di▷** Labor, Sonographie und Coloskopie zum Ausschluss somatische Ursache
- **Th▷** Diät, kleine Mahlzeiten, psychologische Unterstützung, Spasmolytika, Pfefferminzölkapseln

Obstipation K59
- **Def▷** > 3 Tage kein Stuhlgang; Pseudoobstipation → Stuhlgang wird als zu selten empfunden
- **Ät▷** allgemein: Ernährung, Bewegungsmangel
  psychisch: Stress, Reizdarm
  medikamentös: Antazida, Anticholinergika, Antidepressiva, Opiate
  metabolisch: Hypokaliämie, Hypercalcämie
  neurogen: DM mit autonomer Neuropathie, M. Parkinson, multiple Sklerose
  Endokrinopathie: Hypothyreose
- **Di▷** Untersuchung, Sonographie, Labor, Coloskopie
- **Th▷** Ernährung (ballaststoffreich), Hydratation, Bewegung, evtl. Laxanzien

Fissur und Fistel in der Anal- und Rektalregion K60
Analfissur
- **Ät▷** harter Stuhl, Obstipation, venöse Abflußstörung, Infektion
- **Pa▷** Längseinriss; schmerzhafter ovalärer Defekt der Haut; meist 6 Uhr in Steinschnittlage, hintere Komissur
- **Sy▷** heftige, krampfartige Schmerzen; Angst vor Defäkation; krampfartige Nachschmerzen, Blutauflagerung
- **Di▷** erhöhter Sphinktertonus, Proktoskopie, Vorpostenfalte
- **DD▷** Analkarzinom (Bipopsie, wenn atypisch oder therapierefraktär), M. Crohn
- **Th▷** täglich mit anästhetischer Salbe bougieren, Sitzbäder, Suppositorien; OP (Fissurektomie mit Sphinktermyotomie auf 3 Uhr)

Gastro

Gastroenterologie
Krankheitsbilder

Mariske
- **Def**▷ hypertrophische, perinanale Schleimhautfalten, die sich beim Pressen mit Blut füllen
- **Sy**▷ meist keine Beschwerden; evtl. Analekzem
- **Th**▷ bei Beschwerden Abtragen in Lokalanästhesie

Analekzem
- **Def**▷ Dermatitis im Analbereich
- **Ät**▷ Stauungsekzem bei Hämorrhoiden, Candida, Allergie, Psoriasis, mangelnde Hygiene
- **Sy**▷ Pruritus ani (besonders nachts)
- **Th**▷ kausal bei Grunderkrankung; Sklerosierung Hämorrhoiden, Nystatin bei Candida, PUVA und Steroide bei Psoriasis und Neurodermitis

Abszess in der Anal- und Rektalregion K61

Periproktitischer Abszeß
- **Def**▷ abszedierende Entzündung
- **Pa**▷ Infekt der Proktodealdrüsen; Fistelung bei chronischem Verlauf
- **Sy**▷ Druckschmerzen, Rötung, Fluktuation, Induration, Fieber, Leukozytose
- **Th**▷ transanale Inzision, Abszeßdrainage

Analfistel
- **Ät**▷ bei periproktitischem Abszess: Eröffnung / Perforation
- **Pa**▷ komplett: von Abszess zur perianalen Haut
  inkomplett: von Abszess blind in perianalem Bindegewebe endend
- **Ein**▷ **submuköse Analfistel**: Fistelgang zwischen Schleimhaut und innerem Schliessmuskel
  inter-sphinktäre Analfistel: häufig; zwischen M. sphincter ani ext. und int.; Mündung am äußeren Analrand
  trans-sphinktäre Analfistel: durch M. sphincter ani ext.; Mündung in Perianalhaut
  supra-sphinktäre Analfistel: selten, Verlauf zwischen Sphinkter und Beckenboden
  extra-sphinktäre Analfistel: selten, Fistelgang durch Levatorplatte; durch Fossa ischiorectalis
- **Sy**▷ nässende Öffnung, Ekzem, Schmerzen, Tenesmen
- **Di**▷ rektale Untersuchung, Inspektion; Rekto-Coloskopie
- **DD**▷ Analkarzinom, M. Crohn, infizierte Hämorrhoide
- **Th**▷ OP: Sanierung der Analdrüsengänge; M. puborectalis-Schonung zur Kontinenz; evtl. temporäre Colostomie

Sonstige Krankheiten des Anus und des Rektums K62

Analprolaps
- **Def**▷ Vorfall der Darmwandschleimhaut des Anus
- **Ät**▷ Sphinkteratrophie, Hämorrhoiden; beim Kind Mukosaprolaps

Gastroenterologie
Krankheitsbilder

Pa▷ Kontinenz erhalten; radiäre Fältelung erkennbar
Th▷ OP: Prolaps wird vorgezogen und verschorft; Hämorrhoiden-OP; beim Kind konservativ, Retention durch Verband für 6 Wochen

Rektumprolaps
Def▷ Rektumausstülpung mit allen Wandschichten bis 20 cm nach außen
Pa▷ durch Insuffizienz des M. levator ani; zirkuläre Fältelung, geschwollene, gerötete Schleimhaut
Sy▷ Inkontinenz
Th▷ OP: intraabdominale Sigmoido- oder Rektopexie mit künstlichem Gewebe, evtl. Beckenbodenraffung; Resektion der vorgefallenen Schleimhaut; beim Kind Raffung der Rektumwand wie Ziehharmonika

Analstenose
Ät▷ angeboren, erworben (Infekt, Trauma, Tumor)
Sy▷ erschwerte, schmerzhafte Defäkation, Obstipation, Blutung
Th▷ Bougierung, ggfs. Inzision (bei narbiger Stenose), Analgesie

Hämorrhoiden
Def▷ Gefäßerweiterungen des Plexus haemorrhoidalis (rectalis; arterielles Gefäßkissen)
Ät▷ multifaktoriell: Obstipation, Schwangerschaft, Sitzen, Sphinkterhyperplasie, Alkohol, ballaststoffarme Ernährung
Pa▷ Lokalisation: 3, 5, 11 Uhr in Steinschnittlage; Sekundärknoten in 2 und 5 Uhr; an A. rectalis sup. und med.
Ein▷ **Innere Hämorrhoiden**:
    Stadium I: nur endoskopischer Nachweis
    Stadium II: Prolaps der Knoten beim Pressen, spontane Retraktion
Äussere Hämorrhoiden:
    Stadium III: Knoten ohne Pressen prolabiert; manuell reponierbar
    Stadium IV: permanent prolabiert, nicht manuell reponierbar
Sy▷ Schmerzen, hellrotes Blut, Juckreiz, Brennen, Thrombose, Ekzem, Fissuren
Th▷ Ernährungsumstellung
– Stadium I: Sklerosierung
– Stadium II und III: elastische Gummibandligatur
– Stadium III und IV: submuköse Hämorrhoidektomie, OP nach Milligan-Morgan oder Parx; vorher Ausschluß Karzinom

Analvenenthrombose
Def▷ akute Thrombosierung der äußeren Analvene
Ät▷ oft vorheriges Pressen, Geburt, Alkoholabusus, körperliche Anstrengung, Mens
Sy▷ perianal druckdolenter, livider Knoten, Schmerz beim Gehen, Sitzen
Th▷ Stichinzision nur bei Schmerz und innerhalb 3 Tagen; danach oral Antiphlogistika

Gastro

Gastroenterologie
Krankheitsbilder

Sonstige Krankheiten des Darmes K63

Darmabszess
- **Def▷** abszedierende Entzündung in Darmabschnitt
- **Ät▷** bei chronisch entzündlichen Darmerkrankung (M. Crohn), Divertikulitis
- **Sy▷** abdominelle Schmerzen, allgemeine Infektzeichen, evtl. Passagestörung bei entzündlichem Konglomerattumor
- **Th▷** Drainage, operative Sanierung, Antibiose

Darmfistel
- **Def▷** Fistelung zwischen Darmabschnitten oder von Darm nach aussen
- **Ät▷** meist chronisch entzündliche Darmerkrankungen (M. Crohn), chronische Colitis
- **Sy▷** entzündlicher Konglomerattumor, Verwachsungen, evtl. Passagestörung, chronische Infektzeichen, sezernierende Läsion nach außen
- **Di▷** Kontrastdarstellung der Fistel
- **Th▷** bei M. Crohn Behandlung Grundkrankheit, darunter evtl. Besserung der Fistel, ggfs. chirurgische Resektion

Krankheiten der Milz

Hypersplenismus
- **Ät▷** Infektion, M. Gaucher, M. Niemann-Pick, Leukämien, Osteomyelosklerose, M. Hodgkin, NHL, Hämolyse
- **Ein▷** **leicht**: Infektion, akute Leukämie, Leberzirrhose, Rheuma
  mäßig: portale Stauung, Hämolyse, CLL, TBC, Speicherkrankheiten, ITP
  stark: CML, Osteomyelofibrose, Polycythaemia vera rubra, Haarzell-
  leukämie, Parasiten (Malaria, Schistosoma)
  → allgemein: je chronischer, desto stärker
- **Pa▷** durch Splenomegalie vermehrter Abbau von Blutzellen → Panzytopenie, sekundär Knochenmarkshyperplasie
- **Sy▷** Anämie, Thrombozytopenie, Infektanfälligkeit, Retikulozytose
- **Th▷** ggfs. Splenektomie (strenge Indikation), Therapie der portalen Hypertension
  Splenektomie
  - **Ind▷** sekundäre Anämie, Thrombopenie, Schmerzen, Verdrängung, Ösophagusvarizen, Milzvenenthrombose, Echinokokkuszysten, Milztumor

    kontraindiziert bei Osteomyelofibrose (extramedulläre Blutbildung)
  - **Ko▷** **OPSI** (overwhelming-post-splenectomy-syndrome): Pneumokokkensepsis, schwerste Infektverläufe; vor Splenektomie immer Pneumokokken- und Influenzaimpfung, Antibiotikaabgabe (bei Infekt prompte Antibiotikatherapie)

Gastroenterologie
Krankheitsbilder

Krankheiten des Peritoneums K65–K67

Peritonitis K65
- **Def▷** Bauchfellentzündung durch Bakterien, Toxine, phys.-chem. Noxen
- **Ät▷** **bakteriell**: Dünn- und Dickdarmperforation, Appendizitis, M. Crohn, Divertikulitis
  mechanisch: Karzinom, Strangulation mit Darmwandnekrose, Bakteriämie (primär)
  chemisch-toxisch: Magensaft, Gallensekret, Perforation von Hohlorganen, Pankreatitis
  sonstige: ektope Schwangerschaft, bariumhaltige KM
- **Ein▷** serös, fibrinös, eitrig, jauchig, chylogen
  lokal / diffus
  primär: Bakteriämie; Pneumokokken, TBC
  sekundär: Verletzung, Infektion abdomineller Organe → Perforationsperitonitis; bei Ischämie → Durchwanderungsperitonitis
- **Sy▷** akute / progrediente Schmerzen, Abwehrspannung, Schonhaltung, Übelkeit, Erbrechen, Darmatonie, Schock, Leukozytose, Hämatokrit ↑
- **Th▷** Magensonde, Infusionstherapie, Azidosekorrektur, Breitbandantibiose, operative Beseitigung der Ursache, Lavage; Behandlung der Komplikationen: Schock, ARDS, ANV

Akutes Abdomen
- **Def▷** Sammelbegriff für akute, lebensbedrohliche Erkrankungen der Bauchhöhle mit lokaler und allgemeiner Reaktion
- **Ät▷** Infektion (Appendizitis, Pankreatitis, Divertikulitis), Organperforation, Darmverschluss, Blutung
  Häufigkeiten: Appendizitis (50%), Ileus (17%), Cholezystitis (10%), Magen-Duodenal-Perforation (7%), Pankreatitis (3%), Darmperforation (2%)
- **Sy▷** plötzlicher, heftiger Spontanschmerz, Koliken, Krämpfe, Dauerschmerz, Druckschmerz mit oder ohne Abwehrspannung; Peristaltikstörung: Paralyse, gesteigerte Peristaltik bei mechanischem Ileus, Erbrechen, Allgemeinzustandsverschlechterung, Schock, Fieber, Schüttelfrost
  Trias: Schmerz, Peristaltikveränderung, Erbrechen
- **Di▷** Palpation, Perkussion, Auskultation, rektale Untersuchung, Kreislaufüberwachung, Temperatur; Labor, EKG, Sonographie-Abdomen, Rö-Abdomen, CT-Abdomen, ggfs. Peritoneallavage, explorative Laparotomie
- **DD▷** basale Pneumonie, Pleuritis, Spontan-Pneu, Herzinfarkt, akute Hepatitis, Urämie, akute Porphyrie, Nephrolithiasis, Pyelonephritis, Schwermetallintoxikation
- **Th▷** Nulldiät, Magensonde, Zugang, Katheter
  wenn stabil: zügige Diagnostik
  wenn instabil: Notfalldiagnostik, im Zweifelsfall diagnostische Laparotomie

Gastro

Gastroenterologie
Krankheitsbilder

Krankheiten der Leber K70–K77

Alkoholische Leberkrankheit K70
Ät▷ Risko ab täglicher Alkoholaufnahme ♀: ab 20 g/d, ♂: ab 60 g/d
Pa▷ Induktion von Cytochrom-P450, Bildung von Acetaldehyd und Redoxäquivalenten; Abbau durch Alkoholdehydrogenase unter Verwendung von NAD^+, das für die aerobe Glykolyse fehlt → Fettsäureoxidation ↓
→ **Leberverfettung**
→ **Hypoglykämie** durch Nutzung der Glykogenreserven
→ temporäre **Hyperglykämie**
→ **Ketose** und **Laktatazidose** durch Umstellung auf anaeroben Stoffwechsel
→ **Hyperurikämie**
primär Verfettung → Fettleber → Fettleberhepatitis → Fibrose → Zirrhose
Di▷ GOT > GPT ↑, γ-GT ↑

Akute Fettleberhepatitis
Ät▷ bei vorgeschädigter Leber durch Alkoholkonsum provozierte Hepatitis
Sy▷ vegetative Begleitsymptomatik mit Schwitzen, Tremor, Oberbauchbeschwerden, ggfs. Übelkeit, Zeichen der Begleitpankreatitis, Fieber
Di▷ Labor: Leukozytose, γ-GT, GOT > GPT
Th▷ Noxenkarenz, supportive Therapie

Chronische Fettleberhepatitis
Ät▷ durch chronischen Alkoholabusus unterhaltene Hepatitis
Sy▷ unspezifische Beschwerden bis Leberinsuffizienz durch Zirrhose
Di▷ Histologie: wabige Leberzellen mit intrazellulären Fetttropfen, alkoholischem Hyalin (Mallory-Körperchen), Maschendrahtfibrose, entzündliche Veränderungen der Portalfelder
Th▷ Noxenkarenz, supportive Therapie

Zieve-Syndrom
Def▷ Kombination aus alkoholischem Leberschaden, hämolytischer Anämie und Hyperlipidämie
Sy▷ Oberbauchbeschwerden, Übelkeit, Erbrechen
Di▷ Transaminasen und Triglyceride ↑, Hämolyse
Th▷ Noxenkarenz

Toxische Leberkrankheit K71

Reye-Syndrom
Ät▷ unklar
Pa▷ diffuse Leber-Mitochondrienschädigung mit fulminantem Leberversagen durch Einnahme von Acetylsalicylsäure bei Infekt im Kindesalter
Sy▷ zunächst unspezifische Beschwerden, Fieber, Erbrechen, rasch zunehmende Verschlechterung des AZ mit Delir, Koma durch Hirnödem

Gastroenterologie
Krankheitsbilder

Di▷ erhöhte Transaminasen, Hypoglykämie
Th▷ intensivmedizinische Betreuung, symptomatische Therapie
Pro▷ hohe Letalität bei Vollbild

Medikamentös-toxische Leberschäden
Def▷ Leberschädigung durch Arzneimittel oder Umweltgifte
Ät▷ **Arzneimittel**:
Paracetamol, Halothan, Isoniazid, Methyldopa (→ Leberzellnekrosen)
Steroide, Chlorpromazin, Erythromycin, Sulfonamide, Paraaminosalicylat, Phenylbutazon (→ akute intrahepatische Cholestase)
Methotrexat, Steroide, Methyldopa (→ chronische Leberschädigung)
Pflanzengifte: Knollenblätterpilz (Amanitin)
Gefahrstoffe: Arsen, Vinylchlorid
Sy▷ unspezifische Symptome mit Übelkeit, Erbrechen, Oberbauchbeschwerden; Zeichen der Hepatitis mit Ikterus
Th▷ Noxenkarenz; ggfs. Antidotbehandlung: Acetylcystein bei Paracetamol, Silibilin bei Amanitin

Leberversagen, anderenorts nicht klassifiziert K72
Pathophysiologie des Leberversagens

Ausfall der Syntheseleistung
→ Albuminmangel → onkotischer Druck ↓ → Ödem, Aszites, Hypervolämie
→ Gerinnungsfaktormangel → Quick ↓ / INR ↑ → Blutungsneigung
→ Cholinesterase ↓

Ausfall der Entgiftungsfunktion
→ Verlangsamung von Stoffwechselvorgängen und verminderter Metabolismus von Medikamenten (→ Anpassung der Dosierung)
→ Anstieg des Ammoniaks mit Folge:

Hepatische Enzephalopathie
Syn▷ portosystemische Enzephalopathie
Ät▷ schwere Leberinsuffizienz; **Auslöser**: Blutung, Diätfehler, Infektion, Diuretika, Sedativa, Niereninsuffizienz
Pa▷ Leber bildet aus Ammoniak renal eliminierbaren Harnstoff; bei Leberinsuffizienz Anstau von Ammoniak
Verschiebung der Neurotransmitter: GABA ↑, Glutamat ↓
Sy▷ Bewußtseinsstörung, Spastik, epileptiforme Anfälle, Delir
Stadium I: Schläfrigkeit, Konzentrationsschwäche, psychomotorische Verlangsamung, Flapping Tremor
Stadium II: zunehmende Schläfrigkeit, Somnolenz, Apathie; Flapping Tremor, leichte EEG-Veränderungen
Stadium III: Sopor, Flapping Tremor, Reflexe erhalten; deutliche EEG-Veränderungen
Stadium IV: Koma. Reflexe erloschen, schwere EEG-Veränderungen

Gastroenterologie
Krankheitsbilder

    Di▷   Ammoniak-Spiegel im Blut > 100 ug/dl signifikant
    Th▷ Eiweißrestriktion, Reduktion der Eiweißmetabolite im Darm durch Laxanzien, Lactulose, Neomycin; ggfs. Lebertransplantation

Endokrinologisch
→ sekundärer Hyperaldosteronismus durch verminderte hepatische Aldosteroninaktivierung → Natrium- und Wasserretention
→ ♂: Gynäkomastie, Abdominalglatze, Hodenatrophie
→ ♀: sek. Amenorrhoe

Vaskulär
→ portale Hypertension → Splenomegalie, Aszites, portokavale Umgehungskreisläufe (Ösophagusvarizen, Caput medusae, Hämorrhoiden, gastrophrenorenale Kollaterale)

  Ösophagusvarizen
      Pa▷ Kollateralkreislauf → Hämatemesis
      Di▷ Endoskopie
      Th▷ endoskopische Sklerosierung, Ballonsonde (Senkstakensonde, Linton-Nachlass-Sonde), Vasopressin zur Senkung des Pfortaderdruckes

  DD: Portale Hypertension
    Ein▷ **posthepatisch**
        Ät▷ Budd-Chiari, konstriktive Perikarditis, Rechtsherzinsuffizienz
        intrahepatisch
        Ät▷ kombiniert prä-, post-, und intrasinusoidal: Leberzirrhose
            v.a. postsinusoidal: venookklusive Erkrankungen
            v.a. präsinusoidal: Schistosomiasis, Sarkoidose, hämatologische und lymphatische Systemerkrankungen, kongenitale Leberzirrhose
        prähepatisch
        Ät▷ Pfortaderthrombose, Pfortaderkompression, Pfortaderanomalien

Leberhautzeichen
Ikterus, Teleangiektasien, Spider naevi, Lackzunge, Palmarerythem, Striae, Dupuytren-Kontraktur, Xanthelasmen, trophische Störungen der Nägel (Weiß- und Uhrglasnägel)

Gastroenterologie
Krankheitsbilder

Aszites
→ durch Albuminmangel (erniedrigter onkotischer Druck) und portale Hypertension (verminderter Abfluss über die Leber)
Ko▷ spontan bakterielle Peritonitis → antibiotische Therapie
Th▷ NaCl-Restriktion, Spironolacton, evtl. zusätzlich Schleifendiuretikum, evtl. Albuminersatz. Bei therapierefraktärem Verlauf TIPS-Anlage (transjugulärer intrahepatischer portosystemischer Shunt)

Hepatorenales Syndrom
→ Vasokonstriktion der Nierenarterien, oft nach Aszites-Punktion
Ein▷ **Typ 1**: rasch progredient; Anstieg Kreatinin > 2.5 mg/dl binnen Wochen
Typ 2: langsam progredient
Di▷ Nierenbiopsie unauffällig
Th▷ Behandlung der Niereninsuffizienz ggfs. mit Dialyse, CVVHDF (continuierliche venovenöse Haemodiafiltration); Stabilisierung Hepatopathie

Entartung
→ bei chronischer Lebererkrankung Risiko hepatozelluläres Karzinom erhöht; Nachweis Sonographie, CT, Anstieg AFP

Akutes, fulminantes Leberversagen
Def▷ akute Leber-Schädigung und Funktionsverlust der Leber
Ät▷ virale, fulminante Hepatitiden; toxisch; Fettleberhepatitis; medikamentös; Ursache aber häufig unbekannt
Pa▷ Stoffwechseldefizit, Ansammlung von Abbauprodukten, theoretisch reversibel
Th▷ ggfs. Antidotbehandlung, Lebertransplantation

Chronische Leberinsuffizienz
Def▷ gemeinsame Endstrecke aller chronisch progredienten Lebererkrankung mit Dekompensation
Ät▷ oft Alkoholabusus, chronisch virale Hepatitiden
Pa▷ Stoffwechseldefizit, Ansammlung von Abbauprodukten, meist irreversibel
Th▷ Entgiftung, Prophylaxe von Komplikationen: Ösophagusvarizenblutung, hepatische Enzephalopathie; ggfs. Lebertransplantation

Fibrose und Zirrhose der Leber K74
Fibrose
Def▷ zunehmender Bindegewebsumbau der Leber
Ät▷ Vorstufe der Zirrhose, aber noch zumindest zum Teil reversibel
Sy▷ meist asymptomatisch
Th▷ Noxenkarenz

Gastro

Gastroenterologie
Krankheitsbilder

Zirrhose
- **Def▷** chronischer Bindegewebsumbau der Leber mit Parenchymverlust
- **Ät▷** **toxisch**: Alkohol, medikamentös-toxische, Umwelttoxine
  infektiös: chronische Virushepatitiden, Tropenerkrankungen wie Bilharziose, Leberegel
  autoimmun: Autoimmunhepatitis, primär sklerosierende Cholangitis, primär biliäre Zirrhose
  metabolisch: M. Wilson, Hämochromatose, α1-Antitrypsinmangel
  vaskulär: chron. Rechtsherzinsuffizienz, Budd-Chiari-Syndrom (Lebervenenthrombose)
- **Sy▷** erst relativ spät bei Dekompensation: Aszites (portale Hypertension, Albuminmangel), Ikterus (Hyperbilirubinämie), Ösophagusvarizen (portale Hypertension), Gerinnungsströrungen (II, VII, IX, X), Enzephalopathie (Ammoniakanreicherung), AZ-Verschlechterung, hepatorenales Syndrom
- **Ein▷** **Child-Pugh-Kriterien**:

	1 Punkt	2 Punkte	3 Punkte
Aszites	nein	wenig	viel
Enzephalopathie Grad	nein	1–2°	3–4°
Bilirubin mg/dl	<2,0	2,0–3,0	>3,0
Bilirubin mg/dl **bei PBC**	<4,0	4,0–10,0	>10,0
Albumin g/dl	>3,5	2,8–3,5	<2,8
Quick %	>50	30–50	<30

  Scoring: 5–6 Pkt. → A
  7–9 Pkt. → B
  10–15 Pkt. → C
  MELD-Score: neuerer Score unter Berücksichtigung von Bilirubin, Kreatinin und INR (MELD ~ Model of End Stage Liver Disease)
- **Di▷** **Leberhautzeichen**: Ikterus, Xanthelasmen, Teleangiektasien (Spider naevi), Lackzunge, Gynäkomastie, weiblicher Behaarungstyp, Palmarerythem, Kollateralvenen (Caput medusae), Dupuytren-Kontraktur, Weiß- und Uhrglasnägel
  Labor: Syntheseleistung ↓, Bilirubin, γ-GT, Immunglobuline, Transaminasen, alkalische Phosphatase, Elektrophorese mit Verminderung Albumin, Gammaglobuline↑
  Bildgebung: Sonographie, Gastroskopie, Laparoskopie
- **Th▷** ∅, Noxenkarenz, Ernährung: KH: Fett: Protein ~ 60:40:10 → Enzephalopathieprophylaxe
  Lebertransplantation ab Child > 7 Pkt diskutieren
- **Pro▷** schlecht, Komplikationen (Blutungen)

Gastroenterologie
Krankheitsbilder

Sonstige entzündliche Leberkrankheiten K75
Virushepatitiden s. Infektiologie B15-B19

Autoimmunerkrankungen der Leber
- **Pa▷** Autoimmunerkrankung der Leber mit Hepatitis und zunehmender Leberinsuffizienz
- **Ät▷** unklar, z.T. Kombination mit anderen Autoimmunerkrankungen
- **Sy▷** unspezifische Beschwerden mit Abgeschlagenheit, Oberbauchbeschwerden, Übelkeit; bei Fortschreiten der Erkrankung Zeichen der Leberinsuffizienz
- **Di▷** SLA (soluble liver antibody), LKM (liver-kidney-microsomal antibody), SMA (smooth muscle antigen), AMA (antimitochondriale AK)
- **Th▷** spezifisch je nach Form
  prinzipiell: Noxenkarenz, symptomatische Therapie, ggfs. Immunsuppression

Autoimmunhepatitis
- **Ep▷** ♀ > ♂ (3 : 1), peak: 10.–20. Lj.; Menopause
- **Ät▷** unklare Genese
- **Ein▷** **Typ 1**: 70–80% der Formen, ANA und / oder SMA ↑
  Typ 2: LKM-AK, schwerere Form
- **Sy▷** unspezifische Beschwerden
- **Di▷** Leberbiopsie: mononukleäre Infiltration der Portalfelder; Antikörpernachweis
- **Th▷** Prednison +/- Azathioprin, Dauertherapie mit Prednison 10 mg oder Imurek 50 mg/d
- **Pro▷** unbehandelt schlechte Prognose

Primär biliäre Zirrhose (PBC)
- **Ep▷** meist ♀, 40.–60. Lj.
- **Ät▷** unklare Genese
- **Ein▷** nach Histologie: Stage 1–2: Degeneration der interlobulären Gallengänge
  Stage 3: Fibrose
  Stage 4: Zirrhose
- **Sy▷** Allgemeinbeschwerden, Pruritus
- **Di▷** alkalische Phosphatase ↑↑, AMA, Leberbiopsie
- **Th▷** Ursodesoxycholsäure 12-15 mg/kgKG/d; bei Zirrhose ggfs. Transplantation
- **Sonderform**: AMA-neg. PBC (autoimmune Cholangitis)
  klinisch und therapeutisch keine relevante Differenz zu PBC

Primär sklerosierende Cholangitis (PSC)
- **Pa▷** Entzündung und Sklerose der grösseren intra- und extrahepatischen Gallengänge
- **Ät▷** 70–80% Kombination mit chronisch entzündlichen Darmerkrankungen
- **Sy▷** unspez. Oberbauchbeschwerden, Ikterus
- **Di▷** ERCP
- **Th▷** ERCP und Behandlung der Stenose; Antibiose bei Cholangitis; Risiko Gallengangs-Ca

Gastro

Gastroenterologie
Krankheitsbilder

Sonstige Krankheiten der Leber K76
Steatosis hepatis
Def▷ Leberverfettung bei < 50%; Fettleber bei > 50% Fett
Ät▷ Alkohol, Ernährung, Diabetes mellitus, Hyperlipidämien, M. Wilson
Pa▷ diffuse Ablagerung von Fetttropfen in der Leber

Nicht-alkoholische Fettleber
Def▷ Leberverfettung ohne Alkoholkonsum
Ät▷ bei 20–40% kombiniert mit Adipositas
RF▷ viszerale Adipositas, Diabetes mellitus, Hypertriglyzeridämie; Fettleber entspricht hepatischem Äquivalent des metabolischen Syndroms
Sy▷ asymptomatisch
Di▷ GPT > GOT, Sonographie (30–40% mit Fibrose)
Th▷ Gewichtsreduktion, verbesserte Diabetes mellitus-Einstellung mit Metformin

Alkoholische Fettleber
Def▷ Leberverfettung bei Alkoholkonsum
Ät▷ Vorläufer der Leberzirrhose, prinzipiell noch reversibel
Sy▷ unspezifische Oberbauchbeschwerden
Di▷ GOT > GPT
Th▷ Alkoholkarenz

Metabolische und genetische Lebererkrankungen
Hämochromatose
Ep▷ Manifestation 40.-60. Lj.
Ät▷ autosomal-rezessiv; Mutation HFE-Gen, 85% homozygot
Pa▷ gesteigerte intestinale Fe-Resorption → Eisenspeicherung in der Leber, Pankreas, Haut → Leberzirrhose, Pankreasinsuffizienz, Hautfärbung
Sy▷ Hepatomegalie, Diabetes mellitus, Arthritis, Herzinsuffizienz, Hautpigmentierung
Di▷ Labor: Transferrinsättigung > 45%, Ferritin ↑; Leberbiopsie
Th▷ regelmäßige Aderlaß-Therapie, Ziel Ferritin < 50 ng/ml

M. Wilson (hepatolentikuläre Degeneration)
Ep▷ Beginn um 10.- 40. Lj.
Ät▷ autosomal-rezessiv
Pa▷ gestörte Kupferbindung an Coeruloplasmin → Ablagerung in Leber, Hirn, Niere, Kornea
Sy▷ neurologische Symptome; Hepatomegalie; Kayser-Fleischer-Korneakring; dementielles Syndrom, EPM-Symptome; athetonische, dystonische Symptome sowie Tremor und Myoklonien
Di▷ Anstieg der Transaminasen
Cu^{2+}- und Coeruloplasminspiegel im Serum ↓, Cu im Urin ↑
Th▷ Chelatbildner: Penicillamin, Zinksalze, ggfs. Transplantation

Gastroenterologie
Krankheitsbilder

α1-Antitrypsinmangel
- **Ep▷** häufigste genetische Lebererkrankung des Kindesalters
- **Ät▷** Serum-α-Antitrypsinmangel durch Gen-Defekt
- **Sy▷** sehr unterschiedlich; asymptomatisch bis Leberinsuffizienz
- **Di▷** Leberbiopsie: PAS-positive Einschlüsse in Hepatozyten
- **Th▷** evtl. Transplantation

Glykogenosen am Beispiel des Typs I (v. Gierke)
- **Pa▷** Mangel an Glukose-6-Phosphatase: Glykogen kann nicht zu Glukose abgebaut werden → Hypoglykämien und Ablagerung von Glykogen in Leber und Niere; Hyperlipidämie
- **Di▷** klinisch; Nachweis des Enzymdefektes

Sonstige infektiöse Lebererkrankungen
Echinococcus cysticus (unilocularis)
- **Err▷** Hundebandwurm (Echinococcus granulosis); Mensch Zwischenwirt
- **Sy▷** Schmerz, Druck im Oberbauch, Gallengangskompression → Ikterus, Aszites
- **Di▷** Sonographie, Rö: CT, Laparoskopie, Splenoportographie, **Keine Punktion!** Serologie
- **Th▷** Laparotomie; Abtötung mit Silbernitrat oder Polyvidon; dann Zystektomie; Perizytektomie nicht nötig (Wirtskapsel); ∅ Medikamente

Echinococcus alveolaris
- **Err▷** Fuchsbandwurm (Echinococcus multilocularis)
- **Sy▷** destruierendes Wachstum, Leberinsuffizienz
- **Di▷** Sonographie, Rö: CT, Laparoskopie, Splenoportographie, **Keine Punktion!** Serologie
- **Th▷** Leberteilresektion, Mebendazol; hohe Rezidivrate

Bakterielle Abszesse
- **Pa▷** Leberabszeß durch Staphylokokken, Streptokokken, E coli., Pneumokokken hämatogen, pyogen-aszendierende oder cholangitisch fortgeleitete Infektion
- **Sy▷** Fieber, Schüttelfrost, Anämie, Schmerz, Peritonitis
- **Di▷** Druckschmerz, Zwerchfellhochstand, Pleuraerguß, Sonographie, CT
- **Th▷** solitäre Abszesse → perkutane Punktion, Drainage unter Antibiose bei multiplen Abszessen → Laparotomie, Antibiotika, Teilresektion

Parasitäre Abszesse (Amöbenabszeß)
- **Err▷** Entamoeba histolytica
- **Sy▷** intermittierend Fieber v.a. nach Tropenaufhalt, rechtsseitige Oberbauchschmerzen
- **Di▷** Sonographie, CT, KBR
- **Th▷** Metronidazol; evtl. perkutane Punktion; OP nur bei konservativem Mißerfolg

Gastro

Gastroenterologie
Krankheitsbilder

Vaskuläre Erkrankungen der Leber

Pfortaderthrombose

- **Def▷** Verschluss der V. portae durch thrombotisches Material
- **Ät▷** Leberzirrhose, Faktor-V-Leiden, hepatozelluläres Karzinom, myeloproliferative Erkrankungen, Gerinnungsfaktorenmangel
- **Pa▷** Flussverlangsamung im Portalkreislauf und Thrombophilie (Virchow-Trias)
- **Sy▷** relativ unspezifisch
  Beschwerden der portalen Hypertension: Aszites, Verdauungsstörungen, Splenomegalie
- **Di▷** Duplexsonographie, MR-Angio
- **Th▷** mechanische Rekanalisation, lokale Fibrinolyse, TIPS (transjugulärer intrahepatischer portosystemischer Shunt), systemische Thrombolyse, OAK, operative Thrombektomie
- **Ko▷** portale Hypertension → Umgehungskreisläufe

Portale Hypertension

- **Def▷** normal: 5–10 mmHg; portale Hypertension: >20 mmHg
- **Pa▷** **prähepatisch**: 20%
  - **Ät▷** idiopathische Milzvenenthrombose, kongenitale Portalvenenagenesie, Pfortaderthrombose

  intrahepatisch: 80%
  - **Ät▷** präsinusoidal: Hypertension der Venolen durch Schistosoma, Leukämie, Sarkoidose, hepatoportale Sklerose
    sinusoidal: Leberzirrhose
    postsinusoidal: bei hochdosierter Immunsuppression

  posthepatisch: Rarität
  - **Ät▷** Rechtsherzinsuffizienz, Cava-inf.-Obstruktion, Lebervenenthrombose

  Kollateralenbildung:

umbilikal	Caput medusae
mesenterico-hämorrhoidal	Hämorrhoiden
gastrophreno-suprarenal	Fundusvarizen
gastro-ösophageal	Ösophagusvarizen

- **Ko▷** Blutungen aus Kollateralen, Splenomegalie mit Anämie und Thrombozytopenie, Aszites, hepatische Enzephalopathie
- **Di▷** Sonographie, Splenoportographie, Pfortaderdruckmessung, Ösophagoskopie
- **Th▷** Ösophagusvarizensklerosierung
  Splenektomie bei Milzvenenthrombose
  Elektive Shuntchirurgie → portokaval, splenorenal, mesenterikokaval
    → venovenöse Anastomose bei Child A und B (bereits abgelaufene Ösophagusvarizenblutung)
  portokavale Anastomose Seit-zu-Seit- oder End-zu-Seit-Anastomose; mesenterikokaval mit Kunststoffinterponat
  postoperative Komplikationen: Shuntthrombose, Ösophagusvarizenrezidiv, hepatische Enzephalopathie, hypoxische Leberschäden

Gastroenterologie
Krankheitsbilder

Leberstauung
- **Pa▷** posthepatische Durchblutungsstörung bei Stauung durch Rechtsherzinsuffizienz
- **Ein▷** **akut** → Hepatomegalie, zentrale Nekrosen
  chronisch → Muskatnußleber, Fibrose / Zirrhose

Erkrankungen von Leber, Gallenwegen und Pankreas des Kindes
Hepatitis
- **Ät▷** Infektion mit HAV, HBV, HCV, HEV, HGV
- **Sy▷** Ikterus, aber meist milder Verlauf, keine foudroyanten Verläufe, aber: Chronifizierung

Sonderform: **Riesenzellhepatitis**
- **Ep▷** 1.–2. Lebenswoche
- **Sy▷** Ikterus mit Verschlusssymptomatik
- **Pro▷** 20% versterben, 10% Zirrhose, 70% Ausheilung

Reye-Syndrom
- **Def▷** diffuse Lebermitochondrienschädigung mit fulminantem Leberversagen durch Einnahme von Acetylsalicylsäure bei Infekt im Kindesalter
- **Ät▷** unklar
- **Sy▷** zunächst unspezifische Beschwerden, Fieber, Erbrechen, rasch zunehmende Verschlechterung des AZ mit Delir, Koma durch Hirnödem
- **Di▷** erhöhte Transaminasen, Hypoglykämie
- **Th▷** intensivmedizinische Betreuung, symptomatische Therapie
- **Pro▷** hohe Letalität bei Vollbild

Leberzirrhose
- **Ät▷** **biliär** durch Gallengangsatresie
  Stoffwechselerkrankungen: α-Antitrypsinmangel, Mukoviszidose, Galaktosämie, Fructoseintoleranz, M. Wilson, Hämochromatose
  postnekrotische Zirrhose: Toxine, Medikamente, Bestrahlung, Autoimmunhepatitis
  Infektionen: Hepatitis C, Hepatitis B, CMV, EBV
- **Sy▷** portale Hypertension, Ikterus, Spider naevi, Trommelschlegelfinger, Gedeihstörungen
- **Th▷** palliativ; Lebertransplantation

Gallengangsatresie
- **Pa▷** Unterscheidung intrahepatisch – extrahepatisch (häufiger)
- **Sy▷** Verschlußikterus, acholische Stühle, dunkelgelber / brauner Urin
- **Th▷** OP (aber: Ductus hepaticus und höher inoperabel)

Gastro

Gastroenterologie
Krankheitsbilder

Gallengangsverschluß
- **Ep▷** 1.–10. Lj.
- **Ät▷** Choledochuszysten (Gallensteine, selten)
- **Ein▷** **Typ A** große zystische Erweiterung des Ductus choledochus
  Typ B divertikelartige Ausstülpung des Ductus choledochus
  Typ C Choledochuszyste an Papilla vateri
- **Sy▷** rezidivierender Ikterus, Schmerzen
- **Th▷** OP

Pankreatitis
- **Ät▷** Mumps, Coxsackie B5, EBV, Mycoplasma pneumoniae, iatrogen (Steroide, Sulfonamide), Trauma, Toxikämie, Sepsis
- **Sy▷** Bauchschmerzen, Übelkeit, Erbrechen
- **Th▷** Analgesie, Cimetidin, Antibiose

Pankreasinsuffizienz
- **Ät▷** Mukoviszidose, Shwachman-Syndrom (autosomal-rezessive Pankreashypoplasie mit Minderwuchs, Panzytopenie, KM-Veränderungen, Thoraxdystrophie, metaphysäre Dysostosen), Johanson-Blizzard-Syndrom, isolierte Enzymdefekte
- **Sy▷** Gedeihstörungen, Diarrhö, fettige Stühle, Ödeme, Hypoproteinämie, Anämie, Blutung
- **Th▷** Enzymsubstitution, Ernährungstherapie

Mukoviszidose (Zystische Pankreasfibrose)
- **Def▷** syndromale Erkrankung der exokrinen Drüsen mit früh eintretender digestiver und respiratorischer Insuffizienz, pulmonale Beteiligung lebenslimitierend
- **Ep▷** Weiße: 1:2 000 (jeder 20. ist heterozygoter Träger), Farbige: 1:20 000, Asiaten: selten
- **Ät▷** autosomal-rezessiv (Heterozygote sind gesund, Gendefekt auf 7q3.1, das den transmembranösen Fluß von Chlorid über Chloridkanäle reguliert, Vielfalt von Mutationen möglich, die die unterschiedlichen Ausprägungsformen der Mukoviszidose erklären)
- **Pa▷** Dyskrinie aller exokrinen Drüsensysteme:
  Lunge: Belüftungsstörungen durch eitriges Sputum mit Epithel- und Alveolenuntergang, respiratorischer Insuffizienz, chronischer Hypoxie, pulmonaler Hypertonie, Cor pulmonale, rezidivierenden Pneumonien, Asthma bronchiale
  Pankreas: Langerhans'sche Inseln noch bis ins zweite Lebensjahrzehnt aktiv, dann Diabetes mellitus; Achylie mit Fehlverdauung, Meteorismus, Fettstühlen, Gedeihstörung, Mikrokolon, Mekoniumileus
  Leber: Cholangitiden, Cholestase, Gallensteine, biliäre Zirrhose, Pfortaderhochdruck, Ösophagusvarizen

Gastroenterologie
Krankheitsbilder

- **Sy▷** Leitsymptome:
  - **Maldigestion** → chronische voluminöse Durchfälle, Gedeihstörung
  - **Chronische Bronchitis** → produktiver Husten, Atemnot, Trommelschlegelfinger
  - weitere: Uhrglasnägel, Meteorismus, Hunger, salzig schmeckende Haut, Neigung zur hypochlorämischen Alkalose, Rektumprolaps, hypotone Muskulatur, Dyspnoe, Zyanose, pulmonale Infekte, körperlicher Verfall
- **Ko▷** Mekoniumileus (sofort operativ behandeln), Kleinwuchs, Pubertätsverzögerung, Hämoptoe, Insulinmangeldiabetes, biliäre Zirrhose, Ösophagusvarizen
  - chronische Koprostase (distale intestinale Obstruktion)
- **Di▷** schon pränatal möglich
  - Pilocarpin-Iontophorese-Schweißtest (NaCl-Gehalt des Schweißes > 60 mmol/l)
  - Neugeborenenscreening mit Bestimmung des Trypsins
  - Albumintest zur Früherkennung (zeigt erhöhten Proteingehalt im Mekonium an)
- **DD▷** Asthma-Syndrom, α_1-Antitrypsinmangel, Shwachman-Syndrom, Zilien-Dyskinesie-Syndrome, Bronchiektasen
- **Th▷** nur symptomatisch: hochkalorische fettreiche schlackenreiche Kost, Pankreasenzymsubstitution, Vitamine, Spurenelemente, Kochsalzersatz, hohe Trinkmengen, Prokinetika, Atemgymnastik, Sport, Aerosole, Mukolytika, Sauerstoffgabe
  - medikamentös: prophylaktische Antibiose (Pseudomonas als Problemkeim, Gefahr der Pilzbesiedelung), Theophyllin, β-Mimetika, Ursodesoxycholsäurepräparate, Insulinsubstitution
- **Th▷** Tod meist im 20. Lj. durch pulmonale Komplikationen

Krankheiten von Gallenblase, Gallenwegen und Pankreas K80–K87

Cholelithiasis K80

- **Def▷** **Cholelithiasis**: Gallenstein; Oberbegriff, je nach Lokalisation Unterteilung in
  - **Cholecystolithiasis**: Stein in Gallenblase
  - **Choledocholithiasis**: Stein im Ductus choledochus
  - **Cholangiolithiasis**: Stein im Gallengang
- **Pa▷** Bildung meist in Gallenblase → Cholelithiasis
  - primäre Cholangiolithiasis: bei Pigmentsteinen
  - sekundäre Cholangiolithiasis: bei Steinabgang

Gastroenterologie
Krankheitsbilder

meist (80%) **Cholesterinsteine** (mit Kalk):
- **Ät▷** unklare Ätiologie, aber RF: pos. Familienanamnese, ♀, Schwangerschaft, Östrogeneinnahme, Adipositas, DM, Gallensäureverlust, Fibrattherapie
- **5-F**: **f**emale, **f**air, **f**at, **f**orty, **f**ertile

seltener **Pigmentsteine** wie Bilirubinstein (20%)
- **Ät▷** chronische Hämolyse, Leberzirrhose, idiopathisch

Sy▷ symptomatisch : asymptomatisch = 5 : 1
Schmerzen im rechten Oberbauch, Ausstrahlung in Rücken und Schulter, Ikterus, Fieber, weiße Stühle, sekundäre Pankreatitis, Kolik, Übelkeit, Völlegefühl, Murphy-Zeichen (Druck- und Spontanschmerz mit Abwehrspannung über Gallenblase), schmerzhafter Ikterus

DD Courvoisier-Zeichen: tastbare, aber schmerzlose Gallenblase → Hinweis auf tumoröse Cholestase

Di▷ Sonographie (kalkdichtes Konkrement mit Schallschatten)
Labor (AP, γ-GT ↑, ⌀ Urobilinogen, ggfs. ERCP bei Cholestase)

Th▷ **asymptomatische Cholecystolithiasis**: meist Zufallsbefund: keine Therapie

symptomatische Cholecystolithiasis ohne Cholecystitis: symptomatische Therapie mit Analgesie und Spasmolytika; bei rezidivierenden Beschwerden Cholecystektomie

symptomatische Cholecystolithiasis mit Cholecystitis: Analgesie, Spasmolytika, Antibiose; Cholecystektomie (CHE) entweder direkt oder im Intervall nach 6 Wochen; Indikation zur prompten CHE bei Empyem, Hydrops

symptomatische Choledocholithiasis ohne Cholangitis: Analgesie, Spasmolytika, ERCP mit Steinextraktion und Papillotomie

symptomatische Choledocholithiasis mit Cholangitis: Analgesie, Spasmolytika, Antibiose, ERCP mit Steinextraktion und Papillotomie

bei allgemeiner Inoperabilität des Patienten (Alter, Allgemeinzustand, Komorbidität): orale oder extrakorporale Lithotripsie, aber hohes Rezidivrisiko

Ko▷ akute Cholezystitis, Gallenblasenhydrops, Gallenblasenempyem, Perforation, Choledocholithiasis, biliäre Pankreatitis, Fistelbildung, Gallenblasenkarzinom

Mirizzi-Syndrom: Stein führt zu Kompression des benachbarten Ductus hepaticus mit rezedivierender Cholangitis und Ikterus; Therapie mittels ERCP

biliodigestive Fistel: Fistel durch entzündete Gallenblasenwand ins Duodenum; z.T. Ileus durch Gallenstein möglich

Gastroenterologie
Krankheitsbilder

Cholezystitis K81
Akute Cholezystitis
- **Ät▷** meist sekundär bei Cholecystolithiasis; mechanische Schädigung und bakterielle Besiedlung; z.T. Zusammenhang mit schwerer Allgemeinerkrankung
- **Err▷** E. coli, Enterokokken, Klebsiellen, Bacteroides, Mischinfektionen
- **Sy▷** rechter Oberbauch druckdolent, Abwehrspannung, Fieber
- **Di▷** Leukozytose, CRP, Sonographie mit Wandverdickung, Schichtung und Steinnachweis
- **Th▷** Breitbandantibiose: β-Laktame (Amoxicillin), Mezlozillin, Cefotaxim, Aminoglykoside, Ciprofloxacin
  Nahrungskarenz, symptomatische Therapie, nach Abklingen der Entzündung Cholezystektomie (CHE, bei V.a. komplizierten Verlauf direkte CHE)
- **Ko▷** Perforation, Gallenblasenhydrops, Gallenblasenempyem

Chronische Cholezystitis
- **Ät▷** chronische Schädigung (Steine)
- **Pa▷** im Endstadium Schrumpfgallenblase
- **Sy▷** rezidivierende Koliken, Fettunverträglichkeit, Verdauungsstörungen
- **Di▷** Sonographie, Rö-Abdomen, ERCP, CT
- **Th▷** Cholezystektomie, konservativ mit Analgetika, Spasmolytika, fettarme Diät

Sonstige Krankheiten der Gallenwege K83
Akute Cholangitis
- **Pa▷** bakterielle Infektion, meist gramnegative Keime; oft bei Choledocholithiasis oder bei einliegendem Stent, selten primär bei malignem Verschluß
- **Ein▷** akut, chronisch, septisch
- **Sy▷** **Charcot-Trias** mit Ikterus, Schmerz, Fieber
  Reynolds-Pentad: Schmerz, Fieber, Ikterus, Hypotonie, Verwirrtheit
- **Di▷** Sonographie, ERCP, Lab: g-GT, alk. Phosphatase, Entzündungszeichen
- **Th▷** Nahrungskarenz, Antibiose, ERCP-Steinextraktion, Papillotomie

Chronische Cholangitis
- **Ät▷** bei Cholangiolithiasis
- **Sy▷** rezidivierende Oberbauchbeschwerden, Schmerzen, Koliken
- **Th▷** Nahrungskarenz, Antibiose, ERCP (Steinextraktion, Papillotomie)

Postcholezystektomiesyndrom
- **Def▷** Beschwerden nach Gallenblasenentfernung
- **Ät▷** Verwachsungen, post-OP-Gallenwegsstrikturen, Fehldiagnose (Gallenblase war für die Beschwerden nicht ursächlich)
- **Sy▷** Übelkeit, Diarrhoe, Obstipation, Nahrungsmittelunverträglichkeiten

Gastro

Gastroenterologie
Krankheitsbilder

Ikterus / Cholestase
- **Def**▷ **Ikterus**: Bilirubin > 1,4 mg/dl → Gelbfärbung von Konjunktiven und Haut
  Cholestase: Abflussbehinderung der Gallenflüssigkeit mit der Folge eines posthepatischen Ikterus
- **Ein**▷ **prähepatischer Ikterus**
  - **Ät**▷ Hämolyse

  intrahepatischer Ikterus
  - **Ät**▷ Störung der intrahepatischen Gallenwege (z.B. primäre biliäre Zirrhose), Cholangitis

  extrahepatischer Ikterus:
  - **Ät**▷ Gallensteine, Tumore; Gallenganstenosen, Papillenstenosen, Tumoren der Papille, Pankreaskopftumor, chronische Pankreatitis, Kompression durch LK, Mißbildungen
- **Pa**▷ Anstau von direktem Bilirubin, Ikterus, Anstau von Metaboliten, Anstieg der Leberenzyme, Cholesterinsynthesesteigerung; verminderte enterale Fettresorption
- **Sy**▷ Schmerzen bei Stein (Tumor schmerzfrei), Murphy-Zeichen (Entzündung), Courvoisier-Zeichen (Tumor), Fieber, Schüttelfrost, Pruritus
- **Di**▷ alkalische Phosphatase, Bilirubin, Transaminasen, Cu, Fe, Sonographie, Adomenleeraufnahme (Konkrement), ERCP
- **Th**▷ ERCP mit Papillotomie, Choledochotomie, Anastomosierung, Choledochusdrainage, biliodigestive Anastomose über Roux-Y (Hepatikojejunostomie); Duodenopankreatektomie

Akute Pankreatitis K85

- **Ät**▷ meist sekundär: bei Gallengangsverschluß und Rückstau in Pankreas, seltener durch Alkoholexzeß, überreiche Mahlzeit, Hypercalcämie
- **Ein**▷ ödematös (mild) / hämorrhagisch-nekrotisierend (Schock, Schmerz, Abszesse) / Bildung von Kalkseifen
- **Sy**▷ Schmerzen, gürtelförmige Ausstrahlung, Abwehrspannung, Druckschmerz, Übelkeit, Erbrechen, Volumenmangelschock
- **Ko**▷ Schock, Verbrauchskoagulopathie, sekundäre Infektion der Pankreasnekrosen (gram-negative Keime) → Sepsis, paralytischer Ileus, endokrine Insuffizienz, Hyperglykämie
- **Di**▷ Amylase und Lipase ↑, Hypocalcämie, Hypokaliämie, Hypoglykämie, Sonographie, CT
- **Th**▷ Schockprophylaxe, Analgesie (kein Morphin → Steigerung Aktivität des M. sphinkter odii), Vagolyse, Nahrungskarenz, Magensonde, Antibiose
  ERCP mit Papillotomie bei biliärer Genese
  bei kompliziertem Verlauf ggfs. Laparotomie mit Nekrosenentfernung, Pankreasteilresektion, Spüldrainage

Gastroenterologie
Krankheitsbilder

Sonstige Krankheiten des Pankreas K86

Chronische Pankreatitis
- **Ät▷** Alkoholabusus; ♂: > 80 g/d, ♀: > 40 g/d über Jahre
- **Pa▷** Ausfällung von Sekret, Sklerosierung → chronisch kalzifizierende
  Pankreatitis, Pankreaszirrhose
  erst exokrine Insuffizienz, später endokrine Insuffizienz
- **Sy▷** Oberbauchschmerzen, Brechreiz, Übelkeit, Meteorismus, Maldigestion, Steatorrhoe, später Diabetes mellitus (bei Zerstörung von 9/10 des Pankreas), Fettunverträglichkeit
- **Di▷** Sonographie, CT (Konturunregelmäßigkeiten, Zysten, Verkalkungen)
  ERCP, Sekretin-Pankreozymin-Test, Chymotrypsinbestimmung
- **DD▷** Pankreaskarzinom, Reizmagen, Colon irritabile, Gastritis
- **Ko▷** Pankreaszysten oder Pseudozysten, Blutungen, Duodenal- oder Choledochusstenose, akute Exazerbation, exokrine und / oder endokrine Pankreasinsuffizienz
- **Th▷** Alkoholkarenz, fettarme, protein- und kohlenhydratreiche Nahrung, Pankreasenzyme, Diabeteseinstellung
  bei Verschlechterung **OP**:
  → **Drainage-OP** (Erweiterung des Ductus pancreaticus (Wirsungianus), Längsschlitzung einer Jejunumschlingen
  → **Pankreasteilresektion** bei pseudotumoröser Beteiligung von Nachbarorganen; begrenzte bis subtotale Linksresektion / Whipple-OP (partielle Duodenopankreatektomie)

Pankreaszyste und -pseudozyste
- **Pa▷** 80% erworbene Pseudozysten (Bindegewebswand ohne Epithel)
  20% echte Zysten
- **Sy▷** kleine Zysten: asymptomatisch
  große Zysten: Völlegefühl, Spontanschmerz, Linderung in Hocke (Pankreasstellung), Peuraerguß, Aszites
- **Di▷** tastbarer Bauchtumor, Sonographie, Rö, CT, ERCP kontraindiziert (Infektionsgefahr)
- **Th▷** kleine Zysten → Kontrolle
  große Zysten → OP
  frische posttraumatische Zysten → Drainage nach außen
  alte Zysten → Drainage nach Jejunalschlinge (Roux-Y) oder Zystogastrostomie am Pankreasschwanz → Teilresektion

Gastro

Gastroenterologie
Krankheitsbilder

Sonstige Krankheiten des Verdauungssystems K90–K93

Intestinale Malabsorption K90
Malabsorptionssyndrome
Malassimilation: Oberbegriff für Malabsorption und Maldigestion
Maldigestion: Störung der Verdauung durch Mangel an Verdauungsenzymen, Pankreasenzymen, Gallensäuren und Laktase
    Sy▷ Diarrhoe, Gewichtsabnahme
Malabsorption: Störung der Resorption im Darm
    Bsp▷ glutensensitive Enteropathie
    Sy▷ Diarrhoe, Gewichtsabnahme, Zottenatrophie
    Di▷ Fettstühle, D-Xylose-Test, Schilling-Test

Glutensensitive Enteropathie
Syn▷ Zöliakie im Kindesalter, einheimische Sprue bei Erwachsenen
Pa▷ allergische / autoimmune Reaktion gegen Gliadin /Gluten aus Roggen, Weizen, Hafer, Gerste, Manifestation beim Erwachsenen in jedem Alter möglich
Sy▷ fettglänzende, massige Stühle, Gerinnungsstörungen, Gewichtsstillstand, mürrischer Gesichtsausdruck, Muskelhypotonie, aufgetriebener Bauch; Symptome ab 6.–8. Monat bei Kindern
    Mangelsymptome:
        Ödeme durch Eiweißmangel
        Tetanie und Osteoporose durch Calciummangel
        Blutung durch Vitamin K Mangel
        Hypocalcämie und Osteomalazie durch Vitamin-D-Mangel
        Anämie durch Eisenmangel
Di▷ Dünndarmsaug-Biospie: Zottenatrophie, Kryptenhyperplasie, lymphozytäre Infiltration
    Antikörper: Antigliadin, Transglutaminase und Endomysium-AK; Besserung nach Diät
Th▷ glutenfreie Ernährung (streng)
Ko▷ T-Zell-Lymphom im Dünndarm

Laktoseintoleranz
Pa▷ Mangel an Laktase → Laktose kann nicht in Galaktose und Glukose gespalten und somit nicht resorbiert werden; Laktose wird dann von Bakterienflora im Darm verstoffwechselt
Sy▷ Maldigestion; Diarrhoe, Flatulenz, Meteorismus
Di▷ H_2-Atemtest
Th▷ Meidung von Milchprodukten

Bakterielle Überwucherung
Pa▷ bakterielle Besiedlung des Dünndarms
    Dünndarm ist normalerweise steril, da Bakterien durch Magensäure eliminiert werden und die Peristaltik eine Keimaszension aus dem Dickdarm verhindert. IgA-AK der Schleimhaut reduzieren übrige Bakterien.

Gastroenterologie
Krankheitsbilder

Ät▷ Störungen der Magensäureproduktion, der Peristaltik oder der intestinalen Infektabwehr; M. Crohn, Strahlencolitis, Magenresektion, Sklerodermie, Vagotomie, Gastrektomie, IgA-Mangel
Sy▷ Malabsorptionssyndrom
Th▷ Antibiose (Ampicillin, Metronidazol, Cotrimoxazol)

M. Whipple
Ät▷ Infektion mit Tropheryma whippelii (Gruppe der Aktinomyzeten)
Ep▷ ♂, mittleres Alter 30–60 Lj.
Sy▷ Diarrhoe, Malabsorptionssyndrom; evtl. auch ZNS-Befall (Demenz, Blicklähmung), Ureitis, Arthritis, Endokarditis, Eisenmangel
Pa▷ orale Aufnahme des Keims → Phagozytose durch Makrophagen in Magen + Dünndarmschleimhaut → Lymphstau → Störung der Resorption mit konsekutiver Malabsorption
Di▷ Dünndarmbiopsie, Infiltration der Dünndarmschleimhaut mit Makrophagen, Gennachweis, allg. Labor mit Entz.-Zeichen, Mangelerscheinungen
Th▷ Ceftriaxon, nach Akutbehandlung mind. 1 Jahr Cotrimoxazol
Pro▷ unbehandelt schlecht

Lymphangiektasie
Pa▷ angeborene hypoplastische Lymphgefäße → Lymphstauung
bei Ruptur der Lymphgefäße mangelnder Transport durch Lymphe → Steatorrhoe, intestinaler Eiweißverlust
Sy▷ Malabsorption, Eiweissverlust, Diarrhoe, chylöser Erguss
Th▷ symptomatisch; fettarme Ernährung

Exsudative Enteropathie
Def▷ Darmerkrankung mit intestinalem Eiweißverlust durch Übertreten von Plasmaeiweiß in Darm
Ät▷ Lymphstauung, M. Crohn, Strahlenenteritis, M. Mènetier; oft unklar
Sy▷ Diarrhoe, arterielle Hypotonie, Ödeme
Di▷ Endoskopie, Biopsie
DD▷ andere Ursachen der Hypoproteinämie: nephrot. Syndrom, Leberzirrhose
Th▷ Behandlung der Grunderkrankung, fettarme Ernährung, eiweissreiche Ernährung; Ergänzung fettlöslicher Vitamine (A, D, E, K), Natrium-Restriktion (gegen Ödemneigung)

Gallensäureverlust-Syndrom
Pa▷ 1) Ausfall der Gallensäurerückresorption im Ileum (M. Crohn)
2) bakterielle Dekonjugation der Gallensäuren im Dünndarm (Blindsack-Syndrom)
Ät▷ post-OP, entzündliche Darmerkrankungen, Cholezystektomie, nach Ileus
Sy▷ cholagene Diarrhoe, Steatorrhoe, Cholesterinsteinbildung, Tenesmen
Oxalatnierensteine (Ca bindet an Fettsäure, verstärkte Resorption von Oxalsäure)
Di▷ 14-C-Glykocholat-Atemtest
Th▷ kausal, symptomatisch (Diät, Austauscherharze, Antibiotika)

Gastroenterologie
Krankheitsbilder

Krankheiten des Verdauungssystems nach medizinischen Massnahmen K91

Malabsorption nach Dünndarmresektion

Syndrom der blinden Schlinge (blind-loop-syndrome)
- Pa▷ blind-endender Darmanteil führt zu Änderung der Bakterienflora → Malresorptionssyndrom mit Resorptionsstörungen von Vitaminen, Gallenflüssigkeit, Proteinen
- Sy▷ Anämie, Hypoproteinämie, Hyperperistaltik, Schmerzen
- Th▷ konservative Substitutionsbehandlung, Antibiose; wenn keine Besserung → Resektion des Blindsacks

Malresorption nach Teilresektion des terminalen Ileums
- Pa▷ terminales Ileum Resorptionsort für Gallensäuren und Vitamin-B12
- Sy▷ megaloblastäre Anämie nach 2 J., Gallensäureverlustsyndrom, Steatorrhoe
- Th▷ Beschränkung der Fettzufuhr; v.a. Gabe mittelkettiger Triglyzeride (MCT)

Kurzdarmsyndrom

Ileumresektion → distales Kurzdarmsyndrom
- Pa▷ Störung Vitamin-B12-Resorption, Störung der Rückresorption von Gallensäuren
- Sy▷ megaloblastäre Anämie, funikuläre Myelose, Diarrhoe, Steatorrhoe

Große Jejunumresektion → proximales Kurzdarmsyndrom
- Pa▷ allgemeine Resorptionsstörung durch Oberflächenverminderung
- Sy▷ Diarrhoe, Gewichtsverlust

Folgezustände nach Magenresektion

Syndrom der zuführenden Schlinge (afferent-loop-Syndrom)
- Ät▷ Billroth-II-Resektion
- Sy▷ morgendliches oder postprandiales Erbrechen von Galle durch Rückstau; epigastrische Schmerzen, Völlegefühl
- Th▷ Umwandlung BII in BI

Dumping-Syndrom
- Pa▷ vegetative Reizung und Dysregulation bei Nahrungsaufnahme
- Ein▷ **Frühdumping**
    - Ät▷ v.a. bei Billroth-II-Resektion
    - Pa▷ Oberbauchschmerzen durch schnelle hyperosmolare Füllung des Dünndarms mit Einstrom von Wasser in den Darm → Hypovolämie
    - Sy▷ 15 Min. nach des Essen: Schweiß, Blässe, Übelkeit, Singultus, Kollaps
    - Th▷ häufige, kleine Mahlzeiten, kohlenhydratarme Mahlzeiten, keine zusätzliche Flüssigkeitsaufnahme zu Mahlzeit. Guar und Spasmolytika

Gastroenterologie

Spätdumping
- **Sy▷** 1–4 Std. nach Nahrungsaufnahme durch Hypoglykämie (überschiessende Insulinausschüttung)
- **Th▷** kohlenhydratarme Kost

Syndrom des kleinen Magens
- **Def▷** postprandiales Völlegefühl
- **Th▷** häufige, kleine Mahlzeiten, symptomatische Therapie

Postvagotomie-Syndrom
- **Pa▷** Motilitätsstörung des Magen-Darm-Traktes mit spastischer Obstipation und Diarrhoe
- **Th▷** Gallensäureaustauscherharze (Cholestyramin)

Absorptionsstörung und sekundäre Spätfolgen
- **Pa▷** Hypovitaminosen durch Intrinsic-Factor-Mangel, Gewichtsabnahme

Galliger Reflux
- **Ät▷** durch Pylorusentfernung, Pylorusinsuffizienz
- **Th▷** symptomatisch

Pharmakotherapie in der Gastroenterologie

Therapie säurebedinger Magen-Darm-Läsionen

Protonenpumpenhemmer (PPI)
- **Sto▷** Omeprazol [Antra®], Lansoprazol [Agopton®], Pantoprazol [Pantozol], Esomeprazol [Nexium®]
- **Ind▷** Ulcus ventriculi et duodeni, Refluxösophagitis, Eradikationstherapie, Zollinger-Ellison
- **Wi▷** Reduktion der Säureproduktion im Magen
- **Wm▷** irreversible Protonenpumpenhemmer (H^+-K^+-ATPase), Aktivierung durch pH-Wert ↓
- **Nw▷** unspezifische gastrointestinale Beschwerden
  Bei Helocobacter Pylori: Eradikation mit Tripeltherapie: PPI + Metronidazol + Clorithromycin

H_2-Rezeptorantagonisten
- **Sto▷** Cimetidin [Tagamed®], Famotidin [Pepdul®], Ranitidin [Zantic®]
- **Ind▷** Refluxösophagitis, Ulcus duodeni, Ulcus ventriculi; überwiegend durch PPI ersetzt
- **Wi▷** Abnahme der Säuresekretion

Gastroenterologie

Pharmakotherapie in der Gastroenterologie

Wm▷ kompetitive Hemmung der Histamin (H_2)-vermittelten Protonenpumpenaktivität der Belegzellen; dosisabhängige Hemmung der basalen und nahrungsbedingten Säuresekretion

Nw▷ Müdigkeit, Apathie, Halluzination, antiandrogen, hepatotoxisch, Prolaktin ↑, Transaminasen ↑, Creatinin ↑, BB-Veränderungen, Agranulozytose, Allergie

Int▷ Wirkungsverlängerung von Carbamazepin, Phenytoin, Propranolol, Morphium, Pentazocin, Lidocain durch Cytochrom P450-Blockierung

Antazida

Sto▷ Aluminiumhydroxid, Magnesiumhydroxid, Calciumcarbonat

Wi▷ Neutralisation der Magensäure, Einnahme 1 Stunde vor der Mahlzeit

Nw▷ Verlust von Säureäquivalenten; Gefahr von Nierensteinen durch Harnalkalisierung

Aluminiumhydroxid

Antazidum, bindet Magensäure, wirkt obstipierend, niedrigere Säurebindungskapazität als Mg-Hydroxid, hemmt enterale Phosphat- und Tetracyclinresorption, bei langer Therapie und Niereninsuffizienz → Enzephalopathie, Hypophosphatämie

Mg-Hydroxid

Antazidum, laxierend, Gefahr einer neuromuskulären Lähmung bei Niereninsuffizienz → Mg-Narkose

Wismutsalze

Wm▷ bakterizide Wirkung auf Helicobacter pylori

Nw▷ bei langer Therapie Gefahr einer Enzephalopathie

Misoprostol [Cytotec®]

Wm▷ PGE2-Analogon, Hemmung der Magensäuresekretion, Förderung der Schleimsekretion

Wi▷ Schleimhautprotektion durch Schleimbildung, Bikarbonat ↑, Mehrdurchblutung der Mukosa, Senkung der Säuresekretion

Nw▷ Diarrhoe, Spasmen

Sucralfat [Ulcogant®]

Ind▷ Stressprophylaxe, Ulcus duodeni et ventriculi

Wi▷ bildet Schutzfilm, Bindung von Pepsin, Stimulation der Prostaglandin-, Bikarbonat- und Schleimproduktion

Nw▷ Obstipation

Ki▷ Niereninsuffizienz

Störung der Peristaltik im Gastrointestinaltrakt

Spasmen im Gastrointestinaltrakt

Pa▷ diffuser Ösophagusspasmus, Gallenkolik, Darmkolik, Nierenkolik

Th▷ **Spasmolyse**:

    1. Anticholinergika: m-Blocker → Erschlaffung parasympathisch innervierter glatter Muskulatur

Gastroenterologie
Pharmakotherapie in der Gastroenterologie

2. **Nitrate**, **Nitroglyzerin** → direkte Erschlaffung der glatten Muskulatur über NO
3. Calciumantagonisten (**Nifedipin**) → senken den Sphinktertonus; Einsatz bei Ösophagusspasmus, Achalasie
4. Sedativa (**Diazepam**) → zentral muskelrelaxierend; Einsatz bei GI-Spasmen
5. Kombination mit Analgetika, da Spasmus und Schmerz sich gegenseitg verstärken; kein Morphium; evtl. **Pethidin**

Diarrhoe
Akute Diarrhoe

Pa▷ Gastroenteritis, Lebensmittelinfektion → Flüssigkeits- und Elektrolytverlust

Th▷ Flüssigkeits- und Elektrolytsubstitution

Therapieergänzung durch:
- **Kohletabletten** (Carbo medicinalis): stopft und absorbiert Toxine
- **motilitätsregulierende Substanzen** (Loperamid, Diphenoxylat, Tinctura opii): Lähmung der Darmperistaltik; Reduktion der Flüssigkeits- und Elektrolytverluste
- **Antibiose** nur bei Shigellenruhr, Typhus und Parathyphus

Chronische Diarrhoe

Pa▷ funktionell (zu schnelle Darmpassage durch psychische Einflüsse), organisch, Ileumteilresektion (chologene Diarrhoe durch verminderte Gallenresorption → osmotisch wirksam)

Th▷ kausal; evtl. Anionenaustauscherharze → binden Gallensäure, tauschen gegen Cl

Antidiarrhoika

Sto▷ Loperamid [Imodium®]

Wi▷ Opiat, Lähmung der Darmmotilität

Nw▷ Paralyse, nicht bei infektiösen Darmerkrankungen

Verzögerte Magenentleerung, Darmatonie, paralytischer Ileus

Pa▷ verminderte Darmmotilität

Th▷ Förderung der Darmperistaltik durch
1. **Cholinergika** (Carbachol): m-Angonisten → Induktion von Peristaltik bei Atonie; Cave: Magensaftbildung ↑
2. **Dopaminantagonisten** (Metoclopramid, Domperidon) → Motilitätssteigerung im Magen; Anspannung Korpus, Erschlaffung Pylorus
3. **Cisaprid** → unklarer Mechanismus; Motilitätssteigerung im ganzen GI-Trakt

Gastro

Gastroenterologie

Pharmakotherapie in der Gastroenterologie

Laxanzien
Ein▷ nach Wirkmechanismus:
    hydragoge Laxanzien: Bisacodyl, Antrachinone
    osmotische Laxanzien: Lactulose, Natriumsulfat
    Quellmittel: Leinsamen
    Gleitmittel: Paraffinöl
    diphenolische Laxanzien: Phenolphthalein, Bisacodyl, Natriumpicosulfat (durchlaufen erst enterohepatischen Kreislauf, bevor sie nach 8–12 Std. wirksam werden)
Wi▷ häufig Na^+ und K^+-Verlust; Wasserverlust; reaktive Aldosteronerhöhung, Gewöhnung, Diarrhoe, Melanosis coli

Diphenylmethanderivate
Sto▷ Bisacodyl [Dulcolax®], Natriumpicosulfat [Laxoberal®], Phenolphthaleinderivate
Wm▷ Resorption im Dünndarm nach Esterspaltung → Leber → Galle → Darm → Hemmung der endothelialen Na^+/K^+-ATPase → hemmt Wasser und Ionentransport → Darmvolumen ↑ → Peristaltik ↑, rektal direkte Wirkung, hydragog wirksam

Anthrachinonderivate (Sennesblätter)
Wm▷ Spaltung der Glykosidbindung, Reduktion durch E.coli → zuckerfreie Emodine, stimulieren Peristaltik des Dickdarms; cave: Schwangerschaft (Uteruskontraktionen); Stillzeit, Steigerung der Sekretion und Hemmung der Resorption im Dickdarm

Laktulose [Bifiteral®]
Ind▷ Laxans, hepatische Enzephalopathie
Wm▷ osmotisches Laxans: Galaktose + Fruktose; wird im Darm kaum resorbiert, vermindert den pH-Wert und verhindert damit die Resorption von Ammoniak
Pk▷ wird erst durch Darmbakterien aktiviert

Macrogol [Movicol®]
Wm▷ osmotisches Laxans

Cerulid [Takus®]
Ind▷ postoperative Darmatonie
Wm▷ synthetisches Dekapeptid; bewirkt durch Imitation von Cholecystokinin und Gastrin II vermehrte ACh-Freisetzung gastrointestinal und somit Förderung der Peristaltik

Paraffinöl, Glycerin
Wm▷ Gleitmittel mit hypertonem Effekt, reflektorische Defäkation, Behinderung der Resorption fettlöslicher Vitamine; Fremdkörpergranulome bei Resorption

Gastroenterologie
Pharmakotherapie in der Gastroenterologie

Rizinusöl
Wm▷ Triglycerid, Spaltung durch Lipase → Ricinolsäure → Anregung der Perstaltik und Steigerung des Galleflußes

Carboxymethylzellulose
Wm▷ osmotisch wirksames Laxans, durch Quellung Volumenzunahme, Gefahr Ileus

Salinische Abführmittel
Sto▷ Na_2SO_4, Sorbit, $MgSO_4$
Wm▷ osmotische Laxanzien, Dehnung und Peristaltik ↑

Antiemetika
Übelkeit und Erbrechen
Pa▷ GI-Störung, ZNS-Störung, Pharmaka (Zytostatika), Kinetose (Reisekrankheit)
Th▷ kausal
symptomatisch: Elektrolyt- und pH-Korrektur, Antiemetika
1. **Dopaminantagonisten** (Metoclopramid): fördert orthograde Magenentleerung; leichte Sedierung
2. **Antihistaminika** (H1-Blocker, Meclozin, Dimenhydrinat, Promethazin, Chlorpromazin) → zentrale H1-Blockade → Blockierung des Brechzentrums; Sedierung
3. **Anticholinergika** (Scopolamin; m-Rezeptor): v.a. bei Reisekrankheit vor Reiseantritt; Pflaster
4. **Serotonin-Antagonisten** ($5-HT_3$-Antagonisten; Ondansetron, Granisetron, Tropisetron) v.a. bei Zytostatikaerbrechen

Hyperemesis gravidarum
Th▷ wenn möglich keine Therapie; sonst Phenothiazine wie Thiethylperazin, Triflupromazin

Dopamin-Antagonisten
Sto▷ Metoclopramid [Paspertin®], Domperidon [Motilium®]
Ind▷ Übelkeit, Erbrechen
Wi▷ Förderung der Magenentleerung, antiemetisch,
Wm▷ **zentral**: Blockade der Dopamin D_2-Rezeptoren → antiemetisch
gastrointestinal: Motilitätssteigerung, verminderter Pylorustonus, erhöhter Tonus des unteren Ösophagussphinkters
Nw▷ Hyperprolaktinämie, extrapyramidalmotorische Störungen, Dystonien, Schwindel

Gastro

Gastroenterologie
Pharmakotherapie in der Gastroenterologie

m-Cholinorezeptorantagonisten
- **Sto▷** Tertiäre m-Cholinorezeptorantagonisten: Atropin, Scopolamin [Scopoderm TTS®], Tropicamid [Mydriaticum]
  Quartäre m-Cholinorezeptorantagonisten: N-Butylscopolamin [Buscupan®]
- **Ind▷** v.a. Scopolamin bei Kinetosen-induzierter Übelkeit und Erbrechen
  Spasmen des Magen-Darm-Traktes, Kinetosen
- **Wi▷** positiv chronotrop, Verminderung der Magensäure- und Speichelsekretion, antiemetisch, krampflösend
- **Nw▷** zentral anticholinerg; Müdigkeit etc.

Serotonin-Antagonisten (5-HT$_3$-Antagonisten)
- **Sto▷** Ondansetron [Zofran®], Dolasetron [Anemet®], Tropisetron [Navoban®]
- **Ind▷** Strahlentherapie- und Chemotherapie-induziertes Erbrechen
- **Wm▷** kompetitiver selektiver Serotoninantagonist peripher und zentral → Hemmung der chemorezeptiven Triggerzone
- **Wi▷** Antiemese
- **Nw▷** Kopfschmerzen, Obstipation

Neurokinin-Antagonist
- **Sto▷** Aprepitant [Emend®]
- **Wi▷** antimenetisch, v.a. bei Chemotherapie-induzierter Übelkeit
- **Wm▷** selektiver Substanz-P-Neurokinin-Antagonist
- **Ki▷** Kombination mit Terfenadin

Chronisch entzündliche Darmerkrankungen
Colitis ulcerosa und M. Crohn
- **Th▷** individuelles Therapieregime je nach klinischem Verlauf, Wirksamkeit und Komplikationen

Mesalazin (5-ASA)
- **Sto▷** Salofalk®, Pentasa® : mit unterschiedlicher Galenik und damit Steuerbarkeit des Wirkbeginns (bereits Dünndarm oder erst Dickdarm nach bakterieller Spaltung)
- **Ind▷** chronisch entzündliche Darmerkrankungen, Rezidivprophylaxe
- **Wi▷** antientzündlich
- **Wm▷** wird kaum resorbiert; wird gespalten in Sulfasalazin (Mesalazin und Sulfapyridin, wobei Mesalazin die wirksame Komponente darstellt)
- **Nw▷** v.a. durch Resorption von Sulfonamidteil → Kopfschmerz, Übelkeit, Erbrechen, Thrombo- und Leukopenie, Agranulozytose, Oligospermie, hämolytische Krise bei Glukose-5-DG-P-Mangel

Immunsuppression / Immunmodulation
- **Sto▷** Glucocorticoide: im Schub 1 mg/kg KG, wochenweise Dosisreduktion
  Azathioprin [Imurek®]: zur Reduktion der Cortisondosis
  Ciclosporin: bei schwerstem Verlauf
  Infliximab [Remicade®]: TNF-α-Antikörper

Bei Fragen zur Produktsicherheit wenden Sie sich bitte an:
If you have any questions regarding product safety,
please contact:

Walter de Gruyter GmbH
Genthiner Straße 13
10785 Berlin
productsafety@degruyterbrill.com

Dermatologie

Grundlagen	**720**
Anatomie	720
Untersuchungsverfahren	720
Klinische Untersuchung	720
Labordiagnostik	721
Effloreszenzenlehre	722
Allergische Reaktionen	723
Gesundheitsstörungen	**725**
Atrophie der Haut	725
Blasenbildung der Haut bzw. Schleimhaut	725
Blässe	725
Ekzem	725
Erythem	725
Exanthem	726
Haarausfall	726
Hämatom	726
Hautblutungen	727
Hautemphysem	727
Hautschuppung	727
Hyperhidrose	727
Hypohidrose	727
Hypertrichose bzw. Hirsutismus	728
Lokalisierte Schwellung, Raumforderung, Knoten der Haut / Unterhaut	728
Lymphknotenvergrößerung	728
Mamillare Hautveränderungen	728
Nagelanomalien bzw. Nagelveränderungen	729
Papelbildung	729
Photosensibilität der Haut	730
Pigmentierungsstörungen	730
Pruritus	730
Pustelbildung	730
Schwellung bzw. Rötung der Hand	730
Teleangiektasien	730
Trockenheit der Haut	731
Ulkus der Haut bzw. Schleimhaut	731
Urtikaria	731

Derma

Dermatologie
Inhalt

Veränderungen des Hautreliefs	731
Vermehrte Hornbildung	731
Wunde	731
Wundheilungsstörung	731

Krankheitsbilder — **732**

Infektionen der Haut und der Unterhaut L00–L08	732
Staphylococcal scalded skin syndrome L00	732
Impetigo L01	732
Hautabszess, Furunkel und Karbunkel L02	732
Phlegmone L03	733
Ekthyma	733
Akute Lymphadenitis / Lymphangitis L04	733
Pilonidalzyste L05	733
Sonstige lokale Infektionen der Haut und der Unterhaut L08	733
Bullöse Dermatosen L10–L14	734
Pemphiguskrankheiten L10	734
Pemphigoidkrankheiten L12	734
Sonstige bullöse Dermatosen L13	735
Dermatitis und Ekzem L20–L30	736
Allergische Reaktionen und Erkrankungen	736
Ekzem	736
Atopisches (endogenes) Ekzem (Neurodermitis) L20	737
Seborrhoisches Ekzem L21	737
Windeldermatitis L22	737
Intertrigo (intertriginöse Dermatitis)	737
Allergische Kontaktdermatitis L23	738
Toxische Kontaktdermatitis L24	738
Dermatitis durch oral, enteral oder parenteral aufgenommene Substanzen L27	738
Sonstige Dermatitis L30	739
Papulosquamöse Hautkrankheiten L40–L45	740
Psoriasis L40	740
Parapsoriasis L41	742
Pityriasis rosea L42	742
Lichen ruber planus L43	742
Urtikaria und Erythem L50–L54	743
Urtikaria (Nesselsucht) L50	743
Erythema exsudativum multiforme L51	743
Erythema nodosum L52	744
Erythrodermien	744
Krankheiten der Haut und Unterhaut durch Strahleneinwirkung L55–L59	744
Dermatitis solaris acuta (Sonnenbrand) L55	745
Sonstige akute Hautveränderungen durch Ultraviolettstrahlen L56	745
Hautveränderungen durch chronische Exposition gegenüber nichtionisierender Strahlung L57	746
Krankheiten der Hautanhangsgebilde L60–L75	746
Krankheiten der Nägel L60	746
Erkrankungen der Haare und Haarfollikel	747
Alopecia areata L63	748

Dermatologie

Inhalt

Alopecia androgenetica L64	748
Weitere Erkrankungen und Störungen des Haarfollikels	748
Erkrankungen der Talg- und Schweißdrüsen	749
Akne vulgaris L70	749
Rosazea L71	750
Follikuläre Zysten der Haut und der Unterhaut L72	750
Sonstige Krankheiten der Haarfollikel L73	751
Sonstige Krankheiten der Haut und der Unterhaut L80–L99	751
Vitiligo L80	751
Seborrhoische Keratose L82	752
Acanthosis nigricans L83	752
Sonstige Epidermisverdickung L85	752
Hautveränderungen bei Systemerkrankungen	752
Pyoderma gangraenosum L88	754
Dekubitalgeschwür L89	754
Atrophische Hautkrankheiten L90	754
Granulomatöse Krankheiten der Haut und der Unterhaut L92	754
Lupus erythematodes L93	756
Sonstige lokalisierte Krankheiten des Bindegewebes L94	756

Pharmokotherapie in der Dermatologie — **757**

Grundbegriffe der dermatologischen Therapie mit Externa	757
Glucocorticoide	757
Externa	759
Retinoide	759
Fumarsäureester	760
Antiallergische Therapie	760

Derma

Dermatologie

Grundlagen

Anatomie
Hautschichten

Epidermis: mehrschichtiges, verhornendes Plattenepithel mit
- Stratum corneum
- Stratum lucidum
- Stratum granulosum
- Stratum spinosum
- Stratum germinativum

Dermis (Corium): Bindegewebsschicht mit
- Stratum papillare
- Stratum reticulare

Subcutis: läppchenartig aufgebautes Fettgewebe, dessen bindegewebige Septen mit der Dermis kommunizieren

Physiologische und pathologische Prozesse der Hautschichten

Acanthose: Verdickung der Epidermis durch Verdickung des Stratum spinosum durch gesteigerte Mitoserate und/oder Verzögerung der Differenzierung (z.B. Psoriasis vulgaris)

Dyskeratose: fehlerhafte Keratinsynthese → suprabasale Blase

Epidermolyse: Spaltbildung im Bereich der dermo-epidermalen Verbindung

Hyperkeratose: übermäßige Verhornung

Parakeratose: fehlerhafte Verhornung (Psoriasis, Ichtyosis)

Untersuchungsverfahren

Klinische Untersuchung

Glasspatelversuch: Druck mit Glasspatel reduziert Rötung durch Durchblutung; persistierende Veränderungen sind nicht nur durch Hyperämie zu erklären. z.B. bei Lupus vulgaris, Sarkoidose

Köbner-Phänomen: Auslösung von Hauterscheinungen durch physikalische oder chemische Irritation (isomorpher Reizeffekt); krankheitsspezifische Hautreaktion auf einen unspezifischen Reiz (Kratzspur als mechanischer Reiz → strichförmiges Auftreten der Hauterscheinung); z.B. bei Psoriasis vulgaris, Lichen ruber planus, Sarkoidose

Nikolski-Phänomen: diagnostisches Zeichen der Neigung zur Blasenbildung durch seitlichen Schiebedruck:
- **Nikolski I**: Schiebedruck auf gesunder Haut bewirkt Blasen
- **Nikolski II**: vorhandene Blasen lassen sich verschieben
- **Pseudo-Nikolski**: Blasen lassen sich durch seitlichen Druck verschieben

Dermatologie
Grundlagen

Tzanck-Test: mikroskopischer Nachweis einer Akantholyse bei Pemphigus: abgerundete Epidermiszellen im Ausstrichpräparat einer Pemphigusblase, bei V.a. Pemphigus (Pemphiguszellen lassen sich an Blasengrund nachweisen)

Sondeneinbrechphänomen: Sondendruck auf Effloreszenz eröffnet Knoten bei Lupus vulgaris (= Tuberkulose der Haut)

Hertoghe-Zeichen: Rarefizierung der lateralen Augenbrauen bei Neurodermitis
Wickham-Phänomen: weiße netzartige Zeichnung auf roter polygonaler, scharf begrenzter flacher Papel; bei Lichen ruber planus

Wood-Lampe: Quecksilber-Hochdrucklampe, die UV- und violettes Licht emittiert.

Differenzierung von Mikroorganismen auf der Haut:
- **Corynebacterium minutissimum** ziegelrot
- **Microsporon canis** violett
- **Trichophyton schoenleinii** grünlich
- **Malassezia furfur** ockergelb, orange

Labordiagnostik
Antikörpernachweis

Direkte Immunfluoreszenz (DIF)
Ind▷ Antikörpernachweis in Biopsie, zur Diagnose von blasenbildenden Dermatosen, Autoimmunerkrankungen

Verfahren: ein unfixierter Gewebeschnitt einer Hautbiopsie wird auf einem Objektträger mit einer Lösung inkubiert, die einen definierten, fluoreszierenden Antikörper gegen menschliches Immunglobulin oder einen Komplementfaktor enthält. Der Antikörper bindet und kann mittels UV-Licht nachgewiesen werden.

Krankheitsbild	Ig	Test	Lokalisation
Dermatitis herpetiformis Duhring	IgA		dermale Papillen (subdermal, subepidermal)
Pemphigus vulgaris	IgG	Tzanck, Nikolski I+II positiv	intraepidermale Interzellularräume
bullöses Pemphigoid	IgG	Nikolski II positiv	entlang Basalmembran (subepidermal)
Lupus erythematodes	IgG		unter Basalmembran, Lupusband

Indirekte Immunfluoreszenz (IIF)
Ind▷ Nachweis von spezifischen Antikörpern bei Autoimmunerkrankungen, z.B. ANA, ANCA

Dermatologie
Grundlagen

Verfahren: Antikörpernachweis im Serum; Anwendung fluoreszenzmarkierter Anti-Antikörper (also Antikörper gegen die nachzuweisenden Antikörper); mittels Fluoreszenz kann diese spezifische Reaktion detektiert werden.

RAST-Untersuchung (Radio-Allergo-Sorbent-Test)
Ind▷ Allergieabklärung
Verfahren: Nachweis spezifischer IgE-Ak gegen Allergene über radio-markierte Anti-Antikörper (Sandwichmethode). Serum wird zu Testallergen gegeben; findet eine Immunreaktion bei vorhandenen Antikörpern statt, so kann diese über die radiomarkierten Antikörper nachgewiesen werden.

Kutantests
Epikutantest
Ind▷ bei Typ IV- Reaktion
Verfahren: mit Hilfe spezieller, gekammerter Pflaster wird dem Patienten eine Standardreihe der häufigsten Allergene in nicht-toxischen Konzentrationen am Rücken appliziert. Das Testpflaster verbleibt 48 Stunden, dann erfolgt die erste, nach weiteren 24 Stunden die zweite Ablesung. Durchzuführen im erscheinungsfreien Intervall.

Intrakutantest
Ind▷ Erfassung einer IgE-vermittelten Allergie, z.B. allergische Rhinitis, allergisches Asthma, Urtikaria
Verfahren: 0,2 ml einer Allergenlösung werden streng intrakutan mit einer Tuberkulinspritze appliziert. Ablesung und Bewertung wie beim Prick-Test. Sensitiver als Prick-Test.

Prick-Test
Ind▷ Erfassung einer IgE-vermittelten Allergie, z.B. allergische Rhinitis, allergisches Asthma, Urtikaria; allgemeine Diagnostik von Typ I-Reaktionen
Verfahren: Ein Tropfen Testlösung (enthält Ag) wird auf die Volarseite des Unterarms aufgetragen und die Haut durch den Tropfen hindurch mit einer Nadel punktförmig angestochen. Ist der Patient auf das Ag allergisch, reagiert er mit einer Quaddel. Die Beurteilung erfolgt nach 20 Minuten im Vergleich mit einer obligaten, durch Histamin erzeugten Quaddel.

Effloreszenzenlehre

Primäreffloreszenz
Def▷ erste sichtbare Hautveränderung
Ein▷ Macula   Fleck
       Papula   Knötchen
       Tuber   oberflächlicher Knoten > Haselnussgröße
       Nodus   tiefliegender Knoten > Haselnussgröße
       Phyma   Knolle, Tumor, Geschwulst
       Urticaria   Quaddel

Dermatologie

Grundlagen

Vesicula	Bläschen; Tiefe subkorneal, intradermal, subepidermal, kutan
Bulla	Blase
Pustula	Eiterbläschen
Cystis	Zyste

Sekundäreffloreszenzen

Def▷ geht aus der Primäreffloreszenz hervor, Entstehung durch Entzündung, Rückbildung

Ein▷
Squama	Schuppe, Hornlamelle
Crusta	Fruste, Auflagerung von getrocknetem Sekret
Erosio	Substanzverlust innerhalb der Epidermis ohne Verletzung des Koriums
Excoratio	Abschürfung, Substanzverlust, der bis ins Korium reicht
Rhagade	Einriss
Ulcus	Geschwür, Substanzdefekt bis in Subkutis
Ciatrix	Narbe
Atrophia	Schwund mit Verdünnung der Epidermis und des Koriums und Rarefizierung der Hautanhangsgebilde
Lichenifikation	Vergröberung, Verdickung der Hautfelderung; wie Schweinsleder

Formen von Effloreszenzen

polygonal	
zyklisch	
striär	
anulär	
kokardenartig	konzentrisch, aus verschiedenen Effloreszenzen zusammenges.
gyriert	girlandenförmig
serpiginös	schlangenartig gewunden

Allergische Reaktionen

Einteilung nach Coombs und Gell

Typ I

Pa▷ **anaphylaktische Sofortreaktion**: IgE + Allergen → Ausschüttung von Histamin, Serotonin, slow-reacting substance aus Mastzellen

Sy▷ atopische Reaktion: lokale anaphylaktische Reaktion, z.B. Heuschnupfen (Rhinitis vasomotorica), Asthma bronchiale, Urtikaria

Th▷ Antihistaminika, Cortison

Typ II

Pa▷ **zytotoxische Immunreaktion**; systemische Reaktion: Anaphylaxie mit peripherer Vasodilatation, Blutdruckabfall, Ödembildung
Reaktion zwischen Antikörper und membranständigem Antigen → Komplementaktivierung → Zelllyse

Dermatologie
Grundlagen

- **Sy▷** abhängig von Lokalisation und Form; z.B. Blutgruppeninkompatibilitäten, Autoimmunerkrankungen wie Anti-GBM- (Glomerulum-Basal-Membran) Nephritis
- **Th▷** Immunsuppression

Typ III
- **Pa▷** **Immunkomplexreaktion**, Reaktion zwischen freiem Antikörper und Antigen, mit Komplementaktivierung
  - **Arthus-Phänomen**: hoher AK-Titer → Ag wird bereits an Einstichstelle eliminiert → Ödem, lokale Entzündung, Thrombozytenaggregation, hämorrhagische Nekrose; Komplementaktivierung führt zu Anaphylatoxinwirkung → Histaminausschüttung (Vasodilatation und erhöhte Gefäßpermeabilität), Chemotaxis
  - **Serumkrankheit**: Gabe artfremden Serums → Immunkomplexbildung: Fieber, Lymphknotenschwellung, Urtikaria, Albuminurie
- **Sy▷** weitere Beispiele: Poststreptokokkenglomerulonephritis, Endocarditis verrucosa, Angina tonsillaris, rheumatoide Arthritis (Antikörper gegen IgG), Farmerlunge
- **Th▷** Immunsuppression

Typ IV
- **Pa▷** **zellgebundene Immunreaktion**; zytotoxische T-Zell-Reaktion
- **Sy▷** Beispiele: Mantoux-Reaktion, Tine-Test, Kontaktdermatitis
- **Th▷** Immunsuppression

Gesundheitsstörungen

Atrophie der Haut

- **Pa▷** Rückbildung eines Organs oder Gewebes
- **Sy▷** Verdünnung, Verkleinerung oder Schwund der Haut mit z.T. Elastizitätsverlust und Veränderung der Fältelung
- **Ein▷** **Atrophie blanche** (Capillaritis): oberflächliche Vaskulitis mit weißlichen, atrophischen Herden, v.a. untere Extremität, oft bei chronisch venöser Insuffizienz
  Striae cutis distensae: Schädigung der elastischen Fasern durch Cortison, zunächst livide, später weißliche Streifen mit Hautverdünnung

Blasenbildung der Haut bzw. Schleimhaut

- **Ät▷** mechanische Läsion, Autoimmunerkrankung (Pemphigus)
- **Pa▷** Blasenbildungen können in unterschiedlichen Tiefen vorkommen, meist Lösung der Verbindung zwischen Keratinozyten

Blässe

- **Ät▷** Anämie, Vitaminmangelsyndrom, arterielle Hypotonie, schwere Grunderkrankung
- **Sy▷** unspezifischer Befund mit blasser, weißlicher Hautfarbe
- **Di▷** Kreislaufparameter, Labor: Blutbild, ggfs. Eisenstatus, Vitamin-B12, Folsäure

Ekzem

- **Pa▷** flächenhafte entzündliche Hauterkrankung mit Juckreiz
- **Ein▷** akut – chronisch
  exogen – endogen
- **Sy▷** Rötung, teils Schuppung, nässend, Krustenbildung, Lichenifikation
- **DD▷** atopisches Ekzem, seborrhoisches Ekzem, mikrobielles Ekzem

Erythem

- **Ät▷** unspezifisch bei Entzündung, physikalischer Reizung (Sonne), bei spezifischen Hauterkrankungen
- **Pa▷** entzündliche Rötung der Haut, sehr unspezifische Reaktion
- **Di▷** je nach Lokalisation und Ausdehnung können mechanische Faktoren oder Sonneneinwirkung abgegrenzt werden; nach weiteren Hauterscheinungen (Blasen, Pusteln) suchen

Dermatologie
Gesundheitsstörungen

Exanthem

- **Ät▷** meist immunologische Reaktion im Rahmen von Infektionskrankheiten (Masern, Röteln) oder Allergien
- **Pa▷** großflächige entzündliche Hautveränderung, unterschiedliche Effloreszenzen möglich: Flecken, Rötung, Bläschen, Knoten etc.

Haarausfall

- **Def▷** **Effluvium**: diffuser Haarausfall mit Ausdünnung des Haares
  Alopezie: lokal oder generalisierter vollständiger Haarverlust
- **Ät▷** hormonell oder erblich
- **Ein▷** **Alopecia androgenetica**
    - **Ep▷** v.a. ♂, Beginn 20. -25. Lj.
    - **Pa▷** verminderte Haardichte frontal bzw. Haarverlust durch Umwandlung der normalen Haarfollikel (= regressive Metamorphose), v.a. Stirn und Tonsur

  Alopecia areata
    - **Ät▷** meist unklar, autoimmune Genese vermutet; gehäuft bei Allergikern, Diabetes mellitus, Schilddrüsenerkrankungen
    - **Pa▷** rasch auftretender herdförmiger reversibler Haarverlust in jeder Lokalisation (meist am behaarten Kopf, Augenbraue, Schambehaarung); lymphozytäre Entzündungsreaktion, Haarfollikel aber erhalten
    - **Th▷** Spontanheilung, lokal Cortison

  Diffuser Haarausfall
    - **Ät▷** im Rahmen schwerer Grunderkrankung, Chemotherapie
    - **Ein▷** **telogen**
        - **Ät▷** schwache Noxe (Stress, Medikament, Infekt, postpartal)
        - **Sy▷** Haarausfall nach ca. 2–4 Monaten, reversibel

      anagen
        - **Ät▷** starke Noxe (Chemotherapie)
        - **Sy▷** sofortiger Haarausfall
- **Di▷** Haaranalyse (s. Krankheitsteil)

Hämatom

- **Ät▷** Verletzung, Trauma
- **Pa▷** Blutansammlung im Weichteilgewebe
- **Sy▷** schmerzhafte, zunächst livide, später grün-gelbliche Läsion
- **Th▷** Heparinsalbe, symptomatisch mit Analgesie

Dermatologie
Gesundheitsstörungen

Hautblutungen

- **Pa▷** Austritt von Blut aus Gefäßen in umgebendes Bindegewebe
- **Ein▷** **Petechien**: kleinste, punktförmige Kapillarblutungen
  Purpura: multiple, exanthematische Einblutungen
  Vibices: streifenförmige Einblutungen
  Sugillation: flächenhafte, bis 3 cm große Einblutung
  Suffusion ~ Ekchymose: große, flächenhafte Einblutung
  Hämatom: tiefgehende, umschriebene Einblutungen
- **Di▷** Abklärung: Vaskulopathie, hämorrhagische Diathese

Hautemphysem

- **Ät▷** meist traumatisch, Eröffnung lufthaltiger Hohlorgane (Lunge, Darm)
- **Pa▷** Luft oder Gasansammlung in Unterhautgewebe
- **Sy▷** Schneeballknistern der Haut
- **DD▷** Infektion mit gasbildenden Erregern (Gasbrand)

Hautschuppung

- **Ät▷** z.T. idiopathisch oder im Rahmen einer dermatologischen Grunderkrankung (seborrhoische Dermatitis, Psoriasis, Atopie)
- **Pa▷** oberflächliche vermehrte Schuppenbildung
- **Sy▷** teils Juckreiz, nässend, Krustenbildung
- **Th▷** je nach Ursache, v.a. symptomatische Therapie

Hyperhidrose

- **Pa▷** generalisiert oder lokal vermehrte Schweißneigung
- **Ein▷** **primär**: idiopathische Form, Auslöser Stress
  sekundär: im Rahmen einer Grunderkrankung
  endokrin (z.B. Klimakterium, Hyperthyreose)
  neurogen (z.B. Sympathikusschädigung)
  Hyperhidrosis oleosa: vermehrte Schweißneigung und Talgproduktion, z.T. medikamentös bei Parkinsontherapie, Cortison, Stress
  Nach Lokalisation: Hyperhidrosis axillaris, manuum oder pedum
- **Th▷** Behandlung Grunderkrankung, symptomatisch mit Antihidrotika

Hypohidrose

- **Pa▷** verminderte Schweißsekretion
- **Ät▷** **generalisiert** bei Grunderkrankung (z.B. M. Addison, Exsikkose, Diabetes insipidus, Hypothyreose, Sjögren-Syndrom)
  lokalisiert bei Läsion peripherer Nerven

Derma

Dermatologie
Gesundheitsstörungen

Hypertrichose bzw. Hirsutismus

- **Ät▷** genetisch, medikamentös (Minoxidil, Cortison, Hydantoin, Antibiotika)
- **Pa▷** lokalisierte oder generalisierte Vermehrung der Körperbehaarung durch Übergang von Vellus- in Terminalhaare
- **Ein▷** **Hypertrichosis lanuginosa**: autosomal-dominant von Kindheit an; paraneoplastisch erst im Erwachsenenalter
  - **Sy▷** flauschig-wolliges Haar am ganzen Körper

  Hypertrichosis circumscripta: bei Spina bifida oder Porphyrie
  - **Sy▷** Behaarung v.a. im Kreuzbeinbereich

  Hirsutismus: bei Frauen durch Androgenüberschuss
  - **Sy▷** Hypertrichose vom männlichen Behaarungstyp

Lokalisierte Schwellung, Raumforderung, Knoten der Haut / Unterhaut

- **Def▷** **Schwellung**: lokalisierte, nicht scharf abgrenzbare Verdichtung und Schwellung

  Knoten: lokalisierte, scharf abgrenzbare, meist derbe Verdichtung
  - Fibrom, Lipom, LK, Tumor
  - Beschreibung: weich, hart, druckdolent, verschieblich

  Raumforderung: solide Gewebsvermehrung

Lymphknotenvergrößerung

- **Def▷** **Lymphadenopathie**: Vergrößerung der Lymphknoten, lokalisiert oder generalisiert
- **Ät▷** lokal (zur Infektabwehr), systemisch (z.B. HIV, Lymphom, EBV), entzündlich, tumorös

Mamillare Hautveränderungen

Mamillenekzem
- **Pa▷** Ekzem mit Rötung, Schuppung und Sekretion im Bereich der Mamille

M. Paget
- **Pa▷** tumoröses Ekzem mit Rötung, Schuppung, teils nässend

Trophische Störungen bei Mammakarzinom
- **Sy▷** Orangenhaut, Einziehungen, Rötung, Ekzem

Dermatologie

Gesundheitsstörungen

Nagelanomalien bzw. Nagelveränderungen

Dyschromie:	Nagelverfärbung
	– weiß: oft bei Verletzung des Nagelwalls, trophische Störungen
	– komplette Weißfärbung: bei Herzfehlern oder Lebererkrankungen
	– gelblich-weiß: bei Psoriasis, Nagelmykose
	– streifenförmig-weiß: bei M. Darier (Dyskeratorsis follicularis)
	– streifenförmig-braun: bei Naevuszellnaevus in Nagelmatrix
	– grün-schwarz: bei Pseudomonas-Infektion oder Schimmelpilzbefall
Eindellung:	zentral bei Eisenmangel
Grübchenbildung:	bei Psoriasis
Koilonychie:	löffelartig eingesunkener, gedellter Nagel (bei Eisenmangel)
Mees-Bänder:	gelbliche Rillen bei Trauma, Vergiftung (Hg, Arsen), Infektionskrankheiten, Lichen ruber planus
Mees-Querbänder/Beau-Reil-Querfurchen:	Arsenintoxikation
Nagelspalten:	Eisen- oder Vitaminmangel
Onychodystrophie:	subunguale Hyperkeratose → abgehobener, verfärbter, verformter und verdickter Nagel; oft bei Psoriasis, Ekzem, Mykose, Epidermolyse
Onychogryposis:	krallenartig gekrümmter Nagel
Onycholyse:	Abheben der Nagelplatte
Onychorhexis:	erhöhte Brüchigkeit und Aufsplitterung des freien Nagelrandes bei Vitaminmangel, Calciummangel oder Schilddrüsenerkrankungen
Onychoschisis:	horizontale Spaltung der distalen Nagelplatte (z.B. durch häufiges Waschen)
Tüpfelnägel:	bei Psoriasis, Ekzemen, Lichen ruber planus, Mykosen, Alopecia areata
Uhrglasnägel:	kolbenförmig aufgetriebene Fingerendglieder mit uhrglasförmig darüber gezogenen Nägeln; bei zyanotischen Herz- oder Lungenerkrankungen, paraneoplastisch, Eisenmangel

Papelbildung

Ät▷ Warzen, Entzündung, Lichen ruber planus
Pa▷ Vorwölbung der Haut, maximal bis Erbsengröße; konfluierende Papeln (Plaques)

Derma

Dermatologie
Gesundheitsstörungen

Photosensibilität der Haut

Pa▷ Lichtempfindlichkeit mit Hautveränderungen durch Lichteinstrahlung
Ein▷ **Photoallergische Reaktion**: allergische Hautreaktion nach Medikamenteneinnahme nur in Kombination mit Sonneneinstrahlung (z.B. Diuretika, Antidiabetika, Johanniskraut)
Sonnenallergie: kleine juckende Knötchen nach Sonneneinstrahlung

Pigmentierungsstörungen

Pa▷ Hyper- oder Hypopigmentierung, generalisiert oder lokal
Ein▷ **Vitiligo**: vereinzelt oder multiple auftretende hypopigmentierte Areale; Auftreten mit endokrinen Erkrankungen (z.B. Hyper- oder Hypothyreose, M. Addison, Diabetes mellitus, Perniziosa) oder Autoimmunreaktion
Depigmentierung: z.B. bei Albinismus, Pityriasis versicolor, Narben, Vitiligo
Hyperpigmentierung: z.B. bei Bronzediabetes, M. Addison, Akromegalie, M. Cushing, Hyperthyreose, schwere Leber- oder Niereninsuffizienz, schwere Grunderkrankungen

Pruritus

Ät▷ allergisch, Insektenstiche, trockene Haut, Lichenifikation, Neurodermitis, Ekzem, Diabetes mellitus, schwere Leber- oder Nierenerkrankungen, Ikterus, paraneoplastisch
Sy▷ Juckreiz, bei Kratzen Superinfektion möglich, teils schmerzhaft
Th▷ je nach Ursache, symptomatisch, Antihistaminika

Pustelbildung

Ät▷ Herpes, Windpocken, Verletzungen, Insektenstiche
Pa▷ eitergefülltes Bläschen / Blase

Schwellung bzw. Rötung der Hand

Raynould-Phänomen (Tricolore-Phänomen)
Ät▷ im Rahmen Autoimmunerkrankungen, SLE, Sklerodermie
Pa▷ Vasokonstriktion der Fingerarterien durch Kälte- oder Stressreiz
Sy▷ Blässe, Zyanose (livide Verfärbung), später rote Phase mit Hyperämie

Teleangiektasien

Def▷ bleibende Erweiterung kleiner, oberflächlicher Hautgefäße
Syn▷ Spider naevi (oberflächlich verzweigte kleine Gefäße sichtbar, nicht schmerzhaft)
Ät▷ angeboren, sekundär (häufig) bei Leberzirrhose, Sklerodermie, Rosacea, chronisch venöser Insuffizienz

Dermatologie

Gesundheitsstörungen

Trockenheit der Haut

- **Ät▷** idiopathisch, bei Hauterkrankungen (z.B. Neurodermitis, Psoriasis), hormonell, durch Umwelteinflüsse (Heizung- oder klimatisierte Luft, übertriebene Hygiene), vermehrte Sonneneinstrahlung
- **Pa▷** verminderte Talgproduktion
- **Th▷** rückfettende Substanzen, Meidung von irritierenden Mitteln

Ulkus der Haut bzw. Schleimhaut

- **Ät▷** vaskulär (z.B. Ulcus cruris bei chronisch venöser Insuffizienz), infektiös (z.B. Ulcus molle), traumatisch
- **Pa▷** Substanzdefekt der Haut bzw. Schleimhaut unterschiedlicher Ursache
- **Th▷** je nach Ursache

Urtikaria

- **Ät▷** allergisch, Insektenstich
- **Pa▷** Quaddelbildung, Nesselsucht, intradermales Ödem
- **Th▷** Antihistaminika, Kühlung

Veränderungen des Hautreliefs

- **Pa▷** Lichenifikation, vermehrte Faltenbildung als Endzustand chronischer Entzündung

Vermehrte Hornbildung

- **Ät▷** mechanische Belastung (Schwielen), idiopathisch, infektiös (Warzen)
- **Pa▷** Störung des Regenerationszyklus der Haut, Horn kann nicht abgestoßen werden bzw. bildet sich übermäßig nach

Wunde

- **Pa▷** Verletzung der Haut durch scharfen oder stumpfen Gegenstand
- **Ein▷** Schnittwunde, Schürfwunde, Rissquetschwunde (Platzwunde)
- **Sy▷** Schmerzen, Rötung, Blutung, Schwellung
- **Th▷** Desinfektion, Wundversorgung (Abdeckung, Naht), Tetanusschutz

Wundheilungsstörung

- **Ät▷** Infektion der Wunde, starke mechanische Belastung, schwere Grunderkrankung, Diabetes mellitus, Eiweiß- oder andere Mangelzustände, Cortisontherapie
- **Pa▷** verzögerte Wundheilung, meist nach Intervention

Derma

Krankheitsbilder

Infektionen der Haut und der Unterhaut L00–L08

Staphylococcal scalded skin syndrome L00

- **Syn▷** SSS-Syndrom, Dermatitis exfoliativa (Rittersche Krankheit), staphylogenes Lyell-Syndrom
- **Ep▷** Kleinkinder
- **Ät▷** z.B. bei Immunsuppression
- **Pa▷** Staph.-aureus-Exotoxin führt zu Epidermolyse und intraepidermaler Spaltbildung
- **Sy▷** diffuse Hautrötung, Schmerzen, Ablösung der Haut, selten Schleimhautbefall
- **Di▷** positives Nikolski-Phänomen
- **Th▷** Verbrennungstherapie wegen großflächiger Läsion → Schock, Dehydratation, Elektrolyt- und Eiweißverlust → Rehydratation, Elektrolytausgleich, Antibiose

Impetigo L01

- **Pa▷** Schmierinfektion mit Streptokokken, Staphylokokken, Eintritt über kleine Läsion, Hautschäden durch Toxinbildung
- **Sy▷** Bläschen, Erythem, gelbliche Krusten, v.a. Gesicht
- **Di▷** Blickdiagnose
- **Th▷** Lokaltherapie mit Desinfektion, bei schwerem Verlauf Amoxicillin, Erythromycin
- **Ko▷** zentrifugal wachsende Riesenblasen (Staphylodermia superficialis diffusa exfoliativa (staphylokokken-induziertes Lyell-Syndrom))

Hautabszess, Furunkel und Karbunkel L02

Abszess
- **Err▷** Staphylokokken
- **Pa▷** umschlossene Gewebseinschmelzung
- **Sy▷** Lokalsymptome, Fluktuation, pulssynchrone Schmerzen, Spannung
- **Th▷** Inzision (nicht nur Punktion), Drainage, Ruhigstellung; keine Antibiose

Follikulitis, Furunkel
- **Err▷** koagulasepositive Staphylokokken
- **Pa▷** Haarfollikelentzündung
- **Sy▷** lokale Rötung, Spannung, Schwellung, Schmerzen
- **Th▷** primär konservativ, keine Inzision, nicht ausdrücken; Kau- und Sprechverbot, wenn an der Oberlippe; feuchte Umschläge, Breitspektrumantibiose
- **Ko▷** **Furunkulose**: multiple Furunkel an unterschiedlichen Orten bei Immunschwäche, DM

Dermatologie
Krankheitsbilder

Karbunkel
- **Pa▷** Zusammenschluss mehrerer Furunkel bei Abwehrschwäche
- **Sy▷** Fieber, Schüttelfrost, Lymphangitis, Sepsisgefahr
- **Th▷** Exzision bis auf Faszie, penicillinasefeste Antibiotika

Phlegmone L03
- **Err▷** Streptokokken, Staphylokokken
- **Pa▷** kutane / subkutane eitrige Entzündung in Gewebsspalten
- **Sy▷** flächige Ausdehnung, Rötung, Schmerzen, Schwellung, Allgemeinsymptome
- **Th▷** OP, Entlastung, Antibiose, absolute Ruhigstellung

Ekthyma
- **Err▷** Streptokokken A (in feuchtem Milieu)
- **Sy▷** oberflächliche Blasenbildung, in der Tiefe Ulcus
- **Th▷** Hygiene, systemische Antibiose

Akute Lymphadenitis / Lymphangitis L04
- **Pa▷** rötliche, streifige Verhärtung der Lymphbahnen, regionale LK-Schwellung
- **Sy▷** **Stadium I:** Ödem
  Stadium II: Ödem mit Fibrosklerose mit zunehmender Verhärtung
  Stadium III: chronischer Verlauf, Zerstörung der Lymphgefäße → Lymphödem
- **Th▷** Beseitigung des Infektionsherdes, Antibiose, feuchte Verbände, Ruhigstellung
  Behandlung Lymphödem

Pilonidalzyste L05
- **Syn▷** Steißbeinfistel
- **Ep▷** v.a. junge, stark behaarte Männer
- **Pa▷** **Angeborener Sinus pilonidalis:** angeborene Verbindung zwischen Steißbeinspitze und Analrand am Neuroporus
  Erworbener Sinus pilonidalis: Bildung aus einwachsenden Haaren
- **Ein▷** Pilonidalzyste (Dermoidzyste) / Pilonidalfistel
- **Sy▷** lokal Schmerzen
- **Th▷** Exzision, offene Wundheilung (per secundam)

Sonstige lokale Infektionen der Haut und der Unterhaut L08

Pyodermie
- **Def▷** bakterielle Hautinfektion, Oberbegriff für Follikulitis, Furunkel

Erysipel (Rotlauf)
- **Err▷** hämolysierende Streptokokken
- **Pa▷** nicht eitrige Entzündung
- **Sy▷** flammende, flächenhafte Rötung, Ausläufer, Fieber, Schüttelfrost, Leukozytose, LK-Schwellung, Perilymphangitis
- **Th▷** Penicillin G, feuchte Umschläge, Ruhigstellung

Derma

Dermatologie
Krankheitsbilder

Erysipeloid (Schweinerotlauf)
- **Err▷** Erysipelothrix rhusiopathiae
- **Ep▷** v.a. Tierhalter, Fischer, Hausfrauen
- **Sy▷** lividrote Schwellung, keine Randabgrenzung, kein Schüttelfrost, keine Schmerzen
- **Th▷** feuchter Verband, Antibiose, Ruhigstellung

Erythrasma
- **Err▷** Corynebacterium minutissimum
- **Sy▷** axillär und inguinale Infektion
scharf begrenzte, schuppende, polyzyklische Herde, rot-braun
Rezidivneigung
- **Di▷** Wood-Licht: kaminrot
- **Th▷** Erythromycin, Tetracyclin, Desinfektion

Bullöse Dermatosen L10–L14

- **Def▷** blasenbildende Hauterkrankungen
- **Ein▷** Pemphigus vulgaris, Pemphigoid, sonstige bullöse Erkrankungen

Pemphiguskrankheiten L10

Pemphigus vulgaris
- **Ep▷** 30.–60. Lj.
- **Ät▷** Autoimmunerkrankung; Auslöser: Rifampicin, Ibuprofen, INH, Penicillin, Captopril, Amoxicillin, Heroin
- **Pa▷** Autoimmunerkrankung gegen Desmoglein (Bestandteil der Desmosomen) → IgG → Auflösung des Verbandes der Stachelzellschicht (Akantholyse) → intraepidermale Spaltbildung / Blasen (Blasen sehr dünnwandig, da nur wenige Zellschichten; platzen leicht) → flächenhafte Erosionen (bestimmen zusammen mit den Blasenhäutchen das klinische Bild); keine Vernarbung, kein Juckreiz
- **Sy▷** meist mit Schleimhautbeteiligung, Schluckbeschwerden, Eßstörungen
  – **Initialphase**: v.a. Schleimhäute betroffen, Dauer bis zu 1 Jahr
  – **Generalisationsphase**: gesamte Haut betroffen
- **Di▷** Histologie: Akantholyse, IgG-AK an Desmosomen in direkter Immunfluoreszenz, AK-Nachweis; Nikolski und Pseudo-Nikolski positiv (Blasen lassen sich durch seitlichen Druck verschieben)
- **Th▷** systemisch Cortison, Azathioprin

Pemphigoidkrankheiten L12

Bullöses Pemphigoid
- **Ep▷** Altersgipfel: 70. Lj +/– 10 J.
- **Ät▷** 10–20% tumorassoziiert, medikamentös
- **Pa▷** subepidermale Spaltbildung / Blasen (Basalmembran) durch zirkulierende Autoantikörper gegen Proteine der Hemi-Desmosomen (sog. BP180 und

Dermatologie
Krankheitsbilder

BP230) → Verbindung zwischen Keratozyten und Basalmembran ist geschädigt; IgG-AK; Blasen wegen dickerer Decke prall und länger haltbar, Schleimhautbeteiligung nur in etwa 10%

- **Sy▷** initial geschwollene, erythematöse Haut, dann Blasenbildung, Juckreiz, Schmerz
- **Di▷** direkte Immunfluoreszenz mit AK-Nachweis an Basalmembran
- **Th▷** systemisch Cortison, Azathioprin

	Pemphigus vulgaris	bullöses Pemphigoid	Dermatitis herpetiformis Duhring
Epidemiologie	30.–60. Lj.; ♂ = ♀	> 60. Lj., ♀	20.–50. Lj., ♂
Hautsymptome	schlaffe Blasen auf **normaler Haut**, Erosionen v.a. Gesicht, Kopf, Rumpf	pralle Blasen auf **entzündlicher Haut**, Erosion, v.a. Achseln Unterarm, Oberschenkel	kleine Blasen auf **geröteter Haut**, v.a. Streckseiten, Abdomen, Schultern, gluteal
Juckreiz	selten	selten	brennend, schmerzhaft
Schleimhaut	immer	selten	selten
Nikolski I / Nikolski II / Tzanck	positiv / positiv / positiv	negativ / positiv / negativ	negativ / negativ / negativ
Histologie	intraepidermale Blasen, Akantholyse	subepidermale Blasen	subepidermale Blasen, Mikroabszesse an Papillenspitze
IFT	IgG intrazell. in Epidermis	IgG und C3 entlang der Basalmembran	IgA granulär an Papillenspitze

Sonstige bullöse Dermatosen L13

Dermatitis herpetiformis Duhring
- **Ep▷** ♂ > ♀
- **Pa▷** assoziiert mit Zöliakie (glutensensitive Enteropathie, Jejunumatrophie)
  subepidermale Spaltbildung; IgA-Ablagerungen in den Papillenspitzen an der Basalmembran, punktförmig
  Antikörper nachweisbar gegen Endomysium, Gliaden
  Antigen: Ankerfibrillen (Kollagen VII)
- **Sy▷** starker Pruritus, herpetiform gruppierte Bläschen auf erythematösem Plaques
- **Th▷** glutenfreie Ernährung, DADPS (Dapson), Sulfone

Epidermolysis bullosa acquisita
- **Pa▷** Auto-Ak gegen Kollagenbestandteile → dermale Blasen
- **Sy▷** Blasen an exponierten Stellen, Streckseiten, auch Schleimhäuten
- **Di▷** klinisch
- **Th▷** Immunsuppression mit Cortison oder Azathioprin

Dermatologie
Krankheitsbilder

Dermatitis und Ekzem L20–L30

Allergische Reaktionen und Erkrankungen

Allergie
krankmachende Überempfindlichkeit auf Antigen

Pseudo-Allergie
direkte Mediatorenfreisetzung ohne Aktivierung des Immunsystems;
z.B. bei Virusinfektion, Stress, Hormone

Atopiesyndrom
- **Def**▷ genetisch bedingte Bereitschaft zur Bildung erhöhter IgE-Spiegel und zur Sensibilisierung
- **Pa**▷ Enzymmangel (δ-6-Desaturase) → verminderte Synthese von γ-Linolensäure → Mangel an Prostaglandin E1 → keine Hemmung der Histaminfreisetzung aus Mastzellen / Eosinophilen
- **Ein**▷ Formen
  Anaphylaktische Reaktion: Maximalform der allergischen Sofortreaktion
  → anaphylaktischer Schock
  Serumkrankheit: verzögerte systemische immunologische Unverträglichkeit nach parenteraler Fremdeiweißgabe
  Insektengiftallergie: v.a. Bienen, Wespen; Prävalenz: 0,5–1%
  Nahrungsmittelallergie: lokal gastrointestinal oder systemisch; v.a.
  Hühnerei, Kuhmilch, Fisch, Soja, Getreide, Nüsse
  DD▷ Nahrungsmittelunverträglichkeit
  Allergische Arzneimittelreaktion: Formen: allergisch, pseudoallergisch, toxisch, Enzymdefekt-Reaktion; häufig Penicillin; 1% Anaphylaxie, 10% Kreuzreaktivität mit Cephalosporinen
- **Sy**▷ atopische Dermatitis, Rhinitis, Konjunktivitis, Asthma bronchiale, Urtikaria, gastrointestinale Beschwerden, Anaphylaxie
- **Th**▷ **Prophylaxe**: langes Stillen; hypoallerge Ernährung der Mutter
  Klimatherapie; Besserung im Laufe Zeit
  Ernährung: zehntägige Reis-Kartoffeldiät → IgE-Elimination;
  γ-Linolenhaltige Nahrung

Ekzem
- **Ät**▷ Kontakzekzem, atopisches Ekzem, seborrhoisches Ekzem, dishidrotisches Ekzem, Austrocknungsekzem
- **Pa**▷ Intoleranzreaktion der Haut auf Außenreize
  unzureichende Barriere → Noxen können Dermis irritieren
  akut: Stadium erythematosum
  Stadium vesiculosum
  Stadium madidans et crustosum
  Stadium squamosum
  chronisch: Erythem, Schuppen, Krusten, Lichenifikation

Dermatologie
Krankheitsbilder

Atopisches (endogenes) Ekzem (Neurodermitis) L20

- **Def▷** chronisch rezidivierende Hauterkrankung mit genetischer Disposition
- **Ep▷** Manifestation in Kleinkindesalter; Prävalenz: 3–4% der Kinder
- **Ät▷** multifaktorielle Vererbung; Auslöser: Klima, Nahrung, Allergene, Infektion, Stress
- **Pa▷** Th-2-gesteuerte Immunreaktion → IgE, Eosinophilie; Kombination mit anderen Allergien; Assoziation mit Ichtyosis vulgaris
  - **Hauptkriterien**: Pruritus, Atopie (selbst oder Familie), Lokalisation, chronisch / chronisch rezidivierend
  - **Nebenkriterien**: Eosiniphilie, Serum-IgE ↑, Dermographismus, Pruritus beim Schwitzen, Cheilitis sicca, Denny-Morgan-Falte (gedoppelte Lidfalte), Hertoghe-Zeichen (Verlust der lateralen Augenbrauen), Katarakt, Nickelallergie, Pityriasis alba, Fersenrhagaden, Ichthyosis vulgaris
- **Sy▷** Juckreiz, trockene Haut, Beugenekzem
  - **Phase I (E-Typ)**: 2. Trimenon bis 2. Lj. → **P**apulovesikel, **E**kzemähnlich
  - **Phase II (L-Typ)**: 4.–12. Lj. → **L**ichenifikation, lichenoide Papel
  - **Phase III (P-Typ)**: >13. Lj. → **P**apel auf urtikariellen Grund; Übergang in Prurigoknoten
- **Ko▷** Eczema herpeticarum (HSV-Besiedlung → Aciclovir), Impetiginisierung (Staph. aureus-Besiedlung → Antibiose)
- **Th▷** Basispflege, Antihistaminika, Cortison, UV-A-Bestrahlung

Seborrhoisches Ekzem L21

- **Err▷** Pityrosporum orbiculare bzw. ovale (Hefe) beteiligt
- **Ät▷** häufig bei HIV, Alkohol, psychiatrisch erkrankten Patienten
- **Pa▷** chronisch-rezidivierende Dermatitis mit Hyperhidrosis, Seborrhoe, selten Juckreiz
- **Sy▷** mäßig scharf begrenzte, erythematöse Herde mit gelblich fettiger, feiner Schuppung am Kopf, v.a. Gesicht, Intertrigo
- **Th▷** dosiert Sonneneinstrahlung, Antimykotika, Salicylsäure, Teer, schwach Cortison

Windeldermatitis L22

- **Syn▷** Dermatitis ammonicalis
- **Pa▷** Intertrigo des Kleinkinderalters; toxische Dermatitis durch Ammoniak im Urin; Verschlimmerung durch mangelnde Versorgung, Diarrhö, Candida-Infektion
- **Th▷** Austrocknung, Behandlung der Diarrhö, Basispflege, lokal Antimykotika

Intertrigo (intertriginöse Dermatitis)

- **Ep▷** ältere Menschen
- **Ät▷** RF: Adipositas, Diabetes mellitus, Immunsuppression, mangelnde Hygiene
- **Pa▷** Infekt / Reizung in Hautfalten (inguinal, submammär); Candidose

Derma

Dermatologie
Krankheitsbilder

Sy▷ scharf begrenzte, entzündliche, nässende Rötung mit randständigen Pusteln / Schuppen
Th▷ Basispflege, Antisepsis, Zinkpasten, Nystatin

Allergische Kontaktdermatitis L23

Def▷ Typ-IV-allergische Reaktion
Ät▷ Nickel, Kobalt, Chrom, Latex
Pa▷ **Kontaktdermatitis**: akute Hautveränderung
Kontaktekzem: chronische Hautveränderung
Th▷ Allergenmeidung, lokale Basispflege, Cortison

Allergisches Kontaktekzem

Def▷ Typ IV-Reaktion 24–48 Std. nach Antigenkontakt
Sy▷ Rötung, Papelbildung, Nässen; hämatogene Antigenverschleppung → Streureaktionen; evtl. Chronifizierung mit Rötung, Bläschen, Schuppung, Krusten
Di▷ Epikutantestung
Th▷ Allergenkarenz, corticoidhaltige Lotion, teerhaltige Salben, Antihistaminika, Cortison; Desensibilisierung nicht möglich
DD▷ toxische Veränderungen nur lokal; allergische Veränderungen können auch an anderen Stellen auftreten

Toxische Kontaktdermatitis L24

Pa▷ direkte Hautschädigung durch Agens: Säuren, Laugen, Lösungsmittel
Ein▷ akut / chronisch
Sy▷ schmerzhafte Rötung, Schwellung, Bläschen, Nekrosen, Pigmentationsstörungen, Atrophie, Lichenifikation
Di▷ rasche Besserung bei Noxenkarenz
Th▷ Meidung der Noxe, evtl. Cortison

Dermatitis durch oral, enteral oder parenteral aufgenommene Substanzen L27

Fixes Arzneimittelexanthem

Ät▷ Antibiotika (Tetrazykline, Sulfonamide, Erythromycin), NSAR
Sy▷ scharf begrenzte, 1–2 cm großes Exanthem, oft genital
Th▷ Absetzen der Medikation

Toxische und allergische Exantheme

Ät▷ allergisch, toxisch, Interaktion zwischen Medikament und infektiösem Agens
Auslöser: Sulfonamide, Penicilline, Pyrazalone, Salicylate, Hydantoin, Barbiturate, Jod
Sy▷ morbiliform (Masern-ähnlich), scarlatiniform (Scharlach-ähnlich), rubeoliform (Röteln-ähnlich), urtikariell, makulopapulös, erythemavesikulös, -bullös, nodös

Dermatologie
Krankheitsbilder

Medikamentöses Lyell-Syndrom (Epidermiolysis acuta toxica)
- **Syn▷** toxische epidermale Nekrolyse (TEN), Syndrom der verbrühten Haut
- **Ät▷** **Auslöser**: Penicillin, Sulfonamide, Pyrazolon, Hydantoin, Barbiturate, Allopurinol
- **Pa▷** Maximalvariante eines erythematösen Arzneimittelexanthems; 30–50% letal Interaktion von Medikament und infektiösem Agens; fraglich Typ I-, Typ II-, Typ IV-Reaktion
- **Sy▷** großflächige Rötung, rasche Blasenbildung, Ablösung der Haut; Flüssigkeitsverluste → Schock
- **Di▷** Nikolski I und II positiv
- **Th▷** intensiv-medizinische Überwachung, Cortison vor Ablösung der Haut
- **DD▷** SSSS: superfiziell spreitendes Staphylokokken-Schälsyndrom, staphylokokken-induziertes Lyell-Syndrom

Sonstige Dermatitis L30

Mikrobielles Ekzem (nummuläres Ekzem)
- **Pa▷** kontaktallergische Reaktion auf bakterielle Antigene
- **Sy▷** diskoide, entzündliche, rötliche, schuppig-krustige Herde, Papulovesikel; v.a. Unterschenkel, Handrücken
- **Th▷** antiseptische Steroidcreme, Teer

Austrocknungsekzem (Eczème craquelée)
- **Ät▷** ältere Menschen, Sebostase, übertriebene Hygiene
- **Sy▷** trockenes, schuppendes, schwach rotes, juckendes Erythem; v.a. an Unterschenkel, Hand; Hornhauteinriss; langer Verlauf
- **Th▷** Rückfettung, Fettsalben, Reinigung reduzieren

Berufsdermatosen
- **Def▷** Hauterkrankungen, deren Entstehung ganz oder teilweise auf Einwirkung während der beruflichen Tätigkeit zurückzuführen ist → teilweise schwere chronische Erkrankungen, Komplikation: Hautkrebs
- **Ep▷** 10% aller Hauterkrankungen sind Berufsdermatosen

Allergische Kontaktdermatitis
- **Ät▷** **Auslöser**: Metalle (Nickel, Kobalt, Dichromat, Hg), organische Lösungsmittel (Terpentin, Benzol-Chlor-Derivate), aromatische Kohlenwasserstoffe, Farbstoffe, Formaldehyd, Acryl- und Epoxidharze, Gummibestandteile (Latex), Arzneimittel
  Berufe: Friseure, Köche, Kellner, Maler, Lackierer, Maurer, Metallindustrie, chemische Industrie, Reinigung
- **Di▷** epikutane Testung

Gewerbliche Akneformen
- **Ät▷** **Auslöser**: Teer, Öl, Chlor-Halogen-Akne

Derma

Dermatologie
Krankheitsbilder

Berufliche Hautkrebserkrankungen
- **Ät▷** **Kanzerogene**: Teer, Pech, Anthrazen, Rohparaffin, Ruß, Asphalt, Arsen
- **Sy▷** **Verlauf**: Ekzem → bläulich-fleckige Pigmentierung (Melanose) → Teerwarzen (Präkanzerosen) → spinozelluläres Karzinom

Prurigoerkrankungen
- **Def▷** heterogene Gruppe exanthematischer Erkrankungen mit Hauptsymptom juckende Knötchen

Prurigo acuta (Stophulus infantum, Urticaria papulosa)
- **Ep▷** Kinder
- **Ät▷** allergisch, Insektenstich, Wurmbefall
- **Pa▷** urtikarielle Seropapeln
- **Sy▷** plötzlich juckende Knötchen; v.a. Gesicht, Extremität, Flanken; Schleimhäute nicht betroffen; nach Aufkratzen besser
- **Th▷** symptomatisch, Teepause, Darmsanierung

Prurigo simplex acuta
- **Ep▷** ♀, mittleres Alter
- **Ät▷** **Auslöser**: Lebererkrankungen, Gallensteine, hormonelle Veränderungen, DM, Würmer, Stress, Dermatozoenwahn
- **Pa▷** Seropapeln an Extremitäten, Schulter, Gesäß
- **Sy▷** schubweise, über Monate, Jahre; nach Aufkratzen besser → Narbenbildung, Pigmentstörung
- **Th▷** Cortison, antiseptisch

Papulosquamöse Hautkrankheiten L40–L45

Psoriasis L40
- **Syn▷** Psoriasis vulgaris (Schuppenflechte)
- **Def▷** sehr häufige, gutartige, erbliche Dispositionskrankheit der Haut (auch der Schleimhäute, Gelenke und Nägel) mit scharf, aber oft unregelmäßig begrenzten, streckseitenbetonten, entzündlichen Papeln mit parakeratotischer silberglänzender Schuppung.
- **Ep▷** ♂ = ♀; Altergipfel: junge Erwachsene, Senioren
- **Ät▷** unklar; HLA-B27-Assoziation
  Auslöser: Infekte, Medikamente (β-Blocker, NSAR, Lithium, Chloroquin, Gold), Schwangerschaft, Alkohol, Stress, mechanische Läsionen
- **Pa▷** Verhornungsstörung mit überstürzter Zellproliferation und fehlerhafter Ausdifferenzierung, Zellzyklus der Keratinozyten auf 10% reduziert; HLA-B27 mit Gelenkbeteiligung
  Histologie: Hyperkeratose, Parakeratose, Akanthose, neutrophile Granulozyten in Epidermis

Dermatologie
Krankheitsbilder

Sy▷ Verlauf schubweise, chronisch-rezidivierend
scharf begrenzte, schuppige Herde; Juckreiz; Nagelveränderungen
(Tüpfelnägel, Ölflecke, Onycholyse, fehlendes Nagelhäutchen
(Cuticula), Krümelnägel)
Lokalisationen: Streckseiten Extremitäten, Kopf, Sakrum, Nagel, Hände und
Füße

Ein▷ **Allg. Psoriasis vulgaris**: P. punctata – P. guttata – P. nummularis –
P. geographica – P. erythrodermitica
Persistierende Psoriasis vulgaris:
    Pa▷ bei früherer Behandlung mit Arsen muss an multipel
auftretende Basaliome gedacht werden, da Arsen das
prinzipielle Tumorrisiko erhöht; die Gabe von Retinoiden
kann in diesem Fall tumorprotektiv wirken
Psoriasis pustulosa:
    Ät▷ oft nach Absetzen der Therapie
    Pa▷ sterile Pusteln durch starke Neutrophileneinwanderung
    Ein▷ lokalisiert / generalisiert
Psoriasis arthropathica:
    Pa▷ akute, schmerzhafte Gelenk- und Weichteilentzündung →
Ankylosen
Psoriasis guttata:
    Ep▷ v.a. bei Kindern
    Ät▷ entsteht 2–3 Wochen nach einer meist viralen Erkrankung;
fragliche Autoimmunpathogenese
    Pa▷ ca. 1 cm breite Tüpfelung; innerhalb von 2–3 Wochen mit
Cignolin ausheilbar; es kann evtl. Startsignal für die Schuppen-
flechte sein; bei guter Ausheilung Verhinderung einer
Schuppenflechte

Di▷ **Köbner-Phänomen**: Auslösung von Hauterscheinungen durch physikalische
oder chemische Irritation
Kerzenfleckphänomen: abgekratzte silbrige Schuppe wie Wachsschuppe
Phänomen des letzten Häutchens: unter letzter Schuppe silbrig glänzendes
Häutchen
Auspitz-Phänomen: punktförmige Blutung nach Abkratzen des letzten
Häutchens (blutiger Tau)

Th▷ allgemein: Basispflege, rückfettende Cremes
Salicylsäure (5–10%ig): zur Entschuppung; Achtung bei Niereninsuffizienz
Cignolin, Dithranol: Cignolin wird oxidiert, polymerisiert dann auf der
Haut und bildet so Cignolinbraun
Retinoide: Vitamin-A-Abkömmlinge; relevant für Differenzierungs-
prozesse von Keratinozyten
    Nw▷ Triglyceride ↑, Haarverlust, Verkalkung von Bändern,
spinale Verengungen, Pankreatitis, teratogene Eigenschaften
→ mindestens 2 Jahre nach Therapie noch Kontrazeption;
sonstige Indikationen: Akne, Lichen ruber

Dermatologie
Krankheitsbilder

Vitamin-D-Derivate (Calcipotriol): normalisieren die Differenzierung
Ingram-Schema: Teer, Ölbad, Ganzkörperbestrahlung UVA, UVB
PUVA: Psoralen-Gabe, sensibilisiert für UV-A Licht (365 nm) →
  Stillstand der Keratinozytenproliferation
Methotrexat
Cyclosporin A: low dose
Cortison / Tioxolon: nur bei behaartem Kopf, intertriginös

Parapsoriasis L41

Parapsoriasis en petites plaques
- **Def▷** chronisch entzündliche Erkrankung unklarer Genese
- **Sy▷** rundliche, rauhe, erythematöse Plaques bis zu 5 cm; schuppend, v.a. Rumpf und Extremitäten, kein Juckreiz; Besserung mit Sonne
- **Th▷** PUVA

Parapsoriasis en grandes plaques
- **Def▷** chronisch entzündliche Erkrankung unklarer Genese
- **Sy▷** bis zu 10 cm große Plaques, scharf begrenzt, Juckreiz
- **Th▷** lokal Cortison, PUVA

Pityriasis rosea L42
- **Ep▷** junge Erwachsene, Erkrankung nur einmalig
- **Ät▷** unklar, evtl. Virusinfekt
- **Sy▷** münzförmiger, erythrosquamöser Herd (Mutterplatte, Plaque meré, Primärmedaillon) → exanthematische Aussaat in Hautspaltlinien → rötliche Herde mit randständiger Schuppenkrause; Gesicht nicht betroffen, kein Juckreiz; Ausheilung nach 1–3 Monaten
- **DD▷** Lues II
- **Th▷** Basispflege

Lichen ruber planus L43
- **Syn▷** Knötchenflechte
- **Def▷** chronisch-rezidivierende entzündliche Erkrankung der Haut und der hautnahen Schleimhäute
- **Ep▷** Erwachsene, ♂ > ♀
- **Ät▷** autoimmun (T-Zellen gegen Basalzellen), nicht ansteckend und nicht erblich
- **Pa▷** **Histologie**: lymphoidzelliges Infiltrat, Basalzelldegeneration, Akanthose (verdicktes Stratum spinosum), Hyperkeratose

Sonderformen:
Lichen ruber verrucosus:
  stark verhornende Plaques an Tibiakante; chronisch
Lichen ruber generalisatus:
  exanthematische Aussaat der Knötchen
Lichen ruber follicularis:
  Haarfollikel → Vernarbung → Alopezie (Graham-Little-Syndrom)

Dermatologie
Krankheitsbilder

Sy▷ Juckreiz, Wickham-Streifen
Lokalisation an den Beugeseiten der Gelenke (mechanisch belastete Areale); positiver Köbner-Effekt, Nagelstreifen
Di▷ Köbner-Effekt
Th▷ lokal Cortison, Retinoide, PUVA (Psoralen und UVA)
Pro▷ Verlauf: Ausheilung mit Hyperpigmentierung nach 1-2 Jahren; Rezidive

Urtikaria und Erythem L50–L54
Urtikaria (Nesselsucht) L50
Ät▷ **Auslöser**: Allergen, Kälte, Wärme, Druck, toxisch, Infekt
Pa▷ Typ I-Reaktion → Mastzellaktivierung → Histaminausschüttung
Ein▷ akut (< 6 Wochen) → Allergie
chronisch (> 6 Wochen) → Pseudoallergie auf Nahrungsmittel, Salicylate
Sy▷ exanthematisch, blitzartig auftretende, polyzyklische, hellrosafarbene bis weißliche beetartige, juckende Erhebungen infolge Epidermisödem (Quaddel)
Di▷ Prick-Test (Agens mit Pricknadel in Haut); Intrakutantestung
Th▷ Agenskarenz, Desensibilisierung, Cortison, Antihistaminika, Mastzellstabilisatoren

Angioneurotisches Ödem
Syn▷ Quincke-Ödem
Ät▷ erblich: autosomal-dominanter Mangel an C1-Esterase-Inhibitor (oder verminderte Wirksamkeit von C1-Esterase-Inhibitor)
Pa▷ Stress → nicht-kontrollierbare Bradykinin-Aktivierung mit Vasodilatation und Ödembildung im Interstitium
Sy▷ subkutane Schwellung im Gesichts- und Rachenbereich, Dyspnoe
Th▷ Cortison, Antihistaminika, Epinephrin; C1-Esterase-Inhibitor, falls nicht vorhanden FFP, frühzeitige Intubation
Ko▷ Tod durch Verlegung der Atemwege

Erythema exsudativum multiforme L51
Ät▷ idiopathisch (50%), Herpes-simplex-Virus, Streptokokken, Medikamente, Malignom, systemischer Lupus erythematodes
Pa▷ Immunkomplexreaktion der Gefäße im Bereich des oberen Coriums, Gefäßdilatation, Ödem
Sy▷ kein Juckreiz!
Erythema exsudativum multiforme minus:
kokardenartige infiltrierte Herde mit zentraler Papel und hellrotem, wallartig aufgeworfenem Rand v.a. an Streckseiten der Extremitäten
Erythema exsudativum multiforme majus (Stevens-Johnson-Syndrom):
+ Schleimhauterosionen, Fieber, Kopfschmerzen, Hypersalivation, Augenbeteiligung, akutes Nierenversagen möglich
Th▷ leichte Form: keine
schwere Form: Cortison, Antihistaminika, Infektionsprophylaxe, Flüssigkeit

Dermatologie
Krankheitsbilder

Die Einteilung und Abgrenzung von TEN, Lyell-Syndrom, Erythema exsudativum multiforme und Stevens Johnson-Syndrom ist nicht so eindeutig und weiter Gegenstand der Diskussion.

Erythema nodosum L52
- **Pa**▷ akute Entzündung des Unterhautfettgewebes
- **Ät**▷ meist im Rahmen von anderen Erkrankungen / Medikamenten: Streptokokkeninfekt, Sarkoidose, Autoimmunerkrankungen, chronisch entzündlichen Darmerkrankungen
- **Sy**▷ Prodromi mit Allgemeininfekt, schmerzhafter subkutaner Knoten, v.a. Unterschenkel
- **Th**▷ Analgesie, Klärung einer Begleiterkrankung, evtl. lokal Cortison

Erythrodermien
- **Ein**▷ **Primäre Erythrodermien**: auf primär gesunder Haut entstandene Erythrodermie, z.B. durch Arzneimittelreaktion (Lyell-Syndrom), M. Hodgkin, Mycosis fungoides, Sezary-Syndrom
  - **Th**▷ Cortison, Puder, Antibiose
  - **Sekundäre Erythrodermien**: bei bestehenden Dermatosen wie Neurodermitis, Psoriasis, seborrhoischem Ekzem, staphylogenem Lyell-Syndrom, M. Ritter von Rittershain, Pemphigus vulgaris, allergische Kontaktdermatitis, Lichen ruber planus
    - **Th**▷ Grundleiden
- **Sy**▷ Allgemeinsymptome, am ganzen Körper Rötung, Schuppung, evtl. Exsudation
  Bei Chronifizierung: Pigmentverschiebungen (meist bei vorbestehender Hautschädigung)

Krankheiten der Haut und Unterhaut durch Strahleneinwirkung L55–L59

Sichtbares Licht: 400–780 nm Wellenlänge
– je kleiner die Wellenlänge, desto energiereicher das Licht (bzw. die Strahlung)
– je kleiner die Wellenlänge, desto stärker die Absorption

UV-A-Licht: 400–320 nm → Sofortpigmentierung, Hautalterung
  Minimale Erythrodermie-Dosis (MED): 10–50 J/cm²
UV-B-Licht: 320–280 nm → indirekte Pigmentierung, Karzinogenese
  MED: UV-B-Licht: 10–20 mJ/cm² (beachte: Faktor 1000)
UV-C-Licht: 280–200 nm → indirekte Pigmentierung, starke karzinogene Wirkung, Verstärkung durch Ozon

Dermatologie
Krankheitsbilder

Lichtdermatosen
Pa▷ photochemische Reaktion: Bildung freier Radikale, Veränderung der DNA und der Membranproteine
Sy▷ Rötung, Schwellung
Th▷ symptomatisch, Kühlen, Analgesie

Hautschäden durch ionisierende Strahlen
Akute Radiodermatitis
Pa▷ Stunden bis Tage nach Einwirkung
Ein▷ **Grad I**: düsterrotes Erythem, Dermographismus, reversibler Haarausfall
Grad II: entzündlich-ödematöses Erythem, Bläschen, irreversibler Haarausfall, Verlust von Nägeln, Talg- und Schweißdrüsen
Grad III: tiefgreifende Gewebsnekrose, radiogenes Ulkus

Chronische Radiodermatitis (Radioderm)
Sy▷ nach Jahren und Jahrzehnten: Ulcera, Pigmentverschiebung, Teleangiektasien, Röntgenkeratose, Basaliome, Spinaliome, Atrophie

Dermatitis solaris acuta (Sonnenbrand) L55

Ep▷ v.a. hellhäutige Menschen
Ät▷ Sonneneinstrahlung; v.a. UV-B, selten UV-A
Pa▷ **4 Hauttypen**: körpereigener UV-Schutz durch dunkles Melanin
 – **Typ I**: helle Haut, rote Haare, blau / grüne Augen
 – **Typ II**: helle Haut, blonde / hellbraune Haare, blau / graue Augen
 – **Typ III**: hellbraune Haut, dunkelblonde bis braune Haare, braune Augen
 – **Typ IV**: hellbraune bis mittelbraune Haut, dunkelbraune Haare, braune Augen
Sy▷ schmerzhafte Rötung, Blasen, Hypotonie, Kollaps
Th▷ Kühlung, Cortison, NSAR

Hautalterung (Skin-Aging)
Pa▷ lebenslange Summation von UV-A-Licht: chronische Hautschäden mit Falten, Runzeln (Elastosis actinica, senilis), Cutis rhomboidalis nuchae
Pa▷ UV-B-Licht: aktinische Keratose, Lentigo maligna, Basaliome, Spinaliom

Sonstige akute Hautveränderungen durch Ultraviolettstrahlen L56

Polymorphe Lichtdermatose
Def▷ abnorme Reaktion auf UV-Licht
Ät▷ idiopathisch (Photosensibilisator nicht bekannt)
Auslöser: lokal: Teer, ätherische Öle, Furocumarine
systemisch: Furocumarine, Tetrazykline, Phenothiazine, Nalidixinsäure
systemisch-endogen: Porphyrine

Derma

Dermatologie
Krankheitsbilder

Sy▷ verzögerte Lichtreaktion mit juckenden Papeln und Plaques, teils Papulovesikel / Bläschen; Lokalisation: sonnenexponierte Stellen
Spezielle Formen der phototoxischen Dermatitis
Dermatitis bullosa pratensis (Wiesengräserdermatitis)
    Ät▷ furocumarinhaltige Pflanzen + Sonne
Beloque-Dermatitis (Photodermatitis pigmentaria)
    Ät▷ ätherische Öle, Kosmetika
Photoallergische Dermatitis
    Ät▷ Auslöser: Antibiotika, optische Aufheller, Lichtschutzstoffe, Sulfonamide, Diuretika, Sulfonylharnstoffe, Phenothiazine, Cyclomat
    Pa▷ Typ IV, Streureaktion möglich
    Di▷ mittels belichteter Epikutantestung
DD▷ phototoxisch: bei jeder Person wirksam
photoallergisch: bei Sensibilisierung, geringe UV-Dosis ausreichend
Th▷ Meidung Sonnenexposition, lokal Cortison

Hautveränderungen durch chronische Exposition gegenüber nichtionisierender Strahlung L57

Aktinische Keratose
Ät▷ intensive Sonnenstrahlen
Pa▷ atrophes Epithel
Sy▷ rauhe, hyperkeratotische Läsion, v.a. an sonnenexponierter Stelle
DD▷ seborrhoische Warze, Basaliom
Th▷ Kürettage
Ko▷ Übergang in Plattenepithelkarzinom

Krankheiten der Hautanhangsgebilde L60–L75

Krankheiten der Nägel L60

Nagelmykose (Onychomykose)
Err▷ keratinophile Dermatophyten: Trichophyton, selten Hefen, Schimmelpilze
Rf▷ feuchte, kalte Extremitäten, chronisch venöse Insuffizienz, Diabetes mellitus, geschlossenes Schuhwerk
Pa▷ Zerstörung der Nagelplatte durch Pilz; Lokalisation: v.a. Füße
Sy▷ gelbe Verfärbung, Verdickung mit bröckeligem Zerfall; am Ende Ablösung
Th▷ Nagelextraktion, Aufweichung, Griseofulvin, Itraconzol (Langzeitbehandlung bis zu 18 Monaten), bei geringem Lokalbefund (Matrixbefall < 50%) lokale Behandlung, sonst systemisch

Nagelpsoriasis
Formen:
    Tüpfelnägel: Mulden
    Ölflecke: bräunlicher Fleck
    Onycholyse

Dermatologie
Krankheitsbilder

Krümelnägel: krümeliger Zerfall des Nagels
fehlendes Nagelhäutchen (Cuticula)
Pa▷ überstürzte Zellproliferationsvorgänge; Para- und Hyperkeratosen

Paronychie
Panaritium
Def▷ eitrige Entzündung des Nagelwalls
Ät▷ Entzündung infolge kleiner Verletzungen (durch Staphylokokken, Candida albicans)
Sy▷ schmerzhafte Schwellung, Rötung, Eiter
Th▷ Ruhigstellung, Umschläge, Antibiose, Inzision, ggfs. Nagelextraktion

Unguis incarnatus
Def▷ eingewachsener Nagel
Pa▷ Nagelplatte in seitlicher Nagelfalz → schmerzhafte Entzündung
Th▷ mechanische Entlastung, **Emmert-Plastik** (Nagelkeilextraktion) → Nagel bleibt lebenslang verschmälert

Erkrankungen der Haare und Haarfollikel
Grundlagen
Physiologischer Haarzyklus
Anagene Phase (Wachstumsphase):
    Dauer ca. 1,5–6 Jahre, Haarfollikel mit Haarwurzel fest verbunden, 85% der Haare
    Wachstumsgeschwindigkeit: 0,3 mm/d und Haar bzw. 25–30 m am Tag in Bezug auf alle Haare
Katagene Phase (Übergangsphase):
    Dauer ca. 1–2 Wochen, Haarschaft verliert Verbindung zu der Haarwurzel, 1% der Haare
Telogene Phase (Ruhephase):
    2–4 Monate, Haar fällt danach aus; 15% der Haare
    wenn Anteil erhöht → Alopezie vom Spättyp, **Alopecia androgenitica**
Dystrophe Haare:
    0% der Haare, wenn Anteil erhöht → Alopezie von Frühtyp (Effluvium vom Soforttyp), toxische Ursache
Kopfhaaranzahl: 100 000; Verlust: 50–100/d
Trichogramm: 50 Haare an 2 Stellen entnehmen

Systematik der Haarerkrankungen

Haarausfall:	Effluvium		
Alopezie:	Haarlosigkeit		
	Alopecia diffusa	**Ät**▷	medikamentös, postpartal
	Alopecia areata		
	Alopecia androgenica	**Ät**▷	♂-Hormone

Derma

Dermatologie
Krankheitsbilder

Haarschaftanomalien: Pili torti, Pili anulati, Trichorhexis nodosa, Monilethrix, Kräuselhaar, Wollhaare, Bambushaare
Haarwachstumsstörungen:
    Hypertrichose: allgemein verstärkte Behaarung
        Ät▷   medikamentös, Hypertrichosis lanuginosa acquisita
    Hirsutismus: verstärkte Behaarung des männlichen Behaarungstypes bei einer Frau
    Lanugobehaarung: im Erwachsenenalter meist paraneoplastisch
Haarverfärbungen:
    Schwarzfärbung des Haarschaftes
        Ät▷   Intoxikation mit Arsen oder Thallium
    Green-hair-syndrom: Kupferbindung in den Haaren
        Ät▷   erhöhte Cu-Konzentration im Wasser z.B. durch alte Rohre; rein exogene Ursache

Alopecia areata L63

Syn▷   Alopezia areata, Pelade, kreisrunder Haarausfall
Ep▷   20.–30. Lj.
Pa▷   akuter, potentiell reversibler umschriebener Haarausfall ohne Entzündung (autoimmun)
Sy▷   Kahlstellen, Kopfhaut unauffällig; am Rand **Ausrufungszeichenhaare** (kurze, abgebrochene Härchen)
Di▷   Trichogramm (dystrophe Haare, telogenes Effluvium)
Th▷   Spontanremission; in schweren Fällen Cortison lokal, Dithranol, Photochemotherapie, oral Zink; keine Vernarbung

Alopecia androgenetica L64

Ep▷   95% aller männlichen Alopezien, polygen vererblich, kein Krankheitswert
Ein▷   **male pattern**: Geheimratsecken, zentrale Haarlichtung, Haarkranz
        female pattern: Beginn später, diffuse Ausdünnung der Haare durch Östrogenabfall nach Menopause
Th▷   östrogenhaltige Haarwasser; Minoxidil; systemisch: Antiandrogene bei Frauen; Haarimplantation

Weitere Erkrankungen und Störungen des Haarfollikels

Symptomatischer diffuser Haarausfall
Def▷   reversible, diffuse Alopezie ohne Vernarbung
Ät▷   Schwangerschaft, postpartal, Schilddrüsenerkrankungen, Lues II, Mikrosporie, schwere Allgemeininfektion, Arsenvergiftungen, Zytostatika, Antikoagulantien, Retinoide

Vernarbende Alopezie
Def▷   irreversible Alopezie durch Vernarbung
Ät▷   Verbrennung, Verätzung, Strahlung, mechanische Verletzung, tiefe Staphylodermien (Furunkel, Karbunkel), Lupus vulgaris, Lepra, tiefe

Dermatologie
Krankheitsbilder

Trichophytie, Favus, Windpocken, Zoster, Pseudopelade Broq, Lichen ruber follicularis decalvans, zirkumskripte Sklerodermie, chronisch diskoider Lupus erythematodes, vernarbendes bullöses Pemphigoid

Erkrankungen der Talg- und Schweißdrüsen

Erkrankungen der Talgdrüsenfollikel
Akne, Rosazea, Rhinophym, periorale Dermatitis, seborrhoisches Ekzem

Seborrhoe und Sebostase
Seborrhoe: vermehrte Talgproduktion
- **Ät▷** Akne, Rosazea, seborrhoisches Ekzem, neurol. Erkrankungen (Parkinson)

Sebostase: verminderte Talgproduktion
- **Ät▷** atopische Erkrankungen, ektodermale Dysplasie

Akne vulgaris L70
- **Def▷** Erkrankung der Haarfollikel und Talgdrüsen
- **Ep▷** Manifestation in Pubertät und Adoleszenz; ♂ > ♀
- **Ät▷** familiäre Disposition; exogene Faktoren: Medikamente (Brom, Iod, Steroidakne, Androgene, Ovulationshemmer, INH, Vitamin-B12)
- **Pa▷** Seborrhoe + follikuläre Hyperkeratose: Androgeneinfluß → Vergrößerung der Talgfollikel und vermehrte Talg-Produktion → Komedo (Mitesser) → lokale Entzündung durch lipasebildende Bakterien (Coryne-bacterium acnes) → Papel, Follikulitis
- **Ein▷** Acne comedonica – Acne papulopustulosa – Acne conglobata
  Acne-Tetrade: Acne conglobata, Acne inversa, Perifolliculitis capitis, Pilonidalzysten
- **Sy▷** Effloreszenzen (Komedonen, Papeln, Pusteln, Knoten)
  Prädilektionsstellen: Gesicht, Nacken, vordere und hintere Schweißrinne
  Sonderform:
  Acne fulminans: bei vorbestehender Acne conglobata → AZ-Verschlechterung, Leukozytose, BSG ↑, Fieber, Polyarthralgie, hämorrhagische Nekrosen
- **Th▷** lokal: Reinigung, Alkohol, Sonne, UV-Bestrahlung, Peeling, Komedolyse; bei A. papulo-pustulosa lokal antibiotisch
  bei A. conglobata zusätzlich Triamcinolonkristallinjektion
  systemisch: Tetracycline, Kontrazeptiva, 13-cis-Retinsäure (teratogen)

Schweißsekretionsstörung und Schweißtransportstörung
Hypohidrose: verminderte Schweißsekretion
  bei Atopie, Ichthyosen, Sklerodermie, Sjögren-Syndrom, M. Addison, Diabetes insipidus, Hypothyreose, Retinoideinnahme

Hyperhidrose: vermehrte Schweißsekretion
  bei Diabetes mellitus, Klimakterium, Gravidität, Hyperthyreose, Phäochromozytom, akuter Infekt, Fieber, TBC, HIV; Sarkoidose, Parkinson, Angst, psychischer Belastung

Dermatologie
Krankheitsbilder

Milaria
- **Def**▷ Okklusion des Schweißdrüsenausführungsganges bei vermehrtem Schwitzen
- **Ein**▷ **Milaria cristallina**: Verschluss der ekkrinen Drüse in Hornschicht → Bläschenbildung; Fieberbläschen
  Milaria rubra: Block des Ausführungsganges in Dermis oder tiefer Epidermis → lokale Entzündung; juckende, rote Papel, meist Tropen
- **Th**▷ symptomatisch

Periorale Dermatitis
- **Def**▷ entzündliche, periorale, chronische Dermatose mit Papeln, Pusteln
- **Ep**▷ ♀; ab 30. Lj.
- **Ät**▷ unklar; nach Absetzen von lokaler Cortisonbehandlung; Atopie, Cremes
- **Sy**▷ Papeln, Pusteln, periorales Erythem; schmaler Rand um Lippen frei; Ausbreitung über Gesicht möglich
- **Th**▷ zurückhaltend, häufig Spontanremission → Nulltherapie
  Cortison ist kontraindiziert

Rosazea L71
- **Def**▷ entzündliche Gesichtsdermatose in der 2. Lebenshälfte mit Erythemen und Teleangiektasien, Papeln und Pusteln sowie gelegentlich Rhinophym; periorial und periorbital frei
- **Ät**▷ unklar; Vererbung, Assoziation zu internistischen Erkrankungen
  Auslöser: Kälte, Hitze, Sonnenlicht, scharfe Gewürze und Alkohol
- **Ein**▷ **R. teleangiectatica**: flüchtige Erytheme; persistieren über Stunden
  R. papulopustulosa: Erythem, Papeln, Pusteln; keine Komedonen
  R. hyperplastica („Phyme"): entzündliches Infiltrat, Knoten, höckrig-aufgetriebene Haut
  Sonderform: **R. ophthalmica**
- **Th**▷ lokale Antibiose mit Erythromycin, orale Tetracyclin (antiinflammatorische Wirkung); Retinsäure

Rhinophym
- **Pa**▷ Talgdrüsenhyperplasie, Bindegewebshyperplasie, Gefäßerweiterung, v.a. bei Rosazea
- **Th**▷ lokal Tetrazykline, Erythomycin, Metronidazol; bei Augenbeteiligung oral Tetrazykline, Retinsäure; Meidung scharfer Getränke, Speisen, Alkohol; OP, Sonnenmeidung
- **Oo**▷ Augenbeteiligung (Konjunktivitis, Blepharitis, Keratitis)

Follikuläre Zysten der Haut und der Unterhaut L72
- **Pa**▷ Zysten durch Epithelproliferation von Epidermis-, Drüsen- oder Follikelzellen
  Atherom (Grützbeutel): Talgdrüsenzysten
- **Sy**▷ schmerzloser Knoten
- **Th**▷ nur bei Komplikation Entfernung
- **Ko**▷ Entzündung

Dermatologie
Krankheitsbilder

Sonstige Krankheiten der Haarfollikel L73
Hidradenitis suppurativa
- **Def▷** Schweißdrüsenabszess, Acne inversa
- **Pa▷** Infektion der apokrinen Schweißdrüse
- **Sy▷** schmerzhafte subkutane Knoten
- **Th▷** OP, Antibiose

Sonstige Krankheiten der Haut und der Unterhaut L80–L99
Vitiligo L80
- **Ep▷** familiäre Häufung; 1% Prävalenz
- **Ät▷** Zusammenhang mit anderen Autoimmunerkrankungen (Thyreoiditis, atrophischer Gastritis, M. Addison, Alopecia areata)
- **Pa▷** erworbene, flüchtige Depigmentierungen i.S. einer Autoimmunreaktion gegen Melanozyten (Maculae)
- **Sy▷** scharf begrenzte, bizarre depigmentierte Flächen; evtl. Rand hyperpigmentiert; v.a. Extremitäten, Kopf, Genitale

  Sonderform: **Perinävischer Vitiligo**
  - **Def▷** Nävus mit depigmentiertem Hof durch Autoimmunreaktion gegen Melanozyten → Übergreifen auf gesamten Naevus ohne Repigmentierung
- **Th▷** SUP, PUVA, β-Carotin, Lichtschutz, kosmetische Abdeckung
  (SUP: Balneo-Phototherapie, d.h. Patient badet bis zu 3×/Woche in 5–8%igem Solebad, anschliessend Ganzkörperbestrahlung mit schmalband-UVB oder -UVA)

Albinismus
- **Ein▷** **Albinismus totalis**
  - **Pa▷** autosomal-rezessiver Tyrosinasemangel → verminderte Melaninsynthese
  - **Sy▷** weiße Haare, rosa-weiße Haut, rote Iris
  - **Th▷** keine; Sonnenschutz
- **Albinismus parietalis**
  - **Pa▷** autosomal-dominanter Mangel an Melanozyten; v.a. am behaarten Kopf

Leukodermie
- **Pa▷** Depigmentierung der Haut nach bestimmten Erkrankungen
- **Ein▷** **Bleibende Depigmentierung**: Lichen sclerosus et atrophicans, Sklerodermie, Atrophie blanche (chronisch venöse Insuffizienz), Narben

  Vorübergehende Leukodermie: abgeheilte Psoriasisherde, ältere Ekzeme, Lichen ruber planus, Lues II (Halsband der Venus), Pityriasis versiculor-Herde

Derma

Dermatologie
Krankheitsbilder

Chloasma
- **Ep▷** ♀
- **Pa▷** Östrogen-induzierte, erworbene Hyperpigmentierung des Gesichts, v.a. Stirn und Wangen; Verstärkung durch Sonne
- **Ät▷** Schwangerschaft, orale Kontrazeptiva
- **Th▷** Auslöser meiden, Sonnenschutz, chemische Depigmentierung (Monobenzon: Oxidationsmittel)

Seborrhoische Keratose L82
- **Syn▷** seborrhoische Warze, Alterswarze
- **Pa▷** speckig-warzige Hautwucherungen
- **Sy▷** keine Beschwerden, kosmetisch störend
- **Th▷** Kryotherapie, Laserablation

Acanthosis nigricans L83
- **Ep▷** höheres Lebensalter
- **Pa▷** Assoziation mit gastrointestinalen Tumoren
- **Sy▷** grau-braune Läsionen genital und axillär
- **Th▷** keine; Abklärung bzgl. Tumorleiden

Sonstige Epidermisverdickung L85

Cornu cutaneum
- **Syn▷** Hauthorn
- **Pa▷** Auswüchse der Haut, die einem Tierhorn ähneln; Keratin
  Lokalisation: v.a. Kopf
- **Ät▷** unklar
- **Th▷** Entfernung, histologische Abklärung

Akrale Hyperkeratose
- **Pa▷** Verhornungsstörung mit keratotischen Papeln, v.a. Hand- und Fußkantenbereich
- **Ät▷** unklar, teils paraneoplastisch

Hautveränderungen bei Systemerkrankungen

Porphyrien
- **Def▷** angeborene oder erworbene Porphyrinstoffwechselkrankheit → Enzymdefekt der Hämsynthese in Knochenmark oder Leber; Erhöhung der Porphyrine → Porphyrin wirkt toxisch in der Haut → Lichtempfindlichkeit
- **Ein▷** **Erythropoetische Porphyrien** (Störung im Knochenmark): erythropoetische Porphyrie, erythropoetische Uroporphyrie (M. Günther)
  Hepatische Porphyrien (Störung in der Leber): Porphyria cutanea tarda

Dermatologie
Krankheitsbilder

Porphyria cutanea tarda
- **Ep**▷ häufigste Porphyrie; 1% aller 40–70-Jährigen
- **Ät**▷ autosomal-dominant, **Auslöser**: Alkohol, Östrogentherapie
- **Sy**▷ große, subepidermale, prall-elastische Blasen nach Lichtexposition → Abheilung mit Krusten, Narben, Milien; im Gesicht Elastose, Faltenbildung, Hypertrichose, Vulnerabilität
- **Di**▷ Prophyrine im Urin, Wood-Licht
- **Th**▷ Leberschonung, Aderlaß 1–2 Mal/Woche, Chloroquin, Sonnenmeidung

Lipidstoffwechselstörungen
Xanthome und **Xanthelasmen** bei lokaler Anreichung von lipoproteinreichen Perizyten und Makrophagen

Xanthome
- **Ein**▷ plan, tuberös, eruptiv, disseminiert, Sehnenxanthome
- **Di**▷ systemische Hyperlipidämie

Xanthelasmen
- **Pa**▷ symmetrische, gelbe, flache, weiche Plaques; Lokalisation: Oberlid
- **Di**▷ lokale Fettstoffwechselstörung

Diabetes mellitus
Pruritus sine materia (burning feets)
Hautinfektionen
Candidainfektionen
trophische Ulzera (Malum perforans)
diabetische Gangrän
Necrobiosis lipoidica: derbe, blaurote, scharf begrenzte eingesunkene Plaques, meist Schienbein

Paraneoplastische Syndrome
Obligate Paraneoplasien
Ancanthosis nigricans maligna: braunschwarze, verruköse Veränderung bei Adenokarzinomen oder gastrointestinalen Tumoren
Paraneoplastische Akrokeratose: Hyperkeratose, Nagelveränderungen bei Larynx, Pharynx-, Bronchial-Karzinom
Erythema gyratum repens: wie Jahresringe eines Baumes; unspezifisch
Hypertrichosis lanuginosa aquisita: Lanugobehaarung am ganzen Körper; unspezifisch

Fakultative Paraneoplasien
Dermatomyositis
Bullöses Pemphigoid
Akute febrile neutrophile Dermatose

Derma

Dermatologie
Krankheitsbilder

Erkrankungen innerer Organe
Hyperthyreose: diffuses, telogenes Effluvium, prätibiales Myxödem
Hypothyreose: diffuses Myxödem, trockene, schuppende Haut, Pigmentierung der Akren
Hepatopathien: Spider naevi, Palmar- und Plantarerythem, petechiale Purpura, Caput medusae, Striae, Hodenatrophie, Gynäkomastie, Bauchglatze, Akne vulgaris, Lackzunge, Dupuytren-Kontraktur, Uhrglasnägel, Weißnägel
M. Cushing: Striae cutis distensae, Hirsutismus, hämorrhagische Diathese, Hautatrophie, Vulnerabilität, Wundheilungsstörung, Ödeme
M. Addison: Hyperpigmentierung, Pigmentierung der Schleimhäute, Vitiligo
Pruritus: bei Cholestase, Diabetes mellitus, Niereninsuffizienz, maligne Lymphome

Pyoderma gangraenosum L88
Pa▷ nichtinfektiöse, ulzerierende Hauterkrankung
Ät▷ unklar, z.T. im Rahmen anderer Grunderkrankungen
Th▷ Immunsuppression

Dekubitalgeschwür L89
Pa▷ Druckläsionen der Haut
Ät▷ Immobilisation, zusätzlich feuchte Verhältnisse
Ein▷ nach Tiefe der Läsion
Th▷ Druckentlastung, Nekrosenentfernung, Infektbehandlung

Atrophische Hautkrankheiten L90
Lichen sclerosus et atrophicans (Craurosis vulvae)
Ep▷ alte Frauen
Pa▷ atrophische, juckende Erkrankung im Genitalbereich; fakultative Präkanzerose
Ät▷ unklar, z.T. Assoziation mit Autoimmunerkrankungen
Sy▷ Lichenifikation, Atrophie, Pruritus
Di▷ Biopsie
Th▷ lokal Cortison, Testosteron, Östrogen

Striae cutis distensae
Def▷ streifige Atrophie der Haut durch Überdehnung bei Adipositas, Schwangerschaft, Cortisonbehandlung

Granulomatöse Krankheiten der Haut und der Unterhaut L92
Granuloma anulare
Def▷ auf die Haut beschränkte, granulomatöse Erkrankung
Ep▷ junge Mädchen
Sy▷ ringförmige, haarfarbene – rötlichbraune Papeln an Hand, Fuß; kein Juckreiz;
Th▷ spontane Heilung binnen 2 Jahre häufig, Vitamin-E-Salbe, Cortison zurückhaltend; Ausschluss Diabetes mellitus

Dermatologie
Krankheitsbilder

Necrobiosis lipoidica
- **Ep**▷ ♀>♂
- **Ät**▷ unbekannt, Kombination mit Diabetes mellitus
- **Pa**▷ granulomatöse Entzündung mit Nekrosenbildung und Anreicherung von Lipiden im mittleren Corium
- **Sy**▷ initial rote Papeln, umgeben von Teleangiektasien, im Verlauf oft Ulzeration, Lokalisation: oft Unterschenkel
- **Th**▷ lokal

Sarkoidose
- **Ep**▷ 20.–40. Lj.
- **Pa**▷ nichtverkäsende, granulomatöse Systemerkrankung
- **Ät**▷ unklare Genese
- **Sy**▷ hiläre LK-Schwellung; blaurötliche Knötchen, großknotig, kleinkotig-disseminiert, Narbenlupus
- **Th**▷ Cortison zurückhaltend

Erkrankungen des subkutanen Fettgewebes
Pannikulitis
- **Pa**▷ Entzündung des subkutanen Fettgewebes
- **Ät**▷ Pankreaserkrankungen, LE profundus, Kältepannikulitis, Steroidreaktion nach Injektion
- **Sy**▷ schmerzhafte, tiefliegende, derbe, rötliche Knoten v.a. untere Extremität
- **Th**▷ keine

Erythema nodosum
- **Def**▷ akute, entzündliche, schmerzhafte Dermatose der Subcutis
- **Ep**▷ ♀ und Kinder
- **Ät**▷ postinfektiös: TBC, Streptokokken, Sarkoidose, Yersiniose
  medikamentös: Sulfonamide, Penicillin, Analgetika, Antipyretika, Kontrazeptiva, Brom
  paraneoplastisch, autoimmun
- **Sy**▷ Prodromi: Krankheitsgefühl, Gelenkschmerz
  akut: hochrote, schmerzhafte, teigige, subkutane Knoten v.a. Unterschenkel; Fieber
  Abheilen in 2–3 Wochen; Hämatomauswachsung; gleichzeitig neue Knoten
  Sonderform: **Löfgren-Syndrom**: Erythema nodosum und bihiläre Lymphadenopathie bei Sarkoidose
- **Th**▷ Umschläge, Heparinsalben, nichtsteroidale Antiphlogistika, evtl. kurz Cortison

Derma

Dermatologie
Krankheitsbilder

Lupus erythematodes L93

Diskoider Lupus erythematodes
- **Syn**▷ chronisch-cutaner Lupus erythematodes (CCLE)
- **Ep**▷ ♀, mittleres Lebensalter
- **Pa**▷ einzelne Hautherde, keine Schleimhautbeteiligung
- **Sy**▷ scharf begrenzte Papeln und Plaques, Erythem, Teleangiektasien
  Lokalisation: Kopf, Gesicht, Hände, Füße
  Trias: Schuppung, Erythem, Atrophie
- **Ko**▷ selten Entwicklung systemischer Lupus erythematodes
- **Th**▷ Chloroquin, lokal Cortison, Sonnenschutz

Subakut-cutaner Lupus erythematodes (SCLE)
- **Pa**▷ ringförmig-psoriatiforme Herde an Armen und Händen, Sonnenempfindlichkeit
- **Di**▷ RO/SS-A-AK
- **Th**▷ Chloroquin, lokal Cortison, Sonnenschutz

Sonstige lokalisierte Krankheiten des Bindegewebes L94

Sclerodermia circumscripta
- **Syn**▷ cutane zirkumscripte Sklerodermie, chronisch-cutane Sklerodermie (CCS)
- **Ep**▷ ♀, mittleres Alter
- **Ät**▷ evtl. Borrelieninfektion
- **Sy**▷ livide Plaques
- **Ein**▷ Plaques-Typ (Lilac-Ring) / Streifiger Typ
- **Di**▷ **Biopsie**: lymphozytäres Infiltrat an Corium-Subcutis-Übergang, ANA
- **Th**▷ unklar; 3 Wochen hochdosiert Antibiose mit Penicillin / Cephalosporin, Cortison, PUVA

Pharmokotherapie in der Dermatologie

Grundbegriffe der dermatologischen Therapie mit Externa
Grundsatz:
feucht auf feucht fett auf fett trocken auf trocken

subakut: Creme **chronisch**: Salbe **intertriginös**: Pasten, Puder, Lösungen

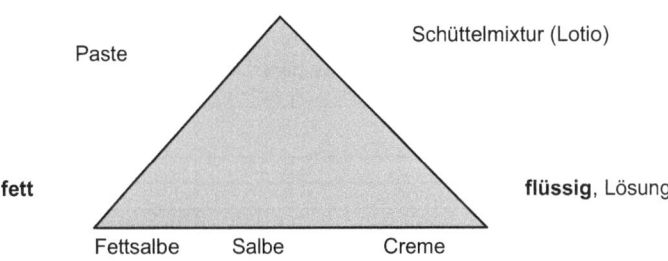

Komponenten: Trägersubstanz (Vehikel) und Pharmakon

Trägersubstanzen:
- **fest**: mineralische Stoffe: Zinkoxidpulver, Talkumpulver (MgSi), Kartoffel-, Weizen, Speisestärke → leichte Kühlung
- **flüssig**: Wasser, Alkohol, Aceton, Chloroform, Gylzerin → Kühlung und Entzündungshemmung
- **fett**: pflanzliche Öle, Fette, Wachs, Vaseline, Paraffin, Polyäthylalkohol → verhindern Abdunstung, Tiefenwirkung

Emulsion: Fett in Flüssigkeit
- Salbe: Wasser in Öl-Emulsion
- Milch: Öl in Wasser-Emulsion

Glucocorticoide
Topische Glucocorticoide
- **Sto▷** schwach wirksam: Dexamethason, Hydrocortison, Prednisolon
  mittelstark wirksam: Triamcinolon
  stark wirksam: Betamethasondipropionat, Halometason
  sehr stark wirksam: Clobetasolpropionat
- **Ind▷** Ekzem, Granuloma anulare, Lichen ruber planus, diskoider Lupus erythematodes, Psoriasis, Alopecia areata
- **Pk▷** Wirkstärke abhängig von Dosisäquivalent, Zubereitung, Resorptionsindex und Hautdefekt; durch Okklusionsverband Steigerung um Faktor 5–10 möglich

Dermatologie
Pharmokotherapie in der Dermatologie

- **Wi▷** antiinflammatorisch, antiproliferativ, immunsuppressiv
- **Nw▷** Atrophie, Teleangiektasien, Striae, Akne, Wundheilungsstörung, Pigmentstörung, maskierte Infektion
- **KI▷** infektiöse Hauterkrankungen, Rosazea, periorale Dermatitis

Systemische Glucocorticoide
- **Sto▷** Cortison, Dexamethason, Prednisolon
- **Ind▷** allergische Dermatosen mit systemischer Ausprägung, generalisierte Autoimmunerkrankungen (SLE, Pemphigus), großflächige entzündliche Dermatosen (Lichen ruber planus)
- **Ein▷** nach Wirkstärke: in Relation zu Cortisol
  nach Anteil Mineralo- und Glucocorticoidwirkung
  nach Wirkdauer

Dauer	Präparat	relative gluco-corticoide Potenz	relative mineralo-corticoide Potenz	Cushing-Schwelle
kurz	Cortisol (Hydrocortison)	1	1	30 mg/d
	Cortison	0,8	0,8	40 mg/d
mittel	Prednisolon	4	0,6	7,5 mg/d
	Triamcinolon	5	0	6 mg/d
lang	Dexamethason	30	0	1,5 mg/d

- **Phy▷** Regelung über Hypothalamus → CRF → HVL ACTH → Nebennierenrinde
  → Cortisol Bindung an CBG (Cortisol-Binding-Gobulin)
  zirkadiane Rhythmik, Konzentration morgens am höchsten; nur freies Cortisol wirksam
  Stress → Anstieg Cortisol (bis zu 10×)
  Cortisol diffundiert in die Zelle → dort Bindung an Rezeptor → wandern zusammen in den Zellkern → Wirkung direkt als Transkriptionsfaktor (Steroidhormon + Rezeptor)
- **Wm▷** **Hemmung der Phospholipase A_2 → Hemmung des Arachidonsäurestoffwechsels**:
  Induktion von Lipocortin → Hemmung der Phospholipasen → dadurch keine Spaltung der Arachidonsäure → keine Bildung von Prostaglandinen, Thromboxan, Leukotrien
  Stabilisierung der Zell- und Lysosomenmembran:
  durch Reduktion der durch die Entzündung gesteigerten Membranpermeabilität
  Hemmung der T-Zellaktivierung:
  vermindern die Anzahl der Lymphozyten im Blut durch Umverteilung; T-Lymphozyten sind davon stärker betroffen als B-Lymphozyten
  Hemmung der Synthese und Freisetzung proinflammatorischer Cytokine (Il-1, TNF-α):
  hemmen die Phagozytosefähigkeit von Makrophagen, hemmen Synthese und Freisetzung von Interleukin-1, TNFα
  Hemmung der Proliferation von Fibroblasten und Kapillaren

Dermatologie

Pharmokotherapie in der Dermatologie

Hemmung der Freisetzung lysosomaler Granulozytenenzyme
Hemmung der Expression von COX-2
Antagonistische Wirkung zu MIF
antiphlogistische Wirksamkeit: Cortisol > Prednisolon > Dexamethason

- **Pk▷** hepatische Glukuronidierung, renale Ausscheidung; Aktivierung von Cortison und Prednison zu Cortisol bzw. Prednisolon in der Leber
- **Wi▷** antiinflammatorisch, katabol, diabetogen, antiphlogistisch, immunsuppressiv, antiproliferativ, Vitamin-D-Antagonist, Hemmung der ACTH- und GnRH-Ausschüttung, Senkung der Krampfschwelle, positiv inotrop, Steigerung der Noradrenalinwirkung, euphorisierend, Volumenretention → Ödeme, art. Hypertonie, Steigerung der Gluconeogenese, Steigerung der Lipolyse
- **Th▷** bei generalisiertem Ekzem 50–100 mg/d, bei Pemphigus vulgaris bis 200–300 mg/Tag
- **Nw▷**
  - Glukoneogenese ↑ → verminderte Glukosetoleranz, Steroiddiabetes
  - ACTH-Suppression → sekundäre NNR-Insuffizienz → langsam ausschleichen sonst Gefahr der Addison-Krise
  - mineralocorticoide Wirkung → Na^+- und Wasser-Retention → Hypertonie
  - Osteoporose durch Ca^{2+}-Resorption bei gesteigerter Elimination
  - Myopathie mit Muskelschwäche, -schmerzen
  - gastrointestinale Ulcera
  - Blutbildveränderungen, erhöhte Kapillarfragilität
  - psychische Störungen, gesteigerte Anfallsbereitschaft
  - Steroidglaukom, posteriorer, subkapsulärer Katarakt
  - Haut: Striae, Hirsutismus, Steroidakne, verzögerte Wundheilung
  - Stammfettsucht, Vollmondgesicht

Externa

Salicylhaltige Externa
- **Ind▷** Hyperkeratose, Psoriasis
- **Wi▷** keratolytisch, antinflammatorisch

Harnstoffhaltige Externa
- **Ind▷** atopisches Ekzem
- **Wi▷** keratolytisch, antiproliferativ, antimikrobiell

Retinoide

Topische Retinoide
- **Sto▷** Tretinoin
- **Ind▷** Akne
- **Wi▷** keratolytisch, Reduktion der bakteriellen Besiedlung
- **Nw▷** Hautreizung, Pigmentstörung

Dermatologie
Pharmokotherapie in der Dermatologie

Systemische Retinoide
- **Sto**▷ Isotretinoin, Acitretin
- **Ind**▷ schwere Akne, Psoriasis
- **Wi**▷ Regulation der Zellproliferation und Differenzierung, Auflockerung der Hornschicht, Reduktion der Talgproduktion, zusätzlich immunmodulatorisch und antiphlogistisch
- **Nw**▷ teratogen, Austrocknung der Haut, Schuppung, Hautreizung, Fettstoffwechselstörung

Fumarsäureester
- **Ind**▷ schwere Psoriasis
- **Wi**▷ antiinflammatorisch, Reduktion der Keratinozytenproliferation
- **Nw**▷ Flush, gastrointestinale Störungen, Blutbildveränderung

Antiallergische Therapie

H_1-Antagonisten
- **Ein**▷ **klassische H_1-Blocker** mit zusätzlich sedierender und anticholinerger Wirkung, z.B.: Celmastin, Dimetinden, Ketotifen
  neuere H_1-Blocker mit Minimierung der Sedierung und der anticholinergen Effekte, z.B.: Terfenadin, Loratadin, Cetirizin, Azelastin, Levocetirizin
- **Ind**▷ allergische Reaktion
- **Wi**▷ antiallergisch, antiemetisch, sedierend, lokalanästhetisch
- **Wm**▷ kompetitive Hemmung des H_1-Rezeptors
  antihistaminerg, anticholinerg, antiadrenerg, antiserotoninerg
- **Nw**▷ Sedierung, Miktionsstörungen, Augeninnendruckerhöhung

Mastzellstabilisatoren
- **Sto**▷ reine Mastzellstabilisatoren: Cromoglykat. Nedocromil
  H_1 Antagonist + Mastzellstabilisator: Ketotifen
- **Ind**▷ Allergieprophylaxe, allergisches Asthma
- **Wi**▷ Mastzellstabilisation, Hemmung der Freisetzung von Entzündungsmediatoren
  Rein prophylaktischer Einsatz, keine Wirkung als Akuttherapie

Topische Calcineurininhibitoren
- **Sto**▷ Tacrolimus, Pimecrolimus
- **Ind**▷ atopische Dermatitis
- **Wi**▷ Blockade der T-Zell-Aktivierung und Zytokinausschüttung
- **Nw**▷ Mastzelldegranulation, Alkoholunverträglichkeit

Orthopädie / Rheumatologie

Ortho

Grundlagen	**764**
Leitsymptome	764
Orthopädische Untersuchung	764
Klinische Untersuchung	764
Labor- und Funktionsuntersuchung	766
Bildgebende Verfahren	767
Orthopädische Therapie	767
Prävention	767
Konservative Therapie	768
Operative Therapie	769
Gesundheitsstörungen	**770**
Abnorme Beweglichkeit	770
Frakturneigung	770
Gangstörung (Dysbasien)	770
Gelenkschwellung	771
Gelenksteife (Ankylose)	771
Haltungsfehler	771
Kieferklemme bzw. Kiefersperre	771
Morgensteifigkeit	772
Muskelatrophie	772
Muskelhypertrophie	772
Muskelkontraktur	772
Skelettdeformitäten	772
Krankheitsbilder	**773**
Infektiöse Arthropathien M00–M03	773
Eitrige Arthritis M00	773
Direkte Gelenkinfektionen bei anderenorts klassifizierten infektiösen und parasitären Krankheiten M01	773
Reaktive Arthritiden M02	774
Entzündliche Polyarthropathien M05–M14	775
Arthritis urica	775
Chondrokalzinose (Pseudogicht)	776
Ochronose (Alkaptonurie)	777
Chronische Polyarthritis (CP, rheumatoide Arthritis)	777
Juvenile rheumatoide Arthritis	778
Arthritis psoriatica	779
Arthritis bei chronisch entzündlichen Darmerkrankungen	779
Arthrose M15–M19	779

Orthopädie / Rheumatologie

Inhalt

Polyarthrose M15	780
Coxarthrose (Arthrose des Hüftgelenkes) M16	781
Gonarthrose (Arthrose des Kniegelenkes) M17	781
Sonstige Arthrosen M19	781
Sonstige Gelenkkrankheiten M20–M25	782
Erworbene Deformitäten der Finger und Zehen M20	782
Sonstige erworbene Deformitäten der Extremitäten M21	782
Krankheiten der Patella M22	784
Binnenschädigung des Kniegelenkes (internal derangement) M23	785
Sonstige näher bezeichnete Gelenkschädigungen M24	787
Sonstige Gelenkkrankheiten, anderenorts nicht klassifiziert M25	787
Systemkrankheiten des Bindegewebes M30–M36	788
Systematik der Vaskulitiden	788
Panarteriitis nodosa und verwandte Zustände M30	788
Sonstige nekrotisierende Vaskulopathien M31	789
Systemischer Lupus erythematodes (sLE) M32	792
Dermatomyositis-Polymyositis M33	793
Systemische Sklerose M34	794
Sonstige Krankheiten mit Systembeteiligung des Bindegewebes M35	795
Deformitäten der Wirbelsäule und des Rückens M40–M43	796
Terminologie der Wirbelsäulenveränderungen	796
Kyphose und Lordose M40	797
Skoliose M41	797
Osteochondrose der Wirbelsäule M42	798
Sonstige Deformitäten der Wirbelsäule und des Rückens M43	799
Spondylopathien M45–M49	799
Spondylitis ankylosans (M. Bechterew) M45	799
Sonstige entzündliche Spondylopathien M46	800
Spondylose (Spondylosis deformans) M47	800
Sonstige Spondylopathien M48	800
Sonstige Krankheiten der Wirbelsäule und des Rückens M50–M54	801
Diskushernie	801
Zcrvikale Bandscheibenschäden M50	802
Sonstige Bandscheibenschäden M51	802
Sonstige Krankheiten der Wirbelsäule und des Rückens M53	802
Rückenschmerzen M54	803
Krankheiten der Muskeln M60–M63	803
Myositis M60	803
Kalzifikation und Ossifikation von Muskeln M61	804
Krankheiten der Synovialis und der Sehnen M65–M68	804
Synovitis und Tendosynovitis M65	804
Spontanruptur der Synovialis und von Sehnen M66	805
Sonstige Krankheiten des Weichteilgewebes M70–M79	805
Krankheiten des Weichteilgewebes im Zusammenhang mit Beanspruchung, Überbeanspruchung und Druck M70	805
Fibromatosen M72	806
Schulterläsionen M75	806
Enthesopathien der unteren Extremität mit Ausnahme des Fußes M76	808
Sonstige Enthesopathien M77	808
Sonstige Krankheiten des Weichteilgewebes M79	808

Orthopädie / Rheumatologie

Inhalt

Veränderungen der Knochendichte und -struktur M80–M85	809
Osteoporose M80–M81	809
Sonstige Veränderungen der Knochendichte und -struktur M85	810
Sonstige Osteopathien M86–M90	812
Osteomyelitis M86	812
Knochennekrose M87	813
Osteodystrophia deformans (Paget-Krankheit) M88	814
Sonstige Knochenkrankheiten M89	814
Chondropathien M91–M94	815
M. Perthes M91	815
Sonstige Osteochondropathien M93	815
Sonstige Krankheiten des Muskel-Skelett-Systems und des Bindegewebes M95–M99	816
Biomechanische Funktionsstörungen M99	816
Pharmakotherapie	**817**
Glucocorticoide	817
Antirheumatische Basistherapie	818
D-Penicillamin [Trolovol®]	818
Goldsalze [Tauredon®]	819
Chloroquin [Resorchin®]	819
Leflunomid [Arava®]	819

Ortho

Orthopädie / Rheumatologie

Grundlagen

Leitsymptome

Schmerz
- **Pa▷** Normale Schmerzleitung: über Vorderseitenstrang
  - Periphere Schmerzverstärkung: über sympathische Efferenz
  - Motorischer Reflexkreis: motorische Efferenz → Muskelhartspann → Schmerzafferenz der Muskulatur
  - Nozizeptorenhemmung: Mechanorezeptorenafferenz → inhibitorisches Neuron → Hemmung der Schmerzafferenz
- **DD▷** Schmerzort und Ausstrahlung
  - Schmerzart: Belastungsschmerz (mechanische Ursache)
  - Bewegungs- und Ruheschmerz (entzündliche Ursache)

Schwellung
- **Ät▷** entzündliche Veränderungen, pathologische Flüssigkeit, Neubildungen, chronisch deformierende Veränderungen

Bewegungseinschränkung
- **Pa▷** funktionelle Bewegungseinschränkungen (unter Anästhesie bewegbar)
  - strukturelle Bewegungseinschränkung (Kontrakturen)
  - fibröse Gelenksteife (Schrumpfung der Gelenkweichteile)
  - knöcherne Gelenksteife (Ankylose)
- **Sy▷ Hinken:** Störung des Gangablaufes durch Schmerz, Muskelinsuffizienz [Trendelenburg-Zeichen (Einbeinstand), Duchenne (Pendeln des Oberkörpers bei Muskelinsuffizienz, Watschelgang bei bds. Insuffizienz], Bewegungseinschränkung, Beinverkürzung
  - **Deformität:** erworben: degenerativ, entzündlich, tumorös, traumatisch oder angeboren
  - **Neurologische Symptome:** Blockierungsreflexe (schmerzbedingte Tonusminderung an Streckern und Steigerung an Beugern), vorgetäuschte Lähmungen durch Läsion der aktiven Strukturen der Stütz- und Bewegungsorgane, Pseudoparalyse

Orthopädische Untersuchung

Klinische Untersuchung

Inspektion
Alter, Gewicht, Konstitutionstyp
Statik der Stütz- und Bewegungsorgane: Fuß- und Beinachsen, Beckenstand in Frontalebene, Beckenstand in Seitenansicht, Schulterstand, Kopfhaltung, Statik der Wirbelsäule

Orthopädie / Rheumatologie
Grundlagen

Funktionelle Leistungsfähigkeit: Gangbild, neurologische Untersuchung (FNV, KHV, Romberg-Versuch, Unterberger-Tretversuch)

Manuelle Untersuchung
Palpation: Erfassung schmerzhafter Strukturen, Schwellungen, reflektorische Hyperpathien der oberen Strukturen (Haut), Pannikulosen, punktförmige Druckdolenzen (Triggerpunkte)

Achten auf: Druckdolenzen, Haut- und Unterhautfettgewebe, Muskulatur, Sehnen- und Sehnen-Knochen-Insertationen, Periost, Knochen, Gelenke, peripherer Gefäßtonus

Funktionsprüfung der Gelenke
Neutralnullmethode: Stellung: aufrechter Stand, Arme am Körper, Daumen nach vorne
1. Zahl: Bewegung zum Körper hin, Einheit: Grad
2. Zahl: 0-Stellung, bzw. das, was als 0-Stellung eingenommen wird
3. Zahl: Bewegung vom Körper weg, Einheit: Grad

	1.	2.	3.
Schulter seitwärts / körperwärts	10–40	0	180
Schulter Drehung auswärts / einwärts	95	0	40–60
Schulter rückwärts / vorwärts	150–70	0	30–50
Schulter Drehung außen / innen (Hochrotation)	70	0	70
Ellenbogen Streckung / Beugung	150	0	10
Unterarmdrehung Supination / Pronation	80–90	0	80–90
Handgelenk (→ Handrücken / →Hohlhand)	50–60	0	35–60
Handgelenk → Speiche /→ Elle	25–30	0	30–40
Daumen Abspreizung	70–90	0	
Daumenopposition	50–60	0	
Fingerkuppenhohlhandabstand	Angabe in cm		
Fingerstreckerdefizit	Angabe in cm		
Hüfte Streckung / Beugeseite	130	0	12
Hüfte Abspreizen / Anführen	20–30	0	30–45
Hüfte Drehung → außen / →innen	40–50	0	30–45
Knie Drehung → außen / → innen	30–40	0	40–50
Knie Streckung / Beugung	150	0	5–10
oberes Sprunggelenk Heben / Senken	20	0	40–50

Thomas-Handgriff
zur Dokumentation von **Hüftbeugekontrakturen** (Rückenlage, rechtes Bein anwinkeln, Messung der Beugung des linken Beines in Abweichung von 180°-Linie)

Orthopädie / Rheumatologie
Grundlagen

Wirbelsäulenbeurteilung
Beurteilung von: Dornfortsätzen, Schulterrelief, Taille, Thoraxdeformitäten, Symmetrie, Mobilität, Sensibilität, Reflexe, EMG
    Schober-Zeichen: Die im Stehen gemessene Distanz vom 5. LWK 10 cm nach kranial muss sich bei normaler LWS-Beweglichkeit um mindestens 4 cm vergrößern (Lumbalabstand)
    Ott-Zeichen (Thorakalabstand): Die im Stehen gemessene Distanz vom 7. HWK 30 cm nach kaudal muss sich bei normaler BWS-Beweglichkeit um mindestens 3 cm vergrößern
    Lasegue-Zeichen: schmerzhaftes Anheben des gestreckten Beines (Läsion N. ischiadicus, Meningismus)
Fingerspitzen-Boden-Abstand
Seitneigung in Winkelgraden
Rotation
Kinn-Brustbeinabstand (HWS-Beweglichkeit)
Diagnostik: Rö-2-Ebenen, WS-Ganzaufnahmen, 45°-Schrägaufnahmen zur Beurteilung der Foramina intervertebralia, Funktionsaufnahmen, Schichtuntersuchungen, Myelographie, CT, MRT, Szintigraphie, Labor, Wirbelpunktionen, Probevertebrotomie

Neurologische Untersuchung
Lähmungszustände: Lokalisation (peripher, zentral), Ausdehnung, Art: schlaff, spastisch, Muster (sensibel, motorisch, vegetativ)

Kennreflexe
C5:   Bizeps-Reflex
C6:   Radiusperiost-Reflex
C7:   Trizepssehnenreflex
C8:   Trömner-Reflex
L4:   Patellarsehnenreflex
L5:   Tibialis-post.-Reflex
S1:   Achillessehnenreflex

Labor- und Funktionsuntersuchung
Labor: **BKS** → Entzündung, Tumor
        RF, HLA-B-27, ANA, spezifische AK → Rheumaserologie
        Ca, Phosphor, Alk. Phosphatase → systemische Knochenerkrankungen (HPT, Rachitis, Osteomalazie, M. Paget)
Gelenkpunktion:
        blutig → traumatisch
        fibrinös (eitrig) → infektiös
        serös → mechanisch
Biopsie: DD: entzündlich-tumoröse Veränderung
Arthroskopie: Pathomorphologie
Neurologische Funktionsdiagnostik:
    EMG, NLG, SSEP

Orthopädie / Rheumatologie
Grundlagen

Angiologisch funktionelle Diagnostik:
> Bei intermittierenden Schmerzzuständen (Claudicatio intermittens)
> Perthes-Test: (venöse Insuffizienz), Doppler, Oszillographie

Bildgebende Verfahren

Radiologie
Beurteilung von: anatomischer Form, Knochendichte, weiteren abgebildeten Strukturen

Pa▷ Knochenabbau
> **generalisiert**: diffus, gleichmäßig bei Osteoporose, fleckförmig bei Dystrophie
> **lokalisiert**: mit Sklerosesaum bei Zyste, unscharf begrenzt bei Osteolyse

Knochenanbau
> **generalisiert**: Hyperostose, diffus bei M. Paget
> **lokalisiert**: Osteo- oder Spondylophyt, Knochentumoren

Computertomographie
Ind▷ WS, Hüfte (Hüftgelenksfrakturen, Hüftkopfnekrosen), habituelle Schultergelenksluxation, Tumorausdehnung, 3D-Verfahren, OP-Planung

MRT
Ind▷ Gelenkbeurteilung, Sehnenläsionen, Knorpelschäden, bei Beteiligung des ZNS

Ultraschall
Ind▷ Säuglingshüfte, Schultergelenk, Weichteilläsionen

Szintigraphie
Ganzkörperszintigramm
> **Ind▷** Metastasen, Tumoren, Infektion

Lokales Szintigramm
> **Ind▷** DD deg. – entzündliche Erkrankungen; cold lesion bei Nekrose

Weichteilszintigramm
> **Ind▷** Leukozytenszintigramm zur DD entzündlicher Erkrankungen

Orthopädische Therapie

Prävention
Primärprävention: Haltungsschwächen, Schule, Arbeit, Berufskrankheiten
Sekundärprävention (Früherkennung): Hüftgelenksanomalien, Fehlbildungen, zerebrale Bewegungsstörungen
Tertiärprävention (Rückfallvorbeugung): Rückenschule etc.

Orthopädie / Rheumatologie
Grundlagen

Konservative Therapie

Ziele und Mittel der konservativen Therapie
Schmerzbeseitigung: Ruhigstellung
Unterstützung des Heilungsprozesses: Ruhigstellung
Ausschaltung pathologischer Beweglichkeiten: Fixation
Korrektur von Deformitäten: Fixation
Entlastung: Orthesen
Wiederherstellung der Beweglichkeit, Muskelkraft und Koordination: physikalische Therapie und Physiotherapie
Immobilisation durch: Verbände, Mieder, Gips, Korsett, Schienen, Bettruhe
Fixation durch: Tape-Verbände, Gipsverbände (3-Punkte-Prinzip)

Orthopädische Hilfsmittel
Dauerhafte Ruhigstellung: z.B. Arthrodeseschuhe
Entlastung: z.B. Thomasschiene
Stützung: z.B. Führungsschiene
Korrektur: z.B. Skoliosekorsett
Schuhe: Einlagen, Abrollhilfen, Sohlenerhöhung
Orthesen: äußere Kraftträger

Bewegungstherapie (Physiotherapie)
Ziel: Verbesserung von Bewegungsumfang, Muskelkraft und Besserung der Koordination
Gelenk: aktive, geführte, freie, passive (Bewegungsschiene)
Bewegungen gegen Widerstand
Traktionsbehandlung
manuelle Therapie (Chirotherapie)
Muskel: v.a. dynamische, isometrische Bewegung
Ausdauerkraft, Schnellkraft
Neurophysiologische Basis
Bobath: Training bestimmter Lage- und Stellreflexe; Spastik ↓
Vojta: Reflexlokomotion
propriozeptive neuromuskuläre Faszilitation (PNF)
Auslösung komplexer Bewegungsmuster: bessert neuromuskuläre Leistungsfähigkeit
Brügger: Beseitigung des Ungleichgewichtes der Muskulatur
Gehhilfen und Gangschulen
3-Punkt-Gang (vollständige Entlastung eines Beins)
4-Punkt-Gang (Teilbelastung)
Durchschwunggang (Lähmung der unteren Extremität)
Gehhilfen: Krückstock, Fritzstock, Unterarmstütze, Achselstütze, Vierpunktstütze, Rollator, Gehwagen mit Achselstütze, Rollstuhl
Stoffwechselgymnastik: bei peripherer Durchblutungsstörung, Osteoporose, M. Bechterew

Orthopädie / Rheumatologie
Grundlagen

Ergotherapie: Ziel ist die Selbstständigkeit in den Verrichtungen des täglichen Lebens und die berufliche Wiedereingliederung; Erlernung von Kompensationsmechanismen (Tricks), Anpassung des häuslichen und beruflichen Umfeldes, Hilfsmittelversorgung

Physikalische Therapie
Wärme- und Kältebehandlung:
- **neurophysiologisch**: afferente Impulse aus Temperaturrezeptoren können nozizeptive Afferenzen hemmen
- **vasomotorisch**: Wärme → primäre Hyperämie
  Kälte → primär Vasokonstriktion, sekundär Hyperämie
- **metabolisch**: Wärme beschleunigt, Kälte bremst die metabolische Vorgänge
- **Wasserbehandlung**: physikalische Wirkung von Wärme und Kälte auf größeren Bereich (ganzer Körper), Aufhebung der Schwerkraft → Bewegungstherapie

Massage: afferente Impulse über Druckrezeptoren hemmen Nozizeptoren, Hyperämie

Elektrobehandlung: Wirkung: Ionentransport, Depolarisation der Membran → Kontraktion, Erregung des Nerven, Wärme

Ultraschallbehandlung: Wärme an Grenzzonen von Geweben, v.a. bei Tendinose

Strahlenbehandlung: (Infrarot, Röntgenstrahlung) → Wärme, Tumoren, Entzündungs- und Schmerzhemmung

Operative Therapie
Allgemeine OP-Verfahren

Knochen	Osteotomie	Beseitigung pathologischer Knochenformen
	Osteosynthese	Verbindung und Verklammerung von Knochenteilen
	Osteoplastik	Ablagerung von Knochengewebe mit eigener Knochensubstanz zur Defektfüllung
Gelenk	Arthroskopie	innere Ansicht eines Gelenkes
	Arthrotomie	Eröffnung eines Gelenkes
	Arthrodese	Versteifung eines Gelenkes (an WS Spondylodese)
	Arthroplastik	plastischer Aufbau eines destruierten Gelenkes
	Synovialektomie	Entfernung der Gelenkinnenhaut
Sehnen, Muskeln, Faszien	Tenotomie, Myotomie, Fasziotomie	Durchtrennung von Sehnen, Muskeln und Faszien mit Ziel einer Detonisierung (bei spastischer Lähmung)
	Tenodese	Verlagerung eines distalen Sehnenstumpfes in den Knochen, um einen Anschlag für die Gelenkbeweglichkeit zu erzielen
	Teno-, Myoplastik	plastische Vernähung von Sehnen und / oder Muskulatur
Nerven	Neurotomie	instrumentelle Durchtrennung eines Nerves
	Neurolyse	Befreiung eines Nerven aus Verwachsungsgewebe
	Neuroplastik	Ersatz eines Nerven durch Transplantat

Orthopädie / Rheumatologie
Gesundheitsstörungen

Komplikationen
intraoperativ: Läsion Nerven, Gefäße, Über- / Unterkorrektur, Versagen des Osteosynthesematerials oder des Knochens, Anämie, Nervendruckschäden durch Lagerung
post-operativ: Thrombose, Embolie, Infektion, Op-Misserfolg

Implantate und Fremdmaterial
temporäre Implantate / Langzeitimplantate
Metalle: v.a. als Kraftträger (Edelstahl (Fe-Cr-Ni), Co-Cr, Titanium, Co-Ni-Cr-Molybdän)
Kunststoffe (Polyäthylen): z.B. Hüftgelenkspfanne
Keramik: Hüftkopf
Knochenzement: Polymethylmetacrylat mit Antibiotikabeimischung

Gesundheitsstörungen

Abnorme Beweglichkeit

Ät▷ abnorme Beweglichkeit der Gelenke (Gelenkinstabilität): Luxation, ligamentäre oder muskuläre Läsionen
abnorme Beweglichkeit der Knochen: Fraktur, Pseudoarthrose
Di▷ Untersuchung, Röntgen
Th▷ Ruhigstellung, Stabilisierung

Frakturneigung

Pa▷ Fraktur durch inadäquates Trauma (pathologische Fraktur bei vorgeschädigtem Knochen)
Ät▷ Osteoporose, Osteomalazie, M. Paget, osteolytische Metastase, Osteosclerosis congenita diffusa, Osteogenesis imperfecta, Knochentumoren
Di▷ Röntgen, Knochendichtebestimmung, **Labor**: Calcium, Phosphat, alk. Phosphatase
Th▷ Behandlung der Fraktur (Ruhigstellung, Schienung) + Stabilisierung des Knochens durch Calcium, Vitamin D_3, Biphosphonat

Gangstörung (Dysbasien)

Def▷ Störung des normalen Gangablaufes
Ät▷ funktionell bei Schmerzen, strukturell bei Deformation der Wirbelsäule, Gelenksdysfunktion, Lähmung

Orthopädie / Rheumatologie
Gesundheitsstörungen

Sy▷ **Hinken**: traumatische Verletzungen, Lähmung, Fußdeformation, Beinverkürzung, lumboradikuläres Syndrom, M. Perthes, Claudicatio
Watschel-/ Entengang: Hüft-Luxation, Trendelenburgzeichen bei Lähmung der Mm. glutei, Hüft-Erkrankungen
Spastischer Gang: AML, M. Little, Spinalparalyse, Wernicke-Mann-Prädilektionsparese
Kleinschrittiger Gang: M. Parkinson
Unwillkürliche Zusatzbewegungen: Chorea, Hemiballismus, Hyperkinesie, EPM
Di▷ ausführliche körperliche Untersuchung, Röntgen

Gelenkschwellung

Pa▷ Ergussbildung, Schwellung der Kapsel oder Ödem des umgebenden Bindegewebes
Ät▷ Verletzung, Infektion, chronisch bei Arthrose
Di▷ Röntgen, Inspektion, ggfs. Ergusspunktion

Gelenksteife (Ankylose)

Ät▷ Knorpelverletzung, knöcherne Verletzung, Trauma, Immobilität (Kontrakturen), Arthritis, Arthrose
Pa▷ Beweglichkeit im Gelenk komplett aufgehoben
Ein▷ **Ancylosa fibrosa**: durch Fibrose
Ancylosa ossea: durch knöcherne Deformität
Di▷ Röntgen, klinische Untersuchung
Th▷ Analgesie, Physiotherapie, ggfs. Gelenkersatz

Haltungsfehler

Pa▷ abnormale Körperhaltung durch muskuläre Schwäche; aktive und passive Beweglichkeit regelrecht
Ein▷ Rundrücken, Hohlrundrücken, Hohlkreuz, Flachrücken
Di▷ Haltungstest nach Matthias, Inspektion
Th▷ muskuläres Training

Kieferklemme bzw. Kiefersperre

Def▷ **Ankylostoma** (Kieferklemme): Mundöffnung nicht möglich
Kiefersperre: geöffneter Mund kann nicht geschlossen werden
Ät▷ knöchern, muskulär, neurogen, meist degenerative Veränderungen des Kiefergelenks, Luxation
DD▷ **Trismus**: tonischer Krampf der Kaumuskeln mit Kieferklemme bei Tetanus

Orthopädie / Rheumatologie
Gesundheitsstörungen

Morgensteifigkeit

- **Def**▷ Schmerzen und Steifigkeit der Gelenke, v.a. Hand- und Fingergelenke
- **Ät**▷ rheumatoide Arthritis
- **DD**▷ **Arthrosis deformans**: zunehmende Verschlechterung unter Belastung und im Tagesverlauf

Muskelatrophie

- **Pa**▷ Verringerung der Muskelzellen und der Grösse der Muskelzellen
- **Ät**▷ neurogen: Läsion des innervierenden Nervens
  myogen: Myopathie
  Inaktivitätsatrophie
- **Sy**▷ Verschmälerung der Muskulatur, Kraftminderung
- **Di**▷ Untersuchung: Reflexe, Faszikulation, Kraftprüfung, Verteilungsmuster, EMG

Muskelhypertrophie

- **Ät**▷ körperliches Training, Wachstumshormone, Anabolika
- **Pa**▷ Vergrösserung der Muskelzellen durch Erhöhung der Myofibrillen, keine Vermehrung der Muskelzellen

Muskelkontraktur

- **Def**▷ dauerhafte Verkürzung mit Bewegungseinschränkung
- **Ät**▷ Trauma mit Kompartmentsyndrom
  erhöhter Tonus der Muskulatur mit Spastik
  fibrotischer Umbau der Muskulatur unterschiedlicher Genese
  Inaktivitätskontrakturen
- **Di**▷ körperliche Untersuchung
- **Th**▷ Prophylaxe durch Lagerung, passive Dehnung

Skelettdeformitäten

- **Pa**▷ abnorme Körperhaltung mit Einschränkung der aktiven oder passiven Beweglichkeit
- **Ät**▷ **angeboren**: Dysplasie, Hypo- oder Hyperplasien, Dystrophien, Dysostosen
  erworben: traumatisch, degenerativ, tumorös

Orthopädie / Rheumatologie

Krankheitsbilder

Infektiöse Arthropathien M00–M03

Eitrige Arthritis M00

- **Pa▷** direkte, eitrige Infektion eines Gelenkes
- **Ät▷** Infektion: meist hämatogen gestreut, seltener traumatisch; häufiger bei Immunsuppression, Diabetes mellitus, vorgeschädigten Gelenken
- **Err▷** **Nicht-gonorrhoische Form**:
  – gram-positive Kokken (80%, z.B. Staph. aureus, Streptokokken, Haemophilus)
  – gram-negative Stäbchen (20%)
  Gonorrhoische Form: Gonokokken
- **Sy▷** Rötung, Schwellung, Überwärmung, Schmerz, Funktionsbehinderung; Allgemeinsymptome
  nicht-gonorrhoische Form: oft Knie, andere große Gelenke, Monoarthritis
  gonorrhoische Form: Mono- oder Polyarthritis, v.a. Knie, Schulter, aber auch Hand
- **Di▷** Röntgen, Gelenkspunktion mit Keimnachweis, Suche nach Streuherd
- **Th▷** hochdosierte systemische Antibiose, vorher Antibiogramm, Ruhigstellung, Kühlung, Spülung, Drainage

Direkte Gelenkinfektionen bei anderenorts klassifizierten infektiösen und parasitären Krankheiten M01

Virale Arthritiden
- **Pa▷** Gelenkbeteiligung i.S. Polyarthritis häufig bei HBV, Parvoviren, seltener Mumps, VZV, EBV, Adeno-, ECHO-, Coxsackie-Viren
- **Sy▷** symmetrisch, v.a. Fingergelenke; schnelles An- und Abfluten der Symptome; keine Chronifizierung
- **Th▷** NSAR, symptomatisch

Arthritis bei Lyme-Borreliose
- **Err▷** Borrelia burgdorferi über Vector Ixodes ricinus (Zecke)
- **Ein▷** **Stadium I** Erythem am Zeckenbiß, Erythema chronicum migrans
  Stadium II nach Wochen aseptische Meningitis, Polyneuritis
  Stadium III rezidivierende Arthritiden, Meningoenzephalitis, Herzbeteiligung, Atrophie
- **Pa▷** in Stadium III lymphozytäre Infiltration der Synovia
- **Sy▷** Erythema chronicum migrans, Bannwarth-Syndrom (ZNS), Arthritis (mono-oligoartikulär, v.a. Sprung-, Ellenbogen-, Finger-, Zehen-, Handwurzel-, Kiefergelenk)
- **Di▷** direkte Mikroskopie, Kultur, PCR, Serologie
- **Th▷** Stadium I + II: Amoxycillin, Cefuroxim, Doxycyclin, Makrolide
  Stadium III: Ceftriaxon

Orthopädie / Rheumatologie
Krankheitsbilder

Reaktive Arthritiden M02

Akutes rheumatisches Fieber

- **Ät▷** genetische Disposition
- **Pa▷** durch Streptokokkenantigene induzierte Autoimmunreaktion: Infektion mit β-hämolysierenden Streptokokken A → Kreuzreaktion zw. serospezifischem Strept.-Oberflächenprotein M und Myosin → autoimmunvermittelte Entzündung unterschiedlicher Gewebe, immunkomplexvermittelte Endothelschäden
- **Sy▷** uncharakteristische Allgemeinsymptome 10–20 Tage nach Infekt; wandernde Polyarthritis, anuläre Flecken (Erythema anulare rheumaticum), subkutane Knötchen (Rheumaknoten), Erythema nodosum, Endo-Myo-Epi-Karditis, Chorea minor
- **Di▷** **Jones-Kriterien**: mind. 2 Haupt- oder 1 Haupt- + 2 Nebenkriterien
  - **Voraussetzung**: nachgewiesener Streptokokkeninfekt (Antikörpernachweis mit typischer Klinik, Abstrich, Antistreptolysintiter)
  - **Hauptkriterien**: Karditis, Polyarthritis, Chorea minor, subkutane Knoten, Erythema anulare rheumaticum
  - **Nebenkriterien**: Fieber, Arthralgie, BSG- und CRP-Erhöhung, verlängerte PQ-Zeit, St.n. rheumatischem Fieber
- **Th▷** Penicillin G oder V, alternativ Cephalosporin für Dauer der Akutsymptomatik; Rezidivprophylaxe mit Depotpenicillin
  antiinflammatorische Therapie: ASS, Cortison, körperliche Schonung

Reiter-Syndrom (okulo-urethro-synoviales Syndrom)

- **Ät▷** Infektion: Chlamydien, Gonokokken, Ureaplasmen, Campylobacter, Salmonellen, Shigellen, Yersinien
- **Pa▷** reaktive Entzündung nach urethraler oder enteraler Infektion → Kreuzreaktivität zwischen Zellwandbestandteilen und HLA B27
- **Sy▷** **Reiter-Syndrom**: 3 von 4 Hauptbefunden
  - **Hauptbefund I**: asymmetrische, wandernde Arthritis (Mono-/Oligoarthritis), v.a. große Gelenke, Sakroileitis
  - **Hauptbefund II**: aseptische Konjunktivitis / Iridozyklitis
  - **Hauptbefund III**: aseptische Urethritis
  - **Hauptbefund IV**: Reiter-Dermatitis (Erythema nodosum, Balanitis circinata, Keratodermie)
- **Th▷** NSAR, physikalische Maßnahmen, Cortison nur bei schwerem Verlauf
  Infektbehandlung mit Antibiose

Coxitis fugax (Hüftschnupfen)

- **Ep▷** v.a. 4.–8. Lj.
- **Ät▷** im Rahmen von Erkältungskrankheiten
- **Pa▷** passager auftretende Hüftschmerzen mit Gelenkerguss; Entzündung der Gelenkkapsel
- **Sy▷** Schmerzen, Bewegungseinschränkung
- **Di▷** Sonographie, DD: M. Perthes, eitrige Coxitis
- **Th▷** Bettruhe, Analgesie / Antiphlogistika

Orthopädie / Rheumatologie
Krankheitsbilder

Entzündliche Polyarthropathien M05–M14

Ortho

Arthritis urica

- **Ät▷** **Auslöser**: Purinexzess (Fleisch), Alkohol, Stress, Fasten, Thiaziddiuretika, Exsikkose
- **Pa▷** erhöhter Harnsäurespiegel → Ablagerung von Uratkristallen in Geweben → lokale Entzündungsreaktion mit Schwellung, Überwärmung, Schmerz
- **Ein▷** primäre oder sekundäre Hyperurikämie
- **Sy▷** Schmerz, Rötung, Schwellung, Bewegungseinschränkung, allgemeine Infektzeichen
  akuter Gichtanfall: meist Großzehengrundgelenk (Podagra), Kniegelenk (Gonagra)
  chronische Gicht: polyartikulär, v.a. Hand und Fuß; deformierende Gichtknoten (Tophi: urathaltige Granulome)
- **Di▷** akut: klinische Diagnose
  Serumharnsäure ↑ (nicht zwingend; kann auch normal sein)
  Rö (Erosionen der Kortikalis, Usuren, Weichteilschatten durch Tophi)
- **Th▷** akut: Colchicin → Hemmung der Leukozytenmigration → Entzündungshemmung
  alternativ: NSAR, Cortison
  chronisch bei rezidivierendem Verlauf: Urikosurika oder Urikostatika
  allgemein: Diät, Alkoholkarenz
- **Ko▷** Uratnephrophatie, Nephrolithiasis

Pharmakotherapie der Gicht

Colchicin [Colchicum-Dispert®]
- **Ind▷** akuter Gichtanfall
- **Wm▷** Spindelgift: bindet an Tubulin und verhindert die Ausbildung von Mikrotubuli (Wirkung durch Depolymerisierung von Mikrotubuli); wirkt somit zytostatisch auf Zellen, hemmt Chemotaxis und Phagozytoseaktivität der Granulozyten
- **Wi▷** Reduktion der Gichtreaktion, kein Einfluss auf Harnsäurekonzentration, keine Analgesie
- **Pk▷** unterliegt dem enterohepatischen Kreislauf; Eliminations-HWZ von Tagen
- **Nw▷** Erbrechen, Diarrhö, Nierenschäden, Herzinsuffizienz, Agranulozytose

Allopurinol [Zyloric®]
- **Ind▷** Anfallsprophylaxe bei chronischer Gicht
  Prophylaxe der Hyperurikämie bei Tumortherapie
- **Wm▷** wird zu Oxipurinol metabolisiert, ist aber ebenso wirksam → Hemmung der Xanthinoxidase (da es ein Strukturanalogon von Hypoxanthin ist) → Harnsäure ↓, Xanthin und Hypoxanthin ↑ (jedoch leichtere Eliminierung von Xanthin und Hypoxanthin, aber auch Rückstau bis Inosin, welches in erhöhter Konzentration die de-novo-Purinsynthese hemmt); Urikostatikum

Orthopädie / Rheumatologie
Krankheitsbilder

Wi▷ Senkung des Harnsäurespiegels
Nw▷ Allergie, Haarausfall, Leberfunktionsstörungen, Blutbildveränderungen; in der Initialphase Gichtanfälle, d.h. erst akuten Gichtschub behandeln und im Verlauf bei rezidivierenden Gichtschüben mit Allopurinol beginnen
Int▷ hemmt Metabolisierung von 6-Mercaptopurin, Azathioprin und Theophyllin, Verstärkung der OAK

Urikosurika
Sto▷ Probenecid
  Pk▷ vollständige Resorption, biliäre Glucuronidierung, renale Filtration, Sekretion und Rückresorption, HWZ 6 h; hemmt Metabolisierung von Heparin und Elimination von NSAR, Diuretika, Methotrexat, Allopurinol, Penicillin
Benzbromaron [Narcaricin®]
  Pk▷ 50%ige Aufnahme, vermindert Wirkung von Diuretika
Ind▷ chronische Gicht
Wm▷ vermehrte renale Harnsäureausscheidung durch Hemmung der Reabsorption, in niedriger Dosierung Hemmung der Harnsäuresekretion, in hoher Konzentration Hemmung der Harnsäurereabsorption; erhöhter Wasserbedarf
Wi▷ Senkung des Harnsäurespiegels
Nw▷ Nierensteinbildung, Magenbeschwerden, Anämie

Rasburicase [Fasturtec®]
Ind▷ Prophylaxe und Therapie der Hyperurikämie bei Tumorzellzerfall (Tumor-Lyse-Syndrom)
Wm▷ rekombinantes Urotoxidase-Enzym: Urotoxidase katalysiert die Oxidation von Harnsäure in Allantoin, das wasserlöslich ist und renal ausgeschieden werden kann
Wi▷ Verhinderung der Hyperurikämie

Harnalkalisierung
Ind▷ akute Harnsäurenephropathie, massiver Zellzerfall
Sto▷ Kalium-Natrium-Hydrogencitrat [Uralyt®]
Wm▷ Alkalisierung des Harns → Lösung der Harnsäure, Verhinderung der Kristallisierung und Steinbildung

Chondrokalzinose (Pseudogicht)
Pa▷ Auskristallisierung von Calciumpyrophosphat in Gelenkknorpel und Synovialflüssigkeit
Ät▷ **primär**: Ursache unbekannt
  sekundär: Assoziation mit HPT, Hämochromatose, Hypothyreose, Hypomagnesiämie, Hypophosphatämie
Sy▷ Rötung, Schwellung, Schmerz, v.a. große Gelenke, oft Knie

Orthopädie / Rheumatologie
Krankheitsbilder

Di▷ Rö: Nachweis von Kalkablagerungen im Knorpel; Kristallnachweis im Gelenkpunktat
Th▷ NSAR

Ochronose (Alkaptonurie)
Ät▷ autosomal-rezessiver Defekt der Homogentisinsäure
Pa▷ Ablagerung braun-schwarzer Farbstoffe in Kollagengewebe
Sy▷ Arthrose, Spondylarthrose, Gehörknöchelchen → Schwerhörigkeit, Herzklappenläsionen
Th▷ keine

Chronische Polyarthritis (CP, rheumatoide Arthritis)
Ep▷ Manifestation 30.–50. Lj.; ♀ > ♂
Ät▷ genetische Disposition (HLA-DR 4), sonst unbekannt
Pa▷ entzündliche Systemerkrankung mit Entzündung der synovialen Strukturen, Sehnenscheiden, Bursen
unbekannter Faktor induziert entzündliche Infiltration der Gelenkschleimhaut → Synovialitis (Interaktion von Lymphozyten, Monozyten, Il-1, Il-6, TNF-α, Rheumafaktor (AK gegen Fc-Fragment von IgG), anti-inflammatorische Zytokine sind Il-4, Il-10) → Komplementaktivierung → durch Entzündung Verdickung der Synovialis (Pannus) → Pannus überwuchert und zerstört Knorpel
Sy▷ schleichender, teils schubförmiger Beginn
artikuläre Manifestation: v.a. Fingergrund- und –mittelgelenke, Handgelenke betroffen, spindelförmig geschwollen, schmerzhafte Bewegungseinschränkungen, Morgensteifigkeit; kein Befall von distalen Interphalagealgelenken II-V sowie BWS und LWS!
extraartikuläre Manifestation: Raynaud-Syndrom, Arteriitis der Fingergefäße, KHK, Perikarditis, Pleuritis, fibrosierende Alveolitis, Keratokonjunktivitis, Skleritis, Vaskulitis der Muskelarterien, noduläre Myositis, Adynamie, Myalgie
Spätfolgen: Ulnardeviation, Schwanenhalsfinger, Ruptur von Fingerstrecksehnen, schnellender Finger, Ankylosierung betroffener Gelenke, Karpaltunnelsyndrom, Hammerzehe, Baker-Zyste, Amyloidose (AA)
Sonderform:
Felty-Syndrom
  Sy▷ Trias: chronische Polyarthritis, Splenomegalie, Neutropenie (Panzytopenie)
  zusätzlich: Vaskulitis, Episkleritis, Pleuritis, Perikarditis, Infektionen
  Di▷ Neutropenie, zirkulierende Immunkomplexe, granulozytenspezifische ANA
Caplan-Syndrom
  Pa▷ rheumatoide Arthritis bei Silikose

Orthopädie / Rheumatologie
Krankheitsbilder

Late-onset Rheumatoid Arthritis (LORA)
- Def▷ rheumatoide Arthritis mit Erstmanifestation > 60. Lj.
- Pa▷ oft aggressiver mono- oder oligoartikulärer Verlauf

Di▷ **ARA-Kriterien** (4 von 7 müssen erfüllt sein):
- Morgensteifigkeit (> 1h; länger 6 Wochen)
- Schwellung von 3 oder mehreren Gelenken (> 6 Wochen), durch Arzt beobachtet
- Schwellung Hand-, Fingergrund-, oder Fingermittelgelenke (> 6 Wochen)
- symmetrischer Gelenkbefall (> 6 Wochen)
- Rheumaknoten: subkutane Knoten über Knochenvorsprüngen der gelenknahen Streckseite
- Rheumafaktoren: IgM-anti-IgG im Serum
- Bildgebung: Rö: gelenknahe Osteoporose, Gelenkspaltverschmälerung, Usuren, Subluxationen, Ankylosen; Sonographie: Nachweis von Erguss und Pannus

Th▷ **Allgemeinmassnahmen**: Gelenkschutz, Physiotherapie
NSAR: unselektive COX- oder selektive COX-2-Hemmer: analgetisch und antiphogistisch
Glucocortikoide: im Schub bis 60 mg/d, Erhaltungstherapie möglichst niedrigdosiert
Basistherapeutika (DMARD: disease modifying antirheumatic drugs: neuere Bezeichnung der Basistherapeutika): Methotrexat, Leflunomid, Chloroquin. Goldsalze, Cyclophosphamid, Azathioprin, Infliximab (TNF-α-Antikörper)
operativ: Synovektomie, Gelenksrekonstruktion, Prothesen

Ko▷ atlantoaxiale Dislokation → Halsmarkkompression

Juvenile rheumatoide Arthritis

Ep▷ Manifestation < 16. Lj.
Ät▷ unklar; genetische Disposition, **Auslöser**: Infekt, Stress
Pa▷ chronisch entzündliche Systemerkrankung; autoimmun-vermittelt; mindestens 6 Wochen oder rezidivierend
Sy▷ Rötung, Schwellung, Schmerz und Bewegungseinschränkung der betroffenen Gelenke
Ein▷ 5 Verlaufsformen:

	systemische JCA (M. Still)	polyartikuläre symmetrische Arthritis		oligoartikuläre asymmetrische Arthritis	
Typ	visceral	seronegativ	seropositiv	Typ I früher Beginn	Typ II später Beginn
Häufigkeit Geschlecht Alter (Lj.)	15% ♂ = ♀ <5	30% ♀ > ♂ alle	10% ♀ >8	30% ♀ > ♂ <6	15% ♂ > ♀ >9
Gelenke	alle	alle (v.a. Hand, Finger)	alle (v.a. kl. Gelenke)	Knöchel, Knie, später alle	meist untere Extremität

Orthopädie / Rheumatologie
Krankheitsbilder

	systemische JCA (M. Still)	polyartikuläre symmetrische Arthritis		oligoartikuläre asymmetrische Arthritis	
extra-artikulärer Befall	Fieber, Exanthem, Myo-, Perikarditis, Anämie, Hepatomegalie, LK-Schwellung	Fieber, LK-Schwellung	Rheumaknötchen, Vaskulitis	Wachstumsstörung, chron. Iridozyklitis	Sakroileitis, Achsenfehlstellung, Insertionstendopathien, Iritis
Prognose	schlecht	gut	schlecht	gut	gut
Labor IgM-RF ANA HLA	– – –	– + (25%) –	immer + + (75%) DR4	– + (70%) DR5	– (+) HLA-B27

Th▷ symptomatisch, Cortison, Basisantirheumatika (Gold, D-Penicillamin, Chloroquin)
keine Ruhigstellung

Arthritis psoriatica

Pa▷ Begleitarthritis bei Psoriasis und HLA-B27
Ein▷ asymmetrisch / symmetrisch / Spondylitis psoriatica
Sy▷ Gelenkbefall großer, kleiner Gelenke und Wirbelsäule mit Schmerz, Rötung, Schwellung, Bewegungseinschränkung und Hautbefall
Di▷ HLA-B27, Röntgen
Th▷ symptomatische Therapie, Analgesie, Antiphlogistika, bei schwerem Verlauf Basistherapie mit Salazosulfapyridin, Methotrexat

Arthritis bei chronisch entzündlichen Darmerkrankungen

Pa▷ chronisch entzündliche Darmerkrankung (M. Crohn, Colitis ulcerosa)+ HLA-B27
Sy▷ Polyarthritis, Spondylitis, Sakroileitis
Di▷ Kombination typischer Gelenkbeschwerden bei bekannter, meist aktuell aktiver chronisch entzündlicher Darmerkrankung
Th▷ Behandlung der chronisch entzündlichen Darmerkrankung, symptomatische Therapie

Arthrose M15–M19

Def▷ Degeneration von Knorpelgewebe mit sekundärer Knochenläsion und entzündlich bedingter Schrumpfung der Gelenkkapsel
Ät▷ **primär**: biologische Minderwertigkeit des Gewebes unbekannter Ursache
sekundär:
– Überlastung → Gelenkdysplasien, Achsenfehler, Instabilitäten, erworbene Formstörungen in Gelenken (M. Perthes, Epiphyseolysis, Hüftkopfnekrose)
– traumatisch
– entzündlich (bakterielle Arthritiden, PCP)
– metabolisch (Gicht, Chondrocalcinose, Ochondrose)
– endokrin (HPT, Hypothyreose)

Orthopädie / Rheumatologie
Krankheitsbilder

Pa▷ Nebeneinander von Abbauprozessen (hyaliner Knorpel ↓) und reaktiver Proliferation (Faserknorpel ↑, Knochenneubildung) → Höhenabnahme des Knorpels, Spaltbildung im Gelenkknorpel, subchondrale Sklerosierung

später Exophyten, Osteophyten, Zysten, Knochenabschliff, Randwulstbildung

Ein▷ **Stadium I**: Knorpel verschmälert, Belastungsschmerz, Muskelverspannung
Stadium II: subchondrale Sklerose, Knorpelusurierung, Bewegungsschmerz, Kontrakturen
Stadium III: Zysten, Knorpelaufbruch, Knochenanschliff, Ruheschmerz, Gelenkversteifung

Sy▷ **Arthrosis deformans**: Schmerz, Schwellung, Muskelverspannung, Bewegungseinschränkung, zunehmende Deformität; Start- und Belastungsschmerz
Stumme Arthrose: initial meist asymptomatisch, Anlaufschmerz
Latente Arthrose: gelegentliche Beschwerden
Spätstadium: Belastungsschmerzen, Funktionsstörung, Gelenkdeformierung
Aktivierte Arthrose: passagere Exazerbation der Schmerzen auch in Ruhe

Th▷ physikalische Maßnahmen (Wärme, Elektrotherapie, KG, Gelenkentlastung)
medikamentös: NSAR
operativ: Gelenkersatz, Umstellungsosteotomie, Arthrodese

Prä▷ Vermeidung übermäßiger Gelenkbelastung, Achsenfehlstellung, Gewichtsreduktion

Polyarthrose M15

Def▷ generalisierte Arthrosis deformans
Sy▷ überwiegend große Gelenke betroffen, z.T. lokalisiert nur Handgelenke, lumbosakral
Th▷ wie Arthrosis deformans

Interphalangealarthrose (Fingerpolyarthrose)

Ep▷ ♀, > 50. Lj.
Ein▷ **Rhizarthrose**: Arthrose im **Daumensattelgelenk**
    Sy▷ lokale Beschwerden, Gelenkverschmälerung, subchondrale Sklerosierung, Zystenbildung (gelenknah)
    Th▷ Ruhigstellung, Röntgenreizbestrahlung, OP
Heberden-Arthrose: Arthrose der **Fingerendgelenke**, diffuse Auftreibung
    Sy▷ Verdickung und Beugekontrakturen in Fingerendgelenken, dorsale Gelenkhöcker
    Th▷ Arthrodese bei schweren Beschwerden
Bouchard-Arthrose: Arthrose der **Fingermittelgelenke**
    Th▷ Synovektomie, Denervation, Arthrodese

Di▷ Verlauf, keine systemischen Laborveränderungen, normale BSG, keine RF, typische Gelenkverteilung
Th▷ physikalische Maßnahmen, Analgetika, NSAR
Pro▷ besser als CP; keine Destruktion der Hände

Orthopädie / Rheumatologie
Krankheitsbilder

Ortho

Coxarthrose (Arthrose des Hüftgelenkes) M16
- **Ät▷** primäre Arthrose (25%)
  sekundäre Arthrose (75%): bei Überbelastung durch Adipositas, Fehlstellung, Dysplasie, Trauma
- **Pa▷** degenerative Veränderungen des Hüftgelenkes
- **Sy▷** schmerzhafte Bewegungseinschränkung, Anlauf- und Bewegungsschmerz, seltener Ruheschmerz, Hüftbeugekontraktur
- **Di▷** Röntgen, Thomas-Handgriff (Patient in Rückenlage beugt das gegenseitige Bein → Aufhebung der Hyperlordose der LWS → erkranktes Bein wird bei Kontraktur mit angehoben)
- **Th▷** konservativ: Physiotherapie, physikalische Massnahmen, Gewichtsreduktion, Analgesie
  OP: – gelenkerhaltend: Beckenosteotomie
       – Gelenkersatz (TEP (Totalendoprothese) / HEP (Hemiendoprothese))
       – OP nach Girdlestone: Entfernung Femurkopf ohne Ersatz
       – Arthrodese: Gelenkversteifung

Gonarthrose (Arthrose des Kniegelenkes) M17
- **Ät▷** primäre Arthrose
  sekundäre Arthrose: bei Überbelastung durch Adipositas, Fehlstellung, Dysplasie, Trauma
- **Pa▷** degenerative Veränderungen
- **Sy▷** schmerzhafte Bewegungseinschränkung, Anlauf- und Bewegungsschmerz, seltener Ruheschmerz
- **Di▷** Röntgen
- **Th▷** konservativ: Physiotherapie, physikalische Massnahmen, Gewichtsreduktion, Analgesie
  OP: – gelenkerhaltend, Umstellungsosteotomie
       – Gelenkersatz (TEP/HEP)
       – Arthrodese: Gelenkversteifung

Sonstige Arthrosen M19
Omarthrose
- **Ät▷** primär / sekundär durch Überlastung, rezidivierende Schulterluxation, Trauma
- **Pa▷** Verschleiß des Glenohumeralgelenkes
- **Sy▷** eingeschränkte Gelenkbeweglichkeit, Gelenkspaltverschmälerung, Humerushochstand
- **Di▷** Röntgen
- **Th▷** konservativ; OP (Gelenkersatz, Arthrodese, Resektionsplastik)

Hallux rigidus
- **Ep▷** ♂ > ♀
- **Ät▷** unklar
- **Pa▷** Arthrose des Großzehengrundgelenkes
- **Sy▷** schmerzhafte Einschränkung der Dorsalextension der Großzehe
- **Di▷** Blickdiagnose, Röntgen
- **Th▷** Schuhanpassung, OP nach Keller-Brandes

Orthopädie / Rheumatologie
Krankheitsbilder

Sonstige Gelenkkrankheiten M20–M25

Erworbene Deformitäten der Finger und Zehen M20
Knopfloch- und Schwanenhalsdeformität
- **Ät▷** rheumatoide Arthritis
- **Pa▷** **Schwanenhals**: Überstreckung eines Langfingers im Mittelgelenk und Beugung im Endglied
  Knopflochdeformität: Hyperextension der Fingergrundgelenke und der distalen Interphalangealgelenke bei fixierter Beugestellung der Mittelgelenke; die Strecksehnen gleiten beiderseits der Mittelgelenke nach volar ab und begrenzen so die knopflochförmige Vertiefung
- **Di▷** Blickdiagnose

Hallux valgus
- **Pa▷** laterale Abweichung der Großzehe im Gelenk, Abspreizung des Metatarsale I
- **Sy▷** Fehlstellung und Schmerzen
- **Di▷** Blickdiagnose, Röntgen
- **Th▷** im Frühstadium Nachtschienen, sonst OP:
  OP nach McBride: Pseudoexostosenresektion, mediale Kapselraffung, Verlagerung des M. adductor hallucis
  OP nach Brandes: 2/3-Resektion des Grundgliedes, Abmeisselung der Exostose, Interposition eines distal gestielten Kapselperiostlappens
  OP nach Hueter-Mayo: Resektion des Metatarsalköpfchens I, plastische Deckung mit Faszienlappen
  OP nach Hohmann: subkapsuläre Osteotomie des Metatarsale I, Verlagerung des M. abductor hallucis longus

Hammer- und Krallenzehe
- **Ät▷** sekundär bei anderen Deformitäten
- **Pa▷** **Hammerzehe**: Beugekontraktur im PIP und Hyperextension im DIP
  Krallenzehe: Hyperextension im Grundgelenk und Beugung im DIP und PIP
- **Sy▷** Schmerzen, Bewegungseinschränkung
- **Di▷** Blickdiagnose
- **Th▷** Einlagen
  OP nach Hohmann: Resektionsarthroplastik
  OP nach Gocht-Kreuz: Basisresektion der Grundphalanx

Sonstige erworbene Deformitäten der Extremitäten M21
Hüftdeformitäten
Coxa vara
- **Ät▷** angeborene Fehlbildung, Knochenerweichung, Schenkelhalsfrakturen, Epiphysenlösung, M. Perthes
- **Pa▷** reeller CCD-Winkel < 120°
- **Sy▷** Watschelgang
- **Th▷** Orthesen, Valgisationsosteotomie

Orthopädie / Rheumatologie
Krankheitsbilder

Ortho

Coxa valga
- **Ät▷** Hüftluxation, Cerebralparese
- **Pa▷** CCD-Winkel > Norm
  Norm: Neugeborenes > 150°, 8-jähriges Kind > 140°, Erwachsener > 130°
- **Sy▷** lediglich Rö-Befund ohne klinische Relevanz
- **Th▷** meist Normalisierung während Wachstum, ansonsten Korrekturosteotomie

Coxa antetorta, Coxa retrotorta
- **Ät▷** bei Rotationskontrakturen
- **Pa▷** Vor- bzw. Rüchwärtstorsion des Schenkelhalses
- **Th▷** Spontanremission, ggf. Derotationsosteotomie

Kniedeformitäten
Genu valgum, Genu varum
- **Pa▷** Abweichung der frontalen Kniegelenkachse in die X-(Valgus) oder O-(Varus)-Beinstellung
- **Sy▷** Beurteilung des Innenknöchelabstandes bzw. der medialen Femurkondylen im Stand
- **Th▷** Oberschenkelnachtlagerungsschalen, Osteotomien

Genu recurvatum
- **Pa▷** Überstreckbarkeit des Kniegelenkes durch Schädigung des ventralen Anteils der proximalen Tibiaepiphyse
- **Sy▷** Gangunsicherheit
- **Th▷** Umstellungsosteotomie, Extensionssperre

Fussdeformitäten
Ein▷ Klumpfuß
- **Pa▷** Kombination aus Spitzfuß, pes varus (Supinationsstellung des Fersenbeins), pes excavatus (Hohlfuß), pes adductus (Sichelfuß), Subluxation im Chopart-Gelenk, Achillessehnenverkürzung
- **Th▷** am Tag der Geburt Gipsrepression, nach 3. Mon. OP-Korrektur der Restdeformität

Spitzfuß (pes equinus)
- **Pa▷** Fersenhochstand, Beugekontraktur des oberen Sprunggelenkes, häufig bei Zerebralparese
- **Ein▷** schlaffer oder straffer, angeborener oder erworbener Spitzfuss
- **Sy▷** Steppergang
- **Th▷** je nach Grunderkrankung und zu erwartender Mobilität, ggfs. OP, Orthesen

Hängefuß
- **Pa▷** lähmungsbedingte Unfähigkeit, den Fuß aktiv zu heben (L$_5$-Läsion) → Steppergang
- **Th▷** Hängefußschiene, Arthrorise (eingesetzter Knochenspan an dorsalem Calcaneus begrenzt Flexion des Sprunggelenkes)

Orthopädie / Rheumatologie
Krankheitsbilder

Hackenfuß (pes calcaneus)
- Ät▷ meist angeboren, selten durch Ausfall der Wadenmuskulatur
- Pa▷ Fußfehlform mit Steilstellung der Ferse
- Th▷ OP

Hohlfuß (pes excavatus)
- Ät▷ häufig bei neurologischen Erkrankungen
- Pa▷ Fußdeformität mit Verstärkung des Fußgewölbes, Metatarsale I weist steil nach unten
- Sy▷ Krallenzehen, hoher Rist
- Th▷ T-Arthrodese, basisnahe Osteotomie, Zehenkorrektur

Angeborener Plattfuß
- Pa▷ Steilstellung des Talus bei hoch stehendem Calcaneus und Luxation im Talonavikulargelenk
- Th▷ redressierender Gips, Achillessehnenverletzung, dorsale Kapsulotomie, Reposition im Talonavikulargelenk

Sichelfuß
- Pa▷ vermehrte Adduktion des Mittelfußes und der Zehen

Knick- (pes valgus)-Senkfuß, Plattfuß (pes planus)
- Ät▷ meist bei Übergewicht, Bandschwäche
- Pa▷ statische Deformität, Insuffizienz des Halteapparates
- Th▷ Fußgymnastik, Einlagen

Th▷ konservativ: Gipsdepression in ersten Monaten, Schienen, Einlagen, Schuhanpassung, aktive Fußgymnastik
OP: während Wachstum Weichteileingriffe, T-Arthrodese

Fallhand
- Ät▷ Oberarmfraktur, Druckläsion
- Pa▷ Läsion des Nervus radialis mit Ausfall der Extensoren am Unterarm
- Sy▷ Unfähigkeit, Hand zu extendieren
- Di▷ Blickdiagnose, NLG
- Th▷ OP

Krankheiten der Patella M22

Patella partita
- Pa▷ anlagebedingt geteilte Patella durch ausbleibende Verschmelzung der Ossifikationszentren; Zufallsbefund (keine Beschwerden, keine Therapie)

Patella alta
- Ät▷ muskuläre Imbalance, habituelle Patellaluxation, traumatisch
- Pa▷ Hochstand der Patella
- Sy▷ fragliche Ruptur des Lig. patellae (abgeschwächte aktive Kniestreckung)
- Th▷ nur bei traumatischer Veränderung OP

Orthopädie / Rheumatologie
Krankheitsbilder

Ortho

Rezidivierende Patellaluxationen
- **Ät▷** angeboren / habituell / posttraumatisch
- **Pa▷** rezidivierende Verrenkung der Kniescheibe nach lateral
- **Sy▷** Schmerzen, eingeschränkte Streckfähigkeit, Valgusstellung, tastbare dislozierte Patella
- **Th▷** Weichteilzügelung, Reposition
  OP nach Elmslie: Versetzung der Tuberositas tibia nach medial

Parapatellares Schmerzsyndrom
- **Ät▷** mechanische Überlastung
- **Pa▷** Schmerzsyndrom im Bereich der Kniescheibe, meist von ligamentären Strukturen und synovialen Insertion ausgehend
- **Sy▷** belastungsabhängige Schmerzen, v.a. bei Kniebeugung
- **Th▷** Entlastung, Ruhigstellung

Chondromalacia patellae
- **Pa▷** Erweichung des Patellaknorpels
- **Sy▷** Synovialitis, Patellaverschiebeschmerz
- **Th▷** Schonung, Antiphlogistika

Plica mediopatellaris
- **Pa▷** synoviale Falte, die medial der Patella verläuft und durch Reibung an der Femurkondyle zu chondromalazischen Veränderungen führen kann
- **Sy▷** medialseitige Kniegelenksbeschwerden
- **Th▷** Durchtrennung bei Arthroskopie

Binnenschädigung des Kniegelenkes (internal derangement) M23

Meniskusriß
- **Ät▷** degenerativ, sekundär traumatisch, primär traumatisch nur ca. 10%
- **Pa▷** durch Scherkräfte bedingter Riß meist des medialen Meniskus (da Verwachsung mit Seitenband); oft Korbhenkelriß (Einriss parallel zu Kapselansatz)
- **Sy▷** einschießende Schmerzen, Gelenkblockierung (federnde Streckhemmung), Druckschmerz über Gelenkspalt, rezidivierende Einklemmung, seröser Reizerguss, selten Hämarthros
- **Di▷** Meniskuszeichen, Röntgen zum Ausschluss knöcherner Verletzungen, ggfs. Punktion
  Meniskustests
  Steinmann I: im Kniegelenk gebeugtes Bein
  – bei Außenmeniskusschäden schmerzhafte Innenrotation
  – bei Innenmeniskusschäden schmerzhafte Außenrotation
  Steinmann II: Bei Meniskusverletzung wandert mit zunehmender Unterschenkelbeugung das zunächst vorne angegebene Druckempfindlichkeitsmaximum in Richtung Kniekehle
  Payr: im Schneidersitz medialseitige Schmerzen bei Innenmeniskusläsion

Orthopädie / Rheumatologie
Krankheitsbilder

Böhler: Ab- und Adduktionsschmerz bei gestrecktem Kniegelenk infolge Läsion des Außen- bzw. des Innenmeniskus oder des lateralen oder medialen Kollateralbandes
Apley-Grinding: in Bauchlage Knie rechtwinklig beugen, axialer Druck auf Fußsohle
 – bei Außenmeniskusriß Schmerzen bei Innenrotation
 – bei Innenmeniskusriß Schmerzen bei Außenrotation

Th▷ Arthroskopie, partielle oder totale Meniskektomie, Refixation, ggfs. zusätzlich Umstellungsosteotomie

Bandverletzungen
Ät▷ Trauma
Pa▷ Seitenbandverletzung (Lig. collaterale med. häufiger betroffen als Lig. coll. lat.), Kreuzbandverletzung, oft kombinierte Verletzungen (z.B. **unhappy Triad**: Ruptur Innenband, vorderes Kreuzband, Innenmeniskus mit Instabilität des Kniegelenkes)
Sy▷ Schmerzen, Schwellung, Erguss, Bewegungseinschränkung
Giving-way-Phänomen: Gefühl des Kontrollverlustes und des Wegrutschens des Unterschenkels
Di▷ bei frischen Distorsionsverletzungen Punktion
Rö: Stida-Pellegrini-Schatten (Verkalkung im femoralen Ansatzbereich des Innenbandes bei alter Läsion)
Testung der Seitenbänder: Varus- und Valgusstress
Kreuzbandtests:
Schubladentest: abnorm weite Verschieblichkeit des Unterschenkels gegen den Oberschenkel bei Kreuzbandruptur
 – hintere Schublade bei Verletzung des hinteren Kreuzbandes
 – vordere Schublade bei Verletzung des vorderen Kreuzbandes
Lachman-Test: Prüfung der vorderen Schublade bei 20° statt bei 90° (klassischer Schubladentest). Pathologisch bei Verletzung des vorderen Kreuzbandes
Pivot-Shift-Test: Test für vorderes Kreuzband: Fuß in Innenrotationsstellung und Druck auf lateralen Femurkondylus. Bei langsamer Beugung kommt es bei 30°–50° durch Zug des Tracuts iliotibialis zu einem Zurückspringen eines subluxierten Tibiakopfes
Hintere Schienbeinluxation: Bei gebeugtem Knie und muskulärer Entspannung kommt es zu einem Absinken des Tibiakopfes nach dorsal
Th▷ konservativ: bei älteren Pat., bestehender Immobilität: Ruhigstellung, Analgesie, Physiotherapie
OP: bei jüngeren Pat: Kreuzbandplastik, Refixation des knöchernen Bandausrisses

Orthopädie / Rheumatologie
Krankheitsbilder

Sonstige näher bezeichnete Gelenkschädigungen M24

Ortho

Freier Gelenkkörper (Gelenkchondromatose)
- **Pa▷** ursächlich nicht bekannte, gutartige metaplastische Umwandlung von synovialem Gewebe zu Knorpel, der als freier Gelenkkörper in den Gelenkraum abgestoßen wird
- **Sy▷** Einklemmungserscheinungen mit federndem Widerstand
- **Di▷** Untersuchung, Röntgen, ggfs. CT, MRT
- **Th▷** Entfernung der freien Gelenkkörper

Sonstige Gelenkkrankheiten, anderenorts nicht klassifiziert M25

Arthropathie bei Neuropathie
- **Ät▷** Syringomyelie, diabetische Neuropathie (PNP), tabische Arthropathie (metaluische Späterkrankung bei Tabes dorsalis (RM-Schwund nach Syphilis)
- **Pa▷** groteske Destruktionen des Gelenkes mit auffallender Diskrepanz zwischen Klinik und Röntgenbefund
- **Sy▷** direkte trophische Störungen bei fehlender Innervation
  multiple Mikrotraumen bei Ausfall der Tiefensensibilität
- **Th▷** je nach Ausmass, Grunderkrankung: OP, Orthesen

Hämarthros
- **Ät▷** Trauma, hämorrhagische Diathese
  sicher knöcherne Beteiligung bei zusätzlich Fettaugen
- **Pa▷** blutiger Gelenkserguss
- **Sy▷** Schwellung, Schmerz, Bewegungseinschränkung
- **Di▷** ggfs. Punktion, Röntgen zum Ausschluss knöcherner Beteiligung
- **Th▷** Ruhigstellung, je nach Ausmaß Entlastung

Gelenkinstabilität
- **Ät▷** Trauma, degenerative Veränderungen
- **Pa▷** durch Verletzung von Knochen, Bändern oder Muskulatur entstehende Instabilität eines Gelenkes
- **Sy▷** vermehrte Beweglichkeit, unzureichende Kontrolle, ggfs. Schmerzen, Schwellung
- **Di▷** Röntgen (gehaltene Aufnahme), Funktionsuntersuchung
- **Th▷** Stabilisierung mittels Orthesen, OP

Gelenksteife
- **Ät▷** Trauma, Entzündung, degenerative Veränderungen
- **Pa▷** verminderte Beweglichkeit in einem Gelenk durch knöcherne, bindegewebige oder muskuläre Ursachen
- **Sy▷** Schmerzen, Fehlstellung, verminderte Beweglichkeit
- **Di▷** Untersuchung, Röntgen
- **Th▷** Hilfsmittel, ggfs. OP

Orthopädie / Rheumatologie
Krankheitsbilder

Systemkrankheiten des Bindegewebes M30–M36
Systematik der Vaskulitiden
Pa▷ Entzündung der Gefäße
Ein▷ nach betroffenem Gefäßabschnitt (kleine, mittlere oder große Gefäße)
Kleine Gefäße
    Wegener-Granulomatose
    Churg Strauss ⎫ ANCA-positiv
    Mikroskopische Panarteriitis ⎭
    Purpura Schoenlein-Hennoch
    Vaskulitis bei essentieller Kryoglobulinämie ⎬ ANCA-negativ
    Kutane leukozytoklastische Angiitis ⎭
Mittelgroße Gefäße
    Panarteriitis nodosa (PAN)
    M. Kawasaki
    M. Winiwarter-Buerger
Große Gefäße
    Riesenzellarteriitis
    Takayasu-Arteriitis
    Cogan's Syndrom
    M. Behcet

Panarteriitis nodosa und verwandte Zustände M30
Vaskulitiden der mittelgroßen Gefäße
    Panarteriitis nodosa (PAN)
    M. Kawasaki
    M. Winiwarter-Buerger

Panarteriitis nodosa (PAN)
Ät▷ unklar, in 30–40% Hepatitis-B-positiv
Pa▷ nekrotisierende Entzündung durch generalisierte Vaskulitis der mittelgroßen und kleinen Arterien → sekundär Thrombosierung, Aneurysmen, ischämische Nekrosen
    perlschnurartig angeordnete entzündliche Knoten an distaler Extremitätenmuskulatur
Ein▷ **Klassische PAN**: mit Befall der mittleren Arterien, keine Nierenbeteiligung
    Mikroskopische PAN: zusätzlicher Befall der kleinen Arterien, oft Glomerulonephritis
Sy▷ Allgemeinsymptome mit Nachtschweiß, Fieber, Gewichtsabnahme
    Arthralgien, Myalgien, Hautbeteiligung, Enzephalitis, PNP
    Glomerulitis → Glomerulonephritis, Hypertonie, Urämie
    Koronararteriitis → Herzinfarkt
Di▷ Arteriolographie, Muskelbiopsie, BSG, Neutrophilie, Thrombozytose, cANCA, HbsAg, pANCA
Th▷ Immunsuppression: Cortison, Cyclophosphamid; Behandlung Hepatitis B mit Interferon

Orthopädie / Rheumatologie
Krankheitsbilder

Ortho

Kawasaki-Syndrom (mukokutanes Lymphknotensyndrom)
- **Ät▷** akute, febrile Erkrankung von Kleinkindern mit multiplem Organbefall
- **Pa▷** Sonderform der Panarteriitis nodosa im Kindesalter
- **Sy▷** „Kawasaki macht alles": hohes Fieber > 5 Tage, morbiliformes Exanthem (stammbetont), konjunktivale Injektionen, Himbeerzunge, Rötung und Verhärtung der Handflächen, Fußsohlen, Schuppung, Lymphadenitis, generalisierte Vaskulitis, Koronaraneurysmen
- **Th▷** Immunglobuline, ASS
- **Ko▷** Aneurysma der Herzkranzgefäße durch Vaskulitis
- **Pro▷** 1–2% letal

Thrombangiitis obliterans (Winiwarter-Buerger)
- **Ät▷** unklar, Rauchen
- **Ep▷** ♂
- **Pa▷** Allgemeinerkrankung der Gefäße; Rauchen → Entzündung der kleinen Arterien und Venen → Narben und Gefäßverschlüsse, Immunreaktion gegen zirkulierende Bestandteile des Rauchens (hyperergische Reaktion, die durch HbCO ↑ gefördert wird)
- **Sy▷** segmentale, v.a. periphere Arterienverschlüsse, begleitend Phlebitis migrans beinbetonte Arteriosklerose mit Claudicatio oder Gangrän, Thrombophlebitiden, Hyperhidrosis, Magenbeschwerden
- **Th▷** Nikotinkarenz, OP: Endarteriektomie, Gefäßprothese, Amputation

Sonstige nekrotisierende Vaskulopathien M31

Vaskulitiden der kleinen Gefäße

Wegener-Granulomatose
Churg–Strauss-Vaskulitis } ANCA-positiv
Mikroskopische Panarteriitis

Purpura Schoenlein-Hennoch
Vaskulitis bei essentieller Kryoglobulinämie } Hypersensitivitätsvaskulitiden ANCA-negativ
Kutane leukozytoklastische Angiitis

Wegener-Granulomatose (WG)
- **Pa▷** vaskulitisbedingte Granulombildung v.a. der kleinen Arterien und Venen des Respirationstraktes; nekrotisierend-granulomatös
- **Sy▷** Nasenbluten, Otitis media, rotes Auge, später Multiorganbefall (Lunge, Herz, Niere (nekrotisierende GN→ Hämaturie, Proteinurie, Hypertonie, Niereninsuffizienz), Haut, Bewegungsapparat, ZNS)
- **Di▷** cANCA
- **Th▷** Immunsuppressiva, Zytostatika, bei pulmonaler Infektion → Antibiose
- **Pro▷** unbehandelt schlecht

Orthopädie / Rheumatologie
Krankheitsbilder

Churg-Strauss-Vaskulitis (allergische Granulomatose)
- **Ät▷** unklar, Überempfindlichkeitsreaktion I und III
- **Pa▷** granulomatöse Vaskulitis mit eosinophilen Infiltrationen
- **Sy▷** allergisches Asthma, pulmonale Infiltrate
- **Di▷** IgE-haltige Immunkomplexe, Eosinophilie, Gesamt-IgE ↑, Biopsie beweisend
  ANCA-positiv
- **Th▷** Cortison, Cyclophosphamid

Mikroskopische Panarteriitis
- **Pa▷** Vaskulitis mit Hauptmanifestation an Niere und Lunge; vglb. Wegener-Granulomatose, aber ohne HNO-Beteiligung
- **Di▷** MPO-ANCA
- **Th▷** Cortison + Cyclophosphamid

Hypersensitivitätsvaskulitiden
- **Pa▷** nekrotisierende Vaskulitis der kleinen Gefäße mit Leukozyteninfiltration
  zirkulierende Immunkomplexe → Ablagerung an kleinen Arterienwänden →
  Komplementaktivierung und Granulozytenchemotaxis → Entzündungsreaktion
- **Ein▷** Purpura Schoenlein-Hennoch
  Vaskulitis bei essentieller Kryoglobulinämie
  leukozytoklastische Vaskulitis

Purpura Schoenlein-Hennoch
- **Pa▷** allergische Vaskulitis des Kindesalters
- **Sy▷** Petechien und Exanthem, Arthritis, Mesenterialischämie mit abdominellen Schmerzen, mesangioproliferative Glomerulonephritis mit mesangialer IgA-Ablagerung, ZNS-Beteiligung mit Kopfschmerz, Verhaltensauffälligkeiten
  Haut- und Schleimhautblutungen
  Purpura rheumatica (Gelenkschwellung)
  Purpura abdominalis (kolikartige Schmerzen, Blut- und Teerstühle, Invagination)
  Schoenlein-Hennoch-Nephritis (Hämaturie, Proteinurie)
- **Di▷** Labor: BSG, CRP, Thrombozytose
- **Th▷** oft selbstlimitierend; je älter, desto chronischer der Verlauf
  Cortison mit gutem Effekt

Vaskulitis bei essentieller Kryoglobulinämie
- **Ät▷** unklar, häufig Hepatitis C
- **Pa▷** Vaskulitis durch Ablagerung von Immunkomplexen;
  bei Kälte Immunkomplex aus IgM und IgG
- **Sy▷** Purpura, Arthralgien, Glomerulonephritis mit Niereninsuffizienz, Leberbeteiligung durch Hepatitis C, Neuropathie
- **Di▷** Nachweis Hepatitis C, Biopsie, Kryoglobulinnachweis, Senkung temperaturabhängig
- **Th▷** Behandlung Hepatitis

Orthopädie / Rheumatologie
Krankheitsbilder

Ortho

Kutane leukozytoklastische Angiitis
- **Ät▷** oft Arzneimittel-induziert, para-infektiös
- **Pa▷** isolierte Angiitis der Haut
- **Sy▷** Purpura, Urtikaria, Plaques, Ulcera

Vaskulitiden der großen Gefäße
- Riesenzellarteriitis
- Takayasu-Arteriitis
- Cogan's Syndrom
- M. Behçet

Riesenzellarteriitis (Arteriitis temporalis)
- **Ep▷** > 50 Lj., ♀ > ♂, Nord-Südgefälle der Erkrankungshäufigkeit
- **Ät▷** unklar, wahrscheinlich viral getriggerte Autoimmunreaktion bei genetischer Disposition
- **Pa▷** Vaskulitis der Carotis-Abgänge, v.a. A. temporalis
zellvermittelte Autoimmunität mit granulomatöse Entzündung
- **Sy▷** Kopfschmerzen, Allgemeinsymptome, Fieber, Sehstörungen bis Erblindung
oft Kombination mit Polymyalgia rheumatica (Koinzidenz bis zu 80%); symmetrische Schmerzen v.a. Schulter- und Beckengürtel; vaskuläre Komplikationen
- **Di▷** BSG ↑↑, CRP, EMG, Muskelbiopsie, direktes Ansprechen auf Cortison
- **Th▷** Cortison langfristig (bis zu 5 Jahre)
- **Pro▷** Remissionen, Rezidive über Jahre, evtl. bleibende Defizite, normale Lebenserwartung

Takayasu-Arteriitis
- **Ep▷** v.a. junge Frauen < 40. Lj.
- **Pa▷** Riesenzellarteriitis der großen Abgangsgefäße der Aorta
- **Sy▷** Claudicatio intermittens der Arme mit Pulslosigkeit (RR-Differenz der Arme >20 mmHg syst.), Schwindel, Infektzeichen, Schmerz im Versorgungsgebiet der beteiligten Gefässabschnitte
- **Di▷** Angiographie, Farbdoppler, Stenosegeräusch über Carotiden
- **Th▷** Cortison, ggfs. zusätzlich Cyclophosphamid
- **Ko▷** Beteiligung der Koronarien, Aortenklappe

Cogan's Syndrom
- **Ät▷** unklar
- **Pa▷** seltene Vaskulitis mit interstitieller Keratitis und Hörverlust; später auch Aortitis
- **Sy▷** Erblindung, Hörverlust
- **Th▷** Cortison

Orthopädie / Rheumatologie
Krankheitsbilder

M. Behçet
- Ät▷ unklar (Assoziation HLA-B51)
- Pa▷ Vaskulitis der Arterien und Venen; rez. orale und genitale Ulzerationen, Beteiligung ZNS, gastrointestinal möglich; Augenbeteiligung (Iritis, Uveitis, Optikusneuritis, retinale Vaskulitis)
- Di▷ Infektzeichen, AK gegen Schleimhautbestandteile in 50%
- Th▷ symptomatisch; bei schwerem Augen- oder ZNS-Befall Cortison, Azathioprin, Ciclosporin A

Systemischer Lupus erythematodes (sLE) M32

- Ep▷ ♀ > ♂; Manifestation um 30. Lj
- Ät▷ unklar, evtl. Virus-getriggerte Immunreaktion bei genetischer Disposition
- Pa▷ autoimmunbedingte Systemerkrankung durch Anti-DNA-AK, ANA mit Immunkomplex-Vaskulitis und Perivaskulitis
- Sy▷

Organ	Manifestation
Allgemein	Abgeschlagenheit, Infektzeichen, Gewichtsabnahme
Gelenke	Arthralgien, nichtdestruierende Polyarthritis
Pleura	Pleuritis
Haut	Schmetterlingserythem, disseminierte Erytheme, diskoider Lupus, Photosensibilität, keratotische Läsionen, Hämorrhagien, Teleangiektasien, Schleimhautulzera
Nieren	Glomerulonephritis, Lupusnephritis → Hypertonie, nephroptisches Syndrom
Blut	Anämie, Leukopenie, Thrombopenie
Herz	Perikarditis, Perimyokarditis, selten Libman-Sacks-Endokarditis
ZNS	zerebrale Anfälle, HOPS (hirnorg. Psychosyndrom), PNP, Vaskulitis der Vasa nervorum
Lunge	Lupuspneumonitis
Leber	entzündlich bedingtes Budd-Chiari-Syndrom

- Di▷ **ARA-Kriterien**: mind. 4 von 11 nachweisbar
  1. Schmetterlingserythem
  2. diskoider Lupus
  3. Photosensibilität
  4. Schleimhautulzera
  5. Arthritis in mindestens 2 Gelenken
  6. Polyserositis mit Pleuritis oder Perikarditis
  7. Nierenbeteiligung mit Proteinurie oder zellulären Zylinder
  8. ZNS-Beteiligung mit Epilepsie, Psychose
  9. Blutveränderungen mit Hämolyse, Leukopenie, Thrombopenie
  10. Laborbefunde: Anti-dsDNA-AK, Anti-Sm-AK, Anti-Phospholipid-AK
  11. ANA-Nachweis

Histologie: Lupusband an befallenen und gesunden Stellen, IgG und C_3-Ablagerungen an epidermaler Basalmembran

Orthopädie / Rheumatologie
Krankheitsbilder

Ortho

AK	Zielantigene
ANA	ds-DNA, ENA-Diff, Sm, Histone, MA1, RNA
Zelloberflächen-AK	Antigene auf Lymphozyten, Erythrozyten, Granulozyten, Thrombozyten
gegen Plasmakomponenten	Mitochondrien, Ribosomen, Lysosomen, SS-A (zytoplasmat. Glykoprotein), SS-B (RNA-Protein)
gegen Serumeiweißkörper	Immunglobuline, Gerinnungsfaktoren

Th▷ je nach Schweregrad der entzündlichen Aktivität und der Organbeteiligung
Cortison, Azathioprin, Chloroquin, Plasmapherese
Bei schwerem Verlauf hochdosiert Cortison 1g/Tag ggfs. in Kombination mit Azathioprin, Cyclophosphamid
Pro▷ 5-J-Ü: 90%; bei Nierenbeteiligung schlechter

Chronischer diskoider Lupus erythematodes (CDLE)
Ep▷ 20.–40. Lj, ♀
Pa▷ chronisch kutane Form des LE ohne systemische Komponenten; v.a. Gesicht
Histologie: Lupusband nur an befallenen Stellen, keine Autoantikörper
Sy▷ scheibchenförmige, scharf begrenzte, leicht erhabene, weißlich schuppende Erytheme an lichtexponierten Stellen; narbige Alopezie, Mundschleimhauterosionen, Berührungsempfindlichkeit, Tapeziernagelphänomen (unter Schuppe keratotischer Sporn)
Th▷ Chloroquin, lokal Cortison, DADPS
Pro▷ chronisch, lokal Narbenbildung

Arzneimittelinduzierter Lupus erythematodes
Ät▷ arzneimittelinduzierte Erkrankung, die klinisch wie sLE imponiert
Auslöser:
– Antiarrhythmika: Procainamid, Chinidin
– Antihypertensiva: Hydralazin, α-Methyldopa, Reserpin
– Antiepileptika: Carbamazepin, Phenytoin, Primidon, Hydantoin, Ethosuximid
– Tuberkulostatika: Isoniazid
– Thyreostatika: Propyl- und Methylthiouracil
– Kontrazeptiva, D-Penicillamin, Goldsalze, Chemotherapeutika
Sy▷ Polyarthritis, Pleuritis, Perikarditis, selten Nieren- oder ZNS-Beteiligung
DD▷ sLE: keine typische Antikörperkonstellation, Komplement normal
Pro▷ milder als sLE; nach Absetzen vollständige Ausheilung

Dermatomyositis-Polymyositis M33
Dermatomyositis
Ep▷ 5.–15. Lj.; 30.–50. Lj.; > 50 Lj. meist paraneoplastisch
Ät▷ unklar, genetische Disposition HLA B8, B14, B40, Virus-getriggert (Coxsackie)
Pa▷ chronisch-entzündliche Erkrankung der Haut und Muskulatur durch T-Zell-vermittelte Autoimmunreaktion auf muskuläres Antigen
Histologie: perivaskuläres lymphozytäres Infiltrat der Muskulatur

Orthopädie / Rheumatologie
Krankheitsbilder

Ein▷ primäre idiopathische Polymyositis
primäre idiopathische Dermatomyositis
paraneoplastische Dermatomyositis: v.a. Bronchial-Ca, Ovar-Ca, Mamma-Ca, GI-Ca, myeloproliferative Erkrankungen
kindliche Dermatomyositis mit Begleitvaskulitis, Coxsackie-Assoziation
Myositis-Overlap-Syndrome mit Kollagenosen: Sharp-Syndrom, Myositis bei sLE

Sy▷ **Haut**: Hypomimie, livid-rötliche Papeln am Fingerrücken (Gottron-Papeln), periunguale Hyperkeratose, Teleangiektasien, Poikilodermie (atrophische Plaques), fliederfarbene Erytheme mit ödematöser Schwellung, Calcinosis cutis, Pigmentstörung
Muskel: Schwäche, Schmerzen der proximalen Extremitätenmuskulatur → schweres Treppensteigen, Elevation erschwert; auch Nacken-, Pharynxmuskulatur; sichtbare Atrophien
innere Organe: Dysphagie, Dyspnoe, Glomerulonephritis, Myokarditis

Di▷ BSG, CK, LDH, EMG (myopathisch, pathologische Spontanaktivität), Lupusband

Th▷ Schonung, Tumorsuche, Cortison, Azathioprin, Cyclosporin A, Physiotherapie

Pro▷ schlecht; Mortalität in 2 Jahren 30%

DD▷ **Einschlusskörperchen-Myositis**: seltene Myositis unklarer Ätiologie mit histologisch Einschlusskörperchennachweis; schlechtes therapeutisches Ansprechen
sekundäre Myositiden: entzündlich, Sarkoidose, eosinophiles Syndrom
Polymyalgia rheumatica, Muskeldystrophie, Myasthenia gravis

Systemische Sklerose M34
Progressive systemische Sklerodermie (PSS)

Ep▷ ♀ > ♂, 30.–50. Lj.

Pa▷ chronische Bindegewebserkrankung mit Sklerose der Haut und inneren Organe → Kollagenanhäufung, Fibrose, obliterierende Angiopathie

Sy▷ 1. Raynaud (zunehmend)
2. Stadium oedematosum: ödematöse Schwellung von Fingern und Händen
3. Stadium sclerosum: sklerotische Hautschrumpfung, Beugekontrakturen, Fingerkuppennekrose
4. Sklerodaktylie: schlanke, verhärtete Finger (Madonnenfinger)

Organ	Manifestation
Haut	Raynaud, rattenbißartige Nekrosen der Fingerspitzen, verminderte Beweglichkeit, Mikrostomie (Tabaksbeutelmund), Teleangiektasien, Hypomimie
GI-Trakt	Frenulumsklerose, Motilitätsstörungen, Dysphagie, Malabsorption
Lunge	interstitielle Fibrose → Rechtsherzbelastung, Cor pulmonale
Niere	Fibrosklerose von Arterien und Glomerula → renale Hypertonie, Nierenversagen
Herz	Perikarditis, Myokardfibrose, Cor pulmonale
Gelenke	Nicht-erosive Polyarthritis

Orthopädie / Rheumatologie
Krankheitsbilder

Di▷ Labor: ANA, anti-SCl70, PM-Scl-Ak, Fibrillarin-Ak; CREST: Antizentromer-AK
Nagelfalz-Kapillarmikroskopie, Hautbiopsie
Th▷ Nikotinkarenz, Kälteschutz, Calciumkanalhemmer, evtl. Immunmodulatoren, Sildenafil (bei pulmonaler Hypertonie), Bosentan, OAK
Immunsuppression: Cortison, Azathioprin, D-Penicillamin, γ-Interferon, Calcitonin, KG, Photopherese mit unklarer Datenlage → Therapieversuch

CREST-Syndrom
Pa▷ gutartige Version der systemischen Sklerodermie
Sy▷ **C**alcinosis cutis, **R**aynaud, **E**sophagitis, **S**klerodaktylie, **T**eleangiektasien
Di▷ anti-Zentromer-AK
Th▷ Cortison, Azathioprin

Sclerodermia circumscripta (chronisch-kutane Sklerodermie, CCS)
Ep▷ ♀ > ♂, 30.–40. Lj.
Ät▷ in 30% Borrelien-AK nachweisbar; Ätiologie weitgehend unklar
Pa▷ umschriebene Sklerose ohne Organbeteiligung
Ein▷ nach Plaques-Typ: Lilac-Ring; streifiger Typ
Sy▷ livide Plaques; einzelne / disseminierte fibrotische Plaques an Stamm, Wandererythem, Hautatrophie, Hyperpigmentierung, lineare Sklerodermie am Kopf (Säbelhieb)
Di▷ Biopsie: lymphozytäres Infiltrat an Corium-Subcutis-Übergang, ANA
Th▷ unklar; 3 Wochen hochdosiert Antibiose mit Penicillin/Cephalosporin, Cortison, PUVA
spontane Heilung in Monaten, Jahren

Sonstige Krankheiten mit Systembeteiligung des Bindegewebes M35

Polymyalgia rheumatica
Ep▷ 60.–70. Lj.
Ät▷ unklar
Pa▷ systemische Riesenzellarteriitis der mittelgroßen und großen Arterien → Schmerzen im Schulter- und Beckengürtel
Assoziation mit Arteriitis temporalis → Kopfschmerz, Visusverlust
Sy▷ symmetrische Schmerzen v.a. Schulter- und Beckengürtel; vaskulär-ischämische Komplikationen (Amourosis fugax, TIA; Infarkt)
Di▷ BSG ↑↑, CRP, EMG, Muskelbiopsie, Biopsie der A. temporalis, direktes Ansprechen auf Cortison
Th▷ Cortison 40-60 mg/d initial, Dosisreduktion im Verlauf; lange Cortisontherapie
Pro▷ Remissionen, Rezidive über Jahre, evtl. bleibende Defizite, normale Lebenserwartung

Orthopädie / Rheumatologie
Krankheitsbilder

Sjögren-Syndrom (Sicca-Syndrom)
Ät▷ **primär**: unbekannte Ursache; keine Grunderkrankungen
sekundär: bei rheumatischen Erkrankungen (chron. Polyarthritis, sLE)
Pa▷ chronische lymphozytäre Entzündung der Tränen- und Speicheldrüse mit Funktionseinschränkung
Sy▷ verminderte Tränensekretion (Xerophthalmie, Ceratoconjunctivitis sicca) und erniedrigte Speichelproduktion (Xerostomie)
Di▷ Schirmer-Test, Szintigraphie, AK gegen Epithelien der Ausführungsgänge, SS-B, SS-A-Ak, Rf
Th▷ symptomatisch mit Tränenersatzflüssigkeit, Speichelstimulation
Behandlung Grundkrankheit bei sekundärem Sjögren
Immunsuppression nur bei vaskulitischem Verlauf

Mischkollagenosen
Ät▷ unklar
Pa▷ Mischbild aus sLE, Sklerodermie, Polymyositis und chronischer Polyarthritis
polyklonale Hypergammaglobulinämie, Immunkomplexablagerung, lymphozytäre und plasmazelluläre Infiltration
Ein▷ **Mixed connective tissue disease (MCTD), Overlap-Syndrome**:
   Symptome unterschiedlicher Kollagenosen
Sharp-Syndrom: Arthritiden, Hand-Fingerschwellungen, Raynaud,
   Myositiden → später Sklerodermie
Sy▷ Raynaud, Handödem, Sklerodaktylie, Polyarthritis, Ösophagusdysfunktion, Myopathie, Hautveränderungen, Lungenbeteiligung
Di▷ ANA, U1-RNP-Ak, Rheumafaktoren
Th▷ unklare Datenlage; NSAR, Immunsuppression mit Cortison

Deformitäten der Wirbelsäule und des Rückens M40–M43

Terminologie der Wirbelsäulenveränderungen

Chondrose: Bandscheibenschaden bei degenerativen Wirbelsäulenveränderungen
Osteochondrose: Bandscheibenschaden und Veränderungen der angrenzenden Wirbelkörper mit bandförmiger Sklerosierung der Grund- und Deckplatten
Spondylarthrose: Arthrose der kleinen Wirbelgelenke
Spondylophyt: knöcherne Randzacke am Wirbelkörper bei degenerativen Veränderungen
Spondylose: degenerative Veränderungen von Wirbelkörper und Bandscheibe mit Spondylophyten, Osteosklerose
Spondylolisthesis: Wirbelkörpergleiten bei Spondylolyse
Spondylolyse: Defekt im Bereich des Wirbelbogens

Orthopädie / Rheumatologie
Krankheitsbilder

Ortho

Kyphose und Lordose M40

Kyphose
- **Pa▷** konvexe Ausbiegung nach dorsal
  physiologische Brustkyphose
  pathologisch bei Verstärkung der Brustkyphose oder Kyphosierung in normalerweise lordotischen Abschnitten
- **Ein▷** **Arkuäre Kyphosen**: bogenförmig; geschädigtes Wirbelsäulenwachstum (z.B. M. Scheuermann)
  Anguläre Kyphosen: winkelförmig; pathologische Prozesse in kurzem WS-Abschnitt (Tumoren, Entzündungen, Gibbus bei TBC, Hämangiom)

Lordose
- **Pa▷** konkave Wölbung nach ventral
  physiologischerweise Hals- und Lendenlordose
  pathologisch bei **Hyperlordose** (Hohlkreuz)
  - **Ät▷** Bewegungsmangel oder falsche Körperhaltung → mangelhaft trainierte Bauchmuskulatur, die ihre Funktion als Gegenspieler der Rückenmuskulatur nicht mehr voll erfüllen kann
  - **Sy▷** Rückenschmerzen
  - **Th▷** Rückenschule, Sport

Skoliose M41

- **Ät▷** **idiopathisch**: meist rechtskonvex
  neuropathisch: Zerebralparese, Friedreichsche Ataxie, Syringomyelie, Charcot-Maria-Tooth, Polio, spinale Muskelatrophie, Myelomeningozele
  myopathisch: Arthrogrypose, Muskelatrophie, Muskeldystrophie, angeborene Hypotonie
  kongenital: Mißbildungsskoliose, Diastematomyelie, Myelomeningozele, fehlende dorsale WS-Strukturen, Neurofibromatose
  metabolisch: Rachitis, juvenile Osteoporose, Osteogenesis imperfecta
  radiogen: Strahlentherapie im Kindesalter
  mesenchymal: Marfan-Syndrom, Ehlers-Danlos-Syndrom, Narbenbildung
  Systemerkrankungen: Achondroplasie, spondyloepiphysäre Dysplasie, Mukopolysaccharidose
  sonstige: posttraumatisch, neoplastisch, inflammatorisch, statisch, hysterisch
- **Pa▷** Wachstumsdeformität der WS mit fixierter Seitausbiegung, Torsion der Wirbel und Rotation der Achse. Langsam progrediente, aber diskontinuierliche Entwicklung
- **Ein▷** nach Alter der Manifestation: infantil – juvenil – adoleszent
- **Sy▷** Fehlstellung, schmerzhafte, degenerative Veränderungen (prim. oder sek.), Dyspnoe, Rechtsherzbelastung
  konvexseitig: Rippenbuckel, Lendenwulst, Schulterhochstand, Beckenschiefstand
  konkavseitig: Betonung Taillendreieck, Beckenhochstand mit funktioneller Beinverkürzung

Orthopädie / Rheumatologie
Krankheitsbilder

- **Di▷** Röntgen, Feststellung des Scheitelwirbels (Zentrum der Krümmung), des Neutralwirbels (Richtungsänderung)
- **DD▷** funktionelle skoliotische Fehlhaltung
- **Th▷** <20°: Physiotherapie
  20°–50°: Physiotherapie und Korsett
  >50°: OP (Spondylodese, Halo-Schwerkraft-Traktion)

Osteochondrose der Wirbelsäule M42
M. Scheuermann
- **Ep▷** v.a. ♂, 11.–13. Lj.
- **Ät▷** genetische Disposition (Kollagenstoffwechselstörung) und mechanische Überlastung
- **Pa▷** aseptische Knochennekrose an Grund- und Deckplatten der BWS, LWS → vermehrte Kyphose der BWK oder vermehrte Kyphosierung im thorakolumbalen Übergang oder lumbal mit der Folge der Bandscheibenverschmälerung, Keilwirbel- und Rundrückenbildung
  Einbruch von Bandscheibenmaterial in WK → Schmorl-Knötchen
- **Sy▷** Fehlhaltung, selten Schmerzen
- **Di▷** Schmorl-Knötchen, erniedrigte Zwischenwirbelräume, vermehrtes Breiten- und Tiefenwachstum, Kyphose, Hohlrundrücken, bei lumbaler Manifestation Flachrücken
- **Th▷** Sport, Korsett bei Kyphose > 50°, OP

Degenerative Wirbelsäulenerkrankungen
- **Pa▷** Reduktion des Wassergehaltes der Bandscheibe → Rissbildung der Bandscheibe
  Chondrose (Höhenminderung in Rö) führt zu Instabilität und Diskusprolaps
  → dadurch vermehrte Belastung der Wirbelkörperabschnittplatte
  (Osteochondrose) → Sklerosierung → Versteifung der WS, Osteophytenbildung → deg. Spinalkanalstenose
- **Ein▷** HWS
  - **Pa▷** Gefahr durch Nähe zu A. vertebralis
  - **Sy▷** vaskuläre und vegetative Symptome: Schwindel, Sehstörung, Übelkeit, Kopfschmerz
  - **DD▷** basiläre Impression, Klippel-Feil-Syndrom, Skalenussyndrom
  - **Th▷** Ruhigstellung (akut), Traktion, Analgetika, Antiphlogistika
    chron.: Massagen, KG, Fango, Traktion

  BWS
  - **Pa▷** Schmerz durch Blockierung der kl. Wirbel- und Costotransversalgelenke
  - **Sy▷** gürtelförmige Schmerzen, lokal druckempfindlich
  - **DD▷** Pneu, Infarkt, Kolik
  - **Th▷** Analgetika, Antiphlogistika, manualtherapeutische Behandlung

Orthopädie / Rheumatologie
Krankheitsbilder

LWS
- **Sy▷** Muskelverspannungen, Ausstrahlung, psycho-vegetative Beeinflussung
- **Di▷** ventral: schlechte Lokalisierung, dorsale Veränderungen können besser lokalisiert werden
- **Th▷** Entlastung durch Ruhe, Analgetika, physikalische Therapie, Rückenschule, Bandagen, OP

Sonstige Deformitäten der Wirbelsäule und des Rückens M43
Spondylolyse / Spondylolisthesis

- **Def▷** **Spondylolyse**: mangelhafter Bogenschluss in seitlichen Wirbelbogenspalten, immer erworben
  Spondylolisthesis: Ventralgleiten des Wirbelkörpers bei Spondylolyse
  Spondyloptose: übereinanderliegende Wirbelkörper haben keine Kontaktfläche mehr
- **Ep▷** v.a. ♀
- **Ät▷** rezidivierende Mikrotrauma durch mechanische Überlastung (Turnen, Reiten), Ermüdungsbruch
- **Pa▷** v.a. LWK 5 wegen mechanischer Belastung
- **Ein▷** nach **Meyerding** (je ¼ der Wirbelkörperlänge versetzt), d.h.
  - Grad I   ¼ versetzt
  - Grad II   ½ versetzt
  - Grad III ¾ versetzt
  - Grad IV   komplett versetzt (Spondyloptose)
- **Sy▷** relativ symptomarm, belastungsabhängige Rückenschmerzen, pseudo-radikuläre Ausstrahlung
- **Di▷** Untersuchung (Sprungschanzenphänomen), Rö in 2 E und Schrägaufnahme (Nachweis Hundehalsband), CT
- **Th▷** konservativ: Stützmieder, Physiotherapie; OP: Spondylodese

Spondylopathien M45–M49
Spondylitis ankylosans (M. Bechterew) M45

- **Ep▷** ♂ > ♀; Manifestation 20.–40. Lj.
- **Ät▷** unklar, HLA-B27, Rheumafaktoren negativ, genetische Disposition
- **Pa▷** entzündlich-rheumatische Erkrankung mit bevorzugter Manifestation des Achsenskeletts (Wirbelsäule, Iliosakralgelenk)
- **Ein▷** juvenile Form / adulte Form
- **Sy▷** schmerzhafte entzündliche Phasen, nächtliche Kreuzschmerzen, Sakroiliitis
- **Di▷** Rö: Syndesmophytenbildung, bambusstabförmige Konfiguration kyphotische Fehlstellung (Totalrundrücken)
  Menell-Zeichen: lumbale Schmerzen in Seitenlage bei maximaler Flexion des unteren Beines und Retroflexion des oberen Beines
  Bewegungseinschränkung der WS (positives Ott- und Schober-Zeichen)
- **Th▷** NSAR, Cortison; Physiotherapie, Immunsuppressiva bei schweren Verläufen, Aufrichtungsosteotomie bei Einsteifung

Orthopädie / Rheumatologie
Krankheitsbilder

Juvenile ankylosierende Spondylitis
- **Pa**▷ oligoartikuläre Arthritis mit ISG-Beteiligung; Übergang in M. Bechterew, Psoriasisarthritis
- **Sy**▷ asymmetrische Arthritis, Daktylitis, Nagelgrübchen, psoriatiformer Ausschlag
- **Th**▷ Physiotherapie, NSAR

Sonstige entzündliche Spondylopathien M46
Spondylitis / Spondylodiszitis
- **Def**▷ Spondylitis: Entzündung des Wirbelkörpers
  Spondylodiszitis: Entzündung des Wirbelkörpers und der dazugehörenden Bandscheibe
- **Pa**▷ unspezifische Spondylitis: bakterielle Infektion der Wirbelkörper durch Strept. / Staph.
  spezifische Spondylitis: bei TBC
- **Sy**▷ **Spondylitis tuberculosa**: schleichender milder Verlauf, keine Frühsymptome, evtl. Klopf-Druck-Dauerschmerz; Gibbusbildung, Defektheilung mit Blockwirbelbildung
  Unspezifische Spondylitis: hochakuter Verlauf, starke Schmerzen, Fieber, Schüttelfrost, BSG, Leukozytose
- **Th**▷ Gipsbett, Tuberkulostatika bzw. systemische Antibiose nach Antibiogramm; ggf. OP

Spondylose (Spondylosis deformans) M47
- **Pa**▷ degenerative Veränderungen der Wirbelsäule, v.a. der Bandscheiben, mit reaktiven Knochenumbauprozessen mit Osteophytenbildung, Versteifung
- **Sy**▷ Schmerzen, Bewegungseinschränkung
- **Di**▷ Rö (foraminale Enge oder Spinalkanalstenose)
- **Th**▷ symptomatisch, ggfs. operativ bei Diskusprolaps, Spinalkanalstenose

Sonstige Spondylopathien M48
M. Baastrup
- **Pa**▷ Schmerzsyndrom im LWS-Bereich durch sich berührende Dornfortsätze (Impingment) bei Hyperlordose
- **Sy**▷ Schmerzen, bei Lordosierung verstärkt
- **Th**▷ Physiotherapie, Wärme, in Ausnahmen OP

Spondylosis hyperostotica (Forestier-Ott-Syndrom)
- **Def**▷ Erbkrankheit mit Wirbelsäulen-Versteifung, Adipositas, Stoffwechselstörungen (z.B. Diabetes mellitus, Hyperurikämie)
- **Pa**▷ überschießende Osteophytenbildung (hypertrophe Spangen) → Überbrückung von Wirbelkörpern → schmerzlose WS-Versteifung
- **Sy**▷ mäßige, diffuse Rückenschmerzen
- **Di**▷ Rö (osteophytäre Spangen des vorderen Längsbandes)
- **Th**▷ keine, nur symptomatische Therapie

Orthopädie / Rheumatologie
Krankheitsbilder

Ortho

Lumbale Spinalkanalstenose
- **Pa▷** durch arthrotische Veränderungen der kleinen Wirbelgelenke, Spondylophyten und Hypertrophie des Ligamentum flavum hervorgerufene Enge des Spinalkanals
- **Sy▷** Kreuzschmerz, einschießende Beschwerden in Beine, Besserung unter Flexion, Claudicatio spinalis
- **Di▷** CT, Myelographie, MRT
- **Th▷** akut: Kyphosierung, chron.: Physiotherapie, OP

Sonstige Krankheiten der Wirbelsäule und des Rückens M50–M54

Diskushernie

- **Ät▷** degenerative Veränderungen der WS, mechanische Belastung, Fehlhaltung
- **Pa▷** Protrusion: Vorwölbung der noch intakten Bandscheibe mit Reizung des hinteren Längsbandes
  Prolaps: Nucleus pulposus tritt durch Anulus fibrosus in Spinalkanal
  Prädilektion: v.a. L4–L5 und L5–S1
- **Ein▷** **mediolateraler Vorfall**: Druck auf tiefer liegende Nervenwurzel und Rückenmark, radikuläre Symptome und Myelopathie möglich
  lateraler Vorfall: Druck nur auf Nervenwurzel auf gleicher Höhe
  medialer Vorfall: Druck auf Rückenmark oder Kauda
- **Sy▷** lokale und radikuläre Schmerzen, ggfs. Nervenausfallerscheinung mit abgeschwächten / fehlenden Reflexen, sensiblen oder motorischen Defiziten
  Cauda-Syndrom: Kompression der Cauda equina mit Reithosenanästhesie, Blasen-Mastdarmstörung, ausstrahlenden Schmerzen
  Conussyndrom: Kompression S3–S5 mit schlaffer Blasen-Mastdarmlähmung und Reithosenanästhesie; keine motorischen Ausfälle
- **Di▷** Zuordnung der Höhe nach Ausstrahlung, sensiblen oder motorischem Ausfall (Dermatome, Kennmuskeln, Reflexe)

	Kennreflexe	Kennmuskel
C5	Bizeps-Reflex	M. biceps
C6	Radiusperiost	M. brachioradialis
C7	Trizepssehnenreflex	M. triceps
C8	Trömner	M. interossei
L4	Patellarsehenreflex	M. quadriceps, M. tib. ant.
L5	Tibialis-post.	M. extensor hallucis longus, M. ext. digitorum, M. gluteus medius
S1	Achillessehnenreflex	M. triceps surae, M. gluteus max.

Lasegue-Zeichen: Flexion im Hüftgelenk schmerzbedingt vermindert
Bei lumboradikulären Beschwerden immer Reithose und analen Sphinktertonus untersuchen sowie nach Problem bei Miktion oder Stuhlgang fragen!
Röntgen, CT / MRT

Orthopädie / Rheumatologie
Krankheitsbilder

Th▷ konservativ: Analgesie, Ruhigstellung, Physiotherapie
operativ: notfallmässig bei neurologischen Ausfällen, Rückenmarkskompression
früh-elektiv bei therapieresistenten Schmerzen

Zervikale Bandscheibenschäden M50
Ät▷ degenerative Veränderungen, HWS-Schleudertrauma
Pa▷ Diskushernie der HWS
Sy▷ Schmerzen, sensible oder motorische Ausfälle
Di▷ C6 M. bisceps, M. brachioradialis
Reflex: Bizepssehnenreflex
sensibel: radialseitiger Ober- und Unterarm, Dig. I
C7 M. triceps
Reflex: Trizepssehnenreflex
sensibel: Vorderarmmitte, Dig. II–IV
C8 Mm. Interossei
Reflex auch noch TSR (Kennreflex C7)
sensibel: Ulnarseite Unterarm, Dig. IV–V
Bildgebung mit Röntgen, CT, MRT
Th▷ Schanz-Verband, Ruhigstellung, Physiotherapie, Analgesie, ggfs. OP bei fokalem Defizit oder therapieresistenten Schmerzen

Sonstige Bandscheibenschäden M51
Lumbale Bandscheibenvorfälle
Ät▷ degenrative Veränderungen, mechanische Belastung
Pa▷ Diskushernie
Sy▷ Schmerzen, sensible oder motorische Ausfälle
Di▷ L4 M. quadriceps, M. tibialis anterior
Reflex: Patellarsehnenreflex
sensibel: Aussenseite Oberschenkel, Innenseite Unterschenkel
L5 M. extensor hallucis longus, M. extensor digitorum, M. gluteus medius
Reflex: Tibialis-posterior-Reflex
sensibel: Außenseite Unterschenkel, Fußrücken, Großzehe
S1 M. triceps surae, M. gluteus max.
Reflex: Achillessehnenreflex
sensibel: Unterschenkel laterodorsal, laterale Fußkante
Th▷ Ruhigstellung, Physiotherapie, Analgesie, ggfs. OP bei fokalem Defizit oder therapieresistenten Schmerzen

Sonstige Krankheiten der Wirbelsäule und des Rückens M53
Zervikobrachial-Syndrom
Pa▷ radikuläre Symptomatik der HWS
Ät▷ degenerative Veränderungen wie Diskushernie, knöcherne Veränderungen
Sy▷ radikuläre Schmerzen mit Ausstrahlung in die Arme, neurologische Defizite mit sensiblen oder motorischen Ausfälle, Reflexdifferenz

Orthopädie / Rheumatologie
Krankheitsbilder

Ortho

Di▷ Untersuchung, Bildgebung mit Röntgen, CT / MRT
Th▷ konservativ: ohne relevante neurologische Ausfälle, Analgesie, Physiotherapie, Orthese
operativ: bei relevanten neurologischen Ausfällen Dekompression

Ochronose (Alkaptonurie)
Ät▷ autosomal-rezessiver Defekt der Homogentisinsäure
Pa▷ Ablagerung braun-schwarzer Farbstoffe in Kollagengewebe
Sy▷ Arthrose, Spondylarthrose, Gehörknöchelchen → Schwerhörigkeit, Herzklappenläsionen
Th▷ keine

Rückenschmerzen M54
"Lumboischialgie"
Def▷ **Lumbago**: Rückenschmerz ohne Ausstrahlung
Lumboischialgie: Rückenschmerz mit Ausstrahlung in die Beine
Lumbo-vertebrales Schmerzsyndrom: Schmerzen durch Veränderungen an den Wirbelkörpern der LWS
Lumbo-spondylogenes Schmerzsyndrom: Schmerzen durch Veränderungen an den kleinen Wirbelgelenken der LWS
Lumbo-radikuläres Schmerzsyndrom: Schmerzen durch Veränderung der LWS mit Reizung/Läsion einer Nervenwurzel
Ät▷ degenerative Veränderungen, Adipositas, Fehlbelastung, Diskushernie
Sy▷ Schmerzen, z.T. Schmerzausstrahlung, sensible oder motorische Defizite bei lumboradikulärem Syndrom
Di▷ Untersuchung, Röntgen, ggfs. CT, MRT
Th▷ Analgesie, Ruhigstellung, Physiotherapie
operatives Vorgehen nur bei relevantem neurologischen Defizit, therapieresistenten Schmerzen oder ausgedehnter Diskushernie

Krankheiten der Muskeln M60–M63

Myositis M60
Def▷ Entzündung der Muskulatur
Ät▷ infektiös: bakteriell lokalisiert (z.B. Spritzenabszeß)
viral generalisiert (z.B. lymphozytäre Myositiden)
entzündlich-rheumatisch (z.B. Polymyalgia rheumatica, Dermatomyositis)
parasitär (z.B. Trichinose)
Sy▷ schwere Allgemeinsymptome, Muskelschmerzen, Schwellung, Überwärmung
Di▷ Anstieg Infektzeichen, CK
Th▷ nach Grundkrankheit

Orthopädie / Rheumatologie
Krankheitsbilder

Kalzifikation und Ossifikation von Muskeln M61
Myositis ossificans
- **Def▷** langsam progrediente Verknöcherung der quergestreiften Muskulatur
- **Ein▷** lokalisiert (circumscripta) oder generalisiert (progressiva)
- **Ät▷** bei progressiva: unbekannt
  bei circumscripta: oft traumatisch, neuropathisch
  Reiterknochen: rezidivierende Mikrotraumen führen zu Verknöcherung der Muskulatur
  neuropathische Ossifikationen (v.a. periartikulär)
- **Sy▷** funktionelle Behinderung der Gelenke, Versteifung, Lebenserwartung bei progressiva eingeschränkt
- **Th▷** progressiva: keine Therapieoption
  circumsripta: Röntgenstrahlen, OP
  symptomatische Therapie mit Analgesie, Physiotherapie
  Prophylaxe durch Röntgenreizbestrahlung nach großen Eingriffen

Krankheiten der Synovialis und der Sehnen M65–M68

Synovitis und Tendosynovitis M65
Tendovaginitis (Sehnenscheidenentzündung)
- **Ät▷** mechanische Überlastung, Entzündungen
- **Pa▷** Reiz führt zu Schwellung und Fibrinausschüttung in Sehnenscheide
- **Sy▷** Schmerzen, Krepitation im Gleitgewebe (Knarren, Hirschlederreiben), Schwellung
- **Di▷** typische klinische Befunde
- **Th▷** Ruhigstellung, bei schwerem Verlauf Infiltration mit Lokalanästhesie, Cortison

Schnellender Finger (Tendovaginitis stenosans)
- **Ät▷** angeboren oder erworben
- **Pa▷** knotige Verdickung auf Höhe des 1. Ringbandes
- **Sy▷** bei Dorsalextension des Fingers kommt es zu schnellender Bewegung mit schnappendem Geräusch
- **Di▷** Palpation, typische Klinik
- **Th▷** bei Symptomatik OP mit Spaltung des Ringbandes

Tendovaginitis stenosans de Quervain
- **Ät▷** Überlastung
- **Pa▷** Reizung und Tendovaginitis der Sehnenscheide des M. abductor pollicis longus und M. extensor pollicis brevis im 1. Sehnenfach
- **Sy▷** Schmerzen v.a. bei Extension und Abduktion
- **Di▷** **Finkelstein-Zeichen**: Schmerzen bei Ulnarabduktion der Hand bei nach innen gebeugtem Daumen
- **Th▷** Ruhigstellung, bei schwerem Verlauf operative Dekompression des 1. Sehnenfaches

Orthopädie / Rheumatologie
Krankheitsbilder

Spontanruptur der Synovialis und von Sehnen M66

Ortho

Bizepssehnenruptur
- **Ät▷** Bagatelltrauma bei degenerativen Läsionen
- **Pa▷** Ruptur der Bizepssehne, meist Caput longum
- **Sy▷** Schmerz, Schwellung, Muskelbauch distal und Muskeldelle proximal sichtbar
  oft erstaunlich geringes Funktionsdefizit
- **Di▷** Sonographie, MRT
- **Th▷** meist konservativ, außer bei beruflicher oder sportlicher Erfordernis; distale Bizepssehnenruptur immer operativ

Achillessehnenruptur
- **Pa▷** meist bei degenerativer Vorschädigung durch indirekte Gewalteinwirkung
- **Sy▷** peitschenartiges Geräusch, Schmerz, Fußheberschwäche
- **Di▷** Aufhebung der aktiven Plantarflexion, positiver Thompson-Test
  (Kompression der Wade führt zu keiner Plantarflexion des Fußes)
- **Th▷** OP-Rekonstruktion

Sonstige Krankheiten des Weichteilgewebes M70–M79

Krankheiten des Weichteilgewebes im Zusammenhang mit Beanspruchung, Überbeanspruchung und Druck M70

Bursitis
- **Ät▷** Druckläsion, Überlastung, rezidivierende Mikrotraumen; Prädisposition bei Hyperurikämie, Chondrokalzinose
- **Pa▷** Entzündung des Schleimbeutels
  Lokalisation: häufig B. praepatellaris, B. olecrani; prinzipiell jede Bursa möglich
- **Ein▷** bakteriell / abakteriell
- **Sy▷** Schwellung, Rötung, Überwärmung, Schmerz über dem Gelenk; die Gelenksbewegung ist meist relativ schmerzfrei möglich
- **Th▷** konservativ: Punktion, Ruhigstellung, Cortisoninjektion
  operativ: Bursektomie bei bakterieller Bursitis, mangelndem Therapieerfolg bei konservativem Vorgehen

Periphere Kompressionssyndrome
- **Pa▷** Einengung des peripheren Nervens an anatomischer Engstelle
- **Ein▷** Karpaltunnelsyndrom: N. medianus; Tarsaltunnelsyndrom: N. tibialis
- **Sy▷** Schmerzen, Dys- und Parästhesien, Paresen, Atrophien
- **Di▷** Nervenleitgeschwindigkeit
- **Th▷** operative Dekompression (bei Raumforderung, Entzündung)

Orthopädie / Rheumatologie
Krankheitsbilder

Fibromatosen M72

Nekrotisierende Fasziitis
- **Ät**▷ Immunschwäche durch Diabetes mellitus, schwere Grunderkrankung
- **Pa**▷ durch Streptokokken oder Mischinfektionen ausgelöste foudroyant verlaufende Infektionskrankheit der Haut und Unterhaut
- **Sy**▷ initial unspezifische Krankheitszeichen, örtliche Schmerzen und Fieber binnen Kürze nekrotisierende Ulzeration, Rötung, Schwellung, Blasenbildung
- **Di**▷ Inspektion, Bakteriologie
- **Th**▷ notfallmäßige vollständige operative Entfernung

Dupuytren-Kontraktur
- **Ep**▷ meist Männer > 40. Lj.
- **Ät**▷ genetische Disposition, Alkoholkonsum, diverse Stoffwechselerkrankungen
- **Pa**▷ idiopathische Proliferation der Palmaraponeurose (Hohlhandfaszie) mit Schrumpfung und hierdurch bedingter Beugekontraktur der Finger
- **Sy**▷ hypertrophe, schmerzlose Schrumpfung des 4.–5. Strahls der Mittelhand; Stadien nach Grad der Beugung (1–4)
- **Th**▷ OP-Resektion der Palmaraponeurose

M. Ledderhose
- **Ät**▷ oft Kombination mit M. Dupuytren
- **Pa**▷ Korrelat der Dupuytren-Kontraktur am Fuß mit Proliferation und Schrumpfung der Plantaraponeurose
- **Sy**▷ Zehenbeugekontraktur
- **Th**▷ ggfs. operative Entfernung

Schulterläsionen M75

Periarthropathia humeroscapularis (PHS)
- **Def**▷ Sammelbegriff für Schmerzen im Schultergelenk
- **Pa**▷ gehört zu Weichteilrheuma
- **Ein**▷ **Adhäsive PHS**: Schultersteife, „Frozen shoulder"
  PHS tendinopathica: Erkrankungen der Rotatorenmanschette Tendinopathia simplex/Tendinopathia destructiva
  PHS calcarea: Sehnenverkalkung der Rotatorenmanschette
  - **Sy**▷ Schmerzen, Berührungsempfindlichkeit bei Einbruch in Bursa subacromialis
  - **Th**▷ Instillation von Lokalanästhetika, OP
- **Sy**▷ **Leitsymptom**: schmerzhafter Bogen („painful arc") zwischen 80–120° bei Abduktion
- **Di**▷ Läsionen der Rotatorenmanschette und der Bursa subdeltoidea → radiologisch sichtbare Kalkablagerung
  Klinische Schultertests:
  Impingementzeichen nach Hawkins: passive Innenrotation des um 90° flektierten Armes bei maximaler Außenrotation
  Impingementzeichen nach Neer: passive Elevation des Armes in Innenrotation über 90° bei fixierter Skapula

Orthopädie / Rheumatologie
Krankheitsbilder

Ortho

Impingement-Test nach subakromialer Infiltration: Schmerzbesserung bei erneuter Impingementprüfung ist beweisend

Jobe-Test: aktive Elevation der Arme in Innenrotation / 60°-Abduktion in der Skapulaebene gegen Widerstand → schmerzfreies Absinken eines Armes bei Läsion des M. supraspinatus

Lift-off-Test: aktive Innenrotation des Armes hinter dem Rücken → Unfähigkeit, den Arm vom Rücken abzuheben bei Läsion des M. subscapularis

Belly-press-Test: aktiver Druck der Hand gegen den Bauch bei vorgehaltenem Ellenbogen → Zurückspringen des Ellenbogens bei Läsion des M. subscapularis

Lag-Zeichen: Arm wird passiv in maximaler Außen- bzw. Innenrotation gehalten und Patient aufgefordert, Position zu halten → Unfähigkeit, Position zu halten
Läsion von M. supraspinatus et infraspinatus und M. teres min. in Außenrotation
Läsion des M. subscapularis in Innenrotation

Speed-Test: aktive Elevation des Armes in Außenrotation/Supination gegen Widerstand in der Skapulaebene → schmerzhaft bei Bizepstendinopathie

Yergason-Test: aktive Supination der Hand gegen Widerstand → schmerzhaft bei Bicepstendinopathie

Cross-body-Test: Horizontaladduktion des Armes in 90°-Elevation → Schmerzen im Akromioklavikulargelenk bei Akromioklavikulargelenk-Arthropathie

Ko▷ Rotatorenmanschettenruptur

Omarthrose
Pa▷ Verschleiß im Glenohumeralgelenk
Sy▷ eingeschränkte Gelenkbeweglichkeit, Gelenkspaltverschmälerung, Humerushochstand
Th▷ konservativ; OP: Gelenkersatz, Arthrodese, Resektionsplastik

Arthrose des Akromioklavikulargelenkes
Pa▷ Verschleiß im Schultereckgelenk durch mechanische Belastung
Sy▷ punktuelle Beschwerden
Th▷ Analgesie, Physiotherapie, Injektion von Lokalanästhetika ins Gelenk

Bizepssehensyndrom
Def▷ Sammelbegriff für die schmerzhafte degenerative Erkrankung der langen Bizepssehne (Verlauf durch Sulcus intertubercularis)
Ät▷ bei entzündlichen oder degenerativen Veränderungen (Sportler, Alter)
Sy▷ Schmerzen bei Belastung
Th▷ konservativ mit Analgesie, Ruhigstellung
Ko▷ Spontanruptur

Orthopädie / Rheumatologie
Krankheitsbilder

Impingement-Syndrom
Syn▷ Supraspinatussehnensyndrom
Pa▷ schmerzhafte Enge des subakromialen Raumes bei mittlerer Abduktion im Glenohumeralgelenk
Sy▷ aktive Seitführung zw. 60°–120° schmerzhaft, keine Bewegungseinschränkung
Th▷ physikalische Therapie, Resektion des Lig. coracoacromiale

Enthesopathien der unteren Extremität mit Ausnahme des Fußes M76
Tractus-iliotibialis-Syndrom (Läuferknie)
Ät▷ v.a. bei varische Beinachsen, Hyperpronation der Füße sowie Laufen auf unebenen Oberflächen
Pa▷ bei Langstreckenläufern ständige Reibephänomene des Tractus im Bereich des lateralen Femurcondylus → Reizzustand
Sy▷ stechende Schmerzen oberhalb des lateralen Kniegelenkspaltes, Druckschmerz über lateralem Femurcondylus
Th▷ Akutphase: Kühlung, NSAR, körperliche Schonung
Später: Physiotherapie, Wärme, falls konservativ nicht ausreichend OP (Z-förmige Verlängerung des Tractus)

Sonstige Enthesopathien M77
Enthesiopathien
Def▷ Sammelbegriff für Beschwerden der peripheren Muskel- und Sehnenansätze
Ät▷ degenerative Veränderungen, Überlastung, idiopathisch
Sy▷ Schmerzen bei Bewegung oder passiver Bewegung, lokalisierter Druckschmerz
Ein▷ Epicondylitis humeri radialis (Tennisellenbogen)
Epicondylitis humeri ulnaris (Golferellenbogen)
Achillodynie
Impingement bei Supraspinatussehnensyndrom
Patellaspitzensyndrom
Th▷ Ruhigstellung, Analgesie, Antiphlogistika, Physiotherapie, Stosswellentherapie

Sonstige Krankheiten des Weichteilgewebes M79
Generalisierte Fibromyalgie
Syn▷ generalisierte Tendomyopathie
Ät▷ unklar; psychosomatische Komponente
Pa▷ Weichteilrheumatismus, da im Zusammenhang mit nicht-enzündlichen Erkrankungen der Muskulatur und des Binde- und Stützgewebes
Sy▷ Tender points oder generalisierte Schmerzen mit unspezifischen Zeichen wie Müdigkeit, Abgeschlagenheit, Schlafstörung, ohne objektivierbare Befunde; oft Depression
Th▷ Wärme, Bewegung, Analgetika, Psychotherapie, Psychopharmaka

Orthopädie / Rheumatologie
Krankheitsbilder

Ortho

Neuralgie
- **Ät▷** Kompression, Entzündung, metabolisch, idiopathisch
- **Pa▷** Schmerzsyndrom, das auf das Ausbreitungsgebiet eines Nervens beschränkt ist
- **Sy▷** Schmerzen, ggfs. zusätzlich sensible oder motorische Störungen
- **Di▷** Abklärung Nervenläsion
- **Th▷** je nach Lokalisation, Schwergrad und Grunderkrankung

Veränderungen der Knochendichte und -struktur M80–M85

Osteoporose M80–M81

- **Def▷** Abnahme der Knochendichte mit gesteigertem Frakturrisiko
- **Ep▷** >50. Lj., ♀ mit 50%-Lifetime-Prävalenz für osteoporotische Frakturen
- **Ät▷** **Primäre Osteoporose:** idiopathisch, Ursache unbekannt
  Sekundäre Osteoporose: im Rahmen einer anderen Grunderkrankung
  - **endokrin:** HPT, M. Cushing, Hypogonadismus, Hyperthyreose, Prolaktinom, Akromegalie
  - **hämatologisch:** Plasmozytom, Sichelzellanämie, Thalassaemie, Leukämie, Lymphom, Polycythaemia vera
  - **genetisch:** Osteogenesis imperfecta, Homocystinurie
  - **medikamentös:** Cortison, Antikonvulsiva, Heparin
  - **renal:** Niereninsuffizienz, renal tubuläre Azidose, Hypercalciurie
  - **nutritiv:** Malabsorption, parenterale Ernährung
  - **gastrointestinal:** Gastrektomie, primär biliäre Zirrhose, Zöliakie
  - **genetisch:** Turner-Syndrom (XO), Klinefelter-Syndrom (XXY)
- **Pa▷** pathologischer Knochenschwund, der den organischen und Mineralanteil des Knochens gleichermaßen betrifft; Gefahr pathologischer Frakturen, Entwicklung immer bei negativer Skelettbilanz (primär Spongiosaverlust)
  - **RF:** Alter, genetische Disposition, Hormonlage (Östrogenmangel), Lifestyle, calciumarme Ernährung, medikamentös (Cortison), schlank, wenig Bewegung, Rauchen
- **Sy▷** Schmerzen der WS, Kyphose thorakal, Lordose lumbal
- **Di▷** normales Röntgen erst bei 30–40%igem Verlust der Knochendichte auffällig
  pathologische Frakturen (Keilwirbel, Fischwirbel)
  gezielte Knochendichtemessung: Densitometrie
- **DD▷** Metastase, Plasmozytom, HPT, M. Paget, Infekt
- **Th▷** Vitamin-D + Calcium, Biphosphonat
  Allgemein: Bewegung, Nikotin- und Kaffeekarenz

Orthopädie / Rheumatologie
Krankheitsbilder

Osteoporosetherapie
Vitamin-D-Präparate
- **Sto▷** Cholecalciferol [Vigantoletten®, Vigantol®]
  Calcitriol [Rocaltrol®]
- **Ind▷** Osteomalazie, Rachitis, renale Osteopathie (Calcitriol)
- **Pk▷** Vitamin-D zunächst inaktiv, muss über Hydroxylierung in Calcifediol [25-OH-D_3] und weitere Hydroxylierung zu Calcitriol [1,25-$(OH)_2$-D_3] aktiviert werden
- **Wi▷** erhöht Serumcalcium und Serumphosphat, Zunahme der Knochenmasse
- **Nw▷** Hypercalcämie

Parathormon-Analoga
- **Sto▷** Teriparatid [Forsteo®]
- **Ind▷** manifeste Osteoporose
- **Wi▷** Neubildung von Knochengewebe

Calcitonin [Karil®]
- **Ind▷** Osteoporose
- **Wi▷** Gegenspieler des Parathormons
- **Wm▷** Hemmung der Osteoklasten, Hemmung der ossären Calciumfreisetzung
- **Nw▷** Übelkeit, Erbrechen

Natriumfluorid [Ossin®]
- **Ind▷** Osteoporose, Kariesprophylaxe (niedrig-dosiert)
- **Wi▷** Osteoblastenstimulation, Förderung des Knochenaufbaus
- **Nw▷** gastrointestinale Beschwerden

Biphosphonate
- **Sto▷** Alendronat [Fosamax®], Pamidronat [Aredia®], Zolendronat [Zometa®]
- **Ind▷** schwere Osteoporose, M. Paget, Tumor-Osteolysen, tumor-assoziierte Hypercalcämie
- **Wi▷** Hemmung der Osteoklasten
- **Nw▷** Hypocalcämie, Niereninsuffizienz, gastrointestinale Beschwerden, bei per os Medikation: Ösophagitis, Ösophagusulzeration

Raloxifen [Evista®]
- **Ind▷** postmenopausale Osteoporose
- **Wi▷** selektiver Östrogenrezeptormodulator, Hemmung des Knochenabbaus
- **Ki▷** Thrombose, schwere Leber- oder Niereninsuffizienz

Sonstige Veränderungen der Knochendichte und -struktur M85

Osteomalazie
- **Ät▷** keine Sonne, Mangelernährung, Leberinsuffizienz, Niereninsuffizienz, Antiepileptika

Orthopädie / Rheumatologie
Krankheitsbilder

Ortho

- **Pa▷** „Rachitis des Erwachsenen": Vit-D-Mangel → Knochendichte ↓ (ausschließlich Mineralanteil) → weiche, verbiegbare Knochen → Pseudofrakturen (Looser-Umbauzonen)
- **Sy▷** Muskelschwäche, diffuse Gelenkbeschwerden, Schmerzen, Deformitäten (Coxa vara), Protrusion der Hüftpfanne, Kartenherzbecken, Keil- und Fischwirbel
- **Di▷** AP ↑, Ca^{2+} ↑
- **DD▷** Osteomalazie: weiche, biegsame Knochen
  Osteoporose: brüchige Knochen

Wirbelmetastasen
- **Pa▷** Primärtumore: Mamma-Ca, Bronchial-Ca, Prostata-Ca, Schilddrüsen-Ca, Nieren-Ca
- **Ein▷** Osteoplastische Metastasen: z.B. Prostata-Ca
  Osteolytische Metastasen: z.B. Schilddrüsen-Ca, Nieren-Ca
  Gemischt: z.B. Mamma-Ca
- **Sy▷** Rückenschmerzen im höheren Alter, ohne bekannte Arthrose, Rheuma, Belastung
- **Di▷** Knochenszintigramm: osteoplastische Metastasen → vermehrte Speicherung
  osteolytische Metastasen → verminderte Speicherung
  Rö, Labor: osteolytische Metastasen: Hypercalcämie
  osteoplastische M: Hypophosphatämie,
  Hypocalcämie, AP ↑
- **Th▷** meist palliativ; v.a. Bestrahlung

Knochenzysten
Aneurysmatische Knochenzyste
- **Pa▷** osteolytische Läsion durch blutgefüllten Hohlraum
- **Sy▷** asymptomatisch, selten pathologische Fraktur
- **Th▷** nur bei Komplikationen

Juvenile Knochenzyste
- **Pa▷** osteolytische Knochenläsion mit seröser Flüssigkeit im Hohlraum
- **Sy▷** keine, Zufallsbefund, selten pathologische Fraktur
- **Th▷** nur bei Komplikationen

Orthopädie / Rheumatologie
Krankheitsbilder

Sonstige Osteopathien M86–M90

Osteomyelitis M86

Def▷ bakterielle Infektion des Knochens
Ein▷ **nach Ursache**: hämatogen gestreut / durch Verletzung eingebracht
nach Erreger: spezifisch bei TBC, Lues, Typhus, Mykose
unspezifisch bei Staphylokokken, Steptokokken, E. coli
nach Verlauf: akut/chronisch
akute Form: – endogene hämatogene Osteomyelitis
– exogene (posttraumatische)
Osteomyelitis (Osteitis)
primär chron. Form:
– Brodie-Abszeß
– plasmazelluläre Osteomyelitis
– sklerosierende Osteomyelitis Garré

nach Abwehrlage und Virulenz:

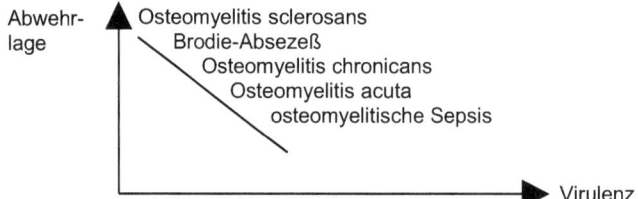

Akute hämatogene Osteomyelitis

Err▷ Staphylokokken, Streptokokken, Klebsiellen, Bacteroides, posttraumatisch durch Pseudomonas, E. coli
Pa▷ **Keimeinschleppung** durch kleine Verletzungen:
– Infektherde → hämatogene Streuung → Abszesse im Markraum
– Gefässthrombosierung → Knocheninfarkt mit Nekrose → Osteoklasten-
aktivierung → Sequester mit sklerotischem Randsaum (Totenlade)
Th▷ Penicillin G und Flucloxacillin, bei Kindern Cefotaxim und Piperacillin / Clindamycin; gezielte Therapie nach Antibiogramm: Penicillin G, Fusidinsäure, Vancomycin, Fosfomycin, Fusidinsäure + Rifampicin

Chronische Osteomyelitis

Pa▷ meist sekundär aus primärer Osteomyelitis
selten primärer chronischer Verlauf bei geringer Keimvirulenz und guter Abwehrlage:
– Brodie-Abszess: Abszesshöhle mit sklerotischem Randsaum, v.a Femur/Tibia
– plasmazelluläre Osteomyelitis: zentrale Kaverne, Plasmazellen
– sklerosierende Osteomyelitis Garré: keine Abszedierung, nur ausgeprägte Sklerosierung bei primär chronischem Verlauf

Orthopädie / Rheumatologie
Krankheitsbilder

Di▷ Knochenumbauprozesse, Sklerose, Nekrosen, Kortikalisverdickung
Th▷ Sequesterotomie, lokal durch intraossäre Instillation von Antibiotika, Spüldrainagen, Gentamicinkugeln, systemische Antibiose:
– bei Staphylokokken: Flucloxacillin, Cefazolin
– bei Enterobacterien: Cefotaxim, Ciprofloxacin
– bei Pseudomonas: Azlocillin, Tobramycin

Akute hämatogene Osteomyelitis des Kindes
Ät▷ bakterielle Knochenmarksentzündung, sekundär Beteiligung des kompakten Knochens
Err▷ Neugeborene: gramnegative Erreger
Säuglinge: im Rahmen bakterieller Infekte (Staph. aureus, Streptokokken)
Kleinkinder: Staphylokokkus aureus und Streptokokken
sonstige: Haemophilus influenzae, Salmonellen, Pseudomonas aeuginosa
Pa▷ **Säuglinge**: oft mit Gelenkbeteiligung durch Übergang über Epiphysenfugen entlang A. nutricia; Lokalisation v.a. Metaphysen der langen Röhrenknochen
im Kindes- bis Jugendalter: A. nutricia verödet, Barriere über Epiphyse erhalten; selten Gelenkbteiligung; Lokalsation v.a. Metaphysen der langen Röhrenknochen
im Erwachsenenalter: keine Barriere mehr über Epiphysenfuge → Gelenkbeteiligung wieder möglich; insgesamt seltenste Form der Osteomyelitis, v.a. Spondylitis, Spondylodiszitis; oft unspezifische, eher leichte Beschwerden
Sy▷ Fieber, Schüttelfrost, lokale Schwellung und Schmerzen
Th▷ frühzeitige, mind. 6 wöchige Antibiose

Fortgeleitete Osteomyelitis
Pa▷ Osteomyelitis nach Verletzung / OP mit Keimeinschleppung, Decubitus
Err▷ Staphylokokken, Mischinfektionen mit Anaerobiern (Bacteroides, Streptokokken)
Sy▷ lange asymptomatisch, Lokalbefund druckschmerzhaft, Fistelung
Th▷ operative Resektion, Stabilisierung des Knochens, Penicillin G, Clindamycin

Knochennekrose M87

Hüftkopfnekrose im Erwachsenenalter
Ep▷ ♂ (75%), mittleres Lebensalter, oft beidseits
Ät▷ unklar; arterielle Durchblutungsstörung (traumatisch, metabolisch-toxisch)
Pa▷ aseptische Knochennekrose durch Durchblutungsstörung
Ein▷ nach **Ficat und Arlet**:
Stadium I   radiologischer Nachweis, geringe Bewegungseinschränkung
Stadium II radiologisch zunehmende Sklerosierung, zunehmende Schmerzen
Stadium III Einbruch des Hüftkopfes
Stadium IV vollständiger Zusammenbruch des Hüftkopfes

Orthopädie / Rheumatologie
Krankheitsbilder

- **Sy▷** Hüft- und Knieschmerzen, zunächst Belastungsschmerz, spät Ruheschmerz
- **Di▷** Untersuchung, Röntgen, CT / MRT
- **Th▷** konservativ wenig Optionen; im Verlauf Hüftprothese

Aseptische Knochennekrosen

	Lokalisation	Verteilung	Alter (Lj.)
M. Perthes	Hüftkopf	♂ > ♀ (5 : 1)	3–12
M. Köhler I	Os naviculare pedis	♂ > ♀ (4 : 1)	3–12
M. Köhler II	Metatarsalköpfchen 2–4	♀ > ♂ (1 : 4)	8–18
M. Server	Calcaneusapophyse	♂ > ♀	7–16
M. Osgood-Schlatter	Tibiaapophyse	♂ > ♀	12–16
M. Sinding-Larsen	unterer Patellarand	♂ > ♀	10–15

Osteodystrophia deformans (Paget-Krankheit) M88

- **Ep▷** ♂ > ♀, familiäre Häufung, > 60. Lj.
- **Ät▷** unklar, evtl. viral getriggert
- **Pa▷** Ungleichgewicht zwischen Auf- und Abbau des Knochens durch abnorme Osteoklasten: Knochenabbau ↑ und Knochenanbau ↑↑ → Bildung von Faserknochen
- **Ein▷** **Osteolytische Phase**: Osteoporosis circumscripta, Osteolysen
  Gemischte Phase: Osteoklasten- und Osteoblastenaktivierung, Frakturneigung
  Sklerosephase: mit Cotton-Wool-Herden
- **Sy▷** oft asymptomatisch, Kopf- und Knochenschmerzen, Frakturen, Herzinsuffizienz, Neuropathie, Kompressionserscheinungen, WS-Beschwerden, Deformierung, Säbelscheidentibia, Schädelumfang ↑, Zahnprobleme, Gefäßverkalkung, Hirnnervenkompression, Kartenherzbecken
- **Di▷** Rö: grobsträhniger Umbau der Spongiosa
  alkalische Phosphatase als Verlaufsparameter
- **Th▷** Biphosphonate, Calcitonin, symptomatische Therapie, Analgesie

Sonstige Knochenkrankheiten M89

M. Sudeck
- **Syn▷** Neurodystrophie, komplexes regionales Schmerzsyndrom
- **Ep▷** ♀ > ♂
- **Ät▷** Trauma, Infektion, Nervenschädigung, vegetat. Störungen; Mechanismus unklar
- **Pa▷** Dystrophie / Atrophie von Weichteilen und Knochen, die ausgehend von entzündlichem Stadium mit schmerzhafter Funktionsbehinderung oft zu Endstadium mit völliger Einsteifung der Gelenke führen
  Lokalisation: v.a. Hand und Unterarm

Orthopädie / Rheumatologie
Krankheitsbilder

Ein▷ Stadium I **Entzündung**
  Sy▷ livide Verfärbung, Ödem, schmerzhafte Funktionsbehinderung, kein Gelenkerguß
 Stadium II **Dystrophie**
  Sy▷ blasse Haut, Muskel- und Weichteilatrophie, Entkalkung
 Stadium III **Atrophie**
  Sy▷ ausgeprägte Atrophie von Haut, Subcutis, Muskulatur, Gelenkversteifung, diffuse Osteoporose
 Stadium IV **Endstadium**
  Sy▷ Ausheilung bis Defektheilung
Th▷ in Stadien:
 1. Ruhigstellung, Analgesie
 2. physikalische Maßnahmen
 3. intensive Krankengymnastik
 4. ggfs. Hilfsmittelversorgung

Chondropathien M91–M94

M. Perthes M91

Def▷ aseptische Knochennekrose der Femurkopfepiphyse
Ep▷ ♂ > ♀, 3.–9. Lj.
Ät▷ unbekannt; idiopathisch oder symptomatisch bei Trauma, Infektion
Ein▷ **Initialstadium** ödematöser Gelenkknorpel, Erguss, Wachstumsretardierung des Kopfkernes
 Kondensationsstadium Verdichtung des Knochenkerns, Reparationsvorgänge
 Fragmentationsstadium Resorption nekrotischer Anteile, Osteolysen, scholliger Zerfall des Hüftkopfes
 Reparationsstadium Wiederaufbau
 Ausheilungsstadium Ausheilung mit ggfs. Deformierung, Coxa plana/magna, Pilzform
Sy▷ Hüft- und Knieschmerzen, Bewegungseinschränkung
Di▷ Einschränkung der Abspreiz- und Drehbeweglichkeit im Hüftgelenk (Viererzeichen)
 Rö: Einteilung nach Catterall
 Risikozeichen: Lateralisation des Hüftkopfes, laterale Kalzifikation der Epiphyse, metaphysäre Beteiligung
DD▷ Coxitis fugax, kongenitale Skelettdysplasie
Th▷ Verhinderung einer Deformierung, Wiederherstellung der Gelenkkongruenz; Thomas-Schiene, Mainzer Orthese, Stock, Zentrierung des Hüftkopfes, Variationsosteotomie, Salter-Beckenosteotomie

Sonstige Osteochondropathien M93
Epiphysiolysis capitis femoris
Ep▷ v.a. ♂ zw. 9.–18. Lj.
Ät▷ hormonelle Faktoren

Orthopädie / Rheumatologie
Krankheitsbilder

Pa▷ Dislokation der proximalen Femurepiphyse, oft beidseits
Ein▷ **Akute Form**: plötzliche Lösung im Bereich der Epiphysenfuge
Lenta-Form: Auflockerung der Epiphysenfuge; Knieschmerz
positives Drehmann-Zeichen (bei Hüftbeugung → Außenrotation)
Sy▷ Schmerzen, Bewegungseinschränkung, Beinverkürzung
Di▷ Rö: Aufnahme nach Lauenstein
Th▷ bei akuter Form: Reposition und Hämatomentleerung
bei Lenta-Form: Kirschnerdrahtspickung, korrigierende Osteotomie nach Imhäuser
immer bds. operieren

Osteochondrosis dissecans
Ep▷ ♂ > ♀, v.a. Kinder und Jugendliche
Ät▷ unbekannt, vaskulär-ischämisch, Mikrotraumen
Pa▷ Aseptische Osteochondrose (subchondrale Vaskularisationsstörung, primär Osteolyse und Sklerose) eines umschriebenen Gelenkflächenareals, die mit der Abstoßung eines Gelenkflächenfragmentes (Gelenkmaus, Dissekat) unter Hinterlassung eines Gelenkflächendefektes (Mausbett) enden kann, v.a. im Wachstumsalter
Lokalisation an allen Gelenken möglich, typisch: Talus, Knie, Hüfte, Schulter, Ellenbogen, Hand
Ein▷ Stadieneinteilung:
Stadium I   Knochennekrose, sklerotischer Randsaum
Stadium II Einbruch des Gelenkknorpels über Nekrose
Stadium III Ablösung des nekrotischen Areals (Dissekat)
Sy▷ Belastungsschmerz, Einklemmungserscheinungen
Di▷ Gelenkblockierungen, Röntgen
Th▷ im Kindesalter konservativ
bei Erwachsenen subchondrale Spongiosaumkehrplastik oder Dissekatentfernung

Sonstige Krankheiten des Muskel-Skelett-Systems und des Bindegewebes M95–M99

Biomechanische Funktionsstörungen M99

Spinalkanalstenose
Ät▷ Bandscheibenvorfall, degenerative Veränderungen mit Spondylophyten
Pa▷ durch arthrotische Veränderungen der kleinen Wirbelgelenke, Spondylophyten und Hypertrophie des Ligamentum flavum hervorgerufene Enge des Spinalkanals
Sy▷ Kreuzschmerz, einschießende Beschwerden in Beine, Besserung bei Flexion, Claudicatio spinalis
Di▷ CT / MRT, Myelographie
Th▷ akut: Kyphosierung, chron.: Physiotherapie, OP

Orthopädie / Rheumatologie
Pharmakotherapie

Pharmakotherapie in der Orthopädie / Rheumatologie

Ortho

Glucocorticoide

Phy▷ zirkadiane Rhythmik, Wirkspielgel morgens am höchsten
Regelung über Hypothalamus: CRF → HVL → ACTH → Nebennierenrinde → Cortisol (Bindung an CBG = Cortisol-binding Globulin); nur freies Cortisol wirksam
Stress → Anstieg Cortisol um bis zu 10-fache

Pa▷ absolute Nebennierenrindeninsuffizienz: manifester Cortisolmangel
relative Nebennierenrindeninsuffizienz: Basiscortisol normal, aber verminderter Anstieg unter Belastung (Stimulation mit synthetisch hergestelltem ACTH (SynACTHen-Test)

Sto▷ Cortison [Cortison-Ciba®], Cortisol (= Hydrocortison) [Hydrocortison Hoechst®], Dexamethason [Fortecortin®], Prednison [Decortin®], Prednisolon [Decortin H®], 6-Methyl-Prednisolon [Urbason®], Triamcinolon [Volon®]

Ein▷ nach Wirkstärke in Relation zu Cortisol
nach Anteil Mineralo- und Glukocorticoid-Wirkung
nach Wirkdauer

Dauer	Präparat	relative glucocorticoide Potenz	relative mineralo-corticoide Potenz	Cushing-Schwelle
kurz	Cortisol	1	1	30 mg/d
	Cortison	0,8	0,8	40 mg/d
mittel	Prednisolon	4	0,6	7,5 mg/d
	Triamcinolon	5	0	6 mg/d
lang	Dexamethason	30	0	1,5 mg/d

Wm▷ Diffusion in die Zelle, binden dort an Rezeptor und wandern zusammen in den Zellkern, wo sie direkt als Transkriptionsfaktor (= Steroidhormon + Rezeptor) wirksam sind:
– antagonisieren MIF
– Hemmung der Synthese und Freisetzung von proinflammatorischen Cytokinen (Interleukin-1, TNF-α)
– Hemmung der Expression von COX-2
– Induktion von Lipocortin, welches die Phospholipasen hemmt (Phospholipase A2); dadurch keine Spaltung der Arachidonsäure → keine Bildung von Prostaglandinen, Thromboxan, Leukotrien
  → Hemmung des Arachidonsäurestoffwechsels
– Reduktion der durch die Entzündung gesteigerten Membranpermeabilität; Stabilisierung der lysosomalen Membran
  → Stabilisierung der Zell- und Lysosomenmembran

Orthopädie / Rheumatologie
Pharmakotherapie

- Hemmung der Proliferation von Fibroblasten und Kapillaren
  → **antiproliferative Wirkung**
- Verminderung der Anzahl der Lymphozyten im Blut durch Umverteilung (T-Lymphozyten sind davon stärker betroffen als B-Lymphozyten)
  → **Hemmung der T-Zellaktivierung**
- Hemmung der Phagozytosefähigkeit von Makrophagen
  → **Hemmung der Freisetzung lysosomaler Granulozytenenzyme**

Pk▷ hepatische Glukuronidierung, renale Ausscheidung; Aktivierung von Cortison und Prednison zu Cortisol bzw. Prednisolon in der Leber
inhalative Glukocorticoide mit hohem first-pass-Effekt → kaum systemische Wirkung
Gabe i.v., per os oder lokal (kutan, inhalativ, intraartikulär)
keine i.m.-Gabe wegen fehlender Rhythmik und lokaler Atrophien

Wi▷ antiinflammatorisch, katabol, diabetogen, antiphlogistisch (antiphlogistische Wirksamkeit: Cortisol > Prednisolon > Dexamethason), immunsuppressiv, antiproliferativ, Vitamin-D-Antagonist, Hemmung der ACTH- und GnRH-Ausschüttung, Senkung der Krampfschwelle, positiv inotrop, Steigerung der Noradrenalinwirkung, euphorisierend, Volumenretention → Ödeme, arterielle Hypertonie, Steigerung der Gluconeogenese und Lipolyse

Nw▷
- Glukoneogenese ↑ → verminderte Glukosetoleranz, Steroiddiabetes
- ACTH-Suppression → sekundäre NNR-Insuff.; Ausschleichen, ansonsten Risiko der Addison-Krise
- mineralokortikoide Wirkung → Na^+- und Wasser-Retention → Hypertonie
- Osteoporose durch Ca^{2+}-Resorption bei gesteigerter Elimination
- Myopathie mit Muskelschwäche, -schmerzen
- GI-Ulzera
- BB-Veränderungen, erhöhte Kapillarfragilität
- psychische Störungen, gesteigerte Anfallsbereitschaft
- Steroidglaukom, posteriorer, subkapsulärer Katarakt
- Haut: Striae, Hirsutismus, Steroidakne, verzögerte Wundheilung
- Stammfettsucht, Vollmondgesicht

Antirheumatische Basistherapie

DMARD (disease modifying antirheumatic drugs)
Sto▷ D-Penicillamin, Goldsalze, Chloroquin
Wm▷ unbekannt
Wi▷ antiphlogistisch

D-Penicillamin [Trolovol®]

Ind▷ rheumatoide Arthritis, v.a. bei hohem RF-Titer
M. Wilson, Schwermetallvergiftung, Cystinurie
Wm▷ genauer Mechanismus unklar
Wi▷ Hemmung der Kollagenbildung, Verminderung des Rheumafaktors, Chelatbildner

Orthopädie / Rheumatologie
Pharmakotherapie

Ortho

- **Pk▷** vollständige Resorption; Chelatbildner, renale Ausscheidung
- **Nw▷** Leukopenie, Hautreaktionen, Agranulozytose, Nieren- und Leberschäden, medikamenten-induzierter LE

Goldsalze [Tauredon®]
- **Ind▷** PCP, Psoriasisarthritis, M. Reiter, M. Bechterew
- **Wm▷** Hemmung der mesenchymalen Reaktion, stabilisieren Makrophagen, Hemmung der lysosomale Hydrolasen
- **Pk▷** einschleichende Dosierung, renale Elimination
- **Nw▷** Allergie, intrahepatische Cholestase, Nephritis, nephrotisches Syndrom, Agranulozytose
- **Ko▷** rheumatische Erkrankungen ohne Entzündungszeichen

Chloroquin [Resorchin®]
- **Ind▷** rheumatoide Arthritis, Malaria, systemischer Lupus erythematodes
- **Pk▷** oral; Anreicherung in Lunge, Leber, Milz, Niere, Auge, Leukozyten; renale Ausscheidung
- **Nw▷** Allergie, Agranulozytose, reversible Keratopathie, irreversible Retinopathie, Erblindung, Krampfanfälle

Leflunomid [Arava®]
- **Ind▷** rheumatoide Arthritis
- **Wi▷** immunsuppressiv
- **Wm▷** Hemmung Dihydroorotat-Dehydrogenase → Hemmung von aktivierten Lymphozyten und der Antikörperbildung in B-Lymphozyten
- **Int▷** verstärken Hepatotoxizität

Nephrologie

Nephro

Grundlagen	**822**
Pathophysiologie	822
Diagnostik	823
Gesundheitsstörungen	**826**
Algurie	826
Anurie/Oligurie	826
Dysurie	826
Enuresis	826
Hämaturie	826
Inkontinenz	826
Nykturie	826
Pneumaturie	827
Pollakisurie	827
Polyurie	827
Krankheitsbilder	**827**
Glomeruläre Krankheiten N00–N08	827
Akutes nephritisches Syndrom N00	828
Rapid-progressives nephritisches Syndrom N01	829
Rezidivierende und persistierende Hämaturie N02	830
Chronisches nephritisches Syndrom N03	830
Nephrotisches Syndrom N04	830
Tubulointerstitielle Nierenkrankheiten N10–N16	832
Akute tubulointerstitielle Nephritis N10	832
Chronische tubulointerstitielle Nephritis N11	832
Obstruktive Uropathie und Refluxuropathie N13	833
Sonstige tubulointerstitielle Nierenkrankheiten N15	834
Niereninsuffizienz N17–N19	834
Akutes Nierenversagen N17	835
Chronische Niereninsuffizienz N18	835
Grunderkrankungen bei chronischer Niereninsuffizienz	836
Dialyseverfahren	839

Nephrologie
Grundlagen

Grundlagen
Pathophysiologie

Die Niere beinhaltet 2 wesentliche funktionelle Abschnitte:
- Glomerulum
- Tubulus-System

In den **Glomerula** wird der Urin primär filtriert. Erkrankungen der Glomerula führen dazu, dass entweder weniger Volumen filtriert werden kann (glomeruläre Filtrationsrate GFR sinkt) oder dass Bestandteile filtriert werden, die eigentlich nicht in den Primärharn gehören.

In den **Tubuli** findet die Rückresorption statt, d.h. alle Bestandteile des Primärharns, die primär filtriert wurden, letztlich aber nicht ausgeschieden werden sollen, müssen rückresorbiert werden. Hierbei handelt es sich vor allem um Wasser, Elektrolyte, H^+, niedermolekulare Eiweiße und HCO_3. Besteht eine Läsion der Tubuli, so werden Bestandteile entsprechend nicht rückresorbiert, somit ausgeschieden, was zum einen osmotisch wirksam ist (Exsikkose) und zu Verschiebungen in der Regulation des Stoffes führt.

Aus diesem Verständnis lassen sich bereits folgende Aussagen ableiten:
- Grosse Proteinurien haben immer eine glomeruläre Ursache (es sei denn postrenal) und sind nie tubulär bedingt. Kleine Proteinurien können auch tubulär bedingt sein.
- Verschiebungen des Flüssigkeitshaushaltes und der Elektrolyte sind meistens Läsionen der Tubuli.

Störungen der glomerulären Filtration
Einschränkung der glomerulären Filtrationsrate (GFR):
Basalmembranveränderungen (Verdickung)
Minderung der Anzahl intakter Glomerula
Reduktion des Filtrationsdruckes (Hypoalbuminämie, Elektrolytverlust), Hypotonie

Vermehrung der glomerulären Filtrationsrate (GFR):
meist extrarenale Ursachen: Hypervolämie, Hypertonie, endokrine Störung

Störungen der Zusammensetzung des Glomerulumfiltrats:
große Proteinurie durch erhöhte Durchlässigkeit der Glomerulumkapillaren
kleine Proteinurie durch veminderte Rückresorptionsleistung der Tubuli
Hämaturie
Glukosurie

Störungen der tubulären Rückresorption und Sekretion
→ Störungen der Harnkonzentrierung durch Tubulopathien, hereditäre Defekte

Hyposthenurie: verminderte Harnkonzentration
Isosthenurie: Gleichbleiben der Harnkonzentration bei Niereninsuffizienz mit der Folge von Polyurie, Nykturie
Asthenurie: keine Ausscheidung konzentrierten Harns aufgrund ADH-Mangels (Diabetes insipidus)

Nephrologie
Grundlagen

Osmotische Diurese: durch Mannitol, Sorbit; Stoff wird glomerulär filtriert und nicht resorbiert → osmotisch wirksam im Tubulussystem
Renaler Diabetes insipidus: ADH-Resistenz, therapierefraktärer Diabetes insipidus
Tubuläre Proteinurie: Defekt der Rückresorption kleiner, filtrierter Proteine
Renale Glukosurie: Defekt des Bürstensaums, Reduktion der Rückresorption
Hyperaminoazidurie: vermehrte Ausscheidung von Aminosäuren im Urin
    Zystinurie: Rückresorptionsstörung von Cystin, Arginin, Lysin → Steinbildung
    Hartnup: proximal tubulärer Transportdefekt mit Mehrausscheidung von neutralen Aminosäuren
    Fanconi: Glukosurie, Aminozidurie, Hyperphosphaturie durch kombinierte Rückresorptionsstörung von Glucose, Aminosäuren, Phosphat

Diagnostik

Physiologische Größen
Blasenkapazität: 300–400 ml
tägliche Urinproduktion: 900–1500 ml
Miktionshäufigkeit: 3–5 Mal

Urinfarbe
rot	Hämaturie, Hämoglobinurie, medikamentös (Pyrazolon)
schwarz	Seifenhämolyse (Abort), Melaninurie (malignes Melanom)
braun	Bilirubinurie bei Ikterus
trüb	Bakteriurie, Pyurie, Proteinurie, Lipidurie

Konzentration
Hyposthenurie	weder Konzentration noch Verdünnung
	spez. Harngewicht < 1,025 g/cm²
	max. Harnosmolalität < 830 mosmol/kg/H_2O
Isosthenurie	Gleichbleiben der Harnkonzentration
	spez. Harngewicht ca. 1,010 g/cm²
	max. Harnosmolalität < 300 mosmol/kg/H_2O
Asthenurie	keine Harnkonzentration
	spez. Harngewicht ca. 1,001 g/cm²
	max. Harnosmolalität < 50 mosmol/kg/H_2O

Hämaturie
Mikrohämaturie	> 5 Erythrozyten/ml; nicht sichtbar
Makrohämaturie	sichtbar ab 0,2 ml Blut auf 500 ml Harn
Erythrozyten-Rollen	Hinweis auf glomeruläre Blutquelle
3-Gläserprobe:	zur Lokalisation der Blutungsquelle:

    bei Blutung im Bereich der Harnröhre → Blut zu Beginn der Miktion
    bei Blutung aus der Blase → Blut gegen Ende der Miktion
    bei Blutung im oberen oder mittleren Harntrakt → Blut während der gesamten Miktion

Nephrologie
Grundlagen

falsch negativ:	Vit. C, pH < 5,1, lange Exposition U-Stix
falsch positiv:	Myoglobin, Mens, Bakterien-Peroxidase
Ursachen:	Stein, Tumor, Zyste, Fremdkörper, TBC, Mißbildung, Ruptur, GN, Entzündung

Leukozyturie
>10 Leukozyten/ml
Pyurie bei trübem Urin

Leukozyturie	bei HWI
Leukozytenzylinder	bei Pyelonephritis
Leukozyturie	bei sterilem Harn → Urogenital-TBC

Bakteriurie
ab 10^5 Keime signifikante Bakteriurie, keine Hefen

Zylinder

Hyaline Zylinder	bei stark fieberhaftem Infekt, Herzinsuffizienz, Ikterus, Proteinurie, körperlicher Anstrengung
Erythrozyten-Zylinder	renale Hämaturie, GN, körperliche Anstrengung
Leukozylinder	Pyelonephritis
Epithelzylinder	durch Verschmelzung abgeschilferter Tubulusepithelien bei pathologischem distalem Tubulus, Pyelonephritis, GN, akute tubuläre Insuffizienz

Proteinurie (PU)
per definitionem > 150 mg/d Protein im Urin
selektiv / unselektiv
periodische Proteinurie: lage- und zeitabhängig; abhängig von Infekt, Anstrengung

I. **Unselektive glomeruläre Proteinurie**:
   viele große Proteine, Ig (350 000 Da), Transferrin (600 000 Da)
II. **Glomeruläre Proteinurie mittlerer Selektivität**:
   wie I, aber geringer Anteil hochmolekularer Proteine
III. **Hochselektiv-glomeruläre Proteinurie**:
   Albumin und Transferrinausscheidung
IV. **Rein tubuläre Proteinurie**:
   hoher Anteil niedermolekularer Proteine bis 10 000 Da; wenig Albumin
V. **Gemischt glomerulär-tubuläre Proteinurie**:
   niedermolekular bis 10 000 Da und Albumin; hochmolekulare Proteine zum Teil vorhanden

Harnpflichtige Stoffe
Kreatinin   n: 0,7–1,5 mg/dl
   Entstehung im Muskel, glomeruläre Filtration
   steigt erst, wenn Glomerulumfiltrat um mehr als die Hälfte vermindert ist

Nephrologie

Grundlagen

Harnstoff n: 11–55 mg/dl
Endprodukt des Eiweißstoffwechsels, abhängig von Größe des Glomerulumfiltrates, Harnstoffrückdiffusion, Eiweißzufuhr, Katabolismus
steigt erst, wenn Glomerulumfiltrat um mehr als 75% vermindert ist (wird stärker durch Eiweißumsatz und Diurese beeinflußt)

Clearance Plasmavolumen, das innerhalb einer Zeiteinheit durch Harnbildung von einer bestimmten Substanz gereinigt wird

Inulin Bestimmung des Glomerulumfiltrates (n: 97–160 ml/min)

PAH Bestimmung des Nierenplasmastroms (n: 500–800 ml/min)

Kreatininclearance n: 90–125 ml/min
Berechnung Kreatinin-Clearance:
[(140–Alter) × Gewicht] / 72 × Kreatinin (mg/dl)
Bei ♀: × 0.85

Einteilung Niereninsuffizienzstadien nach Clearance

Stadium I at risk: 90–120 ml/min + renale Erkrankung
Stadium II mild: 60–90 ml/min
Stadium III moderat: 30–60 ml/min
Stadium IV schwer: 15–30 ml/min
Stadium V terminal: < 15 ml/min

Urin-Diagnostik 24h-Sammelurin

Allgemeines		Elektrolyte		Sonstige	
Volumen	750–1500 ml	Na	60–160 mmol	Harnsäure	10–45 mg/dl
spez. Gewicht	1.003–1.035 g/l	K	20–120 mmol	Protein	< 100 mg/d
Osmolalität	800–1400 mosmol/kg	Cl	30–135 mmol	Albumin	< 30 mg/d
Restharn	wenige ml	Ca	< 38 mmol	Glukose	< 30 mg/dl
		Phosphat	3–16 mmol		

Nephrologie
Gesundheitsstörungen

Gesundheitsstörungen

Algurie

Def▷ schmerzhaftes Wasserlassen

Anurie/Oligurie

Def▷ **Anurie**: Urinproduktion < 100 ml/d
Oligurie: Urinproduktion < 500 ml/d
Ät▷ praerenal: Hypovolämie jeder Ursache, kardiogener Schock, Herzinsuffizienz
renal: Glomerulonephritis, interstitielle Nephritis, Nierenversagen
postrenal: Obstruktion der Harnwege
DD▷ Harnverhaltung muss immer ausgeschlossen werden
Di▷ Sonographie, U-Status, ggfs. Uroflow / Urodynamik

Dysurie

Def▷ schmerzhafter Harndrang, erschwerte Miktion

Enuresis

Def▷ Bettnässen

Hämaturie

Def▷ **Mikrohämaturie**: > 3 Erys pro Gesichtsfeld in Mikroskopie
Makrohämaturie: roter Urin; sichtbar ab 0,2 ml Blut auf 500 ml Harn
Ät▷ Tumor, Obstruktion, Nephrolithiasis, Infektion, Trauma
Di▷ Sonographie-Abdomen, Labor
3-Gläserprobe: zur Lokalisation der Blutungsquelle
bei Blutung im Bereich der Harnröhre → Blut zu Beginn der Miktion
bei Blutung aus der Blase → Blut gegen Ende der Miktion
bei Blutung im oberen oder mittleren Harntrakt → Blut während der gesamten Miktion

Inkontinenz

Def▷ unwillkürlicher Harnabgang

Nykturie

Def▷ gehäufte nächtliche Miktion
Ät▷ Restharnbildung infolge Prostatahyperplasie, verminderte Blasenkapazität, Herzinsuffizienz, Entzündungen

Nephrologie
Krankheitsbilder

Pneumaturie
bei Fisteln, gasbildenden Bakterien

Pollakisurie
Def▷ häufige Miktion mit kleinen Urinvolumina bei vermehrtem Harndrang ohne Polyurie
Ät▷ Harnwegsinfektion, Obstruktion der Harnwege, Reflexblase bei hyperreaktivem Detrusor, Reizblase

Polyurie
Def▷ Urinproduktion > 2000 ml/d
Ät▷ Diabetes insipidus, Diabetes mellitus, Polydipsie, Herzinsuffizienz

Krankheitsbilder

Glomeruläre Krankheiten N00–N08

Nomenklatur
Insgesamt erscheint eine systematische Einteilung der diversen Nierenerkrankungen kaum möglich; nur so erklärt sich, dass die Einteilungen nach einigen Jahren wieder revidiert werden. Im Folgenden wird zunächst unterschieden zwischen:
- **nephritischem Syndrom** (→ Hämaturie, Hypertonie und Ödeme, leichte Proteinurie)
- **nephrotischem Syndrom** (→ schwere Proteinurie, Ödeme, Hypalbuminämie, Hyperlipidämie, Lipidurie, evtl. leichte Hämaturie)

Ursächlich für das **nephritische Syndrom** ist meist eine Glomerulonephritis (aber nicht alle GN führen zu nephritischem Syndrom!). Die Glomerulonephritiden kann man nach immunologischen Mechanismen (Immunkomplex, Antibasalmembran-AK, IgA-Nephritis) sowie nach klinischem Verlauf (akut, rapid-progressiv) unterteilen. Formen wie die Lupusnephritis (welche wiederum 5 unterschiedliche Varianten aufweist), können somit zu Teilen dem akuten nephritischen Syndrom zugeordnet werden, zum Teil aber auch dem rapid progressivem.

Nephrologie
Krankheitsbilder

Das **nephrotische Syndrom** ist die gemeinsame Endstrecke unterschiedlicher glomerulärer Schädigungen wie minimal change Nephritis, fokal/segmentale Glomerulosklerose, membranöse Nephropathie sowie membranoproliferative Glomerulonephritis.

Akutes nephritisches Syndrom N00

- **Def▷** klinisches Syndrom durch glomeruläre Schädigung
  Vollhard-Trias: Hämaturie, Ödeme, arterielle Hypertonie
- **Ät▷** abakterielle, immunologische Entzündung beider Nierenrinden
- **Pa▷** endokapilläre proliferative Glomerulonephritis
- **Ein▷** **Glomerulonephritiden**:
    - **postinfektiöse Glomerulonephritis / Immunkomplexglomerulonephritis**: Immunkomplexablagerung → perimembranöse Entzündung
    - **anti-Basalmembran-AK**:
        - rapid progrediente GN
        - Goodpasture
    - **mesangioproliferative Glomerulonephritis**:
        → Ablagerung von AK und Mesangiumproliferation
        - IgA-Nephritis
        - minimal-changes-Glomerulonephritis (nephrotisches Syndrom)
    - **Lupusnephritis**
- **Sy▷** akute Glomerulonephritis mit obligat: Mikrohämaturie, Proteinurie (< 3g/d), fakultativ: Hypertonie, Ödeme
  Ablauf: vorher Infekt, freies Intervall, Niereninsuffizienzsymptome (Ödeme, Schwäche); oft asymptomatisch
- **Di▷** Labor: Hämaturie, Erythrozyturie, Erythrozyten-Zylinder, mittelmäßige Proteinurie, BSG ↑, Antistreptolysintiter, anti-DNAse B, Krea-Clearance ↓
- **Th▷** symptomatisch mit Bettruhe, Schonung, Penicillin, Kinder bessere Prognose als Erwachsene

Poststreptokokkenglomerulonephritis

- **Ep▷** Peak zwischen 6.–10. Lj.
- **Pa▷** 2 Wochen nach Infekt mit beta-hämolysierenden Streptokokken A
  Histologie: leukozytäre, monozytäre Infiltration, endokapilläre diffuse Proliferation, Ablagerung von Ag-AK-Komplexen
- **Sy▷** Allgemeinreaktion, Ödeme, Hypertonie, Hypervolämie, subfebrile Temperaturen
- **Di▷** Sonographie: vergrösserte Nieren; Nierenbiopsie nur bei fulminantem Verlauf
  Labor: Antistreptolysintiter 0, Mikrohämaturie, EC-Zylinder, glomeruläre Ec, unselektive Proteinurie < 3 g/24 h, Oligurie, Retentionswerte meist nur leicht erhöht, C3 reduziert
- **Th▷** meist Spontanremission, Penicillin V, Bettruhe, NaCl-Restriktion, evtl. Diuretika bei Hypervolämie, bei Hypertonie ACE-Hemmer

Nephrologie
Krankheitsbilder

IgA-Nephropathie (M. Berger)
Ep▷ häufigste idiopathische Glomerulonephritis; meist gutartiger Verlauf; v.a. Kinder und junge Erwachsene
Pa▷ Glomerulonephritis mit mesangioproliferativer Entzündung und IgA-Ablagerung
Sy▷ Makrohämaturie, im Vorfeld Infekt der oberen Atemwege (häufig), arterielle Hypertonie
Di▷ Labor: erhöhter IgA-Spiegel im Serum, Hämaturie mit glomerulären EC, Zylinder, leichte unselektive Proteinurie
Th▷ keine Therapie bei: Protein < 1g/d, normalem Blutdruck und Kreatinin
bei aggressivem Verlauf: Cortison, Azathioprin, Cyclophosphamid
Behandlung der arteriellen Hypertonie mit ACE-Hemmer; Gabe Omega-3-Fettsäuren umstritten

Lupusnephritis
Pa▷ Immunkomplex-vermittelte Glomerulonephritis im Rahmen systemischer Lupus erythematodes
Ein▷ I normale Histologie → gute Prognose, oligosymptomatisch
II mesangiale Proliferation → gute Prognose, oligosymptomatisch
III fokal proliferative GN → Proteinurie, Hämaturie, Niereninsuffizienz
IV diffus proliferative GN → Proteinurie, Hämaturie, Niereninsuffizienz
V membranöse GN → Proteinurie, Hämaturie, Niereninsuffizienz
Sy▷ Proteinurie, Hämaturie, Pyurie, z.T. EC-Zylinder; schwere Reduktion AZ
Th▷ v.a. bei IV aggressive Therapie Kombination Prednison + Cyclophosphamid

Rapid-progressives nephritisches Syndrom N01
Syn▷ rapid progrediente Glomerulonephritis (RPGN)
Ät▷ idiopathisch, postinfektiös, renale Manifestation einer Vaskulitis
Pa▷ GN mit fulminanter Niereninsuffizienz (binnen 6 Mon. terminale Niereninsuffizienz)
Histologie: diffuse extrakapilläre Proliferation des Mesangiums mit typischer Halbmondbildung
Ein▷ **Typ I** Antibasalmembran-RPGN (Goodpasture; pulmorenales Syndrom)
Typ II Immunkomplex-RPGN (Lupus Nephritis (s.o.))
Typ III ANCA-assoziierte RPGN
pANCA: mikroskopische Panarteriitis nodosa
cANCA: Wegener Granulomatose

Sy▷ **Vollhard-Trias** mit Hämaturie, Ödemen, Hypertonie
mittelmolekulare Proteinurie, stärker als akute GN; bei Goodpasture auch Hämoptysen; Niereninsuffizienz, nephrotisches Syndrom
Di▷ Nierenbiopsie: extrakapilläre halbmondförmige Epithelproliferation in Bowman-Kaspelraum

Nephrologie
Krankheitsbilder

Th▷ Typ I: Plasmapherese, Cortison-Pulstherapie, Cyclophosphamid
Typ II, Typ III: Plasmapherese erfolglos; Cortisonpulstherapie, Cyclophosphamid

Rezidivierende und persistierende Hämaturie N02

Def▷ Erythrozyten im Urin
Ein▷ Mikro- und Makrohämaturie, schmerzlos / schmerzhaft
Pa▷ Infekt, Tumor, nephritisches Syndrom, Nephrolithiasis, Cystennieren
Th▷ je nach Ursache

Chronisches nephritisches Syndrom N03

Pa▷ chron. Glomerulonephritis (Poststreptokokken, IgA) → chronisch progredienter Verlauf
Sy▷ schleichender Beginn; irreversible Niereninsuffizienz nach Jahren; später Hämaturie, intermittierende Erythrozyturie, Proteinurie, Hypertonie, nephrotisches Syndrom
Di▷ Nierenbiopsie, IFT
Th▷ Bilanzierung, Diuretika, Hypertoniebehandlung
bei minimal-changes GN Cortison ggf. Zytostatika

Nephrotisches Syndrom N04

Def▷ Proteinurie > 3 g/d, Hypalbuminämie, Hyperlipidämie, Lipidurie, Ödem
Ät▷ minimal change Nephritis, fokal / segmentale Glomerulosklerose, membranöse Nephropathie, membranoproliferative GN
Pa▷ vermehrte Glomerulumdurchlässigkeit → Proteinurie → Hypo-/ Dysproteinämie

Proteinverlust → kompetetive Steigerung der hepatischen Eiweißsynthese → Apolipoproteinämie mit Hypercholesterinämie bei verminderter Lipoproteinlipaseaktivität

Ödeme durch niedrigen onkotischen Druck und durch renale Na-Retention → Hypervolämie (beim Erwachsenen klinisch eher Ödeme, bei Kindern eher Erguss)

Flüssigkeitsverlagerung ins Interstitium → sekundärer Hyperaldosteronismus → Plasmavolumen ↓ → Aktivierung RAAS

oft Hyperkoagulabilität durch Prot. C und S-Mangel, AT-III-Mangel → Thrombophilie

Vit.-D-Mangel → sekundärer Hyperparathyreoidismus, allgemeine Infektanfälligkeit

Sy▷ Ödeme, reduzierter Allgemeinzustand
Di▷ Proteinurie (PU): > 150 mg/d Protein im Urin; selektiv/unselektiv
  I. **Unselektive glomeruläre Proteinurie**:
     viele große Proteine, Ig (350 000 Da), Transferrin (600 000 Da)
  II. **Glomeruläre Proteinurie mittlerer Selektivität**:
     wie I, aber geringer Anteil hochmolekularer Proteine

Nephrologie
Krankheitsbilder

 III. **Hochselektiv-glomeruläre Proteinurie**:
  Albumin und Transferrinausscheidung
 IV. **Rein tubuläre Proteinurie**:
  hoher Anteil niedermolekularer Proteine bis 10 000 Da; wenig Albumin
 V. **Gemischt glomerulär-tubuläre Proteinurie**:
  niedermolekular bis 10 000 Da und Albumin; hochmolekulare Proteine zum Teil vorhanden

Th▷ ACE-Hemmer zur Reduktion Proteinurie und Verlangsamung Progress
Statin zur Behandlung Hyperlipidämie
OAK wegen Thrombophilie
Vitamin D, v.a. bei Kindern
evtl. Cortison je nach Ursache des nephrotischen Syndroms

Minimal change Nephritis
Ep▷ häufigste Ursache des nephrotischen Syndroms bei Kindern; ♂ > ♀
Pa▷ mikroskop. geringe Veränderungen
unklarer Pathomechanismus, z.T. sekundär bei Hypersensitivität, Atopie
selten Anstieg der Retentionswerte
Sy▷ Ödeme, arterielle Hypertonie, keine Hämaturie
Di▷ geringe Veränderungen; leichter Anstieg BSG, Albuminmangel
Th▷ Cortison, bei Kindern in 90% Remission in 2–3 Mon., bei Erwachsenen in 75% in 4 Mon.; häufige Rezidive, aber auch Rezidiv weiter Cortisonsensibel; Ggfs. Cyclophosphamid
Pro▷ nur in 2% Entwicklung einer Niereninsuffizienz

Fokal / segmentale Glomerulosklerose
Def▷ Glomerulosklerose von einem Abschnitt einiger Glomerula
Ep▷ Häufung bei Afrikanern
Ät▷ oft bei HIV, Parvovirus B_{19}; insg. können unterschiedliche Mechanismen zu Erkrankung führen, auch z.B. Reflux
Pa▷ „collapsing lesions"
Sy▷ Proteinurie, evtl. Hämaturie, arterielle Hypertonie
Th▷ ACE-Hemmer, bei Proteinurie > 1 g/d immunsuppressive Therapie; Behandlung Grunderkrankung

Membranöse Nephropathie
Ep▷ 30–50% der nephrotischen Syndrome der Erwachsenen
Sy▷ typisches nephrotisches Syndrom, Mikrohämaturie, häufig Thrombosen
Di▷ subepitheliale Immunkomplexe an Basalmembran
Th▷ ACE-Hemmer, bei RF Immunsuppressiva mit Cortison + Cyclophosphamid / Chlorambucil
Pro▷ schlecht bei RF wie erhöhtem Krea, Hypertonie, Proteinurie > 10g/d, ♂

Nephrologie
Krankheitsbilder

Membranoproliferative Glomerulonephritis
- **Ein▷ Typ 1**   subendotheliale und mesangiale Deposits
  meist Kombination Hep. C mit chronischem Infekt
- **Typ 2**   Ablagerung an Kapillarwand
- **Sy▷** typisches nephrotisches Syndrom und Hämaturie
- **Th▷** umstritten; Behandlung Hep. C wenn Nierenfunktion noch gut; Cortisontherapie bei Hep. C kontraindiziert

Tubulointerstitielle Nierenkrankheiten N10–N16
Akute tubulointerstitielle Nephritis N10
Akute bakteriell-interstitielle Nephritis (akute Pyelonephritis)
- **Def▷** infektiöse Erkrankung mit Nierenbecken- und Parenchymbefall
- **Ep▷** ♀ > ♂
- **Ät▷** aszendierende Infektion, meist E. coli, Strept. faecalis, Proteus, Staph. aureus; sekundär: vesikourethraler Reflux, Katheter, Gravidität, Diabetes mellitus, Striktur, Stenose, Stein
- **Sy▷** Fieber, Dysurie, Pollakisurie, Flankenschmerz, Klopfschmerz, Abwehrspannung
- **Di▷** BSG ↑, Leukozyten ↑↑, Hämaturie; Blut- und Urinkultur
- **Th▷** Amoxicillin, Cotrimoxazol, später erregerspezifisch; Behandlung 7–14 Tage
- **Ko▷** Urosepsis

Akute abakteriell-interstitielle Nephritis
- **Ät▷** **parainfektiös**: in Folge von Strept., Leptospirose, Toxoplasmose, EBV, Masern; Scharlachfrühnephritis
  viral: Hantavirus
  medikamentös-toxisch: nichtsteroidale Antiphlogistika (ASS, Indometacin, Diclofenac), Antiepileptika, Antibiotika (Penicillin, Sulfonamide, Methicillin)
- **Sy▷** Arthralgien, Flankenschmerz, Exanthem, Proteinurie, Hämaturie, Eosinophilie, IgE ↑
- **Th▷** Steroide bei parainfektiöser Ursache, Elimination des Agens, symptomatische Therapie bei viraler Genese

Chronische tubulointerstitielle Nephritis N11
Chronische bakteriell-interstitielle Nephritis (chronische Pyelonephritis)
- **Def▷** chronische Infektion des Nierenparenchyms bei rezidivierenden Harnwegsinfektionen, persistierender Obstruktion, evtl. immunologisch, Reflux
- **Pa▷** Stauung, Deformierung des Kelchsystems, Schrumpfung der Niere
  → Herabsetzung des Konzentrierungsvermögens, endogene osmotische Diurese, ADH-Refraktärität
- **Sy▷** Allgemeinsymptome, Hypertonie, Hyposthenurie, Schmerzen, subfebrile Temperatur
- **Di▷** Ausscheidungsurogramm, Sonographie
  Labor: BSG, CRP, Leukozytenzylinder, Proteinurie

Nephrologie
Krankheitsbilder

Ko▷ Urosepsis, Striktur, Hydronephrose, Schrumpfniere
Th▷ Behandlung Infekt (Antibiose), Beseitigung Obstruktion, Behandlung Hypertonus, Niereninsuffizienz

Chronische abakteriell-interstitielle Nephritis (Analgetikanephritis)
Def▷ arzneimittelinduzierte Nephropathie (bei Analgetikaeinnahme)
Ät▷ 10–15 Jahre lange Einnahme von Phenazetin, ASS, Paracetamol, Coffein
Pa▷ PGE_2-Synthesehemmung → Durchblutungsstörung → Gefäßsklerosierung und Rarefizierung, später Papillennekrosen
Sy▷ braune Pigmentierung von Schläfen und Stirn, Hyposthenurie, Mikrohämaturie, Azotämie, bakterieller Infekt des Nierenparenchyms, Hypertonie, Urothelkarzinom
Pro▷ schlecht

Obstruktive Uropathie und Refluxuropathie N13

Obstruktive Uropathien
Ein▷ Unterscheidung akuter Verschluss / chronische Stenose
Pa▷ **akuter Verschluss**
  Sy▷ akute Koliken
  Ät▷ Nephro-/Urolithiasis, neurogener Harnverhalt, Blasentamponade
chronische Obstruktion
  Sy▷ Niereninsuffizienz, milde Klinik
  Ät▷ entzündliche Strikturen, benigne Prostatahyperplasie (BPH), tumoröse Stenosen
Sy▷ intermittierende Schmerzen, Blasentenesmen, Nausea, reflektorischer Subileus, Schüttelfrost, Fieber, Hämaturie, Pollakisurie
Di▷ Sonographie (Abflussbehinderung)
  Harnstau Grad I → Ektasie der Harnwege
  Harnstau Grad II → Dilatation des Nierenbeckens
  Harnstau Grad III → Hydronephrose (irreversibel, > 3–10 ml)
Th▷ Analgesie, Spasmolyse; Behebung der Obstruktion

Refluxuropathie
Ät▷ unvollständige muskuläre Verankerung des Ureters im Blasenboden → Ostium ist zu weit geöffnet
  bei Pressen zur Miktion Reflux → rezidivierende Harnwegsinfektionen im Kindesalter
Pa▷ vesikorenaler Reflux, d.h. Urin aus der Blase fließt in Ureter und Nierenbecken zurück
Ein▷ **Grad I** Reflux erreicht nicht das Nierenbecken
  Grad II Reflux erreicht Nierenbecken
  Grad III Dilatation des Ureters
  Grad IV Dilatation des Nierenbeckens
  Grad V Impression der Papillen
Di▷ Refluxzystogramm
Th▷ Refluxplastik

Nephrologie
Krankheitsbilder

Sonstige tubulointerstitielle Nierenkrankheiten N15
Absezedierende Pyelonephritis und Nierenabszess
- **Pa▷** Pyelonephritis mit Abszedierung, meist bei Obstruktion
- **Sy▷** schwerer Verlauf einer Pyelonephritis; Kombination Infekt mit Obstruktion
- **Di▷** Urin mit Pyurie, hohe Infektzeichen, sonographischer Abszessnachweis
- **Th▷** initial Antibiose; bei Abszess operative Sanierung

Nierenkarbunkel
- **Pa▷** hämatogene Infektstreuung → septische Embolie
  bei konfluierenden Herden Entwicklung eines Karbunkels
- **Sy▷** schwerer Infekt, Sepsis
- **Th▷** Antibiose, operative Sanierung, ggfs. Nephrektomie

Paranephritischer Abszess
- **Pa▷** Einschmelzung, Nekrose und Ruptur eines Nierenkarbunkels in perirenales Gewebe
- **Sy▷** Infektzeichen, Sepsis
- **Th▷** Antibiose, Drainage, evtl. Nephrektomie

Niereninsuffizienz N17–N19

- **Ät▷** **prärenal**: Perfusionsdefizit durch Hypovolämie, Hypotonie, Nierenarterienstenose
  renal: Nierenparenchymschädigung (GN, Intoxikationen, Goodpasture)
  postrenal: Obstruktion
- **Pa▷** Einschränkung der Ausscheidungsfunktion: Oligurie < 500 ml; Anurie < 100 ml und / oder Homöostasestörung (Säure-Base-Haushalt, Elektrolyte)
  Azotämie (verminderte Ausscheidung harnpflichtiger Substanzen) → Urämie
- **Ein▷** akut / chronisch
- **Sy▷**

Nierenfunktion	Folge bei Niereninsuffizienz
Volumenregulation	Hypervolämie
Säure-Base-Haushalt	metabolische Azidose
Elektrolytausgleich	Hyperkaliämie
Eleminierung harnpflichtiger Substanzen	Anstieg Kreatinin und Harnstoff; bei hohem Harnstoff Urämiesymptome
Vitamin D-Ca-Phosphathaushalt	Phosphatretention → Hypocalcämie → Parathormon ↑ → renale Osteodystrophie (Das Löslichkeitsprodukt Ca · Phosphat ist konstant, d.h. Phosphatretention führt kompensatorisch zu Hypocalcämie → sek. Hyperparathyreoidismus!)
Erythropoetin-Produktion	renale Anämie
Blutdruckregulation	arterielle Hypertonie

Nephrologie
Krankheitsbilder

Di▷ Serumkreatinin ↑ (norm. 0,7–105 mg/dl ~ 62-133 µmol/l); Harnstoff ↑, Na⁺ ↓, metabolische Azidose; Hyperkaliämie; ab 6 mmol/l lebensbedrohlich durch Arrhythmiegefahr

Th▷ **Absoluter Kreatininwert oder Kreatininclearance allein rechtfertigen keine Dialyse!**
kritisch, und damit Indikationen für die Dialyse sind:
– nicht beherrschbare Hypervolämie mit respiratorischer Verschlechterung
– refraktäre Hyperkaliämie
– schwere metabolische Azidose
– Urämiezeichen (hierfür Harnstoff ausschlaggebend)

Akutes Nierenversagen N17

Def▷ innerhalb von Stunden oder Tagen auftretende Niereninsuffizienz mit Oligo-/Anurie

Är▷ **prärenal**   Hypotonie, Hypovolämie, Schock → Perfusionsdefizit
    renal   med.-toxisch, infektiologische Nierenparenchymschädigung, Perfusionsdefizit → Tubulusnekrose →
    postrenal   Obstruktion

Sy▷

Stadium	Dauer	Pathophysiologie
I	Stunden, Tage	Schädigung der Niere → Schock, Rückgang der Diurese
II	1–2 Wochen	Oligo- / Anurie → Ödeme, Lungenödem, fluid lung, renale Hypertonie, Hyperkaliämie → (cave Kammerflimmern), GFR ↓ → Urämie mit Übelkeit, Erbrechen, neuromuskuläre Übererregbarkeit, Coma uraemicum
III	2–3 Wochen	Polyurie Es erholt sich primär Glomerulum (d.h. Filtration funktioniert), aber erst später tubuläre Rückresoprtion → hypothenurische Polyurie mit passagerer ADH-Refraktärität → Exsikkose
IV	0,5–1 Jahr	Restitutio mit Normalisierung der Nierenfunktion

Di▷ intensives Monitoring Labor, Kreislauf, BGA

Th▷ Behandlung der Grunderkrankung, Volumensubstitution, Kreislaufstabilisierung, Flüssigkeitsbilanzierung
Dialyse erwägen ab:
    Harnstoff > 150 mg/dl
    Harnausscheidung < 300 ml/d
    Hyperkaliämie, Überwässerung
    Furosemidtest → 500mg i.v → Ausscheidung < 50ml

Chronische Niereninsuffizienz N18

Def▷ gemeinsame Endstrecke vieler progredienten Nierenerkrankungen mit Verlust der Nierenfunktion; GFR > 60 ml/min über 3 Monate

Ep▷ 6–8%, Inzidenz steigend; volkswirtschaftlich hohe Kosten

Nephrologie
Krankheitsbilder

Ät▷ multifaktoriell: diabetisch (40%), hypertensiv (27%), Glomerulonephritis (13%), Zystenniere (3–4%)

Ein▷ Stadien

Stadium	Nierenschaden	GFR	Procedere
0	at risk	>90 + RF	Screening, Reduktion RF
I	leicht	>90	Behandlung RF, Verlangsamung Progress
II	mäßig	60–90	Verlangsamung Progress
III	moderat	30–60	Evaluation Komplikationen
IV	schwer	15–29	Vorbereitung Dialyse / Transplantation
V	terminal	<15	Dialyse / Transplantation

Sy▷ abhängig von Schwere: Zeichen der Urämie, Antriebslosigkeit, Anorexie, Emesis, Pruritus, Lethargie, Neuropathie, Asterixis (Flattertremor, grobschägiges Zittern), Perikarditis

Di▷ Azotämie (Retention von Kreatinin und Harnstoff)
Urämie (Ablagerung von harnpflichtigen Substanzen in Organen)

Th▷ Hypertonie: **ACE-Hemmer**, Ziel: RR < 130/85 mmHg
bei Proteinurie > 1 g/d: RR < 125/75 mmHg
eiweissarme **Diät**: 0,6–1 g/kg/d
Anämie: **Erythropoetin** Ziel: Hb 11–12 g/dl
  ggfs. zusätzlichen Fe-Mangel beheben
sekundärer Hyperparathyreoidismus:
  primär Phosphatretention; Ziel: PHT 2–3-fache der Norm
  calciumhaltige **Phosphatbindner** (Calciumacetat, Calciumcarbonat)
  Calcitriol zur Suppression Parathormon
Indikation zur Dialyse:
  absolut: refraktäre Hyperkaliämie, refraktäre Azidose, refraktäre Hypervolämie mit respiratorischer oder kardialer Insuffizienz, Perikarditis
  relativ: GFR < 10 ml/min, Krea > 8 mg/dl, urämische Symptome

Grunderkrankungen bei chronischer Niereninsuffizienz

Hereditäre Nierenerkrankungen
Polyzystische Nieren (Zystennieren)

Ät▷ autosomal-dominante Fehlanlage der Nephrone

Pa▷ symmetrische Nierenzysten; Beginn mittleres Lebensalter

Sy▷ Niereninsuffizienz mit Makrohämaturie, Proteinurie, Hypertonie, Urämie

Di▷ Familienanamnese, Sonographie
palpatorisch vergrößerte Nieren, Polyglobulie durch EPO ↑

Th▷ symptomatisch mit Diuretika, Dialyse, Hypertoniebehandlung, Prophylaxe HWI

Ko▷ Infektion oder Einbluten einer Zyste, terminale Niereninsuffizienz

Nephrologie
Krankheitsbilder

Alport-Syndrom
- **Ät▷** autosomal-dominant oder X-chromosomal
- **Pa▷** familiäre idiopathische Hämaturie mit Schwerhörigkeit, Glomerulonephritis und fibrosierende interstitielle Nephritis; frühe Niereninsuffizienz (<40. Lj.)
- **Sy▷** Niereninsuffizienz mit Schwerhörigkeit
- **Di▷** Elektronenmikroskopie, ausgedünnte, aufgebrochene Basalmembranen
- **Th▷** Dialyse; keine Nierentransplantation

Markschwammniere
- **Pa▷** angeborene ektatische Erweiterung der Sammelrohre → Konkrementbildung in Tubuli, Nierenstein
- **Sy▷** Schmerzen durch Nierensteine, rezidivierende Harnwegsinfektionen, Niereninsuffizienz
- **Di▷** Ausscheidungsurographie, perlschnurartige Konkremente
- **Th▷** symptomatisch

Myelom-Nephropathie
- **Ät▷** Hypercalcämie, Amyloidose, Hyperurikämie, pathologische Proteine → L-Ketten-Proteinurie
- **Pa▷** Niereninsuffizienz, nephrotisches Syndrom
- **Sonderform**: akute Niereninsuffizienz bei Röntgen-KM-Untersuchung → Ausfällung des KM mit Paraproteinen → tubuläre Obstruktion

Nierenamyloidose
- **Pa▷** lokalisierte oder generalisierte Ablagerung von Proteinen in Gewebe, Basalmebran oder kollagenen Fasern
- **Ein▷** **primär**: kein spezifischer Auslöser
  sekundär: chronisch-entzündliche Erkrankungen
- **Pa▷** Nierenbeteiligung bei generalisierter Amyloidose
  AA bei chronischer Entzündung, TBC, familiäres Mittelmeerfieber
  AL bei monoklonaler lymphatischer Produktion, multiples Myelom
- **Sy▷** Proteinurie, nephrotisches Syndrom, Niereninsuffizienz
- **Di▷** Rektumschleimhautbiopsie → Congo-Rot-Färbung
- **Th▷** AA-Amyloidose: Behandlung Grunderkrankung
  AL-Amyloidose: kontrovers; evtl. Immunsuppressiva

Metabolische Nierenerkrankungen
Diabetische Nephropathie
- **Pa▷** Mikroangiopathie → Glomerulosklerose Kimmelstiel-Wilson → Basalmembranverdickung, Ablagerungen im Mesangium, Parenchymverlust
- **Sy▷** Frühsymptom: Mikroalbuminurie, später Makroalbuminurie und Niereninsuffizienz, renale Hypertonie

Nephro

Nephrologie
Krankheitsbilder

Th▷ Nierenschädigung i.R. diabetischer Neuropathie ist durch Pankreastransplantation anfänglich zum Teil reversibel
Ziel HbA1c < 7%; optimale Blutdruckeinstellung mit ACE-Hemmer <125/75 mmHg

Uratnephropathie
Pa▷ gestörte tubuläre Harnsäuresekretion → Ablagerung von Uratkristallen in der Niere → interstitielle Nephritis, Uratsteine → Urolithiasis
Th▷ Behandlung der Hyperurikämie mit Allopurinol; Behandlung der Komplikationen
Ko▷ rezidivierende Harnwegsinfektionen, Hydronephrose, Schädigung der Niere

Hypokaliämische Nephropathie
Ät▷ chronische Hypokaliämie z.B. bei Diuretikatherapie, Laxanzien, chron. interstitielle Nierenerkrankungen, ADH-refraktäre Tubulopathie → Diabetes insipidus
Sy▷ Polydipsie, Polyurie, Isosthenurie
Th▷ Behandlung der Grunderkrankung; Elektrolytsubstitution

Hypercalcämische Nephropathie
Ät▷ endokrin, medikamentös, neoplastisch → Hypercalcämiesyndrom
Pa▷ Nephrokalzinose, Nephrolithiasis, ADH-refraktärer renaler Diabetes insipidus, Polyurie, Polydipsie, evtl. Niereninsuff.
Th▷ Behandlung der Grunderkrankung, Elektrolytkorrektur, Behandlung der Niereninsuffizienz

Nephropathien bei Systemerkrankungen
progrediente Niereninsuffizienz bei folgenden Systemerkrankungen:
- systemischer Lupus erythematodes mit Lupusnephritis
- Panarteriitis nodosa
- Wegener Granulomatose
- Goodpasture
- Sklerodermie

Hepatorenales Syndrom (HRS)
Ät▷ Lebertumoren, Hepatitiden
Pa▷ funktionelles, prinzipiell reversibles Nierenversagen durch Leberinsuffizienz
Sy▷ Azotämie, Oligurie, Natriumretention, Hyperhydratation, Hyponatriämie
Di▷ Ausschlußverfahren, normaler Urin bei verminderter Natriurese
Th▷ Lebertransplantation

Nephrologie
Krankheitsbilder

Dialyseverfahren
Extrakorporale Blutreinigungsverfahren
Hämodialyse
Prinzip: Gegenstromprinzip mit Waschwasser und heparinisiertem Blut
Diffusion kleiner Substanzen < 7000 Da; evtl. auch Zufuhr von Calcium, Bikarbonat, Glukose
Katheter: akut: **Shaldon-Katheter** in zentrale Vene
  chron.:   **Brescia-Cimino-Fistel** zwischen A. radialis und V. cephalica am nicht-dominanten Arm
Ind▷   Niereninsuffizienz; akutes Nierenversagen (Kreatinin > 6–8 mg/dl; Harnstoff >200 mg/dl), Hyperkaliämie, Hyperurikämie > 14 mg/dl; exogene Intoxikationen mit dialysierbaren Giften

Hämofiltration (HF)
Prinzip: Druck durch großporige Filtermembran (bis 20 000 Da); in einer werden ca. 20 k Plasmawasser filtriert und durch sterile Elektrolytlösung ersetzt; Durchführung intermittierend (4-5 h / Tag) oder kontinuierlich (v.a. bei instabilen Kreislaufverhältnissen, Intensivpatienten)
CAVH: kontinuierlich, arterio-venöse HF; Filtration durch arteriovenöses Druckgefälle
CVVH: kontinuierliche veno-venöse HF; pumpenunterstützt; Gefahr: Medikamentendosis

Ultrafiltration (UF)
Prinzip: reine Druckfiltration geringer Plasmawassermengen (2 l) ohne Substitution → bei Hyperhydratation
Membranplasmaseparation: Elimination von Plasmabestandteilen bis 3 Mill. Da → Substitution proteinhaltiger Lösungen
Ind▷   akute Antikörperkomplikationen (Goodpasture, Transplantation), M. Waldenström, M. Kahler, akutes Leberversagen, Intoxikation

Hämodiafiltration (HDF)
Prinzip: Kombination von Dialyse und Ultrafiltration → Eliminierung klein- und großmolekularer Stoffe
Ind▷   bei ANV, Lungenödem, Hyperhydratation

Intrakorporales Blutreinigungsverfahren
Peritonealdialyse
Prinzip: Filter (semipermeable Membran) ist Peritoneum; Spülen und damit Ausschwämmen; intermittierend oder kontinuierlich
Ind▷   kein Zugang, kardiovaskuläre Komplikationen, Diabetes mellitus, Heparinunverträglichkeit
Ko▷   Peritonitis, Eiweißverlust

Nephro

Urologie

Grundlagen — 842
Urologische Diagnostik — 842
Andrologische Diagnostik — 844
Urologische Therapie — 845

Gesundheitsstörungen — 847
Abnormer Harngeruch — 847
Ausfluss aus der Harnröhre (Urethralfluor) — 847
Hämospermie — 847
Harninkontinenz — 847
Harntransportstörungen — 848
Harnverfärbung bzw. -trübung — 848
Harnverhaltung — 848
Schaumiger Harn — 848
Erschwerte Miktion — 848
Schmerzhafte Miktion — 848
Paraphimose — 849
Phimose — 849
Schwellung im Skrotalbereich — 849
Störungen der Hodenentwicklung / Hodenfehllage — 849

Krankheitsbilder — 850
Urologische Notfallsituationen — 850
Urolithiasis N20–N23 — 851
    Nieren- und Ureterstein N20 — 851
    Stein in den unteren Harnwegen N21 — 854
Sonstige Krankheiten der Niere und des Ureters N25–N29 — 854
    Krankheiten infolge Schädigung der tubulären Nierenfunktion N25 — 854
    Störungen des Harntransportes — 856
    Schrumpfniere, nicht näher bezeichnet N26 — 856
    Sonstige Krankheiten der Niere und des Ureters N28 — 857
Sonstige Krankheiten des Harnsystems N30–N39 — 860
    Zystitis N30 — 860
    Retroperitonealfibrose — 861
    Vesiko-uretero-renaler Reflux — 861
    Neuromuskuläre Dysfunktion der Harnblase N31 — 861
    Sonstige Krankheiten der Harnblase N32 — 863
    Urethritis und urethrales Syndrom N34 — 864
    Harnröhrenstriktur N35 — 865
    Sonstige Krankheiten des Harnsystems N39 — 866

Urologie

Grundlagen

Krankheiten der männlichen Genitalorgane N40–N51	868
Prostatahyperplasie N40	868
Entzündliche Krankheiten der Prostata N41	869
Hydrozele und Spermatozele N43	870
Hodentorsion und Hydatidentorsion N44	870
Orchitis und Epididymitis N45	871
Sterilität beim Mann N46	872
Vorhauthypertrophie, Phimose und Paraphimose N47	873
Sonstige Krankheiten des Penis N48	873
Entzündliche Krankheiten der männlichen Genitalorgane N49	874
Pharmakotherapie in der Urologie	**875**
Selektive α1-Blocker	875
5-α-Reduktasehemmer	875
Phosphodiesterase-5-Hemmer	875

Grundlagen

Urologische Diagnostik

Anamnese und Befunderhebung
Anamnese: Vorerkrankungen, Hämaturie, Kolik, Fieber, Nausea
Untersuchung: Nierenlagerklopfschmerz, Tasten, rektale Palpation, Sonographie, Beckenübersicht

Bakteriologische und klinisch-chemische Untersuchungen
Labor: BB, BSG, harnpflichtige Substanzen (Kreatinin, Harnstoff), Elektrolyte
Prostatasekret: rektale Massage und Ausstreichen der Harnröhre; Nachweis einer Prostatitis
Urethrasekret: Abstrich mit Platinöse
    Trichomonaden: grünlich-schaumig; Gonokokken: gelbgrün
Harn: Mittelstrahlurin / Katheterurin; Aufbewahrung vermeiden (Temperatur mind. 4 °C)

Urologie
Grundlagen

Nachweis	Methode	Interpretation
pH	Indikatorpapier	norm 4,8–7,5; Alkalisierung bei Infektion
Eiweiß	Proteinfällung mit Sulfosalizylsäure	GN, Rechtsherzinsuffizienz; schwerer Infekt
Bence-Jones-Proteine	Erhitzung > 60° → Proteinfällung	Plasmozytom, Osteosarkom
konjugiertes Bilirubin	Diaziniumsalze	Leberparenchymschäden, Cholestase
Urobilinogen	Ehrlich-Reagenz	Leberparenchymschäden, keine Cholestase
Zucker	Fehling-Probe	Hyperglykämie, renale Glucosurie
Azeton	Natriumnitroprussid	Diabetes mellitus; Nahrungskarenz

Funktionsdiagnostik
Obere Harnwege:
  Konzentrationsversuch
  Endogene Kreatinin-Clearance: Bestimmung GFR; norm > 95 ml/min
  Isotopennephrographie: radioaktives Hippuran; Unterteilung in Initial-, Sekretions- und Exkretionsphase; bei Stauung Verlängerung der Exkretion
Untere Harnwege:
  Uroflowmetrie: bei Blasenentleerungsstörungen; max. Sekundenvolumen Normal: 20–50 ml/sec
  Beckenboden-EMG: Druckmessung der Muskulatur; bei Schwäche Senkblase
Genitale:
  Schwellkörperinjektionstest (SKIT): bei erektiler Dysfunktion; 25–75 mg Papaverin in Corpora cavernosa spritzen; zum Nachweis von Durchblutungsstörungen
  Tumeszenzmessung: "Rigiscan"; Messung von Penisumfang und Rigidität über Nacht; Nachweis nächtlicher Tumeszenzen spricht für psychogene Ursache der erektilen Dysfunktion

Bildgebung
Die moderne Bildgebung hat relativ viele frühere radiologische Verfahren inzwischen weitgehend abgelöst. Hauptuntersuchungsverfahren Sonographie, CT
Sonographie
  normale Niere: Länge 12 cm; Breite 7 cm; Reflexband 2 cm, Parenchymdicke 2 cm
  Nachweis von: Hydronephrose, Zysten, Tumoren, Steinen (Schallschatten)
Ausscheidungsurogramm
  vorher Abdomenübersicht
  anschließend nach 5, 10, 15 Minuten Rö-Aufnahme
  Interpretation: Verdrängung durch Tumor; Ausziehungen der Kelche mit Verkalkung bei TBC, Aufweitung oberhalb von Stenosen; schattennegative Steine (Harnsäuresteine), schattengebende Steine (Calciumphosphat, Oxalat)

Urologie
Grundlagen

    Ind▷ akute Glomerulonephritits, chronische Pyelonephritis (keine Nierenschattenvergrößerung), TU, Konkremente, Harnstauung
    KI▷ Niereninsuffizienz (relative Kontraindikation, da geringe Aussagekraft der Bilder), KM-Allergie, Jodallergie, multiples Myelom, Schwangerschaft, Leberschäden, Hydronephrose, akute Kolik (Gefahr der Fornixruptur)

Infusionsurographie: große Mengen KM → Aussage auch bei Niereninsuffizienz möglich

Veratmungsurogramm: 1 Bild bei Inspiration, 1 Bild bei Exspiration → Beurteilung der Beweglichkeit der Niere

Retrograde Ureteropyelographie: Zystoskop → Harnleitersonde → Kontrastmittel retrograd in Harnleiter; Cave: Infektgefahr
    Ind▷ bei schwerer Niereninsuffizienz, Kontrastmittelallergie, Ureterstenosen

Miktionszystourethrographie (Refluxzystogramm): Kontrastmittel in Blase → Miktion
    Ind▷ Nachweis von Reflux in Ureteren, Urethralklappen

Retrograde Urethrographie: Kontrastmittel in Urethra
    Ind▷ Nachweis von Stenosen; Verletzungen

Nierenbiopsie: bei Glomerulonephritis v.a. rapid progrediente Glomerulonephritis; Abklärung bei unklarer, progredienter Niereninsuff.

Andrologische Diagnostik

Anamnese: Mumps, Verletzungen, Diabetes mellitus, art. Hypertonie, später Deszensus, Pubertät, Nikotin, Alkohol, Medikamente, Sexualanamnese

Di▷ Proportionen, Behaarung, Palpation, rektale Palpation
    FSH, LH, Prolaktin, Testosteron
    FSH → Spermiogenese
    LH → Stimulation der Leydig-Zellen → Testosteronproduktion

    Hodenbiopsie: bei Azoospermie und normaler Hodengröße → Verschluß des Samenleiters

    Chromosomenanalyse: v.a. Klinefelter, Hermaphroditismus

    Spermiogramm:

Farbe: weiß, gelb-trüb
Konsistenz: zähflüssig
Geruch: kastanienblütenartig
Volumen: 2–6 ml
Ejakulatvolumen – Aspermie: kein Ejakulat – Hypospermie: < 2 ml – Hyperspermie > 6 ml
pH: 7,2–7,8
Fruktose – initialer Fruktosewert: > 1,2 mg/ml – Fruktoseverbrauch: 0,5 mg/ml in 5h
Spermiendichte normal: 40–250 Mill/ml   (Normozoospermie)

Urologie
Grundlagen

1 Mill/ml–40 Mill/ml	(Oligozoospermie)
< 1 Mill/ml	(Kryptospermie)
> 250 Mill/ml	(Polyzoospermie)
keine Spermatozoen	(Azoospermie)
Motilität	
normal: 60–80% beweglich	(Normokinospermie)
< 40% beweglich	(Astenozoospermie)
nur abgestorbene Spermien	(Nekrozoospermie)
Morphologie	
normal geformt: 60–80%	(Normomorphospermie)
< 60% normal	(Teratozoospermie)

Urologische Therapie

Katheterisieren
Vorgehen: Desinfektion, Gleitmittel, Anästhesie, Pinzette zum sterilen Einführen; übliche Katheterstärken: 14–18 Charriere (Charr ist die Einheit für die Dicke des Katheters)
Katheter: Nélaton-Katheter: durchgehend, gerade
Thiemann-Katheter: gekrümmte Spitze, höhere Verletzungsgefahr
Langzeitkatheter: Ansäuern des Urins mit antibakterieller Wirkung

Nierenentfernung (Nephrektomie)
Vorgehen: Ausscheidungsurogramm zur Sicherstellung der Funktion der anderen Niere
Ind▷ Verletzungen, maligne Tumoren, funktionslose Nieren (Infektgefahr), renovaskuläre Hypertonie, Nieren-TBC, pyelonephritische Destruktion
Pro▷ bei guter Funktion der anderen Niere keine Niereninsuffizienz

Organerhaltende Operationen
Nierenbeckenplastik: nach Anderson-Hynes; bei oberer Ureterstenose (1/3)
Ureterotomie: bei tieferer Ureterstenose (unteres 2/3), End-zu-End-Anastomose
Blasenhalstenose: transurethrale Schlitzung des Blasenhalses
Streßinkontinenz: Faszienzügelplastik

Harnableitungen, Harnumleitung; Blasenersatzoperationen
Ureterokutaneostomie: Harnleiter-Hautfistel
Ureteropyelotransversotomie: Ureter zu gegenüberliegendem Nierenbecken
Ileum- oder Kolonkonduit: Ureter in stillgelegtes Darmstück, von dort in die Haut; geringeres Infektionsrisiko als direkt zur Haut
Ureterosigmoideostomie: Ureteren ins Sigma, kein Auffangbeutel
Komplikationen: allg. Infektion, Hypokaliämie; bei Ureterdarm-Implantationen Gefahr einer hyperchlorämischen Azidose (Rückresorption von Urinbestandteilen)

Urologie
Grundlagen

Endoskopische Eingriffe
Ind▷ Behandlung von Harnröhrenstenosen, Prostataadenomen, Blasensteine und Tumoren
Ko▷ **TUR-Syndrom**: Spülung der Geräte mit elektrolytfreien Lösungen → Gefahr der Resorption → Wasserintoxikation, Lungenödem, Schock; Therapie mittels NaCl-Infusion, Diuretika
Perkutane Eingriffe:
    Perkutane Litholapaxie (PNL): Nierenpunktion unter Ultraschallkontrolle; mittels Nephroskop (Optik plus Zange) Entfernung des Steins
    Perkutane Nephrostomie: Punktion des Nierenhohlsystems zur Obstruktionsdarstellung
Transurethrale Eingriffe:
    Transurethrale Prostataresektion (TURP): bei Prostataadenom bis 70 g; ansonsten hoher Blutverlust, TUR-Syndrom
    Transurethrale Resektion von Blasensteinen: durch elektrohydraulische Schlagwellen; endoskopisches Absaugen der Bruchstücke

Nierentransplantation (NTX)
Voraussetzung: keine Kontraindikationen, keine zytotoxischen Antikörper (CTAB), HLA Übereinstimmung, ABO-Übereinstimmung; Koordination über Eurotransplant
Durchführung: kontralaterale Fossa iliaca, Immunsuppression mit Tripeltherapie: Calcineurininhibitor (Cyclosporin A, Tacrolimus), DNA-Synthesehemmer (Mycophenolatmofetil, Mycophenolat), Sirolimus + Cortison (absteigende Dosis); Leichenspenderniere oder Lebendspende von Familienangehörigen
Vorteile: höhere Lebensqualität, keine Nebenwirkungen der Dialyse mehr wie Anämie, Osteopathie, Neuropathie, Shuntprobleme, erektile Dysfunktion
Nachteile: OP-Mortalität, Anastomosen-Striktur, Immunreaktion

Ind▷ terminale Niereninsuffizienz
Ki▷ schwere Grunderkrankungen (aktive TBC, Mykose, juveniler Diabetes), reduzierter Allgemeinzustand, eingeschränkte Lebenserwartung
Ko▷ **Transplantatabstoßung**:   **perakut**: CTAB
                                         akut: innerhalb von 8 Wochen
                                         chronisch: > 8 Wochen
    Antigenerkennung: Transplantatantigene werden vom Immunsystem des Empfängers erkannt
    Zelluläre Host-vs-Graft-Reaktionen: akute Abstoßung durch zelluläre Immunkomponenten
    Humorale Host-vs-Graft-Reaktionen: hyperakute Abstoßung durch präformierte Antikörper
    Graft-vs-Host-Reaktionen: immunkompetente Zellen des Spenders greifen Antigene des immunsupprimierten Empfängers an
    Langzeitkomplikationen: durch Immunsuppression
Pro▷ Transplantatüberleben > 90% 1 Jahr, 50% 10 Jahre, bei Lebendspendern bis 75%

Urologie
Gesundheitsstörungen

Gesundheitsstörungen

Abnormer Harngeruch

Ät▷ Infektion (Ammoniak), Phenylketonurie (Aceton), Ketoazidose (sauer)

Ausfluss aus der Harnröhre (Urethralfluor)

Ät▷ Infektion der Harnröhre
Sy▷ Ausfluss, Brennen, Schmerzen bei Miktion, häufiger Harndrang
Di▷ Urethralsekret: Leukozyten, Bakterien nachweisbar
Th▷ Antibiose

Hämospermie

Def▷ Blutbeimengung im Sperma
Ät▷ Trauma, Genitaltumor, Prostatis, Prostatasteine
Di▷ Spermiogramm, Urinstatus, Sonographie

Harninkontinenz

Def▷ unwillkürlicher Harnabgang
Pa▷ Regulationsstörung zwischen Aktivität des m. detrusor und den Sphinkteren. Somit kann man prinzipiell 2 Formen unterscheiden:
  Drang-/ Urge-Inkontinenz: bei zu starker Detrusoraktivität → Detrusor kontrahiert sich zuweilen unkontrolliert → Urinabgang
    motorische Dranginkontinenz: hyperreaktiver Detrusor, unwillkürliche Kontraktion während Blasenfüllung; nicht unterdrückbar
    sensorische Dranginkontinenz: hypersensitive Blase; Sphinktererschlaffung wird bereits bei geringer Blasenfüllung aktiviert
  Stressinkontinenz: bei zu schwachem Sphinkter → abdominelle Drucksteigerung durch Husten, Lachen, Bewegung führt zu Urinabgang
    Grad I: Urinabgang beim Husten, Lachen, Stehen
    Grad II: bei leichter Anstrengung (Laufen, Treppensteigen)
    Grad III: im Sitzen oder Liegen
Di▷ Anamnese inkl. Miktionstagebuch, Urinstatus, Sonographie, Uroflow, Urodynamik, Urethrozystoskopie, vaginale Untersuchung
Th▷ abhängig von Ursache s.u.

Urologie
Gesundheitsstörungen

Harntransportstörungen

- **Ät▷** Obstruktion der ableitenden Harnwege durch Stein, Tumor, Vernarbung mit prästenotischer Dilatation der Harnwege; sekundär Nierenparenchymstörung möglich
- **Di▷** Sonografie, Urinstatus; dringend weitere Abklärung
- **Ko▷** Infektion bei Obstruktion → Gefahr einer schweren Urospesis

Harnverfärbung bzw. -trübung

Di▷	farblos / hell	Polyurie
	dunkelgelb	konzentrierter Urin, Exsikkose
	gelbbraun	Bilirubin bei Cholestase
	rot, rotbraun	Blut, Medikamente
	schwarz	Alkaptone, Melanin, Porphyrine
	blau	Medikamente, Methylenblau nach Untersuchung
	grün	Biliverdin, Medikamente, Pseudomonasinfekt
	milchig-trüb	Eiter, Schleim, Fett

Harnverhaltung

- **Def▷** Blase kann trotz maximaler Füllung nicht entleert werden
- **Ät▷** Prostatahyperplasie, Urolithiasis, neurogen, postoperativ
- **Di▷** Sonographie, U-Status
- **Th▷** Katheterisierung

Schaumiger Harn

- **Ät▷** Glomerulonephritis, nephrotisches Syndrom
- **Pa▷** Proteinurie führt zu schaumigem Urin
- **Di▷** Urinstatus, Sonographie, Abklärung der Proteinurie

Erschwerte Miktion

- **Ät▷** Infektion: häufiger Harndrang mit kleinen Urinvolumina
  Obstruktion der Harnwege: abgeschwächter Strahl, Restharn, Nachträufeln
  Neurogen: Restharn, verzögerte Entleerung

Schmerzhafte Miktion

- **Def▷** **Dysurie**: unangenehme, erschwerte Miktion
  Algurie: schmerzhafte Miktion
  Strangurie: Harnzwang mit Brennen und starken Schmerzen
- **Ät▷** Entzündung, Verletzung
- **Di▷** Urinstatus, Sonographie

Urologie
Gesundheitsstörungen

Paraphimose

- **Def**▷ bei vorbestehender Phimose Einklemmung der zurückgestreiften Vorhaut in Sulcus coronarius
- **Ät**▷ Phimose, Erektion
- **Di**▷ Blickdiagnose
- **Sy**▷ Schmerzen, Vorhautödem (Spanischer Kragen), Schwellung, Zyanose
- **Th**▷ manuelle Reposition: Ausdrücken des Ödems und vorsichtige Reposition
- **Ko**▷ Nekrose, Gangrän

Phimose

- **Def**▷ Phimose: Verlängerung und Verengung der Vorhaut, die ein Zurückziehen hinter den Sulcus coronarius unmöglich macht
- **Ät**▷ bis zum 3. Lj. physiologisch
- **Th**▷ Zirkumzision

Schwellung im Skrotalbereich

- **Ein**▷ plötzlich oder langsam, schmerzhaft, ein- oder beidseitig
- **Ät**▷ Hydrozele, Spermatozele, Hodentorsion, Hydatidentorsion, Orchitis, Epididymitis, Hodentumore
- **Di**▷ Palpation, Diaphanoskopie (Lichtdurchlässigkeit), Sonographie

Störungen der Hodenentwicklung / Hodenfehllage

- **Def**▷ **Kryptorchismus**: Fehllage des Hodens, d.h. außerhalb des Skrotums
- **Pa**▷ **Hodenretention**: unvollständiger Deszensus; Hoden im Leistenkanal
- **Pendelhoden**: Hoden geht bei Kremasterreflex in Leistenkanal; kann reponiert werden und bleibt zunächst im Skrotum
- **Gleithoden**: Hoden im Leistenkanal; kann aber ins Skrotum reponiert werden
- **Hodenektopie**: Hoden liegt abseits des normalen Deszensusweges: femoral, inguinal
- **Ät**▷ hormonelle Störung in der Entwicklung
- **Di**▷ Tastbefund, Sonographie
- **Ko**▷ Infertilität
- **Th**▷ Hormontherapie

Uro

Urologie
Krankheitsbilder

Krankheitsbilder

Urologische Notfallsituationen

Akutes Skrotum
Pa▷ Hodentorsion:
- **Di▷** Prehn-negativ (Prehn-Zeichen: Schmerzlinderung durch Hodenhochlagerung)
- **Th▷** OP

Entzündung (Orchitis, Epididymitis):
- **Di▷** Prehn-positiv
- **Th▷** Antibiose

Anurie
Def▷ <100 ml/Tag
Pa▷ prärenal (Schock, Hypovolämie) **Th▷** Schockbekämpfung
renal (ANV) **Th▷** Dialyse
postrenal (Obstruktion) **Th▷** Katheter, Beseitigung der Obstruktion

Blasentamponade
Ät▷ bei Makrohämaturie Bildung von Blutkoageln mit Harnwegsobstruktion
Th▷ Spülung, Beendigung der Blutung

Harnverhaltung
Pa▷ Obstruktion, Querschnitt S2–S4, Pharmaka (α-β-Sympathomimetika, Morphin), Trauma
Th▷ Katheterisierung, suprapubische Harnableitung

Paraphimose
Def▷ enge Vorhaut hinter Glans → Behinderung des venösen Abflusses → Schwellung Praeputium
Th▷ manuelles Ausdrücken, Zirkumzision

Priapismus
Def▷ schmerzhafte Dauererektion
Pa▷ Sichelzellanämie, Leukämie
Th▷ Punktion Corpora cavernosa und Heparininjektion, OP

Steinkolik (Harnstauung)
Sy▷ wellenförmiger Schmerz, Übelkeit, Unruhe
Th▷ Spasmolytika, Analgetika, Steinextraktion

Urologie
Krankheitsbilder

Urolithiasis N20–N23

Nieren- und Ureterstein N20

Def▷ **Nephrolithiasis**: Nierenstein
Urolithiasis: Nierenstein in Harnwegen

Ep▷ Prävalenz: 4–10%, Inzidenz: 0,12%
♂ > ♀ (2:1), Altersgipfel für 1. Stein: ca. 35. Lj.

Ät▷ Die Ursachen der Steinbildung sind vielfältig und oftmals komplexer Natur. Immer jedoch handelt es sich um eine **Übersättigung des Urins** mit steinbildenden Urinbestandteilen. Dies kann durch eine Konzentration des Urins, durch geringere Urinproduktion bzw. Harnmenge oder durch eine vermehrte Ausscheidung schwer löslicher Substanzen im Urin bedingt sein. Wird die kritische Menge einer steinbildenden Substanz überschritten, kommt es zur Nukleation von Einzelkristallen und im weiteren zur Kristallaggregation. Kristallisationsinhibitoren sind Magnesium, Citrat und Pyrophosphat, so dass ein Mangel zusätzlich lithogen wirksam ist.

Formale Genese: Bildung Steinmatrix (Mukopolysaccharide) → sekundär Anlagerung
Kausale Genese: multifaktoriell; Prädisposition
Prädisposition: Hyperurikämie, Calcium, Oxalat, Phosphat ↑↑↑

Ein▷ nach Klinik: stumm – symptomatisch – infiziert
nach Lokalisation: Kelchsteine
obere-, mittlere-, untere Harnleitersteine
Ausgussstein (füllt das Nierenbecken aus)
nach Steinart: Calciumsteine, Struvitsteine, Harnsäuresteine, Cystinsteine, Xanthinsteine

Calciumsteine:

Pa▷ Idiopathische Hypercalciurie (tierisches Eiweiß und Kochsalz tragen über eine verminderte Calciumrückresorption in der Niere zur Hypercalciurie bei, daher NaCl-arme Diät), Hypocitraturie, primäre Hyperoxalurie, enterale Hyperoxalurie (chronisch entzündliche Darmerkrankung), Hyperurikosurie, distal renal-tubuläre Azidose (RTA), primärer Hyperparathyreoidismus (vermehrter Knochenabbau, damit Calciumfreisetzung), Vitamin-D-Überdosierung, Immobilisation (Demineralisierung der Knochen → Hypercalcämie und Hypercalciurie)

Calciumoxalat: Hyperoxalurie bei Enzymstörung; M. Crohn (resorptiv)
Calciumphosphat: Hypercalciurie bei HPT, Vitamin D-Intoxikation, Immobilisationsosteoporose, renale tubuläre Azidose

Th▷ NaCl-arme Diät, normale Calcium-Aufnahme, magnesiumreiche Diät; Harnalkalisierung, evtl. Thiaziddiuretika zur Verminderung der Calciumausscheidung

Urologie
Krankheitsbilder

Struvitsteine (Magnesiumammoniumphosphatsteine):
- **Pa▷** Infektsteine (Keime: Proteus, Klebsiellen); Bakterienbesiedlung führt zu erhöhter Harnstoffspaltung (Ureaseaktivität) mit Übersättigung von Magnesiumammoniumphosphat.
- **Th▷** Infektbehandlung, Ansäuern des Urins

Harnsäuresteine:
- **Pa▷** Hyperurikämie entweder durch vermehrte Aufnahme (purinreiche Kost) oder renale Ausscheidungsstörung
- **Th▷** Eiweiß- und purinarme Diät; Alkalisierung des Urins mit Ziel pH 6,5, Behandlung Hyperurikämie mit Allopurinol

Cystinsteine:
- **Pa▷** Bei Cystinurie liegt eine autosomal-rezessiv vererbte Transportstörung im Nierentubulus für Cystin, Ornithin, Arginin und Lysin vor. Da Cystin sehr schwer löslich ist, kommt es zur Bildung von Kristallen.
- **Th▷** eiweissarme Diät; Alkalisierung des Urins auf pH 7,5, Ascorbinsäure (Vitamin C), D-Penicillamin (Spaltung von Cystin), α-Mercaptopropionylglycin

Xanthinsteine:
- **Pa▷** idiopathischer Xanthinoxidasemangel

Steinart	Häufigkeit	makroskopisch	Rö	org./anorg.
Ca-Oxalat	70%	rauh, hart, unregelmässig, dunkelbraun bis schwarz	+++	anorg.
Harnsäure	20%	rundlich, glatt, sehr hart, gelbbraun bis dunkelbraun	+/−	org.
Struvit	5%	bröckelig, weiss bis braun	+/−	anorg.
Ca-Phosphat	3%	weich, grauweisslich, keine def. Form	++	anorg.
Cystin	1%	rund bis oval, sehr hart, gelblich bis ocker	−	org.
Xanthin	1%		−	org.

Sy▷ Koliken, rasch auftretende Schmerzen, Flankenschmerz, Makrohämaturie, Mikrohämaturie obligat, reflektorisch paralytischer Ileus, Stauung, Urosepsis
DD▷ vertebragene Schmerzen, Appendizitis (re.), Divertikulitis (li.), gyn. Ursache
Di▷ Sonographie (erweitertes Nierenbecken, Harnstau), Rö-Übersichtsaufnahme (direkter Steinnachweis bei Rö-dichten Steinen), i.v.-Urogramm, inzwischen meist Stein-CT, fehlender Urin-Jet
Labor: Urinstix mit Nachweis Mikrohämaturie
Steindiagnostik: Sieben des Urins bei Urolithiasis zur Steingewinnung

Stein	Glühen		Salpetersäure	
		Verbrennen → organisches Material		Verfärbung → Urat
				keine Verfärbung → Cystin
		kein Verbrennen → anorganisches Material	Salzsäure, Ammoniak; Lösen in Essigsäure	Lösen → Phosphat
				kein Lösen → Oxalat

weitere Steinanalyse mit Infrarotspektroskopie und Röntgenbeugungsanalyse

Urologie
Krankheitsbilder

Th▷ 80% der Steine gehen spontan ab

Allgemein: Erhöhung des Urinvolumens durch Flüssigkeitszufuhr, medikamentös mit selektiven $α_1$-Blockern zur Erweiterung der ableitenden Harnwege, spezifische Empfehlungen nach Steinart zur Rezidivprophylaxe s.o.

Symptomatische Therapie: Analgesie und Spasmolytika; aggressives Vorgehen bei Infektzeichen, Gefahr der schweren Urosepsis

Je nach Lokalisation interventionelle Verfahren zur Steinextraktion

Instrumentelle und operative Therapie:
- **ESWL (extrakorporale Stoßwellenlithotripsie)**
  Ind▷ Steine < 2 cm; tiefe Harnleitersteine
  Die ESWL ist die berührungsfreie Zertrümmerung von Harnsteinen durch extrakorporal erzeugte, fokussierte Stoßwellen→ im Wasserbad Erzeugung von Druckwellen, die über Hohlspiegel in den Körper gelenkt werden. Die Steindesintegrate gehen via naturalis (über Ureter) ab. Bei größeren Steinen wird zur Behinderung einer Abflußstörung durch den Harnleiter okkludierende Desintegrate eine Harnleiterschiene eingelegt.
  KI▷ Cystinsteine sind nicht zertrümmerbar
- **URS (Ureterorenoskopie)**
  Bei der Ureterorenoskopie wird der Harnleiter gespiegelt. Dies geschieht retrograd oder antegrad nach perkutaner Nierenpunktion, unterstützt durch verschiedene Instrumente zur Steinextraktion und -zertrümmerung.
- **PNL (perkutane Nephrolitholapaxie)**
  endoskopische Steinzertrümmerung und Entfernung der Steine nach perkutaner Punktion der Harnwege
- **Offene OP**
  selten notwendig; bei Ausgußstein, bei zusätzlicher Nierenabgangsstenose

Procedere:
- **bei 1. Stein**:
  Labor, Urin, Steinanalyse, Sonographie, symptomatische Therapie
- **bei 2. Stein**:
  Familienanamnese, Medikation, Dehydratation?, Diarrhoe?, Sarkoidose, renal-tubuläre Azidose;
  Labor inkl. Parathormon, Urinbakteriologie, 24-h-Urin
  bei Alter < 20 J: Suche nach Cystinurie, renal-tubulärer-Azidose
  bei positiver Familienanamnese: idiopathische Hypercalciurie, Cystinurie

Allgemeine Empfehlung: NaCl-arme Diät, nicht calciumarm!, Thiaziddiuretikum

Urologie
Krankheitsbilder

Stein in den unteren Harnwegen N21
Harnleitersteine
- **Def▷** Nierensteine, welche sich bereits gelöst haben und in den Ureter gewandert sind
- **Pa▷** Ureter mit drei physiologischen Engen:
  - Abgang des Harnleiters aus dem Nierenbecken
  - Gefäßkreuzung (Vasa iliaca communes)
  - intramural bei Verlauf durch die Harnblase
- **Sy▷** Koliken, Stauung, Infektion, Mikrohämaturie, heftige Koliken, Schmerz in Hoden, Schmerzen in Schamlippe bei intramural liegendem Stein, paralytischer Ileus, Darmatonie
- **Di▷** Urogramm kontraindiziert wegen Gefahr der Fornixruptur
- **Th▷** ohne Infektion: konservativ mit Spasmolytika, Antibiotika, α1-Blocker, viel Trinken, Bewegung
  mit Infektion: OP, Schlingenextraktion (unteres 1/3) mit Zeiss-Schlinge

Blasensteine
- **Ep▷** ♂ > ♀
- **Pa▷** Blasenentleerungsstörungen (Prostatahyperplasie), rezidivierende Infekte mit ureasebildenden Bakterien (Proteus mirabilis), Fremdmaterial (Katheter)
- **Sy▷** Hämaturie, Infekte, stotternde Miktion, rezidivierende Infekte
- **Th▷** transurethrale Lithotripsie (endoskopisch), operativ (Sectio alta), Behandlung der Ursache

Urethrastein
- **Ep▷** ♂ >> ♀
- **Pa▷** Harnröhre physiologisch eigentlich keine Engstelle mehr. Bei großen Steinen oder zusätzlicher Harnröhrenstriktur sowie Meatusstenose Einklemmung möglich
- **Sy▷** Miktionsbeschwerden, Harnverhalt; Schmerzen mit Ausstrahlung Hoden und Labien
- **Di▷** Palpation, Sonographie, Urethrozystogramm
- **Th▷** kleinere Steine endoskopisch entfernen; größere Steine zertrümmern; Behandlung Harnröhrenstriktur

Sonstige Krankheiten der Niere und des Ureters N25–N29
Krankheiten infolge Schädigung der tubulären Nierenfunktion N25
De-Toni-Debré-Fanconi-Syndrom
- **Ät▷** angeboren oder erworbene Rückresorptionsstörung von Phosphat, Glukose und Aminosäuren im proximalen Tubulus → Phosphaturie und Hypophosphatämie
- **Pa▷** Störung der transmembranalen Transportmechanismen im proximalen Tubulus

Urologie
Krankheitsbilder

Sy▷ Erbrechen, Polyurie, Polydipsie, Wachstumsverzögerung, Rachitis
Di▷ metabolische Azidose, Hypokaliämie, Hypophosphatämie, Glukosurie ohne Diabetes mellitus, alkalischer Urin
Th▷ symptomatisch; Flüssigkeitssubstitution, Eletrolytausgleich, Vitamin D und Phosphatgabe

Cystinose / Cystinurie
Pa▷ autosomal-rezessive Störung der proximal tubulären Rückresorption von Aminosäuren
Sy▷ Cystin-Steine, symptomatische Nephrolithiasis
Th▷ Flüssigkeitsgabe, Alkalisierung des Urins mit NaBi

Familiäre Hypophosphatämie (Phosphatdiabetes)
Pa▷ X-dominante Störung der tubulären Rückresorption von Phosphat → Vitamin-D-resistente Rachitis
Sy▷ Hyperphosphaturie, Hypophosphatämie, Vit-D-resistente Rachitis, Oesteomalazie, Polyurie, Polydipsie; Osteolysen durch Phosphatresorption aus Knochen
Th▷ Phosphatsubstitution, hochdosiert Vitamin D

Nephrogener Diabetes insipidus
Pa▷ ADH-Refraktärität durch X-chromosomal-rezessiven Tubulusdefekt oder sekundäre Tubulusschädigung durch Nierenerkrankungen, Hypokaliämie, Hypercalcämie, Diuretika
Sy▷ Hypo-/Asthenurie, Polyurie, Polydipsie, Exsikkose; bei Kindern Fieber, Wachstumsstörung
Th▷ Wasserzufuhr, salzarme, kalorienreiche Diät, Thiaziddiuretika, PGE-Hemmer (Indometacin); keine Besserung durch Vasopressin, da Rezeptordefekt

Renale Glukosurie
Pa▷ familiär gehäufte Unfähigkeit der Glukoserückresorption am proximalen Tubulus; normaler BZ
Th▷ keine
DD▷ Diabetes mellitus (Glukosurie erst bei BZ > Nierenschwelle)

Hyperaminoazidurie
Pa▷ gestörte tubuläre Rückresorption (renale Hyperaminoazidurie) oder prärenale Hyperaminoazidurie bei erhöhtem Serumspiegel an Aminosäure
Di▷ Aminosäureausscheidung im Urin
Ko▷ Nephro- / Urolithiasis, Cystinurie

Renale tubuläre Azidose
Pa▷ Regulation des Blut-pH u.a. über H^+-Ausscheidung, HCO_3^--Rückresorption
Ein▷ **distaler Typ I**: unzureichende H^+-Ausscheidung; bei Ammoniakpufferung → kompensierte tubuläre Azidose
proximaler Typ II: mangelnde HCO_3^--Rückresorption

Urologie
Krankheitsbilder

Di▷ Urin-pH > 6, metabolische Azidose, Hypokaliämie, Hypercalciurie, Nephrolithiasis, Osteomalazie, Niereninsuffizienz
Ko▷ Dekompensation mit Hyperchlorämie; Nephrocalcinose, Nephrolithiasis, Osteomalazie; Typ I schwerer als Typ II
Th▷ Natriumbikarbonat zur Normalisierung des art. pH, Thiaziddiuretika

Salzverlustsyndrom
Pa▷ Verlust von Na^+ oder K^+; z.T. erworben bei fortgeschrittener Niereninsuffizienz
Ein▷ 1. **Adreno-genitales Syndrom (AGS):** Defekt der 21-Hydroxylase → Cortisol und Aldosteron ↓ → unzureichende Na^+- und H_2O-Rückresorption
2. **Chronische Niereninsuffizienz:** unzureichende Na^+- und H_2O-Rückresorption → Hypovolämie → Exsikkose, Kollaps, Azotämie
Sy▷ Hypokaliämie, Hyponatriämie, sekundärer Hyperaldosteronismus
Th▷ Infusionen, NaCl, bei AGS Cortisol und Mineralokortikoid-Substitution

Bartter-Syndrom
Pa▷ autosomal-rezessiv vererbte komplexe tubuläre Läsion
Sy▷ Hypokaliämie, Polyurie, Polydipsie, Exsikkose, sekundärer Hyperaldosteronismus
Th▷ K^+- und NaCl-Substitution, Aldosteronantagonisten, Beta-Blocker, Indometacin

Störungen des Harntransportes
Pa▷ Harn-Rückstau → GFR ↓ → Hydronephrose; Infektionsgefahr, Elektrolytstörungen
Ein▷ **akut:** Koliken, Nausea, Erbrechen, Mikrohämaturie
chronisch: diffuse, dumpfe Flanken- und Kreuzschmerzen; Nausea, Meteorismus, Obstipation, paralytischer Ileus, Fieber, Leukozyturie und Leukozytose
Di▷ **Labor:** metabolische hyperchlorämische Azidose, Na^+ ↑ (Ödeme), K^+ ↑ (Parästhesien, EKG), Bakteriämie
Th▷ Bekämpfung Urosepsis, Schock, Antibiose; OP zu Hindernisbeseitigung

Schrumpfniere, nicht näher bezeichnet N26
Def▷ Sammelbezeichnung für alle Nierenveränderungen, bei denen es durch Untergang von Nierenparenchym zu einer Verkleinerung der Niere kommt
Ät▷ Pyelonephritis, Glomerulonephritis, vaskuläre Schäden, diabetische Nephropathie
Sy▷ klinisch meist stumm, bis Niereninsuffizienz symptomatisch wird
Th▷ je nach Grad der Niereninsuffizienz und Ursache

Urologie
Krankheitsbilder

Sonstige Krankheiten der Niere und des Ureters N28

Nierenarterienstenose (renovaskulärer Hypertonus)
- **Ät▷** fibromuskuläre Dysplasie der A. renalis, SLE, A.-renalis-Aneurysma
- **Pa▷** verminderte Nierendurchblutung → RAAS-Aktivierung → Vasokonstriktion → RR ↑
- **Di▷** Renin im Serum ↑, Angiographie
- **Th▷** Bypass, PTA-Dilatation

Renale Hypertonie
- **Pa▷** sekundäre Hypertonie durch ein- oder doppelseitige Nierenerkrankungen → Aktivierung des Renin-Angiotensin- Aldosteron-Systems (RAAS)
- **Ein▷** **renal-parenchymatös**: Schrumpfnieren durch Glomerulonephritis, Pyelonephritis
  reno-vaskulär: Nierenarterienstenose
- **Th▷** Erkennung und kausale Therapie (Nephrektomie, Gefäß-OP)

Nierenvenenthrombose
- **Ep▷** häufig in 2. Lebenswoche
- **Ät▷** Kinder diabetischer Mütter, Schock, zyanotische Herzfehler, nephrotisches Syndrom
- **Pa▷** hämorrhagische Infarzierung
- **Sy▷** Hämaturie, Oligurie, Gerinnungsströung

Nierenarterieninfarkt
- **Ät▷** **Embolie**: durch Thromben bei Mitralvitien, Vorhofflimmern, Herzwandaneurysma, infektiöse Endokarditis, Gefäß-OP
  arterielle Thrombosen: Arteriosklerose, Vaskulitiden (Lupus erythematodes, Panarteriitis nodosa, Sklerodermie, Endangitis obliterans)
  venöse Thrombosen: aszendierende Thrombose, Hypernephrom mit Tumorinfiltration V. renalis, Amyloidose, multiples Myelom
- **Pa▷** Gefäßverschluß führt zu Durchblutungsstörung, Ischämie; bei Venenthrombose hämorrhagischer Infarkt möglich
- **Sy▷** z.T. asymptomatisch, sonst Infarktschmerz, Hämaturie, reflektorische Oligo-/Anurie, arterielle Hypertonie, Entzündungsreaktion mit Fieber
- **Di▷** Urin-Status (Hämat- und Leukozyturie), Labor (CRP-Anstieg und Leukozytose), CT (Darstellung des Infarktes), ggfs. selektive Nierenarterienangiographie
- **DD▷** Appendizitis, Cholecystitis, GI-Ulcus, Pankreatitis, Nephrolithiasis, Aortenaneurysma
- **Th▷** symptomatische Therapie: Volumen, Antibiose, Antikoagulation, Analgesie, evtl. Embolektomie
  operativ: ggfs. Nierenteilresektion, Nephrektomie

Urologie
Krankheitsbilder

Niereninsuffizienz
Def▷ Einschränkung der Ausscheidungsfunktion (Oligurie < 500 ml; Anurie < 100 ml) und/oder Homöostasestörung (Säure-Base, Elektrolyte); Azotämie (verminderte Ausscheidung harnpflichtiger Substanzen) → Urämie

Pa▷ Prärenal: **Ät▷** Schock, intravaskuläre Hämolyse, Nierenarterienverschluß

Renal: **Ät▷** Nierenparenchymschädigung (GN, Intoxikationen, Goodpasture)

Postrenal: **Ät▷** Abflußbehinderung → Rückstau

Di▷ Serumkreatinin ↑ (Norm: 0,7–105 mg/dl; 62–133 µmol/l); Harnstoff ↑, Na^+ ↓, metabolische Azidose; Hyperkaliämie; ab 6 mmol/l lebensbedrohlich durch Arrhythmiegefahr

Ein▷ Akute Niereninsuffizienz (ANV):
- **Sy▷** plötzliche Oligurie, Nausea, Erbrechen, Somnolenz
- **Th▷** Prärenal: Schockbehandlung
  Renal: Antibiose, Absetzen toxischer Stoffe
  Postrenal: Entfernung der Ablußbehinderung

Chronische Niereninsuffizienz:
- **Sy▷** Azotämie, Anämie, GI und neuromuskuläre Störungen
- **Th▷** Dialyse, Nierentransplantation, Diät

Nierenzysten

Einfache Nierenzysten

Ep▷ Zunahme mit Alter

Pa▷ häufige Nierenfehlbildung mit einzelnen / multiplen Nierenzysten

Sy▷ meist asymptomatisch; große Zysten evtl. symptomatisch durch lokale Verdrängung, Einblutung oder Infektion

Di▷ Sonographie: scharf begrenzt, rund, echofrei mit dorsaler Schallverstärkung, keine Verkalkung

Th▷ nur bei symptomatischen, komplizierten Zysten; laparoskopisch oder offen

Multizystische Nierendysplasie

Pa▷ meist nur eine Niere betroffen; multiple Zysten mit zusätzlich dysplastischem Gewebe; Niere meist funktionslos

Sy▷ meist stumm; evtl. Schmerzen, Hämaturie, Hypertonie

DD▷ Hydronephrose, tumoröse Veränderungen

Th▷ bei Symptomen Nephrektomie

Polyzystische Nierenerkrankung (Zystenniere)

Pa▷ erbliche Nierendysplasie, immer bilateral

Ein▷ autosomal-rezessive Form
- **Ep▷** seltene, kindliche Form
- **Pa▷** bereits bei Geburt zystische Nieren mit progredienter Niereninsuffizienz; oft Kombination pulmonale Defekte und Leberfibrose
- **Th▷** keine, infauste Prognose, Exitus nach Monaten

Urologie
Krankheitsbilder

autosomal-dominante Form
- **Ep▷** häufigere, erwachsene Form
- **Pa▷** bereits in Kindesalter asymptomatische Zysten, Manifestation im Erwachsenenalter (40. Lj.)
  z.T. Kombination mit zystischen Veränderungen Leber, Lunge
- **Sy▷** Abdominal- und Flankenschmerzen, Makrohämaturie, Urolithiasis, progrediente Niereninsuffizienz
- **Th▷** keine; Behandlung Niereninsuffizienz mit Dialyse, Nierentransplantation

Markschwammniere
- **Pa▷** angeborene, nicht erbliche zystische Fehlbildungen des Nierenmarks
  Erweiterung der Sammelrohre; oft Kombination mit renaler Hypercalciurie und renal-tubuläre Azidose, so dass Steinbildung in Sammelrohren erfolgt → Nephrocalcinose
- **Sy▷** Nephrolithiasis, Nephrocalcinose, Hämaturie, rezidivierende Harnwegsinfekte
- **Th▷** symptomatische Therapie

Nierenhypertrophie
- **Ät▷** Fehlbildung bei Nierenhypoplasie, -agenesie; erworben bei einseitiger Schrumpfniere
- **Pa▷** Vergrößerung einer Niere bei fehlender oder kleiner kontralateraler Niere → kompensatorische Vergrößerung einer Niere bei funktionell fehlender kontralateraler Niere
- **Sy▷** asymptomatisch
- **Th▷** keine; nur bei Niereninsuffizienz entsprechende Nierenersatztherapie

Nephroptose
- **Def▷** lageabhängige Senkung der Niere um mehr als 2 WK-Höhen
- **Ät▷** Disposition, Muskelhypotonie, Kachexie
- **Pa▷** Nierenfixierung abhängig von Fettkapsel (normale Beweglichkeit um 3–4 cm)
- **Sy▷** Flankenschmerzen; schmerzauslösend ist der Zug nach unten, d.h. Schmerzen treten nur beim Stehen, nicht jedoch beim Liegen auf; selten Hämaturie
- **Di▷** Sonographie im Liegen + Stehen, Isotopennephrogramm (Nachweis verminderter Nieren-durchblutung bei Lageänderung)
- **Th▷** soweit möglich konservativ, symptomatisch
  operative Nephropexie selten

Megaureter
- **Def▷** Dilatation des Ureters
- **Ät▷** **primär**: Obstruktion durch stenosiertes oder aperistaltisches Segment
  sekundär: Harnableitungsstörung distal des Ureters (Blase, Urethra) mit sekundärer Dilatation des Ureters

Urologie
Krankheitsbilder

Sy▷ rezidivierende Harnwegsinfektionen, kolikartige Schmerzen, Steinbildung, Hämaturie
Di▷ U-Status, Sonographie, Miktionszystourographie, Urogramm
Th▷ asymptomatisch: nur Kontrolle
   bei erhaltener Nierenfunktion: Ureterozystoneostomie
   bei erloschener Nierenfunktion: Nephroureterektomie

Ureteritis cystica
Def▷ zystische Veränderungen des Ureters bei chronischer Pyelonephritis
Sy▷ oft asymptomatisch; Beschwerden der chronischen Pyelonephritis
Di▷ Urogramm
Th▷ keine spezifische Therapie; Behandlung Pyelonephritis

Ureterozele
Def▷ zystische Erweiterung des terminalen Ureters
Ät▷ Mündungsstenose des Ureters, normal oder ektop angelegt
Sy▷ oft asymptomatisch; große ektope Ureterozelen können zu Obstruktion des Blasenhalses und Harnabflußstörung führen, rezidivierende Infekte
Di▷ Sonographie, Urogramm, Zystoskopie
Th▷ asymptomatisch: konservativ
   symptomatisch oder ausgeprägt: endoskopische Schlitzung, Resektion mit Antirefluxplastik, Nephroureterektomie (bei minimaler Nierenrestfunktion)

Sonstige Krankheiten des Harnsystems N30–N39
Zystitis N30

Ep▷ ♀ > ♂, insgesamt häufige Erkrankung
Ät▷ bakterielle Entzündung der Blasenschleimhaut (prädisponierend: Katheter, Blasenentleerungsstörung)
Err▷ gramnegative Keime, E. coli, Trichomonaden, Mykoplasmen, Chlamydien, Hefepilze, Staph. aureus, Proteus
Sy▷ Brennen, Pollakisurie, Hämaturie, Leukozyturie, imperativer Harndrang; systemische Infektzeichen (Fieber) bei Organbeteiligung (Pyelonephritis, Urosepsis)
Di▷ **Labor**: keine Leukozytose, keine erhöhte BSG, nur Urinbefund auffällig (Leukozyten, Blut, Eiweiß, Bakterien); bei systemischen Infektzeichen (CRP, Leukozyten) → Pyelonephritis / beginnende Urosepsis
Th▷ Wärme, Flüssigkeit, Analgetika, Spasmolytika, Antibiose

Sonderformen
Radiogene / toxische Zystitis: abakterielle Entzündung durch Radiatio oder Chemotherapie
Interstitielle Zystitis: ♀; abakterielle Entzündung mit Fibrose und Schrumpfung; keine spezifische Therapie bekannt

Urologie
Krankheitsbilder

Retroperitonealfibrose
Ät▷ aus unklarer Ursache bindegewebiger Umbau des Retroperitonealraums
primär: M. Ormond
sekundär: nach Trauma, Bestrahlung, Entzündung, Tumoren, medikamentös
Sy▷ Schmerzen, zur Wirbelsäule verschobene Ureteren, Nierenstauung
Di▷ Sonographie (Harnstauung), Urogramm (Verlagerung der Ureteren nach medial)
Th▷ Cortison in Kombination mit Antibiose, OP, Harnleiterschienen

Uro

Vesiko-uretero-renaler Reflux
Ät▷ primär: pathol. angelegte Ostien ("Golfloch-Ostien"), kurzer intramuraler Harnleiter
sekundär: Erkrankungen des Rückenmarks
Ein▷ **Stadium I** Hochsteigen des KM nur in den Harnleiter
Stadium II Reflux bis zur Niere, Kelche normal
Stadium III Kelche verplumpt
Stadium IV Dilatation des Nierenbeckenkelchsystems
Stadium V hydronephrotische Niere
Sy▷ rezidivierende und therapierefraktäre Harnwegsinfekte
Di▷ Miktionszystogramm
Th▷ bei primären Reflux häufig spontane Heilung
falls nicht: Antirefluxoperation nach Gregoir, bei Erwachsenen Harnleiter-neueinpflanzung in Psoas-Hitch-Technik

Neuromuskuläre Dysfunktion der Harnblase N31
Grundlagen
Plexus pelvicus: vegetativer Plexus aus
Sympathikus (N. hypogastricus, Th12–L2):
aktiviert Kontraktion des M. sphincter internus
hemmt Detrusorkontraktion
Parasympathikus (N. pelvicus, S2–S4)
hemmt Kontraktion des M. sphincter internus
aktiviert Kontraktion Detrusor
N. pudendus (S2–S4): innerviert M. sphincter externus und willkürliche Beckenbodenmuskulatur
Blasendruck: steigt nur bei Miktion an, nicht durch zunehmende Füllung
Blasenzentren:
sakral bei Störung: schlaffe Überlaufblase (RM)
pontin bei Störung: Detrusor-Sphincter-Dyssynergien (Hirnstamm)
kortikal bei Störung: Detrusor-Hyperreflexie → Pollakisurie
(Frontalhirn)

Neuropathische Blase
Das **motorische System** für die Blasenentleerung beinhaltet den Detrusor sowie den Sphinkter internus und externus.

Urologie
Krankheitsbilder

Der Detrusor wird über den Parasympathikus kontrahiert, während gleichzeitig der Sphinkter internus erschlafft. Der Sympathikus wirkt dem spiegelbildlich entgegen. Beckenbodenmuskulatur und Sphinkter externus werden willkürlich gesteuert. Die Koordination von vegetativem Nervensystem und Willkürsteuerung erfolgt im Hirnstamm. Es ergibt sich eine Einteilung in:

Neurogene Reflexblase (upper motor neuron lesion; spastische Blase)
- Ät▷ Läsion oberhalb des spinalen Miktionszentrums
- Pa▷ sobald Blase leicht gefüllt → Kontraktion (RM-Reflex); Blasenkapazität ↓, Pollakisurie, intravesikaler Druck ↑, Balkenblase, hohe Miktionsdrücke
- Sy▷ unwillkürlicher Harnabgang, geringe Volumina bei Spastik
- Di▷ erhaltene spinale Reflexe
  Reflexe: Cremaster L1–L2
  Bulbokavernosus S3–S4
  Analreflex S3–S5
- Th▷ Anticholinergika, Blasentraining, supravesikale Harnableitung (Ileumconduit)
  Blasendenervierung durch Durchtrennung der sakralen Hinterwurzeln

Autonome Blase (lower motor neuron lesion; atonische, reflexlose Blase)
- Ät▷ Läsion im oder unterhalb des spinalen Miktionszentrum
- Pa▷ Unterbrechung des Reflexes → damit fehlender Harndrang → Überlaufblase bei schlaffem Detrusor; Blasenkapazität zunehmend → keine Kontraktion M. detrusor, intravesikaler Druck ↓
- Sy▷ unwillkürlicher Harnabgang, geringe Volumina bei Überlauf
- Di▷ Anamnese und Klinik
  Reflexe: Cremaster L1–L2
  Bulbokavernosus S3–S4
  Analreflex S3–S5
  → Reflexe bei neurogener Blase (spastischer Blase) erhalten
  → Reflexe bei autonomer Blase erloschen
  Urodynamik
- Th▷ α-Sympatholytika, Tonuserhöhung M. detrusor durch Cholinergika
  Blasenschrittmacher, Sphinkterotomie, ggfs. hydraulischer Sphinkter

Blasenfunktionsstörung	Medikamente
Detrusorhyperreflexie	Anticholinergika, trizyklische Antidepressiva
Detrusorhyporeflexie	Cholinergika, Spasmolytika
Blasenauslaßobstruktion	α-Sympatholytika
Blasenauslaßinkompetenz	α-Sympathomimetika

Urologie
Krankheitsbilder

Inkontinenz
Def▷ unwillkürlicher Harnabgang
Pa▷ Regulationsstörung zwischen Aktivität des M. detrusor und den Sphinkteren. Somit kann man prinzipiell 2 Formen unterscheiden:
Drang-/Urge-Inkontinenz: zu starke Detrusoraktivität
- **Ät**▷ Harnwegsinfekte, subvesikale Obstruktionen, Blasensteine, -tumore, psychische Störungen (**symptomatische** Dranginkontinenz)
  Ursache häufig unklar (**idiopathische** Dranginkontinenz)
- **Pa**▷ Detrusor kontrahiert sich zuweilen unkontrolliert → Urinabgang, der mit imperativen Harndrang einhergeht
- **Ein**▷ **Motorische Dranginkontinenz**: hyperreaktiver Detrusor, unwillkürliche Kontraktion während Blasenfüllung; nicht unterdrückbar
  Sensorische Dranginkontinenz: hypersensitive Blase; Sphinktererschlaffung bei geringer Blasenfüllung → Öffnung am Blasenhals → Urinübertritt in die hintere Harnröhre → Miktionsauslösung
- **Th**▷ konservativ: Anticholinergika; psychosomatische Therapie, autogenes Training, Elektrostimulation, Biofeedback

Stressinkontinenz: zu schwacher Sphinkter
- **Ät**▷ Sphinkterschwäche durch anatomische Veränderungen, Descensus uteri
- **Pa**▷ abdominelle Drucksteigerung (Husten, Lachen, Bewegung) führt zu Urinabgang
- **Ein**▷ **Grad 1**: bei körperliche Belastung; Niesen, Lachen
  Th▷ Beckenbodengymnastik
  Grad 2: bei leichter körperlicher Belastung, Treppen
  Th▷ OP
  Grad 3: Inkontinenz im Liegen, Stehen
  Th▷ OP
- **Th**▷ Hormontherapie (Östrogen), ggfs. Anhebung Blasenhals, Faszienzügel

Di▷ Anamnese inkl. Miktionstagebuch, Urin-Status, Sonographie, Uroflow, Urodynamik, Urethrozystoskopie, vaginale Untersuchung

Sonstige Krankheiten der Harnblase N32

Blasenhalsobstruktion
Pa▷ narbige Stenose des Blasenhalses mit Starre des inneren Sphinkters
Ät▷ chronische Prostatitis, Vernarbungen nach Prostata-OP
Sy▷ Miktionsprobleme vglb. Prostatahyperplasie
Th▷ Schlitzung blind oder endoskopisch

Urologie
Krankheitsbilder

Vesikointestinalfistel
Def▷ Fistel zwischen Blase und Darm
Ät▷ tumorös oder i.R. chronisch entzündlicher Darmerkrankung
Sy▷ chronische Zystitis durch Darmbakterien, Pneumaturie, Fäkalurie
Di▷ Klinik, Urin-Status, radiologischer Fistelnachweis, CT
Th▷ Fibrinklebung, Antibiose; große Fisteln operativ sanieren

Harnblasendivertikel
Def▷ Ausstülpung der Harnblasenwand
Ät▷ angeboren: Blasenwandschwäche mit konsekutiver Ausstülpung
erworben: relative Blasenwandschwäche bei erhöhtem intravesikalem Druck
Sy▷ meist asymptomatisch, evtl. zweizeitige Miktion
Di▷ Sonographie, Miktionszystourethrogramm, Urogramm, Zystoskopie
Th▷ kleine Divertikel beobachten, große Divertikel exzidieren (Divertikulektomie)

Urethritis und urethrales Syndrom N34
Urethritis (Harnröhre)
Ät▷ aszendierende Keime, Geschlechtsverkehr
Ein▷ **spezifische Urethritis**: durch Gonokokken
unspezifische Urethritis: durch Chlamydien, Mykoplasmen, Ureaplasmen, Trichomonaden, selten Streptokokken, Enterobact., HSV
Sonderformen:
Gonorrhoe: Urethritis, Monoarthritis, keine RF, eitriges Gelenkpunktat
M. Reiter: Urethritis, Konjunktivitis, Arthritis mehrerer Gelenke Assoziation HLA-B27, kein eitriges Gelenkpunktat
Sy▷ Urethralfluor, Juckreiz, Dysurie
Di▷ bakteriologische Untersuchung, Abstrich
Th▷ Gonorrhoe   Penicillin, Spectinomycin
Hefen   Nystatin
Mykoplasmen   Tetracyclin ⎫
Chlamydien   Tetracyclin ⎬ Partnerbehandlung (sonst Ping-Pong-Effekt)
Trichomonaden   Metronidazol ⎭

Harnröhrenabszess
Ät▷ infolge Urethritis
Pa▷ Periurethralabszess
Sy▷ starke, lokalisierte Schmerzen, systemisch Infektzeichen, Dysurie
Th▷ Antibiose + endoskopische Abszessdrainage

Urethralsyndrom
Ät▷ unklar; v.a. ♀
Pa▷ Äquivalent des Colon irritabile an der Blase
Sy▷ ständiger Harndrang, erhaltene Kontinenz
Th▷ psychosomatische Behandlung, Spasmolytika

Urologie
Krankheitsbilder

Harnwegsinfektionen
- **Ät▷** Harnabflußstörungen (anatomisch, Obstruktionen, Reflux), Analgetika-abusus, Stoffwechselstörungen, Schwangerschaft, Schmierinfektion, Obstruktion
- **Pa▷** aszendierend, hämatogen
  ab 10^5 Keime/ml (Bakteriurie)
- **Err▷** häufige Keime: gramneg. Keime, E. coli, Klebsiella, Proteus, Enterokokken, Pseudomonas
- **Ein▷** symptomatisch / asymptomatisch
  akut / chronisch
  primär / sekundär
  obstruktiv / nicht obstruktiv
  distal / proximal
- **Sy▷** Urethritis (bei Gonorrhö, Chlamydien, Trichomonaden etc.), Zystitis mit Dysurie, Pollakisurie, suprapubischen Schmerzen, kein Fieber
  akute Pyelonephritis (s.u.), chronische Pyelonephritis (s.u.)
- **Di** Leukozyturie, Bakteriurie
  sterile Leukozyturie bei Gonorrhö, Urogenital-TBC, Reiter-Syndrom, Analgetikanephropathie
- **Th▷** asymptomatisch: Therapie trotzdem bei Schwangerschaft, Obstruktionen, Kindern
  kausal: Beseitigung von Abflußstörungen, Antirefluxplastik
  symptomatisch: Bettruhe, Flüssigkeit, Regulierung der Darmtätigkeit
  Antibiose: „blind" mit Co-Trimoxazol, Amoxicillin, Gyrasehemmer, evtl. Langzeitprophylaxe bei mehr als 3 Reinfektion alle 6 Monate
  typische Antibiotika: Amoxicillin, Cotrimoxazol, Cefotaxim, Gentamicin, Gyrasehemmer
- **Ko▷** Pyelonephritis, Urosepsis

Harnwegsinfektionen des Kindes
- **Ep▷** Neugeborenen ♂ > ♀; später ♀ > ♂
- **Ät▷** Mißbildungen, hämatogen (Säuglinge), aszendierend
- **Err▷** bakteriell: E. coli, Proteus, Enterokokken, Pseudomonas, Klebsiellen
  viral: Adenoviren, Coxsackie im Rahmen von Allgemeininfekten
  Sproßpilze: unter Antibiose
- **Pa▷** Pyelonephritis, Urethritis, Zystitis
- **Sy▷** je kleiner umso unspezifischer; Fieber, Pollakisurie, Schmerzen, Blässe
- **Th▷** OP von Mißbildungen, Antibiose

Harnröhrenstriktur N35
- **Def▷** Verengung der Urethra
- **Ät▷** Verletzung, Entzündung, post-OP
- **Sy▷** Dysurie, Miktionsschwierigkeiten, Pollakisurie

Urologie
Krankheitsbilder

Di▷ Uroflow, Urethrogramm
Th▷ Bougierung, endoskopische Schlitzung
Pro▷ hohes Rezidivrisiko (ca. 50%)

Harnröhrenfistel
Def▷ Fistel zwischen Urethra und Vagina oder Haut
Ät▷ infektiös, chronische Entzündung, tumorös
Sy▷ extraurethrale Inkontinenz über Haut oder Vagina, rezidivierende Infekte
Th▷ Resektion und Verschluss der Öffnungen

Harnröhrendivertikel
Ep▷ selten
Ät▷ posttraumatisch, postinfektiös, postoperativ
Pa▷ Ausstülpung im Bereich der Urethra
Sy▷ Dysurie, rezidivierende Infekte
Th▷ OP-Abtragung des Divertikels

Harnröhrenprolaps
Ep▷ selten, Kinder oder ältere ♀
Sy▷ Blutung, Prolaps
Th▷ Östrogentherapie lokal, ggfs. Exzision

Sonstige Krankheiten des Harnsystems N39
Urologische Infektiologie
Akute Pyelonephritis (akute interstitielle Nephritis)
Pa▷ infektiöse Erkrankung mit Nierenbecken- und Parenchymbefall
Ein▷ **primär:** durch Nässe, Kälte; **sekundär** durch Prädisposition: Stenose
Sy▷ Fieber, Dysurie, Pollakisurie, Flankenschmerz, Klopfschmerz, Abwehrspannung
Di▷ BSG ↑, Leukozyten ↑↑, Hämaturie; Blut- und Urinkultur
Th▷ Amoxicillin, Cotrimoxazol, später erregerspezifisch; Behandlung 7–14 Tage

Chronische Pyelonephritis (chronisch interstitielle Nephritis)
Sy▷ Symptome länger als 2–3 Monate durch inkonsequente Antibiose oder Komplikation
Di▷ Konzentrierungsvermögen ↓, endogene osmotische Diurese, ADH-Refraktärität, BSG, CRP, Leukozytenzylinder, Proteinurie, Sonographie
Th▷ gezielte Antibiose, Beseitigung der Ursache

Akute abakterielle interstielle Nephritis
Ät▷ parainfektiös nach Streptokokken, Leptospirose, Toxoplasmose, EBV, Masern; medikamentös ausgelöst, nichtsteroidale Antiphlogistika, Antiepileptika
Sy▷ Athralgien, Flankenschmerz, Exanthem, PU, Hämaturie, Eosinophilie, IgE↑
Th▷ je nach Ursache, Absetzen möglicher medikamentöser Auslöser, Behandlung

Urologie
Krankheitsbilder

Chronisch abakterielle interstitelle Nephritis
- **Ät▷** arzneimittelinduzierte Nephropathie (bei Analgetikaeinnahme)
- **Pa▷** fortschreitende interstitielle Fibrose der Niere → Papillennekrosen
- **Sy▷** braune Pigmentierung von Schläfen und Stirn, Isosthenurie, Mikrohämaturie, Azotämie, bakterieller Infekt des Nierenparenchyms, Hypertonie, Urothel-CA
- **Th▷** Behandlung der Niereninsuffizienz

Abszedierende Pyelonephritis
- **Pa▷** foudroyante Pyelonephritis
- **Sy▷** Fieber, Schüttelfrost, Einschmelzung von Nierenparenchym
- **Th▷** hochdosiert Antibiotika; Behandlung eines etwaigen Passagehindernisses

Paranephritischer Abszeß
- **Ät▷** bei chronischer Pyelonephritis oder als Komplikation einer hämatogenen Streuung
- **Pa▷** Lokalisation: zwischen Nierenkapsel und perirenaler Faszie
- **Sy▷** Fieberschübe, Schüttelfrost, Hautrötung, Psoasschmerz
- **Di▷** Anämie, Leukozytose, BSG, Leukozyturie, Mikrohämaturie
- **Th▷** Antibiose, OP-Drainage

Nierenkarbunkel
- **Pa▷** hämatogene Staphylokokkenstreuung; bei Aufbrechen → paranephritischer Abszeß
- **Th▷** Antibiose

Pyonephrose
- **Pa▷** Abflußstörung des Eiters bei Pyelonephritis
- **Th▷** hochdosiert Antibiotika (Flucloxacillin), Beseitigung des Abflusshindernisses

Urosepsis
- **Pa▷** Sepsis durch Infektionsherd im Urogenitaltrakt
- **Err▷** E. coli, Pseudomonas, Strept. faecalis
- **Sy▷** Endotoxinschock, red. AZ, Fieber, Schüttelfrost, Tachykardie
- **Th▷** Schockbekämpfung, Sanierung, Antibiose, OP

Urogenitaltuberkulose
- **Pa▷** sekundäre, hämatogene Streuung bei Primärherd in der Lunge in Niere (Stadieneinteilung siehe unten), Ureter, Blase, Prostata, Samenblase, Nebenhoden, Adnexe (chronische Infektion mit knotigen Veränderungen und Gangobliterationen)
- **Ein▷ Nierentuberkulose:**
  - **Parenchymatöses Stadium**: disseminierte Herde in beiden Nierenrinden

Uro

Urologie
Krankheitsbilder

- **Ulzerokavernöses Stadium**: Ulzerationen und Kavernen an Papillen mit Durchbruch ins Nierenbeckenkelchsystem, damit Anschluß an Hohlsystem; Bacillenstreuung
- **Destruierendes Stadium**: tuberkulöse Pyonephrose oder Destruktion (Kittniere) bei Harnleiterverschluss

Sy▷ systemische Infektzeichen: subfebrile Temperaturen, Nachtschweiß, Gewichtsabnahme; Dysurie, Hämaturie, Flankenschmerzen

Di▷ Sonographie, Urogramm, Rö (Verkalkungen)
erhöhte Infektzeichen, Ziehl-Nelson-Färbung, Hohn-Kultur, sterile Leukozyturie

Th▷ medikamentös:
4-er-Kombination über 2 Monate (INH, Rifampicin, Pyrazinamid, Ethambutol), Stabilisierungsphase mit 2-er-Kombination über 4 Monate (INH, Rifampicin / Ethambutol)

OP: notfallmässig bei Abszessen, Stauungsniere
elektiv nach tuberkulostatischer Therapie (plastische Rekonstruktion)

Bilharziose

Ät▷ Schistosoma haematobium (Nematoden); Vorkommen: Afrika, Südamerika, Asien

Pa▷ Larven aus Wasser penetrieren Haut (lokale Dermatitis) → über Lymphe in Gefäßsystem → Reifung der Würmer in perivesikalem Venenplexus → Ablage der Eier in Blasenwand → Ausscheidung über Urin
Ulzerierende Granulome an der Blasenwand → chronisch vernarbende Infektion von Blase und Niere

Sy▷ invasives Stadium: lokale Dermatitis
toxämisches Stadium: 2–10 Wochen mit entzündlicher Allgemeinreaktion
Stadium der Eiablage: 2–3 Mon. mit Hämaturie, Dysurie
chronisches Stadium: > 3 Mon. mit Harnabflußstörung, Blasenkapazität ↓, ggfs. Blasen-Ca

Di▷ Eosinophilie, Leukozyturie, Hämaturie; Mikroskopie (Nachweis von Schistosoma-Eiern)

Th▷ OP der Stenosen
medikamentös: Metrifonat, Nitrodazol; Praziquantel

Krankheiten der männlichen Genitalorgane N40–N51

Prostatahyperplasie N40

Syn▷ benigne Prostatahyperplasie (BHP), Prostataadenom

Ep▷ ab 60. Lj. (periurethrale Hypertrophie durch Abfall der Testosteronproduktion bei anhaltender Östrogenbildung)

Pa▷ Prostata unterteilt 4 Zonen: peripher, zentral, periurethral und anteriores fibromuskuläres Stroma
BHP ist Proliferation der periurethralen Drüsen. Bereits eine geringe Vergrößerung führt zu Urethraleinengung mit Miktionsproblemen

Urologie
Krankheitsbilder

Sy▷ erschwerte Miktion, Balkenblase, Nachträufeln, Infektneigung, Harnstau
irritative Symptome (Restharngefühl), häufige Miktion (auch nachts), ggfs. Dysurie
obstruktive Symptome (verzögerte und verlängerte Miktion), Restharn
    Stadium I (Reizstadium): Dysurie, Pollakisurie, abgeschwächter Harnstrahl
    Stadium II (Restharnstadium): Balkenblase, Restharn > 100 ml
    Stadium III (Dekompensationsstadium): Überlaufblase (Ischuria paradoxa), Hydronephrose, Niereninsuffizienz

Di▷ Palpation, Labor (Leukozyten), Bildgebung Sonographie, Uroflow

Th▷ **konservativ** (Stadium I): kein Alkohol, keine Kälte
    medikamentös:
        – **Phytopharmaka** (Reduktion der irritativen Beschwerden)
        – **selektive α-1a-Rezeptor-Blocker** (Doxazosin, Tamsulosin): Relaxation der glatten Muskulatur des Blasenhalses
        – **5α-Reduktasehemmer** (Finasterid): senkt Dihydrotestosteronspiegel und damit Prostatavolumen
    operativ (Stadium II, Stadium III):
        – **transurethral**, wenn Prostata < 70 g
            Prinzip: Abtragung el. Schlinge; Einlage Katheter
            Ko▷ Blutung, Infekt, TUR-Syndrom, Striktur
            TUR-Syndrom: Spülflüssigkeit gelangt durch eröffnete Venen direkt in den Kreislauf; Folge: Hypervolämie und Hyponatriämie. Kontrolle Elektrolyte und Kreislauf; Gabe von Diuretika und Natrium zur Kompensation.
        – **offen**, wenn Prostata > 70 g
            Prinzip: suprapubische oder retropubische Adenektomie
            Ko▷ Fistel

Entzündliche Krankheiten der Prostata N41

Akute Prostatavesikulitis (Entzündung der Prostata und Samenblase)

Pa▷ meist kombinierte Infektion von Prostata und Samenblase durch aszendierende Keime oder hämatogene Streuung

Err▷ junge Männer: Chlamydien, Ureaplasma
ältere Männer: gramnegative Enterobact., E. coli

Sy▷ **akut**: Pollakisurie, Nykturie, Algurie; Spannungsgefühl am After, Fieber, Schüttelfrost
chronisch: mäßige Beschwerden

Di▷ rektale Untersuchung, Labor, Urin, 3-Gläserprobe

Th▷ Sitzbäder, Antibiose mit Co-Trimoxazol, Cephalosporin, Gyrasehemmer; evtl. suprapubischer Katheter

Ko▷ Prostataabszeß

Urologie
Krankheitsbilder

Hydrozele und Spermatozele N43

Hydrozele
- **Pa▷** durchsichtige Flüssigkeitsansammlung in Tunica vaginalis testis zwischen Epi- und Periorchium
- **Ät▷** Resorptionsstörung, Entzündung, Trauma
- **Sy▷** schmerzlose Hodenschwellung
- **Di▷** praller, schmerzloser Hodentumor; positive Diaphanoskopie, Punktion
- **Th▷** Punktion
  OP nach Winkelmann (Periorchium eröffnen und resezieren, Evertierung, Naht) oder OP nach Bergmann

Varikozele
- **Pa▷** Varikosis des Plexus pampiniformis, meist links durch spitzwinklige Einmündung der V. testicularis sinistra in die V. renalis
- **Sy▷** oft asymptomatisch, gelegentlich Schwellung, Spannungsgefühl
- **Th▷** OP nach Kocher und Bennett, angiographische Verödung

Spermatozele
- **Pa▷** Retentionszyste mit spermienhaltiger Flüssigkeit
- **Sy▷** schmerzlose Hodenschwellung
- **Di▷** Diaphanoskopie

Hodentorsion und Hydatidentorsion N44

Akutes Skrotum
- **Def▷** Sammelbegriff für nichttraumatische Schmerzen und Schwellung des Skrotums

  Hodentorsion
  - **Pa▷** Stieldrehung von Hoden und Nebenhoden → Gefässverschluss → Infarzierung
  - **Di▷** Prehn-Zeichen negativ; Labor: blande
  - **Th▷** sofort OP, Orchidopexie, bei Infarzierung Entfernung

  Hydatidentorsion
  - **Pa▷** Torsion einer Hydatide mit Infarzierung
  - **Di▷** Prehn-Zeichen negativ; Labor: blande
  - **Th▷** OP, Hydatidenresektion

  Epididymitis
  - **Pa▷** Nebenhodenentzündung, selten Kinder
  - **Sy▷** Schwellung, hohes Fieber
  - **Di▷** Prehn-Zeichen positiv, Labor: BSG, Leukozytose; pathologischer Urin-Status
  - **Th▷** Hochlagerung, Kühlung, Antibiose, Analgetika, Novocain in Samenstrang gegen Schmerzen, Antiphlogistika

  Orchitis
  - **Pa▷** Hodenentzündung durch Mumps, EBV, VZV, Sepsis, leukämische Infiltrate

Urologie
Krankheitsbilder

      Th▷ Hochlagerung, Kühlung, Antibiose, Analgetika, Antiphlogistika

Inkarzerierte Skortalhernie
      Pa▷ indirekte Hernie, hohe Inkarzerationsgefahr bei Kindern
      Th▷ sofortige OP

Sy▷ Schwellung, Schmerz
Di▷ Dopplersonographie (Durchblutung!)
DD▷

	Ep▷	**Sy**▷	**Di**▷
Hodentorsion	Kinder bis Pubertät	Heftiger, akuter Schmerz, kein Fieber, Emesis	Prehn negativ, Labor blande
Hydatidentorsion	Pubertät	Akuter Schmerz, Evtl. Emesis	Prehn negativ, Labor blande
Epididymitis	Erwachsene	Subakuter Schmerz, Fieber	Prehn positiv, Labor mit Infektzeichen, U-Status path.
Inkarzerierte Hernie	Jedes Alter	Kein Fieber, akute Schmerzen, ggfs. gastrointestinale Sy.	Prehn negativ, Palpationsbefund, Rö Abd.

Orchitis und Epididymitis N45

Akute Epididymitis
Def▷ Nebenhodenentzündung
Ep▷   selten Kinder
Ät▷   junge Männer: Err. Chlamydien, Gonokokken
      ältere Männer deszendierend bei Prostatitis; St.n. Prostatektomie; gramneg. Erreger
Sy▷ Schwellung, Prehn-Zeichen positiv (Schmerzlinderung durch Hodenhochlagerung), hohes Fieber, BSG, Leukozytose
Th▷ Hochlagerung, Kühlung, Antibiose, Analgetika, Novocain in Samenstrang gegen Schmerzen, Antiphlogistika
Ko▷ verschleppte Infektion führt zu Stenose der Samenleiter → Infertilität

Chronische Epididymitis
Ät▷   verschleppte akute Epididymitis
Sy▷ mäßig druckdolent
Th▷ ggfs. OP (Epididymektomie)

Orchitis
Ät▷   hämatogen oder i.R. allgemeiner Infektionen (Mumps)
Sy▷ Schwellung, Schmerz, Fieber
Th▷ Behandlung der Grundkrankheit
Ko▷ Schädigung des Keimepithels mit konsekutiver Azoospermie und Hodenatrophie

Urologie
Krankheitsbilder

Sterilität beim Mann N46
Fertilitätsstörungen (Impotentia generandi)
- **Def▷** bei regelmäßigem eisprungbezogenem Geschlechtsverkehr innerhalb 1 Jahres keine Schwangerschaft
  50% Ursache bei ♀, 30% Ursache bei ♂, in 20% Kombination
- **Pa▷** primäre Hodenfunktionsstörungen:
  ohne Androgenmangel: Hypoplasie, Ektopie, Dystopie, Infekt, med.-toxisch
  mit Androgenmangel: Anorchie, Dysgenesie, Klinefelter, Trauma, Infekt
  sekundäre Hodenfunktionsstörung: hormonell, psychisch
  vaskulär: Trauma, Varikozele, Arteriosklerose
  Adnexbeteiligung: diverse Erkrankungen von Prostata, Nebenhoden, Samenblase
- **Di▷** Spermiogramm, Hormonuntersuchung, Hodenbiopsie
- **Th▷** bei Hodenschädigung keine Therapie
  endokrine Störungen: evtl. medikamentöse Therapie
  anatomische Ursache: evtl. chirurgische Korrektur

Erektile Dysfunktion (Impotentia coeundi)
- **Def▷** in 6 Mon. > 75% aller Versuche ohne ausreichende Erektion
- **Ät▷** psychogen: 15%; Angst, Widerwillen
  vaskulär: Arteriosklerose, Priapismus, Thrombose
  neurogen: Tabes dorsalis, Polio, MS, Trauma
  traumatisch: Beckenfraktur
  endokrin: Hypogonadismus, HVL-Insuffizienz, DM
  toxisch: Östrogene, Alkohol, Antidepressiva, Antihypertensiva, Barbiturate, Nikotin
- **Di▷** Anamnese, Hormonstatus, internistischer Check-up, Infektionen, SKIT (Schwellkörperinjektionstest)
- **Th▷** je nach Ursache: Sexualtherapie, Hormonsubstitution
  Sildenafil (Phosphodiesterasehemmer → NO-Freisetzung, Relaxation der glatten Schwellkörpermuskulatur → Erektion)
  Vakuumpumpe: Erektion durch Unterdruck
  SKAT (Schwellkörperinjektionstherapie): Injektion von Vasoaktiva in Schwellkörper
  Operative Revaskularisierung: Arterialisierung der V. dorsalis penis
  Penisprothese in Corpora cavernosa; selten indiziert

Priapismus
- **Def▷** schmerzhafte Dauererektion (> 2 h) durch Zirkulationsstörung
- **Ät▷** meist idiopathisch; Leukämie, Sichelzellanämie, Thrombosen, neoplastisch, Diabetes mellitus
- **Pa▷** high-flow-Priapismus: vermehrte Blutzufuhr
  low-flow-Priapismus: verminderter Blutabstrom
  gefüllte Corpora cavernosa; Corpus spongiosum nicht betroffen

Urologie
Krankheitsbilder

Sy▷ typische Klinik, Miktion intakt, cave: Thrombosierung → Impotenz, Penisdeviation
Th▷ Punktion der Corpora cavernosa; Absaugen Koagel; Spülung
OP: Shuntanlage zwischen Corpus spongiosum und Corpora cavernosa
OP: Shunt zwischen V. saphena magna und Corpus cavernosum, Stanzfisteln nach Winter

Lageanomalien des Hodens
Ein▷ **Maldescensus testis**: Summe der Abweichungen von der skrotalen Lagerung
Retentio testis: Hodenhochstand (Kryptorchismus)
Testis mobilis: Gleit- oder Pendelhoden
Ectopia testis: Verlagerung des Hodens außerhalb des Descensusweges
Th▷ nach 1 Jahr: HCG-Kur, LH-RH-Injektion; ansonsten OP (Orchidopexie)

Sterilisierung des Mannes
Vasoresektion → Durchtrennung Ductus deferens → weder Libido- noch Potenzverlust
Ko▷ Schmerzen durch Stau, Antikörperbildung gegen Spermien, Granulome

Vorhauthypertrophie, Phimose und Paraphimose N47
Phimose
Pa▷ angeborene Enge des äußeren Vorhautringes; kann nicht mehr über Glans zurückgezogen werden; physiologisch bis zum Ende des 2. Lebensjahres, löst sich im 3. Lj.
Sy▷ Krankheitswert nur bei Harnentleerungsstörung
Ko▷ Balanitis, Posthitis (Vorhautentzündung)
Th▷ Zirkumzision nach Dieffenbach bei Miktionshindernis, Infekten und zur Verminderung der Gefahr eines späteren Peniskarzinoms

Paraphimose
Pa▷ Einklemmung der Vorhaut im Sulcus coronarius
Th▷ Frühstadium: manuelle Reposition
Spätstadium: glandokavernöse Stanzanastomose

Sonstige Krankheiten des Penis N48
Epispadie
Pa▷ seltene Fehlbildung, "obenliegender Schlitz": Harnröhre auf Penisoberseite (also Dorsalseite) aufgeschlitzt
Sy▷ Peniskrümmung nach dorsal, meist mit Blasenekstrophie verbunden

Hypospadie
Pa▷ Harnröhrenmündung nicht an der Spitze der Glans, sondern im Verlauf der ventralen Penisseite (Penisunterseite) oder am Damm
Sy▷ ventrale Peniskrümmung (bei Erektion), lappiges Präputium

Urologie
Krankheitsbilder

Induratio penis plastica (Peyronie Krankheit)
Pa▷ plattenförmige fibröse Verhärtung in der Tunica albuginea der Corpora cavernosa
Ät▷ Stoffwechselerkrankung, Koinzidenz mit Dupuytren-Kontraktion und Plantarfibromatose
Sy▷ Penisverkrümmung bei Erektion
Th Vitamin E, p-Aminobenzoat; lokal Steroide
Strahlentherapie, Resektion der Plaques

Entzündliche Krankheiten der männlichen Genitalorgane N49
Balanitis
Pa▷ Entzündung der Glans penis und des Präputiums (Balanopsthitis)
Ät▷ Sekretstau bei Phimose, unspezifische Urethritis, Diabetes mellitus, Inkontinenz
Th▷ Zirkumzision, Injektion von Hyaluronidase
Ein▷ **Balanitis erosiva acuta**:
- **Sy**▷ rote Erosionen, graugelbe Beläge, Schwellung, Nässen, Jucken
- **Pa**▷ bakterielle Infektion durch Fusospirillen, Staph., Strept., gramneg. Bakt.
- **Th**▷ desinfizierende Cremes; keine systemische Antibiose

Balanitis erosiva circinata:
- **Sy**▷ landkartenartige Erytheme und Erosionen mit weißlichem Epithelsaum bei M. Reiter
- **Th**▷ Cortison

Fournier-Gangrän
Ät▷ selten, posttraumatisch
Pa▷ fieberhafte Gangrän der männlichen Geschlechtsteile mit rascher, ausgedehnter Nekrose
Err▷ Streptokokken, Pseudomonas, Fusobact., Candida albicans
Th▷ Antibiose, Nekrosen resezieren, Behandlung Sepsis

Pharmakotherapie in der Urologie

Selektive α1-Blocker
- **Sto▷** Doxazosin [Cardular®], Tamsulosin [Alna®, Omnic®], Terazosin [Flotrin®]
- **Ind▷** Miktionsbeschwerden bei benigner Prostatahyperplasie
- **Wm▷** Hemmung der α1-Rezeptoren
- **Wi▷** Relaxation der glatten Muskulatur am Harnblasenhals der Prostatakapsel und Urethra in Prostataverlauf
- **Nw▷** antihypertensiv

5-α-Reduktasehemmer
- **Sto▷** Finasterid [Proscar®], Dutasterid [Avodart®]
- **Ind▷** benigne Prostatahyperplasie
- **Wm▷** Hemmung der 5-α-Reduktase und damit der Umwandlung von Testosteron in aktiven Metaboliten → antiandrogene Wirkung → Reduktion des Prostatavolumens
- **Wi▷** verzögerter Wirkungseintritt

Phosphodiesterase-5-Hemmer
- **Sto▷** Sildenafil [Viagra®], Tadalafil [Cialis®], Vardenafil [Levitra®]
- **Ind▷** erektile Dysfunktion
- **Wm▷** Hemmung der Phosphodiesterase-5; bewirken somit Gefäßrelaxation → erhöhen Blutstrom in Schwellkörper
- **Nw▷** Blutdruckabfall
- **KI▷** keine Kombination mit Nitraten; schwere KHK

Gynäkologie und Geburtshilfe

Grundlagen	**880**
Geschlechtsspezifische Entwicklung	880
Sexualhormone	881
Menstruationszyklus	883
Familienplanung	884
Schwangerschaft	886
Konzeption	886
Entwicklung der Plazenta und des Feten	887
Ärztliche Betreuung in der Schwangerschaft	889
Wochenbett	891
Gesundheitsst. Gynäkologie	**892**
Fertilitätsstörungen (Sterilität, Infertilität)	892
Genitalblutungen	892
Uterine Blutungen	892
Vaginale Blutung	893
Genitale Fehlbildungen	893
Gonadendysgenesie	893
Hymenalatresie	894
Fehlbildung von Vagina und Uterus	894
Hypospadie / Epispadie	894
Klitorishypertrophie	894
Fehlbildung der Mammae	894
Amenorrhoe	894
Äußerer Vorfall der inneren weiblichen Geschlechtsorgane	895
Dysmenorrhoe	895
Dyspareunie	896
Fluor genitalis (Ausfluss)	896
Klimakterische Störungen	896
Mamma-Knoten	896
Mastodynie	896
Menstruationsstörungen	896
Mittelschmerz	897
Pathologische Sekretion aus der Mamma	897
Prämature Menopause	897
Prämenstruelles Syndrom (PMS)	897
Gesundheitsst. Geburtshilfe	**898**
Abnormer Fontanellen-Tastbefund	898
Atemnot beim Neugeborenen	898
Fruchtwasserabgang	898
Frühgeburtlichkeit	899

Gynäkologie und Geburtshilfe

Inhalt

Geburtsunmögliche Lagen	899
Habitueller Abort	899
Neugeborenen-Hyperexzitabilität	899
Perinatale Asphyxie (Hypoxie und Azidose)	899
Postpartale Blutung	899
Schwangerschaftsbedingte Beschwerden	900
Stillschwierigkeiten	900
Verminderte Kindsbewegungen	900
Vorzeitige Wehen	900

Krankheitsbilder Gynäkologie — **901**

Krankheiten der Mamma (Brustdrüse) N60–N64 — 901
    Gutartige Mammadysplasie N60 — 901
    Entzündliche Krankheiten der Mamma (Brustdrüse) N61 — 902
Entzündliche Krankheiten der weiblichen Beckenorgane N70–N77 — 902
    Salpingitis und Oophoritis N70 — 902
    Entzündliche Krankheit des Uterus, ausgenommen der Zervix N71 — 903
    Entzündliche Krankheit der Cervix uteri N72 — 903
    Sonstige entzündliche Krankheiten im weiblichen Becken N73 — 904
    Krankheiten der Bartholin-Drüsen N75 — 904
    Sonstige entzündliche Krankheit der Vagina und Vulva N76 — 904
    Sexuell übertragbare Erkrankungen — 906
Nichtentzündliche Krankheiten des weiblichen Genitaltraktes N80–N98 — 909
    Endometriose N80 — 909
    Genitalprolaps bei der Frau N81 — 910
    Sonstige nichtentzündliche Krankheiten des Uterus, ausgenommen der Zervix N85 — 910
    Erosion und Ektropium der Cervix uteri N86 — 911
    Dysplasie der Cervix uteri N87 — 911
    Sonstige nichtentzündliche Krankheiten der Vagina N89 — 912
    Sonstige nichtentzündliche Krankheiten der Vulva und des Perineums N90 — 912
    Menstruationsstörung N91–N92 — 913
    Schmerz und andere Zustände im Zusammenhang mit den weiblichen Genitalorganen und dem Menstruationszyklus N94 — 914
    Klimakterische Störungen N95 — 914
    Sterilität der Frau N97 — 915
Pharmakotherapie in der Gynäkologie — 916
    Hormone und Hormonantagonisten — 916
    Hormonelle Kontrazeption — 918

Krankheitsbilder Geburtshilfe — **918**

Schwangerschaft mit abortivem Ausgang O00–O08 — 918
    Extrauteringravidität (EUG) O00 — 918
    Blasenmole O01 — 919
    Spontanabort O03 — 919
    Schwangerschaftsabbruch O04 — 920
Ödeme, Proteinurie und Hypertonie während der Schwangerschaft, der Geburt und des Wochenbettes O10–O16 — 920
    Gestationshypertonie (schwangerschaftsinduziert) mit bedeutsamer Proteinurie O14 — 920
    Eklampsie O15 — 922

Gynäkologie und Geburtshilfe
Inhalt

Sonstige Krankheiten der Mutter, die vorwiegend mit der Schwangerschaft verbunden sind O20–O29	922
Blutung in der Schwangerschaft O20	922
Übermässiges Erbrechen in der Schwangerschaft O21	922
Infektionen des Urogenitaltraktes in der Schwangerschaft O23	922
Diabetes mellitus in der Schwangerschaft O24	923
Betreuung der Mutter bei sonstigen Zuständen, die vorwiegend mit der Schwangerschaft verbunden sind O26	923
Betreuung der Mutter im Hinblick auf den Feten und die Amnionhöhle sowie mögliche Entbindungskomplikationen O30–O48	926
Mehrlingsschwangerschaften O30	926
Betreuung der Mutter bei festgestellter oder vermuteter Lage- und Einstellungsanomalie des Feten O32	926
Polyhydramnion O40	927
Sonstige Veränderungen des Fruchtwassers und der Eihäute O41	927
Vorzeitiger Blasensprung O42	928
Pathologische Zustände der Plazenta O43	928
Placenta praevia O44	928
Vorzeitige Plazentalösung O45	928
Übertragene Schwangerschaft O48	929
Komplikationen bei Wehentätigkeit und Entbindung O60–O75	929
Vorzeitige Wehentätigkeit und Entbindung O60	929
Abnorme Wehentätigkeit O62	929
Protrahierte Geburt O63	929
Geburtshindernis O64–66	930
Komplikationen bei Wehen und Entbindung durch fetalen Distress O68	930
Komplikationen bei Wehen und Entbindung durch Nabelschnurkomplikationen O69	930
Dammriss unter der Geburt O70	930
Sonstige Verletzungen unter der Geburt O71	931
Postpartale Blutung O72	931
Retention der Plazenta oder Eihäute ohne Blutung O73	931
Regelrechte Spontangeburt O80	932
Geburtsfaktoren	932
Regelrechte Geburt	933
Leitung und Überwachung der Geburt	935
Operative Maßnahmen zur Geburtsbeendigung	935
Komplikationen, die vorwiegend im Wochenbett auftreten O85–O92	936
Puerperalfieber O85	936
Venenkrankheiten als Komplikation im Wochenbett O87	936
Infektionen der Mamma im Zusammenhang mit der Gestation O91	936
Sonstige Krankheitszustände während der Gestationsperiode, die anderenorts nicht klassifiziert sind O95–O99	937
Pharmakotherapie in der Geburtshilfe	938
Geburtseinleitung	938
Tokolyse	938
Postpartale Uterusatonie	938

Gyn

Gynäkologie und Geburtshilfe
Grundlagen

Grundlagen

Geschlechtsspezifische Entwicklung

Hormone
bis 3. Lebenswoche mütterliche Hormone
Ruhephase bis 8. Lj. → Anstieg Androgene, LH, FSH
Pubertätsbeginn: Östrogenspiegel voll entwickelt; Pubertät (12. –15. Lj.)

Geschlechtsentwicklung
Thelarche (Brustentwicklung)   10.–11. Lj.
Pubarche (Schambehaarung)   11. Lj.
Menarche   12.–13. Lj.
Wachstumsschub   11.–12. Lj.

Brustentwicklung (Thelarche)	
B1	präpuberal; kindlich; Erhebung der Brustwarze
B2	Brustdrüse und Aerola-Durchmesser vergrößert, Knospenbrust (Warzenvorwölbung)
B3	Brust und Aerola vergrößert, vorgehoben
B4	Aerola und Warze bilden ggb. der Brust zweite Erhebung
B5	voll entwickelte Brust

Schambehaarung (Pubarche)	
P1	keine
P2	leicht gekräuselte, leicht pigmentierte Haare an der Basis des Penis / Labien
P3	dunklere, dichtere, gekräuselte Haare über der Symphyse
P4	erwachsene Haarstruktur, keine Behaarung der Oberschenkel
P5	feminine (dreieckige) Verteilung der Behaarung; Übergang zum Oberschenkel
P6	maskuline (dreieckförmige) Verteilung auf Linea alba zum Nabel

Genitalentwicklung (Penis, Scrotum, Testes)	
G1	kindliche Verhältnisse
G2	Penis kaum gewachsen, Skrotum vergrößert, Oberflächenveränderung, Testes leicht vergrößert
G3	Penis Längenwachstum Länge > Breite, Skrotum und Testes weiteres Wachstum
G4	Penis Wachstum Breite > Länge, dunklere Haut, Volumenzunahme
G5	wie Erwachsener

Gynäkologie und Geburtshilfe
Grundlagen

Zeitlicher Ablauf

Mädchen						
Schambehaarung		P2	P3	P4	P5	
Brustentwicklung	B2	B3		B4	B5	
Sonstiges		Wachstumsschub	Menarche	Ovulatorische Zyklen		
Alter in J.	11	12	13	14	15	16
Jungen						
Genitalentwicklung		G2	G3	G4	G5	
Schambehaarung			P2	P3, P4	P5	P6
Sonstiges				Wachstumsschub		

Störungen der Geschlechtsentwicklung
Pubertas praecox
    Ät▷   idiopathisch
    Sy▷   Geschlechtsmerkmale < 8. Lj.; Kleinwuchs (Epiphysenschluß)
Pseudopubertas praecox
    Ät▷   autonome Hormonbildung, Hypothyreose, AGS, Hormonzufuhr
Pubertas tarda
    Sy▷   verspätete Menarche > 18. Lj.
    Th▷   Behandlung mit Östrogenen

Untersuchung der Fortpflanzungsfunktion
Messung der Körpertemperatur: in 2. Zyklushälfte 0,5 °C höher als in 1. Hälfte (Progesteroneinfluss)
Kolpozytologie: Östrogene: Superfizialzellen
Progesteron: Intermediärzellen
Zervikbeurteilung: Sekretmenge, Farnkrauttest positiv bei Östrogen, Spinnbarkeit
Hormonanalyse: LH, FSH, Östradiol

Sexualhormone

Testishormone
Lutropin (LH–ICSH): Testosteronproduktion in Leydig-Zellen
Follitropin (FSH): Bildung des Testosteronbindungsproteins in Sertolizellen

Ovarialhormone (Östrogen, Gestagen)
GnRH → **FSH** → stimuliert Follikelreifung und Eisprung → Östrogen
         → **LH** → induziert Gelbkörper → Progesteron
Östrogen
Bildung in Theca interna und Zona granulosa
    Ein▷ Östradiol   stärkstes Hormon, v.a. Geschlechtsreife
          Östron   in Postmenopause
          Östriol   während Schwangerschaft

Gynäkologie und Geburtshilfe
Grundlagen

Wi▷ Proliferationsphase des Endometriums, unverhorntes Plattenepithel der Vagina; Superfizialzellen in Abstrich, vermehrtes dünnflüssiges Sekret, Farnkrauttest +; Konzeption möglich, 1. Phase; Förderung der Ausbildung der Geschlechtsmerkmale, Förderung der Mammaentwicklung, Knochenreifung, Wasserresorption und Ödembildung, Arteriosklerose-protektive Wirkung (HDL ↑, LDL ↓), Gerinnungssteigerung (Thrombosegefahr)

Progesteron
Bildung in Corpus luteum unter LH-Einfluß

Wi▷ Sekretion des Uterus, Schlängelung der Drüsen; 2. Phase; Zervixsekret ↓, Farnkrauttest negativ, Abstrich Intermediärzellen; Körpertemperatur plus 0,5 °C, Schwangerschaftserhaltung, Steigerung der Körpertemperatur, Natriurese

Funktionsstörung
Primäre Störung: Störung Östrogen- bzw. Progesteronsynthese, z.B. Ullrich-Turner-Syndrom, Gonadendysgenesie durch Chromosomenanomalie (XO)
Sekundäre Störung: Störung der FSH, LH-Synthese im Hypophysenvorderlappen
Tertiäre Störung: psychisch, hypothalamisch, hypophysär

Störungen der sexuellen Differenzierung
Angeborene Defekte und Beispiele
Steroidbiosynthese → AGS
Androgenrezeptoren → testikuläre Feminisierung
chromosomal → Turner-Syndrom (XO), Klinefelter-Syndrom (XXY)

Ovariale Insuffizienz / Blutungsanomalien
Oligomenorrhoe: verlängerte Zyklen, hypothalamische Störung, Abstand > 31 Tage
Polymenorrhoe: kurze Zyklen, anovulatorische Zyklen; Abstand < 25 Tage
Amenorrhoe: keine Menstruation > 3 Monate; primär oder sekundär
Ursachen: Hormoninsuffizienz (hypothalamisch – hypophysär – ovariell), Störung des Uterus, Hyperprolaktinämie
Hypermenorrhoe: verstärkte Blutung, normale Zeit
Hypomenorrhoe: verminderte Blutung, normale Zeit
Menorrhagie: verlängerte Blutung, > 6 Tage
Hypermenorrhagie: zyklische Blutungen
Metrorrhagie: Zwischenblutungen, azyklische, unregelmäßige Blutungen
Schmierblutung: unregelmäßige kleine Blutabgänge (Spotting)

Gynäkologie und Geburtshilfe
Grundlagen

Menstruationszyklus

1. Woche	2. Woche		3. Woche	4. Woche
Tag 1-7	Tag 8-14	Tag 14	Tag 15-21	Tag 22-28
Menstruations-phase	**Follikelphase** (Proliferationsphase)	Eisprung **Ovulation**	**Gelbkörperphase** (Sekretionsphase)	
Östradiolphase		LH-Peak	Progesteronphase	
ischämische Menstruation	Aufbau der Uterus-schleimhaut		Umbau der Uterusschleimhaut, Sekretion; bei fehlender Nidation Gelbkörperdegeneration → Abfall Östrogen und Progesteron → Konstriktion der Endometriumgefäße → Ischämie, Menstruationsblutung	
unreifer Follikel	Follikelreifung im Ovar → Östradiolproduktion	Ovulation	Gelbkörper	deg. Gelbkörper
LH niedrig, vor Ovulation rasch ansteigend FSH führend, gegen Ende abfallend		LH-Peak	LH nach Peak langsam abfallend FSH niedrig, zum Ende ansteigend	
Progesteron niedrig Östradiol führend		Östradiol-Peak	Östradiol niedrig Progesteron führend	
basale Temperatur normal			basale Temperatur + 0,5°C	

Menstruation
Normal 3–5 Tage, ca. 50 ml
Vorverlegung durch Pille (Östrogen und Progesteron → Abbruchblutung), Verzögerung durch Gestagene
Dysmenorrhoe: krampfartige Schmerzen durch Prostaglandinerhöhung
primär: setzt mit Menarche ein; Uterusfehlbildungen, Lageanomalien
sekundär: Endometriose, Myome, psychisch
Prämenstruelles Syndrom: Reizbarkeit, Spannungsgefühl, Ödemneigung in 2. Phase

Dysfunktionelle Blutungen
Anovulatorische Blutung: keine Ovulation, kein Gelbkörper, irreguläres Endometrium, juvenile Blutung
Follikelpersistenz: verzögerter Eisprung → Dauerstimulation des Endometriums mit Östrogen → glandular zystische Hyperplasie → herdförmige Blutungen, danach Dauerblutung
Ovulatorische Blutungen: Zwischenblutungen als Zeichen eines Östrogenmangels
Schmierblutungen: prämenstruell durch Gelbkörperinsuffizienz
postmenstruell durch mangelnde Regeneration

Gynäkologie und Geburtshilfe
Grundlagen

Störung der endokrinen Ovarialfunktion
Ovulationsstörung: Amenorrhoe oder anovulatorische Zyklen

Amenorrhoe:
- Ein▷ **Primäre** Amenorrhoe: keine Menstruation bis vollendetes 15. Lj.
  Sekundäre Amenorrhoe: Ausbleiben der Menstruation > 3 Monate
- Pa▷ **Zentrale hypogonadotrope** Amenorrhoe: LH-RH und FSH-RH ↓
  - Ät▷ Tumor, Infektion, Sheehan-Syndrom, Anorexia nervosa

  Zentrale dysgonadotrope Amenorrhoe: FSH-LH normal, aber Hormonpeak fehlt

  Hyperprolaktinämische Amenorrhoe: Prolaktin hemmt FSH-LH

  Ovarielle Amenorrhoe: Östrogen und Progesteron ↓ → kein Follikel, kein Eisprung
  - Ät▷ Klimakterium praecox, hypoplastische Ovarien, Ovarialtumoren, polyzystische Ovarien (Stein-Leventhal-Syndrom)

  Uterine Amenorrhoe:
  - Ät▷ Uterusaplasie, Hypoplasie, Endometriumhypoplasie
- Di▷ **Gestagentest**: 10 Tage Gestagengabe → Abbruchblutung → positiv
  Östrogen-Gestagen-Test: 21 Tage Östrogen, in 2. Hälfte zusätzlich Progesteron → Absetzen → Blutung; LH, FSH-Bestimmung, Prolaktin; wenn negativ uterine Amenorrhoe
- Th▷ positiver Gestagentest: Progesteron in 2. Hälfte
  positiver Östrogen-Progesteron-Test: Östrogen-Gestagen-Präparate
  bei zentraler Amenorrhoe: Gonadotropinbehandlung
  Hyperprolaktinämie: Bromocriptingabe

Familienplanung

Schwangerschaftsverhütung
Notwendigkeit: persönlich, medizinisch, gesundheits- und bevölkerungspolitisch
Medizinische Indikationen: schwere Herzerkrankungen, Malignome, HIV, HBV, HCV, Psychoneurosen, Erbkrankheiten, unter medikamentöser Therapie

Methoden der Empfängnisverhütung
Pearl-Index: Versagerquote (Zahl ungewollter Schwangerschaften pro 100 ♀/Jahr), d.h. je niedriger, desto zuverlässiger

Methode	Pearl-Index	Methode	Pearl-Index
Pille (Kombination)	0,2–0,5	Diaphragma	2,1–6
Minipille	0,3–3	Portiokappe	7
Depotpräparate	0,3–3,6	Kondom	3–3,6
Spirale	0,3–3	Coitus interruptus	10–20
periodische Abstinenz	15–20	spermizide Cremes	4–6
Temperatur	1–3	Vaginalspülung	21–42
		Sterilisation	<0,2

Gynäkologie und Geburtshilfe
Grundlagen

Periodische Enthaltsamkeit (Zeitwahlmethode, natural family planning)
Prinzip: Ovulation zwischen 16. und 12. Tag vor Einsetzen der darauffolgenden
Menstruation; bei maximaler Lebensdauer der Spermien von 3 Tagen →
fertile Phase 19.–12. Tag
- nach **Ogino**: erster fruchtbarer Tag = kürzester Zyklus – 18
letzter fruchtbarer Tag = längster Zyklus – 11
26–30-tägiger Zyklus → fertile Phase = 8.–19. Tag
- nach **Knaus**: erster fruchtbarer Tag = kürzester Zyklus – 17
letzter fruchtbarer Tag = längster Zyklus – 13
26–30-tägiger Zyklus → fertile Phase = 9.–17. Tag

Temperaturmethode
Körpertemperatur ist in der 1. Hälfte des Zyklus niedriger als in der 2. Hälfte. Wenn Temperatur an 3 aufeinanderfolgenden Tagen höher ist als an den 6 vorangegangenen, ist Ovulation sicher bereits geschehen und Frau ist sicher unfruchtbar von 3. Tag nach Temperaturanstieg bis Menstruation.

Billingsmethode
Präovulatorischer Östrogenanstieg → Zunahme der zervikalen Sekretion → verstärkter klarer Fluor (Ovulationsindikator); Anwendung: sexuelle Abstinenz an Tagen, an denen Abgang von flüssigem Zervikalschleim aus der Vagina beobachtet wird einschließlich 4 Tage nach maximalem Schleimabgang

Coitus interruptus
Unterbrechung der Kohabitation vor Ejakulation

Mechanische und chemische Verhütungsmethoden
Diaphragma: Gummischeibe mit Durchmesser von 7–9 cm, die vor Geschlechtsverkehr in Vagina eingebracht wird und dort 6 h verbleibt
Portiokappe: kleiner als Diaphragma; verbleibt über einen Zyklus
Kondom: Kontrazeption und Infektionsschutz
Vaginalschwamm, Spermizide: nur als Suppositorien
Intrauterinpessar (IUP): Kupfer-T-Pessar, Lippes-Loop (Kunststoff), progesteronhaltige Modelle; Gefahr der Fremdkörperreaktion; nicht anzuwenden bei jungen Frauen; bei Schwangerschaft sofort entfernen (Sepsisgefahr!, keine Missbildungen)
Einsetzen in erster Zykluswoche (Blutung); Wechsel nach 3–5 Jahren;
- **Komplikationen**: Hypermenorrhoe, Zwischenblutungen, Extrauteringravidität, Infektionen

Sterilisation
♂: operative Unterbindung des Ductus deferens
♀: Tubenligatur oder Entfernung der Tuben; Rekanalisationschance ca. 10–30%

Gynäkologie und Geburtshilfe
Grundlagen

Hormonelle Kontrazeption (orale Ovulationshemmer)
Klassische Pille (Kombinationspräparat)
- **Sto▷** Gestagen und Östrogen (kontrazeptive Wirkung durch Gestagen gewährleistet; adäquate Kombination mit Östrogenen ist v.a. zur Zykluskontrolle wesentlich)
- **Wm▷** **Ovulationshemmung** durch Hemmung der pulsatilen Sekretion von Gn-RH, FSH und LH
  Störung der Nidation durch Hemmung der endometrialen Proliferation und verfrühte sekretorische Transformation (Atrophie)
  Hemmung der Spermienaszension durch Verminderung der Zervixschleimproduktion (Zunahme der Viskosität und proteolytischer Enzyme)
  Beeinflussung der **Tubenfunktion**
- **Nw▷** arterielle Hypertonie, Glucosetoleranz ↓, Thrombosen, post-pill-Amenorrhoe
  eher östrogenbedingt: Kopfschmerz, Übelkeit, Ödeme, Gewichtszunahme
  eher gestagenbedingt: Müdigkeit, Depression, Gewichtszunahme, Libidoverlust

Minipille
- **Sto▷** nur Gestagen (Anwendung: kontinuierliche tägliche Einnahme einer niedrigen Gestagendosis)
- **Wi▷** **Hemmung der Spermioaszension** durch Veränderung/Verminderung des Zervixschleims und des Endometriums
  Abschwächung des LH-Peaks, aber Hemmung der Ovulation nur in 50% der Fälle

Depotgestagene
- **Wi▷** Mikrokristalline oder ölige Injektionsform; die Präparate werden während der ersten 5. Zyklustage in 2–3-monatlichen Abständen intramuskulär verabreicht
- **Wm▷** **Ovulationshemmung** durch Gn-RH-Störung, allerdings weniger ausgeprägt als bei oralen Ovulationshemmern
  Transformation des Endometriums; Veränderung des Zervixschleim

Postkoitale Kontrazeption
- **Sto▷** starke Östrogene und Gestagene; **Anwendung**: maximal 48 Std. danach
- **Wi▷** Verhinderung der Nidation der befruchteten Eizelle

Schwangerschaft

Konzeption

Ovulation: in Zyklusmitte; Eizelle 24 h befruchtungsfähig, Spermien sind einige Tage lebensfähig
Kapazitation: Spermien werden bei Wanderung durch Vagina befruchtungsfähig

Gynäkologie und Geburtshilfe
Grundlagen

Befruchtung: **Imprägnation** (Eindringen des Spermium) und **Konjugation** (Verschmelzung der Kerne) meist in Ampulle → Zygote → Morula → **Blastozyste** (Nidation am 6. Tag) besteht aus: **Trophoblast** (außen) und **Embryoblast** (innen)

Implantation: Trophoblast heftet sich an Hinterwand des Uterus; Trophoblast eröffnet mütterliche Gefäße; aus Endometrium wird Dezidua

Pathologische Insertion und Implantation
Plazenta praevia: Lokalisation: Implantation nahe der Zervix
Extrauteringravidität: Implantation außerhalb des Uterus
Plazentalösungsstörungen: Plazenta accreta (increta): Einwachsen der Plazenta in der Tiefe
Insertio velamentosa: Polarisation

Entwicklung der Plazenta und des Feten
Reife Plazenta
Aufbau der reifen Plazenta:
    rundlich, Durchmesser: 15–20 cm, Dicke: 2–3 cm, Gewicht: ca. 500g
    maternale Seite: 20–30 **Plazentome**; Basalplatte
    fetale Seite: **Zottengefäße**, die sich zur **Nabelschnur** vereinigen; Chorionplatte
    Variationen: Plazenta bipartita oder mehrere Nebenplazenten

Kennzahlen der reifen Plazenta:
    Zottenoberfläche: 11–14 m² (Austauschoberfläche)
    Durchblutung der intervillösen Raumes: 500–600 ml/min
    Durchblutung auf fetaler Seite: 200–250 ml/min

Eihäute:
    Chorion, Schwammschicht, Amnion; setzten am Rande der Plazenta an und sind gefäßlos

Nabelschnur:
    Länge: 50–60 cm
    2 Arterien, die O_2-armes Blut zur Mutter transportieren
    1 Vene mit sauerstoffreichem Blut

Funktion der Plazenta:
    Die Funktion der Plazenta ist im Sinne einer Überschussfunktion angelegt, um Teilausfälle zu kompensieren (**SGA-Syndrom** (small for gestational age): bei Abnahme der Funktion auf 30–40% letale Auswirkungen (Ursachen: DM, Gestosen, Nabelschnurkomplikationen, Infektion)
    Austauschvorgänge: Austausch von O_2 und CO_2 und von Nährsubstraten und mütterlichem IgG gegen Stoffwechselschlacken des Kindes
    Produktive Leistung der feto-utero-plazentaren Einheit:
    – Human chorionic gonadotropin **HCG**: LH-analoge Gelbkörperstimulation
    – Human placental lactogen **HPL**: STH-/Prolaktin-ähnliche Wirkung: koordiniert Plazentaentwicklung
    – Human chorionic thyreotropin **HCT**

Gyn

Gynäkologie und Geburtshilfe
Grundlagen

- Human chorionic corticotropin **HCCT**
- **Östriol, Östradiol, Östron**: aus embryonalen Vorstufen (DHEA)
- **Progesteron**: aus embryonalen Vorstufen: verhindert Abstoßung des Endometriums; Produktion erst in Gelbkörper bis 5. SSW, danach Plazenta
- Proteinsynthese: **SP1**, plazentares Protein 5 (**PP5**)
- Nukleinsäuren
- ATP-Bildung

Fruchtwasser
Funktion: Stoffaustausch, mechanischer Schutz
Bildung: aus Amnionepithel; Volumen: gegen Ende der SS ca. 1 l
Verschlucken – Ausscheidung über die Niere
Beschaffenheit: leicht trüb, ungefärbt, alkalisch, wenig Protein und Glucose; viel Lactat, Harnstoff / Kreatinin

Pathologie
Hydramnion: pathologische Vermehrung (> 2000 ml) bei fetalen GI-Atresien
Oligohydramnion: pathologische Verminderung (< 100 ml): bei Nierenfunktionsstörungen

Fetalentwicklung
Verhältnis von Tragezeit und Körpermasse:
Ende des 3. Monats – Ende des 5. Monats: Länge [cm] = Monat · Monat
Ende des 6. Monats – Ende des 10. Monats: Länge [cm] = Monat · 5
Schwangerschaftsdauer:
280 Tage, 40 Wochen post menstruationem
266 Tage, 38 Wochen post conceptionem
Geburtstermin:
1. Tag der letzten Regel plus 7 Tage minus 3 Monate (**Naegele-Regel**)
Reifezeichen:
Körperlänge: 48–54 cm, Gewicht: 2800–4100 g, Kopfumfang: 34–36 cm
Haut: Reste der Käseschmiere, Lanugobehaarung an Rücken, Schultern, Oberarmstreckseiten
Fingernägel überragen Fingerkuppen, Zehennägel schneiden mit Zehenkuppe ab
Hoden im Skrotum, große Labien bedecken Klitoris und kleine Labien
Stimme ist kräftig

Fetopathien
Schädigung der Frucht nach Organogenese (Embryonalphase)
Ursachen: Infektion (Toxoplasmose, Röteln), DM der Mutter, Medikamente, Rh-Inkompatibilität

Gynäkologie und Geburtshilfe
Grundlagen

Schwangerschaftsveränderung am mütterlichen Organismus
Abdomen: Zunahme des Leibesumfanges, Pigmentierung der Mittellinie, Striae; Gewichtszunahme (bis ca. 15 kg)

Herz, Kreislauf, Gefäße, Blut: Herzhypertrophie, Lageveränderung, HF-Beschleunigung, Steigerung des HMV um 30%, Venendrucksteigerung, Neigung zur Varizenbildung, Hypervolämie, Leukozytose, Mg-Mangel, Neigung zu Anämien, Steigerung der BSG, Vene-Cava-Kompressionssyndrom, Hypalbuminämie, relative Anämie, Hyperfibrinogenämie (Thrombosegefahr)

Magen-Darm-Trakt: Magensäurereflux: im Extremfall (nach Aspiration unter Narkose) Mendelson-Syndrom, Neigung zu Obstipation, da Tonus durch Progesteron vermindert

Niere: erhöhte GFR und physiologische Polyurie, Harnsäurekonzentration im Serum niedrig; ab 4. Monat Harnwegsinfektrisiko zunehmend

Endokrinium: positive Na-Bilanz, Grundumsatz ↑, Hyperlipidämie, Cortison und Aldosteron ↑, Gestationsdiabetes

Uterus: 50 g → 1 kg

Haut: häufig Spidernaevi, verstärkte Pigmentierung; Vulva und Vagina → livide Verfärbungen, Infektionen

Ärztliche Betreuung in der Schwangerschaft
Schwangerschaftsnachweis

Unsichere Zeichen: Anamnese (sekundäre Amenorrhoe, Übelkeit, Erbrechen, Spannung in den Brüsten); organisch (Uterusauflockerung, livide, vergrösserte Vagina)

Sicherer Nachweis: HCG aus Trophoblast; Nachweis über Agglutinationshemmtest, RIA; nach 2 Wochen (post conceptionem) positiv im Urin; Serum ab 8.–12. Tag

Sichere Schwangerschaftszeichen: fetale Lebensäußerungen (Herztöne, Strukturen in Sonographie, Kindsbewegungen), Vaginalsonographie

Erstuntersuchung: SS-Feststellung, Berechnung des Geburtstermins, RR, Gewicht, Blutgruppe, Rötelntiter, Hb
Urin: Zucker, Protein
Antikörpersuchtest (indirekter Coombs-Test), Chlamydien, Lues, Zytodiagnostik

Kontrolluntersuchungen: alle 4 Wochen, 7.–9. Monat alle 2 Wochen; Sonographie dreimal

Kontrolle der fetalen Entwicklung
Fundusstand:
- 12. SSW: oberer Symphysenrand
- 24. SSW: Nabel
- 36. SSW: Rippenbogen
- 40. SSW: 2 Finger unter Rippenbogen

Hoher Fundus: Terminirrtum, Mehrlinge, Blasenmole, Hydramnion, diabetisches Kind

Gynäkologie und Geburtshilfe
Grundlagen

Tiefer Fundus: Terminirrtum, Plazentainsuffizienz, Nikotin, Alkohol, Fehlbildungen, Fruchttod
Herztöne: ab 20. Woche mit Stethoskop nachweisbar, vorher Ultraschall
Leopold-Handgriffe:
- **1. Leopold-Handgriff**: Fundusstand
- **2. Leopold-Handgriff**: Stellung des kindlichen Rückens →
  Rücken links: 1. Stellung
  Rücken rechts: 2. Stellung
- **3. Leopold-Handgriff**: Unterscheidung Becken- oder Schädellage
  → Ballotement, Bewegung des vorhergehenden Teils
- **4. Leopold-Handgriff**: Kind in Beckeneingangsebene
  Missverhältnis zwischen Kopf und Becken

Gewichtszunahme: 1. Trimenon: 250 g/Woche
2. Trimenon: 350 g/Woche
3. Trimenon: 500 g/Woche

Wichtige kontraindizierte Pharmaka (Auswahl)

Substanz	Anwendung	Schwangerschaft
ASS	Antiphlogistikum	hämorrhagische Diathese
Cimetidin	H_2-Blocker	Hyperbilirubinämie
Diazepam	Tranquilizer	Atemdepression
Glibenclamid	Antidiabetikum	teratogen
Metoclopramid	Propulsivum	Met-Hb-Bildung
Metroprolol	Antihypertensivum	Retardierung
Phenprocoumon	OAK	Warfarin-Embryopathie
Triamteren	Diuretikum	fetotoxisch

Impfungen: in der SS teratogen; nur bei guter Risiko-Nutzen-Abwägung
- **absolute Kontraindikation**: Röteln, Masern, TBC, Mumps, VZV
- **relative Kontraindikation**: Diphtherie, Cholera
- **relativ unbedenklich**: Tetanus, Typhus, Tollwut, Polio, Grippe

Mutterschutzrecht: 6 Wochen vor Geburt (fakultativ), bis 8 Wochen nach Geburt (obligatorisch)
Regelung der Tätigkeit, Arbeitszeiten, Gefahrstoffe, Heben, Überstunden
Kündigungsschutz von Mitteilung bis 4 Monate nach Geburt

Pränatale Diagnostik
Amniozentese
Zur Erkennung von Chromosomenfehlern, Enzymdefekten, neuralen Dysraphien
Durchführung: Fruchtwasserpunktion unter Ultraschallkontrolle in 16. SSW
Indikation: Alter > 35. Lj., Chromosomentranslokation, Mutter Konduktorin für X-chrom-Defekt, erbliche Stoffwechselkrankheiten

Gynäkologie und Geburtshilfe
Grundlagen

vorausgegangenes Kind mit Chromosomenaberration/ Neuralrohrdefekt, Lungenreifediagnostik bei Frühgeburt → Bestimmung Lecithin / Sphingomyelin-Quotient; wenn < 2 → hyaline Membranen-Syndrom

AFP
Bestimmung des Alpha-Fetoproteins
bei Neuralrohr-Defekt erhöht; bei Trisomie 21 erniedrigt

Chorionzottenbiopsie
Durchführung in 8. SSW   **Vorteil**: früher, schnellere Diagnostik
                          Nachteil: höhere Komplikationsquote

Schwangerschaftabbruch
Abtreibung: Prostaglandine – Zervixdilatation – Vakuumkürettage
    Nach 8. SSW nur in Klinik; nach 1. Trimenon Prostaglandine mit Nachkürettage
Komplikationen: Blutung, Infektion, Sterilität, Nachbluten, Abortneigung; bis 8 SSW. 5% Komplikationen, danach steigend

Wochenbett

Wochenbett (Puerperium): 6–8 Wochen p.p.
Laktation: ab 2.– 4. Tag
am Ende des Wochenbettes Wiederaufnahme der Ovarialfunktion:
    Abfall der Plazentahormone → FSH- und LH-Stimulation → Prolaktinausschüttung
    Uterusinvolution, Kontrakturen (Nachwehen)

Fundusstand: post partum: zwischen Nabel und Symphyse
                   1 Tag p.p.   1 Querfinger unter Nabel
                   2 Tag p.p.   2 Querfinger unter Nabel
                   1 Woche p.p.   2 Querfinger über Symphyse
                   10 Tage p.p.   nicht mehr tastbar

Lochien (postpartales Sekret)
    1. Woche   Lochia rubra (blutig)
    2. Woche   Lochia fusca (braunrot)
    Ende 2. Woche   Lochia flava (gelb)
    3. Woche   Lochia alba (farblos)

Extragenitale Veränderungen: Ödemretention, Hkt, Leukozyten ↓, Thrombozyten ↑, Gewicht ↓

Vorsorgemaßnahmen: Frühmobilisierung, Low-Dose-Heparine (nach Kaiserschnitt), Gymnastik, Stillen

■■■■ **Gynäkologie und Geburtshilfe** ■■■■

Gesundheitsstörungen Gynäkologie

Fertilitätsstörungen (Sterilität, Infertilität)

Def▷ Bei regelmäßigem eisprungbezogenem Geschlechtsverkehr innerhalb
1 Jahres keine Schwangerschaft; 50% Ursache bei ♀, 30% Ursache
bei ♂, 20% Kombination
    Sterilität: Impotentia generandi (Fortpflanzungsunfähigkeit des Mannes)
        ♀: keine Konzeption
    Infertilität: Unvermögen der Frau, ein befruchtetes Ei auszutragen

Pa▷ ♂: primäre Hodenfunktionsstörungen
        → ohne Androgenmangel: Hypoplasie, Ektopie, Dystopie, Infekt,
            med.-toxisch
        → mit Androgenmangel: Anorchie, Dysgenesie, Klinefelter-
            Syndrom, Trauma, Infekt, hormonell
    sekundäre Hodenfunktionsstörung: hormonell, psychisch
    vaskulär: Trauma, Varikozele, Arteriosklerose
    Adnexbeteiligung: diverse Erkrankungen von Prostata, Nebenhoden,
        Samenblase
♀: ovarielle Funktionsstörung: ovarielle Insuffizienz
    tubare Störung: Tubenverschluss, Verwachsungen
    uterine Störung: strukturelle Anomalie, Myome
    vaginale Störung: Fehlbildung, Kolpitis
    zervikale Störung: strukturelle Anomalie, Spermien-AK im Sekret

Di▷ Spermiogramm, Hormonuntersuchung, Hodenbiopsie

Th▷ bei Hodenschädigung keine Therapie
endokrine Störungen: evtl. medikamentöse Therapie
anatomische Ursache: evtl. chirurgischer Eingriff
    Künstliche Befruchtung:
        Intrauterine Insemination: Sperma wird in Zervix gespritzt
            homologe Insemination: Ehefrau wird Sperma des Ehemannes
                gegeben
            heterologe Insemination: fremdes Sperma
        In-vitro-Fertilisation (IVF): extrakorporale Befruchtung,
            Embryonentransfer
        ICSI (intracytoplasmatic spermia injection): Spermatozoe wird in
            Eizelle gespritzt; anschließender Embryonentransfer

Genitalblutungen

Uterine Blutungen

Ät▷ Menstruation
    In der Geschlechtsreife: Zervixektopie, Zervixkarzinom, Myom, glandulär-
        zystische Hyperplasie, Adenomyosis uteri, Leiomyosarkom, dysfunk-
        tionelle Blutungen, IUP

Gynäkologie und Geburtshilfe
Gesundheitsst. Gynäkologie

Postmenopausal: Corpus-, Tuben-, Zervix-Karzinom, Ovarialtumor
In Schwangerschaft: Zervixpolyp, Dezidualpolyp, Abort, Extrauteringravidität, Blasenmole, Chorionepitheliom, Zervixinsuffizienz, Genitaltumoren, Placenta praevia, Abruptio placentae, Insertio velamentosa
Nachgeburtsperiode: Uterusatonie, Geburtsverletzungen, Plazentareste, Hyperfibrinolyse, DIC, Verbrauchs- oder Verlustkoagulopathie

Vaginale Blutung
Ät▷ Vaginalkarzinom, Metastasen, Geburtsverletzungen, Kohabitationsverletzungen, Urethra-Blutung

Genitale Fehlbildungen
Gonadendysgenesie
Def▷ Fehlen von Keimzellen in rudimentären Gonaden
Pa▷ **Ullrich-Turner-Syndrom**
    Ät▷ XO
    Sy▷ Kleinwuchs, weiter Mamillenabstand, Cubitus valgus, Fußrückenödem
Sweyer-Syndrom
    Ät▷ XY-Dysgenesie
    Sy▷ keine männliche Differenzierung, kein Kleinwuchs
Reine Gonadendysgenesie
    Ät▷ XX
    Sy▷ ohne Mißbildungen
Intersexualität
    Sy▷ entweder Merkmale beider Geschlechte oder chromosomales Geschlecht ≠ Phänotyp (1%)
Testikuläre Feminisierung
    Ät▷ XY (Pseudohermaphroditismus masculinus)
    Sy▷ weiblicher Habitus aufgrund Androgenrezeptordefekt, normale Brust, keine sekundäre Behaarung; Vagina und Uterus nicht vorhanden, intraabdominelle Testes
Adrenogenitales Syndrom (AGS)
    Ät▷ XX (Pseudohermaphroditismus masculinus)
          XY (Pubertas praecox)
    Pa▷ Mangel an 21-Hydroxylase → Cortison ↓ → ACTH ↑ → NNR-Hyperplasie
Hermaphroditismus verus
    Ät▷ meist XX, 46; Entfernung der Testes → ♀
    Sy▷ Ovotestes

Gynäkologie und Geburtshilfe

Gesundheitsst. Gynäkologie

Hymenalatresie

- **Def▷** Verschluss der Vagina durch fehlende Hymenöffnung
- **Ein▷** Hymen anularis / semilunaris / altus / bifenestratus / imperforatus
- **Sy▷** bei erster Menstruationsblutung symptomatisch, da Blut nicht abfliessen kann
  → Hämatokolpos, Hämatometra, primäre Amenorrhoe

Fehlbildung von Vagina und Uterus

- **Pa▷** Ausbildung aus dem Müller-Gang; Hemmungsfehlbildung führt zu kombinierter Störung von Vagina und Uterus
  - **Lage des Uterus:** normal: Anteversio und Anteflexio
    Retroflexio uteri (mobilis oder fixata) ohne Relevanz
- **Ein▷** **Aplasie**: fehlerhafte Verschmelzung der Müllergänge ohne Lumenbildung
  Atresie: angeborener Verschluss eines Hohlorgans
  Agenesie: Fehlen der Organanlage
  Doppelbildung: Uterus septus
    Uterus arcuatus (bogenförmiger Uterus)
    Uterus bicornis unicollis, bicornis bicollis, unicollis, duplex
  Mayer-von-Rokitansky-Küster-Syndrom: Aplasie von Uterus und Vagina, primäre Amenorrhoe, Sterilität; DD testikuläre Feminisierung

Hypospadie / Epispadie

- **Def▷** **Hypospadie**: Fehlmündung der Harnröhre im vorderen Scheidengewölbe durch Fehler im Spetum urogenitale
  Epispadie: v.a. beim ♂, Harnröhre bildet eine nach oben offene Rinne an der Oberseite des Penis

Klitorishypertrophie

- **Ät▷** AGS, Nebennierenrindenhyperplasie, virilisierende Ovarialtumore
- **Sy▷** deutliche Vergrößerung der Klitoris

Fehlbildung der Mammae

Hyperthelie: überzählige Brustwarzen in Milchleiste (Polythelie)
Amastie: Fehlen der Brustanlage
Athelie: Fehlen der Brustwarze
Makromastie: vergrößerte Brust
Polymastie: überzählige Brustanlage im Milchleistenbereich
Mammae aberrantes: Brustdrüsengewebe ohne Brustwarze außerhalb der Milchleiste

Amenorrhoe

- **Ein▷** **primäre** Amenorrhoe: keine Menstruation bis vollendetes 15. Lj.
  sekundäre Amenorrhoe: Ausbleiben der Menstruation > 3 Monate

Gynäkologie und Geburtshilfe

Gesundheitsst. Gynäkologie

Pa▷ **zentrale hypogonadotrope** Amenorrhoe: LH-RH und FSH-RH ↓
    Ät▷   Tumor, Infektion, Sheehan-Syndrom, Anorexia nervosa
zentrale dysgonadotrope Amenorrhoe: FSH-LH normal, aber Hormonpeak fehlt
hyperprolaktinämische Amenorrhoe: Prolaktin hemmt FSH-LH
ovarielle Amenorrhoe: Östrogen und Progesteron ↓ → kein Follikel, kein Eisprung
    Ät▷   Klimakterium praecox, hypoplastische Ovarien, Ovarialtumoren, polyzystische Ovarien (Stein-Leventhal-Syndrom)
uterine Amenorrhoe:
    Ät▷   Uterusaplasie, Hypoplasie, Endometriumhypoplasie

Di▷ **Gestagentest**: 10 Tage Gestagengabe → Abbruchblutung → positiv
Östrogen-Gestagen-Test: 21 Tage Östrogen, in 2. Hälfte zusätzlich Progesteron → Absetzen → Blutung; LH, FSH-Bestimmung, Prolaktin; wenn negativ uterine Amenorrhoe

Th▷ positiver Gestagentest: Progesteron in 2. Hälfte
positiver Östrogen-Progesteron-Test: Östrogen-Gestagen-Präparate
bei zentraler Amenorrhoe: Gonadotropinbehandlung
Hyperprolaktinämie: Bromocriptingabe

Äußerer Vorfall der inneren weiblichen Geschlechtsorgane

Def▷ **Descensus uteri**: Tiefertreten des Uterus in die Vagina ohne äusseren Vorfall
Descensus vaginae: Senkung der Vagina
    anterior: Zystozele
    posterior: Rektozele
    kombiniert: Zysto-Rektozele
Prolaps uteri: Senkung des Uterus mit Umstülpung der Vagina und äusserem Vorfall; partial oder total
Prolaps uteri und vaginae: Vorfall von Uterus und Vagina

Ät▷ Geburten, Adipositas, intraabdominelle Drucksteigerung, schweres Heben
Pa▷ Beckenbodeninsuffizienz, Schwäche des Halteapparates
Th▷ Förderung der Beckenbodenmuskulatur, Pessareinlage, OP

Dysmenorrhoe

Def▷ schmerzhafte Regelblutung
Pa▷ **primär**: seit Menarche
    Ät▷   Uterusfehlbildung, Lageanomalien, gestörte Prostaglandinsynthese verursacht schmerzhafte Myometriumkontraktionen
sekundär:
    Ät▷   Endometriose, Polypen, Myom
    Th▷   Ovulationshemmer, Gestagene, ASS, Indometacin

Gynäkologie und Geburtshilfe

Gesundheitsst. Gynäkologie

Dyspareunie

Def▷ Schmerzen beim Koitus
Ät▷ psychisch bei Abneigung / Abwehr, organisch bei Endometriose, entzündliche Veränderungen im Beckenboden

Fluor genitalis (Ausfluss)

Ät▷ Candida, Trichomonaden, Mischinfekte, Gonokokken, Treponema, Ektopie, Zervixpolyp, Zervixkarzinom, psychische Konflikte
Sy▷ grünlich-gelblich: Gonorrhoe
grünlich-gelblich, schaumig, übelriechend: Trichomonaden
weißlich-dicklich, schmierig, salbenartiger: Candida
weißlich-eitrig: Kokken
rahmig-prutrid: Chlamydien
gelblich-grüner Fluor: Condylomata acuminata

Klimakterische Störungen

Def▷ **Klimakterium**: Übergang von voller Geschlechtsreife zum Erlöschen der ovariellen Funktion; 45.–55. Lj.
Menopause: letzte ovariell gesteuerte Menstruation
Perimenopause: 2 Jahre vor und nach Menopause
Prämenopause: Zeitspanne von 5 Jahren vor Menopause
Postmenopause: Zeitraum beginnend 1 Jahr nach Menopause bis Senium
Pa▷ Östrogenspiegel ↓ → reflektorisch FSH und LH ↑
Sy▷ **Östrogenmangel**: Hitzewallung, Schwindel, Schweissausbruch
Th▷ bei relevanten Beschwerden: Kombinations-Präparat aus Östrogen und Gestagen

Mamma-Knoten

Ät▷ Mammakarzinom, Mastopathie, Fibrom, Adenom, Zyste, Milchgangspapillom, Makromastie
Di▷ Mammographie, Sonographie, ggfs. FNP

Mastodynie

Def▷ Schmerzen der Brust ohne organische Veränderungen, v.a. vor Mens
Ät▷ unklar, evtl. Vorstufe zu Mastopathie

Menstruationsstörungen

Def▷ Störung in der **Blutungsdauer**:
Menorrhagie: verlängerte Periodenblutung > 6 d
Brachymenorrhoe: verkürzte Periodendauer < 3 d

Gynäkologie und Geburtshilfe

Gesundheitsst. Gynäkologie

Störung der **Blutungsstärke**:
: **Hypermenorrhoe**: verstärkte Periodenblutung, > 5 Vorlagen/Tag
: **Hypomenorrhoe**: verminderte Periodenblutung < 2 Vorlagen/Tag
: **Spotting**: Schmierblutung (prä-/postmenstruell, mittzyklisch)
: **Metrorrhagie**: Zusatzblutung außerhalb der Periode

Störung der **Blutungshäufigkeit**:
: **Polymenorrhoe**: unregelmäßig oder regelmäßig verkürzte Zyklen<25d
: **Oligomenorrhoe**: stark verlängerte Zyklen >35 d
: **sek. Amenorrhoe**: keine Periodenblutung >3 Monate
: **Metrorrhagie**: azyklische Zusatzblutung

Ät▷ hormonelle Dysregulation, Ovarialinsuffizienz, Prolaktinämie, hypothalamisch

Mittelschmerz

Def▷ ziehende Schmerzen im Unterleib gegen Zyklusmitte
Ät▷ unklar, Follikelsprung

Pathologische Sekretion aus der Mamma

Ät▷ Galaktorrhoe bei Hyperprolaktinämie, Mastopathie
unspezifisches Sekret bei Infektion, Mammakarzinom, M. Paget

Prämature Menopause

Def▷ Menopause vor dem 40. Lj.
Ät▷ Chemo- oder Strahlentherapie, idiopathisch

Prämenstruelles Syndrom (PMS)

Def▷ Beschwerden im Zeitintervall zwischen Einsprung und Beginn der Mens
Ät▷ unklar, Hormonschwankungen
Sy▷ Migräne, Stimmungsschwankungen, Hitzewallung, Schmerzen und Spannungsgefühl der Brust, Unterleibsschmerzen

Gynäkologie und Geburtshilfe
Gesundheitsst. Geburtshilfe

Gesundheitsstörungen Geburtshilfe

Abnormer Fontanellen-Tastbefund

- **Pa▷** Vordere große Fontanelle schließt in 2. Lj.
  Hintere, kleine Fontanelle schließt im 3. Lj.
- **Ein▷** Eingesunkene Fontanelle: bei Exsikkose
  Gespannte Fontanelle: Hirndruck durch Hydrozephalus, Infektion, Fieber, Kernikterus, Vitamin-A-Mangel oder Intoxikation
  Verzögerter Verschluss der Fontanelle: Ossifikationsstörung
  Vorzeitiger Verschluss der Fontanelle: Kraniosynostosen

Atemnot beim Neugeborenen

- **Ep▷** häufig Frühgeborene, Kinder diabetische Mütter, Sectio caesarea
- **Pa▷** RDS (respiratory distress syndrome) durch Surfactant-Mangel bei Lungenunreife: Surfactantmangel führt zu Atelektase → Euler-Liljestrand-Reflex → Minderperfusion in dem nicht-belüfteten Areal
- **Sy▷** Tachypnoe > 60/min, Apnoe, Zyanose, Nasenflügelatmung
- **Th▷** Lungenreifung mit Glucokortikoiden, CPAP-Beatmung
- **DD▷** zerebral: Unreife des Atemzentrums, Narkose bei Mutter
  pulmonal: Fruchtwasseraspiration, Atelektasen
  kardiovaskulär: pulmonale Minderdurchblutung

Fruchtwasserabgang

- **Def▷** **vorzeitiger** Blasensprung: Fruchtwasserabgang vor Einsetzen der Wehen
  frühzeitiger Blasensprung: Fruchtwasserabgang vor vollständiger Muttermundöffnung
  verspäteter Blasensprung: Fruchtwasserabgang während Austreibungsperiode
  hoher Blasensprung: Fruchtblase springt oberhalb des unteren Eipols
  zweizeitiger Blasensprung: bei hohem Blasensprung späteres Platzen der Vorblase
  falscher Blasensprung: intaktes Chorion, Abgang von wenig Fruchtwasser
- **Ät▷** Infektion, Mehrlingsschwangerschaft, Amniozentese, Cerclage, Polyhydramnion
- **Ko▷** Amnioninfektion

Gynäkologie und Geburtshilfe

Gesundheitsst. Geburtshilfe

Frühgeburtlichkeit

Def▷ Geburt vor der vollendeten 37. SSW
Ät▷ Mehrlingsschwangerschaft, Fehlbildungen, Lageanomalie Plazenta praevia, Plazentainsuffizienz, Hydramnion, vorzeitiger Blasensprung, Zervixinsuffizienz, Uterusfehlbildung, Myome, Infektion, Präklampsie, Alter > 35 J., Stress, Nikotin, Alkohol, Diabetes mellitus, Hyperthyreose

Geburtsunmögliche Lagen

Pa▷ Querlage/mentoposteriore Gesichtslage/hoher Geradstand/hintere Scheitelbeineinstellung/naso-posteriore Stirnlage
Di▷ Feststellung der Lage mit Leopold-Handgriffen
Th▷ Sectio

Habitueller Abort

Def▷ 3 oder mehr aufeinanderfolgende Aborte
Pa▷ mütterliche oder kindliche Ursache
Ät▷ Chromosomendefekt, ovarielle Dysfunktion, Uterusmalformation, Zervixinsuffizienz

Neugeborenen-Hyperexzitabilität

Def▷ Übererregbarkeit der frühkindlichen Reflexe
Ät▷ ZNS-Schädigung durch Hypoxie, Alkoholembryopathie, Noxen, Hypocalcämie

Perinatale Asphyxie (Hypoxie und Azidose)

Pa▷ Depressionszustand des Neugeborenen: unmittelbar post partum oder nach max. 10 Minuten herabgesetzte / fehlende Atmung, Kreislaufinsuffizienz oder ZNS-Störung
Ät▷ Hypoxie, Mekoniumaspiration, Pneumothorax
Th▷ intensivmedizinische Betreuung, Beatmung

Postpartale Blutung

Ät▷ Uteruskontraktionsstörung
geburtstraumatisch: Dammriss, Uterusruptur
Plazentalösungsstörung

Gyn

Gynäkologie und Geburtshilfe

Gesundheitsst. Geburtshilfe

Schwangerschaftsbedingte Beschwerden

Def▷ **Frühgestosen**: durch Schwangerschaft ursächlich bedingte Systemerkrankungen
Ptyalismus gravidarum: vermehrter Speichelfluss, meist 2.–4. Monat
Hyperemesis gravidarum: heftiges Erbrechen in 1. Trimenon

Stillschwierigkeiten

Sy▷ **Wunde Brustwarzen**:
    Pa▷ mechanische Irritation
    Th▷ Lokaltherapie
Milchstau und Mastitis:
    Sy▷ regelmäßiges Stillen
    Th▷ ggfs. Abpumpen, bei Mastitis Antibiose
Milcheinschuss: ggfs. initial schmerzhaft
Quantitative Störung: zu viel oder zu wenig Milch; meist Regulation binnen 1.–2. Woche
Flach- oder Hohlwarzen: Einsatz von Brustwarzenformern
Mehrlinge: unzureichende Milchmenge; ggfs. zusätzliche künstliche Ernährung

Verminderte Kindsbewegungen

Pa▷ Kindsbewegungen ab 18. SSW, ab 22. SSW spürbar
Ausprägung abhängig von Lage, Fruchtwassermenge, Konstitution
physiologische Schwankungen, ggfs. aber auch Hinweis auf Schwangerschaftskomplikationen

Vorzeitige Wehen

Pa▷ vorzeitige Wehen sind Symptome einer drohenden Fehlgeburt
Ät▷ Mehrlingsschwangerschaft, Plazenta praevia, Plazentainsuffizienz, Infektion, Lageanomalie, Stress
Th▷ Kontraktionsfrequenz > 6 Kontraktionen / h sind therapiebedürftig → Tokolyse

Krankheitsbilder Gynäkologie

Krankheiten der Mamma (Brustdrüse) N60–N64

Gutartige Mammadysplasie N60
Gutartige Tumore der Mamma
- **Ein▷** Adenome (epithelial)
  - Fibroadenome (epithelial-mesenchymal): proliferierende Drüsenschläuche und bindegewebiges Stroma; wächst außerhalb der Schwangerschaft langsam
  - Fibrome und Lipome (mesenchymal)
  - Papillome: hohes Entartungsrisiko
- **Di▷** Palpation, Mammographie, Sonographie
- **Th▷** Exzision des Knoten, Zystenpunktion

Zystische Veränderungen der Mamma
- **Pa▷** Sekretretention in Ausführungsgängen
- **Ep▷** v.a. 25.–55 Lj.
- **Ein▷** Mikrozysten: 1–2 mm Durchmesser
  - Makrozysten: 1–6 cm Durchmesser
- **Di▷** Palpation, Mammographie, Sonographie
- **Th▷** Punktion, Exzision bei Malignomverdacht

Fibrozystische Mastopathie
- **Ep▷** 40.–50. Lj; nach Menopause Rückbildung; sehr häufig, 40–50% der ♀
- **Pa▷** Umbauvorgänge: Fibrosierung, intraduktaler Epithelproliferation, Gangektasie, Zysten
- **Ät▷** Östrogenübergewicht bei Progesteronmangel
- **Ein▷** Mastopathia **fibrosa**: Epithelanteil wird durch BG ersetzt
  - Mastopathia **fibrosa cystica**: BG-Vermehrung, Erweiterung der Drüsengänge
  - Mastopathia **fibroadenomatosa**: adenomatöse Hyperplasie, evtl. Blut, Sekret, Eiter

Grad	Pathologie	Entartungstendenz
I	benigne Parenchymdysplasie ohne intraduktale Epithelproliferation	1%
II	Parenchymdysplasie mit intraduktaler Epithelproliferation ohne Zellatypien	2–4%
III	Parenchymdysplasie mit intraduktaler Epithelproliferation, Zellatypie	30%

- **Sy▷** tastbare, derbe Veränderungen, prämenstruelle Schmerzen, v.a. äußerer oberer Quadrant, Druckschmerz, oft bds.
- **Th▷** Gestagene, Antiöstrogene, Dopaminagonisten; evtl. OP (Quadrantenresektion, subkutane Mastektomie)

Gynäkologie und Geburtshilfe
Krankheitsbilder Gynäkologie

Grad I, Grad II: PE; wenn keine Malignitätshinweise → keine Therapie; Kontrolle 4× / Jahr

Grad III: subkutane Mastektomie, ggf. Mastektomie; Kontrolle 2× / Jahr

Gynäkomastie
- **Def**▷ Vergrößerung der männlichen Brustdrüse; ein- oder beidseits
- **Ät**▷ im Alter in leichter Form physiologisch, vereinzelt in Pubertät (spontane Rückbildung)
  endokrin: Hyperöstrogenismus bei Leberzirrhose, Hoden- und Nebennierentumoren, Gonadenunterfunktion, M. Addison, Hyperthyreose, Akromegalie, Östrogentherapie, Prostatektomie
  medikamentös: durch Spironolacton, INH, Digitalis
  genetisch: bei Klinefelter, testikuläre Feminisierung
- **Di**▷ endokriner Status, Mammographie, Galaktographie
- **Th**▷ Drüsenentfernung von unterem semizirkulären oder perimamillären Schnitt; evtl. Hautraffung

Entzündliche Krankheiten der Mamma (Brustdrüse) N61

Mastitis nonpuerperalis
- **Def**▷ Entzündung der Brustdrüse außerhalb der Stillzeit
- **Ep**▷ v.a. junge ♀, < 30. Lj.
- **Ät**▷ Prolaktinämie
  Prädisposition: Prolaktin ↑, Tranquilizer, Ovulationshemmer, Mastopathie
- **Pa**▷ Sekretstau → sekundäre bakterielle Besiedlung (Staphylokokken, Streptokokken, Anaerobier)
- **Sy**▷ Rötung, Abszedierung v.a. mamillennah, allg. Infektzeichen, Mastodynie, Galaktorrhoe
- **Th**▷ Dopaminagonisten, Antibiose, lokal Kühlung, Hochbinden, Antiphlogistika, Abszeßinzision mit Drainage, repetitive Spülung
- **Ko**▷ chronisch-rezidivierender Verlauf

Thelitis
- **Pa**▷ Mamillenentzündung, meist beim Stillen
- **Th**▷ Desinfektion, Kühlung, Antiphlogistika, evtl. Antibiose und Abstillen

Entzündliche Krankheiten der weiblichen Beckenorgane N70–N77

Salpingitis und Oophoritis N70

Salpingitis (Eileiterentzündung)
- **Ep**▷ geschlechtsreife Frauen
- **Pa**▷ aszendierende Infektion des Eileiters im Rahmen der Menstruation, nach Eingriffen
- **Err**▷ Neisseria gonorrhoe, Mykoplasmen, Chlamydien, gram-pos. und gram-neg. Keime
- **Ein**▷ akut / chronisch

Gynäkologie und Geburtshilfe
Krankheitsbilder Gynäkologie

- **Sy▷** Schmerzen, Fieber, Infektzeichen, Abwehrspannung
  bei chronischem Verlauf milde, unspezifische Beschwerden
- **Di▷** Sonographie, Ausschluss anderer Erkrankungen
- **Th▷** Antibiose
- **Ko▷** Sterilität durch Eileiterverwachsung (20–30%)

Oophoritis (Eierstockentzündung)
- **Pa▷** meist sekundär bei Salpingitis durch Keimaszension im Rahmen der Menstruation
- **Ein▷** parenchymatös / exsudativ-interstitiell
- **Sy▷** Schmerzen, Fieber, Infektzeichen, Abwehrspannung
- **Di▷** Sonographie, Ausschluss anderer Erkrankungen
- **Th▷** Antibiose

Adnexitis
- **Pa▷** Keimaszension im Rahmen Menstruation mit Salpingitis und Oophoritis
- **Err▷** Staphylokokken, Streptokokken, E. coli, Proteus, Chlamydien
- **Ein▷** akut / chronisch
- **Sy▷** Schmerzen, Fieber, Infektzeichen, Abwehrspannung
- **Th▷** Antibiose, Bettruhe, Antiphlogistika
- **Ko▷** Sterilität durch Verklebung, später Risiko Extrauteringravidität

Entzündliche Krankheit des Uterus, ausgenommen der Zervix N71
Endometritis
- **Def▷** Gebärmutterschleimhautentzündung
- **Ät▷** insgesamt selten, aszendierende Infektion
  Prädisposition: Menstruation, Geburt, gynäkologische Eingriffe, IUP
- **Err▷** E. coli, Staphylokokken, Streptokokken, TBC
- **Pa▷** Ausbreitung im Rahmen anderer gynäkologischer Infektionen:
  – aufsteigend bei Kolpitis, Zervizitis
  – absteigend bei Adnexitis, hämatogen (TBC)
- **Sy▷** Menorrhagien, Metrorrhagien, Unterbauchschmerz
- **Di▷** Infektzeichen, Sonographie, Ausschluss anderer Ursachen
- **Th▷** Antibiose, Spasmolytika, Bettruhe
- **Ko▷** **Myometritis**
  - **Def▷** Entzündung der Gebärmuttermuskulatur
  - **Pa▷** Ausbreitung der Entzündung bei Endometritis

  Pyometra
  - **Def▷** Eiteransammlung im Cavum uteri
  - **Th▷** Drainage, Antibiose

Entzündliche Krankheit der Cervix uteri N72
Zervizitis
- **Def▷** Entzündung der Schleimhaut der Zervix
- **Ät▷** meist bei sexuell übertragbaren Erkrankungen (Gonorrhoe, Chlamydieninfektion)

Gyn

Gynäkologie und Geburtshilfe
Krankheitsbilder Gynäkologie

Sy▷ eitriges Sekret, Übergreifen auf Uterus, Adnexe, insgesamt symptomarm
Di▷ Abstrich, Erregernachweis
Th▷ Antibiose je nach Erreger, Partnerbehandlung

Sonstige entzündliche Krankheiten im weiblichen Becken N73
Parametritis
Pa▷ Entzündung des Parametriums mit lymphogener Ausbreitung
Ät▷ Verletzung der Zervix, Endometritis
Sy▷ schwere Infektzeichen, Schmerzen
Di▷ Sonographie, Labor
Th▷ Antibiose, Antiphlogistika, bei Abszedierung Drainage
Ko▷ Abszedierung, Phlegmone

Pelveoperitonitis
Pa▷ auf das kleine Becken beschränkte Bauchfellentzündung
Ät▷ sekundär nach Entzündung der weiblichen Beckenorgane
Sy▷ diffuser Schmerz im Unterbauch, lokaler Druckschmerz, rektale Druckempfindlichkeit im Douglasraum
Di▷ Sonographie, Labor
Th▷ Antibiose, Bettruhe, Antiphlogistika

Genitaltuberkulose
Pa▷ Sekundärtuberkulose; hämatogen gestreut, v.a in Tube (90%) → Sekretstau, Einschmelzung, Narben
Sy▷ subfebrile Temperaturen, mäßige Schmerzen, Sterilität
Di▷ Labor, Sonographie, Untersuchung, Erregerausscheidung im Urin, Menstrualblut
Th▷ tuberkulostatische Kombinationsantibiose

Krankheiten der Bartholin-Drüsen N75
Bartholinitis
Pa▷ Entzündung der Glandula vestibularis major (Bartholin-Drüse) einseitig → Sekretretention → Zyste, Abszess; häufig Rezidive
Err▷ Staphylokokken, Streptokokken, Gonokokken, E. coli, Chlamydien
Sy▷ einseitige Schwellung der Vulva, Rötung, Schmerz
Th▷ Inzision, Marsupialation (Zystenwand wird nach außen mit dem Wundrand vernäht), Antibiose; bei rezidivierendem Verlauf Exstirpation

Sonstige entzündliche Krankheit der Vagina und Vulva N76
Vulvitis
Def▷ Entzündung der äußeren Geschlechtsteile
Pa▷ primäre Vulvitis: primär nicht infektiös (toxisch, allergisch)
Infektiös (bakteriell, viral)
sekundäre Vulvitis: Lichen sclerosus, Syphilis, Diabetes mellitus, Immunsuppression, sekundär infektiös bei Urogenitalinfektion, Östrogenmangel

Gynäkologie und Geburtshilfe
Krankheitsbilder Gynäkologie

Ät▷ allergisch-toxisch, atrophisch durch Östrogenmangel, Harnfistel, primär infektiös oder sekundär infektiös: deszendierend aus Vagina, Mykosen
Err▷ Staphylokokken, Streptokokken, Herpes simplex, Candida, Chlamydien, Oxyuren
Sy▷ Pruritus vulvae, Rötung, Nässen, Schmerzen
Th▷ Antibiose, Clotrimazol (Candida), Aciclovir (Herpes), Östrogen

Folliculitis
Pa▷ Entzündung eines Haarfollikels der Vulva
Sy▷ schmerzhafter Knoten
Th▷ lokal Antibiose, ggfs. Inzision

Kolpitis
Def▷ Entzündung der Vagina (Vaginitis)
Pa▷ Infektanfälligkeit bei pH-Änderung (normal: 3,8–4,2), Störung des Vaginalsekretes
Ät▷ Schwangerschaft, Alter, Diabetes mellitus
Err▷ Candida, Trichomonas vaginalis, Mykoplasmen, Staphylokokken, E. coli, Proteus, Herpes genitalis
Sy▷ Rötung, Brennen, Schmerzen, Fluor vaginalis
Th▷ Antibiose
Sonderform:
    Mischinfektion: bakteriell
    Vaginose (Aminkolpitis): Haupterreger Gardnerella vaginalis

Fluor genitalis
Def▷ krankhafte Absonderung aus der Scheide / Ausfluss
Ein▷ **vestibulärer Fluor**: Hypersekretion der Vorhofdrüsen, bei Vulvitis
    vaginaler Fluor: bei Kolpitis
    zervikaler Fluor: Gonorrhoe, polypöse Ektopie der Portio
Di▷ klar, geruchslos: bei Ektopie, Östrogenstimulation, Polypen
    weiß-gelblich, geruchslos, teils konsistent: bei Candida
    eitrig: bei bakterieller Infektion (Gonorrhoe, Chlamydien)
    gelb-grünlich, übelriechend: bei Trichomonas
    wässrig, nach Fisch riechend: bei Gardnerella
    blutig: Ausschluss tumoröse Genese

Pruritus vulvae
Def▷ ausgeprägter Juckreiz
Ät▷ **primär**: idipathisch, psychogen
    sekundär: Östrogenmangel, Diabetes mellitus, Fluor genitalis, Hygienestörung, Parasitosen, Dystrophie
Sy▷ Juckreiz v.a. nachts
Di▷ Abklärung sekundäre Form
Th▷ Behandlung Grunderkrankung, Östrogentherapie lokal

Gyn

Gynäkologie und Geburtshilfe

Krankheitsbilder Gynäkologie

Toxisches Schocksyndrom (TSS)
Pa▷ toxinbildende Staphylokokkeninfektion durch Tampons während Menstruation
Sy▷ hohes Fieber, Exanthem, septischer Schock, ANV
Di▷ Nachweis Toxin-1-bildender Staph. aureus
Th▷ Antibiose

Sexuell übertragbare Erkrankungen
Klassische Geschlechtskrankheiten mit Meldepflicht:
Syphilis, Gonorrhoe, Ulcus molle, Lymphogranuloma inguinale
Zusätzlich laut WHO: unspezifische Urogenitalentzündung: Trichomonaden, Candida albicans, Neisserien, Mykoplasmen, Chlamydien, Herpes, HIV, HBV, HCV, Skabies, Pediculosis

Syphilis (Lues)
Err▷ Treponema pallidum (Spirochäten); **Ikb.-Z.**: 2–4 Wochen
Ein▷ **Syphilis connata**: diaplazentare Infektion des Feten; Therapie mit Penicillin
  Frühsyphilis: Manifestation bis 2. Lj.
  Spätsyphilis: Manifestation nach 3. Lj.
Erworbene Syphilis
  Frühsyphilis: Lues I und Lues II; Lues latens und seropositiva
  Spätsyphilis (ab 2. Jahr): Lues III und Lues IV
Sy▷ **Lues I (Primärstadium)**: Primäraffekt nach 2–4 Wochen
  nach 4–6 Wochen regionale LK-Schwellung (schmerzlos) →
  Primärkomplex (harter Schanker + LK-Schwellung)
  Dunkelfeldmikroskopie
Lues II (Sekundärstadium): ab 9. Woche Generalisation:
  generalisierte LK-Schwellung, Fieber, Arthralgien
  Exanthem: makulös, papulös, papulosquamös, papulo-postulös
  Syphilide ohne Juckreiz
  Angina specifica: akute, eitrige Tonsillitis ohne Fieber
  Condyloma lata: flache, nässende Papelbeete genitoanal
  Alopecia specifica: mottenfraßähnlicher Haarausfall
  Leukoderm: Venusband
Lues III (Tertiärstadium): syphilitische Granulome
  tuberoserpiginöse Syphilide: rotbraun, girlandenförmig
  Gummen: derbe, indolente, teils braunlivide Knoten
  Ulzeration (schmerzlos), dickflüssiger Detritus (nicht infektiös)
  Mesaortitis luica → Aneurysma
  Lues cerebrospinalis → Parenchymatrophie, Meningitis
Lues IV (Quartätstadium): Neurosyphilis mit Parenchymdegeneration
  (progressive Paralyse), Demenz, Wesensänderungen (Enthemmung)
  Tabes dorsalis → Hinterstrangdegeneration
  Schmerzattacken, Argyll-Robertson-Pupille, Malum perforans pedis

Gynäkologie und Geburtshilfe
Krankheitsbilder Gynäkologie

Konnatale Lues: diaplazentare Infektion des Feten; Therapie mit Penicillin
Frühsyphilis (Lues congenita praecox)
- **Def▷** → alle Krankheitsformen bis 2. Lj.
- **Sy▷** Schnupfen, Sattelnase, Parrot-Furchen, Exantheme, Condyloma lata, Osteochondrosis, Osteomyelitis, Parrot-Pseudoparalyse, syphilitisches Pemphigoid, Alopezie
- **Th▷** Penicillin G über 14 d

Spätsyphilis (Lues congenita tarda)
- **Def▷** → alle Krankheitsformen ab 3. Lj.
- **Sy▷** **Hutchinson-Trias**: Defekte der Schneidezähne, Taubheit, Keratitis parenchymatosa
  Gummen im Schulalter, sekundäre Sattelnase durch Gummen der Nasenscheidewand
- **Th▷** Penicillin G über 14 d

Di▷ Dunkelfeldmikroskopie, Serologie: Suchreaktion TPHA, Bestätigungsreaktion FTAabsTest, Verlauf VDRL; 19-S-IgM-FTA-abs-Test bei Lues connata, Frühlues, Reinfektion
Verlauf: IgM (2. Woche) – TPHA und FTA-abs (3. Woche) – VDLR (5. Woche) – TPI (9. Woche)

Th▷ Penicillin (Frühlues 1. Mio, 14 Tage; bei Spätlues 21 Tage), Erythromycin, Tetracyclin; zusätzlich Partnerbehandlung
Pro▷ ohne Therapie 67% Spontanheilung, 16% Gummen, 10% kardiovaskuläre Lues, 7% Neurosyphilis
Ko▷ Herxheimerreaktion 2–6 Std. nach Antibiotikagabe → Fieber, Kopfschmerz → Cortisongabe

Gonorrhoe
Err▷ Neisseria gonorrhoe (intraleukozytäre Diplokokken); **Ikb.-Z.**: 2–4 Tage
Sy▷ ♀: untere Gonorrhoe: Cervix
  obere Gonorrhoe: Uterus, Adnexe
  oft asymptomatisch bzw. wenig Beschwerden; eitriger Fluor vaginalis, Bartholinitis
  Mädchen, menopausal: Vulvovaginitis, Urethritis, Zervizitis
  ♂: Urethritis, Dysurie, rahmig-eitriger Ausfluss, Prostatitis, Epididymitis
  sonstige Lokalisation: Rektum, Pharynx, Tonsillen, Konjunktiven
Di▷ Mikroskopie (Gram) → intraleukozytäre Diplokokken, Kultur
Th▷ Cephalosporin 2. Gen., Azithromycin, Ciprofloxacin, Doxycyclin, zunehmende Resistenzentwicklung; Kontrolle nach 4–7 Tagen; Test HIV, Lues
Ko▷ Gonoblenorrhoe des Neugeborenen bei Infektion intra partum: Credé-Prophylaxe

Gynäkologie und Geburtshilfe
Krankheitsbilder Gynäkologie

Ulcus molle
- **Ep▷** v.a. Tropen, Subtropen
- **Err▷** Err. Haemophilus ducreyi, Ikb.-Z.: 2–5 Tage
- **Sy▷** schmerzhafte, scharf begrenzte, schmierige Ulzera, nach 1–2 Wochen inguinale, hochschmerzhafte Lymphadenitis (Bubonen) mit spontanen Perforationen
- **Di▷** Abstrich (fischzugartige gram-negative Stäbchen)
- **Th▷** Azithromycin 1 g Einmaldosis

Lymphogranuloma inguinale (M. Durand-Nicolas-Favre)
- **Ep▷** Ostafrika, Südostasien
- **Err▷** Chlamydia trachomatis, Serotyp L1-3; intrazell-gramnegativ; Ikb.-Z.: 3–10 Tage
- **Sy▷** Primärläsion mit Knötchen, Bläschen, Ulkus; nach 3–4 Wochen schmerzhafte LK-Schwellung, Fistel → Entleerung
- **Di▷** Zellkultur, IFT
- **Th▷** Doxycyclin oder Ofloxacin für 3 Wochen

Unspezifischer Urogenitalinfekt
- **Def▷** urogenitale Infektionen, die nicht durch Neisseria gonorrhoe verursacht sind
- **Err▷** Chlamydien (30–50%), Mykoplasmen (Ureaplasma 20%), Trichomonaden (4%), Candida, Viren, allergische Formen, M. Reiter
- **Sy▷** Brennen, Pruritus, Dysurie, Ausfluss

  Formen:

  Chlamydia trachomatis:
  - **Sy▷** gonorrhoeähnlich, wässriger Fluor, Ikb.-Z.: 1–3 Wochen
  - **Th▷** Tetrazykline, Erythromycin

  Trichomonas vaginalis:
  - **Sy▷** ♀: Kolpitis, weißlich-schleimiger Fluor, brennende Vulvitis, Ikb.-Z.: 2–21 Tage
  - **Th▷** Metronidazol

  Candida albicans:
  - **Sy▷** ♀ Kolpitis, weißlich-käsiger Fluor, Geruch; ♂ Urethritis, Balanitis
  - **Th▷** Nystatin, Clotrinamzol

  Haemophilus vaginalis:
  - **Err▷** anaerob, gramneg. Stäbchen
  - **Sy▷** übelriechender Ausfluss; KOH-Test
  - **Th▷** Metronidazol

Gynäkologie und Geburtshilfe
Krankheitsbilder Gynäkologie

M. Reiter:
- **Pa**▷ 90% ♂; Auslöser: Urethritis (Chlamydien, Gonokokken, Ureaplasma); Enteritis (Campylobacter, Salmonellen, Shigellen, Yersinien) Wochen vorher → Autoimmunerkrankung mit Arthritis, Urethritis, Konjunktivitis (Iridozyklitis);
- **Th**▷ NSAR, KG

Harnwegsinfekt: meist E. coli, Klebsiellen, Enterokokken, Pseudomonas
Urethralsyndrom ♀: Chlamydia trachomatis

Condyloma accuminata
- **Err**▷ HPV
- **Pa**▷ sexuelle Übertragung
- **Sy**▷ Feigwarzen, blumenkohlartige Tumore, oft Spontanremission
- **Th**▷ Elektrokoagulation, CO_2-Laser, Kryotherapie, medikamentös

Herpes genitalis
- **Err**▷ Herpes simplex Typ 2
- **Sy**▷ Juckreiz, vesikuläres, herpetiformes Exanthem, Schmerzen
- **Th**▷ topische Anwendung von Aciclovir

Trichomoniasis
- **Err**▷ Trichomonas vaginalis (Flagellaten, Protozoenart)
- **Sy**▷ Rötung der Vagina, Miktionsbeschwerden, Kolpitis
- **Di**▷ Nativpräparat aus Abstrich
- **Th**▷ Metronidazol, immer Partnerbehandlung

Candidiasis
- **Err**▷ Candida albicans und C. glabrata; Prädisposition: Antibiose, Diabetes, SS
- **Sy**▷ bei Milieuänderung pathogen: Soorkolpitis, Vulvitis
- **Di**▷ Nativpräparat
- **Th**▷ lokal Salben (Canesten), Clotrimazol

Nichtentzündliche Krankheiten des weiblichen Genitaltraktes N80–N98

Endometriose N80
- **Def**▷ ektope Endometriuminseln
- **Ät**▷ hämatogene Verschleppung, Keimepithelreste
  Implantationstherorie: ante- / retrograde Verschleppung von vitalem Endometrium
  Metaplasietheorie: Umwandlung Zölomepithel in Endometriumepithel
  iatrogen: Verschleppung durch Intervention
- **Ein**▷ **nach Lokalisation**:
  - E. genitalis interna: Tuba uterina, Myometrium
  - E. genitalis externa: Ovar, Douglas, Vagina, Lig. rotundum
  - E. extragenitalis: Darm, Blase, Nabel, Lunge

Gynäkologie und Geburtshilfe
Krankheitsbilder Gynäkologie

nach Stadien:
- **Stadium I**: Herde in kleinem Becken, Portio < 5 mm, Tuben frei
- **Stadium II**: Herde in kleinem Becken, Portio > 5 mm, Blutsee im Douglas, Herde auf Blasendach, periovarielle/peritubare Verwachsungen mit hochgradiger Stenose der Tuben
- **Stadium III**: intramurale Endometriose, Tubenwinkelbeteiligung, ovarielle Endometriose, Beteiligung Lig. sacrouterina
- **Stadium IV**: extragenitale Endometriose

Sy▷ erworbene Dysmenorrhoe; Dauerschmerz vor Menstruation; Retentionszysten (Schokoladenzysten), Hämatosalpinx → Verklebung, Hypermenorrhoe, Sterilität, Dyspareunie, Zyklusstörungen

Th▷ **medikamentös**: Gestagen: Hemmung der Endometriumproliferation
Danazol: Hemmung FSH- und LH-Sekretion
Gn-RH-Analoga: Hemmung Gonadotropinsekretion
OP: Entfernung, Koagulation, Adhäsiolyse

Ko▷ Sterilität, Adhäsionen

Genitalprolaps bei der Frau N81
Descensus und Prolaps uteri

Def▷ **Descensus uteri**: Tiefertreten des Uterus in die Vagina ohne äusseren Vorf.
Descensus vaginae: Senkung der Vagina
- anterior (Zystozele)
- posterior (Rektozele)
- kombiniert (Zysto-Rektozele)

Prolaps uteri: Senkung des Uterus mit Umstülpung der Vagina und äusserem Vorfall; partial oder total
Prolaps uteri et vaginae: Vorfall von Uterus und Vagina

Ät▷ Geburten, Adipositas, intraabdominelle Drucksteigerung, schweres Heben oder schwere körperliche Arbeit, BG-Schwäche, Lageanomalien

Pa▷ Beckenbodeninsuffizienz, Schwäche des Halteapparates

Th▷ Förderung der Beckenbodenmuskulatur, Pessareinlage
OP: vordere oder hintere Scheidenplastik
abdominell (nach Burch) → Rekonstruktion des Beckenbodens; gleichzeitig Hysterektomie

Sonstige nichtentzündliche Krankheiten des Uterus, ausgenommen der Zervix N85
Endometriumhyperplasie

Ät▷ hormonell bei Östrogenüberschuss

Pa▷ glandulär zystische Endometriumhyperplasie: einfache überschiessende Endometriumproliferation
adenomatöse Hyperplasie des Endometriums: komplexe Hyperplasie mit Proliferation der Endometriumdrüsen

Sy▷ Menstruationsstörung
Di▷ Sonographie, Histologie nach Abrasio
Th▷ Abrasio, Gestagentherapie

Gynäkologie und Geburtshilfe
Krankheitsbilder Gynäkologie

Lageanomalie
- **Pa▷** normal: Anteversio und Anteflexio
  Retroflexio uteri (mobilis oder fixata) ohne Relevanz
- **Ät▷** Normvarianten, Entwicklungsstörung
- **Sy▷** meist asymptomatisch
- **Di▷** Sonographie
- **Th▷** keine

Erosion und Ektropium der Cervix uteri N86
Erosion (Portioerosion)
- **Ät▷** Entzündung, Trauma, Karzinom
- **Pa▷** oberflächliche nässende Effloreszenz mit Gewebeverlust
  Kapillaren mit regelmäßigen Verlauf → entzündlich oder traumatisch
  bei Unregelmäßigkeiten → V.a. beginnendes Zervixkarzinom
- **Sy▷** meist asymptomatisch, leichte Schmerzen, Ausfluss
- **Di▷** Kolposkopie, Histologie
- **Th▷** symptomatisch

Ektopie (Ektropium)
- **Ät▷** physiologisch während Geschlechtsreife
- **Pa▷** Zylinderepithel außerhalb der Endozervix auf der Portiooberfläche
- **Sy▷** Ausfluss, Kontaktblutung
- **Di▷** Kolposkopie, Histologie, Ausschluss Karzinom
- **Th▷** Östrogenapplikation, Kryosation, Laserkoagulation
- **Ko▷** **Ovula nabothi**: Zylinderepithel wird am Rand von Plattenepithel überzogen; damit können Ausführungsgänge verschlossen sein → Retentionszyste

Dysplasie der Cervix uteri N87
- **Ät▷** humane Papillom-Viren (HPV) Typ 16, 18, 31, 33
  Nikotin, Immunsupression, Promiskuität
- **Pa▷** dysplastische Veränderungen des Cervix uteri
- **Sy▷** Ausfluss, meist asymptomatisch
- **Di▷** **Zytologie nach Papinicolaou**:

PAP I	normal
PAP II	entzündliche oder degenerative Veränderungen
PAP III	starke Entzündung oder dysplastische Veränderungen
PAP IV	leichte bis mittelgradige Dysplasie
PAP V a	schwere Dysplasie
b	Carcinoma in situ (CIN])

  Einteilung nach CIN (cervikale intraepitheliale Neoplasie)

CIN I	leichte Dysplasie
CIN II	mäßige Dysplasie
CIN III	schwere Dysplasie

- **Th▷** bei Carcinoma in situ: Konisation, bei abgeschlossener Familienplanung evtl. Hysterektomie
  HPV-Impfung zur Prophylaxe

Gyn

Gynäkologie und Geburtshilfe
Krankheitsbilder Gynäkologie

Sonstige nichtentzündliche Krankheiten der Vagina N89
Hochgradige Dysplasie
- **Ät▷** Papillomviren (v.a. 16)
- **Pa▷** dysplastische Veränderungen des Vaginalepithels, intraepitheliale Neoplasie (VAIN)
- **Ein▷** VAIN I   geringgradige Dysplasie
  - VAIN II   mäßiggradige Dysplasie
  - VAIN III   hochgradige Dysplasie, Carcinoma in situ
- **Di▷** Biopsie
- **Th▷** Exzision

Sonstige nichtentzündliche Krankheiten der Vulva und des Perineums N90
Atrophie der Vulva
- **Ät▷** Östrogenmangel, Klimakterium
- **Pa▷** atrophe Hautveränderungen der Vulva
- **Sy▷** Juckreiz, Empfindlichkeit, Schmerzen, Inkontinenz
- **Th▷** Östrogensalbe

Craurosis vulvae (Lichen sclerosus et atrophicus)
- **Ät▷** Östrogenmangel, meist postmenopausal
- **Pa▷** Schwund von kollagenen und elastischen Fasern in der Lederhaut, Depigmentierung und Schrumpfen der Vulvahaut, Atrophie der Epidermis mit Hyperkeratose, kleine Schamlippen und Klitoris, Introitus kann schrumpfen
- **Sy▷** Juckreiz, Schmerzen, Dyspareunie
- **Th▷** Kortikoide lokal, Östrogen systemisch
- **Ko▷** Übergang in Leukokeratose oder Leukoplakie, Karzinom

Gutartige Tumoren und tumorartige Läsionen
Vulva, Vagina: Kondylome, Zysten, Adenome
Ovar: funktionelle Ovarialzysten
Retentionszysten (Follikelzysten, Gelbkörperzysten)
Schokoladenzysten durch Endometriose
Uterus:
- **Polypen**
  - **Pa▷** hyperplastische Schleimhautausstülpung; häufig Cervix-, selten Korpuspolypen
  - **Sy▷** schleimiger Fluor, Blutungen
  - **Th▷** Abtragung, fraktionierte Abrasio
- **Myome**
  - **Ep▷** ab 45. Lj.
  - **Pa▷** Leiomyom (gutartiger Tumor der glatten Muskulatur; Wachstum unter Östrogeneinfluß)
  - **Ein▷** intramural, subserös, submukös, intraligamentär

Gynäkologie und Geburtshilfe
Krankheitsbilder Gynäkologie

    Sy▷ Menorrhagien (verlängert), Zwischenblutungen, Dysmenorrhoen, Miktionsstörung
    Th▷ Myomenukleation, Hysterektomie, Gestagene
    Ko▷ maligne Entartung: 0,5%; Nidationshindernis (Sterilität), Fehlgeburten, Frühgeburten

Präkanzerosen
    M. Bowen (atypisches Plattenepithel, Carcinoma in situ)
    Erythroplasie
    M. Paget
    Leukoplakie
    M. Dubreuilh (Lentigo maligna)
    Lichen sclerosus

Menstruationsstörung N91–N92
Quantitative Menstruationsstörung
Ein▷ Störung in der **Blutungsdauer**:
      Menorrhagie: verlängerte Periodenblutung > 6 d
      Brachymenorrhoe: verkürzte Periodendauer < 3 d
    Störung der **Blutungsstärke**:
      Hypermenorrhoe: verstärkte Periodenblutung, > 5 Vorlagen/Tag
      Hypomenorrhoe: verminderte Periodenblutung < 2 Vorlagen/Tag
      Spotting: Schmierblutung (prä-/postmenstruell, mittzyklisch)
      Metrorrhagie: Zusatzblutung außerhalb der Periode
    Störung der **Blutungshäufigkeit**:
      Polymenorrhoe: unregelmäßig oder regelmäßig verkürzte Zyklen < 25 d
      Oligomenorrhoe: stark verlängerte Zyklen > 35 d
      sek. Amenorrhoe: keine Periodenblutung > 3 Monate
      Metrorrhagie: azyklische Zusatzblutung
Ät▷ hormonelle Dysregulation, Ovarialinsuffizienz, Prolaktinämie, hypothalamisch

Qualitative Menstruationsstörung
Anovulatorischer Zyklus
Ät▷ hormonelle Dysregulation, psychisch
Pa▷ unregelmäßiger Zyklus ohne Ovulation, ohne Corpus-luteum-Bildung, ohne LH-Peak
Di▷ Untersuchung, Sonographie
Th▷ Zyklusregulierung mit Östrogen-Gestagen, bei Kinderwunsch Stimulationstherapie

Gynäkologie und Geburtshilfe
Krankheitsbilder Gynäkologie

Schmerz und andere Zustände im Zusammenhang mit den weiblichen Genitalorganen und dem Menstruationszyklus N94

Dyspareunie
- **Def▷** Schmerzen beim Koitus
- **Ät▷** psychisch bei Abneigung / Abwehr, organisch bei Endometriose, entz. Veränderungen
- **Pa▷** mangelnde Lubrikation
- **Th▷** Behandlung Grunderkrankung

Dysmenorrhoe
- **Def▷** krampfartige abdominelle Schmerzen im Rahmen Menstruationsblutung
- **Ät▷** idiopathisch, sekundär bei hormoneller Dysregulation, Endometriose, Fehlstellungen
- **Pa▷** primär (seit Menarche) / sekundär (im Verlauf entwickelt)
- **Sy▷** kolikartige abdominelle Schmerzen, vegetative Begleitsymptomatik
- **Di▷** Abklärung Grunderkrankung
- **Th▷** Ovulationshemmer, Analgesie

Klimakterische Störungen N95

Klimakterium
- **Ep▷** Alter: ca. 45.–55. Lj.
- **Phy▷** **Menopause**: Zeitpunkt der letzten Blutung
  Involution des Ovars: Östrogen ↓, Östron ↑, LH, FSH ↑, Progesteron ↓
  Androgen-Östrogen-Gleichgewicht verschoben
- **Sy▷** **Klimakterisches Syndrom**:
  vegetativ: sympathikoton (Hitzewallungen)
  organische Veränderungen: Osteoporose, Schleimhautatrophie
  Blutungsstörungen: anovulatorische Blutung, praemenstruelles Spotting
  psychische Probleme: Reizbarkeit, Schlafstörungen, Depression
- **Th▷** Östrogensubstitution zur Prophylaxe Genitalatrophie (Descensus, Harnatrophie), Osteoporose (high turnover)
  aber: Östrogen fördert Endometrium-Ca und Mamma-Ca

Postmenopause und Senium
- **Ep▷** Alter: ab 60.–65. Lj.
- **Phy▷** Ende der postmenopausalen Umstellung
- **Sy▷** innere Genitale atrophisch
  Craurosis vulvae: Atrophie; Lichen sclerosus et atrophicans
  Kolpitis senilis: atrophisches Vaginalepithel neigt zu Entzündungen
  Uterussenkung, Inkontinenz
  Osteoporose: low-turnover
  FSH und Östradiol ↓
- **Th▷** lokale steroidhaltige Salben; Osteoporosetherapie mit Calcium, Vitamin D, Calcitonin, Biphosphonaten, Physiotherapie (Beckenbodentraining)

Gynäkologie und Geburtshilfe
Krankheitsbilder Gynäkologie

Hormonelle Osteoporose
Klimakterium: high-turnover → systemische Hormonsubstitution
Senium: low-turnover → Calcium, Vitamin D, Calcitonin, Biphosphonate, KG

Sterilität der Frau N97
Fertilitätsstörungen
Def▷ **Sterile Ehe**: regelmäßige Kohabitation → keine SS in 2 Jahren
    Sterilität: ♀: keine Konzeption
                  ♂: Impotentia generandi (befruchtungsunfähig)
    Infertilität: ♀ kann befruchtetes Ei nicht austragen (Fehlgeburt, Abort)
    Impotentia coeundi: Unfähigkeit zum Geschlechtsverkehr
Pa▷ **Sterilität der Frau**:
    Ät▷ ovarielle Störungen (30%), Tubenfunktionsstörung (30%), Zervix-Uterus-Vagina (25%), extragenital (1%), psychisch, keine erkennbare Ursache (15%)
    Sy▷ fehlende Ovulation
    Di▷ Zytologie, Endometriumbiopsie, Hormonbestimmung
    Fertilitätsstörung des Mannes:
    Ät▷ Spermienzahl, Beweglichkeit, Mißbildungen, Fructosegehalt, Penetrationsfähigkeit der Spermien
    Di▷ Postkoitaltest nach **Huhner-Sims**: Zervixabstrich
        → Beurteilung der Spermien nach Beweglichkeit, Anzahl
        Miller-Kurzrock-Test: Sekret der Frau + fremdes Sperma
        Sperma des Mannes fremdes Sekret → Beweglichkeitsprüfung
    Durchgängigkeit der Tuben: Chromopertubation (Methylenblau); Saktosalpinx (Verklebung der Tuben)
    Asherman-Syndrom: uterine Sterilität nach forcierter Kürettage
Th▷ **Ovulationsauslösung** mit Clomifen, Gonadotropinen, HCG, HMG, LH-RH bei **Hyperprolaktinämie**: Bromocriptin
    Homologe Insemination: Spermien des Mannes in Muttermund bei Oligozoospermie, Impotentia coeundi, vaginalen Mißbildungen
    In-Vitro-Fertilisation (IVF): Eier und Spermien werden in vitro befruchtet und im 4–8 Zellen-Stadium eingebracht; Gefahr Mehrlingsschwangerschaften
    Intrazytoplasmatische Spermieninjektion (ICSI): Spermien werden unter dem Mikroskop in Eizelle injiziert
    Embryonentransfer: befruchtetes Ei in den Uterus
    Gamete-intrafallopian-transfer (GIFT): vorher entnommene Eizelle + Spermien werden laparoskopisch in den Eileiter gebracht

Gyn

Gynäkologie und Geburtshilfe
Krankheitsbilder Gynäkologie

Ovarielle Überstimulationssyndrom (OHSS)
Ät▷ Hormonbehandlung bei Kinderwunsch
Pa▷ Östrogenspiegel → Veränderung der Gefässpermeabilität, Ödemneigung, Ergussbildung, Erhöhung Thromboserisiko, Elektrolytverschiebung
Ein▷ nach Stadien:
  leicht   Östradiolspiegel > 1500 pg/ml, Ovar bis 5 cm gross
  mittel   abdominelle Beschwerden, Übelkeit, Erbrechen
  schwer   Aszites, Pleuraerguss, Gerinnungsstörung, Ovar > 5 cm
Di▷ Hormospiegel, Sonographie
Th▷ Schonung, Rehydratation, Heparinisierung

Pharmakotherapie in der Gynäkologie

Hormone und Hormonantagonisten

Gonadorelin und Analoga
Sto▷ Buserelin, Leuprorelin [Enantone®]
Wm▷ GnRH-Analoga
  bei pulsatiler Gabe: Stimulation der LH- und FSH-Bildung und Ausschüttung
  bei kontinuierlicher Gabe: Down-Regulation der Rezeptoren mit Suppression der Gonadotropinfreisetzung
Ind▷ **pulsatil**: LH/FSH-Insuffizienz, Ovulationsauslösung, Hodenwachstum, Testosteronproduktion, Hodendeszensus
  kontinuierlich: Suppression der Gonadotropinausschüttung, Prostatakarzinom, Mammakarzinom, Endometriose
Wi▷ je nach Gabe (pulsatil / kontinuierlich) → Stimulation / Suppression

Gonadotrope Hormone
Sto▷ LH, FSH, HCG, HMG
Wi▷ **LH**: Synthese von Sexualhormonen, Spermatogenese, Follikelreifung; keine therapeutische Anwendung
  FSH: Spermatogenese, Follikelreifung; Ovulationsauslösung; Anwendung bei hypophysärer Amenorrhoe
  HMG: Wirkung wie LH und FSH
    Anwendung zur Ovulationsauslösung bei hypophysärer Amenorrhoe; Sterilitätsbehandlung bei hypogonadotropem Hypogonadismus ♂
  HCG: LH-Wirkung
    Anwendung zur Ovulationsauslösung bei hypophysärer Amenorrhoe; Sterilitätsbehandlung bei hypogonadotropem Hypogonadismus ♂; Kryptorchismus

Androgene
Sto▷ Testosteron, Mesterolon, Nandrolon, Stanozolol
Ind▷ ♂: Hypogonadismus, Infertilität, Pubertas tarda
  ♀: additiv bei Mamma-Karzinom

Gynäkologie und Geburtshilfe
Krankheitsbilder Gynäkologie

Wi▷ Ausbildung männlicher Geschlechtsmerkmale, Spermatogenese, Libido, anabol, Epiphysenschluß
Pk▷ hoher first-pass-Effekt
Nw▷ cholestatische Hepatitis, Ödeme, Akne; bei ♀ Virilisierung, bei ♂ Infertilität

Antiandrogen
Sto▷ Cyproteron, Flutamid
Wm▷ kompetitiver Antagonist an Androgenrezeptoren; Hemmung der Spermatogenese
Ind▷ Hirsutismus, männliche Hypersexualität, Prostata-Karzinom

Estrogene
Sto▷ Estradiol, Ethinylestradiol, Mestranol
Wm▷ Diffusion in die Zelle → binden dort an Rezeptor → Wanderung mit Rezeptor in den Zellkern, um dort als Transkriptionsfaktor direkt tätig zu sein
Ind▷ Kontrazeption, Substitution im Klimakterium, bei Prostata-Karzinom
Wi▷ Proliferation an Endometrium, Schwangerschaftserhaltung, Laktationsvorbereitung, hemmt den Knochenabbau
Östrogene bewirken allgemein eine Erhöhung der meisten Trägerproteine (Coeruloplasmin, Gesamtthyroxin)
Nw▷ Thromboseneigung, Ödeme, Übelkeit, psychische Veränderungen, anabol

Antiöstrogen
Sto▷ Clomifen [Dyneric®], Tamoxifen [Nolvadex®]
Wm▷ kompetitiver Antagonist am Östrogenrezeptor
Ind▷ Clomifen: Ovarialinsuffizienz, Ovulationsauslösung
Tamoxifen: adjuvante Therapie bei hormonsensiblen Mammakarzinom
Wi▷ Aufhebung der negativen Rückkopplung im Hypothalamus durch Rezeptorblockade → GnRH ↑ → Ovulation

Gestagene
Sto▷ Megestrolacetat, Norethistron
Wm▷ Hemmung der LH-Ausschüttung → Ovulationshemmung
Ind▷ Mammakarzinom der Postmenopause, Menstruationsverschiebungen, Abort-Gefahr
Wi▷ Umwandlung des Endometriums nach Ovulation, Suppression der hypophysären Gonadotropinausschüttung, Schwangerschaftserhaltung, katabol, androgene und antiandrogene Wirkung
Nw▷ Akne, Depression, Hirsutismus, Ödeme, Cholestase

Gestagenantagonist
Mifepriston, RU_{468} [Mifegyne®]
Ind▷ Schwangerschaftsabbruch, nur unter ärztlicher Betreuung
Wi▷ Antigestagen: Hemmung des schwangerschaftsunterhaltenden Progesteron

Gyn

Gynäkologie und Geburtshilfe

Östrogen-Gestagen-Kombinationen
Ind▷ Kontrazeption
Nw▷ Kopfschmerz, Leberadenome, Thromboembolien, RR↑

Hormonelle Kontrazeption
Ein▷ **Östrogen-Gestagen-Kombination**: Ovulationshemmung, bester Pearl-Index
Unterscheidung nach 1-2-3-Phasen-Präparaten (Änderung des Gestagenanteils)
Minipille: niedrigdosiert Gestagen; Veränderung Zervixschleim schlechte Zykluskontrolle
Depotgestagene: 3-Monatsspritze (Gestagen)
Postkoitale Kontrazeptiva: hohe Östrogendosis
Nw▷ **Östrogen**: Schwindel, Ödeme, Depression, Thrombose, diabetogen, verminderte Endometrium-Ca, Ovarial-Ca, leicht erhöhte Inzidenz von Cervix-Ca, Mamma-Ca
Gestagen: Ödeme, Gewichtszunahme, Kopfschmerzen
Kl▷ Östrogen: Lebererkrankungen, Thrombose, Mammakarzinom

Krankheitsbilder Geburtshilfe

Schwangerschaft mit abortivem Ausgang O00–O08

Extrauteringravidität (EUG) O00
Def▷ Implantation der Blastozyste außerhalb des Cavum uteri
Ät▷ 95% Transportstörungen im Eileiter durch Verwachsungen, IUP
Pa▷ aufgrund mangelnder Ernährungslage Abort im 3. Monat → massive Blutungen
Ein▷ **interstitiell/isthmisch**: 34%; Schmerzen ab 5. Woche → Ruptur, akutes Abdomen
ampullär: 66%, langsame Symptome, Schmerzen in 6.–8. Woche; HCG ↓, Entzugsblutung, Tubarabort in die freie Bauchhöhle
Sy▷ einseitiger Unterbauchschmerz, positiver Schwangerschaftstest, Schmierblutungen, Douglas-Schmerz
Di▷ Sonographie, Labor: β-HCG (HCG ↓), diagnostische Laparoskopie
Th▷ Laparoskopie, Salpingotomie (Erhalt führt zu 15–20% Rezidiven) oder Salpingektomie
im Frühstadium Prostaglandine oder Methotrexat zur Abruptio

Gynäkologie und Geburtshilfe
Krankheitsbilder Geburtshilfe

Blasenmole O01
- **Ep▷** Inzidenz: 0,06%
- **Ät▷** unklar, genetische Anomalität, Fehlanlage
- **Pa▷** blasenartige Degeneration der Zotten, die sich über die ganze Plazenta erstrecken kann, oder nur partiell ausgebildet ist

  Trophoblasttumor; traubenartig angeordnete hydropische Bläschen, deutliche Gefäßarmut, hydropische Stromadegeneration, gesteigerte epithelial-synzythiale Aktivität

  gesteigerte HCG-Produktion → Luteinzystenbildung in Ovarien, gesteigerte Proliferationstendenz (invasives oder destruktives Tiefenwachstum)
- **Sy▷** scheinbar intakte, aber sehr schnell wachsende Schwangerschaft mit hoch positivem Schwangerschaftstest, keine fetale Lebensäußerungen. (Bei partiellen Blasenmolen kann die Schwangerschaft selten ausgetragen werden)

  Blutungen, Abgang von Zottenbläschen
- **Di▷** sehr hohe HCG-Werte, Ultraschall: „Schneegestöber": hydropisch verdickte Plazenta
- **Th▷** Kontraktionsmittel (Prostaglandine), Zervixdilatation, Saugkürettage

  Nachsorge: während der nächsten 12 Wochen sollte wöchentlich ein Schwangerschaftstest (am besten eine HCG-Bestimmung im Serum) vorgenommen werde, bis er 3 Mal in Folge negativ ist. Bleibt Test positiv → Frage nach Chorionepitheliom
- **Ko▷** Blutung, Uterusperforation

Spontanabort O03
- **Def▷** Beendigung der Schwangerschaft vor 28. Woche; (z.T. vor 25. Woche)

  Frühabort < 16. SSW; meist Abortivei; Trisomien, Monosomien

  Spätabort > 16. SSW

  Habituelle Abortneigung: 3 oder mehr Aborte
- **Ät▷** Uterusanomalien, Infektionen, Zervixinsuffizienz, endokrine Erkrankungen Chromosomenaberration, Trophoblaststörung, Nidationsstörung
- **Ein▷** **drohender Abort (Abortus imminens)**
  - **Sy▷** schmerzlose uterine Blutung, Uterusgröße normal, Zervikalkanal geschlossen; grundsätzlich reversibel, wenn Blutung sistiert und HCG normal

    Exakte Information über den Verlauf erhält man aus der quantitativen Bestimmung des HCG-Spiegels im Serum. Im Zweifelsfalle wartet man mit Beendigung der Schwangerschaft bis HCG-Werte pathologisch abfallen.
  - **Th▷** Bettruhe, Wehenhemmung, Magnesium, evtl. Progesteron bei Lutealinsuff.

  im Gang befindlicher Abort (Abortus incipiens)
  - **Sy▷** uterine Blutung, Koagelabgang, Zervikalkanal geöffnet, Abgang von Gewebsanteilen; irreversibel

Gynäkologie und Geburtshilfe
Krankheitsbilder Geburtshilfe

    Th▷ Analgetika und Spasmolytika, Nachkürettage, evtl. Wehenindunktion

abgelaufene Fehlgeburt
Abortus completus / Abortus incompletus
Um Komplikationen zu vermeiden, sollte man in jedem Fall Nachkürettage durchführen → Gefahr Chorionepitheliom, Infektion

verhaltener Abort (missed Abortion)
- Def▷ keine Kennzeichen des Abortes, fehlendes Uteruswachstum, Fluor
- Di▷ kein Uteruswachstum, HCG-Werte ↓, keine Lebensäußerungen (ab 8. Wo.)
- Th▷ vorsichtige Ausräumung, da Gefahr der hyperfibrinolytischen Blutungen

Dead-Fetus-Syndrom
- Pa▷ schwerer Infekt / Sepsis bei Peristenz des abgestorbenen Feten im Cavum uteri → Verbrauchskoagulopathie

febriler Abort
- Sy▷ Fieber > 38°C, Entzündungszeichen, Blutung, Schmerzen, akutes Abdomen
- Ein▷ unkomplizierter fieberhafter Abort: Infektion auf Cavum uteri beschränkt
  komplizierter fieberhafter Abort: mit Adnexitis
  septischer Abort
- Th▷ hochdosierte Antibiotikagabe, Heparin, Nachkürettage evtl. erst nach Abklingen des Fiebers

Schwangerschaftsabbruch O04

Def▷ absichtliche Beendigung der Schwangerschaft
Verfahren: bis 12. SSW: instrumentell mit Saugkürretage
              ab 12 SSW: Prostaglandin + Kürretage
              bis 49 d: RU486
Rechtliche Situation: bis 12. SSW., Beratung mit Bescheinigung, mind. 3 Tage vor Eingriff; bei medizinischer Indikation keine Frist

Ödeme, Proteinurie und Hypertonie während der Schwangerschaft, der Geburt und des Wochenbettes O10–O16

Gestationshypertonie (schwangerschaftsinduziert) mit bedeutsamer Proteinurie O14

Terminologie
Hypertensive Schwangerschaftserkrankung (HES)
Schwangerschaftsinduzierte Hypertonie (SIH)
Praeeklampsie (Gestose): SS-induzierte Hypertonie + Proteinurie + neurologische Symptome

Gynäkologie und Geburtshilfe
Krankheitsbilder Geburtshilfe

EPH-Gestose: Ödem, Proteinurie, Hypertonus
Propfgestose: Exazerbation eines bestehenden Hypertonus in der SS
Eklampsie: Zyanose, Bewusslosigkeit, tonisch-klonische Anfälle
HELLP: Hämolyse, elevated liver enzymes, low platelets

Schwangerschaftsinduzierte Hypertonie (SIH)
Def▷ RR > 140/90 mmHg
DD▷ essentielle Hypertonie oder schwangerschaftsinduzierte Hypertonie
Ät▷ unklar; im Rahmen hormoneller Umstellung
  RF: Mehrlingsschwangerschaften, Hydramnion, Erstgebärende, Diabetes mellitus, vorbestehender Hypertonus, Grunderkrankungen wie Niereninsuffizienz, systemischer Lupus erythematodes
Di▷ Überwachung, Urin-Status, Laborkontrollen
Th▷ Blutdruckeinstellung mit Dihydralazin, α-Methyl-Dopa, Diazoxid, β-Blocker

Schwangerschaftsnephropathie (EPH-Gestose)
Def▷ EPH: Edema, Proteinurie, Hypertonus
  Gestose: SS-induzierter Hypertonus, Proteinurie; meist > 30. SSW
    Hypertonus: RR (diast.) > 90 mmHg; ausgeprägt > 120 mmHg
    Proteinurie: > 0,3 g/l/24 h
    Ödeme
    Erhöhung der Lebertransaminasen in 20%, alk. Phosphatase, Bilirubin
Ät▷ Prädisposition: junge Frauen, Mehrlinge, Adipositas, Diabetes mellitus, positive Familienanamnese
Th▷ antikonvulsiv: Diazepam, Magnesium
  antihypertensiv: Dihydralazin, α-Methyl-Dopa, Diazoxid, β-Blocker
  allgemeine Maßnahmen: Bettruhe, Flüssigkeit, Intensivüberwachung, Beatmung, CTG
  Stabilisierung der Mutter → medikamentöse Geburtseinleitung, Sectio
DD▷ Propfgestose: bei vorbestehender arterieller Hypertonie; kann schon früh auftreten < 20. SSW
  Praeeklampsie: Gestose + neurologische Symptome (Schwindel, Sehstörungen, Übelkeit, motorische Unruhe, Bewusstseinsstörungen)
  Eklampsie: Gestose + tonisch-klonische Anfälle, Ateminsuffizienz, Koma, Tod; Gefahr der vorzeitigen Plazentalösung → sofortige Beendigung der Schwangerschaft
  HELLP-Syndrom: Praeeklampsie + Hämolyse, Leberenzyme↑, Thrombozytopenie → sofortige Beendigung der Schwangerschaft

Frühgestose
Sy▷ in 6.–12. SSW
  Hyperemesis gravidarum: Exsikkose, metabolische Alkalose, Elektrolytverlust
Th▷ Antiemetika, Flüssigkeitszufuhr, Nahrungszufuhr

Gynäkologie und Geburtshilfe
Krankheitsbilder Geburtshilfe

Eklampsie O15
- **Ät▷** unklar; Krämpfe durch Gefäßspasmen
- **Pa▷** Praeeklampsie + tonisch-klonische Krämpfe, Koma, Zyanose
- **Sy▷** vegetative Symptomatik mit Übelkeit, Erbrechen, Unruhe, Hypertonus
  neurologische Beschwerden: Krampfanfälle, Vigilanzminderung, Doppelbilder
  abdominelle Beschwerden: Bauchschmerzen
- **Ko▷** Blutungen, Embolien, Nierenversagen, Plazentainsuffizienz
  Lebensbedrohung für Mutter und Kind!
- **Th▷** antikonvulsiv: Diazepam, Magnesium
  antihypertensiv: Dihydralazin, α-Methyl-Dopa, Diazoxid, β-Blocker
  allgemeine Maßnahmen: Bettruhe, Flüssigkeit, Intensivüberwachung, Beatmung, CTG
  Stabilisierung der Mutter → medikamentöse Geburtseinleitung, Sectio

Sonstige Krankheiten der Mutter, die vorwiegend mit der Schwangerschaft verbunden sind O20–O29

Blutung in der Schwangerschaft O20
- **Pa▷** vaginale Blutung in der Schwangerschaft
- **Ein▷** Frühschwangerschaft → EUG, Abort
  Spätschwangerschaft → Plazentalösung, Placenta praevia, Uterusruptur, Varizenblutung, Randsinusblutung, Zeichnungsblutung
- **Di▷** körperliche Untersuchung, Sonographie, Beurteilung Muttermund, Lebenszeichen

Übermässiges Erbrechen in der Schwangerschaft O21
Emesis gravidarum: häufiges Erbrechen in der 5.–8. SSW., v.a. morgens, nüchtern

Hyperemesis gravidarum
- **Pa▷** übermäßiges Erbrechen, vermutlich durch HCG ↑
- **Sy▷** Exsikkose, verminderte Nahrungsaufnahme, Elektrolytstörungen
- **Th▷** Antiemetika, Sedativa

Infektionen des Urogenitaltraktes in der Schwangerschaft O23
Pyelonephritis gravidarum
- **Def▷** Nierenbeckenentzündung in der Schwangerschaft
- **Ät▷** erleichterte Keimaszension durch hormonell bedingte Weitstellung der Harnwege
- **Err▷** E. coli, Enterokokken, Staphylokokken, Streptokokken
- **Sy▷** Infektzeichen, Dysurie, Pollakisurie, Fieber, Schüttelfrost
- **Di▷** U-Status, Sonographie
- **Th▷** Antibiose nach Resistenzbestimmung

Gynäkologie und Geburtshilfe
Krankheitsbilder Geburtshilfe

Diabetes mellitus in der Schwangerschaft O24
Vorbestehender Diabetes mellitus
- **Pa**▷ meist Typ I; selten Typ II
- **Ko**▷ wenn gut eingestellt gering; bei starken Sekundärerkrankungen (Nephropathie) Kontraindikation für geplante Schwangerschaft; Mortalität des Kindes deutlich erhöht; Gefahr von SIH, Harnwegsinfekten, Pilzinfekten, Hydramnion

Gestationsdiabetes
- **Ep**▷ 7% der Schwangeren
- **Pa**▷ hormonelle Umstellung der Schwangerschaft führt zu diabetischer Stoffwechsellage
  - RF: Adipositas, Glucosurie, früherer Gestationsdiabetes, positive Familienanamnese
- **Ko**▷ Kind: intrauteriner Tod, Ikterus, Polycythaemie, Hypocalcämie, diabetische Embryopathie (Fehlbildungen Herz, Kreislauf), diabetische Fetopathie (Makrosomie), Plazentainsuffizienz
  - Mutter: Hypertonie, häufiger Sectio; 50% der Mütter entwickeln innerhalb 10 J. manifesten DM
- **Di**▷ Test vor Schwangerschaft und in 24.–28. SSW
  - Nüchtern BZ > 126 mg/dl oder Gelegenheits-BZ > 200 mg/dl
  - wenn pathologisch → Glukosetoleranztest
- **Th**▷ optimale Blutzuckereinstellung mit Diät, Insulin, häufige Kontrollen während Schwangerschaft; orale Antidiabetika kontraindiziert

Betreuung der Mutter bei sonstigen Zuständen, die vorwiegend mit der Schwangerschaft verbunden sind O26
Übermäßige Gewichtszunahme
- **Phy**▷ physiologische Gewichtszunahme: 10–12 kg:
  - 1. Trimenon: 250 g/Woche
  - 2. Trimenon: 350 g/Woche
  - 3. Trimenon: 500 g/Woche
- **Pa**▷ übermässige Gewichtszunahme durch Hungergefühl, hormonelle Umstellung, verminderte sportliche und berufliche Tätigkeit
- **Th**▷ Aufklärung, ausgewogene, vitaminreiche Ernährung

Herpes gestationis
- **Pa**▷ Pemphigoiderkrankung mit AK-Bildung → Blasenbildung, 4.–7. Schwangerschaftsmonat
- **Sy**▷ juckende, stammbetonte kleine Bläschen
- **Th**▷ Cortisonsalbe
- **Ko**▷ häufiger Frühgeburten, geringeres Geburtsgewicht

Gyn

Gynäkologie und Geburtshilfe
Krankheitsbilder Geburtshilfe

Schwangerschaftunabhängige Erkrankungen

Herz-Kreislauf
- **Pa**▷ in Belastungssituation; schon die physiologische deutliche Zunahme des HMV kann zu Dekompensation führen; ab NYHA II ist von SS abzuraten
- **Th**▷ Problem bei Medikation (keine ACE-Hemmer, kein Cumarin)

Niere und ableitende Harnwege
- **Pa**▷ Pyelonephritis gravidarum durch tonogene Dilatation des Sphinkters; meist E. coli
  bei bestehender Glomerulonephritis in 70% Pfropfgestose

Anfallsleiden
- **Pa**▷ Anfall in SS → Plazentaminderperfusion
- **Th**▷ Antiepileptika meist teratogen

Infektionskrankheiten

HIV
- **Pa**▷ Infektion prä- und perinatal 30%; primärer Kaiserschnitt wegen geringer Traumatisierung des Kindes; kein Stillen
- **Sy**▷ keine Mißbildungen
- **Di**▷ AK-Test auf HIV bei Kindern infizierter Mütter ist immer 12–15 Monate positiv

Röteln
- **Pa**▷ Infektion diaplazentar; bei Schwangeren mit AK-Titer < 1:32 und Infektion
- **Sy**▷ **Rötelnembryopathie** (erste 12. Wochen) mit Augen- und Innenohrschäden, Mikrozephalie, Herzfehler, Hepatosplenomegalie
- **Th**▷ Gabe von Röteln-IgG

CMV
- **Ep**▷ häufigste pränatale Infektion
- **Sy**▷ 10% Komplikationen: Meningoenzephalitis, Ikterus, Anämie

Toxoplasmose
- **Pa**▷ pränatale Infektion nach 12. Wochen
- **Sy**▷ Mißbildungen: Hydrozephalus, intrakranielle Verkalkungen
- **Di**▷ Nachweis über Sabin-Feldmann-Test
- **Th**▷ Spiramycin

Listeriose
- **Sy**▷ Spätschwangerschaft: miliäre Granulome, Pneumonie, Enzephalitis
- **Th**▷ Antibiose

Lues
- **Pa**▷ ab 5. Monat schädigend; im 2. Trimenon meist letal
- **Sy**▷ konnatale Lues: Pemphigoid, Exanthem, blutiger Schnupfen
- **Th**▷ Behandlung mit Penicillin

Gynäkologie und Geburtshilfe
Krankheitsbilder Geburtshilfe

Blutgruppeninkompatibilitäten (M. haemolyticus neonatorum, Rhesuserythroblastose)
Pa▷ Mutter Rh-negativ, Kind Rh-positiv → Mutter hat Anti-D-Antikörper in 2. Schwangerschaft → Typ II-Reaktion → Hämolyse im Kind
Sy▷ Icterus gravis, Anämie, Hydrops congenitus universalis
Di▷ Mutter: indirekter Cooms-Test (AK-Suche)
Th▷ frühe Entbindung; pränatale Austauschtransfusion
Prophylaxe: anti-D-Prophylaxe: 72 Std. nach Sensibilisierung Gabe von Antikörpern gegen Rhesusfaktor, damit Antigen vor Immunreaktion eliminiert wird

ABO-Erythroblastose
Pa▷ ungefährlich; Mutter O, Kind A, B, AB

Risikoschwangerschaften
Gestose, essentieller arterieller Hypertonie
Übertragung
M. haemolyticus neonatorum
Diabetes mellitus
drohender Abort
frühere Tod- oder Fehlgeburten
Alter der Mutter: Erstgebärende: > 35. Lj.
                   Mehrgebärende: > 40 Lj.
                   junge Erstgebärende: < 20. Lj.
organische Erkankungen
schwere Schwangerschaftsanämie (Hb < 80 g/l)
Lageanomalien, Mißverhältnis Kopf-Becken, OP, Sterilitätsbehandlung
Adipositas
Infektionskrankheiten
Mißverhältnis Uteruszunahme und Schwangerschaftsdauer
Blutung in 2. SS-Hälfte
Mehrlingsschwangerschaften

Mütterliche Letalität:
Ep▷ 10–15 auf 100 000 lebendgeborene Kinder
Zeit: SS, Geburt, Wochenbett
Ät▷ Infektion, Blutung, Gestose, Abtreibung
Perinatale Letalität:
Ep▷ Deutschland 0,5–0,6 auf 1 000 geborene Kinder
Zeit: Geburt bis 7. Tag
Ät▷ Frühgeburt, Plazentainsuffizienz, angeborene Fehlbildungen

Gyn

Gynäkologie und Geburtshilfe

Krankheitsbilder Geburtshilfe

Betreuung der Mutter im Hinblick auf den Feten und die Amnionhöhle sowie mögliche Entbindungskomplikationen O30–O48

Mehrlingsschwangerschaften O30

Ep▷ **Hellin-Regel** (Wahrscheinlichkeit für Mehrlingsschwangerschaft):
Zwilling 1 : 85   Drilling 1 : 85^2 Vierling 1 : 85^3
zunehmende Inzidenz von Mehrlingsschwangerschaften infolge in-vitro-Fertilisation

Pa▷ **Eineiige Zwillinge**: befruchtete Eizelle teilt sich binnen 14 Tagen → genetisch identisch, ca. 1/3
Zweiige Zwillinge: 2 Eizellen, welche von unterschiedlichen Spermien befruchtet werden →genetisch unabhängig, ca. 2/3

Di▷ Sonographie

Ko▷ **Kind**: Geburtsgewicht ↓, Schwangerschaftsdauer ↓, Risikoschwangerschaft, perinatale Sterblichkeit 3–4-fach erhöht; 2. Zwilling stirbt öfter
Fetus papyraceus: Absterben eines Fetus in der Frühschwangerschaft
Mutter: Gestosen, früher Blasensprung, verlängerte Geburtsdauer, Lageanomalien, Plazentainsuffizienz

Betreuung der Mutter bei festgestellter oder vermuteter Lage- und Einstellungsanomalie des Feten O32

Haltungsanomalien

Def▷ beschreiben eine veränderte Kopfhaltung des Feten
Pa▷ physiologisch: Kopf flektiert → bei Deflexion Zunahme des Kopfumfanges; Stirnhaltung am ungünstigsten
Ein▷ **Vorderhauptlage**: große Fontanelle führt, Geburt spontan möglich
Stirnlage: Stirn führt, Geburt spontan meist nicht möglich → Sectio
Gesichtslage:
mentoposteriore Lage: Kinn nach hinten → Geburt nicht möglich
                                        → Sectio
mentoanteriore Lage: Kinn nach vorn gerichtet
                                        → Geburt spontan möglich

Einstellungsanomalien

Def▷ Bezeichnung des führenden Anteils des Kopfes
Pa▷ physiologisch: Hinterhaupt führend
Ein▷ **hoher Geradstand**: Pfeilnaht im gerade Durchmesser in Beckeneingang (genau falsch) → Geburtsstillstand
tiefer Querstand: Kopf quer in Beckenausgangslage → Seitlagerung, Zange
dorsoposteriore Einstellung: Kopf gebeugt und Hinterhaupt nach hinten gerichtet; oft mit Haltungsanomalie → Sectio
hintere Scheitelbeineinstellung: Lateralflexion des Kopfes → Sectio

Gynäkologie und Geburtshilfe
Krankheitsbilder Geburtshilfe

Lageanomalie
Def▷ beschreiben Lage des Kindes zum Geburtskanal (Kopf/Steiss führend)
Pa▷ physiologisch: Kopf führend
Ein▷ **Beckenendlage** (3%)
  Pa▷ fehlende Drehung vor Geburt
  Ein▷ reine Steißlage: erst Füße / Steiß; Kopf zuletzt; Gefahr der Nabelschnurkompression → schnelle Entbindung; Armlösung nach Bracht
  Steiss-Fusslage
  Fuss- oder Knielage
  Th▷ äussere Wendung, Sectio, normale Geburt mit Manualhilfe und Brachthandgriff evtl. möglich; Sectio-Bereitschaft
  Zweizeitige Entwicklung: zunächst Schulter und Arm mit Müller-Handgriff, Lövset-Armlösung, klassische Armlösung; in 2. Phase Kopfentwicklung mit Veit-Smellie-Handgriff
Querlage (1%)
  Pa▷ geburtsunmögliche Lage; komplette Querstellung des Kindes
  Ko▷ verschleppte Querlage: nach Blasensprung Armvorfall, Einkeilung des Kindes; Gefahr der Uterusruptur
  Th▷ primäre Sectio
Schräglage
  Pa▷ Kind liegt schräg zum Geburtskanal; äußere Drehung evtl. möglich
  Th▷ äußere Wendung, sonst Sectio

Polyhydramnion O40

Def▷ Vermehrung der Fruchtwassermenge > 2000 ml
Ät▷ **Mutter**: Diabetes mellitus, Infektion, Blutgruppenunverträglichkeit, Nephritis
Kind: Fehlbildungen, gastrointestinale Atresien, Fehlbildungen, Mehrlingsschwangerschaften
Sy▷ großer Uterus
Di▷ Sonographie
Th▷ Behandlung Grunderkrankung

Sonstige Veränderungen des Fruchtwassers und der Eihäute O41

Oligohydramnion
Def▷ Verminderung des Fruchtwasser < 300 ml
Ät▷ vorzeitiger Blasensprung, Plazentainsuffizienz, Übertragung, Nierenfunktionsstörung des Feten
Th▷ Entbindung wenn möglich

Infektion der Fruchtblase und Eihäute
Syn▷ Amnioninfektionssyndrom
Pa▷ Infektion des Fruchtwasser während Schwangerschaft oder Geburt

Gynäkologie und Geburtshilfe

Krankheitsbilder Geburtshilfe

Ät▷ vorzeitiger Blasensprung, selten bei intakter Fruchtblase
Sy▷ Infektzeichen, Fieber, Schmerz
Di▷ eröffneter Muttermund, Sekretion
Th▷ Entbindung

Vorzeitiger Blasensprung O42

Ät▷ Zervixinsuffizienz, vorzeitige Wehentätigkeit, Mehrlinge, Infektion, iatrogen
Pa▷ Blasensprung vor Wehen:
- **rechtzeitig**: am Ende der Eröffnungsperiode
- **vorzeitig**: vor Wehenbeginn
- **frühzeitig**: während Eröffnungsperiode
- **verspätet**: in Austreibungsperiode
- **hoher Blasensprung**: oberhalb unterer Eipol
- **zweizeitig**: nach hohem Blasensprung später Sprung der Vorblase
- **falscher Blasensprung**: Fruchtwasser zwischen Eihäuten

Ko▷ Infektion des Fruchtwasser
Di▷ Sonographie, Klinik, Amnioskopie, Lackmusprobe
Th▷ Lungenreifung mit Bethamethason, bei unreifer Zervix → Prostaglandine; bei Infekt baldige Geburt → Geburtseinleitung mit Oxytozin

Pathologische Zustände der Plazenta O43

Plazentainsuffizienz

Pa▷ **akut**: verminderte Plazentadurchblutung durch Kompression, Plazentalösung, Nabelschnurkomplikation
chronisch: Infektion, Hypertonus, Alkoholismus, Praeeklampsie
Sy▷ Wachstumsstopp, small for gestation age, Hypoxie bis Fruchttod
Di▷ Sonographie, Oligohydramnion, Entwicklungsbeurteilung des Kindes
Th▷ körperliche Schonung, Optimierung der Gesamtsituation, ggfs. Entbindung
Ko▷ Entwicklungsstörung, Abort

Placenta praevia O44

Ät▷ abnorme Implantation der Blastozyste → Plazenta in Nähe des Muttermundes
Ein▷ Placenta praevia totalis, Placenta partialis oder Placenta marginalis
Sy▷ schmerzlose Blutung im letzten Trimenon, Geburtshindernis
Th▷ je nach Grad; oft Sectio (bei totalis immer sectio)

Vorzeitige Plazentalösung O45

Syn▷ Abruptio placentae
Ät▷ unklar, gehäuft bei Gestosen
Sy▷ Schmerzen, uterine Blutung, keine Lebenszeichen, kontrahierter, harter Uterus
Th▷ kindliche Lebenszeichen → Sectio; ansonsten vaginal entbinden
Pro▷ hohe Mortalität

Gynäkologie und Geburtshilfe
Krankheitsbilder Geburtshilfe

Übertragene Schwangerschaft O48
- **Def**▷ Geburtstermin um 7 Tage überschritten
- **Ät**▷ mangelhafte Erregbarkeit der Uterusmuskulatur
- **Ein**▷ **absolute Übertragung**: > 7 Tage
  relative Übertragung: in Bezug auf Plazentafunktion
- **Ko**▷ Plazentainsuffizienz

Komplikationen bei Wehentätigkeit und Entbindung O60–O75

Vorzeitige Wehentätigkeit und Entbindung O60
Frühgeburt
- **Def**▷ 25./27. SSW–38. SSW
- **Ät**▷ Risikofaktoren: junge Frauen, Streß, Rauchen, Gestose, Mehrlinge
- **Sy**▷ Wehen, Blasensprung
- **Th**▷ Cortisongabe an Mutter zur Prophylaxe des Atemnotsyndroms

Überstürzte Geburt
- **Def**▷ Geburtsdauer < 3 h
- **Ät**▷ niedriges Geburtsgewicht, geringer Weichteilwiderstand

Abnorme Wehentätigkeit O62
- **Def**▷ Wehendystokie: pathologische Wehenform
- **Ein**▷ **hypoaktive Wehenschwäche**
  - **Sy**▷ Basaltonus normal, Wehentätigkeit insgesamt zu schwach oder zu kurz
  - **Th**▷ Oxytozin-Infusion

  hyperaktiver Wehensturm
  - **Ät**▷ Vorkommen bei Lageanomalien, Geburtshindernissen, Oxytozinüberdosierung
  - **Sy**▷ normaler Basaltonus, Zunahme der Amplitude und Frequenz, Streß
  - **Di**▷ Dezeleration im CTG
  - **Th**▷ Wehenhemmung (Fenoterol)

  hypertone Motilitätsstörung
  - **Sy**▷ erhöhter Basaltonus bis Tetanie
  - **Ko**▷ Gefahr O_2-Mangel, Uterusruptur

Protrahierte Geburt O63
- **Def**▷ Dystokie bei > 8 h bei wiederholter Geburt, > 12 h bei Erstlingsgebärenden
- **Ät**▷ Wehenschwäche, Geburtshindernis
- **Th**▷ Unterstützung der Wehentätigkeit mit Oxytocin, bei Geburtshindernis manuelle Hilfe, ggfs. Sectio

Gyn

Gynäkologie und Geburtshilfe
Krankheitsbilder Geburtshilfe

Geburtshindernis O64–66
Ein▷ Lage-, Haltungs- oder Einstellungsanomalien (s.o.)
Anomalien des mütterlichen Beckens
Schulterdystokie: Einstellungsanomalie mit Geburtshindernis
hoher Schultergeradstand: nach Entwicklung des Kopfes hängt vordere Schulter vor Symphyse fest
tiefer Schulterquerstand: Schultern stehen quer auf Beckenboden
Th▷ manuelle Manöver, Wehenhemmung (Tokolyse), ggfs. Sectio

Komplikationen bei Wehen und Entbindung durch fetalen Distress O68
Intrauteriner Sauerstoffmangel (Asphyxie)
Pa▷ Plazentainsuffizienz, Nabelschnurkompression, Abruptio placentae, mütterliche Erkrankungen, Wehensturm, protrahierte Geburt, Geburtsstillstand, fetale Erkrankungen [Anämie, Herzfehler (blue babies)], Infektionen
Di▷ CTG, grünes Mekonium, pathologische Herztöne, Fetalblutanalyse
Th▷ O2-Gabe, Seitenlagerung, Wehenhemmung, OP-Entbindung

Komplikationen bei Wehen und Entbindung durch Nabelschnurkomplikationen O69
Vorliegen der Nabelschnur
Pa▷ bei intakter Fruchtblase Nabelschnur vor führendem Kindsteil
Th▷ Lagerungsmanöver, sonst Sectio

Nabelschnurvorfall
Pa▷ Nabelschnur vor führendem Kindsteil nach Blasensprung
Th▷ Sectio, bis dahin Tokolyse, Beckenhochlagerung
Ko▷ Abklemmung der Nabelschnur mit Hypoxie

Nabelschnurumschlingung
Pa▷ Nabelschnur um Teile des Kindes gewickelt
Th▷ oft unproblematisch, bei protrahiertem Geburtsverlauf ggfs. Sectio

Insertio velamentosa
Pa▷ Nabelschnur sitzt nicht direkt an Plazenta an, sondern Gefässe verlaufen fadenartig über Eihäuten → Gefahr der Ruptur und damit Blutung bei Geburt
Di▷ pränatal mittels Sonographie nachweisbar
Th▷ wenn Muttermund vollständig geöffnet → normale Geburt; sonst Sectio

Dammriss unter der Geburt O70
Pa▷ Weichteilläsion durch Druck der Wehen bei hohem Geburtsgewicht
Ein▷ **Grad I** bis zur Mitte des Damms ohne Muskulaturbeteiligung
Grad II Riss der Dammmuskulatur
Grad III mit Riss der vorderen Rektumwand

Gynäkologie und Geburtshilfe
Krankheitsbilder Geburtshilfe

Th▷ **Episiotomie** (Dammschnitt) bei drohendem Dammriss oder zur Geburtsbeschleunigung
- **mediane Episiotomie**: in der Mitte ohne Muskulatur
- **mediolaterale Episiotomie**: von hinterer Kommisur in 45°; Erweiterungsmöglichkeit, aber stärkere Blutung und Schmerzen
- **laterale Episiotomie**: selten notwendig

Sonstige Verletzungen unter der Geburt O71
Uterusruptur
- **Pa▷** 1. Vorschädigung durch OP, Narben → spontane Ruptur, wenig schmerzhaft
  2. Geburtshindernis → Wehensturm → Ruptur wehensynchron
- **Sy▷** abdominelle Schmerzen, Schock, sistieren der Wehen, keine kindlichen Herztöne
- **Th▷** Wehenhemmung, Schocktherapie, Laparotomie, evtl. Hysterektomie

Postpartale Blutung O72
- **Ät▷** Multipara, Sectio, Plazentalösungsstörung
- **Pa▷** Blutverlust > 500 ml durch Uteruskontraktionsstörung → atonische Nachblutung
- **Th▷** Kürettage, Austastung, Kontraktionsförderung, Credé-Handgriff, Kompression, Tamponade

Retention der Plazenta oder Eihäute ohne Blutung O73
Plazenta-Lösungszeichen:
- **Ahfeld-Nabelschnurzeichen**: Plazenta gelöst; Markierung an Nabelschnur rückt nach kaudal
- **Schröder-Zeichen**: Plazenta gelöst: Fundus steigt über den Nabel
- **Küstner-Zeichen**: Plazenta nicht gelöst, wenn Nabelschnur sich bei Duck über Symphyse zurückzieht
- **Strassmann-Zeichen**: Plazenta nicht gelöst → Klopfen auf Uterusfundus wird fortgeleitet

Plazentalösungsstörungen
- **Ein▷** **Placenta adhaerens**: Uterusatonie → nur teilweise Plazentalösung; vermehrte Blutung; Gabe von Oxytozin, Ergotamin
  Placenta accreta und increta: Plazenta mit Uterus verwachsen (accreta) oder in Muskulatur eingewachsen (increta) → keine Lösung → Laparotomie
  Placeta incarcerata: infolge Zervixspasmus kann Plazenta kann nicht ausgestossen werden → Inkarzeration
- **Sy▷** vermehrte Blutung, unvollständige Lösung der Plazenta
- **Th▷** Kontraktionsförderung, manuelle Lösung, Credé-Handgriff, OP

Gynäkologie und Geburtshilfe

Krankheitsbilder Geburtshilfe

Regelrechte Spontangeburt O80

Geburtsfaktoren

Beckenmaße

Conjugata diagonalis:	17,5 cm
Conjugata vera:	11 cm
Conjugata anatomica:	12 cm
Diameter transversa:	13,5 cm
Diameter obliqua:	12,5 cm
Diameter tubaria:	11 cm
Distantia spinarum:	24–26 cm
Distantia intertrochanterica:	31–32 cm
Conjugata externa:	18–21 cm

Kopfumfang

Flektierter Kopf:	32 cm
Scheitellage:	35 cm
Gesichtslage:	35 cm

Position des Kindes

- **Lage**: Längslage (Schädellage, Beckenlage)
  Querlage
  Schräglage
- **Stellung**: Stellung des kindlichen Rückens innerhalb des Uterus
  I. Stellung: Rücken nach hinten gewandt
  II. Stellung: Rücken nach vorne gewandt
  Stellung A: Rücken tendiert etwas nach vorne
  Stellung B: Rücken tendiert etwas nach hinten
- **Haltung**: Haltung des Kopfes
  indifferent
  flektiert (95%)
  deflektiert
- **Einstellung**: vorangehender Teil
  vordere Hinterhauptslage: normale Geburtslage (90%)
  Längslage: Rücken in I. oder II. Stellung, Kopf auf Brust gebeugt
  → kleine Fontanelle führt

Geburtswiderstände und Geburtskräfte

Eröffnungsperiode: Überwindung des Dehnungswiderstands von Muttermund / Beckenbodenmuskulatur

Austreibungsperiode: eigentliche Geburt

Wehen: autonome Uteruskontraktionen ausgehend von Fundus

  Schwangerschaftswehen (Alvarez-Wehen): unkoordinierte Kontraktionen von Teilbereichen des Uterus in der 30.–32. SSW zur Förderung der lokalen Durchblutung und Myometriumhyperplasie

Gynäkologie und Geburtshilfe
Krankheitsbilder Geburtshilfe

Vor- oder Senkwehen: unregelmäßige Kontraktionen in der letzten Woche vor der Geburt zur Dehnung des unteren Uterussegmentes → Tiefertreten des Kopfes

Geburtswehen: Unterscheidung in Eröffnungswehen, Austreibungswehen, Preßwehen; Dauer: 20–60 sec., Pausen von 2–10 Min., Druck bis 120 mmHg

Nachwehen: zur Blutstillung

Wehenhemmung: β-Sympathomimetika (Fenoterol)

Regelrechte Geburt

Geburtsmechanismus

Voraussetzungen:
Der Kopf ist von ovaler Form. Wird er gebeugt, ergibt sich ein runder Querschnitt.
Der Beckeneingang ist queroval.
Der Querschnitt der Beckenmittenebene ist rund.
Der Beckenausgang ist gradoval.

Geburtsmechanismus (Phasen):
1. Beckeneingangspassage mit querstehender Pfeilnaht (Sutura sagittalis)
2. Beugung des Kopfes auf die Brust
3. Rotation des Hinterhauptes nach vorne
4. Deflexion des Kopfes bei Beckenausgang

Geburtszeichen:

Einlieferung in die Klinik bei: Fruchtwasserabgang (Blasensprung), Blutung, regelmäßigen Wehen, Abgang blutigen Schleims (Zeichnen), Terminüberschreitung

Aufnahme-Untersuchung:

äußere Untersuchung: Leopold- und Zangenmeisterhandgriffe → Überprüfung der Kindslage, Kindsgröße, Beziehung des vorangehenden Teils zur Beckengröße

innere Untersuchung: vaginale Untersuchung; Bestimmung der Position der Portio, Portio/Zervixkonsistenz, Muttermundweite, Höhenstand der Leitstelle, Art des vorangehenden Teils (Kopf, Steiß), Haltung des Kopfes

Geburtphasen
Eröffnungsphase
Beginn: erste Geburtswehe
Ende: vollständige Öffnung des Muttermundes
Dauer: sehr unterschiedlich; 6–18 h bei Erstgebärenden, 2–10 h bei Mehrgebärenden
Dilatation nicht nur durch vorangehenden Teil, sondern auch durch muskuläre Umbauvorgänge während SS
vorangehender Teil tritt in die Beckeneingangsebene ein, evtl. auch schon tiefer

Gynäkologie und Geburtshilfe
Krankheitsbilder Geburtshilfe

Blasensprung:
  rechtzeitiger Blasensprung: am Ende der Eröffnungsphase
  vorzeitiger Blasensprung: vor Beginn der Wehen, Gefahr Amnioninfektion
  frühzeitiger Blasensprung: vor vollständiger Öffnung des Muttermundes
    grünliches Fruchtwasser (Mekoniumbeimengung) bei Sauerstoffmangel
    Überwachung der Herzfrequenz, da sich Nabelschnurkomplikationen erst
       jetzt manifestieren

Austreibungsperiode
Von vollständiger Öffnung des Muttermundes bis zur abgeschlossenen Geburt
Dauer: 30–50 min. bei Erstgebärenden, <20 min. bei Mehrgebärenden
Einschneiden: Kopf erscheint
Dammschutz (Kristeller, Ritgen) oder Dammschnitt (Episiotomie)
Entwicklung: Kopf, Schultern, Rumpf, Hüfte, Extremitäten

Nachgeburtsperiode
Nach der Geburt des Kindes bis zur vollständigen Geburt von Plazenta und Eihäuten
Abklemmen der Nabelschnur
Dauer: 15–20 min., Blutverlust ca. 300 ml; evtl. mit Hilfe von Kontraktionmitteln
Auftreten von Lösungsblutungen
Schröderzeichen: Uterus ist hart, übersteigt den Nabel, kantet sich nach rechts;
    Lösungszeichen der Plazenta
Küstnerzeichen: Eindrücken des Bauches oberhalb der Symphyse → der Uterus
    wird nach oben geschoben
    – Nabelschnur weicht zurück → Plazenta ist noch im Uterus
    – Nabelschnur bewegt sich nicht → Plazenta ist nicht mehr im Uterus
Unterstützung der Plazentageburt mit Wehenmitteln
Blutverlust > 500 ml (normal: 300 ml) → Ursache klären
Die Patientin muß 2 h p.p. im Kreißsaal überwacht werden.

Geburtshilfe
Episiotomie: Dammschnitt; Schnittführung: median, mediolateral, lateral
    nach Geburt zunähen; bei medianer Episiotomie Gefahr der Sphinkter-
    verletzung
Geburtserleichterung: Betreuung, Information, KG, Vertrauensverhältnis
Schmerzausschaltung, Anxiolyse: Tranquilizer, Neuroleptika, Spasmolytika,
    Opiate, Pentazocin, Pethidin
Analgesie: Periduralanästhesie, Blockierung N. pudendus, Lokalanästhetika,
    Akupunktur
Geburtsschmerz durch: Dehnungsreize, tonische Spannungsreize, Sauerstoff-
    mangel im Gewebe (Wehen), psychologische Faktoren, Fehlverhalten,
    Persönlichkeitsmerkmale

Gynäkologie und Geburtshilfe
Krankheitsbilder Geburtshilfe

Leitung und Überwachung der Geburt
Mutter
Legen eines venösen Zugangs, Kontrolle der Vitalfunktionen, Bestimmung Muttermundweite, Pfeilnaht, Tokographie

Kind
Cardiotokographie (CTG): Bestimmung von:
  basale Herzfrequenz:
   normal: 120–160/min
   pathologisch: > 180 Tachykardie, < 100 Bradykardie
  Oszillationsamplitude: Bandbreite zwischen höchster und niedrigster Frequenz:
   normal: saltatorisch > 25/min.; undulatorisch 10–25/min.
   pathologisch: eingeschränkt undulatorisch 5–10/min.
        silente < 5/min. (Feten wecken)
  Oszillationsfrequenz: Anzahl der Herzfrequenzänderungen/Zeit
   (Nulldurchgänge) Pathologisch: < 6
  Akzeleration: Frequenzerhöhung bei Aktivität, Wehen
  Dezeleration: passagere Verlangsamungen
    Typ I: frühe Dezeleration → kurz, wehensynchron
    Typ II: späte Dezeleration → 20–30 sec.
    Hypoxiezeichen; Kombination Typ I und Typ II
Fetalblutanalyse: Blut aus fetaler Kopfhaut; nach Geburt Nabelschnurblut
   normal: pH > 7,3
   pathologisch: pH < 7,1 → akute Gefährdung
Amnioskopie: Spiegelung der Fruchtblase bei intakter Fruchtblase
   normal: klar oder milchig
   pathologisch: grün → Sauerstoffmangel
        gelb → Rh-Inkompatibilität
        braun → intrauteriner Kindstod

Einleitung der Geburt
Mittels Oxytozin-Infusion oder intrazervikal Prostaglandine
indiziert bei Plazentainsuffizienz, Diabetes mellitus, SIH, Rh-Inkompatibilität, vorzeitigem Blasensprung, Übertragung

Operative Maßnahmen zur Geburtsbeendigung

Kaiserschnitt: Pfannenstielschnitt; bei elektiven Eingriffen, geburtsmechanischen Problemen
Forcepsextraktion (Zange): bei Geburtsstillstand; Kopf auf Beckenboden
Vakuumextraktion (Saugglocke): bei Geburtsstillstand; Kopf auf Beckenboden
Elektive OP: Diabetes mellitus, HIV, enges Becken
Akute OP: Azidose, Nabelschnurvorfall, pathologische fetale Herztöne, schlechter Zustand der Mutter, geburtsmechanisch (Querlage, Gesichtslage, Armvorfall, Beckenendlage, Beckenanomalie, Spondylolisthesis, relatives Mißverhältnis), protrahierte Geburt, febrile Temperatur, Placenta praevia, Uterusruptur

Gyn

Gynäkologie und Geburtshilfe
Krankheitsbilder Geburtshilfe

Neugeborenes
APGAR-Index: wird nach der Geburt direkt, nach 2 min. und nach 10. min abgenommen; Punkteverteilung (maximal 10 Punkte) nach folgenden Kriterien: **A**ussehen, **P**uls, **G**esichtsbewegungen, **A**ktivität, **R**espiration (Atmung, Herzfrequenz, Muskeltonus, Hautfarbe, Reizantwort; Apgar ist Eigenname)

Komplikationen, die vorwiegend im Wochenbett auftreten O85–O92

Puerperalfieber O85
- **Syn**▷ Kindbettfieber
- **Pa**▷ bakterieller Infekt durch Geburtswunden
- **Ein**▷ Lokalisation: Damm, genital, Endometritis puerperalis oder generalisiert Puerperalsepsis
- **Sy**▷ Fieber, Infektzeichen, lokaler Schmerz
- **Th**▷ Antibiose, Kontraktionsförderung, bei schwerem Verlauf ggfs. Hysterektomie

Venenkrankheiten als Komplikation im Wochenbett O87

Tiefe Beinvenenthrombose
- **Pa**▷ typische Beinvenenthrombose im Rahmen des Wochenbetts; Risiko 10 Mal erhöht ggb. Normalbevölkerung durch Kompression und Erhöhung des Venendruckes, Hyperkoagulabilität, Endothelschäden, Blutstromverlangsamung
- **Th**▷ Prophylaxe: Mobilisation, Kompressionsstrümpfe

Fruchtwasserembolie
- **Def**▷ Fruchtwasser in mütterlichem Kreislauf (Amnioninfusionssyndrom) bei Verletzungen
- **Pa**▷ Lungenembolie, Anaphylaxie, Schock, DIC, Verbrauchskoagulopathie
- **Sy**▷ Dyspnoe, Angst, Unruhe, Zyanose, Schock, hämorrhagische Diathese
- **Th**▷ intensivmedizinische Überwachung, Schockbekämpfung

Infektionen der Mamma im Zusammenhang mit der Gestation O91

Mastitis puerperalis
- **Pa**▷ Mastitis: Entzündung der Brustdrüse (70% einseitig)
- **Err**▷ Staph aureus (90%), Pseudomonas, Proteus, E. coli
  meist 2. Woche nach Geburt, häufig nosokomiale Infektion
  Infektionsweg: über Fissuren und Rhagaden des Drüsenkörpers →
      lymphogene Ausbreitung ins Bindegewebe (interstitielle Mastitis);
      selten parenchymatöse Mastitis bei Entzündung der Drüsengänge
- **Sy**▷ hohes Fieber, Schmerzen, lokale Entzündung, Einschmelzung, Abszedierung
- **Th**▷ initial: Reduktion Milchproduktion mit Prolaktinhemmer (Bromocriptin)
      Kühlung, Ruhigstellung
  ohne Besserung auf Initialtherapie: Antibiose, Abstillen
  Abszess: Inzision, Drainage

Gynäkologie und Geburtshilfe
Krankheitsbilder Geburtshilfe

DD Fieber im Wochenbett
2.–4. Tag: Milcheinschuß
2.–10. Tag: Endometritis, Lochialverhalt, Endomyetritis
ab 6. Tag: Mastitis

Sonstige Krankheitszustände während der Gestationsperiode, die anderenorts nicht klassifiziert sind O95–O99

Verzögerte Rückbildung des Uterus (Subinvolutio uteri)
- **Ät▷** Mehrlinge, Wandschäden, Sectio, Polypen, Oxytocinmangel
- **Ein▷** **unkomplizierte Subinvolutio uteri**: hoher Fundusstand; Sekalealkaloide helfen; Lochienstau
  komplizierte Subinvolutio uteri: Infektion, Lochialverhalt, Fieber, Schmerz
- **Th▷** Spasmolytika, Kontraktionsmittel (Oxytozin, Methergin), Zervikaldilatation
- **Ko▷** Endometritis

Sheehan-Syndrom
- **Pa▷** postpartaler Hypopituitarismus durch ischämische HVL-Nekrose
- **Sy▷** Amenorrhoe, Agalaktie, Verlust Geschlechtsbehaarung, Hypothermie
- **Di▷** TSH, FSH, LH, ACTH ↓
- **Th▷** Substitution von Thyroxin, Cortison, Östrogen

Laktation und ihre Störungen
Laktation: Geburt → Plazentahormone ↓ → Milchsekretion
  Prolaktin (Bildung) und Oxytozin (Ausschüttung)
  bis zu 2 Wochen Bildung von Kolostrum, danach eigentliche Muttermilch
Abstillen: primär direkt nach der Geburt
  Sekundär: später durch Bromocriptin (Prolaktinhemmer) für 2 Wochen

Störung der Laktation und der Stillfähigkeit
- **Def▷** **Agalaktie**: keine Milchproduktion
  Hypogalaktie: zu wenig Milchproduktion (primär / sekundär)
- **Ät▷** Mißbildungen und Brustaplasie, HVL-Insuffizienz, postpartale Schmerzen, psychische Belastung; unzureichende Leerung
- **Th▷** Unterstützung mit Abpumpen, Oxytozinspray

Gyn

Gynäkologie und Geburtshilfe
Krankheitsbilder Geburtshilfe

Pharmakotherapie in der Geburtshilfe

Geburtseinleitung
Sto▷ **Prostaglandinde** lokal: Prepidil®, Minoprostin®, Prostin®, Propress®
→ Weheninduktion und Zervixreifung

Oxytozin → Weheninduktion

Ind▷ Geburtseinleitung

Tokolyse
Sto▷ Fenoterol [Partusisten®] → β_2-Mimetikum
Atosiban [Tractocile®] → Oxytozinantagonist
Magnesium → nur hochdosiert, 2. Wahl
Indometacin [Amuno®] → Prostaglandinsynthesehemmung

Ind▷ drohende Frühgeburt

Postpartale Uterusatonie
Sto▷ Oxytozin [Orasthin®]
Methylergometrin [Methergin®]
PGE_2-Derivat [Nalador®]
$PGF_{2\alpha}$ [Minprostin®]

Ind▷ atoner Uterus nach Geburt; Weheninduktion

Pädiatrie

Grundlagen	**942**
Perinatalzeit	942
Pädiatrische Untersuchungen	944
Entwicklung	946
Geburtsgewicht und Wachstum	946
Reflexe	947
Entwicklung des Kindes in den ersten Jahren	947
Gesundheitsstörungen	**949**
Enkopresis	949
Enuresis	949
Hochwuchs	950
Kleinwuchs	950
Untergewicht	950
Übergewicht	951
Makrozephalie	951
Mikrozephalie	951
Motorische Entwicklungsstörungen	951
Psychische Entwicklungsstörungen	951
Sprachliche Entwicklungsstörungen	952
Störungen der Pubertätsentwicklung	952
Krankheitsbilder	**953**
Schädigung des Feten und Neugeborenen durch mütterliche Faktoren und durch Komplikationen bei Schwangerschaft, Wehentätigkeit und Entbindung P00–P04	953
Mütterliche Schwangerschaftskomplikationen P01	953
Komplikationen von Plazenta, Nabelschnur und Eihäuten P02	953
Sonstige Komplikationen bei Wehen und Entbindung P03	953
Noxen, die transplazentär oder mit der Muttermilch übertragen werden P04	953
Störungen im Zusammenhang mit Schwangerschaftsdauer und fetalem Wachstum P05–P08	956
Intrauterine Mangelentwicklung und fetale Mangelernährung P05	956
Störungen bei kurzer Schwangerschaftsdauer und niedrigem Geburtsgewicht P07	956
Geburtstrauma P10–P15	957
Krankheiten des Atmungs- und Herz-Kreislaufsystems in der Perinatalperiode P20–P29	958
Sauerstoffmangel	958
Idiopathisches Atemnotsyndrom	958
Neonatale Pneumonie / Aspiration	959

Pädiatrie
Inhalt

Pneumothorax	959
Apnoe	959
Persistierender Fetalkreislauf	959
Infektionen der Perinatalperiode P35–P39	960
Nabelinfektion (Omphalitis)	960
Hautinfektionen	960
Neugeborenensepsis	960
Neonatale Meningitis	960
Hämorrhagische und hämatologische Krankheiten beim Feten und Neugeborenen P50–P61	961
Fetaler Blutverlust P50	961
Hämorrhagische Krankheit beim Feten und Neugeborenen P53	961
Hämolytische Krankheit beim Feten und Neugeborenen P55	961
Kernikterus P57	962
Neugeborenenikterus P59	962
Sonstige hämatologische Krankheiten in der Perinatalperiode P61	963
Transitorische endokrine und Stoffwechselstörungen des Feten und Neugeborenen P70–P74	966
Transitorische Störungen des Kohlenhydratstoffwechsels des Feten und Neugeborenen P70	966
Sonstige transitorische Störungen des Elektrolythaushaltes und des Stoffwechsels beim Neugeborenen P74	966
Krankheiten des Verdauungssystems beim Feten und Neugeborenen P75–P78	967
Mekoniumileus P75	967
Enterocolitis necroticans beim Feten und Neugeborenen P77	967
Sonstige Störungen in der Perinatalperiode P90–P96	968
Krämpfe beim Neugeborenen P90	968
Sonstige zerebrale Störungen beim Neugeborenen P91	968
Ernährungsprobleme beim Neugeborenen P92	968
Angeborene Fehlbildungen des Nervensystems Q00–Q07	970
Spina bifida Q05	970
Sonstige angeborene Fehlbildungen des Nervensystems Q07	970
Angeborene Fehlbildungen des Auges, Ohres, des Gesichtes und des Halses Q10–Q18	971
Fehlbildungen des Auges	971
Fehlbildungen des Ohres	972
Fehlbildungen des Halses	972
Angeborene Fehlbildungen des Kreislaufsystems Q20–Q28	972
Kardiologische Diagnostik in der Pädiatrie	972
Übersicht Herz- und Gefäßerkrankungen	973
Kongenitale Herz- und thorakale Gefäßfehler ohne Kurzschlüsse	974
Kongenitale Herz- und thorakale Gefäßfehler mit Links-Rechts-Kurzschluß	975
Kongenitale zyanotische Herzfehler	976
Sonstige Herzfehler	977
Angeborene Fehlbildungen des Atmungssystems Q30–Q34	978
Angeborene Fehlbildungen der Nase Q30	978
Lippen-, Kiefer- und Gaumenspalte Q35–Q37	979
Gaumenspalte (Palatoschisis) Q35	979
Lippenspalte (Cheiloschisis) Q36	979

Pädiatrie
Inhalt

Sonstige angeborene Fehlbildungen des Verdauungssystems Q38–Q45	979
Angeborene Fehlbildungen des Ösophagus Q39	979
Sonstige angeborene Fehlbildungen des oberen Verdauungstraktes Q40	981
Sonstige angeborene Fehlbildungen des Darmes Q43	983
Angeborene Fehlbildungen der Genitalorgane Q50–Q56	984
Angeborene Fehlbildungen des Uterus und der Cervix uteri Q51	984
Sonstige angeborene Fehlbildungen der weiblichen Genitalorgane Q52	984
Nondescensus testis Q53	985
Hypospadie Q54	985
Sonstige angeborene Fehlbildungen der männlichen Genitalorgane Q55	985
Intersexualität (Zwitterbildung) Q56	985
Angeborene Fehlbildungen des Harnsystems Q60–Q64	986
Angeborene Fehlbildungen und Deformitäten des Muskel-Skelett-Systems Q65–Q79	988
Angeborene Deformitäten der Hüfte Q65	988
Angeborene Deformitäten der Füße Q66	988
Angeborene Muskel-Skelett-Deformitäten des Kopfes, des Gesichts, der Wirbelsäule und des Thorax Q67	989
Sonstige angeborene Muskel-Skelett-Deformität Q68	990
Reduktionsdefekte Q71–73	991
Sonstige angeborene Fehlbildungen der Schädel- und Gesichtsschädelknochen Q75	992
Angeborene Fehlbildungen der Wirbelsäule und des knöchernen Thorax Q76	993
Sonstige Osteochondrodysplasien Q78	995
Angeborene Fehlbildungen des Muskel-Skelett-Systems, anderenorts nicht klassifiziert Q79	997
Sonstige angeborene Fehlbildungen Q80–Q89	998
Ichthyosis congenita Q80	998
Sonstige angeborene Fehlbildungen der Haut Q82	998
Phakomatosen, anderenorts nicht klassifiziert Q85	1000
Angeborene Fehlbildungssyndrome durch bekannte äußere Ursachen Q86	1001
Chromosomenanomalien, anderenorts nicht klassifiziert Q90–Q99	1001
Fehlverteilung von Autosomen und deren klinische Bilder	1001
Strukturelle Chromosomenaberrationen und deren klinische Bilder	1002
Fehlverteilung von Gonosomen und deren klinische Bilder	1003
Ungenau bezeichnete und unbekannte Todesursachen R95–R99	1003
Mortalität und Morbidität im Kindesalter	1003
Plötzlicher Kindstod R95	1004

Pädi

Pädiatrie
Grundlagen

Grundlagen

Perinatalperiode:	28. SSW bis 7. Lebenswoche
Neugeborenenperiode:	1. bis 4. Lebenswoche
Säuglingsperiode:	1. Lebenstag bis 1. Lebensjahr
Termingeborenes (at-term):	37. bis 42. SSW
Übertragenes (post-term):	> 42. SSW
Frühgeborenes (pre-term):	< 37. SSW

Gewichtsbezogene Begriffe für Frühgeburten:
- Hypotrophes Kind: unreif, untergewichtig für Reifegrad
- Eutrophes Kind: unreif, normalgewichtig für Reifegrad
- Hypertrophes Kind: unreif, übergewichtig für Reifegrad

Normalgewichtiger Säugling:	2500 g bis 4500 g
Niedriggewichtiger Säugling:	< 2500 g
Riesenbaby:	> 4500 g
dystroph (small for date):	< 10er Perzentile

Perinatalzeit

Lungenatmung
ab 13. SSW: intrauterine Atembewegungen
ab 22. SSW: Surfactant in Bronchialsekret
bei der Geburt: 50% des Sekretes werden ausgepreßt, Rest wird resorbiert
    Einsetzung der Spontanatmung durch
     – thermische, taktile Reize
     – Absinken des O_2, Anstieg CO_2
     – Reizung der Chemorezeptoren im Glomus caroticum und aorticum
    respiratorische Azidose innerhalb der ersten 10 Lebensstunden;
    Atemfrequenz 40–60 / Min.
im 1. Lj.: Nasenatmer, leichte Aspiration durch insuffizienten Kehlkopfverschluß
    hohe Atemfrequenz durch kleines Zugvolumen der Zwerchfellatmung
ab 2. Lj.: thorakoabdominelle Atmung: höheres Atemzugsvolumen →
    Atemfrequenz ↓
    pueriles Atemgeräusch: laut und scharf; nimmt mit der Zeit ab; physiologisch

Kreislaufumstellung
Unterbrechung des Plazentakreislaufes → Anstieg Druck der Aorta desc. → Zufluss
    in den rechten Vorhof aus V. cava inf. wird weniger
Lungenaufblähung bewirkt Abfall des pulmonalen Gefäßtonus → Zunahme der
    Lungendurchblutung → Druck im linken Vorhof steigt → Verschluß
    Foramen ovale
steigender pO_2 und Druckabfall im Lungenkreislauf → Kontraktion der
    Mediamuskulatur des Ductus arteriosus → Schluß des Ductus botalli
    innerhalb weniger Tage
Herzfrequenz: 100–180 / Min.; passageres Herzgeräusch möglich

Pädiatrie

Grundlagen

Vitalparameter des Kindes

	Geburt	6. Monat	1. Lj.	ab 15. Lj.
Puls [x / Min.]	140	110	100	60–80
Atemfrequenz [x / Min.]	40	30	28	ca. 15
syst. Blutdruck [mmHg]	60–80	90	90	ca. 120

Metabolische und endokrine Adaption
Säure-Basen-Haushalt: passagere Azidose
Wasserhaushalt: nach der Geburt negative Bilanz
    Ursachen: schlechtes Volumen-Oberflächenverhältnis; hoher Grundumsatz (3–4-fach höher als Erwachsener), geringe Konzentrierungsfähigkeit der Niere, größere extrarenale Verluste
    50% der Flüssigkeit im Extrazellulärraum (Erwachsener 15%) → bei Flüssigkeitsverlust transitorisches Fieber (bis 40°C)
    Abnahme durch Wasserverlust innerhalb der ersten 3 Tage bis 10%; Rückbildung nach 2 Wochen
Wärmeregulation: labil
    Unterkühlung → Abbau braunen Fettes → metabolische Azidose
    Hyperthermie → keine Regulationsmechanismen wegen insuffizienter Schweißdrüsen
Leberreifung: physiol. Hyperbilirubinämie (bis 13 mg/dl) durch physiologische Leberunreife
Stoffwechsel:
    Transitorische Hypoglykämie: BZ < 30 mg/dl; v.a. Frühgeborene, Kinder diabetischer Mütter, dystrophe Kinder; oft symptomarm
    Transitorischer Hypoparathyreoidismus: Tetanie; Ca^{2+} < 1,8 mmol/l, Myoklonie, Krampfanfälle
Reifezeichen: Normalmaße, Fingernägel > Kuppen, plantare Hautfältelung über ganze Fußsohle, Hoden im Skrotum, große Labien > kleine Labien, kräftige Stimme, Lanugohaare nur am Rücken, Schulter, Oberarm, Ohrknorpel bis zur Peripherie

Blutbildung
Mesenchymale Phase: ab 4. Woche → Blutbildung im Dottersack
Hepatolienale Phase: ab 2. Monat → Blutbildung in Leber, Milz
Medulläre Phase: ab 5. Monat → bei Geburt fast vollständige Blutbildung im Knochenmark; Kind-HbF bis 6. Monat, danach HbA
Polyglobulie nach Geburt: Plasmaaustritt → relative Konzentration des Blutes
Trimenonreduktion: ab 4. Lebenswoche Erythropoese ↓; Tiefpunkt 3. Monat; danach wieder Anstieg

Pädiatrie
Grundlagen

Immunsystem
ab 10. SSW: zelluläre und humorale Immunaktivität (IgM und IgG früh,
  IgA spät (ab 30. SSW); bei IgM > 30% → intrauterine Infektion
Nestschutz: diaplazentar übertragbare IgG → bis 6. Lebensmonat Schutz
Transitorischer Ig-Mangel: Abfall nach der Geburt, ab 4. Monat eigenständiger
  Anstieg
ab Ende Säuglingsalter: Erwachsenenwerte-IgM
ca. 6. Lj.: Erwachsenenwerte IgG
ca. ab Pubertät: Erwachsenenwerte IgA

Blase und Mastdarm
Reifung der Blasenkontrolle
  Miktionshäufigkeit nach der Geburt: 1–2 Mal Miktion/ Tag
  Miktionshäufigkeit bis 1. Lj: 6–7 Mal/Tag
  danach physiologische Pollakisurie: bis 25 Mal/Tag
  ab 2. Lj.: Blasenkontrolle tagsüber
  ab 4. Lj.: Blasenkontrolle nächtlich
  ab > 4. Lj.: pathologisches Bettnässen; ♂ > ♀
Reifung der Mastdarmkontrolle
  Mekonium (Zusammensetzung: Hautzellen, Lanugo, Gallensaft) →
    grünschwarz; Mekoniumabgang bei Geburt oder nach 12–48 Std.
  ab 4. Tag: Übergangsstühle (salbenartig), bei älteren Säuglingen weich
    und geformt
  ab 4. Lj.: Kontrolle
Magenkapazität
  Am 1. Tag: 30 ml
  In 1. Woche: 90 ml

Pädiatrische Untersuchungen

Beurteilung der Entwicklung von: Konstitution, Motorik, Wahrnehmung,
  Sprache und Sozialverhalten

Apgar-Score
Beurteilung der Vitalfunktionen direkt nach Geburt
  Bewertung: Apgar 9–10: normal
    Apgar 6–8: ausführliche Untersuchung
    Apgar < 6: Verlegung auf Intensivstation
  A: Aussehen: 0 Punkte: blass/livide
    1 Punkt: Stamm rosig, Extremitäten livide
    2 Punkte: insgesamt rosig
  P: **Puls** 0 Punkte: kein Puls
    1 Punkt HF < 100/Min
    2 Punkte HF > 100/Min.

Pädiatrie

Grundlagen

G: **Grimassieren beim Absaugen**
- 0 Punkte: kein Grimassieren
- 1 Punkt: leichtes Grimassieren
- 2 Punkte: Schreien

A: **Aktivität, Muskeltonus**
- 0 Punkte: schlaffer Tonus, keine Bewegung
- 1 Punkt: geringe Extremitätenbewegung
- 2 Punkte: aktive Bewegung

R: **Respiration**
- 0 Punkte: keine Atemaktivität
- 1 Punkt: unregelmäßige, langsame Atmung
- 2 Punkte: gute Atmung und Schreien

Beurteilung der Reife nach Petrussa Index

Beurteilung von: Ohrknorpel (Festigkeit)
Haut (durchsichtig – dünn – fest)
Hoden (Vollständigkeit des Deszensus)
Labien (große Labien über kleinen Labien)
Lanugo-Behaarung noch vorhanden (Rücken)
Fußsohlen (Faltenbildung)

Interpretation: es werden Punkte zwischen 0–2 vergeben
Summe + 30 ergibt Gestationswoche

Neugeborenen-Check

Galaktosämie nach Paigen
PKU (Phenylketonurie) nach Guthrie
Hypothyreose (TSH)
Mukoviszidose (IRT)
Biotinidase, Homozystinurie (Meth ↑), Histidinämie, Ahornsirupkrankheit (Leu ↑)

Weitere Routineuntersuchungen

	Alter
U1	Neugeborenes, 1. Tag
U2	Basisuntersuchung, 3–10. Tag; Guthrie-Test
U3	4.–6. Lebenswoche
U4	3.–4. Monat
U5	6.–7. Monat
U6	10.–12. Monat
U7	21.–24. Monat, Beurteilung Bewegungsapparat, funktionelle Fehlstellungen
U8	4. Lebensjahr
U9	6. Lebensjahr; geistige Entwicklung, Sozialverhalten
J1	12.–13. Jahre

Pädiatrie
Grundlagen

Entwicklung

Geburtsgewicht und Wachstum

Alter	Gewicht	Länge	Kopfumfang
Geburt	3000–3500 g	50 cm	35 cm
4.–5. Mon. (U4)	verdoppelt		40 cm
1 Jahr (U6)	verdreifacht	+ 50%	47 cm
2,5 Jahre	vervierfacht		
4 Jahre		verdoppelt	51 cm
6 Jahre	versechsfacht		
12 Jahre	verzwölffacht	verdreifacht	54 cm

Gewicht: Geburtsgewicht: ♂: ca. 3500 g, ♀: ca. 3550 g
Verlust von 1/10 in den ersten 3–5 Tagen durch Wasserverlust
3.–11. Jahr: Gewichtszunahme ca. 2–3 kg pro Jahr

Länge: im 1. Lj. ist das Wachstum am Größten, 5–7 cm pro Jahr
präpubertärer Wachstumsschub: Mädchen 10.–13. Lj.,
Jungen 12.–15. Lj.

Perzentilenkurve: Bei Angabe von Geschlecht und Alter zur Ermittlung von Soll-Größe und Soll-Gewicht. Eine Perzentilenkurve entspricht **Prozentkurven**, mit denen sich der Wachstumsverlauf besser beurteilen lässt, da die Perzentilenangaben die Variationsbreite der Größen- und Gewichtsentwicklung erkennen lassen. Streuung zwischen 10–90%-Perzentile sind normal

    50er-Perzentile: Geburtsgewicht: 3,3 kg
                                 Größe: 50 cm
                                 Kopfumfang: 35 (±2) cm

Einteilung in 5 Grade:

Grösse:	Gewicht:
Grad I: sehr klein	Grad I: sehr leicht
Grad II: klein	Grad II: leicht
Grad III: normal	Grad III: normal
Grad IV: groß	Grad IV: schwer
Grad V: sehr groß	Grad V: sehr schwer

Somatogramme: Setzen Alter, Länge und Gewicht in Beziehung; nur geeignet, wenn keine großen (> 2%) Schwankungen vorliegen

Statomotorische Entwicklung: Entwicklung von Haltung, Spontanbewegung, Reflexen
primär Steuerung über Stammhirn → Pallidum → Beugetonus der Extremitäten, Strampelbewegungen; erst **sekundär** aufsteigen in cortikale Steuerung → gezielte Einzelbewegungen

Pädiatrie
Grundlagen

Reflexe

ab 1.Tag:
- **Such-Saug-Schluckreflex**: bis 6. Monat
- **Licht-Kornealreflex**: bleibt erhalten

ab den ersten Tagen:
- **Greifreflex**: bis 5.–12. Monat
- **Moro-(Umklammerungs)-Reflex**: Dorsalflexion der Hand, bis 3.–4. Monat; kann durch Dorsalflektion des Halses, laute Geräusche, Senken des Kopfes in Rückenlage ausgelöst werden
- **Babinski-Reflex**: bis 2. Lj.
- **Schreitphänomen**: bis Ende 1. Monat
- **Puppenaugenphänomen**: passives Kopfdrehen ohne Augenbeteiligung, bis 10. Tag
- **Glabella-Lid-Reflex**: Zukneifen der Augenlieder bei Beklopfen der Stirnmitte
- **Galant-Reflex**: Bestreichen des Rückens → Seitkrümmung
- **Bedrohreflex**: Lidschluß bei schneller Handbewegung Richtung Gesicht; ab 1.–2. Woche

ab 2.–6. Monat:
- **Halsstellreflex**: bei Seitwärtsbewegung des Kopfes folgt der ganze Körper dieser Bewegung; ab 2. Monat
- **Körperstellreflex**: Drehung des Kopfes führt zu Drehung des Körpers, ab 4. Monat
- **Landau-Reflex**: reflektorisches Kopfheben beim Schweben; 3.–9. Monat bis 2. Lj.
- **Schaltenbrand-Reflex**: Sprungbereitschaft
- **Gleichgewichtsreaktion**: in Bauchlage und Sitzen ab 6. Monat
- **Auropalpebralreflex**: auf plötzliche laute Geräusche reagiert Kind mit Schreien ab Ende 1. Jahr
- Gleichgewichtsreaktion

Entwicklung des Kindes in den ersten Jahren

Alter	Motorische Entwicklung	Geistige Entwicklung
bis 1. Monat U3	Beugetonus, Rückenlage, Beugehaltung der Extremitäten, symm. Bewegungen, keine Kopfkontrolle	kurze gutturale Laute Beruhigung durch Aufnehmen und Sprechen
2. Monate	Streckhaltung, versuchsweises Anheben des Kopfes	Hinhören, Hinsehen, Lächeln, Lallen
3. Monate	Kopfkontrolle Labyrinthstellreflex positiv	Zuwendung zu Licht- oder Schallquellen, Fixierung, Beobachtung, Wiedererkennungslächeln lächelt auf Ansprache, spontanes Vokalisieren
4.–5. Monate	gute Kopfkontrolle rollt vom Rücken auf den Bauch	

Pädiatrie
Grundlagen

Alter	Motorische Entwicklung	Geistige Entwicklung
6.–8. Monate	freies Sitzen, robben	intensivere Zuwendung zur Umwelt, Lächeln als Reaktion, greift nach Gegenständen Doppelsilben mit a; einzelne Wörter
9.–11. Monate	Kriechen auf Händen und Knien, Hochziehen zum Stehen, Gehen mit Stütze	versteht Gebote und Verbote
12. Monate U6	Aufrichten zum Stehen, an Möbeln Entlanglaufen	Werkzeuggebrauch, Spielen mit Gegenständen, Wörter, Dressurakte („winkewinke")
15.–18. Monate	freies Laufen, starke Beinextension, Treppengang an der Hand	3–50 Wörter (Einwortsätze)
2. Lj.	sicheres Laufen, Beugung von Fuß- und Kniegelenk beim Laufen, Treppensteigen stufenweise	2–3 Wortsätze, Orientierung, eigener Name 100–200 Wörter; ab 2 ½ Jahre 500 Wörter
3. Lj.		tagsüber immer, nachts meist sauber, Trotzphase, benennt Gegenstände, emotionale Befindlichkeiten können verbalisiert werden; evtl. Initialstottern, physiologisches Stammeln
4. Lj. U8		Phantasie, Rollen- und Fiktionsspiele, Wörter, Zahlen, kausales Denken sucht Kontakt mit Gleichaltrigen
5. Lj.		trennt sich ohne Probleme von der Bezugsperson
6. Lj.		Gruppenspiel, Auswendiglernen von Liedern, Pflichtbewußtsein, Recht-Unrecht, Schulreife

Skelettentwicklung
Beurteilung durch Rö li. Handwurzel im 3. Monat; ♀ ossifizieren früher als ♂
chronologisches Alter: Alter nach der Geburt
Skelettalter: Bestimmung des Alters mittels Vergleich mit Atlas
Knochenalter: Korrelation des chronologischen Alters mit dem Skelettalter

Zahnentwicklung
Erste Dentition: ab 6. Monat bis 2,5 Jahre; 20 Milchzähne
    2 untere Schneidezähne, 4 obere Schneidezähne, 2 untere laterale Schneidezähne, 4 Eckzähne, 8 Backenzähne
Zweite Dentition: 6. Jahres-Molar; Beginn der 32 bleibenden Zähne

Intellektuelle Entwicklung nach dem Spracherwerb (Piaget)
Vorschulalter: präoperatives Stadium: try and error
Grundschulalter: Stadium der konkreten Operation:
    Zusammenhänge, Zeitgefühl, Ursache-Wirkungsbeziehungen
Pubertät: Stadium der formalen Operation: abstrakt-logisches und hypothesenprüfendes Denken, Selbstfindung
Sozialverhalten: Abgrenzung gegen die Umwelt und Interaktion, Kontaktverhalten

Pädiatrie

Gesundheitsstörungen

Selbstverständnis: Erfahrung des Angenommenseins, Übernahme der Selbstverantwortung; Persönlichkeitsentwicklung
Bedeutung affektiver Beziehungen: bei Fehlen einer Bezugsperson: **Deprivationssyndrom** mit Beeinträchtigung der Entwicklung, Gedeihstörungen, psychosozialem Minderwuchs
Kindergartenreife: ab 3. Lj.; Lösung von Bezugsperson nötig; Eingliederung in die Gruppe, Fähigkeit zur Wunschäußerung
Schulreife: ca. 6. Lj.; Unterdrückung von Triebregungen, Anpassung an Regeln der Gruppe, Anerkennung der Autorität des Lehrers, adäquater Ausdruck, körperliche Gesundheit, Zahnwechsel
Pubertät: Beginn: Auftreten der ersten Geschlechtsmerkmale
Ende mit Geschlechtsreife
Pubertätsstadien nach Tanner und Whitehouse
[s. Geschlechtsentwicklung Gyn.]

Gesundheitsstörungen

Enkopresis

Def▷ willkürliche oder unwillkürliches Absetzen von Kot an nicht dafür vorgesehenen Orten
primär: Stuhlinkontinenz > 4. Lj.
sekundär: wiederkehrende Stuhlinkontinenz, nachdem dies bereits erlernt war
Ät▷ Entwicklungsverzögerung, sekundäre Form meist bei psychosozialen Belastungen

Enuresis

Def▷ unwillkürliche Urinausscheidung nach dem 4.–5. Lj.
primär: Inkontinenz > 4.–5. Lj.
sekundär: wiederkehrende Urininkontinenz, nachdem dies bereits erlernt war
Ät▷ Entwicklungsverzögerung, sekundäre Form meist bei psychosozialen Belastungen

Pädiatrie
Gesundheitsstörungen

Hochwuchs

Def▷ Wachstumsstörung mit Hochwuchs > 97. Perzentile
Riesenwuchs: oberhalb der dreifachen Standardabweichung vom Mittelwert
Ät▷ Konstitutioneller (familiärer) Hochwuchs: IGF-1 ↑; v.a. ♀
    Therapie mit vorzeitigem Epiphysenschluß
Hypophysärer Gigantismus → STH ↑
Chromosomale Störungen: Klinefeltersyndrom (XXY)
Großwuchssyndrome: Marfan-Syndrom, Sotos-Syndrom

Kleinwuchs

Def▷ Wachstumsstörung mit   Minderwuchs < 3. Perzentile
                                          Kleinwuchs   3.–10. Perzentile
Ät▷ Familiärer Minderwuchs (syn. konstitutioneller primordialer Minderwuchs);
    Knochenalter = chronologisches Alter
Konstitutionelle Entwicklungsverzögerung (idiopathische Pubertas tarda),
    80%; Verzögerung aller Wachstumsprozesse, Längenwachstum,
    Pubertätsreifung; Knochenalter ≠ chronologisches Alter
Störungen des Skelettwachstums: Vitamin C-Mangel, Vitamin D-Mangel
Chromosomale Störungen: Ullrich-Turner- (XO), Down-, Prader-Willi-
    Syndrom
Endokriner Minderwuchs: hypophysärer Kleinwuchs (STH-Mangel);
    Hypothyreose
Symptomatischer Minderwuchs:
- ernährungsbedingt (Hungerdystrophie, Kwashiorkor)
- bei chronischen Krankheiten (renal, intestinal, hepatisch, anoxämisch (zyanotische Herzfehler), Speicherkrankheiten (Glykogenose, M. Gaucher, M. Niemann-Pick, Zystinosen, Mukopolysaccaridosen), zerebral (angeborene oder intrauterin erworbene Hirnschäden, Hirntumoren)
- psychisch / sozial bedingt (Verwahrlosung)

Untergewicht

Gedeihstörungen
Pa▷ quantitative Fehlernährung (Marasmus)
qualitative Fehlernährung (Kwashiorkor)
ungenügende Nahrungsaufnahme (Dünndarmatresien, Erbrechen,
    Appetitmangel
insuffiziente Nahrungsverwertung (Malabsorption, Nahrungsmittelunverträglichkeit)
exzessiver Kalorienverbrauch (Hyperthyreose, nephrotisches Syndrom,
    chronische Systemerkrankungen)
Sy▷ Tabaksbeutelgesäß, greisenhaftes Gesicht, Ödeme, Wachstumshemmung,
Bradykardie, Hypothermie
Th▷ Behandlung der Grunderkrankung

Pädiatrie
Gesundheitsstörungen

Übergewicht

Ät▷ alimentär
hormonell: STH ↓, Hypothyreose, Cushing
  hypothalamisch: Störung des Eßzentrums → Hyperphagie (M. Fröhlich = Dystrophia adiposogenitalis) durch Enzephalitis, Kraniopharyngeom, Gliom, SHT
  erblich: Prader-Willi-Syndrom, Laurence-Moon-Bartet-Biedl-Syndrom

Makrozephalie

Def▷ frontookzipitaler Schädelumfang > 97. Perzentile
Ät▷ familiär-genetisch: familiäre Häufung, keine Therapie notwendig
subdurale Hygrome: benigne Form, keine Therapie notwendig
pathologische Formen: Hydrozephalus jeder Form
    Soto-Syndrom: zerebraler Gigantismus
    Mucopolysaccharidosen
    fragiles X-Syndrom
Di▷ Messung, neurologische Beurteilung, Sonographie des Schädels, ggfs. CT, MRT

Mikrozephalie

Def▷ frontookzipitaler Schädelumfang < 3. Perzentile
Ät▷ selten familiär-benigne; meist Mikroenzephalie mit gleichzeitiger Hirnminderung durch Down-Syndrom oder Embryopathie durch Hypoxie, Alkoholismus der Mutter, Röteln / CMV

Motorische Entwicklungsstörungen

Def▷ Störung der Fein- oder Grobmotorik im Vergleich zum Entwicklungsstand des Kindes
Ät▷ angeborene oder erworbene Hirnschäden, Muskel- oder Skeletterkrankungen
Sy▷ **Dyspraxie**: Kind kann einzelne Bewegungen, aber keinen Handlungsverlauf ausführen
konstruktive Apraxie: Kind kann nicht schlüssig zeichnen

Psychische Entwicklungsstörungen

Ät▷ komplex; teils hirnorganisch, teils psychosozial bedingt
Sy▷ **Kindesalter**: Eßstörung, Schreien, Schlaf-, Konzentrationsstörung, Autismus, Mutismus
Jugendalter: Eßstörung, Konversionsstörung, Zwang, Angst, Phobien, Schizophrenie

Pädiatrie
Gesundheitsstörungen

Sprachliche Entwicklungsstörungen
Def▷ **Sprachstörung**: Störung von Sprachverständnis und Produktion
Sprechstörung: Artikulationsstörung
Ät▷ Hör-, Sehstörung, Aphasie bei zerebraler Störung, Intelligenzminderung, psychosozial

Störungen der Pubertätsentwicklung
Normale Pubertätsentwicklung
Mädchen: 9.–12. Lj.:   Thelarche (Brustentwicklung)
            10.–13. Lj.:   Pubarche (Schambehaarung)
            12.–14. Lj.:   Menarche (Beginn Menstruationszyklus)
Jungen: 12.–14. Lj.:   Wachstum Hoden und Penis
            13.–15. Lj.:   Pubarche (Schambehaarung)
            14.–16. Lj.:   Stimmbruch, Ejakulation

Pubertas praecox
Def▷ ♀ < 8 Lj., ♂ < 9 Lj. durch verfrühte Gonadotropin-Ausschüttung
Ät▷ meist idiopathisch; häufiger ♀, selten behandlungsbedürftig
selten tumoröse oder destruierende Prozesse von Hypophyse
Sy▷ vorzeitige Pubertät, vorzeitiger Epiphysenschluss, damit verkürztes Längenwachstum
Di▷ erhöhte Gonadotropinspiegel
Th▷ idiopathisch: Antiandrogen, LRH-Analoga → senkt Empfindlichkeit für GN-RH

Pseudopubertas praecox
Def▷ gonadotropin-unabhängige verfrühte Pubertät
Ät▷ hormonproduzierende Prozesse, Tumore, AGS
Sy▷ vorzeitig sekundäre Geschlechtsmerkmale, ohne Gonadenreifung
Di▷ Gonadotropin supprimiert
Th▷ Behandlung Grunderkrankung; bei AGS Cortison

Pubertas tarda
Def▷ Pubertätsverzögerung > 2 Jahre, d.h. ♀ > 13. Lj., ♂ > 15 Lj.
Ät▷ konstitutionell – idiopathisch, primärer oder sekundärer Hypogonadismus, schwere Grunderkrankungen: Malabsorptionssyndrom, chron. entz. Erkrankungen, Anorexie
Sy▷ verzögertes Einsetzen der Pubertät
Th▷ Behandlung Grunderkrankung; bei idiopathischer Form keine Behandlung notwendig

Pädiatrie
Krankheitsbilder

Krankheitsbilder

Schädigung des Feten und Neugeborenen durch mütterliche Faktoren und durch Komplikationen bei Schwangerschaft, Wehentätigkeit und Entbindung P00–P04

Mütterliche Schwangerschaftskomplikationen P01

- **Pa▷** Fetopathien durch strukturelle Anomalien, Störung der Versorgung und des Wachstums
- **Ät▷** **Zervixinsuffizienz**:
  - **Def▷** Vorzeitige Verkürzung des Muttermundes auf < 2,5 cm sowie Eröffnung
  - **Pa▷** normalerweise Cervix uteri 2 cm lang, in Schwangerschaft Verlängerung auf 4 cm; bei Verkürzung Gefahr der Frühgeburt
  - **Ät▷** Infektion, frühere Geburten, oft unklar
  - **Th▷** strenge Bettruhe (Seitenlage mit erhöhtem Becken), ggfs. Cerclage oder bei rezidivierenden Frühgeburten sogar Verschluss des Muttermundes

  vorzeitiger Blasensprung (O42), Oligo- oder Polyhydramnion (O40-41), geburtswidrige Lagen (O32), Gestose (O14)
- **Di▷** Schwangerschaftskontrollen; Feststellung Wachstumsverzögerung oder Fehlbildung
- **Th▷** je nach Ursache und Schwere

Komplikationen von Plazenta, Nabelschnur und Eihäuten P02

- **Pa▷** Fetopathien durch verminderte Versorgung über Plazenta und Nabelschnur
- **Ät▷** Nabelschnurkomplikationen (O69), Plazenta praevia, vorzeitige Plazentalösung (O43–45)
- **Di▷** Schwangerschaftskontrollen; Feststellung Wachstumsverzögerung oder Fehlbildung
- **Th▷** je nach Ursache und Schwere

Sonstige Komplikationen bei Wehen und Entbindung P03

- **Pa▷** Fetopathie durch Geburtstrauma oder Minderversorgung bei protrahierter Geburt
- **Ät▷** pathologische Wehentätigkeit, fetaler Distress (O60-75)
- **Th▷** Steuerung der Wehentätigkeit, ggfs. Beendigung der Geburt (Sectio)
- **Ko▷** fetale Hypoxie, Asphyxie

Noxen, die transplazentär oder mit der Muttermilch übertragen werden P04

Gametopathien: Missbildungen durch Gametendefekt; Chromosomendefekte
Blastopathien: 1.–2. Woche post conceptionem: Doppelbildungen, Spaltbildung

Pädiatrie
Krankheitsbilder

Embryopathien: 3.- 9. Woche post conceptionem: Mißbildungen durch teratogene Faktoren
Fetopathien: Mißbildungen ab 10. Woche post conceptionem bis zur Geburt

Pränatale Infektionen

Krankheit	Klinik
Embryopathien	
Röteln	Ep▷ 1. Trimenon, z.T. auch 2. Trimenon vulnerabel Sy▷ **Trias**: Katarakt, Taubheit und Herzfehler **Gregg-Syndrom** (Embryopathia rubeolosa): Augenschäden (Katarakt, Glaukom, Mikroophthalmie), Taubheit (Innenohrschaden), Herzfehler (offener Ductus, Pulmonalisstenose), zerebrale Defekte, thrombozytopenische Purpura, Metaphysitis am Knie Kind z.T. bei Geburt noch infektiös
VZV	Sy▷ Mikrozephalie, Mikrophthalmie, Gliedmaßendefekte; perinatal VZV-Enzephalitis
Fetopathien	
CMV	Ep▷ häufigste konnatale Infektion Sy▷ 90% asymptomatisch; Hepatosplenomegalie, Ikterus, thrombozytopenische Purpura, hämolytische Anämie, Krämpfe, Meningoenzephalitis, Chorioretinitis Di▷ Nachweis von Eulenaugenzellen in Urin, Speichel oder Liquor Ko▷ persistierende Hör- oder Sehstörung, psychomotorische Retardierung, Zahndefekt Th▷ Virostatika wie Ganciclovir, symptomatisch
Listeriose	Pa▷ hämatogen transplazentär → primär septischer Verlauf Fruchtwasseraspiration → Pneumonie → sekundär septischer Verlauf möglich Sy▷ Meningitis, Enzephalitis, miliare Granulome, Hepatosplenomegalie, Totgeburt Di▷ Erregernachweis in Blut-, Liquor oder Urinkultur Th▷ Ampicillin + Aminoglykosid
Toxo-plasmose	Pa▷ Err. Toxoplasma gondii, transplazentare Übertragung, vulnerabel in 2. Schwangerschaftshälfte Sy▷ Chorioretinitis, intrazerebrale Verkalkungen, Hydrozephalus, Hepatospleno-megalie, psychomotorische Retardierung, Epilepsie, Ikterus, häufiger Früh- oder Totgeburt Di▷ mikroskopischer Erregernachweis Th▷ Sulfonamide, Pyrimethamin
Hepatitis B	Pa▷ selten transplazentar, meist bei Geburt durch Blutkontakt Sy▷ Hepatitis mit vorübergehendem Transaminasenanstieg; Gefahr der Chronifizierung Th▷ direkt nach Geburt Hepatitis-B-Immunglobulin; kein Stillen
HIV	Pa▷ Übertragung diaplazentar, peripartal oder über Stillen Sy▷ bei konnataler Infektion Manifestation AIDS binnen 1 Jahr häufig; Wachstums- und Entwicklungsverzögerung, Hepatosplenomegalie, Lymphadenopathie, Infektionen Di▷ Antikörpernachweis durch AK der Mutter nicht sicher
Lues connata	**Frühlues**: Osteochondritis, Osteomyelitis, Parrot-Pseudoparese, Pneumonie, Meningitis **Spätlues**: Hutchinson-Trias: Keratitis parenchymatosa, Innenohrtaubheit, Zahnveränderungen, Neurosyphilis

Pädiatrie
Krankheitsbilder

Drogen, Medikamente, Gifte

Noxe	Klinik
Cumarine	Blutungen durch Hypoprothrombinämie, Minderwuchs, Nasenhypoplasie, Linsentrübung, Tüpfelepiphysen
Sulfonamide	Hyperbilirubinämie → Kernikterus
Aminoglykoside	Hirnnervenschädigung (n. VIII)
Tetrazykline	Zahnverfärbungen, Schmelzhypoplasie, Photosensibilisierung
Chloramphenicol	Grey-Syndrom: blasse Zyanose, aufgetriebener Leib, Kreislaufkollaps, Agranulozytose
Thyreostatika, Jod	hypothyreote Struma, evtl. embryotoxisch
Zytostatika	Fruchttod, Fehlbildungen, intrauterine Wachstumsstörungen
Antiepileptika (Hydantoin, Barbiturate)	kraniofaziale Dysmorphien, Mikrozephalus, Nagelhypoplasie, ZNS-Mißbildungen
Analgetika	ggfs. Entzugssymptome ab 5. Tag
Nikotin	Verringerung der plazentaren Durchblutung → Geburtsgewicht ↓, Frühgeburt, evtl. mutagen
Alkohol	intrauteriner Minderwuchs, kraniofaziale Dysmorphie (Mikrozephalie, dünner Lippenwulst, Nasolabialfalte), geistige Retardierung, Fehlbildungen (Extremitäten, Nieren, Augen, Genital), Herzfehler
Ionisierende Strahlung	Induktion von Punktmutationen und Chromosomenaberrationen vulnerable Phase: 5.–13. Woche; Neuroblasten am 23. Tag; Fetalperiode → maligne Tumoren: Retardierung, Mikrozephalie, Mikrophthalmie, Minderwuchs
virilisierende Hormone	diaplazentare Übertragung → Hemmungsmißbildungen, Intersex

Diabetes mellitus der Mutter

Pa▷ keine Plazentaschranke für Glukose (d.h. BZ der Mutter entspricht BZ des Kindes) → β-Zell-Hyperplasie, fetaler Hyperinsulinismus, Makrosomie (Riesenbabys), Hypoglykämie, Hypocalcämie, Nierenvenenthrombose, hyalines Membran-Syndrom, Hyperexzitabilitätssyndrom (Krämpfe)

Ein▷ Diabetische Embryopathie:
  – Herz- und Gefäßsystem
  – Klumpfuß, Hüftgelenks- / Beckenanomalien
  – ZNS → Agenesie des Sakral-/Lumbalmarks

Diabetische Fetopathie:
  – Fruchttod, Frühgeburt, Anpassungsstörungen

Pädiatrie
Krankheitsbilder

Störungen im Zusammenhang mit Schwangerschaftsdauer und fetalem Wachstum P05–P08

Intrauterine Mangelentwicklung und fetale Mangelernährung P05
Def▷ small for date bei Grösse < 10. Perzentile
small and light for date bei Grösse und Gewicht < 10. Perzentile
Ät▷ Mangelversorgung durch Plazentainsuffizienz, endokrinen oder metabolischen Störungen, Infektionen, Noxen, Eklampsie (s. P01–04)
Th▷ Behandlung der Ursache, ggfs. Beendigung der Schwangerschaft (Sectio)

Störungen bei kurzer Schwangerschaftsdauer und niedrigem Geburtsgewicht P07
Frühgeborenes
Pa▷ < 37. SSW gerechnet von letzter Tag der Periode; insg. 10% der Neugeborenen; Geburtsgewicht < 2500 g
Ät▷ **Mutter**: Uterus myomatosus, Uterusfehlbildungen, Infektionen, Trauma, chronische Nephritis, < 18 Lj., > 40 Lj.
Schwangerschaft: schwangerschaftsinduzierte Hypertonie (SIH), Placenta praevia, vorzeitiger Blasensprung, Plazentainsuffizienz
Fetus: pränatale Infektion, Rh-Inkompatibilität, Mißbildungen, Fetopathia diabetica
Sozialstatus der Mutter: Alleinstehende > Ehepaare (Heben, Anstrengung)
Ko▷ deutlich erhöhte perinatale Mortalität durch erhöhte Infektanfälligkeit, postnatale Hypoglykämie und Hypothermie
Sy▷ **Funktionelle Besonderheiten**:
Lungenunreife: Surfactant-Mangel, Apnoe durch muskuläre Hypotonie
Wärmeregulation: Hypothermie durch mangelndes subkutanes Fett
Hyperthermie durch Schweißdrüseninsuffizienz
Unreife Infektabwehr: Sepsis, NEC (nekrotisierende Enterocolitis) → Ischämie der Darmschleimhaut → toxinbildende bakterielle Infektion
Unreife Leberfunktion: Hyperbilirubinämie → Ikterus; Gefahr Kernikterus; Medikamentenanpassung!
Unreife Verdauung: Nahrungsaspiration, **Sklerembildung** (Verhärtung des subkutanen Fettes durch mangelnde Umwandlung gesättigter Fettsäuren in ungesättigte)
Unreifes ZNS: Apnoe durch Ateminsuffizienz, Frühgeborenenenzephalopathie → periventrikuläre Leukomalazie, subependymale oder Ventrikelblutungen durch Gefäßunreife; insuffiziente Schutzreflexe
Nierenunreife: Krämpfe durch Hypocalcämie, Hypomagnesiämie, dekompensierte metabolische Azidose
Retinopathia praematurorum: unreife Netzhautgefäße → retrolentale Fibroplasie (selten), meist gutartig, Rückbildung

Pädiatrie
Krankheitsbilder

Th▷ Inkubator, Wärmebett, Infektionsprophylaxe, Nahrung, Elektrolyte, Monitoring
Pro▷ bei guter Pflege Letalität < 10%; evtl. Spätschäden
Spätkomplikationen:
> **Bronchopulmonale Dysplasie** (BDP): Folge einer O_2-Überdruckbeatmung→ Schädigung des Flimmerepithels und Störung der Surfactantproduktion in Pneumozyten Typ II → interstitielle Fibrose → Atelektase, fokale Emphyseme
> Letalität im ersten Jahr bei 30%, danach 5%
> **Retrolentale Fibroplasie**: Folge einer O_2-Überdruckbeatmung → Glaskörpereinblutung, Kapillareinsprossung, Narbenbildung, Glaskörperschrumpfung, Netzhautablösung → Erblindung

Geburtstrauma P10–P15

Claviculafraktur
Sy▷ häufigste Fraktur; berührungsempfindlich, Schonhaltung, asymmetrischer Moro-Reflex
Th▷ keine

Humerusepiphysenlösung
Sy▷ Scheinlähmung des Armes
Th▷ Abduktionsschienung

Femurepiphysenlösung
Sy▷ Scheinlähmung des Beines, Außenrotation
Th▷ operative Sanierung

Nervenläsionen
Plexuslähmung:
> **Erb-Duchenne**: obere Plexuslähmung, C5/6
> **Klumpke**: untere Plexuslähmung, C8/Th1

Phrenikuslähmung:
> **Sy**▷ mangelnde Atemexkursion der Thoraxseite, Dyspnoe, Waagebalkenphänomen (Durchleuchtung)
> **Th**▷ Intensivmedizinische Versorgung; OP

Fazialislähmung: meist peripher
> **Sy**▷ Asymmetrie des Gesichts; Spontanheilung
> **Th**▷ evtl. Augensalbe bei inkomplettem Lidschluss

Kephalhämatom
Pa▷ Einriß periostaler Gefäße → subperiostale Blutung, fluktuierende Schwellung
DD▷ subkutanes Ödem, übergreifende Schädelnähte
Th▷ keine, Rückbildung in Monaten

Pädiatrie
Krankheitsbilder

Intrakranielle Blutungen
- **Ät▷** direkt traumatisch oder bei Asphyxie
- **Pa▷** **Asphyxie**: erhöhte Fragilität der Gefäße → Blutungen (v.a. subarachnoidal, peri-, intraventrikulär)
  Geburtstrauma: subdurale, subtentorielle oder meningeale Blutungen, oft Verletzung von Brückenvenen
- **Th▷** je nach Größe und Klinik Entlastung, intensivmedizinische Überwachung

Krankheiten des Atmungs- und Herz-Kreislaufsystems in der Perinatalperiode P20–P29

Sauerstoffmangel
- **Def▷** **Asphyxie**: Sauerstoffmangel während oder nach der Geburt; 5% der Neugeborenen
- **Ein▷** **Intrauterine Asphyxie**:
  - **Ät▷** Kreislaufstörungen, Sauerstoffmangel, Vena-cava-Kompression, Analgetika, Plazentaanomalien, vorzeitige Plazentalösung, Plazenta praevia, Nabelschnurumschlingung, fetomaternale Transfusion, Schädelkompression
  - **Di▷** Absinken der kindlichen Herzfrequenz < 120/Min, Spät-Dip (d.h. verzögerter Herzfrequenzabfall bei Wehentätigkeit), mekoniumhaltiges Fruchtwasser als Streßreaktion

  Postnatale Asphyxie:
  - **Ät▷** Mekoniumaspiration, Pneumonie, Herzmißbildung, Zwerchfellhernie, Choanalatresie, schwere Anämie, Blutungsschock, Schädigung des Atemzentrums, idiopathisches Atemnotsyndrom
  - **Di▷** Sauerstoffsättigung, klinische Beurteilung
  - **Sy▷** Bradykardie, Asystolie, Atemstörung, Apnoe, Zyanose, Blässe, Krampfanfall
- **Sy▷** leichte (blaue) Asphyxie: Zyanose, unregelmäßige Atmung, kräftige Herztöne, Reflexe und Muskeltonus erhalten

  schwere (blasse) Asphyxie: Schnappatmung, Apnoe, leise Herztöne, Muskeltonus ↓, keine Reflexe
- **DD▷** Blutungsschock, feto-fetale Transfusion, fetomaternale Transfusion
- **Th▷** Atemwege freimachen, Beatmung, Azidosebekämpfung, Intensivmedizin
- **Ko▷** Hirnödem, spastische Zerebralparese, Porenzephalie, Epilepsie, geistige Retardierung

Idiopathisches Atemnotsyndrom
- **Syn▷** Surfactantmangelsyndrom, RDS (Respiratory Distress Syndrome)
- **Ep▷** 1% aller Neugeborenen, 60% der Frühchen, häufigste Todesursache perinatal
- **Ät▷** **primär**: Surfactantmangel bei unreifer Lunge → Kollabieren der Alveolen → Atelektase

  sekundär: Minderperfusion / Hypokoagulabilität bei Schock, Infektion → Surfactant ↓

Pädiatrie
Krankheitsbilder

- **Pa▷** Atelektasen, Rest überbläht, hyaline Membranen
  Risikofaktoren: Sectio, Diabeteskinder, Frühchen
- **Sy▷** Atemnot und Hypoxie; zunehmende Tachypnoe, exspiratorisches Stöhnen, abgeschwächtes Atemgeräusch, epigastrische Einziehungen, Nasenflügelatmung, Blässe
- **Di▷** Rö (feingranuläre Lungenzeichnung bis hin zu weißer Lunge ~ Totalatelektase), respiratorische und metabolische Azidose
- **Th▷** PEEP, Azidosebehandlung, Surfactantgabe, Infektionsprophylaxe
  Prophylaxe: 24–72 Std. vor Geburt Cortison → Stimulation von Surfactantbildung
- **Ko▷** interstitielles Emphysem, Pneumothorax, bronchopulmonale Dysplasie, Retinopathia praematurorum

Neonatale Pneumonie / Aspiration

- **Pa▷** meist Aspirationspneumonie (Fruchtwasser), Amnioninfektion bei vorzeitigem Blasensprung, Mekoniumaspiration, nosokomial
- **Err▷** meist E. coli; hämatogene Streuung durch Nabelschnurinfekt möglich (Staph. Strept. Gruppe B, Enterokokken, Listerien), aerogen (viral)
- **Sy▷** Dyspnoe, Tachypnoe, Zyanose, Nasenflügeln, intercostale Einziehungen
- **Th▷** Antibiose, Sauerstoff, ggfs. Betamung
- **Ko▷** Abszedierung

Pneumothorax

- **Ep▷** v.a. Früh- und Neugeborene
- **Pa▷** re > li; teils iatrogen, teils geplatzte Emphysemblase
- **Sy▷** plötzliche Atemnot
- **Di▷** Notfallpunktion (Braunüle), später Bülau; Probepunktion ggfs. vor Rö-Thorax (geht schneller)
- **Th▷** Entlastung mittels Drainage unter Sog

Apnoe

- **Def▷** **Primäre Apnoe**: kein Einsetzen der Atmung innerhalb von 20 sec. nach Geburt
  Sekundäre Apnoe: Atemstillstand > 20 sec. bei vorbestehender Atmungsaktivität
- **Ät▷** häufiger bei Frühchen, Hypoglykämie, Epilepsie
- **Sy▷** Apnoe mit Bradykardie und Tonusverlust
- **Th▷** mechanischer Reiz oft ausreichend um Atemzentrum wieder zu aktivieren, Intensivüberwachung

Persistierender Fetalkreislauf

- **Pa▷** Hypoxie führt zu Engstellung der Lungengefässe → akute Druckerhöhung im kleinen Kreislauf → fetaler Kreislauf mit Rechts-links-Shunt über Foramen ovale und Ductus arteriosus Botalli persistieren → Verstärkung der Hypoxie

Pädiatrie
Krankheitsbilder

Th▷ Unterbrechung der Hypoxie durch Hyperventilation (maschinelle Beatmung) (Prinzip: ausreichende Oxygenierung beendet reflektorische Engstellung der Lungengefässe, damit Druckentlastung im kleinen Kreislauf und Umkehr des Shunt mit Möglichkeit des Verschlusses von Foramen ovale und Ductus arteriosus Botalli)
α-Blocker und Prostazyklin
Ultima ratio: extrakorporale Membranoxygenierung

Infektionen der Perinatalperiode P35–P39
Nabelinfektion (Omphalitis)
Ät▷ meist durch Nabelanomalien, Schmierinfektion, Hospitalismuskeime, evtl. Candida
Pa▷ eitrige Entzündung des Nabels, oft durch mangelnde Hygiene
Sy▷ Rötung, Schwellung, eitriger Belag, Induration, Druckschmerz
Th▷ lokal antiseptische Behandlung, ggfs. systemische Antibiose
Ko▷ Sepsis

Hautinfektionen
Ät▷ bullöse Impetigo, subkutane Abszesse, Dermatitis exfoliativa Ritter (Sonderform Lyell), Erysipel, Soor, HSV
Err▷ Staphylokokken, A-Streptokokken
DD▷ **Erythema toxicum neonatorum**: häufigstes pustulöses Exanthem; zentrale Papel, ab 2.–3. Tag, bis 7 Tage
Transitorische neonatale pustulöse Melanose: ♂ > ♀; bereits bei Geburt, Rückbildung nach 3-4 Tagen

Neugeborenensepsis
Ät▷ Pneumonie (Aspiration), Schleimhaut- / Nabelinfektion, nosokomial
Err▷ meist B-Streptokokken, E. coli, Staphylokokken
Pa▷ lebensbedrohliche Infektion mit oft atypischer Klinik
RF: vorzeitiger Blasensprung mit Amnioninfektion, Frühchen, maternale Infektion
Sy▷ Apathie, Trinkschwäche, Apnoe, Zyanose, Leukopenie, mässig Fieber oder gar Hypothermie
Th▷ Antibiose mit Breitspektrum-Penicillin + Aminoglykosid
Pro▷ Letalität 25%

Neonatale Meningitis
Ät▷ oft Begleitmeningitis bei Sepsis
Err▷ Streptokokken A-D, Listerien, Staphylokokken, E. coli, Klebsiellen, Pseudomonas, Proteus, Serratia, Bacteroides, Salmonellen, Neisserien
Sy▷ unspezifisch; Trinkunlust, Apnoe, Unruhe, Krämpfe, Atemstörungen
typische Meningitiszeichen erst spät!
Th▷ Breitbandantibiose, mindestens 3–4 Wochen
Ko▷ **Folgeschäden**: Enzephalopathie, Taubheit, Oligophrenie, Hydrozephalus, Epilepsie

Pädiatrie
Krankheitsbilder

Hämorrhagische und hämatologische Krankheiten beim Feten und Neugeborenen P50–P61

Fetaler Blutverlust P50

Pa▷ Blutverlust während der Geburt durch Transfusion (fetomaternal: Kind → Mutter, fetofetal: Kind → Kind bei Zwillingen, fetoplazentar Kind → Plazenta), Blutung aus rupturierter Nabelschnur oder Plazenta, Plazenta praevia oder vorzeitige Plazentalösung

Th▷ Lokalisierung und Stillung der Blutung, ggfs. Transfusion

Hämorrhagische Krankheit beim Feten und Neugeborenen P53

Morbus haemorrhagicus neonatorum

Def▷ Krankheitsbilder mit Blutungen und Gerinnungsstörungen durch Vitamin-K-Mangel

Ät▷ Mangelernährung der Mutter in Schwangerschaft, durch Antibiotika geschädigte Darmflora des Neugeborenen, Frühchen mit relativer Leberunreife

RF: Neugeborene von Müttern mit Cumarin, Rifampicin, Phenytoin, Phenobarbital, Primidon

Pa▷ gestillte Kinder gefährdeter, da Muttermilch weniger Vitamin K enthält als Kuhmilch

Vitamin K-Mangel vor Geburt → postpartal (2.–5. Tag) → Gerinnungsstörung (Prothrombin, C, S)

Mikrotraumen, hypoxämische Gefäßwandschädigungen, immunologische Prozesse

Sy▷ Spontanblutung am 2.–5. Tag aus Gastrointestinaltrakt, Nasenbluten, Nabelblutung

Frühform: bei Risiko der Mutter am 1. Tag

Spätform: Blutungen in 3.–7. Woche

zerebrale Blutung v.a. bei zusätzlicher hypoxischer Schädigung → Vulnerabilität der Gefäße erhöht

Di▷ PTT, Quick, Gerinnungsfaktoren Prothrombinkomplex (II, VII, IX, X), Hämoccult, Schädelsonographie

Th▷ Vitamin-K-Substitution (Effekt jedoch erst nach Stunden), bei akuter Blutung FFP oder Gerinnungskonzentrat (PPSB)

Prophylaxe: Vitamin-K-Gabe zu U1, U2 und U3; bei Frühchen Vitamin-K-Gabe bis zum regulären Geburtstermin

Hämolytische Krankheit beim Feten und Neugeborenen P55

Morbus haemolyticus neonatorum

Pa▷ Hämolyse durch Blutgruppenunverträglichkeit zwischen Mutter und Kind (blutgruppenspezifische, gegen kindliche Erythrozyten gerichtete Alloantikörper der Mutter)

Pädiatrie
Krankheitsbilder

→ Rh-System (Mutter rh⁻, Kind RH⁺), ABO (Mutter 0, Kind A/B oder Mutter B, Kind A oder AB)

frühere Sensibilisierung nötig; Möglichkeit der anti-D-Prophylaxe (innerhalb 72 Std.)

Vorkommen v.a. bei Normalgeboren; bei Frühchen wegen noch nicht ausgereiftem Immunsystem seltener

Sy▷ Hämolyse, schwere Anämie, extramedulläre Blutbildung, Hepatosplenomegalie, Kernikterus, Ödeme, Aszites, kardiale Dekompensation → Hydrops fetalis

Di▷ indirekter Coombs-Test bei der Mutter → AK-Bestimmung der Mutter
direkter Coombs-Test beim Kind → Nachweis inkompletter Antikörper
Blutgruppenbestimmung Mutter und Kind
Nachweis Hämolyse beim Kind: Hb, Retikulozyten, Bilirubin

Th▷ Phototherapie → Ikterusprophylaxe, med. Enzyminduktion, evtl. Austauschtransfusion

Prophylaxe: Anti-D-Ak direkt nach Geburt bei Rh-neg. Müttern und Rh-pos. Kind → Verhinderung der mütterlichen Sensibilisierung für nächste Schwangerschaft

Hydrops fetalis

Pa▷ ödematöse Aufquellung des Neugeborenen durch verminderten onkotischen Druck mit Aszites, Pleuraerguss, Perikarderguss

Ät▷ schwerste hämolytische Anämie durch Blutgruppenunverträglichkeit
homozygote α-Thalassämie

Th▷ oft intrauterin letal; sonst Austauschtransfusion

Pro▷ schlecht

Kernikterus P57

Def▷ Anstieg des Bilirubin binnen 48 h nach Geburt auf > 20 mg/dl mit Einlagerung von Bilirubin in Kerngebiete des Stammhirns

Ät▷ M. haemolyticus neonatorum

Pa▷ Hämolyse mit insuffizienter Glukuronidierungsfähigkeit → Anstieg indirektes Bilirubin (neurotoxisch) → Bilirubinenzephalopathie

Sy▷ Apathie, Trinkschwäche, Krampfneigung, Dyspnoe, Apnoe

Spätschäden: Zerebralparese, Choreoathetose, Störung der Extrapyramidalmotorik, psychomotorische Retardierung, Hörschäden

Th▷ Phototherapie

Neugeborenenikterus P59

Hyperbilirubinämie

Ein▷ **Physiologischer Ikterus**: zwischen 1.–10. Tag nach Geburt durch Leberunreife und damit Konjugationsinsuffizienz

Icterus neonatorum simplex: 80% der Frühchen, 60% der normal Geborenen; Bilirubinanstieg am 2.–3. Tag

Pädiatrie
Krankheitsbilder

Pathologischer Ikterus:
- **Icterus praecox**: Bilirubinanstieg innerhalb des ersten Lebenstages
- **Icterus gravis**: extrem rascher Anstieg in ersten Tagen
- **Icterus prolongatus**: Bilirubinerhöhung länger als 10. Tag

Pa▷ **Indirekte Hyperbilirubinämie**:
- **insuffiziente Leberenzyme**: unreife Leber, physiologischer Ikterus, Crigler-Najjar-Syndrom, Hypothyreose, Medikamente, M. Gilbert-Meulengracht
- **Hämolyse**: M. haemolyticus neonatorum, hämolytischer Ikterus bei Sphärozytose, Sepsis, Sichelzellen
- **vermehrter Bilirubinanfall**: Polyglobulie, Hämatome
- **vermehrte enterale Rückresorption**: intestinale Obstruktion, Gallengangsatresie

Direkte Bilirubinämie:
- **intrahepatische Cholestase**: Infektion, Stoffwechselstörung (α1-Antitrypsinmangel, Galaktosämie, Fruktoseintoleranz); Störung der Bilirubinexkretion (Dubin-Johnson, Rotor-Syndrom)
- **extrahepatische Störung der Gallesekretion**: Gallengangsatresie, Choledochuszysten, zystische Fibrose

Th▷ Behandlung der Ursache, Phototherapie, ausreichende Hydrierung; Austauschtransfusion bei drohendem Kernikterus

Sonstige hämatologische Krankheiten in der Perinatalperiode P61
Anämien
I. Verminderte Produktion (aregeneratorisch, megaloblastär, hypochrom)
II. Verkürzte Lebensdauer (hämolytisch)
III. Akute Blutungsanämie

I. Verminderte Produktion
Aregenatorische Anämien

Kongenitale hypoplastische Anämie (Blackfan-Diamond-Anämie)
- **Pa▷** Auto-Ak gegen Erythroblasten → in 6. Mon. Hypoplasie der Erythropoese
- **Th▷** 15% Spontanremission, Cortison
- **Pro▷** Heilung 2/3

Passagere aregeneratorische Anämie
- **Ep▷** Säuglinge, Kleinkinder
- **Pa▷** akute transitorische Aplasie / Reifungsstörung unklarer Ätiologie
- **Pro▷** gute Prognose, spontane Remission

Kongenitale dyserythropoetische Anämie (DCA)
- **Pa▷** ineffektive Erythropoese, morphologische Atypien, Anämie

Pädiatrie
Krankheitsbilder

Aplastische Anämie
- **Ät▷** **erworben** durch Medikamente, Vergiftungen
  angeboren: **Fanconi-Anämie** (autosomal-rezessiv, Hyperpigmentierung, Mikrozephalie, Minderwuchs, Nierenmißbildung, Manifestation 4.–12. Lj.)

Megaloblastäre Anämie
- **Ät▷** alimentär bei Kindern vegetarischer Mütter
- **Pa▷** Vitamin B12- oder Folsäuremangel
- **Th▷** Vitamin- und Folsäure-Substitution

Hypochrome Anämie
Eisenmangelanämie
- **Ät▷** erhöhter Eisenbedarf (6. Mon.–2. Lj.), ungenügende Zufuhr, Blutungen

Eisenutilisationstörung (sideroachrestische Anämie)
- **Ät▷** kongenital: X- oder / autosomal
  erworben durch Intoxikationen
- **Sy▷** Hepatosplenomegalie, Organsiderose, Diabetes mellitus, Pankreas- / Herzinsuffizienz

II. Hämolytische Anämien

Glucose-6-P-DH-Mangel
- **Ät▷** X-rezessiv
- **Pa▷** verminderte NADPH-Gewinnung → reduziertes Glutathion ↓
- **Sy▷** hämolytische Krisen durch Medikamente

Sphärozytose
- **Ät▷** autosomal-dominant
- **Pa▷** Membrandefekt → verminderte osmotische Resistenz
- **Sy▷** hämolytische Krisen bei Anstrengung, Infektion; Splenomegalie, Ikterus

M. haemolyticus neonatorum
- **Pa▷** Rh-Inkompatibilität; Mutter Rh-, Kind Rh$^+$; vorher Sensibilisierung durch 1. Schwangerschaft; Hämolysen, Hydrops fetalis

Hämolytisch-urämisches Syndrom
- **Ät▷** bei gastrointestinalem Infekt durch Toxinbildner
- **Sy▷** hämolytische Anämie, thrombozytopenische hämorrhagische Diathese, Urämie

Immunhämolytische Anämie
- **Pa▷** Wärmeantikörper, selten Kälteantikörper

Infektiös-toxische hämolytische Anämie
- **Ät▷** Malaria, Toxoplasmose, Haemophilus influenzae, Blei, Kupfer, Pilze

Pädiatrie
Krankheitsbilder

III. Akute Blutungsanämie
Pa▷ Blutverlust während der Geburt durch Transfusion (fetomaternal: Kind → Mutter, fetofetal: Kind → Kind bei Zwillingen, fetoplazentar Kind → Plazenta), Blutung aus rupturierter Nabelschnur oder Plazenta, Plazenta praevia oder vorzeitige Plazentalösung
Di▷ normochrome, normozytäre Anämie
Th▷ Lokalisierung und Stillung der Blutung, ggfs. Transfusion

Störungen der Hämostase
Kongenitale Koagulopathie
Ät▷ X-rezessive Hämophilie: Haemophilie A: VIII-Mangel
                                  Haemophilie B: IX-Mangel (Christmas-Faktor)
Sy▷ endogene Gerinnungsstörung (PTT ↑, Quick normal), Blutungen, Arthropathien
Th▷ symptomatisch, Substitution fehlender Gerinnungsfaktoren

Verbrauchskoagulopathie
Waterhouse-Friedrichsen
    Pa▷ perakute Verbrauchskoagulopathie bei Meningokokkensepsis
    Sy▷ Mikrothrombosierung, intravitale Totenflecken, Petechien, Schockniere, NNR-Nekrosen, Krämpfe, Somnolenz
Gasser-Syndrom (hämolytisch-urämisches Syndrom HUS)
    Pa▷ mikroangiopathische hämolytische Anämie und Thrombozytopenie (Verbrauchskoagulopathie), ANV
    Ein▷ Enteropathisch   **Ät**▷ EHEC: VTEC (verotoxinbildende E. coli)
    Nicht enteropathisch **Ät**▷ z.B. neuramidasebildende Pneumokokken
    Di▷ C_3 ↓, Fragmentozyten, Schistozyten, Erythrozytenbruchstücke

Thrombozytopenien, Thrombozytopathien
Idiopathische thrombozytopenische Purpura
    Pa▷ Auto-Ak gegen Thrombozyten
    Ein▷ akut postinfektiös – chronisch (M. Werlhof)
    Sy▷ 1–3 Wochen nach Infekt: Petechien, Ekchymosen, guter AZ, selten Milzvergrößerung
    Th▷ 90% Spontanheilung; bei Thrombozyten < 30.000/µl Gabe von 7S-Immunglobuline
    keine Splenektomie

Vasopathien
Purpura Schoenlein-Hennoch
Ep▷ 2.–7. Lj.
Ät▷ postinfektiös
Pa▷ unspezifisch hyperergisch-allergische Entzündung kleiner Gefäße

Sy▷ Haut- und Schleimhautblutungen, Purpura rheumatica (Gelenkschwellung)
Purpura abdominalis (kolikartige Schmerzen, Blut- und Teerstühle, Invagination)
Schoenlein-Hennoch-Nephritis (Hämaturie, Proteinurie)
Di▷ Labor: BSG, CRP, Thrombozytose
Th▷ symptomatisch

Transitorische endokrine und Stoffwechselstörungen des Feten und Neugeborenen P70–P74

Transitorische Störungen des Kohlenhydratstoffwechsels des Feten und Neugeborenen P70

Mütterlicher Diabetes mellitus

Pa▷ diabetogene Wirkung von Peptid- und Steroidhormonen → intrauteriner Hyperinsulinismus und Hyperkortizismus mit späterer konsekutiver Hypoglykämie durch kompensatorische Inselzellhyperplasie, vermehrter Glykogenanreicherung in Leber, Herz etc.
Hypocalcämie mit Hyperexzitabilitätssyndrom
starke extramedulläre Blutbildung in Leber, Milz, Pankreas, NNR-Hypertrophie
Sy▷ **Mutter**: Neigung zu Azidose, Präkoma, Koma, Abort, Hydramnion, Harnwegsinfekt, Ödeme
Kind: erhöhte Gefahr der Fehlbildungen (Embryopathia diabetica) cushingoide Makrosomie durch Hyperinsulinismus (> 4000 g), Fettgewebsvermehrung, Unreife, Stoffwechselentgleisungen, Atemnotsyndrom (verminderte Bildung von Surfactant), Herzfehler, Missbildungen, funktionelle Engstellung des Colon descendens mit Obstipation
Di▷ orale Glucose-Belastung der Mutter bei latentem Diabetes mellitus, C-Peptid
Th▷ Entbindung in 36.–38. Woche (Gefahr des intrauterinen Fruchttodes)
Inkubator, O_2, BZ-Kontrolle, Ca^{2+}-Kontrolle

Hypoglykämien
Pa▷ Neugeborene: 20–50 mg %; Säugling 60–100 mg %
Neugeborene von Müttern mit Diabetes mellitus haben reaktive Hyperinsulinämie
Frühchen: geringe Leberglykogenspeicherung und insuff. hepatische Glukoneogenese
Th▷ rascher Beginn mit Stillen, Glucosegabe; Regulation in den ersten Tagen

Sonstige transitorische Störungen des Elektrolythaushaltes und des Stoffwechsels beim Neugeborenen P74

Hypocalcämie
Ep▷ 5–10% der Neugeborenen, v.a. Frühchen
Ät▷ transitorischer Hypoparathyreoidismus durch maternalen Calciumtransport
phosphatreiche Säuglingsnahrung

Pädiatrie
Krankheitsbilder

Sy▷ Hyperexzitabilität, Myoklonien, Tetanie, Krampfanfälle, Apnoe
Th▷ i.v. Calciumglukonat

Neugeborenenstruma (Struma neonatorum)
Ät▷ Jodmangel, Thyreostatikatherapie, M. Basedow der Mutter, Enzymdefekt
Sy▷ Stridor, Dyspnoe, sicht- oder palpierbare Struma
Th▷ Behandlung der Grunderkrankung; bei Hypothyreose rasche Substitution

Hypo- bzw. Athyreose
Pa▷ Aplasie / Hypoplasie / Enzymdefekt der Thyroxinproduktion (autosomal-rezessiv)
Sy▷ 1. Woche: Icterus prolongatus, kleine Fontanellen, Myxödeme, Verzögerung der Knochenreifung
2. Woche: Bindegewebsschwäche, marmorierte, trockene Haut, Makroglossie, Trinkfaulheit, Obstipation
4.–6. Monat: dysproportionierter Minderwuchs, struppige Haare, Hyperlipidämie
Th▷ L-Thyroxin-Substitution

Dehydratation
Ät▷ Infekt mit Fieber, Diarrhoe, Erbrechen in Kombination mit verminderter Nahrungs- und Flüssigkeitsaufnahme, Hypercalcämie, Diabetes insipidus
Sy▷ Somnolenz, Tachykardie, Oligurie
Th▷ Behandlung der Grunderkrankung, Rehydratation

Krankheiten des Verdauungssystems beim Feten und Neugeborenen P75–P78

Mekoniumileus P75
Def▷ Darmverschluss durch Verstopfung mit zähem, klebrigen fetalen Stuhl (Mekonium)
kein Mekoniumabgang innerhalb von 48 Stunden
Ät▷ 90% bei Mukoviszidose
Pa▷ Ausfall des Chloridkanals (CFTR) → dadurch wird im Magen-Darm-Trakt hochvisköser Darmschleim gebildet, die Pankreasenzyme werden nicht sezerniert und können den Darminhalt nicht spalten → kittartiges Verkleben des Darmlumens
Sy▷ gespanntes, geblähtes Abdomen, fehlender Mekoniumabgang
Th▷ Einläufe, ggfs. OP und Anus praeter
Ko▷ Volvulus, Perforation, Peritonitis

Enterocolitis necroticans beim Feten und Neugeborenen P77
Pa▷ hämorrhagisch nekrotisierende entzündliche Darmerkrankung
Ät▷ unklar; Ischämie, Noxen, FG, Asphyxie, Atemnotsyndrom, v.a. Frühchen

Pädiatrie
Krankheitsbilder

- **Sy▷** blutige Stühle, Auftreibung des Abdomens, Peritonitis, Sepsis, AZ-Verschlechterung
- **Di▷** Pneumatosis intestini
- **Th▷** Antibiose, parenterale Ernährung, ggfs. OP mit Resektion nekrotischer Anteile
- **Ko▷** Nekrose und Perforation

Sonstige Störungen in der Perinatalperiode P90–P96

Krämpfe beim Neugeborenen P90

- **Pa▷** epileptischer Krampfanfall beim Neugeborenen durch Hypoxie, Asphyxie, Geburtstrauma, Hypoglykämie, Infektion, Fehlbildung
- **Ein▷** Amorphe Neugeborenenkrämpfe: Blickdeviation, Gähnen, Apnoe, Automatismen
  Fokale und multifokale klonische Krämpfe
  Fokale und generalisierte tonische Krämpfe
  Myoklonische Krämpfe
  idiopathisch: Krampf am 5. Tag nach Geburt; unklare Ätiologie, gute Prognose
- **Sy▷** atypische Anfälle, teils mit diskreter Ausprägung, Apnoe
- **Th▷** Phenobarbital, Chloralhydrat, Phenytoin

Sonstige zerebrale Störungen beim Neugeborenen P91

- **Pa▷** zerebrale Störungen sind bei Neugeborenen gemeinsame Endstrecke bei einer Vielzahl von Pathomechanismen und Grunderkrankungen
- **Ät▷** metabolische Störungen, Hypoxie
  anatomische Variationen, Frühgeburtlichkeit
  Embryo- oder Fetopathien durch Noxen, Infektionen, Erkrankungen der Mutter
  genetische Ursachen (Trisomie)
  zerebrale Leukomalazie

Ernährungsprobleme beim Neugeborenen P92

Grundlagen der Ernährung
Empfohlene Nährstoffzufuhr
Kalorienbedarf:

Früh- und Mangelgeborene	bis 140 kcal/kg/Tag
1. Trimenon:	110–120 kcal/kg/d
2. Trimenon:	100 kcal/kg/d
3. Trimenon:	80 kcal/kg/d
4. Trimenon:	70 kcal/kg/d
Erwachsene:	40 kcal/kg/d
Wasserbedarf:	3–5-fache des Erwachsenen (umgerechnet auf Körpergrösse)

Pädiatrie
Krankheitsbilder

Ernährung im ersten Lebensjahr
Stillen
Prinzipiell ist Anraten zum Stillen für 6–8 Monate zu empfehlen; v.a. aber bei Allergiebelastung, Mukoviszidose; Schadstoffe sind in Mutter und Kuhmilch gleichermaßen vorhanden

Vorteile des Stillens: Mutter-Kind-Beziehung, Zusammensetzung perfekt für Kind, Muttermilch fördert Bifidumfaktor → Darmflora → für Kind leichter verdaubar, geringe osmolare Belastung, IgG, Allergieprophylaxe, geringe Gefahr der bakteriellen Milchverunreinigung, unterstützt Uterusrückbildung (Oxytozin → Uteruskontraktionen, geringes Mammakarzinomrisiko)

Nachteile des Stillens: Umweltschadstoffbelastung, für Frühchen nicht ausreichend, Infektionsgefahr durch Erkrankungen der Mutter (HIV, HBV), Medikamente und Drogen gehen in Muttermilch über

Stillhindernisse:
    Mutter: Hohlwarze, Mastitis, schwere Erkrankungen, HIV, HBV
    Kind: Lippenkiefergaumenspalte, schwere Krankheiten, Trinkschwäche, Stoffwechselerkrankungen

Säuglingsstuhl: gelblich, dünnflüssig, säuerlich

Zusammensetzung der Milch:
    Vormilch (Kolostrum): während ersten 4–6 Tagen nach Geburt: weniger Fett, mehr Eiweiß, Mineralstoffe
    Reife Muttermilch: 3,5% ungesättigte Fette, 1,2 g % Albuminmilch (Proteine), Vitamine (v.a. fettlösliche), keine Bakterien, viel Eisen, Kupfer, wenig Phosphor, niedriger Stuhl-pH

Säuglingsanfangsnahrung:
Säuglingsmilchnahrung: Wasser / Milch ca. 1:1, Proteine leicht erhöht, Laktose
Hydrolysatnahrung: Allergieprävention; Kuhmilchhydrolysat statt Kuhmilch
Sojamilch: bei Kuhmilchallergie, Laktoseintoleranz, Glykogenose Typ I
Säuglingsfolgenahrung: ab 4. Monat: höherer Mineral- und Kohlenhydratanteil
Beikost: alle Lebensmittel außer Kuhmilch und Milchnahrung (erst ab 6. Mon.)
        ab 4. Woche: Vitamin-C-Säfte
        ab 12. Woche: Gemüsebreie
        ab 6. Monat: Gemüse-Vollkorngetreide-Breie
        ab 9. Monat: Kleinkinderkost

Ernährungsprobleme
Erbrechen
Ät▷   banale Ursachen: Infekt, falsche Fütterungstechnik, zu große Mahlzeiten
        schwere Grunderkrankung:
        – Passagehindernis (Atresie, hypertrophische Pylorusstenose, Reflux)
        – Hirndruck
        – Infektion (Sepsis, Meningitis)
        – Stoffwechselstörungen (Galaktosämie, AGS mit Salzverlust)
Di▷   immer schwere Grunderkrankung ausschliessen

Pädiatrie
Krankheitsbilder

Rumination
Def▷ Hochwürgen und Wiederkäuen beim Säugling
Ät▷ v.a. bei Vernachlässigung zu sehen

Angeborene Fehlbildungen des Nervensystems Q00–Q07
Spina bifida Q05
Pa▷ unvollständiger Verschluss des Neuralrohres mit oder ohne Austreten von Bestandteilen des Nervensystems
Ein▷ **Spina bifida occulta**: unvollständiger Knochenschluß der seitlichen Anteile des Wirbelbogens, meist lumbosakral; meist ohne Krankheitswert
Dysraphie (Spina bifida aperta):
Meningozele: Austritt der Hirnhäute durch den Knochendefekt
Myelomeningozele: Austritt von Rückenmark durch Knochendefekt
Enzephalomyelozele: Austritt von Hirn und Rückenmark
Th▷ operativer Verschluß des Defektes, Physiotherapie, symptomatische Therapie

Sonstige angeborene Fehlbildungen des Nervensystems Q07
Arnold-Chiari-Syndrom
Pa▷ dysraphische Spaltbildung cervikal mit Verlagerung der Medulla oblongata und des Kleinhirns nach kaudal
Ein▷ 3 Schweregrade:
Chiari I: Verlagerung der Kleinhirntonsillen in den oberen Spinalkanal
→ Kompression der Medulla oblongata, Liquorzirkulationsstörung
Chiari II: Erweiterung des Foramen magnum und Deformität von Mittelhirn, Pons, Kleinhirn, Medulla oblongata → konnataler Hydrozephalus occlusus
Chiari III: Chiari II + okzipitozervikale Meningomyelozele
Th▷ OP

Syringomyelie
Ep▷ ♂ > ♀; Manifestation in jungem Erwachsenenalter
Ät▷ Störung Embryogenese; erworben nach Trauma oder Querschnittsläsion
Pa▷ dysraphische Fehlbildung; Höhlenbildung im Rückenmark → Störung Liquorabfluß aus IV. Ventrikel
Sy▷ dissoziierte Sensibilitätsstörung, schlaffe Parese der oberen Extremität und im Verlauf spastische Parese der Beine; initial Dauerschmerz in Schulter und Armen; trophische Störungen
bei Syringobulbie Mitbeteiligung der Hirnnerven
häufig vergesellschaftet mit dysraphischen Stigmata: Trichterbrust, Skoliose, akzessorische Mamillen, Fußdeformität, Spaltbildung, Horner, Arachnodaktylie
Di▷ MRT
Th▷ Shunt-OP zur Drainage der Höhle; symptomatisch mit Analgetika, Psychopharmaka, Antispastika

Pädiatrie
Krankheitsbilder

Angeborene Fehlbildungen des Auges, Ohres, des Gesichtes und des Halses Q10–Q18
Fehlbildungen des Auges

Ankyloblepharon
Pa▷ Verwachsung zwischen Ober- und Unterlid am äußeren oder inneren Kanthus
Th▷ OP

Blepharophimose
Ät▷ autosomal-dominant
Pa▷ beidseitig, Verengung / Verkürzung der Lidspalte, häufig mit kongenitaler Ptosis und Epikanthus (Waardenburg-Syndrom)
Th▷ OP, Korrektur Schielen, Amblyopie

Epikanthus
Pa▷ halbmondförmige Hautfalte im inneren Lidwinkel; Pseudostrabismus
Th▷ keine

Kolobom der Lidkante
Pa▷ dreieckförmiger Defekt der Lidkante, v.a. temporal Unterlid, nasal Oberlid
Th▷ ggfs. OP

Ptosis congenita (einfache kongenitale Ptosis)
Ät▷ autosomal-dominant oder rezessiv
Pa▷ ein- oder beidseitig; Ausfall N. oculomotorius → Parese M. levator paepebrae; meist in Kombination mit Parese des M. rectus superior
Sy▷ zur Kompensation Kopf reklinieren und Anspannung der Stirnmuskulatur
Th▷ OP; einseitig hohe Amblyopiegefahr → schnelle OP (2.–4. Lj.)
DD▷ **Arcus-Gunn-Syndrom**: kongenital; Hebung des herabhängenden Lides bei Mundöffnung und Bewegung des Unterkiefers zur Gegenseite

Aniridie
Pa▷ kongenitale Nichtanlage der Iris (auch partiell möglich)
Sy▷ stark blendungsempfindlich; Cave: Winkelblockglaukom
Th▷ Lichtschutzgläser, Kontaktlinsen mit aufgemalter Iris

Kolobome der Uvea
Pa▷ Lücke in verschiedenen Geweben des Auges
Ät▷ angeboren (defekter Verschluß der fetalen Becherspalte), operativ, traumatisch
Sy▷ Iriskolobome meist nasal-unten. z.T. Fortsetzung auf Ziliarkörper, Zonula-Zinnii, Aderhaut, Sehnerv (hochgradige Sehschwäche)
Brückenkolobom mit Resten der Aderhaut
DD▷ operative Iriskolobome meist nach oben, traumatische Irisabrisse meist seitlich
Th▷ keine

Pädiatrie
Krankheitsbilder

Heterochromie
Pa▷ seitendifferente Iris
Ät▷ dominant vererbte Hemmung der Pigmententwicklung
Fuchs-Heterochromiezyklitis (30.–40. Lj.)

Albinismus
Ät▷ autosomal-rezessiv
Pa▷ Fehlen von Chromatophoren → fehlende optische Blendwirkung, Lichtscheue, Astigmatismus, Makulahypoplasie, Nystagmus, Visusverschlechterung
Th▷ Sonnenbrille

Angeborene Fehlbildungen des Tränenapparates
Pa▷ Agenesie des Tränenapparates oder Stenose / Atresie der Tränengänge
Sy▷ verminderte bis fehlende Tränenproduktion, Sicca-Syndrom, Tränenträufeln bei Abflussbehinderung
Th▷ symptomatisch: bei fehlender Tränendrüse konsequenter Ersatz
bei Abflussbehinderung ggfs. operative Sanierung

Fehlbildungen des Ohres
Pa▷ Ohr und Innenohr häufiger Manifestationsort bei komplexen Embryopathien
Ein▷ Ohrmuschelagenesie oder -deformität
Gehörgangsagenesie
Fehlbildungen von Mittelohr oder Innenohr mit entsprechender
Schallleitungs- oder Schallempfindungsschwerhörigkeit
Th▷ operative Rekonstruktion, Hörgerät, Logopädie

Fehlbildungen des Halses
Mediane Halszyste
Pa▷ Reste des Ductus thyreoglossus
Sy▷ nicht schmerzhaft, prall elastisch; bei Infekt Schmerz und Perforation; sek. Fistelung
Th▷ Exstirpation; Färbung mit Methylenblau; Resektion des Zungenbeinkörpers

Laterale Halszysten und -fisteln
Pa▷ Anomalien des Ductus thymopharyngeus und Kiemenbögen; Lokalisation: Vorderrand M. sternocleidomastoideus
Sy▷ oft Fistel zwischen Haut und innerem Pharynx
Th▷ radikale Exstirpation

Angeborene Fehlbildungen des Kreislaufsystems Q20–Q28
Kardiologische Diagnostik in der Pädiatrie
Pulsfrequenz: 1. Lj.: 120–140 / Min.; Schulalter: 80–90/Min.
Pulsqualität: starker Femoralispuls bei persistierendem Ductus
schwach bei Aortenstenose, Aortenisthmusstenose

Pädiatrie
Krankheitsbilder

Blutdruckmessung: Manschettenbreite ca. 2/3 der Oberarmlänge
Palpation: Herzspitzenstoß, Herzschwirren, Herzbuckel
Auskultation:
- **Akzidentelle Geräusche**: kurz, systolisch < 3/6; im Sitzen leiser, meist 2.–3. ICR li.; weich / musikalisch
- **Funktionelle Herzgeräusche**: systolisch durch Strömungsunebenheiten (relative Stenose) bei Fieber, Anämie, Hypoproteinämie
- **Organische Geräusche**: systolisch oder diastolisch; durch Herzmißbildungen

EKG: relative Rechtsherzhypertrophie des Neugeborenen; Rückbildung im 1. Lj.
altersabhängige Herzfrequenz, kürzere PQ-Zeit, kürzerer QRS
physiologischer inkompletter Rechtsschenkelblock
Rechtstyp; Herzachse dreht im 1. Lj. auf Indifferenztyp

Übersicht Herz- und Gefäßerkrankungen

	Vitium	Formen	Symptome	Auskultation	EKG	Therapie
Kein Kurzschluß	Pulmonalstenose	valvulär (90%) infundibulär supravalvulär peripher	Dyspnoe, Rechtsherzbelastung	Systolikum; 2. ICR li. parasternal crescendo–decrescendo	Rechtsherzbelastung	Ballonvalvuloplastie bei Gradient > 40 mmHg
	Aortenstenose	valvulär (75%) subvalvulär supravalvulär	Linksherzbelastung, Dyspnoe, Synkopen, HRST	Systolikum, 2. ICR re.; mit Fortleitung, paradoxe Spaltung 2. HT	ST ↓, LV-Hypertrophie	Ballonvalvuloplastie bei Gradient > 60 mmHg
	Aortenisthmusstenose	präduktal (infantil) postduktal	Hypertonie obere Körperhälfte; Herzinsuffizienz	Spätsystolikum, 4. ICR parasternal li.; Rücken; 2. HT lauter	LV-Hypertrophie	OP möglichst früh
	Vitium	**Formen**	**Symptome**	**Auskultation**	**EKG**	**Therapie**
Links-Rechts-Shunt	Ventrikelseptumdefekt	membranös selten muskulös	Blässe, Zyanose, Leistungsintoleranz Wachstumsretardierung, Infekte	lautes Systolikum, 3.–4. ICR li. präkordiales Schwirren	LV-Hypertrophie, P-sinistro-atriale	Primärkorrektur
	Vorhofseptumdefekt	ASD II > ASD I Sinus venosus Defekt	Dyspnoe, Infekte, Wachstumsretardierung	kein Geräusch; evtl. relative Pulmonalisstenose durch Shuntvolumen	ASD II: RV-Hypertrophie, RSB ASD I: überdrehter Linkstyp	OP im Vorschulalter
	Persistierender Ductus	bei Frühchen, Spontanverschluß häufig; sonst selten	Dyspnoe, Wachstumsstörung, Infekte, Wasserhammerpuls	Maschinengeräusch (konst. Systolikum + Diastolikum; 2. ICR li. Systolikum subclaviculär	LV-Hypertrophie, biventrikuläre Hypertrophie	OP wenn therapierefraktär

Pädiatrie
Krankheitsbilder

	Vitium	Formen	Symptome	Auskultation	EKG	Therapie
Rechts-Links-Shunt	Fallot-Tetralogie	Pulmonalstenose, VSD, reitende Aorta, RV-Hypertrophie	hypoxämischer Anfall, Krämpfe, Zyanose, Trommelschlegelfinger, Uhrglasnägel	lautes Systolikum 2.–4. ICR links	Rechtstyp, P-dextrokardiale, RV-Hypertrophie	aortopulonale Anastomose
	Transposition der großen Gefäße	RV mit Aorta verbunden; LV mit Pulmonalis	mit Shunt lebensfähig; Zyanose, Herzinsuffizienz	je nach Ausprägung und Größe	unspezifisch	OP; Vorhofumkehr oder arterial switch

Kongenitale Herz- und thorakale Gefäßfehler ohne Kurzschlüsse
Isolierte Pulmonalstenose
- **Ein▷** valvulär (angeborene Verschmelzung der Komissuren), subvalvulär, supravalvulär
- **Pa▷** eingeschränkte Lungendurchblutung → Hypoxämie, Ventrikelbelastung (Druck)
- **Sy▷** Tachykardie, Anstrengungsdyspnoe, Preßstrahl; evtl. re-li-Shunt (offenes Foramen ovale) → Zyanose
- **Di▷** **Systolikum li. 2. ICR parasternal**, P pulmonale, Rechtsherzhypertrophie, dominantes Pulmonalissegment
- **Th▷** OP bei Druckgradient in Ruhe > 40 mmHg; geringes OP-Risiko
  Verfahren: Komisurotomie (Klappendurchtrennung), transventrikuläre Infundibulumresektion

Kongenitale Aortenstenose
- **Ein▷** valvulär (angeborene Verschmelzung der Komissuren), subvalvulär, supravalvulär
- **Sy▷** Leistungsminderung, Dyspnoe, Pektangina, Synkopen
- **Di▷** **spindelförmiges Systolikum**, Carotisfortleitung, Linksherzhypertrophie, prominenter Aortenbogen
- **Th▷** OP bei Druckgradient in Ruhe > 60 mmHg
  Verfahren:
  – valvuläre Stenose: Komisurotomie, bei Klappenverkalkung Klappenersatz
  – supravalvuläre Stenose: Erweiterungsplastik der Aorta mit Kunststoffflicken
  – subvalvuläre Stenose: transaortale Resektion oder Inzision des fibromuskulären Ringes (**Bigelow**)

Aortenbogenanomalien
- **Pa▷** unvollständige Rückbildung des embryonal gedoppelten Aortenbogens
  Arcus aortae duplex: rechtsabsteigende Aorta mit linkem Ductus Botalli, Arteria lusoria (aus Aorta descendens entspringende rechte A. subclavia)

Pädiatrie
Krankheitsbilder

Sy▷ meist keine hämodynamische Konsequenz; evtl. Kompression Ösophagus, Trachea
Th▷ OP bei klinischen Symptomen

Aortenisthmusstenose
Pa▷ Einengung der Aorta distal der linken A. subclavia; oft Kombination mit ASD
Ein▷ präduktal (Ductus betroffen, Dekompensation bei Kindern)
juxtaduktal
postduktal (Erwachsene)
Sy▷ arterielle Hypertonie, Seitendifferenz des RR
Di▷ **Systolikum**, verstärkter Herzspitzenstoß, Linksherzhypertrophie, Rippenusuren
Th▷ immer OP-Indikation; infantile Form dringlich operieren, ansonsten nach 14. Lj.
Vorgehen: kurze Stenosen resezieren, ansonsten End-zu-End-Anastomose, Erweiterungsplastik nach Voßschulte oder OP nach Waldhausen (Subklaviaplastik); bei längeren Stücken indirekte Isthmusplastik

Kongenitale Herz- und thorakale Gefäßfehler mit Links-Rechts-Kurzschluß

Vorhofseptumdefekt (ASD)
Ep▷ ♀ > ♂
Pa▷ Lücke im Vorhofseptum durch Hemmungsmissbildung, **Li-Re-Shunt**, Volumenüberlastung des rechten Ventrikel, Rechtsherzhypertrophie, pulmonale Hypertonie
Ein▷ **Sinus-venosus-Defekt**: hochsitzender ASD; Kombination mit Lungenvenenfehlmündung
Ostium-secundum-Defekt (ASD II, Fossa ovalis Defekt): häufig; zentral, klappenfern
Ostium-primum-Defekt (ASD I): unterer Anteil Vorhofseptum, selten
Endokardkissen (Arterioventrikularkanal): keine Abgrenzung des Ventrikelseptums
Kombination mit AV-Fehlern:
– Atrium commune: fehlendes Vorhofseptum
– persistierendes Foramen ovale: häufig, hämodynamisch nicht relevant
Sy▷ Leistungsminderung, Pneumonien
Di▷ fixierte Spaltung 2. HT, **spindelförmiges Frühsystolikum**, inkompletter RSB, Lungengefäßzeichnung, dominantes Pulmonalissegment
Th▷ OP im Vorschulalter wenn Shunt > 30%
Vefahren: direkte Naht, Kunststoffflicken
Pro▷ bei OP gute Prognose

Pädiatrie
Krankheitsbilder

Ventrikelseptumdefekt (VSD)
- **Ep**▷ häufigster angeborener Herzfehler
- **Ein**▷ membranös (häufig), muskulös (selten, perimembranös)
- **Pa**▷ **Li-Re-Shunt**: Volumenbelastung des rechten Ventrikels → Pulmonalsklerose, pulmonale Hypertension
  bei Shuntumkehr (Eisenmengerreaktion): sekundärer Re-Li-Shunt; prognostisch ungünstig
- **Sy**▷ Blässe, Zyanose (bei Shuntumkehr), Leistungsminderung, Wachstumsretardierung, Infekte
- **Di**▷ **lautes Systolikum**, 3.–4. ICR li; präkordiales Schwirren; LV-Hypertrophie, P-sinistroatriale
- **Th**▷ Primärkorrektur; Shunt > 50% OP im Säuglingsalter; kleine Defekte im Vorschulalter
  Vorgehen:
  – extrakorporaler Kreislauf → VSD-Verschluß; Zugang über rechten Vorhof
  – Palliativ-OP → supravalvuläre Bändelung der A. pulmonalis mit Teflonband (Müller-Dammann) → Pulmonalarteriendruck < 50% des Systemdruckes → Zeitgewinnung
  keine OP-Indikation bei Shuntumkehr (Eisenmenger-Reaktion)

Persistierender Ductus arteriosus botalli (PDA)
- **Ep**▷ häufig bei Frühchen
- **Pa**▷ bei Frühchen Spontanverschluß häufig, bei Normalgeburt seltener Spontanverschluß
- **Sy**▷ Dyspnoe, Schwitzen, Gedeihstillstand, Infekte, Wasserhammerpuls
- **Di**▷ Maschinengeräusch (**konstantes Systolikum und Diastolikum**); 2. ICR li; Systolikum subclaviculär; LV-Hypertrophie, biventrikuläre Hypertrophie)
- **Th**▷ OP immer indiziert; Alter 1.–12. Lj.
  Verfahren: doppelt ligieren und durchtrennen; Risiko der OP 5%

Kongenitale zyanotische Herzfehler
Fallot-Tetralogie
- **Pa**▷ Kombination von:
  – Pulmonalisstenose
  – großer VSD (Ventrikelseptumdefekt)
  – reitende Aorta (Dextroposition)
  – rechtsventrikuläre Hypertrophie
  → **Re-Li-Shunt** durch Druckbelastung bei Pulmonalstenose
- **Sy**▷ hypoxämische Krämpfe, Zyanose, Trommelschlegelfinger, Uhrglasnägel
- **Di**▷ **lautes Systolikum** 2.–4. ICR links; Rechtstyp, P-dextrokardiale, RV-Hypertrophie
- **Th**▷ immer OP-Indikation (im 1 Lj.; wenn möglich zwischen 6.–8. Lj.)
  Palliativ-OP: Subclavia-Pulmonalis-Anastomose (End-zu-Seit) nach Blalock-Taussig oder aorto-pulonale Anastomose
  Korrektur-OP: extrakorporaler Kreislauf → VSD-Verschluß, Komissurotomie; Letalität 2–18%

Pädiatrie
Krankheitsbilder

Transposition der großen Gefäße (TGA)
Pa▷ rechter Ventrikel mit Aorta verbunden; linker Ventrikel mit A. pulmonalis verbunden → ventrikuloarterielle Diskordanz; Kreisläufe werden parallel geschaltet
nur lebensfähig, wenn Kurzschluß (Shunt) vorhanden ist (VSD, PDA, ASD)
Sy▷ Zyanose, Herzinsuffizienz, Trommelschlegelfinger
Di▷ EKG, Rö (unspezifisch: Rechtsherzhypertrophie)
Th▷ OP; Vorhofumkehr oder arterial-switch
Palliativ-OP: Ballon-Atrio-Septotomie nach Rashkind → neuer ASD, Vorhofseptektomie nach Blalock-Hanlon (Teilresektion), Offenhalten des Ducuts durch Prostaglandin E1
Korrektur-OP: 6.–12. Monat; Vorhofumkehr-OP nach Mustard / Senning, anatomische Korrektur (Switch-OP)
Pro▷ ohne OP 5–20% Überleben; mit OP 80%

Sonstige Herzfehler

Hypoplastisches Linksherzsyndrom
Ep▷ 1,6% aller angeborenen Herzfehler; schwerster Herzfehler und unbehandelt letal
Pa▷ Hypoplasie des linken Ventrikel bei Hypoplasie oder Verschluss der Mitralklappe; Aorta ascencens nur 2 mm Durchmesser, Aorta descendens normal entwickelt. Überlebensfähig nur bei Shunt (Ductus botalli oder ASD)
Th▷ OP nach Norwood mit Erweiterung der Aorta und Ansetzen der Aorta an rechten Ventrikel, d.h. rechter Ventrikel speist beide Kreisläufe mit Mischblut

Lungenvenen-Fehleinmündungen
Pa▷ Lungenvenen münden in rechten Ventrikel oder in Venen des großen Kreislaufes
Ein▷ einzelne fehleinmündende Lungenvenen (bei Vorhofseptumdefekt)
totale Fehleinmündung aller Lungenvenen (nur bei zusätzlichem Shunt überlebensfähig)
Sy▷ Herzinsuffizienz, Mischblut, Zyanose
Th▷ operative Sanierung

Ebstein-Anomalie
Pa▷ Trikuspidalklappe in rechten Ventrikel verlagert, Trikuspidalinsuffizienz → Vergrößerung des rechten Vorhofes; oft Rechts-Links-Shunt durch zusätzliches persistierendes Foramen ovale
Th▷ OP (plastische Rekonstruktion des Klappenringes)

Eisenmenger-Syndrom
Pa▷ bei Li-Re-Shunt durch zunehmenden pulmonalen Hypertonus zunächst biventrikulärer Shunt, dann Shuntumkehr mit Re-Li-Shunt

Pädiatrie
Krankheitsbilder

Sy▷ Zyanose, Angina pectoris, Belastungssynkope, Belastungsdyspnoe, Rechtsherzinsuffizienz, Hämoptysen, Hyperurikämie, zerebrale Thrombembolie, zerebrale Abszesse, plötzlicher Herztod

Th▷ bei eingetretener Eisenmenger-Reaktion ist eine operative Sanierung des Vitiums meist nicht mehr möglich

Angeborene Fehlbildungen des Atmungssystems Q30–Q34
Angeborene Fehlbildungen der Nase Q30
Choanalatresie
Pa▷ Verschluß der Nasengänge durch membranöses Septum zwischen Nase und Pharynx; meist einseitig, selten beidseitig
Sy▷ Atemnot und Zyanose, erschwerte Nahrung
Th▷ OP möglichst frühzeitig

Laryngomalazie
Pa▷ weicher Knorpel mit inspiratorischem Kollaps
Sy▷ konnataler inspiratorischer Stridor
Th▷ symptomatisch, je nach Schweregrad; spontane Ausheilung nach 1. Jahr

Pierre-Robin-Sequenz
Pa▷ angeborene Dysostosen [mandibuläre Hypoplasie mit Glossoptose (Zurückfallen der Zunge)]
Sy▷ lageabhängiger Stridor
Th▷ plastische Kieferkorrektur, Bauchlage, Sondenernährung

Kongenitales lobäres Lungenemphysem
Pa▷ Dysplasie des Bronchialbaumes → alveoläre Überblähung eines Lappens → Ventilmechanismus; v.a. li. Oberlappen → Überblähung durch angeborene Anomalie mit Ventilstenose
Sy▷ akutes Atemnotsyndrom bei Geburt
Th▷ Lobektomie
Pro▷ gute Prognose

Lungenzysten
Pa▷ angeborene, epithelausgekleidete Zysten durch Abschnürungsprozesse
Sy▷ unspezifisch; Atemnot, Brustschmerzen, Zyanose, Infektion, Sepsis, Blutungen
Th▷ Zystenenukleation, Segmentresektion, Lobektomie

Pädiatrie
Krankheitsbilder

Lippen-, Kiefer- und Gaumenspalte Q35–Q37

Gaumenspalte (Palatoschisis) Q35

- **Pa▷** Spaltbildung des hinteren Gaumens (weicher und harter Gaumen)
  Gesicht nicht beteiligt
- **Ät▷** genetisch, Fetopathie durch Nikotin, Alkohol, Infektion, Vitaminmangel
- **Ein▷** **Gaumenspalte**: fehlender Schluss zwischen Mund- und Nasenhöhle
  Uvula bifida: Spaltung des medianen Zäpfchens und z.T. des weichen Gaumens
- **Th▷** Gaumenplatte, OP, Logopädie, Kieferchirurgie

Lippenspalte (Cheiloschisis) Q36

- **Pa▷** ausbleibender Schluss der Oberlippe seitlich der Mittellinie
  Gaumen selbst nicht beteiligt
- **Ät▷** genetisch, Fetopathie durch Nikotin, Alkohol, Infektion, Vitaminmangel
- **Ein▷** isolierte Lippenspalte
  Kieferspalte (Gnathoschisis): fehlender Schluss von Ober- und / oder Unterkiefer; immer in Kombination mit Lippenspalte
- **Th▷** OP

Sonstige angeborene Fehlbildungen des Verdauungssystems Q38–Q45

Angeborene Fehlbildungen des Ösophagus Q39

Ösophagusatresie bzw. -stenose
- **Ep▷** 1:3000 Neugeborenen
- **Pa▷** angeborener Verschluss des Ösophagus im Thorax
- **Ein▷** nach Vogt

Typ	Häufigkeit	Anatomische Verhältnisse
I	< 1%	Ösophagus verschlossen, aber bindegewebiger Strang mit Verbindung zu distalem Ösophagusanteil; kein Kontakt zu Trachea
II	9%	Ösophagus verschlossen, keine Verbindung zwischen proximalem und distalem Ösophagusanteil; kein Kontakt zu Trachea
III a	< 1%	Ösophagus endet in Trachea; distaler Ösophagusanteil ohne Kontakt
III b	87%	Ösophagus endet blind, distaler Ösophagusanteil entspringt aus Trachea
III c	3%	proximaler und distaler Ösophagusanteil mit Verbindung zu Trachea
IV	2%	ösophagotracheale Fistel ohne Atresie (sog. "H-Fistel")

- **Sy▷** schaumiger Speichel in ersten Stunden; Atemstörungen (3a, c), Husten, Würgen
- **Di▷** Ösophagussondierung, Thorax-Abdomen-Übersicht; Hydramnion; nicht bei IIIc

Pädiatrie
Krankheitsbilder

Th▷ Lagerung, parenterale Ernährung
OP innerhalb 24 Stunden
Verfahren: Durchtrennung und Verschluss der Fistel; End-zu-End-Anastomose; bei langen Defekten Interposition von Magen, Darm oder Dünndarm

Ösophagusdivertikel
Def▷ umschrieben Ausstülpungen der Ösophaguswand
Ein▷ **Pulsionsdivertikel (Zenker-Divertikel)**
  Ep▷ ♂; > 60. Lj.
  Pa▷ falscher Divertikel (Divertikelwand nur Mukosa und Submukosa, keine Muskeln); Muskelschwäche der pars cricopharyngea → Druck von innen
  Sy▷ Dysphagie, Druckschmerz, Regurgitation unverdauter Speisereste, Aspirationsgefahr, Foetor ex ore, Ulzeration, Entartung
  Di▷ Breischluck mit wasserlöslichem KM
  Th▷ OP-Indikation immer gegeben
    Verfahren: Inzision an M. sternocleidomastoideus, Abtragung des Divertikels, evtl. Myotomie des Ösophagussphinkters
  Traktionsdivertikel
  Ep▷ ♀=♂ ; > 40. Lj.
  Pa▷ echter Divertikel (alle Schichten) durch entzündete LK → narbige Heilung → Ausziehungen → Zug von außen
  Sy▷ oft asymptomatisch, Dysphagie, Husten, Perforation, Fistelung
  Di▷ Breischluck mit wasserlöslichem KM
  Th▷ transthorakale Divertikelabtragung nur bei starker Symptomatik
  Epiphrenische Pulsionsdivertikel
  Pa▷ Divertikel oberhalb des Zwerchfells bei Achalasie
  Th▷ OP nur bei Kompressionsbeschwerden, Erbrechen, Dysphagie, Entzündung, Fistelung

Weitere angeborene Veränderungen
Ringe oder Webs (Netze, Gespinste)
  Pa▷ bindegewebige Membranen oder Gewebeleisten
  Ät▷ angeboren oder erworben (entzündlich)
  Sy▷ Passagehinderniss
  Th▷ Dilatation, endoskopische Abtragung
Schatzki-Ring
  Pa▷ Membranring
  Ät▷ Achalasie, axiale Gleithernie
  Sy▷ Passagehindernis
  Th▷ Dilatation

Pädiatrie
Krankheitsbilder

Sonstige angeborene Fehlbildungen des oberen Verdauungstraktes Q40

Hypertrophische Pylorusstenose
- **Pa▷** angeborene, ätiologisch unklare Entleerungsstörung des Magens durch Engstellung des Pylorus durch Hypertrophie oder Spasmus
- **Sy▷** spastisches Erbrechen nach Mahlzeiten (niemals galliges Erbrechen), sichtbare Magenperistaltik (provozierbar durch 30–50 ml Tee), ovaler Tumor unterhalb der Leber tastbar (Stenose), Pseudoobstipation
  Verlauf: Cl^-, K^+ ↓ → hypochlorämische metabolische Alkalose → Atemstörungen, Bewußtseinstrübung, Muskelhypotonie, Exsikkose
- **Th▷** Rehydrierung, OP (Pyloromytomie nach Weber-Ramstedt)

Dünndarmatresie bzw. Stenose
- **Pa▷** Verschluss eines Dünndarmsegmentes
- **Ät▷** Mißbildungen, Down-Syndrom
- **Sy▷** **suprapapillär**: aufgetriebener Oberbauch, Unterbauch eingefallen
  infrapapillär: galliges Erbrechen, Gefahr Peritonitis
  Atemstörungen (Aspiration oder Zwerchfellhochstand)
- **Di▷** Abdomenübersicht: Spiegelbildung und double-bobble (quasi 2 Magenblasen, die eigentliche Magenblase im linken Oberbauch, eine ähnliche Struktur (dilatierter Dünndarm) im Mittelbauch)
- **Th▷** parenterale Ernährung, nasogastrische Dekompression, sofortige OP mit Stenoseresektion und End-zu-End-Anastomose (Duodeno-Duodenostomie, Duodeno-Jejunostomie)

Zwerchfellhernie
- **Pa▷** Übertritt von Bauchorganen in den Thorax (Enterothorax); meist posterolateral links
- **Sy▷** Atemnot, Zyanose, eingesunkenes Abdomen, paradoxe Atmung
- **Di▷** Atemgeräusch ↓, Darmgeräusche, tympanitischer Klopfschall, Sonographie, Rö
- **Th▷** OP, intensivmedizinische Überwachung

Hiatushernie
- **Def▷** Verlagerung des gastroösophagealen Übergangs in den Thorax
- **Ein▷** angeboren / erworben; fixiert / nicht fixiert
- **Sy▷** Reflux, ungenügende Gewichtszunahme
- **Th▷** Oberkörperhochlageung; oft Spontanheilung; ansonsten OP

Malrotation des Magens
- **Pa▷** fehlende oder mangelhafte Rotation des Magens im 3. Fetalmonat
- **Ein▷** **Typ I**: Duodenum kreuzt hinter Mesenterialgefäßen; Komprimierung durch Zökum im rechten Oberbauch
  Typ II: inverse Drehung; Duodenum kreuzt Mesenterialgefäße vorne
  Typ III: Nonrotation: Duodenum und Jejunum liegen links, kreuzen die Mesenterialgefäße nicht

Pädiatrie
Krankheitsbilder

Ko▷ Mesenterium mangelhaft fixiert → **Volvulus** (Darmschlingen drehen um Mesenterialwurzel)
Sy▷ krampfartige Schmerzen, galliges Erbrechen, rezidivierende Stenoseattacken, reaktive Peristaltik ↑
Th▷ OP

Invagination
Ep▷ v.a. 3.–11. Monat; ♂ > ♀
Pa▷ Einstülpung eines kranialen Abschnittes in den kaudalen Abschnitt
Ät▷ durch Hyperperistaltik
nur 5% mit ursächlicher Darmerkrankungen (Meckel-Divertikel, Purpura Schoenlein-Hennoch, Polypen, Darmtumoren, Enteritiden, Mukoviszidose)
Sy▷ plötzliche, krampfartige Bauchschmerzen, galliges Erbrechen, metallische Darmgeräusche, himbeergeleeartiger Stuhl, Gangränisierung, Perforation
Di▷ blutige Ampulle, Sonographie: Schießscheibenphänomen
Th▷ Reposition durch Kontrastmitteleinlauf; ggfs. OP

Meckel-Divertikel
Pa▷ Reste des Ductus omphaloentericus; 20–120 cm oral der Bauhin-Klappe; Prävalenz 2–4%
Sy▷ asymptomatisch, bei Entzündung Klinik vglb. Appendizitis; Komplikationen durch Ulzera, Blutung, Anämie, Perforation, Invagination, Nabelfistel, Hernien, Abriß
Th▷ Laparotomie, Abtragung; bei Appendizitis-OP immer nach Meckel-Divertikel suchen und ggfs. entfernen

Duodenaldivertikel
Def▷ Ausstülpung der Mukosa und Submukosa durch Muskellücken (falsche Divertikel); v.a. Pars desc. duodeni und Pars asc. duodeni
Sy▷ asmptomatisch; evtl. Brechreiz, Druckgefühl, Divertikulitis, Blutung, Perforation; juxtapapilläre Divertikel können Gallen- und Pankreasstau bewirken
Th▷ chirurgische Abtragung nur bei Beschwerden und Komplikationen

Gallengangsatresie
Ein▷ Unterscheidung intrahepatisch–extrahepatisch (häufiger)
Pa▷ Fibrosierung der extrahepatischen Gänge zu Bindegewebssträngen
Sy▷ Verschlußikterus, acholische Stühle, dunkler Urin, Hepatomegalie, Aszites
Th▷ OP (Ductus hepaticus und höher inoperabel)
Verfahren: Roux-Y-Anastomose zwischen Ductus hepaticus und Jejunumschlinge; nur 10% operabel; Rest Hepatoportojejunostomie nach Kasai

Pädiatrie
Krankheitsbilder

Pankreas anulare
- **Ea▷** selten
- **Pa▷** unvollständige Rückbildung des ventralen Pankreas; Pankreas umschließt Pars desc. duodeni → Duodenalstenose
- **Sy▷** Duodenalstenose, Dubble-Bobble, Erbrechen
- **Di▷** Double-Bobble, Kontrastdarstellung
- **Th▷** dringliche OP
  Verfahren: Umgehungsanastomose (Duodenoduodenostomie oder Duodenojejunostomie); Ringdurchtrennung kontraindiziert

Sonstige angeborene Fehlbildungen des Darmes Q43

Megacolon

Aganglionäres Megakolon (M. Hirschsprung; Megacolon congenitum)
- **Ät▷** angeboren
- **Pa▷** Hemmungsmißbildung → Ganglienzellen des Plexus myentericus und Plexus submucosus fehlen an rektosigmoidalem Übergang (Aganglionose) → Dauerspasmus → proximale Dilatation
- **Sy▷** Obstipation, aufgetriebenes Abdomen, galliges Erbrechen, leere Ampulle
- **Di▷** Acetylcholinesterase ↑, kein Sphinktereröffnungsreflex
- **Th▷** Resektion des engen Abschnittes

Symptomatisches Megakolon
- **Ät▷** mechanische Hindernisse, neurologische Ausfälle
- **Pa▷** bei organischen, stenosierenden Prozessen des distalen Colons
- **Sy▷** Obstipation
- **Th▷** kausal

Idiopathisches Megakolon
- **Ät▷** unklar
- **Pa▷** Tonuserhöhung des inneren Sphinkters
- **Sy▷** weite, kotgefüllte Ampulle, tastbare Walze, Obstipation, Allgemeinzustand normal
- **Th▷** Stuhlregulation, evtl. Dickdarmtonisierung, ggfs. linksseitige Hemikolektomie mit Transversorektostomie

Rektum-/Analatresie bzw. Stenose
- **Pa▷** Persistenz der Analmembran
  Rektumatresie; Anus normal, aber Blindsack nach 3–4 cm; zu 40% Vergesellschaftung mit anderen Mißbildungen
- **Sy▷** Ileus ab 1.–2. Tag postpartal; bei Fisteln Ausscheidung
- **Di▷** Abdomenübersicht im Hängen (Luft vor der Engstelle)
- **Th▷** OP; bei Analmembran → Beseitigung am 1. Tag; bei hohem Verschluss erst hoher Anus praeter sigmoidalis, später endgültige Rekonstruktion; schlechte Stuhlinkontinenz (25–30%)

Pädiatrie
Krankheitsbilder

Angeborene Fehlbildungen der Genitalorgane Q50–Q56
Angeborene Fehlbildungen des Uterus und der Cervix uteri Q51
Uterusfehlbildungen
- **Pa▷** Störung der Differenzierung der Müller-Gänge oder mangelhafte Kanalisierung, meist Fusionsstörung der Müller-Gänge
- **Ein▷** **Mayer-v.-Rokitansky-Küster-Syndrom**:
  - **Pa▷** Aplasie von Vagina und Uterus bei normalem Introitus
  - **Th▷** operative Rekonstruktion der Vagina
  - **Uterus arcuatus (subseptus)**: kleines Uterusseptum
  - **Uterus bicornis unicollis**: ausgeprägtes Uterusseptum mit 2 Höhlen
  - **Uterus bicornis bicollis**: Teilung des Uterus durch Septum bis einschließlich Cervix
  - **Vagina duplex**: Septum in Vagina mit 2 Höhlen
- **Th▷** symptomatisch, ggfs. operative Rekonstruktion

Sonstige angeborene Fehlbildungen der weiblichen Genitalorgane Q52
Labiensynechien
- **Pa▷** unvollständige spontane Lösung der kleinen Labien
- **Th▷** Lösung durch Zug, Knopfsonde

Hymenalatresie
- **Pa▷** angeborene fehlende Hymenalöffnung durch fehlenden Durchbruch am Müller-Hügel
- **Sy▷** oft asymptomatisch bis Menstruation → Hämatokolpos
- **DD▷** Vaginalatresie (Verschluss der Vagina oberhalb des Hymen)
- **Th▷** OP

Fehlbildungen der Mammae
Angeborene Missbildungen

Athelie:	keine Mamillen
Amastie:	keine Drüse, keine Mamille
Aplasie:	keine Drüse, Mamille vorhanden
Polythelie:	Brustwarzen in Milchleiste
Polymastie:	akzessorische Brustdrüsen
Mamma aberans:	akzessorisches, ektopes Drüsengewebe

Wachstumsbedingte Fehlbildungen
Mikromastie, Mammahypoplasie
- **Th▷** ggfs. Mamma-Augmentationsplastik mit Silikonprothesen

Makromastie, Mammahyperplasie
- **Th▷** ggfs. Mamma-Reduktionsplastik nach Strömbeck

Pädiatrie
Krankheitsbilder

Nondescensus testis Q53

Ep▷ 4%
Pa▷ Hodenretention, d.h. der Hoden befindet sich bei Geburt nicht im Skrotum
Ein▷ **Maldescensus testis:** Summe der Abweichungen von der skrotalen Lagerung
Kryptorchismus: Hoden nicht tastbar, Retentio testis
Leistenhoden: Hoden im Leistenkanal tastbar; nicht ins Skrotum reponibel
Testis mobilis: Gleit- oder Pendelhoden
    Gleithoden: Hoden reponibel, jedoch rasche erneute Verlagerung in Leistenkanal
    Pendelhoden: spontaner Wechsel der Lage zwischen Leistenkanal und Skrotum
Ectopia testis: Verlagerung des Hodens außerhalb des Descensusweges
Th▷ bei 75% spontaner Deszensus im 1. Lj., sonst Hormontherapie im 2. Lj. mit HCG, ggfs. operative Fixierung (Orchidopexie)
Ko▷ Atrophie der Tubuli, Fibrose, Entartungsrisiko↑

Hypospadie Q54

Epispadie
Pa▷ Urethralrinne unvollständig verschlossen, ektope Mündung (dorsal) mit dorsaler Peniskrümmung
Th▷ OP

Hypospadie
Ep▷ häufigste Mißbildung
Pa▷ ektope Urethramündung an Unterseite des Penis mit ventraler Peniskrümmung
Th▷ OP bis 3. Lj.

Sonstige angeborene Fehlbildungen der männlichen Genitalorgane Q55

Phimose
Pa▷ epitheliale Verklebung von Vorhaut und Eichel; bis 2. Lj. physiologisch
Th▷ später Zirkumzision

Intersexualität (Zwitterbildung) Q56

Def▷ äußeres Genitale intersexuell
Ein▷ **Hermaphroditismus verus:**
    Pa▷ innere Genitale ♂ und ♀ (Ovotestis), testikuläres und ovarielles Gewebe
    Sy▷ äußere Merkmale entweder eindeutig einem Geschlecht zuzuordnen oder gemischt
    Th▷ OP
Pseudohermaphroditismus: Keimdrüsengeschlecht ≠ äußeres Geschlecht

Pädiatrie
Krankheitsbilder

Pa▷ Klinefelter-Syndrom
- **Ät▷** XXY
- **Pa▷** Androgenmangel
- **Sy▷** männlich, aber Gynäkomastie, Hypospadie, weibliche Schambehaarung
- **Th▷** Androgensubstitution, plastische OP

Turner-Syndrom
- **Ät▷** XO
- **Pa▷** Gonadendysgenesie (hypoplastische Gonaden ohne Keimzellen)
- **Sy▷** kleines weibliches Genitale
- **Th▷** OP, Hormonsubstitution

Anorchie
- **Pa▷** völliges Fehlen der Keimdrüsenanlage
- **Sy▷** keine sexuelle Differenzierung
- **Th▷** OP, Hormonsubstitution

Testikuläre Feminisierung
- **Pa▷** Testosteronrezeptordefekt
- **Sy▷** ♂ Karyotyp, ♀ Phänotyp
- **Th▷** Kastration der angelegten Leistenhoden wegen Entartungsgefahr

AGS (adrenogenitales Syndrom)
- **Pa▷** Glukokortikoidsynthesestörung → ACTH ↑ → Androgene ↑
- **Sy▷** Karyotyp ♀, phänotypisch deutliche Virilisierung
- **Th▷** Cortisonsubstitution

Angeborene Fehlbildungen des Harnsystems Q60–Q64

Zystische Nierenerkrankungen

Zystenniere
- **Ät▷** meist autosomal-dominant
- **Sy▷** beidseits
- **Th▷** Behandlung der Niereninsuffizienz, Dialyse, Transplantation
- **Ko▷** Niereninsuffizienz, Entartungsrisiko, arterielle Hypertonie

Nierenzyste
- **Pa▷** solitäre Zysten ohne Krankheitswert

Familiäre juvenile Nephronophtise
- **Ät▷** autosomal-rezessiv
- **Pa▷** Schwund des tubulären Nierenapparates → medulläre Zystenbildung
- **Sy▷** Polyurie, Nykturie → Niereninsuffizienz
- **Th▷** Behandlung der Niereninsuffizienz, Dialyse, Transplantation

Markschwammniere
- **Pa▷** polyzystische Nierenfehlbildung mit zystischer Erweiterung der Sammelrohre
- **Ko▷** Konkremente, rezidivierende Pyelonephritis, Niereninsuffizienz
- **Th▷** Behandlung der Niereninsuffizienz, Dialyse, Transplantation

Pädiatrie
Krankheitsbilder

Nierenanomalien
Numerische Anomalien
- Agenesie (Fehlen einer kompletten Niere)
- Doppelniere
- Hufeisenniere mit 2 Kelchsystemen und 2 Ureteren (häufig)

Größenänderungen
- Hypoplasie

Lageanomalie
- Beckenniere
- Senkniere bei erworbener Lageveränderung

Harnleiteranomalien
Ureter duplex
- Pa▷ vollständige Verdopplung des Ureters
  Meyer-Weigert-Regel: bei Ureter duplex mündet immer der kaudale Nierenanteil kranial vom anderen Ureter (Kreuzung)

Ureter fissus
- Pa▷ unvollständige Verdopplung des Ureters
- Th▷ OP bei Obstruktion oder Reflux

Ektope Harnleitermündung
- Pa▷ meist bei Doppelnieren
  ♂ suprasphinktär; ♀ infrasphinktär → Inkontinenz

Kongenitale Uretermündungsinsuffizienzen und Ureterobstruktionen
- Pa▷ vesiko-uretraler Reflux → OP

Anomalien von Blase und Harnröhre
Harnblasendivertikel
- Ät▷ angeboren / erworben
- Pa▷ bei Drucksteigerung, neurogenen Blasenentleerungsstörungen
- Sy▷ Restharnbildung → Infektneigung
- Th▷ OP bei Beschwerden

Urachuspersistenz
- Pa▷ Blasen-Nabel-Fistel
- Sy▷ Austritt von Harn aus Nabel, Zysten, Entartungsgefahr
- Th▷ Resektion

Blasenektopie
- Ep▷ ♂ > ♀
- Pa▷ Entwicklungsmißbildung; Verlagerung der Blase bei gespaltener Bauchdecke
- Sy▷ Gefahr: Infekt, Nierenschädigung, Entartung der Blasenschleimhaut
- Th▷ OP; immer inkontinent; Ileumkondiut

Harnröhrenklappen
- Pa▷ verzögerter Miktionsbeginn, abgeschwächter Harnstrahl → Harnstau → Hydronephrose
- Th▷ transurethrale Resektion

Pädiatrie
Krankheitsbilder

Meatusstenose
- Pa▷ meist Kombination mit Hypospadie
- Sy▷ Harnstau
- Th▷ Inspektion und Sondierung

Angeborene Tubulopathien
De-Toni-Debré-Fanconi-Syndrom
- Pa▷ angeborene oder erworbene Rückresorptionsstörung von Phosphat, Glukose und Aminosäuren im proximalen Tubulus
  Zystinose: autosomal-rezessive Störung des Transportes
- Sy▷ unklare Fieberschübe, Polyurie, hypophosphatämische Rachitis, Minderwuchs
- Th▷ symptomatisch

Familiäre Hypophosphatämie (Phosphatdiabetes)
- Pa▷ X-dominante Störung der tubulären Rückresorption → Vitamin-D-resistente Rachitis

Basalmembranopathien
Alport-Syndrom
- Pa▷ progrediente Innenohrschwerhörigkeit, mesangioproliferative Glomerulonephritis, evtl. Augenfehlbildung

Idiopathische familiäre Hämaturie
- Pa▷ hereditäre benigne mesangioproliferative Glomerulonephritis

Angeborene Fehlbildungen und Deformitäten des Muskel-Skelett-Systems Q65–Q79

Angeborene Deformitäten der Hüfte Q65
Hüftdysplasie
- Ep▷ häufigste Gelenkfehlbildung, ♀ > ♂
- Pa▷ Abflachung und Steilstellung des Pfannendaches → Luxationsrisiko nach hinten oben
- Sy▷ Abduktionshemmung bei gebeugter Hüfte
  Ortolani-Zeichen: Einschnappen des luxierten Hüftkopfes
  Trendelenburg-Zeichen: Beckenkippung, Asymmetrie der Hautfalten
- Di▷ Sonographie
- Th▷ Spreizhose zur Verhinderung von rezidivierenden Luxationen

Angeborene Deformitäten der Füße Q66
Fussdeformitäten
- Ein▷ **Klumpfuß (Pes equinovarus)**
  - Pa▷ Kombination aus Spitzfuß, pes varus (Supinationsstellung des Fersenbeins), pes excavatus (Hohlfuß), pes adductus (Sichelfuß), Subluxation im Chopart-Gelenk, Verkürzung der Achillessehne
  - Th▷ am Tag der Geburt Gipsrepression, nach 3. Mon. OP-Korrektur der Restdeformität

Pädiatrie
Krankheitsbilder

Spitzfuß (pes equinus)
- **Pa▷** Fersenhochstand, Beugekontraktur des oberen Sprunggelenkes, häufig bei Zerebralparese
- **Ein▷** schlaffer oder straffer, angeborener oder erworbener Spitzfuss
- **Sy▷** Steppergang

Hängefuß
- **Pa▷** lähmungsbedingte Unfähigkeit, den Fuß aktiv zu heben (L5-Läsion) → Steppergang
- **Th▷** Hängefußschiene, Arthrorise (eingesetzter Knochenspan an dorsalem Calcaneus begrenzt Flexion des Sprunggelenkes)

Hackenfuß (pes calcaneus)
- **Ät▷** meist angeboren, selten durch Ausfall der Wadenmuskulatur
- **Pa▷** Fußfehlform mit Steilstellung der Ferse
- **Th▷** OP

Hohlfuß (pes excavatus)
- **Ät▷** häufig bei neurologischen Erkrankungen
- **Pa▷** Fußdeformität mit Verstärkung des Fußgewölbes, Metatarsale I weist steil nach unten
- **Sy▷** Krallenzehen, hoher Rist
- **Th▷** T-Arthrodese, basisnahe Osteotomie, Zehenkorrektur

Angeborener Plattfuß
- **Pa▷** Steilstellung des Talus bei hoch stehendem Calcaneus und Luxation im Talonavikulargelenk
- **Th▷** redressierender Gips, Achillessehnenverkürzung, dorsale Kapsulotomie, Reposition im Talonavikulargelenk

Sichelfuß
- **Pa▷** vermehrte Adduktion des Mittelfußes und der Zehen

Knick- (pes valgus)-Senkfuß, Plattfuß (pes planus)
- **Ät▷** meist bei Übergewicht, Bandschwäche
- **Pa▷** statische Deformität, Insuffizienz des Halteapparates
- **Th▷** Fußgymnastik, Einlagen

Angeborene Muskel-Skelett-Deformitäten des Kopfes, des Gesichts, der Wirbelsäule und des Thorax Q67

Angeborene Skoliose
- **Syn▷** Säuglingsskoliose
- **Pa▷** teilfixierte Skoliose ohne Torsion
- **Ät▷** unklar, evtl. Störung der neuromotorischen Entwicklung mit Fehlhaltung, Kontraktur
- **Th▷** 90% Spontanremission, sonst Liegeschale, Physiotherapie

Sprengel-Deformität
- **Ät▷** angeboren
- **Pa▷** meist einseitiger Hochstand des Schulterblattes, oft mit Verwachsungen des deformierten Schulterblattes im oberen Thoraxbereich
- **Sy▷** geringe funktionelle Beeinträchtigung
- **Th▷** OP bei Beeinträchtigung

Pädiatrie
Krankheitsbilder

Angeborene Claviculapseudarthrose
Pa▷ bei Geburt bestehende Falschgelenkbildung der Clavicula
Sy▷ hypertropher Tumor in Clavikulamitte
Th▷ Resektion nur aus kosmetischen Gründen

Sonstige angeborene Muskel-Skelett-Deformität Q68

Kongenitale Radiusköpfchenluxation
Pa▷ angeborene Verrenkung des Speichenköpfchens
Sy▷ Cubitus valgus mit Bewegungseinschränkung
Th▷ OP in ersten Lj., Radiusköpfchenresektion (später), suprakondyläre Osteotomie

Radioulnäre Synostose
Pa▷ angeborene Verknöcherung zwischen Radius und Ulna, meist am prox. Drittel des Unterarms; familiäre Häufung
Sy▷ kompensatorische Mehrbeweglichkeit des Handgelenks, meist geringe Symptome
Th▷ nur bei ungünstiger Rotationsstellung

Madelung-Deformität
Pa▷ speichen- und hohlhandwärts gerichtete Abweichung der Hand (Bajonettstellung, radiale Klumphand) durch erbliche Wachstumsstörung der distalen Radiusepiphyse
Sy▷ speichenwärts verschobene Hand, Handgelenk minderbeweglich, Arthroseneigung
Th▷ Osteotomie nach Wachstumsende

Klinodaktylie
Pa▷ Schiefstellung der Finger meist nach radialwärts (v.a. 4.–5. Finger), meist kongenital
Sy▷ keine Bewegungseinschränkung
Th▷ korrigierende Osteotomie in Adoleszenz

Patella partita
Pa▷ anlagebedingt, geteilte Patella durch fehlende Verschmelzung der Ossifikationszentren
Th▷ Zufallsbefund, kein Krankheitswert

Kongenitale Unterschenkelpseudarthrose
Pa▷ Falschgelenkbildung der Tibia und Fibula durch Crus varum et antecurvatum
Sy▷ Verkürzung des Unterschenkels, Wackelbeweglichkeit
Th▷ Redression mit Gipsverbänden, OP

Rotationsfehler am Unterschenkel
Pa▷ durch intrauterine Lage → Innenrotation des einen Beines und Außenrotation des anderen Beines; Persistenz
Sy▷ Gangunsicherheit

Pädiatrie
Krankheitsbilder

DD▷ Rotationsstellung des Schenkelhalses
Th▷ KG, Unterschenkelschaumstoffringe, Oberschenkelnachtlagerungsschalen, Derotationsosteotomie

Reduktionsdefekte Q71–73
Def▷ **Fehlbildungen**: Skelettanomalien, die meist zum Zeitpunkt der Geburt bestehen

Angeborene Entwicklungsstörungen: Skelettanomalien, die zwar bei Geburt determiniert sind, aber erst zu einem späteren Zeitpunkt auffallen

Ät▷ **Störung der Embryogenese** (1.–3. Monat): Erbkrankheiten (Achondroplastie, multiple kartilaginäre Exostosen), Erkrankungen der Mutter (Röteln), Trauma (Amnionruptur → Schnürfurchensyndrom), Medikamente (Thalidomid), Alkohol, ionisierende Strahlung

Störung der Fetogenese: intrauterine Zwangslage (Hüftluxation), Noxen, Alkohol

Ein▷ **Hypo- und Hyperplasien**: Größenveränderung mit erhaltener Form

Skelettdysplasie: systemische Entwicklungsstörung des Knorpel-Knochengewebes

Dysostosen: Störung einzelner Knochen, organische, nicht systemische Defekte

Dystrophien: kongenitale, metabolische Störung des Knorpel-Knochengewebes

Di▷ Sonographie, Labor, Amniozentese, Chorionzellenkultur

Extremitätenfehlbildungen (Dysmelien)
Ein▷ Gliedmaßendefekt (transversal, longitudinal)
Differenzierungsfehler, Separationsfehler, Duplikation
Überentwicklung (quantitativ / qualitativ), Unterentwicklung
amniotische Abschnürung

Transversale Gliedmaßendefekte:
  Pa▷ Gliedmaßenfehlbildung, bei denen in der Transversalebene Teile der Extremität nicht angelegt oder abgeschnürt sind (phalangeal partiell, komplett, karpal, Unterarm, Oberarm)
  Th▷ Unterarmdefekt: im Greifalter Patschhand, danach mechanischer Greifarm, später myoelektrische Prothese
  bei Amelie: Schulung der Selbstversorgung mit Füßen

Longitudinale Gliedmaßendefekte
  Pa▷ Minderanlage / Fehlen einzelner Skelettabschnitte; Hypoplasie, partielle Aplasie, Aplasie; begleitend Verdopplungen/Verschmelzungen möglich
  Ein▷ **Phokomelie**: Robbengliedmaße; Hand und Fuß setzen am Rumpf an
  Klumphand: Hypoplasie der Ulna → Handabweichung nach ulnar
  Polydaktylie: quantitative Überschußbildung

Pädiatrie
Krankheitsbilder

Syndaktylie: kutan / ossär; Maximalvariante: Löffelhand
Spalthand: Spaltbildung zwischen D I und D II oder D II und D III
Spaltfuß: Spaltbildung zwischen D I und D II oder D II und D III
Angeborener Femurdefekt: Oberschenkelverkürzung bis -aplasie
Tibia- und Fibulahypoplasie bzw. –aplasie: Instabilität im oberen Sprunggelenk → Varus bzw. Valgus

Überentwicklung (Riesenwuchs)
Pa▷ qualitative Überschußfehlbildung v.a. Hände, Füße
Klippel-Trenauanay-Syndrom: + Weichteilhyperplasie und Gefäßmißbildungen
Amniotische Abschnürungen: Abschnürungen bis hin zur Amputation

Sonstige angeborene Fehlbildungen der Schädel- und Gesichtsschädelknochen Q75

Kraniosynostose
Syn▷ Schädelnahtsynostosen, Kraniostenosen
Ein▷ **Dolichozephalus**: Langschädel; früher Schluß der Saggitalnaht
Akrozephalus: Brachyzephalus, Kurzschädel; früher Schluß der Koronarnaht
Oxyzephalus: Spitzschädel; früher Schluß der Koronar- und Sagittalnaht
Plagiozephalus: Schiefschädel; einseitige Synostose
Sy▷ Erbrechen, Epilepsie, Stauungspapille, Optikusatrophie, Impressiones digitatae (Wolkenschädel)
Th▷ OP (künstliche Schädelnähte)

Dyskranie
Pa▷ Abweichung von der normalen Schädelform
Ät▷ 60% autosomal-dominant; 40% sporadisch

Akro-Zephalo-Syndaktylie-Syndrome [ACPS]
Syn▷ Apert-Syndrom i.w.S.; Überbegriff für 5 Syndrome
Pa▷ genetisch bedingte Störung; insg. selten
Ein▷ **Apert-Syndrom i.e.S.**
  Gen▷ Mutation des FGFR2-Gens auf dem Chromosom 10
  Sy▷ Verwachsen von Schädelknochen; Hirndruck und Hydrozephalus; Fehlbildung Oberkiefer, offene Gaumenspalte, Hypakusis, Sehbehinderung, Syndaktylie, Skoliose
Carpenter-Syndrom
  [nicht zu verwechseln mit Schmid-Carpenter-Syndrom (polyglanduläres Autoimmunsyndrom)]
  Sy▷ Kurzschädel; nach außen unten gerichtete Lidspalten; Lidfalten am Augenwinkel; großer Augenabstand; kleiner Kiefer; flacher Nasenrücken; hoher, enger Gaumen; tief sitzenden Ohren; Klumpfuß; breite

Großzehen; überzählige, zusammengewachsene, kurze Finger/Zehen; unterentwickelte Geschlechtsteile; Wachstumsverzögerung; Übergewicht; X-Beine; seitlich verlagerte Kniescheibe

Crouzon-Syndrom
Gen▷ autosomal-dominant; Mutation am langen Arm des Chromosom 10 (10q26); Genabschnitt für Fibroblasten-Growth-Factor-Rezeptor 2 (FGFR2)
Sy▷ unterschiedliche Kopfform; vorstehende Augen; unterentwickeltes Mittelgesicht; vorstehendes Kinn; Fehlstellung des Oberkiefers; Schielen nach außen; großer Augenabstand

Pfeiffer-Syndrom
Gen▷ Mutationen in FGFR-1 und FGFR-2 (fibroblast growth factor receptor 1 und 2)-Genen
Sy▷ Kurzer Schädel; flacher Hinterkopf; ausgeprägte Stirn; großer Augenabstand; unterentwickeltes Mittelgesicht; flache Nasenwurzel
Breite nach außen gerichtete Endglieder von Daumen und Großzehen; teilweise zusammengewachsene Zeige- und Mittelfinger und der 2. bis 4. Zehen; verkürzte Mittelglieder der Finger; Dreiecksform der Daumen- und Großzehengrundglieder

Saethre-Chotzen-Syndrom
Sy▷ kurzer Schädel; hohe Stirn; Lidhalteschwäche; Schielen; großer Augenabstand; nach unten gebogene Nasenspitze; vorstehendes Kinn; tief sitzende, kleine Ohren; leichte Schwerhörigkeit; häufig zusammengewachsene Zeige- und Mittelfinger; kurze, teilweise schief gestellte Finger; kurzer 4. Mittelhandknochen

Angeborene Fehlbildungen der Wirbelsäule und des knöchernen Thorax Q76

Anomalien des kraniozervikalen Überganges
Pa▷ dysraphische Störungen zwischen Okziput und Atlas, die meist auf Hemmungsmißbildungen zurückzuführen sind
Ein▷ **Basiläre Impression**
    Pa▷ Invagination der Umgebung des Foramen magnum → Dens axis ragt in die hintere Schädelgrube hinein (überragt somit Chamberlain-Linie)
    Di▷ MRT, Nativ-Röntgen
    Sy▷ Nacken- und Hinterkopfschmerz, evtl. Liquorzirkulationsstörungen
    Th▷ OP: Erweiterung des Foramen magnum, Spondylodese C0–C2, Abtragung der Densspitze

Atlasassimilation
    Pa▷ Verschmelzung des 1. HWK mit Okziput
    Sy▷ Symptome bereits im Kindesalter (vgl. basiläre Impression)
    Th▷ OP

Pädiatrie
Krankheitsbilder

Klippel-Feil-Syndrom
- Pa▷ Dysostose mit klinisch auffälligem Kurzhals durch Blockbildung der HWS; meist weitere Fehlbildungen
- Sy▷ radikuläre Beschwerden v.a. Arme, Strangsymptome bis Querschnittslähmung; kurzer Nacken, Kyphoskoliose
- Th▷ keine ursächliche Therapie; symptomatisch gegen statische Veränderungen, ggfs. OP

Arnold-Chiari-Syndrom
- Pa▷ dysraphische Spaltbildung cervikal mit Verlagerung der Medulla oblongata und des Kleinhirns nach kaudal; 3 Schweregrade

Dandy-Walker-Syndrom
- Pa▷ dysraphische Fehlbildung mit Zystenbildung im Bereich des IV. Ventrikels durch kongenitales Fehlen der Formaniae Luschkae et Magendii; Kleinhirnaplasie, Hydrocephalus occlusus
- Sy▷ Hirndruck, Kleinhirnzeichen, Tetraspastik
- Th▷ OP

Os odontoideum
- Pa▷ isolierter Knochenkern proximal des Axiskörpers
- Sy▷ keine klinische Relevanz; DD bei fraglichen Dens-Frakturen, Dens-Pseudarthrosen

Spaltmißbildungen im Bereich der Wirbelsäule
- Pa▷ unvollständiger Verschluß des Neuralrohres mit oder ohne Austreten von Bestandteilen des Nervensystems
- Ein▷ **Spina bifida occulta**: unvollständiger Knochenschluß der seitlichen Anteile des Wirbelbogens, meist lumbosakral; meist ohne Krankheitswert
  Tethered-Cord-Syndrom: Fixierung des kaudalen Rückenmarkabschnittes an das umgebende Gewebe, welche bei Längenwachstum oder Bewegung zu starken lumbalen Schmerzen führen kann. Diagnose mittels MRT, CT; Therapie OP-Trennung der Filum terminale
  Dysraphie (Spina bifida aperta):
    Meningozele: Austritt der Hirnhäute durch den Knochendefekt
    Myelomeningozele: Austritt von Rückenmark durch Knochendefekt
    Enzephalomyelozele: Austritt von Hirn und Rückenmark
- Th▷ operativer Verschluß des Defektes, bei Syringomyelie Shunt zwischen Höhle und Subarachnoidalraum, KG

Segmentationsstörungen
- Pa▷ fehlende Trennung der Wirbelanlagen im ventralen oder dorsalen Bereich der WS
- Sy▷ unbewegliches Segment, schmerzhafte Hypermobilität der Nachbarwirbel, ventrale Störungen → Kyphose, dorsale → Lordose; unilateral → schwere Skoliose

Hypoplasie und Aplasie der Wirbelstrukturen
- Pa▷ Unterentwicklung bzw. Fehlen einzelner Strukturen der WS
- Sy▷ stark variierend, je nach Lokalisation und Ausmaß

Pädiatrie
Krankheitsbilder

Distematomyelie
- **Pa▷** Aufteilung des RM-Kanals durch Bindegewebsseptum oder knöchernen Sporn
- **Sy▷** progrediente neurologische Ausfälle an unterer Extremität, Rumpfdeformierung
- **Di▷** Myelographie, CT, MRT
- **Th▷** OP

Sonstige Osteochondrodysplasien Q78

Dysostosen
- **Pa▷** disharmonische Entwicklungsstörungen einzelner Knochen
- **Ein▷** Dysostosen mit vorwiegend **kranialer und Gesichtsbeteiligung** (Akrozephalosyndaktylie): z.B. Apert-Syndrom (Gesichts- und Schädelkonfiguration, ossäre Syndaktylie)
  Dysostosen vorwiegend **axialer Beteiligung**: alle Fehlbildungen der WS
  Dysostosen mit vorwiegender **Extremitätenbeteiligung**: z.B. familiäre radioulnäre Synostose, Poland-Syndrom (komplexe Fehlbildung, Hand pectoralis und Mamma)

Primäre Stoffwechselstörungen (Dystrophien)
- **Pa▷** angeborene Skelettsystemerkrankung als Folge von Störungen des Mineral-, des Kohlenhydrat-, Fett-, Nukleinsäuren, AS- und Metallstoffwechsels. Relevant sind v.a. die Kohlenhydratstoffwechselerkrankungen (**Mukopolysaccharidosen**) mit Speicherung von Mukopolysacchariden in Skelett, Leber, Milz, Gehirn, Haut und Gefäßwänden
- **Ein▷** **Typ I (M. Pfaundler-Hurler)**: Minderwuchs, Retardierung, Lebenserwartung ↓
  Typ IV (M. Morquio-Brailsford): Minderwuchs, Lebenserwartung ↓
- **Sy▷** Gehirnbefall, aufgedunsenes Gesicht, Kielbrust, Kyphose, Hepatosplenomegalie, Wachstumsstörungen der proximalen Epiphysen
- **Di▷** Mucopolysaccharde im Urin
- **Th▷** symptomatische Behandlung der Wirbelsäulen- und Beinachsendeformitäten

Kongenitale Störungen der Bindegewebsentwicklung
- **Pa▷** Kollagenreifungsstörung

Typ	Vorkommen
1	Haut, Knochen, Sehne
2	Knorpel
3	Blutgefäße, Haut, Milz
4	Basalmembran
5	Plazenta, glatte Muskulatur

Ehlers-Danlos-Syndrom
- **Pa▷** Hyperlaxizität und Verletzbarkeit der Haut und Gelenke
- **Sy▷** Skoliose, Gelenkverrenkungen und -instabilitäten

Marfan-Syndrom
- **Ät▷** autosomal-dominante Störung der Kollagensynthese
- **Sy▷** Hochwuchs, Herz- und Aortenatelektase, Linsenluxation, Brustkorbdeformität, Skoliose, Arachnodaktylie

Pädiatrie
Krankheitsbilder

Ko▷ zerebrale Aneurysmabildung, Aortenaneurysma
Th▷ Behandlung der Komplikationen

Angeborene Skelettentwicklungsstörungen
Def▷ Bei den angeborenen Entwicklungsstörungen des Skeletts handelt es sich um eine fehlerhafte Anlage und Entwicklungspotenz der Knorpelknochenzelle mit unterschiedlichsten klinischen Erscheinungsformen.
Ein▷ **Epiphysäre Dysplasien**:
- Epiphysäre Hypoplasie:
  – Fehlentwicklung des Gelenkknorpels (spondyloepiphysäre Dysplasie)
  – Fehlentwicklung der Knorpelossifikation (multiple epiphys. Dysplasie)
- Epiphysäre Hyperplasie:
  – Überschuß des Gelenkknorpels (Dysplasia epiphysialis hemimelica)

Dysplasien der Wachstumsfuge:
- Knorpeldysplasie:
  – Fehlentwicklung des proliferativen Knorpels (Achondroplastie)
  – Fehlentwicklung des hypertrophen Knorpels
- Knorpelhyperplasie:
  – Überschußbildung des proliferativen Knorpels (Hyperchondroplastie)
  – Fehlentwicklung des hypertrophen Knorpels (Enchondromatose)

Metaphysäre Dysplasien:
- Metaphysäre Hypoplasie:
  – Störung der Spongiosaformation (Hypophosphatasie)
  – Störung der Resorption der primären Spongiosa (Ostcopetrose)
- Metaphysäre Hyperplasie:
  – Störung der Resorption der sekundären Spongiosa (kraniometaphysäre Dysplasie)
  – Überschußbildung der Spongiosa (multiple Exostosen)

Diaphysäre Dysplasien:
- Diaphysäre Hypoplasien:
  – Störung der periostalen Knochenformation (Osteogenesis imperfecta)

Fibröse Dysplasie
Syn▷ M. Jaffé-Lichtenstein
Pa▷ disorganisierte Entwicklung von Knorpel und fibrösen Elementen → fibröse Herde in Markräumen, Frakturen, Deformierungen
   McCune-Albright-Syndrom: fibr. Dysplasie + Pubertas praecox + Pigmentanomalien
Th▷ Herdausräumung, Spongiosauffüllung

Pädiatrie
Krankheitsbilder

Osteogenesis imperfecta
Syn▷ Glasknochenkrankheit
Pa▷ Störung der Kollagensynthese und periostalen Knochenformation, kongenitale Osteoporose mit Knochenbrüchigkeit und Minderwuchs
Ein▷ **Typ I** Tardaform (Typ Lobstein), Frakturen in Vertikalisierungsphase, Schwerhörigkeit, blaue Skleren
Typ II kongenitale Form (Typ Vrolik), zahlreiche Frakturen, meist Tod im 1. Lj.
Typ III fortschreitende Deformierung der langen Röhrenknochen, Schädel, WS, genetisch heterogen
Typ IV vgl. Typ I, ohne blaue Skleren
Th▷ symptomatisch

Achondroplasie
Pa▷ kurzgliedrige Form des Kleinwuchses, Störung der enchondralen Ossifikation
Sy▷ Größe bis 125 cm, verbreiterte Röhrenknochen, großer Schädel, einfallende Nasenwurzel
Th▷ symptomatisch
DD▷ Pseudoachondroplasie (vgl. Achondroplasie, aber keine Veränderungen des Gesichtsschädels, stärkere Verkürzung der Extremität)

Multiple epiphysäre Dysplasie
Pa▷ polytoper Epiphysenbefall (**Typ Ribbing**: nur WS und Hüfte); Deformierungen und Ossifikationsstörungen; (**Typ Fairbank**: frühzeitige Arthrose)

Multiple kartilaginäre Exostosen
Syn▷ multiple Osteochondrome
Pa▷ multiple, epiphysenfugennahe Knochenauswüchse, Entartungsrisiko

Enchondromatose
Pa▷ Ansammlung von Knorpelnestern in normalem Knochengewebe mit Wachstumsstörung und Deformität
Ein▷ **M. Ollier**: nur eine Körperhälfte, maligne Entartung möglich
Mafucci-Syndrom: in Kombination mit Hämangiom, sarkomatöse Entartung häufig

Angeborene Fehlbildungen des Muskel-Skelett-Systems, anderenorts nicht klassifiziert Q79

Omphalozele
Pa▷ Bruch in die Nabelschnur durch Abdominalorgane (z.B. Darm, Leber); Kombination mit gastrointestinalen Atresien und Malrotation häufig
Th▷ OP

Gastroschisis
Pa▷ Bauchspalte mit meist rechtsseitigem Bauchwanddefekt mit Ausstülpung von Darmschlingen
Th▷ Sectio, direkte OP, Letalität 30%

Pädiatrie
Krankheitsbilder

Sonstige angeborene Fehlbildungen Q80–Q89

Ichthyosis congenita Q80
Pa▷ diffuse Verhornungsstörung, die bereits mit der Geburt besteht
Ät▷ erblich, überwiegend autosomal-rezessiv, aber auch autosomal-dominante Formen bekannt; teilweise Assoziation zu anderen Syndromen
Ein▷ 1. leichter Verlauf: lamelläre Schuppung, teilweise Erythrodermie; Eintrübung Cornea im Erwachsenenalter
    2. **Ichthyosis congenita minor**: schuppige Pergamenthaut, teils spontane Besserung „**Kolloid Baby**"
    3. **Ichthyosis congenita gravis**: schwerste, meist letale Form mit universeller Schuppung „**Harlekin Fetus**"
    4. Assoziation zu anderen Syndromen (z.B. Refsum-Syndrom, Notherton-Syndrom, Sjögren-Larsson-Syndrom)
Sy▷ ähnelt Fischschuppen
Th▷ lokal harnstoffhaltige Salben, systemisch Retinoide, Cortison

Sonstige angeborene Fehlbildungen der Haut Q82

Palmoplantarkeratose
Ät▷ meist erblich (autosomal-dominant)
Pa▷ Verhornungsstörung von Hand und Fuß → Verdickung
Th▷ Salicylsäure, harnstoffhaltige Externa

Keratitis follicularis (Lichen pilaris)
Pa▷ Verhornungsstörung der Haarfollikel → hornige Follikelostien, v.a. Extremitätenstreckseiten
Sy▷ rauhe Haut (Schmirgelpapier)

Hereditäre blasenbildende Erkrankungen
Epidermiolysis bullosa hereditaria simplex (Köbner)
Ep▷ 1.–2. Lj.
Pa▷ nicht vernarbende, autosomal-dominante Erkrankung
Sy▷ an mechanisch beanspruchten Stellen: erythematöse Herde → Blasen → Erosionen, Krusten, Pusteln
    Sonderform: Epidermiolysis bullosa tarda → Manifestation im Erwachsenenalter

Epidermiolysis bullosa hereditaria dystrophica (Hallopeau-Siemens)
Ät▷ autosomal-dominant
Pa▷ vernarbende Epidermiolyse → dermatolytische Blasen später Kontrakturen, Keloide, Milien, Nagelatrophien
Th▷ keine

Pädiatrie
Krankheitsbilder

Hereditäre Erkrankungen des Bindegewebes
Pseudoxanthoma elasticum (Grönland-Strandberg-Syndrom)
- **Ät▷** autosomal-rezessiv/dominant
- **Pa▷** degenerative Systemerkrankung: Auffaserung und Verquellung der elastischen Fasern (Elastorrhexis generalisata)
- **Sy▷** weiche, schlaffe Haut, weißlich-gelbe Papeln; Erblindung durch radiär zur Papille laufende schwarze Streifen, Elastizitätsverlust der Gefäße: Hypertonie, Arteriolosklerose, Apoplex, Hämorrhagien; chronisch progredient
- **Th▷** keine

Ehlers-Danlos-Syndrom
- **Ep▷** ♂ > ♀
- **Pa▷** autosomal-dominant; Störung der Kollagensynthese
- **Sy▷** Cutis laxa (hyperelastica), überstreckbare Gelenke
- **Th▷** keine

Hämangiektasien (Gefäßaussackungen)
Naevus flammeus (Feuermal)
- **Pa▷** angeborene Erweiterung der arteriellen Gefäße: dunkelroter, bizarr geformtes Gebilde, ausdrückbar; persistiert unverändert
- **Ein▷** **Medialer Naevus flammeus**: Storchenbiß, meist im Nacken; keine Assoziation zu Fehlbildungen
  Lateraler Naevus flammeus: Bereich um N. trigeminus I oder II
  oft i.Z. mit Phakomatosen (Sturge Weber, Hippel-Lindau, Klippel-Trénaury)

Hämangiome
Kavernöses Hämangiom (Blutschwamm)
- **Pa▷** angeborene tumoröse Gefäßneubildung
  planotuberös – tuberös – subkutan
- **Sy▷** wächst noch im ersten Jahr
- **Th▷** Rückbildung bis 10. Lj.; Regression mittels einmalig Hochdosiscortison, großflächig Röntgen, Kryotherapie

Epidermale melanozytäre Nävi
Lentigo simplex:
  Lentigo ohne Linsenfleck: dunkelbraune Makula wegen Melanozyten im Stratum basale
Café-au-lait-Fleck:
  stammbetonte, große, unscharfe bräunliche Flecken
  > 5 Stück: Hinweis auf M. Recklinghausen
Naevus spilus:
  Café-au-lait-Flecken mit Pigmentzellnestern (dunkelbraune Flecken auf hellbrauner Haut)

Pädiatrie
Krankheitsbilder

Phakomatosen, anderenorts nicht klassifiziert Q85
Def▷ Erbkrankheiten, die neben Fehlbildungen im Bereich des Nervensystems kutane und okuläre Veränderungen aufweisen (Syn.: neurokutane Syndrome)
Ein▷ **Neurofibromatose Typ 1 von Recklinghausen**
Tuberöse Sklerose (Bourneville-Pringle)
Zerebelloretinale Angiomatose (Hippel-Lindau)
Enzephalofaziale Angiomatose (Sturge-Weber)
Ataxia teleangiectatica (Louis-Bar)
Peutz-Jeghers-Syndrom: intestinale Polyposis mit perioraler Pigmentierung
Th▷ symptomatisch

Neurofibromatose Recklinghausen
Ät▷ autosomal-dominant
Sy▷ Manifestation im Erwachsenenalter
multiple Neurofibroma subkutan; häufig Meningeome, Neurinome, Gliome
Cafe-au-lait-Flecken; Irisveränderungen; Variante: Akustikusneurofibromatose (Garnder-Turner)
Th▷ OP; selten sarkomatöse Entartung

Tuberöse Hirnsklerose (Bourneville-Pringle)
Ät▷ autosomal-dominant
Sy▷ Manifestation im Kindesalter
periventrikuläre Gliose mit Verkalkungen, die zu epileptischen Anfällen (BNS) und geistiger Retardierung führen; im Gesicht Adenoma sebaceum, Koenen-Tumor (peri-subunguale Fibrome), Pflastersteinnaevi, weiße, blattförmige Pigmentveränderungen (white spots), Retinaanomalien

Zerebelloretinale Angiomatose von Hippel-Lindau
Ät▷ autosomal-dominant
Sy▷ Manifestation in jungem Erwachsenenalter
Kleinhirnhämangioblastom, retinales Hämangioblastom
Zysten in Niere und Pankreas;
Leitsymptome: Kleinhirnzeichen, Hirndruck, Polyglobulie

Enzephalofaziale Angiomatose Sturge-Weber
Ät▷ autosomal-dominant
Sy▷ Manifestation Kindes- und Jugendalter
kapillärer Naevus im 1.–2. Trigeminusast, verkalkendes Angiom, Hydrozephalus und Glaukom
neurologisch: Epilepsie, Retardierung, Herdsymptom

Ataxia teleangiectatica Louis-Bar
Ät▷ autosomal-rezessiv
Sy▷ Manifestation im Kindesalter
kutane und konjunktivale Teleangiektasien, Kleinhirnatrophie; IgA-Mangel; geistige Retardierung und Ataxie

Pädiatrie
Krankheitsbilder

Peutz-Jeghers-Syndrom
- **Pa▷** Hyperpigmentierung perioral und gastrointestinale Polyposis
- **Sy▷** lange asymptomatisch, gastrointestinale Beschwerden je nach Grösse der Polypen

Angeborene Fehlbildungssyndrome durch bekannte äußere Ursachen Q86

Alkohol-Embryopathie
- **Pa▷** toxische Schädigung durch Alkoholkonsum während der Schwangerschaft
- **Sy▷** intrauteriner Minderwuchs, kraniofaziale Dysmorphie (Mikrozephalie, dünner Lippenwulst, Nasolabialfalte, breite Nase), geistige Retardierung, Fehlbildungen (Extremitäten, Nieren, Augen, genital), Herzfehler

Chromosomenanomalien, anderenorts nicht klassifiziert Q90–Q99

Fehlverteilung von Autosomen und deren klinische Bilder

Trisomie 21 (Down-Syndrom)
- **Ep▷** 1:700; Häufigkeit steigt mit Alter der Mutter:
  Alter der Mutter 20 Jahre: 1:1 500
  Alter der Mutter 45 Jahre: 1:25
- **Pa▷** **Nondisjunction** in der Meiose (90%; ursächlich 80% Mutter, 20% Vater) → freie Trisomie (47, XX/XY + 21)
  Translokationstrisomie (46, XX, -21, + t(21q;21q)), höheres Wiederholungsrisiko
  Mosaikbildung (selten)
- **Sy▷** **Gesicht**: Brachyzephalus, Ohrmuschelanomalien (gefaltete Helix), nach oben ansteigende Lidachsen, Epikanthus, Brushfieldsche Flecken (weißliche Verdichtungen des Irisstromas), Katarakt, Strabismus, Kolobome, Nystagmus, Glaukom, breite flache Nasenwurzel, gefurchte Lippen und Zunge, Makroglossie, kleine Mundhöhle, hoher Gaumen, Zahnstellungsanomalie, kleines Kinn, kurzer Hals
  Extremitäten: kurze breite Hände / Füße, Einwärtskrümmung (Klinodaktylie), Verkürzung der Kleinfinger, Vierfingerfurche (50%), weiter Abstand zwischen 1.+2. Zehe (Sandalenfurche), muskuläre Hypotonie, Überstreckbarkeit der Gelenke
  Körper: rauhe marmorierte Haut, Nabelbruch, Kryptorchismus mit Infertilität
  Innere Organe: 50% mit Herzfehler (Septumdefekte, AV-Kanal), Neigung zu Leukämie, Hypothyreose, Obstipationsneigung, M. Hischsprung, Diabetes mellitus, Atresien des Magen-Darm-Traktes
  Skelett: flacher Iliakal-/Azetabularwinkel, Rippenanomalie, Brachymesophalangie V
- **Th▷** ggfs. operative Sanierung eines Herzfehlers, eingeschränkte Lebenserwartung evtl. orthopädisch; pädagogische Betreuung und Förderung
- **Pro▷** 10% erreichen 40. Lj.

Pädiatrie
Krankheitsbilder

Trisomie 13 (Pätau-Syndrom)
- **Ep▷** 1:10.000; Risiko steigt mit Alter der Mutter
- **Pa▷** v.a. freie Trisomie
  20% Translokationen
- **Sy▷** kraniofaziale Dysplasien (Lippenkiefergaumenspalte, Mikrozephalie, Ohrmuscheldeformierung), Organmißbildungen (Herzfehler, Nieren), geistige Retardierung, Polydaktylie, Holoprosenzephalopathie
- **Pro▷** geringe Lebenserwartung, 90% versterben in erstem Lebensjahr

Trisomie 18 (Edwards-Syndrom)
- **Ep▷** 1,5:10.000, Risiko steigt mit Alter der Mutter
- **Sy▷** small-for-date-Babies, Unterkieferhypoplasie, Ohrmuscheldeformierung, Herzmißbildung, Hexadaktylie, geistige Retardierung
- **Pro▷** geringe Lebenserwartung, 90% versterben in erstem Lebensjahr

Strukturelle Chromosomenaberrationen und deren klinische Bilder
Strukturelle Chromosomenaberrationen

Isochromosom:	Teilung in 2. meiotischer Teilung in Querachse, nicht in Längsachse
Ringchromosom:	durch Verlust der Endstücke, bei Bestrahlung
Deletion:	Verlust eines Chromosomenabschnittes
Inversion:	Chromosomenabschnitt wird invertiert erneut eingebaut
Translokation:	balanciert / reziprok
	zentrische Fusion / akrozentrische

Robertsonsche Translokation
bei akrozentrischen Translokationen: Verschmelzung der beiden langen Arme unter Verlust der kurzen Arme
- **balanciert**: 1 Chromosom weniger, also numerische aber keine funktionelle Aberration
- **unbalanciert**: funktionelle Aberration

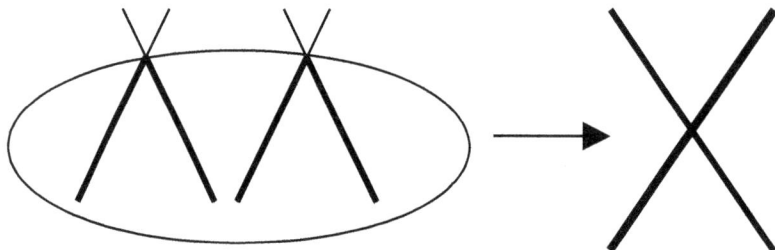

Katzenschrei-Syndrom
- **Ep▷** häufige balancierte Translokation
- **Pa▷** 46, XX (XY) 5p-, Verlust des kurzen Arms des Chromosoms 5
- **Sy▷** Kinder schreien eine Oktave höher; weiter Augenabstand, Mikrognathie, Mikrozephalie, geistige Retardierung

Pädiatrie
Krankheitsbilder

Prader-Willi-Syndrom
- **Pa▷** interstitielle Deletion des langen Arm des väterlichen Chromosoms 15; bei 30% uniparenterale Disomie
- **Sy▷** Minderwuchs, neonatale Hypertonie, Entwicklungsverzögerung, kleine Hände, Hypogonadismus, Hyperpigmentierung
- **Th▷** Diät wegen schwer behandelbarer Adipositas
- **Pro▷** eingeschränkte Lebenserwartung

Fehlverteilung von Gonosomen und deren klinische Bilder
Ullrich-Turner-Syndrom (XO)
- **Ep▷** 1:2500 aller weiblichen Neugeborenen
- **Gen▷** non-disjunction in Meiose; oft Mosaike
- **Sy▷** Lymphödeme, Pterygium colli, tiefer Haaransatz, weiter Mamillenabstand, Radialdeviation des Unterarms, multiple Pigmentnävi, Nierenfehlbildungen, keine Ovarien (Stranggonaden)
  in der Pubertät klassische Symptome: Minderwuchs, primäre Amenorrhoe, keine sekundäre Behaarung
  normaler IQ, Schwierigkeiten im abstrakten, räumlichen Denken
- **Th▷** Wachstumsstimulation, Anabolika; Hormonsubstitution mit Östrogen-Gestagen-Kombi

Klinefelter-Syndrom (XXY)
- **Ep▷** 1:1000
- **Pa▷** Neumutation; meiotische Non-disjunction, X-Chromosom vom Vater; XXY; Mosaike 20%
- **Sy▷** z.T. geringgradige Intelligenzminderung, Gynäkomastie, Infertilität, Hochwuchs, primärer, hypergonadotroper Hypogonadismus
- **Th▷** Testosteronsubstitution
- **Ko▷** Osteoporose, Diabetes mellitus

Fragiles-X-Chromosom
- **Syn▷** Martin-Bell-Syndrom
- **Pa▷** X-chromosomale Transkriptionsstörung eines Gens an brüchigem Bereich; Konstriktion am langen X-Arm; (fra(X)(q))
- **Sy▷** geistige Retardierung, auffällige Facies, vergrößerte Testes, Epilepsie

Ungenau bezeichnete und unbekannte Todesursachen R95–R99

Mortalität und Morbidität im Kindesalter
Säuglingssterblichkeit
- meistens zwischen 2.–4. Monat
- **Inzidenz**: 1–2 Kinder / 1000 Lebendgeborene
- je niedriger das Geburtsgewicht umso höher die Mortalität
- ♂ > ♀
- Erstgeborene etwas häufiger

Pädiatrie
Krankheitsbilder

- Alleinerziehende > Ehepaare
- Alter der Mutter: < 18 Lj. / > 40 Lj.
- Schwangerschaftsdauer: Frühchen > Normalgeborene

Kindersterblichkeit
- 40% Unfälle
- Morbidität ~ ursächlich in 80% der Fälle Infektionskrankheiten

Prävention
- Untersuchungen U1–U9, Schutzimpfungen, Rachitis- und Kariesprophylaxe, Ernährungs- und Gesundheitsberatung
- Schulärzte und -zahnärzte zur Überwachung des Gesundheitsstandes durch Gesundheitsamt

Das behinderte Kind
Behinderung: jede Beeinträchtigung, die das geschädigte Individuum erfährt, wenn man es mit einem nicht geschädigten Individuum gleichen Geschlechts, Alters und kulturellem Hintergrund vergleicht
Rehabilitation: verlieren Kinder bereits Erlerntes, sollte mittels Rehabilitation dieser Zustand wiederhergestellt werden

Betreuung des sozial benachteiligten Kindes
Störungen der frühen sozialen Entwicklung: meist Mutter-Kind-Beziehung

Kindesmißhandlung und Vernachlässigung
- meist Kinder < 3. Lj.; oft im 1. Lj.
- Verletzungsmerkmale: steifenförmige Hämatome, Verteilungsmuster (Gesäß, Kopf, linksbetont)
- Vernachlässigung: Unterernährung, schlechter AZ, Hygiene

Unfälle im Kindesalter
im Säuglingsalter: Sturz vom Wickeltisch, Ersticken durch Strangulation, Aspiration
im Kleinkindesalter: Verschlucken von Gegenständen, Chemikalien, Tabletten Verbrennungen, Verbrühungen
im Schulalter: Straßenverkehr, Stürze, Erstickungen

Plötzlicher Kindstod R95

Def▷ plötzlicher und unerwarteter Tod eines Säuglings > 1. Monat; keine Ursache über Inspektion und Obduktion nachweisbar; meist aus dem Schlaf
Syn▷ Sudden Infant Death Syndrome (SIDS), Mors subita
Ep▷ eine der häufigsten Todesursachen im 1. Lj.
Ät▷ unklar
RF: Frühgeburt, Schwangerschafts- oder Geburtskomplikationen, Noxen, Schlafen in Bauchlage, Familienanamnese, niedriger Sozialstatus
Th▷ bei bekannten Apnoephasen Monitorüberwachung
im 1. Lj. nicht in Bauchlage schlafen lassen

Traumatologie

Grundlagen	**1007**
Verletzungsmuster	1007
Gelenkverletzungen	1008
Knorpelverletzungen	1008
Epiphysenverletzungen	1008
Frakturen	1009
Pseudarthrosen	1011
Morbus Sudeck	1012
Muskelverletzungen	1012
Sehnenverletzungen	1012
Krankheitsbilder	**1013**
Verletzungen des Kopfes S00–S09	1013
Schädel-Hirn-Trauma (SHT)	1013
Verletzungen im Kiefer- und Gesichtsbereich	1017
Verletzungen des Auges	1018
Verletzungen des Halses S10–S19	1019
Verletzungen des Thorax S20–S29	1019
Verletzungen des knöchernen Thorax	1020
Hämatothorax und Hämatomediastinum	1020
Pneumothorax	1020
Mediastinal- und Gewebsemphysem	1021
Herzverletzungen	1021
Verletzungen intrathorakaler Gefäße	1021
Verletzungen des Ösophagus	1022
Verletzungen des Abdomens, der Lumbosakralgegend, der Lendenwirbelsäule und des Beckens S30–S39	1022
Zwerchfellrupturen	1022
Verletzungen des Gastrointestinaltraktes	1023
Leberruptur	1023
Verletzungen des Pankreas	1023
Milzruptur	1024
Verletzung der Niere	1024
Verletzung der Harnwege	1025
Beckenfraktur	1025
Postpartale Symphysendehiszens	1026
Verletzungen der Schulter und des Oberarmes S40–S49	1026
Verletzung von knöchernen Strukturen	1026
Verletzung von Gelenkstrukturen	1027
Verletzung des Bändern oder Sehnen	1029

Traumatologie
Inhalt

Verletzungen des Ellenbogens und des Unterarmes S50–S59	1029
Verletzung von knöchernen Strukturen	1029
Verletzung von Gelenkstrukturen	1030
Verletzung von Bändern oder Sehnen	1031
Verletzungen des Handgelenkes und der Hand S60–S69	1031
Verletzung von knöchernen Strukturen	1031
Verletzung von Gelenkstrukturen	1032
Verletzung von Bändern oder Sehnen	1032
Verletzungen der Hüfte und des Oberschenkels S70–S79	1033
Verletzungen von knöchernen Strukturen	1033
Verletzungen von Gelenkstrukturen	1035
Verletzungen des Knies und des Unterschenkels S80–S89	1035
Verletzung von knöchernen Strukturen	1035
Verletzung von Gelenkstrukturen	1036
Verletzung von Bändern oder Sehnen	1037
Verletzungen der Knöchelregion und des Fußes S90–S99	1038
Verletzung von knöchernen Strukturen	1038
Verletzungen von Gelenksstrukturen	1039
Verletzungen von Bändern und Sehnen	1039
Verletzungen mit Beteiligung mehrerer Körperregionen T00–T07	1040
Polytrauma	1040
Verletzungen nicht näher bezeichneter Teile des Rumpfes, der Extremitäten oder anderer Körperregionen T08–T14	1040
Gefässverletzungen	1040
Wirbelsäulenverletzungen	1041
Rückenmarksverletzungen	1042
Schußverletzungen	1042
Folgen des Eindringens eines Fremdkörpers durch eine natürliche Körperöffnung T15–T19	1044
Verbrennungen oder Verätzungen T20–T32	1045
Verbrennungen	1045
Verätzungen	1045
Erfrierungen T33–T35	1046
Vergiftungen durch Arzneimittel, Drogen und biologisch aktive Substanzen T36–T50	1046
Toxische Wirkungen von vorwiegend nicht medizinisch verwendeten Substanzen T51–T65	1046
Forensische Toxikologie	1046
Grundlagen der Vergiftungsbehandlung	1047
Vergiftungen	1048
Sonstige und nicht näher bezeichnete Schäden durch äußere Ursachen T66–T78	1051
Nicht näher bezeichnete Schäden durch Strahlung T66	1051
Schäden durch Hitze und Sonnenlicht T67	1051
Hypothermie T68	1052
Sonstige Schäden durch niedrige Temperatur T69	1052
Erstickung T71	1052
Mißbrauch von Personen T74	1055
Schäden durch sonstige äußere Ursachen T75	1057
Unerwünschte Nebenwirkungen T78	1059

Traumatologie

Grundlagen

Bestimmte Frühkomplikationen eines Traumas, anderenorts nicht klassifiziert T79	1059
Komplikationen bei chirurgischen Eingriffen und medizinischer Behandlung, anderenorts nicht klassifiziert T80–T88	1061
Postoperativer und posttraumatischer Energiestoffwechsel	1061
Transfusionsmedizin	1061
Vorläufige Zuordnungen für Krankheiten mit unklarer Ätiologie U00–U49	1063
Schweres akutes respiratorisches Syndrom (SARS) U04	1063
Infektionserreger mit Resistenzen gegen bestimmte Antibiotika oder Chemotherapeutika U80–U85	1063
Erreger mit bestimmten Antibiotikaresistenzen, die besondere therapeutische oder hygienische Maßnahmen erfordern U80	1063
Mykobakterien mit Resistenz gegen Antituberkulotika (Erstrangmedikamente) U82	1064
Unfälle V01–X59	1064
Verkehrsunfall	1064
Vorsätzliche Selbstbeschädigung X60–X84	1065
Tätlicher Angriff X85–Y09	1066
Stumpfe Gewalt	1066
Scharfe Gewalt	1069

Trauma

Grundlagen

Verletzungsmuster

Basisuntersuchung
DMS: Durchblutung (D), Sensibilität (S), Motorik (M); immer dokumentieren

Ohne Stabilitätsverlust
    Contusio: Weichteilschwellung, Druckschmerz, Bewegungseinschränkung, Gelenkserguss
    Distorsion: Zerrung (elastische Dehnung) oder Überdehnung (interligamentäre Auffaserung), häufig schmerzhafter als Ruptur
    Fissur: Knochenriß
    Infraktion: Spaltbruch
    Gelenkknorpelverletzung
Mit Stabilitätsverlust: Fraktur, Ruptur, Luxation

Traumatologie
Grundlagen

Gelenkverletzungen

Ät▷ meist indirekte Gewalteinwirkung
Pa▷ Folgen von Kontusion, Distorsion und Luxation, die zu Schäden am Kapselbandapparat, an knorpeligen Strukturen oder an knöchernen Gelenkflächen führen.
Klassifikation:
Zerrung: elastische Verformung
Dehnung: plastische Verformung
Ruptur: bei vollständiger Ruptur häufig osteochondrale bzw. Flake-Frakturen, ligamentäre Frakturen, Abrißfrakturen
Subluxation: Verschiebung der Gelenkflächen
Luxation: Gelenkverletzung mit vollständigem, dauerndem Kontaktverlust der gelenkbildenden Knochenenden; vor und nach Reposition stets Kontrolle der peripheren Durchblutung, Motorik und Sensibilität (DMS)!
Isolierte Knorpelverletzungen: Knorpelnekrosen, Knorpelzerreißungen, Prellung, Meniskusverletzungen
Sy▷ Gebrauchs- oder Belastungsunfähigkeit, Schwellung nicht obligat, bei erstmaliger Luxation federnde Fixation des Gelenkes
Th▷ Ruhigstellung für 6 Wochen, völlige Wiederbelastung nach 1 Jahr, Knorpelverletzungen heilen nur vor Wachstumsende vollständig aus; ansonsten Auffüllung mit Ersatzgewebe (Faserknorpel)
nach erstmaliger Luxation Ruhigstellung für 1–3 Wochen

Knorpelverletzungen

Sy▷ oft nur wenig Symptome, hämorrhagischer Erguß
Di▷ Arthroskopie
Th▷ Ergußpunktion, Antiphlogistika, Analgetika, Entlastung für 6 bis 12 Wochen
OP: Fragmentfixation oder Fragmententfernung
Pridie-Bohrungen: Eröffnung des subchondralen Knochenraumes zur Bildung eines Ersatzknorpelgewebes

Epiphysenverletzungen

Pa▷ Epiphyseolyse ohne Schaden des Stratum germinativum
Epiphysenfraktur mit Gefahr von Wachstumsstörungen
Ein▷ **Einteilung nach Aitken:**
Aitken 0: reine Epiphysenlösung
Aitken I: mit metaphysärem Fragment, konservative Behandlung
Aitken II: Fraktur
Aitken III: epimetaphysäre Fraktur

Traumatologie
Grundlagen

Einteilung nach Salter:
- **Salter I**: reine Epiphysenfugenlösung, meist ohne Wachstumshemmung
- **Salter II** (=Aitken I): Lösung mit Aussprengung eines metaphysären Fragmentes, ohne Wachstumshemmung
- **Salter III** (=Aitken II): Epiphysenfraktur ohne Fragment der Metaphyse, mit Wachstumshemmung
- **Salter IV** (=Aitken III): Epiphysenfraktur mit Fragment der Metaphyse, mit Wachstumshemmung
- **Salter V**: Crush-Verletzung der Epiphysenfuge, radiologisch nicht nachweisbar, Wachstumshemmung

Th▷ konservativ (meist)
operativ: bei Aitken II und III, Distraktionsfrakturen, offene Frakturen II, III, Gefäßschäden, frühzeitige Metallentfernung, Marknagel kontraindiziert!

Frakturen

Trauma

Pa▷ vollständige Kontinuitätsunterbrechung des Knochens
Frakturheilung:
- **primär**: Kontaktheilung mit direkter Bildung von Osteonen, ohne Kallusbildung
- **sekundär**: bei konservativer Therapie über Bindegewebe, Geflechtknochen, Lamellenknochen, Spaltheilung

Ein▷ **nach Vollständigkeit**:
- Fraktur: vollständige Kontinuitätsunterbrechung
- Infraktion (Knickbruch): unvollständige Kontinuitätsunterbrechung
- Fissur (Knochensprung)

nach Ätiologie:
- traumatisch: direkte oder indirekte Gewalt
- pathologisch: ohne adäquate Gewalteinwirkung bei vorgeschädigtem Knochen
- Ermüdungsfraktur: ohne adäquate Gewalteinwirkung durch chronische Schwächung, Mikrotraumen gesunden Knochens, z.B. Marschfraktur, Schipperkrankheit

nach Begleitverletzung:
- geschlossen
- offen
  - Grad I: kleine Hautwunden durch Fragmentdurchspießung
  - Grad II: größere Hautwunden durch Verletzung von außen, jedoch ohne wesentliche Verschmutzung der Wunde
  - Grad III: breite Eröffnung der Fraktur mit massiver Zerstörung des Weichteilmantels

Traumatologie
Grundlagen

nach Dislokation:
keine
ad axim: Recurvation, Antecurvation, Varus oder Valgus
ad latus: Verschiebung in seitlicher Richtung
ad peripheram: mit Torsion
ad longitudinem (cum distractione, cum contractione): Längsverschiebung
nach Mechanik:
Biegungsfraktur: Biegungskeil auf der Konkavseite
Drehfraktur: spiralförmige Frakturlinie (Skifahren), je schwächer das Drehmoment, desto steiler die Fraktur
Schub- und Scherfraktur: meist Querbruch
Abrißfraktur: Frakturlinie senkrecht zur Zugspannung, erhebliche Dislokation der Fragmente
Kompressionsfraktur: Stauchung der Längsachse durch Längskompression (Wulstbrüche, Berstungsfraktur, häufig an spongiösen Knochen)
Mehrfragmentfraktur: 4–6 Frakturteile
Trümmerfraktur: >6 Frakturteile
Etagen- und Stückfraktur: zwischen Hauptfragmenten Knochenfragment mit erhaltenem Kortikaliszylinder
Ketten- oder Serienfraktur: mehrere Frakturen einer Extremität zugleich
Defektfraktur: bei Schußverletzungen
Luxationsfraktur: hohe Rate an Begleitverletzungen, OP
Impressionsfraktur
Grünholzbruch (bei Kind): Periost bleibt erhalten, Hyperämie, dadurch Verlängerung von Röhrenknochen

Sy▷ Deformität, Krepitation, abnorme Beweglichkeit
relative Symptome: Schmerz, Hämatom, Funktionsstörung

Di▷ **sichere Zeichen**: Formabweichung, abnorme Beweglichkeit, Knochenreiben (= Krepitation), Sichtbarwerden der Fraktur
unsichere Zeichen: Motorik, Sensibilität, Durchblutung

Th▷ aktive Bewegungstherapie und:
Konservative Frakturbehandlung:
Reposition: kontraindiziert bei primär eingekeilten Frakturen am Oberarmkopf und Oberschenkel, cave: Drehfehler, Achsenknicke, Distraktionen
Retention: Fixation der Reposition durch Gips (Gips spalten!), Streckverband (= Extension mit Kirschner- oder Steinmannnagel) lückenlose Kontrolle der Bruchheilung während der Fixationsphase
Operative Frakturbehandlung:
primär: innerhalb 8 h
sekundär: nach Abschwellen der Weichteile (ca. 7 d)

Traumatologie
Grundlagen

Osteosynthese: mittels Schrauben, Nägel, Drähte, Platten
  Intramedulläre Kraftträger:
    Marknagel (Küntscher), nach gedeckter oder offener Reposition; besonders bei Quer- und kurzen Schrägbrüchen in Femur und Tibia, belastungsstabil, Entfernung nach 1 Jahr; Gefahr der Markphlegmone
    Verriegelungsnagel: Sonderform (proximal und distal mit Bolzen verankert)
    elastische Rundnägel (Simon-Weidner-Ender); Trochanternagel (Küntscher), Bündelnagelung (Hackethal), Rush-Pin
  Extramedulläre Kraftträger: interfragmentäre Kompression möglich
    Schraubenosteosynthese: mittels Zugschraube (Spongiosaschraube, Kortikalisschraube), meist kombiniert mit Plattenosteosynthese/Fixateur externe
    Plattenosteosynthese: Anbringen der Platte auf der unter Zug stehenden Seite, axiale Kompression mit Plattenspanner oder durch exzentrisches Besetzen der Schraubenlöcher
    Zugurtung mit Drahtschlinge: dynamische axiale Kompression mittels Cerclage (Drahtschlingen); Vorteil: Beanspruchung der verletzten Extremität; bei Patella- und Olekranonfraktur
    Fixateur externe: mittels Schanz-Schrauben oder Steinmann-Nägel; (Klammer-, V- und Rahmenfixateur); v.a. bei problematischen Weichteilverhältnissen
    Spickdrahtosteosynthese: nur adaptationsstabil, Epiphysenfraktur bei Kindern
    Verbundosteosynthese: Auffüllung des Defektes mit Knochenzement und zusätzliche Stabilisierung der Fraktur mit metallischen Implantaten, sofortige Belastung möglich, lagerungs-, übungs- und belastungsstabil
    Knochentransplantation: wichtig: Ruhigstellung, gute Durchblutung
      autolog: aus vorderem oder hinterem Beckenkamm, Trochantermassiv, Tibiakopf
      homolog: meist aus Hüftgelenken
Ko▷ Immobilisierungsschaden, Morbus Sudeck, Pseudarthrosenbildung, chronische Osteomyelitis, posttraumatische Deformität, verzögerte Knochenbruchheilung
  atroph: Avitalität und Instabilität
  hypertroph: insuffiziente Ruhigstellung bei ausreichender Durchblutung
    Defektpseudarthrose

Pseudarthrosen
Pa▷ >6 Monate fehlende knöcherne Vereinigung zweier Frakturenden meist auf dem Boden einer mangelnden Ruhigstellung (lokale Instabilität, Durchblutungsstörung, Infektion, Sequesterbildung) während der Heilungsphase

Traumatologie
Grundlagen

- **Ein▷** hypertroph / atroph
- **Sy▷** Schmerzen, Schwellung, Belastungsunfähigkeit
- **Th▷** bei hypertropher Pseudarthrose: Stabilisierung des Skelettabschnittes
  bei atropher Pseudarthrose: Vaskularisierungsherstellung

Morbus Sudeck

- **Pa▷** Dystrophie und Atrophie von Weichteilen und Knochen, ausgehend von entzündlichem Stadium mit schmerzhafter Funktionsbehinderung; im Endstadium völlige Einsteifung der Gelenke
- **Ät▷** Trauma, Infektionen, Nervenschädigung, primär vegetative Störungen, psychosomatische Überlagerung
- **Pa▷** **3 Stadien**:
  1. Stadium der Entzündung: livide Verfärbung, Ödem, schmerzhafte Funktionsbehinderung, kein Gelenkerguß
  2. Stadium der Dystrophie
  3. Stadium der Atrophie: Haut, Subcutis, Muskulatur, Gelenkversteifung, transitorische Osteoporose
- **Th▷** in Stadien:
  1. Ruhigstellung, Analgesie
  2. physikalische Maßnahmen
  3. intensive KG

Muskelverletzungen

- **Ät▷** direkte und indirekte Muskelverletzungen; spontane Muskelrupturen (bei Sport); Verknöcherung der Muskulatur
- **Sy▷** Muskeldellen, lokale umgebende Schwellung, Druckschmerz, funktionelle Beeinträchtigung
- **Th▷** bei frischen Verletzungen Kühlung; elastische Bandagierung; ggfs. OP

Sehnenverletzungen

- **Ät▷** direkte Verletzungen, spontane Rupturen bei degenerativen Veränderungen
- **Pa▷** bei Sehnendurchtrennungen → Vaskularisationsstörungen, Vernarbungen
- **Sy▷** Funktionsverlust der Sehne
- **Th▷** konservative Behandlung nur bei chronisch degenerativen Erkrankungen
  OP bei traumatischer Sehnendurchtrennung

Traumatologie
Krankheitsbilder

Krankheitsbilder

Verletzungen des Kopfes S00–S09

Schädel-Hirn-Trauma (SHT)

Ein▷ gedeckt/offen
Schweregrade nach Tönnis und Loew
- **Leichtes SHT (Commotio):**
  Bewußtlosigkeit < 5 Min.; Übelkeit, Erbrechen, retro- und anterograde Amnesie; vollständige Rückbildung innerhalb von 5 Tagen
- **Mittelschweres SHT:**
  Bewußtlosigkeit < 30 Min.; Symptomrückbildung innerhalb von 30 Tagen
- **Schweres SHT (Contusio cerebri):**
  Bewußtlosigkeit > 30 Min.; bleibende Schäden

Pa▷ **Primäre Schädigung:** cortikale Kontusionen, Lazerationen an Aufprallseite / Gegenseite (contre coup); Erweichung der Hirnrinde, hämorrhagische Infarzierung

Sekundäre Schädigung: intrakranielles Hämatom, ödematöse Hirnschwellung → Einklemmungsgefahr, zerebrale Ischämie durch Hypotension, Vasospasmen bei SAB, Infekt

Di▷ **Bewußtseinslage: Glasgow Coma Scale (GCS)**

Funktion	Ausführung	Punkte
Augen öffnen	spontan	4
	auf Ansprache	3
	auf Schmerz	2
	keine Reaktion	1
Verbalisierung	orientiert	5
	verwirrt, desorientiert	4
	unzusammenhängende Worte	3
	Laute	2
	keine Reaktion	1
Motorik	befolgt Aufforderung	6
	Schmerzabwehr	5
	ungezielte Massenbewegung	4
	Beugesynergien	3
	Strecksynergien	2
	keine Reaktion	1

Gedecktes Schädel-Hirn-Trauma
Pa▷ stumpfe oder indirekte Gewalt
Sy▷ Commotio, Contusio, Blutungen (intrakraniell, epidural, subdural), Frakturen, Kopfschwartenverletzungen
Di▷ Überwachung, GCS-Kontrolle, je nach Klinik und Verlauf CCT

Traumatologie
Krankheitsbilder

Offenes Schädel-Hirn-Trauma
- **Pa▷** Verbindung zwischen Außenluft und Liquorraum durch Läsion Haut, Knochen, Hirnhaut
- **Di▷** Liquoraustritt, Rö-Schädel, CT
- **Th▷** Erweiterung der Knochenlücke, Ausräumung der Wunde, Wundverschluss, plastische Deckung
- **Pro▷** abhängig von Komplikationen (Abszeß, Meningitis, Epilepsie, Hydrozephalus, Osteomyelitis, Fistel zwischen A. carotis und Sinus cavernosus)

Epidurales Hämatom
- **Pa▷** arterielle Blutung aus A. meningea media durch Kalottenfraktur, Querfraktur Os temporale; entwickelt sich schnell
- **Sy▷** zunehmende Bewusstseinstrübung, evtl. symptomfreies Intervall, homolaterale Mydriasis, kontralaterale Hemiparese, Mittelhirnsyndrom mit Dezerebration (Streckkrämpfe, lichtstarre, weite Pupillen, tiefes Koma)
  Einklemmung der Medulla → Atemdepression, Kreislaufinsuffizienz, Tod
- **Di▷** CCT: hyperdenses konvexes Areal
- **Th▷** sofortige Trepanation und Hämatomevakuation

Akutes subdurales Hämatom
- **Pa▷** akute venöse Blutung aus Brückenvenen oder Hirnkontusionsherden
  Lokalisation: zwischen Dura mater und Arachnoidea, meist temporal oder frontal
- **Sy▷** primäre Bewußtlosigkeit, kein Intervall, zunehmende Verschlechterung, homolaterale Mydriasis, kontralaterale Hemiparese
- **Di▷** hyperdense Sichel, evtl. Kontusionsherde
- **Th▷** Trepanation und Evakuation; kleine Hämatome werden resorbiert, evtl. Hirndrucksonde

Traumatische intrazerebrale Blutung
- **Pa▷** v.a. frontal und temporal; oft Kombination mit epi- oder subduralem Hämatom
- **Sy▷** primäre Bewußtlosigkeit, Herdsymptomatik, evtl. Hirndruckzeichen und Einklemmung
- **Di▷** CCT, Blutungen, Kontusionsherde nach 2 Tagen erkennbar
- **Th▷** große Blutungen: Bohrlochtrepanation oder Kraniotomie
  kleinere Blutungen: nur Überwachung

Kopfschwartenverletzung ohne Schädeleröffnung
- **Pa▷** Verletzungen der Kopfhaut bzw. der Galea
- **Ein▷** Hämatome, scharfe Verletzungen, Platzwunden
- **Di▷** Inspektion, neurologische Untersuchung, Rö, ggfs. CCT
- **Th▷** Verbände, Nähen, Antibiose

Traumatologie
Krankheitsbilder

Frakturen des Schädeldaches
- **Ein▷** Fissur, Stückbruch, Impressions-, Biegungs- und Berstungsfraktur
  offene Fraktur: offener Defekt an Schädelhaut, Knochen, Dura mater und weichen Hirnhäuten
- **Di▷** Stufenbildung, Rö, CCT
- **Th▷** bei offenen Läsionen OP, bei Impression OP

Schädelbasisfrakturen
- **Pa▷** gefährlicher als Kalottenfrakturen; Gefahr der Mitverletzung von Hirnnerven, Fistelbildung, Liquor-NNH
- **Ein▷** **Frontobasal**
  - **Pa▷** Fraktur im Bereich der Nasennebenhöhlen durch frontale Verletzung
  - **Sy▷** Rhinoliquorrhoe (Ethmoid, Sphenoid), Monokel- und Brillenhämatom, Pneumoenzephalon
  - **Th▷** dringliche OP-Indikation wegen Infektionsgefahr
- **Laterobasal**
  - **Ein▷** **Felsenbeinlängsfraktur**
    - **Pa▷** bei Querbruch der Schädelbasis, vom Vorderrand der Felsenbeinpyramide durch das Paukenhöhlendach, Innenohr meist nicht geschädigt
    - **Sy▷** Blutung aus dem Ohr, Mittelohrschwerhörigkeit, Trommelfellruptur, Fazialislähmung
  - **Felsenbeinquerfraktur**
    - **Pa▷** Fraktur durch inneren Gehörgang, Labyrinth
    - **Sy▷** Labyrinth-Ausfall, Innenohrschwerhörigkeit, Fazialislähmung
  - **Th▷** gute Spontanheilung, keine dringende OP-Indikation; Antibiotikaprophylaxe; bei Durafistel: Deckung

Spätkomplikationen nach Schädel-Hirn-Trauma
Chronisches subdurales Hämatom
- **Ep▷** v.a. alte Menschen
- **Ät▷** Alkoholismus, Blutungsneigung
- **Pa▷** nach 4 Wochen bis 3 Monaten, fibröse Kapsel
- **Sy▷** fluktuierende Bewußtseinsstörung, Verwirrtheit, Kopfschmerz, fokale Zeichen
- **Di▷** CCT: hypodenses Areal
- **Th▷** je nach Größe: Ausräumung

Infektionen
- **Pa▷** Früh- und Spätabszesse
- **Th▷** Antibiose, ggfs. neurochirurgische Ausräumung

Traumatologie
Krankheitsbilder

Krampfanfälle
Pa▷ nach Jahren infolge von Rindenkontusionsherden, Blutungsherden, Frakturdruck → symptomatische Epilepsie
Ein▷ **posttraumatische Frühanfälle**: innerhalb der ersten 24 Std., relativ gute Prognose
posttraumatische Spätepilepsie: Intervall > 3 Monate (v.a. bei Impressionsfrakturen und Hirnsubstanzschädigung, posttraumatische Frühanfälle, intrakranielles Hämatom, offene SHT, Amnesie > 24 Std.
Sy▷ oft fokale Anfälle

Hydrozephalus
Pa▷ atrophischer Hydrozephalus nach schwerer Kontusion oder Hydrozephalus aresorptivus durch posttraumatische Verklebung
Th▷ Shunt-OP

Carotis-Cavernosus-Fistel
Pa▷ nach Schädelbasisbrüchen
Sy▷ pulsierender Exophthalmus, Strömungsgeräusch
Th▷ operativer Verschluß der Fistel

Hirnorganisches Defektsyndrom
Sy▷ Beeinträchtigung von: Gedächtnisleistung, Affektivität, Konzentrationsfähigkeit, Auffassungsgabe und Persönlichkeit

Verletzungen der Hirnnerven
Pa▷ insgesamt selten; v.a. bei Schädelbasisfraktur
Di▷ **Hirnnervenfunktionsprüfung**

I	aromatische Riechstoffe
II	Visus, Fundoskopie, Perimetrie
III	Augenfolgebewegungen, Pupillenmotorik, Ptosis
IV	Augenfolgebewegungen
V	Gesichtssensibilitätsprüfung, Kornealreflex, Masseterreflex
VI	Augenfolgebewegungen
VII	Mimik, Kornealreflex, Schirmer-Test, Stapediusreflex, Geschmacksprüfung: vordere 2/3 der Zunge
VIII	orientierende Hörprüfung, Nystagmus, Weber / Rinne
IX	Würgereflex, Pharynxsensibilität, Geschmacksprüfung: hinteres 1/3 der Zunge; Sensibilität: hintere Zunge
X	Gaumensegel, Würgereflex, Kulissenphänomen, Kehlkopfuntersuchung
XI	Schulterheben (M. trapezius), Kopfdrehung (M. sternocleidomastoideus)
XII	Zunge herausstrecken, Zungenatrophie, Artikulationsstörungen

Traumatologie
Krankheitsbilder

Verletzungen im Kiefer- und Gesichtsbereich

Zahnluxation
- **Pa▷** Zahn häufig devital
- **Sy▷** Zahnlockerung, Schmerzen; Subluxation, wenn nur gelockert
- **Th▷** Reposition; Schienung für 4–6 Wochen, Analgesie

Zahnfraktur
- **Ein▷** Kronenbruch /Wurzelbruch; Längsfraktur / Querfraktur / Splitterfraktur
- **Th▷** Wurzelbrüche nur restaurieren, wenn Pulpa intakt; kein Einsetzen eines Stiftzahnes; Reimplantation bei jungen Menschen in Ausnahmen möglich (Transport des Zahnes am besten im Mund des Patienten)

Kiefer- und Kiefergelenksfrakturen
- **Ein▷** **Alveolarfortsatzfraktur**: Unterkiefer intakt
  - **Th▷** Schuchardt-Schiene, Miniplastschiene

  Zahntragende Kieferanteilfrakturen: offene Fraktur; Antibiotikaprophylaxe
- **Sy▷** Kinn-Asymmetrie, Okklusionsstörung, Druckschmerz, Kieferklemme, Stufenbildung
- **Th▷** konservativ, intermaxilläre Verdrahtung, Osteosynthese (Miniplatten), intermaxilläre Fixation

Weichteilverletzungen
- **Ät▷** Verkehrsunfälle, Gewalttaten
- **Th▷** Wundversorgung: am besten Intrakutannaht; Faden nach 4–5 Tagen entfernen, ggfs. Steristrips; sparsame Wundexzision; bei Gewebsverlust gute Heilungstendenz (gute Vaskularisation) → autologe Hauttransplantate möglich

  Bei kombinierten Defekten → Stabilisierung der Knochen; Kieferchirurgie, HNO, Augenarzt

Jochbein-, Jochbogen- und Kieferhöhlenfraktur
- **Ät▷** direkte Gewalt
- **Pa▷** meist Impressionsfraktur; laterale Mittelgesichtsfraktur
- **Sy▷** Stufenbildung, Diplopie, Kieferklemme
- **Th▷** konservativ selten (wenn keine Dislokation)

  OP: perkutane Reposition, transmaxilläre Reposition, Kunststoffspan; nach 6 Wochen Entfernung; Draht- oder Miniplattenosteosynthese

Contusio orbitae
- **Pa▷** Prellung mit Weichteilverletzung der Orbita
- **Sy▷** Hämatom, Schwellung
- **Ko▷** Lidemphysem durch Siebbeinfraktur, retrobulbäres Hämatom, Blow-out-Fraktur

Trauma

Traumatologie
Krankheitsbilder

Orbitaboden-Fraktur (Blow-out-fracture)
- **Pa▷** Druck auf Bulbus oculi, Bulbus bricht nach unten aus
- **Sy▷** Enophthalmus, Schmerzen bei Augenbewegung, Diplopie
- **Di▷** Orbitaboden-Zielaufnahme, CT
- **Th▷** Rekonstruktion durch homologes oder alloplastisches Implantat, transnasale Tamponade zur Abstützung

Orbitarand-Fraktur
- **Pa▷** meist Kombination mit LeFort III

Zentrale Mittelgesichtsfrakturen (LeFort)
- **Ein▷ nach LeFort**
  - **LeFort I** Querfrakturen des Oberkiefers mit horizontaler Absprengung in Höhe des Nasen- und Kieferhöhlenbodens
  - **LeFort II** Pyramidalfraktur mit Absprengung des Oberkiefers mit oder ohne Nasenbeteiligung
  - **LeFort III** Absprengung des gesamten Mittelgesichtes von der Schädelbasis
- **Th▷** dentale Schienenverbände, intermaxilläre Ruhigstellung, Fixierung intakter Knochenstrukturen, frühe OP

Unterkieferluxationen
- **Pa▷** Gelenkköpfchen tritt aus Gelenkpfanne; vor Tuberculum articulare
- **Sy▷** leere Gelenkpfanne, Kieferklemme, Kinn zeigt zur gesunden Seite
- **Th▷** manuelle Reposition, evtl. in Narkose

Verletzungen des Auges

Verätzung
- **Pa▷** **Säure**: Koagulationsnekrose
  - **Lauge**: Kolliquationsnekrose
- **Ein▷ Grad I**: Rötung, konjunktivale Injektion, Erosio; restitutio ad integrum
  - **Grad II**: Blasenbildung (Ischämie, Chemosis); Restitutio nach Rezirkulation
  - **Grad III**: Ischämie und Nekrose durch Erosio; Trübung, konjunktivale Ischämie; Symblepharonbildung
  - **Grad IV**: „gekochtes Fischauge"
- **Th▷** Spülen, epithelialisierende Augensalben, Mydriasis
  - **Pertomie** nach Passow (Ablassen von Transsudat durch limbusnahe Bindehauteinschnitte)
  - **Peridektomie** nach Schmidt-Martens (Exzision ischämisch-nekrotischer Bindehaut)
- **Ko▷** Ulcus corneae mit Perforation

Augapfelprellung (Contusio bulbi)
- **Ein▷** Iridodialyse (Abriß der Regenbogenhaut an ihrer Basis am Ziliarkörper)
  Einrisse des M. sphincter pupillae
  Sphinkterlähmung mit traumatischer Mydriasis

Traumatologie
Krankheitsbilder

    Hyphäma (Einbluten in die Vorderkammer mit Blutspiegelbildung)
    Abreißen der gesamten Iris (traumatische Aniridie)
    Abreißen der Zonula Zinnii mit Luxation oder Subluxation der Linse
    Iridodonesis (Irisschlottern bei Augenbewegung)
    traumatische Aphakie
    Bulbusruptur am Limbus corneae (gedeckte Skleraperforation)
    Glaskörpereinblutung
    Makulaloch
    Netzhautödem (Berlinsches Ödem)
    Netzhautblutung
    Netzhauteinriss, Ablatio retinae
    Aderhautruptur
    Cataracta traumatica
    Sekundärglaukom

Ko▷   Avulsio bulbi: Abriß des Sehnerves bei Aushebelung des Bulbus
       Siderosis bulbi: eisenhaltige Fremdkörper in Orbita
       Chalcosis bulbi: Kupfersplitter in Orbita

Verletzungen des Halses S10–S19

Trauma

Durchtrennung der A. carotis
Pa▷ vollständige Durchtrennung der A. carotis communis → infauste Prognose
    teilweise Durchtrennug der A. carotis communis → schnell wachsendes
        Hämatom des Halses; Kompression der Trachea
Th▷ vorsichtige Kompression und schnellstmöglich operative Versorgung

Halsvenenverletzung
Ko▷ Luftemboliegefahr
Th▷ sofortige Kompression, Intubation und Überdruckbeatmung
    bei Luftembolie ggfs. rechtes Herz punktieren und Luft absaugen

Nervenverletzung
Pa▷   N. vagus   → Herzstillstand, Atemlähmung
       N. phrenicus   → Zwerchfellhochstand
       N. recurrens   → Heiserkeit, Stimmlähmung

Tracheaverletzungen
Pa▷ Blutaspiration
Th▷ sofort Intubation oder Tracheotomie

Verletzungen des Thorax S20–S29

Verletzungen der Rippen, des Pleura-Lunge-Tracheobronchialsystem, von Herz und Gefäßen, Speiseröhre und WS
Ein▷ offen   **Ät▷**   Stich, Schuß
       geschlossen   **Ät▷**   Unfall, stumpfe Gewalt, Explosion

Traumatologie
Krankheitsbilder

Verletzungen des knöchernen Thorax

Rippenfraktur
- **Pa▷** durch Kompressions- oder Anpralltrauma Fraktur von einer oder oft mehreren Rippen
  Rippenserienfraktur: bei Fraktur > 3 Rippen
- **Ein▷** nach Thoraxstabilität
- **Sy▷** Schmerzen, Dyspnoe
- **Th▷** Analgesie, Entlastung eines Pneumothorax, Beatmung bei Thoraxinstabilität
- **Ko▷** Thoraxinstabilität mit paradoxer Atmung

Sternumfraktur
- **Pa▷** Kompressionstrauma / Anpralltrauma
- **Sy▷** Schmerzen, Dyspnoe
- **Th▷** konservativ mit Analgesie und Schonung
  Behandlung Begleitverletzung (Hämatothorax, Perikarderguss)

Hämatothorax und Hämatomediastinum

- **Pa▷** Bluterguß in Pleura oder Mediastinum durch Riß der ICR-Gefäße oder Parenchymriß
- **Sy▷** Hypovolämie, Schock, Dyspnoe, Schenkelschall, Atemgeräuschschwächung, Spiegelbildung
- **Th▷** Schockbehandlung, Bülau-Drainage, ultima ratio: Thorakotomie

Pneumothorax

- **Def▷** Luft in Pleuraspalt durch Schädigung der Pleura visceralis oder parietalis
- **Ein▷** partiell / total
- **Sy▷** hypersonorer Klopfschall, kein Atemgeräusch, stechende Schmerzen, Mediastinalverschiebung
- **Th▷** Entlastung mit Saugdrainage

Offener Pneumothorax
- **Pa▷** Brustwanddefekt; intrathorakaler Druckausgleich mit der Außenluft → Lungenkollaps
- **Sy▷** hörbares Lufteinsaugen; Emphysem, Mediastinalflattern, Infektion
- **Th▷** sterile Wundabdeckung, Analgesie, Sedierung, Schockprophylaxe, operativer Wundverschluß, Bülaudrainage, Intubation und Beatmung
  Antibiose zur Pneumonieprophylaxe

Geschlossener Pneumothorax
- **Pa▷** Läsion der visceralen Pleua → Luft durch Lunge in die Pleura → Lungenkollaps
- **Ät▷** Rippenfraktur, Trachea- und Bronchusruptur, Überdruckbeatmung, idiopathisch (♂)
- **Sy▷** Dyspnoe, Tachypnoe, Zyanose, Brustschmerz
- **Th▷** Spontanheilung bei kleinem Pneu, sonst Thoraxpunktion und Bülau-Drainage

Traumatologie
Krankheitsbilder

Spannungs-Pneumothorax (Ventil-Pneu)
Pa▷ bei Inspiration wird Luft durch intrapleuralen Unterdruck in Pleuraraum gezogen; bei Exspiration kann diese aber nicht entweichen (Ventilmechanismus) → Druckerhöhung → Mediastinalverschiebung
Sy▷ Angst, Dyspnoe, Zyanose, Tachykardie, Thoraxschmerz
Di▷ ICR ↑, Herzspitzenstoßverlagerung, ZVD ↑, RR sys. ↓, Haut-/Mediastinalemphysem
Th▷ Punktion, Bülau-Drainage

Mediastinal- und Gewebsemphysem

Mediastinalemphysem
Pa▷ Luft im Mediastinum bei Ösophagus-, Trachea- oder Bronchusruptur
Sy▷ retrosternale Schmerzen, venöse Einflußstauung, RR ↓, Dyspnoe, Hypoxie
Ko▷ extrakardiale Herztamponade, Erstickung durch Rachenkompression
Th▷ Mediastinotomie (quere Inzision am Jugulum)

Hautemphysem
Pa▷ Luft subkutan durch Atemwegs- oder Ösophagusverletzung
Di▷ Schneeballknirschen bei Palpation, streifige Aufhellung im Rö
Th▷ kausal; evtl. Nadelinzision und Entlastung

Herzverletzungen

Stumpfe Herzverletzungen
Ät▷ Polytrauma im Straßenverkehr
Ein▷ **Commotio cordis**: funktionelle Störung, keine strukturellen Verletzungen, ST-Senkung
Contusio cordis: morphologische Veränderungen, aber keine Eröffnung und keine Schädigung intrakardialer Strukturen; Symptome wie bei Infarkt; schwere Rhythmusstörungen
Th▷ Beobachtung, EKG-Kontrolle

Penetrierende Herzverletzungen
Pa▷ meist beide Ventrikel → Herzbeuteltamponade, Hämatomediastinum, Hämatothorax, Pneumoperikard
Th▷ intensivmedizinische Betreuung, operative Sanierung
bei stabiler Situation ggfs. Wundversorgung und Tetanusprophylaxe ausreichend

Verletzungen intrathorakaler Gefäße

Intrathorakale Venen, kleine Arterien
Pa▷ Hämatomediastinum mit Herzkompression
Th▷ Punktion und Entlastung, ggfs. operative Blutstillung

Aortenruptur
Ät▷ meist Fraktur der 2. oder 3. Rippe links bei horizontalem oder vertikalem Dezelerationstrauma

Trauma

Traumatologie
Krankheitsbilder

Pa▷ Riß der Aorta an Übergang Aortenbogen zu Aorta descendens
Ein▷ **Komplette Ruptur**: akuter Herztod am Unfallort
Inkomplette (gedeckte) Ruptur: Schock, Dyspnoe, Tachypnoe, Zyanose, Schmerzen, RR-Diff.
Th▷ OP mit Interposition einer Patchprothese

Verletzungen des Ösophagus
Traumatische Perforation
Ät▷ iatrogen bei Ösophagoskopie, Bougierung, Magensonde
Pa▷ meist cricoösophagealer Übergang
Sy▷ Dysphagie, Dyspnoe, Schmerzen, Fieber, Schock, Mediastinal-Hautemphysem, Mediastinitis
Di▷ Rö; Breischluck mit wasserlöslichem KM
Th▷ Magensonde, Nahrungskarenz, Antibiose
OP bei Längseinriß oder Nahrungsaufnahme nach Perforation → Thorakotomie

Spontane Ösophagusperforation (Boerhaave-Syndrom)
Pa▷ spontane (keine Prodromi), postemetische Perforation am unteren Ösophagusdrittel
Ät▷ infolge Druckerhöhung bei massivem Erbrechen; v.a. Alkoholiker
Sy▷ Schmerzen, Schock, Pneu
Di▷ Rö-Thorax (Pneu), Rö-Breischluck mit wasserlöslichem KM
Th▷ transthorakaler oder transabdomineller Zugang mit Übernähung

Verätzungen des oberen Gastrointestinaltraktes durch Säuren und Laugen
Pa▷ Schwere der Verätzungen im Mund absteigend
Laugen: tiefe Kolliquationsnekrose, Kardiospasmus
Säuren: Koagulationsnekrose; selbstbegrenzend, kein Kardiospasmus
→ Magen wird mitgeschädigt
Sy▷ Schmerzen, Schock
Ko▷ Blutung, Perforation, Mediastinitis, Narbenstrikturen, Fistelung
Th▷ Analgesie, Pharynxspülsonde, hochdosiert Cortison, Antihistaminika, Antibibiotika, Bougierung nach 5–6 Wochen
bei Narbenstrikturen OP mit Ersatz durch Darmabschnitt

Verletzungen des Abdomens, der Lumbosakralgegend, der Lendenwirbelsäule und des Beckens S30–S39

Zwerchfellrupturen
Ät▷ stumpfes Bauchtrauma
Pa▷ v.a. links Centrum tendineum (rechts durch Leber geschützt)
Sy▷ akute Schmerzen, Dyspnoe, Verlagerung der Baucheingeweide in Thorax, evtl. Einklemmung
Di▷ Darmgeräusche im Thorax, Rö
Th▷ absolute OP-Indikation; Reposition und Zwerchfellnaht

Traumatologie
Krankheitsbilder

Verletzungen des Gastrointestinaltraktes

Dünndarmverletzungen
- **Ät▷** Verkehrsunfälle, stumpfe Gewalt
- **Pa▷** v.a. oberes Jejunum, unteres Ileum (fixiert) → Quetschung, Ruptur
- **Sy▷** symptomfreies Intervall, Schock, Leukozytose, Peritonitis
- **Th▷** Laparotomie, Übernähung, bei größeren Defekten Resektion mit End-zu-End-Anastomose

Mesenterialverletzungen
- **Pa▷** Verletzung der Mesenterialgefäße
- **Sy▷** Blutung, Schock
- **Th▷** Laparotomie (Wiederherstellung der Durchblutung oder Ligierung)

Darmverletzungen durch penetrierende Abdominalverletzungen
- **Pa▷** Bauchdecke und Eingeweide werden verletzt
- **Th▷** Laparotomie, Übernähung und ggf. Resektion

Verletzungen des Colons
- **Ein▷** gedeckt / offen
- **Pa▷** Quetschung, Ruptur, Einriss, Perforation
- **Sy▷** Schmerzen, Schock, akutes Abdomen, innere Blutungszeichen
- **Di▷** Labor (Leukozytose), Peritoneallavage, Abdomenübersicht (Luft)
- **Th▷** Laparotomie und ggfs. Resektion

Leberruptur
- **Ät▷** stumpfes Trauma
- **Pa▷** in 70% der Fälle rechter Leberlappen betroffen; meist Kombination mit rechtsseitiger Zwerchfellruptur
- **Ein▷** offen / geschlossen
- **Sy▷** Schulterschmerz (N. phrenicus), Abwehrspannung, Zwerchfellhochstand
  bei offener Ruptur: Blut und Galle intraperitoneal, Volumenmangel, Schock
  bei geschlossener Ruptur: subkapsuläres oder zentrales Hämatom; evtl. später Ruptur
- **Di▷** Sonographie, Peritoneallavage, Labor, Rö, CT, ERCP
- **Ko▷** Abszeßbildung, gallige Peritonitis, Fistel (arteriobilär, portobilär)
- **Th▷** OP bei positiver Peritoneallavage; evtl. Leberteilresektion; Leberpacking
- **Pro▷** frühe OP: Letalität 30%
  späte OP: Letalität 90%

Verletzungen des Pankreas
- **Ät▷** stumpfes Bauchtrauma (Lenkrad)
- **Pa▷** Organ wird an die WS gepresst

Trauma

Traumatologie
Krankheitsbilder

- **Ein▷** nach Schweregraden:
  - **Pankreaskontusion:** Quetschung ohne Unterbrechung des Pankreasganges
  - **Subkapsuläre Ruptur:** Unterbrechung des Pankreasganges, Einblutung, Pseudozystenbildung, Organkapsel intakt
  - **Transkapsuläre Ruptur:** Durchtrennung Parenchym, Gang, Blutung, Fermentsekretion in Bauchhöhle → Peritonitis
- **Sy▷** unspezifische Oberbauchbeschwerden, später Peritonitis, Darmparalyse, Schock
- **Di▷** Labor, Sonographie, CT, Peritoneallavage, ERCP
- **Th▷** Laparotomie mit Gangrekonstruktion, Drainage, parapankreatische Drainage, Nahrungskarenz, Antibiose, Analgesie
- **Ko▷** Pankreaspseudozyste, Pankreatitis, Pankreasfistel, Nekrosen, Abszeßbildung

Milzruptur

- **Ep▷** häufigste Organverletzung
- **Ät▷** Polytrauma, stumpfes Bauchtrauma, Hypersplenie
- **Ein▷** **einzeitig:** kompletter Parenchym-Kapsel-Riß
  - **Sy▷** Schmerzen, Abwehrspannung, hämorrhagischer Schock
  - **Di▷** Kehr-Zeichen (Schulterschmerz links), Peritoneallavage positiv
  - **zweizeitig:** zentrale, subkapsuläre Risse, sekundärer Kapselriss (durch Spannung)
    - **Sy▷** symptomfreies Intervall, danach wie einzeitig
- **Di▷** sonographisch nachweisbar (nicht jedoch auszuschliessen!), sichere Diagnostik mit CT
- **Th▷** bei schneller Besserung intensivmedizinische Überwachung
  ansonsten Laparotomie, Ausräumung des Blutes, Blutstillung
  bei Milzentfernung evtl. Transplantation kleiner Milzanteil in Omentum majus (→ Blutreinigung; immunologische Funktion unklar)

Verletzung der Niere

- **Ein▷** subkapsuläres Hämatom / Einriss ins Parenchym /Nierenruptur mit Hämatom peripher, Fragmentierung / totale Zertrümmerung
  - **Schweregrade:**
    - **Kontusion** (subkapsuläres Hämatom)
    - **Ruptur** (Eröffnung des Hohlsystems mit Einblutung)
    - **Nierenstielverletzungen** (Arterien- / Venenabriß → keine Hämaturie)
    - **Fragmentierung** des Parenchyms (mit absolutem Funktionsverlust)
- **Di▷** Urin, Sonographie, Kontrast-CT
- **Th▷** Schockbekämpfung, Bettruhe, Antibiose
  - bei Kontusion   konservative Behandlung
  - bei Nierenstilabriß   Rekonstruktion
  - bei Zertrümmerung Nephrektomie

Traumatologie
Krankheitsbilder

Verletzung der Harnwege

Harnleiterverletzung
Ät▷ meist iatrogen, Trümmerfrakturen, sehr selten

Blasenverletzung
Ein▷ **extraperitoneal**
        Ät▷ durch Spießung bei Beckenringfraktur, Symphysensprengung
        Sy▷ Schock; Hämaturie
        Di▷ Zystogramm (Birnenform)
    intraperitoneal
        Ät▷ stumpfes Trauma bei voller Blase
        Sy▷ Schock; Peritonitis
        Di▷ Zystogramm (zerissener Blasenschatten)
Th▷ OP

Harnröhrenverletzung
Ät▷ Trauma; iatrogen (Fehler der Katheterisierung, OP)
Pa▷ Harnröhre fixiert an pars diaphragmatica → Riß
Sy▷ urethrale Blutung, keine Miktion, Schmerz, Hämatom
Di▷ rektale Untersuchung, Urogramm, Sonographie
Th▷ suprapubische Ableitung, Katheter um Stenose zu verhindern
    OP: Seit-zu-Seit-Naht

Früh- und Spätfolgen nach Verletzungen der Harnorgane
Blutverlust (Nierenstielabriss), Schock, Infektion (v.a. bei offenen Verletzungen), Schrumpfniere, Hypertonus, Peritonitis, paralytischer Ileus

Beckenfraktur

Ät▷ größere Gewalteinwirkung (z.B. Verkehrsunfall, Sturz aus Höhe)
Ein▷ **Grad I** einseitige Schambeinfraktur oder Beckenschaufelbruch
     Grad II ventrale und dorsale Unterbrechung des Beckenringes durch Fraktur oder Zerreißung von Iliosakralgelenk oder Symphyse
     Grad III dislozierte doppelseitige Schambeinfraktur
     Grad IV Fraktur der Hüftgelenkspfanne
     Nach Tile
     Typ A stabile, minimal dislozierte extraartikuläre Fraktur → Abrissfraktur, Beckenschaufelfraktur, einseitige oder stabile beidseitige Frakturen des vorderen Beckenringes, Querfrakturen Os sacrum oder Os coccygis
     Typ B Beckenringverletzung mit Rotationsinstabilität → Symphysensprengung (Open-Book-Fraktur), laterale Kompressionsfraktur mit Innenrotation
     Typ C Absprengung einer / beider Beckenhälften im Iliosakralgelenk und in Symphyse
Sy▷ Schmerzen in Ruhe oder bei Beckenkompression, Hämatom, Blutung mit Hypovolämie

Trauma

Traumatologie
Krankheitsbilder

Di▷ Röntgen, ggfs. CT, Urin-Status
Th▷ konservativ bei stabilen Frakturen; Immobilisierung für 1–2 Wochen
OP: bei instabilen oder dislozierten Frakturen
Ko▷ Verletzung von Beckenorganen, Harnröhrenruptur, massive Blutung

Postpartale Symphysendehiszens
Pa▷ Sprengung der Symphyse während Geburt, begünstigt durch hormonell induzierte Bandlockerung des Beckenringes zum Schwangerschaftsende
Sy▷ Bewegungs- und Belastungsschmerz
Th▷ konservativ mit Trochantergurt

Verletzungen der Schulter und des Oberarmes S40–S49
Verletzung von knöchernen Strukturen
Claviculafraktur
Ät▷ Sturz auf Schulter bei ausgestrecktem Arm, selten direktes Trauma
Pa▷ meist mittleres Drittel mit Dislokation des medialen Fragmentes nach kranial
Ein▷ medial / lateral / mittleres Drittel (80%)
Sy▷ Schmerz, Schwellung, tastbare Stufe
Di▷ Rö, Klinik
Th▷ konservativ: ohne Dislokation Rucksackverband für 2–3 Wochen
operativ: Plattenosteosynthese bei Dislokation im lateralen Drittel, Gefäss- oder Nervenverletzung
Ko▷ Verletzung Plexus brachialis oder A. subclavia

Skapulafraktur
Ät▷ Sturz auf die Schulter, indirektes Trauma
Ein▷ je nach Verlauf (Abrissfraktur, Trümmerfraktur, Frakturen der Gelenkpfanne)
Sy▷ Schmerzen, Bewegungseinschränkung
Di▷ Rö, Klinik
Th▷ konservativ: mit Ruhigstellung für 14 d (Desault-Verband, Gilchrist-Bandage)
OP: bei dislozierter Gelenkspfanne

Humeruskopffraktur
Ät▷ indirektes Trauma durch Sturz auf den ausgestreckten Arm
Ein▷ nach Neer
- **Neer I** minimale Dislokation (< 1 cm)
- **Neer II** Dislokation > 1 cm, Fraktur am Collum anatomicum
- **Neer III** Dislokation > 1 cm oder Abknickung > 45° Fraktur am Collum chirurgicum
- **Neer IV** Tuberculum majus-Abriss
- **Neer V** Tuberculum minus-Abriss
- **Neer VI** Luxationsfraktur

Traumatologie
Krankheitsbilder

Sy▷ Schmerzen, Bewegungseinschränkung
Th▷ oft konservativ: bei eingestauchter, wenig dislozierter Fraktur
→ Gilchrist- oder Desault-Bandage
OP: bei starker Dislokation, Luxationsfraktur, Abrissfraktur
Tuberculum majus → Reposition und Fixation mit
Spickdraht, Platte, Zuggurtung

Oberarmschaftfraktur
Ät▷ direktes oder indirektes Trauma
Ein▷ **nach Lokalisation**: proximales, mittleres oder distales Drittel
Sy▷ Schmerzen, Schwellung, Bewegungseinschränkung
Di▷ Klinik, Rö
Th▷ konservativ: Ruhigstellung in Gilchristbandage, früh Physiotherapie
OP: bei instabiler Fraktur, Dislokation, Gefäss- oder Nervenläsion
→ intramedulläre Nagelung, Plattenosteosynthese
Ko▷ im mittleren Drittel Gefahr der Verletzung des N. radialis

Distale Humerusfraktur
Ät▷ Sturz auf Ellenbogen oder ausgestreckten Arm
Ein▷ **nach Gelenkbeteiligung**:
– extraartikuläre Abrissfraktur
– supracondyläre Fraktur
– intraartikuläre Fraktur
Sy▷ Schmerzen, Schwellung, Bewegungseinschränkung, Fehlstellung
Di▷ Rö, Klinik
Th▷ konservativ: geschlossene Reposition und Ruhigstellung in Schlinge / Gips
OP: bei dislozierten oder instabilen Frakturen, intraartikuläre
Frakturen → Schrauben- oder Plattenosteosynthese
Ko▷ Verletzung des N. medianus, N. ulnaris oder A. brachialis

Verletzung von Gelenkstrukturen
Traumatische Schultergelenksluxation
Pa▷ Verrenkung des Glenohumeralgelenkes
Sy▷ Schmerz, leere Gelenkpfanne, Verletzung N. axillaris
Th▷ Reposition **nach Arlt**: Arm über Stuhllehne, Ellbogen 90° gebeugt, Längszug
Reposition **nach Hippokrates**: liegender Patient, Fuß in Achselhöhle, am
Arm kräftig ziehen

Rezidivierende Schultergelenksluxationen
Pa▷ Luxation des Humeruskopfes aus Pfanne
Ein▷ **Habituelle Luxation**: ohne vorausgehendes Trauma im Kindesalter oder bei
Geburt; meist durch konstitutionelle Dysplasie des Schultergelenkes
Willkürliche Luxation: Patient kann selbständig Schulter luxieren /
subluxieren

Traumatologie
Krankheitsbilder

Posttraumatische rezidivierende habituelle Luxation: bei nicht richtig ausgeheilter Luxation (v.a. bei zu kurzer Ruhigstellung), Initialtrauma mit Abriß des Labrum glenoidale, Impressionsfraktur des Humerus, Schädigung N. axillaris

- **Di▷** Rö: Hill-Sachs-Delle: Impression des Humeruskopfes
  Bankart-Läsion: Läsion am unteren Pfannenrand
- **Sy▷** Instabilitätsgefühl, Schmerz
- **Th▷** OP, Doppelung der vorderen Gelenkkapsel, Lateralisierung des M. subscapularis, extraartikuläre Knochenspanbolzung

Schultergelenkssprengung
- **Pa▷** Zerreißung der akromialen Kapselbandstrukturen bei Sturz auf Schulter oder Arm
- **Ein▷ nach Tossy**:
  - Tossy I — Prellung, Distorsion
  - Tossy II — Zerreißung der akromioklavikularen Bänder
  - Tossy III — vollständige Luxation
- **Sy▷** Klaviertastenphänomen, Palpation schmerzhaft
- **Th▷** Bandrekonstruktion, Bandagenzügelung

Sternoclaviculargelenksluxation
- **Ep▷** selten
- **Ät▷** direkte oder indirekte Gewalt auf Clavicula
- **Ein▷**
  - Grad I — Kontusion oder Distorsion des Gelenkes ohne Dislokation
  - Grad II — Subluxation durch Teilzerreißung der sternoclaviculären Bänder
  - Grad III — komplette Zerreißung der Bandstrukturen, Stufenbildung, leere Gelenkpfanne
- **Sy▷** Schmerz, Bewegungseinschränkung
- **Di▷** Rö, Klinik
- **Th▷** konservativ: reponieren, Rucksackverband für 4–5 Wochen
  OP: wenn konservativ nicht therapierbar

Akromioclavikulargelenksluxation
- **Ät▷** Sturz auf Schulter bei abduziertem Arm
- **Pa▷ Luxationsrichtung**:
  - nach oben: Luxatio supraacromialis (am häufigsten)
  - nach unten: Luxatio infraacromialis
  - nach hinten: Luxatio retrospinata
- **Ein▷**
  - Tossy I — Überdehnung oder Zerrung der Ligg. acromioclaviculare und coracoclaviculare
  - Tossy II — Ruptur des Lig. acromioclaviculare mit Subluxation
  - Tossy III — Ruptur der Ligg. acromioclaviculare und coracoclaviculare mit Luxation
- **Di▷** Rö, Klinik

Traumatologie
Krankheitsbilder

Th▷ konservativ: Tossy I, II, z.T. auch III (Desault- oder Gilchristbandage für 3 Wochen)
OP: Tossy III (in jungem Alter)

Verletzung des Bändern oder Sehnen

Rotatorenmanschettenruptur
Ät▷ meist bei degenerativer Vorschädigung
Pa▷ Riß der den Humeruskopf überdachenden Rotatorenmanschette, die aus den Sehnen folgender Muskeln gebildet wird: M. supraspinatus, M. infraspinatus, M. subscapularis, M. teres minor
Sy▷ bei Mitschädigung des M. suprascapularis: Pseudoparalyse des Armes, keine aktive Abduktion, Humeruskopfhochstand
Sonstige Beschwerden je nach Ausmass und Funktionalität, Schmerzen, Bewegungseinschränkung
Th▷ konservativ: Lagerung, KG: bei degenerativen Rupturen
OP: bei frischen Läsionen und jungen Patienten

Bizepssehnenruptur
Ät▷ Ruptur der langen Bizepssehne: bei degenerativer Vorschädigung durch inadäquates Trauma
Ruptur der kurzen Bizepssehne: traumatische Ruptur
Sy▷ sichtbarer Muskelbauch, verminderte Kraft, oft erstaunlich symptomarm
Di▷ Sonographie, Klinik, Rö
Th▷ konservativ: lange Bizepssehne
OP: distale Ruptur, ausgeprägte Symptomatik, junge Patienten

Verletzungen des Ellenbogens und des Unterarmes S50–S59

Verletzung von knöchernen Strukturen

Olekranonfraktur
Ät▷ direktes Trauma bei Sturz; selten indirektes Trauma
Pa▷ Olecranon wird durch Zug des M. trizeps nach kranial disloziert
Sy▷ Schmerzen, tastbarer Spalt, fehlende Kraft zur Streckung des Armes
Di▷ Rö, Klinik
Th▷ selten konservativ: bei nicht-dislozierten Frakturen im Kindesalter
OP: meist wegen Dislokation (Zuggurtungsosteosynthese)

Processus-coronoideus-Fraktur
Ät▷ meist Begleitverletzung bei Ellenbogenluxation
Sy▷ Schmerz, Schwellung, Bewegungseinschränkung
Di▷ Rö, Klinik
Th▷ konservativ: bei nicht-dislozierter Frakur; Ruhigstellung
OP: Reposition und Zugschraubenosteosynthese, Kirschnerdraht

Traumatologie
Krankheitsbilder

Radiusköpfchenfraktur
Ät▷ Sturz auf ausgestreckten Arm
Ein▷ Spaltbruch, Stauchungsbruch, Trümmerbruch
Sy▷ Schmerzen, Schwellung, Bewegungseinschränkung
Di▷ Klinik, Rö
Th▷ konservativ: bei nicht-dislozierter oder reponierbarer Fraktur, Oberarmschiene für 2 Wochen
OP: Dislokation > 2 mm, Gelenkfläche relevant beteiligt (Zugschraubung, Osteosynthese)

Unterarmfraktur
Ät▷ direktes und indirektes Trauma
Pa▷ direkte Fraktur: Parrierfraktur der Ulna
Ein▷ **nach Lokalisation**: proximal / distal / mittleres Drittel
nach Beteiligung: Radiusfraktur, Ulnafraktur, kombiniert (Unterarmschaftfraktur)
Luxationsfrakturen:
Monteggia-Fraktur: proximale Ulnafraktur + Radiusköpfchenluxation
Galeazzi-Fraktur: distale Radiusfraktur + Ulnaluxation
Sy▷ Schmerzen, Schwellung
Di▷ Klinik, Rö
Th▷ konservativ: nicht dislozierte Fraktur der Ulna, Grünholzfraktur des Kindes
OP: dislozierte, nicht reponierbare Frakturen

Distale Radiusfraktur
Syn▷ Radiusfraktur loco typico
Ein▷ **Colles-Fraktur**: Sturz auf dorsalextendierte Hand (Handfläche), häufige Fraktur
Smith-Fraktur: Sturz auf flektiertes Handgelenk (Handrücken)
Sy▷ Schmerzen, Schwellung, Bewegungseinschränkung
Di▷ Klinik, Rö
Th▷ konservativ: zu 90%; geschlossene Reposition in Bruchspaltanästhesie durch axialen Zug; Stellungskontrolle, dorsale Unterarmschiene für 4–6 Wochen; häufige Rö-Kontrollen zur Stellungskontrolle
OP: bei nicht reponierbaren oder stabilisierbaren Frakturen: Spickdraht, Plattenosteosynthese

Verletzung von Gelenkstrukturen

Ellenbogenluxation
Ep▷ zweithäufigste Luxation des Menschen (nach Schulterluxation)
Pa▷ Verrenkung und Fehlstellung in einem der 3 Ellenbogengelenke:
– Humero-Ulnar-Gelenk (häufigste Form)
– Radio-Ulnar-Gelenk
– Humero-Radial-Gelenk

Traumatologie
Krankheitsbilder

Ät▷ indirektes Trauma
Sy▷ Schmerz, Fehlstellung
Di▷ Klinik, Rö
Th▷ Reposition unter Narkose, Ruhigstellung

Pronatio dolorosa
Pa▷ Subluxation des Radiusköpfchens beim Kleinkind durch Zug am ausgestreckten pronierten Arm („Nurse luxation")
Sy▷ Pronation und Schonung
Th▷ Reposition durch Supination + Streckung im Ellenbogengelenk (+ Druck auf Radiusköpfchen)

Verletzung von Bändern oder Sehnen
Volkmann-Kontraktur
Ät▷ insbesondere auch iatrogen bei inadäquater oder verzögerter Versorgung von suprakondylären Humerusfrakturen
Pa▷ ischämisch bedingte Kontraktur der Armmuskulatur, durch Fragmentdislokation → Ischämie und Nervenkompression
Sy▷ Atrophie der beugeseitigen Unterarmmuskulatur, Beugefehlstellung der Hand- und Fingergelenke
Th▷ Reposition von Frakturen unter Vermeidung von strangulierenden Verbänden

Verletzungen des Handgelenkes und der Hand S60–S69
Verletzung von knöchernen Strukturen
Fraktur des Os naviculare
Syn▷ Kahnbeinfraktur, Os scaphoideum-Fraktur
Ät▷ indirektes Trauma, Sturz auf extendierte Hand
Ein▷ **nach Böhler**: horizontaler Schrägbruch / Querbruch / vertikaler Schrägbruch
De-Quervain-Fraktur: zusätzliche Luxation des Os lunatum
Di▷ Rö und Klinik (Druckschmerz in der Tabatière)
Th▷ konservativ: bei nicht-dislozierten Frakturen (Böhler-Gips für 4–6 Wochen)
OP: bei dislozierten Frakturen (Reposition und Schraubenosteosynthese)
Ko▷ Gefahr der Nekrose des proximalen Anteils, Gefahr der Pseudarthrosenbildung

Basisfrakturen des Os Metacarpale I
Ät▷ direktes oder indirektes Trauma
Ein▷ **Bennett-Fraktur**: intraartikulärer Schrägbruch der Basis des Metacarpale I
Rolando-Fraktur: Y- oder T-Bruch am Ort der Bennett-Fraktur
Winterstein-Fraktur: extraartikuläre basisnahe Schaftfraktur
Di▷ Klinik, Rö
Th▷ konservativ: bei nicht dislozierte Frakturen ohne Gelenkbeteiligung
OP: Bennett- und Rolando-Fraktur immer OP

Traumatologie
Krankheitsbilder

Weitere Mittelhand- und Phalangenfrakturen
- **Ät▷** direktes oder indirektes Trauma
- **Pa▷** Nomenklatur nach Lokalisation, Form (Basis, Schaft oder Köpfchenfraktur)
- **Sy▷** Schwellung, Schmerz, Fehlstellung
- **Di▷** Klinik, Rö
- **Th▷** konservativ: ohne Dislokation oder gut reponierbar; Gipsschiene
  OP: bei schwerer Dislokation oder Instabilität

Verletzung von Gelenkstrukturen
Perilunäre Luxation
- **Ät▷** Sturz auf die Hand
- **Ein▷** je nach Luxationsrichtung
- **Sy▷** beugeseitig prominentes luxiertes Lunatum, schmerzhafte Bewegungseinschränkung
- **Di▷** Rö, Klinik
- **Th▷** konservativ: Reposition in Leitungsanästhesie, Gipsschiene für 6 Wochen
  OP: bei N. medianus-Beteiligung

Phalangenluxation
- **Ät▷** direktes Trauma mit Scherkräften
- **Sy▷** Schmerz, Fehlstellung, federnde Bewegungseinschränkung
- **Di▷** Klinik, Rö
- **Th▷** konservativ: Reposition in Oberst-Leitungsanästhesie
  Ruhigstellung für 2–3 Wochen
  OP: bei fehlender Reponierbarkeit, z.B. durch Sehnenanteile im Gelenkspalt

Verletzung von Bändern oder Sehnen
Seitenbandruptur
- **Ät▷** typisch: Skistock-Unfall
- **Pa▷** Abscherung des Daumens
- **Ein▷** Ruptur ulnares Seitenband des Daumens
  Ruptur der Seitenbänder der Langfinger
- **Sy▷** Schmerz, Schwellung, Gelenkinstabilität
- **Di▷** Klinik, Rö
- **Th▷** konservativ: Schienung mit Tapeverband, Gipsverband für 4 Wochen
  OP: bei knöchernen Bandausrissen (transossäre Fixation)
- **Ko▷** Funktionsverlust der Greiffunktion der Hand

Sehnenruptur
- **Ät▷** Überstreckung oder offene Verletzung
- **Ein▷** Beugesehnenverletzung / Strecksehnenverletzung
- **Sy▷** Schmerz, Schwellung, fehlende Beuge- oder Streckfunktion
- **Di▷** DMS, genaue Funktionsprüfung, Rö

Traumatologie
Krankheitsbilder

Th▷ konservativ: bei knöchernem Strecksehnenausriss: Stack-Schiene für 6 Wochen oder Kirschner-Draht
OP: diverse Verfahren zur Sehnennaht möglich

Verletzungen der Hüfte und des Oberschenkels S70–S79
Verletzungen von knöchernen Strukturen

Acetabulumfraktur
Ät▷ schweres direktes oder indirektes Trauma, z.B. Knieanprall bei Verkehrsunfall
Pa▷ oft Kombination mit Hüftluxation
Ein▷ **Typ 1**: Fraktur des dorsalen Pfannenrandes (häufigste Form)
Typ 2: Fraktur des dorsalen Pfeilers
Typ 3: Pfannenbodenquerfraktur (beide Pfeiler)
Typ 4: Fraktur des ventralen Pfeilers
Sy▷ Schmerzen, Bewegungseinschränkung
Di▷ Klinik, Rö (+ Obturator- und Ala-Aufnahme)
Th▷ konservativ: bei nicht dislozierte Fraktur: Entlastung für 3–4 Monate; Physiotherapie
OP: bei jüngeren Patienten, Dislokation, Fraktur des hinteren Pfeilers
Ko▷ posttraumatische Arthrose, Hüftkopfnekrose

Hüftkopffraktur
Ät▷ Begleitverletzung bei Hüftluxation, Stauchung
Ein▷ nach Pipkin
Typ I: horizontale Fraktur distal des Lig. capitis femoris
Typ II: vertikale Fraktur, Lig. capitis femoris im abgesprengten Fragment erhalten
Typ III: Typ I oder II + Schenkelhalsfraktur
Typ IV: Typ I oder II + dorsokraniale Pfannenrandfraktur
Sy▷ Fehlstellung, Schmerz, Bewegungseinschränkung
Di▷ Klinik, Rö
Th▷ konservativ: nur bei kaudalen Kopffrakturen; Entlastung für 6 Wochen
OP: oft sekundär HEP oder TEP notwendig
Ko▷ Hüftkopfnekrose (da arterielle Versorgung über das Lig. capitis femoris)

Schenkelhalsfraktur
Ep▷ ♀ > ♂; v.a. ältere Menschen
Ät▷ direktes Trauma bei Sturz auf Oberschenkel, Osteoporose
Pa▷ Bruch des Oberschenkels zwischen Hüftkopf und Trochanteren v.a. bei älteren Menschen (wegen kleinerem Caput-Collum-Diaphysen-Winkel (CCD), vermehrter BG-Kapsel, Knochenerweichung)
Ein▷ mediale Schenkelhalsfraktur:
Pa▷ innerhalb der Gelenkkapsel
meist Adduktionsfrakturen → Varusstellung mit Instabilität
selten Abduktionsfrakturen

Trauma

Traumatologie
Krankheitsbilder

Ein▷ nach Pauwels: angegeben wird der Winkel des Bruches zu einer imaginären Horizontalen auf Höhe des proximalen Endes des Hüftkopfes:
- **Typ I**: $< 30°$
- **Typ II**: $< 50°$
- **Typ III**: $70°$ und mehr

Sy▷ Adduktionsfrakturen schmerzhafter und mit stärkeren Bewegungseinschränkungen als Abduktionsfrakturen

Th▷ OP bei Adduktionsfrakturen durch Instabilität
Bei Abduktionsfraktur konservative Behandlung möglich, da sich Fragmente ineinander verkeilen

laterale Schenkelhalsfraktur: seltener
- **Pa▷** außerhalb der Gelenkkapsel

Sy▷ dislozierte Schenkelhalsfraktur führt zu Verkürzung und Außenrotation des Beines

Di▷ Klinik, Rö

Th▷ konservativ: bei Abduktionsfraktur
OP: bei Adduktionsfraktur, Dislokation, Pauwels Typ II–III
dynamische Hüftschraube (DHS)
bei älteren Patienten Femurkopfprothese (HEP)

Femurfraktur

Ät▷ direktes Trauma, Sturz, Torsionstrauma; oft bei Osteoporose

Ein▷ nach Lokalisation:
- Pertrochantäre Fraktur (stabil / instabil)
- Abrissfraktur von Trochanter major oder Trochanter minor
- Subtrochantäre Oberschenkelfraktur
- Oberschenkelschaftfraktur (diaphysäre Fraktur)

Sy▷ Beinverkürzung, Außenrotation, Schmerz, Bewegungseinschränkung

Di▷ Klinik, Rö

Th▷ konservativ: bei Kleinkindern mit Overhead-Extension
OP: pertrochantäre Fraktur: Gamma-Verriegelungsnagel, DHS (dynamische Hüftschraube), Plattenosteosynthese
Schaftfraktur: Marknagel, Verriegelungsnagel, Plattenosteosynthese

Distale Femurfraktur

Ät▷ direktes Trauma, Knieanprall

Ein▷ suprakondylär / diakondylär mit oder ohne Gelenkbeteiligung

Sy▷ Schmerz, Schwellung, Bewegungseinschränkung, Fehlstellung

Di▷ Klinik, Rö

Th▷ OP: bei Gelenkbeteiligung: Winkelplatte, Zugschraube
bei Kindern Spickdraht und Zugschraubenosteosynthese

Ko▷ nach diesem Mechanismus oft auch Hüftgelenksverletzung, posttraumatische Arthrose

Traumatologie
Krankheitsbilder

Verletzungen von Gelenkstrukturen
Hüftgelenksluxation
- **Ät▷** schweres direktes oder meist indirektes Trauma mit Hebelwirkung des Femurs
- **Ein▷ nach Luxationsrichtung**:
  – hintere Luxation: Bein innenrotiert (häufig)
  – vordere Luxation: Bein außenrotiert
  – oft Kombination mit Acetabulum-Fraktur
- **Sy▷** Schmerz, federnde Bewegungseinschränkung
- **Di▷** Klinik, Rö
- **Th▷** Reposition geschlossen oder offen, in jedem Fall notfallmäßig dringend
- **Ko▷** Hüftkopfnekrose

Verletzungen des Knies und des Unterschenkels S80–S89
Verletzungen von knöchernen Strukturen
Patellafraktur
- **Ät▷** direktes Anpralltrauma (z.B. Verkehrsunfall)
- **Pa▷** Dislokation der Patellaanteile durch Zug des M. quadriceps femoris
- **Ein▷** Polabrissfraktur, Fissur, Querfraktur (häufig), Mehrfragmentbruch
- **Sy▷** Schmerz, Schwellung, Bewegungseinschränkung
- **Di▷** Klinik, Rö
- **Th▷** konservativ: selten, bei nicht-dislozierten Frakturen, Fissuren, Längsfrakturen
  OP: Zuggurtungsosteosynthese

Trauma

Tibiakopffraktur
- **Ät▷** direktes Trauma oder Sturz auf das Bein
- **Pa▷** meist Impressionsbrüche, Meisselbruch, Spaltbruch
- **Sy▷** Schwellung, Rötung, Hämarthros, Bewegungseinschränkung
- **Di▷** Klinik, Rö, CT, ggfs. Kniepunktion
- **Th▷** konservativ: bei nicht-dislozierten Spaltbrüchen; Punktion des Hämarthros
  OP: bei allen dislozierten Frakturen
      gute Reposition und Wiederherstellung der Gelenkfläche
- **Ko▷** posttraumatische Arthose

Unterschenkelfrakturen
- **Ät▷** direktes Trauma, Scherkräfte
- **Pa▷** geringer Weichteilmantel führt oft zu offenen Frakturen
- **Ein▷** isolierte Tibia- oder Fibulafraktur, Kombinationsfraktur
- **Di▷** Klinik, Rö
- **Th▷** konservativ: isolierte Fibulafraktur Ruhigstellung, Unterschenkelgehgips für 4 Wo
      nicht-dislozierte Tibiafraktur 6 Wochen Oberschenkelliegegips
  OP: bei Dislokation, offene Fraktur
- **Ko▷** Kompartmentsyndrom

Traumatologie
Krankheitsbilder

Verletzung von Gelenkstrukturen

Patellaluxation
- **Sy▷** spontane Beugestellung des Kniegelenks, Hämarthros, Schmerzen
- **Th▷** Reposition durch passive Gelenkstreckung und Verschiebung der Patella nach medial; Ruhigstellung

Kniegelenksluxation
- **Ät▷** starke Kraftauswirkung auf Ober- und Unterschenkel
- **Pa▷** Luxation meist mit zusätzlichen Verletzungen von Bandapparat und Menisken, z.T. sind auch A. poplitea und N. tibialis und N. peronaeus betroffen
- **Ein▷** vordere Luxation / hintere Luxation
- **Sy▷** Instabilität, Fehlstellung, Schmerz
- **Di▷** DMS, Rö, Klinik
- **Th▷** OP: offene Reposition und Versorgung der Begleitverletzungen

Meniskusriß
- **Pa▷** durch Scherkräfte bedingter Riß meist des medialen Meniskus (da Verwachsung mit Seitenband)
  oft Korbhenkelriss: Einriß parallel zu Kapselansatz
- **Ät▷** degenerativ, sekundär traumatisch, primär traumatisch (nur ca. 10%)
- **Sy▷** einschießende Schmerzen, Gelenkblockade (federnde Streckhemmung), rezidivierende Einklemmung, Druckschmerz über Gelenkspalt, seröser Reizerguss, selten Hämarthros
- **Di▷** Meniskuszeichen, Rö zum Ausschluss knöcherner Verletzungen, ggfs. Punktion
  Meniskustests
  Steinmann I-Test: im Kniegelenk gebeugtes Bein
    schmerzhafte Innenrotation bei Außenmeniskusschäden
    schmerzhafte Außenrotation bei Innenmeniskusschäden
  Steinmann II-Test: bei Meniskusverletzung wandert mit zunehmender Unterschenkelbeugung das zunächst vorn angegebene Druckempfindlichkeitsmaximum in Richtung Kniekehle.
  Payr-Zeichen: im Schneidersitz medialseitige Schmerzen bei Innenmeniskusläsion
  Böhler-Test: Ab- und Adduktionsschmerz bei gestrecktem Kniegelenk infolge Läsion des Außen- bzw. des Innenmeniskus oder des lateralen oder medialen Kollateralbandes
  Apley-Grinding-Test: in Bauchlage Knie rechtwinklig beugen, axialer Druck auf Fußsohle
    Schmerzen bei Innenrotation bei Außenmeniskusriß
    Schmerzen bei Außenrotation bei Innenmeniskusriß
- **Th▷** Arthroskopie, partielle oder totale Meniskektomie, Refixation, ggfs. zusätzlich Umstellungsosteotomie

Traumatologie
Krankheitsbilder

Verletzung von Bändern oder Sehnen

Bandverletzungen des Knies
- **Ät▷** Trauma
- **Pa▷** **Seitenbandverletzung**: Lig. coll. mediale häufiger als Lig. coll. laterale betroffen
  Kreuzbandverletzung: oft kombinierte Verletzungen
  z.B. **unhappy Triad**: Ruptur von Innenband + vorderes Kreuzband + Innenmeniskus mit Instabilität des Kniegelenkes
- **Sy▷** Schmerzen, Schwellung, Erguss, Bewegungseinschränkung, Giving-way-Phänomen (Gefühl des Kontrollverlustes und des Wegrutschens des Unterschenkels)
- **Di▷** bei frischen Distorsionsverletzungen Punktion
  Testung der Seitenbänder:
  - Varusstress
  - Valgusstress

  Kreuzbandtests:
  - **Schubladentest**: abnorm weite Verschieblichkeit des Unterschenkels gegen den Oberschenkel bei Kreuzbandruptur
    hintere Schublade: bei Verletzung des hinteren Kreuzbandes
    vordere Schublade: bei Verletzung des vorderen Kreuzbandes
  - **Lachman-Test**: Prüfung der vorderen Schublade bei 20° statt bei 90° (klassischer Schubladentest)
    pathologisch bei Verletzung des vorderen Kreuzbandes
  - **Pivot-Shift-Test**: Test für vorderes Kreuzband: Fuss in Innenrotationsstellung und Druck auf lateralen Femurkondylus. Bei langsamer Beugung kommt es bei 30°–50° durch Zug des Tractus iliotibialis zu einem Zurückspringen des subluxierten Tibiakopfes
  - **Hintere Schienbeinluxation**: Bei gebeugtem Knie und muskulärer Entspannung kommt es zu einem Absinken des Tibiakopfes nach dorsal

  Rö: Stida-Pellegrini-Schatten (Verkalkung im femoralen Ansatzbereich des Innenbandes bei alter Läsion)
- **Th▷** konservativ: bei älteren Patienten, bestehender Immobilität: Ruhigstellung, Analgesie, Physiotherapie
  OP: bei jüngeren Patienten: Kreuzbandplastik, Refixation des knöchernen Bandausrisses

Quadricepssehnenruptur
- **Ät▷** degenerative Vorschädigung und starke Anspannung
- **Pa▷** starke Dehiszenz durch Kraft des M. quadrices femoris
- **Sy▷** Unmöglichkeit der Beinstreckung, Schmerz, Schwellung
- **Di▷** Rö, Sonographie, Klinik
- **Th▷** OP mit End-zu-End-Naht der Sehne

Traumatologie
Krankheitsbilder

Verletzungen der Knöchelregion und des Fußes S90–S99

Verletzung von knöchernen Strukturen

Sprunggelenksfrakturen
- **Pa▷** v.a. Supinationstrauma, seltener Pronationstrauma
- **Ein▷** **nach Weber**:
  - Weber A   Fibulafraktur distal / unterhalb der Syndesmose
  - Weber B   Fibulafraktur in Höhe der Syndesmose, oft Teilruptur der Syndesmose
  - Weber C   Fibulafraktur proximal / über der Syndesmose
  - **Maisonneuve-Fraktur**: hohe (subkapitale) Fibulafraktur (Weber C) + Innenknöchelverletzung (ligamentär oder ossär)
  - **Volkmann-Dreieck**: zusätzlich Fraktur der hinteren Tibiakante
- **Sy▷** Schmerz, Schwellung, Bewegungseinschränkung
- **Th▷** Reposition
  - OP: Osteosynthese mit Zugschraube, kleine Platte (außer bei unverschobener Weber-A-Fraktur)
- **Ko▷** oft begleitende Bandverletzungen

Pilon-tibiale-Fraktur
- **Ät▷** axiale Kraft durch Sturz
- **Pa▷** Stauchungsfraktur der distalen Tibia
- **Ein▷** **nach Weber**:
  - Weber A   vordere und hintere Absprengung der distalen Tibia
  - Weber B   vordere Absprengung der distalen Tibia
  - Weber C   hintere Absprengung der distalen Tibia
- **Sy▷** Schmerz, Schwellung, Bewegungseinschränkung
- **Th▷** konservativ: stabile Fraktur ohne Dislokation oder Gelenkbeteiligung
  - OP: offene Reposition, Zugschrauben, Plattenosteosynthese, ggfs. Fixateur externe

Talusfraktur
- **Ät▷** axiale Stauchung
- **Ein▷** **periphere Fraktur**: Abriss Processus lateralis oder posterior, Kopffraktur
  - **zentrale Fraktur**: Korpus- / Hals- oder Trümmerfraktur
    - → Risiko der Nekrose durch Ischämie
- **Sy▷** Schmerzen, Schwellung, Bewegungseinschränkung
- **Di▷** Klinik, Rö, ggfs. CT
- **Th▷** konservativ: nicht dislozierte Fraktur; Unterschenkelgips für 3 Monate
  - OP: bei Dislokation; post-operativ Entlastung für 3–6 Monate

Kalkaneusfraktur
- **Ät▷** axiale Stauchung
- **Ein▷** **periphere Fraktur**: Abriss Tuber calcanei oder Processus anterior
  - **zentrale Fraktur**: Fraktur des Korpus

Traumatologie
Krankheitsbilder

Sy▷ Schmerzen, Schwellung, Bewegungseinschränkung
Di▷ Klinik, Rö, ggfs. CT
Th▷ konservativ: nicht dislozierte Fraktur; Unterschenkelgips
OP: bei Dislokation, ultima ratio Arthrodese

Marschfrakturen
Pa▷ Ermüdungsfrakturen im Bereich des Fußes
Frakturen im Fußskelett durch lang andauernde unphysiologische Belastung; Unterschenkelgipsverband
Th▷ Entlastung, bei Dislokation OP

Verletzungen von Gelenksstrukturen

Talusluxation
Ät▷ Sturz, extreme Plantarflexion
Ein▷ vordere Luxation / hintere Luxation
seitliche Luxation (nur bei Knöchelfraktur möglich)
subtalare Luxation
Sy▷ federnde Bewegungseinschränkung, Schmerz, Schwellung
Di▷ Klinik, Rö
Th▷ konservativ: Reposition in Analgesie und Muskelrelaxation; Entlastung für 4–6 Mon.
OP: bei Begleitverletzung
Ko▷ Nekrose

Verletzungen von Bändern und Sehnen

Achillessehnenruptur
Pa▷ meist bei degenerativer Vorschädigung durch indirekte Gewalteinwirkung
Sy▷ peitschenartiges Geräusch
Di▷ Aufhebung der aktiven Plantarflexion
positiver **Thompson-Test**: Kompression der Wade führt zu keiner Plantarflexion des Fußes
Th▷ OP-Rekonstruktion

Außenbandruptur
Ät▷ Umknicken (Supinationstrauma)
Pa▷ laterale Kapselbandruptur (Lig. fibulotalare ant. und Lig. fibulotalare post. sowie Lig. fibulocalcaneare und laterale Gelenkkapsel)
Sy▷ Schwellung, Druckschmerz, eingeschränkte Gehfähigkeit
Th▷ konservativ (Tapeverbände) und operativ möglich
Ko▷ Außenbandinstabilität des oberen Sprunggelenkes
Pa▷ chronische Außenbandinsuffizienz des oberen Sprunggelenkes
Sy▷ Gangunsicherheit mit Gelenkschmerz
Th▷ Training der Peronaeusmuskulatur, Stützverbände / Tape, OP

Trauma

Traumatologie
Krankheitsbilder

Tibialis-anterior-Syndrom
- **Pa▷** posttraumatische Ischämie der Muskulatur und Nervenschädigung in der Tibialis-anterior-Loge
- **Sy▷** akut Schmerzen, keine Dorsalextension der Zehen möglich
- **Th▷** Hochlagerung, OP, Redondrainage, Antiphlogistika, Faszienspaltung

Verletzungen mit Beteiligung mehrerer Körperregionen T00–T07

Polytrauma
- **Def▷** gleichzeitige Verletzung mehrerer Körperregionen, von denen mindestens eine oder die Kombination der Verletzungen lebensbedrohlich ist
- **Pa▷** Risiko Schock, Hypoxie
- **Ein▷** **Graduierung nach Scoring-System**: ISS (Injury Severity Score) oder PTS (Hannover Polytrauma Score)
- **Th▷** **Akut- oder Reanimationsphase** (1–3 h; Erstversorgung):
  - Stabilisierung der Vitalfunktionen, ggfs. Intubation, Volumengabe
  - Body-Check und Erfassung der Verletzungsschwere, Festlegung der weiteren Diagnostik
  - Versorgung lebensbedrohlicher Verletzungen: Kontrolle schwerer Blutungen, Drainage bei Pneumothorax

  Stabilisierungsphase (3–48 h):
  - Überwachung auf der Intensivstation
  - weiterführende Diagnostik
  - operative Versorgung weiterer Verletzungen

  Regenerationsphase (bis 14. Tag):
  - Überwachung und Kontrolle von Sekundärkomplikationen: Sepsis, Postaggressionsstoffwechsel, ARDS, Multiorganversagen
  - operative Versorgung von Verletzungen mit geringer Dringlichkeit

  Rehabilitationsphase

Verletzungen nicht näher bezeichneter Teile des Rumpfes, der Extremitäten oder anderer Körperregionen T08–T14

Gefässverletzungen

Offene Verletzungen
- **Pa▷** meist begrenzte laterale Durchtrennung aller Gefäßwandschichten → unstillbare Blutung (vollständig durchtrennte Gefäße bluten weniger, weil Kontraktion möglich)
- **Ät▷** Stich, Schnitt, Schuß, intraoperative Verletzungen
- **Sy▷** pulsierende Blutung, lokale Hämatombildung, Blutverlust
- **Th▷** provisorische Blutstillung durch Kompression, operative Freilegung, laterale Naht; bei vollständiger Durchtrennung End-zu-End-Anastomose

Traumatologie
Krankheitsbilder

Geschlossene Verletzungen
- **Pa**▷ meist langstreckige Verletzungen der Gefäßinnenwand (Intima, Media) ohne Adventitiaverletzung
- **Ät**▷ Quetschung, Kontusion, Frakturen; v.a. Knie und Ellenbogen
- **Sy**▷ Ischämie peripher
- **Di**▷ angiographischer Nachweis
- **Th**▷ Freilegung, Entfernung des geschädigten Bereiches und End-zu-End-Anastomose

Wirbelsäulenverletzungen
- **Ana**▷ 3 Säulen:
  - **vordere Säule**: Wirbelkörper und vorderes Längsband
  - **mittlere Säule**: Wirbelkörperhinterkante, Bogenwurzel und hinteres Längsband
  - **hintere Säule**: Wirbelbögen, Dornfortsätze, interspinale Bänder
- **Ät**▷ Stauchungstrauma oder Verkehrsunfälle
- **Pa**▷ Verletzung von Knochen, Bandscheiben oder Bandapparat möglich
- **Ein**▷ **nach Stabilität**: stabile und instabile Wirbelsäulenverletzungen
  - → instabile Verletzungen betreffen die mittlere Säule (meist Hinterkante)

  nach Mechanismus:
  - Typ A: Kompressionsverletzung
  - Typ B: Distraktionsverletzung → diskoligamentäre Zerreißung, Hyperextension
  - Typ C: Rotationsverletzung → Kombination Typ A und Typ B mit Rotationsscherbrüchen

  Sonderformen:
  - **Jefferson-Fraktur**: doppelte Fraktur des vorderen und hinteren Bogens des Atlas durch axiale Stauchung
  - **Hanged-Man-Fraktur**: doppelseitige Bogenwurzelfraktur des Axis mit Verletzung von Bandscheibe und Bändern durch forcierte Hyperextension
  - **Dens-Axis-Fraktur**: Einteilung nach Anderson:
    - Typ I: Densspitze, Typ II. Denshals, Typ III. Densbasis
- **Sy**▷ Schmerzen, Bewegungseinschränkung, sensible oder motorische Ausfälle
- **Di**▷ Untersuchung, Rö, ggfs. CT
- **Th**▷ Ruhigstellung, Stiff Neck, Transport liegend, Vakuummatratze

  konservativ:
  - stabile Frakturen der HWS mit Halo-Fixateur
  - stabile Frakturen BWS und LWS mit Stützkorsett
  - instabile Frakturen bei Inoperabilität; langdauernde Immobilisierung notwendig

  operativ:
  - instabile Verletzungen und Bandverletzungen → Osteosynthese, Fixateur interne, Blockbildung

Trauma

Traumatologie
Krankheitsbilder

Rückenmarksverletzungen
Querschnittssyndrome

Di▷ Lokalisierung nach muskulärem und sensiblen Niveau

Muskel	Reflex	Höhe
M. biceps brachii	Bizepssehnenreflex	C 5
M. brachioradialis	Brachioradialisreflex	C 6
M. triceps brachii	Trizepssehnenreflex	C 7
Fingerbeuger	Trömner-Reflex	C 8 + Knips Reflex
Bauchmuskulatur	Bauchhautreflexe	Th 6–Th 12
M. Cremaster	Cremaster-Reflex	L 1–L 2
Adduktorengruppe	Adduktorenreflex	L 3
M. quadriceps femoris	Patellarsehnenreflex	L 4
M. ext. hallucis longus	Tibialis-posterior-Reflex	L 5
Plantarflexion	Achillessehnenreflex	S 1
M. sphinkter ani	Analreflex	S 3–S 4

Konussyndrom
Pa▷ Läsion Höhe LWK 1
Sy▷ Anästhesie und Analgesie im Reithosenareal, Blasen- und Mastdarmfunktion gestört, radikuläre Ausfälle L 3–S 1

Epikonussyndrom
Pa▷ Läsion am thorakolumbalen Übergang
Sy▷ Paresen der Hüftstreckung und Hüftaußenrotation, Kniebeugung und Zehenbewegung; Sensibilitätsstörung ab L 4; Blase und Darm unbeeinflußt

Kaudasyndrom
Pa▷ Läsion multipler Wurzeln unter LWK 2
Pa▷ Blasen und Mastdarmstörung, Sensibilitätsstörung im Reithosenareal, segmentale Paresen, ASR entfallen

Brown-Séquard-Syndrom
Pa▷ Halbseitenschädigung des Rückenmarks oberhalb LWK 1
Sy▷ ipsilateral spastische Parese und Tiefensensibilitätsausfall
kontralateral dissoziierte Sensibilitätsstörung (Schmerz und Temperatur)

Schußverletzungen
Pa▷ Verletzungen durch stumpfe Körper (Geschosse, Projektile) die (aus Waffen abgefeuert) mit hoher Geschwindigkeit auftreffen

Traumatologie
Krankheitsbilder

Ein▷ nach Schußformen:
- Steckschuß
- Streifschuß
- Durchschuß
- Kontur- oder Riegelschuß: Geschoß folgt Kontur des Knochens
- Prellschuß: ohne Eindringen des Projektils
- Sonderformen:
  - Gellerschuß: Geschoss wird beim Flug abgelenkt
  - Winkelschuß: Richtungsänderung im Körper
  - Krönleinschuß: Aufsprengung des Schädels durch sehr schnelle Geschosse

nach Schussentfernung:
- **absoluter Nahschuß**:
  - aufgesetzte Waffe; **Schmauchhöhle** mit CO-Hb-Bildung, mehrstreifige/sternförmige Platzwunde, Stanzmarke (Waffenabdruck); Schwärzung des Anfangskanals
- **relativer Nahschuß**:
  - bis 2 m; **Schmauchhof** (Pulverschmauchablagerung auf Kleidung und Haut); Pulvereinsprengung (40–70 cm); Nachweis von Zündsubstanzen und Verbrennungen → allgemeine Nahschußzeichen
- **Fernschuß**:
  - Fehlen von Nahschusszeichen; ab 50–150 cm bei Pistolen; >150 cm bei Gewehren
- **physikalische Methoden zur Schußentfernungsbestimmung**:
  - Spektrographie, Polarographie, Rasterelektronenmikroskopie, Vergleichsschüsse; Schusswinkelbestimmung durch Auftragung der Ein- und Ausschusswunde

nach Schussrichtung:
- Abstand Ein- und Ausschuß in Kombination mit mutmaßlicher Körperhaltung
- zentraler Gewebsdefekt bei senkrechtem Einschuß → rund
- zentraler Gewebedefekt bei schrägem Einschuß → oval
- Beschmauchung (konzentrisch – exzentrisch) ebenso rund oder oval

Sy▷ **Einschußwunde**: zentraler Gewebsdefekt, Abstreifring (Durchmesser entspricht Kaliber), Vertrocknungs- und Schürfsaum und außen Kontusionshof
Einschuß < Ausschuß

Ausschußwunde: fetzig, unregelmäßig, meist adaptierte Wundränder, evtl. Schürfsaum; kein Rückschluß auf Schußentfernung möglich; keine sicheren Ausschußzeichen, da leichter adaptierbar, so dass sie z.T. gar nicht erkannt werden
häufig Ausschuß > Einschuß

Beurteilung der Schußverletzung: Ein- und Ausschußwunde, Zahl der Schüsse, Verlauf des Schußkanals bzw. der Schußkanäle,

Trauma

Traumatologie
Krankheitsbilder

      Schußentfernung /Fernschuß, relativer und absoluter Nahschuß), Art und Munition der Waffe
  Todesursachen: Organzerstörung, Blutverlust, Herzbeuteltamponade, Schock
Rechtsmedizinische Aspekte: Schußwerkzeug und Geschosse
  Zündsatz: Blei, Barium, Antimon
  Pulverladung: rauchschwaches Nitropulver
  Geschoß: Bleikern, Metallmantel
besondere Geschosse:
  Teilmantelgeschosse: Projektil zerlegt sich in Splitter
  Dum-Dum-Geschoss: Spitze eines Geschosses wurde abgetrennt; Bolzenschußgeräte sind keine Waffen im Sinne des Waffengesetzes
  Spurensicherung: Schartenspuren (Züge, Felder) von Projektilen

Folgen des Eindringens eines Fremdkörpers durch eine natürliche Körperöffnung T15–T19

Fremdkörperaspiration
Ät▷ Aspiration von Nahrungsbolus, typischerweise Kinder mit Erbsen, Erdnüssen o.ä.
Pa▷ Verlegung der Atemwege
    bei Bolus: Verlegung der Trachea oder der Hauptbronchien mit akuter Dyspnoe
    bei kleinem Fremdkörper: Verlegung eines kleineren Bronchus → Hustenreiz, poststenotische Minderbelüftung, Pneumonie
Th▷ Entfernung des Fremdkörpers; bei Bolusaspiration: Heimlich-Handgriff

Fremdkörper im Ösophagus
Ep▷ Kinder, geistig Kranke
Ät▷ Verschlucken von Gräten, Münzen, Spielzeug
Sy▷ Schmerzen, Mediastinitis bei Perforation
Di▷ Rö, Ösophagoskopie
Th▷ endoskopische Fremdkörperentfernung, transthorakale Ösophagotomie bei Perforation

Fremdkörper im Magen
Th▷ bei kleinen, runden Gegenständen Spontanabgang abwarten; selbst spitze Gegenstände werden über **Exner-Reflex** (Erschlaffung der Darmwand nach Anspießung) ausgeschieden
    wenn kein Spontanabgang nach 24 Std. erfolgt ist Rö-Kontrolle
    endoskopische Entfernung
    scharfe Gegenstände → Gastro-Enterotomie

Traumatologie
Krankheitsbilder

Verbrennungen oder Verätzungen T20–T32

Verbrennungen

Pa▷ Hitze → direkte thermische Schädigung → **Koagulationsnekrose**
→ Freisetzung von Mediatoren (Histamin, Prostaglandin) →
systemische Entzündungsreaktion
→ Störung der Schutzbarriere → **Flüssigkeits,- Elektrolyt- und Eiweißverlust**
Nachbrennen → anhaltende thermische Schädigung, da das Gewebe länger die schädliche Temperatur hält

Sy▷ lokal:
- **Grad I** Rötung, Schwellung, Schmerz
  - **Th▷** Kühlung, Zinkmixtur, Cortison
- **Grad II** Brandblasen, Schmerz, Ödem, Erythem
  - **Th▷** Cortison, Infektionsprophylaxe, sterile Verbände
- **Grad III** Koagulationsnekrose, Zerstörung der Epidermis
  - **Th▷** Abtragung der Nekrosen, Defektdeckung

systemisch:
Verbrennungskrankheit mit Kreislaufdysregulation bis Schock

Ein▷ **Neunerregel**:
beim **Erwachsenen**: jeweils 9% (Kopf, Arm, Bein vorne, Bein hinten, Oberkörper vorne, Oberkörper hinten, Abdomen vorne, Abdomen hinten)
beim **Kind**: Kopf und Körper prozentual größer, d.h.: Kopf 16%, Stamm insg. 32%, Arme je 9%, Bein je 17%
Handteller entspricht ca. 1% der Körperoberfläche

Th▷ **Sofortmaßnahme**: Kühlen mit Wasser, sterile Abdeckung, große Zugänge, Volumen, Analgesie; bei Inhalationstrauma frühzeitige Intubation
Volumengabe nach Parkland-Formel:
4 ml Ringer-Lactat / kg KG / % verbrannte Körperoberfläche / 24 h
d.h. 70 kg Person mit 40% Verbrennung → 11,2 l / 24 h
Bei großflächigen zirkulären Verbrennungen Risiko der Kompression → Escharotomie (Inzisionen zur Druckentlastung)

Pro▷ ab 30% Verbrennung der Körperoberfläche ernste Prognose
ab 50% Letalität von bis zu 50%

Verätzungen

Ein▷ **Säuren**: Koagulationsnekrosen durch Eiweißausfällung; Wirkung nur an Einwirkfläche
Laugen: Kolliquationsnekrose; dringt tiefer in die Haut ein

Th▷ Spülen, Cortison, Antibiose, Nekrosenabtragung

Traumatologie
Krankheitsbilder

Erfrierungen T33–T35

Def▷ lokaler Schaden durch Kälte
Ein▷ **Grad I** Gefäßkrampf, Vasokonstriktion, Schmerz
Grad II Stauung und Blasenbildung Sensibilitätsverlust
Grad III Kältegangrän, Nekrosen, Defektheilung
Grad IV Vereisung, irreversible Zerstörung des Gewebes, Bildung von Kristallen im Gewebe
Th▷ Erwärmung lokal, heiße Getränke; bei großer Ausdehnung keine passive Bewegung, wegen Gefahr der Metaboliteneinschwemmung mit arrhythmogenen Komplikationen

Vergiftungen durch Arzneimittel, Drogen und biologisch aktive Substanzen T36–T50

Barbiturate
Sy▷ Schlaflosigkeit, Halluzinationen, psychisch-physischer Verfall, Entzug, Delir
Di▷ Druckblasen an Auflagestellen (**Holzer-Blasen**) durch vasomotorische Störungen; Hirn- und Lungenödem, verflüssigtes Blut
Nachweis: Dünnschichtchromatographie, Gaschromatographie, Enzymimmunologie, Holzer-Blasen

Psychopharmaka
Sy▷ Mundtrockenheit, Desorientierung, Somnolenz, Koma
Di▷ **Nachweis**: Dünnschichtchromatographie, Gaschromatographie, Enzymimmunologie

Alkaloide (Atropin, Scopolamin, Tollkirsche, Stechapfel)
Sy▷ Mydriasis, Erregungszustände, Krämpfe, Hautrötung, Bewußtlosigkeit, Atemlähmung (parasympatholytisch)

Toxische Wirkungen von vorwiegend nicht medizinisch verwendeten Substanzen T51–T65

Forensische Toxikologie
Gift: unbelebte Substanz, die konzentrationsabhängig den Organismus schädigt und zu biologischer Fehlleistung führt
Rechtsgrundlage:
§229 StGB Nachweis von Giften im Körper und in Spuren
Nachweisverfahren:
chromatographisch, immunchemisch, photometrisch, Drosophila-Test
Konzentrationsangaben:
1 ppm = 1 µg/g (ml) = 1 mg/kg
1 ppb = 1 ng/g = 1 µg/kg

Traumatologie
Krankheitsbilder

Giftaufnahme, Giftbeibringung
    peroral, nasal, percutan, rektal, vaginal, per injectionem, per inhalationem
    absichtlich, unabsichtlich → Achtung bei berufsbedingten Intoxikationen

Grundlagen der Vergiftungsbehandlung
Aufrechterhaltung der Vitalfunktion (ABC-Regel)
Atemwege freimachen
Beatmen
Zirkulation aufrecht erhalten
Schocktherapie
Antikonvulsiva, Spasmolytika, Analgesie

Dekontamination und Verhinderung der Resorption
Hautdekontamination
Augenspülung
Magenentleerung:
    Magenspülung bei Bewußtlosigkeit, Somnolenz, Antiemetika-Intoxikation
    Auslösen von Erbrechen
        Vorgehen:
            mechanische Reizung der Rachenwand
            Ipecacuanha-Sirup; 50 ml; anschließend Wasser
            Apomorphin i.m. nur bei Methanolvergiftung
            Kochsalz; Gefahr hyperosmolare Hyperhydratation → Hirnödem
        Kontraindikation: Somnolenz, Bewußtlosigkeit, Epilepsie, Säuren,
            Laugen, Lösungsmittel
    Bindung im Magen-Darmtrakt durch Aktivkohle, Antazidum, visköses
        Lidocain, Dimeticon-Suspension bei Schaumbildnern
    forcierte Diarrhoe mittels Laxanzien

Beschleunigte Elimination nach erfolgter Resorption
Hämoperfusion
Hämo- und Peritonealdialyse
forcierte Diurese mit Furosemid; v.a. bei Barbituraten, Salicylaten, Meprobamat;
    nicht bei Benzodiazepinen
Änderung des pH-Wertes zur besseren Ausscheidung:
    alkalischer Harn verbessert Elimination saurer Verbindungen
    saurer Harn zur Elimination basischer Verbindungen
Abfangen aus enterohepatischem Kreislauf (Colestyramin; Anionenaustauscher-
    harze)
Antidottherapie

Trauma

Traumatologie
Krankheitsbilder

Vergiftungen

CO (Kohlenmonoxid)
- **Wi▷** 300-fach höhere Affinität zu Hb als O_2
  CO-Konzentration in der Luft von 1% ist innerhalb von Minuten letal
  CO ist nur innerhalb von Std. nachweisbar
- **Sy▷** **CO-Anteil am Hämoglobin**
< 20%	keine Symptome
20–35%	Kopfschmerz, Schwindel, Übelkeit, Konzentrationsschwäche, Erbrechen
35–45%	Verwirrtheit, Ohnmacht bei Anstrengung, Mydriasis
45–55%	Bewußtseinsstörung, Koma, Lebensgefahr
> 55%	akute Lebensgefahr durch Atemlähmung
- **Di▷** hellrote Totenflecke, lachsrote Muskulatur, flüssiges hellrotes Leichenblut, Hirnödem, Purpura cerebri, Hirnerweichung
  Nachweis: gaschromoatographisch, photometrisch aus Vollblut
- **Th▷** 100%ige Sauerstoffbeatmung

CO_2 (Kohlendioxid)
- **Sy▷** Kopfschmerz, Schwindel, RR und HF↑, Bewußtlosigkeit, Krämpfe
- **Th▷** Sauerstoffbeatmung

E 605 – Parathion (Alkylphosphate)
- **Wi▷** Cholinesterasehemmer → endogene Acetylcholinvergiftung; Gegenmittel: Atropin
- **Sy▷** parasympathische Erregung: Schweiß, Speichel, Bronchospasmus, Krämpfe, Tremor, Miosis, Sehstörung
- **Di▷** Lungenödem, blaugrüner Warnfarbstoff
  Nachweis: gaschromatographisch, Drosophila-Test; bis 17 Jahre später nachweisbar

Paraquat (Herbizid)
- **Sy▷** Herz-, Leber,- Lungen- und Nierenschädigung; Ateminsuffizienz durch Lungenödem
- **Di▷** Lungenödem, bei Protraktion → Lungenfibrose

Quecksilber
- **Pa▷** peroral wenig giftig, aber Quecksilberdampf / Quecksilbersalze hoch toxisch

Thallium (Rattengift)
- **Wi▷** anorganisches Metall, geschmacks- und geruchslos
- **Sy▷** Parästhesien an Fingern und Zehen, Wadenschmerz (Polyneuritis), Lähmungen, GI-Störung, Erbrechen, Mees-Nagelbänder (1 Monat), Lungenödem, Leber- und Nierenfunktion ↓, Haarausfall, psychische Veränderungen, Erblindung
- **Di▷** **Nachweis**: Atomabsorptionsspektrometrie in Urin/Magen-Darminhalt
- **Th▷** Magenspülung, Aktivkohle, Ferrihexacyanoferrat (II) über Wochen

Traumatologie
Krankheitsbilder

HCN (Blausäure, Schädlingsbekämpfung)
- **Wi**▷ Störung der Sauerstoffabgabe im Gewebe; Blockierung des Hb
- **Wm**▷ innere Erstickung durch Blockierung der Atmungskette
- **Sy**▷ Übelkeit, Erbrechen, Kopfschmerzen, Atemnot, Tachykardie, Mydriasis, Krämpfe, Atemlähmung, Bittermandelgeruch, Bewußtlosigkeit
- **Di**▷ hellrote – blauviolette Totenflecke, Bittermandelgeruch, düsterrote Magenschleimhaut
  Nachweis: Photometrie aus Urin, Mageninhalt, Organteilen; möglichst schnell
- **Th**▷ Sauerstoffüberdruckbeatmung, 4-DMAP und Natriumthiosulfat

Methylalkohol
- **Wi**▷ Enzymhemmung, Blockierung der Oxidationsvorgänge; eigentlich wirksamer Metabolit ist Ameisensäure
- **Sy**▷ Rausch, Kopfschmerz, Schwindel, Sehstörung, Koliken, Erbrechen, Zyanose, Tod durch Atemlähmung
- **Di**▷ fettige Degeneration von Leber, Niere, Herzmuskel, Darmkontraktionen, Putamennekrosen
  Nachweis: Gaschromatogpraphie vom Probendampfraum im Serum
- **Th**▷ Ethanol bis Serumspiegel 1 g/l + Hämodialyse, Folsäure

Ethanol
- **Wi**▷ Bewußtseinsstörung (Exzitation, Hypnose, Narkose, Asphyxie)
- **Sy**▷ Koordinationsstörung, Erbrechen, Bewußtseinsstörung, Hypoglykämie, SHT
- **Th**▷ Magenspülung, bei Exzitation Haldol oder Benzodiazepine; Glukose

Pilze (Fliegen- und Knollenblätterpilz)
- **Wi**▷ hepato- und nephrotoxisch
- **Sy**▷ Schweißausbruch, Speichel, reiswasserartige Diarrhoe, Oligurie
- **Di**▷ gelbe Leberdystrophie

Blei
- **Sy**▷ Nervenschäden, PNP, Enzephalopathie, Anämie, Porphyrinurie
- **Di**▷ Bleisaum, Mees-Bänder, Ikterus, GI-Beschwerden, Leber- und Nierenschädigung, basophile Tüpfelung der Erythrozyten

Drogenmißbrauch
- **Sy**▷ Pupillenverengung, Bewußtseinsstörung, Atemdepression
  Body-Packer-Syndrom: Vergiftung bei Platzen eines Drogentransportbehältnisses im Körper
- **Di**▷ **Nachweis**: Dünnschichtchromatographie, Gaschromatographie, Enzymimmunologie aus Blut, Urin, Haaren

Arsen
- **Sy**▷ Gastroenteritis, Hautpigmentierung, Neuritis, Hyperkeratose, Mees-Bänder
- **Di**▷ Schwellung und Rötung der Schleimhaut an Magen-Darm, Exsikkose, Nekrose
  Nachweis: Atomabsorptionsspektrometrie von Urin, Mageninhalt, Haaren, Organteilen

Trauma

Traumatologie
Krankheitsbilder

Botulismustoxin
- **Wm▷** verhindert der Freisetzung von ACh
- **Sy▷** nach 16–18 Std. Akkommodationsstörung, Mydriasis, Ptosis, Dysarthrie, Schluckstörung, Schwindel, Erbrechen, Lähmung, Atemlähmung
- **Th▷** Magenspülung, trivalentes Antitoxin; ggf. Beatmung, parenterale Ernährung

Chlorgase
- **Wi▷** Verätzung durch HCl-Bildung
- **Sy▷** Schleimhautreizung, Lungenödem, Dyspnoe, Stridor, blutiger Auswurf
- **Th▷** Spülung, Cortison

Digitalis
- **Wi▷** zentral-nervöse + gastrointestinale + kardiale Wirkung
- **Sy▷** Xanthopsie, Halluzinationen, Apathie, Erbrechen, Herzrhythmusstörungen
- **Th▷** Magenspülung, Aktivkohle, Colestyramin (Anionenaustauscher), Digitalisantidot

Amantidin, Phalloidin
- **Wi▷** GI-Reizung; hepato-/nephrotoxisch
- **Sy▷** nach 8–24 Std. choleraähnliche Gastroenteritis, akute Leberinsuffizienz, ANV
- **Th▷** Magenentleerung, Aktivkohle, Volumenzufuhr, Silibium, Hämodialyse

Nitrosegase
- **Wi▷** Haut-/Schleimhautreizung; toxisches Lungenödem
- **Sy▷** Husten, Rhinitis, Zyanose, Dyspnoe, blutiger Auswurf
- **Th▷** Spülung, Cortison

Opiate
- **Wi▷** Euphorie, Dysphorie, Atemdepression, Analgesie
- **Sy▷** Erbrechen, Harnverhalt, Sphinkterspasmen, Miosis, Bewußtlosigkeit, Atemlähmung
- **Th▷** Antidot: Naloxon

Sedativa (Barbiturate, Benzosdiazepine)
- **Wi▷** ZNS-Dämpfung
- **Sy▷** Bewußtseinsstörung bis Koma, Hyporeflexie, Atemdepression, bei Barbituraten Hautnekrosen (Schlafmittelblasen), Hypothermie
- **Th▷** Magenspülung, Aktivkohle
  Barbiturate: forcierte Diurese
  Benzodiazepine: Antidot Flumazenil

Traumatologie
Krankheitsbilder

Sonstige und nicht näher bezeichnete Schäden durch äußere Ursachen T66–T78

Nicht näher bezeichnete Schäden durch Strahlung T66
Akutes Strahlensyndrom

Strahlenbelastung	Symptome
> 100 Gy (> 10 000 rad)	noch während der Bestrahlung letal
> 10 Gy (> 1000 rad)	innerhalb einer Woche letal
4–6 Gy (400–600 rad)	50% sterben, schwerer Grad des akuten Strahlensyndroms, GI-Strahlensymptomatik
2–4 Gy (200–400 rad)	mittlerer Grad, hämatologische Strahlensymptomatik
1–2 Gy (100–200 rad)	leichter Grad
< 1 Gy (< 100 rad)	keine subjektiven Beschwerden
> 0,2–0,5 Gy (> 30–50 rad)	objektiv keine nachweisbaren Veränderungen

Einheit der Energiedosis rad durch SI-Einheit Gray abgelöst: 1 rad = 0,01 Gray

Schäden durch Hitze und Sonnenlicht T67
Direkte Hitzewirkung
- **Ein▷** **Grad I** Rötung, Schwellung, Schmerz
  - **Th▷** Kühlung, Zinkmixtur, Cortison
- **Grad II** Brandblasen, Schmerz, Ödem, Erythem
  - **Th▷** Cortison, Infektionsprophylaxe, sterile Verbände
- **Grad III** Koagulationsnekrose, Zerstörung der Epidermis
  - **Th▷** Abtragung der Nekrosen, Defektdeckung
- **Grad IV** Verkohlung
- **Di▷** **Neunerregel**:
  - beim **Erwachsenen**: jeweils 9% (Kopf, Arm, Bein vorne, Bein hinten, Oberkörper vorne, Oberkörper hinten, Abdomen vorne, Abdomen hinten)
  - beim **Kind**: Kopf und Körper prozentual größer, d.h.: Kopf 16%, Stamm insg. 32%, Arme je 9%, Bein je 17%
  - Handteller entspricht ca. 1% der Körperoberfläche
  - Verbrennungen von 60–70% sind letal
- **Pa▷** **Todesursache**: O_2-Mangel durch innere Erstickung und Einatmung von Rauchgasen; Wasserverluste, Elektrolytstörungen; Schock, Eiweißzerfall mit Leber- und Nierenschädigung, Sepsis, Infektion
  - bei **Bränden** können O_2-Mangel und CO-Wirkung ohne lokale Verbrennungen zum Tode führen

Traumatologie
Krankheitsbilder

Vitale Zeichen: Rußeinatmung in Bronchien, Ruß im Magen, CO im Blut, Brandrötung der Haut, Thrombosierung der Gefäße; Krähenfüße neben den Augenwinkeln, Fettpartikel in der Lunge, Erytheme an Brandblasen

Postmortale Veränderungen: Fechterstellung der Arme durch Muskelverkürzungen, Hitzerisse der Haut, Sprengung des Hirnschädels; **Brandhämatom** (epidural lokalisierte Blutansammlung)

Indirekte Hitzewirkung

Hitzschlag: Erwärmung des Körpers auf bis zu 44°C durch Sonne, Luftfeuchtigkeit
- Sy▷ Kopfschmerz, Erbrechen, Krämpfe

Sonnenstich: Reizung der Meningen durch Strahlungswärme
- Sy▷ Delir, Krämpfe, Bewusstlosigkeit; Blutaustritte in Organen und Gehirn bei Tod durch Sonnenstich

Hypothermie T68

- Def▷ systemischer Kälteschaden durch Unterkühlung, ab < 35°C
- Pa▷ Reaktion des Körpers auf Kälte:
  - periphere Vasokonstriktion, Muskelzittern
  - ab 32°C: Bewußtseinstrübung
  - ab 28°C: Bewußlosigkeit, Muskelstarre
  - Tod durch Herz- und Atemstillstand
- Th▷ Aufwärmung unter Monitorisierung, Risiko HRST
  - **Cave**: Scheintod; Todesfeststellung nur bei normaler Körpertemperatur möglich

Sonstige Schäden durch niedrige Temperatur T69

Perniores (Frostbeulen)
- Pa▷ bereits bei +10°C; häufiger junge Mädchen mit Durchblutungsstörungen betroffen
- Sy▷ livide, ödematöse, polsterartige Infiltrate an Akren; bei Erwärmung, Schmerz, Jucken
- Th▷ Kälteschutz

Erstickung T71

- Ät▷ **Strangulation**:
  - **Erhängen**: Kompression des Halses durch das Strangwerkzeug, wobei das eigene Gewicht diese Kompression bewirkt [Folgen: Kom-pression der A. carotis mit sofortiger Bewußtlosigkeit (kausaler Faktor); Verlegung der Atemwege; Reizung des Carotissinus; Genickbruch]. Meist suizidal; benötigte Kraft 3,5–5 kg (allein Kopfgewicht ist ausreichend); Strangmarke, Histaminfreisetzung (lokal), bräunliche Hautverfärbungen
    - **typisch**: symmetrische Strangfurche, freies Hängen
    - **atypisch**: asymmetrisch, Knoten seitlich, halbsitzende Stellung

Traumatologie
Krankheitsbilder

Erdrosseln: Kompression des Halses durch ein Drosselungswerkzeug, das durch Muskelkraft gezogen wird; meist Fremdverschulden, suizidal, Unfall; deutliche Stauungszeichen, Brüche im Kehlkopfskelett, Blutungen in Halsmuskulatur; Drosselmarke (horizontal, kaudaler als Erhängungsmarke), Zwischenkammerblutung (zwischen Furchen mehrfacher Stränge) → vitale Reaktion

Erwürgen: Kompression durch eine oder beide Hände; immer Fremdverschulden; Kompression der Atemwege; Stauungszeichen; vitale Reaktion: weißlicher / rosaroter feinblasiger Schaum durch vermehrte antemortale Bronchialsekretion; Würgemale (Unterblutungen mit Epithelläsionen)

Karotissinusreflex: RR ↓, reflektorische Herzstillstand (Reflextod); nur selten Zeichen äußerer Gewalteinwirkung

Spezialformen
- weiche Abdeckung der Atemwege → v.a. Neugeborene
- Knebelung bei Erdrosselung
- Aspiration von Speisebrei, Blut, Fremdkörper
- Bolustod (Reflextod) durch Verlegung der Atemwege → Vagusreflex
- atmosphärische Erstickung (Höhenkrankheit) → deutliche Tardieu-Flecken
- Thoraxkompression (Verschüttung, Rippenfraktur)
- autoerotischer Unfall (Selbststrangulation; Sauerstoffmangel als Stimulans)

Unterscheidung Mord / Selbstmord bei Strangulation
Fundort, Totenflecke, Schleifspuren, Fasern an Händen, Verletzung an der Strangfurche (Fingerabdrücke), auffällige Verletzung am Hals, Abwehrverletzungen (Hände, Arme, Fingernägel)

Ein▷ **Asphyktische Form des Sauerstoffmangels**
- **Pa**▷ mechanische Behinderung der Atmung → mit CO_2-Retention, Reizung Atmungszentrum, Blutdruck ↑ → **Todesangst**
- **Ät**▷ Knebelung, Strangulation, Zuhalten der Atmungsöffnungen, Ertrinken, Aspiration, Thoraxkompression, akuter doppelseitiger Pneu, Lähmung der Atmungsmuskeln (Curare)

Nicht asphyktische Form
- **Pa**▷ Störung des Gasstoffwechsels im Körper → ohne relevante CO_2-Retention, keine Reizung des Atemzentrums → **Euphorie** (Höhen- / Tiefenrausch)
- **Ät**▷ Reduktion des O_2-Partialdruckes in Atemluft (Höhe), Rauchgase, Diffusionsstörung (Ödem, hyaline Membran), Behinderung der Perfusion (durch Nachlassen oder Versagen der Herztätigkeit, RR ↓ aus anderer Ursache, Blutverlust), toxisch, CO, Met-Hb-Bildner, Blockierung zellulärer Enzyme (Zyanide)

Äußeres Ersticken: meist asphyktisch
- **Pa**▷ Atmungsblockade:

Trauma

Traumatologie
Krankheitsbilder

       Ät▷   natürlich: Atemwegsstenose, Aspiration, Pneu, Lähmung der Atemmuskeln
              nicht natürlich: Atemwegsverlegung, traumatischer Pneu

Inneres Ersticken: meist hypoxisch
    Pa▷   gestörter Sauerstofftransport bzw. Verwertung
    Ät▷   natürlich: Anämie
           nicht natürlich: CO, Zyankali, Schwefelwasserstoff

Pa▷ **Phasen der Erstickung (nach Forster / Ropohl)**:
    Phase I   vermehrte und vertiefte Atmung, Dyspnoe, Zyanose, Tachykardie
                   Dauer 60–90 sec durch CO_2-Wirkung
    Phase II   Bewußtlosigkeit, tonisch-klonische Krämpfe, Kot, Urin, Bradykardie, Erektion / Ejakulation
                   Dauer 90–120 sec durch O_2-Mangelwirkung
    Phase III Apnoe, steigende Pulsfrequenz (Vaguslähmung)
                   Dauer 60–120 sec
    Phase IV terminale Schnappatmung; Herztätigkeit noch 10–20 Min (max. 30 Min.)
                   Dauer 60–240 sec

Pathomorphologie des Erstickens:
    Äußere Befunde: Zyanose, venöse Stauung, petechiale Bindehaut und Gesichtsblutung (Erstickungsblutung, vitale Reaktion), Rötung und Schwellung von Zungengrund und Rachen, Kot, Ejakulation, Zungenbiß
    Obduktionsbefunde:
        flüssiges Leichenblut durch Fibrinolysesteigerung
        Tardieu-Flecken: petechiale Blutungen an serösen Häuten der Brustorgane
        geblähte Lungen
        dunkelviolette Totenflecke
        Vakuolisierung der Herzmuskelzellen
        hydropische Leberepithedegeneration
        Hyperämie von Lunge -Leber-Niere
        kontrahierte, blutarme Milz
        Simonsche Blutungen: Einblutungen unter das vordere Längsblatt der Wirbelsäule; kein sicheres Vitalzeichen
        Labor: Adrenalinerhöhung, Hyperglykämie, Fibrinolysesteigerung, Phosphatiderhöhung

Traumatologie
Krankheitsbilder

Mißbrauch von Personen T74
Kindesmißhandlung
Mißhandlung von Schutzbefohlenen – StGB
„Wer Personen unter 18 Jahre oder wegen Gebrechlichkeit oder Krankheit Wehrlose, die seiner Fürsorge oder Obhut unterliegen oder seinem Hausstand angehören oder die von den Fürsorgepflichtigen der Gewalt überlassen worden oder durch ein Dienst- oder Arbeitsverhältnis ihm abhängig sind, quält oder roh mißhandelt, oder wer durch böswillige Vernachlässigung seiner Pflicht, für sie zu sorgen, sie an der Gesundheit schädigt, wird mit Freiheitsstrafe von 6 Monaten bis zu 5 Jahren, in minder schweren Fällen ... bestraft.

Allgemeines
hohe Dunkelziffer; jährlich Meldung von 2000–3000 Fällen; nur wenige kommen zur Verhandlung, noch weniger zur Verurteilung; von den Verurteilten 75% Haftstrafen, aber meist zur Bewährung; 25% erhalten eine Geldstrafe
Taten werden oft am Wochenende am frühen Abend begangen
Kaschierungsversuche: Fernhalten von der Außenwelt, von Kindergarten, Mund zu halten, Einsperren
Gang zum Arzt meist erst 2–3 Tage nach der Tat; es sei dem Kind aber gerade erst geschehen, die Tat wird verleugnet

Optische Charakteristika
Geformte Gewalt (stumpfe, geformte Gewalt):
    Rückschluß auf Gegenstand: 2 rote Steifen mit heller Aussparung → Gewebe wird am Randbereich der Auftrittsfläche gedehnt, Einblutungen folgen, evtl. Einriß in der Oberhaut (→ stabartige Gegenstände, Gürtel)
Lokalisation:
    Kopf, Rücken, Beine, Gesäß → bevorzugt geschlagen (ein spielendes Kind verletzt sich eher am Knie, Ellbogen), aber auch Genitale → Kinder immer ganz untersuchen!!! (Nägel, Zehenzwischenräume, Kopfhaut)
Mehrzeitigkeit:
    Nebeneinander von frischen und älteren Verletzungen, Hämatome verschiedener Farben, Narben
    zur Dokumentation der Mehrzeitigkeit:
Hämatome
    frisch: blau, druckschmerzhaft
    nach 3 Tagen: außen beginnende gelbliche / grünliche Verfärbung
    nach 1 Woche: jedes noch so große Hämatom hat gelben Rand oder ist ganz gelb
Hautzerreißung, Wunde
    frisch: rotbrauner Blutschorf, reaktive Hautrötung am Randsaum, festhaftend
    nach 3 Tagen: rotbraun, festhaftend, reizloser Randsaum
    nach 1 Woche: rotbraun, an den Rändern silbrig schuppend, lose an den Rändern

Traumatologie
Krankheitsbilder

nach 2 Wochen: Zone neugebildeter Haut, glänzend, dünner Schorf ist abgefallen

schon nach 3 Tagen kann Befund soweit zurückgehen, daß Beurteilung unsicher ist; sofort dokumentieren, wenn Verdacht auf Mißhandlung besteht.

Battered-Child-Syndrom: Epiphysen- und Metaphysenlösung, periostale Verkalkungen → relativ sicheres Zeichen für Kindesmißhandlung

Beschreibung der Läsionen: Ort, Ausdehnung, Form und Begrenzung, Orientierung (wenn nicht kreisrund), Beschaffenheit, Alter, Photodokumentation

Was tun bei Verdacht?

Stationäre Aufnahme: Kind aus dem Milieu herausnehmen, um Zeit zu gewinnen; das Kind kann gründlich untersucht werden (Sono-Abdomen zur Abklärung innerer Verletzungen)

Schädel-CT: Schütteltrauma → Subduralhämatom

Abklärung von: Gerinnungsstörungen, Kachexie (Malabsorption/-assimilation)

Kindesmißhandlung wiederholt sich; sie ist ritualisiert und eskaliert auch!

Sadismus: zeichnet sich durch Rituale aus: z.B. Kinder müssen Schlaginstrument erst küssen, auf dem Boden robben

zweite Strömungsrichtung ist das **Handeln aus Affekt** (unbeherrschtes Handeln)

„**Rechtfertigender Notstand**": Der Arzt kann u.U. die Schweigepflicht brechen, um das Leben eines Menschen zu schützen.

Vergewaltigung (Notzucht)

Def▷ **Verführung**: Beischlaf mit Mädchen unter 16 ohne Gewalt oder Drohung
Sexuelle Nötigung: sexuelle Handlungen gegen den Willen; kein Beischlaf
Vergewaltigung: Nötigung zum außerehelichen Beischlaf durch Gewaltanwendung oder Drohung mit Gefahr für Leib oder Leben

Di▷ **Untersuchungsbefunde**: Einrisse am Hymen, Blutunterlaufungen, Schwellung, Rötung; anderweitige Hämatome, Zeichen äußerer Gewaltanwendung

Beweissicherung: Täter und Opfer müssen bei Ermittlungen eine Untersuchung dulden: Die Untersuchung besteht aus Befragung, Beurteilung der seelischen Verfassung und der körperlichen Untersuchung + Spurensicherung. Der **HIV-Test** wird bei dem Täter gemacht, beim Opfer erfordert es die Einwilligung. Wichtig ist ein **Vaginalabstrich**, um Sperma und Blutgruppe festzustellen. Beim Täter wird ein **Abstrich vom Präputium** gemacht, um Scheidendeckzellen zu sehen; bei der Befragung ist es wichtig auf den letzten ungeschützten Verkehr zu achten und nach der letzten Reinigung des Genitales. Spermiennachweis (lebendig bis zu 5–8 Std.; tot nach 48 Std. bis zu 2 Wochen)

Traumatologie
Krankheitsbilder

Schäden durch sonstige äußere Ursachen T75
Elektrischer Strom
- **Wi▷** Wärme (unspezifisch), Nervenerregung (spezifisch), mechanisch (große Stärke)
  - **Wirkung abhängig von**
    - Spannung:
      - < 65 V — harmlos
      - 220 V — Erregung der Armmuskulatur, Faustschluß
      - < 1000 V — Kammerflimmern
      - >> 1000 V — Verbrennung, Verkohlung
    - Stromstärke: ab 25 mA Kontraktion angrenzender Muskulatur
    - Widerstand: Hautwiderstand, Innenwiderstand
    - Stromart: Gleichstrom < Wechselstrom (gefährlich)
    - Frequenz
    - Kontaktdauer
    - Stromweg durch Körper
  - **Sonderformen**:
    - **Hochspannungsunfälle**: ab 10 000 V; auch ohne Kontakt ist ein Übertritt möglich
    - **Lichtbogen** (Flammenbogen) bei Spannungen > 5000 V
    - **Schritteffekt**: beim Gehen kann Blitzeinschlag in der Nähe zu Stromschlag führen; tritt über das eine Bein ein und geht über das andere Bein wieder raus.
    - **Blitzschlag**: Letalität 30%; Verbrennungen, Lichtenberg-Blitzfigur (bräunliche, baumartige, verzweigte Hautveränderungen), Druckwelle (zerfetzt Kleidung)
- **Pa▷** **Todesursache**: Kammerflimmern bei 1000 V und 80–100 mA; zentrale Lähmung, sekundär durch Crush-Niere
  - **Äußere Merkmale**: Strommarke (grau bis grauweiß, wallartiger Rand → Blasenbildung im Korium, Kernausziehungen in Basalschicht entstehen durch thermische Wirkungen des Stroms; bei feuchter Haut oder großer Auflagefläche kann dies fehlen (Reduktion des Widerstandes), beweisend: metallbeschmauchte Durchschlagstellen
  - **Obduktionsbefund**: Lungenödem, flüssiges Leichenblut, Weichteilödem, Strommarke

Tod im Wasser
Ertrinken
- **Pa▷** Tod durch primäres reines Ertrinken → Erstickung
  protrahiertes Ertrinken: als Folge der Aspiration von Wasser nach Stunden und Tagen
  - im **Süßwasser**: Hypervolämie, Hämodilution, Elektrolytverschiebungen, Gefrierpunkt ↑, Gerinnung eingeschränkt, osmotische Hämolyse
  - im **Salzwasser**: Hämokonzentration, hypovolämischer Schock, akutes Lungenödem

Traumatologie
Krankheitsbilder

Atypisches Ertrinken: Todeskampf entfällt bei gewaltsamem Untertauchen oder vorzeitigem Bewußtseinsverlust → trockenes Ertrinken

Ein▷ **Stadien des Ertrinkens (nach Müller)**: Tod nach ca. 3–5 Min.

Stadium I	tiefe Inspiration vor dem Untertauchen
Stadium II	Atem anhalten nach Untergehen (Apnoe)
Stadium III	Dyspnoe, Atemzwang, CO_2-Wirkung; Schaumpilz
Stadium IV	Erstickungskrämpfe (tonisch-klonische Krämpfe infolge Asphyxie)
Stadium V	präterminale Atempause, Übergang in Schnappatmung

Sy▷ **Vitale Reaktionen**: Schaumpilz, Diatomeen, Emphysema aquosum

Entstehung des Schaumpilzes: In Dyspnoephase vermischen sich aspiriertes Wasser und eingeatmete Luft sowie vermehrt sezernierter eiweißreicher Schleim im Bronchialbaum zu feinblasigem Schaum. Dieser begünstigt Lungenblähung, indem er in den Bronchiolen über einen Ventilmechanismus die Inspiration zuläßt, nicht jedoch die Exspiration.

Pathogenese des Emphysema aquosum:
- Ventilstenose durch Schleim und Wasser
- krampfartige Inspiration beim Luftschnappen
- unvollständige Exspiration durch Ventilstenose

Äußere Befunde: Waschhaut, Schiffschraubenverletzungen, Treibverletzungen (Knie, Füße, Hände, Stirn), Tierfraß; Bauchlage durch Aufblähung der Körperhöhlen

Di▷ **Obduktionsbefunde**:

Erstickungszeichen

massive trockene Lungenblähung (Süßwasser)

Oedema aquosum (Lungenödem bei Salzwasser)

Paltauf'sche Flecken: Indiz für Ertrinken; durch forcierte Atmung und Lungenüberblähung → Alveolarseptenruptur → Blutungen unter Pleura visceralis (subpleurale verwaschene kleine Kapillarblutungen (rötlich, bläuliche Hämolysezeichen, bis 1 cm, unscharfe Begrenzung)

Blutstauung der Organe, aber blutarme Milz

Ertrinkungsflüssigkeit: Plankton, Diatomeen, Wasser in Keilbeinhöhlen und Warzenfortsätzen

Sehrt-Schleimhauteinrisse: Magen, Dreischichtung Schaum – Wasser – Speisebrei

Badetod

Ät▷ Anaphylaxie, Kältereaktion, Ebbecke-Reflex (Kältereflex), Vestibularisreiz, Vasolabilität, Kollaps

Pa▷ Versinken eines leblosen Körpers im Wasser; kein Ertrinken; Reflextod durch Medium Wasser; DD: Tod außerhalb des Wassers

Traumatologie
Krankheitsbilder

Unerwünschte Nebenwirkungen T78
Anaphylaktischer Schock
- **Ät▷** Auslöser: Insektenstich, Kontrastmittel, Antibiotika, andere Medikamente
- **Pa▷** IgE-vermittelte Sofortreaktion auf Allergen mit hämodynamischer Komplikation → Schock durch Degranulation sämtlicher Mastzellen
- **Th▷** Kreislaufstabilisierung, Adrenalin 1 mg i.v., Volumengabe, Cortison, Antihistaminika
  Prophylaxe: Allergieausweis, Notfallset mit Cortison, Antihistaminika, Epi-Pen
- **Pro▷** unbehandelt hohe Letalität

Angioneurotisches Ödem
- **Syn▷** Quincke-Ödem
- **Pa▷** autosomal-dominant erblicher Mangel an C_1-Esterase-Inhibitor (oder verminderte Wirksamkeit von C_1-Esterase-Inhibitor) → bei Stress kommt es zu einer nicht-kontrollierbaren Bradykinin-Aktivierung mit Vasodilatation und Ödembildung im Interstitium
- **Sy▷** Schwellung im Gesichtsbreich, Nasopharynx mit Dyspnoe
- **Th▷** Cortison, Antihistaminika, Epinephrin; C_1-Esterase-Inhibitor, falls nicht vorhanden FFP, frühzeitige Intubation
- **Ko▷** Tod durch Verlegung der Atemwege

Kuhmilchproteinintoleranz
- **Ät▷** Säuglinge erwerben bei Umstellung von Muttermilch auf Kuhmilch durch die Exposition gegenüber der neuen Nahrung eine Immuntoleranz für die Kuhmilch. Erfolgt jedoch in den ersten drei Lebensmonaten eine Schädigung der Darmschleimhaut (z.B. durch Gastroenteritis, Darmoperationen, nekrotisierende Enterokolitis), kommt es zum Verlust der Immuntoleranz
- **Pa▷** schleimhautschädigende Erkrankung des Dünndarms mit Unverträglichkeit gegenüber von Bestandteilen der Kuhmilch (Bestandteile der Kuhmilch durchdringen Darmwand und führen zu lokaler Entzündungsreaktion, die zu einer fortschreitenden Zerstörung der Mukosa führt → Malabsorption)
- **Sy▷** schleimige bis blutige Diarrhoe, kolikartige Schmerzen und Erbrechen; bei schwerem Verlauf und fehlender Nahrungsumstellung: Atrophie und Dystrophie
- **Di▷** klinisch durch Nahrungsumstellung; ggfs. Dünndarmbiospie, IgE-RAST
- **Th▷** 1–2 Jahre kuhmilchfreie, sogenannte Semielementarnahrung

Bestimmte Frühkomplikationen eines Traumas, anderenorts nicht klassifiziert T79
Kompartmentsyndrom
- **Ät▷** Frakturhämatom, posttraumatisches Muskelödem, Embolie
- **Pa▷** Gewebedrucksteigerungen führen zu Ernährungsstörungen der Muskulatur und narbiger Kontraktur (Kompression des venösen Systems und Stase im arteriellen System)

Traumatologie
Krankheitsbilder

Sy▷ **Tibialis-anterior-Loge**: mit Großzehenheberschwäche, Sensibilitätsverlust; periphere Pulse bleiben erhalten
Volkmannsche Kontraktur: an oberer Extremität, ischämische Kontraktur am Unterarm durch Gipsverbände; Atrophie der Unterarmmuskulatur, Beugestellung des Handgelenks und Krallenstellung der Finger
Di▷ ab 45 mmHg, Gewebedruckmessung mittels Nadelinjektion, invasiv auf piezoresistiver Basis, Venenverweilkanüle
Th▷ Faszienspaltung; bei schon ausgebildeten Nekrosen ggfs. sofortige Amputation

Fettembolie
Ät▷ häufig bei polytraumatisierten Patienten, Weichteilkontusionen, Verbrennungen
Pa▷ Verlegung von Blutgefäßen durch Fett-Tröpfchen, Mikrozirkulationsstörungen, Azidose, Gerinnungsstörung
Veränderung des kolloidalen Verteilungszustands der Blutfette
Sy▷ Dyspnoe, Tachykardie, Unruhe, Beklemmungsgefühl, Verwirrtheit, Koma, petechiale Blutungen im Bereich der Netzhaut
Di▷ Rö: ungleichmäßige, kleinfleckige, diffuse Verschattungen
Th▷ keine spezifische, wichtig ist die Prophylaxe durch Schockbehandlung

Postaggressionssyndrom
Pa▷ pathophysiologische Veränderungen des Organismus nach Traumen und Operationen durch Schmerz, Sepsis, Hypovolämie erhöhte Ausschüttung von Katecholaminen, ADH, STH, Corticoiden, Aldosteron, Renin, Glucagon, Katabolismus, Lipolyse und dadurch Ketoazidose, Hyperglykämie trotz vermehrter Insulinproduktion durch Insulinantagonismus (verspätete Reaktion), Natriumretention, Kaliumausscheidung, depressive Stimmung, Abgeschlagenheit
Ein▷ **Stadium I** (Verletzungsphase): 2–3 Tage; hormonelle Veränderungen
Stadium II: 2–3 Tage; Wendepunkt; Rückgang der endokrinen Veränderungen; AZ-Normalisierung
Stadium III (anabole Phase): 2–5 Wochen; Leistungsfähigkeit vermindert; endokrine Normalisierung; Stickstoffbilanz positiv
Stadium IV (Gewichtszunahme): Rekonvaleszenz nach Wochen bis Monaten
Th▷ **Volumensubstitution** ein Erwachsener benötigt innerhalb von 24 h nach einer OP mindestens 40 ml H_2O/kg
Prophylaxe: prä-OP: Beruhigung, Analgesie

Traumatologie
Krankheitsbilder

Komplikationen bei chirurgischen Eingriffen und medizinischer Behandlung, anderenorts nicht klassifiziert T80–T88

Postoperativer und posttraumatischer Energiestoffwechsel

Wasser- und Elektrolythaushalt

Pa▷ **Wasser**: Flüssigkeitsverlust durch Blutung, Perspiratio insensibilis, Ödem, Aszites → Volumenmangel
Natrium: Aldosteronwirkung → $Na^+\uparrow$
Verschiebung in IZV → intravasale Hyponatriämie
Kalium: Aldosteronwirkung → insgesamt $K^+\downarrow$, leichte intravasale Hyperkaliämie durch Azidose

Sy▷ $RR\uparrow$, Tachykardie, Oligurie, hochkonzentriert, $ADH\uparrow$, Turgor, $ZVD\downarrow$, $Hkt\uparrow$

Di▷ Osmolalität, Elektrolyte, Hb, Hkt, RR, Turgor, Zunge

Th▷ bilanzierte Substitution

Säure-Base-Haushalt

Es sind alle Formen der Säure-Base-Verschiebung möglich; welche Verschiebung sich manifestiert, liegt an der Grunderkrankung, der Möglichkeit der Kompensationsmechanismen und der systemischen Reaktion. Es handelt sich aber meist um kombinierte Mechanismen:

Postoperative metabolische Azidose durch Mangeldurchblutung → $Laktat\uparrow$, KK bei dekompensiertem DM, H^+-Retention bei Niereninsuffizienz, Bikarbonatverlust in GI-Trakt; respiratorische Kompensation

Respiratorische Azidose: durch insuffiziente Atmung bei Bronchusverletzung, atem-depressiver Analgesie, Narkotika, Schmerzen; Kompensation über Na-Bikarbonat-Retention in der Niere

Metabolische (hypochlorämische) Alkalose: Erbrechen, Diurese oder Magensaftabsaugen → Verlust von Säuren, Kalium, Chlorid → metabolische Alkalose; respiratorische Kompensation mit Hypoventilation

Respiratorische Alkalose: Hyperventilation bei Sepsis oder Meningitis

Transfusionsmedizin

Antigene Strukturen des Blutes
Serumbestandteile
Erythrozyten (Oberflächenantigene; ABO-System)
Thrombozyten
Leukozyten

Blutgruppensysteme
Für die Transfusion ist das **AB0**- und das **Rhesus-System** entscheidend.
Inkompatibilitäten in anderen Systemen werden durch die Kreuzprobe erkannt.

Traumatologie
Krankheitsbilder

AB0-Blutgruppenserologie
Antigene A (A1, A2), B, 0 sind Glykoproteine auf Membranen von Erythrozyten, Leukozyten, Thrombozyten. Eine Blutgruppe hat jeweils die Antikörper, deren Antigen nicht vorhanden ist, (d.h. Blutgruppe A hat Antikörper gegen B).

Blutgruppen	Antikörper
A	Anti-B
B	Anti-A
AB	–
0	Anti-A und Anti-B

Bei der **Transfusion von Erythrozyten** muss man die Antigene auf den transfundierten Erythrozyten beachten und dort kompatibel sein.
Bei **Transfusion von FFP** (fresh frozen plasma) oder **Transfusion von Thrombozyten** müssen die mittransfundierten Antikörper der anderen Blutgruppe kompatibel sein. Somit erklärt sich die Tabelle der Blutgruppenkompatibilitäten.

Blutgruppenkompatibilitäten

Blutgruppe	Gesamtblut	Erythrozyten	FFP	Thrombozyten
0	0	0	O, A, B, AB	O, A, B, AB
A	A	A, 0	A, AB	A, AB
B	B	B, 0	B, AB	B, AB
AB	AB	AB, A, B, 0	AB	AB

Rh-Blutgruppenserologie
Antigen D ist bei Rh^+ zu finden; prinzipiell nur auf Erythrozyten; Rh^- hat bis zum Kontakt mit Rh^+ keine Antikörper (Anti-D); nach Sensibilisierung und erneutem Kontakt kommt es zur Hämolyse.

Prinzipien der praktischen Durchführung von Transfusionen
Major-Test: Empfängerserum + Spendererythrozyten
    → Test auf Antikörper gegen Spendererythrozyten
Minor-Test: Spenderserum + Empfängererythrozyten
    → Test auf Antikörper vom Spender gegen Erythrozyten des Empfängers

Transfusionskomplikationen
Akute hämolytische Transfusionsreaktion
Pa▷ AB0-Inkompatibilität
Sy▷ Fieber, Schmerzen, Tachykardie, Schock, Ikterus, Nierenversagen, DIC
Di▷ Nachweis Hämolyse, Antikörper

Verzögerte hämolytische Transfusionsreaktion
Pa▷ Nachweis einer Hämolyse ohne fulminanten Verlauf
Sy▷ gering; hämolytische Anämie

Traumatologie
Krankheitsbilder

Febrile, nicht-hämolytische Transfusionsreaktion
- **Pa▷** Cytokine im Erythrozyten-Konzentrat oder Reaktion gegen vorhandene Leukozyten
- **Th▷** Fieber senken, Cortison

TRALI (Transfusion-related acute lung injury)
- **Pa▷** AK aus Blutprodukt reagieren gegen eigene Leukozyten → Leukozyten-Aggregate → kapilläre Infiltration, Ödem, Dyspnoe
- **Th▷** symptomatisch, Beatmung, Diurese, Kreislaufstabilisierung

Allergische Transfusionsreaktion
- **Pa▷** häufiger durch Thrombozyten-Konzentrate oder FFP; allergische Reaktion gegen Blutbestandteile
- **Th▷** Cortison, Antihistaminika

Vorläufige Zuordnungen für Krankheiten mit unklarer Ätiologie U00–U49

Schweres akutes respiratorisches Syndrom (SARS) U04
- **Ep▷** erster Ausbruch Nov. 2002, letzter Nachweis Dez. 2003
- **Ät▷** SARS-assoziiertes Coronavirus (SARS-CoV)
- **Pa▷** atypische Lungenentzündung; Übertragung über Tröpfcheninfektion
- **Th▷** keine; Versuchsweise Antibiotikakombination (Verhinderung einer bakteriellen Superinfektion) + Cortison + Ribavirin

Infektionserreger mit Resistenzen gegen bestimmte Antibiotika oder Chemotherapeutika U80–U85

Erreger mit bestimmten Antibiotikaresistenzen, die besondere therapeutische oder hygienische Maßnahmen erfordern U80

MRSA (multi-resistenter Staph. aureus)
- **Err▷** frühere Bezeichnung: Methicillin-resistenter Staph. aureus, heutige Bezeichnung: multi-resistenter Staph. aureus
- **Pa▷** keine höhere Virulenz oder Pathogenität als sensible Staph. aureus, jedoch deutlich schwerer zu behandeln
- **Di▷** **Nachweis**:
  - **Slidex-Staph.Test**: Schnelltest, der auf dem Nachweis von Protein A und / oder clumping factor basiert, die beide mit dem Vorhandensein der Plasmakoagulase korrelieren; bei MRSA sind diese jedoch nur in geringer Konzentration vorhanden
  - **Slidex-Staph.-Plus-Test**: Slidex-Staph-Test mit Verwendung spezifischer AK
- **Th▷** Vancomycin, Teicoplanin; Hygienemaßnahmen mit Isolation, Desinfektion und Verhinderung einer Ausbreitung im Krankenhaus

Trauma

Traumatologie
Krankheitsbilder

Mykobakterien mit Resistenz gegen Antituberkulotika (Erstrangmedikamente) U82

Tuberkulose
- **Ep▷** 5–10% Manifestationsindex
  Risikogruppen: niedriger sozialer Status, Alkoholabusus, HIV, Drogenabusus, chronische Lungenerkrankung, Immunsuppression
- **Err▷** Mycobacterium tuberculosis (säurefeste Stäbchen)
- **Pa▷** Infektion aerogen (Lungen-TBC) oder ingestiv (Darm-TBC)
  Erreger persistiert in Phagozyten, so dass Immunabwehr nicht greifen kann
  Organ-TBC nur bei schlechter Immunlage, Hygiene, HIV
- **Di▷** Tuberkulintest (Typ IV-Reaktion), Rö-Thorax, Nachweis säurefester Stäbchen in BAL oder Magensaft
- **Th▷** **Standard**: 3 Monate Isoniazid (INH), Rifampicin, Ethambucil; danach noch 6 Monate INH, Rifampicin
  Kurztherapie: 2 Monate INH, Rifampicin, Ethambucil + Pyrazinamid; danach 4 Monate INH, Rifampicin
  Zunehmende Resistenzlage und Malcompliance bei Langzeitantibiotikatherapie führen zu zunehmender Verschärfung. Hohe Durchseuchung (bis zu 30% der Weltbevölkerung betroffen).
  Prävention: BCG-Impfung: wird nicht mehr empfohlen (inkompletter Schutz, kein TBC-Test mehr möglich)

Unfälle V01–X59

Verkehrsunfall

Ursache: Alter, Krankheit, Ermüdung, Alkohol, Medikamente, mangelnde Eignung
Vorgehen bei Eintreffen vor Ort:
- präzise Beschreibung der äußeren und inneren Verletzungen
- photographische Dokumentation

Fußgängerunfall
- **Def▷** Kollision Fahrzeug Fußgänger; i.e.S. Unterscheidung Anfahren und Überfahren
- **Ein▷** **Überfahrunfall**:
  Forensische Fragestellung: lebte der Überfahrene noch; Anfahrverletzungen?, Alkohol, Tabletten, Drogen, Vorerkrankungen → Fahrtüchtigkeit
  Verletzungsarten: Reifenprofilspuren, Décollement, Hitze durch Auspuff, Antragung von Unterbodenschutz- / schmutz; geformte Prellmarke
  Anfahrunfall:
  Forensische Fragestellung: Klärung der Anfahrrichtung → Kombination aus Fraktur und Weichteilverletzung
  Verletzungsarten: Stoßstangenverletzungen; Verkehrstüchtigkeit des Fußgängers

Traumatologie
Krankheitsbilder

Insassenunfall
Einflußfaktoren: Geschwindigkeitsverlust beim Aufprall, Kollisionsgeometrie, Sicherheitsvorrichtungen, Polsterung der Insassenkabine
Häufigster Kollisionstyp: Frontalkollision mit Teilüberdeckung
Verletzungsmuster: Haut- und Knochenverletzungen; Armaturenbrettfrakturen (Stauchungsbruch der Patella, Oberschenkelbiegungsbruch, Hüftpfannenbruch, Beckenringfraktur), Pedalverletzungen (Mittelfuß- oder Fußwurzelfrakturen), stumpfes Bauchtrauma mit Rippenserienbrüchen, evtl. Herz- und Lungenverletzungen; Glassplitter im Gesicht, Mittelgesichts- , Schädelbasisfraktur, HWS-Verletzungen; Abstützverletzung
Prinzip der Gurtwirkung: Verhinderung des dynamischen Windschutzscheiben- und Lenkradaufpralls; Teilnahme der Insassen an der Fahrzeugverzögerung während der Frontknautschung und damit Absenkung des Niveaus der Insassenverzögerung; Reduktion der Verletzungsschwere
Verletzung ohne Gurt: Knie → Armaturenbrett, Brust → Lenkrad, Kopf → Frontscheibe
Gurtverletzungsmuster: Prellmarke an Thorax und Becken; Rippenserienbrüche
Negative Gurtwirkung: < 1% bei inkorrekter Gurtlage, weichen Sitzpolstern, dicker Kleidung, extremen Unfallsituationen

Zweiradfahrer
Einflußfaktoren: Kollisionsgegner, Kollisionsgeschwindigkeit, Abwurfverletzungen, Nutzung von Sicherheitseinrichtungen, Schutzhelm, Schutzkleidung
Typische Verletzungen: Gliedmaßenfraktur, Schädelfraktur, Wirbelsäulenbrüche, stumpfes Bauchtrauma, Sattelverletzungen an Oberschenkelinnenseite

Vorsätzliche Selbstbeschädigung X60–X84

Unfall: plötzliches, unvorhergesehenes, unvermeidbares Ereignis mit Schaden
Selbstverletzung: selbstzugefügte direkte Schädigung des eigenen Körpers

Rechtliche Lage bei Selbstverletzung
Selbstverletzung ist an sich nicht strafbar, aber folgende Gesetze werden mitunter tangiert:
– GG Artikel 1:   Schutz der Menschenwürde
– GG Artikel 2:   persönliche Freiheit
– StGB § 145d: Vortäuschung einer Straftat
– StGB § 109:   Wehrpflichtentziehung durch Verstümmelung
– StGB § 263:   Betrug
– StGB § 812:   ungerechtfertigte Bereicherung
– StGB § 823:   Schadensersatzpflicht
– StGB § 257:   Begünstigung
bei Freiheitsstrafe > 5 Jahren gibt es keine Aussetzung auf Bewährung!

Traumatologie
Krankheitsbilder

Motive von autoagressiven Handlungen (AAV)
Verschleierung einer Straftat (Täter als scheinbares Opfer)
Vorteilsschaffung, Versicherungsbetrug
Geltungsdrang
sexuelle Praktiken (masochistische Tendenz)
psychotische Wahnvorstellungen

Tätlicher Angriff X85-Y09
Stumpfe Gewalt

Def▷ flächenhafter Kontakt stumpfkantiger Gegenstände
Ein▷ **direkte Verletzungen**: Druck-, Zug-, Scher- und Torsionsbeanspruchung
indirekte Verletzungen: Verletzungsort und Gewalteinwirkungsort liegen örtlich getrennt
Verletzungsarten durch stumpfe Gewalt
- **an der Haut**: Schürfung, Décollement, Blutunterlaufungen, Riß- und Quetschwunden
- **am Bewegungsapparat**: Fraktur, Luxation, Band-/Sehnen-/Meniskusriß, Muskelquetschung/-riß, Bandscheibenriß
- **an Organen**: Commotio, Contusio, Riß, Zertrümmerung

Sonderformen:
- **Stumpfkantige, geformte Gewalt**: durch charakteristische Form (Wundmarke, Werkzeugsspur) der Hautverletzung gekennzeichnete, nicht scharfkantige Gewalteinwirkung (z.B. Hammer); Sonderformen: Textilanpressungen → Sugillationen, Bißspuren
- **Stumpfes Trauma**: Bezeichnung für Verletzungen innerer Organe nach stumpfen bzw. stumpfkantigen, jedenfalls nicht perforierenden Gewalteinwirkungen; Vorkommen v.a. bei Verkehrsunfällen
  - **akut**: hämorrhagischer Schock, Schocklungensyndrom (ARDS), Fettembolie, DIC, Spannungspneu
  - **subakut**: Pneumonie, Lungenembolie, Sepsis

Sy▷ **Hautveränderungen**:
Wunde: Verletzung → Unterbrechung der Unversehrtheit der Haut bzw. Schleimhaut mit gewisser Tiefenausdehnung (mindestens durch Epidermis)
Beschreibung:
Wund-**Rand**: glatt oder ausgefranst
Wund-**Winkel**: spitz oder stumpf
Wund-**Saum**: wichtige Frage ist die Beschaffenheit oder das Auftreten eines Wundsaumes
Wund-**Grund**: findet man **Gewebsbrücken** im Wundgrund, so läßt dies auf eine stumpfe Gewalteinwirkung schließen
Wund-**Wände**

Traumatologie
Krankheitsbilder

Gelblicher Wundschorf: stumpfe, wahrscheinlich tangentiale Gewalt; Abschürfung nur der oberflächlichsten Schichten; postmortal → kein Fibringerüst, sondern lediglich **Hauteintrocknungen**. Es kann relativ lange (mehrere Stunden) dauern, bis diese sichtbar werden.

Hämatome: Stumpfe, senkrechte Gewalt → Einreißen koroidaler Gefäße → Hämatome; tiefgehende, meist die Haut vorwölbende Blutungen

Übersicht:
- **Hautschürfwunden**: entstehen bei tangentialem Angriff einer Oberfläche oder auch kantigen Struktur durch Abtragung der Kutis (Schiffsbugwellenphänomen)
  - nur **epitheliale** Schichten → keine Blutung, nur Serumaustritt
  - bis Korium (**Exkoriation**) → Blutung und Wundschorf
  - Ablösung des Koriums von Subcutis ausgehend von Schürfung oder **Riß-Quetschwunde** → Ablederung (Avulsio)
- **Décollement**: Ablederung ohne Hauteinriß; tangentiale Krafteinwirkung (klassisch bei Verkehrsunfall)
- **Dehnungsrisse**: dynamische Zugbelastung, quer zur Zugrichtung
- **Blutunterlaufungen**: wenn Blutgefäße in oder unter der Haut reißen:
  - **Sugillation**: umschriebene Blutung im Korium
  - **Suffusion**: größere, dünnschichtige, flächenhafte Blutung in Subcutis
  - **Hämatom**: größere Blutung in der Subcutis, Faszienspalten, Weichgeweben
  - Alter von Blutunterlaufungen: bis zu 6 Tagen blauviolett, 6–8 Tage zusätzlich grünliche Komponenten; später gelblich
- **Doppelstriemen**: Stöcke führen zu parallelstreifiger Blutunterlaufung
- **Riß-Quetsch-Wunde (Platzwunde)**: v.a. dort, wo die Haut direkt über dem Knochen liegt; durchsetzt meist alle Hautschichten, der Wundrand ist meist unregelmäßig (gezackt, gelappt), am Wundrand finden sich Quetschungs- bzw. Schürfungssäume, im Wundspalt lassen sich **Gewebebrücken** nachweisen
  - **Risswunde**: Überdehung und Zug
  - **Quetschwunde**: Druck
  - **Bissverletzungen**: Bissringe (scharfe Gewalt?)
- **Innere Organe**:
  - **Bauchhöhle**: Milz- und Leberkontusion bzw. Ruptur (Magenruptur nur bei Füllung, selten Dünndarmruptur, Geschlechtsorgane, Blase)
  - **Brusthöhle**: Lungenriß, Pneu, Asphyxie, Rippen- und Brustbeinfrakturen, Herz-, Aortenruptur
  - **Gefäße**: Aneurysmen, Thrombosen

Trauma

Traumatologie
Krankheitsbilder

Reanimationsverletzungen: Rippenserienbrüche, Pneu, Mediastinalemphysem, Herzkontusion, Lungenkontusion, Leberkontusion, Leberriß, Magenriß

Knochen

Frakturen: direkt / indirekt, meist durch stumpfe Gewalt, selten scharfe Gewalt

Gewalteinwirkung: Biegung, Berstung, Stauchung, Dreh-, Abscher- und Abrißfrakturen

Messerer Bruch (Keilbruch): Knochen sind empfindlicher auf Zugbelastung als auf Druckbelastung. So kommt es, dass die Knochen in spezifischer Weise brechen, und man von den Frakturlinien sehr sicher auf die Richtung der Gewalteinwirkung schließen kann.

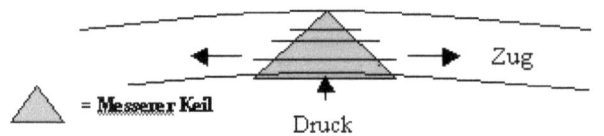

Schädelfrakturen: direkte und indirekte Schädelbrüche

Direkte Schädelbrüche:
- **Lochbrüche** (a)
- **Terassenbrüche** (b)
- **Globusbrüche** (c):

Puppe-Regel: Mehrzeitigkeit von Frakturen → nachträglich können keine Frakturlinien übersprungen werden.

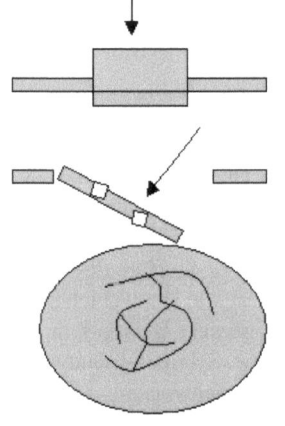

Indirekte Schädelbrüche: durch Schädeldeformierung, d.h. z.B. Sturz seitlich mit dem Kopf auf den Boden → Abflachung des Schädels → ventro-dorsaler-Zug → Frakturlinie von links nach rechts (Berstung; Schädelbasisfrakturen); der Scharnierbruch ist artifiziell; bei einem Hinterkopfsturz verläuft die Bruchstelle in ventro-dorsaler Richtung.

Hutkrempenregel: zur Unterscheidung zwischen Sturz und Schlag:
- Sturz: Fraktur unter gedachter Hutkrempenlinie
- Schlag: Fraktur über gedachter Hutkrempenlinie

Traumatologie
Krankheitsbilder

Scharfe Gewalt

Def▷ mechanische Einwirkung durch scharfe oder spitze Gegenstände
→ Stich- oder Schnittverletzung
Mechanische Einwirkung durch halbscharfe Gewalt (Äxte, Beile, Hacken)
→ Pfählungsverletzung, Hiebverletzung

Ein▷ **Verletzungsformen**:
- **Stichwunde**: die Wunde ist tiefer als lang, glattwandig, in der Tiefe fehlen Gewebsschäden, keine Gewebsbrücken; es gibt:
  - **Einstichwunde**
  - **Stichkanal** (meist kürzer als Tatwerkzeug; bei großer Wucht: Kompression des Unterhautfettgewebes → Stichkanal tiefer als Werkzeug; durch Hautretraktion: Kanal kleiner als Werkzeug)
  - **Ausstichöffnung** (evt.)
  - **Schwalbenschwanzform** (Drehung beim Rausziehen); bei Wehrlosigkeit bleiben Opfer und Täter in gleicher Position zueinander
  - **Scherenschnittprinzip** durch Faltung der Kleidung (mehrere Schnitte in Kleidung, nur eine Wunde)
- **Schnittwunde**: länger als tief; scharfrandig
- **Pfählungsverletzung**: längliche, stumpfe Gegenstände; ausgeprägte Quetschung und Schürfung an Wundrändern, unregelmäßiger Wundkanal
- **Hiebverletzungen**: durch halbscharfe Gewalt (Säbel, Beil) bei großer Wucht → Schnittverletzungen; Schürfungen an Wundrändern, Blutunterlaufungen unter Wundgrund, Gewebsbrücken

Trauma

Schmerzen

Grundlagen	**1072**
Anatomie und Physiologie	1072
Schmerzformen	1074
Schmerzdiagnostik	1075
Gesundheitsstörungen	**1077**
Akuter (plötzlicher) Schmerz	1077
Augenschmerzen	1077
Bauchschmerzen	1077
Brustschmerzen	1078
Chronischer Schmerz	1078
Flankenschmerzen	1078
Gelenkschmerzen	1078
Gesichtsschmerz	1078
Halsschmerzen	1079
Hodenschmerzen	1079
Ischialgie	1079
Knochenschmerzen	1079
Kolikartige Schmerzen	1079
Kopfschmerzen	1079
Leistenschmerzen	1080
Multilokuläre Schmerzen	1080
Myalgie	1081
Nackenschmerzen	1081
Neuralgiforme Schmerzen	1081
Ohrenschmerzen	1081
Phantomschmerz	1081
Radikulärer Schmerz	1081
Rücken- bzw. Kreuzschmerzen	1081
Säuglingskolik	1082
Schmerzen bei der Atmung	1082
Schmerzen im Bereich der Extremitäten	1082
Schmerzen im Bereich von Becken bzw. Damm	1082
Schmerzen in Zusammenhang mit der Nahrungsaufnahme	1082
Tenesmen	1082
Zahnschmerz	1082
Zentraler Schmerz	1083

Schmerzen

Grundlagen

Schmerztherapie	**1083**
Medikamentöse Therapie	1083
Opioidanalgesie	1084
Cyclooxygenasehemmer	1086
Analgetische Zusatzmedikation	1087
Postoperative Schmerztherapie	1088
Lokalanästhesie	1089
Verfahren zur Unterbrechung der Schmerzleitung	1090
Neurochirurgische Therapie	1091
Naturheilverfahren und physikalische Maßnahmen	1091
Physiotherapie	1092
Psychologische Therapieformen	1093

Grundlagen

Anatomie und Physiologie

Def▷ Schmerz: unangenehmes Sinnes- oder Gefühlserlebnis, das mit aktueller oder potentieller Gewebsschädigung verknüpft ist oder mit Begriffen einer solchen Schädigung beschrieben wird.
akuter Schmerz: < 6 Monate
chronischer Schmerz: > 6 Monate; **Risikoprofil bei Chronifizierung**: frühere Krankheiten, körperliche Belastung, diffuse Schmerzen, depressiv-ängstliche Persönlichkeit, Vermeidungsverhalten, Durchhaltestrategien, Ignorieren
Schmerzempfinden: individuell unterschiedlich; meist abends und nachts stärker als morgens, da auch bei Gesunden Schmerzschwelle am Abend/in der Nacht am niedrigsten.
Schmerzgeschehen:
Akut: Angst, aktuelle Intervention, gute Prognose
Chronisch: mißmutig-depressive Verstimmung, Reizbarkeit, Gedankeneinengung
Psychogene Komponente: Schmerzerlebnisse bei Depression; veränderte Schmerzwahrnemung durch Depression, aber auch depressive Entwicklung im Rahmen chronischer Schmerzen möglich

Schmerzen
Grundlagen

Schmerz	Charakteristikum
Allodynie	Schmerzauslösung durch normalerweise nicht schmerzinduzierende Reize
Anaesthesia dolorosa	Schmerz bei ansonsten gefühllosem Areal
Kausalgie	Hyperpathie mit brennendem Schmerzcharakter; bei Neuritis, peripherer Nervenläsion, vasomotorische Dysregulation, später trophische Veränderungen
Neuralgie	Schmerz in einem Versorgungsgebiet eines Nerven
Parästhesie	von der Norm abweichende Empfindung; spontan oder provoziert
Hyperästhesie	Überempfindlichkeit
Hyperpathie	schmerzhaftes Syndrom durch verstärkte Reaktion auf Reize, erniedrigte Reizschwelle
Neuritis	Entzündung eines oder mehrerer Nerven
Neuropathie	Funktionsstörung oder pathologische Veränderung eines Nervens

Pa▷ periphere Gewebsschädigung → Histamin-, Serotoninfreisetzung
Aktivierung der Arachidonsäurekaskade (Prostaglandine, Prostazykline, Thromboxan, Leukotriene, slow-reacting-Anaphylaxiesubstanz (SRSA)) → Aktivierung von Phospholipasen → Fettsäurefreisetzung durch Lipooxygenasen, Cyclooxygenasen
Bradykininwirkung nur durch Aktivierung von Thromboxan A_2 und PGE_2

Ein▷ nach zeitlichem Auftreten:
- Ruheschmerz (entzündlich)
- Belastungsschmerz (mechanisch)

nach Schmerzform:
- Dolor localisatus (Nozizeptorenschmerz)
- Dolor projectus (neuropathisch, Neuralgie)
- Dolor translatus (übertragener Schmerz)
- reaktiver Schmerz (sympathische Reflexdystrophie, Kausalgie)
- Anaesthesia dolorosa (Deafferenzierungsschmerz)

Schmerzverarbeitung
Nozizeptoren:
- **Aδ-Fasern**: 15m/s; scharf, stechender, lokalisierbarer Schmerz
- **C-Fasern**: 1m/s; dumpfer, brennender, schlecht lokalisierbarer Dauerschmerz

Schmerzleitung im Rückenmark
Hinterhorn → Schmerzhemmung (Endorphine, GABA, Glycin) und Schmerzweiterleitung → Umschaltung auf 2. Neuron segmental (im Hinterhorn) → Kreuzen in Commissura anterior → Tractus spinothalamicus (Vorderseitenstrang) → Stammhirn (vegetative Reaktionen)

Schmerzverarbeitung im Hirnstamm und Cortex
Tractus spinothalamicus → Ncl. ventralis posterolateralis thalami → Umschaltung 3. Neuron → sensorischer Cortex (Gyrus postzentralis, Parietallappen) → über

Schmerz

Schmerzen
Grundlagen

Substatia gelatinosa motorische Aktivierung (Flucht, Schreck) → Hypothalamus, Hypophyse mit hormoneller Schreckreaktion → limbisches System → emotionale Verarbeitung

Absteigendes endogenes Schmerzhemmungssystem
Gate-control-Theorie: absteigende endogene Schmerzhemmungssysteme mit Wirkung auf Rückenmarksebene; **Transmitter**: Enkephalin, Serotonin, Noradrenalin

Schmerzformen

Dolor localisatus (Nozizeptorenschmerz)
Pa▷ schädliche Wirkung in der Peripherie → Erregung von Nozizeptoren → afferente Schmerzbahnen (Tractus spinothalamicus)
 Schmerzmediatoren: Substanz P, Prostaglandine, Bradykinin, Säurekationen, Kalium, Serotonin, ACh
Th▷ Hemmung der Nozizeption (antipyretische Analgetika, Lokalanästhetika, Morphin)
 Dämpfung des afferenten Impulse des peripheren Nerven (Lokalanästhetika)
 Dämpfung der nozizeptiven Impulsübertragung im Hinterhorn des Rückenmarks (Lokalanästhetika, Opiode, Clonindin)
 Aktivierung zentraler, auf die nozizeptive Erregungsübertragung hemmend wirkende Neurone (Opioide, antipyretische Analgetika)

Dolor projectus (neuropathisch, neuralgieform)
Pa▷ langdauernde mechanische Irritation (toxisch, metabolisch, entzündlich; zentral oder peripher) durch z.B. Karpaltunnelsyndrom, Bandscheibenvorfall → Veränderung der Membraneigenschaften der Nervenfasern → chronische Entladungen → Schmerz; Projektion auf Innervationsgebiet; je stärker die Läsion, desto wahrscheinlicher sind neurologische Ausfälle
Th▷ Membranstabilisatoren (Antikonvulsiva), Antidepressiva, Cortison

Dolor translatus (übertragener Schmerz)
Pa▷ viszerosensible und sensible Fasern eines Neurons der Hinterwurzel → Projektion von Schmerzen in Head-Zonen; in Arealen: Dysästhesie, vegetative Störungen, Konsistenzveränderungen

Reaktiver Schmerz (sympathische Reflexdystrophie, Kausalgie)
Pa▷ dumpfer, quälender Schmerz, schlecht lokalisierbar → durch Affektion des Sympathikus; Kombination mit vegetativen Störungen

Schmerzen
Grundlagen

Anaesthesia dolorosa (Deafferenzierungsschmerz)
Pa▷ Enthemmung lokaler, schmerzvermittelnder Neurone im Hinterhorn → Ausfall Schmerz und Sensibilität; nach einiger Zeit abnorme Erregung der Schmerzfasern, ohne daß Sensibilität zurück kommt → quälender Dauerschmerz
Th▷ Nervenstimulation, Antidepressiva, Neuroleptika, Antikonvulsiva

Schmerz bei Fehlregulation
Negative Rückkopplung: motorische und vegetative Reflexe auf Schmerzreiz → Beseitigung der Störung
Positive Rückkopplung: erregende Wirkung auf Rezeptoren → Aufschaukeln zum Dauerschmerz
positive Rückkopplung über Sympathikus:
- Vasokonstriktion bei Ischämie
- Vasaodilatation bei erregten Nozizeptoren
- Kontraktion glatter Muskeln bei Nozizeptorenerregung
- elektrisches Überspringen efferenter Sympathikusaktivität auf benachbarte Fasern
- Erregung der Rezeptoren durch Sympathikusneurotransmitter

Zentraler Schmerz
Pa▷ Unterbrechung der zentralen Schmerzbahn
z.B. Thalamusschmerz, RM, MS, Hirnstamm, Epilepsie, Trigeminusneuralgie, Phantomschmerz
Ät▷ Durchblutungsstörungen, Raumforderungen, Entzündungen
Th▷ Opioide, Antidepressiva, Neuroleptika, Antikonvulsiva, psychologische Verfahren

Schmerzdiagnostik

Schmerzanalyse
Lokalisation
Entwicklung und Verlauf: akut, subakut, chronisch, episodisch, phasisch, rhythmisch, tagsüber, nachts
Schmerzcharakter: anfallsartig, kolikartig, tic-artig, lanzinierend (blitzartig), anhaltend, an-/abschwellend
Wechsel des Schmerzcharakters
Bedingung der Auslösung, Verschlimmerung, Besserung: Wetterlage, Jahreszeit, psychische Belastung; Wetterlage (Migräne); Jahreszeit (Ulkus); Belastung (Spannungskopfschmerz)
Begleitphänomene: vegetativ-somatisch, Druckpunkte, Sensibilität, Motorik, EMG, ENG

Schmerzen
Grundlagen

Schmerzmessung (Algesiemetrie)
Experimentelle Methoden: Schmerzstimuli (Untersuchung des Verhaltens auf definierte Reizapplikation)
Klinische Methoden: quantitative und qualitative Einschätzung von Schmerz, Schmerzwahrnehmung, Schmerzerfahrung
- EMG
- evozierte Potentiale
- Endorphinbestimmung in Blut, Liquor
- Thermographie
- Blutfluß- oder Blutvolumenregistrierung
- perkutane Neurographie
- Reflexalgesimetrie

Verbalbeschreibende Skalen:
Einteilung in: keine – geringe – mäßige – starke – unerträgliche Schmerzen
Einteilung der Besserung in: keine – geringe – mäßige – vollständige Besserung

Visuelle Analogskala (VAS): 10 cm lange Linie mit verbalen Endpunkten
kein Schmerz ——————————————————— unerträglicher Schmerz
Angabe des Schmerzes in x/10

Numerische Bewertungsskala:
Angabe der Schmerzintensität auf Skala von 1–100; 1–10

McGill-Schmerzfragebogen:
20 Wörterlisten mit sensorischen, affektiven und wertenden Dimensionen von Schmerz

Weitere Verfahren: Dokumentation von
- körperlicher Aktivität
- Medikamentenbedarf
- Schmerzintensitätsbeschreibung in Form von Tagebuch
- Schmerzverhaltensindex (UAB-Index)
- objektive Beurteilung der Schmerzverhaltensweise
    verbale und nonverbale Beschwerden, Zeit, Grimassieren, Stehen, Körperhaltung, Bewegung, Körpersprache, Hilfsmittel, Bewegungsabläufe, Medikation

Schmerzen
Gesundheitsstörungen

Gesundheitsstörungen

Schmerzen an unterschiedlichen Lokalisationen können generell durch Trauma, Infektion, Tumor, Ischämie oder Obstruktion entstehen. Bei der Abklärung von Schmerzen sind folgende Faktoren besonders relevant:
- Beginn und zeitlicher Verlauf der Schmerzen
- Intensität (VAS-Skala)
- Qualität (stechend, drückend, dumpf)
- Ausdehnung und Ausstrahlung
- Mechanismen, welche Schmerz bessern oder verstärken (Haltung, Nahrung)
- Begleitsymptome (Übelkeit, Erbrechen)
- Funktionsstörungen

Bei jeder Schmerzangabe ist eine ausführliche körperliche Untersuchung indiziert.

Akuter (plötzlicher) Schmerz

Ät▷   Verletzung, Entzündung, Ischämie, Verschluss (Nephrolithiasis)

Augenschmerzen

Ät▷   Verletzung, Fremdkörper, Entzündung, Tumor, Glaukom, Sinusvenenthrombose, SAB, Migräne
Di▷   Ophthalmoskopie, Visusbeurteilung, ggfs. Augendruckmessung

Bauchschmerzen

DD▷

	rechts	mittig	Links
Oberbauch	Hepatitis Pankreatitis	Pneumonie Masern, Grippe Pankreatitis	Milzruptur (postraumatisch) Herzinfarkt Angina pectoris
Mittelbauch	Nierenkolik Appendizitis Meckel-Divertikel	Nabelbruch Enteritis Ileus Invagination	Nierenkolik Pankreatitis
Unterbauch	Appendizitis Leistenhernie Zystopyelitis Lymphadenitis mesenterialis Ovarialzysten, Stieldrehung Ovarialtumoren EUG, Adnexitis Ovulationsschmerz	Zystitis Dysmenorrhoe Kolpitis Zervizitis intravaginale Fremdkörper Endo-/Myometritis	Leistenhernie Zystopyelitis Lymphadenitis mesenterialis Ovarialzysten, Stieldrehung Ovarialtumoren EUG Adnexitis Ovulationsschmerz

Schmerz

Schmerzen
Gesundheitsstörungen

Brustschmerzen

Pa▷ Die Unterscheidung zwischen banalen, meist muskulär bedingten Thoraxschmerzen und typischen Angina-pectoris-Thoraxschmerzen ist zuweilen schwierig. Anamnestische Angaben: Beginn, Verlauf, früher ähnliche Beschwerden, kardiovaskuläre Risikofaktoren, Schmerzzunahme bei Inspiration oder Bewegung können hier für eine erste Einschätzung helfen. Linksthorakale Schmerzen sollten jedoch immer mit EKG und Herzenzymen (im Intervall akut und nach 6 h) abgeklärt werden, um eine sich evtl. atypisch manifestierende Myokardischämie nicht zu verpassen.

Ät▷ **Herzinfarkt, Angina pectoris**: linksthorakale, teils in Arm oder Unterkiefer ausstrahlende Thoraxschmerzen mit Dyspnoe und vegetativer Begleitsymptomatik
Aortendissektion: heftigster, reissender Schmerz zwischen beiden Scapulae
Pneumothorax: einseitiger, heftiger Thoraxschmerz oft mit Dyspnoe
Lungenembolie: unspezifischer Schmerz, je nach Ausdehnung Dyspnoe, Hypotonie
Pleuritis: atemabhängige, einseitige Thoraxschmerzen; mit Infekt

Di▷ körperliche Untersuchung, EKG, Labor, Rö-Thorax

Chronischer Schmerz

Def▷ Schmerzen, die sich meist langsam entwickelt haben und einen protrahierten Verlauf zeigen

Ät▷ chronische oder strukturelle Erkrankungen (Arthrose, post-traumatische Zustände)

Th▷ häufig therapeutisch schwieriger angehbar; multimodale Schmerztherapie notwendig

Flankenschmerzen

Ät▷ vertebragen oder renal (Urolithiasis)
Di▷ Rö-LWS, Sonographie, U-Status

Gelenkschmerzen

Ät▷ traumatisch, degenerativ im Rahmen einer Arthrose
    akut: jede Form der Arthritis, Gicht / Pseudogicht
    chronisch: Arthrose, rheumatoide Arthritis, sLE

Di▷ Untersuchung, bei akuter Arthritis immer septische Arthritis durch Punktion ausschliessen

Gesichtsschmerz

Ät▷ **Sinusitis maxillaris**: Schmerz über Kieferhöhlen, Druckpunkt; im Rahmen von Infektionen der oberen Atemwege
Tigeminusneuralgie: rezidivierender Schmerz im Trigeminusgebiet, z.T. nach Provokation

Schmerzen
Gesundheitsstörungen

Halsschmerzen

Ät▷ akut: meist bei Infekt der oberen Atemwege
chronisch: Tumor / Lymphom im Bereich der oberen Atemwege

Hodenschmerzen

Ät▷ akute Orchitis: Schmerz, Fieber, Infekt
Epididymitis: Schmerz, Fieber, Infekt, Prehn positiv
Hodentorsion: Stieldrehung von Hoden und Nebenhoden →
Gefässverschluss → Infarzierung; sofort OP

Ischialgie

Def▷ Schmerz im Verlauf des N. ischiadicus durch mechanische Irritation
Ät▷ Diskushernie, Entzündung, Tumor

Knochenschmerzen

Ät▷ generalisiert: Osteomalazie, Rachitis, Osteoporose, Hyperparathyreoidismus, M. Paget
lokalisiert: Tumor, Osteolyse, Infektion
Di▷ Rö, Labor: alkalische Phosphatase, Ca, Phosphat, Vitamin D, Parathormon

Kolikartige Schmerzen

Def▷ wellenförmige Schmerzen durch schmerzhafte Kontraktion eines Hohlorgans
Ät▷ Gallenkolik: Cholecystitis, Choledocholithiasis
Magen-Darm-Trakt: mechanischer Ileus, Spasmen, Hyperperistaltik durch Infekt
Harntrakt: Urolithiasis, Harnverhalt
Th▷ Analgesie, Spasmolytika

Kopfschmerzen

Ät▷ **Rezidivierender Kopfschmerz ohne strukturelles Korrelat**:
Migräne: anfallsartiger, einseitig betonter Kopfschmerz durch Vasospasmus der Gefässe; z.T. Aura, vegetative Begleitsymptomatik
Spannungskopfschmerz: aus dem Nacken aufsteigender, rezidivierender Kopfschmerz, ohne vegetative Begleitsymptomatik, oft mit Verspannungen im Nacken
Analgetikakopfschmerz: nach Dauereinnahme von Analgetika können diese einen Kopfschmerz induzieren
Medikamentös-induzierter Kopfschmerz: Nitrat, Nitrit, Hot-Dog-Syndrom, Natriumglutamat, Alkohol, Koffeinentzug, Entzug von Ergotamin und Analgetika, Narkotika
Cluster-Kopfschmerz: streng einseitiger Kopfschmerz, rezidivierend über Wochen, Remission von Monaten und Jahren

Schmerzen
Gesundheitsstörungen

Vaskulärer Kopfschmerz:
- **Arteriitis temporalis** (TA): Riesenzellarteriitis, bohrende Dauerkopfschmerzen, temporal betont, Sehstörungen, Sturzsenkung
- **Karotidodynie**: Carotis int. druckempfindlich, geschwollen, verstärkte Pulsationen im Hals; spontane Remission
- **Karotisdissektion**: akuter Beginn, halbseitig betonter Kopfschmerz, zusätzlich ischämische Symptome, Horner, Hirnnervenausfälle
- **Sinusthrombose**: Kopfschmerz, Bewußtseinsstörung, fokale neurologische Ausfälle, epileptische Anfälle
- **SAB**: heftige, akut einsetzende Kopfschmerzen
- **Intrakranielle Hämatome**: akut, subakut, chron. auftretende Kopfschmerzen

Neuralgien:
- **Trigeminusneuralgie**: Provokation durch Berührung; idiopathische / symptomatische Form (MS, HNO), Therapie mit Membranstabilisatoren (Carbamazepin, Phenytoin). Thermokoagulation des Ganglion Gasseri, Jannetta-OP (Abschirmung des Nerven von komprimierender Gefäßschlinge)
- **Weitere Neuralgien**: Glossopharyngeus, N. intermedius, Laryngicus-sup., Okzipitalneuralgie, Aurikulotemporalis-Neuralgie

Kopfschmerz mit strukturellem Korrelat:
- **Hirndruck**: durch Einklemmung, Tumor, Blutung
- **Infektiös**: bei Meningitis, Enzephalitis
- **Blutung**: SAB, traumatisch

Di▷ Unterscheidung zwischen banalem oder fatalen Kopfschmerz schwierig
Chronisch rezidivierende Kopfschmerzen werden als solche von Patienten angegeben; Cave bei neu aufgetretenen, heftigen Kopfschmerzen, Zunahme der Schmerzen, zusätzlich neurologischem Ausfall, Meningismus, Stauungspapille

Leistenschmerzen

Ät▷ traumatisch bei Zerrung
Hernien mit oder ohne Einklemmung
Lymphknotenschwellung bei Infekt

Multilokuläre Schmerzen

Ät▷ Angabe multipler Schmerzbereiche bei Somatisierung bei Depression, Fibromyalgie, schwerer Grundkrankheit, Vaskulitis, Polymyalgie, generalisiertem Infekt

Schmerzen
Gesundheitsstörungen

Myalgie
Def▷ Muskelschmerz, z.T. mit Muskelverhärtung (Myogelose) einhergehend
Ät▷ muskuläre Überanstrengung (Muskelkater), Zerrung, Verletzung, Myositis, pAVK mit Ischämie, diffus bei Fibromyalgie

Nackenschmerzen
Ät▷ degenerative Veränderungen der HWS und oberen BWS
Fehlhaltung oder muskuläre Belastung
Fibromyalgie

Neuralgiforme Schmerzen
Def▷ **Neuralgie**: einschiessende Nervenschmerzen durch Irritation peripherer Nerven
Neuralgiforme Schmerzen: abweichender Pathomechanismus; imponiert wie Neuralgie, z.T. etwas länger anhaltend

Ohrenschmerzen
Ät▷ Otitis media, Zoster oticus, Perichondritis
Di▷ Inspektion, Otoskopie

Phantomschmerz
Def▷ Schmerzen an einem amputierten Körperteil durch Nervenirritation am Nervenstumpf

Radikulärer Schmerz
Ät▷ **Wurzelentzündung** (Radikulitis): Herpes zoster, Borreliose
Wurzelkompression: Diskushernie, Foraminalstenose, recessale Enge, Tumor

Rücken- bzw. Kreuzschmerzen
Def▷ häufige Beschwerden, relativ unspezifisch
Ät▷ degenerative Veränderungen der Wirbelsäule
muskuläre Verspannungen durch Fehlbelastung oder abdominelle Schmerzen (reflektorisch)
unkomplizierte Kreuzschmerzen: degenerative Veränderungen, statische Beschwerden
komplizierte Kreuzschmerzen: Bandscheibenvorfall, Spondylitis, Fraktur
Ein▷ **Lumbovertebralsyndrom**: lokalisierter Rückenschmerz mit muskulärer Verspannung
Lumboradikuläres Syndrom: lokalisierter Rückenschmerz mit Wurzelreizung

Schmerz

Schmerzen
Gesundheitsstörungen

Säuglingskolik

Def▷ **Dreimonatskolik**: abdominelle Schmerzen / Koliken mit vermehrtem Schreien und Unruhe; Ätiologie unklar; keine strukturellen Veränderungen, keine Gedeihstörung
mechanische Störung: Membranen, Stenosen oder Atresien, Malrotation, Volvulus, Invagination, inkarzerierte Hernie
Di▷ genaue Untersuchung, evtl. Rö-Abdomen

Schmerzen bei der Atmung

Ät▷ meist Pleurareizung: bei Einatmung Schmerz maximal (Pleuritis, Pleuraerguss, Pneumothorax, Pleuratumor)
Tietze-Syndrom (schmerzhafte Verdickung der Rippenknorpel)
Intercostalneuralgie
vertebragener Thoraxschmerz
Di▷ Untersuchung, Rö-Thorax

Schmerzen im Bereich der Extremitäten

Ät▷ Trauma, Knochen- oder Gelenksschmerz, Muskelschmerz, Ischämie, Neuralgie, Nervenläsion z.B. durch Diskushernie

Schmerzen im Bereich von Becken bzw. Damm

Ät▷ Schmerzausstrahlung von Harnwegen (Urolithiasis), Genitalorganen (Prostatitis, Vulvitis, Endometriose, Ovarialzysten, EUG), Darm (Divertikulitis, Proktitis, Pinoidalsinus, Hämorrhoiden), traumatisch bei Beckenringfraktur, Hüftpfannenfraktur

Schmerzen in Zusammenhang mit der Nahrungsaufnahme

Ät▷ **Schmerzen beim Schluckakt** (Dysphagie): Infekt der oberen Atemwege, Fremdkörper, Tumor, Ösophagusstenose, Achalasie, Globusgefühl
Schmerzen nach Nahrungsaufnahme: Gastritis, Ulcus ventriculi oder duodeni, Colon irritabile, Cholecystolithiasis, Pankreatitis

Tenesmen

Def▷ schmerzhafter Stuhldrang mit geringer oder fehlender Entleerung
Ät▷ Proktitis, chronisch entzündliche Darmerkrankungen, infektiöse Darmerkrankungen

Zahnschmerz

Ät▷ Karies, Pulpitis, Peridontitis, Zahnhalsabszess

Schmerzen
Schmerztherapie

Zentraler Schmerz

Def▷ Schmerz durch zerebrale Läsion, die Schmerzwahrnehmung im Hirn entstehen lässt
Ät▷ Trauma, OP, Apoplex, v.a. Thalamusinfarkt
Sy▷ Muskelschmerz, Hyperpathie, Allodynie, neuralgiforme Schmerzen

Schmerztherapie

Medikamentöse Therapie

Medikamentöse Schmerztherapie ist immer nur symptomatisch!
Schmerzursache-orientierte Therapie häufig effizienter als reine Schmerztherapie
  (z.B. Spasmolytika)

Applikationsformen
intramuskulär (i.m.)
subcutan (s.c.)
epidural
intrathekal
transdermal (**TTS**: transdermales therapeutisches System)
intranasal (**PCINA**: patient controlled intranasal analgesia; mit Opioiden)
kombinierte Spinal-Epidural-Anästhesie (**CSE**: combined spinal-epidural
  anaesthesia; schnelle Wirkung spinal, lange Wirkung epidural)
Kathetertechniken: spinal oder epidural-Analgesie als single-shoot oder als
  Katheter mit längerer Liegezeit und Applikation
Patientenkontrollierte Schmerzmittelapplikation (**PCA**: patient controlled
  analgesia; mikroprozessorgesteuerte Spritzenpumpe, die durch Patient
  bedient wird)

WHO-Schema zur Schmerztherapie
I: Nichtopioidanalgetika (ASS, Paracetamol, nichtsteroidale Antiphlogistika)
II: schwache Opioidanalgetika (Tilidin, Tramadol) + Nichtopioidanalgetika + Zusatzmedikation (Antidepressiva, Neuroleptika, Antiepileptika, Muskelrelaxanzien, Spasmolytika, Cortison)
III: starke Opioidanalgetika (Morphin, Buprenorphin) + Nichtopioidanalgetika + Zusatzmedikation

Schmerzen
Schmerztherapie

Therapieprinzipien
adäquate, individuelle Dosisfindung
ausreichende Dosierung
regelmäßige Verordnung
wenn möglich orale Gabe
Behandlung von NW
Koanalgesieformen
Behandlung von Schlafstörungen
Überprüfung des Therapieeffektes

	Akute Schmerzen	**Chronische Schmerzen**
Ziel	Schmerzlinderung	Schmerzverhinderung
rascher Wirkungsbeginn	wichtig	selten erforderlich
Applikation	parenteral	oral
Sedierung	häufig erwünscht	überwiegend unerwünscht
Dosis	zumeist Standard	individuell
Gabe	bei Bedarf	Zeitplan
Zusatztherapie	selten erforderlich	häufig erforderlich

Opioidanalgesie

Ind▷ starke akute Schmerzen, Palliativmedizin
  Verordnung: BTM-Rezepte (außer Tramal); Höchstmenge in 30 Tagen; bei längerem Bedarf 60 Tage Rezept/OA-Vermerk, Anforderung bei Bundesopiumstelle in Berlin; Aufbewahrungspflicht des Arztteils 3 Jahre
  Peridurale Opiatanalgesie: spezifische Blockade schmerzleitender Strukturen; ultima ratio bei Tumorschmerzen, wenn Chordotomie und Neurolyse nicht möglich

Sto▷ Opiate:
  Morphin: oral 3-fach höher wirksam als bei i.v.-Gabe; Wirkdauer 4–5 h; Morphinsulfat 8–12 h
  Codein: antitussiv, schwach analgetisch, trotzdem spasmogen und atemdepressiv
  Levomethadon [L-Polamidon®]: 4-fach stärker wirksam als Morphin, doppelte Wirkungszeit, Schmerz und Drogensubstitution
  Fentanyl: 100-fach stärker analgetisch wirksam als Morphin, Dauer 0,5 h; Kombination mit Droperidol als Anästhesie, stark atemdepressiv; Pflaster
  Piritamid [Dipidolor®]: starke Analgesie, schwächer Darmwirkung

Teilagonisten:
  Pentazocin [Fortral®]: ¼-Analgesiewirksamkeit von Morphium, Wirk-Dauer 2 h, Dysphorien, RR, HF ↑
  Buprenorphin [Temgesic®]: 30–60-fach stärker analgetisch wirksam als Morphin, schlecht antagonisierbar
  Pethidin [Dolantin®]: wenig spasmogen, keine Miose
  Tramadol [Tramal®]: oral applizierbar, Übelkeit, Erbrechen, Schwindel

Schmerzen
Schmerztherapie

Halbsynthetische / synthetische Opiate:
- **Levomethadon [L-Polamidon®]**: wirkt länger, bessere orale Verfügbarkeit, Abhängigkeit
- **Pethidin [Dolantin®]**: orale Verfügbarkeit besser als bei Morphin, psychische Abhängigkeit, durch Naloxon hemmbar, Atemdepression
- **Fentanyl [Fentanyl Janssen®]**: sehr gute Analgesie, jedoch auch Atemdepression, kann bei Narkose bei erneuter Gabe akkumulieren; Fentanyl Pflaster [Durogesic®]

Ein▷ **Schwach wirksam**: Tramadol [Tramal®], Dihydrocodein, Codein, Tilidin
Stark wirksam: Morphin [MST®], Pethidin [Dolantin®], Methadon, Buprenorphin [Temgesic®]

Wm▷ Wirkung an **Opioidrezeptoren**:
- **μ-Rezeptor**: supraspinale Analgesie, Atemdepression, Miosis, Obstipation, Euphorie; parasympathomimetisch, hohes Abhängigkeitspotential; Morphin, Fentanyl, Alfentanil, Piritramid
- **δ-Rezeptor**: supraspinale und spinale Analgesie, Obstipation
- **κ-Rezeptor**: spinale und supraspinale Analgesie, Miosis, Sedierung, Diurese

Wi▷ Sedierung, zentrale Analgesie, antitussiv
Erhöhung des Sphinktertonus
Lähmung der glatten Muskulatur (Obstipation, Harnverhalt)
Blutdrucksenkung
Erbrechen (Reizung der Chemorezeptoren in Area postrema)
Miosis durch zentrale Stimulation des Parasympathikus

Nw▷ Obstipation, Sedierung, Müdigkeit, selten Atemdepression, Erbrechen, Schwindel; Pruritus, Schwitzen, Bronchokonstriktion, Harnverhalt, Hypotension

Intoxikationen: Antagonist: Naloxon
bei Buprenorphin (30–60-fach stärker wirksam als Morphin) nur Doxapram wirksam, Antagonist hat aber kürzer HWZ als Morphin

Entzug: nach einigen Stunden, Abklingen nach 10 Tagen; vegetative Reaktionen, Schlaflosigkeit, Krämpfe; nicht lebendbedrohlich; Behandlung mit Clonidin, Doxepin

KI▷ Pankreatitis (nur Pethidin erlaubt), Ateminsuffizienz, Hypovolämie, entzündliche Darmerkrankungen

Pk▷ hoher first-pass-Effekt, Toleranzentwicklung (normalerweise wenig Toleranzentwicklung, eher psychische Abhängigkeit; erhöhter Bedarf meist Ausdruck einer Verschlechterung der Grundkrankheit); Dosisreduktion bei Niereninsuffizienz

Antagonisten an Opioidrezeptoren

Naloxon [Narcanti®]: kompetitiver Antagonist an allen Opiatrezeptoren; aber kürzere Halbwertzeit als Morphin, hoher first-pass-Effekt
Levallorphan [ausser Handel]: kompletter Antagonist, v.a. bei Atemdepression
Nalorphin [Nemexin®]: partieller Antagonist

Schmerzen
Schmerztherapie

Cyclooxygenasehemmer

- **Ind▷** leichte bis mittlere Schmerzen, Migräne, Fieber, rheumatische Erkrankungen, Arthrosen, Gicht
- **Sto▷** Acetylsalicylsäure [Aspirin®], Paracetamol [ben-u-ron®], Diclofenac [Voltaren®], Ibuprofen [Brufen®], Indomethazin [Amuno®], Metamizol [Novalgin®], Piroxicam [Felden®], Phenylbutazon [Ambene®], Naproxen [Proxen®], Phenacetin [ausser Handel], Mefenaminsäure [Ponalar®]
- **Ein▷** **biochemisch**:
  - **Derivate der Salizylsäure**: ASS, Diclofenac, Indometacin, Ibuprofen
  - **Pyrazolonderivate**: Phenazon, Propyphenazon, Metamizol
  - **p-Aminophenol-Derivate**: Paracetamol, Phenacetin

  chemisch:
  - antipyretische Analgetika von Säuretyp (ASS, NSA): schwache organische Säuren → Anreicherung in entzündlichem Gewebe
  - nichtsaure Analgetika (Anilinderivate, Paracetamol): periphere und zentrale Wirkung
  - COX-2-selektiv: relative Selektivität: Meloxicam
    Coxibe: Celecoxib, Etoricoxib, Parecoxib, (Rofecoxib, Valdecoxib ausser Handel)

  Wirkungsprofil (Auswahl):

	Metamizol	ASS	Paracetamol	Diclofenac
analgetisch	+	+	+	+
antipyretisch	+	+	+	–
antiphlogistisch	+	+	–	+
spasmolytisch	+	–	–	–

- **Wm▷** Hemmung der schmerzinduzierenden Stoffe (Prostaglandine) durch Hemmung der Cyclooxygenase → Abnahme von PGE2, PGI2, PGF2a → Abnahme der Entzündungsmediatoren; zusätzliche zentrale Komponente der Analgesie
  - selektive COX-2-Hemmer nur analgetisch
  - unselektive COX-Hemmer mit typischen gastrointestinalen NW
- **Wi▷** analgetisch, antiypyretisch, antiphlogistisch
- **Nw▷** Thrombozytenaggregationshemmung, Blutungen, Gastrointestinalulcera, Leberzellschäden, Schwindel, Kopfschmerz, Aspirinasthma, Hautallergie, Obstipation, Diarrhö, Nierenschädigung, Struma, Ohrensausen, Schwerhörigkeit, Wehenhemmung, pulmonale Hypertonie des Neugeborenen
- **Int▷** hohe Plasmaeiweißbindung, reduziert natriuretischen und anti-hypertensiven Effekt von Furosemid, Thiazid-Diuretika, β-Blockern, ACE-Hemmern

Schmerzen
Schmerztherapie

Besonderheiten der einzelnen Substanzen
ASS
- **Ind**▷ Analgesie, Fiebersenkung, Entzündungshemmung, KHK, pAVK
- **Wm**▷ irreversible Hemmung der COX → Abbau zu Salizylat + Acetat
  → ebenso wirksam, Hemmung der Prostaglandin-Endoperoxid-Synthetase
  kein Einfluß auf Leukotriene
- **Pk**▷ PEB ist konzentrationsabhängig, aber keine unveränderte Ausscheidung
  Ausscheidung bei alkalischem Harn verbessert
- **Nw**▷ hemmt Prothrombin in der Leber, Vitamin-K-Antagonismus
  respiratorische und metabolische Azidose
  zentrale Atemstimulation
  Bronchokonstriktion
  keratolytisch
  Reye-Syndrom bei Kindern (Enzephalopathie und Leberverfettung) bei Kindern bei Gabe während Infekt
- **Intox**▷ Atemzentrumstimulation → Hyperpnoe → respiratorische Alkalose
  → Gefäßverengung → Hypoxie

Paracetamol
- **Ind**▷ Analgesie, Fiebersenkung, in therapeutischer Dosierung nicht antiphlogistisch
- **Pk**▷ geringere Meth-Hb-Bildung als Phenacetin
- **Nw**▷ in hoher Dosis lebertoxisch (tox. Dosis ab 7 g/Tag), erhöht die Glutathion-Konzentration in der Leber
- **Intox**▷ toxische Leberschäden; **Antidot**: N-Acetyl-Cystein

Analgetische Zusatzmedikation

Antidepressiva
- **Ind**▷ Deafferenzierungsschmerz, Kreuz-, Spannungs-, Migräneschmerz, diabetogene, maligne Schmerzen, Postzosterneuralgie
- **Sto**▷ Amitryptilin, Doxepin, Clomipramin
- **Wm**▷ Beeinflussung der affektiven Schmerzkomponente

Antikonvulsiva
- **Ind**▷ bei anfallsartigen Schmerzen
- **Sto**▷ Carbamazepin, Clonazepam

Neuroleptika
- **Ind**▷ Angst- und Spannungslösung, Anhebung der Schmerzschwelle, Opioiderbrechen
- **Sto**▷ Haloperidol, Triflupromazin, Chlorprothixen

Schmerzen
Schmerztherapie

Clonidin
Ind▷ Deafferenzierungsschmerz, neuropathischer Schmerz, Tumorschmerz (Kombination mit Morphin)
Wm▷ α-Agonist → Analgesie, Verstärkung der Morphinwirkung durch spinale NA-ähnliche Wirkung

Kortikosteroide
Ind▷ Arthritis, Tumorödeme
Wm▷ Hemmung der Phospholipase-A2 → Hemmung der Prostaglandin- und Leukotrienbildung; entzündungshemmend, abschwellend

Calcitonin
Ind▷ Knochenschmerzen (Initialeffekt innerhalb von 3 Tagen, wenn dieser nicht eintritt, ist weitere Therapie nicht sinnvoll)
Wm▷ Hemmung der Osteoklasten und intestinalen Ca-Aufnahme, Steigerung des ossären Calciumeinbaus, Steigerung der Calciumausscheidung renal
Nw▷ Übelkeit, Erbrechen, Flush

Membranstabilisierende Substanzen
Ind▷ bei Nervenläsionen mit Hyperaktivität
Sto▷ Lokalanästhetika, Antikonvulsiva, Antiarrhythmika

Spasmolytika
Sto▷ N-Butylscopolamin

Postoperative Schmerztherapie

Prinzipielle Möglichkeiten
Pharmaka: Opioide, Analgetika mit antipyretischer Wirkung (NSAR) (s.o.) Lokalanästhetika
Verfahren: oral, transdermal, i.v., i.m., s.c.
Regionalanästhesie
Patientenkontrollierte Analgesie [on demand-Analgesie, PCA (patient controlled analgesia)]

Auswirkungen des postoperativen Schmerzes
Psyche: Krise, emotionale Veränderung, Depression
kardiovaskulär: RR ↑, HF ↑, Arrythmieneigung, O_2-Verbrauch des Herzens ↑
Atmung: Ventilation ↓, Schonatmung, Vitalkapazität ↓, funktionelle Residualkapazität ↓, art. pO_2 ↓ → Atelektasen, Hypoxie
Gastrointestinaltrakt: Peristaltik ↓ → Ileus
Niere: Urinretention, Oligurie (ADH-Sekretion)
Gerinnung: Thromboseneigung, LE
Stoffwechsel: Katabolie, Hypercortisolismus
allgemein: Wundheilungsstörung, Mobilisation, Krankenhausverweildauer

Schmerzen
Schmerztherapie

Lokalanästhesie
- **Ind▷** prognostisch, diagnostisch, therapeutisch
- **Sto▷** **Estertyp**: Tetracain, Procain, Cocain
    - **Wm▷** hydrolytische Spaltung → Paraaminobenzoesäure; kurze Wirkdauer
    - **Nw▷** hohe Allergisierungsrate
  - **Amidtyp**: Lidocain, Prilocain, Mepivacain, Etidocain
    - **Wm▷** Biotransformation → Wirkungsdauer ↑
    - **Nw▷** geringe Allergisierungsrate
  - **Applikation**: Infiltrationsanästhesie, Leitungsanästhesie, Spinalanästhesie, Oberflächenanästhesie
    - **Oberflächenanästhesie**: Auftragen von Lidocain, Mepivacain, Tetracain auf Wundflächen und Schleimhäute; nicht auf normale Haut; Wirkungseintritt nach 5 Min.; rasche Resorption → hohe Plasmaspiegel
    - **Infiltrationsanästhesie**: subkutane, intradermale oder intramuskuläre Injektion von Lidocain mit Adrenalinzusatz; intravenöse Infiltrationsanästhesie (blutleerer, abgebundener Arm)
    - **Periphere Nervenblockade**: Blockade peripherer Nerven durch Injektion von Lokalanästhetikum in die Umgebung; Plexusblockade
    - **Zentrale Nervenblockade**:
      - **Periduralanästhesie**: Blockierung von Spinalwurzel; differenzierte Blockade, da abhängig von Menge: Sympathikusblockade – sensible Blockade – motorische Blockade
      - **Spinalanästhesie**: Injektion von Lokalanästhetikum in Subarachnoidalraum → sensibler und motorischer Ausfall, einfache Punktionstechnik, geringe Dosierung, postspinaler Kopfschmerz; Indikation: Gyn; Uro
    - **Diagnostische Nervenblockade** zur Schmerzlokalisation
    - **Therapeutische Nervenblockade**: zur Behandlung chronischer Schmerzen, Sympathikusblockade, Neurolyse
    - **Alternative Anwendungsbereiche**:
      - Infiltration von Bändern, Gelenken, Muskeln → schmerzfrei evtl. > Wirkungsdauer; Infiltration von muskulofaszialen Triggerpunkten
      - Segmenttherapie, Lokalanästhesie in Reflexzonen → Behandlung von schmerzenden Dermatomen bei inneren Erkrankungen
      - Störfeldanästhesie (neuraltherapeutisches Verfahren) → geschädigtes Gewebe, welches das Gleichgewicht stört, wird anästhesiert
      - Lokalanästhesie an somatischen und vegetativen Leitungsbahnen → Blockade vegetativer Ganglien (Ggl. stellatum

Schmerz

Schmerzen
Schmerztherapie

→ Horner, Grenzstrangblockade, Pl. coeliacus), bei chronischen, dumpfen oder brennenden Schmerzen, sympathische Reflexdystrophie, M. Sudeck, Phantomschmerz, pAVK

Wm▷ reversible Hemmung der Nervenleitung durch Blockade des schnellen Na^+-Kanals → Unterbrechung der Erregungsleitung

Wi▷ Reihenfolge des Empfindungsverlustes:
Sympathikus-Ausfall – Schmerz – Temperatur – Berührung – Druck – zuletzt Motorik; bei Entzündung (pH-Wert ↓) → schlechtes Eindringen in Membranen → je dicker die Nervenfaser, desto höher nötige Konzentration) → Wirkungsstärke ↓

bei hoher Stimulationsrate des Nervens erhöhte Wirkungsstärke

Wirkung erst an α-Motoneuronen, dann Schmerzempfindung im Entzündungsbereich

Kombination mit Vasokonstringenten (α-Sympathomimetika):
Aufhebung der vasodilatatorischen Wirkung der Lokalanästhetika → verzögerter Abtransport → verminderte systemische Wirkung → verminderte Gewebsdurchblutung im OP-Feld; kein Vasokonstriktorenzusatz an Akren (→ ischämische Gangrän!)

Nw▷ Lokalanästhetika können zu ZNS-Erregungen (Blockade inhibitorischer Neurone) führen mit Unruhe, Tremor, Angst, Delir, Krämpfe (Paralyse, Atemlähmung), Übelkeit, Erbrechen, Allergierisiko; Blockade der Erregungsausbreitung des Herzens, AV-Überleitungsstörungen, Herzstillstand, negativ inotrop, negativ dromotrop

KI▷ Allergie, Erregungsleitungsstörungen, Gerinnungsstörungen, Sepsis

Verfahren zur Unterbrechung der Schmerzleitung

Intrathekale, chemische Neurolyse
Ind▷ Hinterstrangschädigung; ultima ratio bei anders nicht beherrschbaren Schmerzen

Kryoverfahren
Ind▷ Vereisung v.a. peripherer Nerven
Verfahren: –40°C an Sondenspitze → wochenlange Blockade

Hochfrequenzläsionsverfahren (Radiofrequenzverfahren)
Ind▷ perkutane Chordotomie, Ganglion Gasserie bei Trigeminusneuralgie
Verfahren: Erwärmung auf 65–80°C → Unterbrechung der Nervenbahnen besser lokalisierbar als Kryotechnik

Intravenöse Regionalanästhesie
Ind▷ sympathische Reflexdystrophie, M. Raynoud
Verfahren: blutleere, abgebundene Extremität → i.v. Lokalanästhetikum (Guanethidin, Lidocain)→ Anheben; Blutzufluß mindestens 30 min. unterbrochen

Schmerzen
Schmerztherapie

Neurochirurgische Therapie

Dekompressionsverfahren
Verfahren: Kompressionen der Schmerzfaser werden operativ beseitigt
z.B. Janetta-OP bei Trigeminusneuralgie (Ganglion Gasseri – A. cerebelli sup.)
Bandscheiben-OP

Destruierendes Verfahren
Schmerzleitung wird unterbrochen

Kontrollierte Thermokoagulation
Ind▷ MS, Trigeminusneuralgie
Verfahren: 65–70°C über Hochfrequenztechnik

Rhizotomie
komplett: Durchtrennung der Hinterwurzel
selektiv: Durchtrennung ventral gelegener Schmerzfasern
Ind▷ maligne Schmerzen, keine dauerhafte Beschwerdefreiheit, seltene Anwendung
Nw▷ Anaesthesia dolorosa

Chordotomie
Durchtrennung des Tr. spinothalamicus zur selektiven Schmerzausschaltung
kontralaterale Analgesie und Störung des Temperatur-Empfindens
hohe Erfolgsquote, häufige Komplikationen (Schädigung anderer Bahnen)

Stereotaktische Hirnoperation
gezielte Eingriffe am Gehirn mit berechneten Zielpunkten
Ausschalten bestimmter Hirnfunktionen bei ansonsten nicht beherrschbaren Schmerzen

Peripher implantierte Nervenstimulatoren
bei Kausalgie

Stimulation tiefer Hirnstammfunktionen (DBS: deep brain stimulation):
Aktivierung absteigender hemmender Systeme

Naturheilverfahren und physikalische Maßnahmen

Akupunktur
Pa▷ Nadelstich → motorische und sympathische Reflexe → Hemmung der Schmerzinformation; vermehrte Freisetzung von Endorphinen; Aktivierung des antinozizepiven Systems auf 3 Ebenen:
  Ebene 1: segmentale Hemmung im RM
  Ebene 2: absteigende Hemmung der Hinterhornneurone
  Ebene 3: Erregung afferenter Nervenfasern
Ind▷ Zervikalsyndrom, Schulter-Arm-Syndrom, Arthralgien, Dorsalgien, Lumbalgien, Migräne

Schmerzen
Schmerztherapie

Traditionelle Verfahren
Pa▷ Reinigung des Körpers durch Blutentziehung (Aderlaß, Schröpfen, Blutegel), Diaphorese (Schwitzen), Steigerung der Hautdurchblutung, Derivation bzw. Hautausleitungsmethoden (blasenbildend, pustelerzeugend)

Transkutane elektrische Nervenstimulation (TENS)
Ind▷ periartikuläre Schmerzen, schmerzhafte Triggerpunkte, Neuralgien, Kausalgien, Phantom- und Stumpfschmerz
Pa▷ Gleichstromtherapie im Niederfrequenzbereich → elektrische Stimulation unterdrückt Schmerzleitung im Rückenmark

Kryotherapie
Ind▷ rheumatoide Arthritis, Spondylitis, Muskelverspannungen
Pa▷ lokale Kälteanwendung (5–10 Min.) → entzündungshemmend, schmerzstillend

Physiotherapie

Lokale Wärmeanwendung
Pa▷ erhöhte Durchblutung, Dehnbarkeit; Auswaschen schmerzmodulierender Substanzen
Verfahren: Moorerde, Fango, Diathermie (Mikrowelle, Kurzwelle, Rotlicht, Heizkissen, warme Bäder
KI▷ Sinnesstörungen, Kreislaufschwäche, maligne Erkrankungen, Infektionen

Fangopackungen
Wärmeapplikation aus warmer Vulkanerde bei schmerzhafter Tonuserhöhung der Muskulatur; begleitend zu Massage, Physiotherapie

Heiße Rolle
Durchwärmung durch heiße Handtuchrolle

Ultraschall
Wirktiefe: 5 cm; Wärmeerzeugung; v.a. an Verbindungsstelle Knochen–Muskel;
Ind▷ Periarthropathie, Postamputationsschmerz, sympath. Reflexdystrophie, Dekubitus

Kurzwellen- und Mikrowellentherapie
Erwärmung in 3–4 cm Tiefe

Kälteanwendung
Ind▷ akute Verletzungen, chronische Schmerzen
Pa▷ Reduktion der Durchblutung, Analgesie durch Kühlung der Schmerzrezeptoren

Schmerzen
Schmerztherapie

Krankengymnastik
Wiederherstellung Motorik, Belastbarkeit, Haltung
schmerzfreie Lagerung → muskuläre Entspannung
Extension: Entlastung von Druckbereichen durch Zug; bei lumbalen und zervikalen Bandscheibenproblemen, Muskelkrämpfen, Hypomobilität, degenerative Veränderungen
Elektrotherapie: Gleichstrom vermindert Erregbarkeit der Nozizeptoren

Anwendungsformen	
Niederfrequenzbereich (0–1000 Hz)	galvanischer Strom (Galvanisation, Ionophorese, Zellenbäder), Reizströme
Mittelfrequenzbereich (1–100 kHz)	Interferenzstromtherapie (Nemec-Ströme) Wechselstromtherapie (Wymoton)
Hochfrequenzbereich (0,5–5000 MHz)	Kurzwellen-, Dezimeterwellen-, Mikrowellendiathermie

Manuelle Therapie
Manipulation, Dehnung, Mobilisierung, Massage; Dehnung von Haut, Bindegewebe, Faszie

Massagen
durch Kneten, Walken, Verschieben, Abziehen und Reiben induzierte mechanische Lösung verspannter Muskeln und Gewebe; Durchblutungsförderung, Tonusregulation

Bindegewebsmassagen
Mittels Head-Zonen reflektorische Beeinflussung von Bezugsorganen
strichförmiger Druck mit den Fingern in Cutis und Subcutis

Lymphdrainage
oberflächliche Kreisbewegungen → Lymphrückfluß, Entstauung

Psychologische Therapieformen

Progressive Muskelrelaxation nach Jacobson
    isometrische Muskelanspannung, danach Entspannung
    bei generalisierter Tonuserhöhung
Autogenes Training
    Konzentration auf Inneres, Vegetativum; Autosuggestion
Biofeedback
    Messung objektiver Anspannungsparameter (EMG)
    → Versuch zu entspannen; v.a. bei kleinen Muskelgruppen
Hypnose

B

Sonderteile

Allgemeine Pathologie	1097
Allgemeine Pharmakologie	1119
Allgemeinmedizin	1129
Anästhesie, Intensiv- und Notfallmedizin	1137
Arbeitsmedizin	1163
Biomathematik und medizinische Statistik	1189
Chirurgie	1203
Geschichte der Medizin	1213
Humangenetik	1227
Hygiene	1253
Immunologie	1263
Naturheilkunde	1279
Radiologie	1293
Rechtsmedizin	1335
Sozialmedizin	1359

Allgemeine Pathologie

Grundlagen	**1098**
Grundbegriffe	1098
Strategien der Diagnostik	1099
Anpassungsreaktionen	**1101**
Atrophie	1101
Hypertrophie	1101
Hyperplasie	1101
Zell- und Gewebsschäden	**1102**
Reversible Schäden und Degeneration	1102
Dystrophie	1102
Zellalterung, fokale Zytoplasmanekrose, Pigmentablagerungen	1103
Nekrose	1103
Extrazelluläre Veränderungen	1105
Ödeme	1105
Ergüsse	1105
Matrixveränderungen und Ablagerungen	1106
Immunpathologie	**1107**
Grundlagen	1107
Autoimmunkrankheiten (Autoaggressionskrankheiten)	1108
Transplantationsimmunität	1108
Tumorassoziierte Immunphänomene	1109
Entzündung	**1109**
Grundlagen	1109
Entzündung als lokales und systemisches Phänomen	1110
Teilaspekte der entzündlichen Reaktion	1111
Entzündungsformen	1112
Zellersatz	**1114**
Regeneration – Fehlregeneration	1114
Metaplasie	1115
Dysplasie	1115
Leukoplakie	1115
Präkanzerosen	1115

Patho

Allgemeine Pathologie
Grundlagen

Tumoren	**1116**
Grundlagen	1116
Metastasierungswege	1116
Tumorrezidiv und Regression von Tumoren	1116
Kanzerogenese	1117
Lokale und allgemeine Wirkungen des Tumors auf den Organismus	1118
Geschwulstsystematik	1118

Grundlagen

Grundbegriffe

Gesundheit: Definition nach WHO: Zustand völligen körperlichen, seelischen und sozialen Wohlbefindens

Krankheit: Störung von Lebensvorgängen, die den Gesamtorganismus oder Teile so verändert, dass der Mensch subjektiv/klinisch/sozial hilfsbedürftig wird

Ätiologie: Krankheitsursache

Pathogenese: Krankheitsentstehung und -entwicklung
  kausale Pathogenese: Ursache → Wirkung
  formale Pathogenese: Pathomechanismen, Verlauf

Ausgang von Krankheiten:
  Restitutio ad integrum: völlige Ausheilung
  Remission: temporäre Besserung bzw. Ausheilung
  Rezidiv: Wiederauftreten der Erkrankung
  Defektheilung: Ausheilung der Erkrankung, aber z.B. Narbenbildung, persistierende Funktionsstörungen
  Tod

Disposition: angeborene oder erworbene Anfälligkeit, an einer bestimmten Erkrankung zu erkranken (Exposition, Konstitution, Vulnerabilität)

Resistenz: Kraft, gegen einen Erreger oder schädigenden Einfluß zu widerstehen

Allgemeine Pathologie
Grundlagen

Strategien der Diagnostik

Zytologie / Histologie

	Prinzip	Entnahmemöglichkeiten	Diagnostische Aussagen
Zytologie	Beurteilung einzelner Zellen	Gewinnung aus Punktat, Abstrich, Sputum, Urin, Lavage	Zelldifferenzierung, Grad der Entdifferenzierung, Kern-Plasma-Relation, Rezeptoren
Histologie	Beurteilung von Geweben	Biopsie mittels Feinnadel, Stanze, Probeexzision (PE)	Ausdehnung des Tumors in die Tiefe, Organisation des Zellverbandes

Aufarbeitung der Zellen und Gewebe
Fixierung: meist Formalinfixation; Zellen werden auf dem Objektträger fixiert, so dass sich Strukturen unverändert anfärben lassen.

Histologische und zytologische Aufarbeitung:
  Paraffineinbettung → Lipide, Enzymproteine werden zerstört
  Einbettung in synthetischen Polymeren → bei Darstellung von lipidreichen Strukturen (z.B. Knochenmark)

Wichtige Färbemethoden:

Färbung	Farbe	dargestellte Strukturen
Alcianblau	blau	Darstellung von Schleimstoffen (Mukus)
Berliner-Blau	rot	Hämosiderin, Fe^{3+}
Feulgen	rotviolett	DNA-Nachweis
Giemsa	blau rot violett grün	Zellkerne, Bakterien, basophile Stoffe eosinophiles Plasma, Granula, kollagene Fasern Mastzellen Melanin
HE	blau rot	Zellkerne, Bakterien, Kalk, basophiles Zytoplasma Zytoplasma, Bindegewebsfasern
Kongorot	rot	Färbung von Amyloid, rot-grüne Doppelbrechung
Levaditi	schwarz	Treponema pallidum, Listeria monocytogenes
PAS	rot blau	Mikroorganismen, Candida Zellkerne
Sudanrot	rot	Neutralfette
van-Gieson	gelb rot schwarz	Zytoplasma, Muskel, Fibrin, Amyloid, Fibrinoid Hyalin elastische Fasern
Versilberung	schwarz braun	retikuläre Fasern, Nervenfasern Kollagenfasern
Ziehl-Neelson	rot blau	säurefeste Bakterien (TBC, Lepra) Zellkerne

Patho

Allgemeine Pathologie
Grundlagen

Spezielle Untersuchungsmethoden:
    Histologie / Histochemie: Färbungen zum Nachweis von Stoffwechselleistungen bzw. -defiziten
    Immunhistochemische Verfahren: Antigennachweis mittels IFT (Immunfluoreszenztest), RIA (Radioimmunassay)
    Elektronenoptische Verfahren: Nachweis intrazellulärer struktureller Veränderungen, Erreger
    Molekularbiologische Methoden: Nachweis von Stoffwechselfunktionen, Mutationen, Onkogenen, Defekten

Pathologisch-anatomischer Befund:
    Beschreibung: Größe, Konsistenz, Farbe, Beschaffenheit, Beurteilung
    Klinische Bedeutung: Validierung der Medizin, Epidemiologie
    Forensische Bedeutung: Dokumentations- und Sorgfaltspflicht

Postmortale Diagnostik
Bedeutung für
    Klinik → Klärung unklarer Fälle, Verläufe, Komplikationen
    Qualitätskontrolle → Validierung der Diagnose und Therapie
    Epidemiologie → Erfassung von Todesursachen, Krebsregister
    Weiterbildung → Sammeln klinischer und praktischer Erfahrungen
    Lehre und Forschung → Aufdeckung weiterer Ursachen für Erkrankungen, Entdeckung neuer Erkrankungen

Obduktion (Autopsie)
Ziel der Obduktion: Feststellung von Krankheiten, des Grundleidens und der Todesursache; Aufklärung pathogenetischer Zusammenhänge
- **Dokumentation**: Dokumentation von Befunden, Diagnose, Epikrise; Beurteilung
- **Begutachtung**: arbeits-, sozial- und versicherungsmedizinische Fragestellungen (z. B. Berufskrankheiten)

Klinische Obduktion (Aufgabe der Pathologie): Überprüfung der Diagnose, Therapie, Klärung der Pathogenese
Gerichtliche Obduktion (Aufgabe der Rechtsmedizin): bei Verdacht auf unnatürlichen Tod
Feuerbestattungssektion: vor Feuerbestattung muß eine offizielle Leichenschau erfolgen
Seuchensektion: Anordnung nach Bundesseuchengesetz
Verwaltungssektion: bei außerklinischen, unklaren Todesfällen

Allgemeine Pathologie
Anpassungsreaktionen

Anpassungsreaktionen

Atrophie

- **Def▷** Verkleinerung von Geweben und Organen
- **Ein▷** **Einfache Atrophie**: Verkleinerung einzelner Zellen
  Numerische Atrophie: Verminderung der Zellzahl in einem Gewebe
  Physiologische Atrophie: altersabhängige Involution z.B. von Thymus, lymphatischem System und Sexualorganen
- **Ät▷** **Altersatrophie**: Adaptation an reduzierte Anforderungen; aber auch pathologisch bei z.B. Osteoporose; Atrophie von Hirn, Herz, Leber, Knochensubstanz und Haut
  Generalisierte pathologische Atrophieformen:
  - Hungeratrophie (Nahrungsmangel)
  - Marasmus (Protein-Energie-Mangel)
  - Kachexie (Auszehrung bei Tumor / Neoplasie / Katabolie)

  Lokalisierte pathologische Atrophieformen
  - Ischämische Atrophie (verminderte Organdurchblutung; z.B. bei KHK)
  - Druckatrophie (z.B. Druckstellen der Haut, neben Raumforderungen)
  - Inaktivitätsatrophie (Muskulatur; mangelnde Beanspruchung → Reduktion der Muskelmasse und vikariierende Wucherung von Fett- und Bindegewebe (sog. Vakatwucherung)
  - neurogene Muskelatrophien: fehlende Innervation

Hypertrophie

- **Def▷** Größenzunahme der einzelnen Zellen (einfache Hypertrophie)
  → Stimulation führt an Zellen ohne reguläre Zellteilung zu Hypertrophie
- **Ät▷** kompensatorisch, d.h. bei Mehrbedarf
  endogen, d.h. hormonell, paraneoplastisch, Wachstumsfaktoren
- **Ein▷** Drüsenzellen: Vermehrung der Enzyme, Stoffwechselfunktionen
  Herzmuskelzellen: Vermehrung von Muskelmasse und Kapillardurchmesser
  Skelettmuskelzellen: Vermehrung der Myofibrillen

Hyperplasie

- **Def▷** numerische Hypertrophie; Vermehrung der Zellzahl im Gewebe
- **Ät▷** kompensatorisch, d.h. bei Mehrbedarf
  endogen, d.h. hormonell, paraneoplastisch, Wachstumsfaktoren
  regeneratorisch, z.B. Knochenmarkshyperplasie bei Hämolyse
  hyperregeneratorisch, z.B. bei chronischen Defekten der Haut → Narben

Patho

Allgemeine Pathologie
Zell- und Gewebsschäden

Zell- und Gewebsschäden

Reversible Schäden und Degeneration

Ät▷ Schädigung durch Sauerstoffmangel, Metabolite, Toxine etc.
Ein▷ **Hydropische Zellschwellung**:
- **Pa▷** Vermehrung des intrazellulären Wassers durch Störung der oxidativen Energiegewinnung oder durch Membranschäden

Verfettungen:
- **Pa▷** bei chronischem Sauerstoffmangel → intrazelluläre Fettablagerung (Lipomatose: Umwandlung von Bindegewebe in Fettgewebe)

Intrazelluläres Hyalin:
- **Pa▷** homogene Zelleinschlüsse
- **Bsp▷** **Councilman-Körperchen** bei Virushepatitiden; hyaline Einzelzellnekrosen; Apoptose-Körperchen
    Russel-Körperchen bei unspezifischer Sekretionsstörung von Plasmazellen (z.B. bei multiplem Myelom)
    Schaumann-Körperchen bei Sarkoidose; Kalkschollen in Langhans-Riesenzellen in epitheloidzelligen Granulomen

Zytoskelettstörungen:
Mallory-Hyalin bei alkoholischer Lebererkrankung
Langhans-Riesenzellen bei Sarkoidose
Lipideinlagerung im Myokard bei rez. Mikroischämien → Tigerung

Lipidüberladung: phagozytäre Schaumzellbildung

Dystrophie

Pa▷ Fehlernährung
Ein▷ **Leberdystrophie**:
- **Pa▷** Toxine, Infektion
- **Ko▷** Verfettung, Nekrosenbildung, Einblutung

Hungerdystrophie:
- **Pa▷** Abbau von Zucker, Fett, Proteinen → Energie- und Proteinmangel

Speicherungsdystrophien des ZNS (Leukodystrophie):
- **Pa▷** Entmarkung und Fetteinlagerung bei Sphingolipidosen

Muskeldystrophien:
- **Pa▷** Atrophie, Kaliberschwankungen der Muskelfibrillen, ätiologisch vielseitig

Allgemeine Pathologie
Zell- und Gewebsschäden

Zellalterung, fokale Zytoplasmanekrose, Pigmentablagerungen

Autophagie
Pa▷ Abbau eigener Zellen, Bildung von Lysosomen und Abbauprodukten und Eliminierung z.B. durch hepatozytäre Autophagosomen

Wallersche Degeneration der Nervenzellen
Pa▷ Unterbrechung des Axons führt zu hydropischer Schwellung des distalen Anteils; Abbau des Axons und Neuaufbau von proximal (in dem bestehenden Perineurium); vollständige Regeneration möglich

Retrograde Degeneration der Nervenzelle
Pa▷ bei irreparabler Schädigung des Axons → Abbau der gesamten Nervenzelle

Intrazelluläre Pigmente
Lipofuszin: braune Atrophie
Zeroid: ungesättigte Fettsäuren in Kupfferschen Sternzellen
Anthrakotisches Pigment: tiefschwarze Färbung der Lunge durch Ruß, Staub
Eisenpigmente:
    Hämatin: braun-schwarz, wenn Hb + HCl (Teerstuhl)
    Hämatoidin: Fe-frei, braunrot (indirektes Bilirubin)
    Hämazoin: braungraue Ablagerung von Hb in RHS in Milz, Kupfferzellen, Malariapigment
    Hämosiderin: Fe^{3+}
Kupferpigmente: bei M. Wilson Kupferablagerung in Leber, Basalganglien, Kornea
Lysosomale Speicherkörner: bei lysosomalen Enzymdefekten Anreicherung mit Speicherkörnern

Patho

Nekrose
Ät▷ Hypoxie, physikalisch-mechanische Schädigung, Infektion
Pa▷ intravitales Sterben von Zellen, nach 6 h lichtmikroskopisch sichtbar
    Mikroskopische Merkmale der Nekrose:
      – Kernveränderungen: Karyopyknose, Karyorhexis, Karyolyse
      – Zytoplasmaveränderungen: Denaturierung der Proteine, Ribosomenauflösung
      – entzündliche Umgebungsreaktion: granulozytäres Exsudat; Voraussetzung für Regeneration / Reparation

Programmierter Zelltod (Apoptose)
Pa▷ Selbstzerstörung der Zelle nach definierter Anzahl von Teilungen oder Induktion
Ablauf: Pyknose des Zellkerns, Karyolyse
      Azidophilie des Plasmas
      Fragmentierung der Zelle, Apoptose-Körperchen, Phagozytose
      keine Umgebungsreaktion

Allgemeine Pathologie
Zell- und Gewebsschäden

Koagulationsnekrose
Pa▷ Nekrose durch Eiweißdenaturierung
   Morphologie: Schwellung, Entzündungsreaktion, periphere Blutung, Narbenbildung
Ät▷ bei ischämischen Infarkten in eiweißreichen Geweben; z.B. Herz, Niere, Milz

Kolliquationsnekrose
Pa▷ Verflüssigung der Nekrose
   Morphologie: Verflüssigung, im ZNS Phagozytose durch Mikroglia, Bildung von Pseudozysten, keine Narbenbildung
Ät▷ ischämische Infarkte in Geweben mit geringem Eiweißgehalt (z.B. im ZNS); außerdem bei Abszessen und Laugenverätzungen

Enzymatische Fettgewebsnekrose
Pa▷ Sonderform der Kolliquationsnekrose; Lipasen setzen Fettsäuren frei, die mit Calcium zu Kalkseifen reagieren können
   Morphologie: Kalkspritzer
Ät▷ bei akuter Pankreatitis

Traumatische Fettgewebsnekrose
Pa▷ traumatische Schädigung von Fettzellen und Freisetzung von Ölzysten
   Morphologie: Lipogranulom des subkutanen Fettgewebes; DD Tumor
Ät▷ allgemeines Trauma, nach Reanimation

Käsige Nekrose
Pa▷ Mischform aus Koagulations- und Kolliquationsnekrose
   Morphologie: verkäsender Herd, epitheloides Granulationsgewebe, Riesenzellen
Ät▷ TBC, Syphilis, Tularämie, Histoplasmose

Fibrinoide Nekrose
Pa▷ nekrotischer Untergang von Kollagenfasern; fibrinreiches Plasma im Gewebe
   Morphologie: Gemisch aus Fibrin, Kollagenabbauprodukten und nekrotischen Zellen; stark eosinophil
Ät▷ Autoimmunerkrankungen, Immunkomplexmechanismen; Rheumagranulom, Panarteriitis nodosa, peptische Ulzera

Gangränöse Nekrose
Pa▷ Form der ischämischen Nekrose mit Autolyse des Gewebes und Verfärbung durch Hämoglobinabbau
   Morphologie: trockene Gangrän (Koagulationsnekrose, Austrocknung) feuchte Gangrän (sekundär mit Bakterien besiedelt; feucht, schmierig)

Hämorrhagische Nekrose
Pa▷ Einblutung in nekrotischen Bereich über Kollaterale
Ät▷ Lungeninfarkt, Pankreasnekrose, hämorrhagisch-nekrotische Entzündung, Mesenterialinfarkt, Niereninfarkt

Allgemeine Pathologie
Zell- und Gewebsschäden

Folgen von Nekrosen
Reparationsmechanismen:
- Organisation und Abbau von Nekrosen
- Ersatz mit gesundem Material → Restitutio ad integrum
- Ersatz mit Granulationsgewebe → Narbenbildung

Folgeveränderungen:
- Zysten, Pseudozysten (Kolliquationsnekrosen)
- Narben
- Ulkusentstehung (Abstoßung des Defektes nach außen)

Extrazelluläre Veränderungen
Ödeme

Pa▷ Flüssigkeitsvermehrung im interstitiellen Gewebsraum
Ät▷ Abflussbehinderung, Steigerung der Kapillardurchlässigkeit, Minderung des onkotischen Druckes, Hyperhydratation

Ein▷ **Entzündliches Ödem**   Ät▷ Steigerung der Kapillardurchlässigkeit
Toxisches Ödem   Ät▷ Steigerung der Kapillardurchlässigkeit
Renales Ödem   Ät▷ Hyperhydratation
Hungerödem   Ät▷ Minderung des onkotischen Druckes durch Eiweissmangel
Lymphödem   Ät▷ Abflußbehinderung, Steigerung der Kapillardurchlässigkeit
Hämodynamisches Stauungsödem
   Ät▷ Abflußbehinderung, Steigerung der Kapillardurchlässigkeit
Ödem bei Leberschaden (Aszites)
   Ät▷ Abflussbehinderung, Minderung des onkotischen Druckes, Hyperhydratation
Ödeme bei Störungen der Blut-Hirn-Schranke
   Ät▷ Steigerung der Kapillardurchlässigkeit, Hyperhydratation
Anasarka
   Ät▷ Steigerung der Kapillardurchlässigkeit, Minderung des onkotischen Druckes, Hyperhydratation

Ergüsse

Pa▷ Flüssigkeitsansammlung in seröser Körperhöhle oder Gelenk (z.B. Aszites, Pleuraerguß, Gelenkerguß)
Ein▷ **nach Qualität der Flüssigkeiten**:

	Entstehung	Zusammensetzung
Transsudat	Filterung, reine Diffusion	klar, eiweißarm
Exsudat	aktive Sekretion	eiweißreich, Fibrinflocken

besondere Bestandteile (Fibrin, Erythrozyten, kernhaltige Zellen, Chylus)
nach Pathogenese:
- hämodynamisch: hoher hydrostatischer Druck; bei Aszites, Pleuraerguß

Allgemeine Pathologie
Zell- und Gewebsschäden

- entzündlich: gesteigerte Kapillarpermeabilität
- tumorös: Lymphstauung; bei Aszites, Pleuraerguß
- kolloidosmotisch: Eiweißmangel; meist bei Aszites
- traumatisch: Pleuraerguß, Aszites, Gelenkerguß; oft hämorrhagisch

Matrixveränderungen und Ablagerungen

Pa▷ Veränderung der extrazellulären Matrix durch Bindegewebsveränderung, Hyalin, mukoide Veränderung, Lipide oder Kollagensynthesestörungen
bindegewebiger Ersatz von Nekrosen, Neubildung bei chronischen Ödemen, Entzündungen

Ein▷ **Fibrose**: bindegewebiger Umbau eines Organs
Sklerose: bindegewebiger Umbau eines Organs
Schwiele: lokale Bindegewebsvermehrung
Induration: Gewebsverhärtung durch Bindegewebszunahme

Sto▷ **Extrazelluläres Hyalin**:
- **Pa▷** Abbauprodukte von Stoffwechselvorgängen, Proteinen, Kollagen; Bildung eosinophiler Membranen
- **Bsp▷** hyaline Membranen bei Atemnotsyndrom, Pleuraschwarte, Amyloid

Mukoide Veränderungen:
- **Pa▷** Proteoglykane, z.B. in Gefäßen, Sehnenscheiden und Gelenken

Lipide:
- **Pa▷** Ablagerung von Lipiden in Gefäßwänden bei Arteriosklerose

Kollagensynthesestörungen:
- **Bsp▷** chronischer Vitamin-C-Mangel

Angeborene Matrixdefekte

Pa▷ kongenitale Störung der Kollagensynthese
Sy▷ Hyperlaxizität der Haut, Hypermobilität der Gelenke, Aneurysmen, blaue Skleren, Frakturneigung
Bsp▷ Osteogenesis imperfecta (Störung der Kollagensynthese)
Ehlers-Danlos-Syndrom (Störung der Kollagenvernetzung)

Amyloidose

Pa▷ extrazelluläre Hyalinablagerung
Ät▷ chronische Entzündung, Tumoren, Diabetes, Plasmozytom, M. Alzheimer
Ein▷ **nach Ablagerungsmuster**: generalisiert / lokalisiert
nach biochemischer Beschaffenheit:
- AA Amyloidprotein A (akute Phase Protein)
- AL Immunglobulin-Leichtkette
- AB β_2-Mikroglobulin
- AE Peptidhormon
- AP Präalbumin
- AS β-Protein

Sy▷ **Nieren**: Permeabilitätsstörung → nephrotisches Syndrom; Amyloidnephrose; Amyloidschrumpfniere
Nebenniere: Zellatrophie → Insuffizienz (M. Addison)

Allgemeine Pathologie
Immunpathologie

Darm: Malabsorption
Herz: Kontraktilitätsstörungen → Herzinsuffizienz
Milz: Pulpaamyloidose (Schinkenmilz; gleichmäßig gefärbt)
Follikelamyloidose (Sagomilz; glasige Knötchen)
Di▷ **Färbung**: Congorot, Lugol, metachromatisch mit Methylviolett, fluoreszenztechnisch mit Thioflavin

Immunpathologie

Grundlagen

Def▷ **Individualitätswahrung**: Die Unversehrtheit des Individuums ist von einer effektiven Abwehr pathogener Noxen abhängig. Diese stützt sich auf angeborene Immunitätsmechanismen („Resistenz") und erworbene Eigenschaften (Immunität im engeren Sinne).

Aufbau des Immunsystems:

	spezifisch	unspezifisch
humoral	Antikörper	Komplement-System
zellular	T-Lymphozyten	Granulozyten, Makrophagen

Ein▷ **Unspezifische Resistenz**: unspezifische, angeborene Mechanismen zur Abwehr von Erkrankungen (z.B. Säuremantel der Haut; Lysozym)
Spezifische Immunität: Reaktion auf spezifischen Erreger mittels Antikörper oder spezifischer T-Zellen
Antigen: Struktur, die eine spezifische Immunantwort auslösen kann
Antigenspezifität: Antikörper wirken gezielt gegen ein Antigen
Immuntoleranz: Unfähigkeit einer Immunreaktion auf ein Antigen

Bedeutung und Störungen angeborener Immunitätsmechanismen
Mukoziliare Clearance: Abtransport von Schleim, Erregern und Fremdmaterial aus Nasen-Rachen-Raum und Lunge
bei Mukoviszidose: Veränderung der Schleimkonsistenz i.S. von zu zähem Schleim, der nicht abtransportiert werden kann → rezidivierende Infekte
Antibakterielle Sekretionsprodukte (Lysozym, Laktoferrin, Peroxidase): Bekämpfung von Erregern im Magen-Darm-Trakt, Sekreten
Atrophie exokriner Drüsen: Eine Verminderung der Sekretion antibakterieller Substanzen in körpereigenen Sekreten führt zu vermehrter Infektanfälligkeit.
Alternative Komplementaktivierung, Komplementdefekte: C_3-Mangel führt zu erhöhter Inzidenz von bakteriellen Infekten, Sepsis

Allgemeine Pathologie
Immunpathologie

Autoimmunkrankheiten (Autoaggressionskrankheiten)

Pathogenetische Grundlagen
Autotoleranz: Toleranz gegen körpereigene Antigene
Autoimmunisierung: Bildung von Antikörpern gegen eigene Antigene
  Mechanismen: Kreuzreaktion: Fehlsteuerung der Immunreaktion
  Mutation von HLA-Antigenen
  Freisetzung von sonst nicht antigen-wirksamen Strukturen

Beispiele
Thyreoiditis lymphomatosa (Hashimoto)
  Pa▷ Ak gegen mikrosomale Antigene (MAK), Thyreoglobulin (TAK)
  → Abbau der Schilddrüse; Thyroxin-Substitution erforderlich
Myasthenia gravis
  Pa▷ Antikörper gegen Acetylcholinrezeptoren
  → Muskelschwäche, rasche Muskelermüdung (initial meist Ptose)
Umbaugastritis (Typ A-Gastritis)
  Pa▷ AK gegen Parietalzellen → Mangel an Intrinsic-Factor
  → Vitamin B12-Mangel
Kollagenosen
  Pa▷ Oberbegriff für systemisch-entzündliche Erkrankungen des Bindegewebes
  Bsp▷ rheumatoide Arthritis (Rheumafaktoren), progressive systemische Sklerose (ANA), CREST-Syndrom (ANA), systemischer Lupus erythematodes (anti-ds-DNA), Dermatomyositis (Anti-Myosin-AK), Sharp-Syndrom, Panarteriitis nodosa (pANCA), Sjögren-Syndrom (SS-A, SS-B), Wegenersche-Granulomatose (cANCA)

Transplantationsimmunität

Def▷ autolog/autogen: innerhalb eines Menschen (z.B. Hauttransplantate)
  isolog/syngen: eineiige Zwillinge
  allogen/homolog: innerhalb einer Spezies
  xenogen/heterolog: zwischen unterschiedlichen Spezies (Tier → Mensch)
Phy▷ **Faktoren der Transplantationsverträglichkeit**:
  – Blutgruppenantigene, HLA-Kompatibilität
  – organspezifische Transplantationsverträglichkeit
  – Toleranz der immunsuppressiven Therapie
Ein▷ **Formen der Transplantatabstoßung**:
  – hyperakut: präformierte Antikörper
  – akut: zelluläre Abstoßung
  – chronisch: zelluläre Antikörper

Allgemeine Pathologie
Entzündung

Graft-versus-host-reaction (GvHR):
- **Pa▷** immunkompetente Zellen des Spenders greifen Antigene des immun-supprimierten Empfängers an
- **Ein▷** **akut**: transplantierte T-Zellen greifen Empfänger an: Haut, Darm, Leber
  chronisch: systemische Kollagen- und Gefäßerkrankung; z.B. Vaskulitis, autoimmun-ähnliche Phänomene

Tumorassoziierte Immunphänomene

Sarcoid-like lesions
- **Pa▷** histologisch der Sarkoidose ähnelnde Granulome in Lymphknoten im Abflußgebiet von Karzinomen

Tumorantigene
- **Pa▷** Expression von spezifischen Antigenen, die als Tumormarker für die Verlaufsbeobachtung genutzt werden können, z.B.:
  - **CEA**: Adenokarzinome im Magen-Darm-Trakt
  - **AFP**: Leberkarzinom und Tumoren der Gonaden
  - **HCG**: ovarielle und urologische Tumoren (Teratome)
  - **PSA**: Prostata-Karzinom
  - **β$_2$-Mikroglobulin**: multiples Myelom
  - **CA-19-9**: Pankreaskarzinom, Gallenblasen- und -wegs-Karzinom
  - **CA-125**: Ovarialkarzinom
  - **CA 15-3**: Mammakarzinom

Patho

Entzündung

Grundlagen

- **Def▷** Als Entzündung bezeichnet man die Summe der Reaktionen des Gefäß-bindegewebsapparates und des Gesamtorganismus auf einen Entzündungsreiz (siehe Ursachen). **Reaktionsformen**: aktive Hyperämie, Exsudation, Chemotaxis, Komplementaktivierung
- **Ät▷** belebte Erreger (Mikrobiologie)
  thermisch, aktinisch (Sonnenstrahlen), chemische Noxen
  exogene Fremdkörper, endogene Fremdkörper
  exogene Fremdsubstanzen, endogene Fremdsubstanzen
  nekrotisches Gewebe, nekrotisches und vitales Tumorgewebe
  Thromben, Gewebseinblutungen, traumatische Gewebsschäden

Allgemeine Pathologie
Entzündung

Pa▷ **Lokale Entzündungszeichen**: „Kardinalsymptome" der Entzündung
- Calor: Wärme durch Durchblutungssteigerung
- Dolor: Schmerz durch direkte Erregung von Nozizeptoren und Ausschüttung von Schmerzmediatoren
- Functio laesa: Funktionsminderung in entzündeter Region
- Rubor: Rötung durch Hyperämie
- Tumor: Anschwellen durch Exsudat
- entzündliches Infiltrat: Granulozyten, Monozyten, Plasmazellen, Lymphozyten, Fibroblasten

Ein▷ **Nach zeitlich-klinischen Verlauf**:
- perakut: kurzer, schwerster Verlauf (z.B. Epiglottitis acutissima)
- akut: plötzlicher Beginn, schwerer Verlauf (z.B. Appendicitis acuta)
- subakut: schleichender Beginn (z.B. granulierende Entzündungen)
- chronisch: schleichender Beginn, keine Ausheilung (z.B. PCP)

Nach morphologischem Bild:
- akut: exsudative Entzündung (v.a. Granulozyten)
- chronisch: proliferative Entzündung (v.a. „mononukleäre" Entzündungszellen)

Nach der vorherrschender Entzündungskomponente:
- serös: Exsudation einer eiweißreichen und fibrinarmen Flüssigkeit
- fibrinös: plasmaähnliches Exsudat mit Gerinnungsfaktoren
- eitrig: Eiter (Bakterien + Granulozyten + Zellmaterial)
- hämorrhagisch: Einblutung in infiziertes Gewebe
- granulierend: Substitution der Gewebsverluste, Narbenbildung
- granulomatös: Knötchenbildung als Folge von Makrophagenproliferation
- gangräneszierend: nekrotisierend, bei Agranulozytose / Immunschwäche

Entzündung als lokales und systemisches Phänomen

Ausbreitungswege:
per continuitatem	direkte Ausbreitung der Entzündung
kanalikulär	entlang anatomischer Strukturen (Gefäße, Nerven)
lymphogen	→ Lymphgefäße
hämatogen	→ Blutgefäße
Liquorweg	→ im Liquorraum

Fördernde Faktoren:
Hyaluronidase	Zerstörung von Permeabilitätsbarrieren
Kollagenase	Abbau von Kollagenfasern
Fibrinolysin	Abbau von Fibringerinnseln
Streptokinase	Abbau von Fibringerinnseln

Hemmende Faktoren: Fibrin, Koagulase
Aystemische Reaktionen: Fieber, Leukozytose, Akutphasereaktionen

Allgemeine Pathologie
Entzündung

Mediatoren der Entzündung und ihre Funktion:
- Histamin: Vasodilatation
- Serotonin: Permeabilitätssteigerung, Kapillarerweiterung
- Bradykinin, Kallikrein: Vasodilatation, Permeabilitätssteigerung
- Prostaglandine: antikoagulativ, schmerzlindernd, Lysosomenstabilisierung
- Komplementfaktoren: Anaphylatoxin (C3a und C5a); Permeabilitätssteigerung
- Leukotriene: Permeabilitätssteigerung, Thromboxan A2-Induktion

Teilaspekte der entzündlichen Reaktion

Entzündliche Kreislaufstörung
Stadieneinteilung:
- **Stadium I**: Arteriolenkonstriktion → verminderter Blutfluß
- **Stadium II**: Vasodilatation (Rötung, Wärme, Schwellung) → erhöhter Blutfluß
- **Stadium III**: Venolenkonstriktion, Permeabilitätssteigerung → verminderter Blutfluß

Ursachen der Permeabilitätserhöhung:
- Histamin, Serotonin, Leukotriene
- Bildung von Lücken (Gap formations) durch Endothelkontraktion

Nichtzelluläre Komponenten
durch Gap formations kann Plasma und Fibrinogen in das Entzündungsgebiet einströmen → Fibrinogenaktivierung → Begrenzung des entzündlichen Bereiches und Komplementaktivierung

Zelluläre Komponenten

Zellen	Funktion
Neutrophile	Phagozytose, intrazellulärer Abbau von Mikroorganismen
Eosinophile	bei Parasitosen und Allergien; Mastzelldegranulation
Basophile	Heparin- und Histaminausschüttung; nur im strömenden Blut
Gewebsmastzellen	Produktion von Entzündungsmediatoren
Monozyten	Phagozytose, Antigenpräsentation
Makrophagen	Phagozytose, Antigenproduktion
Lymphozyten	Antikörperproduktion, zytotoxische T-Zellen
Plasmazellen	Antikörperproduktion
Fibroblasten	ortsständige Bindegewebszellen; Granulationsgewebsbildung in Spätphase
Endothelzellen	Kapillareinsprossung in der Spätphase
Epitheloidzellen	veränderte Makrophagen
reaktive Riesenzellen	durch Makrophagenfusion Langhans-Riesenzellen bei Sarkoidose, TBC Fremdkörperriesenzellen Sternberg-Reed-Riesenzellen → M. Hodgkin Touton-Riesenzellen → mehrkernige Xanthomzellen bei Hand-Schüller-Christian-Krankheit u. xanthomatösen Entzündungen

Allgemeine Pathologie
Entzündung

Chemotaxis
Def▷ Leukozytenwanderung aufgrund chemotaktischer bzw. chemokinetischer Substanzen
Bedeutung: Zellen wandern gezielt in beschädigte Bereiche
Chemotaxine: bakterielle Produkte, C3a und C5a, Leukotriene

Entzündungsformen

Seröse Entzündung
Pa▷ eiweißreiches und fibrinarmes Exsudat in präformierter Höhle oder Gewebe
Bsp▷ Cholera, seröser Erguß, Brandblase

Serös-schleimige Entzündung
Pa▷ seröse Absonderung + Absonderung von Schleim; nur bei Schleimhäuten möglich
Bsp▷ Erkältung

Fibrinöse Entzündung
Pa▷ fibrinöses Exsudat (Vollplasma); schnelle Polymerisation von Fibrinmonomeren extravasal → Demarkationsfunktion
Bsp▷ an Schleimhäuten und Höhlen (bakterielle und rheumatische Erkrankungen)
Diphtherie (pseudomembranös-nekrotisierend), Grippe
pseudomembranöse Kolitis durch Clostridium difficile
Verätzungen, Urämie durch Reizung der serösen Häute
Herzinfarkt mit reaktiver Perikarditis

Fibrinös-eitrige Entzündung
Pa▷ fibrinöse Entzündung mit starkem Untergang der Granulozyten
Bsp▷ Lobärpneumonie

Eitrige Entzündung
Err▷ Staphylokokken, Streptokokken, Pneumokokken, Meningokokken, E.coli, Proteus, Pseudomonas etc.
Ein▷ **Eitriger Katarrh**: eitrige exsudative Reaktion, Sekretproduktion der Schleimhäute
Phlegmone: eitrig-exsudative Entzündung, die sich im Bindegewebe diffus und kontinuierlich ausbreitet
Erysipel: Phlegmone durch β-hämolysierende Streptokokken
Abszeß: Gewebseinschmelzung und Bildung eines mit eitrigem Exsudat gefüllten Hohlraums (v.a. Staphylokokken)
Furunkel: eitrig abszedierende Entzündung des Haarfollikels
Karbunkel: verschmolzene Furunkel (Prädisposition bei Diabetes mellitus)
Metastatischer Abszeß: multiple Abszesse durch hämatogene Streuung
Empyem: exsudative-eitrige Entzündung in einer präformierten Höhle
Pleuraempyem: Eiteransammlung im Pleuraspalt
Pyozephalus: Eiteransammlung im Liquorraum

Allgemeine Pathologie
Entzündung

Hämorrhagische Entzündung
Pa▷ exsudative, entzündliche Reaktion mit Erythrozyten im Exsudat
Bsp▷ virale Grippepneumonie mit Schädigung des Epithels

Granulierende Entzündung
Pa▷ Granulationsgewebe bildet sich überall dort (und nur dort), wo infolge einer Entzündung eine Gewebeschädigung stattgefunden hat
Organisation von Nekrosen, Thromben, Hämatomen und Ulzera
Einwanderung Neutrophiler, Lymphozyten, Monozyten → Makrophagen; Kapillareinsprossung, Bindegewebsbildung durch Fibroblasten
Narbengewebe

Granulomatöse Entzündung
Pa▷ chronische Entzündung mit Bildung pseudotumoraler Knötchen, bestehend aus Granulationsgewebe; wenig Kapillaren; v.a. Makrophagen (MK) (Epitheloidzellen), Lymphozyten, Plasmazellen, evtl. Riesenzellen
Ein▷ **Sarkoidosetyp**:
    Pa▷ keine Nekrose, Langhanszellen, asteroid bodies, Schaumannkörperchen
    Ät▷ M. Boeck, M. Crohn, Toxoplasmose
TBC-Typ:
    Pa▷ Langhanszellen, verkäsende Nekrose, Lymphozytenkranz
    Ät▷ TBC, Lepra, Lues
Typ rheumatisches Fieber:
    Pa▷ fibrinoide v.a. perivaskuläre Nekrose mit Makrophagen (Eulenaugenzellen, Aschoff-Geipel-Typ); spärlich Lymphozyten, Plasmazellen, Granulozyten
    Aschoffknötchen: Granulome im Myokard bei rheumatischem Fieber mit Riesenzellen, histiozytären Zellen
Typ rheumatische Arthritis:
    Pa▷ Histiozyten und fibrinoide Nekrose, Saum von Makrophagen, daneben Bindegewebe
Fremdkörpertyp:
    Pa▷ Makrophagen, Fremdkörperriesenzellen; ungeordnete Riesenzellen; eine Touton-Riesenzelle besteht aus mehreren Xanthomzellen (Schaumzellen)

„Nekrotisierende" Entzündung
Pa▷ Nekrosen ohne Entzündungsreaktion („areaktive Nekrose") bei numerischen oder funktionellen, angeborenen oder erworbenen agranulozytotischen Zuständen

Gangräneszierende Entzündung
Pa▷ nekrotisierend und abszedierend; sekundär bakteriell besiedelt
Bsp▷ Lungengangrän nach Lungeninfarkt, Fußgangrän bei Durchblutungsstörungen

Patho

Allgemeine Pathologie
Zellersatz

Zellersatz

Regeneration – Fehlregeneration
Grundlagen
Gewebearten:
- Labile Gewebe: Wechsel- oder Mausergewebe; zyklische Regeneration
- Stabile Gewebe: differenziert, langlebig; reversibel postmitotisch
- Permanente Gewebe: postmitotisch; Verlust der Teilungsfähigkeit

Wundheilung:
- **primär**: adaptierte Ränder, minimale Bildung von Granulationsgewebe
- **sekundär**: klaffende Ränder, viel Granulationsgewebe; Defektheilung
- **Phasen der Wundheilung**: exsudative Phase
  resorptive Phase
  proliferative Phase
  reparative Phase
- **Störung der Wundheilung**: metabolische Störungen (Diabetes, Hyperkortizismus), Mangelsyndrome (Proteinmangel, Vitaminmangel), Immundefekte, mechanische Beanspruchung

Knochenbruchheilung
Primäre Frakturheilung: bei adaptierten Enden; direkte Regeneration des Knochens
Sekundäre Frakturheilung:
1. Spaltbildung
2. Frakturhämatom
3. provisorischer Bindegewebskallus
4. provisorischer knöcherner Kallus
5. endgültiger knöcherner Kallus

Störung: Infektion, Pseudarthrosenbildung, Lagerungsfehler, Gipsfehler

Defektheilung in der Leber
Pa▷ stabiles Gewebe; Reaktionsmuster in Abhängigkeit von der Art und Ausmaß der Zellschädigung (Einzelzell-, Gruppennekrosen, einmalige / chronische Zellschädigung);
Eine Verfettung ist noch bedingt reversibel, eine Zirrhose kann nur noch auf dem Stadium gehalten werden, nicht jedoch verbessert werden.

Ein▷ Leberverfettung: < 50% eines Leberanschnittes ist Fett
Fettleber: > 50% eines Leberanschnittes ist Fett
Leberfibrose: beginnende Narbenleber mit vermehrter Einlagerung von Kollagen; Vorstufe zu Zirrhose
Leberzirrhose: Bindegewebsanteil infolge chronischen Entzündung oder Intoxikation erhöht

Defektheilung in der Niere
Tubulusepithelien sind stabile Gewebe, daher in kleinen Ausmaßen vollständige Regeneration
Glomerula sind permanente Gewebe, daher immer Defektheilung

Allgemeine Pathologie
Zellersatz

Prinzipien der Riesenzellbildung
Pa▷ Verschmelzung mehrerer Zellen
Bsp▷ Warthin-Finkeldeysche Riesenzellen: bei Masern
Langhanssche Riesenzellen: bei Epitheloidzellgranulom
Toutonsche Riesenzellen: bei Xanthomen
Fremdkörperriesenzellen: bei Fremdkörperreaktion

Metaplasie

Pa▷ reversible Umwandlung eines differenzierten Gewebes in ein anderes differenziertes Gewebe → Reservezellen des Gewebes differenzieren sich um
Bsp▷ **Bronchialschleimhaut**: Reizung → Basalzellhyperplasie → Dysplasie → Präkanzerose → Karzinom
Zervixschleimhaut: Umwandlung des Zylinderepithels in Plattenepithel
Intestinale Metaplasie der Magenschleimhaut: Umwandlung von Plattenepithel (distaler Ösophagus) in Magenschleimhaut
Knochenmetaplasie im Bindegewebe: Myositis ossificans, Reiterknochen (M. sartorius)

Dysplasie

Pa▷ Störung im Gewebsaufbau durch dysontogenetische Dysplasie (fehlerhafte Organogenese) oder präneoplastische Dysplasie (Differenzierungsstörung der Zellen)
Ein▷ **Gradeinteilungen** am Beispiel Cervix uteri (nach Papanicolaou (Pap), nach CIN: cervicale intraepitheliale Neoplasie):

Pap I, II		keine Dysplasie
Pap III	CIN I	leichte Dysplasie
Pap III	CIN II	mittelschwere Dysplasie
Pap IV a	CIN III	schwere Dysplasie
Pap IV b		Carcinoma in situ
Pap V		invasives Karzinom

Leukoplakie

Pa▷ dysplastische Veränderung; Präkanzerose

Präkanzerosen

Pa▷ morphologisch nachweisbare Vorstufen maligner Tumoren
Bsp▷ **Fakultative Präkanzerosen**: Zervixdysplasie, Mastopathie, Colitis ulcerosa, Kolonadenom
Obligate Präkanzerosen: Leukoplakie, familiäre adenomatöse Polypose (Adenomatosis coli), Xeroderma pigmentosum

Allgemeine Pathologie
Tumoren

Tumoren

Grundlagen

Neoplasie: unkoordinierte Gewebsvermehrung
Tumor: Vergrößerung unabhängig von Ursache (Neoplasma, Entzündung, Ablagerung)

Gutartige Tumoren: langsames Wachstum; lokal begrenzt; normale Kern-Plasma-Relation; hohe Differenzierung
Bösartige Tumoren: schnelles, metastasierendes Wachstum; invasiv; destruierend; unscharf begrenzt; geringe Differenzierung
Übergänge und Grenzfälle:
    maligne Transformation primär gutartiger Tumoren (Lipom → Liposarkom)
    Borderline-Tumoren: lokal destruierend, nicht metastasierend, z.B. Basaliom
    Carcinoma in situ: lokales Karzinom; noch keine Metastasierung
    Frühkarzinom des Magens: invasives Wachstum; nur Mukosa/Submukosa
    Mikro-Karzinom: invasives Wachstum maximal 3 mm tief
Tumorartige Läsionen
    Epulis: lokale Proliferation von Fibroblasten
    Myositis ossificans: posttraumatische, dystrophische Verkalkung von Muskeln

Metastasierungswege

Lymphgefäßbahnen:	lymphogen
Blutgefäßbahnen:	hämatogen
	Subtypen: Lungen-Typ, Leber-Typ, Cava-/Hohlvenentyp, Pfortader-Typ, Vertebralvenen-Typ, Ductus-thoracicus-Typ
Seröse Höhlen:	kavitär
Liquorräume:	per liquorem

Tumorrezidiv und Regression von Tumoren

Remission:	Tumorrückbildung unter Therapie
Früh- und Spätrezidiv:	früh: innerhalb von Wochen; spät: innerhalb von Jahren
Überlebensrate:	Angabe der 5-Jahres-Überlebenszeit
Tumorregression:	spontane Rückbildung des Tumors
Tumorremission:	therapeutisch induzierte Rückbildung des Tumors

Allgemeine Pathologie
Tumoren

Kanzerogenese

Disposition:
- familiäre adenomatöse Polypose (Adenomatosis coli)
- Xeroderma pigmentosum
- familiäre Häufung bei Mamma-, Colon-, Ovarial- und Bronchial-Karzinom, Nephroblastom

Wichtige chemische Karzinogene:
- polyzyklische aromatische Kohlenwasserstoffe, N-Nitroso-Verbindungen
- Tabakrauch, aromatische Amine, Aflatoxine, Benzol
- Metalle (Arsen, Nickel), Mineralfasern (Asbest), Zytostatika, Immunsuppressiva

Tumorentstehung nach Strahleneinwirkung:
- Ionisierende Strahlung bewirkt Schädigung der Chromosomen und Gene.
- Häufung von: Leukämien, Schilddrüsen-Karzinom, Mamma-Karzinom, Melanom

Ablauf der Kanzerogenese: Mehrstufenhypothese der Kanzerogenese
- Initiierung: DNA-Veränderung
- Latenzperiode: zwischen Initiation und Promotion
- Promotion: maligne Transformation durch Kokarzinogene
- Realisation: klonale Vermehrung und Progression
- Invasion: Ausbreitung des Tumors

Tumorzytogenetik:
- Onkogenaktivierung:
    - z.B.: Philadelphia-Chromosom (Translokation 9-22; Onkogen bcr-abl)
    - z.B.: Burkitt-Lymphom (Translokation 8-22, 8-14, 8-2)
- Verlust von Tumorrepressorgenen:
    - z.B.: Retinoblastom
- Onkogenamplifikation:
    - z.B.: n-myc-Gen bei Neuroblastom

Kokarzinogene Faktoren
- Kokarzinogene bewirken in der Latenzzeit die Entstehung des Tumors
    - z.B. Cholelithiasis → Gallenblasenkarzinom
    - Harnblasenbilharziose → Harnblasenkarzinom

Onkogene Viren
- Insertionsmutagenese: Promotoren des Virusgenoms fördern Ausbildung humaner Onkogene oder Destruktion von Tumorsuppressorgenen
- Onkogeneinbau: Virus verfügt über Onkogen
- Immunsuppression: z.B.: HIV
- Viren mit onkogener/mutagener Potenz:
    - HPV 16, 18 → Portiokarzinom
    - EBV → Burkitt, Nasopharynx-CA
    - HHV-8 → Kaposi-Sarkom bei HIV

Patho

Allgemeine Pathologie
Tumoren

Hormonwirkung: Hormone können fördernde Wirkung auf die Tumorentstehung haben
  Hyperplasiogene Tumoren: Tumorentstehung durch hormonellen Reiz
    Hormonabhängigkeit bestimmter Tumoren durch Rezeptorstatus
    z.B.: Mamma, Uterus, Prostata
Erhöhtes Tumorentstehungsrisiko bei immunologischen Defektzuständen:
  z.B. bei immunsuppressiver Therapie oder AIDS

Lokale und allgemeine Wirkungen des Tumors auf den Organismus

Lokale Folgeveränderungen:
  Kompression, Funktionsstörung, Stenosierung, Perforation, Ulzeration, Blutung, Nekrosen
Auswirkungen des fortgeschrittenen Tumorstadiums auf Wirtsstoffwechsel:
  kataboler Stoffwechsel: Gewichtsverlust
  Kachexie: Ausmagerung durch Katabolie, paraneoplastisch
Wichtige paraneoplastische Syndrome:
  Myasthenia gravis bei Thymom
  Cushing bei ACTH-Wirkung
  Flush bei Serotonin-Wirkung
  limbische Epilepsie bei Bronchial-Karzinom

Geschwulstsystematik

Mesenchymale Tumoren:

gutartig	bösartig
Fibrom	Fibrosarkom
Lipom	Liposarkom
Leiomyom	Leiomyosarkom
Rhabdomyom	Rhabdomyosarkom
Chondrom	Chondrosarkom
Osteom	Osteosarkom

Veränderung von gutartig zu bösartig:
  – verminderte Differenzierung
  – viele Mitosen
  – unregelmäßige Zellen
  – Kern-Plasma-Relation vergrößert

Allgemeine Pharmakologie

Grundlagen	**1120**
Wirkmechanismus	1120
Dosis- und Konzentrations-Wirkungsbeziehungen	1120
Pharmakokinetik	1121
Permeation durch Membranen	1121
Aufnahme von Arzneistoffen	1121
Bindung und Verteilung von Pharmaka	1122
Biotransformation	1122
Ausscheidung	1123
Pharmakokinetische Größen und Modelle	1124
Signaltransduktion	1124
Zentralwirksame Substanzen mit Abhängigkeitspotential	1125
Pharmakotherapie im Kindesalter	**1126**
Pharmakotherapie im höheren Lebensalter	**1127**
Pharmakotherapie in Schwangerschaft und Stillperiode	**1127**

Pharma

Allgemeine Pharmakologie
Grundlagen

Grundlagen

Wirkmechanismus

Unspezifische Wirkung: Wirksamkeit aufgrund physikalischer und chemischer Eigenschaften; unspezifische Enzyminhibitoren (z.B. Schwermetalle); osmotische Wirksamkeit

Spezifische Wirkung: Wirkung an Rezeptoren
- Agonisten: Aktivierung des Rezeptors
- Antagonisten: Blockierung des Rezeptors
- partielle Antagonisten: kleinere Aktivität als Agonisten

Rezeptoren
- Klasse I-Rezeptoren: Ionenkanal-gekoppelt
- Klasse II-Rezeptoren: G-Protein-gekoppelt

Prinzipielle Wirkmechanismen:
- **Ionenkanäle**: Substrat bewirkt Membranpotentialänderung durch Änderung der Aktivität von Ionenkanälen; sekundär kann es zu Ausschüttung von Hormonen oder Transmittern kommen.
- **G-Proteine**: Substrat bindet an G-Protein, Aktivierung der Adenylatcyclase oder Phosphodiesterase mit Bildung eines second messengers (cAMP, IP3), die dann intrazelluläre Regulationsmechanismen beeinflussen.
- **Hormone**: **Steroidhormone** binden an intrazelluläre Rezeptoren, wandern in den Zellkern und fungieren dort direkt als Transkriptionsfaktoren.
Peptidhormone benötigen G-Proteine, Tyrosinkinasen oder ähnliche Rezeptoren auf der Zelloberfläche.

Dosis- und Konzentrations-Wirkungsbeziehungen

Grundbegriffe

Affinität (Potenz, potency)
- Def▷ Dosis, die einen definierten pharmakologischen Effekt erzeugt
  Abzisse (x-Achse) der Dosis-Wirkungskurve
- **Relative Affinität**: Vergleich der Dosen unterschiedlicher Medikamente mit gleicher relativer Wirksamkeit

Wirksamkeit (intrinsische Aktivität, efficacy)
- Def▷ Wirkung eines Stoffes in Bezug auf einen definierten pharmakologischen Effekt
  Ordinate (y-Achse) der Dosis-Wirkungskurve
- **Relative Wirksamkeit**: Prozent der Wirksamkeit gegenüber wirksamstem Stoff der Stoff- bzw. Wirkungsgruppe
- **ED 50**: kleinste wirksame Dosis, bei der 50% der Individuen erwartete Wirkung zeigen
- **LD 50**: kleinste Dosis, bei der 50% der Individuen eines Kollektives letale bzw. toxische Wirkung zeigen
- **Therapeutische Breite**: LD 50 / ED 50

Allgemeine Pharmakologie
Grundlagen

Beeinflussung von Konzentrations-Wirkungsbeziehungen
Antagonisten: kompetitiv
nicht-kompetitiv
funktionell (antagonistische Wirkung, anderer Mechanismus)
Additive Effekte: synergistische Wirkung unterschiedlicher Agonisten
Subtraktive Effekte: entgegengesetzte Wirksamkeit unterschiedlicher Substrate
Toleranz: Desensibilisierung von Rezeptoren während der Therapie; Down-Regulation von Rezeptoren
Tachyphylaxie: Wirkungsverlust eines Arzneimittels innerhalb von Minuten bis Stunden; z.B. durch mehrfache Entspeicherung von Transmittern (Sympathomimetika)

Pharmakokinetik
Permeation durch Membranen
Passive Diffusion: abhängig von Größe, Ladung, Fett-Wasser-Verteilungskoeffizient, Konzentrationsgradient, Fläche und Dicke der Membran, Temperatur
Einfache Diffusion: ungeladene Moleküle diffundieren durch die Lipidmembran
Filtration: Diffusion von Wasser, Ionen, kleinen Molekülen
Erleichterte Diffusion: Carrier-vermittelt; selektiv, verbraucht keine Energie, sättigbar, nicht gegen Konzentrationsgradienten möglich
Aktiver Transport: verbraucht Energie, sättigbar, selektiv, gegen Konzentrationsgradienten
Endozytose: Substanzen werden durch Vakuolensysteme aufgenommen

Aufnahme von Arzneistoffen
Applikationswege:
enteral (peroral, sublingual, bukkal, rektal)
parenteral (i.v., i.m., s.c., intraperitoneal, -arteriell, -thekal, transdermal)
topisch (lokal) / inhalativ
Bioverfügbarkeit:
systemisch verfügbare Anteil einer oral applizierten Dosis; abhängig von Resorption und first-pass-Effekt (s.u.)
absolute Bioverfügbarkeit: systemisch verfügbare Menge/zugeführte Menge
relative Bioverfügbarkeit: Bezug auf Vergleichsarzneiform als Referenz
First-pass-Effekt: Bezeichnung für den bei oraler Gabe verstärkten metabolischen Abbau des Pharmakons bei Passage durch die Leber, d.h. bevor es an den Wirkort gelangt
Enterohepatischer Kreislauf: Ausscheidung über Galle in den Darm; dort Rückresorption → über Pfortader, Leber, Galle wieder in den Darm und erneute Rückresorption (z.B. Gallenfarbstoff, Glukokortikoide, Digitoxin)
Retard-Präparate: substanzbedingter verzögerter Wirkungseintritt bzw. über Galenik erreichte protrahierte Wirkstoffabgabe (z.B.: Kristalle, Komplexe, ölige Lösungen, Fettsäureester)

Allgemeine Pharmakologie
Grundlagen

Bindung und Verteilung von Pharmaka
Bindung an Plasmaproteine bewirken:
- verminderte Konzentration freier, aktiver Substanzen; Depoteffekt
- verminderte Ausscheidung über die Niere

Lipidlöslichkeit relevant für: Transport Blut → ZNS, enterale Resorption, geringe Plasmaeiweißbindung

Polare Verbindungen: geringe enterale Resorption und ZNS-Gängigkeit, gute renale Ausscheidung

Quartäre N-Verbindungen (Stickstoffverbindung): polar, schlechte Diffusion ins ZNS

Lipophile Pharmaka: absolut höchste Konzentration in Skelettmuskulatur

Flüssigkeitsverteilung:

Plasmaraum	5%
Interstitium	15%
Intrazellularraum	40%
Körperflüssigkeit	3%
inakzessibles Wasser	7%
Trockenmasse des Körpers	30%, davon Fett 50%

Liquorschranke: gut durchlässig für schwache Basen
Plazentaschranke: Barriere für korpuskuläre und makromolekulare Teilchen; abhängig von Eiweißbindung, Ladung, Lipidlöslichkeit, Dissoziationsgrad

Biotransformation

Phase I: Ziel ist es, die Stoffe wasserlöslich zu machen; dies gelingt mittels Oxidation, Reduktion, Hydrolyse
Phase II: zur renalen Ausscheidung erfolgt Konjugation der Stoffe mit: Glucuronsäure, Sulfat, Acetat, Glutathion

Cytochrom P450

Cytochrom P450 und UDP-Glucuronyltransferase sind integrale Bestandteile des ER und damit mikrosomale Enzyme. Sie arbeiten unspezifisch gegenüber den Substraten und können damit Stoffe sowohl entgiften, als auch giften (Karzinogene).

$$XH + NADPH + H^+ + O_2 - P450 \rightarrow XOH + NADP^+ + H_2O$$

hauptsächlich Elimination lipophiler Pharmaka, da gute Diffusion ins endoplasmatische Retikulum (ER)

Klinisch relevante Induktoren des Fremdstoffmetabolismus:
Barbiturate, Rifampicin, Phenytoin; verändern die Pharmakokinetik von z.B. Chinidin, Phenprocoumon

Veränderung der Biotransformation:
- **Enzyminduktion**: Barbiturate
- **Enzyminsuffizienz bei Lebererkrankungen**: Zirrhose
- **Polymorphismen**: Polymorphismen in den Genen von Enzymen können unterschiedliche Reaktionen auf Arzneimittel bewirken; die Eliminationszeiten sind möglicherweise unterschiedlich (z.B. N-Acetyltransferase)

Allgemeine Pharmakologie
Grundlagen

Biotransformationsergebnisse (Beispiele)
    Entgiftung:
        Pentobarbital → Hydroxypentobarbital
        Oxazepam → Oxazepamglucuronid
    Metabolite mit gleicher Wirksamkeit: Phenylbutazon, Codein, ASS, Primidon, Phenacetin, Diazepam
    Aktivierung durch Metabolisierung:
        Cyclophosphamid → Phosphoramidlost
        Imipramin → Demethylimipramin
        Azathioprin → 6-Mercaptopurin
    Giftung:
        Methanol → Ameisensäure
        Parathion → Paraoxon E600
        Benzpyren → Benzpyrenepoxid
        Anilin → N-Phenylhydroxylanilin

Ausscheidung

Renale Exkretion:
    Niedermolekulare Substanzen (MG < 15 000 Da) werden glomerulär filtriert und (handelt es sich um lipophile Substanzen) anschließend wieder resorbiert.
    Amphophile Substanzen werden entsprechend ihrem pK-Wert resorbiert, hydrophile Substanzen ausgeschieden. Man kann also mittels einer Alkalisierung des Harns mit $NaHCO_3$ die Ausscheidung schwacher Säuren wie etwa ASS beschleunigen.
    Wird ein Stoff lediglich filtriert, weist er eine Clearance von 129 ml/min auf.
    Wird ein Stoff teilweise resorbiert, beträgt die Clearance < 129 ml/min,
    Wird ein Stoff zusätzlich sezerniert, beträgt die Clearance >129 ml/min.

Biliäre Exkretion:
    Ausscheidung lipidlöslicher Substanzen mit MG > 400 Da
    Viele Stoffe unterliegen dem enterohepatischen Kreislauf, wodurch ihre Halbwertzeit verlängert wird.

Lunge: flüchtige Substanzen

Muttermilch

Speichel

Schweißdrüsen: Halogene verursachen entzündliche Veränderungen von Haut und Talgdrüsen

Allgemeine Pharmakologie
Grundlagen

Pharmakokinetische Größen und Modelle

Einkammer-Modell
Verteilt sich das Arzneimittel rasch im Organismus und ist die Gewebskonzentration proportional der Plasmakonzentration, so kann man folgende Schlüsse ziehen:

$V_D = 0,6$ l/kg → gleichmäßige Verteilung im Körper
$V_D < 0,6$ l/kg → Arzneimittel ist im Blut an Proteine gebunden
$V_D > 0,6$ l/kg → Anreicherung im Gewebe
(V_D = Dosis/Konzentration im Plasma: fiktives Verteilungsvolumen)

Sättigungskinetik (0. Ordnung)
Ist die Eliminationskapazität (Metabolismus + Exkretion) überschritten, so wird stets eine konstante Menge (maximale Eliminationskapazität) eliminiert.

Eliminationskinetik 1. Ordnung
Wenn Eliminationskapazität größer als Arzneimenge, wird proportional zu Arzneimenge eliminiert; es gilt die biologische Halbwertzeit: $C_t = C_0 (Ae^{\alpha t} + Be^{-\beta t})$

Zweikammermethode
Erste Kammer ist das zentrale Kompartiment, in dem Elimination stattfindet; zweite Kammer ist ein peripheres Kompartiment. Von einem tiefen Kompartiment spricht man, wenn sich die Anreicherung im Gewebe anders verhält als im Plasma.

Signaltransduktion

Angabe von Rezeptor → second messenger / Signaltransduktion → Wirkort, Wirkung

Acetylcholin (ACh)
- M_1 → IP_3/DG → Nervenzelle
- M_2 → cAMP↓ → Herzmuskelzelle, ZNS
- M_3 → IP_3/DG → Drüsen, glatte Muskulatur, ZNS
- Nicotin → $Na^+/K^+/Ca^{2+}$- Kanal → quergestreifte Muskulatur
- neuronaler Typ → $Na^+/K^+/Ca^{2+}$- Kanal → Nervenzellen

Adrenalin, Noradrenalin (NA)
- α_1 → IP_3/DG, glatte Muskulatur, Kontraktion
- α_2 → cAMP ↓ → glatte Muskulatur, Relaxation
- β_1 → cAMP ↑ → Herz
- β_2 → cAMP ↑ → glatte Muskulatur, Lunge: Dilatation
- β_3 → cAMP ↑ → Adipozyten

Dopamin
- D_1 → cAMP ↑, ZNS, glatte Muskulatur, Vasodilatation renal, Splanchnikus
- D_2 → cAMP ↓, ZNS, extrapyramidalmotorische und psychische Erregung, Erbrechen

Allgemeine Pharmakologie
Grundlagen

Histamin
- $H_1 \rightarrow IP_3/DG \rightarrow$ glatte Muskulatur, Endothel, Kontraktion, Entzündung, Sedation
- $H_2 \rightarrow cAMP\uparrow \rightarrow$ Magen, glatte Muskulatur $\rightarrow$ Stimulation der Säuresekretion, Relaxation
- $H_3 \rightarrow ?$ (unbekannt) $\rightarrow$ ZNS, Darm, Lunge, Hemmung der Freisetzung verschiedener Transmitter

Serotonin
- $5\text{-}HT_{1A/1B/1D} \rightarrow cAMP \downarrow$, ZNS, Blutgefäße, Anxiolyse, Gefäßkontraktion
- $5\text{-}HT_{2/1C} \rightarrow IP_3/DG \rightarrow$ ZNS, Blutgefäße, Anxiolyse, Gefäßkontraktion
- $5\text{-}HT_3 \rightarrow Na^+K^+ \rightarrow$ Nervenzelle $\rightarrow$ Erbrechen
- $5\text{-}HT_4 \rightarrow cAMP \uparrow \rightarrow$ Magen, Darm, ZNS $\rightarrow$ fördert Peristaltik

Adenosin
- $A_1 \rightarrow cAMP \downarrow \rightarrow$ ZNS, autonome Nervenendigungen, Adipozyten, Herz, Gefäße $\rightarrow$ Hemmung motorischer und psychischer Funktionen, negativ inotrop, Vasodilatation
- $A_2 \rightarrow cAMP \uparrow \rightarrow$ Sedation, glatte Musk.: Konstriktion, Thrombozyten: Aggregation

Opioide
- $\mu \rightarrow cAMP \downarrow \rightarrow$ ZNS, Darm $\rightarrow$ Transmitterausschüttung $\downarrow$, supraspinale Analgesie
- $\delta \rightarrow cAMP \downarrow \rightarrow$ ZNS $\rightarrow$ Halluzinationen
- $\kappa \rightarrow Ca^{2+} \rightarrow$ Nervenzellen $\rightarrow$ spinale Analgesie

Glycin
- Cl^--Kanal $\rightarrow$ hemmende Neurone v.a. im Rückenmark

Glutamat
- $Na^+/K^+/$ evtl. auch Ca^{2+}-Kanal $\rightarrow$ Erregung im ZNS

GABA
- $GABA_A \rightarrow Cl^-$-Kanal $\rightarrow$ ZNS, hemmt Transmitterfreisetzung
- $GABA_B \rightarrow cAMP \downarrow (\uparrow) \rightarrow$ synaptische Inhibition

Zentralwirksame Substanzen mit Abhängigkeitspotential

Substanzklassen	Art der Abhängigkeit
Opioid-Typ	psychisch + physisch
Barbiturat-Typ	psychisch + physisch
Barbiturate, Benzodiazepine, Alkohol	
Cannabis-Typ (Arachidonsäurederivat)	psychisch
Amphetamin-Typ	v.a. psychisch
vermehrte Freisetzung von Noradrenalin, Dopamin, Hemmung der Wiederaufnahme	
Cocain-Typ	v.a. psychisch
hemmt Wiederaufnahme von Noradrenalin, Lokalanästhesie	

Allgemeine Pharmakologie

Halluzinogen-Typ z.T. psychisch
LSD, Mescalin; Serotoninagonisten
Abhängigkeit:
Physisch: Entzugssymptome nach Absetzen bzw. bei Antagonisierung
Psychisch: starkes Verlangen, psychische Symptome
Toleranz:
pharmakokinetische Toleranz: durch Enzyminduktion erhöhte Metabolisierung
pharmakodynamische Toleranz: Änderung der Rezeptordichte
erlernte Toleranz: trotz Konsum verminderte Ausfälle, z.B. Alkohol
Kreuztoleranz: bei Toleranz einer Substanzgruppe besteht gegenüber einer anderen Substanzgruppe verminderte Wirkung
Entzugssyndrom: bei physischer Abhängigkeit
Absetzeffekt (Rebound-Effekt): Durch die Drogen wurden andere Stoffwechselvorgänge beeinflußt, häufig gehemmt. Bei Absetzen kommt es zu einer überschießenden Reaktion, die meist der Wirkung der entzogenen Substanz entgegengesetzt ist.
Polytoxikomanie (PTM): Abhängigkeit von vielen Substanzen

Pharmakotherapie im Kindesalter

Verteilung
PEB Neugeborenes < PEB Erwachsener
Metabolisierung und Ausscheidung
hepatische Eliminierung stark verzögert; sowohl Oxidation als auch Glukonidierung; Folgen: Grey-Syndrom bei Chloramphenicol
GFR in ersten 3 Monaten stark eingeschränkt; tubuläre Sekretion über 1 Jahr eingeschränkt

Verbotene Medikamente bei Kindern
Sulfonamide → Kernikterus
Tetracycline → Einlagerung in Knochen und Zähne
Aminoglykoside → ototoxisch
Cotrimoxazol → Folsäurereduktasehemmung
Phenacetin → MetHb-Bildung
Salicylate → Reye-Syndrom
Morphine → Atemdepression

Dosierungsrichtlinien
Gewichtsregel: Dosis Kind = Dosis Erwachsener × Gewicht Kind (kg) / 65
Oberflächenregel: Dosis Kind = Dosis Erwachsener × Körperoberfläche Kind / 1,73
spezifische Dosierungsempfehlungen des Anbieters ausschlaggebend!

Allgemeine Pharmakologie

Pharmakotherapie im höheren Lebensalter

Pharmakokinetik und Pharmakodynamik
Resorption: nicht verändert
Verteilung: EZV ↓
Elimination: langsamere hepatische Verstoffwechselung, langsamere renale Eliminierung
PEB: evtl. erniedrigt → Wirkungsverstärkung

Anpassung
mittlere Erwachsenendosis bei Patienten > 65 Lj. um 20% reduzieren;
mittlere Erwachsenendosis bei Patienten > 85. Lj. um 40% reduzieren

Pharmakotherapie in Schwangerschaft und Stillperiode

Schwangerschaft
Gefahr: Tod, Mißbildungen, Retardierung, Defekte
Einstufung: **FDA-Klassifikation**

    A, B, C: geringes Risiko, eine fetale Schädigung ist nicht nachgewiesen
    Stoffe: Penicilline, Cephalosporine, Erythmomycin, antipyretische Analgetika, Hydralazin, β-Blocker, Antihistaminika, Schilddrüsenhormone

    D: Hinweise für eine schädigende Wirkung; bei schwerwiegenden Erkrankungen muß das Risiko hingenommen werden
    Stoffe: Kanamycin (N. VIII.-Schädigung), Tetracycline (Zähne, Knochen), Chloroquin (Retina, Taubheit), Antidiabetika (Dysmorphien), trizyklische Antidepressiva (BB), Sulfonamide (Kernikterus)

    X: hohes Risiko für Mißbildungen; therapeutischer Nutzen < Risiko
    Stoffe: Zytostatika (Hirn- und Extremitätenmißbildungen), Lithium (kardiovaskuläre Mißbildungen), Cumarine (Augenschäden, Taubheit, Aborte)

Rote Liste: Gruppe I: kein Verdacht auf potentielle Schädigung
                 Gruppe II: Risiko kanzerogener oder mutagener Wirkung

Stillperiode
Prinzipell genauso wie bei der Schwangerschaft, aber geringe Konzentration in der Muttermilch

Allgemeinmedizin

Grundlagen	**1130**
Epidemiologie und sozialmedizinischer Kontext	1130
Ärztliche Behandlung	1132
Prävention und Früherkennung von Krankheiten	1133
Bewertung von Hausmitteln und Selbstmedikation	**1134**
Hausmittel und Selbstmedikation	1134
Naturheilverfahren und Homöopathie	1134
Arzneistoffe	1134
Arbeitsrechtliche Grundlagen	**1135**
Arbeitsunfähigkeit	1135
Berufsunfähigkeit	1135
Erwerbsunfähigkeit	1135
Behinderung	1135
Schwerpflegebedürftigkeit	1136
Lohnfortzahlung und Leistungen der gesetzlichen Krankenkasse	1136
Soziale Hilfen	1136
Rehabilitation	1136

Allgemeinmedizin
Grundlagen

Grundlagen

Epidemiologie und sozialmedizinischer Kontext

Def▷ Allgemeinmedizin ist die Langzeitbetreuung und -behandlung von gesunden und kranken Menschen mits körperlichen und seelischen Gesundheitsstörungen
- **Facharztausbildung**: Dauer 5 Jahre; Innere Medizin, Chirurgie, Allgemeinmedizin
- **Aufgaben**: ärztliche Basisversorgung, Familienbetreuung, Gesundheitsbildungsfunktion, Vertrauensfunktion, Sieb- und Notfallfunktion, medizinische und soziale Integrationsfunktion, Koordinationsfunktion

Ep▷ **Häufigkeitsverteilung von Gesundheitsstörungen**:
- **Braun-Fälleverteilungsgesetz**: Unter ähnlichen Umständen lebende Bevölkerungsgruppen haben ähnliche Gesundheitsstörungen.
- **Praxis-Klinik-Korrelation**: nur 1% aller Fälle werden in Uniklinik behandelt; in Praxen werden v.a. chronische und leichte Krankheiten behandelt; davon 70% Innere Medizin, davon die Hälfte chronisch Kranke
- **Erkrankungen in der Praxis**: häufig: fieberhafter Infekt, Infektionskrankheiten, Störungen des Bewegungsapparates, Herz-Kreislauferkrankungen

Di▷ **Anamnese**:
- Persönlichkeitsanamnese (Biographie und Umwelt)
- medizinische Anamnese (Familienanamnese, Vorgeschichte, aktuelle Krankheiten)
- erlebte Anamnese (Verknüpfung mit Lebenssituation erhöht die Information)
- gezielte Anamnese (schneller Überblick)
- Situationsanamnese (Hergang von Verletzungen, Unfällen): v.a. in Primärversorgung
- Frühstadien und uncharakteristische Beschwerden (Unwohlsein, Leistungsminderung, Fieber, Übelkeit)

Diagnostik:
- **Stufe I** (abgrenzendes Vorgehen): Ausschluss gefährlicher/abwendbarer Erkrankungen (Siebfunktion)
- **Stufe II** (eingrenzendes Vorgehen): weiterführende Diagnostik zur Sicherung der Diagnose; Abwägung von Zumutbarkeit, Notwendigkeit und wirtschaftlichen Faktoren; grenzwertig pathologische Untersuchungsergebnisse oder Ergebnisse ohne therapeutische Konsequenzen belasten und kosten nur („Befundkranke");
abwartendes Offenlassen bei sicher ausgeschlossener Gefährlichkeit und V.a. psychosoziale Ursachen

Allgemeinmedizin
Grundlagen

Th▷ Patientenerwartung: Linderung und Besserung, Soforttherapie (meist symptomatisch)
Auswahl der Therapie nach Notwendigkeit und Wirtschaftlichkeit (20% der verschriebenen Medikamente werden nicht genutzt)
Erhöhung der Compliance durch bewusste Arzt-Patienten-Interaktion:
- klare Therapieanweisungen
- Berücksichtigung subjektiver Widerstände
- Anregung zur therapeutischen Mitarbeit
- Langzeitbehandlung

1/3 aller allgemeinmedizinischer Patienten haben Erkrankungen von Herz, Kreislauf oder Stoffwechsel; Kontrollen meist alle 2–6 Wochen

Zusammenarbeit mit anderen Fachdisziplinen
Auftragsbehandlung: Durchführung einer genau beschriebenen ärztlichen Tätigkeit (z.B. Röntgen)
Konsiluntersuchung: diagnostische Abklärung, keine Behandlungstätigkeit durch Konsilarzt
Mitbehandlung: eigenständige / selbstverantwortliche Diagnostik und Therapie
Weiterbehandlung: Überweisung und Übertragung der Betreuung (z.B. Facharzt, Klinik)

Allgemeinmedizinische Geriatrie
Patient > 70. Lj., stationär → durchschnittlich 7 verschiedene Krankheiten
Patient > 75. Lj. Praxis → 50% mit 3 verschiedene Diagnosen; Multimorbidität
häufige Kombinationen: arterielle Hypertonie, Diabetes mellitus, Gicht
COPD, Emphysem, Herzinsuffizienz
Aufgabe des Hausarztes: Koordination, sinnvolle Medikation

Telephonische Beratung
als Hausarzt möglich, aber nur partielle Anamnese möglich, keine Untersuchung!
Gefahr des Übersehens relativ hoch

Hausbesuche
Besuchspflicht des Hausarztes: Anspruch auf Hausbesuch, wenn Patient nicht in der Lage ist und es ihm nicht zuzumuten ist, in die Sprechstunde zu kommen
Ablehnungsgründe: Entfernung > 50 km, Fahrzeit > 30 Min. (ländliche Gebiete: 100 km bzw. 1 h Fahrzeit), Überschreitung der Zumutbarkeit (Krankheit, Übermüdung des Arztes), eingeschränkte Fahrtauglichkeit des Arztes
Hausbesuchsformen: termingerecht (Langzeitbetreuung) – dringlicher Hausbesuch bei Notfall (dringlicher Hausbesuch geht vor Praxisbetrieb!)
90% der Hausbesuche werden durch Allgemeinmediziner durchgeführt
Häufigkeit Hausbesuche: Patientenkontakt in der Praxis: ca 1:10; häufige Diagnosen: akute Ischialgie, Asthma bronchiale, Angina pectoris, grippaler Infekt, akute Bronchitis, Übelkeit, Erbrechen

Allgemeinmedizin
Grundlagen

medizinische Ausrüstung zum Hausbesuch:
- **Arzttasche** mit:
  - **Formularen** (Rezept, Attest)
  - **Instrumenten**: RR, Taschenlampe, Otoskop, Stethoskop, Holzspatel, Thermometer, Reflexhammer, Staubinde, chirurgische Instrumente
  - **Verbrauchsmaterialen**: Kanülen, Spritzen, Verbandsmaterial, Einmalkatheter, Handschuhe, Desinfektionsmittel
  - **Medikamenten**: z.B. Adrenalin, ASS, Atropin, Biperiden, Butylskopolamin, Clemastin, Diazepam, Diclofenac, Dimenhydrinat, Furosemid, Haloperidol, Lidocain, Metoclopramid, Morphin, Nifedipin, Nitroglycerin, Pilocarpin, Penicillin G, Prednisolon, Theophyllin
- **Notfallkoffer** mit:
  - **Medikamenten**: z.B. Adrenalin, ASS
  - **Infusionen** (Glukose, HAES, Ringer)
  - Sauerstoff, EKG, Defibrillator, Intubationsbesteck

Ärztliche Behandlung

Notfallbehandlung
Orientierung, Vitalparameter (Atmung, Bewußtsein, Kreislauf, Pupillen) → ABC-Schema

Sofortmaßnahmen bei Notfallsituationen:
- **Akutes Abdomen** → Schmerz- und Schockbekämpfung, Nahrungskarenz; Rö-Abdomen, Sonographie, Labor
  therapeutische Erstmaßnahmen: Magensonde (Aspirationsschutz), Zuweisung in Klinik
- **Myokardinfarkt** → Schmerz- und Schockbekämpfung, Sedierung, i.v. ASS, Heparin, liegender Transport, Sauerstoff; keine i.m. Schmerzmittelgabe (Enzymdiagnostik), EKG, Zuweisung per Rettungsdienst
- **Anaphylaktischer Schock** → Leitsymptome: Hypotonie, Tachykardie, Ödem; Erstmaßnahmen: i.v.-Zugang, Oberkörpertieflagerung, Beine hoch; Atemwege freihalten; Gabe von Adrenalin, Volumensubstitution, Antihistaminika wirken nicht schnell genug, werden danach gegeben (Cortison + Dimetinden)
- **Unfall** → Koordination mit Klinik, Information der Angehörigen

Behandlung chronisch Kranker
engmaschige, kontinuierliche Betreuung; meist zur Schmerztherapie
bei Tumorschmerzen ggfs. Opiatanalgesie
BTM-Rezepte: Formblatt des Bundesgesundheitsamtes; diebstahlsichere Aufbewahrung, 7 Tage gültig; Festlegung der Höchstmenge; 3 Anteile, davon 2 zum Apotheker, 1 für den Arzt

Allgemeinmedizin
Grundlagen

Betreuung Sterbender und deren Angehörigen
Sterbephasen bei schweren Krankheiten nach Kübler-Ross:
- „Nicht-Wahrhaben-wollen", Verdrängung, Verleugnung, Isolierung
- Groll, Wut, Neid
- Verhandlung
- Verzweiflung, Depression
- Annehmen des Unvermeidlichen

Aktive Sterbehilfe: gezielte Lebensverkürzung, nicht zulässig
Passive Sterbehilfe: Verzicht auf lebensverlängernde Maßnahmen
Indirekte Sterbehilfe: Beschleunigung des Sterbens wird als NW von medikamentöser Therapie zur Schmerz- oder Leidlinderung in Kauf genommen (Morphin)
Tod: Feststellung des Todes, Totenschein, Betreuung der Angehörigen

Prävention und Früherkennung von Krankheiten

Gesundheitsbildung
Gesundheitsberatung, Verhaltensprävention
Prophylaxe, Rehabilitation, Hygiene, Ernährung, Ehe- und Sexualberatung
  Primärprophylaxe: Gesundheitserhaltung
  Sekundärprophylaxe: Screening, Frühbehandlung
  Tertiärprophylaxe: Reduktion von Folgeerkrankungen, Rehabilitation, Nachsorge
  Quartärprävention: Schutz des Patienten vor übertriebener Diagnostik und Therapie

Früherkennungsmaßnahmen
Kinderuntersuchung: U1–U9
Jugendarbeitsschutzgesetz: vorgeschriebene Untersuchung von berufstätigen Jugendlichen zwischen 14.–18. Lj.; Erstuntersuchung und Nachuntersuchung als Voraussetzung von Beschäftigung
Mutterschaftsrichtlinien: zum Schutz der Mutter und des ungeborenen Lebens; Eintrag in Mutterpass
Gesundheitsuntersuchungsrichtlinien: ab 35. Lj. jedes 2. Jahr möglich, wenn sich Versicherter bereits wegen einer der Zielkrankheiten in Behandlung befindet; zur Früherkennung
  Untersuchung: Anamnese, Risikofaktoren, klinische Untersuchung, Labor (BZ, Harnsäure, Kreatinin, Urinteststreifen, Cholesterin), Ruhe-EKG, Beratung
Krebsfrüherkennungsrichtlinien: jährliche Vorsorgeuntersuchung für
  ♀: ab 20. Lj. Genitale, ab 30 Lj. Brust, Haut, ab 45. Lj. Colon
  ♂: ab 45. Lj. Genitale, Prostata, Haut, Colon
  Anamnese, körperliche Untersuchung, Mammographie, Labor (keine Tumormarker)
  Akzeptanz: 20% Männer, 40% Frauen

Allgemeinmedizin

Sporttauglichkeitsuntersuchung: wird nicht von Krankenkasse getragen
  Übung: systematische Wiederholung gezielter Bewegungsabläufe
  Training: systematische Wiederholung überschwelliger Muskelanspannung, Leistungssteigerung
  Sport: muskuläre Beanspruchung mit Wettbewerbscharakter
  Patient ohne körperlichen Befund → keine Einschränkung
  Patient mit KHK → kein Sport aber Training
  Patient mit Herzinsuffizienz → Übung, kein Training

Gesetzliche Bestimmungen bei Infektionskrankheiten
Bundesseuchengesetz: Meldepflicht bei Infektion, Todesfall; Meldung innerhalb von 24 Std.
Gesetz zur Behandlung von Geschlechtskrankheiten: anonyme Meldung bei Lues, Gonorrhoe, nicht bei HIV; Namensnennung nur bei Behandlungsverweigerung

Bewertung von Hausmitteln und Selbstmedikation

Hausmittel und Selbstmedikation

Hausmittel und Selbstmedikation sind primär gut, da sie eine volkswirtschaftliche Entlastung darstellen und in vielen Fällen (z.B. banaler Infekt) ausreichend sind. Es bestehen aber folgende Gefahren: Non-Compliance, Verwendung abgelaufener Präparate, Einnahme falscher Medikamente, Medikamentengewöhnung und -abusus, Nebenwirkungen der Medikamente (unkontrollierte Einnahme von Medikamenten ist immer gefährlich!)

Naturheilverfahren und Homöopathie

Grenzen: substitutionsbedürftige, operationspflichtige Krankheiten und Notfälle
Indikation: Zugänglichkeit der Erkrankung aus Selbstregulation des Organismus
→ Gut ist, was dem Patienten hilft und nicht schadet

Arzneistoffe

75% aller Medikamente in Ambulanz werden von Allgemeinärzten und Internisten verschrieben (ca. 40 Verschreibungen pro Tag)
Arzneimittelauswahl: Wirksamkeit, Sicherheit, Eignung für spez. Fall, Wirtschaftlichkeit

Allgemeinmedizin
Arbeitsrechtliche Grundlagen

Arbeitsrechtliche Grundlagen

Arbeitsunfähigkeit

Def▷ Arbeitsunfähigkeit besteht, wenn der Betreffende durch Krankheit oder Behinderung sofort und gegenwärtig nicht in der Lage ist, vertragsmäßig seiner Arbeit nachzugehen oder die Gefahr besteht, dass sich hierbei sein gesundheitlicher Status verschlechtern würde.

Krankschreibung:
Arbeitsunfähigkeitsbescheinigung (AU) zur Vorlage beim Arbeitgeber
Personendaten, relevante Krankendaten (Diagnose, Unfall)
nur Krankenkasse erhält Diagnose; bei Privatpatienten auf Privatrezept ohne
　　　Angabe der Diagnose
durchschnittlich sind 5% der Erwerbstätigen krank
70% der AU werden durch Hausarzt ausgeschrieben
Angestellter: AU-Bescheinigung nach 3. Krankheitstag
Arbeiter: AU-Bescheinigung meist am 1. Krankheitstag

Berufsunfähigkeit

Def▷ Berufsunfähigkeit besteht, wenn die Erwerbsfähigkeit durch Krankheit oder geistige Störung auf weniger als die Hälfte der Erwerbsfähigkeit eines gesunden Versicherten mit ähnlicher Ausbildung gesunken ist. Berufsunfähigkeit ist also die Erwerbsunfähigkeit in dem gelernten oder ausgeübten Beruf.

Erwerbsunfähigkeit

Def▷ Aufgrund der Krankheit ist eine regelmäßige Erwerbstätigkeit nicht oder nur mit geringfügigen Einkünften möglich; beinhaltet Rentenanspruch

Behinderung

Def▷ Behinderung bezeichnet die Auswirkung einer oder mehrerer regelwidriger, d.h. vom alterstypischen Zustand abweichender Funktionsbeeinträchtigung von mind. 6 Monaten Dauer, die, unabhängig vom Grad der Erwerbsminderung und in der Regel ohne Rücksicht auf die Ursache der Behinderung zur Folge hat, dass der Betroffene hilfsbedürftig ist, um diesen Zustand zu beseitigen, zu bessern, eine Verschlimmerung zu verhüten oder seine Folgen zu mindern und um ihn in angemessener Weise einen Platz im Arbeitsleben zu ermöglichen. Die Festlegung erfolgt über Richtlinien zur Begutachtung Behinderter. Einteilung in Schweregrade.

Allgemeinmedizin
Arbeitsrechtliche Grundlagen

Schwerpflegebedürftigkeit

Pflegeversicherung in 3 Stufen; Einteilung durch Medizinischen Dienst (MD)

Lohnfortzahlung und Leistungen der gesetzlichen Krankenkasse

AU bis 6 Wochen; bei gleicher Diagnose Abstand 6 Monate erforderlich
bei AU Lohnfortzahlung durch den Arbeitgeber; nach 6 Wochen Krankengeld von der Versicherung (80% des normalen Lohns); max. 78 Wochen in 3 Jahren

Soziale Hilfen

Hausarzt koordiniert
- Sozialstation, nachbarliche Hilfe
- Gemeindeschwestern, Sozialarbeiter
- Suche nach sozialen Hilfsangeboten
- Vermittlung von Hilfen i.R. des Sozialhilfegesetzes

Rehabilitation

Medizinische Rehabilitation: KG, Belastungserprobung, Erlernen von Alltagstechniken
Berufliche Rehabilitation: Erlangung und Erhaltung des Arbeitsplatzes trotz Krankheit
Soziale Rehabilitation: ergänzende Leistungen während medizinischer oder beruflichen Rehabilitation (Haushaltshilfe, Übergangsgeld, Transport)
Cave: Rehabilitationsprogramm des Arztes contra Rentenbegehren des Patienten

Kostenträger	Zuständigkeit
Krankenkasse	medizinische Rehabilitation
Kriegsopferversorgung	Behinderung als Folge von Krieg, Wehrdienst
Berufsgenossenschaft	Behinderung infolge von Arbeitsunfällen und Berufskrankheiten
Rentenversicherung	Behinderung nach Eintritt in das Berufsleben bei Mitgliedern der gesetzlichen Rentenversicherung
Arbeitsamt	berufliche Rehabilitation
Sozialhilfeträger	wenn kein anderer Träger zuständig ist

Anästhesie, Intensiv- und Notfallmedizin

Anästhesie	**1138**
Allgemeinanästhesie	1138
Inhalationsanästhetika	1139
Injektionsnarkotika	1140
Muskelrelaxanzien	1142
Regionalanästhesie	1143
Medikamente	1143
Techniken	1143
Narkose	1144
Narkosevorbereitung	1144
Intubation	1146
Narkoseverlauf	1146
Notfallpatienten	1147
Narkosekomplikationen	1147
Postoperative Versorgung	1148
Perioperative Flüssigkeits- und Volumentherapie	1148
Intensivmedizin	**1150**
Intensivmedizinische Behandlung	1150
Maschinelle Beatmung	1150
Atem- und Inhalationstherapie	1150
Pharmakotherapie	1150
Künstliche Ernährung	1151
Intensivmedizinische Überwachung	1151
Spezielle Aspekte der Intensivmedizin	1151
Notfallmedizin	**1152**
Reanimationsrichtlinien	1152
Rettungshandgriffe	1153
Lagerung	1153
Transport	1153
Akute Störungen der Atmung	1153
Akute Herz-Kreislaufstörungen	1155
Schock	1156
Akute Funktionsstörungen des Zentralnervensystems	1158
Vigilanzstörung	1158
Krampfanfälle	1159
Lähmungen	1160

Anästhesie, Intensiv- und Notfallmedizin

	Anästhesie
Stoffwechselkomata	1160
Leberkoma	1160
Urämisches Koma	1160
Diabetisches Koma	1160
Spezielle Notfallsituationen	1161
Polytrauma	1161
Akutes Abdomen	1162
Verbrennungen	1162
Intoxikationen	1162

Anästhesie

Allgemeinanästhesie

Komponenten: Bewußtlosigkeit – Analgesie – Muskelrelaxation (Amnesie, Areflexie)

Narkosestadien:
    1. Analgesie
    2. Exzitation (Muskeltonus ↑, Reflexe ↑ → Erbrechen)
    3. Toleranz
    4. Asphyxie

Ideales Anästhetikum: gute Steuerbarkeit der Narkosetiefe, große therapeutische Breite, geringe Toxizität, gute Analgesie, Relaxation, Reflexdämpfung, möglichst geringe vegetative Wirkungen

Kombinationsnarkose: i.v.-Anästhetikum + Analgetikum + Muskelrelaxans

Narkosegerät:
    Prinzip: Frischgas strömt in ein kreisförmiges System, in dem das Gas durch Ventile nur in einer Richtung fließen kann. Über das Inspirationsventil wird das Narkosegas dem Patienten zugeführt. Das ausgeatmete Gas wird durch sogenannten „Atemkalk" in einem Absorber chemisch von CO_2 befreit und erneut mit Frischgas versetzt. Überschüssiges Gas strömt über ein Überdruckventil ab (halbgeschlossenes System). Ist die gewünschte Narkosetiefe erreicht, kann das Überdruckventil geschlossen werden und die Frischgaszufuhr dem Sauerstoff- und Narkotikaverbrauch des Patienten angepaßt werden (geschlossenes System). Geschlossene System haben geringeren Narkotikaverbrauch als halbgeschlossene Systeme, sind dafür aber schlechter steuerbar. Es werden nur noch halbgeschlossene oder geschlossene Systeme verwendet.

Anästhesie, Intensiv- und Notfallmedizin
Anästhesie

Inhalationsanästhetika
Henry-Gesetz: Gleichgewicht zwischen Konzentration des Anästhetikums in Alveolen – Blut – ZNS (Unterschiede durch Löslichkeit)
Blut-Gas-Verteilungskoeffizient: Maß für die Löslichkeit im Blut
- **hohe Löslichkeit**: großer Blut-Gas-Verteilungskoeffizient → langsames An-/Abfluten → schlechte Steuerung
- **geringe Löslichkeit**: kleiner Blut-Gas-Verteilungskoeffizient → schnelles An-/Abfluten → gute Steuerung

Blut-Fett-Verteilungskoeffizient: Maß für die Aufnahme des Narkotikums aus dem Blut in das Gehirn
Narkosetiefe außerdem abhängig von: Atemfrequenz, Narkotikumkonzentration, HMV, Lungen- und Hirndurchblutung
MAC (minimale alveoläre Konzentration): alveoläre Konzentration eines Inhalationsnarkotikums, bei der 50% der Patienten auf Hautinzision keine Abwehrbewegungen zeigen; je niedriger MAC einer Substanz, um so stärker die Wirkung
Kombination verschiedener Substanzen führt zur Reduktion der einzelnen MAC, da additive Effekte bestehen.
Außerdem: Alter ↑ → MAC ↓; Temperatur ↓ → MAC ↓

Inhalationsnarkotika
Wi▷ Unterbrechung der Nervenfunktion in verschiedenen ZNS-Regionen (vor allem der Formatio reticularis) wahrscheinlich durch Einlagerung in die Phospholipidmembran der Zellen und Beeinflussung von Ionenkanälen → Unterbrechung der Überleitung von Impulsen
Pk▷ Löslichkeit: Ether > Halothan > Lachgas

Stickoxydul (Lachgas)
Wi▷ starke Analgesie, geringe Bewußtlosigkeit, geringe Muskelrelaxierung
gute Steuerbarkeit durch schnelle und kurze Wirkung
geringer Löslichkeitskoeffizient: 80% in Alveolarluft bewirkt Toleranzstadium
hohe Konzentration zur Narkose nötig
Nw▷ nach Beendigung Gefahr einer Diffusionshypoxie, daher 3–5 Min. Gabe von reinem Sauerstoff

Halogenierte Kohlenwasserstoffe
Wi▷ schlechte Analgesie, gute Bewußtlosigkeit, geringe Muskelrelaxation
Nw▷ Vagustonus ↑, Sympathikustonus ↓ → negativ chronotrop, negativ inotrop; Arrhythmien durch Katecholaminsensibilisierung; RR↓
im Toleranzstadium schon atemdepressiv (Toleranzstadium bei 0,5–1% Halothan in Alveolarluft)
Lebertoxizität durch Metabolisierung durch Cytochrom P450 → reaktive und immunogene Metabolite

Anästhesie, Intensiv- und Notfallmedizin
Anästhesie

Sto▷ **Halothan [Halothan Hoechst®]**
    Wi▷ HF ↓, RR ↓, Abnahme HZW, Sensibilisierung ggb. Katecholaminen

Methoxyfluran
    Wi▷ schlechtere Steuerung, kleine Narkosebreite, stärker muskelrelaxierend
    Nw▷ nephrotoxisch

Enfluran [Ethrane®], Isofluran [Forene®]
    Wi▷ gute Steuerung, keine Katecholaminsensibilisierung am Herzen, stärker atemdepressiv, stärkere Muskelrelaxation, die aber nicht antagonisierbar ist
    Nw▷ in hoher Dosierung tonisch-klonische Anfälle, lebertoxisch

Diethylether
Wi▷ gute Analgesie, starke Skelettmuskel-Relaxation, gute Bewusstlosigkeit ungiftig
Nw▷ hochgradig explosiv, Schleimhautreizung, Ileusgefahr
Pk▷ langes Abfluten (gute Lipidlöslichkeit)
Toleranzstadium bei 5–10% Diethylether in Alveolarluft

Injektionsnarkotika

Wi▷ sofortiger Wirkungseintritt (Bewußtlosigkeit)
fehlende / geringe Analgesie → Narkoseeinleitung
Vorteil: rasches Einschlafen, keine Exzitation, neuromuskuläre Übertragung unbeeinflußt
Nachteil: schlechte Steuerbarkeit; Dosierung in mg/kg KG
Sto▷

Gruppe	hypnotisch	analgetisch	muskelrelaxierend	HZV	AMV
Barbiturate	+	−	−	↓	↓
Etomidat	+	−	−	−	−
Ketamin	+	++	−	↑	−
Propofol	+	−	−	↓	↓
Opiate	+	++	−	−	↓↓

Ketamin [Ketanest®]
Ind▷ kurze OP, Notfallmedizin
Wi▷ dissoziative/kataleptonische Anästhesie (halluzinogen) → Analgesie, Amnesie, Bewußtseinsverlust mit offenen Augen und Sinnesfortleitung → Abkopplung des limbischen vom thalamokortikalen System; Reflexe und Muskeltonus unverändert; Herzfrequenz und RR ↑ (nach 10–15 Min.)
Nw▷ Erregungszustände (Gabe von Sedativa, Neuroleptika)

Anästhesie, Intensiv- und Notfallmedizin

Anästhesie

Barbiturate
- **Wi▷** allgemein inhibitorisch, Hemmung der aszendierenden Bahn der Formatio reticularis
- **Wm▷** Öffnen des Cl⁻-Kanals am GABA-Rezeptor → Hyperpolarisation
- **Pk▷** Narkosedauer: 30 Min. durch Umverteilung in die Muskulatur; hepatische Eliminierung
- **Nw▷** Hyperalgesie, Apnoe, Laryngo-/Bronchospasmus, negativ inotrop
- **Sto▷** **Hexobarbital [außer Handel]**
  - **Wi▷** Beendigung der Wirkung durch Aufnahme in Muskulatur, Umverteilung, gute Bewußtlosigkeit, schlechte Analgesie, schlechte Muskelrelaxierung

  Thiopental [Trapanal®]
  - **Wi▷** wenige Minuten Narkose, gute Bewußtlosigkeit, schlechte Analgesie, schlechte Muskelrelaxierung
     schnelles ZNS-Anfluten, Rückverteilung abhängig von Lipidlöslichkeit und Organdurchblutung (erst gut durchblutete Organe, dann schlecht durchblutete Organe), Metabolisierung durch Demethylierung

  Methohexital [Brevimytal®]
  - **Wi▷** gute Bewußtlosigkeit, schlechte Analgesie, schlechte Muskelrelaxierung

Etomidat [Hypnomidate®]
- **Ind▷** Narkoseeinleitung bei Risikopatienten
- **Wi▷** schnell und kurz wirksames Hypnotikum
   keine Analgesie, keine Muskelrelaxation, große therapeutische Breite
- **Nw▷** Myoklonien, venöse Thrombosen, NNR-Suppression → Cortison und Aldosteron ↓

Propofol [Disoprivan®]
- **Ind▷** Kurznarkose, Intensivmedizin
- **Wi▷** schnell und kurz wirksames Hypnotikum; keine Analgesie, Narkoseeinleitung in Kombination mit Fentanyl (TIVA: totale intravenöse Anästhesie)
- **Nw▷** RR ↓ durch negative Inotropie

Benzodiazepine
- **Sto▷** Diazepam [Valium®], Flunitrazepam [Rohypnol®], Midazolam [Dormicum®]
- **Ind▷** als Prämedikation, Narkoseeinleitung
- **Wi▷** amnestisch, anxiolytisch, muskelrelaxierend und antikonvulsiv
   antagonisierbar durch Flumazenil [Anexate®]
- **Nw▷** Wirkungsverstärkung von Narkotika (Atemdepression)

Neuroleptanalgesie und –anästhesie
- **Sto▷** Kombination Droperidol mit Fentanyl
- **Ind▷** bei kleinen, endoskopischen Eingriffen, Verbandswechsel

Anästhesie, Intensiv- und Notfallmedizin
Anästhesie

- **Wi▷** Sedation, Anxiolyse, Indifferenz; Patient ansprechbar, kooperativ, spontane Atmung
- **Wi▷** mäßige Analgesie, Reflexdämpfung → zusätzlich Lachgas (Bewußtlosigkeit, Analgesie) und Muskelrelaxans; geringe Kreislaufbelastung, stark antieemetisch
- **Nw▷** EPM; cave: Atemdepression postoperativ (silent death); bei Überdosierung Naloxon

Hypnoanalgetika (Opioide)
- **Sto▷** Fentanyl [Fentanyl Janssen®], Remifentanil [Ultiva®], Sufentanil [Sufenta®], Alfentanil [Rapifen®]
- **Ind▷** Prämedikation, Supplementierung von Inhalationsnarkotika, post-OP Schmerz
- **Wi▷** Analgesie, Sedation, Anxiolyse, Atemdepression
- **Nw▷** Übelkeit und Erbrechen, Miosis, Toleranzentwicklung, spastische Obstipation, Harnretention, Orthostase, Urtikaria und Bronchospasmus durch Histaminfreisetzung
- **Th▷** bei Apnoe: Naloxon

Muskelrelaxanzien

- **Ind▷** Eingriffe an Bauch, Thorax, erleichterte Intubation und kontrollierte Beatmung
- **Wi▷** Angriff an postsynaptischer Membran → Dauerdepolarisierung oder Membranstabilisierung → reversible schlaffe Lähmung
- **Ein▷** **Membranstabilisierende oder nichtdepolarisierende Muskelrelaxanzien**
  - **Sto▷** Tubocurarin [außer Handel], Alcuronium [Alloferin®], Cis-Atracurium [Nimbex®], Vecuronium [Norcuron®], Pancuronium [Pancuronium®], Atracurium [Tracrium®]
    Antidot: Neostigmin, Pyridostigmin, Edrophonium
  - **Wm▷** kompetitiver Antagonist von Acetylcholin an der motorischen Endplatte durch Hemmung der Nikotin-Rezeptoren
  - **Wi▷** Relaxation der Skelettmuskulatur, Wirkungseintritt: erst kleine Muskeln (Finger, Auge), zuletzt Atemmuskulatur; Rückbildung umgekehrt, Wirkdauer: 45 Min.
  - **Nw▷** Vagolyse → RR↑, Tachykardie; Histaminfreisetzung, Bronchospasmus, verlängerte Apnoe, Hypotonie
  - **Int▷** Verstärkung durch Inhalationsnarkotika, Aminoglykoside, Barbiturate, Benzodiazepine, Nifedipin
- **Depolarisierende Muskelrelaxanzien**
  - **Sto▷** Suxamethonium [Succinyl®]
  - **Ind▷** Intubation, Endoskopie, Frakturreposition
  - **Wm▷** Depolarisierung der postsynaptischen Membran → Blockierung der weiteren Erregung; Abbau durch Pseudocholinesterase; Muskelfaszikulation bei Wirkungseintritt, danach schlaffe Lähmung; nach mehrmaliger Injektion → Blockierung ohne Depolarisation

Anästhesie, Intensiv- und Notfallmedizin
Anästhesie

Nw▷ Herzrhythmusstörungen, Asystolie, Bronchialsekretsteigerung; Kaliumverschiebung in Extrazellulärraum; Proteinpolymorphismus: atypische Pseudocholinesterase → verminderter Abbau; post-OP Muskelschmerzen

Regionalanästhesie

Medikamente
Lokalanästhetika
Sto▷ **Estertyp**: Tetracain, Procain, Cocain
        Pk▷ hydrolytische Spaltung → Paraaminobenzoesäure → Allergie
      Amidtyp: Lidocain, Prilocain, Mepivacain, Etidocain
        Pk▷ Biotransformation → Wirkungsdauer ↑
Wm▷ Blockade des schnellen Na^+-Kanals → Unterbrechung der Erregungsleitung
    Bei Entzündung (pH↓): schlechtes Eindringen in Membranen → Wirkungsstärke ↓; je dicker die Nervenfaser, desto höher die nötige Konzentration
    bei hoher Stimulationsrate des Nervens erhöhte Wirkungsstärke
Wi▷ Reihenfolge des Empfindungsverlustes:
    sympathischer Ausfall – Schmerz – Temperatur – Berührung – Druck
Nw▷ Übelkeit, Erbrechen, können zu ZNS-Erregungen führen wie Unruhe (Tremor, Angst, Delir), Krämpfe, negativ inotrop, dromotrop, Allergie

Vasokonstringenten
Wi▷ α-Sympathomimetika: Aufhebung der vasodilatatorischen Wirkung der Lokalanästhetika; verzögerter Abtransport des Wirkstoffes; verminderte systemische Wirkung, verminderte Gewebsdurchblutung im OP-Feld
Ki▷ kein Vasokonstriktorenzusatz an Akren (→ ischämische Gangrän!)

Techniken

Oberflächenanästhesie: Auftragen von Lidocain, Mepivacain, Tetracain auf Wundflächen und Schleimhäute; nicht auf normale Haut; Wirkungseintritt nach 5 Min.; rasche Resorption → hohe Plasmaspiegel nötig
Infiltrationsanästhesie: subkutane, intradermale oder intramuskuläre Injektion von Lidocain mit Adrenalinzusatz; intravenöse Infiltrationsanästhesie (blutleerer, abgebundener Arm)
Periphere Nervenblockade: Blockade peripherer Nerven durch Injektion von Lokalanästhetikum in die Umgebung; Plexusblockade
Zentrale Nervenblockade:
    – **Periduralanästhesie**: Blockierung von Spinalwurzel; differenzierte Blockade, da abhängig von Menge: Sympathikusblockade – sensible Blockade – motorische Blockade

Anästhesie, Intensiv- und Notfallmedizin

Anästhesie

- **Spinalanästhesie**: Injektion von Lokalanästhetikum in Subarachnoidalraum → sensibler und motorischer Ausfall, einfache Punktionstechnik, geringe Dosierung, postspinaler Kopfschmerz; Indikation: gynäkologische oder urologische OP

Diagnostische Nervenblockade: Schmerzlokalisation

Therapeutische Nervenblockade: zur Behandlung chronischer Schmerzen, Sympathikusblockade, Neurolyse

Narkose

Narkosevorbereitung

Anamneseerhebung: frühere Krankheiten, frühere OPs, kardiovaskuläre oder pulmonale Erkrankungen, Krampf- oder Blutungsneigung, Allergien, Alkohol, Nikotin, Drogen

Körperliche Untersuchung: Herz, Lunge, Zähne, Gefäße, Beweglichkeit (Lagerung)

Apparative Diagnostik: EKG, Rö-Thorax je nach Alter und Eingriff

Labor: Hb, Hkt, Elektrolyte, Gesamteiweiß, Harnstoff, Kreatinin, Transaminasen, Quick, PTT, Thrombozyten, BZ

Erhöhtes Narkoserisiko bei:
- kardiovaskulären Störungen → KHK, Herzinsuffizienz
- hohes Lebensalter, erstes Lebensjahr
- Eingriff → abdominell, thorakal, intrakraniell, Zweihöhlen- oder Notfalleingriff, lange OP

Therapeutische Konsequenzen bei Begleiterkrankungen

	Erkrankung	Perioperatives Risiko	Therapie
kardiovaskulär	KHK	Myokardischämie, Herzinsuffizienz, HRST	Vermeidung von HF ↑, RR ↑ durch β-Blocker, Nitrate, Ca-Antagonisten
	Herzinsuffizienz	Dekompensation durch negativ inotrope Narkotika, RR ↑, Volumen, Anämie	Pharmakotherapie und Bettruhe; Natrium- und Wasserrestriktion
	Hypertonie	RR-Schwankungen	medikamentöse Kontrolle
	HRST	AV-Block, Kammerflimmern, Herzstillstand	Elektrolytkontrollen, Pharmakotherapie, temporärer Pacemaker
respiratorisch	COPD	respiratorische Dekompensation, Nachbeatmung	Ggfs. Antibiose, Bronchospasmolyse, Atemgymnastik, Sekretolyse, Sauerstoffgabe
	Asthma bronchiale	Bronchospasmus durch Intubation, Schmerzreiz, Medikamente	Bronchospasmolyse, Sekretolyse, gezielte Antibiose, Atemtherapie

Anästhesie, Intensiv- und Notfallmedizin

Anästhesie

	Erkrankung	Perioperatives Risiko	Therapie
sonstige Störungen	Leber-insuffizienz	Medikamentenwirkung ↑, Verschlechterung der Leberfunktion	strenge OP-Indikation; Verzicht auf hepatotoxische Medikamente; KI bei akuter Hepatitis
	Nieren-insuffizienz	Dekompensation, Elektrolytentgleisung	präoperative Dialyse, Normalisierung von Volumen, Elektrolyten, Kalium
	Epilepsie	Anfallinduktion durch Narkotika	antikonvulsive Therapie
	Diabetes mellitus	operative Streßsituation → BZ-Schwankungen	engmaschige Kontrollen und Therapie
	Hyperthyreose	thyreotoxische Krise; bei Struma evtl. Intubationsprobleme	Pharmakotherapie; vor OP Euthyreose
	Hypothyreose	Hypoventilation, Hypothermie, Verdünnungshyponatriämie	Hormonsubstitution; vor OP Euthyreose

Auswahl des Therapieverfahrens
Kriterien: Eingriff, Anamnese, Untersuchung, weitere Faktoren
Aufklärung des Patienten: zum Abbau der Ängste des Patienten, Erläuterung des Vorgehens, 6–8 Std. Nahrungskarenz (Aspirationsgefahr), keine Flüssigkeit, kein Nikotin; Prämedikationsankündigung
Juristische Aspekte: Narkose ist eine Körperverletzung; Rechtfertigungsgrund ist schriftliche Zustimmung des aufgeklärten, einsichtsvollen Patienten
Umfang der Aufklärung abhängig von Dringlichkeit:
> bei absoluter Dringlichkeit und ohne Zustimmung des Patienten bzw. der Angehörigen ist der Wille zum Leben und damit zum Eingriff vorauszusetzen

Prämedikation
Wi▷ Erleichterung der Narkoseeinleitung, Reduktion der Gesamtdosis der Narkotika, Reduktion der NW
Effekte: Sedation, Anxiolyse, Analgesie, antihistaminerg, antiemetisch, anticholinerg (Magensaft und Speichel ↓, vagale Reflexe ↓)
Benzodiazepine
 Wi▷ Sedation, Anxiolyse, antikonvulsiv, muskelrelaxierend
 Nw▷ atem-/kreislaufdepressiv, unklare Dauer
Barbiturate
 Wi▷ sedierend, hypnotisch, narkotisch, antikonvulsiv
 Nw▷ Erregungs- und Verwirrungszustände, hyperalgetisch, atemdepressiv, negativ inotrop
Opioide
 Wi▷ analgetisch, sedierend, anxiolytisch, euphorisierend, antitussiv
 Nw▷ atemdepressiv, emetisch, dysphorisierend, miotisch, antidiuretisch, Sphinkterspasmen, Histaminfreisetzung
Neuroleptika
 Wi▷ sedierend, erhaltene Kooperation, anxiolytisch, antiemetisch, antihistaminerg
 Nw▷ EPM, RR ↓

Anästhesie, Intensiv- und Notfallmedizin

Anästhesie

Neuroleptikum + Opioid
- Wi▷ (Neuroleptanalgesie) potenzierte Analgesie
- Nw▷ Angst, Panik

Anticholinergika
- Wi▷ Vagustonus ↓, muskelrelaxierend, Bronchodilatation
- Nw▷ exzitatives ZNS-Syndrom (Erregtheit, Desorientierung, Halluzination, Krämpfe, Delir, Atemlähmung); Tachykardie, Ektopieneigung, Reflux, Hyperthermie

H_2-Blocker
- Wi▷ Magensaft pH Wert ↑, Aspirationsprophylaxe bei Notfällen, Refluxpatienten
- Nw▷ Kopfschmerz, selten ZNS-NW (Antriebsarmut, Desorientierung, Agitiertheit, Halluzination)

Intubation

Ziel: Sicherung freier Atemwege (Aspirationsprophylaxe; kontrollierte Beatmung)

Orotracheale Intubation:
Kontrolle Zubehör
→ Lagerung (Schnüffelposition (überstreckter Kopf))
→ Kontrolle der Mundhöhle (Zahnprothesen entfernen)
→ Darstellung Stimmritze
→ Tubus einführen; Lidocainspray, um sympathikotone Reflexe zu vermeiden
→ Cuff (Blockmanschette) mit Luft füllen
→ Konnektion des Tubus an Beatmungsgerät
→ Lagekontrolle des Tubus: seitengleiche Lungenbewegung; Fehlintubation: Magen, bei Erwachsenen häufiger in rechte Bronchus, bei Kindern häufiger im linken Bronchus

Nasotracheale Intubation: Tubus durch Nase in Oropharynx → Laryngoskopeinstellung, Vorschieben des Tubus unter Sichtkontrolle; zur Not auch blind mit Überprüfung

Fiberbronchoskopische Intubation: bei schlechten anatomischen Verhältnissen Verwenden des Fiberbronchoskops; Vorteil: bei spontanatmendem sedierten Patient risikoarm, wenig traumatisch

Direkte endotracheale Intubation (Krikothyreotomie): Inzision zwischen Ring- und Schildknorpel

Narkoseverlauf

Narkoseeinleitung
Schnüffelposition (Lagerung auf Rücken, reklinierter Kopf)
→ i.v.-Zugang legen
→ Monitorüberwachung (EKG, Blutdruckmessgerät, Sättigung)
→ Präoxygenierung (3–5 Min. 100% Sauerstoff → Erhöhung der Sauerstoffreserve bei Intubation)
→ i.v.-Anästhetikum (Fentanyl, Hypnotikum) und Muskelrelaxans
→ Maskenbeatmung bis zur Intubation; Inhalationsgemisch zuführen

Anästhesie, Intensiv- und Notfallmedizin

Anästhesie

Narkoseführung
Erreichen und Beibehalten der erforderlichen Narkosetiefe unter kontinuierlicher Überwachung (Monitoring) und Steuerung der Vitalfunktionen

Monitoring
Atmung: Zyanosebeobachtung (Haut, Schleimhaut), Thoraxbewegung, Auskultation, Atemfrequenz und –rhythmus, Atemzugsvolumen, Atemminutenvolumen, inspiratorische O_2-Konzentration; BGA, Pulsoximetrie
Kreislauf: EKG, RR, Puls in 5-Minuten-Abständen
Volumenhaushalt: Bilanz: Einfuhr / Ausfuhr; Substitution, Säure-Base-/ Elektrolythaushalt

Ausleitung
Stoppen der Opiate, Muskelrelaxanzien ab 30 Minuten vor Ende stoppen
Beendigung Inhalationsnarkotikum ab 15 Minuten vor Ende; 100% – Sauerstoffbeatmung (Diffusionsprophylaxe)
Antagonisierung von Opiaten oder Muskelrelaxantien (falls erforderlich)
Extubation bei ausreichender Spontanatmung, Überwachung der Vitalfunktionen

Notfallpatienten

Risikoerhöhung durch: nicht nüchtern, keine Kenntnisse über Vorerkrankungen, Risikofaktoren, OP-Ausmaß nicht vorhersehbar, instabile Vitalfunktionen
Vorkehrungen: Stabilisierung der Vitalfunktionen, wenn möglich Regionalanästhesie; Kombinationsnarkose mit schneller Einleitung – Intubation – kontrollierter Beatmung

Narkosekomplikationen

kardial: Herzrhythmusstörungen, Herzinsuffizienz
respiratorisch: Intubationsfehler, Atemwegsverlegung, Laryngospasmus, Atemdepression
ZNS: Embolie, Ischämie, Hypoxämie, Anfälle durch Medikamente, prolongierte Sedation

Laryngospasmus
Pa▷ Spasmus der Ligg. vestibularia durch Intubationsreiz bei ungenügender Narkosetiefe
Sy▷ Stridor, inverse Atmung, Zyanose
Th▷ O_2, Succinylcholin, Intubation, Krikothyreotomie

Aspiration
Pa▷ Aspiration von Mageninhalt durch Erbrechen / Regurgitation → Bronchospasmen → Hypoxie; Mendelson-Syndrom → chemische Pneumonitis

Anästhesie, Intensiv- und Notfallmedizin

Anästhesie

Anaphylaxie
Pa▷ IgE-vermittelte Reaktion auf Pharmaka → Histaminfreisetzung
Sy▷ Urtikaria, Flush, Bronchospasmus, Übelkeit, Vasodilatation → Schock
Th▷ Cortison, Volumensubstitution, Adrenalin

Maligne Hyperthermie
Pa▷ genetisch determinierte Störung der Ca^{2+}-Aufnahme in Skelettmuskel
→ Steigerung des Muskelstoffwechsels → Hyperthermie (CO_2, Laktat ↑)
Auslöser: volatile Inhalationsnarkotika, Succinylcholin, Amidtyp-Lokalanästhetika, Ketamin, Streß; Risiko bei Narkosekomplikationen, Muskelerkrankungen; Muskelbiopsie
Sy▷ Fieber, Rigor, Tachykardie, Schwitzen
Th▷ Narkoseabbruch, Dantrolen (Muskelrelaxans; partielle Blockierung von Ca^{2+}); Ausgleich metabolische Azidose, Glukose-Insulin-Infusion, Kühlung; sichere Substanzen: Barbiturate, Benzodiazepine, Opiate, depolarisierende Muskelrelaxanzien, Lokalanästhetika Estertyp

Lagerungsschäden
Pa▷ Druck- oder Dehnungsbelastung peripherer Nerven
Sy▷ Parästhesien, Sensibilitätsverlust, Paresen; Gelenkschäden durch Tonusverlust der Muskulatur; häufig N. ulnaris, Plexus brachialis
in Seiten- oder Steinschnittlage: N. peronaeus-communis-Schädigung

Postoperative Versorgung
Überwachung
Intensivmedizinische Überwachung bis Spontanatmung, stabile Herzkreislauffunktion, Schutzreflexe, Bewusstsein; Dokumentation mit Aufwach-Score nach Aldette
Behandlung von Frühkomplikationen
– Atemwegsverlegung, Laryngospasmus, Atemdepression, Aspiration
– Volumenmangel, Herzrhythmusstörungen, Säure-Base-Verschiebungen
– Volumen- und Elektrolytkorrektur
– Übelkeit, Erbrechen, Bewußtseinsstörungen, Schmerzen
Postoperative Analgesie
– Verbesserung des subjektiven Wohlbefindens
– Streßreduktion
– postoperative Mobilisierung → Thromboembolieprophylaxe
– Analgesie → Opioide niedrig dosiert i.v., bei leichteren Schmerzen NSAR

Perioperative Flüssigkeits- und Volumentherapie
Pa▷ Flüssigkeits- und Nahrungskarenz, Streß, metabolische Fehlregulation, Blutverlust
Erhaltungsbedarf: Flüssigkeitsverlust über Lunge, Haut, Ausscheidung
Korrekturbedarf: zusätzlicher Verlust zu Erhaltungsbedarf (Punktionen)
Gesamtbedarf: Erhaltungs- + Korrekturbedarf

Anästhesie, Intensiv- und Notfallmedizin

Anästhesie

Maßnahmen: Kontrolle und Substitution
- **Volumenersatz des Intravasalraums**: Blut, Plasma, Kolloide
- **Substitution der Flüssigkeit des EZR**: bei isotoner Dehydratation; NaCl-Lösung, Ringer-Laktatlösung
- **Substitution der Flüssigkeit im IZR und EZR**:
  – bei hypertoner Dehydratation: 5%-Glukoselösung (bei Hirndrucksteigerung)
  – bei hypotoner Dehydratation: 5%-Glukose + Elektrolytlösung (Glukose IZR + EZR; Elektrolyte EZR)

Transfusions- und Blutkomponententherapie
Vollblutkonserve: Untersuchung auf Lues, HIV, Hbs-Ag, Blutzellen haben nur kurze Lebensdauer
Erythrozytenkonzentrate: nach Hkt oder Hb, Zielwerte abhängig von Alter und Komborbidität
Thrombozytenkonzentrate (PRP: plättchenreiches Plasma); HLA-Sensibilisierung, Gabe ab < 30.000/µl Thrombozyten
Fresh frozen plasma (FFP): Gabe bei Mangel an Gerinnungsfaktoren, Volumensubstitution
Gerinnungsfaktorenkonzentrate: einzeln oder in Kombination
Humanalbuminlösung: 5% (isoonkotisch), 20% (hyperonkotisch), ABO-unabhängig

Autologe Transfusionsverfahren
Akute normovolämische Hämodilution: präoperative Entnahme von 15 ml Blut /kg KG;
Ausgleich über kolloidale Lösungen → normovolämische Anämie, d.h. bei intraoperativen Blutverlusten geht weniger Blut verloren → post-OP wird Blut zurückgegeben
Maschinelle Autotransfusion: Auffangen von intraoperativem Blut → Wiederaufbereitung → Retransfusion autologer Erythrozyten; evtl. Substitution von FFP; nicht bei entzündlichen Operationen, Darm-OP
Eigenblutspende und Plasmapherese: bei elektiven Eingriffen, Haltbarkeit von Erythrozyten-Konzentraten 7 Wochen
Plasmapherese: nur Entnahme von FFP zur autologen Substitution
Therapieplan bei akuter Blutung:
  Blutvolumenverlust <20% → körperfremde Kolloide
  Blutvolumenverlust <50% → körperfremde Kolloide+Erythrozytenkonzentrat
  Blutvolumenverlust <90% → Humanalbuminlösung+Erythrozytenkonzentrat
  Blutvolumenverlust >90% → Frischblut, Thrombozytenkonzentrat (FFP, EK)

Anästhesie, Intensiv- und Notfallmedizin
Intensivmedizin

Intensivmedizin
Intensivmedizinische Behandlung
Maschinelle Beatmung
Ind▷ respiratorische Insuffizienz, fehlende Spontanatmung, postoperativ, Atemdepression, periphere Lähmungen

Ein▷ **Assistierte Beatmung**: getriggert; bei Atmung des Patienten unterstützend
Kontrollierte Beatmung: unabhängig von Patient; Patient meist sediert, relaxiert
- **intermitted mandatory ventilation (IMV)**:
Patient kann zwischen vorgegebenen Atemhüben spontan atmen; Erleichterung der Spontanatmung
- **IMV mit PEEP (positiver endexspiratorischer Druck)**:
zu Beginn des Atemhubs negativer Druck (venöser Rückfluß ↑), am Ende positiver Druck → HZV↓, Stauung im großen Kreislauf
Vorteile: Oxygenierung ↑, Flüssigkeitsgehalt der Lunge ↓, exspiratorischer Kollaps der Lunge ↓; z.B. bei ARDS
- **IMV mit CPAP (kontinuierlich positivem Atemwegsdruck)**:
positiver Druck bei In- und Exspiration
Vorteil: Atemwegskollaps ↓, Atemarbeit ↓, Oxygenierung ↑
Nachteil: HMV ↑, bei Maskenbeatmung → Luft in GI-Trakt
Anwendung z.B. bei beginnender respiratorischer Insuffizienz

Ko▷ diffuse Atelektasen (Surfactantmangel), generalisiertes Ödem, Barotrauma (Pneu, Hautemphysem)

Entwöhnung (Weaning): frühestmöglich zur Vorbeugung einer Inaktiviätsatrophie der Atemmuskulatur; Voraussetzung: stabiles Herz-Kreislaufsystem
- **konventionelle Entwöhnung**: Abschalten des Respirators unter Kontrolle; Wiederholung für längere Zeiten; Gabe von sauerstoff- und feuchtigkeitsangereicherter Luft
- **bei IMV**: kontinuierlicher Übergang von maschineller Beatmung zu Spontanatmung

Atem- und Inhalationstherapie
Krankengymnastik: mehrmals täglich 30 Minuten
Vibration, Klopfung, Lagerungsdrainage; Bronchialtoilette, Expektoration; Lagerung, Massage, Bewegungsübung, Reizstromtherapie, Thromboseprophylaxe, Mobilisation

Sauerstoffinsufflation: 5 l/min.; bei Diffusionsstörungen, zystischer Fibrose, interstitiellen Lungenerkrankungen; Gefahr respiratorische Azidose

Medikamentöse Aerosoltherapie: Inhalation von Medikamentenpartikeln (5–10 ml) auf NaCl/Fluorcarbongasbasis; lokal gut wirksam; bei COPD

Pharmakotherapie
Katecholamine: Puls / Blutdruck ↑, O_2-Verbrauch ↑, Ektopie ↑
Ind▷ Kreislaufinsuffizienz

Anästhesie, Intensiv- und Notfallmedizin
Intensivmedizin

Antiarrhythmika:
- Ind▷ bei tachy- oder bradykarden Herzrhythmusstörungen mit HMV-Effekt

Antibiotika: restriktiver AB-Gebrauch, breites Spektrum, bakterizide Wirkung
nicht-nosokomiale Keime: Monotherapie

Sedativa: Benzodiazepine oder Barbiturate
- Ind▷ Beatmung, Epilepsie, psychomotorische Unruhe, Angstzustände
- Nw▷ Gefahr der Atemdepression, Toleranzentwicklung

Analgetika: Opioide
- Ind▷ post-OP, unheilbar Kranken, Herzinfarkt
- KI▷ relative Kontraindikationen: SHT, akutes Abdomen, kardiovaskuläre Instabilität

Künstliche Ernährung

Enterale Ernährung: über Sonden bei gestörter Nahrungsaufnahme bei erhaltener Verdauungsfunktion
Kontraindikation: fehlender Schluckreflex und Bewußtlosigkeit

Parenterale Ernährung: i.v., bei gastrointestinaler Funktionseinschränkung

Intensivmedizinische Überwachung

Klinisches Monitoring: ständig anwesendes Pflegepersonal und Ärzte
engmaschige Überwachung von Vigilanz, Vitalparametern, Temperatur und Respiration
kontinuierliche Herzrhythmusüberwachung, Bilanzierung, ZVD-Messung
täglich bis mehrmals täglich Laborkontrollen

Spezielle Aspekte der Intensivmedizin

Schock, Polytrauma, Multiorganversagen (MOV)
- kontrollierte Beatmung mit PEEP
- bei ANV → Dialyse
- assistierter Kreislauf mit intraaortaler Ballonpumpe (EKG-getriggert)

Akute gastrointestinale Blutung
- lokale Blutstillung durch Sklerosierung, Clips, Elektro- oder Laserkoagulation
- Ösophagusvarizenblutung: Tamponade, Sengstaken-Blakemore-Sonde

Schädel-Hirn-Trauma (SHT)
- Kreislaufstabilisierung
- Hirnödemprophylaxe: Oberkörperhochlagerung, Hyperventilation, epidurale Drucksonde (ICP-Monitoring), hypertone Infusionen (Mannit 20%, Glycerin 10%, Sorbit) + Schleifendiuretikum (Osmotherapie), hochdosiert Cortison (→ Stabilisierung Blut-Hirnschranke)

Verbrennungskrankheiten
- Spezialstationen mit möglichst keimfreier, warmer, feuchter Umgebung
- Lagerung auf täglich erneuertem sterilen Schaumstoff, Verzicht auf Verbände
- aseptische Pflege und Wundbehandlung, systemische Antibiose

Anästhesie, Intensiv- und Notfallmedizin

Notfallmedizin

Reanimationsrichtlinien
Die Reanimationsrichtlinien ändern sich leider alle Jahre. Dies erschwert die Umsetzung und Konsequenz. Schwierigkeiten bereitet zudem die schlechte Datenlage, da es wenig zuverlässige, vergleichende Studien gibt. Inzwischen gibt es sogar noch unterschiedliche Empfehlung der Europäer und Amerikaner.

BLS (Basic life Support)
    Basismaßnahmen mit Freimachen der Atemwege, Beatmung und Thoraxkompression

ABCD-Regel:
- **A – Airway**: Atemwege freimachen
- **B – Breath**: Beatmung
- **C – Cor**: Herzdruckmassage
- **D – Drugs / Defibrillation**

ACLS (Advanced Cardiovascular Life Support)
    zusätzlich Defibrillation, medikamentöse Therapie und Intubation

Reanimation

Ind▷ Asystolie, Kammerflimmern, pulslose Kammertachykardie, pulslose elektrische Aktivität

Th▷ Beginn mit **BLS**:
    jeweils 1 BLS-Phase von 2 Minuten Dauer (5 Zyklen mit 30 Thoraxkompressionen und 2 Beatmungen)

Bei **Intubation**:
    Frequenz von 8–10 Beatmungen / Min. (zu hohe Frequenz oder Volumina erhöhen intrathorakalen Druck und senken den venösen Rückstrom)

Defibrillation:
    5 Zyklen BLS →1 Mal Defibrillation → BLS fortsetzen → anschliessend Rhythmuskontrolle → ggfs. erneute Defibrillation
    Ausnahme ist der beobachtete Kreislaufstillstand auf der Intensivstation, in dem der Defibrillator innerhalb von Sekunden verfügbar ist.
    Defi-Power: bei monophasischen Geräten 360 Joule
                      bei biphasischen Geräten 150–200 Joule
                      bei unbekanntem Gerät 200 Joule

Zugänge: in erster Linie i.v., alternativ: intraossär

Medikation:
    Adrenalin 1 mg i.v. alle 3–5 min.
    Amiodaron 150 mg nach 2. Defibrillation
    Atropin 1 mg bei Bradykardie

Hypothermie:
    Nach erfolgreicher Reanimation bei komatösem Patienten 12–24 h Hypothermie mit Körpertemperatur von 32–34°C

Anästhesie, Intensiv- und Notfallmedizin
Notfallmedizin

Rettungshandgriffe
Sellick-Handgriff: Druck auf den Ringknorpel während der Intubation, um Kehlkopf nach dorsal zu lagern; Aspirationsprophylaxe
Esmarch-Handgriff: beidhändige Retroflexion des Kopfes zum Offenhalten der Atemwege; Freihaltung der Atemwege bei Bewusstlosigkeit; kein Aspirationsschutz
Rautek-Griff: Griff von hinten, unter der Achselhöhle durch, nach einem gebeugten Arm des Patienten; zum Transport von Bewußtlosen
Heimlich-Griff: Oberbauchkompression bei Fremdkörperaspiration
Helmabnahme: immer zu zweit; Streckungszug, keine Bewegung in der HWS, Anlegen einer Halskrawatte (stiff neck)

Lagerung
Seitenlagerung: Bewußtlose mit ausreichender Spontanatmung
Linksseitenlagerung: Schwangere, um V. cava. inf. vor Kompression zu schützen
Schocklagerung: Beine hoch, Oberkörper flach
    Reduzierung der Durchblutung in den Beinen
    Zentralisation bei hypovolämischem oder septischem Schock, vagovasaler Synkope
    Kontraindikation: kardiogener Schock (→ Oberkörperhochlagerung)
Rückenlage: bei Wirbelsäulenverletzungen
Oberkörperhochlagerung: bei Herzinsuffizienz, kardiogenem Schock, Lungenerkrankungen (Lungenödem, COPD, Pneumothorax)
Lagerungsbesonderheiten:
    Fraktur untere Extremität → Seitenlagerung auf kranke Seite
    Fraktur Arm / Schlüsselbein → Seitenlagerung auf gesunder Seite
    Thoraxverletzungen → Seitenlagerung auf der kranken Seite
    Polytrauma, Schädelhirntrauma, Schock → Oberkörper flach in Kopfmittellage

Transport
Voraussetzungen: stabile Vitalfunktionen, Blutstillung, Lagerung, Immobilisation, Wundversorgung, Analgesie, Sedierung
Durchführung: Überwachung der Vitalparameter
Transportkomplikationen: Dislokation von Frakturen, Verlegung der Atemwege, Schock

Akute Störungen der Atmung
Ät▷ **Zentral**:   Atemdepression, SHT, Infektion, Intoxikation
    Mechanisch: Thoraxmotilität, Rippenserienfraktur, Hämato-/Pneumothorax, neuromuskulär: Myasthenia gravis, Guillian-Barrée, Phrenikusparese
    Peripher: Behinderung der Atemwege, Verlegung, Obstruktion, Schwellung, Asthma, Diffusionsstörung (Pneumonie, Lungenödem, Emphysem, Lungenembolie)

Anästhesie, Intensiv- und Notfallmedizin
Notfallmedizin

Ein▷ **Partialinsuffizienz** (Hypoxämie) / **Globalinsuffizienz** (Hypoxämie und Hyperkapnie)

Sy▷ **Atemfrequenz und -tiefe**
    Bradypnoe (zentral)
    Tachypnoe (peripher)
    forcierte Atmung (Obstruktion)
    Apnoe (Atemstillstand)

Atemform
    paradox (Czerny-Atmung) bei Throaxinstabilität
    invers bei komplettem Atemwegsverschluß

Atemperiodik
    Kussmaulsche Atmung (Hyperventilation bei metabolischer Azidose)
    Cheyne-Stokes-Atmung (rhythmische Zu- und Abnahme der Atemtiefe und Frequenz bei Schädigung des Atemzentrums)
    Biot-Atmung (Meningitis)
    terminale Schnappatmung

Atemnebengeräusche
    Pharyngeal: Schnarchen
    Laryngeal: Stridor
    Bronchitisch: Giemen, Pfeifen, Brummen
    Alveolär: feinblasige RG

Vegetativum: Kaltschweißigkeit, RR, HF ↑; später HF, RR ↓; Asystolie

Zerebralfunktion: Bewußtlosigkeit, Krämpfe, Areflexie, Pupillenstarre

Di▷ Auskulatation, Zyanose, BGA, Labor (Säure-Base), Rö-Thorax

Th▷ **Freimachen und Freihalten der Atemwege**:
    stabile Seitenlage: bei Bewußtlosen, atemstabilen Patienten
    Esmarch-Handgriff: Kopf-Reklination, Freihaltung der Atemwege
    Heimlich-Handgriff: Fremdkörperentfernung
    Guedel-Tubus: Oropharyngealtubus
    Safar-Tubus: Oropharyngealtubus; herausragendes Tubusteil zur externen Beatmung
    Wendl-Tubus: Nasopharyngealtubus
    Tracheotomie: bei totaler Verlegung des oberen Rachenraumes
    Koniotomie: durch Ligamentum cricothyroideum medianum
    obere Tracheotomie: über dem Schilddrüsenisthmus
    untere Tracheotomie: unter dem Schilddrüsenisthmus

Künstliche Beatmung:
    Ind▷ klinische Zeichen der Hypoxie (Zyanose, Dyspnoe, Tachykardie, Bewußtseinstrübung; $pO_2 < 60$ mmHg)
    instabiler Thorax, massives Lungenödem, respiratorische Azidose, inkorrekte Atemspende

    Durchführung:
      – Mund-zu-Mund, Mund-zu-Nase, Maskenbeatmung

Anästhesie, Intensiv- und Notfallmedizin
Notfallmedizin

- endotracheale Intubation:
  Vorteile: Aspirationsschutz, Anschluß an Beatmungsmaschine
  Gefahren: Fehlintubation in Ösophagus
    zu tiefe Intubation; nur rechte Lunge wird belüftet
    Drucknekrosen an der Trachea
- PEEP-Beatmung:
  Indikation: instabiler Thorax, Lungenödem, Atelektase

Akuter Asthmaanfall:
Lagerung im Sitzen, Sedation (Diazepam), β_2-Agonist (Fenoterol), Theophyllin, Cortisonstoß; Sauerstoffgabe nach BGA

Alveoläres Lungenödem:
Lagerung im Sitzen, Sedation (Diazepam), Nitrate und Furosemid, evtl. zusätzlich Katecholamine; bei allergisch-toxisches Ödem Gabe von Cortison; evtl. Beatmung

Akute Herz-Kreislaufstörungen

Ät▷ **Kardial**: Rhythmusstörungen (Flimmern: hyperdynames Herzversagen; Asystolie: hypodynames Herzversagen), Herzinsuffizienz, Herzinfarkt, Herbeuteltamponade
extrakardial: Hypovolämie, Vorlastsenkung, TPR ↑↑↑
Embolien:
- Lungenembolie → Rechtsherzversagen
- arterielles Gefäßsystem
- paradoxe Embolie (offenes Foramen ovale)
- arterielle Thrombembolie bei intrakardialer Thrombenbildung (Herzinfarkt, Rhythmusstörungen) → Hirn, Darm, Extremitäten

Vagovasale Synkope
Sy▷ Schweißausbruch, Übelkeit, Blässe; passagere, selbstlimitierte Bewußtlosigkeit, Hypotonie, Bradykardie
Th▷ **Sofortmaßnahmen**: Schocklagerung, Volumensubstitution, Etilefrin

Hypertensive Krise
Ät▷ essentiell, renal, hormonell, kardiovaskulär, neurogen, paraneoplastisch, medikamentös
Sy▷ Schwindel, Palpitation des Herzens, Tinnitus, Kopfschmerz, Übelkeit, neurologische Ausfälle, Bewußtseinsstörung, Angina pectoris, Lungenstauung / Lungenödem
Th▷ **Sofortmaßnahmen**: Nifedipin, unblutiger Aderlaß (Oberkörperhochlagerung, Nitrat), Sedierung
weitere Medikamente: zentrale α_2-Agonisten (Clonidin), Diurese, Ebrantil (Urapidil: postsynaptischer α_1-Antagonist)

Anäs

Anästhesie, Intensiv- und Notfallmedizin
Notfallmedizin

Schock

Def▷ Schock ist eine vital bedrohliche, akute Störung der Mikrozirkulation mit der Folge der ischämischen Hypoxidose und metabolischen Azidose

Ein▷ **Schockindex (Allgöwer)**: Pulsfrequenz / systolischer Blutdruck
- < 1: normal
- 1: drohender Schock
- \> 1: manifester Schock

Schockformen	$avDO_2$	ZVD	TPR
septisch			
initial	↓	↔	↓
terminal	↑	↓	↑
hypovolämisch	↑	↓	↑
kardiogen	↑	↑	↑
anaphylaktisch	↑	↓	↓

$avDO_2$: arterio-venöse Sauerstoffdifferenz
ZVD: zentraler Venendruck
TPR: totaler peripherer Widerstand

Nach Pathomechanismen

Hypodyname Schockformen: HMV ↓, venöser Rückstrom ↓ → arterielle Hypotonie → Minderperfusion → Gewebshypoxie

Hyperdyname Form (septisch): periphere Vasodilatation, AV-Shunts im Endstromgebiet → warme Extremitäten, relativer Volumenmangel, HMV ↑↑, ZVD ↑, $avDO_2$ ↓

Kompensationsmechanismen

HMV ↓ → Katecholamine ↑ → Tachykardie, TPR ↑, Zentralisation → Azidose, periphere Ischämie, Mikrozirkulationsstörung, hyaline Mikrothromben, Schockorgane

Pa▷ **Hypovolämischer Schock**
- **Ät▷** Kreislaufinsuffizienz; Zentralisation, ZVD ↓, Flüssigkeitsverlust, Exsikkose
- **Sy▷** Kaltschweißigkeit, keine Venen darstellbar, kalte Extremitäten, Exsikkosezeichen oder Zeichen des akuten Blutverlustes
- **Th▷** Schocklagerung, Volumensubstitution, Plasmaexpander, Ringer
- **Ki▷** Vasokonstriktoren, da weitere Drosselung der peripheren Durchblutung

Kardiogener Schock
- **Ät▷** Herzinsuffizienz, arterielle Hypotonie
- **Sy▷** Kaltschweißigkeit, Hypotonie, obere Einflußstauung, ZVD ↑
- **Th▷** Oberkörperhochlagerung, EKG zur Diagnostik, Sedierung, Analgesierung, Katecholamine, Diuretika

Septischer Schock
- **Ät▷** periphere Vasodilatation, relativer Volumenmangel durch vasoaktive Toxine
- **Sy▷** Fieber, Zeichen des Volumenmangels
- **Th▷** Schocklagerung, Volumensubstitution, Plasmaexpander; Antibiose

Anästhesie, Intensiv- und Notfallmedizin
Notfallmedizin

Neurogener Schock
- Ät▷ Schädigung zentraler Kreislaufregulationszentren; periphere Vasodilatation; relativer Volumenmangel
- Sy▷ Bewusstlosigkeit
- Th▷ Schocklagerung

Endokriner Schock
- Ät▷ thyreotoxische Krise, Myxödem, hypercalcämische Krise, Tetanie, Addison-Krise, hypophysäres Koma
- Sy▷ je nach Ursache
- Th▷ allg. Schocktherapie, kausal

Anaphylaktischer Schock
- Ät▷ periphere Vasodilatation, relativer Volumenmangel durch AG-AK-Reaktion, endogene Transmitterfreisetzung
- Sy▷ Ödeme, Exanthem, Urtikaria, allergische Zeichen (Konjunktivitis, Rhinitis, Bronchitis, Asthma)

Grad I	Hautreaktion, Allgemeinsymptome	Flush, Erythem, Urtikaria, Ödem, Juckreiz, Unruhe, Schwindel, Kopfschmerz, Tremor
Grad II	hämodynamische Reaktion, GI-Symptome	HF ↑, RR sys. ↓, Übelkeit, Erbrechen, Leibschmerzen, Durchfall
Grad III	Schocksymptome	Bewußtseinsstörungen, schwere Bronchospastik
Grad IV	Kreislauf- und Atemstillstand	

- Th▷ Schocklagerung, Cortison, Volumensubstitution, Plasmaexpander

Multiorganversagen
- Pa▷ Mikrozirkulationsstörungen mit nachfolgender Ischämie: Schockursache → HMV↓ → primär Vasokonstriktion, sekundär (reaktiv) Vasodilatation (das normalerweise zu 20% durchblutete Kapillarbett wird 100% durchblutet) → Verlangsamung des Flusses: **Sludge-Phänomen** (reversible Aggregation von Erythrozyten; sekundär Bildung irreversibler Aggregate durch Thrombozyten) → DIC → Verbrauchskoagulopathie
- Sy▷ kalte, feuchte Haut, Blässe, Zyanose, Unruhe, Bewusstseinsstörungen, Dys-/Tachypnoe (Cheyne-Stoke), Tachykardie, arterielle Hypotonie, kleine Blutdruckamplitude, flacher Puls, metabolische Azidose, Hypoxämie, Oligurie, Schockindex
- Di▷ ZVD ↓, RR ↓, BGA mit pH ↓, Hb < 10 g/l, Hkt < 30%, Thrombozyten < 80 000 /µl, ANV
- Th▷ Schocklagerung, Zugang, Analgesie, Infusionen, pH-Korrektur
- Ko▷ ANV, Leberzellverfettung, Stuhldrang & -abgang, Blutverdünnung, Hyperkoagulabilität, DIC, zerebrale Hypoxie

Anästhesie, Intensiv- und Notfallmedizin
Notfallmedizin

Störung der Herzfunktion
Herzinfarkt
- **Sy▷** retrosternale Schmerzen, Dyspnoe, Ausstrahlung in li. Arm, Kiefer; Kaltschweißigkeit
- **Ko▷** Rhythmusstörungen, Kammerflimmern, kardiogener Schock
- **Th▷** **Sofortmaßnahmen**: Morphin, Nitrolingual, Heparinisierung, ASS, Sedierung
  stationär: Koronarangiographie mit Dilatation, Stentimplantation, Lyse

Kardiogener Schock
- **Sy▷** Hypotonie, Tachykardie (positiver Schockindex), Zentralisation
- **Th▷** **Sofortmaßnahmen**: Morphin, Sedierung, Dopamin, Dobutamin

Rhythmusstörungen
- **Ein▷** **Bradykarde Herzrhythmusstörungen**: Sinusknotenfunktionsstörungen (Sick-Sinus-Syndrom, Bradyarrhythmien), AV-Block, Adams-Stokes-Syndrom
  Tachykarde Herzrhythmusstörungen: supraventrikuläre Tachykardien, Präexzitationssyndrome (z.B. WPW-Syndrom), Tachyarrhythmia absoluta, ventrikuläre Tachykardien
- **Di▷** EKG
- **Th▷** **Sofortmaßnahmen**:
  bei Bradykardie: Adrenalin, Atropin
  bei Kammerflimmern Reanimation, Defibrillieren, Antiarrhythmika

Kreislaufstillstand
- **Ät▷** Asystolie durch Herzstillstand
  funktionelle Asystolie durch Kammerflimmern
  elektromechanische Dissoziation bei Infarkt, Ruptur, Perikardtamponade
- **Sy▷** fehlender Puls; Schnappatmung oder Atemstillstand
- **Th▷** **Sofortmaßnahmen**: Reanimation
  bei Asystolie Adrenalin
  bei Kammerflimmern Defibrillator

Akute Funktionsstörungen des Zentralnervensystems

Vigilanzstörung

- **Ät▷** Neurologisch: Krampfanfälle, Apoplex, Blutung, Tumor, Hydrozephalus
  Metabolisch: Diabetes, Urämie, hepatische Enzephalopathie
  Traumatisch: Blutung, Ödem, Commotio
- **Ein▷** **Klares Bewusstsein**: Kriterien: Ort, Zeit, Person, Situation
  Benommen: meist wach, reagiert verlangsamt, aber adäquat
  Somnolent: meist schlafend, durch mäßige Reize weckbar; beantwortet Fragen und befolgt Aufforderungen verzögert und langsam, aber korrekt

Anästhesie, Intensiv- und Notfallmedizin

Soporös: schlafend, nur durch starke Reize weckbar; auf Fragen und Aufforderungen wird nicht bzw. nur unvollständig reagiert
Komatös: Komastadien
  Stadium I: bewußtlos, nicht weckbar, keine Reaktion auf Schmerz
  Stadium II: Paresen, Krampfanfall, Anisokorie
  Stadium III: Strecksynergismen, Augenbewegungsstörungen
  Stadium IV: reaktionslose Pupillen, Hirnstammreflexausfälle
Glasgow-Coma-Scale (GCS)

Funktion	Ausführung	Punkte
Augen öffnen	spontan	4
	auf Ansprache	3
	auf Schmerz	2
	keine Reaktion	1
Verbalisierung	orientiert	5
	verwirrt, desorientiert	4
	unzusammenhängende Worte	3
	Laute	2
	keine Reaktion	1
Motorik	befolgt Aufforderung	6
	Schmerzabwehr	5
	ungezielte Massenbewegung	4
	Beugesynergien	3
	Strecksynergien	2
	keine Reaktion	1

Di▷ neurologische Untersuchung, EEG, internistische Untersuchung, Bildgebung
Th▷ **Sofortmaßnahmen**: Sicherung der Vitalfunktionen, Transport ins Krankenhaus

Krampfanfälle

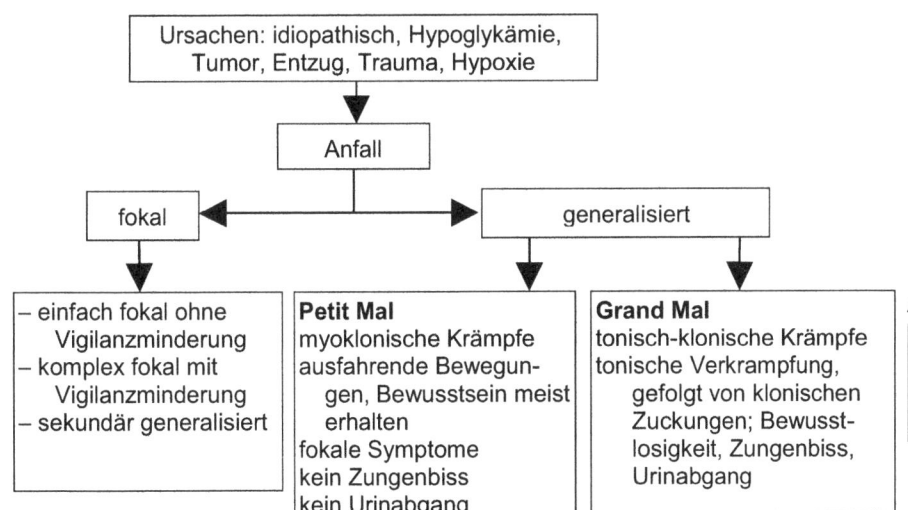

Anästhesie, Intensiv- und Notfallmedizin
Notfallmedizin

Th▷ Schutz vor Verletzungen, Zungenbiss, Sturz; Klinikeinweisung
Ko▷ **Status epilepticus**: Anfall bzw. Serie von Anfällen über 30 Minuten, ohne dass das Bewusstsein wiedererlangt wird; Gefahr der Minderversorgung des Gehirns; Anfallsunterbrechung mit Diazepam oder Phenytoin; Glukoselösung; Klinikeinweisung; Intubation, Beatmung

Lähmungen

Ät▷ Apoplex, Durchblutungsstörungen (TIA: transitorische ischämische Attacken; PRIND: prolongiertes reversibles ischämisches neurologisches Defizit), Blutung, Tumor, Infektion (Enzephalitis), Multiple Sklerose
Di▷ CT, Hirndruckzeichen, EEG
Th▷ Sicherung der Vitalfunktionen, Klinikeinweisung

Stoffwechselkomata

Leberkoma

Pa▷ **Leberzerfallskoma**: akute Insuffizienz infolge Nekrose
Leberausfallkoma: dekompensierte Zirrhose
Sy▷ hepatische Enzephalopathie, Niereninsuffizienz (hepatorenales Syndrom); Apathie, Desorientiertheit, flapping Tremor, Koma, Reflexverlust
Di▷ Foetor hepaticus, Ikterus, Palmarerythem, Spider naevi, Petechien, Ekchymosen, Splenomegalie, Aszites
Th▷ Sicherung der Vitalfunktion, Eiweißreduktion, parenterale Ernährung, Darmentleerung, intensivmedizinische Leberersatzmethoden (extrakorporale Leberperfusion), Transplantation

Urämisches Koma

Ät▷ bei terminaler Niereninsuffizienz urämisches Koma, wenn nicht rechtzeitig Dialyse
Sy▷ Volumenretention, Ödeme, fahlgraues Hautkolorit, Foetor uraemicus, Pruritus, Petechien, Zuckungen, Krämpfe, Azidoseatmung
Di▷ Kreatinin > 10 mg/dl; Harnstoff > 200 mg/dl
Th▷ Klinikeinweisung, Dialyse; Bikarbonat, Tranquilizer, Glukose-Insulin-Lösung zur Senkung des Kaliums

Diabetisches Koma

Ein▷ **Hyperglykämisches Koma**
Hyperosmolares Koma:
Pa▷ Relativer Insulinmangel, durch den eine osmotisch wirk-
same erhöhte Glucosekonzentration im Blut vorherrscht.
Ketoazidotisches Koma:
Pa▷ Absoluter Insulinmangel, so dass kein Zucker in die Zellen gelangt und die Lipolyse und Proteolyse aktiviert werden und somit Ketonkörper gebildet werden.

Anästhesie, Intensiv- und Notfallmedizin
Notfallmedizin

Th▷ **Flüssigkeitszufuhr**: isotone NaCl-Lösung, ca. 10% des Körpergewichtes in 12 h, davon 1 l in erster Stunde
Insulintherapie: loading dose 0,1 IE/kg, Dauerinfusion 0,1IE/kg/h bis BZ bei 200 mg/dl; 0,05 IE / kg/h + 5% Glucose
Kaliumsubstitition: nach Beginn der Insulintherapie unter Spiegelkontrolle
Acidosebehandlung: nur bei pH < 7,2 mit Natriumbicarbonat (umstritten)

Hypoglykämisches Koma
Pa▷ durch zu hohe Insulinkonzentration (falsche Therapie, zu wenig gegessen trotz Insulineinnahme, Insulinom) fällt der BZ auf unter 40 mg/dl → Koma

	Hyperglykämie ketoazidotisch (v.a. Typ I) hyperosmolar (v.a. Typ II)	Hypoglykämie
Prodromi	zunehmende Polydipsie, -urie, Erbrechen, Inappentenz	plötzlicher Heißhunger, Unruhe, Kopfschmerz Verwirrtheit
Befund	Exsikkose, Schock, Muskeltonus ↓, Reflexe ↓, Kussmaulatmung, Azetongeruch, Pseudoperitonismus	feuchte, warme Haut, Muskeltonus ↑, Reflexe ++, Krämpfe, neurologische Ausfälle, pathologische Reflexe
Labor	Glukosurie, Na ↑, K ↓ Ketoazidose: BZ > 300 mg%; Ketonkörper ↑, metabolische Azidose hyperosmolar: BZ > 600 mg%	Hypoglykämie Osmolarität, Ketonkörper, Basenexzeß normal
Therapie	Volumen, Elektrolyte, bei Schock Albumin; Normalinsulin; cave: Hirnödem bei zu schneller BZ-Senkung	Glukosezufuhr

Spezielle Notfallsituationen
Polytrauma
Def▷ gleichzeitig entstandene Verletzungen mehrere Organsysteme oder Körperteile mit lebensbedrohlichem Charakter
Th▷ **Erstbehandlung**:
  - ABC-Befund (Atmung, Bewußtsein, Kreislauf)
  - Blutungen lokalisieren, stillen
  - Sauerstoff, Volumenersatz
  - Neurostatus: Wachheitsgrad, Pupillen, Muskeltonus, Atemmuster, Reflexstatus, Sensorik → SHT

Weitere Versorgung:
  - Stabilisierung Vitalfunktionen
  - Diagnostik CT (Schädel, Thorax, Abdomen), Rö (Thorax, Abdomen), Hämaturie, Labor (Hb)
  - chirurgische Prioritätenliste

Anästhesie, Intensiv- und Notfallmedizin
Notfallmedizin

Akutes Abdomen

- **Def▷** akute, meist lebensbedrohliche Baucherkrankungen mit peritonealer Reizung
- **Ät▷** Entzündung, Perforation, Ruptur, Blutung, Darm- oder Gefäßverschluß
- **Sy▷** plötzlicher, heftiger Schmerz, Abwehrspannung, AZ-Verschlechterung, Darmfunktionsstörung
- **Di▷** Anamnese, Vorerkrankungen, Douglas-Schmerz, rektal-axilläre Temperaturdifferenz, Labor (U-Status, BB, Enzyme), Rö-Abdomen, Sonographie, EKG
- **DD▷** Kardial: Hinterwandinfarkt
  Vaskulär: Aneurysma dissecans
  Pulmonal: Pleuritis diaphragmatica, Basalpneumonie
  Urologisch: Pyelonephritis, Nephrolithiasis, akuter Harnverhalt
  Metabolisch: diabetische Ketoazidose mit Pseudoperitonitis, Porphyrie
- **Th▷** rasche Diagnostik, ggfs. explorative Laparoskopie

Verbrennungen

- **Pa▷** **Frühphase (1.–3. Tag)**: Kreislaufregulationsstörungen; Eiweiß-, Elektrolyt- und Flüssigkeitsverlust → Verbrennungsödem, Hypovolämie, Hypoalbuminämie → Zentralisation, metabolische Azidose
  1.-3. Woche: septische Komplikationen, Katabolismus, Anämie
  > 4 Wochen: Normalisierung des Proteinstoffwechsels
- **Ein▷** **Stadium I**: Rötung; Nekrose Stratum corneum
  Stadium II: Brandblasen; Nekrose Epidermis und oberes Corium
  Stadium III: Nekrose gesamte Epidermis und Corium
- **Di▷** **9er Regel**: je 9% für: Kopf
  Oberkörper vorne / hinten
  Unterkörper vorne / hinten
  rechter / linker Arm
  rechtes / linkes Bein je vorne + hinten
  1% Hals
- **Th▷** Kühlung, Wundabdeckung, Volumengabe, Analgesie, Krankenhauseinweisung

Intoxikationen

6-W-Fragen: Wer – Wann – Womit – Wie – Wieviel – Warum
- **Th▷** **Allgemeine Sofortmaßnahmen**:
  - A Atemwege freihalten
  - B künstliche Beatmung
  - C Kreislauf aufrechterhalten
  - D Drugs (Gabe von Medikamenten, Asservierung von 10 ml Blut)
  - E Elimination des Giftes

  Giftentfernung: Magenentleerung (mechanisch, Apomorphin, Magenspülung), Absorbenzien, spezifisches Antidot, forcierte Diurese, forcierte Diarrhö (Laktulose)

  Frühzeitig Rücksprache mit toxikologischem Zentrum um ggfs. spezifische Therapie einzuleiten

Arbeitsmedizin

Grundlagen	**1164**
Analyse von Arbeitsplatz- und Berufsbelastung	1166
Arbeitsphysiologische Aspekte	1166
Arbeitspsychologische Aspekte	1168
Arbeitsplatz und Umgebungseinflüsse	1168
Berufskrankheiten	**1170**
Grundlagen	1170
Toxizität von Arbeitsstoffen	1171
Metall und Metabolite	1171
Erstickungsgase	1174
Chemische Stoffe	1175
Erkrankungen der Zähne durch Säuren	1178
Physikalische Einwirkung	1179
Lärm	1180
Ionisierende Strahlen	1180
Infektionserreger	1181
Anorganische Stäube	1182
Organische Stäube	1183
Obstruktive Atemwegserkrankungen	1184
Hautkrankheiten	1184
Begutachtungskunde	**1185**
Begriffe	1185
Kausalität	1186
Arbeitsunfälle	**1187**
Unfallanalyse	1187
Unfallbehandlung und rechtliche Abwicklung	1187

Arbeit

Arbeitsmedizin
Grundlagen

Grundlagen

Rechtliche Grundlagen
Grundgesetz: Recht auf Unversehrtheit
    Gesundheitsschutz: Gesundheitsamt
    Arbeitsschutz: staatliche Gewerbeaufsicht, staatlicher Gewerbearzt
Arbeitssicherheitsgesetz (ASiG):
    Regelung der Tätigkeit von Betriebsärzten, Sicherheitsingenieuren, allgemeinen Fachkräfte zur Arbeitssicherung
    nur für Betriebe > 30 Mitarbeiter
Gesetz der Betriebsärzte:
    §2 Bestellung der Betriebsärzte, Aufgaben des Arbeitgebers: Angaben über Unfall- und Gesundheitsgefahren, Zahl und Zusammensetzung der Arbeitnehmer; Aufsicht, Umfeld- und Rahmenbedingungen
    §3 gesetzliche Aufgaben von Betriebsärzten
    §4 Anforderung an Betriebsärzte: Approbation, Facharzt für Arbeitsmedizin oder Zusatz Betriebsmedizin
Facharzt Arbeitsmedizin: 2 Jahre Innere Medizin, 2 Jahre Arbeitsmedizin
    Sinnvoll: Dermatologie, Chirurgie, Orthopädie
    Zusatz Betriebsmedizin: 2-jährige Fortbildung; mindestens 500 h Tätigkeit in Arbeitsmedizin
Gesetz über technische Arbeitsmittel:
    Regelung des Gefahrenpotentials von Geräten; haftbar: Arbeitgeber, Hersteller
Chemikalien- und Atomgesetz:
    Umgang mit Substanzen, Anforderungen an Arbeitsplatz
Bundesimmissionsschutzgesetz (BimSchg):
    Schutz der Bevölkerung vor schädlichen Umwelteinflüssen
    Immission: Einflüsse mit Wirkung auf den Menschen
    Emission: Einflüsse, die von einer Anlage ausgehen
Technische Anleitung zur Reinhaltung der Luft (TA-Luft):
    Verunreinigung: Veränderung der natürlichen Zusammensetzung der Luft
    MIK (maximale Immissionswerte) mit Langzeitwirkung (IW_1), Kurzzeitwirkung (IW_2)
    MEK (maximale Emissionswerte)
    MIR (maximale Immissionsrate)

Gesetze zum Schutz einzelner Arbeitnehmergruppen
Gesetz zur Sicherung der Eingliederung Schwerbehinderter:
    Behinderung: > 50% MdE in Arbeit und Beruf
    Kündigungsschutz, Zusatzurlaub, ab 16 Arbeitnehmer: 6% Schwerbehinderte, sonst Ausgleichsabgaben

Arbeitsmedizin
Grundlagen

Gesetz zum Schutz der Jugend (Jugendarbeitsschutzgesetz):
    Jugendliche < 18 Lj.:
        maximale Arbeitszeit 8 h/d, max. 40 Wochenstunden
        Arbeitszeit nur zwischen 7–20 Uhr, keine Wochenenden, Feiertage
            Ausnahmen: Bäcker, Gaststätten, Krankenhäuser
        Arbeitsverbote: unter Tage, Akkord, Gefährdung, starke körperliche
            Belastung
    Beschäftigung < 15 Lj.:
        verboten, außer es liegt keine Schulpflicht vor
        leichte Tätigkeiten bis 6 h/d, bzw. 35 h/Woche
            Kinder: Landwirtschaft (3 h), Zeitungen (2 h), sonstige leichte
                Tätigkeit
            nicht zwischen 18–8 Uhr
            Untersuchung vor Beginn der Tätigkeit, danach jedes Jahr
Gesetz zum Schutz der erwerbstätigen Mutter (Mutterschutzgesetz):
    Beschäftigungsverbot 6 Wochen (fakultativ) vor und 8 Wochen nach Geburt,
        bei Mehrlingen 12 Wochen nach Geburt
    Schwangere: keine schwere, körperliche Arbeit, keine gesundheitsschädliche
        Arbeit, keine Akkordarbeit, keine Fließbandarbeit, keine Bereitschafts-
        dienste
        Pflicht Arbeitgeber zu informieren
    bis zu 3 Jahren Erziehungsurlaub (darf bis zu 19 h bei Arbeitgeber arbeiten)
Arbeitszeitverordnung, Betriebsverfassungsgesetz:
    Arbeitsschutz und allgemeine Rahmenbedingungen
Sozialgesetzbuch, Reichsversicherungsordnung:
    Unfallversicherung, Berufskrankheiten

Bedeutsame medizinische Sachverhalte in Verordnungen

Verordnung über gefährliche Stoffe (GefStoffV): Umgang mit Gefahrenstoffen,
    Einstufung in Klassen, Kennzeichnung
Arbeitsstättenverordnung: Anforderung zum Schutz vor Unfällen und
    Gesundheitsschäden; Sicherheitstechnik, Arbeitsmedizin, Hygiene
Strahlenschutz- und Röntgenverordnung: Anwendung, Wartung, Schutzmaß-
    nahmen, Überwachung, Schutzkleidung, Höchstdosis, Untersuchung der
    Arbeitnehmer
Unfallverhütungsvorschriften (UVV): können durch Berufsgenossenschaften
    erlassen werden; arbeitsmedizinische Vorsorge, Erste Hilfe, Schutz gegen
    gesundheitsgefährdende mineralische Stäube, Betriebsärzte

Organisationen und Aufgaben

Staatlicher Arbeitsschutz: Gesetze zum Arbeitsschutz, Überwachung;
    Bundesarbeitsministerium und Gewerbeaufsichtsamt, staatlicher Gewerbearzt
Berufsgenossenschaften: Träger der gesetzlichen Unfallversicherung
    (Reichsversicherungsordnung) für gewerbliche Wirtschaft

Arbeit

Arbeitsmedizin
Grundlagen

Körperschaften des öffentlichen Rechts mit Selbstverwaltung, Vorstand; jeder Arbeitnehmer ist Pflichtmitglied; Selbständige sind versicherungsfrei; Beiträge werden von Arbeitgeber bezahlt
- Aufgaben: Unfallverhütung (UVV), Heilbehandlung, Berufshilfe, Rentenentschädigung

Betrieblicher Arbeitsschutz: Arbeitgeber hat zu sorgen, daß Arbeitsschutzverordnungen eingehalten werden
- ASiG: § 3: Aufgaben des Betriebsarztes: Beratung des Arbeitgebers, Untersuchung, Arbeitsschutz, Aufklärung

Verhütung und Früherkennung beruflicher Schäden, Begutachtung

Allgemeine Vorsorgeuntersuchungen: Einstellungsuntersuchung, Eignungsuntersuchung

Spezielle Vorsorgeuntersuchungen: arbeitsmedizinische Vorsorge durch UVV (VBG 100) → Vorsorgeuntersuchungen für alle Arbeitnehmer die gefährdenden Einflüssen ausgesetzt sind (biologisch, chemisch, physikalisch, sonstige)
- **Ausschlußkriterien**: Arteriosklerose, art. Hypertonie, Diabetes mellitus, Anfallsleiden, Hepatopathie
- **Beurteilung**: keine gesundheitlichen Bedenken, keine gesundheitlichen Bedenken unter bestimmten Auflagen, befristete bzw. dauerhafte gesundheitliche Bedenken

Technischer Arbeitsschutz: Verringerung der gesundheitlichen Risiken durch Entschärfung der Arbeitsplätze
- **Maßnahmen**: Absaugen, Filter, Lüftung, geschlossene Systeme, Absonderung von Arbeitsräumen, Einsatz weniger schädlicher Stoffe, Schutz vor Fehlbedienungen (Zweihandgeräte)

Persönlicher Arbeitsschutz: Arbeitskleidung, Körperschutz (Helm, Ohrstöpsel, Hautpflege)

Analyse von Arbeitsplatz- und Berufsbelastung

Arbeitsphysiologische Aspekte

Belastung: von außen auf den Menschen einwirkende Einflußgröße
Beanspruchung: Veränderungen des Organismus auf Belastung
- Ein▷ **Muskuläre Beanspruchung**: Differenzierung zwischen Bewegung – Haltearbeit; Messung über Dynamometer
  Leistungsfähigkeit: maximal zwischen 25.–30. Lj.
  ♀ 20% weniger muskulär leistungsfähig als ♂
  bis 65 Lj. ca. 80% der musk. Leistungsfähigkeit
  - **Sensomotorische Beanspruchung**: Koordination, Geschicklichkeit
    Messung über Finger-Dexterity-Test nach O'Conner; Abnahme ab 35. Lj.
  - **Kardiopulmonale Beanspruchung**: Messung: Spiroergometrie, Atemfrequenz, Ventilation, HF, EKG

Arbeitsmedizin
Grundlagen

abhängig von Alter, Training, Geschlecht
W170 (Ergometer mit HF 170 max.)
Dauerbelastungsprobe über stady-state-O_2-Verbrauchsmessung

Mentale Beanspruchung: Wahrnehmung, Verarbeitung; Persönlichkeit und Motivation

Energieumsatz: Grundumsatz: 2000–2300 kcal (8400–9600 kJ)
Arbeitsumsatz:

Arbeit	Männer (kcal)	Frauen (kcal)	Belastungsgrenzen
leicht	1000	700	HF (70) + 20
mittelschwer	1000–1500	700–1000	HF (70) + 20–30
schwer	1500–2000	1000–1350	HF (70) + 30–40
sehr schwer	> 2000 kcal	> 1350	HF (70) + > 40
Dauerleistungsgrenze	4 kcal/min	2,6 kcal/min	♂ HF (70) + 35 ♀ HF (70) + 30

Arbeit und Ermüdung:
- **Arbeitszeit**: 37,5–40 Std. in 5 Tagen; Arbeitszeitelemente (Hauptzeit und Nebenzeit), Pausen, arbeitsgebundene Freizeit (Fahrt); Rest des Tages: Freizeit + Schlafzeit
- **Ermüdung**: reversible Leistungs- und Funktionsverminderung
- **Pausenform**:
    - **Ruhepausen**: auf 6 h 30 Min (2 × 15 Min)
        ♀ auf 4,5 h 20 Min, Jugendliche 30 Min
    - **Erholungspausen**: bei schwerer körperlicher Arbeit, die nicht 8 h durchzuhalten ist (Erholungszuschlag)
    - **Ablaufbedingte Wartezeiten**: kein Erholungswert, eher nachteilige Wirkung
    - **Willkürliche Pausen**: unabhängig von geregelten Pausen (zurücklehnen), guter Erholungswert
    - **Kaschierte Pausen**: keine echte Arbeitsunterbrechung, nur Verringerung der Arbeitsintensität
    - **Pauseneffekt**: Erholungswert v.a. am Anfang; lieber mehrere kurze Pausen

Besondere Arbeitsformen:
- **Akkordarbeit**: Stückgeldakkord oder Zeitakkord
- **Fließbandarbeit**: Monotonie, Arbeitshetze
    Abhilfe: Jobenlargement (Erweiterung der Aufgaben), Jobrotation (Ausübung mehrerer Tätigkeiten im Wechsel); Bildung von Produktionsgruppen
- **Nacht- und Schichtarbeit**: Problem vegetativer Störungen: Appetitlosigkeit, Schlafmangel, Störung Sozialverhalten, Leistungsfähigkeit; GI-Beschwerden; nicht unter < 25. Lj. oder > 50 Lj; nicht bei chronischen Erkrankungen
- **Überwachungs-, Kontroll-, und Steuertätigkeit**: v.a. geistige Aufmerksamkeit gefordert

Arbeitsmedizin
Grundlagen

Arbeitsplatzgestaltung:
- **Mensch-Maschine-System**: Anpassung von Mensch (Intelligenz, Aufmerksamkeit, Fertigkeit) und Maschine (Leistungsgeschwindigkeit, komplexe Tätigkeiten)
- **Anthropometrische Größen**: Gestaltung der Arbeitsräume abhängig von Körpergröße
  Greifraum abhängig von Unterarmlänge
  maximaler Greifraum bei Mitwirken der Oberarme
- **Physiologische Parameter**:
  quantitative Anzeigen: kleiner Ablesebereich (wenig Fehler)
  qualitative Anzeigen: farbliche Markierung

Arbeitspsychologische Aspekte

Motivation: Drang nach der Befriedigung von Grundbedürfnissen (Nahrung, Wohnung, Kleidung) und Gewinnbedürfnissen, sozialen Bedürfnissen, Sicherheitsbedürfnissen, Enfaltungsbedürfnissen

Arbeitszufriedenheit: abhängig von Aufstiegsmöglichkeiten, Sicherheit, Entfaltungsmöglichkeit, Bezahlung, Betriebsklima; wenn gute Arbeitszufriedenheit besteht geringer Krankenstand und hohe Produktivität

Monotonie und Sättigung: Monotonie (gleichförmige Arbeitsabläufe), Sättigung (Reizüberflutung) → rasche Ermüdung, Streß, Leistungsminderung

Arbeitsplatz und Umgebungseinflüsse

Klima

Klimaeinzelfaktoren: Temperatur, Luftfeuchtigkeit (Psychrometer), Bewegung (Anemometer), Wärmestrahlung (Globethermometer); Zugluft < 0,1 m/sec.

Klimasummenmaße: Normaleffektivtemperatur (normal bekleidet), Basiseffektivtemperatur (nicht bekleidet), korrigierte Effektivtemperatur (Berücksichtigung Wärmestrahlung)

Hitzearbeitsplatz: in Ruhe Schwitzen; Folgen: Ermüdung; Hitzeadaptation (3 l Schweiß / Std., Salz-vermindert; Normalisierung nach 7 Tagen); Pausen, Schutzkleidung

Kältearbeitsplatz: Schutzkleidung

Klimatisierung: Behaglichkeitsempfinden variiert so stark, daß max. 60% der Beschäftigten eine bestimmte Einstellung angenehm finden.

Beleuchtung

grobe Arbeiten:	100–200 Lux
mittlere Ansprüche (Verpacken):	200–500 Lux
hohe Ansprüche (Lesen):	500–1000 Lux
feine Arbeiten:	Platzbeleuchtung bis 3000 Lux; allg. 300 Lux

keine Blendung [weder Absolut- (direkt) noch Relativblendung (indirekt)]

Arbeitsmedizin
Grundlagen

Lärm
Hörschwelle: 1000 Hz (0 dB = 2×10^{-4} µbar)
Schalldruck p: p (dB) = 20 log x (tatsächlicher Schalldruck/Bezugsschalldruck)
Schmerzschwelle: 120–130 dB (2×10^2 µbar)
Hauptempfindungsbereich: 800–3000 Hz (Dezibel A)
Phonskala (subjektive Lautheitsempfindung): bei 1000 Hz ist Phon = Dezibel;
    Zunahme um 10 Dezibel: Verdopplung der Lautstärkewahrnehmung
    Zunahme um 3 Dezibel: Verdopplung der Schallenergie
Äquivalenter Dauerschallpegel:
    geistige Tätigkeit: < 55 dB
    einfache Tätigkeit: 70 dB
    Schwangere: < 80 dB
    alle anderen: 85 dB
    ab 85 dB persönliche Lärmschutzmittel
Lärmeffekt: Kommunikationsbehinderung, Gehörschäden; Streß

Vibration
Unterscheidung: Ganzkörper-Vibration, Hand-Arm-Vibration
Angabe der Richtung in 3 Achsen; bewertete Schwingstärke (K-Wert; dimensionslos)
Frequenzen bis 16, aber auch bis 80 können gesundheitlich schädigen; besonders in Körpereigenfrequenz (4, 12, 30 Hz)
Sy▷ Schmerzen, Durchblutungsstörungen, Wirbelsäulenschäden, Störung der Sehschärfe, Sprache, Reflexe, Sensibilität

Überdruck
Überdruck: Schädigung ab 1 bar; abhängig von Dauer und Geschwindigkeit der Kompression bzw. Dekompression; Beschäftigungsverbot: Adipositas, Epilepsie, Gerinnungsstörungen, chron. Erkrankungen, HNO
Problem: Stickstoff wird bei Druck gelöst → bei Druckminderung wird dies wieder gasförmig und kann zu Embolien führen
Sy▷ Akute Dekompressionssymptome: Herzkreislauf-, Atembeschwerden, Gelenk-, Muskelschmerzen, Hautmarmorierung
    Spätschäden: aseptische Knochennekrosen

Nichtionisierende Strahlung und Elektrizität
Nichtionisierende Strahlen: 0–300 GHz, infrarot, sichtbares Licht, UV-Strahlung, Ultraschall, magnetische und elektrische Felder

Infrarotes Licht	**Sy▷**	Katarakt
UV-Licht	**Sy▷**	Wärme
UV-B –Licht	**Sy▷**	Tumoren
Mikrowelle	**Sy▷**	Schrittmacherstörung
Elektrizität	**Sy▷**	Muskelkontrakturen, Verbrennungen, Herzrhythmusstörungen

Arbeit

Arbeitsmedizin
Berufskrankheiten

Ionisierende Strahlung und Radionuklide
Sy▷ akutes Strahlensyndrom, Strahlenkater, Schäden Blutbildung und Gerinnungsstörungen, Tumorinduktion

Stäube, Gase, Dämpfe, Flüssigkeiten
Sy▷ Reizungen, Entzündungen, Fibrosen

Berufskrankheiten

Grundlagen

Berufskrankheiten: Eine Berufskrankheit liegt dann vor, wenn ein Versicherter die Erkrankung bei einer versicherten Tätigkeit erleidet und die Erkrankung in der Berufskrankheitenliste (BK-Liste) vom Verordnungsgeber erfaßt ist. Eine Anerkennung ist auch möglich, wenn eine Kausalkette nachgewiesen ist (Arbeitsunfall).

Arbeitsbezogene und arbeitsbedingte Erkrankungen: multifaktoriell; stehen nicht notwendigerweise in ursächlichem Zusammenhang mit der Arbeit

Wegeunfall: kausaler Zusammenhang zwischen Weg und versicherter Tätigkeit; kein Umweg

Arbeitsunfall: plötzliches, von außen einwirkendes Ereignis infolge eines Arbeitsvollzuges, das unfreiwillig eine Gesundheitsschädigung hervorruft

Berufskrankheitenverordnung: Verpflichtung des Arztes zur Meldung bei Verdacht auf Berufserkrankung; Meldung beim Träger der gesetzlichen Unfallversicherung (Berufsgenossenschaften); Erstellung eines Gutachtens → Kausalkette, BK-Liste; Entschädigung ab 20% MdE (Minderung der Erwerbstätigkeit)

Epidemiologie: 11 000/Jahr, 64 000 Meldungen
  häufig: Lärmschwerhörigkeit (33%), Hauterkrankungen (25%), Asbestosen (11%); Zunahme der Allergien, Abnahme der Asbestosen/Silikosen

Unspezifische Arbeitsplatzeinflüsse: Belastung, Streß, Exazerbation chronischer Krankheiten oder Vorschäden

Arbeitsmedizin
Berufskrankheiten

Toxizität von Arbeitsstoffen

Pathophysiologische Auswirkungen
Belastung, Beanspruchung, Belästigung, Schädigung, Allergie, Reizwirkung, humankanzerogen – mutagen, neurotoxisch, Schädigung parenchymatöser Organe (hepatotoxisch, nephrotoxisch)

Arbeitsmedizinisch relevante Beurteilungskriterien
Grenzwerte: bei Einhaltung keine Schädigung oder Belästigung bei Tätigkeitsdauer von 8 Std./Tag oder 40 Wochenstunden
MAK (maximale Arbeitsplatzkonzentration): höchstzulässige Konzentration eines Gases, Dampfes oder Schwebstoffes in der Luft; gelten nur für Reinstoffe; Angabe in mg/m³, ml/m³ oder ppm (parts per million)
 gilt nur für toxische und irritative Stoffe, **nicht** für kanzerogene Stoffe
  MAK ist ein Mittelwert; kurzzeitige Überschreitungen sind zulässig (Spitzenbegrenzung)
TRK (technische Richtkonzentration): minimale Konzentration eines Gases, Dampfes oder Schwebstoffes in der Luft, bei der Krebsrisiko gering ist, nicht aber verhindert ist
BAT (biologischer Arbeitsstofftoleranzwert): Maß für die beim Menschen höchstzulässige Menge des Stoffes (des Metaboliten, der Stoffwechselveränderung), die keine Gesundheitsschädigung bewirkt → biological monitoring Beispiel: Bleidisposition → Messung der δ-Aminolaevulinsäure im Urin; festgelegte Grenzwerte über BAT
Arbeitsmedizinische Bedeutung: MAK und TRK bezeichnen Konzentrationen am Arbeitsplatz, BAT berufsbedingte Konzentrationen oder Veränderungen im Menschen (unterliegt auch individuellen Unterschieden); Umweltbelastungen werden über MIK (maximale Immissionskonzentration) festgelegt

Metall und Metabolite

Anorganisches Blei
Qu▷ Farben, Glas, Akkus, Recycling Altmetall
 Grenzwerte:
  δ-ALA im Urin: ♂: 15 mg/l
   ♀: 6 mg/l
  Bleigehalt im Blut: ♂: 700 µg/l
   ♀: 300 µg/l
  BAT Fe^{2+}: 0,1 mg/m³
Pa▷ Aufnahme per inhalationem; 90%ige Bindung an Erythrozyten; Hemmung der Hämsynthese durch Hemmung der δ-Aminolaevulinsäure → erhöhte Ausscheidung (δ-ALA und Koproporphyrin III) → sideroachrestische Anämie, basophile Tüpfelung (Bleiwirkung 2000–3000 µg/l; > 3000 µg/l ~ Vergiftung)

Arbeit

Arbeitsmedizin
Berufskrankheiten

Sy▷ Müdigkeit, Reizbarkeit, GI-Störung, Anämie, Bleikolorit, Bleisaum, Radialislähmung, Obstipation, Darmkrämpfe
Di▷ Färbung nach Manson, Schwarz oder Dunkelfeldbetrachtung

Organisches Blei
Qu▷ verbleites Benzin (Bleitetraethyl, Bleitetramethyl); Aufnahme inhalativ, perkutan, ingestiv
Grenzwerte: MAK Bleitetramethyl: 0,05 mg/m³
Sy▷ Vagotonie (RR↓, Hypothermie), Kopfschmerz, Tinnitus, Schlaflosigkeit, Schreckträume (Bleialkylpsychose), Tod
Th▷ Na_2-Ca-EDTA, D-Penicillamin

Quecksilber
Qu▷ Meßgeräte, Elektrotechnik, Hochvakuumtechnik, Sprengstoff, Holzschutz, Saatgutbeize; Inhalation
Grenzwerte: MAK: 0,1 mg/m³
BAT anorg. Hg (Vollblut):   50 µg/l
BAT anorg. Hg (Harn):   200 µg/l
BAT org. Hg (Vollblut):   100 µg/l
Beschäftigungsverbot für Jugendliche, Schwangere, Stillende
Pa▷ **anorganische Verbindungen**: Ablagerung in Niere, Leber
organische Verbindungen: Ablagerung in Gehirn, Fettgewebe bewirkt Eiweißdenaturierung
Sy▷ Reizung der Luftwege, GI-Symptome, Nierenversagen, Erbrechen, Diarrhoe, Schmerz
Chronische Hg-Vergiftung: Hg-Saum, Leber- und Nierenstörung
Erethismus mercurialis: ängstliche Befangenheit, Labilität, hemmungslose Erregung
Psellismus mercurialis: Stottern, verwaschene Sprache
Atkinson-Reflex: vordere Linsenkapsel mit braunem Farbreflex

Chrom
Qu▷ Galvanoindustrie, Farben, Lacke, Glas, Kunststoff, Zement; v.a. 6-wertiges Chrom
Grenzwerte: TRK: 0,1 mg/m³ (bei Lichtbogenhandschweißen), ansonsten 0,05 mg/m³; Beschäftigungsverbot für Jugendliche, Schwangere, Stillende
Sy▷ Verätzungen, Ulzera, GI-Ulzera, schmerzlose Perforation der Nasenscheidewand, Chromstaublunge → Chromatlungenkrebs
Kaliumdichromat → allergisches Kontaktekzem bei Maurern

Cadmium
Qu▷ Legierung, Galvanik, Akkus, Keramik, Farbstoffe, Zigaretten; inhalativ
Grenzwerte: TRK: 0,03 mg/m³ für Akkus, thermische Zink-, Blei- und Kupfergewinnung; ansonsten 0,015 mg/m³

Arbeitsmedizin
Berufskrankheiten

Sy▷ Kopfschmerz, Schwindel, Übelkeit, Durst, Trockenheit im Hals; Beschwerdefreiheit 2 Tage; danach Tracheitis, Bronchitis, Pneumonie, Lungenödem; oral: Gastroenterocolitis
chron.: Nieren- und Leberschäden, Atrophie und Ulzera, Anosmie, Gelbfärbung der Zahnhälse

Mangan
Qu▷ Düngemittel, Eisen-, Farben-, Feuerwerks- und Batterieherstellung
Grenzwerte: MAK: 0,5 mg/m³
Sy▷ Atemwegsreizung, Manganpneumonie, chronisch: **Manganismus** (Parkinson-Syndrom)

Thallium
Qu▷ Legierungen, Glas, Schädlingsmittel, Pharmaka, Pyrotechnik
Grenzwerte: MAK: 0,1 mg/m³
Sy▷ toxisches Allgemeinsyndrom mit Abgeschlagenheit, Verstopfung, Erbrechen, Polyneuritis, **burning feet**, PNP; später Haarausfall, **Lunulastreifen** (Fingernägel), Okulomotorius- und Optikusneuritis; psychische Störungen, Nierenfunktionsstörung
Th▷ Antidot: Berliner Blau

Vanadium
Qu▷ Reinigung von Feuerwehranlagen, Werkzeugproduktion, Katalysator, Rostumwandler
Aufnahme: ingestiv, inhalativ
Grenzwerte: MAK: 0,05 mg/m³
Vanadiumpentoxid: 0,05 mg/m³
BAT: 70 µg/g Kreatinin im Harn
Sy▷ Reizung an Haut und Schleimhaut, Augenbrennen, Schnupfen, Heiserkeit, grün-schwarze Zunge; chron.: Bronchitiden, Bronchopneumonie, Asthma

Arsen
Qu▷ Pigmente und Farben, Glas; toxisch v.a. 3- und 5-wertiges Arsen und Arsenwasserstoff
Grenzwerte: MAK Arsenwasserstoff: 0,2 mg/m³
andere Arsenverbindungen TRK: 0,1 mg/m³
Beschäftigungsverbot für Jugendliche, Schwangere, Stillende
Sy▷ krampfartiger Husten, Thoraxschmerz, Dyspnoe, GI, ZNS-Störung; allgemeines Krankheitsgefühl, Hämolyse, Dunkelfärbung des Urins, Oligo- und Anurie; Tod durch Urämie; Knoblauchgeruch
chron.: Hyperkeratose bei Kontakt, Hautpigmentierung, diffuser Haarausfall, Meesbänder; evtl. Entartung

Arbeit

Arbeitsmedizin
Berufskrankheiten

Phosphor
Qu▷ chemische und pharmazeutische Industrie, Pyrotechnik; Aufnahme: inhalativ, perkutan
Grenzwerte: MAK Tetraphosphor: 0,1 mg/m³
MAK Phosphorpentoxid: 1 mg/m³
Sy▷ **lokal**: Brandwunden und Nekrosen
systemisch: Diarrhoe, blutige Durchfälle, Schock, Leber- und Nierenschäden; **chronisch**: Leistungsminderung, Schleimhautblutungen, Osteoporose, Osteomyelitis (Kieferknochen)

Beryllium
Qu▷ Elektrotechnik, Schleif- und Schweißmaterial; Aufnahme: inhalativ
Grenzwerte: TRK: 0,005 mg/m³ (beim Schleifen); sonst 0,002 mg/m³
Sy▷ Pharyngitis, Tracheobronchitis, Berylliumpneumonie, Dyspnoe, quälender Husten, geringer Auswurf; leichtes Fieber, retrosternale Schmerzen, Zyanose, feinblasige RG
chronisch: granulomatöse interstitielle Lungenfibrose, Spontanpneumothorax

Erstickungsgase

Pa▷ **Äußere Erstickung**: Verlegung der Atemwege; Verminderung O_2 in Atemluft (CO_2, N, Methan, Propan)
Innere Erstickung: Hemmung der Atmungskette; Störung der Sauerstoffwirkung, Störung der Sauerstoffaufnahme (CO, HCN, H_2S)

Kohlenmonoxid
Qu▷ unvollständige Verbrennung
Pa▷ Hb-Affinität 300 mal höher als O_2 → innere Erstickung
Grenzwerte: MAK: 33 mg/m³; BAT: 5% COHb; schwere Raucher BAT: 10% COHb
Sy▷ Sauerstoffmangel → Tachykardie, Atemnot, Bewußtlosigkeit; Spätschäden: Hypotonie, HRST, Myokardnekrosen, Psychosen, neurologische Ausfälle, Amnesie, Lähmungen

Schwefelwasserstoff
Qu▷ Fäulnisprozesse, Geruch von faulen Eiern, Aufnahme: inhalativ
Grenzwert: MAK 15 mg/m³
Pa▷ Blockierung der Zellatmung → innere Erstickung
Sy▷ **akut**: Schleimhautreizung, Metallgeschmack, Schädigung Nerven und Herz-Kreislaufsystem; Vergiftung ab 200 mg/m³, letal ab 700 mg/m³
chronisch: allgemeine Symptome → Gewichtsabnahme, GI-Störungen, intellektuelle Einschränkung, Polyneuritiden, Spinnerauge – Keratitis punctata oder superficialis

Arbeitsmedizin
Berufskrankheiten

Lösungsmittel
- **Pa▷** Gruppe chemischer Verbindungen, die flüssige Form haben und wasserunlösliche Stoffe aufnehmen
  hohe Lipophilie: perkutane Aufnahme, Anreicherung im Nervensystem; hepatische Metabolisierung
  hohe Flüchtigkeit: inhalative Aufnahme
  zweiphasiger Verlauf: Anfluten im ZNS → Rausch; Metabolisierung, Organschädigung
- **Sto▷** Alkohole, Ketone, Azeton
  aliphatische Kohlenwasserstoffe wie Hexane und Tetrachlorkohlenstoff
  aromatische Kohlenwasserstoffe wie Benzol, Phenol, Toluol, Xylol
  halogenierte Kohlenwasserstoffe (Dichlormethan, Chloroform, Trichlorethylen)
  Ester wie Butylacetat

Schädlingsbekämpfungsmittel
- **Sto▷** organische Phosphorsäureester (E605), Carbamata: indirekte Parasympathomimetika durch Cholinesterasehemmung
  chlorierte Kohlenwasserstoffe: Bildung freier Radikale → Membranschäden an Mitochondrien und endoplasmatischem Retikulum; außerdem Bildung von Epoxid (kanzerogen) und CO; Anreicherung in Nahrungskette: DDT, DDD, PCB
  aromatische Nitroverbindungen: Hemmung der ATP-Bildung, Blockierung der oxidativen Phosphorylierung

Chemische Stoffe

Aromatische Amine
- **Ep▷** Platz 2 bezogen auf berufsbedingte Karzinome (Platz 1: Asbest)
- **Sto▷** Benzidin, b-Naphtylamin, 4-Aminodiphenyl
- **Qu▷** Farben; Aufnahme: inhalativ, perkutan
- **Sy▷** Harnwegsentzündung, rezidivierende Pyelonephritiden, Met-Hb, Blasenkarzinom

Halogenkohlenwasserstoffe
- **Qu▷** Lösungsmittel, Treibgas, Pestizid, Weichmacher, Kunststoffe
- **Sy▷** ZNS-Beschwerden (Benommenheit, Schwindel, Tremor, Lähmungen); Schleimhautreizung, Herzfunktionsstörung, Leber- und Nierenschädigung
- **Sto▷** **Dichlormethan**: Lösungsmittel
  - **Pa▷** CO-Bildung
  - **Grenzwerte**: MAK 360 mg/m^3; BAT 1 mg/l; 5% COHb
  - **Trichlorethylen (Tri)**: Aufnahme inhalativ
  - **Grenzwerte**: alter MAK noch gültig: 270 mg/m^3
    BAT Trichloethanol: 5 mg/l Vollblut
    BAT Trichloressigsäure: 100 mg/l Harn

Arbeit

Arbeitsmedizin
Berufskrankheiten

      Pa▷ bei Hitze → Kampfgasbildung, Anreicherung im Fettgewebe
      Sy▷ Irritation, narkotisierend, Rausch und Euphorie, Atemlähmung,
             kanzerogen (Grenzwert)
          chronisch HOPS; kardiotoxisch, Suchtpotential
Tetrachlorethylen (Per): weniger toxisch als Tri-, ansonsten ähnlich
      Grenzwerte: MAK 345 mg/m³, BAT 1 mg/l Vollblut
Monochlorethylen (Vinylchlorid, PVC):
      Grenzwerte: TRK 8 mg/m³; neue Anlagen 5 mg/m³
      Sy▷ Leberschäden, Splenomegalie, Osteolysen, M. Raynoud;
             kanzerogen (Hämangiosarkom der Leber)
Chlorierte zyklische Kohlenwasserstoffe (PCB):
      Qu▷ Schmiermittel, Wärmeübertragung, Elektroindustrie (Transfor-
             matoren), Weichmacher, Kunststoffe; seit 1983 verboten
      Grenzwerte: MAK für Chlor > 42% → 1 mg/m³
                     MAK für Chlorgehalt > 54% → 0,5 mg/m³
      Sy▷ **akut**: neurologische Symptome (Schwindel, Krämpfe,
             Verwirrung); **chronisch**: Chlorakne, PNP, Leberschäden
Dioxine (chlorierte zyklische Kohlenwasserstoffe, Seveso-Gift):
      Qu▷ Papierherstellung, Holzschutzmittel
      Sy▷ Vergiftung v.a. neurologisch, hepatotoxisch

Benzol und Homologe
Qu▷ Lösungsmittel, Vergaserkraftstoffversatz (50 000 t/Jahr)
      Grenzwerte: TRK für Kokerei, Tankfelder 8 mg/m³; ansonsten 3,2 mg/m³;
          Beschäftigungsverbot für Jugendliche, Schwangere, Stillende
Pa▷ Aufnahme inhalativ; 50% werden wieder ausgeatmet; Rest Umbau zu Ben-
      zolepoxid in Leber → Phenol → Dihydroxybenzol → Ausscheidung
Sy▷ ZNS-Störung, Leber- und Nierenschäden, hämatologische Schäden →
      myeloische oder unreifzellige Leukämie (Expositionsdauer 3 Monate bis 30
      Jahre)

Toluol (Methylbenzol), Xylol (Dimethylbenzol)
Qu▷ Lösungsmittel
      Grenzwerte: MAK Toluol: 190 mg/m³
                     MAK Xylol: 440 mg/m³
                     BAT Toluol: 1 mg/l Vollblut (oder 3 mg/l o-Kresol im Harn)
                     BAT Xylol 1,5 mg/l Vollblut (alternativ 2000 mg/l
                           Methylhippursäure im Harn
Pa▷ im Körper Oxidation, Kopplung an Hippursäure; Ausscheidung renal
Sy▷ neurotoxisch: Benommenheit, Müdigkeit, Erbrechen, Enzephalopathie,
      HOPS, zerebelläre und EPM-Störungen

Nitro- und Aminoverbindungen des Benzols
Def▷ Nitro: NO_2-Gruppe; Amino: NH_2-Gruppe
Qu▷ Farbstoff, Sprengstoff, Herbizide; Aufnahme inhalativ; renale Ausscheidung

Arbeitsmedizin
Berufskrankheiten

Grenzwerte: MAK Trinitrotuluol: 0,1 mg/m³
MAK Anilin: 8 mg/m³; BAT 1 mg/l im Harn

- **Sto▷** Trinitrotuluol (TNT), Nitrobenzol, Trinitrophenol, Pikrinsäure als Nitroverbindung, Anilin und Benzidin als Aminoverbindungen
- **Pa▷** MetHb-Bildung → Sauerstoffmangel, Anämie durch Hämolyse, **Heinz-Innenkörper**, z.T. hepatotoxisch, z.T. Blasenschädigung (karzinogen)
Pikrinsäure → Hautverfärbung (gelb), Trinitrotuluol → rötliche Haare

Schwefelkohlenstoff
- **Qu▷** Viskoseherstellung, Extraktion von Fetten aus Samen und Knochenabfällen; Aufnahme: inhalativ, wenig perkutan
Grenzwerte: MAK 30 mg/m³, BAT 8 mg/l Harn
- **Pa▷** Ablagerung im Nervensystem; hepatotoxisch durch Enzymhemmung
- **Sy▷** **akut**: ZNS-Wirkung → Euphorie, Erregung, Bewußtlosigkeit
chronisch: PNP, Enzephalopathie, HOPS, Leberfunktionsstörungen, Arteriosklerose

Methanol
- **Qu▷** Lösungsmittel in Farbindustrie; Aufnahme: inhalativ, perkutan, per os
Grenzwerte: MAK 260 mg/m³, BAT 30 mg/l Harn; 30 ml tödlich
- **Pa▷** Umwandlung in Ameisensäure → Azidose
- **Sy▷** **akut**: hepato- und nephrotoxisch, Sehstörungen, Atmungslähmung
- **Th▷** Gabe von Ethylalkohol um Umbau zu Ameisensäure zu verzögern

Organische Phosphorsäureverbindungen
- **Qu▷** Lösungsmittel, Weichmacher, Kunststoffindustrie, Schädlingsbekämpfung; Aufnahme: inhalativ, oral
Grenzwerte: BAT Acetylcholinesteraseaktivität < 70%
BAT p-Nitrophenol im Harn: 500 µg/l
MAK Parathion 0,1 mg/m³
- **Pa▷** Cholinesterasehemmer → indirektes Parasympathomimetikum → vagale Reaktion
Antidot: Obidoxim oder Atropin
- **Sy▷** enge Pupillen, Bronchospasmus, erhöhte Magen-Darm-Peristaltik; Kolik, Durchfall, Erbrechen, Hypersekretion

Fluor und Verbindungen
- **Qu▷** Flußsäure, Glasherstellung, Galvanisierung, Aluminiumgewinnung, Metallverarbeitung; Aufnahme: perkutan, inhalativ
Grenzwerte: MAK F_2 0,2 mg/m³, BAT 7 mg/g Krea bei Schichtende
- **Sy▷** **akut**: Verätzungen, tiefe Gewebsnekrosen; Tränenfluß, pulmonale Symptome → Bronchitis bis Lungenödem
orale Aufnahme: blutiges Erbrechen, Diarrhoe, Leber-/Herz-, Nierenschädigung

Arbeitsmedizin
Berufskrankheiten

chronisch: Störung des Ca-Stoffwechsels → Fluorose; rheuma-ähnliche Symptome, Osteoporose + Osteosklerose (v.a Becken, WS); Verkalkung des Bandapparates
Th▷ Antidot: Calciumglukonat

Salpetersäure
Qu▷ Sprengstoffherstellung, Nitroglycerin
Grenzwerte: MAK Nitroglycerin 0,5 mg/m³
BAT 1,2-Gylcerindinitrat 0,5 µl/l im Serum an Schichtende
Pa▷ Vasodilatation → RR (diast.) ↓
Sy▷ Kopfschmerz, Brechreiz, Schwindel, Schlafstörung (kann am Wochenende besser werden); Gewöhnung → Montagskrankheit

Halogenierte Alkyl-, Aryl- oder Alkylaryloxide
Qu▷ Pflanzen- und Holzschutzmittel, Desinfektion, Epoxidharzherstellung, Kleber; Aufnahme: inhalativ
Sy▷ Chlorhydrine: lokale Reizwirkung, Asthma, Lungenödem
Chlorphenole (PCB): ZNS und Leberschäden, Chlorakne
Dichlordimethyläther: Bronchialkarzinom
Dioxine: hepatotoxisch, ZNS-Schäden

Halogenierte Alkyl-, Aryl- oder Alkylarylsulfide
Qu▷ Kampfgas, Senfgas, Lost; Aufnahme: inhalativ
Sy▷ Bronchitiden, Lungenödem, GI-Störung, Nephritiden; Blasen und Ulzera der Haut

Benzochinon
Qu▷ Zwischenprodukt bei Produktion von Hydrochinon (Antiseptikum, Entwickler)
Grenzwert: MAK 0,4 mg/m³
Sy▷ Reizung von Konjunktiven, Kornea → irreversibler Astigmatismus

p-t-Butylphenol
Qu▷ Klebstoffe, Kunstharze, Lacke, Emulgator, Antioxidans
Grenzwerte: MAK 0,5 mg/m³, BAT 2 mg/l im Harn
Sy▷ Leberfunktionsstörung, Schilddrüsenstoffwechselstörung, symmetrische vitiligoartige Depigmenierungen (Handrücken, proximale Extremität)

Erkrankungen der Zähne durch Säuren

Mineralische Säuren: Salzsäure, Schwefelsäure, Salpetersäure
Qu▷ Batterie, Zinkelektrolyse
Organische Säuren: Ameisensäure, Essig-, Oxal-, Wein- und Zitronensäure
Qu▷ Textilindustrie
Grenzwerte: MAK Ameisensäure: 9 mg/m³
MAK Essigsäure: 25 mg/m³

Arbeitsmedizin
Berufskrankheiten

Physikalische Einwirkung

Sehnenscheidenerkrankungen
Arbeitsmedizinische Aspekte: vorübergehende Arbeitsunfähigkeit; nur 1% der Meldungen rein beruflich anerkannt und entschädigt; Prophylaxe
- **Pa**▷ v.a. Handgelenke, Unterarm
- **Sy**▷ Bewegungsschmerz, Schwellung, Druckempfindlichkeit, Knirschgeräusch

Meniskusschaden
- **Pa**▷ knieende Tätigkeit (Bergleute, Fliesenleger)
- **Sy**▷ Schmerzen beim Laufen, Knackgeräusch in Knien

Druckluftwerkzeuge
Arbeitsmedizinische Aspekte: mindestens 2 Jahre Tätigkeit für Anspruch; durchschnittlich nach 10 Jahren; jährlich 200 neue Fälle
- **Pa**▷ Erschütterungen; v.a. bei Bauarbeitern
- **Sy**▷ degenerative Veränderungen an Os lunatum, Os naviculare, Ellenbogen, Schultergelenk

Vibrationsbedingte Durchblutungsstörungen der Hände
- **Pa**▷ Schwingungsfrequenz 20–800 Hz (Bohrer, Sägen, Fräsen, Schleifen)
- **Sy**▷ Durchblutungs- und Sensibilitätsstörungen; v.a. bei Kälte, Nikotin; Raynoud-Symptomatik

Chronische Schleimbeutelerkrankungen
- **Pa**▷ dauernd knieende Tätigkeit, selten Ellbogen; OP
- **Sy**▷ Schwellung, Schmerz, chron. Bursitis praepatellaris oder Bursitis olecrani

Drucklähmung der Nerven
- **Pa**▷ arbeitsbedingte Fehlhaltungen
- **Sy**▷ Lähmungen N. ulnaris, N. fibularis

Abrißbrüche der Wibelfortsätze; Schipperkrankheit
- **Pa**▷ ungeübte, langandauernde Schaufelarbeiten → Schipperkrankheit
- **Sy**▷ Ermüdungsbruch meist C7, Th1

Bandscheibenvorfall
Arbeitsmedizinische Aspekte: schwierige Differenzierung als reine tätigkeitsbedingte Erscheinung (Kausalkette)
- **Pa**▷ HWS, LWS; bei Tragen, Heben, Pflege, Bau, Bergleute
  Vibrationsbedingte Bandscheibenleiden: Fahren von Baggern, Schleppern, Kettenfahrzeugen im Sitzen

Arbeit

Arbeitsmedizin
Berufskrankheiten

Lärm

Arbeitsmedizinische Aspekte:
    ab 85 dB persönliche Gehörschutzmittel
    ab 90 dB Kennzeichnung als Lärmbereich
    relevant für Anerkennung ist Hörverlust von 40% auf besserem Ohr

Pa▷ Schäden ab 80 dB; ab 120 dB Schäden nach Minuten; ab 140 dB sofort (Knalltrauma)

Sy▷ irreversible Innenohrschwerhörigkeit durch Zerstörung der Haarzellen
    Stadium I: TTS (temporary threshold shift): reversible Hörschwellenverschiebung)
    Stadium II: PTS (permanent threshold shift): irreversible Hörschwellenverschiebung
    Verlauf:
    Beginn: Störung im Hochtonbereich ~ 4–6 kHz; Sprache normal bei 1–3 Hz
    wenn Störung > 16 Std. → Hörerschöpfung
    wenn Störung > 1 Jahr → Lärmschwerhörigkeit
    Phasen:
    Gewöhnung – Kompensation (zwar verschlechtert, aber keine signifikante Verschlechterung) – Zusammenbruch (rapide Verschlechterung) – Sättigung (keine weitere Verschlechterung)

Di▷ Audiogramm (C_5-Senke i.Ggs. zu Altersschwerhörigkeit, bei der hohe Frequenzen gestört sind)
    kein Unterschied Knochen- zu Luftleitung
    SISI-Test für BG notwendig (Rekruitment)

Ionisierende Strahlen

Arbeitsmedizinische Aspekte: Strahlenschutz- und Röntgenverordnung

Ein▷ **Stochastische Schäden**: Schaden muss nicht zwangsläufig eintreten (z.B. Leukämie, Tumoren)
    Nicht-stochastische Schäden: deterministische Schäden, treten sicher auf, dosisabhängig

Sy▷

Dosis (Gy)	Sofortsymptome	Spätsymptome
1–2	Erbrechen, Durchfall	nach 4 Wochen reversible Granulozytopenie, Thrombozytopenie
2–4,5	Schwindel, Übelkeit, Erbrechen, Lymphozyten ↓ $0,5 \times 10^9$/l	nach 3–4 Wochen Fieber, Hämorrhagien, Infekte, Granulozytopenie, Thrombozytopenie
4,5–9	unstillbares Erbrechen, Schwindel, Fieber, Lymphozyten ↓ $0,5 \times 10^9$/l	nach 1 Woche Hämorrhagien, Diarrhoe, Haarausfall, Erytheme, schwere Granulo- und Thrombozytopenie
9–16	unstillbares Erbrechen, Schock, Fieber, Bewußtseinsstörung, Lymphozytopenie, Granulozytose	nach Stunden Diarrhoe, Schleimhautulzeration; ab 5. Tag schwere Granulo- und Thrombozytopenie
>16	Kreislaufkollaps, Diarrhoe, Blutungen	sofort: Koma, GI-Symptome, kurzfristig letal

Arbeitsmedizin
Berufskrankheiten

Natürliche Strahlenexposition
insgesamt effektive Dosis ca. 2 mSv/a:
- kosmische Strahlung: 0,3 mSv/a
- terrestrische Strahlung (Erde, Luft, Wohnung):
  ca. 1,1 mSv/a (in Haus: 0,9 mSv/a, im Freien: 0,2 mSv/a
- Inkorporation natürlicher radioaktiver Stoffe (K40, C14): ca. 0,3 mSv/a

Zivilisatorische Strahlenbelastung
effektive Dosis ca. 2,5 mSv/Jahr
- Medizin: ca. 2 mSv/a (Radiographie: 90%, Nuklearmedizin: 4%, Strahlentherapie: 6%)
- Forschung, Kernkraftwerke: ca. 0,01 mSv/a (Messung durch Betreiber!)
- Berufliche Strahlenexposition: bis zu 2 mSv/a (Flugpersonal!)
- Kernwaffenversuche: ca. 0,01 mSv/a (2000)

Grenzwerte für berufliche Exposition
Beruflich strahlenexponierte Personen: Alle Personen, die aufgrund ihres beruflichen Kontaktes mit ionisierenden Strahlung Ganzkörperdosen von mehr 1 mSv/a erhalten
Untergliederung je nach Höhe der Exposition:
   Kategorie A: 6–20 mSv/Jahr
   Kategorie B: 1–6 mSv/Jahr

Maximale Dosis bei Teilkörperbestrahlung für beruflich Strahlenexponierte

Organ	Kategorie A	Kategorie B
Keimdrüsen, Gebärmutter, rotes Knochenmark	50 mSv	15 mSv
Dickdarm, Lunge, Augenlinse	150 mSv	45 mSv
Schilddrüse, Knochenoberfläche	300 mSv	90 mSv
Haut, Extremitäten, Hände, Unterarme, Knöchel	500 mSv	150 mSv

Arbeitsbereich	Strahlenbelastung (40 Wochenstunden)
außerbetrieblicher Überwachungsbereich	bis 1 mSv/a
innerbetrieblicher Überwachungsbereich	1–6 mSv/a
Kontrollbereich	6–20 mSv/a
Sperrbereich	> 3 mSv/h, Aufenthaltsverbot

Infektionserreger

Zoonosen
Ät▷ **Risikogruppen**: Landwirt, Schlachthof, Tierärzte, Labor
Err▷ Brucellose, Erysipeloid, Salmonellose, Leptospirose, TBC, Tollwut, Psittakose, Listeriose, Toxoplasmose, Echinokokkose

Wurmerkrankungen von Bergleuten
Err▷ Ankylostoma duodenale, Strongyloides stercoralis

Arbeitsmedizin
Berufskrankheiten

Tropenkrankheiten
Err▷ Amöbiasis, Malaria, Bilharziose, Filariose

Anorganische Stäube

Def▷ **Staub**: fein verteilte Feststoffe mit Korngröße bis 200 µm
Pneumokoniose: Ablagerung von Staub in der Lunge
Pa▷ Schwere abhängig von Expositionsdauer, Konzentration, Teilchengröße
Unterteilung in aerodynamische Größe / geometrische Größe
aerodynamischer Durchmesser: bis 10 µm → alveolargängig
< 0,05 µm → wieder exhaliert
> 10 µm → Nasen-Rachen-Raum
Sy▷ Atemwegs- und / oder Lungenerkrankung
lange Exposition → CURS (chronisch unspezifische respiratorisches Syndrom)
Di▷ Anamnese, Rö; Klassifizierung nach ILO (International Labour Office) rein deskriptiv

Silikose (Quarzstaublunge)
Qu▷ Bergleute, Kohle, Emaille
Arbeitsmedizinische Aspekte: MdE nur bei funktioneller Einbuße
MAK für Feinstäube aus Quarz: 0,15 mg/m³
Pa▷ Phagozytose durch Makrophagen, zerfallen; erneute Phagozytose → hyalinschwielige Granulome (Silikoseknötchen), Fibrose
Sy▷ primär restriktive Lungenerkrankung; im Verlauf auch obstruktiv; Beeinträchtigung des Gasaustausches; kardiopulmonale Insuffizienz; Dyspnoe, Husten, Auswurf
Di▷ Anamnese, LuFu, Rö (früh: multiple, kleine Schatten, Streifen; später Schrotkorn, Schneegestöber, Honigwabe)

Silikotuberkulose
Pa▷ Silikose zusammen mit TBC
Sy▷ Exazerbation
Th▷ wie TBC sowie Behandlung einer ggfs. zusätzlichen COPD

Asbestose
Arbeitsmedizinische Aspekte: häufigster Tumor Pleuramesotheliom; MdE nur nach Funktionseinbuße; Einsatz von Asbest verboten
Qu▷ Isoliermaterial, Bremsbeläge, Dichtungen, Filter, Feuerhemmung
Sto▷ **Asbest**: faseriges Material (Magnesiumsilikat: Weißasbest; Natriumeisensilikat: Krokydolith, Blauasbest): Dicke 0,1 µm, Länge 250 µm
Pa▷ z.T. alveolargängig → Phagozytose, Silikate ragen aber aus Makrophagen heraus → Beschädigung des Lungeninterstitiums → Fibrose, Tumorinduktion
Histologie: Fremdkörperriesenzellen, Asbestosekörperchen
Anfärbbarkeit mit Berliner Blau

Arbeitsmedizin
Berufskrankheiten

- **Sy▷** Reizhusten, schleimiger Auswurf, Belastungsdyspnoe
- **Di▷** feinblasiges Knisterrasseln; Beginn restriktive Ventilationsstörung, später kombiniert; ILO-Klassifikation; Rö (multiple, zum Netz verbundene Streifenschatten sowie Fleckschatten, Pleuraplaques)

Mesotheliome
Arbeitsmedizinische Aspekte: bei Pleuramesotheliom und Nachweis der Kontamination mit Asbest muß keine Asbestlunge vorliegen, um Anspruch geltend zu machen. MAK und TRK-Werte existieren nicht; maximale Sicherheitsmaßnahmen; bei < 15 000 Fasern/m³ müssen keine Maßnahmen erfolgen
- **Pa▷** durch Asbestose v.a. von Fasern mit Länge > 10 µm, Dicke 0,3 µm (Krokydolith, blaues Asbest), lange Latenzzeit von 10–15 Jahren bei Rauchern auch Bronchial-Ca
- **Sy▷** Verklebungen, Pleuraerguß → Dyspnoe, Schmerzen

Aluminium
- **Pa▷** diffus interstitielle Lungenfibrose mit starker Schrumpfungsneigung (Korundschmelzerlunge), Pneumothorax; CURS

Metallstäube
- **Sto▷** Wolfram, Titan, Kobalt, Chrom
- **Sy▷** Husten, Dyspnoe, Beginn: restriktive Ventilationsstörung; später CURS
- **Di▷** Rö: unregelmäßige, streifige Verdichtungen v.a Ober- und Mittelfeld

Thomasmehl (Thomasphosphat)
- **Pa▷** primär obstruktive Lungenerkrankung
- **Sy▷** Katarrh, Herdverschattungen; später Lungenfibrose

Nickel
Grenzwert: TRK: 0,5 mg/m³; bei atembaren Tröpfchen 0,05 mg/m³
Beschäftigungsverbot für Jugendliche, Schwangere und Stillende
- **Pa▷** ungiftig, aber stark kanzerogen (Ausnahme Nickelzyanid), stark allergisierend

Kokereirohgase
- **Qu▷** Verbrennung organischen Materials unter Sauerstoffmangel → u.a. polyzyklische aromatische Kohlenwasserstoffverbindungen
- **Wi▷** kanzerogen

Organische Stäube
Exogen-allergische Alveolitis
- **Pa▷** Inhalation → Immunreaktion Typ III
- **Sy▷** verzögertes Auftreten der Symptome nach 3–24 h: Husten, Dyspnoe, Fieber, feinblasige RG; v.a. restriktive Lungenerkrankung; chronisch Fibrose
- **Di▷** inhalative Provokationstest, Rö (fleckförmige Lungeninfiltrate), Hauttestung sind nutzlos

Arbeit

Arbeitsmedizin
Berufskrankheiten

Baumwoll-, Rohflachs- oder Rohhanfstaub
Pa▷ Alveolitis mit obstruktiver Ventilationsstörung (Byssinose); Histaminfreisetzung aus Mastzellen; charakteristische Montagserkrankung nach expositionsfreiem Wochenende
Sy▷ Abgeschlagenheit, Dyspnoe, Husten, Auswurf

Eichen- oder Buchenholz
Pa▷ Adenokarzinome der Nasenschleimhaut, Nasennebenhöhlen durch Holzinhaltsstoffe (nicht durch Konservierungsstoffe); Latenzzeit: 40 Jahre

Obstruktive Atemwegserkrankungen

Durch allergisierende Arbeitsstoffe
Pa▷ Mehl, Getreide, Haare, Federn, Pilzsporen, Hölzer → Typ I-Reaktion (IgE), selten Typ III-Reaktion (IgG)
Sy▷ Rhinitis, Niesen, Asthma
Bronchospasmus, Ödem der Bronchialschleimhaut, obstruktive Dyspnoe
Sekundärkomplikationen: Emphysem, Cor pulmonale, hyperreagibles Bronchialsystem
Di▷ Anamnese; IgE-Nachweis mittels RAST (Radio-Allergo-Sorbent-Test), Provokation
Th▷ Allergenkarrenz, Fenoterol (β-Mimetika), Cortisonspray

Durch chemisch-irritativ oder toxisch wirkende Arbeitsstoffe
Pa▷ **hohe Wasserlöslichkeit** → Auge, oberer Atemwege, Pharnyx
  Sto▷ F, Cl, Br, Ammoniak, SO_2, Formaldehyd, Diisocyanate, Säuredämpfe
  geringe Wasserlöslichkeit → tiefe Atemwege, Lunge → Lungenödem
  Sto▷ Ozon, Phosgen, Stickoxide, Nickelkarbonyl, Äthylenimin, Dimethylsulfat
Sy▷ **akut**: durch Reizung → Ödem
chronisch: bei COPD

Hautkrankheiten

Allergisches Kontaktekzem
Sto▷ Nickel, Chromate, Kobalt, Arsen, Gummi, Weichmacher, Formaldehyd, Desinfektionsmittel, Haarfärbemittel, Arznei
Pa▷ Typ IV-Reaktion (T-Zell-vermittelt), selten Typ I-Reaktion
Sy▷ initial Rötung, ödematöse Schwellung, Papeln, Pusteln, Blasenbildung, Krustenbildung, lamellöse Desquamation, Resterythem, Restitutio ad integrum

Arbeitsmedizin
Begutachtungskunde

Toxisches Kontaktekzem
Sto▷ Säuren, Laugen, Lösungsmittel, Desinfektions-, Reinigungsmittel, Mineralöle, Lacke
Pa▷ toxische Wirkung des Stoffes → Ätzung, Ablösung der Haut durch Lösemittel
Sy▷ Rötung, Blasenbildung, Erosion, Krusten, Schuppen

Berufsakne
Pa▷ Mineralöle, Chlorderivate aromatischer Kohlenwasserstoffe
Sy▷ typische Akne an untypischen Stellen, die nicht talgdrüsenreich sind

Abnutzungsdermatosen
Pa▷ chronisches kumulativ-toxisches Kontaktekzem durch unterschwellige Reize; Entstehung nur durch stete Wiederholung
Sy▷ schmerzhafte Rhagaden, Bläschen, Krusten, Lichenifikation, Sensibilisierung

Ruß, Rohparaffin, Teer, Anthrazen, Pech
Pa▷ kanzerogen; akut-dermatitische oder chronisch-ekzematöse Reaktionen; später Follikulitis, Pigmentierung; Keratosen als Präkanzerosen → Spinaliome

Begutachtungskunde

Begriffe

Arbeitsunfähigkeit: Betroffene ist nicht oder nur unter Verschlechterung seines Zustandes in der Lage, seine Erwerbstätigkeit auszuüben
Berufsunfähigkeit: Erwerbsfähigkeit ist im Vergleich zu gesunden Kollegen <50%
Erwerbsunfähigkeit: Betroffener ist auf absehbare Zeit nicht in der Lage eine Erwerbstätigkeit regelmäßig auszuüben
Minderung der Erwerbsfähigkeit (MdE):
- wenn vorher erwerbstätig: MdE 100% (auch bei vorbestehender Schädigung, wenn aber vorher keine MdE)
- Ermittlung der Differenz vor und nach Ereignis, keine einfache Addition der % MdE

Arbeitsmedizin
Begutachtungskunde

- MdE > 100% möglich; ab MdE 20%: Rente
- Anhaltswerte:

Verlust der dominanten Hand:	MdE 60%
Verlust des Beines ab Hüfte:	MdE 80%
Verlust beider Beine:	MdE 100%
Verlust aller Zehen am Fuß:	MdE 20%
Einseitiger Hörverlust:	MdE 15%
Verlust der Sehkraft auf beiden Augen:	MdE 100%
Posttraumatische Epilepsie:	MdE 20–100%
Bronchopulmonaler Erkrankungen:	MdE 30–100%

Kausalität

Zivilrecht: Kausalität ist anzunehmen, wenn üblicherweise Schadensursache eingetretenen Schaden herbeiführt (**Adäquanztheorie**)

Strafrecht: Ein Ereignis wird dann durch eine Handlung verursacht, wenn die Handlung nicht hinweggedacht werden kann, ohne daß der Erfolg entfiele (Conditio sine qua non) (**Äquivanlenztheorie**)

Sozialrecht: Theorie der wesentlich mitwirkenden Ursache (wesentliche Bedingung)

Kausalität: Kausalkette: versicherte Tätigkeit – Unfallereignis – Gesundheitsschaden
  - **Haftungsbegründende Kausalität**: versicherte Tätigkeit war Anlaß für Ereignis
  - **Haftungsausfüllende Kausalität**: Gesundheitsschaden durch Berufskrankheit
  - **Wahrscheinlichkeiten der Kausalzusammenhänge**: sicher – zweifelsfrei (kein begründeter Zweifel) – wahrscheinlich – möglich (nicht auszuschließen)

Zusammenhang i.S. einer Entstehung: erstmalig, unabhängig von Disposition

Zusammenhang i.S. einer Verschlimmerung: klinisch-funktioneller Vorschaden; Einteilung in: vorübergehend, anhaltend begrenzt und richtunggebend

Schadenseinteilung:

Vorschaden:	vor Ereignis
Restschaden:	Teil des Schadens, der sich nicht mehr beheben läßt
Folgeschaden:	Schaden, der durch das Ereignis entsteht
Nachschaden:	Gesamtschaden nach dem Ereignis

Arbeitsmedizin
Arbeitsunfälle

Arbeitsunfälle

Unfallanalyse

Wegeunfall: kausaler Zusammenhang zwischen Weg und versicherter Tätigkeit; kein Umweg

Arbeitsunfall: plötzliches, von außen einwirkendes Ereignis infolge eines Arbeitsvollzuges, das unfreiwillig eine Gesundheitsschädigung hervorruft

Direkte Unfälle: persönliche Unfallursachen → Nichtbenutzen von Sicherheitsvorkehrungen, mangelnde Instandsetzung, Ignorieren von Sicherheitsvorschriften, mangelnde Zusammenarbeit, Unordnung, Fahrlässigkeit

Indirekte Unfälle: Umwelteinflüsse, körperlich-psychische Eigenschaften (Leichtsinn, Übermüdung, Probleme → körperlich-geistige – nervöse Schwäche)

Arbeitsmedizinische Aspekte: Frauen seltener betroffen, junge und unerfahrene Arbeiter häufiger betroffen; meist sachliche Mängel, 15–20% Alkohol als Ursache;
50% der Fälle Hände betroffen, 15% der Fälle Füße betroffen, Rest übrige Regionen

Unfallbehandlung und rechtliche Abwicklung

Durchgangsarzt (D-Arzt):
Ermächtigung durch Berufsgenossenschaft; meist Chirurgen; Entscheidung, ob Behandlung berufsgenossenschaftlich oder kassenärztlich

Heilverfahrensarzt (H-Arzt):
arbeitet ergänzend zu D-Arzt; ist von der Vorstellung seiner Patienten beim D-Arzt befreit

Verletzungsarten:
– mechanische Verletzungen (häufig)
– Verbrennungen, Verbrühungen → Körperschutzmaßnahmen?
– elektrische Unfälle, ionisierende Strahlung, nichtionisierende Strahlung
– chemische Substanzen → Säuren oder Laugen

Erste-Hilfe-Maßnahmen:
Betriebsarzt hat für ausreichend Ersthelfer zu sorgen (5–10%), Betriebssanitäter ab 500 Mitarbeiter; jede Hilfeleistung muß im Verbandbuch eingetragen werden

Arbeitsunfälle als Exazerbation bestehender chronischer Leiden:
Streß: Angina pectoris → Herzinfarkt (Hypertonus → Apoplex)
Motorik: Diskushernie, Meniskusschaden bei vorgeschädigtem Bewegungsapparat
Intoxikation: Exazerbation einer chronischen Hepatitis, Zirrhose
es muß ein kausaler Zusammenhang nachweisbar sein

Arbeit

Arbeitsmedizin
Arbeitsunfälle

Bestehende chronische Leiden als Risikofaktor oder Teilursache bei Arbeitsunfällen:
- **Epilepsie**: keine Fahr-, Steuer-, oder Überwachungstätigkeit, keine Dachdecker
- **Diabetes mellitus**: keine Fahr-, Steuer-, oder Überwachungstätigkeit
- **Hypertonus** und **KHK**: keine Fahr-, Steuer-, oder Überwachungstätigkeit, kein Akkord, körperliche Anstrengung, Streß
- **Suchterkrankungen**

Statistik

Biomathematik und medizinische Statistik

Beobachtungen und Experiment	**1190**
Grundlagen	1190
Planung von Beobachtungen und Experimenten	1190
Untersuchungsmerkmale	1191
Darstellung und Beschreibung von Studienergebnissen	1193
Eindimensionale Häufigkeitsverteilungen	1193
Zweidimensionale Häufigkeitsverteilungen	1194
Wahrscheinlichkeit	**1195**
Grundbegriffe	1195
Wahrscheinlichkeitsverteilungen	1195
Anwendungen der Wahrscheinlichkeitsrechnung in der Medizin	1196
Statistisches Schätzen	**1197**
Statistisches Testen	**1197**
Prinzipien des statistischen Schließens	1197
Testverfahren	1198
Typische Anwendungsbeispiele	**1199**
Klinische Forschung	1199
Medizinisch-experimentelle Forschung	1200
Prinzipien der therapeutischen Prüfung	**1200**
Vorprüfung auf Verträglichkeit und Wirksamkeit	1200
Maßzahlen für unerwünschte Wirkungen	1200
Studientypen	1201
Epidemiologische und statistische Grundbegriffe	**1201**
Grundlagen der medizinischen Informatik	**1202**
Informationssysteme in der Medizin	1202
Medizinische Dokumentation	1202

Biomathematik und medizinische Statistik

Beobachtungen und Experiment

Grundlagen

Grundbegriffe für Experimente
Prüf- und Kontrollgruppe: parallele Zusammensetzung
Zielgröße: untersuchtes Merkmal
Einflußgröße: Faktor, der untersuchtes Merkmal beeinflusst
Störgröße: nicht quantifizierbare Einflussgröße
Repräsentative Stichprobe: Ziel- und Einflußgrößen im gleichen Verhältnis zu Grundgesamtheit; ansonsten **selektive Stichprobe**

Prinzipien
Spontane Beobachtung: Erkennen eines Phänomens; keine objektive Erfassung von kausalen oder statistischen Zusammenhängen
Systematische (geplante) Beobachtung: gezielte Beobachtung einzelner Merkmale; statistische Auswertung
Experiment: Beobachtung unter kontrollierten Bedingungen; kontrollierte Variation von Einflussgrößen

Ereignisse
Deterministische Ereignisse: Ereignis ist exakt und stetig reproduzierbar; bedarf keiner Statistik (z.B. ein Apfel fällt immer mit berechenbarer Geschwindigkeit zu Boden)
Zufällige Ereignisse: Ereignisse unterliegen bekannten und unbekannten Einflüssen

Hypothesen
Prinzip des deduktiven Schluss: Von der Grundgesamtheit wird auf die Verteilung in einer Stichprobe geschlossen (Wahrscheinlichkeitsrechnung)
Prinzip des induktiven Schluss: Von einer Stichprobe wird auf die Grundgesamtheit geschlossen

Planung von Beobachtungen und Experimenten

Grundprinzipien
Methoden zur Auswahl von Beobachtungseinheiten
    Totalerhebung: Volkszählung
    Teilerhebung: Stichprobe
    zufällige Auswahl: Auswahl über Telephonbuch, Los, Straßenerhebung; Gefahr systematischer Fehler
    stratifizierte Auswahl: geschichtete Auswahl, d.h. Schichtung nach Alter, Sozialstatus, Familienstand

Biomathematik und medizinische Statistik
Beobachtungen und Experiment

Statistik

Behandlungszuteilung bei kontrollierten Studien
    Randomisierung: zufällige Verteilung der Behandlung
    Stratifikation: Einteilung der Probanden in Schichten (Alter, Geschlecht, Gesundheitsstatus)
Strukturgleichheit: vergleichbare Zusammensetzung beider Gruppen
Beobachtungsgleichheit: Erfassung der Gruppen nach gleichem Schema möglichst Doppelblinduntersuchung

Studientypen
Einteilung nach Zeitpunkt der Erfassung
Transversalstudie: Querschnittsstudie (Erfassung verschiedener Gruppen zu einem Zeitpunkt (Querschnitt)
Longitudinalstudie: Erfassung einer Gruppe zu unterschiedlichen Zeitpunkten (Verlauf)
Retrospektive Studie: Auswertung bereits vorhandener Daten (Patientenakten)
Prospektive Studie: Kohortenstudien (gezielte Erfassung und Auswertung von Daten)
Kontrollierte Studie: z.B. Vergleich zweier Medikamente an zwei stratifizierten Patientengruppen

Einteilung nach Intervention und klinische Studien
Fall-Kontroll-Studie: Vergleich erkrankter Personen (Fälle) gegenüber Gesunden (Kontrolle)
Kohortenstudie: gezielte Erfassung und Auswertung von Daten gesunder Probanden
Prospektive Kohortenstudie: Klassifikation zu Beginn: Exponierte/Nichtexponierte
Interventionsfallstudie: quasi experimentelle Langzeitstudie
    Untersuchung bei Weglassen der Risikofaktoren → Effekt auf Gesundheit
Beobachtende Studien: deskriptiv oder analytisch
Experimentelle Studien: Untersuchung der Veränderungen durch gezieltes Eingreifen; Kontrollgruppe

Untersuchungsmerkmale

Merkmalsstrukturen	Beispiele
Merkmalsträger	Mensch
Merkmal	Blutgruppe
Merkmalsausprägung	ABO
Messwert	Agglutinationsreaktion
Merkmalstypen	
Zielvariable	Blutdruck
Einflußvariable	Gesundheitsstatus, Grunderkrankungen
Begleitvariable	Geschlecht, Alter

Biomathematik und medizinische Statistik
Beobachtungen und Experiment

Merkmalsskalierung

qualitativ	Geschlecht, Nationalität
quantitativ	
diskret	nur bestimmte Zahlenwerte (z.B. ganze Zahlen)
stetig	kann jeden Zahlenwert innerhalb bestimmter Grenzen annehmen (Körpergewicht)
nominal	qualitative Merkmale werden Zahlenwerten zugeschrieben
ordinal	quantifizierbare Werte, bei denen Zahlenwert und Reihenfolge korreliert sind
klassiert	Einteilung quantifizierbarer Werte in Gruppen (wie Körpergewicht Einteilung in übergewichtig, normal, untergewichtig)

Durchführung statistischer Tests
1. Nullhypothese: Testergebnisse sind Zufallsprodukte
2. Alternativhypothese: Testergebnisse spiegeln Grundgesamtheit wieder
3. Signifikanz festlegen
4. Testverfahren auswählen:

Testverfahren für	unverbundene Stichproben	verbundene Stichproben
Normalverteilung	Student-t-Test für unverbundene Stichproben	Student-t-Test für verbundene Stichproben
unbekannte Verteilung	Wilcoxon-Test, U-Test	Wilcoxon-Test
nur qualitative Werte	Vierfeldertest	Vierfeldertest
Vergleich mehrerer Stichproben	Varianzanalyse	Varianzanalyse
Abhängigkeit zweier Merkmale		Chi-Quadrat-Test

5. Prüfgröße errechnen

Störfaktoren
Zufall
Zusammenstellung der Probandengruppe (Auswahlkriterien, -verfahren) →
Ergebnisverzerrung (sogenannte Bias)
Störvariable (Confounder: nichtbeachtete Größen mit Einfluß auf das Ergebnis)

Statistische Beziehung und Ursache-Wirkungsbeziehung
Kausaler Zusammenhang:
    Ursache-Wirkungsbeziehung und statistischer Zusammenhang
    Dosis-Wirkungsbeziehung, Alles- oder Nichts-Gesetz
    direkte und indirekte Beziehungen (RR↑ → Arteriosklerose → KHK)
Zusammenhang:
    Nachweis nur unter kontrolliertem Experiment möglich; Angabe von Stärke, Konsistenz, zeitlicher Abfolge, Spezifität, biologische Plausibilität und Persistenz

Biomathematik und medizinische Statistik
Beobachtungen und Experiment

Statistik

Arten von Zusammenhängen:
Artefakte; unechte Zusammenhänge → systematische Fehler
sekundäre Zusammenhänge → gemeinsamen Faktor von Merkmal und Krankheit
kausale Zusammenhänge (Ursache-Wirkungsbeziehung)

Darstellung und Beschreibung von Studienergebnissen
Eindimensionale Häufigkeitsverteilungen

Häufigkeiten
- **Absolute Häufigkeit**: Angabe der absoluten Zahl
- **Relative Häufigkeit**: Angabe von Prozent der Erkrankten der Grundgesamtheit
- **Summenhäufigkeit**: Summe von Häufigkeiten aufeinanderfolgender Werte

Mathematische Grundbegriffe

Arithmetisches Mittel: Summe der Messwerte geteilt durch Anzahl

Modalwert: häufigster Wert

Quantile: Wert, der eine der Größe nach geordnete Reihe teilt (Median, Quartile, Quintile)

Median: mittlere Zahl einer der Größe nach geordneten Zahlenreihe; entspricht 50%-Quantil

Streuungsmaße:
- **Spannweite** (Range): Differenz zwischen größtem und kleinstem Wert
- **Varianz** (s^2): Streuung der Einzelmesswerte um ihren Mittelwert; entspricht Summe der Abweichung jedes Wertes vom Mittelwert zum Quadrat durch Anzahl der Werte
- **Standardabweichung**: Maß für die Abweichung der Einzelmesswerte um ihren Mittelwert; ergibt sich aus Quadratwurzel der Varianz
  Mittelwert ± 1 s → 68%
  Mittelwert ± 2 s → 95%
  Mittelwert ± 3 s → 99,5%
- **Variationskoeffizient**: Abweichung des arithmetischen Mittels zur Standardabweichung
- **Schiefe**: Beschreibung der Einzelmesswerte in der Häufigkeitsverteilung

Überlebenszeitverteilungen:
- **Kaplan-Meier-Schätzer**: Schätzung der Überlebenszeit aus Überlebenskurven

Graphische Darstellungen:
Kreisdiagramm, Stabdiagramm, Histogramm (Blockdiagramm)
Box Plot: Eintragung von Maximal- und Minimalwert, 1. und 3. Quartil und Median
Empirische Verteilungsfunktion: Division der Häufigkeitssummen durch 100

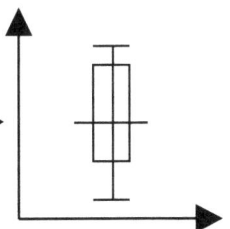

Biomathematik und medizinische Statistik
Beobachtungen und Experiment

Zweidimensionale Häufigkeitsverteilungen
Kontingenztafeln
Verteilungen von 2 Merkmalen werden in Vierfeldertafel gegenübergestellt:

Merkmale	Y_1	Y_2	$\sum Y$
X_1	5 [a]	8 [b]	13 [a+b]
X_2	7 [c]	3 [d]	10 [c+d]
$\sum X$	12 [a+c]	11 [b+d]	23 [a+b+c+d]

Bedingte Häufigkeiten:
    Häufigkeit eines Merkmals ist nur unter Voraussetzung eines anderen Merkmals möglich
    Relative Häufigkeit = a (c+d) / c (a+b)

Assoziationsmaße
    Verhältnis der Chancen (Odds ratio):
        Odds je Ereignis: Fälle mit Ereignis (X_1)/ Fälle ohne Ereignis (X_2)
        Odds ratio: Odds Merkmal$_1$ / Odds Merkmal$_2$ [ad / bc]
    scheinbare Abhängigkeit
        Korrelation zweier Merkmale ohne kausalen Zusammenhang

Stetige Merkmale
Lineare Regression
    Bei Abhängigkeit zweier Merkmale voneinander kann man das eine aus dem anderen berechnen (Regression)
Assoziationsmaße (z. B. Korrelationskoeffizient)
    Korrelation bedeutet Zusammenhang zweier Merkmale, jedoch keine absolute Abhängigkeit
Prinzip der nichtlinearen Regression
    Zwischen zwei Merkmalen besteht eine Abhängigkeit, jedoch nichtlinearer Natur, so daß die Berechnung des einen aus dem anderen erschwert ist
Graphische Darstellungen
    Punktwolke (Korrelationsdiagramm stetiger Merkmale), Säulendiagramm (3D)

Biomathematik und medizinische Statistik

Wahrscheinlichkeit

Wahrscheinlichkeit

Statistik

Grundbegriffe

Zufälliges Ereignis:
Ereignis lässt sich nicht mit Sicherheit voraussagen.
Wahrscheinlichkeit:
Relative Häufigkeit: Erfahrungswert durch Beobachtung
Wahrscheinlichkeit (P): theoretischer Wert zur Voraussage zukünftiger Beobachtungen; entspricht der relativen Häufigkeit von Ereignissen in der Grundgesamtheit bei unendlicher Wiederholung des Versuchs
p(A): Wahrscheinlichkeit, dass Ereignis A eintritt
p(B): Wahrscheinlichkeit, dass Ereignis B eintritt
p(A/B): A-posteriori-Wahrscheinlichkeit; A tritt ein, wenn B vorliegt
p(B/A): A-posteriori-Wahrscheinlichkeit; B tritt ein, wenn A vorliegt
p = Anzahl der eingetretenen Ereignisse / Anzahl der möglichen Ereignisse
q = 1 – p; die Summe aller Wahrscheinlichkeiten ist 1
Summensatz: $p(A \cup B .....\cup Z) = p(A) + p(B) + ... p(Z)$
Additionssatz (bei Ereignissen, die sich nicht ausschließen):
$$p(A \cup B) = p(A) + p(B) - p(A \cap B)$$
Multiplikationssatz für unabhängige Ereignisse:
$$p(A \cap B) = p(A) \times p(B)$$
Eigenschaften von Ereignissen:
vereinbare oder nicht vereinbare Ereignisse (können beide auftreten oder schließen sich aus)
abhängige oder unabhängige Ereignisse (weitere Einflüsse)

Wahrscheinlichkeitsverteilungen

Begriff der Zufallsvariablen
Verteilungsfunktion:

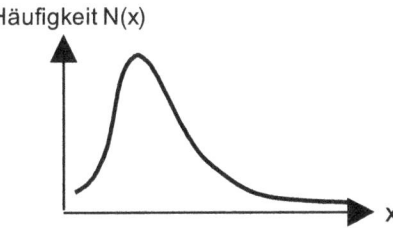

Dichte
Fläche unter der Verteilungskurve für einen bestimmten Abschnitt von x

Biomathematik und medizinische Statistik
Wahrscheinlichkeit

Kenngrößen einer Verteilung
Erwartungswert: Mittelwert der Zufallsvariablen (x) der Grundgesamtheit
Varianz: Streuung der Einzelmesswerte um ihren Mittelwert
Quantile: Wert einer Wahrscheinlichkeitsverteilung, der angibt, dass ein x-tel aller Werte kleiner oder gleich diesem Wert sind.

Spezielle Verteilungen
Binomialverteilung
bei zwei sich gegenseitig ausschließenden Ereignissen

$$p(k,n) = \frac{n!}{k! \cdot (n-k)!} \, p^k \cdot q^{n-k}$$

[n = Umfang der Stichprobe; k = Anzahl der Ereignisse]

Normalverteilung
Gauß-Verteilung; Verteilung von multifaktoriellen Zufallsvariablen; Streuung um Mittelwert, d.h. Mittelwert = Median = Modalwert

Anwendungen der Wahrscheinlichkeitsrechnung in der Medizin

Bayessche Formel
abhängige Wahrscheinlichkeit, d.h. Wahrscheinlichkeit von A, wenn B vorliegt; z.B. Wahrscheinlichkeit, dass Krankheit A auftritt, wenn Symptom B vorliegt:

$$p(A|B) = \frac{p(B|A) \cdot p(A)}{p(B|A) \cdot p(A) + p(B|A_0) \cdot p(A_0)}$$

Anwendungen in der Diagnostik und Prognostik
Errechnung der Wahrscheinlichkeit [$p(A|B)$], dass das Ereignis bei positivem Test beim Merkmalsträger tatsächlich eingetreten ist.

Anwendungen der Wahrscheinlichkeitsrechnung
Berechnung von Normwerten, Referenzbereichen, Prognosen

Biomathematik und medizinische Statistik

Statistisches Schätzen

Stichproben
Zusammenhang zwischen Stichprobe und Grundgesamtheit
Versuch repräsentative Stichprobe zu wählen, um von ihr auf die Grundgesamtheit zu schließen (induktiver Schluss).

Stichprobenvariabilität
Umweltfaktoren
Probandenfaktoren (Motivation, Konzentration)
Je größer die Stichprobe, umso mehr gleichen sich die Variabilitäten aus (Gesetz der großen Zahl).

Schätzwerte
Erwünschte Eigenschaften von Schätzwerten:
  Erwartungstreue: Erwartungswert der Schätzgröße gleicht dem zu schätzenden Parameter der Grundgesamtheit
  Konsistenz: Wahrscheinlichkeit, dass Differenz zwischen Schätzwert und wahrem Wert kleiner ist als der vorgegebene Fehler
  Robuste Schätzung: Ausreißer fallen nicht stark ins Gewicht

Konfidenzintervalle
Konfidenzintervall: Bereich, der den wahren Parameter mit vorgegebener Wahrscheinlichkeit überdeckt
Konfidenzwahrscheinlichkeit: $1 - \alpha$; α = Irrtumswahrscheinlichkeit

Statistisches Testen

Prinzipien des statistischen Schließens

Induktive Schlussweise
Schluss von der Stichprobe auf die Grundgesamtheit
  → zufälliger Fehler durch Variabilität in der Stichprobe
  → systematischer Fehler durch falsche Zusammenstellung der Stichprobe

Biomathematik und medizinische Statistik
Statistisches Testen

Zusammenhang zwischen Signifikanztests und Konfidenzintervallen
Toleranzintervall: Wahrscheinlichkeit, dass der Wert innerhalb der vorgegebenen Standardabweichung liegt
Konvidenzintervall: Bereich, der den wahren Parameter mit vorgegebener Wahrscheinlichkeit überdeckt

Hypothesen und Testentscheidungen
Nullhypothese (H_0): Hypothese, die man widerlegen will
Alternativhypothese (H_1): Hypothese, die es zu bestätigen gilt
Einseitige Fragestellung:
$H_0 = E(X_0A - X_0B) < 0$
$H_1 = E(X_0A - X_0B) > 0$
Zweiseitige Fragestellung:
$H_0 = E(X_0A - X_0B) = 0$
$H_1 = E(X_0A - X_0B) >$ oder < 0

Irrtumswahrscheinlichkeiten
Wahrscheinlichkeit, mit der ein Teil der Werte, trotz Zugehörigkeit zu der Verteilung als nicht dieser Verteilung zugehörig verworfen wird.

Fehler
Fehler 1. Art: Hypothese wird verworfen, obwohl richtig.
Fehler 2. Art: Falsche Hypothese wird als richtig angenommen.

Testverfahren

Prinzipielle Vorgehensweise
Auswahl der Prüfgröße und Rolle der Prüfverteilung
Festlegen des Signifikanzniveaus
$\alpha < 0{,}05$ signifikant; $\alpha < 0{,}01$ sehr signifikant
kritischer Wert
Festlegung einer Irrtumswahrscheinlichkeit
Bestimmung des erforderlichen Stichprobenumfanges

Einige gebräuchliche Tests
Vorzeichentest: für quantitative Merkmale; Testung paariger Stichproben
t-Test: Unterschiede zwischen zwei Stichproben zufällig oder systematisch; t-Test für unverbundene und für paarige Stichproben
Rangtest: (Wilcoxon-Test); unpaarige, unverbundene Stichproben
χ^2-Test: Testung der Abhängigkeit zweier untersuchter Merkmale

Multiples Testen
α-Adjustierung: Wird eine Stichprobe auf viele Merkmale untersucht, so steigt die Wahrscheinlichkeit, daß zufällig signifikante Ergebnisse resultieren; daher bei Untersuchung vieler Merkmale Anpassung des α (z.B. auf α/Anzahl der untersuchten Merkmale).

Biomathematik und medizinische Statistik

Typische Anwendungsbeispiele

Statistik

Sequentielles Testen
Prinzip: Ergebnisse aus Test fließen direkt in Analyse und die Erhebung der Daten wird abgebrochen, wenn Signifikanz erreicht ist.

Interpretation von Testergebnissen
Gebrauch des statistischen Tests zur Datenanalyse und zur Entscheidungsfindung
explorative Aussage   Hypothesenfindung
konfirmatorische Aussage   Hypothesenprüfung

Typische Anwendungsbeispiele

Klinische Forschung

Maße zur Bewertung
Objektivität: Unabhängigkeit des Testergebnisses von Durchführung, Auswertung und Interpretation einer Person
Reliabilität (Zuverlässigkeit): Sicherheit der Messung bei Wiederholung (Retest-Stabilität), **Paralleltest-Stabilität** (anderes Gerät), Konsistenz (beständig), innere Konsistenz
Validität (Gültigkeit): misst der Test das, was er zu messen vorgibt? Aussagekraft des Tests auf Problemstellung; kriteriumsbezogene **Validität, Konstruktvalidität**; abhängig von Sensitivität und Spezifität
Sensitivität: Empfindlichkeit des Tests; Anteil der sowohl im Test als auch tatsächlich positiven bezogen auf das Merkmal [richtig positive!]; (a / a+c)
richtig positive Ergebnisse / Summe richtig und falsch positive Ergebnisse
→ Maß für Erkennung
Spezifität: Eindeutigkeit des Tests; Anteil der im Test positiven, tatsächlich aber negativen (falsch positive); (d / b+d)
richtig negative Ergebnisse / Summe richtig und falsch negative Ergebnisse
→ Maß für Richtigkeit
Positive Prädiktion: Anzahl richtig positive Tests zu allen positiven Tests (a / a+c)
Negative Prädiktion: Anzahl richtig negative Tests zu allen negativen Tests (d / b+d)

Wirklichkeit	Test positiv	Test negativ	∑
krank	a	b	a + b Sens.: a/ a + b
gesund	c	d	c + d Spez.: d/ c + d
∑	a + c pos. Prädiktion: a / a + c	b + d neg. Prädiktion: d/ b + d	

Biomathematik und medizinische Statistik
Prinzipien der therapeutischen Prüfung

Medizinisch-experimentelle Forschung

Dosis-Wirkungsbeziehungen
Arzneimittelkinetik und Bioverfügbarkeit
    s. Pharmakologie / Toxikologie
Validierung von Meßverfahren
    Richtigkeit   Messung von Standards; Ringversuche
    Präzision   Messung der Streuung der Ergebnisse
    Übereinstimmung mit Referenzwert bei Testung der Richtigkeit

Prinzipien der therapeutischen Prüfung

Vorprüfung auf Verträglichkeit und Wirksamkeit

Phase I: Kinetik, Bioverfügbarkeit, Verträglichkeit am gesunden Probanden
Phase II: wenige Patienten; Überprüfung der Wirksamkeit, Dosisfindung, klinische Erprobung

Kontrollierte klinische Prüfung
Phase III: Feldversuch mit Patienten bzgl. Wirksamkeit, Unbedenklichkeit, Vergleich zu Alternativen; strenge Regelung der Zielkriterien, Patienten, Prüfkriterien, Randomisierung (wenn nicht bekannt, welches Verfahren besser ist, ansonsten ethisch nicht tragbar), Ethikkommission; Zulassung

Therapeutische Prüfung und epidemiologische Studien
Phase IV: unerwünschte Nebenwirkung (postmarketing-Studien), Indikationsanpassung, Einschränkung, Vergleich zu Alternativpräparaten

Maßzahlen für unerwünschte Wirkungen

Risiko: Häufigkeit oder Wahrscheinlichkeit des Eintretens der NW
Risikofaktoren: persönliche Faktoren, die die Wahrscheinlichkeit des Eintretens der NW beeinflussen
Relatives Risiko: Maß für Häufigkeit, in der bestimmte Population häufiger betroffen ist; Quotient aus $p(A/B)$ zu $p(A)$, wenn B nicht vorliegt
Zuschreibbares Risiko: Differenz der geschätzten Wahrscheinlichkeiten von Risikoexponierten und Nichtexponierten: $a/(a+c) - b/(b+d)$

Biomathematik und medizinische Statistik
Epidemiologische und statistische Grundbegriffe

Studientypen

Prospektive Studie (Kohortenstudie): Gruppe mit Merkmal und Gruppe ohne Merkmal werden über einen Zeitraum beobachtet (Longitudinalstudie); Problem der Drop-outs

Retrospektive Studie (Fallkontrollstudie): Patienten mit Erkrankung werden Gesunden gegenübergestellt, keine Randomisierung; zur Strukturgleichheit → matched-pairs-Bildung (statistische Zwillingbildung)

Querschnittsstudie: Population wird zu einem Zeitpunkt untersucht

Kontrollierte klinische Studie (kkT): Longitudinalstudie von Prüfgruppe und Kontrollgruppe, Randomisierung; Prüfung Wirksamkeit, Nebenwirkungen, Therapieformen

Fehlerquelle bei nicht-experimentellen Studien: Fehler der Datenerhebung, Datenübermittlung (reporting), ungenaue Fragen, ungenauer Studienplan, Fehler bei Selektion, Drop-outs, statistische Fehler, intervenierende Faktoren

Epidemiologische und statistische Grundbegriffe

Allgemeine Grundbegriffe
Population: mindestens ein gemeinsames Merkmal
Normbereich: > 95% der Merkmalsausprägung; Ermittlung über Normalverteilung

Epidemilogische Grundbegriffe
Morbidität: Erkrankungshäufigkeit
Morbiditätsrate: Krankheitsfälle pro Zeit und Bevölkerung
Mortalität: Zahl toter Kranker auf Gesamtbevölkerung
Perinatale Mortalität: Anzahl der während Geburt bis 7. Tag p.p gestorbenen / 1000 Geburten
Relative Mortalität: Anteil der an einer Ursache gestorbenen / Gesamtmortalität
Mortatlitätsziffer: Anzahl der Sterbefälle zu Durchschnittsbestand einer Population
Letalität: Zahl toter Kranker auf Infizierte
Letalitätsrate: Anzahl der Verstorbenen an Krankheit zu an Krankheit Erkrankten
Inzidenz: Zahl der Neuerkrankungen pro 100 000 Einwohner / Jahr
Inzidenzrate: Zahl der Neuerkrankungen pro Zeiteinheit im Verhältnis zu Zahl der exponierten Personen
Prävalenz: Zahl der Kranken zum Untersuchungszeitpunkt
Prävalenzrate: Zahl der Erkrankten zu Anzahl der untersuchten Personen

Biomathematik und medizinische Statistik

Sterbetafeln: Sterbens- und Überlebenswahrscheinlichkeiten je Altergruppe; mittlere Lebenserwartung
Allgemeine Sterbeziffer: Anzahl der Gestorbenen / 1000 Bewohner
Alterspezifische Sterbeziffer: Anzahl der Gestorbenen / 1000 Bewohner einer Altergruppe
Ursachenspezifische Sterbeziffer: Anzahl der Gestorbenen / 1000 Bewohner durch spezifische Ursache
Wanderungen: Veränderungen der Bevölkerungszusammensetzung in Zeitraum
Relatives Risiko (zuschreibbares Risiko): Krankheitswahrscheinlichkeit bei Risikoprofil gegenüber Personen ohne Risiko

Grundlagen der medizinischen Informatik

Informationssysteme in der Medizin

Patientenaufnahme: Koordination von Terminen, Wartezeiten,....
Patientenidentifikation: schnelle Suche nach Daten, einfache Beschriftung
Labordaten: jederzeit abrufbar, Studien
Befundberichte, Zwischenbefunde: automatische Erstellung, Zentralisation
Krankenhausadministration: Abrechnung, Buchhaltung, Lagerhaltung, Materialwirtschaft

Medizinische Dokumentation

Ziele: Gedächtnisstütze, Dokumentation, Analyse, Rechtfertigung
Formen: frei (Krankenblatt), strukturiert (Schema), automatisiert (Rechner)
Aufbau: Patientenidentifikation, Kasuistik, Verlauf
Wiederauffinden: alphabetisch, Geb.-Datum (Identifikationszahl), Mikrofilm
Grundbegriffe:
- **Retrieval**: Wiederauffinden gespeicherter Daten
- **Recall**: Verhältnis zwischen gefundenen relevanten Dokumenten und gesuchten Dokumenten
- **Präzision**: Verhältnis zwischen gefundenen relevanten Dokumenten und insgesamt gefundenen Dokumenten

Vorschriften: Dokumentationspflicht, auch Null-Befunde; 30 Jahre aufheben

Chirurgie

Indikation und Kontraindikation des operativen Eingriffs	**1204**
Rechtliche Grundlagen	1204
Fachliche Grundlagen	1204
Asepsis, Antisepsis, Hospitalismus	**1205**
Asepsis	1205
Antisepsis	1206
Infektiöser Hospitalismus	1206
Grundprinzipien der Operationstechnik	**1207**
Grundprinzipien	1207
Nahtmaterial	1207
Operationstechniken	1208
Voruntersuchung und Vorbehandlung	1209
Postoperative Therapie	1210
Wundheilung und Wundbehandlung	**1211**
Wundformen	1211
Wundheilung	1212
Wundbehandlung	1212

Indikation und Kontraindikation des operativen Eingriffs

Rechtliche Grundlagen

Tat: vorsätzliche Körperverletzung
Voraussetzung: Einwilligung des aufgeklärten Patienten;
bei nicht-einwilligungsfähigem Patient → Angehörige oder rechtfertigender Notstand, Entscheidung nach dem mutmaßlichen Willen des Patienten
Aufklärungspflicht: persönliches Gespräch über Diagnose, Prognose, OP, Narkoseverfahren, Risiken, post-OP-Befinden, Spätfolgen
Erzwungener Eingriff: unter Güterabwägung evtl. auch gegen den Willen des Patienten möglich (z.B. seuchenhygienische Maßnahmen)

Fachliche Grundlagen

Voraussetzung für die Indikation
Sichere Diagnose, Vergleich OP zu alternativen Maßnahmen, Prognose, Risikoprofil

Risikofaktoren des Patienten
Herz-Kreislauf-Erkrankung, Lunge, Atemwege, Nierenfunktionsstörungen, ZNS, Stoffwechsel, Gerinnungsstörungen, reduzierter AZ, EZ, Alter, Schwangerschaft, Drogen

Indikationsformen
Absolute Indikation: dringend, absolut notwendig, keine alternative Therapie und ohne Therapie infauste Prognose
Relative Indikation: Leben ist nicht in unmittelbarer Gefahr, Verbesserung der Prognose; z.B. Gallensteinleiden
Kosmetische Indikation: sozial und psychische Belastung; z.B. Mastoptose
Soziale Indikation: soziale Beeinträchtigung durch Erkrankungen
Diagnostische Indikation: Diagnosestellung und Überprüfung der Operabilität; z.B. Hals-LK
Prophylaktische Indikation: akut nicht behandlungsbedürftig, aber Gefahr der Komplikation; z.B. Leistenhernie
Kontraindikation: wenn Risiko bei OP > ohne OP

Operationsziele
Heilung → **kurativer Eingriff**
symptomatische Besserung, wenn Heilung nicht mehr möglich → **palliativer Eingriff**

Chirurgie
Asepsis, Antisepsis, Hospitalismus

Inoperabilität
Lokale Inoperabilität: Tumor auf nicht-resizierbare Nachbarorgane ausgedehnt, oder nur theoretisch resezierbar
Allgemeine Inoperabilität: OP mit vitaler Gefährdung, multiple Metastasen

Operationszeitpunkt
sofort: vitale Bedrohung; keine prae-OP-Maßnahmen möglich (z.B. Bauchaortenaneurysmaruptur)
dringend: Zeitaufschub von wenigen Stunden (z.B. gedeckt perforiertes Ulkus)
elektiv: keine Bedrohung; freie Wahl des OP-Zeitpunktes; gute Diagnostik, Vorbereitung, Patient in gutem Zustand

Prognose
Prognosestellung mit und ohne OP, Kontrolle der Behandlungsergebnisse; Berücksichtigung von Risikofaktoren

Ergänzende Therapie zum operativen Eingriff
Tumortherapie
- Kombination OP mit Strahlentherapie z.B. bei Wilms-Tumor
- adjuvante Chemotherapie eines radikaloperierten Tumors ohne Metastasen z.B. bei Osteosarkom
- palliative Chemotherapie
- Hormontherapie, Immunstimulation, Diät

Orthopädisch-chirurgische Eingriffe
physikalische Therapie mit KG, Massage, Bewegung, Kryo-Thermotherapie

Asepsis, Antisepsis, Hospitalismus

Asepsis

Def▷ Maßnahmen zur Erzielung der Keimfreiheit

Methoden
Heißluftsterilisation (trockene Hitze): Glas, Metall, Porzellan
    180° 1 Std.; 200° 30 Min.
Dampfsterilisation (feuchte Hitze, Autoklav): gesättigter Wasserdampf
    2,5 atü, 10 Min. bei 138 °C für Wäsche; 25 Min. bei 120°C für thermolabile Materialien
Gassterilisation mit Äthyl-CO_2 in Autoklav; bei sehr thermolabilen Gegenständen (optische Geräte, Herzschrittmacher)
Strahlensterilisation: γ-Strahlen

Resistenzstufen der Mikroorganismen
vegetative Bakterien, Pilze, Sporen, Viren → > 100°C; Sek.–Min. bis Abtötung
bakterielle Sporen niederer Resistenz (Anthrax) → 5 Min. bei 105 °C
Bakteriensporen hoher Resistenz (Clostridien) → 15 Min. bei 121 °C
Bakteriensproren → 6 Std. bei 134°C

Chirurgie
Asepsis, Antisepsis, Hospitalismus

Antisepsis

Def▷ Maßnahmen zur Keimreduktion

Maßnahmen
Physikalische Maßnahmen: UV-Strahlen, Auskochen, Verbrennen kontaminierter Materialien
Chemische Desinfektion: Alkohole, Phenole, Halogene
Chirurgische Händedesinfektion:
    Vorwaschung (1–2 Min.), Nagel, Nagelfalz, Desinfektion 5 Min. Entfernung von 99,9% der residenten Keime; dient der Abtötung der transienten und der Reduktion der residenten Hautflora
    2-2-1-Regel: 1.–2. Min. → Hände, Unterarme, Ellenbogen
                 3.–4. Min. → Hände und halber Unterarm
                 5. Min. → nur noch Hände
Hygienische Händedesinfektion: nach jedem Kontakt mit Blut, Ausscheidung, infektiösem Material; 1. alkoholisches Desinfektionsmittel; 2. anschließend Händewaschen
Vorbereitung des Operationsgebietes: Rasieren, Reinigen, 3 Mal Desinfektionsmittel (Polyvidon-Iod), sterile Abdeckung

Infektiöser Hospitalismus

Def▷ jede im Krankenhaus erworbene Infektion (nosokomiale Infektion)
Ät▷ Resistenzbildung (Proteus, Klebsiellen, Pseudomonas), Immunschwäche
Pa▷ **Lokalisation**: Harnwegsinfekt, Pneumonie, OP-Wunde
    Infektionsquelle: Personal, Instrumente, Inventar
Th▷ **Gegenmaßnahmen**: Antisepsis, hygienische Kontrollen, Isolierung infektiöser Patienten, strenge Indikationsstellung für Antibiose, Disziplin im OP

Chirurgie

Grundprinzipien der Operationstechnik

Grundprinzipien

Amputation: Abtrennen eines Organs, Körperabschnittes
Anastomose: Lumenverbindung zweier Hohlorgane
Bypass: operative Umgehungsanastomose
Ektomie: vollständiges Herausschneiden eines Organs
Enterostomie: operative Darmausleitung, Fistelung zur Körperoberfläche
Enterotomie: Schnitteröffnung des Darms
Enukleation: Ausschälen eines Tumors, abgekapselten Fremdkörpers, Augapfels
Exhairese: Herausziehen, v.a. Nerven und Venen
Excochleation: Auskratzen mit scharfem Löffel
Exstirpation: Entfernung von Geschwulst oder ganzem Organ
Exzision: Herausschneiden von pathololgisch veränderten Organteilen mit umgebenden Gewebe
Gefäßdesobliteration: Revaskularisierung nach Thrombose / Embolie
Gewebsersatz: Transplantation eines Gewebsblockes mit eigenem Gefäßbaum
Implantation: Einpflanzung von Fremdkörpern in den Organismus
Injektion: Einbringen von Flüssigkeit in den Körper, parenteral
Inzision: Einschneiden
Osteosynthese: Verschraubung, Nagelung, Platten um Knochenkontinuität wiederherzustellen
Punktion: Zugang mittels Kanüle zu einer Körperhöhle oder Organparenchym
Rekonstruktion: Wiederherstellung, Plastik
Resektion: Teilentfernung eines kranken Organs; Magenteilresektion
Sklerosierung: Verödung von Varizen
Transplantation: operative Einpflanzung körperfremder Organe aus lebendem Gewebe
  – **autolog**: Spender = Empfänger
  – **syngen / isogen**: eineiige Zwillinge
  – **allogen / homolog**: eine Spezies
  – **xenogen / heterolog**: unterschiedliche Spezies
  – **alloplastisch**: künstliche Materialien
Trepanation: operative Eröffnung von Mark- oder Schädelhöhle oder von pneumatischen Warzenfortsatzzellen

Nahtmaterial

Anforderungen: Fadenreißfestigkeit, Knotenreißfestigkeit, Gewebeverträglichkeit, Resorbierbarkeit
Resorbierbare Nahtmaterialien: Catgut (Schafdarm), Resorptionszeit 8–12 Tage; Polyglykolsäure (PGS) und Polydioxanonfäden (PDS) vollsynthetisch; PGS 40 Tage, PDS 90 Tage
Nicht-resorbierbares Nahtmaterial: Metalldraht, Seide, Zwirn, synthetische Kunststofffasern

Chirurgie
Grundprinzipien der Operationstechnik

Operationstechniken

Schnittführungen
Kocher Kragenschnitt: Halsquerschnitt für Schilddrüsen-OP
Sternotomie: mediane Längssternotomie für Herz-OP
Medianer Längsschnitt: Lapartotomie, große abdominelle OP
Rippenbogenrandschnitt: offene Gallenblasen-OP
Supraumbilikaler Querschnitt (Pfannenstiel): gynäkologische OP
Wechselschnitt: rechtsseitiger Unterbauch für Appendektomie
Suprainguinaler Schnitt: Leistenhernie
Inguinaler Längsschnitt: Gefäss-OP in der Leiste
immer entlang der Hautspaltlinien (Langer)

Blutstillung
Kompression und Tamponade
Ligatur
Umstechungsligatur
Diathermie (Elektrokoagulation)
Von Esmarch-(künstliche) Blutleere: Hochhalten der Extremität, Manschette

Nahttechnik
Einzelknopfnähte
Rückstichnähte nach Donati
fortlaufende Kürschner Naht
fortlaufende Rückstichnaht
Rückstichnaht nach Allgöwer
Intrakutannaht

Knotentechnik
falscher Knoten
Schifferknoten
chirurgischer Knoten

Punktion
Pleurapunktion: Spannungspneu → 2.–3. ICR, Erguß 5.–8. ICR; hintere Axillarlinie, Rippenoberrand
Perikardpunktion: epigastrischer (Larry)-Winkel; parallel der Medianlinie nach kranial
Aszitespunktion: Stichinzision linker Unterbauch 5 cm unter Nabel
Harnblasenpunktion: suprapubisch; Richtung Promontorium
Gelenkpunktion: höchste Sterilität
Feinnadelpunktion: transkutan, Aspiration von Gewebszylindern

Chirurgie
Grundprinzipien der Operationstechnik

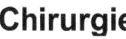

Drainage
Thorax- (Bülau)-Drainage: Wasserpumpe, 4. ICR, mittlere Axillarlinie
Peritoneallavage: Stichinzision, 2 Querfinger unter Nabel; Infusion und Abfluß hydrostatisch
Liquordrainage: akute Entlastung oder Dauerdrainage bei Hydrocephalus
Wunddrainage:
- **Redon**: Kunststoffröhrchen mit Unterdruck
- **Robinson-Drainage**: peritoneal Drainage

Rekonstruktion
Wiederherstellung oder Ersatz anatomischer Form oder Struktur
mikrochirurgische Techniken:
- Ersatzplastiken z.B. Transposition bei Lähmungen
- konstruktive Plastik; Ersatz einer nicht angelegten Struktur (Gaumenspalte)
- rekonstruktive / reparative Plastiken: Replantation von amputierten Körperteilen oder Gewebstransplantation

Voruntersuchung und Vorbehandlung

Allgemeine Risikofaktoren: Alter, Kachexie, Adipositas, Infektion, Allergie, Alkoholismus, Schwangerschaft, Drogenmißbrauch, konsumierende Prozesse
Spezifische Risikofaktoren:
  Lunge: COPD → Sekretolytika, Atemtraining, Inhalation
  Cor/Kreislauf: Herzinsuffizienz, Arrhythmien, KHK, Hypertonie → Digitalis, Antiarrhythmika, Antihypertensiva, Diuretika, Embolieprophylaxe
  Wasser/Elektrolyte
  Renale Störungen: Niereninsuffizienz → Diuretika, Dopamin
  Stoffwechsel: DM, Schilddrüse → Einstellung, enge Überwachung
  Gerinnungsstörungen: Hypoprothrombinämie bei Cumarinen, Verschlußikterus → Konakion (Vitamin K), Gerinnungsfaktoren; Hämophilie A → Faktor VIII, Hämophilie B → Faktor IX
Voruntersuchungen: Herz-Kreislauf, Atmung, BB, Gerinnung, Serumelektrolyte, Rö-Thorax, Kreuzblut; > 40. Lj. EKG, Serum-Krea, LuFu
  Blutkonservenbereitstellung: je nach OP; wenn möglich Eigenblutspende
    2 Konserven bei Mastektomie, Thyreoidektomie, Prostatektomie
    4 Konserven bei Gastrektomie, Kolektomie, Hiatushernie
    6 Konserven bei Rektumexstirpation
    10 Konserven bei OP an Aorta
Thromboemolieprophylaxe
  Pat▷ Virchow-Trias: Blutzusammensetzungsänderung, Strömungsverlangsamung, Gefäßwandveränderungen
  Prophylaxe: Frühmobilisation, Kompressionsverbände, Thrombosestrümpfe, intermittierende pneumatische Beinkompression, Low-Dose-Heparinisierung, Antikoagulanzien

Chirurgie
Grundprinzipien der Operationstechnik

Postoperative Therapie

Aufwachphase: kontinuierliche Vitalüberwachung
med. Therapie: Bilanzierung, Analgesie, Zytostatika, Hormone, perioperative Antibiose
physikalische Therapie: KG, Frühmobilisierung, Atemgynastik, passive und aktive Übungen

Postoperative Komplikationen
Respiratorische Störungen: Aspiration, Pneumonieprophylaxe, Lungenembolie
Fettembolie: Ausschwemmung von Fett aus Knochen → Lungenembolie mit Dyspnoe, Zyanose, Verwirrung; kleinfleckige Lungenverschattungen, ZVD ↑, petechiale Blutungen der Haut
Lungenödem: Dyspnoe, Zyanose, Auswurf, Tachykardie, Einflussstauung → Oberkörperhochlagerung, Diuretika, Sauerstoffüberdruckbeatmung, Sedierung, Cortison
Herz-Kreislauf-Störungen: arterielle Hypertonie, Hypotonie
Rhythmusstörungen: medikamentös, ggfs. Defibrillation / Reanimation
Wasser/Elektrolytstörungen: Volumensubstitution, Diuretika, Pufferlösungen
Stoffwechselstörungen: Glukose, Schilddrüse

Nachsorge
Sicherstellung des OP-Erfolges
Kontrolle von Sekundärkomplikationen, Folgeschäden

Rehabilitation
Ziel: Wiedererlangung eines optimalen Funktionszustandes
Maßnahmen: KG, Früh-Reha, Reha-Klinik-Aufenthalt, Nachbetreuung

Wundheilung und Wundbehandlung

Wundformen

Mechanische Wunden
Ursache: spitze oder stumpfe Gewalt
Formen: Schnitt-, Riß-, Stich-, Platz-, Biß-, Schuß-Wunde
Sonderformen: Schürfwunde, Ablederung, geschlossene Wunden

Thermische Wunden
Erfrierungen
Pa▷ lokale Temperaturreduktion
Ein▷ Grad I: Gefäßkrampf, Vasokonstriktion, Schmerz, Zyanose
Grad II: Stauung und Blasenbildung, Sensibilitätsverlust
Grad III: Kältegangrän, Nekrosen, Defektheilung
Grad IV: Vereisung, irreversible Gewebszerstörung; Kristallbildung
Th▷ kaltes Wasser, langsames Erwärmen auf 40°C, warme Infusionen, Sympathikusblockade; alle definitiven Erfrierungen sind Wiedererwärmungsschäden

Verbrennungen/Verbrühungen
Pa▷ ab 56°C Koagulationsnekrose
Ein▷ Grad I: Rötung
Grad II: Brandblasen
Grad III: Nekrose
Beurteilung: 9er Regel: je 9% für Kopf, Oberkörper vorn/hinten, Unterkörper vorn/hinten, rechter/linker Arm, rechtes/linkes Bein vorne/hinten, Hals 1%
Th▷ **Sofortmaßnahmen**: Kühlung, Wundabdeckung, Volumengabe, Analgesie, Klinikeinweisung; Grad I und Grad II konservativ, Grad III tangentiale Inzision, Spalthautdeckung

Chemische Wunden
Verätzung durch Laugen: weicher, weißer, schmieriger Schorf
Th▷ Spülung, Neutralisation mit Zitronensäure
Verätzungen durch Säuren: schmerzhafte, feste, trockene Schorfbildung; Gradeinteilung wie bei Verbrennung
Th▷ Spülung mit Wasser, Na-Bicarbonat oder Milch

Strahlenbedingte Wunden
Erythem, Ödem, Schwellung, Haarausfall, Röntgenulkus; Narben, schwer heilende Geschwüre

Chirurgie
Wundheilung und Wundbehandlung

Wundheilung

Primäre Form: neues Bindegewebe gibt festen Verschluß der Wunde
  erreichbar durch: Naht, Klebeverschluß, Klammerverschluß
Sekundäre Form: weit auseinanderliegende Wundränder, ausgefüllt durch
  Granulationsgewebe; Kontraktion der Wundränder, breite Narbe

Phasen der Wundheilung
Exsudative Phase: Blutkoagel, Leukozyten, Makrophagen, lokale Entzündung mit
  Hyperämie, Ödem; Dauer: 1–3 Tage, Aktivierung der Gerinnungskaskade zur
  Blutstillung und Wundabdichtung
Proliferative Phase: Bildung von Kollagen, Fibroblastenvermehrung, Kapillar-
  einsprossung, Epithelialisierung, Wundkontraktur; Dauer: 10 Tage
Reparationsphase: Umwandlung des Granulationsgewebes in eine Narbe;
  gesteigerte Kollagensynthese; mehrere Wochen

Wundheilungsstörungen
Ursachen: Alter, Kachexie, Eiweiß- oder Vitaminmangel, vermindertes Blut-
  volumen, Vasokonstriktoren, Cortison
Lokale Störungen: mechanische Belastung, große Wundfläche, zerstörte
  Wundränder, Kontamination, Infektion, schlechte Durchblutung
Symptome: verzögerter Wundschluß, Druckempfindlichkeit, Infektionszeichen
Folgen: funktionelle und kosmetische Beeinträchtigung, Keloid, Pseudarthrose,
  Versteifung, Kontraktur, Stenosen, Fisteln

Wundbehandlung

Primäre Wundversorgung: Alter < 6 Std.; keine Verschmutzung → Wundtoilette,
  chirurgische Naht mit Adaptation der Wundränder, Verband, Ruhigstellung
Sekundäre (offene) Wundversorgung: große, verschmutze, alte Wunden →
  Wundtoilette, Salbenverband, Ruhigstellung; nach 3–6 Tagen verzögerte
  Primärnaht; Narbenbildung
Tetanusprophylaxe: chirurgische Wundbehandlung, Simultanimpfung; wenn 2.
  Impfung zur Grundimmunisierung bereits erhalten, reicht 3. Impfung aus
Gasbrandprophylaxe: Spülung mit H_2O_2; Debridement, Nekrosenentfernung,
  Hämatomdrainage, offene Wunde

Geschichte der Medizin

Soziale und kulturelle Grundlagen	**1214**
Formen und soziale Stellung der Heilberufe	1214
Formen medizinischer Institutionen	1216
Ärztliches Denken, Wissen und Handeln	**1217**
Ärztliches Denken	1217
Ärztliches Wissen	1218
Ärztliches Handeln	1220
Ethische Aspekte ärztlichen Handelns	1221
Wandel der Vorstellungen von Gesundheit und Krankheit	**1222**
Gesundheitslehren	1222
Krankheitsvorstellungen	1222
Gesundheit, Krankheit und Gesellschaft	1224

Geschichte der Medizin
Soziale und kulturelle Grundlagen

Soziale und kulturelle Grundlagen der Medizin

Krankenrolle (Parsons)
Summe der Erwartungen der Gesellschaft an einen kranken Menschen
- Unmöglichkeit, seinen normalen Verpflichtungen nachzukommen
- Patient wird für seinen Zustand nicht verantwortlich gemacht
- Wille zur Genesung als generelle Erwartung
- Erwartung der Kooperation

Krankheitsgewinn
primär: Konfliktlösung, Reduktion intrapsychischer Spannungen
sekundär: Kranke erhalten Zuwendung und Anteilnahme, Entbindung von Pflichten

Erklärungsmodelle von Krankheit und Kranksein
Biomedizinisches Modell:
Krankheit alleinig als Ausdruck biologischer Fehlfunktion
Psychoanalytisches Modell:
Krankheit als Ausdruck frühkindlicher Erlebnisse bzw. innerer Konflikte zwischen Triebimpuls und -abwehr, bzw. zwischen dem Ich, Über-Ich und Es
Verhaltenstheoretisches Modell:
Fehlverhalten bzw. Reaktion der Umwelt auf das Fehlverhalten als Ursache für das Auftreten einer Krankheit
Soziologische Modellvorstellung:
Gesellschaft bzw. gesellschaftliche Konflikte als Auslöser von Krankheitsprozessen

Der Kranke in seiner sozialen Situation
Eliminierung: Ausstoßung bei den Ur- und Naturvölkern
Isolierung: Krankheit durch Tabuverletzung und Besessenheit; Erkrankter wird sozial und z.T. auch räumlich isoliert
Diskriminierung: v.a. bei Sucht- und Geschlechtskrankheiten
Zuwendung: Bemühung um Kranke in der Antike; Kranke als Objekte christlicher Barmherzigkeit
Staatl. Krankenfürsorge: Krankenversicherungspflicht seit 1883 (Bismarck)
Private Philanthropie: Menschenfreundlichkeit, Nächstenliebe
Sozialversicherung: soziale Sicherung des Patienten

Formen und soziale Stellung der Heilberufe

Professionalisierung des Arztes
Medizinmann: Zauberer, der Krankheiten, die als Einwirkungen der Geisterwelt und des bösen Zaubers angesehen werden, mit Magie und Elixieren zu heilen vermag.
Priesterarzt: Mittler göttlicher Heilkräfte

Geschichte der Medizin
Soziale und kulturelle Grundlagen

Wanderarzt: v.a. im Mittelalter; fahrender Medicus
Mittelalterlicher Arzt (Laienarzt, Bader, Barbier, Wundarzt): kleine
    medizinische Versorgung (Wundbehandlung, Zahnextraktion); keine
    medikamentöse Therapie
Neuzeitlicher Arzt: universitär ausgebildeter Arzt; keine chirurgischen Tätigkeiten
Arztrolle nach Parsons: funktionelle Spezifität, uneingeschränkte Hilfsbereitschaft,
    affektive Neutralität, fachliche Kompetenz, Altruismus

Weitergabe von Heilwissen
Antike Ärzteschulen:
    Volksheilkunde (Prävention)
    Gymnasien, Palästren (Diät, Prävention, Behandlung)
    Asklepeia (Priesterschulen)
Medizinische Fakultät und Krankenhäuser:
    Krankenstation in Klöstern
    erste Krankenhäuser ca. 500 J. n.Chr.
    medizinische Schulen (Klosterschulen) ab 1000 J. n. Chr.
    Universitäten ab 12. Jh.; Frauen in der Medizin seit Mitte 19. Jh;
    Preußen erst 1908

Legitimierung ärztlichen Handelns (Approbation)
Behandlungspflicht: 1240 durch Medizinalverordnung erstmals festgelegt; 1869
    wieder gelockert, da Medizin als Gewerbe anerkannt wurde
Sozialversicherung: Einführung des Versicherungswesens 1883 durch Bismarck;
    Regelung von Sozialversicherung, Unfallversicherung, Krankenversicherung
Approbation: erstmals 1240 durch Staufenkaiser Friedrich I. in
    Medizinalverordnung festgelegt; Regelung von Studium, Prüfung, Tätigkeit
    des Arztes

Vereinheitlichung und Spezialisierung der ärztlichen Tätigkeit
Vereinigung von Medizin und Chirurgie: Die im Mittelalter vollzogene Trennung
    von Ärzten und Chirurgen wurde aufgehoben. Chirurgie wurde im Mittelalter
    nicht an Universitäten gelehrt, sondern wurde von Baderchirurgen,
    Steinschneidern etc. ausgeübt.
Entwicklung der Spezialfächer: nach der Approbation mehrjährige Weiterbildung
    zum Facharzt

Organisationsformen des ärztlichen Standes
im Mittelalter medizinische Fakultät als Vertreterin der Standesinteressen und als
    Kontrollinstanz für Ärzte, Chirurgen, Hebammen und Apotheker
1852 Gründung des Einheitsstandes der Ärzte (Gleichstellung Chirurgen und Ärzte)
1869 Anerkennung der Medizin als Gewerbe
1871 Niederlassungsfreiheit
Ende 19. Jh. Gründung von Ärzteverbünden, Ärztekammervorläufern

Geschichte der Medizin
Soziale und kulturelle Grundlagen

Andere Heilberufe
Entwicklung des Standes der Hebammen, Wundärzte, Apotheker
Gliederung der Krankenversorgung und Spezialisierung seit dem Mittelalter
Entwicklung der Krankenpflege und der Pflegeorganisationen
- **Ordenspflege**: Pflege primär durch Familie, katholische Kirche
- **Diakonie**: protestantische Pflegeorganisation; Rotes Kreuz: Gründung 1864
- **freiberufliche Krankenpflege**: erst seit 1900

Differenzierung medizinischer Dienste
diagnostische, therapeutische (Ergotherapie, Krankengymnastik), soziale (Lebenshilfe, Essen auf Rädern) und seelsorgerische Dienste

Formen medizinischer Institutionen

Vor der Antike: magisch-animistische Vorstellung, d.h. Krankheit durch Konflikt mit den Geistern und Dämonen; Heilung durch Medizinmänner, Eliminierung

Antike: Prägung durch Hippokrates, Galen
Schlafstätten für Kranke in Tempeln; Xenodochien in der Spätantike

Mittelalter: Universitätsgründung; Orientierung an der Schule Galens; Vermittlung der Medizin scholastisch (autoritätshörig, dogmatisch)
Gründung von Hospitälern, Bürgerspitalen, Lepra- und Pesthäusern

Neuzeit: seit 18. Jh. Krankenhäuser mit Diagnostik und Therapie
Einzelpraxis, Poliklinik, Ambulatorien, Gruppenpraxis

Hospital
Funktionen des Hospitals

Hospiz:	Sterbekliniken, Sterbebegleitung; auch häuslich
Sozialasyl:	Aufnahme Bedürftiger; auch ohne Versicherung, Geld
Leprösenhaus:	Aussätzigenhäuser vor der Stadt; heute Lepraheime
Pesthaus:	Aussätzigenhaus; Betreuung

Typen des Hospitals

Xenodochion:	Haus für durchreisende Gläubige in römischer Kaiserzeit; Krankenzimmer
Infirmerie:	Krankenzimmer in Klöstern
geistliches Hospital:	kirchlicher Träger, Kloster
Bürgerspital:	öffentlicher Träger

Krankenhaus
Einrichtungen zur Versorgung heilbar Kranker und Entstehung von Klinik und Poliklinik (Wien und Paris im 18. und 19. Jahrhundert)
Einrichtungen zur Betreuung von chronisch Kranken, psychisch Kranken, Schwangeren und Kindern

Einrichtungen zur Gesundheitssicherung
Medizinalordnungen durch Friedrich II. von Hohenstaufen
Medizinische Polizei im 18. Jahrhundert (von Johann Peter Frank gefordert, um gesundheitspolitische Maßnahmen durchzusetzen)

Geschichte der Medizin
Ärztliches Denken, Wissen und Handeln

Armenarzt: medizinische Mindestabsicherung
Einrichtungen zur öffentlichen Gesundheitspflege
Einführung von Gesundheitsstatistiken durch Leibniz im 17. Jh.

Ärztliches Denken, Wissen und Handeln

Ärztliches Denken

durch Erfahrung geleitetes Denken
Eigene Erfahrung und Fremderfahrung führen über Analogieschluß zu natürlichen Heilweisen, wie sie in Frühkulturen angewandt wurden; Weitergabe der Heilweisen und Traditionsbildung.

durch religiöse Konzepte geleitetes Denken
theurgische Medizin: z.B. Ägypten; Heilgötter stehen Krankheitsdämonen gegenüber

durch philosophische Konzepte geleitetes Denken
Naturphilosophie: 5. Jh. v. Chr.; Thales von Milet; Zusammenhang zwischen Natur und Mensch
Elementenlehre der Griechen: alles besteht aus Wasser, Erde, Luft und Feuer und die Harmonie dieser Elemente ist Voraussetzung für Gesundheit
Hippokratische Medizin: Krankheit durch Disharmonie der Säfte (Blut, gelbe und schwarze Galle und Schleim)
Humoralpathologie von Galen: Fortsetzung der hippokratischen Medizin; Einteilung in Lebensgeist und Seelengeist; Thesen durch Analogieschluß nach Sektion von Tieren: Blutbildung in der Leber, Arterien bringen Blut in die Peripherie, Blut wird in den Organen verbraucht
Kartesianische Maschinentheorie des Lebendigen: mechanistische Lehre des Lebens; beschrieben durch Descartes; Körper besteht aus festen und flüssigen Grundbestandteilen, die den Gesetzen der Physik folgen; dualistische Leib-Seele-Lehre – „Seele sitzt in der Epiphyse"
Vitalismus: Lebensvorgänge haben eine andere Gesetzlichkeit als die leblosen Naturvorgänge
Positivismus: Anwendung von wissenschaftlich oder empirisch belegtem Wissen; keine Spekulation, keine Versuche; daraus resultierend therapeutischer Nihilismus

durch Tradition geleitetes Denken
antike Medizin als autoritative Norm in Mittelalter und früher Neuzeit

durch naturwissenschaftliche Methoden geleitetes Denken
induktive Naturforschung, geprüfte Erfahrung

Geschichte der Medizin
Ärztliches Denken, Wissen und Handeln

Ärztliches Wissen

Morphologie
Alexandrinische Anatomie: wissenschaftliche Experimente zu Anatomie und Physiologie
Galenische Anatomie: Sezieren von Tieren; Rückschluß auf Mensch
Anatomie des Vesal: Sezieren am Menschen; erste Anatomie-Atlanten
Mikroskopische Anatomie: Aufklärung der Durchblutung, Feinstruktur

Arzneimittellehre
Übergang von Heiltränken zu Erkennung von Wirkung und Aufklärung von Wirkmechanismen
Meilensteine der Pharmakologie:

Lister	Wunddesinfektion
Ehrlich	Syphilistherapie
Behring	Gegengiftbehandlung bei Diphtherie
Domagk	Sulfonamide
Fleming	Penicillin

Klinische Medizin
Hippokratische Krankenbeobachtung
Corpus Hippocraticum (ca. 400 v. Chr.)
- Logik als alleiniges Denkprinzip
- Prognose als Ziel der Krankenbetreuung
- **Humoralpathologie**: Erklärung der Erkrankung durch Dyskrasie der Säfte
- **Therapie**: Diät, Schwitzkuren, Aderlaß, Gabe von Klistieren oder Brechmitteln, um Säfte wieder in Einklang (Eukrasie) zu bringen; kaum chirurgische Eingriffe

Körperflüssigkeit	Organ	Element	Eigenschaft	Charakter
gelbe Galle	Leber	Feuer	warm + trocken	Choleriker
Schleim	Gehirn	Wasser	kalt + feucht	Phlegmatiker
Blut	Herz	Luft	warm + feucht	Sanguiniker
schwarze Galle	Milz	Erde	kalt + trocken	Melancholiker

Galenische Untersuchung
falsches Mischungsverhältnis (Dyskrasie) zwischen den Kardinalsäften; Untersuchung mittels Puls und Harnschau
Therapie: Aderlaß, Erbrechen, Abführen, Schwitzen

Mittelalterliche Puls- und Harnlehren
Pulslehre: Beschreibung von hartem, flachem und weichem Puls
Harnlehre: Uroskopie, Beurteilung von Farbe (Blut, Gallenfarbstoff), Geruch und Zucker

Geschichte der Medizin
Ärztliches Denken, Wissen und Handeln

Meilensteine der Medizin
Pariser Schule (Ecole de Santé, Paris 1794): Krankenbeobachtung und
 Untersuchung mittels Stethoskop
Wiener Schule: therapeutischer Nihilismus, Placebobehandlung
Leidener Schule: Integration der unterschiedlichen Ansätze über das Verständnis
 von Krankheiten; Ausbildung am Krankenbett
 Perkussion seit 1761, Auskultation seit 1819
William Harvey: entdeckte im 17. Jh. den Blutkreislauf; Grundlage für
 Pathophysiologie
Claude Bernard (19. Jh.): Begründer der experimentellen Medizin; Erkenntnisse
 über anabole Stoffwechsellage, Konzept des inneren Milieus; Bedeutung des
 Pankreas für Verdauung
Rudolf Virchow (19. Jh.): Zellularpathologie, Sozialmedizin
Francois-Xavier Bichat (18. Jh.): Gewebepathologie
Giovanni Battista da Morgagni (18. Jh.): Organpathologie
Herman von Boerhaave (18. Jh.): Begründer der klinischen Medizin, Leidener
 Schule
Robert Koch (19. Jh.): Entdeckung einzelner Krankheitserreger (TBC), Koch-
 Postulate
Marcello Malpighi (17. Jh.): mikroskopische Anatomie
Paul Ehrlich (19. Jh.): immunologische Forschung
Emil von Behring (19. Jh.): Begründung der Serologie durch Antiserum für
 Diphtherie
Josef Lister (19. Jh.): Förderer der Antisepsis

Laboratoriumsmedizin
Beginn im 19. Jh.; Entwicklung zum diagnostischen Schwerpunkt
medizinische Disziplinen, erste Unterdisziplinen seit 19. Jh. Serologie und
Endokrinologie

Radiologie
Entdeckung der Röntgenstrahlen 1895 durch Wilhelm Konrad Röntgen;
medizinische Nutzung der Röntgenstrahlen seit Anfang 20. Jh.

Wissensvermittlung
Entstehung und Funktion der medizinischen Fachsprache:
 Bildung einer Sprache, deren Begriffe exakt definiert sind
 Erleichterung der Kommunikation zwischen Medizinern
 primär Latein als Sprache der Gebildeten; heute starke anglo-amerikanische
 Einflüsse
Wissensvermittlung im Lehrer-Schüler-Verhältnis:
 scholastische Vorlesung (autoritär, dogmatisch, frontal)
 anatomische Demonstration (anschaulich, praktisch)
 Unterricht am Krankenbett (praktisch, nach Leidener Schule)
Wissensvermittlung durch Medien:
 Handschrift, Buch, Bild, Zeitschrift, elektronische Medien

Geschichte der Medizin
Ärztliches Denken, Wissen und Handeln

Ärztliches Handeln
Prognostik und Diagnostik
Prognostik in der antiken Medizin
Hippokrates stellte aus Beobachtung und Erfahrung eine Prognose statt Diagnose
Semiotik im 17. und 18. Jahrhundert
Lehre von den Krankheitszeichen (Symptomatologie)
Thomas Sydenham: Beobachtung und Erstellung von Krankheitsbeschreibungen (Nosographien)
Hermann Boerhaave setzte Semiotik im 18. Jh. weiter fort
Diagnostik im 19. Jahrhundert
Verbesserung der Diagnostik durch Perkussion, Auskultation; Labormedizin; regelmäßige Sektionen erweiterten Vorstellung von Krankheiten
Diagnostik im 20. Jahrhundert
Verbesserung der Untersuchungen durch technische, chemische, biologische und molekularbiologische Neuerungen; fundamentale Fortschritte im Verständnis der pathophysiologischen Vorgänge
z.B. laborchemische Diagnostik
Röntgendiagnostik, Szintigraphie, CT, MRT, Ultraschall

Grundmuster therapeutischen Handelns
Prävention durch Aufklärung, Hygiene, Vermeidung von Fehlverhalten, Diätetik
Arzneimittelbehandlung (Materia medica):
magisch-animistische Medizin: Unterstützung durch Heilkräfte
humoralpathologisch: Heiltränke, Herstellung des Gleichgewichts der Säfte
Contraria Contrariis: 1. Jh. Unterstützung der Abwehrkräfte des Körpers
Signaturenlehre: Mittelalter; äußere Merkmale der Heilpflanze lassen auf Wirkung schließen (z.B. rote Pflanzenanteile bei Blutarmut)
Chemiatrie (Paracelsus, 16. Jh.): Grundstoffe: Sulphur, Mercurius und Sal; Krankheiten durch Ablagerungen in Geweben
Iatrochemie (17. Jh.): neue Medikamente durch experimentelle Forschung
Chirurgie

Alternative Medizin
Naturheilkunde
Begründer: Jean-Jacques Rousseau; Lehre von der Behandlung und Vorbeugung von Krankheiten unter dem Einsatz von der natürlichen Umwelt entnommenen und naturbelassenen Heilmitteln; physikalische Reize, Diät, pflanzliche und natürliche Arzneistoffe, psychosoziale Faktoren; Ablehnung konventioneller Methoden

Homöopathie
Durch Samuel Hahnemann (1755–1843) begründetes medikamentöses Therapieprinzip, das Krankheitserscheinungen nicht durch exogene Zufuhr direkt gegen die Symptome gerichteter Substanzen behandelt, sondern bei dem Substanzen eingesetzt werden, die in hoher Dosis den Krankheitserscheinungen ähnliche Symptome verursachen.

Geschichte der Medizin
Ärztliches Denken, Wissen und Handeln

Weitere alternative Methoden
> Anthroposophische Medizin
> Bach-Blüten Therapie
> Hildegard Medizin
> Kneipp

Ethische Aspekte ärztlichen Handelns
Traditionen ärztlicher Ethik
Hippokratischer Eid:
> Ehre und Respekt dem Lehrer gegenüber, ewige Dankbarkeit
> Hilfe für Kranke
> keine Sterbehilfe
> keine Abtreibung
> Schweigepflicht

Genfer Gelöbnis (1948 vom Weltärztebund, bis heute verbindlich):
> „Bei meiner Aufnahme in den ärztlichen Berufsstand gelobe ich feierlich, mein Leben in den Dienst der Menschlichkeit zu stellen. Ich werde meinen Beruf mit Gewissenhaftigkeit und Würde ausüben. Die Erhaltung und Wiederherstellung der Gesundheit meiner Patienten soll oberstes Gesetz meines Handelns sein. Ich werde alle mir anvertrauten Geheimnisse wahren. Ich werde mit allen meinen Kräften die Ehre und die edle Überlieferung des ärztlichen Berufes aufrechterhalten und bei der Ausübung meiner ärztlichen Pflichten keinen Unterschied machen, weder nach Religion, Nationalität, Rasse oder Parteizugehörigkeit und sozialer Stellung. Ich werde jedem Menschenleben von der Empfängnis an Ehrfurcht entgegenbringen und selbst unter Bedrohung meine ärztliche Kunst nicht in Widerspruch zu den Geboten der Menschlichkeit anwenden. Ich werde meinen Lehrern und Kollegen die schuldige Achtung erweisen."

Berufsordnung: Regelung durch die Bundesärztekammer
Deontologie: Disziplin der Ethik, die die logischen Strukturen von normativen Aussagen (Aussagen, die eine Pflicht einfordern) untersucht.
Grenzsituationen ärztlichen Handelns:
> **Lebensbeginn**: Abtreibungsregelung; bis zum 3. Monat darf nach vorheriger Beratung abgetrieben werden
> **Lebensende**: Das Leben darf nicht durch einen Arzt beendet werden; u.U. ist der Verzicht auf lebenserhaltende Maßnahmen möglich, wobei der Konflikt zu der unterlassenen Hilfeleistung besteht.

Experimente in der Medizin
Humanexperiment: Experimente an Menschen sind möglich, solange sie die Integrität und Würde des Menschen nicht beschneiden; Anwendung z.B. im Rahmen klinischer Studien bei Medikamenteneinführung; immer nur nach rechtskräftiger Einwilligung.
Tierversuch: Tierversuche auch mit letalem Ausgang sind zulässig, unterliegen aber strengen Bestimmungen; Rechtfertigung des Erkenntnisgewinns; tiergerechte Haltung.

Geschichte der Medizin

Ethische Entscheidungsfindung
Grundlagen: Normenethik; Situationsethik; Verantwortungsethik
Werte: Menschenwürde; Autonomie; Gerechtigkeit; Fürsorge
Umsetzungen: Aufklärung und Einwilligung, Wahrheit am Krankenbett, Schwangerschaftsabbruch (zeitlich begrenzt; Beratung), keine aktive Sterbehilfe, Süchtigenberatung, Psychotherapie, Umgang mit unheilbar Kranken
Versagen: Medizin in totalitären Systemen, z. B. Nationalsozialismus

Wandel der Vorstellungen von Gesundheit und Krankheit

Gesundheitslehren

Gesundheitstheorien auf Basis der Elementen- und Säftelehre: Harmonie der Elemente, Säfte
Regimina sanitatis: im Mittelalter medizinische Werke für Laien
Gesundheitsprogramme der Neuzeit:
  Gesundheitskatechismen: Gesundheitsinformationsbroschüren durch Martin Pansa (1580–1626)
  Makrobiotik: praktische Lebensweise, die auf dem Prinzip beruht, daß alles Leben aus einer Spannung zwischen zwei Gegensätzen besteht
  Öffentliche Gesundheitspflege: Hygiene, Meldepflicht, Aufklärung, Verbesserung der sanitären Standards, Kanalisation
  Eugenik: Begünstigung der Fortpflanzung Gesunder und Verhinderung der Fortpflanzung Kranker → Verbesserung der Erbanlagen

Krankheitsvorstellungen

Krankheitsvorstellungen in Frühkulturen und in der Volksmedizin
Instinktiv-empirische Vorstellung: Krankheitsursachen werden kausal nicht erklärt, sondern nach Erfahrungen versucht zu therapieren.
Magisch-animistische Vorstellung: Krankheitsursachen werden in Dämonen, Hexen oder Geister gesehen.
Theurgische Vorstellung: Krankheitsursachen werden durch Einwirkung von Göttern als Strafe angesehen.

Geschichte der Medizin
Wandel der Vorstellungen

Humoralpathologie
Hippokrates und Galen entwickelten im antiken Griechenland die Erklärung von Krankheit durch eine Disharmonie von den Säften (gelbe und schwarze Galle, Schleim und Blut).

Lateinisches Mittelalter
starker religiöser Einfluß, Tabuisierung, Krankheit als Strafe Gottes, Isolierung

Solidarpathologie
nicht Säfte, sondern feste Bestandteile des Körpers als Krankheitsursache
    Organpathologie (Morgagni):   anatomische Pathologie
    Gewebspathologie (Bichat):   pathologische Histologie
    Zellularpathologie (Virchow):   Zellveränderungen
    Molekularpathologie: Stoffwechseldefekte

Funktionelle Krankheitstheorien
Alchimistisch-chemische und mechanistisch-physikalische Interpretation der Lebensprozesse
    Paracelsus: 16 Jh.; Krankheitsursachen: Ablagerung von Sulphur, Mercurius, Salz
    Iatrochemie: 16. Jh; Krankheitsursache durch chem.Veränderung von Körperbestandteilen
    Iatrophysik: 16. Jh.; Begründung durch René Descartes; Krankheitsursache durch physikalische Veränderung von Körperbestandteilen
    La Mettrie: 18. Jh.; psychische Veränderungen durch funktionelle Störungen des ZNS

Vitalistische Interpretation der Lebensvorgänge
    Brownianismus: Erregungslehre; Erkrankungen durch Reizmangel und Überreizung
    Mesmerismus: 18. Jh.; Lehre vom animalen Magnetismus; Magnetismus umgibt jeden Mensch und durch dieses Fluidum kommen Wechselwirkungen zustande

Pathophysiologische Interpretation der Lebensvorgänge
    Claude Bernard: 19. Jh.; Untersuchung des Ernährungsstoffwechsels; Bedeutung der Bauchspeicheldrüse für die Fettverdauung; Zuckerbildung in der Leber
    Hans Selye: Anfang 20. Jh.; endokrine Zusammenhänge der Hypophyse, Nebennierenrinde

Theorien seelischer Störungen und psychischer Krankheiten
Konzepte der Psychopathologie im 19. Jahrhundert
    Pinel: Geisteskrankheiten haben ihren Ursprung in Störungen des Gehirns
    Griesinger: psychiatrischer Störung liegt somatische Erkrankung im Gehirn zugrunde
    Kraepelin: Einteilung der Geisteskrankheit nach organischen Gesichtspunkten

Geschichte der Medizin
Wandel der Vorstellungen

Konzepte tiefenpsychologischer Schulen
    Freud: Psychoanalyse; Konflikt zwischen Ich, Über-Ich und Es; Entwicklungsphasen: oral – anal – phallisch – genital
    Adler: Individualpsychologie; Schüler Freuds; psychische Störung durch unangemessene Reaktion des Menschen auf Hindernisse und Gegebenheiten
    Jung: Alle Menschen haben ein kollektives Unbewußtes; psychische Erkrankungen entstehen durch Störungen des Unbewußten, und Äußerung des Unbewußten.

Konzepte psychosomatischer Medizin
    körperliche Vorgänge werden von seelischen Antrieben beeinflußt; Zusammenhang zwischen psychischer Belastung und somatischen Erkrankungen (Organoneurosen)

Theorien sozialer Genese von Krankheiten
Soziale Medizin: Erkennung von Zusammenhängen zwischen den Lebensumständen der Arbeiterschicht und ihren Krankheiten; später Übergang und Einteilung in Arbeitsmedizin, Umwelt und Hygiene
Soziale Hygiene: Hygienebewegung: Forderung einer öffentlichen Gesundheitsfürsorge v.a. durch Edwin Chadwick

Theorien biologischer Genese von Krankheiten
Frühe Vererbungslehre: Vererbung von Krankheiten von Generation zu Generation; Ansteckung wurde erst relativ spät als Ursache erkannt
Sozialdarwinismus: Übertragung der Evolutionstherorie auf gesellschaftliche Prozesse; Biologismus; Survival of the fittest
Medizin im Nationalsozialismus: Rassenhygiene; Wiederherstellung der Leistungsfähigkeit des Menschen zur Stärkung der Gesellschaft

Gesundheit, Krankheit und Gesellschaft

Öffentliche Hygiene und Gesundheitsschutz
Frühe Maßnahmen öffentlicher Hygiene (mittelalterliche Seuchenprophylaxe)
    Isolierung erkrankter Menschen in Aussätzigenhäusern
Praxis der öffentlichen Hygiene in der Aufklärung
    Volksbelehrung
    Aufklärung über Hygiene, Arbeit
    Pockenimpfung (von Edward Jenner erfunden), Impfung gegen Milzbrand, Tollwut
    medizinische Statistik durch Leibniz
Naturwissenschaftliche und soziale Hygiene
    Pettenkofer: 19. Jh.; Grundlagen der modernen Hygiene; Erforschung nützlicher und schädlicher Umweltfaktoren
    Grotjan: Strukturreform des städtischen Gesundheitssystems; Beginn 20. Jh.

Geschichte der Medizin
Wandel der Vorstellungen

Bedeutung der Bakteriologie / Immunologie als Basis der Gesundheitssicherung
    Pasteur: „Wir trinken 90% unserer Krankheiten"; Impfung gegen Milzbrand und Tollwut; Nahrungsmittelhygiene
    Koch: Erkennung von Mikroorganismen (Bakterien) als Krankheitsursache

Volkskrankheiten und Seuchen
Volkskrankheiten im Zusammenhang mit den ökologischen und sozialen Verhältnissen

Skorbut	Mangel- und Fehlernährung
Typhus	Abwehrschwäche prädisponierend
Tuberkulose	Abwehrschwäche prädisponierend
Rachitis	Mangel- und Fehlernährung

Große Seuchen

Aussatz	Aussätzigenhäuser, Desinfektion
Pest	6. Jh., 14 Jh.; Pesthäuser, Quarantäne
Syphilis	15. Jh.
Cholera	19. Jh.; mangelnde Hygiene, keine Kanalisation
TBC	19. und 20. Jh.; 1946 Entdeckung von Paraaminosalicylat

Einfluß der technisch-industriellen Zivilisation auf Krankheits- und Todesursachen
Berufsbedingte Krankheiten (Ramazzini): Ramazzini schrieb im 18. Jh. über Berufskrankheiten und entwickelte Modelle, nach denen die Situation am Arbeitsplatz verbessert werden konnte.

Zusammenhänge von Armut und Krankheit im Zeitalter der Industrialisierung
Joh. P. Frank: Forderung einer medizinischen Polizei zur Umsetzung der gesundheitspolitischen Maßnahmen; Trinkwasser, Abwasser, Kanalisation, Nahrungsmittelreinheit
Chadwick-Bericht: englischer Anwalt, der den Zusammenhang zwischen schlechten Lebensumständen und Krankheiten erkannte und sich für gesundheitspolitische Fürsorge einsetzte
R. Virchow/S. Neumann: Zusammenhang von Lebensumständen und Krankheit; z.B. Hungertyphusepidemie in Oberschlesien

Humangenetik

Grundlagen	**1228**
Genom – Aufbau und Funktion	1228
Transkription und Translation	1230
Prinzipien der DNA-Diagnostik	1230
Mutation	**1232**
Mutationsformen	1232
Mutationsursachen	1232
Mutationsfolgen	1233
Chromosomen	**1234**
Grundlagen	1234
Störung der Geschlechtsentwicklung	1234
Monogen erbliche Syndrome mit Störungen der Geschlechtsentwicklung	1234
Chromosomenaberrationen	1235
Non-Disjunction	1235
Fehlverteilung gonosomaler Chromosomen	1235
Fehlverteilung von Autosomen	1235
Strukturelle Chromosomenaberrationen	1236
Somatische Chromosomenaberrationen und Tumorentstehung	1237
Formale Genetik	**1237**
Kodominante Vererbung	1237
Autosomal-dominanter Erbgang	1237
Autosomal-rezessiver Erbgang	1238
X-chromosomale Vererbung	1238
Mitochondriale Vererbung	1238
Geschlechtsbegrenzte Vererbung	1238
Genetische Heterogenität	1238
Multifaktorielle (polygene) Vererbung	1238
Zwillinge	**1239**
Grundlagen	1239
Zwillingsforschung	1240
Populationsgenetik	**1240**
Begriffe	1240
Genhäufigkeit	1240
Populationsunterschiede	1241

Genetik

Humangenetik
Grundlagen

Stoffwechseldefekte und deren Folgen	**1241**
Grundlagen	1241
Pharmakogenetik	1242
Genetische Diagnostik und Beratung	1242
Stammbaumanalyse	1242
Pränatale Diagnostik	**1244**
Erkrankungen / genetische Phänomene	**1244**

Grundlagen

Genom – Aufbau und Funktion

Zentrales Dogma der Molekularbiologie
Genetische Information ist in der DNA als Basensequenz gespeichert (Ausnahme RNA-Viren). Durch Paarung komplementärer Basen erfolgt die Determinierung der korrespondierenden Basen. Dies bildet die Grundlage der identischen Replikation. Die genetische Information determiniert die Aminosäure-Sequenz von Proteinen. Ein Basentriplett kodiert eine Aminosäure; die Kodierung besitzt universelle Gültigkeit. Die Mittlersubstanz zwischen DNA und Protein ist m-RNA. Information fließt immer von DNA zu Protein (keine Umkehrmöglichkeit).

Bausteine der Nukleinsäuren
Basen: Adenin gepaart mit Thymin (bei RNA Uracil); 2 Bindungen
Cytosin gepaart mit Guanin; 3 Bindungen (Wasserstoffbrückenbindung)
Zucker: Desoxyribose (DNA); Ribose (RNA)
Struktur: Primärstruktur → Nukleotidsequenz
Sekundärstruktur → Paarung komplementärer Basen
Tertiärstruktur → Raumstruktur

Mitose
Ziel: Bildung einer identischen Tochterzelle (diploid)
Phasen: Interphase, Pro-, Meta-, Ana- und Telophase

Humangenetik
Grundlagen

Meiose
Ziel: Bildung eines haploiden Chromosomensatzes für die Keimzellen
Ein▷ Interphase: DNA-Verdopplung
Prophase:
> **Leptotän**: zunehmende Kondensierung der DNA
> **Zygotän**: Paarung; X und Y kondensieren zum Sex-Vesikel
> **Pachytän**: Chromosomen erscheinen als bivalente Strukturen; durch Paarung liegen 4 Stränge nebeneinander → Tetrade; Crossover
> **Diplotän**: Chiasmata; Tetraden weichen auseinander
> **Diakinese**: Chromosomen kontrahieren sich max.; 45–55 Chiasmata

Metaphase I (Spindelbildung)
1. Reifeteilung mit **Ana- und Telophase**
Äquationsteilung (**2. Reifeteilung**)
Ergebnis: 4 haploide Zellen

Genetik

Ebenen der genetischen Analyse
Phänotyp-Ebene
> Der Phänotyp ergibt sich aus dem Genotyp, kann jedoch durch Umwelteinflüsse modifiziert werden; klinische Untersuchung

Protein-Ebene
> Aminosäuresequenz läßt Rückschluß auf m-RNA zu, nicht jedoch zwingend auf DNA, da die m-RNA durch Splicen etc. vor der Translation u.U. verändert wird.

Chromosomen-Ebene
> Analyse von numerischen und strukturellen Aberrationen

Gen-Ebene
> direkter Nachweis spezifischer Genabschnitte, Genaktivitätenmessung

Eukaryontengenom
Chromosomensatz:
> diploid; 2×22 Autosomen + 2 Gonosomen (X-Y) = 46
> XX = weiblich; XY = männlich
> Barr-Körperchen: kondensiertes X; Barr + 1 = Anzahl der X-Chromosomen

Genaufbau:
> **Exons**: Sequenz kodiert Aminosäuren
> **Introns**: nicht-kodierende Anteile
> **Regulationseinheiten**
>> Promotor: Start der Transkription
>> Enhancer: Verstärker, beschleunigt Transkription
>> Terminator: beendet Transkription

> **Repetitive DNA (Genredundanz)**: Großteil der DNA besteht aus unzähligen Kopien, die nur zu einem geringen Prozentsatz genetisch aktiv sind.
> **Cistron**: Viele Proteine bestehen aus mehreren Peptidketten, die von unterschiedlichen Genen kodiert werden; alle zu der Kodierung eines Proteins nötige Gene bezeichnet man als Cistron.

Humangenetik
Grundlagen

Variabilität des Genoms

DNA-Polymorphismen: Von einem Genort existieren mindestens 2 Phänotypen mit einer Häufigkeit von mindestens 1–2%; z.B. Blutgruppenmerkmale (ABO).

Mutationen: Mutationen bedeuten Änderungen in der DNA-Sequenz.
- **Neutrale Mutation**: Mutation bewirkt keinen Funktionsverlust beim Genprodukt.
- **Pathologische Mutation**: Mutation bewirkt Funktionsverlust oder Wirkungsänderung beim Genprodukt.

Transkription und Translation

Begriffe:
	Codogen	Triplett der DNA
	Codon	Triplett der m-RNA
	Anticodon	Triplett der t-RNA

Transkription: Bildung eines komplementären RNA-Stranges (nRNA, Vorläufer der m-RNA) von DNA im Zellkern

Splicing und Capping:
Ausgehend von der n-RNA werden nicht kodierende Abschnitte (Introns) aus der n-RNA noch im Zellkern ausgeschnitten (Splicing). Damit die dadurch entstehende m-RNA an die Ribosomen zur Translation binden kann, muß ein Nukleotid an das 5'-Ende angehangen werden (Capping). Die reife m-RNA enthält nur noch die Exons, verläßt den Zellkern und kann direkt für die Translation eingesetzt werden.

Translation:
Ausgehend von der m-RNA wird in den Ribosomen die RNA-Sequenz in die Aminosäuresequenz umgesetzt. Hierzu bedarf es der t-RNA (kleeblattförmige RNA, die das Anticodon (komplementäres Triplett), das an die m-RNA-Sequenz binden kann, und gleichzeitig die der RNA-Sequenz entsprechende Aminosäure besitzt).

Biologisch aktive Prozesse (Regulationsmechanismen von Proteinen und Enzymen)
Rückkopplungsmechanismen: Substratinduktion, Produktinhibition
Aktivierung – Deaktivierung über allosterische Zentren
Hormone: Transkriptionsfaktoren, Agonisten, Antagonisten

Prinzipien der DNA-Diagnostik

Restriktionsfragment-Längenpolymorphismen (RFLP)
Spaltung der DNA an definierten Stellen mittels Restriktionsendonukleasen (bakterielle Enzyme, die DNA an spezifischen Sequenzen schneiden); treten Mutationen an den Schnittstellen der Restriktionsendonukleasen auf, ändern sich die Restriktionsfragmente; Nachweis mittels RFLP von Mukoviszidose, Phenylketonurie, Hämophilie A, Sichelzellenanämie, Muskeldystrophie Duchenne, Chorea Huntington.

Humangenetik
Grundlagen

Oligonuklidtechnik (Southern Blot)
Direkter Nachweis von Mutationen oder Deletionen durch Auftrennung des Doppelstranges, Übertragung auf eine Membran und Hybridisierung mittels einer Gensonde (Oligonukleotiden); Nachweis von strukturellen oder numerischen Aberrationen; i.Ggs. zur PCR sind auch große Mutationen nachweisbar.

PCR (Polymerasekettenreaktion)
Amplifikation von Genabschnitten, die zwischen zwei definierten Sequenzen (Primern) liegen; ermöglicht den Nachweis von Sequenzunterschieden durch Sequenzierung des Amplifikationsproduktes

Kopplung
Gene, die örtlich eng zusammen liegen, haben statistisch eine geringere Wahrscheinlichkeit, durch Rekombination oder Mutation getrennt zu werden. Gekoppelt sind somit Gene, die auf einem Chromosom liegen. Je näher sie auf dem Chromosom zusammen liegen, umso unwahrscheinlicher wird eine Trennung durch Cross-Over. Die Austauschhäufigkeit wird in Morgan als Entfernung der Gene auf einem Chromosom angegeben. Die Kopplungsanalyse ermöglicht die Lokalisation von Genen auf einem Chromosom durch Korrelation zu bekannten Genen.

Genkartierung
Zuordnung einzelner Gene zu Chromosomenregionen mittels Koppelungsanalyse, Oligonuklidtechniken

Banding
Färbung der Chromosomen mit unterschiedlichen Lösungen; Ausbildung von Bandenmustern auf den Chromosomen, die zur Identifizierung und Analyse verwendet werden können
Ablösung der Denver-Klassifikation; Nomenklatur: kurzer Arm: p; langer Arm: q
- Q-Banding: Quinacrin-Färbung
- G-Banding: Giemsa-Färbung
- C-Banding: constitutive heterochromatin (zentromernah)
- R-Banding: reverse- umgekehrte Färbung; Färbung der G-Banden, nur daß alle hellen G-Banden in der R-Bandentechnik dunkel erscheinen und umgekehrt

Genetik

Humangenetik
Mutation

Mutation

Mutationsformen

Genommutation: numerische Chromosomenaberrationen
Chromosomenmutation: strukturelle Veränderung des Chromosoms
    Deletion, Duplikation, Translokation, Inversion
Genmutation: Veränderung der Basensequenz
- **Substitution**: Austausch eines Nukleotids gegen ein anderes
- **Transition**: Tausch Purin – Purin, Pyrimidin – Pyrimidin
  - **Transversion**: Tausch Purin – Pyrimidin; Pyrimidin – Purin
  - **Inversion**: Umdrehen eines Tripletts
- **Deletion**: Verlust eines Nukleotidpaares, Rasterverschiebung
- **Insertion**: Einfügen eines Basenpaares, Rasterverschiebung
- **Ungleiches Crossing-Over**: während Meiose; normalerweise: Austausch zwischen homologen Chromosomen; ungleich, wenn eben nicht homolog

Dynamische Mutationen: Vermehrung von DNA-repeats; z.B. Marker-X-Chromosom (CGG), myotone Dystrophie (CG), Chorea Huntington (CAG)

Mutationsursachen

Spontanmutationen
Def▷ Spontanmutationen haben keine definierten Ursachen
    Häufigkeit: Spontanmutationen 1/ 100 000 bis 1 Mill., normale Allele
    Mutationsrate (μ)

$$m = \frac{\text{Zahl der Neumutationen aller Geborenen}}{\text{doppelte Zahl der Geborenen}}$$

Einbeziehung der **Fortpflanzungswahrscheinlichkeit**:

$$m = \frac{\text{Neumutationen} * (1-f)}{\text{doppelte Zahl der Geborenen}}$$

(f= relative Fortpflanzung; durchschnittliche Kinderzahl in der Bev.)

für **X-chromosomal-rezessive Leiden**:

$$m = \frac{\text{Zahl der Merkmalsträger} * (1-f)}{3 * \text{männliche Gesamtbevölkerung}}$$

Väterliches Alter bei Genmutationen: Mit dem Alter des Vaters nimmt Mutationsrate und Wahrscheinlichkeit von durch Neumutationen bedingten dominant-erblichen Leiden (Apert-Syndrom, Achondroplasie) zu.

Induzierte Mutation:
    ionisierende Strahlen, UV-Strahlen
    mutagene Stoffe
        Chemikalien: Benzol, Dioxin, Nitrosamine, Asbest, Arsen, Aflatoxine
        Medikamente: Zytostatika, Immunsuppressiva
    mutagene Viren (HPV, EBV, HHV-8)

Humangenetik
Mutation

Mutationsfolgen

Folgen der Genmutation
- keine Veränderung der Aminosäuresequenz trotz Änderung der DNA-Sequenz
- Veränderung der Aminosäuresequenz ohne klinisch manifeste Zeichen
- kleine Veränderungen der Aminosäuresequenz mit klinischer Manifestation
    z.B. Sichelzellenanämie: Austausch einer Aminosäure (Pro → Val) führt zu hämolytischen Anämien bis hin zu hoher Letalität bei homozygoten Trägern
    z.B. Methämoglobinbildung durch Austausch (His → Tyr) durch Medikamente
- Verschiebung des Leserasters durch Wegfall oder Vermehrung einer Base mit kompletter Veränderung der Triplettsequenzen

Multiple Allelie
Normalerweise hat jedes Allel zwei Formen (A und a); **homozygot** (AA, aa) oder **heterozygot** (Aa); bei **multipler Allelie** existieren > 2 Formen (z.B. AB0-System)
i.Ggs. Phänotypie (Pleiotropie): 1 Gen bestimmt mehrere Merkmale

Mutationen nicht gekoppelter Loci mit verwandter Funktion
Mutationen an der DNA von Makromolekülen, die aus unterschiedlichen Proteinbestandteilen zusammengesetzt sind, die an unterschiedlichen Orten kodiert sind, werden nicht gekoppelt weitervererbt (z.B. Ketten des Hämoglobins).

Zeitliche und örtliche Unterschiede der Genaktivität
Alle Zellen enthalten die komplette Erbinformation. Bei der Differenzierung der Zellen werden zu unterschiedlichen Zeiten und Orten durch Interaktionen nur bestimmte Anteile des Genoms aktiviert, andere inaktiviert.
    – zeitlich: z.B. Veränderung des Hämoglobin in der Entwicklung (HbF, HbA)
    – örtlich: z.B. Phenylalaninhydroxylase nur in der Leber

Somatische Mutation
Die Zelle stirbt ab oder sie entartet (Tumorentstehung).

Genetik

Humangenetik
Chromosomen

Chromosomen

Grundlagen

Geeignetes Untersuchungsmaterial: Lymphozyten (Standard), Fibroblasten (bei der Diagnostik von Mosaiken), Amnionzellen (pränatal), Tumorzellen, Knochenmarkszellen

Methode: Anzüchtung und Blockierung in der Metaphase durch Mitosegift (Colchizin); Lyse der Zellkerne, Fixation und Anfärbung

Nomenklatur von Chromosomenaberrationen:
- Gesamtzahl der Chromosomen (numerische Aberrationen, z.B. Trisomie, Monosomie)
- Art der Geschlechtschromosomen und Anzahl
- genauere Spezifizierung einer Chromosomenaberration (Deletion, Duplikation, Translokation, Inversion)

Störung der Geschlechtsentwicklung

Normaler Chromosomensatz:
 46, XY → männlich; 46, XX → weiblich

Chromosomenaberrationen:
 45, XO → weiblich, Ullrich-Turner-Syndrom
 47, XXY → männlich, Klinefelter-Syndrom
 allg.: Wenn Y vorhanden, dann immer männlich; unabhängig von Anzahl der X

Kriterien für die Geschlechtszuordnung: Zuordnung nach Phänotyp

Lyon-Hypothese: Bei Frauen ist immer nur ein X-Chromosom aktiv; Mosaike bei heterozygoten Trägerinnen X-chromosomaler Defekte.

Monogen erbliche Syndrome mit Störungen der Geschlechtsentwicklung

Testikuläre Feminisierung
Gen▷ X-chromosomal-rezessiver Defekt am Testosteronrezeptor
Sy▷ genotypisch männlich, phänotypisch weiblich, Testes vorhanden

Adrenogenitales Syndrom (AGS)
Gen▷ Autosomal-rezessiver Defekt in der Cortisonsynthese, so daß durch fehlende Rückkopplung vermehrt ACTH ausgeschüttet wird, entsprechend die Nebennierenrinde Androgene produziert.
Sy▷ wenn genotypisch weiblich: Pseudohermaphroditismus femininus
 wenn genotypisch männlich: Makrogenitosomie

Humangenetik
Chromosomen

Chromosomenaberrationen

Non-Disjunction
Ep▷ meiotische Non-Disjunction häufiger bei älteren Müttern; balancierte Chromosomentranslokation bei einem Elternteil; frühere Aborte
Pa▷ Nichttrennung (Non-Disjunction) homologer Chromosomen
Meiose: numerische Chromosomenaberrationen (Trisomien, Monosomien)
Mitose: Mosaike, aberrante Zellklone, reduzierte Lebensfähigkeit der Zelle
komplette Non-Disjunction: triploider, aneuploider Chromosomensatz

Fehlverteilung gonosomaler Chromosomen
Pa▷ numerische Abweichung der Gonosomen (≠ 2)

XXY (Klinefelter-Syndrom)
Ep▷ 1:1000
Pa▷ 20% Mosaike, meiotische Non-Disjunction
Sy▷ Hochwuchs, geringe Intelligenzminderung, Hodenhypoplasie, Azoospermie, Gynäkomastie, weibliche Sekundärbehaarung

XO (Ullrich-Turner-Syndrom)
Pa▷ postmeiotischer Chromosomenverlust; einzige lebensfähige Monosomie; häufig Mosaike, 95% sterben intrauterin; Häufigkeit unabhängig vom Alter der Mutter
Sy▷ Pterygium colli, Kleinwuchs, Fußrückenödem, Osteoporose, tiefer Haaransatz, weiter Mamillenabstand, sexueller Infantilismus, Stranggonaden, primäre Amenorrhoe, keine Intelligenzminderung

XYY (XYY-Syndrom)
Ep▷ 1:1000
Pa▷ Non-Disjunction in 2. Reifeteilung
Sy▷ unauffällig; evtl. psychische Auffälligkeiten im Sinne von Aggressivität, Kontaktschwäche, Gefühlsarmut umstritten; normale Intelligenz, keine Sterilität

XXX (Superfemale-Syndrom)
Ep▷ 1:1000; Häufigkeit steigt mit Alter der Mutter
Pa▷ meiotische Non-Disjunction; 2 Barr-Körperchen
Sy▷ äußerlich unauffällig, leichte Intelligenzminderung, keine Sterilität

Fehlverteilung von Autosomen
Def▷ numerische Abweichung der Autosomen (≠ 2 bzw. ≠ 44)

Genetik

Humangenetik
Chromosomen

21 (Trisomie 21; Down-Syndrom)
Ep▷ 1:700; Häufigkeit steigt mit Alter der Mutter
Pa▷ Einteilung in:
- freie Trisomie (47,XX/XY + 21),
- Translokationstrisomie (46, XX, -21, + t(21q;21q)
- Mosaiktrisomie

Sy▷ Lidachsenstellung, Epikanthus, Herzvitien, geistige Retardierung, Hyperglossie, Vierfingerfurche, Megacolon congenitum

13 (Trisomie 13; Pätau-Syndrom)
Ep▷ 1:10.000; Häufigkeit steigt mit Alter der Mutter
Pa▷ v.a. freie Trisomie, 20% Translokationen, geringe Lebenserwartung
Sy▷ kraniofaziale Dysplasien (Lippenkiefergaumenspalte, Mikrozephalie, Ohrdeformation), Organmißbildungen (Herzfehler, Nieren), geistige Retardierung

18 (Trisomie 18; Edwards-Syndrom)
Pa▷ 1,5:10 000
Sy▷ small-for-date-Babies, Unterkieferhypoplasie, Ohrdeformation, Herzmißbildung, Hexadaktylie, geistige Retardierung; geringe Lebenserwartung

Strukturelle Chromosomenaberrationen

Isochromosom: Teilung in 2. meiotischer Teilung in Querachse, nicht in Längsachse
Ringchromosom: durch Verlust der Endstücke, bei Bestrahlung
Deletion: Verlust eines Chromosomenabschnittes
Inversion: Verdrehung / Spiegelung eines Chromosomenabschnittes
Translokation: balanciert /reziprok
zentrische Fusion / akrozentrische

Robertsonsche Translokation
bei akrozentrischen Translokationen: Verschmelzung beider langen Arme unter Verlust der kurzen Arme
balanciert: Chromosom weniger, also numerische aber keine funktionelle Aberration
unbalanciert: funktionelle Aberration

Katzenschrei-Syndrom
Pa▷ 46,XX (XY) 5p-; Verlust des kurzen Arms des Chromosoms 5; häufige balancierte Translokation
Sy▷ Kinder schreien eine Oktave höher; weiter Augenabstand, Mikrognathie, Mikrozephalie, geistige Retardierung

Chromosomenaberrationen bei Spontanaborten
Ursachen eines Spontanaborts: ungeklärt, Chromosomenaberration (autosomale Trisomie, X0), toxisch, infektiös, metabolisch, endokrin

Humangenetik
Formale Genetik

Häufige Symptome bei autosomalen Chromosomenaberrationen
körperliche und geistige Retardierung, Fehlbildungen, Dysmorphien

Somatische Chromosomenaberrationen und Tumorentstehung

Begriffe   gonadale Chromosomenaberration: Weitervererbung
somatische Chromosomenaberrationen: bleiben in der Generation
Formen   Deletion, Translokation, Inversion, Aneuploidie
Ursachen   mutagene Einflüsse (ionisierende Strahlen, Zytostatika, Immunsuppressiva, Virusinfekte, Umweltgifte etc.)
Folgen   Tumorentstehung; z.B. Philadelphiachromosom (Translokation 9-22); Aktivierung von Onkogenen durch Mutationen, Verlust von Tumorsuppressorgenen

Genetik

Formale Genetik

Kodominante Vererbung

Beide Allele prägen sich bei Heterozygotie gleich stark aus (Phänotyp = Genotyp)
Bsp▷ Blutgruppenmerkmale AB, MN, Proteinpolymorphismen, Erythrozytenphosphatase

Autosomal-dominanter Erbgang

Im heterozygoten Zustand setzt sich ein Merkmal durch. Im Stammbaum wird keine Generation übersprungen, es können jedoch Neumutationen auftreten. Merkmal bei homozygoten und heterozygoten Trägern ausgeprägt, bei homozygoten meist schwerer.
Penetranz: Prozentsatz von Phänotyp/Genotyp bei dominantem Erbgang; sollte 100% betragen; wenn < 100% spricht man von unvollständiger Dominanz; u.U. Spätmanifestation (Chorea Huntington).
Expressivität: Grad der Manifestation bei Merkmalsträgern
Imprinting: unterschiedliche Expression eines Gens abhängig von Vererbung über männliche oder weibliche Gametogenese
Bsp▷ Achondroplasie, Apert-Syndrom, Chorea-Huntington, familiäre Hypercholesterinämie, hereditäre Sphärozytose, tuberöse Sklerose, Marfan-Syndrom, Neurofibromatose, Osteogenesis imperfecta, Pseudopubertas praecox, Syndaktylie, Thalassämie

Humangenetik
Formale Genetik

Autosomal-rezessiver Erbgang

Nur Homozygote erkranken. Heterozygote haben häufig verminderte Enzymfunktion. Beide Eltern müssen mindestens heterozygot sein. Überspringen von Generationen möglich; Verwandtenehen fördern homozygote und damit Manifestation.

Bsp▷ AGS, Albinismus, Alopezie, Fanconi-Anämie, Hartnup-Syndrom, Histidinämie, infantile spinale Muskelatrophie, Mukoviszidose, Phenylketonurie, Phosphatdiabetes, Pseudocholinesterasemangel, Tay-Sachs, Xeroderma pigmentosum, Zystinurie

X-chromosomale Vererbung

Genlokus liegt auf dem X-Chromosom

X-chromosomal-dominant erkranken wegen der Lyon-Hypothese (Inaktivierung eines X-Chromosoms) häufiger Frauen; häufig Mosaike; Männer erkranken schwerer; insgesamt besteht aber keine starke Geschlechtsgebundenheit.

X-chromosomal-rezessiv erkranken häufiger Männer, da bei ihnen der heterozygote (hemizygote) Zustand zur vollen Expression ausreicht; Frauen meist Konduktorin, d.h. Genträger, aber nicht erkrankt.

Bsp▷ **X-chromosomal-dominant**: Schmelzhypoplasie, Vitamin-D-resistente Rachitis

X-chromosomal-rezessiv: Deuteranomalie, fragiles X-Chromosom, Glucose-6-Phosphat-DH-Mangel, Hämophilie A,B, Muskeldystrophien, Protanopie, testikuläre Feminisierung

Mitochondriale Vererbung

Enzymdefekt liegt auf den mitochondrialen Genen. Mitochondrien werden mit der Eizelle von der Mutter weitergegeben.

Bsp▷ Enzephalomyopathien

Geschlechtsbegrenzte Vererbung

Manifestation einer autosomal bedingten Erbkrankheit bei nur einem Geschlecht

Bsp▷ Pylorusstenose, Hüftgelenksluxation

Genetische Heterogenität

Verschiedene Gene bewirken dasselbe; Nachweis über Stammbaum, Kopplungsanalysen, Erbgang.

Bsp▷ Taubstummheit, Mukopolysaccharidosen

Multifaktorielle (polygene) Vererbung

Erbgrundlage normaler Merkmale mit polygener Vererbung

Abhängigkeit eines Merkmals von vielen Genen. Viele Gene haben Einfluß auf die Ausbildung eines Merkmales; es kann eine Modifikation durch Umwelteinflüsse erfolgen; es besteht eine Korrelation mit Verwandten.

Bsp▷ Größe, Statur, Intelligenz, Augenfarbe, Haarfarbe

Humangenetik
Zwillinge

Pathologische Merkmale mit polygener Vererbung
Multifaktoriell bedingte Merkmale
Ausprägungsgrad je nach Anzahl der synergistisch wirkenden Gene
Bsp▷ Asthma, Diabetes mellitus, Adipositas, arterielle Hypertonie

Multifaktorielle Vererbung mit Schwellenwerteffekt
Multifaktorielle Vererbung; Manifestation ab definierten Ausmaß; geschlechtsspezifische Häufung bei Hüftgelenksluxation ($♀ > ♂$) und Pylorusstenose ($♂ > ♀$)
Bsp▷ Lippen-Kiefer-Gaumenspalte, Klumpfuß

Genetik

Zwillinge

Grundlagen

Eineiige Zwillinge (EZ): Befruchtetes Ei teilt sich in zwei Erbanlagen; Häufigkeit unabhängig vom Alter der Mutter; erbgleich
Zweieiige Zwillinge (ZZ): Befruchtung zweier Eizellen; die Zwillinge sind sich nicht ähnlicher als normale Geschwister; Häufigkeit steigt mit Alter der Mutter.

Hellin-Regel
Kommen in einer Population Zwillinge mit der Häufigkeit 1:85 vor, so beträgt die Drillingsfrequenz $1:85^2$, die von Vierlinge $1:85^3$.
Wahrscheinlichkeit Jungen : Mädchen ca. 1:1, d.h. gleichgeschlechtliche Zwillinge 50% (nur Jungen 25%, nur Mädchen 25%)
  EZ = GZ − ZZ (GZ = Gesamtzahl der Zwillinge)
  EZ = GZ − (2 × PZ) (PZ = Pärchenzwillinge)

Unterscheidung von eineiigen und zweieiigen Zwillingen
Pränatale Unterscheidung
  − gemeinsames Chorion und Amnion → eineiig
  − zwei Chorien → ein- oder zweieiig
Polysymptomatischer Ähnlichkeitsvergleich: Unterscheidung von eineiigen und zweieiigen Zwillingen durch Vergleich von Merkmalen wie Blutgruppe, Geschlecht, Haarfarbe, Augenfarbe, Papillarmuster der Hände, Ohrknorpelbeschaffenheit, Enzym- und Serumgruppen, Irisstruktur

Humangenetik
Populationsgenetik

Zwillingsforschung

Prinzip: Erfassung des Anteils der genetischen Faktoren gegenüber den Umweltfaktoren bei der Merkmalsausprägung
Konkordanz: phänotypische Übereinstimmung der Merkmale bei Zwillingen, Geschwistern
Diskordanz: bzgl. eines Merkmals unterschiedlich
Einschränkung der Aussagen der Zwillingsforschung: geringe Probandenzahl; Reduktion eines komplexen Krankheitsbilds bzw. Merkmals auf einen genetischen Zusammenhang

Populationsgenetik

Begriffe

Population: Gesamtheit von Individuen in einem begrenzten geographischen Raum
    Ideale Population: weder Selektion noch Mutation; unendlich große Bevölkerung
    Reale Population: Selektion, Mutation; endlich groß
Panmyxie: zufällige Durchmischung der Population, d.h. Partnerwahl rein zufällig

Genhäufigkeit

Genhäufung: Häufigkeit des Auftretens eines Gens an einem Genort
    wenn nur ein Allel, dann $p = 1$
    wenn zwei Allele, dann Summe der Frequenzen = 1 ($p + q = 1$)
    p = Häufigkeit von A q = Häufigkeit von a
    $p = 2AA + 1Aa / 2N$ $q = 2aa + 1Aa / 2N$
    [N= Anzahl der Individuen]
Hardy-Weinberg Gesetz: Berechnung der Heterozygoten- aus Homozygoten-Häufigkeit
    $p^2 + 2pq + q^2 = 1$
    Merkmalshäufigkeit = q^2, dann ist Genhäufigkeit q; da $p + q = 1$ ist auch p bekannt → berechnen von 2pq → pq
    Heterozygotenwahrscheinlichkeit = 2 q, wobei Erkrankungshäufigkeit = q^2

Humangenetik
Stoffwechseldefekte und deren Folgen

Populationsunterschiede

Ursachen:
- **Selektion**: Vor- oder Nachteile fördern oder hemmen die Verbreitung.
- **Gendrift**: Veränderung der Genhäufigkeiten von Generation zu Generation
- **Migration**: Vermischung von Bevölkerungen und Genpoolen
- **Gründereffekt**: seltenes Allel häufig in kleiner Population

Zusammenwirken von Mutation und Selektion:
- Einfluß auf Genhäufigkeiten
- Selektion durch vermehrte Fortpflanzung
- Therapie erblicher Krankheiten mindern den Selektionsnachteil
- Balancierter genetischer Polymorphismus
    - **Def**▷ Häufigkeit an sich nachteiliger Gene in einzelnen Bevölkerungen aufgrund des Heterozygotenvorteils (Heterosis); z.B. Sichelzellenanämie und Malaria

Genetik

Stoffwechseldefekte und deren Folgen

Grundlagen

Ursache: Stoffwechselblock durch genetisch verändertes Enzym mit Funktionsverlust

Wirkungsmöglichkeiten:
- **Anstau von Stoffwechselprodukten vor dem Block**: z.B. Phenylketonurie, Glykogenose Typ I, Galaktosämie
- **Mangel an Stoffwechselprodukten hinter dem Block**: z.B. Albinismus, Hormonsynthesestörung
- **Transportproteindefekt**: z.B. M. Wilson
- **Membrandefekt**: z.B. paroxysmale hämolytische Anämie (Mangel an komplementregulierenden Membranproteinen)
- **Rezeptordefekt**: z.B. testikuläre Feminisierung

Humangenetik
Stoffwechseldefekte und deren Folgen

Pharmakogenetik

Genmutation als Grundlage atypischer Arzneimittelwirkungen:

Relevante Enzyme	Folgen
Alkohol-Dehydrogenase	Alkoholunverträglichkeit
Cytochrom P450	verzögerte Metabolisierung
Glukose-6-Phosphat-Dehydrogenase	Induktion hämolytischer Anämien
Leber-Acetylase	Interaktion mit INH

Genetische Diagnostik und Beratung

Ziele	Abschätzung der Risikofaktoren, Erkennung Heterozygoter
Möglichkeiten	Erkennung, Beratung, Beruhigung
Grenzen	lediglich Beratung, Hilfe bei der Entscheidungsfindung
Indikation	Blutsverwandtschaft der Partner
	DD teratogener Schaden – genetischer Schaden
	positive Familienanamnese für Erbkrankheiten
	früherer Abort unklarer Ursache

Stammbaumanalyse

Symbole der Stammbäume

□	männlich	⌂ (□—○)	zweieiige Zwillilnge
○	weiblich	⌂ (□—□)	eineiige Zwillinge
◇	Familienmitglied; Geschlecht unbekannt	□—○	Paar
◨	Anlageträger	□=○	blutverwandtes Paar
■	Merkmalsträger	◆	Fehlgeburt
⊙	Konduktorin	◪	verstorben

Humangenetik
Stoffwechseldefekte und deren Folgen

Autosomal-rezessive Erbkrankheiten
Wiederholungsrisiko:
  wenn Eltern gesund, ein krankes Kind → Wiederholungsrisiko 25%
  wenn ein Elternteil krank, ein krankes Kind → Wiederholungsrisiko 50%

Verwandtschaftsehen:
  Heterozygotenwahrscheinlichkeit erhöht; 12,5% Genübereinstimmung auf Cousin-Ebene

Autosomal-dominante Erbkrankheiten
Wiederholungsrisiko:
  Risiko bei Kindern betroffener Eltern selbst zu erkranken 50%

Neumutationen:
  Häufig treten autosomal-dominante Erbkrankheiten durch Neumutation auf (Achondroplasie, Apert-Syndrom).

Krankheiten mit geschlechtsgebundener Vererbung
Wiederholungsrisiko:
  - Mutter Konduktorin: gibt Gen an 50% der Kinder weiter, wobei Söhne erkranken und Töchter ebenfalls Konduktorinnen sind.
  - Mutter erkrankt: gibt Gen an 100% der Kinder weiter, wobei Söhne erkranken und Töchter ebenfalls Konduktorinnen sind.
  - Vater erkrankt: Söhne gesund; Töchter Konduktorin
  - Vater erkrankt, Mutter Konduktorin: Söhne zu 50% erkrankt; Töchter auf jeden Fall Konduktorinnen, 50% Wahrscheinlichkeit zu erkranken

Carter-Effekt:
  Söhne von Müttern mit hypertrophischer Pylorusstenose im Säuglingsalter haben ein höheres Risiko an hypertrophischer Pylorusstenose zu erkranken als Söhne von Vätern mit hypertrophischer Pylorusstenose.

Multifaktoriell (polygen) bedingte Erbkrankheiten
Wiederholungsrisiko: statistisch 2–5%

Chromosomenaberrationen
Wiederholungsrisiko:

freie Trisomie	gering
neue Translokation	gering
balancierte Translokation	100%

  Risiko nimmt mit Alter der Mutter zu (außer bei Ullrich-Turner-Syndrom)

Habituelle Aborte, Infertilität
  Bei mehrmaligen Aborten oder unklarer Infertilität sollte eine Chromosomenanalyse zum Ausschluß balancierter Translokationen durchgeführt werden.

Genetik

Humangenetik
Erkrankungen / genetische Phänomene

Pränatale Diagnostik

Methode:
- **Ultraschall**: nicht-invasiv; weitestgehend unbedenklich; nur Morphologie
- **Chorionzottenbiopsie**: 7.–12. SSW.; Fehlgeburtenrate 1,5–2%
  Untersuchung der Chromosomen, DNA; keine AFP (α-Fetoprotein) Bestimmung möglich
- **Amniozentese**: 14.–20. SSW., Untersuchung der Chromosomen, DNA, AFP, Acetylcholinesterase; Fehlgeburtenrate 1%

Indikation: Alter der Mutter > 35 J., positive Familienanamnese, Mutter bekannte Konduktorin, V.a. Neuralrohrdefekt durch Ultraschallbefund, metabolische Störungen der Mutter

Erkrankungen / genetische Phänomene

Achondroplasie (Parrot-Kaufmann-Syndrom)
Pa▷ autosomal-dominant, entsteht durch Neumutation, Polyphänie (Pleiotropie)
Defekt: Knorpelstoffwechsel
Sy▷ Störung der Knorpelbildung bei fehlender Knorpelwachstumszone; verzögerte enchondrale Ossifikation

AGS (adrenogenitales Syndrom)
Pa▷ autosomal-rezessiv; **Defekt**: C21-Hydroxylasemangel, Defekt der Cortisolproduktion
Sy▷ Cortisolmangel; ACTH erhöht mit sekundärem Hyperandrogenismus

Akrozephalosyndaktylie (Apert-Syndrom)
Pa▷ autosomal-dominant; Neumutation; **Defekt**: Verknöcherungsstörung
Sy▷ prämature Synostose der Koronarnähte, Turmschädel, Gesichtsdeformation, Syndaktylie, Retardierung

Albinismus
Pa▷ autosomal-rezessiv; **Defekt**: Enzymdefekt in Melanozyten-Tyrosinase
Sy▷ Melaninmangel, Pigmentierungsstörung

Humangenetik
Erkrankungen / genetische Phänomene

Genetik

Alopezie
- **Pa**▷ autosomal-rezessiv; **Defekt**: Störung der Hautanhangsgebilde, Haarwurzel, Nagelfalz
- **Sy**▷ homozygot: Haarlosigkeit, Nageldystrophie
heterozygot: vereinzelte Behaarung, verminderte Sekundärbehaarung

Apert-Syndrom
- **Pa**▷ autosomal-dominant; Neumutation; **Defekt**: Verknöcherungsstörung
- **Sy**▷ prämature Synostose der Koronarnähte, Turmschädel, Gesichtsdeformation, Syndaktylie, Retardierung

Asthma
- **Pa**▷ polygen erbliches Leiden
- **Sy**▷ Anfälle mit Dyspnoe durch Bronchospasmus, Schleimhautschwellung, Dyskrinie

Bloom-Syndrom
- **Pa**▷ autosomal-rezessiv; **Defekt**: erhöhte Chromosomenbrüchigkeit
- **Sy**▷ Zwergwuchs, sonnenempfindliche Teleangiektasien im Gesicht → erhöhtes Leukämie- und Karzinomrisiko

Brachydaktylie
- **Pa**▷ Kurzfingrigkeit bei Trisomie 21

Burkitt-Lymphom
- **Pa**▷ Translokation des langen Armes 8 → 14, EBV-assoziiert
- **Sy**▷ bei Kindern und Jugendlichen vorkommendes Lymphom des Nasen-Rachenraumes

Chorea Huntington
- **Pa**▷ autosomal-dominant; **Defekt**: Störung der Basalganglien durch Degeneration des Ncl. caudatus
- **Sy**▷ EPM-Symptomatik mit Hyperkinesien, Muskelhypotonie, Athetose, Demenz

Deuteranomalie
- **Pa**▷ X-chromosomal-rezessiv; **Defekt**: Störung der Zapfen der Retina
- **Sy**▷ Rot-Grün-Blindheit, 70% Störung Rotsehen, 30% Grünsehen

Diabetes mellitus
- **Pa**▷ polygen erbliches Leiden; fragliche Induktion durch Virusinfektion
Defekt: Typ I: Insulinmangel; Typ II: Insulinresistenz

Edwards-Syndrom (Trisomie 18)
- **Ep**▷ 1,5:10 000; ♀ > ♂
- **Pa**▷ Neumutation, balancierte Translokation ; **Defekt**: meist 47XY oder XX + 18
- **Sy**▷ niedriges Geburtsgewicht, Unterkieferhypoplasie, Ohrendeformation, Hexadaktylie, Herzmißbildung, Enzephalopathie, langgezogener Schädel

Humangenetik
Erkrankungen / genetische Phänomene

Familiäre Hypercholesterinämie
Pa▷ autosomal-dominant; **Defekt**: Membranrezeptordefekt
Sy▷ Hypercholesterinämie mit erhöhtem Arterioskleroserisiko, arterielle Hypertonie

Fanconi-Anämie
Pa▷ autosomal-rezessiv; **Defekt**: erhöhte Chromosomenbrüchigkeit
Sy▷ Panzytopenie, vollständige Depression der Blutzellen, Manifestation ab 10. Lj.

Fragiles X-Chromosom (Martin-Bell-Syndrom)
Pa▷ X-chromosomal; **Defekt**: Transkriptionsstörung eines Gens an brüchigem Bereich; Konstriktion am langen X-Arm; (fra(X)(q))
Sy▷ geistige Retardierung, auffällige Facies, vergrößerte Testes, Epilepsie

Fructoseintoleranz
Pa▷ autosomal-rezessiv; **Defekt**: Mangel an Ketose-1-Phosphataldolase
Sy▷ Hypoglykämie

Grouchy-Syndrom (Chromosom 18p⁻-Syndrom)
Pa▷ Neumutation, **Defekt**: Deletion an Chromosom 18 (18p⁻)
Sy▷ geistige Retardierung, muskuläre Hypotonie, Minderwuchs, IgA-Mangel, Genitalhypoplasie, Thyreoiditis

Hämophilie A
Pa▷ X-chromosomal-rezessiv, unterschiedliche Expressivität
Defekt: Faktor-VIII Mangel (antihämophiles Globulin)
Sy▷ vermehrte Blutungsneigung

Hämophilie B
Pa▷ X-chromosomal-rezessiv; **Defekt**: Mangel Faktor IX (Christmas-Faktor)
Sy▷ vermehrte Blutungsneigung

Hartnup-Syndrom
Pa▷ autosomal-rezessiv; **Defekt**: Stöung der intestinalen und tubulären Resorption von neutralen Aminosäuren
Sy▷ homozygot: zerebelläre Ataxie, Lichtdermatose, vermehrte Ausscheidung neutraler AS
heterozygot: leichte Verminderung der Tryptophanresorption

Hermaphroditismus
Pa▷ Intersexualität, sexuelle Merkmale beider Geschlechter

Heuschnupfen
Pa▷ polygen erbliches Leiden; **Defekt**: Überempfindlichkeitsreaktion Typ I
Sy▷ Rhinits allergica

Humangenetik
Erkrankungen / genetische Phänomene

Hexadaktylie
Pa▷ Sechsfingrigkeit im Zusammenhang mit Trisomie 18

Histidinämie
Pa▷ autosomal-rezessiv; **Defekt**: Histidasemangel
Sy▷ Akkumulation von Histidin; Ausprägung: asymptomatisch bis Demenz, Sprachstörungen, Epilepsie

Katzenschrei-Syndrom (Cri-du-chat-Syndrom)
Pa▷ Translokation bei den Eltern; strukturelle Chromosomenaberration
Defekt: Verlust des kurzen Armes Chromosom 5; 46,XX (XY) 5p-
Sy▷ Kinder schreien eine Oktave höher, weiter Augenabstand, Mikrognathie, Mikrozephalie, geistige Retardierung

Klinefelter-Syndrom
Ep▷ 1:1000
Pa▷ Neumutation; meiotische Non-disjunction, X-Chromosom vom Vater
Defekt: XXY; Mosaike 20%
Sy▷ geringgradige Intelligenzminderung, Gynäkomastie, Infertilität

Klinodaktylie
Pa▷ Einwärtsbewegung der kleinen Finger bei Trisomie 21

Klumpfuß
Ep▷ Häufigkeit 0,1%; Jungen > Mädchen
Pa▷ multifaktoriell (polygen), rezessiv; **Defekt**: Entwicklungshemmung
Sy▷ Spitzfußstellung, Supinationsstellung

Lippen-Kiefer-Gaumenspalte
Ep▷ Häufigkeit 0,1%; Jungen > Mädchen
Pa▷ multifaktoriell (polygen); **Defekt**: Entwicklungshemmung

Louis-Barr-Syndrom
Pa▷ autosomal-rezessive Erkrankung der DNA-Reparatursysteme; IgA und IgE-Mangel
Defekt: fraglich anti-IgA-Antikörper
Sy▷ Kleinhirnataxie, okulokutane Teleangiektasien, rezidivierende Pneumonie, DM, Wachstumsretardierung, Immuninsuffizienz infolge Thymushypoplasie

Lupus erythematodes
Pa▷ generalisierte Immunkomplexvaskulitis; ANA, anti-ds-DNA
Sy▷ Erythem, Alopezie, orale Ulzera, diskoide Herde, Arthritis, Proteinurie, GN, nephrotisches Syndrom, Pleuritis, Peritonitis, Epilepsie, Psychosen, vaskuläre Insulte, Fieber, Schock, Sepsis, Lymphadenopathie, Hepatosplenomegalie, Augenbeteiligung, Herzbeteiligung

Genetik

Humangenetik
Erkrankungen / genetische Phänomene

M. Bechterew
- **Pa**▷ HLA B 27-Assoziation; **Defekt**: Autoimmunerkrankung mit Rheumafaktoren
- **Sy**▷ Blockwirbelbildung, Iliosakralgelenkssklerose, Bambusstabwirbelsäule

Marfan-Syndrom
- **Pa**▷ autosomal-dominant, Polyphänie (Pleiotropie)
  Defekt: Störung des Kollagenstoffwechsels
- **Sy**▷ Arachnodaktylie, Hochwuchs, Aneurysmen

Martin-Bell-Syndrom (fragiles X-Chromosom)
- **Ep**▷ 0,5 : 10 000
- **Pa**▷ X-chromosomal-rezessiv; **Defekt**: instabile Trinukleotidsequenz auf langem Arm des X-Chromosoms
- **Sy**▷ geistige Retardierung, auffällige Facies, vergrößerte Testes, Epilepsie

Methämoglobinämie
- **Pa**▷ autosomal-rezessiv; **Defekt**: Mangel an NADH-Diaphorase
  autosomal-dominant; **Defekt**: Substitution eines Histidin-Restes durch Tyrosin innerhalb der β-Kette des Hb-Moleküls führt zum Verlust des Sauerstoffbindungsvermögens durch Umwandlung des zweiwertigen Eisens in das dreiwertige Eisen
- **Sy**▷ Zyanose, Tachykardie

Mukoviszidose (zystische Fibrose)
- **Ep**▷ häufigster Defekt in Deutschland
- **Pa**▷ autosomal-rezessiv, 5% heterozygote Träger; **Defekt**: Defekt im Cl-Ionenkanal, CFTR-Gen (cystic fibrosis transmembrane conductance regulator gen)
- **Sy**▷ zystische Pankreasfibrose mit Pankreasinsuffizienz; zähes Bronchialsekret mit Neigung zu Pseudomonas-aeruginosa-Pneumonien

Muskeldystrophie Typ Becker
vgl. Duchenne Muskeldystrophie, jedoch mildere Symptomatik

Muskeldystrophie Typ Duchenne
- **Ep**▷ 3:10000
- **Pa**▷ X-chromosomal; **Defekt**: Deletion des Dystrophin-Gens auf kurzem Arm X
- **Sy**▷ Manifestation im Kindesalter, letal bis 20. Lj.; Erhöhung der Kreatininphosphokinase auch bei Konduktorinnen (leicht)

Neurofibromatose (v. Recklinghausen)
- **Pa**▷ autosomal-dominant, echte, aber unvollständige Dominanz; Phakomatose
  Defekt: Defekt 17q11.2
- **Sy**▷ Cafe-au-lait-Flecken, multiple Neurinome, Akustikusneurinom, erhöhtes Entartungsrisiko

Humangenetik
Erkrankungen / genetische Phänomene

Osteogenesis imperfecta
Pa▷ autosomal-dominant; **Defekt**: Kollagenvernetzungsstörung
Sy▷ Cutis laxa, blaue Skleren, Hxpermobilität der Gelenke

Pätau-Syndrom
Ep▷ 1 : 8000
Pa▷ Neumutation, balancierte Translokation; **Defekt**: Trisomie 13; 47,XY + 13
Sy▷ Mißbildungen: Schädel: Lippen-Kiefer-Gaumenspalte, Mikrozephalie, Ohrdeformierung, Herzfehler, Geschlechtsorgandefekte, geistig hochgradig behindert; Kinder sterben in ersten 6 Monaten

Phenylketonurie
Ep▷ 1 : 10 000
Pa▷ autosomal-rezessiv; **Defekt**: Enzymdefekt in Phe-Hydroxylase → Phe ↑, Tyr ↓ → zu wenig Melanin (das defekte Enzym ist nur in der Leber vorhanden)
Sy▷ geistige Retardierung
Di▷ Nachweis ab dem 5. Tag mittels Guthrie-Test
Th▷ phenylalaninarme Diät ermöglicht normale Entwicklung

Phosphatdiabetes
Pa▷ autosomal-rezessiv; **Defekt**: Stoffwechseldefekt auf dem Boden eines abnormalen membranständigen Transportproteins in der Niere
Sy▷ Pseudohyperparathyreoidismus

Post-OP-Apnoe
Pa▷ autosomal-rezessiv; **Defekt**: Pseudocholinesterasemangel
Sy▷ Apnoe nach Narkose

Pseudohermaphroditismus
Pa▷ Gonaden einheitlich, jedoch äußere Genitale intersexuell

Pseudopubertas praecox
Pa▷ autosomal-dominant; geschlechtsbegrenzte Vererbung (nur bei Männern)
Defekt: hypothalamische Fehlsteuerung
Sy▷ mit 4 Jahren komplett sekundäre Geschlechtsmerkmale (Behaarung)

Pylorusstenose
Pa▷ relativ geschlechtsbegrenzte Vererbung, 6 Mal häufiger bei Jungen
Sy▷ verzögertes Wachstum der Kinder, häufiges Erbrechen, Gedeihstörung

Schizophrenie
Pa▷ polygen erbliches Leiden
Sy▷ psychiatrische Symptomatik mit Affektstörung, Ich-Störung, Wahrnehmungsstörung

Genetik

Humangenetik
Erkrankungen / genetische Phänomene

Schmelzhypoplasie
Pa▷ X-chromosomal-dominant; **Defekt**: Mineralisationsstörung
Sy▷ Fehlstellen im Zahnschmelz

Sichelzellenanämie
Pa▷ autosomal-rezessiv; **Defekt**: Veränderung in der β-Kette in Position 6 Glutaminsäure durch Valin ersetzt → Veränderung der Tertiärstruktur
Sy▷ heterozygot: nur 50% HbS, erst durch Sauerstoffmangel nimmt der Erythrozyt Sichelzellgestalt an → hämolytische Anämie

Spina bifida
Pa▷ multifaktorielle Vererbung mit Schwellenwert
 Defekt: Entwicklungsmißbildung
Sy▷ Neuralrohrdefekt

Syndaktylie
Pa▷ autosomal-dominant, geringe Penetranz
Sy▷ zusammengewachsene Finger

Taubstummheit
Pa▷ autosomal-rezessiv, Heterogenie; **Defekt**: Innenohrhypoplasie
Sy▷ fehlender Spracherwerb bei intaktem Sprechapparat durch Taubheit

Tay-Sachs-Krankheit (infantile amourotische Idiotie; GM2-Gangliosidose)
Ep▷ besonders häufig bei Ashkenazi-Juden
Pa▷ autosom-rezessiv; **Defekt**: Komplex aus Gangliosidosen; stark verminderte Aktivität der N-Acetyl-Hexoaminidase-A
Sy▷ Retardierung, Spastik, Epilepsie, Erblindung; Beginn 1. Lj.; Tod nach 2–3 Jahren

Testikuläre Feminisierung
Pa▷ X-chromosomal-rezessiv; **Defekt**: hereditäre Androgenresistenz; Rezeptordefekt (Deletion am Tfm-Locus)
Sy▷ äußerlich weiblich, innerlich männlich

Thalassämie
Pa▷ α-Thalassämie → Verlust der α-Kettengene
 β- und γ jeweils gleichnamiger Kettenverlust

Trisomie 21
Pa▷ Risiko bei älteren Müttern, in 2% Mosaike, in 5% ist Chromosom 21 auf ein anderes Chromosom transloziert werden in einer Familie nur mongoloide Kinder geboren → balanciertes 21q, wenn in allen Gameten doppeltes 21; oder 21q21q (zentrische Fusion)
 es muß immer eine Chromosomenanalyse durchgeführt werden; 100%iges Risiko bei Eltern 45XX,-21,-21,t(21q;21q)

Humangenetik
Erkrankungen / genetische Phänomene

Sy▷ flaches Gesicht, schräggestellte Lidachsen, Epikanthus, weiße Flecken in Iris (Brushfield-Spots), kurze, flache Nase, kleiner Mund, lange, gefurchte Zunge, Brachydaktylie, Klinodaktylie, Vier-Finger-Furche, überstreckbare Gelenke, Sandalenfurche, 40% Herzfehlbildungen, Duodenalstenosen, weit ausladende Beckenschaufeln

Vitamin-D-resistente Rachitis
Pa▷ X-chromosomal-dominant; **Defekt**: primäre Phosphatstörung, Phosphatdiabetes
Sy▷ Osteomalazie, Rachitis, Schmelzhypoplasie

Wolf-Hirschmann-Syndrom
Pa▷ Neumutation; **Defekt**: Deletion Chromosom 4
Sy▷ Dysmorphien im Gesicht, Hypertelorismus, Lippenkiefergaumenspalte, Mikrozephalie; hohe Letalität im 1. Lj.

Xeroderma pigmentosum
Pa▷ autosomal-rezessiv; **Defekt**: Defekt des DNA-repair-Systems
Sy▷ Photosensibilität, maligne Entartung sonnenexponierter Hautstellen

XO/XY-Mosaik
Pa▷ postzygotischer Verlust eines Y-Chromosoms während der ersten mitotischen Teilung→ XO = 45, XO → ovariell-testikuläre Dysgenisien mit indiff. Streifengonade, die über mehr oder weniger ausgedehnte Hodenanteile verfügen (Pseudohermaphroditismus masculinus)
Zuordnung nach chromosomalem Geschlecht, Pterygium colli (Flügelfellbildung)

XO-Syndrom (Ullrich-Turner-Syndrom)
Pa▷ postmitotischer Chromosomenverlust; schwache Mosaike; 95% sterben intrauterin; bei jedem 3. Abort wird XO festgestellt; kein Barr-Körperchen, relativ häufig Mosaike, da es postmeiotisch entsteht
Sy▷ kleine Kinder, Flügelfellbildung (Pterygium), Ödeme, Cubitus valgus, Osteoporose, tiefer Haaransatz, sexueller Infantilismus, Stranggonaden, primäre Amenorrhoe, keine Intelligenzeinbußen, weiblich, bis zum 3. Monat völlig normale Entwicklung

XX/XY-Mosaik
Pa▷ Doppelbefruchtung eines zweikernigen Eies, seitengetrennte Hoden oder Ovarien oder beidseitige Ovotestes; klassischer Hermaphroditismus

XX-Männer
Pa▷ strukturelle Chromosomenmutation; **Defekt**: Translokation HY-Gen von Y auf ein anderes Chromosom
Sy▷ Mann mit XX-Genotyp

Genetik

Humangenetik
Erkrankungen / genetische Phänomene

XXX-Syndrom (Superfemale-Syndrom)
- **Ep**▷ 1:1000; Risiko steigt mit Alter der Mutter
- **Pa**▷ Teilungsstörung; **Defekt**: XXX
- **Sy**▷ unauffällig, leichte geistige Retardierung, keine Sterilität
- **Di**▷ Diagnose über 2. Barr-Körperchen

XYY-Syndrom
- **Ep**▷ 1:1000
- **Pa**▷ non-disjunction bei 2. Reifeteilung; **Defekt**: XXY
- **Sy**▷ unauffällig, Körpergröße erhöht, Gefühlsarmut, Kontaktschwäche, psychisch labil (umstritten); normaler IQ, keine Sterilität

XYYY-Syndrom
- **Pa**▷ Teilungsstörung; **Defekt**: XYYY
- **Sy**▷ sehr selten; primäre Hodeninsuffizienz

Zystinurie
- **Pa**▷ autosomal-rezessiv; **Defekt**: Stoffwechseldefekt auf dem Boden eines abnormalen membranständigen Transportproteins im Darm
- **Sy**▷ vermehrte Ausscheidung von Cystin, Lysin, Arginin; Nephrolithiasis

Hygiene

Umwelthygiene	**1254**
Wasserbedarf, -verbrauch und –vorkommen	1254
Hygiene des Trinkwassers	1254
Badegewässer	1255
Abwasserhygiene	1256
Abfallhygiene	1257
Atmosphärisch bedingte Einflüsse auf die Gesundheit	1257
Grundlagen	1257
Gesundheitliche Schäden durch Luftverunreinigung	1257
Wohnungshygiene	**1259**
Lärmbedingte Gesundheitsgefährdung	**1259**
Hygiene der exogenen Krebsnoxen	**1260**
Krankenhaushygiene	**1260**
Krankenhausinfektion	1260
Abfallentsorgung im Krankenhaus	1261
Infektiologische Maßnahmen bei OP	1261

Hygiene

Umwelthygiene

Wasserbedarf, -verbrauch und –vorkommen

Physiologischer Wasserbedarf
    Kind: 75 ml/kg und Tag
    Erwachsener: 35–40 ml/kg und Tag (unterschiedliches Verhältnis Oberfläche / Volumen)
Wasserverbrauch: WC 10 l; Dusche/Bad: 40–80 l; PKW-Wäsche: 50–500 l
Wasservorkommen:
    Regenwasser: Verunreinigung durch Vogelexkremente, Schadstoffe
    Oberflächenwasser: Abwasser aus Haushalten, Gewerbe; Aufbereitung
    Grundwasser: durch Filtration meist keimfrei; Grundwasser besser als Quellwasser
    Quellwasser: durch Filtration meist keimfrei
    Meerwasser: teure Entsalzung; chemische / mikrobielle Belastung

Hygiene des Trinkwassers

Wasserförderung: Flachbrunnen, Tiefbrunnen, Quellen
Aufbereitung mittels
    Chlor, Chlorkalk, Mg-Hypochlorid
    Na-, K-, Ca-Salze der Mono- oder Polyphosphorsäuren
    Kieselsäure und ihre Natriumverbindungen
    Silber, Silberchlorid, Silbersulfat
    Ozon, UV
    Nach Chloraufbereitung muss Abschlusswert des freien Chlors von 0,1 mg/l nachgewiesen werden. Chlor kann reagieren zu Chloroform, Bromoform, Tetrachloräthylen, Chlorid, Hypochlorid, haloformer, halogenierter Huminsäure.
    Chlor ist UV vorzuziehen (nachhaltigere Wirkung).
Trinkwasserqualität (DIN 2000)
    frei von Krankheitserregern; keine E. coli-Belastung!
    keimarmes Wasser: maximal 100 Kolonien / ml bei 20 °C oder 36 °C
    desinfiziertes Wasser: maximal 20 Kolonien
    appetitliches Trinkwasser (äußere Beschaffenheit, klar, kühl, geruchlos, guter Geschmack)
    Gehalt an gelösten Stoffen (z.B. Fe, Mn) unter Grenzwerten
    sollte keine Korrosion hervorrufen
    ausreichende Menge und Druck
Trinkwasserbeurteilung
    Ortsbesichtigung: Geschmack, Geruch, Färbung, Trübung
    Labor: Gesamtkeimzahl, E. coli-Nachweis, pH, O_2-Gehalt, Leitfähigkeit, Temperatur, Chlornachweis

Hygiene
Umwelthygiene

Grenzwerte in 100 ml:
keine E. coli, keine colifomen Bakterien, keine fäkalen Streptokokken
Nitrat < 50 mg/l (bei Kindern Gefahr der Methämoglobinopathie →
Säuglingsnahrung < 10 mg/l)

Arsen	< 0,01 mg/l	Blei	< 0,04 mg/l
Cd	< 0,005 mg/l	Chrom	< 0,05 mg/l
Zyanid	< 0,05 mg/l	Fluorid	< 1,5 mg/l
Nickel	< 0,05 mg/l	Nitrat	< 50 mg/l
Nitrit	< 0,1 mg/l	Hg	< 0,001 mg/l

polyzyklische aromatische Kohlenwasserstoffe < 0,0002 mg/l

Schadstoffe im Trinkwasser: Arsen, Blei, Fe, Mn, Nitrat, Nitrit, Mineralöle, Pestizide, polyzyklische aromatische Kohlenwasserstoffe, alte Rohrleitungen, Zink, Blei, Kupfer

Krankheitserreger im Trinkwasser

Bakterien	Salmonellen	Typhus, Paratyphus
	Vibrio cholera	Cholera
	Vibrio parahaemolyticus	Gastroenteritis
	Campylobacter	Gastroenteritis
	Shigella	Bakterienruhr
	Yersinia	Gastroenteritis
	E. coli	Enteritis
	Mycobacterien	Mycobacteriosen
	Legionellen	Lungenentzündung
	Pseudomonas aeruginosa	diverse Erkrankungen
	Acinetobacter	diverse Erkrankungen
Viren	Hepatitis A-Virus	Hepatitis
	Polio	Poliomyelitis
	Norwalk-Virus	Gastroenteritis
	Rota-Viren	Gastroenteritis
Parasiten	Giardia lamblia	Gastroenteritis
	Cryptosporidium	Gastroenteritis

Badegewässer

Badeseen
pH 6–9, keine Färbung, Sauerstoff 80–120%, Transparenz 2 m; Mineralöle 0,3 mg/l; kein Teer, keine Gegenstände (Flaschen, Holz)

Keime:	**Richtwert (100 ml)**	**Grenzwert (100 ml)**
gesamtkoliforme Bakterien	max. 500	10 000
fäkalkoliforme Bakterien	max. 100	2 000
Strept. faecalis	max. 100	keine
Salmonellen, Darmviren	keine	keine

Infektionsgefährung: im Schlamm Acanthamoeba, Naegleria gowleri → Enzephalitiden bei Kindern

Hygiene
Umwelthygiene

Gewerbliche / öffentliche Badeeinrichtungen
pH 6,5–7,8, Ammonium 0–0,1 mg/l; freies Chlor 0,3–6 mg/l;
gebundenes Chlor 0–0,3/0,5 mg/l

Keime:	**Richtwert (ml)**
Koloniezahl	0,100
coliforme Bakterien	nicht nachweisbar
E. coli	nicht nachweisbar
Pseudomonas aeruginosa	nicht nachweisbar

Infektionsgefährung: Eitererreger bei Wunden (Staph., Strept.), Chlamydia trachomatis (Schwimmbadkonjunktivitis), Pseudomonas aeruginosa (Whirlpool; Hautausschlag), Pilze (Trichophyton, Epoidermophyton → Fußpilz)

Wasseraufbereitung: freies Chlor wirkt besser als gebundenes; Aufbereitung mit Ozon → toxisch, anschließend Aktivkohle, Chlorierung

Abwasserhygiene

Einteilung nach Herkunft: häuslich / gewerblich / industriell / krankenhäuslich
Kontamination: Bakterien, Viren, Parasiten, Schadstoffe (PCB (Chlorkohlenwasserstoffe)), Kohlenwasserstoffe, Mineralöle, Schwermetalle; z.T. an Schwebstoffe gebunden

Abwasseraufbereitung
Stufe I (mechanische Reinigung):
Absetzbecken; geringe Fließgeschwindigkeit; Schadstoffe sinken ab; Reinigung von Wurmeiern und groben Verunreinigungen

Stufe II (biologische Reinigung):
Belebungsbecken; Abbau organischer Substanzen durch aerobe Bakterien Flockenbildung (Belebtschlamm)
Absorption von Schwermetallen; Absinken; toxischer Klärschlamm; Abbau durch Bakterien zu H_2O und CO_2

Stufe III (chemische Reinigung):
Phosphat wird durch Eisen- und Aluminiumionen ausgefällt; gesteigertes Phosphat durch Waschmittel, Düngung; Verminderung der Eutrophie des Gewässers

Desinfektion von Krankenhausabwässern: Einzelfallentscheidung; normalerweise Behandlung wie normales Abwasser

Ökologische Folgen der Kläranlagenabwasser für die Fließgewässer:
Reduktion gelöster und mineralischer Stoffe (Phosphate und Nitrate) → Phytoplanktonbildung → Absinken, Verfaulen, Umkippen

Hygiene
Umwelthygiene

Abfallhygiene

Deponie: heute vorherrschend; geordnete Deponie: Deponiegelände ohne Anschluß an Wassersystem; Abdichtung des Bodens; Sickerwasser darf nicht ins Grundwasser

Kompostierung: Zersetzung organischer Stoffe unter anaeroben Bedingungen durch Bakterien und Pilze; Temperatur: 65°C; Nutzung des Kompost für Garten / Landwirtschaft; Voraussetzung: Trennung!; Bakterien werden weitestgehend beseitigt (durch entstehende Temperatur)

Müllverbrennung: Reduktion des Abfallvolumens durch Verbrennung aller brennbaren Bestandteile; Freisetzung toxischer Stoffe, Filteranlagen

Atmosphärisch bedingte Einflüsse auf die Gesundheit

Grundlagen

Zusammensetzung der Luft:

Stickstoff	78,10%
Sauerstoff	20,94%
Argon	0,93%
Kohlendioxid	0,03%
Wasserstoff	0,01%

Wetter und Klima:
- **Inversionswetterlage**: Smog vom **London-Typ** im Frühjahr oder Herbst kalte Schicht am Boden, warm Schicht darüber → kein vertikaler Luftaustausch möglich
- **Los-Angeles-Smog (photochemischer Smog)**: Ozonbildung in Städten
- **Luftdruck**: Höhenkrankheit ab 3000 m: Sauerstoffsättigung des Hb fällt auf ca. 90% → Kopfschmerz, Erbrechen, Dyspnoe
verminderter Luftdruck führt zu Flüssigkeitsverschiebungen
- **Luftfeuchte, -bewegung, -temperatur**:
absolute Luftfeuchtigkeit (Menge Wasser in Luft)
relative Luftfeuchigkeit (% Sättigung; optimal 40–60%)

Gesundheitliche Schäden durch Luftverunreinigung

Emission: Freisetzung von luftverunreinigenden Stoffen aus Emissionsquelle (Schornstein)
- **Emissionsquellen**: Kraftwerke 63%, Industrie / Gewerbe 23%, Haushalt 10%, Verkehr 5%
- **Emissionsprodukte**: aromatische und aliphatische Kohlenwasserstoffe, CO, CO_2, NO_2, Nitrosegase, SO_2, PCB

Imission: Luftverunreinigung, die auf den Menschen wirken (NO, Ozon, Lärm)

Grenzwerte:
- **maximale Imissionskonzentration (MIK)**: Höchstkonzentration luftverunreinigender Stoffe; bei Überschreitung Schädigung
- **maximale Emissionskonzentration (MEK)**: maximale Konzentration die ausgestoßen werden dürfen, um MIK einzuhalten

Hygiene
Umwelthygiene

Belebte Luftverunreinigung: Bakterien, Pilze, Algen, Schimmel, Kot der Hausstaubmilbe

Inkorporation: abhängig von Konstitution, Belastung, geographischer Lage

Quellen und Schadstoffe

Außenluft	SO_2, NO, NO_2, O_3, CO, Staubpartikel, Kohlenwasserstoff (KW)
Fahrzeuge	KW, NO-x, Staubpartikel, CO, Pb, Benzol
Ziegel, Natursteine	Radon
Spanplatten	Formaldehyd
Holzwerkstoffe	Pentachlorphenol, Fungizide
Dämmstoffe	Formaldehyd, Glasfiber
Brandschutzstoffe	Asbest und andere Fasern
Klebestoffe	flüchtige organische Verbindungen (VOC)
Farben, Anstriche	Hg, VOC, BTEX (Benzol, Toluol, Ethylbenzol, Xylole)
Heizung und Küche	CO, SO_2, NO, NO_2
Feuerstätten	Staubpartikel, CO, PAK
Erdgas	Radon
Stoffwechsel	CO_2, NH_3, VOC, Gerüche
Tabak	CO_2, NO_2, HCN, VOC, PAK, Cd, Nicotin, Nitrosamine
Aerosol-Spray	Fluorcarbonate, Vinylchloride, N_2O
Haus- und Hobby	KW, NH_3, VOC, Gerüche

Gasförmige und partikelförmige Schadstoffe

Gasförmige Schadstoffe	
SO_2	Qu▷ Hausbrand, Industrie, Verbrennung schwefelhaltiger Stoffe Wi▷ Schleimhautreizung, Bronchitis, Verstärkung der Wirkung durch Umsetzung zu Sulfat bzw. Schwefelsäure an Areosolpartikeln
Ozon	Qu▷ Bildung bei photochemischen Reaktionen aus NO-X, Olefinen und aromatischen Verbindungen Wi▷ Lungenfunktion ↓, 10% reagieren besonders empfindlich
CO	Qu▷ unvollständige Verbrennung, Industrie, schlecht ziehende Öfen Wi▷ COHb, 200–300-fach höhere Affinität zu Hb als O_2 Störung der inneren Atmung
CO_2	Qu▷ Verbrennung Wi▷ 0,5%: geringe Hyperventilation 8-10%: Vertiefung der Atmung, Atemnot, Tachykardie, Kopfschmerz, Schwindel, Schwäche, Myoklonien, Bewusstlosigkeit 20%: Tod
Bestandteile partikelförmiger Luftverunreinigung	
PAK	polyzyklische aromatische Kohlenwasserstoffe
Benzpyren	Leitsubstanz der PAK Qu▷ Kokereien, Hausbrand, Tabakrauch (→ ungenügende Zufuhr von Luftsauerstoff bei allen Verbrennungen) Wi▷ Mutationen, Lungenkrebs

Hygiene
Lärmbedingte Gesundheitsgefährdung

Cadmium	**Qu**▷ Farbherstellung, Zigarettenrauch, Verhüttung von Zinkerzen **Wi**▷ Freisetzung von Ca aus den Knochen (Itai-Itai-Erkrankung), Nieren- und Lungenschäden, Karzinogenität
Blei	**Qu**▷ bleiverarbeitende Betriebe, Kohlefeuerung, Müllverbrennung Belastung: ♂: 120 µg/l, ♀: 90 µg/l, Kinder: 60 µg/l **Wi**▷ Aufnahme: oral und inhalativ, Akkumulation und Speicherung in Geweben (Knochen, Lunge, Plazenta), Mobilisierung durch Streß, Krankheit, Stoffwechselstörungen, Geburt, Laktation **chronische Bleivergiftung**: vegetative Labilität, Mattigkeit, Appetitlosigkeit, Magenbeschwerden, Leber- und Nierenschäden, Blutbildungsstörungen Chronische Wirkung niedriger Dosen auf Nerven, Blutbildung, Nieren Monitoring über δ-Aminolaevulinsäure
Radon	**Qu**▷ Zerfallsprodukt des natürlichen Urans; Baustoffe, Erdboden **Wi**▷ potentiell karzinogen, mutagen

Hygiene

Wohnungshygiene

Faktoren: Lufttemperatur, relative Luftfeuchtigkeit, Wind, Strahlungstemperatur → $\sum$ Luftzustandsgrößen
Raumluftqualität: Beeinträchtigung durch Emission, Tabak, Bausubstanzemissionen, Reinigungsmittel
Biogene Verunreinigung: Viren, Pize, Bakterien, Milben
Messung: CO_2 (Maß für Lüftung)
Heimtierhaltung: hygienische Anforderungen, Trennung, Abgrenzung des Bereiches des Tieres von hygienischem Bereich des Menschen

Lärmbedingte Gesundheitsgefährdung

Lärmschwerhörigkeit: ab ca. 85 dB
Lärmbelästigung (z.B. Fluglärm): ab ca. 77 dB
Störung der Büroarbeit: ab ca. 70 dB
Schlafstörung: ab ca. 35 dB

Hygiene

Krankenhaushygiene

Hygiene der exogenen Krebsnoxen

Karzinogen: Stoffe, die an der Tumorenstehung beteiligt sind (Initiatoren und Promotoren)
Kokarzinogen: verstärkt Effekt von Karzinogen, ohne selbst karzinogen zu sein
Synkarzinogenese: Zusammenwirken verschiedener Faktoren, die zu Zellmutation führen
Exogene Karzinogene
- Chemisch: PCB, DDT, Nitrosamine, Hg, Pb, Cd, Se, Arsen, Äthylenoxid, Konservierungsstoffe
- Physikalisch: ionisierende Strahlung, UV-Strahlung
- Biologisch: Helicobacter pylori (chronische Entzündung), EBV, HTLV, Papillomavirus

Prophylaxe: Reduktion der Noxen, Sonnenschutz (Fensterglas)

Krankenhaushygiene

Krankenhausinfektion

Nosokomialer Infekt: Infekt, der im Krankenhaus erworben wird; bei Häufung Meldepflicht
    Häufigkeit nosokomialer Infekte: insgesamt 5,7–6,3%
        Harnwegsinfekt: ca. 40%, Atemwegsinfekt: ca. 25%, Wundinfektion: ca. 15%
    Err▷ E. coli: ca. 26,1% (Katheter, Drainagen; Feuchtkeim)
        Staph. aureus (Trockenkeim, Übertragung über Staub)
        Proteus, Klebsiella, Pseudomonas aeruginosa (Feuchtkeim)
        Problemkeime: gramnegative Bakterienstämme, die weitgehend resistent sind
Bekämpfung: Problem der Resistenzentwicklung im Krankenhaus
- Reduktion von Infektionsquellen
- Verwendung von Einwegmaterial
- Sterilisations- und Dekontaminationsverfahren

Hygiene
Krankenhaushygiene

Infektionsketten
Erregerreservoir ist meist der Mensch selbst; in diesem Fall v.a. Krankenhauspersonal
Übertragung: Kontakt (Hände), Schmier-, Tröpfcheninfektion
Prädisponierte Personen: Frühgeborene, alte Menschen, Diabetes-mellitus-Erkrankung, Verbrennungen, Polytrauma, Immunsuppression, Immunschwäche
Maßnahmen zur Unterbrechung der Infektionskette
- Isolierung prädisponierter Personen
- hygienische Sorgfalt, Aufklärung des Personals
- architektonische Umsetzung (Trennung, Lüftung)
- Hygienekommission (Aufdeckung von Schwachstellen)
- Kontrollen mit Abklatschplatten

Abfallentsorgung im Krankenhaus

Gruppe	Art der Abfälle	besondere Maßnahmen zur Infektionsverhütung	Entsorgung
A	hausmüllähnliche Abfälle	Keine	Hausmüllverbrennung, Deponie
B	Abfälle mit Blut, Sekreten oder Exkrementen	beim Sammeln und Sortieren innerhalb des Krankenhauses	Hausmüllverbrennung, Deponie
C	Abfälle, die unter § 10 a BSeuchG fallen	beim Sammeln, Transportieren und Lagern innerhalb und außerhalb des Krankenhauses	nach Desinfektion: Verbrennung, Deponie; ohne Desinfektion: Sonderabfallverbrennung, (Hausmüllverbrennung)
D	Zytostatika, Medikamente, Chemikalien, Mineralöl	Keine	spezielle Aufbereitung, Sonderabfallverbrennung
E	Körperteile und Organabfälle	Keine	spezielle landesrechtliche Bestimmungen

Infektiologische Maßnahmen bei OP

Einteilung
Gruppe A: aseptische Eingriffe
Gruppe B: Eingriffe an Organen / Geweben, die potentiell mikrobiell besiedelt oder sicher mikrobiell besiedelt sind
Gruppe C: Eingriffe an infizierten Organen und Geweben

Immunologie

Grundlagen	**1264**
Zellen des Immunsystems	1264
Einteilung des Immunsystems	1264
Lymphatisches Gewebe	1265
Rezirkulation der Lymphozyten	1265
Molekulare Grundlagen	1266
Zytokine als Mediatoren des Immunsystems und ihre Rezeptoren	1267
Physiologie der Immunantwort	**1269**
Induktion	1269
Effektormechanismen	1270
Regulation der Immunantwort	1271
Abwehr von Infektionen	**1272**
Natürliche Resistenz und ihre Störungen	1272
Pathologie der Immunantwort	**1273**
Autoimmunprozesse	1273
Überempfindlichkeitsreaktionen	1273
Infektion als Ursache einer pathologischen Immunantwort	1274
Transplantationsimmunologie	**1274**
Begriffsdefinitionen	1274
Transplantations- (Histokompatibilitäts-) Antigene	1275
Transplantatabstoßungsreaktionen	1275
Beeinflussung der Transplantat-Empfänger-Interaktion	1275
Klinische Transplantationen	1275
Immunologische Methoden	**1276**
Serologische Verfahren	1276
Analysen zellulärer Funktionen	1278

Immuno

Immunologie
Grundlagen

Grundlagen

Zellen des Immunsystems

Hämatopoetische Differenzierungslinien
Pluripotente Stammzelle
lymphatische Stammzelle
                → B-Lymphozyt → Plasmazelle
                → T-Lymphozyt
Myeloblast   → Promyelozyt
                → Monoblast → Monozyt, Makrophage
                → Myelozyt → Granulozyt (neutrophil, eosinophil, basophil)
Proerythroblast → Erythrozyt
Megakaryoblast → Thrombozyt

Zelle	Morphologie	Funktion, Vermehrung bei...
Lymphozyten	kleine Zellen, großer, runder Kern, keine Granula	humorale und zelluläre Immunantwort
B-Lymphozyten	CD 19	Antikörperproduktion
T-Helfer-Zellen	CD 4	Regulation der Immunantwort
Zytotox. T-Zellen	CD 8	zelluläre Immunreaktion
Natural Killer Cells (NKC)	größer als Lymphozyten, jedoch kleinerer Kern, Granula	ohne Aktivierung durch Immunreaktion Lyse infizierter Zellen, Tumorzellen
Granulozyten	große Zellen, segmentierter Kern, anfärbbare Granula	Phagozytose von Antigenen
Neutrophile	kleine Granula	Phagozytose, Lysozym
Basophile	dicke bläuliche Granula	Histaminfreisetzung
Eosinophile	dicke rote Granula	Wurmerkrankungen, Allergie
Monozyten	große Zelle, gelappter Kern, helles Plasma ohne Granula	Weiterentwicklung zu Makrophagen; Phagozytose

Einteilung des Immunsystems

	spezifisch	unspezifisch
humoral	Antikörper aus B-Lymphozyten	Komplementsystem Lysozym, Peroxidase, Laktoferrin, CRP
zellulär	zytotoxische T-Zellen	Makrophagen, Granulozyten natürliche Killer-Zellen (NKZ)

Immunologie
Grundlagen

Lymphatisches Gewebe

Lymphgefäßsystem
Ana▷ Gewebsspalten, Lymphkapillaren, Lymphgefäße, Lymphstämme
Fkt▷ Transport von Nahrung, Lymphozyten, Abfluß interstitieller Flüssigkeit

Primäre lymphatische Organe
Thymus
    Fkt▷ Differenzierung der T-Lymphozyten, Selektion des T-Zell-Repertoires
Knochenmark (Bursa-Äquivalent)
    Fkt▷ Differenzierung der hämatopoetischen Zellen und der B-Lymphozyten

Peripheres (sekundäres) lymphatisches Gewebe
Lymphknoten
    Fkt▷ immunologische Reinigung der Lymphe
    Ana▷ **Rinde**: Primärfollikel: ruhende B-Zellen, werden durch Antigen-Kontakt zu Sekundärfollikeln (= Keimzentren); im Zentrum des Sekundärfollikels liegt germinatives Zentrum
        Innere Rinde: entspricht Parakortex mit T-Lymphozyten
        Mark: Markstränge mit Plasmazellen → Antikörper-Abgabe
Milz
    Fkt▷ immunologische Reinigung des Blutes
    Ana▷ **weiße Pulpa**: PALS (= periarterielle lymphatische Scheide)
        innere PALS: nur T-Lymphozyten
        äußere PALS: Makrophagen, B- und T-Zellen
        rote Pulpa: Milzretikulum, Blutfüllung
Tonsillen
    Fkt▷ immunologische Reinigung der oralen Aufnahme, Atmung
    In Krypten der Tonsillen werden Antigene aufgenommen und erkannt;
        v.a. durch Lymphozyten

Immuno

Rezirkulation der Lymphozyten

Verschiedene Wege der Rezirkulation:
1. arterielles Gefäßsystem – Kapillaren – Bindegewebe – afferentes Lymphgefäß – Lymphknoten
2. arterielles Gefäßsystem – Lymphknotenarterie – postkapilläre Venolen – Lymphknotenparenchym – Lymphknoten – efferentes Lymphgefäß – große Lymphgefäße – Lymphgefäßstämme (Ductus thoracicus) – Vena subclavia
3. Rezirkulation der Lymphozyten in der Milz

Steuerung der Rezirkulation über Adhäsionsmoleküle (z.B. Integrine), chemotaktische Stoffe

Immunologie
Grundlagen

Molekulare Grundlagen

Antigenaufbau
Epitope: Teil des Antigens, an den der Antikörper bindet
Hapten: niedermolekularer Stoff, der durch Bindung an Träger zum Antigen wird
Immunogene Stoffe, die als fremd erkannt werden und Immunreaktion auslösen

Spezifische Erkennungsmoleküle für Antigen (Antirezeptoren)
Antikörper (Immunglobuline)

- **IgM**: Primärantwort; Pentamer; 10 Bindungsstellen; Oberflächenrezeptor an B-Zellen; Komplementaktivierung; klassische Opsonierung
- **IgG**: Sekundärantwort; größter Teil der Immunglobuline; plazentagängig; Komplementaktivierung; Rheumafaktoren sind gegen IgG gerichtet; klassische Opsonierung; ADCC (antikörperabhängige zellvermittelte Zytotoxizität)
- **IgA**: Schleimhautimmunität; im Blut Monomer; im Sekret Dimer; über J-Segmente verbunden; Transport mittels Transzytose (Transport durch Epithelzellen); ADCC; Opsonierung
- **IgE**: IgE-spezifischer Fc-Rezeptor auf Mastzellen; basophile und eosinophile Granulozyten → Aktivierung → Degranulation; ADCC; Soforttypallergie
- **IgD**: neben IgM als Oberflächenrezeptor auf B-Zellen; im Serum nur gering löslich vorhanden; Effektorfunktion unbekannt

Antigenrezeptoren von T-Lymphozyten
T-Zell-Rezeptor bindet Antigen, das präsentiert wird; Aktivierung über CD_3-Komplex

Genetische Grundlagen der Antikörper- und T-Zellrezeptordiversität
Grundlagen der Antikörpervielfalt (ähnliche Mechanismen bei T-Zellrezeptor)
Immunglobulingene liegen weit voneinander entfernt.
Antikörper (AK) besteht aus variablen Anteilen (F_{ab}) und konstantem Anteil (F_c)

variabler Anteil	V-Segment	variable
Rearrangement	J-Segment	joining
	D-Segment	diversity

Wirkung:
- zahlreiche Kopien der Gensegmente durch Umlagerung, Rekombination
- unterschiedliche leichte (L für light)/ schwere (H für heavy) Ketten (chains) mit unterschiedlichen variablen Regionen lagern sich zusammen
- an Verknüpfungsstellen zwischen Gensegmenten erhöhte Variabilität durch Rekombination
- somatische Hypermutation, Punktmutation in V-Region
- Kombination verschiedener H- und L-Ketten

Immunologie
Grundlagen

MHC-Moleküle (Haupthistokompatibilitäts-Antigene, **Haupttransplantationsantigene**)
- **MHC I**
  - HLA-A, HLA-B, HLA-C
  - 2 Glykoproteine, variable α-Kette, invariantes β-Mikroglobulin, nicht kovalent gebunden; Präsentation für CD8-Zellen
  - auf allen kernhaltigen Zellen vorhanden + Thrombozyten (nicht Erythrozyten)
- **MHC II**
  - α- und β-Kette, Bindungstasche $α_1$-$β_1$
  - Präsentation für CD4-Zellen
  - B-Zellen, MK, dendritische Zellen, Endothelien
  - HLA-assoziierte Erkrankungen
    - HLA B27 → M. Bechterew
    - HLA DR3 → M. Basedow, M. Addison, Diabetes mellitus Typ I, Zöliakie
    - HLA DR5 → Hashimoto-Thyreoiditis, perniziöse Anämie

Zytokine als Mediatoren des Immunsystems und ihre Rezeptoren

Zytokin	Bildung und Effekte
IFN-γ	Aktivierungssignal für Makrophagen, Induktion von Interleukin-1 und TNF-α, antiviral
IFN-α	Induktion von IFN-γ in T- und natürlichen Killer-Zellen
IFN-β	Induktion von IFN-γ in T- und natürlichen Killer-Zellen
Interleukin-1	Stimulation von T-Zellen, B-Zellen, natürlichen Killer-Zellen, Makrophagen, Granulozyten, Stimulation der Hepatozyten zur Synthese von Akute-Phase-Proteinen; in Nervenzellen: Schmerz und Fieber; wird von Makrophagen gebildet
Interleukin-2	Proliferation, Zytokin-Produktion, autokriner Regelkreis von T-Helfer und zytotoxischen T-Zellen, wird von T-Zellen gebildet
Interleukin-3	Differenzierung von Knochenmarkstammzellen zu Vorläuferzellen aller Reihen
Interleukin-4	induziert IgE-Synthese in B-Zellen; autokrine Regulation von CD4- und CD8-T-Zellen
Interleukin-5	IgA-Produktion in B-Zellen
Interleukin-6	Steigerung der Ig-Sekretion in B-Zellen; Akute-Phase-Proteine aus Hepatozyten, Fieber
Interleukin-7	Proliferation / Differenzierung von Knochenmarkstammzellen, B- und T-Vorläuferzellen
Interleukin-8	chemotaktischer Stimulus für Granulozyten und T-Zellen
Interleukin-9	Wachstumsfaktor für einige T-Zellen
Interleukin-10	Hemmung der Zytokin-Produktion von T-Helfer-Zellen
Interleukin-11	Differenzierung von Vorläuferzellen zu Makrophagen

Immunologie
Grundlagen

Zytokin	Bildung und Effekte
Interleukin-12	Induktion von IFN-γ in T- und natürlichen Killer-Zellen
G-CSF	Differenzierung von Vorläuferzellen zu neutrophilen Granulozyten
GM-CSF	Differenzierung von Knochenmarkvorläuferzellen zu Makrophagen, Granulozyten, v.a. Eosinophile
M-CSF	Differenzierung von Vorläuferzellen zu Makrophagen
TGF-β	Proliferationshemmung von T-, B-Lymphozyten, Hepato-, Keratinozyten Antagonist vieler Zytokine
TNF-α	endogenes Pyrogen; prokoagulatorische und proinflammatorische Wirkung, verursacht Schock durch gramnegative Bakterien
TNF-β	endogenes Pyrogen; prokoagulatorisch und proinflammatorische Wirkung

Komplement
Klassische Aktivierung durch Immunkomplexe
    Aktivierung von C1q durch IgM, IgG, IgA
Alternative Aktivierung durch Mikroorganismen
    Schritte: C3-Konvertase → C5-Konvertase, Membran-Angriffs-Komplex (MAC)
    Anaphylatoxine: C3a, C4a, C5a

Funktionen der Fc-Rezeptoren
rezeptorvermittelte Phagozytose
antikörpervermittelte Zytotoxizität (ADCC)
Mediatorenfreisetzung
verstärkte Antigenpräsentation
Immun-Clearance

Immunologie
Physiologie der Immunantwort

Induktion

Präsentation des Antigens
Antigen-präsentierende Zellen: v.a. Makrophagen, B-Zellen, dendritische Zellen
Mechanismen der Antigenaufnahme: Phagozytose, Pinozytose
Prozessierung: Spaltung der Antigene und Präsentation von Antigenbruchstücken
Rolle der **MHC-Moleküle**: Bindung der Antigene, Präsentation durch
- Klasse-I- Moleküle: endogenes Antigen, d.h. Antigen wird in präsentierenden Zelle gebildet (Viren)
- Klasse-II-Moleküle: exogenes Antigen, d.h. Antigen wird über Endozytose aufgenommen, prozessiert (bakterieller Infekt) und präsentiert

Antigenerkennung durch T-Lymphozyten
T-Zellrezeptor: bestehend aus konstantem und variablem Teil, kann nur präsentierte Antigene erkennen; Rezeptor nur zur Erkennung, Aktivierung über CD3-Komplex
MHC-Restriktion:
- CD4-Zellen erkennen nur MHC Klasse-II-Moleküle
  Aktivierung der präsentierenden Zelle zur intravesikulären Abtötung der Erreger
- CD8-Zellen erkennen nur MHC Klasse-I-Moleküle
  zytotoxische Reaktion auf präsentierende Zelle

Klonale Selektion: durch Bindung des Antigens → Transformation und vermehrte Teilung mit Bildung identischer Tochterzellen (Expansion)

Antigenerkennung durch B-Lymphozyten
Antigenrezeptor: Antikörper (Immunglobulin); Lokalisation auf der Oberfläche der B-Zelle
Antigenpräsentation: B-Zellen benötigen keine Antigenpräsentation.
Klonale Selektion: durch Bindung des Antigens → Transformation und vermehrte Teilung mit Bildung identischer Tochterzellen (Expansion); Differenzierung in Plasmazellen (Antikörperproduktion) und B-Gedächtniszellen

Aktivierung von T-Lymphozyten
T-Zelle erkennt über T-Zell-Rezeptor präsentiertes Antigen; Aktivierung der T-Zelle über CD3-Komplex; klonale Selektion und Expansion durch autokrine Wachstumsstimulation

Bildung von Effektorzellen:	zytotoxische T-Zellen (CD8)
	T-Helfer-Zellen (CD4)
	Gedächtniszellen
Produktion von Lymphokinen:	T-Helfer-Zellen: Interleukin-2 und Interleukin-4
	zytotoxische T-Zellen: IFN

Immunologie
Physiologie der Immunantwort

T-Zell-T-Zell-Kooperation
Aktivierung CD8-T-Zellen durch Interleukin-2, das von aktivierten T-Helfer-Zellen gebildet wird; Differenzierung zu zytotoxischen T-Zellen

Aktivierung von B-Lymphozyten
T-Zell-unabhängige B-Zell-Aktivierung:
>Bei Polysacchariden, Lipiden, Polymeren findet eine direkte Aktivierung ohne Beteiligung der CD4-Zellen statt; meist nur Primärantwort; nicht sekundär; kurze Immunität; kaum Gedächtniszellen; kein IgG-Switch.

T-Zell-abhängige B-Zell-Aktivierung:
>Bei Proteinantigenen; Erkennung durch B-Zelle, Aufnahme, Präsentation über MHC-II für T-Helfer-Zelle; T-Helfer-Zelle sezerniert Interleukin-2, was die B-Zelle zur Transformation und Antikörperproduktion aktiviert.

Isotype-Switch:
>Primär bildet die B-Zelle IgM, durch DNA-Rekombination Wechsel auf IgG; Steuerung des Immunglobulinklassenwechsels durch T-Zellen

T-Zell-Makrophagen-Kooperation
Makrophagen präsentieren Antigene über MHC-II, d.h. für CD4-Zellen (T-Helfer-Zellen); Bildung von Interleukin-1 (Stimulation von T-Zellen).

Effektormechanismen

Antikörpervermittelte Reaktionen
- Neutralisation, Eliminierung, Inaktivierung der Antigene durch Bindung oder Vernetzung
- Opsonierung: IgG und IgM lagern sich an Oberfläche pathogener Keime → Phagozytose durch Makrophagen
- IgE-Bindung an Mastzellen und Degranulation
- Komplementaktivierung
- antikörpervermittelte Zytotoxizität (ADCC):
  Killerzellen besitzen Fc-Rezeptoren für IgG und zerstören IgG-besetzte Zelle

Aktivierung des Komplementsystems
Klassischer Weg
>über Antigen-Antikörperkomplexe
>C4 → C4b2b → C4b2b3b

Alternativer Weg
>über Strukturen der Mikroorganismen
>C3 → C3bBb → C3bBb3b

→ C5-9, MAC Membranangriffskomplex
→ Poren in Zellmembran angegriffener Zellen
→ Lyse

Immunologie
Physiologie der Immunantwort

Komplementeffekte
- Permeabilitätssteigerung
- anaphylaktische Reaktion: Degranulation von Mastzellen und Granulozyten
- Histaminfreisetzung, Freisetzung lysosomaler Enzyme
- Kontraktion glatter Muskulatur
- Entstehung zytotoxischer Sauerstoffverbindungen
- Immunadhärenz; Erleichterung der Anlagerung an Granulozyten
- Prostaglandinsynthese
- Opsonisierung, Chemotaxis, Zytolyse

T-Zell-vermittelte Reaktionen
CD8-Zellen → Antigenpräsentation durch MHC I → Aktivierung
→ zytotoxische Reaktion durch Perforine; IFN-Bildung
CD4-Zellen → Antigenpräsentation durch MHC II → Aktivierung
→ Zytokinproduktion (Interleukin-2 und Interleukin-4)

Natürliche Killer-Zellen (NKZ)
Erkennungsmechanismus unklar; nicht von Immunreaktion abhängig; kein Fc-Rezeptor; Perforine zerstören Membran von infizierten Zellen.

Antikörpervermittelte Zytotoxizität (ADCC)
Killerzellen, die über Fc-Rezeptor durch Immunglobuline aktiviert werden

Makrophagen als Effektorzellen
Bindung von Immunkomplexen über Fc-Rezeptor → Phagozytose →
 Abbau / Prozessierung → Präsentation
Zytokinproduktion: Interleukin-1 ist wichtig für B-Zellen (Antikörperproduktion)
 und T-Helfer-Zellen (Aktivierung); TGF-β, Interleukin-12

Regulation der Immunantwort

Regulatorische T-Lymphozyten
T-Helfer-Zellen: CD4-Zellen; verstärken B-Zell- und zytotoxische T-Zell-Reaktion;
 Aktivierung von T-Suppressorzellen
T-Suppressorzellen: CD8-Zellen; hemmen T-Helfer-Zellen

Idiotypische Regulation
Antikörperanteile können als Antigen wirksam sein (V-Region, Idiotyp) → anti-idiotypische Antikörper → Blockierung und damit Regulation der Antikörperaktivität

Toleranz
Immuntoleranz: keine Immunreaktion auf Antigen trotz intaktem Immunsystem
Immunsuppression: Immunreaktion insgesamt vermindert

Immunologie
Abwehr von Infektionen

Mechanismen der Immuntoleranz
B-Zellen
    klonale Deletion: unreife B-Zelle + Antigen → Zerstörung der B-Zelle
    klonale Anergie: unreife B-Zelle bindet Antigen, reagiert aber nicht mit
        Antikörperproduktion
T-Zellen
    klonale Deletion und Anergie, klonaler Entwicklungsabbruch, T-Suppressor-
    Zellen

Abwehr von Infektionen

Natürliche Resistenz und ihre Störungen

Schutzwirkung in Organen und ihre Störungen
Haut: Säureschutzmantel als Barriere
    Störung der Barriere und Infektanfälligkeit z.B. bei Verbrennung
Zilienmotilität: im Respirationstrakt Bewegung des Sekretes Richtung oral
    Syndrom der immotilen Zilien; Infektanfälligkeit (Pneumonie)
Säureproduktion in Schweißdrüsen
    verschlechtert Milieu für Bakterien; bei Defekt: vermehrte Abszeßbildung
Kommensale Bakterienflora in Darm und Vagina
    Hemmung des Wachstums pathogener Keime durch physiologische Flora;
    bei Störung (Antibiotikatherapie) vermehrt Pilzinfekte, Fehlbesiedlung

Lysozym, Peroxidasen und Laktoferrin
Funktion: bakterizide Wirkung
Lysozym: Hydrolase; Spaltung von Mukopolysacchariden; greift Bakterienzell-
    wände v.a. grampositiver Bakterien an
Peroxidase: Radikal- und Wasserstoffperoxidbildung bei Phagozytose und Abbau
    von Bakterien; Peroxidase schützt körpereigene Strukturen.
Laktoferrin: Hemmung des Bakterienwachstums durch Bindung des freien Eisens

Opsonisierende Faktoren
Opsonierung: Förderung der Phagozytose durch Bindung körpereigener Stoffe an
    Fremdkörper
Opsonine: IgM, IgG, C3b, C-reaktives Protein (CRP)

Immunologie
Pathologie der Immunantwort

Neutrophile Granulozyten
Funktion: Phagozytose von Mikroorganismen; Granulozyten normalerweise v.a. im Knochenmark, bei Infekt Ausschwemmung mit peripherer Leukozytose; Chemotaxis; IgG- und Komplementrezeptoren; Phagozytose opsonierter Antigene; intrazelluläre Abtötung von Mikroorganismen durch Radikale, Peroxid

Störungen: **Infantile Granulomatose**
- **Pa▷** Störung der Bildung von Sauerstoffradikalen, d.h. Phagozytose, aber kein Abbau der Erreger
- **Sy▷** erhöhte Infektanfälligkeit, Granulombildung

Makrophagensystem
Funktion: Phagozytose von Erregern, Fremdkörpern, Immunkomplexen; Präsentation von Antigenen für T-Zellen; Zytokinproduktion

Störungen: **M. Whipple** (intestinale Lipodystrophie)
- **Ät▷** Tropheryma whippelii
- **Pa▷** intestinale Lymphabflußstörung durch abnorme Speicherung von Bakterien in funktionsgestörten Makrophagen (Defekt der Makrophagen gegen gram-negative Bakterien) → Chylusstau → kolbige Zottenauftreibung → Resorptionsstörung

Pathologie der Immunantwort

Autoimmunprozesse

Pa▷ Immunreaktion auf körpereigene Antigene → chronische Entzündung
Bsp▷ rheumatoide Arthritis, sLE, Hashimoto-Thyreoiditis, Typ A Gastritis

Überempfindlichkeitsreaktionen

Typ I: Anaphylaktische Sofortreaktion, Allergie, Hyperergie, Hypersensitivität
Pa▷ durch IgE + Allergen → Histamin-, Serotonin- und Slow-reacting Substance-Ausschüttung aus Mastzellen → Hyperämie, Juckreiz, allerg. Ödem
Bsp▷ **Atopische Reaktion**: lokale anaphylaktische Reaktion
z.B. Heuschnupfen (Rhinitis vasomotorica), Asthma bronchiale, Urtikaria
Systemische Reaktion: Anaphylaxie, periphere Vasodilatation, Blutdruckabfall, Ödeme

Immunologie
Transplantationsimmunologie

Typ II: Zytotoxische Immunreaktion
Pa▷ Reaktion zwischen Antikörper und membranständigem Antigen → Komplementaktivierung → Zelllyse
Bsp▷ Blutgruppeninkompatibilitäten, Autoimmunerkrankungen wie z.B. Anti-GBM- (Glomerulum-Basal-Membran-) Nephritis

Typ III: Immunkomplexreaktion
Pa▷ durch Reaktion zwischen freiem Antikörper und Antigen → Komplementaktivierung
Bsp▷ **Arthus-Phänomen**: hoher AK-Titer → Ag wird bereits an Einstichstelle eliminiert → Ödem, lokale Entzündung, Thrombozytenaggregation, hämorrhagische Nekrose; Komplementaktivierung führt zu Anaphylatoxinwirkung → Histaminausschüttung (Vasodilatation und erhöhte Gefäßpermeabilität), Chemotaxis
Serumkrankheit: Gabe artfremden Serums → Immunkomplexbildung → Fieber, Lymphknotenschwellung, Urtikaria, Albuminurie
Poststreptokokken-Glomerulonephritis, Endocarditis verrucosa, Angina tonsillaris, rheumatoide Arthritis (AK gegen IgG), Farmerlunge

Typ IV: Zellgebundene Immunreaktion
Pa▷ durch zytotoxische T-Zell-Reaktion
Bsp▷ Mantoux-Reaktion, Tine-Test, Kontaktdermatitis

Infektion als Ursache einer pathologischen Immunantwort

Pa▷ Gewebsschaden durch Abwehrreaktion gegen den Erreger
Bsp▷ Hepatitis B, Hepatitis C

Transplantationsimmunologie

Begriffsdefinitionen

Transplantat Ziel ist die intakte Zellfunktion als Ersatz eines Organs.
Implantat Ziel ist Stützfunktion; plastisch-kosmetische Aspekte.
autolog innerhalb eines Organismus
syngen zwischen eineiigen Zwillingen
allogen innerhalb einer Spezies (von Mensch zu Mensch)
xenogen zwischen unterschiedlichen Spezies (von Tier zu Mensch)

Immunologie
Transplantationsimmunologie

Transplantations- (Histokompatibilitäts-) Antigene

MHC I: auf allen kernhaltigen Zellen vorhanden und Thrombozyten
HLA (humane Leukozytenantigene): dienen der Selbsterkennung
Klasse I: HLA-A, HLA-B, HLA-C
auf nahezu allen kernhaltigen Zellen; provozieren im fremden Organismus Bildung komplementaktivierender Faktoren → Zerstörung des Spenderorgans
Klasse II: HLA-DP, HLA-DQ, HLA-DR
auf B-Zellen, Makrophagen, Langerhanszellen der Haut, interdigitierenden und dendritischen Retikulumzellen; Empfänger von Differenzierungssignalen
Klasse III: C2, C4, Faktor B, TNF-α und TNF-β
MHC II: auf B-Zellen, Makrophagen, dendritischen Zellen, Endothelien
Nicht-MHC-Antigene: AB0- System, Lewis-Blutgruppensysteme

Transplantatabstoßungsreaktionen

Antigenerkennung: Transplantatantigene werden vom Immunsystem des Empfängers erkannt
Zelluläre Host-vs-Graft-Reaktionen: akute Abstoßung durch zelluläre Immunkomponenten
Humorale Host-vs-Graft-Reaktionen: hyperakute Abstoßung durch präformierte Antikörper
Graft-vs-Host-Reaktionen: immunkompetente Zellen des Spenders greifen Antigene des immunsupprimierten Empfängers an.

Beeinflussung der Transplantat-Empfänger-Interaktion

Beeinflussung der Transplantat-Immunogenität:
– Transplantatperfusion zur Minimierung der Blutzellen im Transplantat
Beeinflussung des Empfängers:
– Immunsuppression (Cortison, Zytostatika, Ciclosporin A)
– Toleranzinduktion (Antilymphozytenserum, monoklonale Antikörper)

Klinische Transplantationen

Vaskularisierte Organe (Niere, Herz, Leber): MHC-Kompatibilität entscheidend, da starke Immunreaktion
Nicht-vaskularisierte Gewebe (z.B. Hornhaut): MHC sekundär, da vom Immunsystem nicht primär erkannt
Zellen (z.B. Knochenmark): starke Immunreaktion, Graft-versus-Host-Reaktion, gute MHC-Kompatibilität

Immuno

Immunologische Methoden

Serologische Verfahren

Allgemeines zu immunchemischen Verfahren

Antigennachweis (direkter Nachweis)
　Gewebe mit nachzuweisenden antigenen Eigenschaften wird fixiert
　Inkubation mit einem markierten, spezifischen Antikörper
　Nachweis der Markierung (Strahlung, Enzymreaktion, Fluoreszenz)

Antikörpernachweis (indirekter Nachweis)
　Das Antigen liegt fixiert an Träger vor
　Inkubation mit Patientenserum (aus dem AK nachgewiesen werden soll)
　markierter Sekundärantikörper, der an den menschlichen Antikörper bindet
　(anti-human-IgG oder IgM)
　Nachweis der Markierung (Strahlung, Enzymreaktion, Fluoreszenz)

Markierungen
　RIA- (Radioimmunoassay): radioaktiv markiert
　ELISA-Verfahren (enzyme-linked immunosorbent assay): enzymatisch markiert (z.B. Meerrettichperoxidase)
　Fluoreszenzmethoden (IFT): Fluorescein-markiert

Komplementbindungsreaktionen (KBR) (inkl. CH50-Bestimmung)
　Messung des Komplementverbrauchs bei Immunreaktion; nach Immunreaktion wird standardisiertes hämolytisches System gestartet und mit Standards verglichen; Extinktionsmessung der Hämolyse
　CH50-Wert: Serummenge, die zu 50%iger Lyse der Erythrozyten führt

Prinzipien der Agglutinationsmethoden
Verfahren: Verklumpung von korpuskulären Strukturen durch Antigen-Antikörper-Reaktion
Anwendung: Nachweis von Blutgruppenantigenen, Rheumafaktoren

Präzipitationsmethoden
Verfahren: Antigen und Antikörper liegen in Lösung vor; Bildung nicht-löslicher Präzipitate durch AG-AK-Reaktion; Immundiffusion

Immunelektrophorese (IE) und –fixation (IF)
Verfahren: aktives Immunpräzipitationsverfahren, bei dem z.B. Antigene elektrophoretisch aufgetrennt und anschließend mit Antikörpern über Immundiffusion ausgefällt werden; AG Nachweis aus AG-Gemisch

Blot-Verfahren
Western-Blot (WB): Antigennachweis; elektrophoretische Antigentrennung, Übertragung auf Membranen, Immunfärbung auf Membran, enzymatische Detektion
Northern-Blot (NB): RNA-Nachweis
Southern-Blot (SB): DNA-Nachweis

Immunologie
Immunologische Methoden

Nachweis von Antigenen und Antikörpern auf Zellen und im Gewebe
Direkter Antiglobulin-(Coombs)-Test:
  Nachweis: inkompletter Antikörper (Autoantikörper)
  Verfahren: Erythrozyten mit inkompletten Antikörpern des Patienten
  +
  Coombs-Serum (anti-human-IgG) → Agglutination

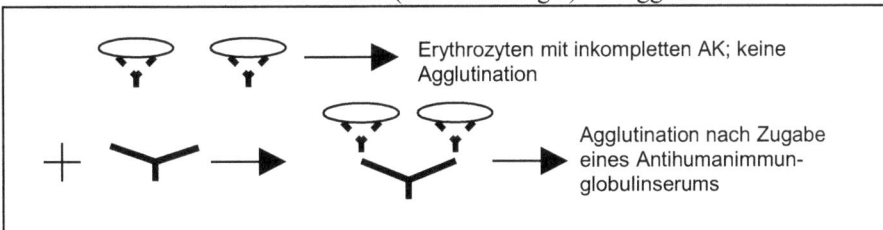

Indirekter Coombs-Test
  Nachweis: inkompletter Antikörper (freie Antikörper)
  Verfahren: Patientenserum + Testerythrozyten mit Antigeneigenschaften
  +
  Coombs-Serum (anti-human-IgG) → Agglutination

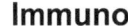

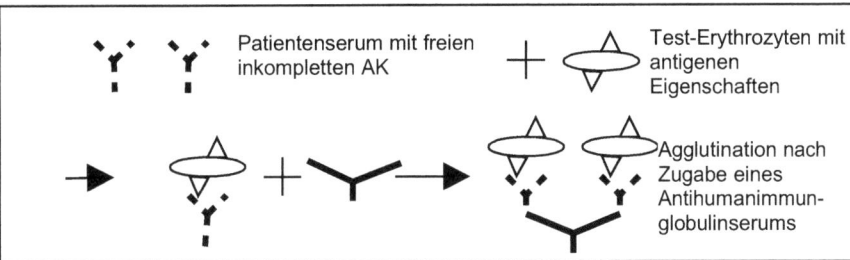

Verfahren der Immunzytochemie
Direkter IFT → Nachweis von Antigen
Indirekter IFT → Nachweis von Antikörpern

Fluoreszenz-aktivierte Durchflußzytometrie (FACS-Analyse)
Nachweis von Zellantigenen auf der Zelloberfläche
Anwendung: Differenzierung von Leukozyten, Lymphozyten, CD4/CD8-Ratio bei HIV
Verfahren: Zellantigene werden mittels FITC-markierten Antikörpern dargestellt.
  Auftrennung nach Größe (FSC-H), Granulierung (SSC-H) und Markierung von Oberflächenmolekülen (CD) durch markierte Antikörper
  Einteilung der Oberflächenantigene
    CD3: T-Zellen
    CD4: T-Helfer-Zellen
    CD8: T-Suppressor-Zellen, zytotoxische T-Zellen
    CD19: B-Zellen
    CD14: myelomonozytäre Zellen

Immunologie
Immunologische Methoden

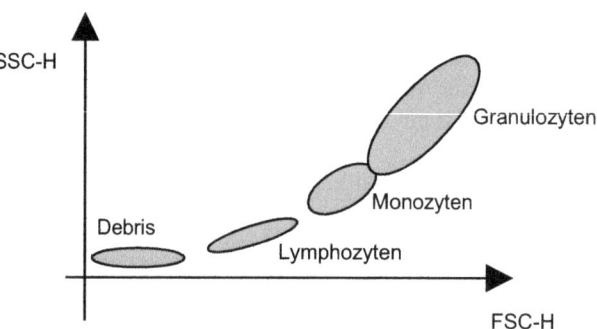

Serologische HLA-Typisierung
Bestimmung der MHC-Antigene durch Gabe MHC-spezifischer Antikörper zu Testzellen (meistens Blutzellen); Zugabe von Komplement, Messung der Lyse der Zellen

Analysen zellulärer Funktionen

Lymphozytenfunktion
Lymphozytentransformationstest
>**Verfahren**: Stimulation isolierter Lymphozyten durch Mitogene (PHA, ConA, PWM), Antigene (Tuberculin, Candida) oder monoklonale CD3-Antikörper; Zugabe von radioaktiv markiertem Thymidin, das in DNA eingebaut wird und als Marker für den DNA-Umsatz anzusehen ist. Aktivitätsnachweis über Messung der Radioaktivität

Zytotoxizität
>**Verfahren**: zytotoxische T-Zellen und radioaktiv markierte Zielzellen → Lyse und Freisetzung der Radioaktivität; Messung der Radioaktivität

Gemischte Lymphozytenkultur (MLC: mixed lymphocyte culture)
>**Verfahren**: T-Lymphozyten in Anwesenheit von Zellen, die fremde Antigene der Histokompatibilitätsklasse II tragen, werden zum Wachstum stimuliert.
>– typisierende Zelle ≠ Testzelle → Transformation und Proliferation
>– typisierende Zelle = Testzelle → keine Reaktion

Funktionsmessung phagozytierender Zellen
Chemotaxis
>**Verfahren**: Boyden-Kammer, Migrationsmessung

Killing
>**Verfahren**: Keime und Granulozyten → Messung der Reduktion der Keime

Phagozytose
>**Verfahren**: FITC-markierte E.coli und Granulozyten → Messung der intrazellulären Fluoreszenz

Oxidativer Burst / Chemilumineszenz
>**Verfahren**: Markierung von E. coli mit Substanz, die bei Oxidation strahlt; Phagozytose → oxidativer Metabolismus → Messung der Strahlung

Naturheilkunde

Grundlagen	**1280**
Naturheilverfahren	1280
Die Natur des Menschen als Ausdruck selbstregelnder Prozesse des Organismus in Richtung Gesundheit	1280
Vorstellung zu Mechanismen einer Reiz- und Reaktionstherapie	1281
Historisches humoralpathologisches Erklärungsmodell	1281
Konstitution und Diathese als körperliche Bedingtheit zu bestimmten Krankheiten und Krankheitsmustern	1282
Physikalische Therapie	**1282**
Reiz-Reaktions-Prinzip	1282
Bewegungstherapie	1283
Massage	1283
Klimatherapie	1283
Balneotherapie	1284
Hydrotherapie	1284
Thermotherapie	1285
Elektrotherapie	1285
Ernährungstherapie	1285
Phytotherapie	**1286**
Grundlagen	1286
Anwendungsgebiete	1287
Spezifische Ansätze	**1289**
Konstitutionstherapie (Aschner)	1289
Ordnungstherapie	1289
Akupunktur	1289
Neuraltherapie	1290
Homöopathie	1290
Anthroposophische Medizin	1292

NHK

Naturheilkunde
Grundlagen

Grundlagen

Naturheilverfahren

Def▷ Teil der Gesamtmedizin, der sich an die körpereigenen Heil- und Ordnungskräfte wendet, um sie zu aktivieren und der sich bevorzugt in der Natur vorkommender Mittel oder Erscheinungen bedient, um den Menschen diagnostisch und therapeutisch in seiner Ganzheit zu erfassen. Ergänzung der Schulmedizin
Abgrenzung zur Schulmedizin: Schulmedizin geprägt durch Descartes, Newton, Virchow; geht von linearem Ursachen-Wirkungs-Denken aus

KI▷ Patienten mit Anspruchsdenken, fehlender Compliance, Passivität, mangelnder Reaktionsfähigkeit, ungenügende Bildung und Erfahrung des Arztes, substitutionsbedürftige Stoffwechselerkrankungen, operative Behandlungsnotwendigkeit, Notfälle

Die Natur des Menschen als Ausdruck selbstregelnder Prozesse des Organismus in Richtung Gesundheit

Paracelsus (1493–1541): gesundheitsbildende Kraft („inwändiger Arzt") gegen Archaeus (Krankheit); „auswändiger" Arzt soll „inwändigen" unterstützen

Reiztherapie:
spezifische Stimulation: Akupunktur, Neuraltherapie
unspezifische Stimulation: Schröpfen, Balneotherapie
→ Mobilisierung der Selbstheilungskräfte
Therapieversager durch fehlende Reaktionsfähigkeit z.B. bei chronischer Überlastung

Voraussetzung für Naturheilverfahren: Mitarbeit des Patienten, Reaktionsfähigkeit, Wille zu Genesung

Leitgedanken der Naturheilkunde:
- Behandlung des Individuums, nicht der Krankheit
- Sinnhaftigkeit einer spezifischen Erkrankung für Patienten (was nimmt man ihm, wenn die Krankheit geheilt ist?)
- Arzt-Patienten-Beziehung mehr als nur Behandlung einer akuten Erkrankung (Prävention, Lebenshilfe, konstitutionelle Therapie)
- Prüfung von Kontraindikationen
- Erfassung des psychischen Zustandes des Patienten und der Gefühle des Arztes beim Patientenkontakt
- Viel bewirkt nicht immer viel; auch schwache Reize können starke Wirkung haben
- Nicht alle Therapien gleichzeitig, da ansonsten Reaktion des Patienten überfordert

Naturheilkunde
Grundlagen

- Die Therapie chronischer Erkrankungen dauert lange; Geduld von Patient und Arzt
- Therapieversagen durch Blockade im Denken (Narben, Medikation, toxische Belastung z.B. Amalgam)

Vorstellung zu Mechanismen einer Reiz- und Reaktionstherapie

Reflexorientiertes Erklärungsmodell:
Reflexbeziehungen von Organ – Hautarealen (Head-Zonen) – Muskulatur – Triggerpunkten – Bindegewebszonen durch die Versorgung mittels einer identischen Nervenwurzel; Nutzen für Diagnostik und Therapie

Regulationsorientiertes Erklärungsmodell:
Gesundheit des Gesamtorganismus nur bei sinnvollem Ineinandergreifen aller Regulationsfunktionen
Therapie: Wiederherstellung der Regulation, Bewegungs-, Balneotherapie, anthroposophische Therapie
Diagnose: Thermographie (Messung der Wärmeregulation)

Individuelle Anpassung von Reizen je nach Konstitution, Erkrankung, Akuität:
Behandlung des Patienten nach Individualität und Konstitution; Anpassung von Darreichungsform und Stärke
abhängig von Reaktionsfähigkeit des Patienten; Reizschwelle sollte immer nur leicht überschritten werden
krisenartige Verschlechterung nach Erstanwendung (Erstverschlimmerung) bei Fasten, Balneotherapie, Homöopathie erwünscht; ansonsten Übertraining

Historisches humoralpathologisches Erklärungsmodell

Hippokratische Krankenbeobachtung
Corpus Hippocraticum (ca. 400 v. Chr.)
  Logik als alleiniges Denkprinzip; Prognose als Ziel der Krankenbetreuung
  Humoralpathologie: Erklärung der Erkrankung durch Dyskrasie der Säfte
  Th▷ Diät, Schwitzkuren, Aderlaß, Gabe von Klistieren oder Brechmitteln, um Säfte wieder in Einklang (Eukrasie) zu bringen; kaum chirurgische Eingriffe
  → Entzündungs- und Fieberreaktion fördern Ausscheidung
  → Stoffwechselgifte (Materia peccans) werden ausgeschieden durch Schweiß, Auswurf, Hautausschlag, Stuhl, Urin
  → ärztliche Kunst bedeutet Zusetzen des Fehlenden durch geordnete Lebensführung und Diätetik
  → Entziehen des Überschüssigen durch Ausleitungsverfahren (Entschlacken)
    Risiko: Volumenmangelsituationen!

NHK

Naturheilkunde
Physikalische Therapie

Konstitution und Diathese als körperliche Bedingtheit zu bestimmten Krankheiten und Krankheitsmustern

Disposition: angeborene oder erworbene Krankheitsbereitschaft
Konstitution: anlagebedingte, individuelle Ganzhit unter Einbeziehung der in der Umwelt verwirklichten Gesamtverfassung; Summe aller Dispositionen
Diathese: unterschiedliche Reaktionsbereitschaft der Menschen ggb. gleichen Reizen

Konstitutionelle Einteilung
Typenlehre nach Kretschmer:
  Leptosom (Schizophrenie)
  Pykniker (affektive Psychose)
  Athlet
humoral nach Körpersäften: Choleriker, Phlegmatiker, Sanguiniker, Melancholiker

Körperflüssigkeit	Organ	Element	Eigenschaft	Charakter
gelbe Galle	Leber	Feuer	warm + trocken	Choleriker
Schleim	Gehirn	Wasser	kalt + feucht	Phlegmatiker
Blut	Herz	Luft	warm + feucht	Sanguiniker
schwarze Galle	Milz	Erde	kalt + trocken	Melancholiker

psychisch nach homöopathischen Miasmen:
  - Psora: zuwenig Reaktion
  - Sykosis: zuviel Reaktion
  - Syphilis: destruktive Reaktion
konstitutionell zu verordnende homöopathische Arzneien

Physikalische Therapie

Reiz-Reaktions-Prinzip

Reiz soll umgekehrt proportional zur Schwere der Erkrankung stehen; je kränker, umso vorsichtigere Reize
Kneipp: der schwächste Reiz, der gerade noch ausreicht, eine Reaktion hervorzurufen, ist die beste Stärke; stärkere Reize schädigen nur

Naturheilkunde
Physikalische Therapie

Bewegungstherapie
Je seltener ein Reiz gesetzt wird, umso geringer ist die Anpassungsreaktion des Körpers
Ziel: regelrechte Körperfunktionen, physiologisch richtige Haltung, Bewegung, Atmung

Formen:
- **körperliches Ausdauertraining** → Leistungssteigerung Herz-Kreislauf-System, Skelettsystem, Stoffwechselausgleich, psychisches Wohlbefinden (Herzsportgruppe, Diabetes mellitus, pAVK)
- **Krankengymnastik**: aktive Bewegung mit statischem Charakter
  isometrisch, Anspannung ohne Bewegung; Kräftigung der Muskulatur, Entspannung
  contra: Hypertoniker, da Blutdruckanstieg!
- **aktive Bewegungen** mit dynamischem Charakter
- **Bobath, Vojta**: dynamische Bewegungsabläufe; bei neurologischen Defekten Bahnung von Bewegungen: passive Bewegungen (Dehnungen)

Massage
Ind▷ Myogelosen, Rheuma, schlaffe Lähmung

Technik	Beschreibung	Wirkung
Streichung	großflächige Bewegung von peripher nach zentral, langsamer Druck und leichte Gleitphasen	Venen- und Lymphsystementstauung
Knetung	umfassendes Ergreifen der Muskel, starke Massage mittels Verwringung	Muskeltonus ↓ durch Dehnung der Muskelspindel; Muskeltonus ↑ durch Knetmassage
Reibung	rasches Hin- und Herbewegen; Reibung der Gewebsschichten	Permeabilitätserhöhung → Lösung BG-Verklumpungen
Klopfung	kurze Schlagbewegung mit Finger, Faust, Handkante	Mehrdurchblutung, im Thorax expektorationsfördernd
Vibration	feinste Bewegungen mit flach aufgelegter Hand (10 Bewegungen/sec.)	Schmerzhemmung und Detonisierung hypertoner Muskulatur

KI▷ Entzündung, Fieber, pAVK, Tumoren, M. Sudeck
Sonderform: Reflexzonenmassage, Hilfsmittel: Bürsten, Unterwasserdruckstrahl

Klimatherapie
unspezifische Reiztherapie über 1–3 Monate
Klimaeinflüsse:
- thermisch → Temperatur, Wind, Feuchtigkeit
- chemisch → O_2-Partialdruck, Verunreinigungen
- aktinisch → Licht, UV (UV-A-Behandlung von Hautkrankheiten)
- elektromagnetisch → Luftelektrizität, Erdmagnetismus

Hochgebirge (ab 800 m): O_2-Partialdruck ↓, UV ↑
Ind▷ leichte Herzkrankheit, Allergie, Lungenkrankheiten, TBC

Naturheilkunde
Physikalische Therapie

Mittelgebirge: Waldreichtum, Luftreinheit, Aerosolarmut
    Ind▷ ältere Menschen, chronische Krankheiten, Herz-Kreislauf-Stoffwechsel, Rheuma

Meer: Salz, Wind, O_2-Partialdruck ↑, Sekundenkapazität ↑
    Ind▷ Allergie, Hautkrankheiten, allgemeine Schwäche

Balneotherapie

Trinkkuren, Inhalationsbehandlungen, Peloiden (Heilschlamm)

Badekur mit pflanzlichen Zusätzen (Eukalyptus: Lunge, Rheuma; Kamille/ Eiche: Haut)

spezielle **Heilbäder**:
    Kohlensäurebad: Kälterezeptorreizung → Schonung des Herzens
        Ind▷ Anwendung bei Hypertonie, AVK, Mikrozirkulationsstörung, Rheuma
    Schwefelbad: lokale Durchblutungsanregung, keratolytisch
        Ind▷ Rheuma, Hautkrankheiten, Kreislauferkrankungen
    Moorbad: analgetisch, Durchblutung ↑
        Ind▷ chronisch entzündliche Prozesse; Kreislaufbelastung
    Thalassotherapie (Meeresheilkunde): hoher Salzgehalt
        Ind▷ Haut-/Lungenkrankheiten

Nw▷ in 2. Woche krisenartige Veränderungen; Umstellung des Gesamtorganismus
KI▷ bei akuten Entzündungen, Epilepsie, Tumoren, Herzinsuffizienz

Hydrotherapie

Anwendung von Wasser (mechanisch-thermische Hautreizung, chemische Hautreizung)

Effekt: Antagonismus zwischen Haut- und Muskeldurchblutung:
    → bei äußerer Abkühlung wird Hautdurchblutung vermindert und Muskeldurchblutung erhöht; Kaltwasser nur bei ausreichendem Temperaturgefälle
    warme Körperstellen eigenen sich für kalten Guß, kalte Körperstellen nicht für heißen Guß (einschleichen)
    Wechsel von Vasokonstriktion und Vasodilatation
        → Verringerung der Herz-Kreislaufbelastung; Gefäßtraining

Formen:
    Temperaturansteigende Armbäder (Schweninger-Hauffe): Gefäßerweiterung des Armes und konsensuelle Gefäßerweiterung des Beines
    Hydroelektrisches Vollbad (Stanger-Bad):
        Gleichstromdurchflutung (30–60 V)
        Längsdurchflutung: zentral dämpfend
        Querdurchflutung: zentral anregend
        Ind▷ Neuralgien, Rheuma
    Überwärmungsbad: langsame Steigerung bis 41°C unter ärztlicher Kontrolle

Naturheilkunde
Physikalische Therapie

Sauna: wechselwarmes Bad bei konstant hoher Temperatur und geringer Luftfeuchtigkeit
  KI▷ akute Erkrankung, maligne Erkrankung, KHK, Herzinsuffizienz, Hyperthyreose

Thermotherapie

Kryotherapie: antiphlogistisch, bei Verbrennung; antihämorrhagisch, antiödematös
  KI▷ Gefäßspasmen, Herz-Kreislauferkrankungen
Wärmetherapie: Übergang von äußerer Wärme in den Körper durch Leitung, Konvektion, Strahlung
Ultraschalltherapie: 800–10 000 kHz → lokal begrenzt, tiefenwirksam; Schmerzfreiheit
Infrarotbestrahlung: direkte Wirkung bei Myalgien, Arthralgien, Furunkel, Abszeß
  Nw▷ Gefahr der Pigmentierung

Elektrotherapie

Wechselstrombehandlung
Wi▷ je höher die Frequenz, umso geringer die Eindringtiefe

Ein▷	Wi▷	Ind▷	KI▷
niederfrequent	tetanisierend	Parese, Spastik	Cave Hautverätzung
bis 1 000 Hz; Reizstrom	Reintegration von Motoneuronen und analgetisch	Schmerzen, Gelenkergüsse	
mittelfrequent, 1–100 Hz	Abstufung der Kontraktion, analgetisch	Reinnervationtraing, Myogelose	MS, Myasthenia gravis, M. Parkinson
hochfrequent	Erwärmung	chronisch-entzündliche Erkrankungen	akute Entzündung, M. Sudeck, Gravidität

Gleichstrombehandlung
Wi▷ stabile Galvanisation bei neuro- und radikulopathischen Schmerzen; einschleichen
KI▷ Schrittmacherträger, Metallimplantate, entzündliche und konsumierende Erkrankung

Ernährungstherapie

Fehlernährungen: Vitaminmangel, fettreich, raffinierte Nahrungsmittel (weißer Zucker)
Ernährungsbedingte Erkrankungen: Unmäßigkeit von Essen, Trinken und Lebensführung → Einfluss auf intestinales Immunsystem
  Reaktion mit Obstipation, Rektumkarzinom, Herz-Kreislaufkrankheiten, Diabetes mellitus, Gicht
Methoden der Ernährungstherapie:
  – Nahrungsenthaltung

Naturheilkunde
Phytotherapie

- geordnete Ernährung anschließend:
    Grunddiät: geordnete, vollwertige Nahrung
    Grunddiätvarianten: kohlenhydrat-, fett-, natrium-, purinarm
Orthomolekulare Medizin: Wiederherstellung der körpereigenen Reaktionsfähigkeit durch physiologisch optimale Konzentration wichtiger Nahrungssubstanzen
Mikrobiologische Therapie: Regulation der intestinalen Bakterienflora bei Dysbiose
Fastenkur: 2–3 l Trinken/d; Dauer bis 4 Wochen; Substitution von Kohlenhydraten (Gemüsebrühe) und Proteinen (Molke)
  → körpereigene Regenerationskräfte (Buchinger: OP ohne Messer)
  → Entgiftung und Reinigung erst in der 3 Woche
  Ind▷ Adipositas, Rheuma, Arthrose, Allergie, arterielle Hypertonie
  Nw▷ Fastenkrise (Depression)
  KI▷ Labilität, Mangelzustand, Wachstum, Schwangerschaft, Infekt, Tumor, Psychose

Phytotherapie

Grundlagen

Def▷ Pflanzen, Pflanzenbestandteile, chemische Elemente, Tierkörper und Mikroorganismen, die dazu bestimmt sind, Krankheiten zu heilen, zu lindern, zu verhüten, gelten als Arzneimittel.
Arzneipflanze: Wirkstoffträger; Wirkmodell kausal und experimentell begründbar § 3, Absatz 2 des Arzneimittelgesetzbuches
Zubereitung:
  - Rohverzehr; Trocknung (Kräuter, Tee)
  - Extrakte (alkoholisch, ölig; 1 Teil Droge : 2 Anteile Flüssigkeit)
  - Tinkturen (1 Teil Droge : 10 Anteile Flüssigkeit)
  - Wurzeldrogen: Dekokt; ätherische Öle (Aufguß)
  - harte Pflanzenteile (Mazerat)
Ein▷ mite: Kamille, Fenchel, Melisse → Pulverform
forte: Atropin, Digitalis, Colchizin, Vincristin, Morphin → genaue Einheiten
Nw▷ Intoxikation, Überdosierung
Allergien (v.a. Arnika, Brennessel, Wacholder)
Nierenreizung (v.a. Wacholder, Liebstöckel, Petersilie)
kanzerogen (v.a. Huflattich, Osterluzei, Symphytum)
Schadstoffeinlagerung durch Insektizide, Lagerung (Aflatoxine)

Naturheilkunde
Phytotherapie

Anwendungsgebiete

Atemwegserkrankungen
Muzilaginosa:
    Ind▷ akute Bronchitis (Eibischwurzeln, Malvenblüten, Huflattich)
    Reizhusten (Senegalwurzel, Rettich)
    Pa▷ Schleimlösung
Saponine:
    Pa▷ Expektorantien (Wollblume, Primel, Efeu, Lungenkraut; ätherische Öle: Eukalyptus, Latschenkiefer, Minze)

Magen-Darmerkrankungen
Amara- oder Bitterstoffe: gelber Enzian, Chinarinde, Wermut
    Pa▷ Sympathikusaktivierung → Magensaftsekretionssteigerung, Appetitsteigerung
Karminativa, Digestiva:
    Fenchel, Melisse, Kümmel   **Ind**▷ Verdauungsbeschwerden, Meteorismus
                                                Pa▷ spasmolytisch
    Pfefferminze, Angelika   **Ind**▷ Übelkeit und Brechreiz
    Mariendistel (Antidot zu Knollenblätterpilz)   **Ind**▷ Dyspepsie
    Kamille (antiphlogistisch, granulationsfördernd)
                                                Ind▷ akute Magenbeschwerden
    Pfefferminz, Ingwer   **Ind**▷ Antiemetika
    Faulbaumrinde, Sennesblätter (Antrachinone), Leinsamen
                                                Ind▷ Laxanzien
    Gerbstoffe, Heidelbeere, Blutwurz, Kaffeekohle **Ind**▷ Antidiarrhoika
Cholagoga und Choleretika: Kamille, Minze, Löwenzahn, Wermut, Artischockenblätter
    Pa▷ Beeinflussung des Gallefluß; choleretisch, lipidsenkend
Lebertherapeutika: alkaloidhaltige (Schöllkraut, Berberitze), Flavonoide (Mariendistel)

Herz- und Gefäßsystem
Aesculus hippocastanum   **Pa**▷ antiödematöse Wirkung
Arnika   **Pa**▷ Abnahme des TPR
Allium sativum (Knoblauchzwiebel)
    Pa▷ Regulation des Fließgleichgewichtes in Endstrombahn
Ginkgobaum
    Pa▷ Senkung der Blutviskosität, Stabilisierung der Kapillardurchlässigkeit
Weißdorn, Digitalis   **Ind**▷ Herzinsuffizienz
Melissentee   **Ind**▷ funktionelle Herz-Oberbauchbeschwerden
Rauwolfiawurzel (Reserpin)   **Ind**▷ Hypertonie

Naturheilkunde
Phytotherapie

Niere und ableitende Harnwege
Löwenzahn, Brennessel Wacholder: harntreibend
    KI▷ Schwangerschaft wegen Uteruskontraktionen
Saponindrogen: Hemmung der tubulären Rückresorption
Goldrutenkraut   Ind▷ Nephrolithiasis
Phenole, Bärentraubenblätter, Birkenblätter, Cubebenpfeffer, Sandelholz, Senfpflanze, Meerrettichwurzel
    Ind▷ Harndesinfizientien, antibakterielle Therapie bei HWI
Kürbissamen, Brennessel, Sägepalmenfrüchte
    Ind▷ benigne Prostatahyperplasie

Endokrine Störungen
Keuschlammfrüchte, Mönchspfeffer
    Ind▷ klimakterische Beschwerden
    Pa▷ Wirkung am Zwischenhirn → LH ↑, FSH ↓
Lycopus, Leornus
    Ind▷ Hyperthyreose
    Pa▷ Hemmung des Jodumsatz und Thyroxinausschüttung

Immunsystem
Kamille, Holunder: schweißtreibend
Salbei: schweißhemmend
Echinacea: resistenzsteigernd (durch Aktivierung Lymphozyten, Fibroblasten, IFN), Wundheilung
Kunigundenkraut, Eupatorium perfoliatum: immunstimulierend
Vinca rosa, Colchicum autumnale, Viscum album: tumorhemmend

Nervensystem
Baldrian, Hopfen: Sedativa, Hypnotika
Johanniskraut: Antidepressivum

Hauterkrankungen
Eichenrinde (Gerbstoffe)   Ind▷ nässende Exzeme
Ringelblume, Kamille: granulationsfördernd   Ind▷ Wunden
Echinacea, Arnika: besser wundheilend   Ind▷ Wunden
Beinwellwurzel (Symphythum)   Ind▷ Varikose (Granulation und Kallusbildung)

Stumpfe Traumen
Arnika: durchblutungsfördernd, schmerzlindernd
    Ind▷ Prellung, Blutung, Arthritiden
Ananas: antiphlogistisch, thrombozytenaggregationshemmend

Stütz- und Bewegungsapparat
Löwenzahn   Ind▷ Rheuma
Brennnessel, Birke: harntreibend
spanischer Pfeffer, Rosmarinöl, Viscum album (Mistel): Rubefaszienten, hautreizende Mittel bei Gelenkbeschwerden

Naturheilkunde
Spezifische Ansätze

Spezifische Ansätze

Konstitutionstherapie (Aschner)
Grundlage bildet Hippocrates' Humoralpathologie
Kriterien einer Konstitution mit besonderer Krankheitsdisposition sind:
- Komplexion (Typ Haar- / Hautfarbe)
- Tonus
- Dimension
- Proportion
- Alter
- Geschlecht

Th▷ Herstellung von Eukrasie bei krankheitsinduzierender Dyskrasie

Verfahren
Aderlaß, Schröpfen, Blutegel, Hautreizung durch Blasenziehen (Cantharidenpflaster), Braunscheidt-Verfahren (künstlicher Ausschlag), Hautrötung, Diurese, Purgation (Darmentleerung), Diaphorie (vermehrter Schweiß), emmanogene Methode (Wiederherstellung regelmäßiger Menstruation)

Tonisierende und roborierende Methode: Umstimmung der allgemeinen Schwäche durch Klima, Ernährung, Bewegung, Kälte und Arznei (Bittermandel, Chinarinde)

Antispasmolytische, sedative Methode: bei krankhaft gesteigerter Lebensweise durch Fieber, Schmerz oder Tonusanstieg → Diät, Prugation, Brechverfahren, Diaphorese, Medikamente (Hyoscyamus, Opium)

Resolvierende Methode: Verhärtung, Ödem, Stein, Tumor werden durch Mineralsalze, Saponindrogen aufgelöst

Antiphlogistische Methode: bei lokaler Entzündung, Fieber → Wärme – Kälte, Diät, Laxanzien, Arzneimittel

Antidyskratische Methode: Therapie unter Berücksichtigung der Grundursache und Konstitution

Ordnungstherapie
Behandlungsprinzip aller Naturheilverfahren:
→ Herstellung einer Lebensordnung, Nahrungsanpassung, Gesundheitserziehung, Gesundheitspflege

Akupunktur
Bestandteil der **traditionellen chinesischen Medizin** (Drogen (Heilkräuter), Akupunktur (Nadel), Moxatherapie (heißes Beifuß), Massage / Chiropraxis; im weiteren Sinne Diätetik, Bewegungs-, Atmungstherapie

Grundlagentheorien der Akupunktur
Neurale Theorie: Akupunktur kann nur über intaktes Nervensystem wirken; segmentale Wirkung; deszendierende Hemmung spinaler Afferenzen, sympatholytischer Effekt (Durchblutungssteigerung)

Neurohumerale Theorie: Nadelstimulation → Schmerzschwellenanhebung, Muskeltonuslockerung durch Serotonin, Endomorphine

Naturheilkunde
Spezifische Ansätze

Systematik der Akupunktur
Phy▷ **Meridiane**: 12 Hauptleitbahnen zur Kommunikation zwischen inneren und äußeren Vorgängen; Körperenergie (**Chi**) fließt in Meridianen
Akupunkturpunkte: Punkte mit erhöhter Sensibilität (hoher Rezeptordichte) und geringem Hautwiderstand; Übereinstimmung mit myofaszialen Triggerpunkten; Head-Maximalpunkte
Philosophie: **Yin** (materiell, ♀); **Yang** (immateriell, ♂); in jedem Ying ein Yang und umgekehrt
Pa▷ Energiezirkulationsstörung durch Leere, Fülle → Einfluß auf gekoppelte Organe; Krankheit ist auf Körperoberfläche lokalisiert, wird dort diagnostiziert und therapiert
Di▷ Zungen- und Pulsdiagnostik: Ermittlung des Energiezustandes, Funktionskreises, Leitbahnen, Stärke des therapeutischen Reizes
Wi▷ Analgesie, Vegetativum, Muskeltonus, Immunsystem (Killerzellen ↑, IgE ↓)
KI▷ z.T. Schwangerschaft, Schwächezustände

Neuraltherapie

Ind▷ Schmerzzustände, Rheuma, WS-Beschwerden, Neualgien, Allergien
Prinzip der Neuraltherapie:
Therapie von Störfelden: lokaler Befund (Narbe) als Störfeld, der das Regulationssystem blockiert (Regulationsstarre) → Störfeld bewirkt andere Beschwerden (Herd-Störfeld-Geschehen)
Sekundenphänomen: Beschwerden verschwinden innerhalb von Sekunden nach Injektion in das Störfeld
wenn Störfeld nicht zugänglich, dann Therapie des Segmentes, Trigger- oder Akkupunkturpunktes
Technik der Neuraltherapie
Diagnose, Therapie und Prophylaxe
→ Infiltration mit **Lokalanästhetika** (Procain, Lidocain)
→ regulierender Einfluß auf Organe
→ Unterbrechung des pathologischen Informationsflusses (Schmerz → Verspannung → Minderdurchblutung → Schmerz; über vegetative Systeme)

Homöopathie

Grundlagen
Samuel Hahnemann (1755–1843) begründete medikamentöses Therapieprinzip, das Krankheitserscheinungen nicht durch exogene Zufuhr direkt gegen die Symptome gerichteter Substanzen behandelt, sondern bei dem Substanzen eingesetzt werden, die in hoher Dosis den Krankheitserscheinungen ähnliche Symptome verursachen (Ähnlichkeitsgesetz, Similiasemilibus curentur)
→ Stärkung der geschwächten Lebenskraft → Behandlung von Symptom und Ursache
→ Ablehnung der Gegenmittel (Allopathie), da Gefahr der langfristigen Verschlimmerung durch Unterdrückung der Symptome; in Notfällen erlaubt

Naturheilkunde
Spezifische Ansätze

Hering-Regel: Heilung ist dauerhaft zu erwarten, wenn sich Symptome von oben nach unten und von innen nach außen entwickeln und sich andersherum zurückbilden → Ausdruck der Selbstheilungstendenzen
Krankheiten gleicher klinischer Diagnose sind prognostisch unterschiedlich zu bewerten

Homöopathische Behandlung
Ind▷ alle Krankheiten, die der Selbstregulation zugänglich sind
KI▷ substitutionspflichtige, operationspflichtige und akute Krankheiten
Vorgehen:
Homöopathisches Erstgespräch:
- körperlicher Befund
- Diagnosestellung
- Erfassung der Äußerungsformen des Patienten
- Erfassung der Gesamtheit der **Krankheitssymptome**:
    Ordnungkriterien: geistige Ebene > körperliche Ebene
    je auffallender und ungewöhnlicher ein Symptom, desto repräsentativer ist es

Arzneimittelfindung: homöopathische Repertorien: Symptom (homöopathische Arznei)
- Patienten mit der gleichen klinischen Diagnose bekommen unterschiedliche Arzneimittel
- Chronische Krankheiten: Symptome verschwinden nach homöopathischer Therapie kurzzeitig, kehren aber unter anderer Gestalt unter miasmatischen Reaktionsformen erneut auf

Anforderungen an den homöopathisch tätigen Arzt
Geduld
Abfangen der homöopathischen **Erstverschlimmerung**: Arznei erzeugt selbst die Krankheitssymptomatik, Zeichen der Wirksamkeit; prognostisch günstig; zu vermeiden bei überschießendem Reaktionsvermögen
Arzneimittelprüfung: Prüfung der Tinktur in hohen, mittleren und tiefen Tinkturen an Gesunden
→ Dokumentation in Arzneimittellehren, Repertorien (z.B. nach Kent)
→ Zusammenstellung von Indikation und Substanz
Verständnis von:
- philosophischen Ansätzen (Ortega, Masi-Elizalde)
- psychoanalytische Ansätzen (Vithouklas, Paschero, Sankaran)

Ebenen der Individualität
Körperlich: Lokalsymptom, objektivierbar
Subjektiv: Empfindungen (Schmerzen), Lokalisation, Modalitäten, Allgemeinsymptome
Psychisch: Gemütssymptome, emotionelles Befinden
Geistig: Geistessymptome (bewußte Verarbeitung innerer und äußerer Eindrücke)

Naturheilkunde
Spezifische Ansätze

Dosierungslehre
Ausgangsstoffe: Vorschriften nach homöopathischem Arzneimittelbuch; Herstellung aus Pflanzen, Mineralien, Tieren, Krankheitsprodukten
Trägersubstanzen: 43%iger Alkohol; Milchzucker; Anpassung an Vitalkraft durch Potenzierung

Potenzierung
D-Potenz: Dezimalpotenz → Verdünnung: 1 Ursubstanz : 10 Alkohol; fortlaufende Reihe
C-Potenz: Centesimalpotenz, LM-Potenz → Verdünnungsreihe
- 1:100 (C_1)
- $1:100^{30}$ (C_{30})
- $1:100^{1000}$ ($C_{1000} = M_1$)

je öfter verschüttelt und verdünnt, desto spezifischer die Wirkung, je weniger toxisch → höchste Krafteinwirkung und gelindeste Wirkung
mit ansteigender Potenzierung: niedrige – mittlere – hohe Potenzen
meist einmalige Applikation: solange Wirkung anhält, sollte das Mittel nicht erneut gegeben werden (toxische Verstärkung)
ab D_{24}, C_{12}, Q_5 (Grenze der **Loschmidt-Zahl**): kein Ausgangsmolekül mehr in Lösung (Placebowirkung?)

Klinische Homöopathie
Ähnlichkeitsgesetz; keine individuelle Anpassung; Behandlung von Notfällen, nicht bei chronischen Erkrankungen

Komplexmittelhomöopathie
alle in Frage kommenden Arzneimittel werden in geringer Potenz zusammengemischt

Rechtliche Verankerung
Homöopathische Arzneimitteln sind übrigen Pharmaka gleichgestellt und z.T. verschreibungspflichtig (wenn verschreibungspflichtiger Wirkstoff und D_4 nicht überstiegen wird)

Homöopathisches Arzneibuch (HAB)
Beschreibung der Arznei, Arzneimittelprüfung
HAB 1: Regelung der Herstellung aller Arzneimittel (verbindlich)
HAB 2: Qualitätsanforderungen an Rohstoffe

Anthroposophische Medizin

Erweiterte Heilkunst auf der Grundlage geisteswissenschaftlicher Erkenntnisse (Rudolf Steiner, 1861–1925)
Seinsleben des Menschen: physischer Leib, Lebensvorgänge, Seele- und Geistestätigkeit
Th▷ Naturmittel, künstlerische Therapie; bei gestörtem Verhalten menschlicher Wesensglieder

Radiologie

Grundlagen	**1295**
Allgemeines	1295
Dosisbegriffe	1295
Ionisierende Strahlung	1296
Wechselwirkungen der direkt und indirekt ionisierenden Strahlung mit Gewebe	1297
Radioaktiver Zerfall	1298
Messung ionisierender Strahlung	1299
Entstehung von Radionukliden und ionisierender Strahlung	1299
Radionuklide	1299
Röntgenstrahlung	1299
Strahlentherapie	1302
Grundkenntnisse der strahlenbiologischen Phänomene	1302
Strahlenwirkung	1302
Strahlenempfindlichkeit spezieller Gewebe und Organe	1304
Strahleninduzierte Spätwirkungen beim Menschen	1304
Strahlenwirkung auf die pränatale Entwicklung	1305
Strahlenschutz	**1305**
Begriffe	1305
Exposition	1306
Radiologische Befunde	**1307**
Gesichtsbereich und Hals	1307
Untersuchungsmethoden und Indikationen	1307
Radiologische Befunde	1308
Bewegungsapparat	1309
Untersuchungsmethoden und Indikationen	1309
Radiologische Befunde	1310
Herz	1313
Untersuchungsmethoden und Indikation	1313
Radiologische Befunde	1314
Blut und Gefäße	1316
Untersuchungsmethoden und Indikation	1316
Radiologische Befunde	1316
Lymphsystem	1316
Untersuchungsmethoden	1316
Radiologische Befunde	1317
Atmungsorgane	1317
Untersuchungsmethoden und Indikationen	1317
Radiologische Befunde	1317

Radiologie
Inhalt

Ösophagus	1320
Untersuchungsmethoden und Indikation	1320
Radiologische Befunde	1320
Magen	1320
Untersuchungsmethoden und Indikation	1320
Radiologische Befunde	1321
Dünndarm	1321
Untersuchungsmethoden und Indikation	1321
Radiologische Befunde	1321
Kolon	1321
Untersuchungsmethoden und Indikation	1321
Radiologische Befunde	1322
Leber und Galle, Milz	1322
Untersuchungsmethoden und Indikation	1322
Radiologische Befunde	1323
Pankreas	1323
Untersuchungsmethoden und Indikation	1323
Radiologische Befunde	1323
Niere und ableitende Harnwege	1323
Untersuchungsmethoden und Indikationen	1323
Radiologische Befunde	1324
Nebenniere	1325
Untersuchungsmethoden und Indikationen	1325
Radiologische Befunde	1325
Organe des weiblichen Beckens	1325
Untersuchungsmethoden und Indikationen	1325
Mamma	1326
Untersuchungsmethoden und Indikationen	1326
Radiologische Befunde	1326
Spezielle radiologische Diagnostik	1326
Nuklearmedizinische Diagnostik	**1328**
Grundlagen	1328
Szintigraphie	1328
Sonographie	**1329**
MRT	**1329**
Radiologische, interventionelle Maßnahmen	**1330**
Strahlentherapie	**1331**
Grundlagen	1331
Behandlung maligner Tumoren	1331
Behandlung gutartiger Tumoren	1332
Anwendung umschlossener Strahler	1333
Therapie mit offenen radioaktiven Stoffen	1333

Radiologie
Grundlagen

Allgemeines

Atom: Aufbau aus Atomkern (Protonen und Neutronen) und Atomhülle (Elektronen)

Leptonen: Elektron, Positron und Neutrino; Teilchen gleicher (kleiner) Masse; einziger Unterschied: Elektron ist negativ geladen, Positron ist positiv geladen, Neutrino ist ladungsneutral

Isotop: Element (konstante Ordnungszahl) mit Variation der Neutronenzahl (Masse); Instabilität

Radioaktivität: Umwandlung eines Isotops in ein anderes Element durch Aussendung von Strahlung

Nuklid: Atomart, deren Kern durch eine für jedes Element typische Protonen- und Neutronenanzahl gekennzeichnet ist

Radionuklid: radioaktives Nuklid

> **Offene Radionuklide**: Radionuklid wird sekundär nicht geschützt, so daß es frei strahlt, wodurch der Umgang schwierig ist; meist kurze HWZ; es sind zusätzliche Sicherheitsmaßnahmen nötig; Einsatz bei Szintigraphien.
>
> **Umschlossene Radionuklide**: Radionuklide werden in Kernreaktoren durch Neutronenbestrahlung hergestellt und strahlendicht umschlossen, so daß sie über Jahre in der Klinik genutzt werden können; z.B. Telekobaltgeräte; lange HWZ.

Radiopharmakon: besteht aus Träger und Tracer

Elektronenvolt (eV): Einheit für Bindungsenergien, ausgesandte Strahlung
$1\ eV = 1{,}6 \times 10^{-19}\ J$

Linearer Energie-Transfer (LET): Grad des Energieübertragungsvermögens einer Strahlung an Materie, d.h. der Ionisationsdichte; Angabe in $keV/\mu m$; berechnet sich aus Energieabgabe/ Flugstrecke; LET ist abhängig von Teilchengröße:
- hohes LET und kleine Reichweite: dicht ionisierende Strahlung (α-Teilchen, Protonen)
- kleines LET, große mittlere Reichweite: locker ionisierende Strahlung (Röntgenstrahlung, Gammastrahlung, Elektronenstrahlung)

Dosisbegriffe

Dosisleistung: Dosis in einem bestimmten Bestrahlungszeitintervall

Dosisverteilung:

Oberflächendosis:	Dosis an Körperoberfläche
Tiefendosis:	Dosis in bestimmter Gewebstiefe
relative Tiefendosis:	Tiefendosis in % der maximalen Dosis
Austrittsdosis:	Dosis an Strahlungsquelle
Dosisquerprofil:	Dosisverteilung quer zur Strahlrichtung
Isodosis:	Orte im Körper mit gleicher Dosis

Radiologie
Grundlagen

Ionendosis I: Die Ionendosis I gibt die Menge ionisierender Strahlung an, die beim Durchgang durch 1 kg Luft eine Ladung von 1 Coulomb erzeugt.
Einheit: C/kg (früher: Röntgen R)
Umrechnung: 1 R = 0,26 mC/kg

Energiedosis D: Die Energiedosis gibt die durch ionisierende Strahlung auf Materie übertragene und dort absorbierte Energie an.
Einheit: 1 Gray [Gy] = 1 J / kg (früher: rad rd)
Umrechnung: 1 rd = 0,01 Gy

Äquivalentdosis H: Die vom Körper aufgenommene Energiedosis D durch ionisierende Strahlung multipliziert mit Strahlungsgewichtungsfaktor q (abhängig von relativer biologischer Wirksamkeit RBW): H = q · D
Einheit: Sievert [Sv] (früher rem)
Umrechnung; 1 rem = 0,01 Sv

Organdosis H: Produkt aus der über dem Organ durch die Strahlung erzeugten gemittelten Energiedosis und dem Strahlungswichtungsfaktor q
Einheit: Sievert [Sv] (früher rem)

Effektive Dosis: Summe der Organdosen jeweils multipliziert mit dem zugehörigen Gewebewichtungsfaktor (berücksichtigt das relative Strahlenrisiko der einzelnen Organe und Gewebe). Festgelegte Dosisgrenzwerte sind Werte der effektiven Dosis; Einheit: Sievert

Aufbaueffekt: Bei hochenergetischer Photonen- oder Elektronenstrahlung werden Sekundärelektronen ausgelöst, die sich in Richtung der Primärstrahlung fortsetzen und Energie abgeben → höhere Dosis in der Gewebstiefe

Bragg-Maximum: Ionisationsmaximum bei schweren Teilchen gegen Ende der Partikelbahn

Ionisierende Strahlung

Energiereiche Strahlung, die auf Materie genug Energie zur Ionisierung, d.h. zur Änderung der Elektronenzahl in den äußeren Schalen, überträgt. Hierdurch kommt es zu einer Änderung der chemischen Eigenschaften im Sinne einer Ladungsänderung oder Radikalbildung, mit der Folge von z.T. äußerst reaktiven Stoffen.

Ein▷ **direkt ionisierende Strahlung**:
α-Teilchen, β-Teilche, d.h. geladene Teilchen (Elektronen, Protonen, Ionen); direkte Schädigung des Gewebes

indirekt ionisierende Strahlung:
γ-Strahlung, Neutronenstrahlung, d.h. ungeladene Teilchen und energiereiche Photonen; Schädigung des Gewebes durch Sekundärelektronen

Korpuskularstrahlung (Teilchenstrahlung):
Elektronen- Protonen-, Neutronen-, α-Teilchen; schwere Ionen

Photonenstrahlung:
hochenergetische elektromagnetische Strahlung; Röntgenstrahlung, γ-Strahlung

Radiologie
Grundlagen

Wechselwirkungen der direkt und indirekt ionisierenden Strahlung mit Gewebe

Primärprozesse: Klassische Streuung
Photoeffekt
Comptoneffekt
Paarbildung
Sekundärprozesse: Aufbrechen chemischer Bindungen
Dissoziation von Molekülen
Bildung freier Radikale

Photoeffekt
Bei Energie E < 100 keV: γ-Quant trifft auf Atom und wird absorbiert; in diesem Zug löst sich ein Elektron aus der inneren Schale, die mit einem Elektron der äußeren Schale wieder aufgefüllt wird; hierbei kommt es zu der charakteristischen Eigenstrahlung; die Absorption steigt mit Ordnungszahl, sinkt mit Photonenenergie (bis 100 keV); der Anteil des Photoeffektes nimmt überproportional mit der Strahlenenergie ab und ist zunehmend mit der Ordnungszahl.

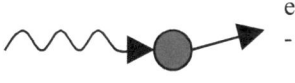

Compton-Effekt
Bei Energie E > 100 keV: Das Photon wird nicht absorbiert, sondern läuft vielmehr abgeschwächt in eine andere Richtung weiter (unelastischer Stoß); außerdem kommt es zur Auslösung eines Elektrons; Effekt besonders stark bei 100 keV bis 10 MeV.

Paarbildung
E >>> 100 keV (bei Strahlentherapie): Umkehreffekt der Zerstrahlung eines e^+/e^--Photons; Photon trifft auf das Atom und löst ein Positron und ein Elektron aus der Atomhülle; nur bei hoher Energie (>1 MeV).

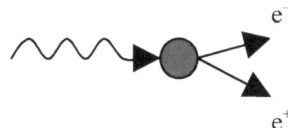

Klassische Streuung
Bei niedrigen Energien E < 10 keV:
Elastische Streuung; Ablenkung des Photons ohne Energieverlust; nur bei niedrigen Quantenenergien, keine Bedeutung für Radiologie

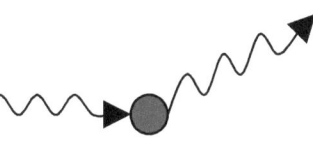

Auger-Effekt
Statt Photonen-Bildung wird die Energie auf ein e^- übertragen; dieses löst sich mit E = Gesamtenergie – Bindungsenergie.

Radiologie
Grundlagen

Radioaktiver Zerfall

α-Zerfall: Isotop gibt 2 Protonen und 2 Neutronen (d.h. einen Heliumkern = α-Teilchen) ab.

β-Zerfall: **β⁻-Zerfall**: Zerfall eines Neutrons in Elektron, Neutrino und Proton
                β⁺-Zerfall: Zerfall eines Protons in Neutron, Positron, Neutrino

γ-Strahlung: Wenn der Kern eines Isotops aus dem angeregten Zustand in den normalen Zustand übergeht, kommt es zur Abgabe von hochenergetischer elektromagnetischer Strahlung.

Halbwertzeit (HWZ ($t_{1/2}$)): Zeit, nach der sich die Hälfte der ursprünglichen Substanz umgewandelt hat

Physikalische HWZ: Zeit, in der die Zahl der Radionuklide sich halbiert hat.

Biologische HWZ: Zeit, in der die Hälfte der inkorporierten radioaktiven Substanz den Körper wieder verlassen hat (Exkretion)

Effektive HWZ:

$$HWZ_{eff} = \frac{HWZ_{phys.} \times HWZ_{biol}}{HWZ_{phys.} + HWZ_{biol}}$$

Reichweite: Die Reichweite der ionisierenden Strahlung unterliegt Schwächungsgesetz
- für α-Teilchen existiert definierte Reichweite
- für Elektronen durch Streuung nur mittlere Reichweite
- Angabe der Halbwertsschichtdicke ($d_{1/2}$)

Aktivität A: Die Aktivität A beschreibt die Anzahl der Atome, die pro Sekunde zerfallen
Einheit Bequerel mit 1 Bq = 1 s⁻¹; (früher: Curie [Ci])
Umrechnung: 1 Ci = 3,7 · 10¹⁰ Bq

Spezifische Aktivität: Bq pro Gramm

Radioaktives Zerfallsgesetz: exponentielle Abnahme der Zahl der radioaktiven Teilchen N in der Zeit t:

$$N_{(t)} = N_0 \times e^{-\lambda t} \qquad \lambda = \ln 2 / t_{1/2}$$

$N_{(t)}$:   Anzahl der radioaktiven Teilchen zur Zeit t
N_0:   Anzahl der radioaktiven Teilchen zur Zeit 0
$t_{1/2}$:   Halbwertzeit

Aktivitätsgesetz: beschreibt die exponentielle Abnahme der Aktivität (A) mit der Zeit (t)

$$A_{(t)} = A_0 \times e^{-\lambda t}$$

$A_{(t)}$:   Aktivität zur Zeit t
A_0:   Aktivität zur Zeit 0
$t_{1/2}$:   Halbwertzeit

Zählrate: Impulse pro Zeiteinheit

Nulleffekt: Durch kosmische Höhenstrahlung oder terrestrische Umgebungsstrahlung wird immer eine gewisse Radioaktivität gemessen. Diese muß vom Meßergebnis abgezogen werden.

Radiologie
Grundlagen

Messung ionisierender Strahlung

Prinzip: Da ungeladene Teilchen den Strom nicht leiten, kann man, wenn diese ionisiert werden, durch das Ausmaß des fließenden Stroms auf die Ionisationskraft schließen.

Ionisationskammer: Plattenkondensator (Kathode und Anode) mit Gas; zu messende ionisierende Strahlung ionisiert das Gas und Strom fließt; Ionisationsstrom ist proportional zu Strahlendosis.

Geiger-Müller-Zählrohr: vgl. Ionisationskammer; Röhre ist eine Elektrode, Draht entspricht anderer Elektrode; spezielle Gasfüllung

Szintillationsdetektoren: höhere Empfindlichkeit für Photonen; Messung der Teilchenenergie; Strahlung erzeugt im Szintillationskristall Lichtquanten (Photomultiplier, Sekundärelektronenvervielfacher)

Thermolumineszenzdetektoren: Speicherung von Strahlungsenergie; spätere Abgabe als Lumineszenz (Proportionalität zur Strahlendosis)

Halbleiterdetektoren: Halbleiterkristall; ein Teil positiv geladen, ein Teil negativ geladen; Sperrschicht kann durch ionisierende Strahlen überwunden werden.

Röntgenfilm: Veränderung von Silberhalogenidkristallen

Entstehung von Radionukliden und ionisierender Strahlung

Radionuklide

Kernreaktor: Umwandlung von Atomkernen durch Beschuß mit Teilchen (Neutronen) oder Photonenstrahlung

Zyklotron: Anlage zur Beschleunigung von Ionen auf sehr hohe Energie

Radionuklidgenerator: Langlebiges Mutternuklid zerfällt in kurzlebige Tochternuklide, die eluiert und eingesetzt werden können.

Röntgenstrahlung

Röntgenanlage
Aufbau

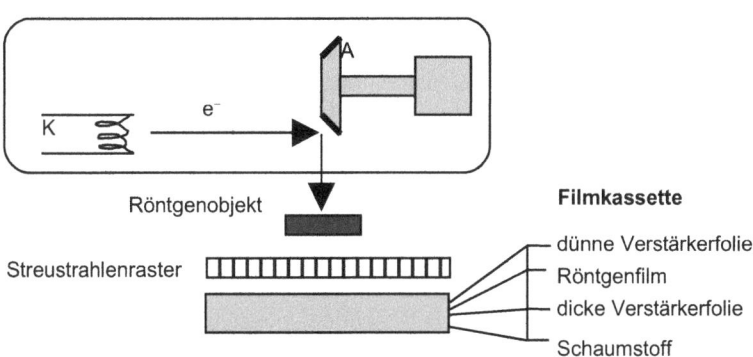

Radiologie
Grundlagen

Kathode K ist die Glühkathode, in der durch Aufheizung mit dem Heizstrom Elektronen e⁻ aus dem Verband gelöst werden. Die Elektronen werden durch die angelegte Hochspannung zur Anode A hin beschleunigt. Treffen die Elektronen auf die rotierende Anodenscheibe, entsteht durch Wechselwirkungen im Anodenmaterial Röntgenstrahlung. Diese Röntgenstrahlung besteht aus Bremsstrahlung und charakteristischer Eigenstrahlung.

Bremsstrahlung: kontinuierliches Spektrum; entsteht durch plötzliches Abbremsen der Elektronen infolge von Wechselwirkungen mit dem Anodenmaterial

Charakteristische Eigenstrahlung: Linienspektrum, entsteht durch den sog. Elektroneneinfang: statt ein Positron auszusenden, wandelt sich das Proton um, indem es ein e⁻ aus der Hülle einfängt; es verläßt somit nur ein Neutrino mit der gesamten Energie das Atom; die Elektronenlücke wird aus anderen höheren Schalen gefüllt; die Energiedifferenz wird als Photon abgegeben.

Röntgenstrahlenspektrum:

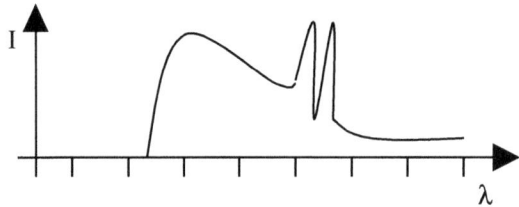

Die Fläche unter der Kurve enspricht der Röntgenbremsstrahlung, die beiden Peaks der charakteristischen Röntgenstrahlung.

Strahlenqualität:
- weiche Röntgenstrahlung: bis 100 keV
- harte Röntgenstrahlung: 100–3000 keV
- ultraharte Röntgenstrahlung: > 3 MeV

Einsatz:
- bis 30 keV: Mammographie
- 60–150 keV: Röntgendiagnostik
- > 150 keV: Röntgentherapie

Zwischen Röntgenobjekt (Patient) und aufzeichnendem Medium (Filmkassette, Detektor) befindet sich das **Streustrahlenraster**. Es verhindert das Einfallen von bereits abgelenkten Strahlen (Streustrahlung), da es nur parallel aus der Strahlenrichtung einfallende Strahlung durchlässt. Das Streustrahlenraster führt zu einer besseren Bildqualität bei erhöhter Strahlenexposition für den Patienten. In der Kinderradiologie werden aus diesem Grunde Streustrahlenraster erst ab einem Körperdurchschnitt von 12 bis 15 cm verwendet.

Bilderzeugung, Bildspeicherung
Konventionelle Bildspeicherung mit Filmkassette:

Eine Filmkassette besteht aus einer Bleihülle (Unterseite) und aus Richtung des Strahlengangs betrachtet aus einer dünnen Verstärkerfolie, dem Röntgenfilm, einer starken Verstärkerfolie und einer Schaumstoffeinlage, um Folien und Film eng und

Radiologie
Grundlagen

gleichmäßig anliegen zu lassen. Die Verstärkerfolien reduzieren die Belichtungsdauer (geringere Strahlenbelastung des Patienten), führen aber zu einer größeren Unschärfe des Bildes.

Digitale Radiographie
Auffangen des Strahlenreliefs mittels:
- Speicherfolie
- Flachdetektoren

Die digitale Radiographie bietet u.a. die Möglichkeit der Nachbearbeitung (z.B. digitale Filtertechnik, Lupenfunktion, Kantenanhebung, Rauschminderung, Auflösung) und der elektronischen Archivierung. Einen grossen Vorteil bedeutet die verringerte Strahlenexposition infolge hoher Empfindlichkeit (v.a. Flachdetektoren) und den Wegfall der konventionellen Entwicklung (Entwicklungsmaschine, Dunkelkammer).

Röntgenbild
Dichtegruppen:
    geringe Dichte: Luft   → Darstellung Rö-Aufnahme: **schwarz**
                                 Fett
                                 Wasser
    hohe Dichte: Knochen → Darstellung Rö-Aufnahme: **weiß**
Orientierung: Rö-Bild immer als Blick auf den Patienten (d.h. links auf dem Bild ist beim Patienten rechts)
Unschärfe: Bewegungsunschärfe, geometrische Unschärfe, Film-Folien-Unschärfe
Streustrahlung: Reduktion durch Streustrahlenraster
Kontrast:
    Hartstrahlaufnahme: gute Weichteil-Luft-Kontraste, Knochen-Weichteil-Kontrast reduziert
        Rö-Thorax in Hartstrahltechnik: kurze Belichtungszeit, wenig Strahlenbelastung (weil mehr Strahlung durch den Körper geht)
    Weichstrahlaufnahme: kontrastreiche Bilder, hohe Strahlenbelastung (weil mehr Strahlung im Körper abgefangen wird), Knochen ohne Struktur
Analoges Röntgenbild: Aufnahme in Röntgenkassette auf Film
Digitales Röntgenbild: Leuchtstoff- oder Speicherfolie; Flachdetektoren: höhere Empfindlichkeit gegenüber analoger Technik
Bildverstärkerkassetten: Um Strahlenbelastung zu reduzieren werden Verstärkerfolien mit in die Kassette eingelegt.

Röntgenaufnahme mit Kontrastmitteln
Kontrastmittel sind röntgendichte Stoffe:
    Bariumbrei: wasserunlöslich
        NW▷Peritonitis, Fremdkörpergranulom, Gefahr der Darmperforation
    Jod: wasserlöslich
        NW▷ Peritonitis, Fettembolie, Schilddrüsenreaktionen

Radiologie
Grundlagen

Kontrastmittelallergie:
- **Stadium I**: Th▷ Übelkeit, Brechreiz, Hitzegefühl, Niesen, Husten
- **Stadium II**: Sy▷ Ödeme, Urtikaria, Exanthem
  - Th▷ Gabe von Antihistaminika, Cortison
- **Stadium III**: Sy▷ Schüttelfrost, Exanthem, Herz-Kreislaufreaktion, Dyspnoe, Bronchospasmus, GI-Symptome
  - Th▷ Gabe von Sauerstoff, Adrenalin, Cortison, Antihistaminika; Überwachung
- **Stadium IV**: Sy▷ Herz-Kreislauf-Stillstand
  - Th▷ Reanimation, Adrenalin, Cortison

Wegen der schwerwiegenden Komplikationen besteht absolute Aufklärungspflicht.

Strahlentherapie

Unterscheidung nach Aufbau des Strahlenfeldes; Planung unter Schonung des umliegenden Gewebes, Optimierung der Strahlenwirkung im Tumorgebiet.

Ein▷ **Teletherapie**: Strahlenquelle von Körperoberfläche entfernt; Bestrahlung von mehreren Richtungen mit Fokussierung im Tumorbett
Brachytherapie: Kontakttherapie
intrakavitär: radioaktives Präparat wird in Körperhöhle eingebracht
interstitiell: radioaktives Material wird in Tumor implantiert

Geräte zur Telebestrahlung
Telekobaltgeräte: Emission von energiereicher Co-60-Strahlung, auch für tieferliegende Tumoren
Teilchenbeschleuniger: Neutronen- und Röntgenstrahlen
Kreisbeschleuniger:
- Betatron — Elektronenbeschleuniger
- Zyklotron — Elektronen-, Protonen-, Ionenbeschleuniger

Linearbeschleuniger: prinzipiell alle Teilchen

Grundkenntnisse der strahlenbiologischen Phänomene

Strahlenwirkung

Allgemeines

Relative biologische Wirksamkeit (RBW): Dieselbe Dosis kann bei verschiedenen Strahlenarten unterschiedliche Wirkung entfalten aufgrund:
- unterschiedlicher örtlicher Dosisverteilung (LET)
- unterschiedlicher zeitlicher Dosisverteilung (Dosisleistung)
- Beschaffenheit und Zustand des bestrahlten Gewebes

Die RBW wird experimentell ermittelt durch den Vergleich der Wirkung einer Photonenstrahlung mit $E = 200$ keV

Beschreibung mittels Strahlungswichtungsfaktor q:
- α-Strahlung: $q = 10\text{--}20$
- Neutronen-Strahlung: $q = 5\text{--}10$

Radiologie
Grundlagen

β-Strahlung: $q = 1$
γ-Strahlung: $q = 1$

Bergonié-Tribondeau-Gesetz: Strahlung wirkt umso intensiver an Zellen, je höher deren reproduktive Aktivität ist, je höher ihre karyokinetische Potenz ist und je niedriger ihre Differenzierung ist.

Kritisches Organ: das Organ, bei dem am ehesten der Belastungsgrenzwert erreicht wird

Verdopplungsdosis: Strahlendosis, die die gleiche Anzahl Mutationen erzeugt, wie sie spontan in einer Generation entstehen; bei einmaliger Bestrahlung deutlich niedriger als bei protrahierter Bestrahlung

Zeitliche Dosisverteilung

Einmalige Bestrahlung: Gesamtdosis innerhalb kurzer Zeit

Fraktionierte Bestrahlung: insgesamt kann eine höhere Dosis verabreicht werden, durch Pausen zwischen den einzelnen Bestrahlung kann sich das gesunde Gewebe regenerieren (die Regenerationsfähigkeit von Tumorgewebe ist meist schlechter als bei normalem Gewebe)

Protrahierte Bestrahlung: einmalige Bestrahlung über einen längeren Zeitraum mit verminderter Dosis (z.B. bei Bestrahlung gynäkologischer Tumoren)

Strahleninduzierte biologische Schäden

Direkte Strahlenwirkung: Biomolekül wird durch die Strahlung direkt geschädigt.

Indirekte Strahlenwirkung: primär Radikalbildung, sekundär Schädigung durch das Radikal

DNA-Schäden:
- Einzelstrangbrüche, Doppelstrangbrüche
- Basenschäden (Basenveränderung, Verlust, Punktmutation)
- Vernetzungsschäden, DNA-Protein-Vernetzungsschäden
- multiple Läsionen (Bulky Lesions)

Chromosomenschäden: Deletion, Inversion, Translokation, Ringbildungen

Strahlensensibilität im Zellzyklus: je aktiver die Zelle, umso strahlenempfindlicher, d.h. höchste Strahlenempfindlichkeit in Mitose, gefolgt von G_2, S, G_1 Phase; G_0 ist nahezu unempfindlich

Dosis-Effekt-Kurve: Einteilung in letalen Schaden, potentiell letalen Schaden, subletalen Schaden

    Interphasetod: Zellen sterben direkt ab.

    Reproduktivtod: Zellen sterben bei der nächsten Mitose ab.

Modifikation der Strahlenempfindlichkeit:

    Sauerstoffeffekt: gesteigerte Strahlenempfindlichkeit unter O_2 wegen Radikalbildung

    Temperatur: Temperaturerhöhung steigert Empfindlichkeit.

    Chemikalien: Radiosensitizer, Radioprotektoren; Wirkung auf freie Radikale

Radiologie
Grundlagen

Strahlenempfindlichkeit spezieller Gewebe und Organe

Hämatopoetisches System: durch hohe Teilungsgeschwindigkeit sehr empfindlich strahleninduzierte Knochenmarksdepression mit:
1. Lymphozytopenie
2. Granulozytopenie / Agranulozytose, Thrombozytopenie
3. Anämie (da Erythrozyten relativ gesehen eine lange Lebenszeit haben, 120 d)

Gonaden:
- Hoden: ab 1 Gy: reversibler Stillstand der Spermienproduktion
  - ab 5 Gy: dauerhafte Sterilität
- Ovarien: ab 5 Gy: Sterilität; Akkumulation der Strahlendosis möglich

Gastrointestinaltrakt: durch hohe Teilungsgeschwindigkeit sehr empfindlich
- ab 5 Gy: Mitosehemmung; nach 3–5 Tagen Ulzerationen; Durchfall

Lunge:
- ab 30–40 Gy: akute Strahlenpneumopathie: nach 3–5 Wochen; Dyspnoe, trockener Husten
- chron. Strahlenpneumopathie: Fibrosierung, Ventilations- und Perfusionsstörung

Nervensystem:
- ab 10 Gy: Degeneration der Nervenzellen
- ab 40 Gy: Funktionsausfälle des Rückenmarks
- ab 60 Gy: Ausfälle im Gehirn und peripherem Nervensystem

Auge: Strahlenkatarakt

Haut:
- 6–8 Gy:
  - Früherythem nach 1–4 Tagen
  - Mittelerythem nach 8–22 Tagen
  - Späterythem nach 24–50 Tagen
- fraktionierte Bestrahlung:
  - ab 40 Gy: Dermatitis sicca
  - ab 50 Gy: Dermatitis exsudativa
  - ab 70 Gy: Blutungen, Nekrosen

Skelett:
- ab 20 Gy: Wachstumsstörungen
- ab 60 Gy: aseptische Knochennekrosen

Strahleninduzierte Spätwirkungen beim Menschen

Degenerative Veränderungen: Hypoplasie, Gefäßwandveränderungen, Fibrosen, Katarakt, Beschleunigung der Altersprozesse

Maligne Neoplasien:
- **Absolutes Risikomodell**: Bestrahlung induziert bestimmte Anzahl transformierter Zellen
- **Relatives Risikomodell**: Bestrahlung erhöht Wahrscheinlichkeit der zukünftigen Transformation

Radiologie
Strahlenschutz

Schwellendosis: Eine Schwellendosis wird für potentiell kanzerogene bzw. mutagene Substanzen nicht angegeben, da prinzipiell eine Mutation für die Tumorentstehung ausreicht.
Erhöhte Tumorinzidenz nach Strahlenexposition für Leukämien, Hautkarzinom, Schilddrüsenkarzinom

Strahlenwirkung auf die pränatale Entwicklung

Blastogenese: ab 0,05 Sievert entweder spontaner Abbruch der Schwangerschaft, ansonsten vollkommen normale Entwicklung (Alles oder Nichts Gesetz)
Organogenese: < 0,05 Sievert unbedenklich, ab 0,1 Sievert Erwägung eines Abbruchs
Fetogenese: Strahlenrisiko sinkt, evtl. geistige Retardierung

Strahlenschutz

Begriffe

Ortsdosis: Die an einem bestimmten Ort im Strahlungsfeld gemessene Äquivalentdosis (in einem definierten Weichteilgewebe) zur Abschätzung einer möglichen Strahlenwirkung für einen Menschen an diesem Ort; Einheit. Sv; Messung durch Sachverständigen, Grundlage: Röntgenverordnung
Personendosis: Feststellung einer Strahlendosis (Aquivalentdosis) einer Person in einem Strahlungsfeld, gemessen an einer für die Strahlenexposition repräsentativen Stelle der Körperoberfläche; Einheit: Sv
Körperdosis: Die über den gesamten Körper oder Teile gemittelte Äquivalenzdosis; Grenzwerte sind gesetzlich festgelegt
Strahlungs-Wichtungsfaktor: berücksichtigt die Strahlenart
Gewebe-Wichtungsfaktor: berücksichtigt Strahlenempfindlichkeit der einzelnen Organe
Äquivalenzdosis: Produkt aus Energiedosis und Strahlungs-Wichtungsfaktor
Effektive Dosis ~ effektive Äquivalenzdosis: Mass für die Strahlenbelastung des Menschen; ergibt sich aus der Summe der gewichteten mittleren Äquivalenzdosen einzelner Organe
Teilkörperdosis: Mittelwert der Äquivalenzdosis für bestimmte Körperregion
Expositionspfad: Weg eines radioaktiven Stoffes von Anlage über Transport bis zur Exposition am Menschen

Radiologie
Strahlenschutz

Keimschädigungsdosis: 1/10 der Mutscheller-Dosis
Toleranzdosis (Mutscheller-Dosis): Dosis, die ohne Strahlenschäden toleriert wird
- minimale Toleranzdosis, $TD_{5/5}$, bezeichnet diejenige Dosis, die bei einem Patientenkollektiv unter Standardbehandlungsbedingungen nicht mehr als 5 % schwere Komplikationen innerhalb von 5 Jahren nach der Behandlung hervorruft.
- maximale Toleranzdosis, $TD_{50/5}$ ist entsprechend die Dosis, die innerhalb von 5 Jahren zu höchstens 50 % schweren Komplikationen führt.

Strahlenschutzbereich: Einteilung je nach Strahlungsintensität in: Sperrbereich / Kontrollbereich / Überwachungsbereich

Exposition

Expositionsarten
Bestrahlung von außen
Inkorporation (Inhalation, Ingestion) von Radionukliden
Ganzkörperexposition, Teilkörperexposition

Natürliche und zivilisationsbedingte Exposition
Natürliche Strahlenexposition
insgesamt ca. 1–1,5 mSv/a
- kosmische Strahlung: 0,3 mSv
- terrestrische Strahlung: Erde, Luft, Wohnung (va. Radonbelastung)
    In Häusern: 0,55 mSv/a
    Im Freien: ca. 0,45 mSv/a
    Inkorporation natürlicher radioaktiver Stoffe (K_{40}, C_{14}): ca. 0,3 mSv/a

Zivilisatorische Strahlenbelastung:
insgesamt ca. 1,5–2,0 mSv/Jahr
- Medizin: ca. 1,5 mSv (Röntgen 90%, Nuklearmedizin 8%, Strahlentherapie 2%)
- Forschung, Kernkraftwerke: ca. 0,01 mSv/a
- berufliche Strahlenexposition: ca. 0,01 mSv/a
- Kernwaffenversuche: 0,01 mSv/a

→ insgesamt effektive Dosis von 4,0 mSv /a

Beruflich strahlenexponierte Personen
Def▷ Alle Personen, die aufgrund ihres beruflichen Kontaktes mit ionisierender Strahlung Ganzkörperdosen von mehr als 1,0 mSv/a erhalten; je nach Höhe der Exposition Einteilung in strahlenexponierte Personen der Kategorie A oder der Kategorie B

Radiologie
Radiologische Befunde

Ein▷

Arbeitsbereich	Strahlenbelastung
Überwachungsbereich	effektive Dosis > 1 mSv oder Teilkörperdosis von (bezogen auf 40 h/Wo. an 50 Wo./a): > 15 mSv für Augenlinse > 50 mSv für Haut, Hände, Unterarme, Füsse oder Knöchel **Kategorie A**: Personen die durch Exposition > 3/10 der Grenzwerte erreichen, d.h. > 6 mSv/J **Kategorie B**: Personen die durch Exposition zwischen > 1/10 und 3/10 der Grenzwerte erreichen, d.h. > 1 mSv/J
Kontrollbereich	effektive Dosis > 6 mSv oder Teilkörperdosis von (bezogen auf 40 h/Wo. an 50 Wo./a): > 45 mSv für Augenlinse > 150 mSv für Haut, Hände, Unterarme, Füsse oder Knöchel
Sperrbereich	> 3 mSv/h

Radiologische Befunde

Gesichtsbereich und Hals
Untersuchungsmethoden und Indikationen
Sonographie
Schilddrüse: normal gleichmäßige, feine Echostruktur, gut abgrenzbar
Nebenschilddrüse: echoarm
Nasennebenhöhlen: Schleimhautödem, Exsudat
Orbitatrichter: transokulares A-Bild; Darstellung Bulbus oculi: Vorderkammer, Linse, Iris, Rückwand

Konventionelles Röntgen
Panoramaaufnahme der Zähne: Darstellung des Ober- und Unterkiefers
Kiefergelenk: Zielaufnahme, CT, MRT
Nasennebenhöhlen:
 - **konventionelle Aufnahmen**:
    okzipitofrontal (Welin I): Stirnhöhle, Orbita, Nasenhaupthöhle, Siebbeinzellen
    okzipitomental (Welin II): Kieferhöhle, vordere Siebbeinzellen, Orbitaboden
 - **Felsenbein**:
    Aufnahme nach Schüller: Warzenfortsatz und Mittelohr
    Aufnahme nach Stenvers: Pyramide, Innenohr
    Aufnahme nach Mayer: äußerer Gehörgang, Paukenhöhle, Mastoid

Radio

Radiologie
Radiologische Befunde

Orbita:
- Aufnahme nach Rhese: Orbitaspitze, Canalis opticus
- Aufnahme okzipitonasal: Siebbeinzellen, Stirnhöhle, kl. Keilbeinflügel, Fiss. orb. sup.

Comberg-Aufnahme: Lokalisation von Fremdkörpern → Kontaktlinse mit 4 Markierungen
Dakryozystographie: KM-Darstellung Tränensack und Kanal
Sialographie: KM-Darstellung Speicheldrüsen (wasserlöslich, iodhaltig)

Sonstige Verfahren
CT: KM, intrathekal Luftinsufflation
MRT: KM (Gadolinium-DTPA); gute Darstellung der Weichteilstrukturen
Angiographie: DSA (z.B. bei Tumor-OP; Sondierung A. ophthalmica zur Darstellung AV-Fistel der Carotis interna – Sinus venosus)
Nuklearmedizinische Untersuchungsverfahren:
Schilddrüsenszintigraphie mit 99mTc, 123J (Aufnahme durch Thyreozyten)

Radiologische Befunde

Orbita
Verletzungen: Blow-Out-Fracture, intrabulbäre Fremdkörper
Fehlbildungen: Keilbeinaplasie, Dysostosen, Buphthalmus, Enzephalozelen
Tumoren:
- **Aderhautmelanom**: Fluoreszenzangio, MRT; Sonographie: hohe Schallabsorption
- **Retinoblastom**: Sonographie, CT (multiple Verkalkungen)
- **retrobulbäre Tumoren**: CT, MRT, Aufnahme nach Rhese

Retrobulbäre vaskuläre Malformationen: Sonographie, CT, Angiographie; z.B. AV-Angiome (Exophthalmus)
Endokrine Orbitopathie: Sonographie, CT, MRT (Signalvermehrung bei akuter Entzündung)

Gesichtsschädel und Schädelbasis
Verletzungen:
Nasenbeinfrakturen
Jochbeinfrakturen (direkt reponieren)
Orbitabodenfraktur (Blow-out)
Mittelgesichtsfrakturen nach **LeFort**
- **Le Fort I**: Alveolarfortsatz des Oberkiefers; Rückverlagerung der Maxilla
- **Le Fort II**: lat. Kieferhöhlenwand, Orbitaränder, Proc. pterygoideus
- **Le Fort III**: Gesichtschädel von Schädelbasis abgesprengt; Sprengung Sutura frontozygomatika

Siebbeinlabyrinthfrakturen: Nachweis über Tomographie
Stirnhöhlenfrakturen, Keilbeinfrakturen, Schädelbeinfrakturen (Liquorrhoe)

Radiologie
Radiologische Befunde

Kiefergelenkserkrankungen:
    Arthropathien: Diskusverlagerung (CT, MRT)
    Ankylose: Obliteration des Gelenkspaltes
    Rheumatoide Arthritis: ossäre Destruktion, Ursuren, Gelenkspaltabnahme
Sinusitis: Transparenzminderung, Veränderung der knöchernen Begrenzung
Mittelohrentzündung: Aufnahme nach Schüller, Verschattung des pneumatischen Systems, Sekret

Hals und Weichteile
Fehlbildungen: Halszysten (KM-Aufnahmen)
Tumoren:

Glomus-caroticum-Tumor	→ Sonographie, MRT
Hämangiome, Lymphangiome	→ Doppler-Sonographie, Angiographie
neurogene Tumoren	→ Schrägaufnahmen vom Schädel, MRT
LK-Tumoren	→ Sonographie, MRT

Entzündungen: Sonographie, CT, MRT
Abszesse: CT, MRT

Schilddrüse
Schilddrüsen-Szintigraphie: Normalbefund mit homogener Aktivitätsverteilung
    Kompensiertes Adenom: verstärkte Aktivität (heißer Koten), übriges Gewebe leicht aktivitätsgemindert; euthyreot
    Dekompensiertes Adenom: nur heißer Knoten sichtbar, übriges Gewebe ohne Aktivität
    SD-Autonomie: Nachweis über Schilddrüsensuppressionstest:
    Gabe von L-Thyroxin über einige Tage, dann Szintigraphie durchführen:
    – nicht autonomes Adenom: Nachweis einer Suppression des Knotens
    – autonomes Adenom ist nicht supprimierbar
    Radiojodtest: Messung des intrathyreoidalen Iodumsatz; Gabe ^{131}Jod oral → Messung der Jodaktivität

Nebenschilddrüse
Vergrößerung bei Adenom, Karzinom, primärer Hyperplasie
Adenome: echoarm, hypodens mit geringer KM-Anreicherung; bei Subtraktionsszintigraphie vermehrte Anreicherung

Bewegungsapparat

Untersuchungsmethoden und Indikationen
Konventionelle Aufnahmen: Übersicht in 2 Ebenen, konventionelle Tomographie (Schichtaufnahme), gehaltene Aufnahmen (Belastungsaufnahmen)
Arthrographie: Punktion des Gelenkraums, Gabe von wenig KM mit Luft → Doppelkontrast
Sonographie: Säuglingshüfte, Weichteilläsionen, Erguß

Radiologie
Radiologische Befunde

Nuklearmedizin: Skelettszintigraphie mit 99m-Tc zum Nachweis der Osteoblastentätigkeit: Metastasensuche, degenerative Erkrankungen, Trauma, Osteomalazie, Osteoporose, HPT
CT: Frakturen, Luxationen, Kapselbandläsionen, Tumoren; KM-Gabe zur Gelenksabgrenzung
MRT: Knochen- und Weichteiltumoren, Knochennekrosen, Gelenkläsionen, entzündliche Veränderungen
Angiographie: Weichteiltumore, traumatische Weichteilveränderungen, Nutritionsstörung des Knochen
Biopsie: bei Verdacht auf Tumor, Nutritionsstörung; Rö-CT-Sonographie-gesteuert

Radiologische Befunde
Traumatologie
Verletzungsformen:
    Luxation: Verschiebung der Gelenkflächen, mit Kontaktverlust
    Fissur: Frakturspalt; feine Aufhellungslinie ohne Dislokation
    Fraktur: vollständige Kontinuitätsunterbrechung des Knochens

Fraktur
Frakturzeichen:
    Aufhellungslinie
    Unterbrechung der Spongiosabälkchen
    scharf begrenzte, ausgefranste Knochenfragmente
    Spongiosaverdichtung bei Entstauchung von Fragmenten
    begleitende Weichteilschwellung durch Hämatom
Frakturdiagnostik: Rö 2 Ebenen, Funktionsaufnahmen, ggfs. Szintigraphie (Verlauf)
Fragmentstellungen:
    Dislocatio ad axim (in der Achse nach unten verschoben); Vagus- / Valgus
    Dislocatio ad latus (an die Seite versetzt)
    Dislocatio ad longitudinem
        Dislocatio ad integrum longitudinem cum distractione: in die Länge mit Abstand versetzt
        Dislocatio ad longitudinem cum contractione: zur Seite versetzt; Einstauchung
    Dislocatio ad peripheriam (verdreht)
Sonderformen
    Pathologische Fraktur: ohne adäquates Trauma
    Wirbelsäulenfrakturen:
    Impressionsfrakturen: Stauchung der WS; Impression Grund und Deckplatte
    Kompressionsfraktur: Höhenminderung des WK, Schnabel- oder Stufenbildung
    Rippenfrakturen: Aufhellungslinie in Rippe, Stufenbildung, Dislokation; v.a. dorsolateral, v.a. 3.–10. Rippe
    Sternumfraktur: Sternumzielaufnahme

Radiologie
Radiologische Befunde

Frakturheilung: primäre Kallusbildung (direkte Knochenkallusbildung), Brücken-kallusbildung und Markkallusbildung (primär Hämatom, anschließend BG-Kallus mit sekundärer Mineralisation), primäre kortikale Heilung

Tumoren
Benigne Knochentumoren
Osteom: dichte, homogene Raumforderung, runde, ovale, polyzyklische Form mit glatter Begrenzung

Osteoidosteom: zentraler Hohlraum (Nidus); 25–30% verkalkt, Sklerose, Hyperostose um Nidus; Angiographie: arterielle und venöse Hypervaskularisation

Chondrom: blasiger, gekammerter Strukturdefekt mit scharfer Begrenzung, Knochenauftreibung, schollige Verkalkungen

Osteochondrom: kartilaginäre Exostosen; breitbasige / gestielte Knochenneubildung mit normaler Spongiosa; verkalkte Knorpelkappe

Maligne Knochentumoren
Chondrosarkom: ossäre Destruktion, unscharfe Grenze, große Weichteiltumoren, fleckige Verkalkungen

Ewing-Sarkom: unregelmäßige Destruktion (Mottenfraß), zwiebelschalige Periostverkalkungen, Spiculae, Codman-Triangel (Periostabhebung); Beginn zentral in Röhrenknochen

Osteosarkom: Angiographie: Hypervaskularisation, Gefäßunregelmäßigkeiten, Abbrüche, Shunts, Blutseen
  - **Ostolytischer Typ**: inhomogene Strukturauflösung, unscharfe Kontur, verdünnte / destruierte Kortikalis
  - **Sklerosierender Typ**: dichte Sklerose mit unscharfer Grenze, ossäre Verkalkungen (Spiculae)
  - **Gemischter Typ**: fleckige Osteolysen, unscharfe Sklerosen

Fibrosarkom: massive Destruktionen des Markraums, unscharfe Grenze, wenig reaktive Knochenneubildung, Spiculae, Verkalkungen in den Tumornekrosen

Plasmozytom: osteolytische Defekte, v.a. Beckenschaufeln, Schrotschußschädel, WK-Brüche

Knochenmetastasen: osteolytische, osteoblastische, gemischte Metastasen

Form	Primärtumor z.B.	radiologischer Befund
osteolytisch	Bronchus, Kolon, Schilddrüse	Strukturauslöschung, unscharfe Begrenzung, anfangs Spongiosa, später Kompakta betroffen
osteoblastisch	Prostata, Magen	runde, ovale Verdickung, unscharfe Begrenzung, diffuse Sklerosierung
gemischt	Mamma, Magen	sowohl osteolytisch als auch sklerosierend

Störungen der Knochenstruktur
Entzündliche Knochenerkrankungen
Akute Osteomyelitis: Verdichtung und Verdickung der Weichteile, später Spongiosaentkalkung, Kompaktadestruktion, Sequester; Periostverkalkung

Radiologie
Radiologische Befunde

Chronische Osteomyelitis: Sklerosierung, Strukturvergröberung, Aufhellungen, Sequester, Entkalkung, Periostverkalkung; MRT

Brodie-Abszeß im Markraum: chronisch abszedierter Herd in Metaphyse; runde Aufhellung mit Sklerosesaum

Spezielle Osteomyelitiden: TBC → Wirbelsäule (Pott-Disease)
                                          Lues → Säbelscheidentibia, Gummen

Entzündliche Gelenkerkrankungen (Arthritiden)

Arthritis: Gelenkerguß → subchondrale Aufhellung → Distanzierung der Gelenkflächen → Knorpelumlagerungen → Gelenkspaltverschmälerung → Usuren (Defekte der Knorpelknochengrenze), periostale Neubildungen; Ankylose

Gicht: Weichteilschwellung; bei Rezidiven → chronische Arthritis mit Osteolysen, Gelenkspaltverschmälerung, Usuren, Tophi, Periostverkalkungen

Gelenkrheuma: arthritische Weichteilzeichen mit Entkalkungen

Chronische Polyarthritis: v.a. Hand (Fingergrundgelenke); Usuren, ulnare Deviation

Gelenk-TBC: meist Knie, Usuren, höckrige Gelenkfläche, Gelenkspaltverschmälerung, Destruktion, Sklerose, Subluxation

Spondylitis, Spondylodiszitis: Höhenabnahme der Zwischenwirbelräume, Destruktion der Platten, reaktive Sklerose, Blockwirbel

Spondylitis ankylosans (M. Bechterew): ISG-Sklerose, Ankylose, Syndesmophyten der WS → Bambusstabwirbelsäule

Aseptische Knochennekrosen

v.a. Kinder / Jugendliche; Aufbau- und Durchblutungsstörungen → Spongiosainfarkte

M. Kienböck: Os lunatum
M. Perthes: Caput femoris
M. Osgood-Schlatter: Tuberositas tibiae
M. Köhler I: Os naviculare
M. Köhler II: Metatarsalköpfchen

Trophische Knochenerkrankungen

Knocheninfarkte: v.a. metaphysär an langen Röhrenknochen; Strukturaufhellungen, fleckige Verdichtung, Verkalkungsfiguren

Metabolische Knochenerkrankungen

Osteoporose: Dichteminderung, scharfe Zeichnung Spongiosa und Compacta, Rarefizierung der Spongiosabälkchen; Spongiosierung (Aufblätterung der Compacta); Deckplatteneinbrüche, Keilwirbel, Fischwirbel

Osteomalazie: Transparenzvermehrung durch fehlende Mineralisation; verwaschene Spongiosa, verdünnte Compacta, Looser-Umbauzonen (kleine Ermüdungsfrakturen)

Radiologie
Radiologische Befunde

Hyperparathyreoidismus: diffuse Skelettverdichtung, Osteophyten, Minderwuchs, Zahnentwicklungsstörungen, subperiostale Resorptionen, Erosionen, Spongiosierung, netzwabige Transparenzminderung; braune Tumoren (osteolytische Aufhellungsareale)

Renale Osteopathie: Osteomalazie (v.a. Handskelett): subchondrale Resorption, Zähnelung der Compacta, Spongiosierung der Corticalis, Akroosteolysen

Degenerative Gelenkerkrankungen
Arthrose: Gelenkspaltverschmälerung, Sklerose, subchondrale Sklerose und Aufhellung, Osteophyten, Ankylose

Hüftgelenksarthrose: Pseudofrakturlinie am unteren Femurhals

Chondrose: degenerative Bandscheibenschäden

Osteochondrose: degenerative Bandscheibenerkrankungen mit Knochenbeteiligung; Minderung der Zwischenwirbelräume, Diskusverkalkungen, Randzacken der Abschlußplatten, Einbrüche

M. Paget:

Stadium	Röntgenbefund
I: aktiv ostolytisch	Osteolysen und Destruktionen aufgrund Osteoklastenaktivität ↑
II: kombiniert	Osteoblastenaktivität ↑, Compacta wächst in Spongiosa; Knochenumfang ↑
III: Sklerosestadium	zunehmende Sklerose, Volumenvermehrung des Knochens, Deformierung

Postoperative Veränderungen, Komplikationen
Osteosynthese: Beurteilung der Lage, Lockerung, Infektion, Aufhellungen, Frakturlinien, Dislokationen; Szintigraphie

Pseudarthrose: keine Frakturheilung i.S. einer Stabilität innerhalb von 6 Monaten: aufgetriebene Frakturenden, Pseudogelenkspalt, sklerosierte Ränder

Sudeck-Knochenatrophie: fleckförmige Entkalkung: Atrophie von Spongiosa und Compacta

Herz

Untersuchungsmethoden und Indikation

Röntgenverfahren

p.a.-Aufnahme und seitlich (linke Seite filmnah);
  Fokus-Film-Abstand mindestens 2 m
  Herztransversal-Durchmesser darf max 50% von Thoraxtransversal-Durchmesser sein

Liegendaufnahmen:
  Fokus-Film-Abstand < 1 m; Vergrößerung mitrechnen

Schrägaufnahmen:
  gleichzeitig Ösophagus-Breischluck, um Ösophagus als Schatten auszublenden

Radiologie
Radiologische Befunde

Fechterstellung: rechte vordere Schräge → Darstellung linker Vorhof
Boxerstellung: linke vordere Schräge → Darstellung rechter Ventrikel

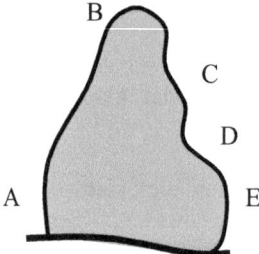

Herzkontur:
A. rechter Vorhof
B. Aortenbogen
C. Conus pulmonalis
D. li. Herzohr
E. linker Ventrikel

CT: i.v.-KM; EKG-Triggerung → Summenbild mehrerer CTs
Herzkatheterisierung mit Angiographie:
Druckmessungen, Stoffwechseluntersuchungen
Bestimmung Vorlast, Nachlast, Kontraktilität
Transfemoraler Zugang nach **Judkins** oder transbrachialer Zugang nach **Sones** mit **Seldinger**-Technik

Nuklearmedizinische Methoden:
Myokardszintigraphie: 201-TlCl (Thalliumchlorid)
Belastungs-EKG mit Perfusionsmessung
Darstellung von Ischämien, Myokardnarben
Radionuklidventrikulographie: 99m-Tc
Funktionsszintigraphie über Herzzyklus → Bestimmung der Auswurffraktion, Volumina, Wandbewegungen, Herzvolumenkurve

Sonstiges
Echokardigraphie:
Darstellung Erguß, Bewegungsabläufe (real-time-Mode)
TEE (transösophageale Echokardiographie) um linken Vorhof besser darzustellen
Farb-Doppler → Klappeninsuffizienz, Flussgeschwindigkeit
MRT: Darstellung von Infiltrationen

Radiologische Befunde
Herzinsuffizienz:
  Linksherzinsuffizienz: pulmonalvenöse Umverteilung mit Betonung der Oberlappengefäße; Pleuraerguß re.> li., Kerley-Linien, Lungenödem
  Rechtsherzinsuffizienz: mediastinale Verbreiterung (Cava-Stauung) und Verbreiterung des rechten Vorhofs und Ventrikels
KHK:
  Koronarverkalkungen in EKG-getriggertem CT
  Ischämien in MRT und CT als Myokardwandverdünnung, Wandausbuchtung, Bewegungsstörungen

Radiologie

Radiologische Befunde

Kardiomyopathien (KM):
- **Dilatative KM**: Dilatation des re./li. Ventrikels, Erguß, Stauung, kugelförmige Dilatation des linken Ventrikels (oval bei Aortenstenose / Aorteninsuffizienz)
- **Hypertrophe KM**: normales Bild oder grenzwertig großer Ventrikel mit Vergrößerung des linken Vorhofs, Dilatation Aorta ascendens
- **Restriktive KM**: normale Ventrikel, vergrößerte Vorhöfe, Herzinsuffizienz
- **Myokarditiden**: Störung der Ventrikelfunktion, Herzgrößenzunahme

Herzklappenfehler und Shuntvitien:

Klappenfehler	Röntgenbefund
Pulmonalklappenstenose	Herz normal groß, rechter Ventrikel nach rechts rotiert und links randbildend; linker Ventrikel dorsal, Lunge normal
Pulmonalklappeninsuffizienz	Dilatation A. pulmonalis, verstärkte Pulsationen des Pulmonalisstammes, Vorhöfe normal, rechter Ventrikel vergrößert, Herz (wenn überhaupt) mäßig vergrößert
Aortenklappenstenose	Herzspitze kaudal verlagert, linker Ventrikel vergrößert (Holzschuhkonfiguration); rechter Ventrikel nach rechts verlagert; pulmonalvenöse Stauung
Aortenklappeninsuffizienz	Herz normal groß, linker Ventrikel evtl. vergrößert, linker Vorhof normal, vermehrte Pulsationen des linken Ventrikels und der Aorta
Mitralklappenstenose	linker Vorhof vergrößert, pulmonale Hyperämie, Vergrößerung des rechten Ventrikels, Aorta normal
Mitralklappeninsuffizienz	linker Vorhof und Ventrikel vergrößert; Kombination mit Rechtsherzbelastung, linker Vorhof nach dorsal verlagert → Ösophaguseinengung
Aortenisthmusstenose	linker Ventrikel vergrößert, Aorta prästenotisch dilatiert; Rippenusuren
persistierender Ductus botalli	MRT, Angiographie
Fallot-Tetralogie	nach rechts verbreitert, abgerundete Herzspitze; rechter Ventrikel kann links Rand bilden; fehlendes Pulmonalissegment, rechtsseitiger Aortenbogen
Transposition der großen Gefäße	liegende Eiform; beide Ventrikel vergrößert, Antepostition der Aorta, dorsale Überkreuzung, Lungengefäßzeichnung

Perikarderkrankungen:
- **Perikardiales Exsudat**: Nachweis in Echo, CT, MRT
- **Perikarderguß**: Echo, CT, MRT; nativ-radiologisch ab 200–300 ml sichtbar, Verbreiterung des Herzschattens
- **Pericarditis constrictiva**: ventrikuläre Füllungsbehinderung: große Vorhöfe, kleine Ventrikel, erweiterte Cava, schmale Pulmonalis, Konturunregelmäßigkeiten
- **Herzwandaneurysm**: abgrenzbare Verschattung auf dem Herzen

Radiologie
Radiologische Befunde

Blut und Gefäße

Untersuchungsmethoden und Indikation
Konventionelle Methoden
Sonographie
> **Doppler**: Messung der Strömungsgeschwindigkeit
> **B-Bild**: Schnittebene, Beurteilung der Morphologie; Arteriosklerose, Dissektion, Thrombose, Aneurysma
> **Duplex**: Beurteilung hämodynamischer Effekte

Angiographie: Arteriographie bzw. Phlebographie; Nachweis von Stenosen, Kollateralen, Thrombosen, Aneurysmen, Tumoren (Shunts, Kalibersprüngen, Besenreiser, Blutseen), Venenklappeninsuffizienz

Nuklearmedizinische Methoden
Sequenzszintigraphie: 99mTc-DTPA als Bolus; Messung in Organ
Szintigraphie mit ^{131}J-Fibrinogen: direkter Thrombosenachweis
Erythrozytenüberlebenszeit: In vitro-Markierung der Erythrozyten mit 51-Cr
> Bestimmung der Erythrozyten-HWZ, Ort des Erythrozyten-Abbaus, Blutvolumen

Erythrozyten-Volumen: mit 51-Cr markierten Erys
Plasmavolumen: mit radioaktiv markiertem Humanalbumin

Radiologische Befunde
Renale Hypertonie: Nierendarstellung mittels Sonographie, Ausscheidungsurographie, Perfusions- und Funktionsszintigraphie, Angiographie
Arterielle Verschlußkrankheit (pAVK): Doppler-Sonographie
> Prädilektion: große Arterien ohne Seitenäste, dichotone Aufzweigungen, rechtwinkelige Abgänge; Befund: verkalkte, elongierte Gefäße, Kollaterale

AV-Fisteln: Angiographie; Bestimmung des Shuntvolumens
Arterielle Aneurysmen: Diagnose mittels Sonographie, CT, Angiographie; häufig Aortenaneurysma
Phlebothrombose: Fehlen einzelner Venen in Phlebographie, Kuppelzeichen (umflossener Thrombus)
Varikosis: sackartige Dilatation oberflächlicher Venen; Nachweis Perforans-Insuff.

Lymphsystem

Untersuchungsmethoden

Lymphographie: Kontrastmittel-Injektion in zuvor frei präpariertes Lymphgefäß, danach Übersichtsaufnahmen

Radiologie
Radiologische Befunde

Radiologische Befunde
Maligne Lymphknotenerkrankungen:
    Metastasen: ausgeprägte LK-Veränderungen, starke Lymphabflußstörungen
    Lymphome: ausgeprägte LK-Veränderungen, wenig Lymphabflußstörungen
Lymphödem: Ursachen: Reduktion der Lymphbahnen, Blockade des Abfluß
    Darstellung: verminderte Lymphbahnen, segmentale Gefäßabbrüche, Kontrastmittelextravasate

Atmungsorgane

Untersuchungsmethoden und Indikationen
Thoraxübersichtsaufnahme: p.a.-Aufnahme; Lunge, Mediastinum, Zwerchfell
Durchleuchtung: höhere Auflösung; Beurteilung beweglicher Strukturen
Tomographie: Bronchiektasen, Lungenabszesse, Tumoren, Kavernen
Bronchographie: Bronchiektasen, Stenosen, Fisteln
CT: Tumoren, Metastasen, interstitielle Lungenerkrankungen
Pulmonalisangiographie: KM in rechten Vorhof; Nachweis Lungenembolie, Tumorinfiltration
Kavographie: KM peripher, venös; Darstellung der V. cava; Kompressionen, Thrombosen
Perfusionsszintigraphie: 99mTc-Albumin in Kubitalvene; Nachweis Lungenembolie
Ventilationsszintigraphie: 133Xe-Gas-Inhalation; Atelektase-Nachweis
Inhalationsszintigraphie: Technetium-markierte Aerosole
MRT: mediastinale Raumforderungen; EKG-getriggert
Sonographie: Nachweis von Pleuraergüssen; Lunge selbst nicht darstellbar

Radiologische Befunde

Missbildungen
Hypoplastische Lungen: rudimentäre Lungen, zystische Umwandlung
Bronchusatresie: Lappen- oder Segmentbronchus → Mukozele
Bronchogene Zyste: meist Unterlappen, Ringschatten, wenn sie das Bronchialsystem perforieren

Kerley-Linien
Interlobärsepten, normal nicht sichtbar; nur bei Infiltration, Stauung / Fibrose sichtbar
    Kerley-A-Linie: vom Hilus ausgehend; Ober-Mittelfelder
    Kerley-B-Linie: horizontal in basalen und peripheren Abschnitten
    Kerley-C-Linie: Übereinanderprojektion vieler Kerley-B-Linien

Primäre und sekundäre neoplastische Veränderungen
Bronchialkarzinom: Bronchusstenose → Abbruch eines Lappen- oder Segmentbronchus → Dys- oder Atelektase, Tumorschatten, unscharf

Radiologie
Radiologische Befunde

Rundherdmetastasen: glatt begrenzt, keine Einschmelzung, keine Verkalkung, oft peripher

Lymphangiosis carcinomatosa: strangförmige Tumorausbreitung, Kerley-A- und B-Linien; evtl. Pleuraerguß

Pleuritis carcinomatosa: Pleuraerguß, evtl. Schwiele

Entzündliche Veränderungen und Inhalationsschäden

Bronchitis: akut: radiologisch nicht nachweisbar; chronisch: feinfleckige, fibrotische Zeichnungsvermehrung, hiläre LK-Vergrößerung, Bronchien peribronchitisch erweitert, Ringschatten

Akuter Asthma-Anfall: Zeichen der Überblähung, ICR ↑, Zwerchfellabflachung

Pneumonien

    Lobarpneumonie: Verschattungen in Lappen, Segmenten

        positives Bronchopneumogramm (Alveolen mit Sekret gefüllt, dadurch sind lufthaltige Bronchien in der Peripherie zu erkennen)

        positives Silouhettenzeichen (betroffene Lungenabschnitte sind nicht mehr von anderen Organen abgrenzbar)

    Bronchopneumonie: grobfleckige Verschattungen, meist Unterlappen, basale Plattenatelektase

Interstitielle Pneumonie: retikuläre Zeichnungsvermehrung, fleckig-alveoläre Infiltrate

TBC:

    Primärperiode: unscharfe Herdschatten, meist Oberlappen

    Generalisationsstadium: Simon-Spitzenherde, Miliar-TBC, Pleuritis exsudativa

    Organstadium: käsige Pneumonie, Kaverne, Tuberkulom

Vaskuläre Erkrankungen

Stauungslunge: bei Linksherzinsuffizienz; Lungenvenenerweiterung, Kerley-Linien, unscharfe Gefäße, Pleuraerguß, verbreiterte Hili

Cor pulmonale: bei obstruktiver Lungenerkrankung, pulmonale Hypertonie

Stadium	Befund
I	kleines Herz, Dilatation des Conus pulmonalis
II	dilatiertes Pulmonalissegment, eingeengter Retrosternalraum im Seitenbild, vergrößerter rechter Vorhof, Herzgröße obere Norm
III	Linksverbreiterung des Herzens durch Vergrößerung des rechten Ventrikels, Rechtsverbreiterung durch Vergrößerung des rechten Vorhofs
IV	zunehmende Vergrößerung rechter Vorhof, Pleuraerguß, meist rechts

Pulmonale Hypertonie: Lungengefäße peripher vermindert, Hilusamputation (Kalibersprünge zwischen erweiterten Lappenarterien und verengten Segmentarterien), Rechtsherzvergrößerung

Radiologie
Radiologische Befunde

Lungenembolie: z.T. normales Rö-Thorax, evtl. akutes Cor pulmonale, Kaliberreduktion der Arterien distal, diffuse Oligämie; Defekt im Perfusionsszintigramm; nomales Ventilationsszintigramm

Posttraumatische und postoperative Veränderungen
Pneumothorax: feine Linie der Pleuraabhebung; lateral keine Lungenzeichnung; evtl. kollabierte Lunge sichtbar
    Spannungspneu: Mediastinalverlagerung
    Seropneu: Luft und Flüssigkeit
Pleuraerguß: Verschattung Sinus phrenicocostalis
Pleuraschwiele: Residuum nach Pleuritis, Seropneu oder Empyem (narbige, flächige Verwachsung der Pleura, Streifenschatten, Verziehungen der Nachbarorgane, Schrumpfung der Thoraxseite)
Lungenkontusion: interstitielle und intraalveoläre Blutung; evtl. ARDS; fleckige, konfluierende Verschattungen; evtl. posttraumatische Atelektase
Fremdkörperaspiration: entweder direkt sichtbar oder indirekte Zeichen mit einseitig heller Lunge aufgrund Überblähung, Atelektase, poststenotischer Pneumonie

Emphysem
Lungenüberblähung → obstruktive Ventilationsstörung mit Dyspnoe und Zyanose
    → Rechtsherzdekompensation
Fassthorax: vergrößerter Sagittaldurchmesser, verbreiterte ICR, Zwerchfelltiefstand
Bullae: dünnwandige Randschatten
Kalibersprünge: dilatierte zentrale Arterien und verengte periphere Arterien

Interstitielle Lungenerkrankungen und Lungenfibrose
Silikose: Pneumokoniose durch organischen Staub → Lungenfibrose
    Nodöse Fibrose: multiple, scharf begrenzte, rundliche Verschattungen; Verkalkung 20%
    Diffuse retikuläre Fibrose: netzartige Zeichnungsvermehrung; Honigwaben
    Eierschalensilikose: schalenförmig verkalkte und vergrößerte hiläre LK
    Progressive massive Fibrose: homogene, großflächige Verschattungen mit strahligen Ausläufern
Asbestose: Pneumokoniose durch anorganische Stäube → pleurale Fibroseplatte, Verkalkungen, Pleuraerguß, basale, retikuläre Zeichnungsvermehrung, Narbenemphysem, Bronchiektasen
Lungenfibrose: interstitielle Verschattungen durch vermehrte BG-Einlagerung; streifige, netzartige Zeichnungsvermehrung, obstruktive Ventilationsstörungen → Cor pulmonale
Bronchiektasen
    – **Rö**: Streifenschatten, ringförmige Verdichtungen, evtl. Sekretspiegel, peribronchiale Entzündungen
    – **CT**: flüssigkeitsgefüllte, dilatierte Lumina

Radiologie
Radiologische Befunde

Sarkoidose (M. Boeck, benigne Lymphogranulomatose)
Ein▷   Stadium I: bihiläre Lymphome, mediastinale Lymphome, Verkalkungen
        Stadium II: interstitielle Verschattungen perihilär
        Stadium III: Fibrose, grobretikuläres Muster, Bronchiektasen,
                       Narbenemphysem

Ösophagus

Untersuchungsmethoden und Indikation

KM-Untersuchungen
Kontrastmittel:
    Bariumsulfatsuspension (nicht resorbierbar; cave: Perforation)
    jodierte Kontrastmittel (wasserlöslich, resorbierbar; cave: Hyperthyreose)
Doppelkontrast: Gabe von KM und Brausetablette; morphologische
    Veränderungen; z.B. bei Ösophagusvarizen
Einfachkontrast: Motilitätsuntersuchungen (einfacher Breischluck)

Radiologische Befunde

Achalasie: glattwandige, konzentrische, distale Stenose, proximal Megaösophagus
Traktionsdivertikel: breitbasige Aussackungen der Ösophaguswand; spitzzipfelig;
    durch narbige Verwachsungen, Ausziehungen
Pulsionsdivertikel: Ausstülpung bei intraluminalem Druckanstieg und
    Muskelwandschwäche
Epiphrenische Divertikel: an ösophagogastralem Übergang; großer Divertikelsack
Zenker-Divertikel: sackförmige Ausstülpung der Hypopharynxhinterwand
Hiatushernien: Magenanteile oberhalb des Zwechfelles nachweisbar
Tumoren:
    benigne: Leiomyom, Polyp, Papillom → glatt begrenzt
    maligne: Plattenepithel-Ca, Adeno-Ca → polypöse Raumforderung, Ulkus,
        Stenose, prästenotische Dilatation
Ösophagusvarizen: längsgeschlängelte, glatt begrenzte Strukturen, v.a. distal
Ösophagusruptur: Pneumomediastinum, Flüssigkeitsspiegel im hinteren
    Mediastinum, KM

Magen

Untersuchungsmethoden und Indikation

Doppelkontrast: Morphologiedarstellung (Relief, Füllung, dosierte Kompression in
    Hypotonie)
Einfachkontrast: Funktion

Radiologie
Radiologische Befunde

Radiologische Befunde
Ulkus: KM-gefüllter Ulkusdefekt
Hampton-Linien: durch das Ulkus unterminierte Schleimhautränder; zarte Aufhellungslinien
Benigne Tumoren: glatt begrenzt, polypoide Füllungsdefekte ohne Ulkus
Maligne Tumoren: Ulzerationen, Peristaltikstörungen, Raumforderung, Wallbildung
Post-OP-Rö-Untersuchung: post-OP-Anatomie, Insuffizienz, Fistelbildung, Funktion

Dünndarm

Untersuchungsmethoden und Indikation
Doppelkontrastuntersuchung in Sellik-Technik mit Duodenalsonde (Bilbao-Sonde) über Treitz-Band

Radiologische Befunde
Dünndarmdivertikel: rundliche, glatte, gestielte Ausstülpungen; Meckel-Divertikel im distalen Dünndarm
M. Crohn: segmentaler, diskontinuierlicher Befall (skip lesion)
    Frühstadium: Faltenverbreiterung, Wandverdickung, lymphonoduläre Hyperplasie
    Akutstadium: Pflastersteinrelief, Darmwandulzeration, Kragenknopfulzera, Pseudopolypen, Motilitätsstarre, Fistelkanäle
    Spätstadium: Schleimhautzerstörung, bewegungsloser Darm, pseudodivertikelartige Aussackungen, Fistelgänge, Abszeßhöhlen, entz. Begleitreaktion
Mechanischer Dünndarmileus: Obstruktion; geblähte Schlingen, Luft-Flüssigkeitsspiegel
    – hoher Dünndarmileus mit v.a. zentralen Spiegelbildungen
    – tiefer Dickdarmileus mit v.a. Spiegelbildung im Colonrahmen
Paralytischer Ileus: im gesamten Dünndarm geblähte Schlingen mit Flüssigkeits-Luftspiegeln

Kolon

Untersuchungsmethoden und Indikation
allgemein: erst rektal tasten, ob stenosierender Tumor vorliegt (iatrogene Darmperforation)
Kolonkontrasteinlauf (KE): mit Einfach- und Doppelkontrast
Defäkographie: dynamische Darstellung der Defäkation bei KM-Gabe

Radiologie
Radiologische Befunde

Radiologische Befunde

Kolondivertikel: glatt begrenzte Ausstülpungen; KM verbleibt dort lange (Tage) → Divertikulitis

Colitis ulcerosa: Erosionen im Sigma, Vergröberung des Schleimhautreliefs, Verlust der Haustrierung, multiple, lineare (kontinuierlich ausbreitende) Ulzerationen, Pseudopolypen

Toxisches Megacolon: Entzündung der Darmwand mit Paralyse → Dilatation und Distension des Colons

Benigne Tumoren: gestielte Polypen, breitbasige Polypen

Kolonkarzinom: blumenkohlartige oder polypoide Raumforderung mit Ulzerationen; Wandstarre, Stenose

Verletzungen:
Duodenum → Luft retroperitoneal
Rektum, Sigmoid → Rö-Abdomen bzw. Rö-Thorax → Luftsicheln → OP

Leber und Galle, Milz

Untersuchungsmethoden und Indikation

Röntgen / Sonographie

CT: artefakt- und überlagerungsfrei; komplett Milz, Leber

Arteriographie: transfemoral → Truncus coeliacus → A. hepatica; A. lienalis

Rückstromangiographie: Darstellung Lebervenen

Indirekte Splenoportographie: Darstellung der V. lienalis und V. portae

Sonographie: Darstellung von 2–3 mm große Veränderungen; Gallensteine, Parenchymänderung

Nuklearmedizinische Methoden

Markierte Erythrozyten: Darstellung des Abbauortes von Erythrozyten (meist Milz)

Funktionsszintigraphie:
Lebertumor → Speicherdefekte
Hämangiome → markierte Erythrozyten
Gallenausscheidung mittels Tc-markierte Essigsäure → DD parenchymatöser/ obstruktiver Ikterus und proximaler oder distaler Gallenwegsverschluß

Cholezystographie: orale KM-Gabe; hepatische Eliminierung; Gallenblasenkontrast nach 16 h

Intravenöse Cholezystocholangiographie: exakte Abgrenzung der Gallengänge; Kontrast nach 30 Min.; nach Reizmahlzeit (Schokolade) → Test der Kontraktionsfähigkeit der Gallenblase

Endoskopisch retrograde Choledochopankreatikotomie (ERCP): Endoskop → Papilla vateri → retrograde KM-Füllung; interventionell mit Papillotomie, Steinextraktion, Stentimplantation

Perkutane transhepatische Cholangiographie (PTC): unter Durchleuchtung transhepatische Punktion (blind) eines Gallengangs (mittlere Axillarlinie) → Gallengangsdarstellung mit wasserlöslichen KM

Radiologie
Radiologische Befunde

Radiologische Befunde

Hepatozelluläres Karzinom: polyzyklischer Tumor, inhomogenes Echo, regellose Gefäße, AV-Shunts

Lebermetastasen: echoreich/-arm; perifokal echoarm (Ödem); rund; CT: hypodens; mit KM hyperdens

Leberzysten: glatte, rundliche, echofreie intrahepatische Raumforderungen; dorsale Schallverstärkung

Gallensteine: Rö, Sonographie: echogener Kuppenreflex, distaler Schallschatten

Leberruptur: bei rechtsseitigem Bauchtrauma
- Sonographie: Hepatomegalie, subkapsuläre oder intrahepatische Hämatome, Parenchymeinrisse
- Rö: Zwerchfellhochstand rechts; vergrößerter Leberschatten

Milzruptur: Sonographie: subkapsuläres oder intraparenchymatöses Hämatom, dorsale Schallverstärkung, hyperdense Raumforderung, Parenchymeinrisse, Zwerchfellhochstand li., nicht abgrenzbarer Psoasschatten; oft bei Kindern oder im Rahmen einer EBV-Infektion

Pankreas

Untersuchungsmethoden und Indikation

Konventionelles Rö: indirekte Zeichen einer Pankreatitis: Verkalkungen, Duodenal- oder Jejunaldilatation, Darmatonie

Sonographie: bei Pankreatitis Organvergrößerung, Echominderung, unscharfe Kontur, evtl. peripankreatische Flüssigkeit

Endoskopische retrograde Pankreatikographie (ERP): Nachweis entzündlicher Veränderungen (KI bei akuter Pankreatitis), Pankreastumoren

Radiologische Befunde

Pankreatitis: vergrößert, unscharf, CT; bei chronisch-rezidivierendem Verlauf Verkalkungen

Insulinom: geringe Konturirregularität; bei CT und KM und Angiographie: Hyperperfusion

Maligne Tumoren: umschriebene Vergrößerung, Kompression der Nachbarorgane, Dilatation des Ductus choledochus und Ductus pancreaticus ohne Steinnachweis

Niere und ableitende Harnwege

Untersuchungsmethoden und Indikationen

Abdomenübersicht: Form, Lage, Größe der Nieren; retroperitoneale Tumoren

Ausscheidungsurogramm: KM-Gabe i.v. → Aufnahme nach 5, 10 ,15, 30 Min. → Entzündungen, Tumoren, Zysten, Nephrolithiasis, Harnstauung, Nierentraumen, prä-OP-Beurteilung der Ureteren

Retrograde Pyelographie: Katheter im Ureter → retrograde KM-Gabe; Steine, Tumoren

Radiologie
Radiologische Befunde

Arteriographie: Nierenarterienstenose (Therapie über Dilatation), prä-OP-Gefäßversorgung bei Tumoren
Kavographie: KM-Injektion in Beckenvenen → Nachweis Tumoreinbruch in V. cava
CT: DD Zysten – Tumoren, Nierentrauma, Abszeß
Zystourographie: KM in Blase → Blasentumore, Divertikel, Fistel, Konkremente
Miktionszystourographie: KM in Blase → Miktion → Refluxdarstellung in Ureteren
Statische / dynamische Funktionsszintigraphie: Tc-markierte nierengängige Radiopharmaka
MRT: Harnblasenboden, Prostata
Sonographie: Raumforderung, Steine, Harnstauung, Restharnbestimmung

Radiologische Befunde

Missbildungen: Agenesie, Aplasie, Hyperplasie, Dystopie, Hufeisenniere, doppelte Nierenbecken, Zystennieren → Adomenübersicht, Sonographie
Entzündungen:
    Nephritis:
        akut: Vergrößerung
        chronisch: Schrumpfung, irreguläres Relief, Parenchymverkalkungen
    Nierenabsezeß: unscharfe Begrenzung des Psoasschattens, Verdrängung Nierenbeckenkelchsystem, entzündliche Raumforderung, unscharfe Organauftreibung, Höhlenbildung
    TBC: stippchenförmige Verkalkungen, später konfluierend; mottenfraß-ähnliche Destruktion der Pyramidenspitze, Markkavernen, narbig verschlossene Kelche, narbige Stenosen
Tumoren:
    Benigne Tumoren: Angiomyolipom, Nierenadenom → echoreich, gut abgrenzbar; KM-CT hypodense Raumforderung, geringe Vaskularisation
    Maligne Tumoren:
        Hypernephrom: Vergrößerung, Deformierung und Verlagerung des Nierenschattens, Tumoreinbruch
        Wilms-Tumor: Ausbreitung in Bauchraum, bei Diagnosestellung oft sehr groß
        Nierenbeckentumoren: hypovaskularisierte Tumoren, kleine RF
        Harnleitertumoren: unregelmäßige Füllungsdefekte
    Blasentumoren: laterale Blasenwand, unregelmäßige KM-Aussparung, echogen
Sonstige Erkrankungen:
    Urolithiasis:
        röntgenpositive Steine: Calciumoxalat, Zystin, Phosphat
        röntgennegative Steine: Urat, Xanthin
    Abflußstörungen, obstruktive Uropathien:
        intraluminal: Konkremente, Tumoren, Stenosen, Entzündungen, Klappen
        extraluminal: Tumoren, Prostatahypertrophie, Innervationsstörung
        Folgen: Dilatation des Nierenbeckenkelchsystems → Hydroureter

Radiologie
Radiologische Befunde

Nierenarterienstenose:
    DSA; Schrumpfnieren, dynamische Nierensequenzszinti: 99mTc – MAG-3 oder 123J-Hippuran nach Captoprilgabe

Renale Osteopathie: Vitamin D-Mangel → Osteomalazie

Verletzungen:
    Beckenfrakturen: Harnblasen- /Harnröhrenrupturen → Ausscheidungsurogramm
    Nierenverletzungen: Sonograhie → Unterbrechung der Nierenrandkontur, Hämatom, Verletzung der A. renalis, Hilusausriß

Nebenniere

Untersuchungsmethoden und Indikationen

Sonographie: rechte Leber und Niere als Schallfenster; links: Milz und Niere; wenn NN darstellbar, dann bereits vergrößert

CT: nativ oder mit KM

MRT: Ortsauflösung schlechter als CT, aber z.T. höhere Spezifität

Laboruntersuchung: Hormonbestimmungen

Nuklearmedizinische Untersuchungsverfahren: radioaktive Hormonvorstufen → uptake- Messung

Radiologische Befunde

Hyperplasie: Sonographisch nicht darstellbar; CT → Vergrößerung, konvexe Randkontur

Adenome: schwach echogen, niedrige Dichte im CT; Anreicherung mit KM; Dexamethason-Hemmtest, KM-Anreicherung; feines, geordnetes Gefäßmuster, verstärkte Vaskularisation

Nebennierenkarzinom: CT, MRT → Raumforderung → Nekrosen, Verkalkungen, Einblutungen, geringe Vaskularisation, Verlagerung der Nieren

Phäochromozytom: homogen / gemischt, Einblutungen, Nekrosen; glatt begrenzt, KM-Anreicherung

Metastasen: aus Lunge, Lymphome → echoarm, mittlere Dichte im CT; läßt sich von anderen Tumoren schlecht abgrenzen

Organe des weiblichen Beckens

Untersuchungsmethoden und Indikationen

Sonographie

Abdomen-Röntgenübersicht

Hysterosalpingographie: Darstellung Cavum uteri, Tuben; Katheter in Zervikalkanal; Durchleuchtungskontrolle → KM (wasserlöslich) in Uterus → Nachweis von Uterusanomalien, Tubendurchgängigkeit

CT: zystische und solide Weichteilveränderungen

Radiologie
Radiologische Befunde

Mamma

Untersuchungsmethoden und Indikationen
Mammographie:
Weichstrahltechnik unter Brustkompression
ab 40. Lj. bei Risikopatienten; alle 1–2 Jahre
Mammographiescreening (50.–69. Lj., alle 2 Jahre)
Galaktographie: Sondierung der Milchgänge und KM-Injektion
Thermographie: Tumoren haben erhöhte metabolische Aktivität
>0,2–0,3 °C sind tumorverdächtig
Sonographie: weitere Abklärung bei unklarem Mammographiebefund, FNP
MRT: zur weiteren Abklärung bei unklaren Befunden

Radiologische Befunde
Mammakarzinom: dichte Struktur, unscharfe Ränder, besenreiserartige
Krebsfüßchen, inhomogene, vermehrte Dichte, Mikroverkalkungen,
Grössendiskrepanz Tastbefund zu radiologischem Befund
Benigne Tumoren: Übereinstimmung der Größe mit Palpationsbefund, scharf
begrenzt, schmaler Aufhellungssaum, Randkontur

Spezielle radiologische Diagnostik
Angiographie
Darstellung der Arterien bzw. der Gefäße durch Gabe von Kontrastmitteln:
Digitale Subtraktionsangiographie (DSA): Hierbei wird eine Aufnahme
vor Kontrastmittelgabe gemacht und digital von der Aufnahme mit
Kontrastmittel abgezogen → nicht überlagerte Darstellung der
gewünschten Konturen
Koronarangiographie
Nierenarterienangiographie
Pulmonalisangiographie
Phlebographie

ERCP (endoskopische retrograde Cholangiographie)
Retrograde Füllung der Gallenwege zum Nachweis von Stenosen, Steinen, Tumoren

i.v.-Cholezystocholangiographie
Kurzinfusion, Darstellung der Gallenwege mit Gallenblase, Gallenblasenfunktion
durch Reizung

PTC (perkutane transhepatische Cholangiographie)
Ultraschall und Durchleuchtungskontrolle; Kontrastmittelgabe wird direkt in Ductus
choledochus

Nativuntersuchung des Verdauungstraktes
Beurteilung von Verkalkungen, Spiegelbildungen (Ileus), Luftsicheln unter dem
Zwerchfell (Perforation)

Radiologie
Radiologische Befunde

Ösophagusbreischluck
unter Durchleuchtung Schlucken eines Kontrastmittels
Befunde: Achalasie (Kardiospasmus), Ösophagusdivertikel (Zenker), Hernien (axial, paraösophageal, Bochdalek-Hernie, Morgagni-Hernie), Ösophagitis (Refluxösophagitis, Infektösophagitis, korrosive Ösophagitis, Barrett-Ösophagus), Tumoren

Magenkontrastmitteluntersuchung
bei funktionellen Beschwerden; durch Gastroskopie und Endosonographie abgelöst
Befunde: Ulcus ventriculi, Ulcus duodeni, Tumore

Fraktionierte Magen-Darm-Passage (MDP)
Befunde: Divertikel, M. Crohn. Tumore

Kolonkontrasteinlauf
meist Doppelkontrasttechnik (Kontrastmittel + Luft (Brausetablette))
Befunde: Divertikulose, Colitis ulcerosa, Tumoren

Nierendarstellung
Ausscheidungsurogramm (i.v. Pyelographie): Kontrastmittelgabe und sequentielle Darstellung der Niere und der Harnwege

Retrogrades Zystogramm
retrograde Füllung der Harnblase; Aufnahme mit gefüllter Blase, Miktionszystourethrogramm
Befunde: zystische Nieren, Entzündungen der Nieren, Pyelonephritis, Abszeß, Urolithiasis, Nierenarterienstenose, Nierentumoren

Arthrographie
Punktion des Gelenkspaltes und Injektion von jodhaltigem KM

Lymphographie
Darstellung der Lymphbahnen; selten

Myelographie
Darstellung des spinalen Subarachnoidalraumes durch intrathekale Injektion eines wasserlöslichen Kontrastmittels; bei Raumforderungen, Kompressionen
Kontraindikation: erhöhter Hirndruck

Konventionelle Tomographie
lineare Tomographie: Schichtwinkel 30–40°; Dicke 2 mm
Zonographie: Schichtwinkel 4–8°, Dicke 10–30 mm
Indikation: Knochenveränderungen, Nieren- und Harnleiter, Gallenwege

Radiologie
Nuklearmedizinische Diagnostik

Nuklearmedizinische Diagnostik

Grundlagen
Träger: Radiopharmakon: Radionukid (Tracer) + Trägersubstanz
Markierung: Radionuklid wird an den Träger gekoppelt.
Spezifische Aktivität: Aktivität pro Menge Radiopharmazeutikum
Applikationsformen: i.v., peroral, subkutan, intrathekal, inhalativ
Messung:
    Szintillationsdetektoren: allgemeine Messung radioaktiver Strahlung
    Gammakamera: schnelle Bildfolgen möglich; Lokalisations- und
        Funktionsdiagnostik
    Scanner: Detektoren mit fokussierendem Kollimator (nur eine Richtung der
        Strahlung wird detektiert)
    Emissionscomputertomographie: rechnergestütztes Schichtaufnahme-
        verfahren zur Darstellung von Radioaktivität
In-vivo-Anwendung: Radiopharmaka werden direkt am Menschen zur Diagnostik
    von Stoffwechselvorgängen eingesetzt (z.B. Szintigraphie)
In-vitro-Anwendung: Messung von radioaktiven Zerfallsprodukten außerhalb des
    Organismus; der Mensch unterliegt keiner vermehrten Strahlenexposition
    (z.B. RIA)

Szintigraphie
Statische Szintigraphie: eine Aufnahme nach Applikation
Sequenzszintigraphie: Phasenaufnahme
Mehrphasen-(Serien-) Szintigraphie: Aufzeichnung mit Gamma-Kamera
Funktionsszintigraphie: quantitative Auswertung

Schilddrüse: DD autonomes Adenom, kalter Knoten, M. Basedow
Lungen: Perfusions-, Ventilations- und Inhalationsszintigraphie
Niere: statisch, Perfusion-, Funktionsszintigraphie
Myokard: Infarkts- und Ventrikelfunktionsszintigraphie
Knochen: Skelett- und Knochenmarkszintigraphie
Gehirn: regionale Hirndurchblutung, Hirn-SPECT mit Durchblutungsmarkern,
    Liquorszintigraphie
sonstige:
    Leberszinitgraphie
    selektive Milzszintigraphie
    Blutungsquellennachweis
    Nebennierenszintigraphie
    Nebenschilddrüsenszintigraphie

Radiologie

Sonographie

Schallköpfe: Linearscanner / Konvexscanner / Sektorenscanner
Bilddarstellung:
    A-Mode: eindimensional, Abbildung in Kurven; bei Echoenzephalographie zum Nachweis von Raumforderungen
    B-Mode: Abbildung in Graustufen, real-time-Verfahren
    M-Mode: Bewegungsabläufe, time-motion, Echokardiographie
Nomenklatur:
    homogene Reflexverteilung: reflexarm, reflexreich, echoarm, echoreich
    inhomogene Reflexverteilung: diffus, herdförmig, scharf, unscharf
Darstellungsformen:
    Zysten: echofrei
    Steine: echoreich
    Luft: Wiederholungsechos
Doppler-Sonographie: Messung der Strömungsgeschwindigkeit
    CW-Doppler (continuous wave): keine Zuordnung zum Entstehungsort möglich
    PW-Doppler (pulsed wave): Zuordnung möglich, da nur ein Kristall zum Senden und Empfangen
    Farbduplexsonographie: B-Bild + Doppler; Flußrichtung in Gefäßen darstellbar

MRT

T_1-**Wichtung**: kurze Echozeit, kurze Repetitionszeit
    Fett und Knochenmark: hell
    Leber, Milz, Darm und Wasser: dunkel
T_2-**Wichtung**: längere Echo- und Repetitionszeit
    Wasser, Liquor, Zysten, Ödeme: hell
    Fett: dunkel
protonendichte Bilder:
    Fett: hell
    Liquor: dunkel

Radiologische, interventionelle Maßnahmen

Rekanalisation:
- **Perkutane transluminale Angioplastie (PTA), Ballon-Dilatation**
- **Aspirationsembolektomie**: Entfernung von thrombotischem Verschlußmaterial
- **Atherektomie**: Entfernung atherosklerotischer Plaques
- **Stent-Implantation**: Metallgitterendoprothesen zur Überbrückung von Stenosen
- **Cava-Filter**: Thromboseprophylaxe (Auslegung einer Spange in der Cava, die den Blutfluß nahezu unbehindert läßt, aber eventuelle Emboli abfängt, bevor sie in die Endstrombahn gelangen.)
- **Lokale Fibrinolyse**: durch Urokinase, Streptokinase

Drainage: bei Pleuraerguß, Perikarderguß, Nierenbeckenkelchsystem bei Ureterstenosen, Gallenwegsaufstau, Leberabszeß, Pleuraempyem

Infiltration: zur Schmerztherapie, Verbesserung der Durchblutung, Sympathektomie des Plexus coeliacus (Schmerzzustände), thorakale oder lumbale Sympathektomie (art. Durchblutungsstörungen)

Embolisation: bei AV-Malformationen, Tumorblutungen, Varikozelen
- **Embolisationsmaterial**: Spiralen, Gelfoam, Zyanoacrylate, Sklerosierungsmittel, Okklusionsballons, Ethibloc, Alkohol

Perfusion: bei regionärer intraarterieller Tumortherapie

Extraktion: mit Hilfe von Extraktionsschlingen können Fremdkörper (meist Katheterspitzen) entfernt werden

Strahlentherapie

Grundlagen

Rechtliche Grundlagen
vorher komplettes Staging, Typing, Grading; Aufbewahrungspflicht über 30 Jahre

Technische und methodische Grundlagen
Energien:
- Weichstrahltherapie: mit 6–100 keV
- Halbtiefentherapie: mit 80–150 keV
- Hartstrahltherapie: mit 200–400 keV (heute kein Einsatz mehr)

Herd-Fokus-Abstand:
- oberflächliche Herde → kurzer Abstand
- tiefe Herde → weiter Abstand

Hochenergie-Strahlentherapie:
- Teilchenbeschleuniger im Elektronen- und Photonenmodus
- Telegammatherapie
- Neutronenstrahler
- Protonen und Neutronen

Brachytherapie: umschlossene, radioaktive Substanzen direkt am Läsionsherd
- Kontakttherapie
- Intrakavitär
- interstitiell (permanent oder temporär)
- **Afterloading-Verfahren**: Implantation von einer Hülle, in die erst später das radioaktive Material platziert wird; Schonung des Personals

Bestrahlungsplanung:
- Einzelstehfeldbestrahlung
- Gegenfeldbestrahlung
- Mehrfelderbestrahlung
- Bewegungsbestrahlung
  - Pendelbestrahlung
  - Rotationsbestrahlung
  - Konvergenzbestrahlung
  - telezentrierte Kleinwinkelbestrahlung
- Dynamische Bestrahlungstechniken

Zeitliche Dosisverteilung: Einzeitbestrahlung, Fraktionierung, Protrahierung

Behandlung maligner Tumoren

Richtlinien:
- multidisziplinäre Betreuung
- Planung: Staging, Grading, Markierung post-OP mit Clip, Sono, CT-gesteuert
- Markierung des Bestrahlungsfeldes auf der Haut, Isodosenverteilung

Radiologie
Strahlentherapie

Therapieziele der Radioonkologie:
    Kurativ: heilend
    Palliativ: Besserung der Lebensqualität

Formen:
    Präoperativ: Umwandlung inoperabler Tumor → operablen Tumor
    Intraoperativ: Minderung des Metastasierungsrisikos durch den Eingriff; direkte, nahe Position
    Postoperativ: bei Verbesserung der Heilungsquoten durch Kombination

Kombinationen:
    Radiochemotherapie: Sensibilisierung durch Chemotherapie → besserer Effekt der Strahlentherapie
    Blockierung der Zellteilung: Strahlentherapie in chemosensibler Phase
    Hyperthermie induziert Strahlenempfindlichkeit
    Sauerstoff bewirkt Sensibilisierung

Tumordosis (Herddosis): Dosis im Zielvolumen

Fraktionierung: zeitliche Dosisverteilung (gesundes Umgebungsgewebe erholt sich besser als Tumorgewebe)

Gesamtdosis: Korrelation zwischen Grading und Strahlensensibilität

Perkutane kurative Strahlentherapie: Zerstörung des Tumorgewebes bei Schonung des umgebenden Gewebes

Organbeispiele:
    Primäre Hirntumoren: erst OP, dann Bestrahlung
    Orbitatumoren: sowohl OP als auch Bestrahlung umstritten
    HNO: nötige Dosis > Toleranzdosis des RM
    Non-Hodgkin-Lymphome: sehr strahlensensibel, Mantelfeldtechnik (umgekehrtes Y)
    Bronchialkarzinome: Supraklavikulargrube ipsi- und kontralateral, Mediastinum, Tumor selbst
    Mamma: Brust tangential, parasternal, axillar
    Bauchhöhle: Mehrfeldertechnik

NW: Linsentrübung, Speicheldrüsenfunktionsstörung, Ösophagitis, Schmerzen, Sterilität, Querschnittslähmung, Epidermolyse, pathol. Frakturen

Palliative Strahlentherapie.
    Ziel: temporäre Besserung, Besserung des Allgemeinbefindens
    Dosierung: 2/3 der kurativen Dosis
    Kombination: OP; Hormone, Zytostatika
    Indikation: Schmerzen, Verringerung der Frakturgefahr, Einflußstauung, Querschnittslähmung

Behandlung gutartiger Tumoren

Dosis: ca. 0,2–1,0 Gy → antiphlogistische und analgetische Wirkung

Therapie entzündlicher Erkrankungen: Panaritien, Furunkel, Schweißdrüsenentzündungen, Reizungen Sehnen- und Muskelansätze, Prophylaxe bei Keloiden, Hämangiomen

Radiologie
Strahlentherapie

Anwendung umschlossener Strahler

Kontaktbestrahlung
Intrakavitäre Bestrahlung: intrazervikale / intravaginale Einalgen meist
 Afterloading
Interstitielle Therapie:
 Indikation: Zungen- und Mundboden-Ca, Hirntumoren, Anal- und
  Prostatakarzinom
 temporäre Implantation: 192-Iridium
Permanente Implantation: 198-Gold-Seeds
Intraoperative Spickung: bei Lungenspitzen-, Mediastinal- und Pankreastumoren
Oberflächentherapie: 90-Strontium

Therapie mit offenen radioaktiven Stoffen

Mit möglichst reinen β-Strahlern:
 Radiojodtherapie der Schilddrüse: 131-Jod
  Anreicherung in Gewebe → Zerstörung
  Ind.: M. Basedow, blande Struma, Schilddrüsenkarzinom
 Polycythaemia vera: 32-P → erhöhter Zellumsatz
 Skelettmetastasen: 89-Sr → Osteoblastenaktivität
 Radioaktiv markierte monoklonale Antikörper

Radio

Rechtsmedizin

Thanatologie	**1336**
Tod	1336
Agonie	1337
Intermediäres Leben	1337
Todeszeit	1337
Leichenveränderungen	1338
Frühe Leichenveränderungen	1338
Späte Leichenveränderungen	1339
Vitalreaktionen	1340
Leichenschau und Obduktion	1340
Plötzlicher Tod aus natürlicher Ursache	1341
Sterben	1342
Sterbehilfe	1342
Forensische Traumatologie	**1343**
Strafrechtliche Einteilung von Delikten	1343
Allgemeine forensische Traumatologie	1344
Mord oder Selbstmord	1344
Schwangerschaftsabbruch	**1345**
Vaterschaftstest	**1346**
Medizinische Begutachtung	1346
Neugeborenes und Kindestötung	**1347**
Spurensicherung	**1348**
Grundlagen	1348
Materialien	1349
Leichenschau, Obduktion	1349
Verkehrsmedizin	**1350**
Alkohol	1351
Psychopathologie	**1352**
Forensische Sexualmedizin	**1353**

Recht

Rechtsmedizin

Thanatologie

Ärztliche Rechts- und Berufskunde	**1354**
Rahmenbedingungen ärztlicher Tätigkeit	1354
Ärztlicher Eingriff	1355
Ärztliche Haftpflicht	1355
Arzt-Patienten-Vertrag	1356
Schweigepflicht (§ 203 StGB)	1357
Ärztliche Begutachtungskunde	**1358**

Thanatologie

Tod

Ein▷ **Klinischer Tod**: Lichtstarre, Muskelerschlaffung, Reflexverlust, Apnoe, Kreislaufstillstand, Reanimationszeit 5–10 min; Pupillenerweiterung, fehlende Lichtreaktion
Hirntod: Erlöschen der Hirnfunktion durch irreversible Schädigung; Koma, fehlende zentrale Reflexe (okulozephal, korneal, pharyngeal), Muskelatonie, Nullinien-EEG; angiographisch keine Zirkulation, erniedrigte arteriovenöse O_2-Bilanz
Individualtod:
  Hirntod; entspricht auch klinischem Tod, wenn dieser irreversibel
    Endgültiger Tod: irreversibler Stillstand von Atmung und Kreislauf
Biologischer Tod: Absterben der letzten Zelle durch Anoxie; Erliegen der Stoffwechselfunktionen

Di▷ **Unsichere Todeszeichen**: Blässe, Körperwärme abnehmend, Atemstillstand, Herz-Kreislauf-Stillstand, fehlende Pupillenreaktion, fehlende Reflexe, Muskelatonie
Sichere Todeszeichen: Totenflecke (Livores), Totenstarre (Rigor mortis), Autolyse, Fäulnis
Lebensprobe: Siegellackprobe: Lack auf Haut; wenn Rötung noch vital (veraltet)

DD▷ **Scheintod**: Atmung, Puls, Körperwärme, Reflexe nicht wahrnehmbar; keine sicheren Todeszeichen; nur EKG und EEG zeigen noch vitale Grundfunktionen
  vita reducta: Krisenzustand, keine spontane Erholung
  vita minima: Vita reducta mit Herzstillstand

Rechtsmedizin
Thanatologie

A-E-I-O-U-Merkregel	BEACHTEN-Merkregel
A → Anämie, Anoxämie, Alkohol	B → Badeunfall
E → Epilepsie, Elektrizität	E → Epilepsie
I → Injury (Schädelhirntrauma)	A → Alkoholintoxikation
O → Opium, Betäubungsmittel, Barbiturate	C → Coma
U → Urämie, Unterkühlung	H → Hirnblutung
	T → Trauma
	E → Elektrizität
	N → Narkotika

Agonie
In einer zeitlich unterschiedlich langen Phase kündigt sich in der Agonie durch Beeinträchtigung von Atem- Kreislauf- und Herzfunktion der bevorstehende Tod an.

Ein▷ **Kurze Agonie**: z.B. Aortenruptur, Reflextod → keine vegetative Reaktion
Minutenlange Agonie: Verbluten, Ersticken, Vergiftung → adrenerge Reaktion
Lange Agonie: Schädel-Hirn-Trauma, Entzündungsprozesse → cholinerge Reaktion

Sy▷ **Kirchhofrosen**: Hautveränderung durch intravitale periphere Durchblutungsstörung

Intermediäres Leben
Zeitraum zwischen Individualtod und Absterben der letzten Zelle (biologischer Tod)

Wiederbelebungszeiten:

Gehirn	8–10 Min.	Herz	15 Min.
Leber	30 Min.	Lunge	60 Min.
Niere	90–120 Min.	Muskulatur	2–8 Std.

Supravitale Reaktionen: Reaktionen des überlebenden Gewebes (in intermediärer Lebenszeit)
- idiomuskuläre Wulst (Kontraktion) durch Beklopfen (2–6 h), elektrische Reizung (1–8 h)
- Pupillenreaktion auf Atropin → Erweiterung (Eintropfen bis 5 h; Einspritzen bis 20 h)
- Schweißdrüsenaktivität durch Adrenalininjektion, elektr. Reizung bis 30 h
- Kontraktion der Mm. arrectores pilorum durch Histaminchlorid (36–48 h)
- EKG → Potentiale auf elektrische Reizung nach 2 h
- Anfärbung der Vitalität der Spermien (Nebenhodenschwanzspermatozoen)

Todeszeit
Leichenzeit: Zeit zwischen Tod und Auffinden der Leiche
Todeseintrittszeit: Bestimmung der Zeit von bestimmtem Ereignis bis zum Eintritt des Todes
Feststellung des Todeszeitpunktes: Temperaturbestimmung (Temperaturabnahme bei Raumtemperatur 1°C pro Std.); Auslösung supravitaler Reaktionen, Ausprägung der Totenstarre und Totenflecke

Recht

Rechtsmedizin
Thanatologie

Leichenveränderungen

Frühe Leichenveränderungen

Totenflecke

Ein▷ **Phase 0**:   **Kirchhofrosen**: in Agonie, periphere Durchblutungsstörung mit Verfärbung im Gesicht

Phase I: Beginn Ausbildung 20–30 Min. postmortal durch Absinken der Erythrozyten in den Gefäßen. In dieser Zeit sind die Totenflecke noch komplett verschieblich (bis 2 h umlagerbar; bis 12 h teilweise umlagerbar, vollständig wegdrückbar; bis 36 h teilweise wegdrückbar) → **hypostatische Totenflecke**

Phase II: Nach 6–8 h. beginnt das Hämoglobin aus den Gefäßen in das umliegende BG zu diffundieren und ist somit nicht mehr wegdrückbar → **Inhibitions- oder Diffusionstotenflecke**

DD▷ **Farbe der Totenflecke**:

Hellrot: CO-Intoxikation, Zyankali-Intoxikation, Kälte, Feuchtigkeit
Kälte bewirkt Linksverschiebung der O_2-Bindungskurve und somit ein erleichtertes Binden von O_2, so daß die Diffusion von außen ausreicht. Unterscheidung an Fingernägeln, da dort die Reoxygenierung von außen nicht möglich ist.

Blau / violettbraun: bei äußerer Erstickung

Graublau / braunrot: Met-Hb, postmortaler Wasserverlust

Grünblau / blau: Fäulnis, Sulf-Hb

Blassrosa: Anämie, größere Blutverluste

Violett / rot: Wärme (Aufoxidation des Blutes), Stauung vor dem Herzen

Schwarz: entstehen, wenn durch Autolyse die Proteine abgebaut werden, somit Cystin, Cystein und Methionin frei werden und mit Hämoglobin das schwarze Sulf-Hämoglobin bilden.

Grün: Billiverdin

Gelb: Bilirubin

Vibices: postmortal entstehende reiskorngroße Blutungen in der Haut durch erhöhten Senkungsdruck durch Kapillarberstung

Erkalten

Temperaturabnahme bei Raumtemperatur 1°C pro h
Wärmestrahlung langsamer als Wärmeleitung
Kinder erkalten schneller als Erwachsene
Erstellung eines Temperatur-Todeszeit-Bezugsnormogramms nach Henßge:
    Festlegung der Todeszeit in Stunden mit 95%iger Wahrscheinlichkeit

Totenstarre
Beginn nach 2–4 h postmortal, vollständige Ausbildung nach 6–8 h; Lösung nach 2–3 d; Totenstarre betrifft die glatte und quergestreifte Muskulatur: sie entsteht durch ATP-Mangel, wodurch die Muskutlatur nicht wieder weich gemacht werden kann.

Rechtsmedizin
Thanatologie

Muskeln, die kurz vor bzw. während des Todes benutzt wurden, erstarren zuerst; abhängig von Temperatur

Brechen der Todesstarre in ersten Stunden: erneute Starrebildung, z.T. schwerer als vorher (nicht alle Fasern erstarren gleichzeitig; ein vollständig erstarrter Muskel wird nach Brechen der Starre nicht wieder starr)

Nystensche Regel: Reihenfolge des Erstarrens und der späteren Lösung: Nacken, Schulter, obere Extremität, dann weiter nach unten

Kataleptische Totenstarre: sehr selten und bezeichnet einen sofortigen Eintritt der Totenstarre mit Fixierung der Körperhaltung bei Todeseintritt, bei starker Beanspruchung oder Giften (Pentachlorphenol)

Ausbleiben der Todesstare: Tetanus

Hautveränderungen

Vertrocknung: braunrot, lederartig
- bei offenen Augen nach 1 h Trübung der Hornhaut
- bei geschlossenen Augen nach 24 h (graubräunlich)
- postmortales Hervortreten der Barthaare durch Hautturgorverlust

Verfärbung: Hämatom: rot – blauviolett (bis 6. Tag) – grünlich (6.–8. Tag) – gelb (> 8. Tag)

Abschürfung: intravital, postmortal → braunrote, lederartige feste Vertrocknung

Tierfraß, Madenfraß: Skelettierung in 10–40 d; Fliegenlarven (graubraune Verfärbung), Ratten, Mäuse (unregelmäßige Defekte), Ameisen (landkartenähnliche Hautvertrocknungsspuren), Füchse (Verschleppen der Leichenteile), Hunde (bogenförmige Abschürfungen)

Waschhaut: bei Wasserleichen nach einigen Stunden Bildung von Waschhaut; Fingerkuppen: einige Stunden, Hand: 2–4 d, nach 2–4 Wochen läßt sich die gesamte Oberhaut an Händen und Füßen mit den Nägeln lösen

Blasenbildung: Fäulnis, Hitze, Kälte, Barbiturate

Späte Leichenveränderungen

Autolyse
Abbau organischer Zell- und Gewebsstrukturen durch frei werdende Zellenzyme **ohne** Hilfe von Bakterien

Fäulnis
Abbau organischer Zell- und Gewebsstrukturen durch Bakterien des Darms oder einwandernder Bakterien.
Bakterien breiten sich über Gefäße aus → Auftreibung des Leichnams durch Gasbildung
Öffnen der Blasen nach 2–3 Wochen → Ablösung von Haut und Nägeln
Organveränderungen: Schaumleber, grünlich-rötlich verflüssigtes Gehirn, Grünfärbung der Haut (v.a. Bauch) durch Sulf-HB-Bildung, düsterroter Ausschlag durch Hb-Freisetzung

Rechtsmedizin
Thanatologie

Caspersche Regel: 1 Woche Fäulnis an der Luft
= 2 Wochen Fäulnis im Wasser
= 8 Wochen Fäulnis in Erde

Massive Antibiose vor Tod kann Fäulnis um Wochen verzögern

Verwesung
Trockene, oxidative Prozesse → Schrumpfung der Haut, Skelettierung;
Weichteile nach 3–4 Jahren aufgelöst, Knochen nach 10 Jahren (u.U. 1000 Jahre)

Sonderformen:

Mumifizierung: Sistieren der an Wasser gebundenen chemischen Umsetzung der Fäulnis, Autolyse durch schnellen Flüssigkeitsverlust (Hitze, Trockenheit) → lederartige Vertrocknung der Leiche; Dauer: mindestens 17 Tage; normal Jahre

Fettwachsbildung: abnorm feuchte Lagerung, Luftverschluß durch Hydrolyse und durch Verflüssigung von Fett → Fettwachs; Dauer: innerhalb 3–6 Monate → grauweißer Panzer; Konservierung äußerer Gewalteinwirkung

Moorleichen: Fixierung mit Huminsäure → Gerben des elastischen Gewebes, Entkalkung des Knochens, Färbung der Haare (rot), Verwesung der Muskulatur und inneren Organe

Vitalreaktionen

Klinische Zeichen, dass Veränderungen noch zu Lebzeiten entstanden sind

Allgemein: Blutaspiration, Blutverschlucken, Fettembolie, Luftembolie, Ausblutung, Einatmung von Gasen, Katecholaminerhöhung im Blut

Lokal: Blutunterlaufungen, Schwellung, leukozytäre Reaktionen, biochemische Befunde

Leichenschau und Obduktion

Leichenrecht: eine Leiche ist weder Person noch Sache, ist aber vor unerlaubten Eingriffen geschützt; keine Sachbeschädigung, aber Störung der Totenruhe; Verfügungsrecht

Organentnahme: Einwilligung zu Lebzeiten, sonst Entscheidung der Angehörigen nach mutmaßlichem Wille; bei Ablehnung zu Lebzeiten → keine Entnahme möglich; innerhalb angemessener Frist kann Entscheidung widerrufen werden; Hirntodkriterien; Transplantation nur durch zugelassene Zentren; Regelung über Transplantationsgesetz; Regelung gilt nicht für Blut, Knochenmark, embryonale und fetale Organe und Gewebe

Aufgaben des Arztes als Leichenschauer
Feststellung des Todes und des Todeszeitpunktes
Feststellung der Todesart (natürlich, nicht-natürlich), Todesursache
Leichenschau (Eintrag auf Todesbescheinigung)
im Seuchenfällen ist der Amtsarzt einzuschalten
vor Feuerbestattung → 2. amtsärztliche Leichenschau

Rechtsmedizin
Thanatologie

Todesart
Natürlicher Tod: Tod infolge von Krankheit, Missbildungen oder Lebensschwäche (nicht vermeidbarer Tod aus bekannter, innerer Ursache) → lückenlose Kausalitätskette
Nichtnatürlicher Tod: Fremdverschulden, Unfall, Suizid; bei Auffindung eines unbekannten Toten muss immer die Polizei verständigt werden; Cave: Spurensicherung
Bei einer Kausalkette, an dessen Anfang eine nicht-natürliche Ursache stand, ist der Tod auch unnatürlich
Nicht aufgeklärt, ob natürlich oder nicht-natürlich: unbekannte Person oder Krankheit

Identifizierung und Verfahren
Identifizierung: Zahnstatus, Papillarreflief, Ohrmuschelform, Narben, Tätowierungen, Frakturen, Geschlecht (Knochenbau, Barr-Körperchen), Körpergröße (Verhältnis einzelner Röhrenknochen), individuelle Besonderheiten; Altersbestimmung
Schätzung des Alters: Gebiß, Haarbeschaffenheit, Hautfaltenbildung, braune Flecken der Haut; Knochenbeschaffenheit, Intimaveränderungen

Obduktion
Regelung über Strafprozeßordnung; der zuletzt behandelnde Arzt darf Obduktion nicht vornehmen, sollte aber dabei sein. Leichenschauer ordnet eine Obduktion nicht an; er übergibt die Unterlagen an die Staatsanwaltschaft, die über das weitere Vorgehen entscheidet
Klinische Obduktion: erfordert die Einwilligung des Toten oder der Angehörigen, Klärung der Todesursache bei natürlichem Tod
Gerichtliche Obduktion: benötigt keine Einwilligung; Klärung Todesart und -ursache
Berufsgenossenschaftliche Obduktion: BG können eine Obduktion verlangen und bei Nichteinwilligung die Versicherungssumme zurückbehalten

Recht

Plötzlicher Tod aus natürlicher Ursache
Def▷ unerwarteter Tod aus scheinbarer Gesundheit; schnelle, rapide Verschlechterung einer zunächst unbedeutenden Störung des Allgemeinbefindens
Ät▷ Säugling: Atemwegserkrankungen, Lungenaffektion, zerebrale Läsion
SIDS (sudden infant death syndrom): innerhalb 1.–2. Lj.; fraglich Elektrolytverschiebungen im Herzen, synkopales Aussetzen der Atmung, Hyperthermie, zerebrale Läsionen
Erwachsene: Herz- und Gefäßkrankheiten, Atmungsorgane, Gehirn, Lungenembolie, Zungenbiß als Indiz für zerebralen Anfall, Abtreibung

Rechtsmedizin
Thanatologie

Sterben

Sterbender: Kranker oder Verletzter mit irreversiblem Versagen einer oder mehrerer vitaler Funktionen, dessen Sterben zu erwarten ist.

Jeder Eingriff des Arztes am Patienten auch der lebensrettende Heileingriff stellt eine Körperverletzung gemäß § 123 ff StGB sowie eine Verletzung der Selbstbestimmung dar.

Es gibt kein ärztliches Behandlungsrecht! Der Patient ist nicht verpflichtet sich behandeln zu lassen.

Die **autonome Entscheidung** des Patienten (informed consent), unabhängig davon, ob sie die Diagnose oder Therapie betrifft, ist verbindlich, und zwar auch dann, wenn einer kurablen Krankheit ihr zum Tode führender Verlauf gelassen wird.

Sterbehilfe

Rechtlicher Rahmen
- Sterbenden Beistand leisten
- Beistand für den Sterbenden: u.U. Unterlassung lebensverlängernder Maßnahmen; unzumutbare Verlängerung des Lebens; das Leben darf nicht aktiv verkürzt werden
- Grundsätze der Bundesärztekammer zur ärztlichen Sterbebegleitung

Aktive Sterbehilfe: gezieltes Herbeiführen des Todes durch das Handeln des Arztes. Rechtlich handelt es sich hierbei um Tötung auf Verlangen.

Passive Sterbehilfe: Sterbeprozess hat bereits eingesetzt und Arzt greift nicht ein. Der Arzt verhindert den Tod nicht, beschleunigt ihn aber auch nicht. Kompliziert hierbei ist die Feststellung des Zeitpunktes, in dem der Sterbeprozess eingesetzt hat. Rechtlich handelt es sich hierbei formal um unterlassene Hilfeleistung.

Indirekte Sterbehilfe leistet der Arzt, wenn er dem Patienten zur Linderung seiner Beschwerden ein Medikament gibt, welches als Nebenwirkung den Tod beschleunigt. Die Absicht liegt hier also nicht im Sterben, sondern in der Linderung der Beschwerden.

Forensische Traumatologie

Strafrechtliche Einteilung von Delikten
Verbrechen: Straftat mit Mindeststrafe > 1 Jahr
Vergehen: Straftaten mit Geldstrafen oder Mindestfreiheitsstrafe von < 1 Jahr
Mord: lebenslänglich; Mordmerkmale: Mordlust, Habgier, niedrige Beweggründe, Heimtücke, Grausamkeit, gemeingefährliche Mittel, Verdeckung einer Straftat
Selbsttötung und **Beihilfe** dazu sind straffrei; aktive Beihilfe ist verboten, passive Beihilfe ist in der Regel straffrei (aber mitunter unterlassene Hilfeleistung)
Straftat: tatbestandsmäßige, rechtswidrige, schuldhafte Handlung
Handlung: menschliches Verhalten durch aktives Tun oder Unterlassen; eine Handlung kann gewollt oder ungewollt sein.
Antragsdelikte: z.B. vorsätzliche oder fahrlässige Körperverletzung
Antragsteller: Opfer, Angehörige, Dienstvorgesetzter

Straftaten gegen die Gesundheit und das Leben
Tötung:
    vorsätzlich / fahrlässig
    Vorsätzlich: Mord, Totschlag, Tötung auf Verlangen, Kindestötung, Abtreibung
    Tötungsdelikte werden immer staatsanwaltschaftlich verfolgt
Verletzung:
    vorsätzlich / fahrlässig; vorsätzlich: mit Todesfolge
    einfache – gefährliche – schwere – beabsichtigt schwere – Körperverletzung mit Todesfolge
    Gefährliche Körperverletzung: gefährliches Werkzeug, hinterlistiger Überfall, gemeinschaftliche Ausführung, lebensgefährdend
    Schwere Körperverletzung: Verlust eines wichtigen Gliedes, Sehvermögen, Gehör, Sprache, Zeugungsfähigkeit, Entstellung, Siechtum, Lähmung, Geisteskrankheit

Ursache
Zivilrecht: Kausalität ist anzunehmen, wenn üblicherweise Schadensursache eingetretenen Schaden herbeiführt → Adäquanztheorie
Strafrecht: ein Ereignis wird dann durch eine Handlung verursacht, wenn die Handlung nicht hinweggedacht werden kann, ohne daß der Erfolg entfiele (Conditio sine qua non) → Äquivalenztheorie
Sozialrecht: Theorie der wesentlich mitwirkenden Ursache

Ärztlicher Eingriff
Vorsätzliche Körperverletzung; benötigt Rechtfertigungsgründe (Einwilligung); bei Notfällen oder nicht ansprechbaren Patienten handelt der Arzt im Sinne der Geschäftsführung ohne Auftrag; er setzt den mutmaßlichen Willen des Patienten voraus.

Rechtsmedizin
Forensische Traumatologie

Allgemeine forensische Traumatologie

Todesursachen, Pathomechanismen
- Schnitt-, Stich-, Hiebverletzungen → Verblutung
- Verletzung der herznahen Venen → Luftembolie (50–120 ml)
- Fettembolie durch Mobilisation aus Knochen
- Ersticken durch Aspiration von Blut, Erbrochenem
- Schock
- Spätfolge: Entzündung, Infektion

Vitale Reaktionen
Reaktionen des Körpers auf Schädigungsreiz; nur intravital möglich:
lokal: Schwellung, Hämatom, Entzündung (Blutungen auch postmortal)
allgemein: Herz-Kreislaufmitbeteiligung, adrenerge Reaktion, Ausschüttung von Phosphatiden und Histamin, CoHb-Wert im Körperinneren (peripher durch Diffusion möglich); Ausbluten innerer Organe, Fettembolie, Luftembolie, Aspiration, Verschlucken; reparative Zeichen an Wunden (nicht Schwellung, Schürfung)

Wundalterbestimmung:
sofort	→ Blutung
1 h	→ Leukozytenreaktion
4–6 h	→ Hyperämie
16–48 h	→ Zellproliferation
2–3 d	→ Epithelialisierung
5–10 d	→ Granulationsbildung
2–3 Wo.	→ Narbenbildung

Handlungsfähigkeit: Fähigkeit des Verletzten adäquat auf Umweltreize zu reagieren; kann u.U. erhalten sein bei Stichverletzungen Gehirn, einseitige Lungenverletzungen

Handlungsunfähigkeit: z.B. bei Verletzung beider Carotiden (handlungsunfähig nach 5–10 sec.); Ventrikelverletzungen > 2–3,5 cm; Verletzung der Aorta, A. pulmonalis

Mord oder Selbstmord

Tatort: Kampfspuren, Blutspritzer
Befunde an der Leiche:
  z.B. Stichverletzungen
  - Durchstiche durch die Bekleidung, Blutabrinnspuren
  - Lokalisation   a.) an mehreren Regionen
                    b.) Handgelenk, Herz, Hals
  - Stichkanal bei mehreren Verletzungen ähnelt sich häufig
  - Links- oder Rechtshänder, Probierschnitte
  - Abwehrverletzungen: aktiv (an der Beugeseite der Finger und Handteller)
                       passiv (bei schützender Handhaltung)
  - **Schwalbenschwanzwunde**: Messer wird nicht in gleichem Weg ein- und ausgeführt

Rechtsmedizin
Schwangerschaftsabbruch

– Bei Stichverletzungen muss immer eine **Luftembolieprobe** durchgeführt werden

z.B. Hiebverletzungen

Zerstückelung:
Inhalt der Tötungshandlung oder der Triebbefriedigung
Verhinderung der Identifizierung oder Versuch, die Tatursache zu verwischen

Selbstbeschädigung:
absichtlich zur Vortäuschung eines Unfalls
um jemand anderen zu beschuldigen
betrügerisches Motiv zur Erlangung eines Versicherungsanspruches

Strangulation:
Totenflecke
Schleifspuren
Fasern an Händen
Verletzung an der Strangfurche (Fingerabdrücke)
auffällige Verletzung am Hals
Abwehrverletzungen (Hände, Arme, Fingernägel)

Indizien für Selbstbeibringung / Fremdbeibringung:

Selbstbeibringung	Fremdbeibringung
Einzelstiche, Probierschnitte	multiple Stiche
entblößte Haut	verschiedene Stichregionen
geringe Stichtiefe	gebrochener Stichkanal
Herzregion; gut plaziert	große Stichtiefe
Hals Schrägrichtung (links oben → rechts unten)	Kleiderstiche
	Schnittverletzung Handinnenfläche (Abwehr)

Schwangerschaftsabbruch

Künstlich herbeigeführte vorzeitige Beendigung einer Schwangerschaft, die im rechtlichen Sinne mit der Nidation (ca. 14 Tage nach Kontrazeption) beginnt.
§ 218: keine Erlaubnis, aber fehlende Strafverfolgung, wenn Indikation bzw. Beratungsbescheinigung vorliegt, der Abbruch von einem Arzt vorgenommen wird und seit der Empfängnis nicht mehr als 12 Wochen vergangen sind; andernfalls Freiheitsstrafe bis 3 Jahre

Legale Indikationen:

Indikation	Grund	Frist
medizinisch	Gefahr für die Mutter	keine Fristen
embryopathisch	bei schwerer Schädigung des Kindes	22 Wochen
sonstige	nach Beratung nicht strafbar	12 Wochen

Rechtsmedizin
Vaterschaftstest

Ein Abbruch vor der Nidation (Pille danach) gilt nicht als Schwangerschaftsabbruch.
Ein Arzt kann seine Mitwirkung an einem Abbruch verweigern.
Die Abtreibung erfolgt durch Kürettage, Saugkürettage, medikamentös
(Prostaglandingabe)
Illegaler Schwangerschaftsabbruch: unsachgemäße Abtreibung: mechanische
Verletzungen und Blutungen, Infektionen, Sepsis, Luftembolie, Vergiftungen

Vaterschaftstest

Putativvater: in Frage kommender Vater
Abstammungsgutachten wird über das Familiengericht beantragt; das
Tätigwerden des Sachverständigen ist nur im Auftrag möglich; bei nichtehelichem Kind und nicht Anerkennung durch den Vater reicht das
Jugendamt Klage beim Amtsgericht ein.
Untersuchungsmaterial: Blut, Sperma, Speichel, Urin, Fruchtwasser, Gewebe,
Haare, Zähne, Knochen
Vorteile der DNA-Analysen: geringe Materialmengen, Lagerungsstabilität,
Nachweis auch aus Mischspuren möglich; es können viele Merkmale
untersucht werden
Nachteile der Serologie: Mindestalter des Kindes 8 Monate, Blutentnahme erst 3
Monate nach letzter Transfusion, Lagerungsinstabilität

Medizinische Begutachtung

Fertilitätsgutachten: Zeugungsunfähigkeit bei Impotentia generandi, Impotentia
coeundi (Befruchtungs- und Begattungsunfähigkeit), Erektionsstörung,
Gliedmissbildung; nicht bei psychischen Potenzstörungen
Tragzeitgutachten: gesetzliche Empfängniszeit: 181–302 d vor der Geburtsreife
Kinder: 260–270 d; Minimaltragzeit 230–240 d, Maximaltragzeit 300–310 d
Anthropologisch-erbbiologische Begutachtung (Erbbildanalyse):
wenn Kind mindestens 3 Jahre alt: körperliche Merkmale (Haare, Farbe,
Augen, Irisstruktur, Gesichtsform, Körpergröße, Nasenform, Ohren,
Papillarlinien)
Begutachtung des Chromosomenpolymorphismus:
multi locus sonden; single locus sonden; AmpFLPs; STRs
Putativvater kann zu Entnahme gezwungen werden

Rechtsmedizin
Neugeborenes und Kindestötung

Blutgruppengutachten:
- Merkmale auf Erythrozyten: ABO, MN, Kell, Duffy (FY), CDE (rhesus), Kidd
  - **Klassischer Ausschluss**: Kind besitzt Merkmal, das nicht von Mutter und nicht von Putativvater stammt
  - **Entgegengesetzte Reinerbigkeit**: Kind reinerbig im Merkmal, das nicht von Vater stammen kann (Kind NN, Mutter MN, Vater MM)
  - **Indirekter Ausschluss**: Eltern und Verwandte werden zur Klärung des Genotyps einbezogen
- Serum → Haptoglobin, Gc, C3, Transferrin, Gammaglobulinmolekül (Gm), α1-Antitrypsin, Plasminogen
- Enzyme (PGM, ADA, GPT, SSD)
- HLA, heute durch DNA ersetzt

Zusammenfassung:
- Beurteilung: wahrscheinlich → 95%
  - an Sicherheit grenzende Wahrscheinlichkeit → 99,8%
  - ausgeschlossen → < 50%

Neugeborenes und Kindestötung

Lebendgeburt: eigene Herzaktion, Nabelschnur pulsierend, Lungenatmung
Totgeburt: < 500 g, keine Zeichen einer Lebendgeburt
Fehlgeburt: > 500 g, keine Zeichen einer Lebendgeburt
Frühgeburt: zwischen 28.–38. Woche
Reifezeichen:

Länge:	48–52 cm	Gewicht:	3000 g
Kopfumfang:	34–35 cm	Schulterbreite:	12,5 cm
Hüftbreite:	9,5 cm		

Nägel überragen Fingerkuppe, Hodendeszensus, grosse Labien > kleine Labien, wenig Lanugo

Kindestötung: vorsätzliche Tötung eines Kindes durch die leibliche Mutter während oder gleich (bis maximal einige Tage) nach der Geburt; Fall mit verminderter Schuld.
Strafrechtlich beginnt die menschliche Existenz mit den ersten Wehen, zivilrechtlich mit der Vollendung der Geburt

Tod in der Neugeborenenperiode: natürlich: Mißbildung, Infekt, intrakranielle Blutung, Blutgruppenunverträglichkeit

Zeichen des Neugeborenseins: Beschaffenheit der Nabelschnur, Geburtsgeschwulst; fehlende Reinigung von Blutanhaftungen und Vernix caseosa

Rechtsmedizin
Spurensicherung

Nachweis der Lebensfähigkeit: Unreife, Blutungen, Asphyxie, konnatale Erkrankungen, Mißbildungen
Nachweis des Gelebthabens: Schwimmprobe der Lunge als Zeichen einer Belüftung
Zeitdauer des Gelebthabens:
    Luft in Magen, oberer Dünndarm → 30 Min.
    Luft im ganzen Dünndarm → 6 h
    Luft im ganzen Dickdarm → > 12 h
    Mekonium im ganzen Dickdarm → < 2 d
    Mekonium nur noch in Darmbuchten → 2–3 d
Tötungsarten: Aktiv: Tod wird gewaltsam herbeigeführt
                Passiv: liegen lassen, verhungern lassen

Spurensicherung

Grundlagen

Spuren im engeren Sinne sind rekonstruktionsrelevante Materialanhaftungen an Opfer, Täter, Tatwerkzeug oder tatbezogenen Gegenständen; sie können biologischer oder nichtbelebter Natur sein
Biologische Spuren: i.e.S.: Blut, Sperma, Organteile; i.w.S.: Verletzungen, Hitzeeinwirkungen, Strommarken, Krankheiten
Untersuchung von Spuren: cave: Simulation, Aggravation (Übertreibung), Selbstbeschädigung

Spureneigenschaften
Identifizierung der Spurenquelle → gruppenspezifische und individualspezifische Spuren
zur Rekonstruktion des Geschehensablaufes → Richtung der Einwirkung, zeitliche Abfolge der Einwirkung, Kombination von Spuren, Alter von Spuren

Sachgemäße Spurensicherung
Allgemeine Gesichtspunkte der Spurensicherung:
     – photographische Dokumentation, evtl. Skizzierung vor Asservierung
     – Asservierung, Verpackung und Beschriftung jeder einzelnen Spur
     – Protokollierung, adäquate Lagerung, rasche Abgabe an das Labor
     – Aufnahme der Spuren in Form von Spurenträgern, Trockenmaterial, Spritze, Pipette; für DNA-Untersuchung bei –20°C lagern

Rechtsmedizin
Spurensicherung

Materialien
Blut
Form: Tropf-, Wisch-, Spritzspuren
  der Trocknungsgrad korreliert mit dem Alter der Spuren
Trockene Spuren: mit Spurenträger asservieren (Absorptionsversuch nach Holzer/Schliff
  zur Blutgruppenbestimmung; Prinzip von Coombs und Dodd, Absorptionselutionsmethode nach Lattes)
Flüssige Blutspuren: Aufnahme mittels Spritze oder Pipette
Vorproben: Prinzip der Peroxidasefähigkeit des Hb; Grenze 1:4000–8000
  → Wasserstoffsuperoxid, Benzidin bzw. Diaminodiphenylprobe, Luminalprobe, Ninhydrintest, Chemolumineszenzprobe, Leukomalachitprobe, Phenolphthaleinprobe, Kristallisation nach Takayama
Beweisproben: Nachweis kernloser Erythrozyten unter Mikroskop
  Kristallisationsprobe, Spektroskopie, Porphyrinprobe, Spektrophotometrie
Blutalter und Blutortbestimmung: Normalblut, Abortblut, Menstrualblut
Blutart: Mensch, Tier → Uhlenhuth, Ouchterlony-Präzipitation
Geschlechtszuordnung: Barr-Körperchen, Drumsticks

Sekrete
Speichel: Zigaretten, Kaugummi, Bißwunden durch Abreiben mit feuchtem Leinentuch asservieren
Schweiß: an Kleidung; Stoff asservieren
Genitalsekret: an Kleidung, Bettwäsche; mittels Abstrich, Stieltupfer asservieren

Haare
Untersuchung von:
  – Länge
  – Farbe
  – Zuordnung zu Körperregion nach Durchmesser: Kopfhaare: Durchmesser 0,05–0,09 mm; Schamhaare: 0,11–0,15 mm; Barthaare: 0,14–0,15 mm
  – **Schichtung**: beim Mensch breite Rinde
  – **Mark-Rinden-Vehältnis**: Mensch 1:4–1:3; Tier 1:2–2:3
  – Blutgruppe (Sexchromatin nur in Wurzelscheide), Blutgruppeneigenschaften
  – Geschlecht

Leichenschau, Obduktion
Allgemeiner Befund: akutes Herz-Kreislaufversagen, flüssiges Leichenblut, Schock der Niere, enge Pupillen
Totenflecke:
  Leichenblässe (Anämie, Hämolyse, Blei)
  Hellrot (CO, HCN, Zyanid, Kälte)
  Blauviolett (Barbiturate (+ Blasen)
  fahlgrau-zyanotisch / braunrot (Met-Hb : Sulfonamide, Phenacetin, Phenylhydralazin, Anilin, Nitrite, Nitrobenzol, K-/Na-Chlorat)

Rechtsmedizin
Verkehrsmedizin

Hautverfärbungen:
- gelb: Ikterus
- grün: Arsen
- blau-violett: E605, Quecksilber, Thallium, Fluor
- braun: Chrom, Nitroderivate, aromatische Kohlenwasserstoffe

Geruch:
- aromatisch: Alkohol, Lösungsmittel, ätherische Öle, Insektizide (E605)
- Bittermandel: Zyanid, Blausäure, Nitrobenzol
- Knoblauchgeruch: Phosphor-, Tellur-, Selen-, Arsenverbindungen
- Lauchgeruch: E605

Vergiftungsverdacht
bei plötzlichem, unerwarteten Tod immer auch an Vergiftungen denken
sicherzustellende Proben bei Vergiftungsverdacht:

beim Lebenden:
- Tablettenreste, leere Tablettenschachtel und Trinkgefäße
- Venenblut: 10 ml ohne Zusatz
- Urin: 50–100 ml
- Mageninhalt, Erbrochenes
- Haare: bleistiftdicker Strang

bei der Leiche:
- Femoralvenenblut: 10 ml
- Herzblut: 100 ml
- Mageninhalt möglichst komplett, Galle komplett
- Harn: 100 ml, Kammerwasser total
- Haare: bleistiftdicker Strang
- Knochen-, Leber-, Niere-, Hirn-, Nagel- Proben

Verkehrsmedizin

Fahrtauglichkeit: Jede akute oder chronische Erkrankung kann die Fahrtauglichkeit Beeinträchtigen. Ein Arzt hat die Pflicht, den Patienten über Auswirkungen von Erkrankungen und Behandlungsmaßnahmen auf die Fahrtauglichkeit zu unterrichten (z.B. instabile AP, RR >140 mmHg, Anfallsleiden, Herzinfarkt (3–6 Monate), Niereninsuffizienz, SHT (3 Monate), psychische Erkrankungen, Sehstörungen), die Fahrtauglichkeit beeinflussende Arzneimittel: Sedativa, Tranquilizer, Antiepileptika, Antihistaminika, Antihypertensiva, Narkosemittel, Lokalanästhetika, Ophthalmika, Medikamentenabhängige

Rechtsmedizin
Verkehrsmedizin

Alkohol

Kinetik
- Alkohol wird v.a. im Dünndarm resorbiert
- Abbau v.a. in der Leber durch Alkoholdehydrogenase und MEOS-System (0,1 ‰/h)
- Alkohol verteilt sich durch Diffusion entsprechend Wassergehalt Hirn > Fettgewebe
- die Alkoholwirkung ist in der Resorptionsphase am stärksten (Enthemmung)

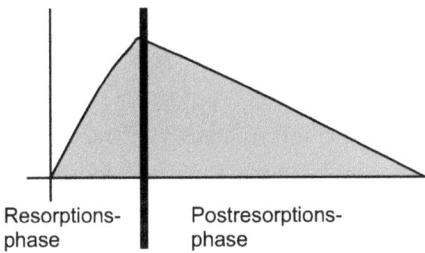

Berechnung der BAK (Blutalkoholkonzentration)
Widmark-Formel: BAK ‰ = Alkoholmenge / Körpergewicht · r;
r = 0,7 (Widmark-Faktor; ♀: r = 0,6)

Alkoholgehalt verschiedener Getränke
Bier: 4–6% = 3,2–4,8 Gew.-%
Weißwein: 10,5–11,8% = 8,5–9,5 Gew.-%
Weinbrand: 38% = 31,58 Gew.-%
→ Volumen-% · 0,8 = Gewichtsprozent → –10–20% Resorptionsdefizit

Alkoholwirkung
akut: 0–1,5 ‰: leichte Trunkenheit
1,5–2,5‰: mittlere Trunkenheit
2,5–3,0‰: schwere Trunkenheit
> 3 ‰: schwerste Trunkenheit mit Lebensgefahr
6–8 ‰: tödlich
Einfluss auf Psyche, Sinnesorgane, Nervensystem; die Wirkung ist in der Resorptionsphase am größten (Enthemmung)
chronisch: Leber-, Pankreas-, Hirn- und Herz-Schädigung

Alkoholbestimmung
Blutentnahme unter Zwang: Hautdesinfektion mit Sublimat-Lösung
Postmortale Alkoholbestimmung: Leichenblut aus Oberschenkelvene entnehmen, da Alkohol, der sich im Magen befand, durch Diffusion einen erhöhten BAK im Herzblut vortäuschen kann.
ADH (Alkohol-Dehydrogenase)-Verfahren: Alkohol + NAD$^+$ → CH$_3$CHHO + NADH + H → alkoholspezifisch, jedoch nicht ethanolspezifisch

Rechtsmedizin

Psychopathologie

Gaschromatographie: Unterscheidung zwischen Alkoholen möglich
Widmark-Verfahren: preisgünstig und genau, jedoch nicht alkoholspezifisch
Begleitstoffanalyse: zur Erkennung der Menge und der Art der Getränke
Atemalkoholbestimmung (Alcotest): grobquantitatives Verfahren; in der Eliminationsphase gute Korrelation, in Resorptionsphase große Schwankungen
Grenzen: 1,1 ‰: absolute Fahruntüchtigkeit
 0,8 ‰: Grenze (Ordnungswidrigkeit)
 ab 0,3 ‰ u.U. relative Fahruntüchtigkeit
Nachtrunk: nach dem Ereignis wird noch etwas getrunken wird, bevor Polizei eine BAK-Messung vornehmen kann
Sturztrunk: Aufnahme großer Mengen Alkohol in kurzer Zeit vor Fahrtbeginn

Arzneimittel-Alkohol-Interaktion
Unverträglichkeit: Tetrathiuramdisulfid [Antabus®], Pyrazolonderivate, INH, Sulfonylharnstoffe
Verstärkung: Sedativa, Hypnotika, Antihistaminika, Morphin, Neuroleptika, Antidepressiva
Abnorme Alkoholreaktion: Psychopharmaka, Mischpräparate, Barbiturate

Alkoholrausch
Ein▷ einfach – kompliziert – pathologisch
  → ungesteuerte Triebentladung, Desorientiertheit, Amnesie ab 3‰
Vorverlegte Schuld (actio libera in causa): z.B. Fahrt mit Auto zur Kneipe → bei alkoholisierter Rückfahrt keine Schuld, jedoch Schuld vorher, da mit der Absicht des Alkoholkonsums in die Kneipe gefahren wurde

Psychopathologie

Schuldunfähigkeit
Täter ist unfähig, das Unrecht seiner Tat einzusehen oder nach dieser Einsicht zu handeln
Herabsetzung der Schulfähigkeit durch (§§20 / 21 StGB):
- krankhafte seelische Störung, Affektstörung
- tiefgreifende Bewusstseinsstörung (Alkoholrausch, wenn sich der Täter nicht absichtlich in den Zustand versetzt hat)
- Schwachsinn
- schwere andere seelische Abartigkeit

Rechtsmedizin
Forensische Sexualmedizin

Haftunfähigkeit
Geisteskrankheit, Lebensgefahr, Vollstreckung nicht vereinbar mit körperlichem Zustand

Verhandlungsunfähigkeit
schwere körperliche, seelische Mängel, wenn nicht bewußt herbeigeführt

Rechts- und Geschäftsfähigkeit
Zivilrecht: rechtsfähig ab Geburt

< 7. Lj.	→ delikt- und geschäftsunfähig
7.–18. Lj.	→ beschränkte Geschäftsfähigkeit
16. Lj.	→ Testierfähigkeit, Eidesfähigkeit
> 18 Lj.	→ voll geschäftsfähig

Strafrecht

< 14. Lj.	→ strafunmündig
> 14. Lj.	→ strafmündig
> 18 .Lj.	→ Erwachsenenstrafrecht; bis 21. Lj. noch Jugendstrafrecht anwendbar
> 21. Lj.	→ Erwachsenenstrafrecht

Forensische Sexualmedizin

Delikte
Vergewaltigung
sexueller Mißbrauch von Kindern
sexueller Mißbrauch von Schutzbefohlenen (auch Arbeitsverhältnis, Abhängigkeitsbeziehungen)
Förderung und Duldung sexueller Handlungen von Minderjährigen
Einwirken auf Minderjährige durch pornographische Abbildungen
Verführung Minderjähriger (< 16. Lj.)
Inzest (Beischlaf mit Verwandten auf- oder absteigend oder mit Geschwistern (§173))
Homosexualität: Erwachsener mit Minderjährigem

Sexuelle Handlung
Beischlaf (hetero oder homo); Ersatzhandlungen, Entblößen, Betasten des Geschlechtsteiles, gewaltsamer Zungenkuss, Zeigen pornographischer Abbildungen
Ärztliche Untersuchung unter Narkose sollte immer unter anwesenden Personen durchgeführt werden, da es ansonsten zu Anschuldigungen kommen kann.

Recht

Rechtsmedizin
Ärztliche Rechts- und Berufskunde

Abnormes geschlechtliches Verhalten

Bezeichnung	Sexuelle Handlungen mit ...
Sodomie	mit Tieren
Sadomasochismus	Schmerz und Erniedrigung
Nekrophilie	mit Toten
Fetischismus	mit Gegenständen
Frotteur	Reiben des Genitals im Gedränge
Exhibitionismus	entblößen
Pädophilie	mit Kindern
Voyeurismus	Spannen
Transvestitismus	Imitation des anderen Geschlechts
Transsexualität	fühlt sich als das andere Geschlecht
Perversionen	Triebentgleisungen

Ärztliche Rechts- und Berufskunde

Rahmenbedingungen ärztlicher Tätigkeit

Approbation
Studium mit Examensabschluss

Entzug der Approbation bei:
- Verhalten des Arztes unwürdig und unzuverlässig
- Strafverfahren
- kann bei Verdacht ruhen

Berufsverbot
nur durch ordentliche Gerichte; für 3 oder 5 Jahre, lebenslänglich bei Missbrauch des Berufes

Ärztekammer
Bundesärztekammer: eingetragener Verein
Landesärztekammer: Körperschaft des öffentlichen Rechts; untersteht der Aufsicht des Gesundheitsamtes
Kassenvereinigungen: genossenschaftliche Vereinigung; Sicherstellung der ärztlichen Versorgung

Rechtsmedizin
Ärztliche Rechts- und Berufskunde

Pflichten des Arztes
geregelt über Berufsordnung
Bundesärzteordnung (Bundesrecht)
Kurierfreiheit: z.B. Nichtkassenarzt kann Kassenpatienten ablehnen, aber nicht bei Notfall; Kassenarzt ist verpflichtet, Patienten aus seinem Bezirk zu behandeln

Ärztlicher Eingriff

Der ärztliche Eingriff (OP, Medikamentengabe) ist vorsätzliche Körperverletzung, die nur durch die Einwilligung des Patienten die Rechtswidrigkeit verliert. Der Tatbestand der Körperverletzung bleibt jedoch prinzipiell bestehen.

Einwilligung
Eine rechtswirksame Einwilligung kann nur dann erfolgen, wenn eine Indikation zu der Maßnahme besteht (ohne medizinische Indikation ist kein Eingriff einwilligbar), der Patient aufgeklärt wurde und seine, wenn möglich schriftliche, Einwilligung hierzu gegeben hat. Zur Aufklärung gehört die Offenlegung der Risiken und Nebenwirkungen sowie der Alternativen.

Erzwingbare Eingriffe und Duldung von OP
Eingriff erfolgt durch: Amtsarzt, Polizeiarzt oder im Auftrag der Polizei
- Bekämpfung von Geschlechtskrankheiten
- Bundesseuchengesetzmaßnahmen
- Maßnahmen nach dem Unterbringungsgesetz
- nach §81a stopp: Blutabnahme bei Alkoholvergehen
- § 372 a ZPO: Vaterschaftsgutachten

Entzieht sich jemand ohne triftigen Grund einer zur Behandlung erforderlichen Maßnahme, so können sozialversicherungsrechtliche Leistungen reduziert werden!

Zwangsunterbringung: bei Gefahr für sich oder andere; nur durch Zeugnis vom Arzt + richterliche Entscheidung oder durch Polizei (Psych-KG)
Sterilisation: Unterbindung von Samen- oder Eileiter bei medizinischer, eugenischer oder schwerwiegender sozialer Indikation; nur bei rechtswirksamer Einwilligung des > 25 Lj.
Kastration: Entfernung von Hoden / Eierstöcken; bei medizinscher oder kriminologischer Indikation (abnormer Geschlechtstrieb); nur bei rechtswirksamer Einwilligung des > 25 Lj.

Ärztliche Haftpflicht
- Arzt haftet für eigene Fehler strafrechtlich und zivilrechtlich
- Arzt haftet für Fehler seiner Erfüllungsgehilfen (MTA, Arzthelfer) nur zivilrechtlich
- Vertragshaftung (Nicht-Erfüllen der Verpflichtung der Behandlung)
- Delikthaftung (unerlaubte Handlung)

Recht

Rechtsmedizin
Ärztliche Rechts- und Berufskunde

Beweislast: Arzt muß das Fehlverhalten nachgewiesen werden; bei Offensichtlichkeit (prima-facie-Beweis) des Behandlungsfehlers kommt es zu Beweislastumkehr.
Fahrlässigkeit: leicht – grob – konkret; unbewußt – bewußt, Regreßanspruch nur bei grober Fahrlässigkeit
Kunstfehler: Handlung gegen allgemein anerkannte Regeln und Verfahren oder Sorgfaltspflichten

Arzt-Patienten-Vertrag

stillschweigender Vertrag
Patientenpflichten: Bezahlung
Arztpflichten: Behandlung, alle erforderlichen Maßnahmen zum Wohle und zur Genesung des Patienten; Garantenpflicht für Gesundheit und Leben des Patienten; Sicherung einer optimalen Behandlung (nicht optimaler Behandlungserfolg) → Dienstvertrag
bei Privatpatienten direkter Arzt–Patientenvertrag
bei Kassenpatienten indirekter Arzt–Patentenvertrag
Krankenhausvertrag: total oder gespalten (Behandlung / Unterbringung – Pflege)

Ärztliche Unterlagen
Aufbewahrung: 5 Jahre; Röntgen- und Sektionsbefunde 10 J.
alle Unterlagen verbleiben beim Arzt

Aufklärungspflichten
besteht gegenüber Patienten:
- Diagnose, geplanter Eingriff, erforderlicher Eingriff
- Folgen, typische Komplikationen, Risiken; aufklärungspflichtig ab 1–3% Auswirkung
- bei dringlichen Eingriffen Reduktion der Aufklärung
- Patient darf auf Aufklärung verzichten, NICHT bei Schwangerschaftsabbruch, Geschlechtskrankheiten

Ärztliche Hilfspflichten
Allgemein: Pflicht zur Hilfeleistung (jeder) + Behandlungspflicht (Kassenärzte, Vertragsärzte)
Vertragsarzt: darf Behandlung nur in begründeten Ausnahmefällen (nie Notfall) ablehnen
Krankenhausarzt: Bereitschaftsdienst (Garantenstellung!) → Erreichbarkeit gefordert
Hausbesuchspflicht in dringenden Notfällen (Ausnahme Trunkenheit)
bei offensichtlich aussichtslosen Fällen besteht trotzdem Hilfeleistungspflicht

Rechtsmedizin
Ärztliche Rechts- und Berufskunde

Schweigepflicht (§ 203 StGB)

Standespflicht des Arztes; Regelung in Strafrecht, Zivilrecht, Berufsordnung
Schweigepflicht gilt für alle im Heilberuf Tätigen (Ärzte, Helfer, Pfleger, Praktikanten)
Geheimhaltung von „auf einen bestimmten Personenkreis begrenztes Wissen, das nicht offenkundig und nicht allgemein bekannt ist" → medizinische, private, soziale Angelegenheiten
Arzt darf Aussage über Dinge, die der Schweigepflicht unterliegen, verweigern (§ 53 StPO)
Geheimnisbruch: Verletzung der Schweigepflicht ist strafbar; wird nur bei Antrag verfolgt; besteht auch zwischen Arzt zu Arzt
Entbindung der Schweigepflicht: durch Patient, Entbindung als Zeuge, Gutachter, Sachverständiger vor Gericht (nicht für Zeitraum vor Gutachten)
Verpflichtung zum Bruch der Schweigepflicht:
- geplante Straftaten
- Bekämpfung von Geschlechtskrankheiten
- gemäß Bundesseuchengesetz
- Auskünfte ggb. Sozialversicherung, wenn Patient nicht auf Schweigepflicht besteht
- Personenstandsgesetz (Tod, Geburt)
- Berufskrankheitenverordnung (Meldung)
- Körperbehinderungen bei Minderjährigen, wenn Eltern der Maßnahme nicht zustimmen

Recht

Ärztliche Begutachtungskunde

Krankheit: regelwidriger Körper- oder Geisteszustand → Notwendigkeit einer
  Heilbehandlung
Unfall: unfreiwillig erlittene Gesundheitsschädigung durch plötzlich von außen
  einwirkendes Ereignis
Gutachtengliederung:
  Auftrag, Fragestellung
  Vorgeschichte aufgrund der Akten
  eigene Untersuchung
  Beurteilung und Beantwortung der Beweisfrage
  Zusammenfassung
Wahrscheinlichkeitsangaben:
  100% Sicherheit
  99,8% an Sicherheit grenzende Wahrscheinlichkeit
  90%   hohe Wahrscheinlichkeit
  >50% Wahrscheinlichkeit (nur Sozialrecht)
Falschgutachten:
  Meineid
  fahrlässiger Falscheid
  uneidliche Falschaussage
  Verletzung der Berufsordnung

Sozialmedizin

Grundlagen	**1360**
Epidemiologie	1360
Soziale Umwelt und Krankheit	**1361**
Einflüsse soziokulturell vermittelter Lebensstile	1361
Einflüsse soziodemographischer Variablen	1361
Gesundheitsrelevante Verhaltensweisen	1361
Gesundheitsbildung und Krankheitsverhütung	**1362**
Prävention	1362
Rehabilitation	1363
Sozialrechtliche Grundlagen	1363
Medizinische Versorgung	**1364**
Grundfragen von sozialer Sicherung und Sozialrecht	**1365**
Demographische Grundlagen	1367
Gesundheitsökonomie	**1368**

Sozial

Sozialmedizin
Grundlagen

Grundlagen

Epidemiologie

Aufgaben
- Beschreibung und Untersuchung der Verteilung und Häufigkeit von Krankheiten
- Identifikation ätiologischer Faktoren in der Pathogenese von Krankheiten
- Bereitstellung von Daten für Planung, Durchführung und Beurteilung von Maßnahmen zur Vorbeugung, Bekämpfung und Behandlung von Krankheiten und für die Festlegung von Prioritäten zwischen den verschiedenen Maßnahmen

Maße für die Krankheitshäufigkeit
Morbidität: Erkrankungshäufigkeit
Morbiditätsrate: Krankheitsfälle pro Zeit und Bevölkerung
Mortalität: Zahl toter Kranker auf Gesamtbevölkerung
Mortatlitätsziffer: Anzahl der Sterbefälle zu Durchschnittsbestand einer Population
Letalität: Zahl toter Kranker auf Infizierte
Letalitätsrate: Anzahl der Verstorbenen an Krankheit im Verhältnis zur Anzahl der an Krankheit Erkrankten
Inzidenz: Zahl der Neuerkrankungen pro 100 000 Einwohner / Jahr
Inzidenzrate: Zahl der Neuerkrankungen pro Zeiteinheit im Verhältnis zu Zahl der exponierten Personen
Prävalenz: Zahl der Kranken zum Untersuchungszeitpunkt
Prävalenzrate: Zahl der Erkrankten zu Anzahl der untersuchten Personen

Zusammenhangsmaße
Relatives Risiko: Zusammenhang von Risikofaktor und Krankheit (x · häufiger bei Prädisposition)
relative Krankheitshäufigkeit von Exponierten zu relativer Krankheitshäufigkeit von nicht-Exponierten: $\frac{a/(a+b)}{a/(c+d)}$

RF	erkrankt	gesund
ja	a	b
nein	c	d

Direkte Altersstandardisierung: Berechnung der Sterbeziffer einer Population, wenn diese eine Standardpopulation wäre:
 - altersspezifische Sterbezahl × Personenzahl der Standardpopulationen
 - $\sum$ der Produkte / Gesamtpersonenzahl der Standardpopulation

Indirekte Altersstandardisierung: Berechnung der erwarteten Sterbefälle in Bevölkerung, wenn dort altersspezifische Sterbeziffern der Standardpopulation gelten würden:
 - Quotient beobachtete Sterbefälle / erwartete Anzahl der Sterbefälle × Sterbeziffer der Gesamtbevölkerung

Sozialmedizin
Soziale Umwelt und Krankheit

Soziale Umwelt und Krankheit

Einflüsse soziokulturell vermittelter Lebensstile
Ernährungsgewohnheiten (Fett, Alkohol), Nikotin, Drogen
Single-Haushalt, Kantinenessen, Vegetarier
Bewegungsmangel, Streß

Einflüsse soziodemographischer Variablen
Gliederung der Bevölkerung nach: Beruf, Ausbildung, Einkommen
    Beruf: meist sitzend, gleichförmige Bewegungsabläufe
Arbeitssektoren:
    primärer Sektor: Land- und Forstwirtschaft
    sekundärer Sektor: Industrie und Handwerk
    tertiärer Sektor: Dienstleistungen
Sozialanamnese: Familienstand, Beruf, Absicherung, Kinder, Kontakte
Soziale Mobilität: Auf- und Abstieg in sozialen Schichten der Gesellschaften;
    Intergenerationsmobilität und Intragenerationsmobilität
Geographische Mobilität: Änderung des sozialen Umfeldes
Soziale Inkongruenz: Ehen unter unterschiedlichen sozialen Schichten
    → soziale Konflikte
Freizeitstress: Reduktion der Arbeitszeit → veränderte Freizeitgestaltung
    → Verausgabung

Gesundheitsrelevante Verhaltensweisen
Nikotin
durchschnittlicher Konsum: 2000 Zigaretten/Jahr/Bürger
Kosten: ca. 5 Euro / Tag bzw. 1800 Euro / Jahr
Raucherkarriere 20–30 Jahre (Pubertät bis mid-life-crisis)
meist Gesellschaftsraucher
Ep▷   Inzidenz: ♂: 50%, ♀: 30%; Arbeiter > Angestellte, auf dem Land < Stadt;
Pa▷   Krebs und Arterioskleroserisiko; auch bei passiv Rauchen; Krebsrisiko v.a.
    Lunge, Mundhöhle, Kehlkopf, Ösophagus (Blase)

Alkohol
gesellschaftlich anerkannt
durchschnittlicher Konsum: 150 l Bier/ Jahr
eine Flasche Bier enthält 25 g Alkohol
20–40% der Verkehrsunfälle unter Alkohol, 10–30% der Arbeitsunfälle unter
    Alkohol
Ep▷   Inzidenz: 50% trinken täglich, 60% regelmäßig; alle Bevölkerungsschichten
    betroffen; 1–3 Mill. Alkoholiker; ♂ > ♀ (4:1)
Pa▷   Pankreatitis, Leberzirrhose, Enzephalopathie
    soziale Folgen: Verwahrlosung, Kündigung, Scheidung, Schulden
    Gesundheitsgefährdung ab:
        ♂: 60 g/Tag
        ♀: 20–40 g/Tag

Sozial

Sozialmedizin
Gesundheitsbildung und Krankheitsverhütung

Körperliche Aktivität
Ep▷ vermehrte körperliche Aktivität z.T. bei schweren Berufen; Bewegungsarmut vermehrt Übergewicht und seine Folgen

Ernährung
Ep▷ ♂: 27% adipös, ♀: 22% adipös; im Alter zunehmend
Erhöhte Inzidenz von Adipositas durch Änderung der Ernährungsgewohnheiten
Ein▷ **Normalgewicht**: Broca-Index KG (kg) / Größe – 100 = 1
Massenindex KG (kg) / Größe^2 in m = 24,0
Fettmassenbestimmung: Bestimmung subkutanes Fett; Hautfaltendicke
Pa▷ Adipositas: KHK, Hypertonus, Diabetes, Gicht

Sozialmedizinische Aspekte von Unfällen
Ep▷ Inzidenz: Straßenverkehr > Haushalt, Sportunfälle
Straßenunfälle: 20% der tödlich verunglückten Jugendlichen sind unter 15 Jahren; verletzt 40%

Gesundheitsbildung und Krankheitsverhütung

Prävention

Def▷ Förderung der Gesundheit, Verhütung von Krankheit oder Unfall, Verhinderung des Fortschreitens der Krankheit
Ein▷ **Gesundheitsbildung**: Aufklärung, Erziehung und Beratung
Health-believe-model: Vermittlung der Richtigkeit der Verhaltensweisen
Primärprävention: Vermeidung gesundheitsgefährdender Risiken, Gesundheitsförderung, Impfungen, Trinkwasserfluoridierung, Kochsalzjodierung
Sekundärprävention: Krankheitsfrüherkennung, Vorsorgeuntersuchungen
Tertiärprävention: Vermeidung einer Progredienz, Rückfall → Rehabilitation

Sozialmedizin
Gesundheitsbildung und Krankheitsverhütung

Rehabilitation
Ziel: Wiedereingliederung in normales Leben, Beruf und Gesellschaft
Umsetzung: kurativ, palliativ
Anspruch: alle Behinderten haben Anspruch auf Rehabilitation
Ein▷ medizinisch, schulisch-pädagogisch (Kinder) – beruflich – sozial
Anschlußheilbehandlung (AHB): schnelle Wiedereingliederung ins Arbeitsleben nach stationärem Aufenthalt; max. 3 Wochen nach Klinikaufenthalt
- **Antrag** durch Versicherten selbst zu stellen
- **Procedere**: berufliche Rehabilitation → Antrag an Arbeitsverwaltung (Arbeitsamt); Kostenträger holt Gutachten ein; Prüfung ob Anspruch besteht (mind. 6 Pflichtbeiträge innerhalb 24 Monate oder 60 Monate Versicherungszeit) → Genehmigung der Rehabilitationsmassnahme
- **Kostenübernahme**:
  - berufliche Rehabilitation: Bundesanstalt für Arbeit
  - medizinische Rehabilitation: Rentenversicherung, Berufsgenossenschaft, Versorgungsämter; nur subsidiär gesetzliche Krankenkassen

Gesetzliche Leistungsträger der Rehabilitation
Träger der gesetzlichen Krankenkassen: Ortskassen, Betriebskassen, Innungskassen, Ersatzkassen, Bundesknappschaft, landwirtschaftliche Krankenkasse
Träger der Rentenversicherung: Landesversicherungsanstalt, Bundesbahn-Versicherungsanstalt, Seekasse, Bundesversicherungsanstalt für Angestellte, Bundesknappschaft; landwirtschaftliche Altenkasse
Träger der gesetzlichen Unfallversicherung: Berufsgenossenschaften, Gemeindeunfallversicherungsverbände
Träger der Bundesanstalt für Arbeit: Landesarbeitsämter und Arbeitsämter
Träger der sozialen Entschädigung bei Gesundheitsschäden: Landesversorgungsämter, Fürsorgeämter

Sozialrechtliche Grundlagen
Schädigung: Grundlage einer Behinderung ist die Schädigung durch Unfall, Tumor, idiopathisch, degenerativ
Behinderung: persistierende Erwerbsminderung (MdE) > 10%; 55 Arten mit 8 Ursachen; Schwerbehinderung bei MdE > 50%
- **impairment**: Feststellung des Schadens
- **disability**: Muster an funktionellen Einschränkungen
- **handicap**: Beeinträchtigung im sozialen Feld

Berufsunfähigkeit: Erwerbsfähigkeit < 50% gegenüber normalem Versicherungsnehmer unter gleichen Voraussetzungen
Erwerbsunfähigkeit: kann keine oder nur geringfügige Erwerbstätigkeit ausführen; Erstellung eines positiven und negativen Leistungsbildes

Sozialmedizin

Medizinische Versorgung

Pflegebedürftigkeit:
- **Stufe I**: Hilfe mindestens bei 2 Verrichtungen am Tag aus mindestens 1 der drei Bereiche Körperpflege, Mobilität, Ernährung; mehrmals wöchentlich Haushaltshilfe
- **Stufe II**: Hilfe mindestens bei 3 Verrichtungen am Tag aus den Bereichen Körperpflege, Mobilität, Ernährung; mehrmals wöchentlich Haushaltshilfe
- **Stufe III**: rund um die Uhr Versorgung; mehrmals wöchentlich Haushaltshilfe

Medizinische Versorgung

Kassenärztliche Vereinigung (KV)
Selbstverwaltung der niedergelassenen Kassenärzte; Sicherstellungsauftrag gegenüber Krankenkasse, Interessenwahrung der Ärzte (Honorarverhandlungen)

Kassenärztliche Bundesvereinigung (KBV)
obere Organisation der KV, die primär örtlich-regionale Verbände darstellen

Ärztekammer
Berufsorganisation; Körperschaft des öffentlichen Rechts

Einrichtungen der medizinischen Versorgung
Ebenen
- Primärversorgung: an jedem Ort und zu jeder Zeit; Betreuung, 1. Hilfe; Hausarzt
- Sekundärversorgung: Fachärzte; Kreiskrankenhäuser
- Tertiärversorgung: Unikliniken

Krankenhäuser
- Träger: Gemeinde, Land, privat, freigemeinnützig (Kirchen)
- Gliederung: Administration, ärztlicher Sektor, Krankenpflege; Verwaltungsdirektor, ärztlicher Direktor, Pflegedienstleitung
- Grundversorgung: Kreiskrankenhäuser
- Regelversorgung: städtische Kliniken
- Maximalversorgung: Uniklinik

Niedergelassene Praxissysteme
- Gemeinschaftspraxis: mehrere Ärzte, gegenüber Krankenkasse ein Unternehmen
- Nachfolgegemeinschaft: Übergang bei Übernahme der Praxis
- Praxisgemeinschaft: mehrere unabhängige Ärzte, die Personal und Geräte teilen
- Polikliniken: an Unikliniken ambulante Einrichtungen

Grundfragen von sozialer Sicherung und Sozialrecht

Soziale Sicherung durch
1. Arbeitslosenversicherung (50%–50% Arbeitgeber/Arbeitnehmer, ansonsten Bund)
2. Krankenversicherung (50%–50% Arbeitgeber/Arbeitnehmer, parietätisch)
3. Rentenversicherung (50%–50% Arbeitgeber/Arbeitnehmer, parietätisch)
4. Unfallversicherung (Arbeitgeber)
5. Pflegeversicherung

Prinzipien der sozialen Sicherung
Eigenverantwortung
Solidargemeinschaft (Versicherungen)
Versorgungsprinzip (Kriegsopferversorgung, Impfschädenversorgung; kein Beitrag)
Subsidiaritätsprinzip (Sozialhilfe – zur Not, wenn kein anderer leistet, zahlt Sozialhilfe)
Äquivalenzprinzip (bei Unfall- oder Lebensversicherung; Auszahlung entspricht Einzahlung)

Versicherungspflicht
Versicherungspflicht für: Arbeiter, Angestellte, Rentner, Arbeitslose, bis Grenze auch Selbständige; ansonsten freiwillig
Leistungen: Geld-, Dienst- und Sachleistungen

Gesetzliche Krankenversicherung (GKV)
Def▷ Krankheit: Fehlen von Gesundheit, subjektive oder objektive Befunde
Arbeitsunfähigkeit: Tätigkeit kann nicht / nur unter Inkaufnahme einer Verschlimmerung der Krankheit durchgeführt werden
Gleichmäßigkeit: alle Versicherten erhalten Behandlung; keine Bevorzugung
Wirtschaftlichkeit: Ökonomie bei Diagnostik, Therapie; GKV kann Arzt Honorar entziehen; keine Einbuße von Qualität und Humanität

Versicherung und Versicherte
AOK (50 % der Versicherten)
Ersatzkassen
berufsspezifische Betriebskassen → ∑ RVO-Kassen
Beitrag von Arbeitgeber und Arbeitnehmer 50%–50% (ca. 14% des Bruttolohnes; Grenze < 75% der Beitragsbemessungsgrenze)
MD (medizinischer Dienst): Prüf- und Kontrollfunktion, Begutachtung, Beratung

Sozialmedizin
Grundfragen von sozialer Sicherung und Sozialrecht

Gesetzliche Rentenversicherung (RV)
Erwerbsunfähigkeit: keine regelmäßige Tätigkeit mit mehr als nur geringem Lohn möglich
Berufsunfähigkeit: Erwerbsfähigkeit in seinem Beruf gegenüber Kollegen um 50% reduziert
Versicherung: Landesversicherungsanstalt (LVA), Bundesversicherungsanstalt für Angestellte (BfA), Knappschaft
Leistungen: Altersversorgung, Rehabilitation

Gesetzliche Unfallversicherung
alle Arbeitnehmer; Versicherung gegen alle im kausalen Zusammenhang mit der beruflichen Tätigkeit stehenden Erkrankungen: Arbeitsunfälle, Wegeunfälle, Berufskrankheiten; Beitrag durch Arbeitgeber
Versicherungen: Berufsgenossenschaften; Verträge mit Durchgangsärzten (D-Arzt)

Arbeitslosenversicherung
Beitrag durch Arbeitgeber und -nehmer hälftig; Anspruch auf Leistungen nach 360 Arbeitstagen in 3 Jahren; Träger: Bundesanstalt für Arbeit

Öffentliches Gesundheitswesen
Öffentliches Gesundheitswesen dient gesundheitlichen Erfordernissen der Gemeinschaft; Ausführungsorgan der Regierung; Gesundheitsämter
Hierarchie:
- Kommune: Gesundheitsamt; Umsetzung; Untersuchungen, Bescheinigungen
- Land: Landesgesundheitsbehörde; Durchführung der Gesetze, Aufsicht, Verkehr von Arzneimitteln
- Bund: Bundesministerium für Jugend, Familie, Frauen und Gesundheit; Bundesgesundheitsamt; Bundeszentrale für gesundheitliche Aufklärung in Köln
- international: WHO

Gesetzgebung im Gesundheitswesen
Bund besitzt Rahmengesetzgebungsbefugnis; in diesem Rahmen gilt Länderautonomie

Aufgaben der Gesundheitsämter
Überwachung der gesundheitlichen Lebens- und Arbeitsverhältnisse; Statistik
Planung des Bedarfs von Krankenhäusern, Sozialstationen, Alten- und Pflegeheimen, Ausstellung ärztlicher Zeugnisse
Gesundheitsschutz: Seuchenbekämpfung, Impfwesen; Gesundheitsüberwachung der Beschäftigten in der Küche
Mütterberatung, Betreuung Alkoholkranker, psychisch Kranker, Aidshilfe, Behindertenhilfe
Gesundheitserziehung, Kampagnen

Sozialmedizin
Grundfragen von sozialer Sicherung und Sozialrecht

Demographische Grundlagen

Bevölkerungsentwicklung

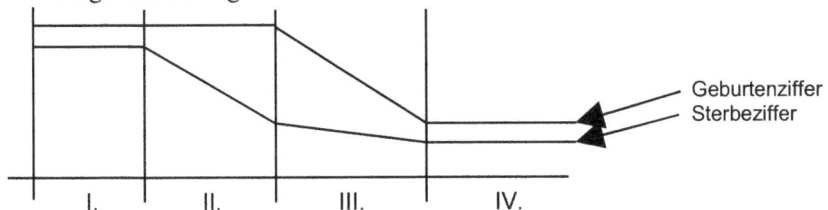

→ Erhöhung der Lebenserwartung durch Medizin, Prävention, Sozialstandard
→ Verminderung der Geburtenzahl
→ Überalterung der Gesellschaft

Gesundheitsvorsorge, Gesundheitsfürsorge
Ehe- und Familienberatung:
    primäre Prävention; Schwangerschaftsberatung
Mutterschutzgesetz:
    Vorsorgeuntersuchung während der Schwangerschaft
    Beschäftigungsverbot bei Gefahr für Mutter oder Kind
    Beschäftigungsverbot nach Entbindung 8 Wochen;
    bei Früh- oder Mehrlingsgeburten 12 Wochen
    Regelung der Mehrarbeit, Nacht- und Wochenenddiensten
    Kündigungsverbot während Schwangerschaft bis 4 Mon. nach Geburt
Gesundheitsvorsorge bei Säuglingen, Kleinkindern, Schulalter, Jugendliche
    U1–U9; Vitamin D und Fluor → Rachitis, Karies-Prophylaxe

Gesundheitsvorsorge und Fürsorge für alte Menschen
Problem: hohe Lebenserwartung, steigende Lebenshaltungskosten, niedrige Rente
Bundessozialhilfegesetz: Lebensunterhaltleistung, Hilfe zur Weiterführung des
    Haushaltes, Altenhilfe, Pflegeversicherung

Sozialmedizin
Gesundheitsökonomie

Gesundheitsökonomie

Gesundheitsökonomie
Lehre von den wirtschaftlichen Zusammenhängen der Gesundheit und des medizinischen Systems

Finanzierung des Gesundheitssystems
50% gesetzliche Krankenkassen (GKV), 16% Arbeitgeber, 13% öffentlicher Haushalt, 8% privater Haushalt, 5% private Krankenversicherung, 3% gesetzliche Unfallversicherung

Finanzierung der Gesundheitsversorgung
Gehalt-, Kopf-, Fallpauschale, Einzelleistungsvergütung (heute Punktsystem)
- Ausgaben steigen in 10 Jahren um 6–9%
- Ausgabenträger: GKV, Staat, Arbeitgeber

Steuerungselemente im Gesundheitssystem
Einsparungen im Personalsektor
Begrenzung der Ausbildungsplätze
Sperrung der Überversorgung
Erstellung eines Bettenbedarfsplanes, angepasstem Plan von Sicherheitsstrukturen
Selbstbeteiligung
Kontingentierung (Beschränkung auf maximale Menge, maximale Ausgaben)

Evaluation
Bewertung der ambulanten und stationären Versorgung: Transparenzprojekte, Stichproben
Kriterien zur Beurteilung von Gesundheit: Mortalität, Morbidität, subjektives Empfinden
Kosten-Wirksamkeitsanalyse; möglichst effiziente Therapie

Indikatoren
Krankenbestand: ca. 5%
Krankenhäuser: 2980
Betten: 630 00 (780 Betten auf 100 000)
berufstätige Ärzte: 240 000
stationäre Patienten: 15 Millionen; Durchschnitts-Verweildauer: 11,4 Tage

Sachregister

5-ASA 716
5-Fluoruracil 164
5-HT3-Antagonisten 716
9er-Regel 1045, 1051, 1162, 1211

A

A-E-I-O-U-Merkregel 1337
A-Mode 1329
AAI 539
ABCD-Regel 543, 1047, 1152
Abduzensparese 428, 469
Abfallentsorgung 1261
Abfallhygiene 1257
Abhängigkeit 295
 – physische 1126
 – psychische 1126
Abhängigkeitspotential 1125
Abhängigkeitssyndrom 294
Ablatio retinae 452
abnorme Beweglichkeit 770
Abnutzungsdermatosen 1185
ABO-Erythroblastose 925
Abort
 – drohender 919
 – habitueller 899
 – verhaltener 920
Abortus imminens 919
Abortus incipiens 919
Abruptio placentae 928
Absence 375
Absencen-Status 378
Absetzeffekt 1126
Absorptionsstörung 711
Abszeß 49, 732, 1112
 – metastatischer 1112
 – paranephritischer 867
 – periproktitischer 688
Abt-Letterer-Siwe-Krankheit 149
Abulie 408
Abwasserhygiene 1256
Abwehrspannung, abdominelle 654
Acantholyse 720
Acanthosis nigricans 752
Acarbose 219
Accretio Pericardii 527
ACE-Hemmer 578
Acebutolol 576, 585
Acetabulumfraktur 1033
Acetazolamid 265, 581
Acetylcholin 1124
Acetylcholinrezeptoren-Antikörper 1108
ACh 1124
Achalasie 667
Achillessehnenruptur 805, 1039
Achondroplasie 997, 1244
Aciclovir 83
ACLS 1152
ACOS 521
Acrodermatitis chronica atrophicans Herxheimer 53
ACTH 227
Actrapid® 217
acute respiratory distress syndrome 630

Adäquanztheorie 1186
ADCC 1266, 1268, 1270, 1271
Addison, Krise 235
Additionssatz 1195
Adenom-Karzinom-Sequenz 151
Adenomatosis coli 152
Adenosin 586, 1125
Adenosylcobalamin 189
Adenoviren 23, 83
ADH 227, 231, 260, 265
Adhärenz 11
Adie-Syndrom 332
Adipositas 244
Adler 1224
Adnexitis 903
Adrenalin 581
adrenogenitales Syndrom 232, 893, 986, 1234, 1244
Adson-Manöver 391
Adynamie 194
AEP 344, 485
Aerobier 19
Affekt 280
 – Inkontinenz 281
 – Labilität 281
 – Störung 276, 280
afferent-loop-Syndrom 671
Affinität 1120
Aflatoxin 32
AFP 1109
Agammaglobulinämie 183
Ageusie 490
Agglutinationsmethoden 1276
Aggressivität 283
Agonie 1337
Agonisten 1120
Agranulozytose 181
AGS 232, 236, 882, 1234, 1244
Ahfeld-Nabelschnurzeichen 931
AIDS *siehe* Immundefektsyndrom, erworbenes
AIDS-related-complex 186
Aitken 1008, 1009
Ajmalin 585
Akanthozyten 169
Akathisie 339
akinetischer Mutismus 408
Akkommodation 470
 – Lähmung 472
 – Spasmus 472
Akne vulgaris 749
akrale Hyperkeratose 752
Akromegalie 160, 228
 – Symptome 200
Akromioclaviculargelenks-Luxation 1028
Akrozephalosyndaktylie 1244
Akrozyanose 562
aktinische Keratose 746
aktiver Transport 1121
Akupunktur 1091, 1289
Akustikusneurinom 158
akustisch evozierte Potentiale 485
akut 1110

akute disseminierte Enzephalomyelitis 356, 371
akute lymphatische Leukämie 147
akute myeloische Leukämie 147
akutes Abdomen 691, 1162
akutes Nierenversagen 835
akutes Skrotum 850
Akutphasereaktion 1110
Alaninaminotransferase 651
ALAT 651
Albinismus 751, 972, 1244
Alcianblau 1099
Aldosteron 260
 – Antagonisten 265, 581
 – induziertes Peptid 265, 581
Alexie 341
Algurie 826
alkalische Phosphatase 651
Alkaloide, Intoxikation 1046
Alkalose 270
 – metabolische 272
 – respiratorische 272
Alkaptonurie 245, 777, 803
Alkohol 295, 398, 1351, 1361
 – Halluzinose 296
 – Intoxikation 296
 – Krankheit 295
 – Rausch 296
Alkoholbestimmung 1351
ALL 147
Allergie 736
Allergieprophylaxe 760
allergische Reaktionen 201, 723
allergische Rhinitis 722
Allgemeinanästhesie 1138
Allgöwer 26, 510
allogen 1108, 1207, 1274
alloplastisch 1207
Allopurinol 253, 775
Alopecia androgenetica 726, 748
Alopecia areata 726, 748
Alopezie 726, 1245
 – vernarbende 748
α-Adjustierung 1198
α$_1$-Antitrypsinmangel 699
α$_2$-Adrenorezeptor-Agonisten 575
Alport-Syndrom 837, 988
ALS 360
Altenativhypothese 1198
alternative Medizin 1220
Altersatrophie 1101
Altersschwerhörigkeit 496
Alterssichtigkeit 471
Alterswarzen 156
Aluminium 1183
Aluminiumhydroxid 712
Alveolitis, exogen-allergische 628, 1183
 – medikamentös-toxische 629
Alzheimer-Krankheit 291
Amantadin 83, 364
Ambivalenz 280
Amblyopie 428, 474
Ambroxol 638
Amenorrhoe 236, 882, 884, 894, 897

Sachregister

Ametropie 471
Amidtyp 1089, 1143
Amikazin 58
Amilorid 264, 580
Aminochinoline 92
Aminoglykoside 58
Aminosalicylsäure 38
Amiodaron 585, 586
AML 147
Amnesie 279
amnestisches Syndrom 280
Amnioninfektionssyndrom 927
Amnioskopie 935
amniotische Abschnürungen 992
Amniozentese 890, 1244
Amöbenabszeß 699
Amöbiasis 91
Amourosis fugax 385
Amphetamin-Typ 1125
Amphotericin B 87
Amputation 1207
Amrinon 582
Amyloidnephrose 1106
Amyloidose 258, 1106
Amylopectin 583
amyotrophische Lateralsklerose 360
ANA 1108
Anaerobier 19
Analatresie 983
Analekzem 688
Analfissur 687
Analfistel 688
Analgetikanephritis 833
Analkarzinom 110
Analprolaps 663, 688
Analstenose 689
Analvenenthrombose 689
Anämie 169
– alimentäre 173
– aplastische 187, 964
– autoimmunhämolytische 177
– Eisenmangel- 168, 173
– Fanconi- 964
– hämolytische 169, 174
– hyperchrome 168
– hypochrome 168
– mikrozytäre 170
– perinatale 963
– renaler 189
– sekundäre 177
– sideroachrestische 168, 177
Anamnese 1130
Anaphase 1229
anaphylaktische Sofortreaktion 1273
Anaphylaxie 723, 1148, 1273
Anasarka 1105
Anästhesie 1138
Anastomose 1207
Anatomie
– alexandrinische 1218
– galenische 1218
– mikroskopische 1218
– von Vesal 1218
Ancylostoma duodenale 95
Ancylostomiasis 95

Androgene 239, 916
Aneurysma 559
Angiitis, kutane leukozytoklastische 791
Angina agranuozytotica 610
Angina pectoris 508, 520
Angina Plaut-Vincenti 610
Angioblastom 137
Angiodysplasie 564
Angiographie 1326
Angioma senile 155
Angiotensin II 578
Angst 283
– Neurose 302
– Störung 302
Anhedonie 283
anion-gap acidosis 271
Anionenlücke 271
Aniridie 971
Aniseikonie 473
Anisokorie 427, 475
Anisometropie 472
Anisozytose 168
Ankyloblepharon 971
Ankylose 771
Ankylostoma 771
Ann-Arbor 143
Anomalien, kraniozervikaler Übergang 993
Anorchie 986
Anorexia nervosa 303
Anorexie 198
Anosmie 490
Anosognosie 341
anovulatorischer Zyklus 913
ANP 259
Anpassungsreaktionen 1101
Anpassungsstörungen 302
Anschlußheilbehandlung 1363
Antagonisten 1120, 1121
Antazida 712
Anteriorinfarkt 553
anthrakotisches Pigment 1103
Anthrax 39
Anthroponose 10, 13
anthroposophische Medizin 1292
Anthropozoonose 14
anti-ds-DNA 1108
Anti-Myosin-Antikörper 1108
Antiandrogen 165, 240, 917
Antiarrhythmika, Übersicht 586
Antibiotika 55
– Augentropfen 476
– Wirkmechanismen 56
Anticholinergika 639
Anticodon 1230
Antidepressiva 312, 1087
– atypische 312
– tetrazyklische 312
Antidiarrhoeika 713
Antidiuretika 265
antidrome Überleitung 542
Antigen 1107
– Aufnahme 1269
– Erkennung 846, 1269, 1275

– Nachweis 1276
– Präsentation 1269
– Rezeptor 1269
– Spezifität 1107
Antigenität 19
Antihelmintika 96
Antihistaminika 638
Antihypertensiva 517
antike Ärzteschulen 1215
Antikonvulsiva 1087
Antikörper 1266
– Nachweis 20, 721, 1276
– Vielfalt 1266
antikörpervermittelte Reaktionen 1270
antikörpervermittelte Zytotoxizität 1271
Antimykotika 87
Antiöstrogen 165, 240, 917
Antiprotozoenmittel 92
Antirezeptoren 1266
antirheumatische Basistherapeutika 818, 1086
Antisepsis 1206
Antiseptik 14
Antitussiva 638
Antrachinone 714
Antriebsstörungen 280, 283, 298
Antroskopie 594
Anulozyten 168
Anurie 826, 850
Anus 648
Anus praeter 648
Aortenaneurysma
– abdominelles 559
– Ruptur 559
– thorakales 559
Aortenbogenanomalien 974
Aortenisthmusstenose 973, 975
Aortenklappen-Insuffizienz 532
Aortenruptur 1021
Aortitis 564
AP 651
apallisches Syndrom 407
APC 151
APC-Viren 438
Apert-Syndrom 992, 1244, 1245
Apgar-Index 936, 944
Aphasie 340, 345
Aphthen 665
Apley-Grinding 786, 1036
Apnoe 604, 959
Apoplexia papillae 465
Apoptose 1103
Appendixkarzinoid 675
Appendixkarzinom 675
Appendizitis 674
Appetitlosigkeit 198
Applikationswege 1121
Approbation 1215, 1354
Apraxie 341, 346
Aprepitant 716
Äquivalenzdosis 1296, 1305
Äquivanlenztheorie 1186
ARA-Kriterien 778, 792

Sachregister

Arachnoidalzysten 137
Arachnoidea 318
Arbeitsmedizin 1164
Arbeitsplatzanalyse 1166
Arbeitssicherheitsgesetz 1164
Arbeitsstoffe 1171
Arbeitsunfähigkeit 1135, 1185
Arbeitsunfall 1187
ARC 76, 186
Arcus senilis 445
ARDS 630
Arenaviren 24
Argyll-Robertson-Phänomen 475
Argyll-Robertson-Syndrom 332
Armplexusläsion 390
Arnold-Chiari-Syndrom 970, 993
aromatische Amine 1175
Arsen 1049, 1173
arterielle Hypertonie siehe Hypertonie, arterielle
Arterienverschluß, akuter 565
Arteriitis temporalis 385, 465, 466
arteriovenöse O2-Differenz 548
Arthritis 1312
– bei chron. entz. Darmerkrank. 779
– eitrige 773
– Lyme-Krankheit 773
– psoriatica 779
– reaktive 774
– rheumatische 1113
– rheumatoide 777
– rheumatoide juvenile 778
– urica 775
– virale 773
Arthrodese 769
Arthrographie 1327
Arthropathie bei Neuropathie 787
Arthrose 779
– Akromioklavikulargelenk 807
– aktivierte 780
– Grosszehengrundgelenk 781
– Hüftgelenk 781
– Kniegelenk 781
– Schultergelenk 807
– sonstige 781
Arthrosis deformans 780
Arthus-Phänomen 724, 1274
Arzneimittelbehandlung 1220
Arzneimittelexanthem 738
Arzneimittellehre 1218
Arzneistoffe 1134
Arzt, neuzeitlicher 1215
Arzt-Patienten-Vertrag 1356
Ärztekammer 1354, 1364
ärztliche Begutachtungskunde 1358
ärztliche Haftpflicht 1355
ärztlicher Eingriff 1343, 1355
ärztlicher Stand 1215
ärztliches Handeln 1220
ärztliches Wissen 1218
Arztrolle 1215
Arzttasche 1132
ASAT 651
Asbestose 116, 627, 1182
– Röntgen 1319

Ascaris lumbricoides 94
Aschner 1289
Aschoff-Geipel-Typ 1113
Aschoffknötchen 1113
ASD 973, 975
Asepsis 1205
Asherman-Syndrom 915
Asklepeia 1215
Aspartataminotransferase 651
Asperger-Syndrom 306
Aspergillose 32, 86
Asphyxie 899, 930, 958
Aspiration 603, 627, 1147
– Fruchtwasser 959
Aspirationsembolektomie 1330
ASS 1086
Assoziationsmaße 1194
asteroid bodies 1113
Asthenopie 429
Asthenurie 822, 823
Asthma, Genetik 1245
Asthma bronchiale 624
Astigmatismus 472
Astrozytom 135
– anaplastisches 135
– pilozytisches 135
Aszites 655, 1105
AT_1-Rezeptor-Antagonisten 578
Ataxia teleangiectatica 184, 358
Ataxie 339, 346
– zerebelläre 405
Atelektasen 627
Atemnot 603
Atemnotsyndrom, idiopathisches 958
Atemrhythmusstörungen 603
Atemstillstand 604
Atemwege freihalten 1154
Atemwegserkrankungen, obstruktive 1184
Atenolol 576, 585
Atherektomie 1330
Atherosklerose 558
Athetosen 362, 367
Athyreose 967
Ätiologie 1098
Atlasassimilation 993
Atmung
– inverse 606
– paradoxe 606
– pfeiffende 606
– stöhnende 607
Atopiesyndrom 736
atopische Reaktion 723, 1273
Atorvastatin 251
Atrioventrikulärer Block 538
Atrophie 912, 1101
– blanche 572, 725
– Haut 725
Atropin 716
Attenuierung 22
Aufbaueffekt 1296
Aufdecktest 423
Aufklärungspflicht 1204
Aufmerksamkeitsstörung 284
Aufstoßen 655

Auge
– Motilität 422
– rotes 427
– Schmerzen 1077
– trockenes 433
Augenbrauen 721
Augenmuskelparesen 468, 469
Auger-Effekt 1297
Auropalpebralreflex 947
Ausbreitungswege 1110
Auskultation 500
Auspitz-Phänomen 741
Aussatz 1225
Ausscheidung 1123
Ausscheidungsurogramm 843, 1323, 1327
Außenbandruptur 1039
Auswahl, stratifizierte 1190
Autismus 281, 306
Autoaggressionskrankheiten 1108
autoaggressives Verhalten 284
autoagressive Handlungen 1066
autogenes Training 1093
Autoimmunhepatitis 697
Autoimmunisierung 1108
Autoimmunkrankheiten 1108
Autoimmunprozeße 1273
Autoimmunsyndrom, polyglanduläres 222, 241
autolog 1108, 1274
Autolyse 1339
autonome Blase 862
Autophagie 1103
Autopsie 1100
autosomal-dominante Erbkrankheiten 1243
autosomal-rezessive Erbkrankheiten 1243
Autosplenektomie 188
Autotoleranz 1108
AV-Block 538
$avDO_2$ 548, 1156
Avellis 387
AVK, Röntgen 1316
axiale Hernie 636, 679
Axonotmesis 394
Azathioprin 163, 164
Azidose 270
– metabolische 271
– renal tubuläre 855
– respiratorische 272
Azolderivate 87
Azotämie 836
Aztreonam 58

B

B-Bild 1316
B-Lymphozyten 1264, 1269
– Aktivierung 1270
B-Mode 1329
Babinski 338, 947
Babinsky-Nageotte 387
Bacillus anthracis 39
Bacillus cereus 32
Bacitracin 62

1371

Sachregister

Badeeinrichtungen 1256
Badegewässer 1255
Bader 1215
Badetod 1058
BAK 1351
bakterielle Überwucherung 683, 708
Bakteriengenetik 19
Bakterienruhr 30
Bakteriologie 18
Bakteriurie 824
Balanitis 874
Balkan-Grippe 48
Ballismus 362, 367
Balneotherapie 1284
Banding 1231
Bandscheibenvorfall 393, 1179
Barbiturat-Typ 1125
Barbiturate 309, 379, 1141, 1145
– Intoxikation 1046
Barotrauma 496
Barr-Körperchen 1229
Barrett-Ösophagus 666
Bartholinitis 904
Bartter-Syndrom 267, 856
Basalganglien 322
– Erkrankungen 362
Basaliom 118
Basalmembran 721
base excess 270
Basilaristhrombose 555
basiliäre Impression 993
Basophile 1111
Bassini 677
BAT 1171
Battered-Child-Syndrom 1056
Bauchschmerzen 1077
Bayes'sche Formel 1196
BEACHTEN-Merkregel 1337
Beatmung
– künstliche 1154
– maschinelle 1150, 1154
– PEEP 1155
Beau-Reil-Querfurchen 729
Bechterew, Genetik 1248
Beckenfraktur 1025
Becker 401
Becker-Kiener 400
Beclometason 639
Befund, pathologisch-anatomischer 1100
Begutachtungskunde 1185
Behandlungspflicht 1215
Behinderung 1135, 1363
Behring 1218, 1219
Beinplexusläsion 392
Beleuchtung 1168
Bell'sche Lähmung 389
belly-press-Test 807
Beloque-Dermatitis 746
Benedikt 387
benign 101
Bennett-Fraktur 1031
Benserazid 364
Benzbromaron 254, 776
Benzochinon 1178

Benzodiazepine 309, 381, 1145
Benzol 1176
Benzpyren 1258
Beobachtung 1190
Berger-Versuch 342
Bergonié-Tribondeau-Gesetz 1303
Berliner Blau 1099
Bernard 1219, 1223
berufliche Strahlenexposition 1181
Berufsakne 1185
Berufsdermatosen 739
Berufsgenossenschaften 1165
Berufskrankheiten 1170, 1225
Berufsordnung 1221
Berufsunfähigkeit 1135, 1185, 1363
Berufsverbot 1354
Berylliose 628
Beryllium 1174
Bestrahlungsplanung 1331
β-Adrenorezeptor-Antagonisten 575, 576
β-Blocker 576
β-Laktam-Antibiotika 56
β-Laktamaseinhibitoren 58
β-Sitosterin 250
β-Zerfall 1298
$β_2$-Sympathikomimetika 639
Betatron 1302
Betriebsarzt 1164
Beuler 299
Bewegungsauffälligkeit 338
Bewegungseinschränkung 764
Bewegungstherapie 1283
Bewertungsfaktor 1305
Bewußtsein 339
Bewußtseinsstörung 284, 1158
– psychogene 408
Bezafibrat 251
Bezamid 310
Beziehungsstörungen 284
Bezold-Mastoiditis 492
BHP 868
Bichat 1219
Bielschowsky-Phänomen 428
Bifiteral® 714
Biguanide 219
Bilbao-Sonde 1321
Bilharziose 868
Billings-Methode 885
Billroth I/II 671
Bindehautsekretion 423
Binomialverteilung 1196
Biofeedback 1093
Biomathematik 1190
Biot-Atmung 604
Biotransformation 1122
Bioverfügbarkeit 1121
Biphosphonate 226, 810
Bisacodyl 714
Bizepssehnenruptur 805, 1029
Bizepssehnensyndrom 807
Bjerrum-Schirm 466
Bjerrum-Skotom 425, 459, 468
Blackfan-Diamond-Anämie 963
Blasenbildung 720, 725

Blasenbilharziose 93
Blasenhalsobstruktion 863
Blasenkarzinom 132
Blasenmole 919
Blasensprung 898
– vorzeitiger 928
Blasensteine 854
Blasentamponade 850
Blasenverletzung 1025
Blässe 725
Blausäure 1049
Blei 1049, 1259
Blepharophimose 971
Blepharospasmus 423, 431
Blickparesen 334
blind loop syndrome 710
Blindheit 428
Blitz-Nick-Salaam-Anfälle 376
Blitzschlag 1057
Blizzard-Syndrom 241
Bloom-Syndrom 1245
Blot-Verfahren 1276
blow-out fracture 1018, 1308
BLS 1152
blue bloater 623
Blumberg 675
Blutalkoholkonzentration 1351
Blutgasanalyse 601
Blutgruppengutachten 1347
Blutgruppeninkompatibilitäten 1274
Blutgruppenserologie 1062
Blutgruppensysteme 1061
Blutstillung 1208
Blutung
– aus Gehörgang 488
– in der Schwangerschaft 922
– intrakranielle 958
– intrazerebrale 551
– obere gastrointestinale 672
– postpartale 899, 931
– uterine 892
– vaginale 893
Blutungsneigung 172
Blutungszeit 172
Blutverlust, fetaler 961
Bobath 768
Bochdalek 636, 680, 1327
Body-Packer-Syndrom 1049
Bodyplethysmographie 600
Boeck, Röntgen 1320
Boerhaave 1219, 1220
Boerhaave-Syndrom 669, 1022
Böhler 786, 1031, 1036
Borderline-Tumoren 127, 1116
Bornholm'sche Erkrankung 33
Borrelia burgdorferi 53, 355, 773
Borreliose 53
Borrmann 107
bösartig 1118
Bouchard-Arthrose 780
Bourneville-Pringle 1000
Box Plot 1193
Boxerstellung 1313
Brachydaktylie 1245
Brachymenorrhoe 896, 913

Sachregister

Brachytherapie 1302, 1331
Bradykinin 1111
Bradypnoe 605
Bragg-Maximum 1296
Brandes 782
Braun-Fällverteilungsgesetz 1130
Bremsstrahlung 1300
Brenner-Tumoren 127
Breslow 118
Brill-Zinsser-Krankheit 55
Brillen 473
Brissaud 387
Broca 345
Broca-Index 1362
Brodie-Abszeß 812, 1312
Bromocriptin 231, 364
Bromperidol 310
Bronchialkarzinom 114
– nicht-kleinzelliges 114
Bronchiektasen 621, 626
– Röntgen 1319
Bronchiolitis 617
Bronchitis
– akute 616
– chronische 620
– obstruktive 617
Bronchopneumonie 613
Broteinheiten 216
Brown-Séquard-Syndrom 361, 1042
Brownianismus 1223
Brucellose 39
Brudzinski-Zeichen 337, 348
Brustschmerzen 1078
BTM-Rezept 1132
BTM-Rezepte 1084
Budd-Chiari-Syndrom 569
Budenosid 817
Budesonid 639
Bulbärparalyse, progressive 359
Bulbus oculi 413
Bulimia nervosa 303
bullöse Dermatosen 734
bullöses Pemphigoid 734
Bundesimmissionsschutzgesetz 1164
Bunjaviridae 24
Buprenorphin 1084
Bürgerspital 1216
Burkitt-Lymphom 82, 143, 1117
– Genetik 1245
Bursa-Äquivalent 1265
Bursitis 805
Buserelin 239, 916
Butyrophenone 310
BWS 798
Bypass 1207

C

C1q 1268
CA-125 1109
CA-15-3 1109
CA-19-9 1109
Cabrerakreis 503
Cadmium 1172, 1259
Café-au-lait-Fleck 157, 999
CAGE-Fragen 296
Cahart-Test 484
Caisson-Krankheit 496
Calcitonin 226, 810, 1088
Calcitriol 226, 810
Calciumantagonisten 577, 585
Calciumcarbonat 712
Calciumkanal 402
Calciviren 24
CALLA-Antigen 147
Calor 1110
cAMP 1120
Campylobacterenteritis 31
cANCA 1108
Candida albicans 52, 85
Candidiasis 909
– mukokutane 185
Cannabinoide 297
Cannabis-Typ 1125
Canrenoat 265, 581
Caplan-Syndrom 777
Capping 1230
Captopril 578
Carbamazepin 380
Carbapeneme 58
Carbimazol 209
Carboanhydrasehemmer 265, 477, 581
Carboxymethylzellulose 715
Carcinoma in situ 150, 1116
Carpenter-Syndrom 241, 993
Carter-Effekt 1243
Cataracta senilis 449
Cauda-equina-Syndrom 405
Cauda-Syndrom 801
Cava-Filter 1330
CCT 345
CD14 1277
CD19 1264, 1277
CD3 1277
CD4 1264, 1271, 1277
CD4-Zellen 1271
CD4/CD8 ratio 76, 186
CD8 1264, 1271, 1277
CD8-Zellen 1271
CDC-Klassifikation 77
CEA 1109
Cerulid 714
Cervix uteri 124
Cestan-Chenais 387
Cestoden 25, 96
CFTR-Gen 1248
CH50-Wert 1276
Chadwick 1224, 1225
Chagas-Krankheit 91
Chalazion 430
Charcot-Marie-Tooth 359
Charcot-Trias 370, 705
CHE 651
Chediak-Higashi-Syndrom 182, 185
Cheilithis 665
Cheiloschisis 979
Chemiatrie 1220
Chemilumineszenz 1278
Chemotaxis 1112, 1278
Cheyne-Stokes 603
Chi 1290
χ^2-Test 1198
Chiasmasyndrom 467
Chiasmata 1229
Child-Pugh-Kriterien 696
Chinidin 585, 586
Chinin 89
Chinolone 59
Chiragra 253
Chiray-Foix-Nicoleso 387
Chirurgie 1204
Chlamydia psittaci 54
Chlamydia trachomatis 52, 54, 436, 908
Chloasma 752
Chloralhydrat 309
Chlorambucil 163
Chloramphenicol 60
Chloridkanal 402
chlorierte zyklische Kohlenwasserstoffe 1176
Chloroquin 89, 92, 818
Chlorpromazin 310
Chlorprothixen 310
Chlortalidon 264, 580
Chlortetracyclin 59
Choanalatresie 978
Cholangitis 705
– primär sklerosierende 697
Cholecalciferol 226, 810
Cholelithiasis 703
Cholera 31, 1225
Choleriker 1218, 1282
Cholestase 706
Cholesteatom 493
Cholestyramin 251
Cholezystitis 705
Cholezystocholangiographie 1326
Cholezystographie 1322
Chondrokalzinose 776
Chondrom 154, 1118, 1311
Chondromalacia patellae 785
Chondropathie 815
Chondrosarkom 116, 1311
Chondrose 796
Chordotomie 1091
Chorea gravidarum 357
Chorea Huntington 356, 1245
Chorea minor Sydenham 357
Chorioidea 417
Chorioiditis 445
Chorionepitheliom 128
Chorionepitheliose 128
Chorionkarzinom 130
Chorionzottenbiopsie 891, 1244
Chorioretinitis 451
chroeatische Bewegungsstörungen 362
Chrom 1172
Chromosomen 1234
Chromosomenaberrationen 1235
– autosomale 1001, 1235
– gonosomale 1235
– Nomenklatur 1234
– somatische 1237

1373

Sachregister

– Spontanaborte 1236
– strukturelle 1002, 1236
– Wiederholungsrisiko 1243
Chromosomenmutation 1232
Chromosomensatz 1229
Chrondrosarkom 1118
chronisch 1110
chronisch obstruktive Lungenerkrankung 623
chronisch-venöse Insuffizienz 572
Churg-Strauss-Vaskulitis 790
Chvostek 222
Chylomikronen 249
Ciatrix 723
Cimetidin 711
CIN 911
Ciproflaxazin 59
Circulus arteriosus cerebri [willisii] 318
Cisplatin 163
Cistron 1229
Clarithromycin 59
Clark 117
Claude 387
Claudicatio intermittens 508
Claudicatio spinalis 394
Claviculafraktur 957, 1026
Clearance 825, 1123
Clindamycin 60
CLL 144
Clofibrat 251
Clomethiazol 309, 382
Clomifen 240, 917
Clonidin 575, 1088
Clostridium
– botulinum 32
– difficile 31
– perfringens 32, 48
Clozapin 310
Cluster-Kopfschmerz 383
CML 148
CMV 81
– pränatal 954
CO *siehe* Kohlenmonoxid
CO₂ *siehe* Kohlendioxid
Cocain 1143
Cocain-Typ 1125
Cochlear-Implant 496
Codein 638, 1084
Codogen 1230
Codon 1230
Coeruloplasmin-Spiegel 698
Coffein 637
Cogan-Syndrom 791
Coitus interruptus 885
Colchicin 253, 775, 1234
Colitis
– infektiöse 683
– ischämische 684
– kollagene 683
– pseudomembranöse 31
– ulcerosa 681
– ulcerosa (Röntgen) 1322
Colles-Fraktur 1030
colorektales Karzinom 108

Coma vigile 407
Comberg 1308
common cold 608
Commotio
– cerebri 1013
– cordis 1021
– spinalis 404
Compton-Effekt 1297
Concretio pericardii 527
Condyloma accuminata 53, 72, 909
Confounder 1192
Congorot 1107
Conn 233, 267
Constrictio pericardii 527
Contraria contrariis 1220
Contusio 1007
– bulbi 1018
– cerebri 1013
– cordis 1021
– orbitae 1017
– spinalis 404
Conussyndrom 801
converting enzyme 578
Coombs und Gell 723
Coombs-Test
– direkter 1277
– indirekter 1277
COPD 623
Cor pulmonale
– akutes 525
– chronisches 526
– Röntgen 1318
Cori 246
Corium 720
Cornea 417
Cornu cutaneum 151, 752
Corona phlebectatica paraplantaris 572
Corpus 872
Corpus amygdaloideum 324
Corpus Hippocraticum 1218, 1281
Corpus vitreum 419
Corpuskarzinom 126
Corrinoide 189
Cortex 319
Corticosteroide 165
Cortison 758, 817
Corynebacterium diphtheriae 42, 43
Corynebacterium minutissimum 721, 734
Cotton-Wool-Herde 456
Councilman-Körperchen 1102
Courvoisier-Zeichen 704
Cover-Test 423
COX 1087
Coxa
– antetorta 783
– valga 783
– vara 782
Coxiella burnetti 48
Coxitis fugax 774
Coxsackie 33, 69, 83
Craurosis vulvae 754, 912
CREST-Syndrom 795, 1108
Creutzfeld-Jakob 63

CRH-Test 229
Cri-du-chat-Syndrom *siehe* Katzenschreisyndrom
Crigler-Najjar-Syndrom 659
Crohn-Krankheit 680
Cromoglykat 760
Cromoglyzinsäure 638
Cronkhite-Canada-Syndrom 152
cross over 1231
– ungleiches 1232
cross-body-Test 807
Crouzon-Syndrom 993
CRP 1272
Crush-Verletzung 1009
CSF 1267
CTG 935
Cumarine 589
cup/disc ratio 459
Cushing 232, 267, 1118
Cutis marmorata 562
CW-Doppler 1329
Cyclooxygenasehemmer 1086
Cyclophosphamid 163
Cyproteron 165, 240, 917
Cytarabin 164
Cytochrom P450 1122

D

D-Arzt 1187
D-Penicillamin 818
D-Segment 1266
Dakryoadenitis 432
Dakryozystitis 432
Dakyozystographie 1308
Dalrymphe 434
Dammriss 930
Dandy-Walker-Syndrom 993
Darmabszeß 690
Darmbilharziose 93
Darmfistel 690
Darmflora 21
Darmkrankheiten, infektiöse 29
DCM 536
DDD 540
De-Quervain 1031
De-Toni-Debré-Fanconi-Syndrom 245, 854, 988
deduktiver Schluß 1190
Defäkationsschmerzen 656
Defektheilung 1114
Defibrillation 543
Deformitäten
– Fuß 783, 988
– Hüfte 782
– Knie 783
Degeneration, retrograde 1103
Dehydratation 195, 261
– perinatale 967
déjà-vu 280
Dejerine 387
Déjerine-Sottas 360
Dekubitalgeschwür 754
Deletion 1232, 1236
Delir 278, 293, 296
Delirium tremens 296

Sachregister

Dellwarze 72
Delpech-Lichtblau-Eiweißquotient 341
Delta-Delta 271
Demenz 278, 291
– Alzheimer 367
– vaskuläre 291, 368
demographische Grundlagen 1367
Dengue-Fieber 65
Denkstörung 279, 284
Denny-Morgan-Falte 737
Dens-Axis-Fraktur 1041
Deontologie 1221
Depigmentierung 730
Depression 280, 296
Depressivität 284
Deprivation 278, 308
Dermatitis
– exfoliativa 732
– herpetiformis Duhring 721, 735
– periorale 750
– solaris acuta 745
Dermatomyositis 403, 793, 1108
Dermatophyten 24, 84
Descartes 1217, 1223
Descensus
– uteri 895, 910
– vaginae 895, 910
Desinfektion 15–17
Desinfektionsmittel 17
Desmopressin 265
Deuteranomalie 1245
Devic-Lrankheit 371
Dexamethason 758, 817
Dextran 582
DHS-System 24
Di-George-Syndrom 184, 222
Diabetes insipidus 227, 822, 855
– centralis 230
– renaler 823
Diabetes mellitus 210, 398, 1245
– Diät 216
– Mikroangiopathie 565
– in der Schwangerschaft 923, 966
– Therapie 215
– Typ I 211
– Typ II 212
Diabetes-Schulung 215
Diagnostik 598, 1130, 1220
– andrologische 844
– bakterieller Infektionen 20
– genetische 1242
– immunologische 1276
– kardiovaskuläre 500, 972
– neurologische 341
– orthopädische 764
– Pathologie 1099
– postmortale 1100
– pränatale 890, 1244
– Urin 825
– urologische 842
– virale 23
Diakinese 1229
Dialyseverfahren 839
Diaminopyrimidine 61

Diaphanoskopie 414, 418
Diaphragma 885
Diarrhoe 656, 713
Diathesen, hämorrhagische 172
Diazoxid 579
Dibenzodiazepin 310
Dickdarm 647
Diclofenac 1086
Dicumarol 588
Didmoad-Syndrom 212
Diethylcarbamazin 96
Diethylether 1140
DIF 721
Differenzierung, sexuelle 882
Differenzierungslinien, hämatopoietische 1264
Diffusion 597, 600, 1121
Digitalis 583
Digitoxin 583
Digoxin 583
Dihydralazin 578
Dihydrocodein 638
Diltiazem 577, 585
Dioxine 1176
Diphenylsulfan 41
Diphtherie 42, 610
Diphyllobothrium latum 94
Diplopie 423
Diplotän 1229
direkte Immunfluoreszenz 721
direkter Coombs-Test 1277
direkter Nachweis 1276
disability 1363
Diskordanz 1240
Diskushernie 801
– HWS 802
– LWS 802
Disopyramid 585, 586
Disposition 1098
Dispositionsprophylaxe 15
disseminierte intravasale Gerinnung 180, 571
dissoziales Verhalten 285
Distematomyelie 995
Distorsion 1007
Diurese 825
Divertikulitis 687
Divertikulose 686
DMARD 818
DMS 1007
DNA-Polymorphismen 1230
Dobutamin 581
Döderlein-Stäbchen 21
Dogma der Molekularbiologie 1228
Dolor 1110
Domagk 1218
Donati 1208
Dopamin 581, 1124
– Antagonist 715
Doppelbilder 423
Doppler 1316, 1329
Dosierungslehre 1292
Dosis- und Konzentrations-Wirkungsbeziehungen 1120

Dosis-Effekt-Kurve 1303
Dosisleistung 1295
Dosisverteilung
– örtliche 1295
– zeitliche 1303
Double-bind-Situation 281
Douglas 675
Down-Syndrom 950, 1001, 1236, 1250
Doxorubicin 164
Doxycyclin 59
Dracunculose 96
Drainage 1209
Dranginkontinenz 863
Drei-Tage-Fieber 68
Dressler-Syndrom 523
Drogenmißbrauch 1049
drohender Abort 919
Durchblutungsstörung, spinale 404
Druckatrophie 1101
Druckluftwerkzeuge 1179
Druckrezeptoren 259
Dubin-Johnson-Syndrom 658
Duchenne-Aran 359
Duchenne-Muskeldystrophie 400
Dukes 109
Dulcolax® 714
Dünndarm 646
– Atresie 981
– Resektion 647
– Verletzungen 1023
Duodenaldivertikel 982
Duodenaltumor 108
Duodenitis 673
Duodenum 646
Duplex 1316
Duplikation 1232
Dupuytren-Kontraktur 806
Dura mater 318
Durchblutungsstörungen 587
Durchgangsarzt 1187
Dysarthrophonie 346
Dysbasien 770
Dyschromie 729
dysfunktionelle Blutungen 883
Dyskalkulie 306
Dyskeratose 720
Dyskinesien 367
Dyskranie 992
Dyskrasie 1218, 1281
Dysmelien 991
Dysmenorrhoe 883, 895, 914
Dysmorphiezeichen 194
Dysostosen 995
– kraniofaziale 992
Dyspareunie 288, 896, 912, 914
Dyspepsie 673
Dysphagie 661
Dysplasie 996, 1115
– bronchopulmonale 621, 957
– der Cervix uteri 911
– fibröse 996
Dyspnoe 603
Dysraphie 970
Dysthymie 301

Sachregister

Dystonien 347, 362, 366
Dystrophie 995, 1102
Dysurie 826

E

E 605/Parathion, Intoxikation 1048
E. coli 31
EAggEC 32
early cancer 107
Ebola 66
Ebstein-Anomalie 977
EBV 82
Echinococcus
 – alveolaris 699
 – cysticus 699
 – granulosus 93
 – multilocularis 93
Echinozyten 169
ECHO-Viren 33, 69, 83
Echokardigraphie 1314
Ectopia testis 873, 985
Eczema herpeticatum 70
Eczème craquelée 739
ED50 1120
Edwards-Syndrom 1245
EEG 342
effektive Dosis 1305
efficacy 1120
Effloreszenzen 722, 723
Effluvium 726
EHEC 32
Ehlers-Danlos-Syndrom 995, 999, 1106
Ehrlich 1218, 1219
EIEC 32
Eigenstrahlung, charakteristische 1297, 1300
Einflussstauung 509
Eingriff, ärztlicher 1343, 1355
Einkammer-Modell 1124
Einschlußkonjunktivitis 437
Einschlusskörperchen-Myositis 794
Einstellung 932
 – Anomalien 926
Einwilligung 1355
Eisenmangel 729
Eisenmenger-Syndrom 977
Eisenpigmente 1103
Eisensalze 188
Eitererreger 1112
Eiweißfehler 17
Ejakulation 288
EKG 501
Eklampsie 921, 922
Ekthyma 733
Ektomie 1207
Ektopie 911
Ektropium 430
Ekzem 725, 736
 – atopisches 737
 – nummuläres 739
 – seborrhoisches 737
El Tor 32
elektiver Mutismus 307
elektrische Reaktionsaudiometrie 485

elektrischer Strom 1057
Elektrolytkorrektur 582
Elektronenmikroskopie 1100
Elektronenvolt 1295
Elektroneurographie 344
Elektrotherapie 1285
Elementenlehre 1217
Elephantiasis 95, 574
Eliminationskapazität 1124
Eliminationskinetik 1124
ELISA-Verfahren 1276
Ellenbogenluxation 1030
Elliptozyten 169
Embolie, arterielle 565
Embryonentransfer 915
Embryopathie 954
 – Alkohol 1001
 – diabetische 955
 – toxische 955
Emend® 716
Emery-Dreifuß-Typ 400
Emesis 657
 – gravidarum 922
Emission 1257
Emissionscomputertomographie 1328
Emmetropie 471
Empfängnisverhütung 884
Emphysem 622
 – Röntgen 1319
Empyem 49, 1112
Enalapril 578
Encephalomyelitis disseminata 369
Enchondromatose 997
Endemie 14
Endokarditis
 – infektiöse 534
 – nicht infektiöse 535
endokrine Orbitopathie 205
Endokrinologie 193
Endokrinopathien 193
Endometriose 909
Endometritis 903
Endometriumhyperplasie 910
Endometriumkarzinom 126
Endophthalmitis 464
Endothelien 1111
Endozytose 1121
Energiedosis 1296
Enhancer 1229
Enkopresis 308, 949
Enophthalmus 414
Enoxacin 59
Enoximon 582
Entamoeba histolytica 91
Enteritis 29
 – regionalis 680
 – virale 33
Enterobacter 48
Enterobiasis 95
Enterocolitis necroticans 967
enterohepatischer Kreislauf 1121
Enterokokken 47
Enterokolitis 682
enteropathische Adenoviren 33

Enterostomie 1207
Enterotomie 1207
Entfremdungserlebnisse 280
Entgiftung 1123
Enthesiopathien 808
Entropium 430
Entscheidungsfindung, ethische 1222
Entwicklung
 – geschlechtsspezifische 880
 – intellektuelle 948
 – des Kindes 947
 – Skelett 948
Entwicklungsstörung
 – motorische 951
 – psychische 951
 – sprachliche 952
Entzugssyndrom 1126
entzündliche Kreislaufstörung 1111
Entzündung 1109
 – eitrige 1112
 – exsudative 1110
 – fibrinöse 1112
 – gangränisierende 1113
 – granulierende 1113
 – granulomatöse 1113
 – hämorrhagische 1113
 – nekrotisierende 1113
 – proliferative 1110
 – serös-schleimige 1112
 – seröse 1112
Entzündungsformen 1112
Entzündungskriterien 1109
Entzündungszeichen 1110
Enukleation 1207
Enuresis 308, 826, 949
Enzephalitis 353
Enzephalomyelitis 356
Enzephalomyelozele 994
Enzephalopathie
 – hepatische 693
 – hypertensive 557
Enzymbestimmungen 651
Enzyminduktion 1122
Eosinophile 1111
EPEC 31
Ependymom 136
EPH-Gestose 920
Epheliden 157
Epidemie 14
Epidemiologie 6, 13, 1100, 1130, 1201
 – Begriffe 14
Epidermiolysis bullosa
 – hereditaria dystrophica 998
 – hereditaria simplex 998
Epidermis 720, 912
Epidermolyse 720
Epidermolysis bullosa acquisita 735
Epididymitis 870, 871
epidurales Hämatom 1014
epigastrische Hernie 678
Epiglottitis 612
Epikanthus 971
Epikonussyndrom 361, 1042
Epikutantest 722

Sachregister

Epilepsia partialis continua 375
Epilepsie 372
Epiphora 429, 433
Epiphysenverletzungen 1008
Epiphysiolysis capitis femoris 815
Episiotomie 934
Episkleritis 440
Epispadie 873, 894, 985
Epistaxis 489
Epitheloidzellen 1111
Epitope 1266
Epstein-Barr-Virus 82
Epulis 1116
Erb-Duchenne 957
Erb-Lähmung 390
Erbkrankheiten
– autosomal-dominante 1243
– autosomal-rezessive 1243
– multifaktoriell (polygen) bedingte 1243
– Wiederholungsrisiko 1243
Erbrechen 657, 969
ERCP 1322, 1326
Erdrosseln 1053
Ereignisse, zufällige 1190
erektile Dysfunktion 304, 872
Erfrierungen 1046, 1211
Erguß 1105
Erhängen 1052
Erkalten 1338
Erkältungsschnupfen 608
Erklärungsmodell, Naturheilkunde 1281
Erkrankungen, sexuell übertragbare 906
Ermüdungssyndrom 285
Ernährung 1362
– von Neugeborenen 968
Ernährungstherapie 1285
Erosio corneae 443
ERP 1323
Erreger
– Nachweis 20
– Reservoir 13
Erstickung 1052
Erstickungsgase 1174
Ertrinken 1057
Erwartungstreue 1197
Erwartungswert 1196
Erwerbsunfähigkeit 1135, 1185, 1363
Erwürgen 1053
Erysipel 46, 431, 733, 1112
Erysipeloid 40, 734
Erythem 725
Erythema
– chronicum migrans 53, 773
– exsudativum multiforme 70, 743
– infectiosum 68, 69
– nodosum 744, 755
– toxicum neonatorum 960
Erythrasma 734
Erythrodermien 744
Erythromycin 59
Erythroplasia Queryat 124, 151
Erythropoetin 189

Erythrozyten 168, 658, 1264
Esmarch-Handgriff 1153, 1154
Essstörungen 303
Ester-Typ 1089, 1143
Estradiol 240, 917
Estrogen 240, 917
ESWL 853
Etacrynsäure 264, 580
ETEC 31, 32
Ethambutol 38
Ethik 1221
Ethinylestradiol 240, 917
ethische Entscheidungsfindung 1222
Ethosuximid 380
Eugenik 1222
Eukaryontengenom 1229
Eukrasie 1218, 1281
Eulenaugenzellen 1113
Eulenburg 401
Euler-Liljestrand-Reflex 525
evozierte Potentiale 343
Ewing-Sarkom 117, 1311
Exanthem 726
Exanthema subitum 67, 68
Excochleation 1207
Excoratio 723
Exenatide 220
Exhairese 572, 1207
Exhibitionismus 289, 1354
Exkretion
– biliäre 1123
– renale 1123
Exner-Reflex 1044
exogen-allergische Alveolitis 1183
Exons 1229
Exophthalmus 414, 425, 434
Exostosen 997
Expansion 1269
Expektorantien 1287
Expektoranzien 638
Experiment 1190, 1221
Expositionspfad 1305
Expositionsprophylaxe 9, 15
Expressivität 1237
Exsikkose 195
Exstirpation 1207
Exsudat 1105
exsudative Enteropathie 709
extrapyramidale Symptome 362
extrapyramidalmotorisches System 326
Extrasystolen
– supraventrikuläre 546
– ventrikuläre 546
Extrauteringravidität 918
extrazelluläres Hyalin 1106
Extremität, pulslose 510
Exzision 1207
Ezetimib 251
Ezetrol 251

F

Fab 1266
FAB-Klassifikation 147, 148
Fachsprache 1219

FACS-Analyse 1277
Fahrtauglichkeit 1350
Fallhand 395, 784
Fallot-Tetralogie 974, 976
– Röntgen 1315
Familienplanung 884
Familienstammbaum 1242
Famotidin 711
Fanconi 823
Fanconi-Anämie, Genetik 1246
Fansidar 90
Farbduplexsonographie 1329
Färbemethoden 1099
Farmerlunge 628
Faßthorax 605
Fastenkur 1286
Fasziitis, nekrotisierende 806
Faszikulationen 347
Fasziotomie 769
Fäulnis 1339
Faustschlußprobe 561
Favus 85
Fazialisparese 335, 389
Fc 1266
Fc-Rezeptoren 1268
FDA-Klassifikation 1127
febriler Abort 920
Fechterstellung 1313
Fehlbildungen
– Auge 971
– Darm 983
– genitale 893
– Hals 972
– Harnsystem 986
– Mammae 894, 984
– Nase 978
– oberer Verdauungstrakt 981
– Ohr 972
– Vagina/Uterus 894, 984
Fehler, 2. Art 1198
Fehlgeburt 920, 1347
Fehlsichtigkeit 471
Felsenbeinlängsfraktur 1015
Felty-Syndrom 777
Femurepiphysenlösung 957
Femurfraktur 1034
Fenofibrat 251
Fenoterol 639
Fentanyl 1084, 1085
Fertilitätsgutachten 1346
Fertilitätsstörungen 872, 892, 915
Fetalentwicklung 888
Fetalkreislauf, persistierender 959
Fetischismus 289, 1354
Fetopathie 953, 954
Fettembolie 556, 1060
Fettgewebsnekrose 1104
– traumatische 1104
Fettleber 698, 1114
Fettleberhepatitis 692
Fettmassenbestimmung 1362
feuchte Gangrän 1104
Feuerbestattungssektion 1100
Feulgen 1099
Fibrat 251

1377

Sachregister

Fibrinolysin 1110
Fibrinolytika 588
Fibroblasten 1111
Fibrom 156, 1118
Fibromyalgie 808
Fibroplasie 957
Fibrosarkom 117, 1118, 1311
Fibrose 1106
Fieber 25, 1110
– akutes rheumatisches 513
– rheumatisches 774, 1113
Fieberkrampf 377
Fiebertypen 25
Filariose 95
Filtration 1121
Fingerpolyarthose 780
first-pass-Effekt 1121
Fischbandwurm 94
Fissur 1310
Fissura-Orbitalis-Syndrom 333
Fistel, arteriovenöse 564
Fixierung 1099
Flagellaten 25
Flake-Frakturen 1008
Flaming 1218
Flankenschmerzen 1078
Flaschenzeichen 395
Flashbacks 285
Flatulenz 659
Flaviviren 24
Flecainid 585, 586
Fleckfieber 55
Flohstich 97
Fluconazol 87
Flucytosin 87, 88
Flügelfell 439, 444
Fluor 1177
Fluor genitalis 896, 905
Fluoreszenzmethoden 1276
Fluphenazin 310
Flush 1118
Fluss-Volumen-Kurve 599
Flußblindheit 95
Flüssigkeitsverteilung 1122
Flutamid 240, 917
Fluticason 639
Fluvastatin 251
FNH 153
Foetor ex ore 657
fokale noduläre Hyperplasie 153
Folie à deux 279
Folliculitis 905
Follikel 726
Follikelpersistenz 883
Follikulitis 49, 732
Follitropin 235, 881
Folsäure 189
Fontanellentastbefund 898
Forestier-Ott-Syndrom 800
formale Genetik 1237
Formalinfixation 1099
Formatio reticularis 321
Formoterol 639
Fornix 324
Forrest-Stadien 672

Fortpflanzungsfunktion 881
Fosinopril 578
Foster-Kennedy-Syndrom 332, 465
Fournier-Gangrän 874
Foville 387
fragiles X-Chromosom 1003, 1246
Fragmentstellungen 1310
fraktionierte Magen-Darm-Passage 1327
Frakturen 1009
– Heilung 1114
– Neigung 770
– Röntgen 1310
Francisella tularensis 39
Frank 1216, 1225
Frederickson 249
Freiburger Sprachtest 483
Fremdkörper
– Aspiration 617, 1044
– Gehörgang 488
– intraokulärer 464
– Magen 1044
– Nase 490
– Ösophagus 1044
Fremdkörperriesenzellen 1111, 1113, 1115
Fremdkörpertyp 1113
Fremdstoffmetabolismus 1122
Freud 1224
Friedländer-Pneumonie 48
Friedreich-Ataxie 357
Froin-Syndrom 409
Froment-Zeichen 395
Frostbeulen 1052
Frotteur 1354
frozen shoulder 806
Fruchtwasser 888, 927
– Abgang 898
– Embolie 936
Fructoseintoleranz 1246
Frühdumping 710
Früherkennungsmaßnahmen 1133
Frühgeborenes 942, 956
Frühgeburt 929, 1347
Frühgeburtlichkeit 899
Frühgestose 900, 921
Frühkarzinom 1116
Frührezidiv 1116
Fruktoseintoleranz 247
FSC-H 1277
FSH 227, 235, 239, 881, 916
FSME 65
Fuchs-Syndrom 439
Fuchsbandwurm 93
Functio laesa 1110
Fundusstand 889
funikuläre Myelose 369
funktionelle Krankheitstheorien 1223
Furosemid 264, 580
Furunkel 49, 732, 1112
Fußgängerunfall 1064

G

G-CSF 190
G-Proteine 1120

GABA 1125
Galaktorrhoe 201, 897
Galaktosämie 247
Galant-Reflex 947
Galeazzi-Fraktur 1030
Galen 1217
galenische Untersuchung 1218
Gallenblase 649
Gallenblasenkarzinom 112
Gallengangsatresie 701, 982
Gallengangskarzinom 112
Gallengangsverschluß 702
Gamete-intrafallopian transfer 915
γ-GT 651
γ-Strahlung 1298
γ_2-Mikroglobulin 1109
Gammaglobuline 6
Gammakamera 1328
Gammopathie, monoklonale 147
Ganciclovir 83
Gangrän, feuchte 1104
Gangstörung 770
gap formation 1111
Gardner-Syndrom 152
Garin-Bujadoux-Bannwarth-Syndrom 53, 397
Gasbrand 48
Gasperini 387
Gasser-Syndrom 965
Gastrektomie 671
Gastritis 672
– Typ A 1108
Gastroschisis 997
Gaucher-Krankheit 248
Gaumenmandelhyperplasie 609, 620
Gaumenspalte 979
Gauß-Verteilung 1196
Geburt 932
– protrahierte 929
Geburtphasen 933
Geburtsgewicht 946
Geburtshindernis 930
Geburtrauma 957
geburtsunmögliche Lagen 899
Geburtswiderstände 932
Gedächtnisstörung 279, 285
Gedeihstörungen 199, 950
Gefässverletzungen 1040
Gehirn-Szintigraphie 1328
Gehirntumor 133
Geiger-Müller-Zählrohr 1299
Gelatinederivate 583
Gelbfieber 66
Gelenkchondromatose 787
Gelenkinstabilität 787
Gelenkschmerzen 1078
Gelenkschwellung 771
Gelenksteife 771, 787
Gelenkverletzungen 1008
Gellé-Versuch 486
Gellerschuß 1043
Gemfibrozil 251
gemischte Lymphozytenkultur 1278
Genaktivität 1233
Genaufbau 1229

Sachregister

Gendrift 1241
Genetik, formale 1237
genetische Analyse 1229
genetische Heterogenität 1238
genetische Phänomene 1244
Genfer Gelöbnis 1221
Genhäufung 1240
Genitalblutungen 892
genitale Fehlbildungen 893
Genitalentwicklung 880
Genitaltuberkulose 904
Genkartierung 1231
Genkopplung 1231
Genmutation 1232
Genom 1228
– Mutation 1232
Genotyp 1233
Genredundanz 1229
Gentamicin 58
Genu
– recurvatum 783
– valgum 783
– varum 783
Gerinnung, disseminierte intravasale 180, 571
Gerinnungskaskase 171
germinatives Zentrum 1265
Gerstenkorn 429
Gerstman-Sträußler 63
Geruch 1350
Geruchssinn 490
Geschäftsfähigkeit 1353
Geschichte der Medizin 1214
Geschlechtsentwicklung 1234
geschlechtsgebundene Vererbung 1243
Geschlechtsidentität 277
Geschlechtskrankheiten 50
Geschmackssinn 490
Geschwulstsystematik 1118
Gesetz der großen Zahl 1197
gesetzliche Krankenversicherung 1365
Gesichtsfelds-Einschränkung 424, 467
Gesichtsschmerz 1078
Gestagen 235, 240, 881, 917
– Antagonist 240, 917
Gestationsdiabetes 212, 923
Gestationshypertonie 920
Gesundheit 1098
Gesundheitsbildung 1133
Gesundheitskatechismen 1222
Gesundheitslehren 1222
Gesundheitsökonomie 1368
Gesundheitspflege, öffentliche 1222
Gesundheitssicherung 1216
Gesundheitsstatistiken 1217
Gesundheitswesen 1366
Gewalt
– scharfe 1068
– stumpfe 1066
Gewebe, labile 1114
– permanente 1114
– stabile 1114

Gewebsmastzellen 1111
Gewebsschäden 1102
Gewicht
– Abnahme 194
– Zunahme 194
GFR 822
GH-RH-Test 230
Gicht 252
– Arthritis 775
– Röntgen 1312
Gichtanfall 253, 775
Giemen 605
Giemsa 1099
Gifford 434
Giftung 1123
Gilles-de-la-Tourette-Syndrom 308
Girdlestone 781
Gl.-Parotidea-Karzinom 105
Glabella-Lid-Reflex 947
Glasgow-Coma-Scale 1013, 1159
Glaskörper 419, 463
– Einblutungen 463
– Entfernung 463
– Vaskularisationen 463
Glasspatelversuch 720
Glaukom 457
– akutes 461
– Engwinkel- 460
– kongenitales 459
– Normaldruck 461
– sekundäres 461
– Therapie 476
– Weitwinkel- 460
GLDH 651
Gleason-Score 129
Gleichgewichtsreaktion 947
Gleichgewichtsstörung 350
Gleithernie 636, 679
Gleithoden 849
Gleitmittel 714
Glindide 218
Glioblastoma multiforme 135
Glitazone 219
Globalinsuffizienz 597, 598
Globusgefühl 657
glomeruläre Filtrationsrate 822
glomeruläre Krankheiten 827
Glomerulonephritis 828, 829, 832
– Immunkomplex 829
– Post-Streptokokken 828
Glomerulosklerose 831
Glomerulum 822
Glomustumoren 154, 155, 565
Glucocorticoide 817
– Augentropfen 476
Glucose-6-P-DH-Mangel 175, 964
Glucosidasehemmer 219
Glukagonom 153
Glukose-6-Phosphatase 699
Glukosurie 855
– renale 823
Glutamat 1125
– Antagonist 382
Glutamatdehydrogenase 651
glutensensitive Enteropathie 708

Glycin 1125
Glykogenosen Typ I 699
Glykogenspeicherkrankheiten 246
Glykopeptide 60
GM2-Gangliosidose 247
GnRH 881
– Analoga 239, 916
Goldsalze 818
Gonadendysgenesie 893
Gonadorelin 239, 916
– Analoga 165
gonadotrope Hormone 239, 916
Gonarthrose 781
Gonioskopie 414
Gonokokkenkonjunktivitis 437
Gonorrhoe 51, 864, 907
Gordon 338
Gorling-Syndrom 140
GOT 651
Gottron-Papeln 794
GPT 651
Gradenigo-Syndrom 468, 492
Graft-vs-Host-Reaktionen 846, 1109, 1275
Gram-Färbung 18, 19
Grand-Mal
– Anfälle 1159
– Epilepsie 376
– Status 378
Granulationsgewebe 1105, 1114
Granulom, eosinophiles 149
Granuloma anulare 754
Granuloma pyogenicum 155
Granulomatose
– allergische 790
– infantile 1273
– progressiv-septische 182, 185
Granulopoese 181
Granulozyten 1264
– basophile 181
– Defekte 185
– eosinophile 181
– neutrophile 181, 1273
Granulozytopenie 62
Grawitz-Tumor 131
green-hair-Syndrom 748
Gregg-Syndrom 954
Greifreflex 947
Grenzstrangsyndrom 405
Grey-Syndrom 60
GRFom 153
Griesinger 1223
Grippe 613
Griseofulvin 87, 88
Grönland-Strandberg-Syndrom 999
Grotjahn 1224
Grouchy-Syndrom 1246
Gründereffekt 1241
Grünholzbruch 1010
Guedel-Tubus 1154
Guillain-Barré-Syndrom 397, 598
gutartig 1118
Gynäkomastie 201, 902
Gysrasehemmer 59

1379

Sachregister

H
H-Arzt 1187
H-Reflex 343
H₁-Antagonisten 309, 760
H₂-Antagonisten 711
Haarausfall 726
Haarfollikel 726
Haarzellleukämie 144
Haarzyklus 747
habitueller Abort 899
Hackenfuß 784, 989
Haemophilus
– ducreyi 52, 908
– influenzae 47
– vaginalis 52
HAES 583
Haftpflicht, ärztliche 1355
Haftunfähigkeit 1353
Hagelkorn 430
Hahnemann 1220, 1290
Halbleiterdetektoren 1299
Halbtiefentherapie 1331
Halbwertszeit, biologische 1298
Hallopeau-Siemens 998
Hallux
– rigidus 781
– valgus 782
Halluzination 278, 290
Halluzinogene 297
– Typ 1125
Halluzinose, organische 293
Halogenkohlenwasserstoffe 1175
Haloperidol 310
Halothan 1139
Halsschmerzen 1079
Halsstellreflex 947
Halszyste 972
Haltung 932
Haltungsanomalien 926
Haltungsfehler 771
Hämangiektasien 155, 999
Hämangiome 999
– Haut 155
– Leber 153
Hämarthros 787
Hämatemesis 660
Hämatin 1103
Hämatokrit 168
Hämatologie 168
Hämatom 726
– epidurales 1014
– subdurales 1014
hämatopoietische Differenzierungslinien 1264
Hämatothorax 1020
Hämaturie 822, 823, 826, 830
Hämazoin 1103
Hamman-Rich-Syndrom 632
Hammerzehe 782
Hämochromatose 256, 698
Hämodiafiltration 839
Hämodialyse 839
Hämofiltration 839
Hämoglobinopathien 175

Hämoglobinurie, paroxysmale 176
Hämophilie 179
– A/B 172
– Genetik 1246
Hämoptoe 605
Hämoptyse 605
hämorrhagische Diathesen 172
Hämorrhoiden 572, 689
Hämosiderin 1103
Hämosiderose 256
Hämospermie 847
Hämostase 171
Hampton-Linien 1321
Hand-Fuß-Mund-Krankheit 33, 69
Hand-Schüller-Christian-Krankheit 149, 1111
Händedesinfektion 16, 1206
handicap 1363
Handlungen 1343
– ärztliche 1220
– autoagressive 1066
– sexuelle 1353
hanged-man-Fraktur 1041
Hängefuß 783, 989
Hantaan-Fieber 66
Hapten 1266
Harlekin-Fetus 998
Harnblasendivertikel 864, 987
Harngeruch 847
Harninkontinenz 847
Harnlehre 1218
Harnleiter
– Karzinom 132
– Steine 854
– Verletzung 1025
Harnröhre
– Abszeß 864
– Divertikel 866
– Fistel 866
– Prolaps 866
– Striktur 865
Harnsäure 252
Harnsäuresteine 852
Harnstauung 850
Harnstoff 825
Harnverfärbung 848
Harnverhaltung 848, 850
Harnwegsinfektionen 865
Hartnup 823
Hartnup-Syndrom 1246
Hartstrahltherapie 1331
Harvey 1219
Hashimoto 1108
Hasner-Membran 433
Häufigkeitsverteilungen 1193
Haupthistokompatibilitäts-Antigene 1267
Hausbesuch 1131
Hausmittel 1134
Hautblutungen 727
Hautemphysem 727, 1021
Hautflora 21
Hautgries 157
Hautschichten 720
Hautschuppung 727

Hauttuberkulose 37
Hautverfärbungen 1350
HAV 73
HAWIE 281
HAWIK 281
Hawkins 806
Hb 168
HBsAg 74
HBV 74
HCG 239, 916, 1109
HCV 74
HDL 249
HE 1099
Head-Zonen 1281
Heberden-Arthrose 780
Heerfordt-Syndrom 390, 665
Hefen 24
Heilverfahrensarzt 1187
Heimlich-Griff 1153, 1154
Heiserkeit 347
Hellin-Regel 1239
HELLP 921
Helmabnahme 1153
Helminthen 25
Helminthosen 93
Hemiballismus 367
Hemiblock
– linksanteriorer 506, 540
– linksposteriorer 506, 540
Hemikranie, paroxysmale 384
Hemiparese 404
Hemiplegie 404
Hemizygote 1238
Henle-Koch-Postulate 9
Henry-Gesetz 1139
Hepadnaviren 23
Heparin 587
hepatische Enzephalopathie 693
Hepatitis
– A 73
– B 74
– B, pränatale 954
– C 74
– D 75
– E 75
– G 75
hepatolentikuläre Degeneration 698
Hepatomegalie 657
hepatorenales Syndrom 838
hepatozelluläres Karzinom 111
Herceptin 123
Herd-Fokus-Abstand 1331
hereditäre Ataxie 357
hereditäre motorisch-sensible Neuropathien 359
hereditäre sensible Neuropathien 360
Heredoataxien 357
Hering-Regel 1291
Hermaphroditismus 1246, 1251
– verus 893
Hernie 654, 675
– diaphragmatica 679, 680
– epigastrica 678
– femoralis 677
– inguinalis 675, 676

Sachregister

– ischiadica 679
– obturatoria 678
– paraösophageale 636, 679
– Richter-Littrè 678
– umbilicalis 678
– ventralis 678
Herpes
– genitalis 53, 909
– gestationis 923
– simplex 70
Herpesvirus, humanes 82
Herpetoviren 23
Hertoghe-Zeichen 721, 737
Herzchirurgie 550
Herzfehler
– Übersicht 973
– zyanotischer 976
Herzfunktionsstörungen, akutes 1158
Herzgeräusche 501
Herzglykoside 583
Herzinfarkt 1158
Herzinsuffizienz 547
Herzklappenfehler, Röntgen 1315
Herzkrankheit
– hypertensive 518
– ischämische 520
Herzrhythmus 504
– Störungen 512, 585, 1158
Herzstillstand 542
Herzton 500
Herztransplantation 550
Herztumor 113
Herzverletzungen 1021
Heterochromie 972
heterolog 1108
Heterophorien 469
Heterotropie 469
heterozygot 1233
Heultag 304
Heuschnupfen, Genetik 1246
HEV 75
Hexadaktylie 1247
HHV-7/8 82
Hiatus leucaemicus 148
Hiatushernien 636, 981
– Röntgen 1320
Hidradenitis suppurativa 751
high output failure 548
Hill-Sachs-Delle 1028
Hilus-Amputation 1318
Hinterstrang 329
Hinterwand 523
Hippel-Lindau 1000
Hippel-Lindau-Syndrom 565
Hippocampus 324
hippokratische Medizin 1217
hippokratischer Eid 1221
Hirnabszeß 353
Hirndruck 406
Hirninfarkt 552
– ischämischer 553
Hirnmetastasen 137
Hirnnerven 330
– Läsionen 390
– Prüfung 337

Hirnödem 407
Hirnstamm 319
– Syndrome 387
Hirnstammgangliom 137
Hirntod 347, 1336
Hirsutismus 728
Histamin 722, 723, 1111, 1125, 1273
Histidinämie 1247
Histiozytosen 149
Histochemie 1100
Histogramm 1193
Histologie 1099, 1100
Hitzewirkung 1051
HIV 75
– bei Kindern 81
– pränatal 955
HLA 1267
HLA-assoziierte Erkrankungen 1267
HLA-B27 799
HMG 239, 916
HMG-CoA-Reduktasehemmer 251
HMSN 359
HMWH 587
HNCM 538
Hochenergie-Strahlentherapie 1331
Hochwuchs 242, 950
HOCM 537
Hodenbiopsie 844
Hodenektopie 849
Hodenfehllage 849
Hodenhochstand 873
Hodenkarzinom 130
Hodenretention 849
Hodenschmerzen 1079
Hodentorsion 870
Hodgkin-Krankheit 141
Hoffmann-Tinel Zeichen 395
Hohlfuß 784, 989
Hohmann 782
Holzer-Blasen 1046
Homans-Zeichen 569
homolog 1108
homologe Insemination 915
Homöopathie 1134, 1220, 1290
homozygot 1233
Homozystinurie 245
Hordeolum 429
Hörermüdung 484
Hörfeldmessung 484
Hörgeräte 496
Hormone 231, 1120
Hornbildung 731
Horner-Syndrom 332, 405, 427
Hornhaut 417
– Erosion 444
– Fremdkörper 444
Hornhauttrübung 425
Hornhautverletzungen, perforierende 445
Hörsturz 495
Hörverlust 496
Hörvermögen 488
Hospital 1216
Hospitalismus, infektiöser 1206
Hospiz 1216

Host-vs-Graft-Reaktionen
– humorale 846, 1275
– zellgebundene 1275
– zelluläre 846
Howell-Jolly-Körperchen 188
HPV 53, 71
HPV 16, 18 1117
HSN 360
Hueter-Mayo 782
Hüft, Dysplasie 988
Hüftgelenksluxation 1035
Hüftkopffraktur 1033
Hüftkopfnekrose 813
Huhner-Sims 915
Humalog® 217
Humanexperiment 1221
Humangenetik 1228
Humerusepiphysenlösung 957
Humerusfraktur 1027
Humeruskopffraktur 1026
humorale Host-vs-Graft-Reaktionen 846, 1275
Humoralpathologie 1217, 1218, 1223, 1281
Hundebandwurm 93
Hungeratrophie 1101
Hungerdystrophie 242, 1102
Hungerödem 1105
Husten 605
Hutchinson-Trias 955
HWS 798
Hyalin
– extrazelluläres 1106
– intrazelluläres 1102
Hyalinablagerung 258, 1106
Hyaluronidase 1110
Hydatidentorsion 870
Hydrocephalus communicans 292
Hydrochlorothiazid 264, 580
hydrophische Zellschwellung 1102
Hydrops fetalis 962
Hydrotherapie 1284
Hydroxyethylstärke 583
Hydrozele 870
Hydrozephalus 406
Hygiene 1254
Hymenalatresie 894, 984
Hyper-IgE-Syndrom 184
Hyperabduktionssyndrom 391
Hyperaldosteronismus 233
Hyperaminoazidurie 823, 855
Hyperbilirubinämie 196, 658, 962
Hypercholesterinämie, Genetik 1246
Hyperemesis gravidarum 900, 922
Hyperhidrose 727, 749
Hyperhydratation 195, 262
Hyperimmunglobuline 6
Hyperkaliämie 267, 270
Hyperkalzämie 268
– Syndrom 224
Hyperkeratose 720, 912
Hyperkinesen 347
Hyperkortizismus, hypophysärer 160, 229
Hyperlaxizität 1106

1381

Sachregister

Hyperlipoproteinämie 250
Hypermagnesiämie 269
Hypermenorrhagie 236, 882
Hypermenorrhoe 236, 882, 897, 913
Hypermnesie 280
Hypermobilität 1106
Hypernephrom 131
– Röntgen 1324
Hyperopie 471
Hyperparathyreoidismus 223
– Röntgen 1312
Hyperpigmentierung 730
Hyperplasie 1101
– fokale noduläre 153
hyperplasiogene Tumoren 1118
Hypersalivation 658
Hypersensitivitätspneumopathien 631
Hypersensitivitätsvaskulitiden 790
Hypersomnie 388, 408
Hypersplenismus 187, 690
Hypertension, okuläre 461
hypertensive Enzephalopathie 557
hypertensive Krise 1155
Hyperthermie, maligne 401, 1148
Hyperthyreose 203, 205, 208
– Schwangerschaft 206
Hypertonie
– arterielle 509, 575
– endokrine 519
– essentielle 516
– portale 568, 700
– pulmonale 525
– renal-arterielle 518
– renale 857
– sekundäre 518
Hypertrichose 728
Hypertrophie 1101
Hyperurikämie 252
Hyperventilation 603
Hyperventilationssyndrom 604
hypochondrische Störung 277
Hypoglykämie 213, 221, 966
Hypogonadismus 237
Hypohidrose 727, 749
Hypokaliämie 267, 270
Hypokalzämie 268, 966
Hypokinese 348, 362
Hypomagnesiämie 269
Hypomenorrhoe 882, 897, 913
Hypomimie 348
Hypomnesie 279
Hypoparathyreoidismus 222
Hypopharynxkarzinom 105
Hypophyse 193, 227
Hypophysenhinterlappen 227
Hypophysenvorderlappen 227
– Insuffizienz 229
– Tumoren 159
Hypospadie 873, 894, 985
Hyposthenurie 822, 823
Hypothalamus 193, 227, 324
Hypothermie 26, 550, 1052
– nach Reanimation 1152
Hypothesen 1190, 1198
Hypothyreose 203, 204, 207

Hypotonie 362
– arterielle 509, 519
Hypoxie 729
Hysterosalpingographie 1325

I

Iatrochemie 1220, 1223
Iatrophysik 1223
Ibuprofen 1086
Ich-Störungen 280, 286
Ichthyosis congenita 998
Icterus neonatorum simplex 962
Ideenflucht 279
idiopathische thrombozytopenische Purpura 179
Idiotie, infantile amaurotische 247
idiotypische Regulation 1271
IFT 1276
– indirekt 1277
IgA 1266
– Mangel 183
IgD 1266
IgE 723, 1266
IgG 1266
IgG-Subklassen-Defekt 183
IgM 1266
– Mangel 183
IIF 721
Ikterus 196, 658
Ileum 646
Ileus, mechanischer 685
– Mekonium 685, 967
– paralytischer 685
Illusion 278, 290
Imidazol 87
Imipenem 58
Imission 1257
Immunantwort, pathologische 1274
Immundefekte 182
– erworbene 185
– humorale 183
– schwere kombinierte 184
Immundefektsyndrom, erworbenes 76, 186
Immunfixation 1276
Immunfluoreszenz
– direkte 721
– indirekte 721
Immunglobuline 1266
immunhistochemische Verfahren 1100
Immunisierung 6
– aktive 7
– passive 6
Immunität 1107
Immunkomplexreaktion 724, 743, 1274
Immunogene 1266
Immunologie 1264
– molekulare Grundlagen 1266
– Zellen 1264
Immunpathologie 1107
Immunreaktion
– zellgebundene 1274
– zytotoxische 1274

Immunsuppression 1271, 1275
Immunsystem
– Einteilung 1264
– Regulation 1271
Immuntoleranz 1107, 1271
impairment 1363
Impedanzmessung 484
Impetigo 732
– contagiosa 46
Impfkalender 8
Impingement
– Syndrom 808
– Zeichen 806
Implantat 1274
Implantation 887, 1207
Impotentia
– coeundi 288, 872, 915
– generandi 288, 872, 915
– satisfactionis 288
Impotenz 288
Imprinting 1237
IMV
– mit CPAP 1150
– mit PEEP 1150
In-vitro-Fertilisation 915
Inaktivitätsatrophie 1101
Incus 481
Indikation 1204
Indikationsformen 1204
indirekte Immunfluoreszenz 721
indirekter Coombs-Test 1277
indirekter Nachweis 1276
Individualtod 1336
Indomethazin 1086
induktiver Schluß 1190, 1197
Induratio penis plastica 874
Indurationen 1106
inf 647
infantile amaurotische Idiotie 247
infantile Granulomatose 1273
Infarktlokalisation 507
Infekt, nosokomial 1260
Infektabwehr 1272
Infektiologie 6
Infektion
– Abwehr 13
– Allgemeinreaktion 11
– endogene 9
– exogene 9
– bei Granulozytopenie 62
– latente 23
– nicht-zytozide 23
– nosokomiale 14
– pränatale 954
– Verlaufsformen 9
– virale 23
– viraler Verlauf 23
– zytozide 23
Infektionsketten 1261
Infektionslehre 9
infektiöse Mononukleose 82
Infektkette 14
Infektneigung 201
Infertilität 892, 915
Infiltrationsanästhesie 1089, 1143

Sachregister

Infirmerie 1216
Influenza 83, 613
Informationssysteme 1202
Infraktion 1007
Infrarotbestrahlung 1285
INH 38
Inhalationsanästhetika 1139
inhalative Glukocorticoide 639
Initiierung 1117
Injektionsnarkotika 1140
Inkontinenz 826, 863
Inkretine 220
Inkubationszeit 9
Innenohr 481
innere Unruhe 286
Inoperabilität 1205
Insassenunfall 1065
Insemination, homologe 915
Insertio velamentosa 930
Insertion 1232
Insertionsmutagenese 1117
instinktiv-empirische Vorstellungen 1222
Insuffizienz
 – chronisch-venöse 572
 – ovariale 882
Insulin 217
Insulinom 153
Insulinpumpe 218
Intelligenzminderung 305
Intensitätsunterscheidungsvermögen 484
Intensivmedizin 1150
Interessenverarmung 286
Interferon 84
Interferontherapie 190
intermediäres Leben 1337
intermitted mandatory ventilation 1150
Interphase 1229
Interphasetod 1303
Intersexualität 893, 985
Intertrigo 737
intestinale Lipodystrophie 1273
Intoxikationen 1162
Intrakutantest 722
Intrauterinpessar 885
intrazelluläres Hyalin 1102
intrazerebrale Blutung 551
intrazytoplasmatische Spermieninjektion 915
intrinsische Aktivität 1120
Introns 1229
Intubation 595, 1146, 1154
Invagination 686, 982
Invasion 1117
Invasivität 11
Inversion 1232, 1236
Inversionswetterlage 1257
Involution 1101
Inzidentalom 160
Inzidenz 14, 1201, 1360
Inzision 1207
Iodid 209
Ionendosis 1296

Ionenkanäle 1120
Ionisationskammer 1299
ionisierende Strahlen 1180
IP3 1120
Ipratropiumbromid 639
Iridozyklitis 445
Iris 417
Iritis 445
Ischämie, zerebrale transitorische 385
Ischialgie 1079
Isochromosom 1236
isolog 1108
Isoniazid 38
Isoretinoin 760
Isosthenurie 822, 823
Isotop 1295
Isotype switch 1270
ITP 179
Itraconazol 87

J

J-Segment 1266
Jackson 387
Jackson-Anfälle 375
Janetta 389
Janeway-Läsionen 535
Januvia® 220
japanische B-Enzephalitis 65
JASPERS 278
JC-Virus 64
Jefferson-Fraktur 1041
Jefferson-Syndrom 334
Jejenum 646
Jendrassik-Handgriff 350
Jenner 1224
Job-Syndrom 184
Jobe-Test 807
Jochbeinfraktur 1017
Jodisationshemmer 209
Johanson-Blizzard-Syndrom 702
Johnson-Einteilung 670
Jones-Kriterien 774
Judkins 1314
Jugendarbeitsschutzgesetz 1133
Jung 1224

K

K-ras 151
K^+-sparende Diuretika 264, 580
Kachexie 1101, 1118
Kahnbeinfraktur 1031
Kaliumhaushalt 266
Kaliumkanalöffner 579
Kalkaneusfraktur 1038
Kalkspritzer 1104
Kallikrein 1111
Kallmann-Syndrom 237
Kallus 1114
Kalziumhaushalt 268
Kalziumsteine 851
Kammerflattern 547
Kammerflimmern 547
Kammerwasser 457
Kammerwinkel 457
Kanalikulitis 433

Kanalkrankheiten 402
Kandidose 85
Kanner-Syndrom 306
Kanzerogenese 1117
Kaplan-Meier-Schätzer 1193
Kaposi-Sarkom 82, 119
Karbunkel 49, 733, 1112
Kardinalsymptome 1110
Kardiomyopathie
 – dilatative 536
 – hypertrophische 537
 – restriktive 537
 – Röntgen 1315
Kardiotokographie 935
kardiovaskuläre Erkrankungen 499
Karpaltunnelsyndrom 805
kartesianisches Denken 1217
Karzinogene 1117, 1260
Karzinoid 108
 – Syndrom 241
kassenärztliche Bundesvereinigung 1364
kassenärztliche Vereinigung 1364
Kataplexie 388
Katarakt 449
 – Therapie 450
Katarrh, eitriger 1112
Katatonie 286
Katzenauge, amourotisches 463
Katzenschrei-Syndrom 1002, 1236, 1247
Kaudasyndrom 361, 1042
kavernöses Hämangion 565
Kawasaki-Syndrom 562, 789
Kayser-Fleischer-Kornealring 445, 698
Keilbeinsyndrom 333
Keimschädigungsdosis 1306
Keimzentren 1265
Keloid 156
Kennedy 359
Kennreflexe 766
Kephalhämatom 957
Keratitis 440
 – dendritica 441
 – disciformis 441
 – e lagophthalmo 442
 – follicularis 998
 – nummularis 441
Keratoakanthom 150
Keratokonjunctivitis epidemica 438
Keratokonus 443
Keratose, seborrhoische 156, 752
Keratosis actinica 150
Kerley 1317
Kernig-Zeichen 336, 349
Kernikterus 658, 962
Kernreaktor 1299
Kerzenfleckphänomen 741
Ketamin 1140
Ketoazidose, diabetische 213
Ketoconazol 87
Ketotifen 760
Keuchhusten 43
KHK 520

1383

Sachregister

Kiefergelenksfrakturen 1017
Kieferosteomyelitis 664
Kiefersperre 771
Kieler Klassifikation 143
Kienböck 1312
Killerzellen, natürliche 1271
Killing 1278
KILLIP-Klassifikation 523
Kimmelstiel-Wilson 214
Kinderlähmung 62
Kindersterblichkeit 1004
Kindesmisshandlung 1055
Kindestötung 1347
Kindsbewegungen 900
Kindstod 1004
Kinetosen 495
Kirchhofrosen 1338
kissing disease 609
Klatskintumor 112
Klavikulapseudarthrose 990
Klebsiella sp. 48
Kleine-Levin-Syndrom 388
Kleinhirn 325
– Brückenwinkelsyndrom 336
Kleinwuchs 242, 950
– hypophysärer 230
Bronchialkarzinom, kleinzelliges 114
klimakterische Störungen 896
Klimakterium 914
Klimatherapie 1283
Klinefelter-Syndrom 236, 986, 1003, 1235, 1247
Klinodaktylie 1247
Klinodyktylie 990
Klippel-Feil-Syndrom 993
Klippel-Trenaunay-Syndrom 565, 992
Klitorishypertrophie 894
klonale Anergie 1272
klonale Deletion 1272
klonale Selektion 1269
Klonus 339
Klumpfuß 783, 988, 1247
Klumphand 992
Klumpke 957
Klumpke-Lähmung 390
Klüver-Bucy-Syndrom 292
Kniegelenk
– Bandverletzung 786
– Luxation 1036
– Verletzung 785
Knochen, Szintigraphie 1328
Knochenbruchheilung 1114
Knochenmark 1265
Knochenmetastasen 117, 1311
Knochennekrose 813
– aseptische 814
Knochenschmerzen 1079
Knochentumoren 116
– gutartige 154
– Röntgen 1311
Knochenzyste 811
Knopflochdeformität 782
Knorksen 607
Knorpel, Verletzungen 1008

Knoten 728
Koagulationsnekrose 1104
Koagulopathie 172, 179
– kongenital 965
Köbner 998
Köbner-Phänomen 720, 741, 743
Koch 1219, 1225
Koch-Weeks-Konjunktivitis 438
Kocher Kragenschnitt 1208
Kohlendioxid 1258
Kohlenmonoxid 1174, 1258
– Diffusionstest 600
– Intoxikation 1048
Kohlensäurebad 1284
Kohlenwasserstoffe, chlorierte zyklische 1176
Köhler 1312
Kohortenstudien 1191
Koilonychie 729
Kojevnikow-Syndrom 378
Kokain 298
Kokarzinogene 1117
Kokereirohgase 1183
Kokken 18
Kollagenase 1110
Kollagenosen 1108
Kollagenreifungsstörung 995
Kollagensynthesestörungen 1106
Kollagenvernetzungsstörungen 1106
Kollaps 512
Kolliquationsnekrose 1104
Kolloid-Baby 998
Kolloidzysten 137
Kolobom 971
Kolonisation 11
Kolonkarzinom 108
Kolonkontrasteinlauf 1327
Kolostomie 648
Kolpitis 905
Koma 407
– diabetisches 1160
– hepatisches 1160
– hyperosmolares 213
– Stadien 1159
– urämisches 1160
Kommensalen 11
Kompartmentsyndrom 1059
Komplement
– Defekte 1107
– Faktoren 1111
Komplementaktivierung 1107, 1270
– alternative 1268, 1270
– klassische 1268
Komplementation 22
Komplementbindungsreaktionen 1276
Komplementeffekte 1271
komplex fokale Anfälle 375
Kondom 885
Konduktorin 1238
Konfabulation 286
Konfidenzintervalle 1197
Kongorot 1099
Koniotomie 596, 1154
Konjugation 19

Konjunktiva 416
Konjunktivitis 435
Konkordanz 1240
Konservierung 15
Konsiluntersuchung 1131
Konsistenz 1197
Konstitution 1282
Konstitutionstherapie 1289
Kontaktdermatitis
– allergische 738
– toxische 738
Kontaktekzem 738, 1184
Kontaktlinsen 473
Kontaktstörungen 281
Kontingenztafeln 1194
Kontraindikation 1204
Kontrastmittel 1301
Kontrastmittelallergie 1302
Kontrazeption 240, 241, 917, 918
Kontrollbereich 1181, 1307
Konussyndrom 361, 1042
Konversionsstörungen 303
Konvidenzintervall 1198
Konzentrations-Wirkungsbeziehungen 1121
Konzeption 886
Kopfschmerz 1079
– analgetika-induzierter 384
– posttraumatischer 384
– Spannungstyp 384
– Syndrome 383
– vasomotorischer 384
Kopfspeicheldrüsen 644
koronare Herzkrankheit 520
Körperdosis 1305
Körpergeruch 200
Körperschemastörung 286
Körperstellreflex 947
Körperverletzung 1343
Korpuskularstrahlung 1296
Korrelationskoeffizient 1194
Korsakow-Syndrom 280, 297
Koxarthrose 781
Kozevnikov-Epilepsie 375
Kraepelin 1223
Krallenhand 395
Krallenzehe 782
Krampfanfall 348
Kraniopharyngeom 160
Kraniosynostose 992
Krankenhaus 1216
– Hygiene 1260
Krankenpflege 1216
Krankenrolle 1214
Krankenversicherung, gesetzliche 1365
Krankheit 1098
Krankheitsbewältigung 288
Krankheitsgewinn, sekundärer 1214
Krankheitsmodelle, soziologischer 1214
Krankheitsvorstellungen 1222
Krätze 97
Krause-Drüse 415
Kreatinin 824

Sachregister

Krebsfrüherkennungs-Richtlinien 1133
Kreisbeschleuniger 1302
Kreislaufstillstand 509, 1158
Kreislaufstörung, entzündliche 1111
Kreislaufumstellung, perinatale 942
Kretschmer 1282
Kreuztoleranz 1126
Krim-Kongo-Fieber 66
kritisches Organ 1303
Krönleinschuss 1043
Krupp-Syndrom 612
Kryoglobulinämie 790
Kryotherapie 1092, 1285
Kryptokokkose 86
Kryptorchismus 849, 873, 985
Kübler-Ross 1133
Kugelberg-Welander 358
Kugelzellanämie 175
Kuhmilchproteinintoleranz 1059
Küntscher 1011
Kupferpigmente 1103
Kurtzke-Skala 370
Kuru-Kuru 63
Kurzdarmsyndrom 710
Kussmaul-Atmung 604
Küstner-Zeichen 931
kutane leukozytoklastische Angiitis 791
Kwashiorkor 198, 243
Kyphose 797

L

L-DOPA 364
La Mettrie 1223
Labetalol 576
Labiensynechien 984
Laboratoriumsmedizin 1219
Labyrinthitis 495
Lachman-Test 786, 1037
Lactulose 714
LADA 212
Lag-Zeichen 807
Lage 932
Lageanomalie 911, 927
Lagerung 1153
Lagerungsbesonderheiten 1153
Lagerungsschäden 1148
Lagerungsschwindel, paroxysmaler 495
Lagetyp 503
Lähmung 348, 1160
– dyskaliämische 401
– periphere 337
– zentrale 337
Laktation 937
Laktoferrin 1107, 1272
Laktoseintoleranz 246, 708
Laktulose 714
lakunäre Infarkte 554
lakunäres Syndrom 386
Lambert-Eaton-Myasthenie-Syndrom 399
Landau-Reflex 947
Landouzy-Déjerine 400
Landry-Paralyse 397
Langhans-Riesenzellen 1102
Langhanszellen 1113
Langsamacetylierer 38
Lansoprazol 711
Lantus® 217
Lanz 675
Lapartotomie 1208
Lariam 90
Lärm 1169, 1180
Lärmschwerhörigkeit 1259
Laryngektomie 596
Laryngitis
– akut-obstruktive 611
– akute 611
– chronische 620
Laryngolzele 620
Laryngomalazie 978
Laryngoskopie 595
Laryngospasmus 1147
Larynxkarzinom 113
Larynxödem 613
Larynxperichondritis 612
LAS 76, 186
Lasègue-Zeichen 336, 348, 801
Läsion 278
Lassa 67
Latenzperiode 1117
Laurence-Moon-Bardet-Biedl-Syndrom 238, 951
Läuse 97
Laxanzien 714
– hydragoge 714
– osmotische 714
Laxoberal® 714
Lazy-Leucocyte-Syndrom 182
LD50 1120
LDL 249
Lebendgeburt 1347
Lebendimpfstoff 7
Lebensbeginn 1221
Lebensende 1221
Lebensmittel
– Infektion 32
– Intoxikation 32
– Intoxinfektion 32
– Konservierung 35
– Schwermetalle 34
– Toxine 33
– Vergiftungen 32
Leber 650
– Fibrose 695, 1114
– Insuffizienz 695
– toxischer Schaden 693
– Versagen 695
– Zirrhose 696
Leberabszeße 699
Leberadenom 153
Leberdystrophie 1102
Leberhautzeichen 696
Leberkrankheit, alkoholische 692
Leberregeneration 1114
Leberruptur 1023
Leberstauung 701
Leberverfettung 1114
Leberzirrhose 1114
LeFort 1018, 1308
Legasthenie 306
Legionella pneumophila 47
Legionellose 47
Lehre 1219
Leibniz 1217, 1224
Leichenschau 1340, 1349
Leichenveränderungen 1338
Leichenzeit 1337
Leidener Schule 1219
Leinsamen 714
Leiomyom 1118
– des Uterus 158
Leiomyosarkom 1118
Leishmania tropica 91
Leishmaniose 91
Leistenhernien 677
Leistenhoden 985
Leistenkanal 676
Leistenschmerzen 1080
Leistenschwellung 659
Leistungsminderung 196
Lentigo maligna 913
Lentigo simplex 157, 999
Leopold-Handgriffe 890
Lepra 41
Leptosom 1282
Leptospirose 40
Leptotän 1229
Leriche-Typ 560
Lernschwierigkeiten 287
LET 1295
letale familiäre Insomnie 64
Letalität 14, 1201, 1360
Leukämie
– akute myeloische 147
– chronisch myeloische 148
– chrpnisch lymphatische 144
– myeloische 147
Leukenzephalopathie, progressive multifokale 64, 371
Leukodermie 751
Leukodystrophie 372, 1102
Leukokorie 476
Leukoplakie 665, 912, 913, 1115
Leukotriene 1111
Leukotrienrezeptorantagonisten 639
leukozytoklastische Vaskulitis 563
Leukozytose 1110
Leukozyturie 824
Leuprorelin 165, 239, 916
Levaditi 1099
Levallorphan 1085
Levemir® 217
Levomethadon 1084, 1085
Levopromazin 310
Leydig-Zell-Tumor 130
Leydig-Zellen 235, 881
LH 235, 239, 881, 916
LH-RH-Test 229
Lhermitte-Zeichen 337, 349
Libido 288
– Verlust 201
Libman-Sacks 535

Sachregister

Lichen
– pilaris 998
– ruber planus 720, 729, 742
– sclerosus et atrophicans 754
– sclerosus et atrophicus 912
Lichenifikation 723, 731
Licht-Kornealreflex 947
Lichtdermatosen 745
Lichtscheu 426
Lidabszeß 431
Lider 415
Lidocain 585, 586, 1089, 1143
Lidphlegmone 431
Lidschwellung 426
Lidspaltenfleck 439
Lift-off-Test 807
limbische Epilepsie 1118
Lincomycin 60
Lincosamide 60
Linearbeschleuniger 1302
lineare Regression 1194
linearer Energietransfer 1295
Linksherzinsuffizienz 549
– Röntgen 1314
Linksherzsyndrom, hypoplastisches 977
Linksschenkelblock 505, 538
– inkompletter 540
– kompletter 541
Linksseitenlagerung 1153
Linse 418
Linsenluxation 450
Linsentrübung 426
Linton-Test 501, 571
Liothyronin 207
Lipidämien 249
Lipide 1106
Lipidlöslichkeit 1122
Lipidsenker
– resorptionshemmende 250
– synthesehemmende 251
Lipidspeicherkrankheiten 247
Lipödem 197
Lipodystrophia intestinalis 683
Lipofuszin 1103
Lipom 154, 1118
Liposarkom 120, 1118
Lippen-Kiefer-Gaumenspalte 1247
Lippenkarzinom 104
Lippenspalte 979
Liquor 318
Liquorpunktion 341
Liquorrhoe 348
Liquorschranke 1122
Lister 1218, 1219
Listeriose 41
– pränatale 954
Lithium 313
Livores 1336
LMWH 587
Loa Loa 95
Lobärpneumonie 614
Lochien 891
locked-in-Syndrom 407, 554
Löffler-Endokarditis 535

Löfgren-Syndrom 186
Logorrhoe 279
Lohnfortzahlung 1136
Loiasis 95
Lokalanästhetika 1143
London-Typ 1257
Long-QT-Syndrom 541
Longitudinalstudie 1191
Looser-Umbauzonen 224
Loperamid 713
Lordose 797
Los-Angeles-Smog 1257
Losartan 578
Loschmidt-Zahl 1292
Lösungsmittel 1175
Louis-Bar 358, 1000
Louis-Bar-Syndrom 184, 1247
low output failure 548
Lown-Klassifikation 547
LSD 1125
Lues 50, 906
– pränatale 955
Luftembolie 556
– Probe 1345
Lugol 1107
Lumboischialgie 803
Lumineszenz 1299
Lungen-Echinokokkus-Zyste 633
Lungenabszeß 632
Lungenatmung, perinatale 942
Lungenembolie 524, 570
Lungenemphysem, kongenitales 978
Lungenerkrankungen
– eosinophile 631
– fibrosierende 631
Lungenfibrose 632
Lungengangrän 632
Lungenmetastasen 115
Lungenödem 526, 630
Lungentuberkulose 633
Lungenunreife 898
Lungenvenen-Fehleinmündungen 977
Lungenzysten 978
Lupus erythematodes 721, 1108, 1247
– arzneimittel-induzierter 793
– diskoider 756
– diskoiderer 793
– subakut-kutaner 756
– systemischer 792
Lupus vulgaris 720, 721
Lupusnephritis 829
Lutropin 235, 881
Luxation 1007, 1310
– perilunäre 1032
LWS 799
Lyell-Syndrom 46, 439, 739
Lyme-Borreliose 53
Lymphadenitis 50, 182, 574, 733
Lymphadenopathiesyndrom 186
Lymphadenosis cutis benigna Bäfverstedt 53
Lymphangiektasie 709
– intestinale 185

Lymphangiom 155
Lymphangiosis carcinomatosa 116
Lymphangitis 50, 182, 574, 733
lymphatische Leukämie 147
lymphatische Organe 1265
Lymphgefäßsystem 1265
Lymphknoten 1265
– Vergrößerung 728
Lymphknotensyndrom, mukokutanes 789
Lymphödem 197, 574, 1105
Lymphogranuloma inguinale 52, 908
Lymphographie 1327
Lymphom
– follikuläres 144
– intestinales 145
– kutanes 145
– Non-Hodgkin 142
– zerebrales 136
Lymphozyten 181, 1111
– Rezirkulation 1265
– Transformationstest 1278
Lyon-Hypothese 1234
lysosomale Speicherkörner 1103
Lysotopie 19
Lysozym 1107, 1272
Lyssaviren 64

M

m-Cholinorezeptorantagonisten 716
M-Mode 1329
m-RNA 1230
M. Addison 234
M. Baastrup 800
M. Bang 39
M. Basedow 205
M. Bechterew, Röntgen 1312
M. Behçet 792
M. Berger 829
M. Bowen 124, 150
M. Burton 183
M. ciliaris 418
M. Crohn 680
– Röntgen 1321
M. Cushing 232
M. dilatator pupillae 419
M. Dubreuilh 913
M. Durand-Nicolas-Favre 52, 908
M. Eales 454
M. haemolyticus neonatorum 925, 961, 964
M. haemorrhagicus neonatorum 961
M. Hirschsprung 686
M. Horton 466
M. Kahler 145
M. Krabbe 248
M. Ledderhose 806
M. Meulengracht 659
M. Niemann-Pick 248
M. Osler 562, 564
M. Paget 119, 225, 728, 814
– der Mamille 123
– Röntgen 1313
M. Parkinson, Therapie 364
M. Perthes 815

Sachregister

M. Pick 368
M. Raynaud 561
M. Recklinghausen 152
M. Reiter 52, 864, 909
M. sartorius 1115
M. Scheuermann 798
M. sphinkter pupillae 419
M. Still 778
M. Sudeck 814, 1012
M. Waldenström 146
M. Whipple 683, 709, 1273
M. Wilson 257
M. Winiwarter-Buerger 564, 789
MAC 1139, 1268, 1270
Machupo 67
Macrogol 714
Maddox-Kreuz 423
Madelung-Deformität 990
Magen 645
– Frühkarzinom 107
– Karzinom 106
– Kontrastmitteluntersuchung 1327
– Malrotation 981
Magenausgangsstenose 674
Magensaftanalyse 646
Magenvarizen 573
magisch-animistische Vorstellungen 1222
Magna-Form 92
Magnesiumhaushalt 268
Magnesiumhydroxid 712
Maisonneuve-Fraktur 1038
Major-Test 1062
MAK 1108, 1171
Makrobiotik 1222
Makrokornea 443
Makrolide 59
Makrophagen 1111, 1271
Makrophagensystem 1273
Makrozephalie 951
Makrozyten 168
Makuladegeneration 454
Malabsorption 708, 710
– Syndrome 708, 710
Malaria 88
– Prophylaxe 92
– quartana 89
– tertiana 89
– tropica 88
Maldescensus testis 873, 985
Maldigestion 708
malign 101
maligne Hyperthermie 401
malignes Melanom 117
Malleus 40, 481
Mallory-Hyalin 1102
Mallory-Weiss-Syndrom 669
Malnutrition 198
Malpighi 1219
Malrotation des Magens 981
Malszessia furfur 85
MALT-Lymphom 107
Maltafieber 39
Mamillenekzem 728
Mamma-Knoten 896

Mammadysplasie 901
Mammakarzinom 120
– inflammatorisches 123
Mammatumoren, Röntgen 1326
Mangan 1173
Mangelernährung 243
Manifestationsindex 9
Mannit 265, 581
Mantoux-Reaktion 724, 1274
MAO-Hemmer 313
Marasmus 199, 243, 1101
Marburg-Fieber 66
Marfan-Syndrom 995, 1248
Mariske 688
Marknagel 1009, 1011
Markschwammniere 837, 859, 986
Marschfraktur 1039
Martin-Bell-Syndrom 1248
Masern 67, 68
Maskenbeatmung 1154
Massage 1093, 1283
Massenindex 1362
Masters-Johnson-Therapie 288
Mastitis
– nonpuerperalis 902
– puerperalis 936
Mastodynie 896
Mastoiditis 492
Mastopathie, fibrozystische 901
Mastozytosen 156
Mastzellstabilisatoren 760
Materia medica 1220
Matrixdefekte 1106
Matrixveränderungen 1106
Matrizentest von Raven, progressiver 281
May-Löwenberg-Zeichen 569
Mayer 482, 1307
Mayer-v.-Rokitansky-Küster-Syndrom 894, 984
McBride 782
McBurney 675
MCH 168
MCHC 168
MCV 168
MdE siehe Minderung der Erwerbsfähigkeit
MDP 1327
Mebendazol 96
Meckel-Divertikel 982
Mediainfarkt 553
Median 1193
Mediastinalemphysem 635, 1021
Mediastinaltumoren 635
Mediastinalverlagerung 635
Mediastinitis 635
Mediastinum 596, 635
– Tumoren 113
Medikamentenabhängigkeit 297
Medina-Wurm 96
Medizinalverordnung 1215
medizinische Dokumentation 1202
medizinische Institutionen 1216
medizinische Polizei 1216, 1225
Medizinmann 1214

Medulloblastom 136
Mees-Bänder 729
Mefloquin 90, 92
Megacolon 983
– congenitum 686
Megakaryoblast 1264
Megaureter 859
Megestrolacetat 240, 917
Mehrlingsschwangerschaften 926
Meigs-Syndrom 127
Meiose 1228
MEK 1257
Melancholiker 1218, 1282
Melanom
– malignes 117
– der Uvea 133
Melanozytennävus 157
MELD-Score 696
Meldepflicht 9
Melkersson-Rosenthal-Syndrom 390
MEN 140
Mendel-Bechterew 338
Menetrier-Faltenhyperplasie 673
Ménière-Krankheit 494
Meningen 318
Meningeom 158
Meningismus 348
– Zeichen 336
Meningitis 352
– neonatale 960
Meningokokkeninfektion 44
Meningozele 994
Meniskusriß 785, 1036
Meniskusschaden 1179
Menopause 896
Menorrhagie 882, 896, 913
Menstruationsstörungen 896, 913
Menstruationszyklus 236, 883
Mercaptopurin 164
Merkmale 1191
– pathologische 1239
– Skalierung 1192
– Strukturen 1191
– Typen 1191
Meropenem 58
Merseburg-Trias 434
Mesalazin 716
Mescalin 1125
Mesenterialarterienverschluß 566
Mesenterialischämie 684
Mesenterialvenenthrombose 684
Mesenterialverletzungen 1023
Mesmerismus 1223
Mesotheliom 119, 1183
Messerer-Bruch 1068
Mesterolon 239, 916
Mestranol 240, 917
metachromatische Leukodystrophie 248
Metallstäube 1183
Metamizol 1086
Metaphase 1229
Metaplasie 1115
Metastasen 140
Metastasierung 1116

1387

Sachregister

Meteorismus 659
Metformin 219
Methämoglobinämie 1248
Methanol *siehe* Methylalkohol
Methohexital 1141
Methotrexat 164
Methyl-DOPA 576
Methylalkohol 1049, 1177
Methylcobalamin 189
Methylxanthine 637
Metoclopramid 310, 715
Metoprolol 576, 585
Metronidazol 61, 92
Metrorrhagie 882, 897, 913
Mexiletin 586
MHC
– I/II 1267, 1269, 1271, 1275
– Moleküle 1267
– Restriktion 1269
Microfilarien 25
Microsporie 85
Microsporon canis 721
Mifepriston 240, 917
Migräne 383
Migration 1241
MIK 1257
Mikrofilarien 95
Mikrokarzinom 1116
Mikroorganismen, Einteilung 10
Mikrozephalie 951
Mikrozyten 168
Miktion
– erschwerte 848
– schmerzhafte 848
Miktionszystourographie 1324
Milaria 750
Miliartuberkulose 36
Milien 157
Millard-Gubler 387
Miller-Kurzrock-Test 915
Milz 1265
Milzbrand 39
Milzruptur 1024
Milzverlust 188
Minderung der Erwerbsfähigkeit 1185
Minimal-change-Nephritis 831
Minipille 241, 886, 918
Minocyclin 59
Minor-Test 1062
Minoxidil 579
Minuta-Form 92
Miosis 419, 426, 475
Mirizzi-Syndrom 704
Mischkollagenosen 796
Miserere 659
Misoprostol 712
missed Abortion 920
Mitogene 1278
Mitose 1228
Mitralklappen-Insuffizienz 529
Mittelgesichtsfrakturen 1018
Mittelohr 480
Mittelschmerz 897
mixed connective tissue disease 796

mixed lymphocyte culture 1278
MLC 1278
MMST 282
Mobitz 538, 541
Möbius 434
Moclobemid 313
Modalwert 1193
Molekularbiologie, Dogma 1228
Moll-Drüse 415
Möller-Barlow-Krankheit 243
Molluscum contagiosum 72, 431
Mönckeberg-Atherosklerose 558
Mondor-Thrombophlebitis 567
Monobaktame 58
Monoblast 1264
Mononukleose, infektiöse 609
Monozyten 1111, 1264
Monteggia-Fraktur 1030
Montelukast 639
Moorbad 1284
Mooren 441
Morbidität 14, 1003, 1201, 1360
Morbus ... *siehe* M. ...
Mord 1343, 1344
Morgagni 636, 680, 1219, 1327
Morgan 1231
Morgensteifigkeit 772
Moro-Reflex 947
Morphin 1084
Mortalität 14, 1003, 1201, 1360
Mortalitätsziffer 1201
motorische Unruhe 286
Mouches volantes 463
Movicol® 714
Moyamoya-Syndrom 557
MRSA 1063
MRT 345, 1329
MSH 227
mukoide Veränderungen 1106
Mukopolysaccharidosen 248
Mukoviszidose 257, 621, 702, 1248
Mukozele 675
mukoziliare Clearance 1107
Müller 1058
Müller-Gang 894
multifaktoriell (polygen) bedingte Erbkrankheiten 1243
multifaktorielle Vererbung 1238
Multiorganversagen 28, 511, 1151, 1157
multiple Allelie 1233
multiple endokrine Neoplasien 140
multiple Sklerose 369
multiples Myelom 145
multiples Testen 1198
multiresistente Staph. aureus 1063
Mumps 81, 664
Mundbodenkarzinom 104
Mundflora 21
Mundtrockenheit 659
Muskatnußleber 701
Muskelatrophie 772, 1101
Muskeldystrophie 400, 1102
– Genetik 1248

Muskelhypertrophie 772
Muskelkontraktur 772
Muskelkrämpfe 349
Muskelrelaxanzien 1142
Muskeltonus 349
Muskelverletzungen 1012
Musltisystematrophie 365, 405
Mutationen 22, 1232
– dynamische 1232
– induzierte 1232
– pathologische 1230
– somatische 1233
– Wechselwirkung mit Selektion 1241
Mutationsrate 1232
Mutismus 281, 290
Mutscheller-Dosis 1306
Mutterschaftsrichtlinien 1133
Muzilaginosa 1287
Myalgie 1081
Myasthenia gravis 399, 1108, 1118
Mycoplasma 18
Mycosis fungoides 145
Mydriasis 419, 426, 475
Myelinolyse, pontine 371
Myelitis 355
Myeloblast 1264
Myelographie 1327
Myelom-Nephropathie 837
Myelomeningozele 994
Myelopathie, lumbale 802
Myelose, funikuläre 369
Myelozyten 1264
Mykobakterien 18
– atypische 41
– Therapie 38
Mykologie 24
Mykoplasmenpneumonie 48
Mykosen 84
– pulmonale 633
Myokard, Szintigraphie 1314, 1328
Myokardinfarkt 521
Myokarditis 536
Myoklonien 339, 349, 362
Myometritis 903
Myopathien 402
– Alkohol 403
– Cortison 403
– endokrine 403
– kongenitale 402
– metabolische 402
Myopie 471
Myositis 403, 803
– okuläre 403
– ossificans 804, 1115, 1116
Myositis overlap syndrome 794
Myotone Dystrophie Curschmann Steinert 401
Myotonia congenita 401

N

N-Acetylcystein 638
N-Butylscopolamin 716
n-myc-Gen 1117
N. abducens 333

Sachregister

N. accessorius 336
N. facialis 334, 481
N. femoralis 396
N. glossopharyngeus 336
N. hypoglossus 336
N. ischiadicus 397
N. mandibularis 334
N. maxillaris 334
N. medianus 395
N. oculomotorius 332
N. olfactorius 331
N. ophthalmicus 334
N. opticus 332, 464
N. peroneus 396
N. radialis 395
N. tibialis 397
N. trigeminus 334
N. trochlearis 333
N. ulnaris 395
N. vagus 336
N. vestibulocochlearis 335
Na-Rezeptoren 259
Nabelinfektion 960
Nabelschnurkomplikationen 953
Nabelschnurvorfall 930
Nachlast 547
Nachtschweiß 26
Nachweis 1276
Nackenschmerzen 1081
Nadelelektromyographie 343
Naevus
 – araneus 155
 – flammeus 155, 565, 999
 – sebaceus 158
 – spilus 157, 999
Nagelmykose 746
Nagelplatte 729
Nagelpsoriasis 746
Nagelveränderungen 729
Nährmedien 19
Nahrungsmittel
 – Abneigung 198
 – Unverträglichkeit 200
Nahrungsverweigerung 199
Nahtmaterial 1207
Nahttechnik 1208
Nalorphin 1085
Naloxon 1085
Naproxen 1086
Narbenhernie 678
Narkolepsie 388
Narkose
 – Gerät 1138
 – Komplikationen 1147
 – Stadien 1138
 – Verlauf 1146
 – Vorbereitung 1144
Nase
 – Atmung 604
 – Ekzem 619
 – Furunkel 619
 – Polyp 619
Nasennebenhöhlen 594
 – Röntgen 1307
Nasensekretion 489

Nasopharyngealtubus 1154
Nationalsozialismus 1224
Nativuntersuchung 1326
Natriumfluorid 226, 810
Natriumkanal 402
Natriumpicosulfat 714
Naturheilkunde 1220, 1280
Naturheilverfahren 1280
natürliche Killerzellen 1271
natürliche Resistenz 1272
Naturphilosophie 1217
Nävi 999
Nävuszellnävus 157
Ncl. ruber 320
Nebenhöhlenspülung 594
Nebennierenrindeninsuffizienz 234
Nebenschilddrüse, Röntgen 1307, 1309
Necrobiosis lipoidica 755
Nedocromil 760
Neer 806, 1026
Neglect 341
Neisser-Färbung 19
Neisseria
 – gonorrhoe 51, 907
 – meningitides 44
Nekrophilie 1354
Nekrose 1103
 – fibrinoide 1104
 – gangränöse 1104
 – hämorrhagische 1104
 – käsige 1104
 – verkäsende 1113
Nélaton-Katheter 845
Nematoden 25, 96
Neologismen 279
Neomycin 58
Neoplasie 1116
Neoplasien, multiple endokrine 140
Nepharopathie, tubulointerstitielle 834
Nephritis
 – interstitielle 832, 866
 – minimal-change 831
 – tubulointerstitielle 832
Nephroblastom 131
Nephrolithiasis 851
Nephrologie 822
Nephropathie 838
 – diabetische 214, 837
 – hyperkalzämische 838
 – hypertensive 518
 – IgA 829
 – membranöse 831
 – durch Systemerkrankungen 838
Nephropthise 986
Nephroptose 859
Nervenblockade 1089, 1143
Nervenläsionen 394
Nervus ... siehe N. ...
Nesselsucht 743
Netzhaut 420
Netzhautablösung 452
Neugeborenen-Check 945
Neugeborenen-Hyperexzitabilität 899

Neugeborenenkrämpfe 968
Neugeborenenperiode 942
Neugeborenensepsis 960
Neugeborenenstruma 967
Neumann 1225
Neumutationen 1243
Neunerregel *siehe* 9er-Regel
Neupogen® 190
neurale Theorie 1289
Neuralgien 385, 809, 1080
Neuraltherapie 1290
Neurasthenie 277
Neuritis nervi optici 464
Neuroapraxie 394
Neuroblastom 137
Neuroborreliose 355
Neurodermitis 721, 737
Neurodystrophie 814
Neurofibromatose 1248
 – Recklinghausen 1000
neurohumerale Theorie 1289
Neurokinin-Antagonist 716
Neuroleptika 310, 1087
Neurologie 318
Neurolues 354
Neuronitis vestibularis 495
Neuropathie, diabetische 214
Neuropathien
 – hereditäre motorisch-sensible 359
 – hereditäre sensible 360
neuropathische Blase 861
Neurose 301
neurotische Störung 276
Neurotmesis 394
Neutralnullmethode 765
Neutrophile 1111
neuzeitlicher Arzt 1215
Nezelof-Syndrom 184
Nicht-MHC-Antigene 1275
Nicht-Seminom 130
nichtepileptische Anfälle 378
nichtlineare Regression 1194
Nichtnukleosidanaloga 80
Nickel 1183
Niclosamid 96
Niere
 – Abszeß 834
 – Amyloidose 837
 – Hypertrophie 859
 – Karbunkel 834, 867
 – polyzystische Erkrankung 858
 – Regeneration 1114
 – Szintigraphie 1328
 – Transplantation 846
 – Verletzung 1024
 – Zysten 858, 986
Nierenarterieninfarkt 857
Nierenarterienstenose 857
 – Röntgen 1325
Niereninsuffizienz 834, 858
 – chronische 835, 858
 – Stadien 825
Nierenkrankheiten, tubulointerstitielle 832
Nierenschwelle 583

Sachregister

Nierenvenenthrombose 857
Nierenversagen, akutes 858
Nierenzellkarzinom 131
Nifedipin 577
Nikolski-Phänomen 720
Nikotinsäure 252
Nitrat 577
Nitratpause 577
Nitroimidazole 61
Nitrofurane 61
Nitrofurantoin 61
Nitroimidazole 92
Nitroprussid-Natrium 579
NNRI 234
NO 577
non-anion-gap acidosis 272
non-disjunction 1235
Nondescensus testis 985
Nondrolon 239, 916
Nonne-Marie 358
Nonresponder 7
Noradrenalin 581, 1124
Norethistron 240, 917
Normalflora 21
Normalinsulin 217
Normalverteilung 1196
Norovirus 33
northern blot 1276
Notfallbehandlung 1132
Notfallkoffer 1132
Notfallmedizin 1138
Nothnagel 387
NovoRapid® 217
nRNA 1230
nuklearmedizinische Diagnostik 1328
Nukleinsäuren 1228
Nukleosidanaloga 80
Nuklid 1295
Nulleffekt 1298
Nullhypothese 1198
NYHA 549
Nykturie 826
Nystatin 87
Nysten'sche Regel 1339

O

Obduktion 1100, 1340, 1341, 1349
– gerichtliche 1100
– klinische 1100
Oberarmschaftfraktur 1027
obere gastrointestinale Blutung 672
Oberflächenanästhesie 1089, 1143
Oberkörperhochlagerung 1153
Objektivität 1199
obligate Zellparasiten 18
Obstipation 660, 687
Obstruktion 600
obstruktive Atemwegserkrankungen 1184
Ochronose 245, 777, 803
Octreotid 231
Odds ratio 1194
Ödem 197, 1105
– angioneurotisches 185, 743, 1059
– entzündliches 1105

– renales 1105
– toxisches 1105
öffentliche Gesundheitspflege 1222
Ofloxacin 59
Ohrenheilkunde 480
Ohrenschmerzen 1081
Ökogenetik 1242
Okulomotoriusparese 428, 469
Olekranonfraktur 1029
Olfaktometrie 594
Oligodendrogliom 136
Oligohydramnion 927
Oligomenorrhoe 236, 882, 897, 913
Oligonuklidtechnik 1231
Olive 320
olivo-ponto-zerebelläre Atrophie 358
Omarthrose 781
Omeprazol 711
Omphalitis 960
Omphalozele 997
Omsk-hämorrhagisches Fieber 66
on-off-Phänomen 363
Onchocerca volvulus 95
Ondansetron 716
Onkogene 22
– Aktivierung 1117
– Amplifikation 1117
onkogene Viren 22
Onkologie 101
Onychodystrophie 729
Onychogryposis 729
Onycholyse 729
Onychomykose 746
Onychorhexis 729
Onychoschisis 729
Oophoritis 903
OPCA siehe olivo-ponto-zerebelläre Atrophie
Operation
– Technik 1207
– Zeitpunkt 1205
– Ziel 1204
Ophtalmoskopie 414
Ophthalmoplegia 332
Opioid-Typ 1125
Opioidanalgesie 1084
Opioide 1125
Opisthotonus 350
Oppenheim 338
Opportunisten 11, 76
OPSI 690
Opsonierung 1270, 1272
Opsonine 1272
Optik 421
Optikusatrophie 466
Orbita 414
– Bodenfraktur 1018
– Phlegmone 434
– Tumor 133
Orbitahämatom 435
Orbitatrichter, Röntgen 1307
Orbitopathie, endokrine 434
Orchitis 870, 871
Ordnungstherapie 1289
organisches Psychosyndrom 307

Orientbeule 91
Orientierungsstörungen 286
Ornithose 54
Oropharyngealtubus 1154
Orthesen 768
orthodrome Überleitung 542
Orthomyxoviren 24
Orthopädie 764
Orthopnoe 603
Os metacarpale I, Fraktur 1031
Os naviculare, Fraktur 1031
Os odontoideum 994
Osgood-Schlatter 1312
Osmolalität 260
Osmorezeptoren 259
osmotische Diurese 823
osmotische Diuretika 265, 581
osmotische Erythrozytenresistenz 168
Ösophagitis 666
Ösophagus 644
– Atresie 979
– Breischluck 1327
– Divertikel 668, 980
– Fehlbildung 979
– Karzinom 106
– Perforation 1022
– Spasmus 668
– Stenose 668
– Ulcus 667
– Varizen 573
– Varizenblutung 669
– Verätzungen 669
Osteochondrom 154, 1311
Osteochondrose 796
Osteochondrosis dissecans 816
Osteodystrophia deformans 814
Osteogenesis imperfecta 997, 1106
– Genetik 1249
Osteoidosteom 154, 1311
Osteom 154, 1118, 1311
Osteomalazie 224, 810
– Röntgen 1312
Osteomyelitis 812, 1311
Osteomyelofibrose 161
Osteopathie, renale 1313
Osteoporose 225, 809
– Röntgen 1312
Osteosarkom 116, 1118, 1311
Osteosynthese 769, 1011, 1207
Osteotomie 769
Östrogen 235, 881, 912
Östrogen-Gestagen-Kombinationen 241, 918
Otitis externa 490
Otitis media, akute 491
– chronische 492
Otoakustische Emissionen 486
Otosklerose 494
Otoskopie 482
Ott-Zeichen 766
Ovarialhormone 235, 881
Ovarialkarzinom 127
ovarielles Überstimulationssyndrom 916

Sachregister

Overlap-Syndrom 796
Ovulationshemmer 886
Ovulationshemmung 241, 918
oxidativer Burst 1278
Oxipurinol 253, 775
Oxypolygelatine 583
Oxytocin 227, 231
Oxyuriasis 95
Ozon 1258

P

$p\text{-}t$-Butylphenol 1178
P-Welle 505
p53 151
Paarbildung 1297
Pachytän 1229
Päderastie 289
Pädiatrie 942
Pädophilie 289, 1354
Paget-Krankheit 814
Paget-von-Schroetter-Syndrom 390, 569
painful arc 806
Palatoschisis 979
Palmoplantarkeratose 998
PALS 1265
Paltauf'sche Flecken 1058
PAN 562, 788
Panaritium 50
Panarteriitis
– mikroskopische 790
– nodosa 562, 788
Pandemie 14
Pankreas 653
– anulare 983
– Insuffizienz 702
– Karzinom 112
– Verletzung 1023
– Zyste 707
Pankreatitis 706
Panmyelopathien 187
Panmyxie 1240
Pannikulitis 755
Pansa 1222
Papageienkrankheit 54
Papanicolaou 125, 1115
Papelbildung 729
Papille 421
– Schwellung 426, 465
Papillitis 464, 465
Papillomaviren 71
Papillome 620
Papinicolaou 911
Papovaviren 24
Paracelsus 1223, 1280
Paracetamol 1086
Paracortex 1265
Paraffineinbettung 1099
Paraffinöl 714
Parainfluenza 83
Parakeratose 720
Paralyse, progressive supranukleäre 365
Parametritis 904
Paramnesie 280

Paramyxoviren 24
paraneoplastische Syndrome 1118
paranephritischer Abszeß 834
paraösophageale Hernie 636, 679
Paraparese 404
Paraphilie 289
Paraphimose 849, 850, 873
Paraplegie 404
Parapsoriasis 742
Paraquat 1048
Parasitologie 25
Parasomnie 388
Parathormon, Analoga 226, 810
Parathymie 280, 287
Parathyphus 29
Paratrachom 54, 437
Parazentese 488
Parinaud 387
Parinaud'sche Konjunktivitis 439
Pariser Schule 1219
Parkinson-Syndrom 363
Paronychie 50, 747
Parotis 644
Parotiskarzinom 105
Parotitis 664
Parotitis epidemica 81, 664
paroxysmale Hämoglobinurie 176
paroxysmale Hemikranie 384
paroxysmale Tachykardie 543
Parrot-Kaufmann-Syndrom 1244
Parsonage-Turner-Syndrom 392
Parsons 1214, 1215
Partialinsuffizienz 597
PAS 1099
Paspertin® 715
Pasqualini-Syndrom 237
Pasteur 1225
Pätau-Syndrom 1249
Patella
– alta 784
– Fraktur 1035
– Luxation 1036
– Luxationen 785
– partita 784, 990
Patey 122
Pathogenese 1098
Pathogenitätsfaktoren 11
Pathologie 1098
PAVK 560
Payr 785, 1036
Payr-Zeichen 569
PCA 1083
PCINA 1083
PCR 1231
PDA 976
Pearl-Index 884
Pedikulose 97
Pelveoperitonitis 904
Pemphigoid, okuläres 439
Pemphigoidkrankheiten 734
Pemphigus 721
– vulgaris 721, 734
Pendelhoden 849
Penetranz 1237
Penicilline 56

Penis captivus 288
Peniskarzinom 128
Pentamidin 92
Peptidhormone 1120
perakut 1110
peranale Blutung 661
Perfusion 597
Periarteriitis nodosa 1108
Periarthropathia humeroscapularis 806
Pericarditis constrictiva, Röntgen 1315
Perichondritis 491
Periduralanästhesie 1089, 1143
Perikarderguß 527
– Röntgen 1315
Perikarditis
– akute 526
– chronische 528
– konstriktive 527
Perimenopause 896
Perimetrie 414
Perinatalperiode 942
Perinatalzeit 942
periodische Enthaltsamkeit 885
periphere arterielle Verschlusskrankheit 560
Peristaltik, Störung 662
Peritonealdialyse 839
Peritoneum 649
Peritonitis 691
Peritonsillarabszeß 611
Permeation 1121
Perniones 562
Perniores 1052
Peroxidase 1107, 1272
Perseveration 279
persistierender Ductus botalli 973, 976
Personendosis 1305
Persönlichkeitsstörung 277, 294, 305
Perthes-Test 501, 571
Pertussis 43
Perversionen 1354
Perzentilenkurve 946
Pes
– calcaneus 784, 989
– cavus 784, 989
– planus 784, 989
Pest 39, 1225
Petechien 172, 727
Pethidin 1084, 1085
Petit-Mal-Epilepsie 375
Petroapizitis 492
Petrussa-Index 945
Pettenkofer 1224
Peutz-Jeghers-Syndrom 152, 1001
Peyronie-Krankheit 874
Pfannenstiel 1208
Pfaundler-Hurler 248
Pfeiffer'sches Drüsenfieber 82, 609
Pfeiffer-Syndrom 993
Pflegebedürftigkeit 1364
Pfortaderthrombose 567, 700
PGE2-Analogon 712

Sachregister

Phagen 19
Phagozytose 1278
Phakoemulsifikation 450
Phakomatosen 1000
Phalangenluxation 1032
Phalen-Zeichen 395
Phänotypie 1233
Phantomschmerz 1081
Phäochromozytom 140
– Röntgen 1325
Pharmakodynamik 1120
Pharmakogenetik 1242
Pharmakokinetik 1121
Pharmakologie 1120
Pharmakotherapie
– im höheren Alter 1127
– im Kindesalter 1126
– in der Stillperiode 1127
Pharyngitis
– akute 609
– chronische 618
Phenothiazine 310
Phenoxybenzamin 575
Phentolamin 575
Phenylbutazon 1086
Phenylketonurie 245, 1249
Phenytoin 380, 585, 586
Philadelphia-Chromosom 148, 1117
Philanthropie 1214
Phimose 849, 873, 985
Phlebitis 567
Phlebödem 197
Phlebothrombose 568
Phlegmasia coerulea dolens 569
Phlegmatiker 1218, 1282
Phlegmone 49, 733, 1112
Phobie 283
Phokomelie 992
Phosphatdiabetes 257, 855, 988, 1249
Phosphodiesterase-Hemmer 582, 637
Phosphor 1174
Phosphorsäureverbindungen 1177
Photoeffekt 1297
Photomultiplier 1299
Photonenstrahlung 1296, 1297
Photophobie 426
Photosensibilität 730
Phrenikuslähmung 957
PHS 806
Phthiriasis 97
Phylloidestumor 123
Physiotherapie 768, 1092
Phytotherapie 1286
Pia mater 318
Piaget 948
Pick-Krankheit 292
Pickwick-Syndrom 607
Picornaviren 24
Pierre-Robin-Sequenz 978
Pigmente 1103
– Ablagerungen 1103
Pigmentierungsstörungen 730
Pille 886
Pilon-tibiale-Fraktur 1038
Pilonidalzyste 733

Pilze 1049
Pimozid 310
Pindolol 576
Pinel 1223
Pinguecula 439
Pink-Puffer 623
Pioglitazon 219
Pipkin 1033
Piritamid 1084
Piroxicam 1086
Pityriasis rosea 742
Pityriasis vesicolor 85
Pivot-Shift-Test 786, 1037
Placenta praevia 928
Plasmaproteinbindung 1122
Plasmasteril 583
Plasmazellen 1111, 1264
Plasmodium
– falciparum 88
– malariae 88
– vivax & ovale 88
Plasmozytom 145
– Röntgen 1311
Plattfuß 784, 989
Plazenta 887
– Insuffizienz 928
Plazentalösung
– Störungen 931
– vorzeitige 928
Plazentaschranke 1122
Pleiotropie 1233
Pleura 634
– Empyem 1112
– Erguß 1319
– Mesotheliom 116
– Metastasen 116
– Tumoren 116
Pleuritis 633
Plexuspapillom 136
Plica mediopatellaris 785
Pneumaturie 827
Pneumokoniose 627, 1182
Pneumonie 613
– atypische 614
– neonatale 959
– Röntgen 1318
– typische 614
Pneumothorax 634, 1020
– konnataler 959
– Röntgen 1319
PNL 853
PNP 398
Podagra 253
Poikilozytose 168
Poliomyelitis 355
– akute 62
Polioviren 83
Politzer 485
Pollakisurie 827
Poltern 351
Polyarthritis 777
Polyarthrose 780
Polychemotherapie 166
Polycythaemia vera 178
– rubra 162

Polydipsie 199
Polyen-Derivate 87
polygene Vererbung 1238
Polyglobulie 178
Polyhydramnion 927
Polymenorrhoe 236, 882, 897, 913
Polymerase-Kettenreaktion 1231
polymorphe Lichtdermatose 745
Polymorphismen 1122
Polymyalgia arteriica 563
Polymyalgia rheumatica 403, 795
Polymyositis 403
Polyneuritis 397
Polyneuropathien 398
Polypen 151
– adenomatöse 154
Polypeptid-Antibiotika 62
Polyphagie 199
Polyposis 152
Polytoxikomanie 1126
Polytrauma 1040, 1151, 1161
Polyurie 827
polyzystische Nierenerkrankung 858
Polyzythämie 168
Pompe 246
Pontiac-Fieber 47
pontine Myelinolyse 371
Population 1201, 1240
Populationsgenetik 1240
Porphyria
– acuta intermittens 255
– cutanea tardea 256
Porphyrien 254, 752
portale Hypertonie 568, 700
Portioerosion 911
Portiokappe 885
Positivismus 1217
Postaggressionssyndrom 1060
Postcholezystektomiesyndrom 705
Posteriorinfarkt 554
Postkoitaltest 915
Postmenopause 896, 914
postOP-Apnoe 1249
postoperative Therapie 1061
postoperative Versorgung 1148
Poststreptokokken-Glomerulonephritis 1274
postthrombotisches Syndrom 570
Postvagotomie-Syndrom 671, 711
potency 1120
Potenzierung 1292
Poxviren 23, 72
PQ-Zeit 505
Prader-Willi-Syndrom 238, 951
Prädiktion 1199
Praeeklampsie 920
Praemenopause 896
Präexzitationssyndrom 542
Präkanzerosen 150, 913, 1115
Prämedikation 1145
prämenstruelles Syndrom 883, 897
pränatale Diagnostik 890
Präpatenz 14
Pratt-Warnvenen 569
Prävalenz 14, 1202, 1360

Sachregister

Pravastatin 251
Prävention 1362
Präzipitationsmethoden 1276
Praziquantel 96
Präzision 1200
Prazosin 575
Prednisolon 758, 817
Presbyakusis 496
Presbyopie 471
Priapismus 850, 872
Prick-Test 722
Priesterarzt 1214
Primaquin 90, 92
primär biliäre Zirrhose 697
primär sklerosierende Cholangitis 697
Primäreffloreszenz 722
Primärfollikel 1265
PRIND 552, 1160
Prinzmetal-Angina 508, 521
Prionenerkrankungen 63
Prismen 473
Prismencovertest 423
Probenecid 254, 776
Procainamid 585, 586
Processus-coronoideus-Fraktur 1029
Proerythroblast 1264
Progesteron 882
Prognostik 1220
programmierter Zelltod 1103
progrediente Rubella-Panenzephalitis 64
progressive Bulbärparalyse 359
progressive multifokale Leukenzephalopathie 64
progressive supranukleäre Paralyse 365
progressive systemische Sklerose 1108
progressiver Matrizentest von Raven 281
Prolaktin 227
Prolaktinom 159, 228
Prolaktintest 230
Prolaps uteri 910
Prolapssyndrom, rheumatisches 530
Promotion 1117
Promotor 1229
Promyelozyt 1264
Pronatio dolorosa 1031
Propaphenon 585, 586
Prophase 1229
Propranolol 576, 586
Propylthiouracil 209
Prostaglandine 1111
Prostata
– Adenom 868
– Hyperplasie 868
– Karzinom 129
– spezifisches Antigen *siehe* PSA
– Vesikulitis 869
Protaminsulfat 587
Proteasehemmer 80
Proteinurie 822, 824, 831
– tubuläre 823

Proteus sp. 48
Protonenpumpenhemmer 711
Protozoen 25
Protozoenkrankheiten 88
Prozessierung 1269
Prurigo acuta 740
Prurigo simplex 740
Pruritus 730
– vulvae 905
PSA 129, 1109
Pseudarthrose 1011
Pseudoallergie 736
Pseudocholinesterase 651
Pseudoenophthalmus 414
Pseudoexophthalmus 414
Pseudogicht 776
Pseudohalluzinationen 278, 298
Pseudohermaphroditismus 1249
Pseudomeigs 127
pseudomembranöse Enterokolitis 31
Pseudomonas 47
Pseudopubertas praecox 881, 952, 1249
Pseudostauungspapille 465
Pseudostrabismus 470
Pseudotumor cerebri 407
Pseudoxanthoma elasticum 999
Pseudozysten 1105
Psoas 675
Psora 1282
Psoriasis 720, 729, 740
PSS 794
psychische Verstimmung 287
Psychoanalyse 1224
psychogene Polydipsie 230
Psychopathologie 1223, 1352
Psychopharmaka, Intoxikation 1046
Psychose 276
– affektive 300
– schizophrene 298
Psychosomatik 1224
psychosomatische Störungen 278
PTC 1322, 1326
Pterygium 439, 444
Ptosis 426, 430
– congenita 971
Ptyalismus gravidarum 900
Pubarche 880
Pubertas
– praecox 238, 881, 952
– tarda 239, 881, 952
Pubertät, Entwicklung 238, 949, 952
Puerperalfieber 936
Puffersysteme 270
Pulmologie 593
Pulmonalklappen
– Insuffizienz 534
– Stenose 533
Pulpa
– rote 1265
– weiße 1265
Pulpaamyloidose 1107
Pulsionsdivertikel 668
Pulslehre 1218
Punktion 1208

Pupille 419
– Reflexbahn 474
– Starre 475
– Störungen 426, 474
Puppenaugenphänomen 947
Purin, Analoga 164
Purpura 172, 727
– idiopathische thrombozytopenische 179
– jaune d'ocre 572
– Schoenlein-Hennoch 790, 965
Pustelbildung 730
Pustula maligna 39
Putativ-Vater 1346
PW-Doppler 1329
Pyelographie
– i.v. 1327
– retrograde 1323
Pyelonephritis 832, 834, 866
– gravidarum 922
Pykniker 1282
Pyknolepsie 375
Pylorusstenose 674, 981, 1249
Pyoderma gangraenosum 754
Pyodermie 733
Pyometra 903
Pyonephrose 867
Pyothorax 633
Pyozelen 619
Pyozephalus 1112
Pyramidenbahn 327
Pyramidenbahnzeichen 338
Pyrazinamid 38
Pyrimethamin 92
Pyrimidinanaloga 164
Pyrovatikinasemangel 175

Q

Q-Fieber 48, 55
Q-Zacke 505
QRS-Komplex 505
QT-Intervall 541
QT-Zeit 507
Quaddel 722
Quadricepssehnenruptur 1037
Qualitätskontrolle 1100
Quantile 1193, 1196
Quartalstrinker 295
Quarzstaublunge 628
Quasiespezies 22
Queckenstedt-Zeichen 409
Quecksilber 1048, 1172
Quecksilber-Hochdrucklampe 721
Quellmittel 714
Querschnittssyndrome 361, 1042

R

Rabies 64
Rachenmandelhyperplasie 609, 620
Rachitis 243, 1225
Radikularis-magna-Syndrom 404
Radio-Allergo-Sorbens-Test 722
Radioaktivität 1295, 1298
Radiodermatitis 745
Radioimunoassay 1276

1393

Sachregister

Radiojodtherapie 210
Radiologie 1219, 1295
– Diagnostik 1326
Radionuklid
– Generator 1299
– umschlossenes 1295
Radionuklidventrikulographie 1314
Radioonkologie 1332
Radiopharmakon 1295
radioulnäre Synostose 990
Radius 1030
Radiusköpfchenluxation 990
Radon 1259
Raeder-Syndrom 332
Raloxifen 226, 810
Ramazzini 1225
Ramsay-Hunt 358
Randomisierung 1191
Rangtests 1198
Ranitidin 711
rapid-progressives nephritisches Syndrom 829
Rasselgeräusche 606
RAST siehe Radio-Allergo-Sorbens-Test
Rasterverschiebung 1232
Ratschkow-Lagerungsprobe 560
Rattenbissfieber 40
Rauchen 1361
Rausch 295
Rautek-Griff 1153
Raymond-Céstan 387
Raynaud-Syndrom 561
Raynould-Phänomen 730
RBW 1302
RCM 537
Realisation 1117
Reanimation 543
– Richtlinien 1152
Rearrangement 1266
Reassortement 22
Rebound-Effekt 1126
Rechtsfähigkeit 1353
Rechtsherzinsuffizienz 549
– Röntgen 1314
Rechtsmedizin 1336
Rechtsschenkelblock 506
– inkompletter 541
– kompletter 541
Recruitment 484
Redon 1209
Reduktionsdefekte 991
Reflex-decay-Test 484
Reflexanomalien 350
Reflexblase 862
Reflexe, Kinder 947
Reflux, vesiko-uretro-renaler 861
Refluxkrankheit 666
Refluxuropathie 833
Refraktion 421, 470
Refraktionsfehler, Korrektur 473
Refsum-Syndrom 358, 360
Regimina sanitatis 1222
Regionalanästhesie 1143
Regression 1116

Regurgitation 661
Rehabilitation 1136, 1363
Reichweite 1298
Reifeteilung 1229
Reifezeichen 888, 1347
Reisediarrhoe 32
Reisekrankheit 495
Reiswasserstühle 31
Reiter-Syndrom 774
Reiterknochen 1115
Reizdarmsyndrom 687
Reizmagen 673
Reiztherapie 1280
Rekanalisation 1330
Rekombination 22
Rekonstruktion 1207
Rekonvaleszentenseren 7
Rektum
– Karzinom 108
– Polypen 152
– Prolaps 663, 689
Rektusdiathese 678
relative biologische Wirksamkeit 1302
relatives Risiko 1360
Reliabilität 1199
Remission 1098
renale Hypertonie 857
Renin 260
Reoviren 24, 83
Repaglinid 218
Reparationsmechanismen 1105
Reproduktivtod 1303
Resektion 686, 1207
Reserpin 576
Resistance 600
Resistenz 1098, 1107
– natürliche 1272
Resistenzstufen 1205
Resochin 89
respiratory distress syndrome 898
Restitutio ad integrum 1098
restless-legs-Syndrom 366
Restriktion 600
Restriktionsendonukleasen 1230
Restriktionsfragment-Längenpolymorphismen 1230
Retard-Präparate 1121
Retina 420
Retinoblastom 133, 1117
Retinopathia
– pigmentosa 456
– praematurorum 455
Retinopathie
– diabetische 214, 456
– hypertensive 456
Retrobulbärneuritis 370, 464
retrograde Degeneration 1103
retrogrades Zystogramm 1327
Retroperitonealfibrose 861
Retroviren 24, 75
Rettungshandgriffe 1153
reverse-Transkriptase-Hemmer 80
Reye-Syndrom 692, 701, 1087
Reynolds-Pentade 705

Rezeptoren 1120
Rezidiv 1098
RFLP 1230
Rh-Blutgruppenserologie 1062
Rhabdomyosarkom 120, 1118
Rhabdoviren 24
Rhagade 723
Rhese 1308
Rhesuserythroblastose 925
Rheumafaktoren 1108, 1266
rheumatisch 514, 515, 516
rheumatische Arthritis 1113
rheumatische Stenose 528, 530
rheumatisches Fieber 1113
rheumatisches Prolapssyndrom 530
rheumatoide Arthritis, juvenile 778
Rheumatologie 764
Rhinitis
– allergische 618
– anterior sicca 618
– atrophicans 618
– chronische 618
– vasomotorische 618
Rhinopharyngitis 608
Rhinophym 750
Rhinoskopie 594
Rhinoviren 83
Rhizarthrose 780
Rhizopoden 25
Rhizotomie 1091
RIA 1276
Richter-Littrè-Hernie 678
Richtigkeit 1200
Rickettsiosen 54
Riechstoffe 594
Riedel-Struma 207
Riesenbaby 942
Riesenzellarteriitis 466, 563, 791, 795
Riesenzellbildung 1115
Riesenzellen
– Langhans'sche 1115
– reaktive 1111
– Touton 1111, 1115
– Warthin-Finkeldey'sche 1115
Rifampicin 38
Rigor 339, 349, 350, 362
– mortis 1336
Rinderbandwurm 94
Ringchromosom 1236
Ringelröteln 69
Rinne 482
Rippenfraktur 1020
Risiko, relatives 1202, 1360
Risikomodell 1304
Ritter'sche Krankheit 732
Rizinusöl 715
Robertson'sche Translokation 1002, 1236
Robinson-Drainage 1209
Rocky Mountain spotted fever 55
Rolando-Epilepsie 375
Rolando-Fraktur 1031
Rolitetracyclin 59
Rönne-Sprung 425, 468

Sachregister

Röntgen
- Anlage 1299
- Befunde 1307
- Film 1299, 1300
- Filmkassette 1300
- Herz 1313
- Strahlenspektrum 1300
- Strahlung 1300
- Thorax 601
Rosazea 750
Rosiglitazon 219
Rotatorenmanschettenruptur 1029
Rotavirus 33
Röteln 67, 68
- pränatale 954
Rotlauf 733
Rotter-Halsted 122
Rotz 40
Rousseau 1220
Routineuntersuchungen 945
Rovsing 675
RS-Viren 83
RU 468 240, 917
Rubella-Panenzephalitis, progrediente 64
Rubeosis iridis 447, 456
Rubor 1110
Rückenlage 1153
Rückenmark 330
- Erkrankungen 405
- Tumoren 138
Rückfallfieber 53
Rückresorption, tubuläre 822
Rumination 308, 970
Rumpel-Leede-Test 172
Russel-Körperchen 1102

S

SA-Block 541
SAB 551
Saccharose-Isomaltase-Mangel 246
Sadismus/Masochismus 289
Sadomasochismus 1354
Saethre-Chotzen-Syndrom 993
Safar-Tubus 1154
Sagomilz 259, 1107
Salbutamol 639
salicylhaltige Externa 759
salinische Abführmittel 715
Salmeterol 639
Salmonella typhi 29
Salmonellen 32
Salmonellosen 29
Salofalk® 716
Salpetersäure 1178
Salpingitis 902
Salter 1009
Salzverlustsyndrom 856
Sanguiniker 1218, 1282
Saponine 1287
Saprophyten 11
sarcoid-like lesions 1109
Sarkoidose 186, 631, 720, 755
- Röntgen 1320
Sarkoidosetyp 1113

SARS 1063
SAS 607
Sättigungskinetik 1124
Sauerstoffeffekt 1303
Sauerstoffmangel 958
- intrauteriner 930
Säuglingskolik 1082
Säuglingsperiode 942
Säuglingssterblichkeit 1003
Säure-Basen-Haushalt 269
Savary und Miller 666
Scapula alata 395
Schädel-Hirn-Trauma 1013
Schädelbasisfrakturen 1015
Schädelgrube 331
Schädigung 1363
Schädlingsbekämpfungsmittel 1175
Schall
- Empfindungsschwerhörigkeit 489, 496
- Leitungsschwerhörigkeit 489, 496
Schallköpfe 1329
Schaltenbrand-Reflex 947
Scharlach 43, 67
Scharlachangina 610
Schätzen 1197
Schatzki-Ring 980
Schaumann-Körperchen 1102, 1113
Schenkelblock 540
Schenkelbruch 677
Schenkelhalsfraktur 1033
Schiefe 1193
Schielamblyopie 474
Schielen 422, 427, 469
Schilddrüse 202
- Karzinom 139
- Röntgen 1307
- Szintigraphie 1309, 1328
- Vergrößerung 202
Schilder'sche diffuse Sklerose 371
Schilling-Test 174
Schimmelpilze 24
Schinkenmilz 259, 1107
Schistosoma
- haematobium 93, 868
- japonicum 93
- mansoni 93
Schistozyten 169
Schizophrenie 276, 280, 298, 1249
Schlafapnoe 607
- Syndrom 388
Schlafkrankheit 91
Schlafstörungen 287, 304, 388
Schleifendiuretika 264, 580
Schleudertrauma 404
Schmauchhöhle 1043
Schmelzhypoplasie 1250
Schmerz 764, 1072
- atemabhängiger 1082
- chronischer 1078
- kolikartiger 1079
- multilokulär 1080
- neuralgieformer 1081
- radikulärer 1081
- zentraler 1083

Schmincke-Tumor 104
Schmorl-Knötchen 798
Schnarchen 607
Schneider 299
Schnellacetylierer 38
schnellender Finger 804
Schnittführungen 1208
Schnüffelposition 1146
Schoberzeichen 766
Schock 27, 510, 1156
- anaphylaktischer 27, **511**, 1056, 1157, 1159
- hypovolämischer 1156
- kardiogener 27, **511**, 1156, 1158
- neurogener 28, **511**, 1157
- septischer 27, **511**, 1156
Schockindex 27, 510, 1156
Schocklagerung 1153
Schreiknötchen 620
Schreitphänomen 947
Schritteffekt 1057
Schröder-Zeichen 931
Schrumpfniere 856
Schubladentest 786, 1037
Schuldunfähigkeit 295, 1352
Schüller 482, 1307
Schulterdystokie 930
Schultergelenk
- Luxation 1027
- Sprengung 1028
Schussverletzungen 1042
Schüttelfrost 28
Schwalbenschwanzwunde 1344
Schwanenhalsdeformität 782
Schwangerschaft 886
- Abbruch 240, 891, 917, 920, 1345
- Komplikationen 953
- Nachweis 889
- Nephropathie 921
schwangerschaftsinduzierte Hypertonie 921
Schwangerschaftsverhütung 884
Schwartz-Bartter-Syndrom 227, 229
Schwefelbad 1284
Schwefelkohlenstoff 1177
Schwefelwasserstoff 1174
Schweigepflicht 1357
Schweinebandwurm 94
Schweinerotlauf 40, 734
Schwellendosis 1305
Schwellenwerteffekt 1239
Schwellkörperinjektionstest 843
Schwellung 728, 764
Schweninger-Hauffe 1284
Schwerhörigkeit 481
Schwerpflegebedürftigkeit 1136
Schwiele 1106
Schwimmbadkonjunktivitis 437
Schwindel 350
Schwurhand 395
Sclerodermia circumscripta 756, 795
Scopolamin 716
Scrapie 63
Seborrhö 749
Sebostase 749

1395

Sachregister

Seddon 394
Segawa-Syndrom 366
Sehbehinderung 474
Sehnenruptur 1032
Sehnenscheidenerkrankungen 1179
Sehnenverletzungen 1012
Sehrt-Schleimhauteinrisse 1058
Seitenbandruptur 1032
Seitenlagerung 1153
Sekundäreffloreszenzen 723
Sekundärelektronenvervielfacher 1299
Sekundärprozeße 1297
Selbstbeschädigung 1065
Selbstmedikation 1134
Selbstmord 1344
Selbsttötung 1343
Selegilin 364
Selektion 1241
Sellick-Handgriff 1153
Selye 1223
semimalign 101
Seminom 130
Semiotik 1220
Sennesblätter 714
Sensibilitätsstörungen 350
Sensitivität 1199
sensorische Bahnen 328
SEP 344
Sepsis 10, 44
– Neugeborenen 960
Septikämien 44
sequentielles Testen 1199
Serotonin 1111, 1125
– Antagonisten 716, 1125
Sertoli-Zell-Tumor 130
Sertoli-Zellen 235, 881
Serumkrankheit 724, 1274
Seuchen 1225
Seuchensektion 1100
Sexualhormone 881
Sexualität 288
Sexualmedizin, forensische 1353
sexuell übertragbare Erkrank. 906
sexuelle Deviationen 289
sexuelle Differenzierung, Störungen 236
sexuelle Handlung 1353
Sézary-Syndrom 145
Sharp-Syndrom 794, 796, 1108
Sheehan-Syndrom 937
Shigellen 32
Shouldice 677
SHT 1013
Shwachman-Syndrom 702
Shy-Drager 405
SIADH 229
Sialographie 644, 1308
Sialolithiasis 664
Sialometrie 644
Sicca-Symptomatik 428
Sicca-Syndrom 796
Siccard 338
Sichelfuß 784, 989
Sichelzellanämie, Genetik 169, 1250

Sick-Sinus-Syndrom 546
SIDS 1341
Signaltransduktion 1124
Signaturenlehre 1220
Signe de Cils 389
Silikose 628, 1182
– Röntgen 1319
Silikotuberkulose 628, 1182
Simpson-Test 399
Simultanimpfung 7
Simvastatin 251
Singultus 607
Sinnestäuschungen 278
Sinus-Cavernosus-Syndrom 334
Sinusbradykardie 546
Sinusitis
– akute 609
– chronische 619
– Röntgen 1309
Sinusvenenthrombose 555
Sipple-Syndrom 140, 223
Sitagliptin 220
Sjögren-Syndrom 665, 796, 1108
Skabies 97
Skalenussyndrom 391
Skapulafraktur 1026
Skelettdeformitäten 772
skin aging 745
Sklera 417
Sklerastaphylom 440
Skleren, blaue 440, 1106
Skleritis 440
Sklerodermie 794
Sklerose 1106
– multiple siehe multiple Sklerose
– progressive systemische 1108
– Schilder'sche diffuse 371
Skoliose 797, 989
Skorbut 243, 1225
Skortalhernie 871
Skotome 425, 467
sLE 792
Slow-Virus-Infektionen 63
Sludge-Phänomen 28, 511, 1157
small for date 942
Smith-Fraktur 1030
Sodbrennen 661
Sodomie 289, 1354
Sokolow-Lyon-Index 506
Somatisierung 277
Somatogramme 946
Somatostatin 231
Somatostatinom 153
Somatrotropin 231
Sommersprossen 157
Sondeneinbrechphänomen 721
Sones 1314
Sonnenbrand 745
Sonnenuntergangsphänomen 428
Sonographie 1329
Sorbit 265, 581
Sotalol 576, 586
southern blot 1231, 1276
Sozialdarwinismus 1224
soziale Hygiene 1224

soziale Sicherung 1365
soziale Umwelt 1361
sozialer Rückzug 287
Sozialmedizin 1224, 1360
Sozialversicherung 1215
Spaltbildung 720
Spalthand 992
Spastik 338, 349, 351
spastische Spinalparalye 358
Spätdumping 710
Spätrezidiv 1116
Speed-Test 807
Speichelflußrate 644
Speicherungsdystrophien 1102
Spermatozele 870
Spermieninjektion, intrazytoplasmatische 915
Spermiogramm 844
Sperrbereich 1181, 1307
Spezifität 1199
Sphärozytose 168, 175, 964
Sphingolipidosen 247, 1102
Spider naevus 155
Spieghel-Hernie 678
Spina bifida 970
– aperta 994
– Genetik 1250
– occulta 994
Spinalanästhesie 1089, 1144
spinale Muskelatrophie 358
Spinaliom 119
spinalis-anterior-Syndrom 404
spinalis-posterior-Syndrom 404
Spinalkanalstenose 394, 801, 816
spinozerebelläre Ataxie Typ 1-13 358
Spirochäten 18
Spirometrie 598
Spironolacton 265, 581
Spitzfuß 783, 989
Splenektomie 188
Splenomegalie 662
Splicing 1230
Spondylarthrose 796
Spondylitis 800
– ankylosans 799
Spondylodiszitis 800
Spondylolisthesis 796, 799
Spondylolyse 796, 799
Spondylophyt 796
Spondylose 796, 800
Spondylosis hyperostotica 800
Spontanabort 919, 1236
Spontanmutationen 1232
Sporozoen 25
Sporttauglichkeitsuntersuchung 1134
Spotting 897, 913
Sprachaudiometrie 483
Sprachstörung 305
Sprechstörung 306
Sprengel-Deformität 989
Sprue 708
Sprunggelenksfrakturen 1038
Spurensicherung 1348
Sputum 603
Squama 723

Sachregister

SSC-H 1277
SSPE 64
ST-Strecke 506
Stäbchen 18
Stabsichtigkeit 472
Stammeln 306
Stammfettsucht 202
Stammzelle, lymphatische 1264
Stanger-Bad 1284
Stanozolol 239, 916
Stapediusreflexprüfung 485
Stapedotomie 488
Stapes 481
Stapesplastik 488
Staphylococcus aureus 32, 46
– multiresistente 1063
Statistik, medizinische 1190, 1224
Status
– asthmaticus 626
– epilepticus 378, 382, 1160
– psychomotoricus 378
Stäube, anorganische 1182
Stauungsödem 1105
Stauungspapille 465
Stein-, Bein- und Magenpein 224
Stein-Leventhal-Syndrom 884, 895
Steinmann 785, 1036
Stellwag 434
Stenger-Test 486
Stenose
– rheumatische 528, 530
– broncho-pulmonale 626
Stent-Implantation 1330
Stenvers 482, 1307
Sterbehilfe 1133, 1342
Sterben 1342
Sterbephasen 1133
Sterbetafeln 1202
Stereotypien 290
Sterilisation 14, 15, 885, 1205
Sterilisierung 873
Sterilität 872, 892, 915
Sternoclaviculargelenks-Luxat. 1028
Sternumfraktur 1020
Steroidhormone 1120
Stevens-Johnson-Syndrom 439, 743
Steward-Treves-Syndrom 574
STH 227
Stichproben 1197
Stickoxydul 1139
Stickstoffverbindungen 1122
Stida-Pellegrini-Schatten 786, 1037
Stillfähigkeit 937
Stillschwierigkeiten 900
Stimmbandgranulome 595
Stimmbandlähmung 620
Stimmlippen-Knötchen 620
Stimmungsschwankungen 287
Stoffwechseldefekte 1241
Stomatitis aphthosa 70
Stomatozyten 169
Stophulus infantum 740
Störfaktoren 1192
Störung, affektive 299
– bipolar affektive 300

– depressive 301
– emotionale 307
– hyperkinetische 307
– hypochondrische 303
– neurotische 276
– phobische 302
– schizoaffektive 299
– somatoforme 303
– Sozialverhalten 307
– wahnhafte 299
Stottern 306, 351
Strabismus 427, 469
– paralyticus 468
Straftat 1343
Strahlenexposition, berufliche 1181
Strahlung
– Empfindlichkeit 1304
– Exposition 1306
– ionisierende 1296, 1299
– natürliche Exposition 1181, 1306
– pränatale Entwicklung 1305
– Schutz 1305
– Sensibilität 1303
– Spätschäden 1304
– Wirkung 1297, 1302
– zivilisatorische Exposition 1181, 1306
Strahlungspneumonitis 629
Strahlungstherapie 1302, 1331
Strangulation 1052
Strassmann-Nabelschnurzeichen 931
Streptococcus agalacticae 44
Streptokinase 588, 1110
Streptokokken 44
Streß 726
Streßinkontinenz 863
Streustrahlung 1301
Streuung, klassische 1297
Striae cutis distensae 725, 754
Stridor 607
Stroboskopie 595
Stromatumor 130
Strommarke 1057
Strophulus infantum 70
Strukturgleichheit 1191
Struma 202, 203
Struma neonatorum 967
Strümpell 338
Studien 1193
– experimentelle 1191
– Fall-Kontroll- 1191
– Kohorten- 1191
– kontrollierte 1191
– kontrollierte klinische 1201
– pharmazeutische 1200
– prospektive 1191, 1201
– Querschnitts- 1201
– retrospektive 1201
– Typen 1191
Stuhl, blutiger 660
Stuhlgewohnheiten, Veränderung 663
Stuhlinkontinenz 662
Stupor 289

Sturges-Weber 1000
Sturges-Weber-Syndrom 565
Sturzanfall 512
subakut 1110
Subarachnoidalblutung 551
subclavian steal syndrome 560
Subcutis 720
subdurales Hämatom 1014
Subinvolutio uteri 937
Substantia nigra 321
Substitution 1232
Succinylcholin 1143
Such-Saug-Schluckreflex 947
Sucralfat 712
Sudanrot 1099
Suffusion 727
Suggestibilität 278
Sugillation 727
Suizidalität 289
Sulfonamide 61, 92
Sulfonylharnstoffe 218
Sulpirid 310
Summensatz 1195
Superfemale 1235
Surfactant-Mangel 898
Surfactantmangel 958
Suxamethonium 1142
Sweyer-Syndrom 893
Sydenham 1220
Sykosis 1282
Sympathomimetika 581
Symphysendehiszens 1026
Symptomatologie 1220
Synchisis scintillans 463
Syndaktylie 1250
Syndrom
– acute respiratory distress 630
– Adie- 332
– adrenogenitales 232, 893, 986, 1234, 1244
– afferent loop 671
– Alport- 837, 988
– amnestisches 280
– Amnioninfektions- 927
– angiodysplastisches 562
– apallisches 407
– Apert- 993, 1244, 1245
– Argyll-Robertson- 332
– Arnold-Chiari- 970, 993
– Asherman- 915
– Asperger- 306
– Atopie- 736
– Bartter- 267, 856
– battered child 1056
– Bizepssehnen- 807
– blind loop 709
– Blizzard- 241
– Bloom- 1245
– Body-Packer- 1049
– Boerhaave- 669, 1022
– Brown-Séquard- 361, 1042
– Budd-Chiari- 569
– Caplan- 777
– Carpenter- 241, 993
– Cauda- 801

1397

Sachregister

- Cauda-equina- 405
- Chediak-Higashi- 182, 185
- Chiasma- 467
- Cogan- 791
- Conus- 801
- CREST- 795, 1108
- Crigler-Najjar- 659
- Cronkhite-Canada- 152
- Crouzon- 992
- Dandy-Walker- 993
- De-Toni-Debré-Fanconi- 245, 854, 988
- Di-George- 184, 222
- Didmoad- 212
- Down- 950, 1001, 1236, 1250
- Dressler- 523
- Dubin-Johnson- 658
- Dumping- 710
- Edwards- 1245
- Ehlers-Danlos- 995, 999, 1106
- Eisenmenger- 977
- Entzugs- 1126
- Epikonus- 361, 1042
- Ermüdungs- 285
- Felty- 777
- Fissura-Orbitalis- 333
- Forestier-Ott- 800
- Foster-Kennedy- 332, 465
- Froin- 409
- Frühdumping- 671
- Fuchs- 439
- Gallensäureverlust 709
- Gardner- 152
- Garin-Bujadoux-Bannwarth- 53, 397
- Gasser- 965
- Gilles-de-la-Tourette- 308
- Gorling- 140
- Gradenigo- 468, 492
- green-hair- 748
- Gregg- 954
- Grey- 60
- Grönland-Strandberg- 999
- Grouchy- 1246
- Guillain-Barré- 397, 598
- Hamman-Rich- 632
- hämolytisch-urämisches 964
- Hartnup- 1246
- Heerfordt- 390, 665
- hepatorenales 838
- Hippel-Lindau- 565
- Horner- 332, 405, 427
- Hyper-IgE- 184
- Hyperabduktions- 391
- Hyperventilations- 604
- idiopathisches Atemnot- 958
- der inadäquaten ADH-Sekretion 229
- Jefferson- 334
- Job- 184
- Johanson-Blizzard- 702
- Kallmann- 237
- Kanner- 306
- Katzenschrei- 1002, 1236, 1247
- Kawasaki- 562, 789
- Keilbein- 333
- Kleine-Levin- 388
- des kleinen Magens 711
- Klinefelter- 236, 986, 1003, 1235, 1247
- Klippel-Feil- 993
- Klippel-Trenaunay- 565, 992
- Klüver-Bucy- 292
- Kojevnikow- 378
- Kompartment- 1059
- Konus- 361, 1042
- Korsakow- 280, 297
- Krupp- 612
- Kurzdarm- 710
- lakunäres 386
- Lambert-Eaton-Myasthenie- 399
- Laurence-Moon-Bardet-Biedl- 238, 951
- Lazy-Leucocyte- 182
- locked-in 407, 554
- Long-QT- 541
- Louis-Bar- 184, 1247
- Lyell- 46, 439, 739
- Lymphadenopathie- 186
- Malabsorptions- 708
- Mallory-Weiss- 669
- Marfan- 995, 1248
- Martin-Bell- 1248
- Mayer-v.-Rokitansky-Küster- 894, 984
- Meigs- 127
- Melkersson-Rosenthal- 390
- Mirizzi- 704
- Moyamoya- 557
- mukokutanes Lymphknoten- 789
- myelodysplastisches 160
- myeloproliferatives 161
- Myositis overlap 794
- nephritisches 828
- nephrotisches 830
- Nezelof- 184
- der Orbitaspitze 333
- Overlap- 796
- Paget-von-Schroetter- 390, 569
- paraneoplastisches 141, 1118
- Parkinson- 363
- Parrot-Kaufmann- 1244
- Parsonage-Turner- 392
- Pasqualini- 237
- Pätau- 1249
- Peutz-Jeghers- 152, 1001
- Pickwick- 607
- Postaggressions- 1060
- Postcholezystektomie- 705
- postthrombotisches 570
- Postvagotomie- 711, 672
- Prader-Willi- 238, 951
- Präexzitations- 542
- prämenstruelles 883, 897
- Radikularis-magna- 404
- Raeder- 332
- rapid-progressives nephritisches 829
- Raynaud- 561
- Refsum- 358, 360
- Reiter- 774
- Reizdarm- 687
- respiratory distress 898
- restless legs 366
- Reye- 692, 701, 1087
- Saethre-Chotzen- 993
- Salzverlust- 856
- Schlafapnoe- 388
- Schwartz-Bartter- 227, 229
- schweres akutes respiratorisches 1063
- Segawa- 366
- Sézary- 145
- Sharp- 794, 796, 1108
- Sheehan- 937
- Shwachman- 702
- Sicca- 796
- Sick-Sinus- 546
- Sinus-Cavernosus- 334
- Sipple- 140, 223
- Sjögren- 665, 796, 1108
- Skalenus- 391
- Spätdumping- 671
- spinalis anterior 404
- spinalis posterior 404
- Stein-Leventhal- 884, 895
- Stevens-Johnson- 439, 743
- Steward-Treves- 574
- Sturges-Weber- 565
- subclavian steal 560
- Sweyer- 893
- Tarsaltunnel- 805
- tethered cord 994
- thoracic outlet 391, 560
- Tibialis anterior 1040
- Tourniquet- 566
- toxisches Schock- 47, 906
- Tractus iliotibialis 808
- Tumor-Lyse- 149
- TUR- 846
- Turner- 236, 882, 986
- Ullrich-Turner- 236, 882, 893, 950, 1003, 1235
- Urethral- 864, 909
- Waardenburg- 971
- Wallenberg- 554
- Wasting- 80
- Waterhouse-Friderichsen- 44
- Weber- 554
- Werner- 140, 223
- Wiedemann-Beckwith- 131
- Willebrand- 179
- Willebrand-Jürgens- 172
- Wiskott-Aldrich- 184
- Wolf-Hirschmann- 1251
- Wolff-Parkinson-White- 542
- Wurzelkompressions- 393
- X 521
- X-linked lymphoproliferative 186
- XXX 1252
- XYY 1252
- XYYY 1252
- Zervikobrachial- 802
- Zieve- 692

Synechien 446

Sachregister

syngen 1108, 1274
Synkope 379, 512
 – vagovasale 1155
Synovitis 804
Syphilis 50, 906, 1225
 – (nhk.) 1282
Syringomyelie 408, 970
Szintigraphie 1328
Szintillationsdetektoren 1299, 1328

T

T-Helfer-Zellen 1271
T-Lymphozyten 1264, 1269, 1271
 – Aktivierung 1269
t-RNA 1230
T-Suppressorzellen 1271
t-Test 1198
T-Welle 507
T-Zell-Makrophagen-Kooperation 1270
T-Zell-Reaktion, zytotoxische 1274
T-Zell-Rezeptor 1266, 1269
T-Zell-vermittelte Reaktionen 1271
T-Zell/T-Zell-Kooperation 1270
T1-Wichtung 1329
T2-Wichtung 1329
Tachykardie
 – AV-Reentry 544
 – multifokale atriale 544
 – paroxysmale 543
 – Sinus 546
 – supraventrikuläre 543
 – Torsade de pointes 547
Tachyphylaxie 1121
Tachypnoe 603
Taenia
 – saginatta 94
 – solium 94
Tagesschläfrigkeit 289
TAK 1108
Takayasu-Arteriitis 563, 791
Takus® 714
Talus, Fraktur 1038
 – Luxation 1039
Target-Zellen 168
Tarsaltunnelsyndrom 805
tätlicher Angriff 1066
Taubheit 488
Taubstummheit 1250
Tay-Sachs-Krankheit 247, 1250
TBC 1225
 – Röntgen 1318
 – Typ 1113
Teerstuhl 660
Teicoplanin 60
Teilchenbeschleuniger 1302
Teilerhebung 1190
Teilkörperdosis 1305
Teilleistungsstörung 305
Teleangiektasien 564, 730
Telekobaltgeräte 1302
Teletherapie 1302
Telophase 1229
Tempereffekt 1303
Temperaturmethode 885

tender points 808
Tendovaginitis 804
 – stenosans de Quervain 804
Tenesmen 1082
TENS 1092
Teratokarzinom 130
Teriparatid 226, 810
Terminator 1229
testikuläre Feminisierung 236, 882, 893, 986, 1234, 1234
Testishormone 235, 881
Testosteron 239, 916
Testosteronbindungsprotein 881
Testverfahren 1192, 1198
Tetanie 222
Tetanus 42
Tethered-Cord-Syndrom 994
Tetracain 1089, 1143
Tetracycline 59
Tetraparese 404
Tetraplegie 404
TGA 977
Thalamus 323
 – Infarkt 554
Thalassämie 168, 175, 1250
Thalassotherapie 1284
Thallium 1048, 1173
Thanatologie 1336
Thelarche 880
Thelitis 902
Theophyllin 637
therapeutische Breite 1120
Thermokoagulation 1091
Thermolumineszenzdetektoren 1299
Thermotherapie 1285
theurgische Medizin 1217
theurgische Vorstellungen 1222
Thiamazol 209
Thiamin-Mangel 244
Thiazid-Diuretika 264, 580
Thiemann-Katheter 845
Thiopental 1141
Thioridazin 310
Thomas-Handgriff 765
Thomasmehl 1183
Thompson 401
Thoracic-outlet-Syndrom 391, 560
Thrombangiitis obliterans 564, 789
Thrombophlebitis 567
 – migrans sive saltans 567
Thrombose
 – arterielle 565
 – Neigung 570
 – Sinus cavernosus 435
Thrombozythämie, essentielle 161
Thrombozytopathien 178
Thymom 1118
Thymus 1265
Thyreoiditis 207
 – de Quervain 207
 – Hashimoto 207
 – invasiv-fibrosierend 207
 – lymphomatosa 1108
Thyreotoxikose 206
Thyroxin 208

TIA 552, 1160
Tibiakopffraktur 1035
Tibialis-anterior-Loge 1060
Tibialis-anterior-Syndrom 1040
Tics 290, 307, 362
Tierversuch 1221
Tigerung 1102
TIMI-Score 522
Tine-Test 724, 1274
Tinea 84
Tinidazol 61, 92
Tinnitus 489
Tiotropiumbromid 639
TNM-System 102
Tobramycin 58
Tocainid 586
Tod 1336
 – Art 1341
 – biologischer 1336
 – klinischer 1336
 – Ursache 1003, 1100, 1344
 – im Wasser 1057
 – Zeichen 1336
 – Zeitpunkt 1337
Toleranz 1121, 1126
Toleranzinduktion 1275
Toleranzintervall 1198
Tollwut 64
Tolnaftat 87
Toluol 1176
Tomographie 1327
Tone-decay-Test 484
Tonometrie 413
Tonsillen 1265
 – Karzinom 104
Tonsillitis, akute 610
Tonudiometrie 482
Torsade de pointes 269
Tossy 1028
Totenflecke 1336, 1338, 1349
Totenstarre 1336, 1338
Totgeburt 1347
Toticollis spasmodicus 366
Totimpfstoff 7
Tötung 1343
Tourniquet-Syndrom 566
Toxikologie 1046
toxisches Megacolon, Röntgen 1322
toxisches Schocksyndrom 47, 906
Toxoidimpfstoff 7
Toxoplasma gondii 90
Toxoplasmose 90
 – pränatale 954
Toynbee 485
tPA 588
TPR 1156
Tracer 1298
Trachea 596
Trachealkanüle 596
Trachealkarzinom 114
Tracheitis 616
 – akute 611
Tracheotomie 596, 1154
Trachom 54, 436
Tractus-iliotibialis-Syndrom 808

Sachregister

Tragzeitgutachten 1346
Traktionsdivertikel 669
TRALI 1063
Tramadol 1084
Tränenorgane 416
Tränenträufeln 429, 433
Tränentropfen 169
Tränenwegsstenosen 433
Transduktion 19
Transformation 19
Transfusion, Komplikation 1062
Transfusionsmedizin 1061
Transfusionstherapie 1149
transiente globale Amnesie 385
transiente ischämische Attacke 386
Transition 1232
Transkription 1230
Translation 1230
Translokation 1232, 1236
Transplantat 1274
– Abstoßungsreaktionen 1108, 1275
– Verträglichkeit 1108
Transplantation
– Gewebe 1275
– Histokompatibilitätsantigene 1275
– Immunität 1108
– Immunologie 1274
Transport 1153
Transposition der großen Gefäße 974, 977
Transsexualität 289, 1354
Transsudat 1105
Transversalstudie 1191
Transversion 1232
Transvestitismus 289, 1354
Tranylcypromin 313
Trauma, akustisches 495
Traumatologie 1007
– forensische 1343
Treitz-Band 1321
Trematoden 25, 96
Tremor 338, 351, 362
– essentieller 366
Trendelenburg-Test 501, 571
Trepanation 1207
Treponema pallidum 50
TRH-Test 229
Triamteren 264, 580
Trichiasis 431
Trichilemmzysten 157
Trichinellosen 95
Trichloethylen 1175
Trichomonas vaginalis 52
Trichomoniasis 909
Trichophyton schoenleinii 721
Trichterbrust 608
Tricolore-Phänomen 730
Trifluperazin 310
Trifluperidol 310
Triflupromazin 310
Trifluridin 84
Trigeminusneuralgie 385, 389
Trigger-Zone 584

Trikuspidalklappen
– Insuffizienz 533
– Stenose 533
Trinkwasser 1254
Trinkwasserqualität 1254
Trismus 771
Trisomie 13 1002, 1236, 1249
Trisomie 18 1002, 1236, 1245
Trisomie 21 1001, 1236
Trispuffer 272
TRK 1171
Trochlearisparese 428, 469
Trockenheit der Haut 731
Trometamol 272
Trommelfell 480
– Perforation 493
Trommelschlegelfinger 608
Tropheryma whippelii 1273
Tropicamid 716
Tropisch-spastische Paraparese 64
Trousseau 222
Trypanosoma cruzi 91
Trypanosomiasis 91
TSH 227
TSS 47
Tsutsugamuschi-Fieber 55
TTS 1083
Tuba auditiva Eustachii 480, 492
Tubenfunktionsprüfung 485
Tubenkarzinom 128
Tubenmittelohrkatarrh 492
Tuberkulose 35, 1064, 1225
tuberöse Hirnsklerose 1000
tubuläre Rückresorption 822
tubulointerstitielle Nepharopathie 834
tubulointerstitielle Nierenkrankh. 832
Tubulus 822
Tubus-Arten 1154
Tularämie 39
Tumeszenzmessung 843
tumorassoz. Immunphänomene 1109
Tumoren 1110, 1116
– bösartige 1116
– Entstehung 1237
– gutartige 1116
– Rezidive 1116
– Transformation 23
Tumormarker 1109
Tumorrepressorgen 1117
Tumorzytogenetik 1117
Tüpfelung 729
TUR-Syndrom 846
Turner-Syndrom 236, 882, 986
TURP 846
Tympanometrie 484
Tympanoplastik 487
Tyndall-E 418
Tyndallisation 15
Typ Donath-Landsteiner 177
Typ-IV- Reaktion 722
Typenlehre 1282
Typhus 1225
– abdominalis 29
Tzanck-Test 721

U

Übelkeit 663
Überdruck 1169
Überempfindlichkeitsreaktionen 1273
Übergewicht 199, 951
Überlebensrate 1116
Überlebenszeitverteilungen 1193
übertragene Schwangerschaft 929
Übertragenes 942
Übertragung 10
Übertragungsweise 13
Überwachungsbereich 1181, 1307
Uhrglasnägel 608, 729
Ulcogant® 712
Ulcus
– callosum 670
– corneae serpens 440
– cruris venosum 572
– Dieulafoy 670
– duodeni 670
– Entstehung 1105
– der Haut 731
– molle 52, 908
– rodens 119, 441
– terebrans 119
– ventriculi 670
Ullrich-Turner-Syndrom 236, 882, 893, 950, 1003, 1235
Ultrafiltration 839
Ultraschall
– Bilddarstellung 1329
– Therapie 1285
Umwelthygiene 1254
Uncinatus-Anfälle 375
Unfall 1065
unhappy triad 786, 1037
Unterarmfraktur 1030
Unterdruck 1169
Untergewicht 198, 950
Unterschenkelfrakturen 1035
Unterschenkelpseudarthrose 991
upside-down stomach 636, 679
Urachuspersistenz 987
Urämie 836
Uratnephropathie 838
Ureter
– duplex 987
– fissus 987
Ureteritis cystica 860
Ureterozele 860
Urethralfluor 847
Urethralsyndrom 864, 909
Urethrastein 854
Urethritis 864
Urge-Inkontinenz 863
Urikostatikum 253, 775
Urikosurikum 254, 776
Urinfarbe 823
Urinzylinder 824
Urogenitalinfekt, unspezifischer 52, 908
Urogenitaltuberkulose 867
Urokinase 588

Sachregister

Urolithiasis 851
– Röntgen 1324
Urologie 842
Urosepsis 867
URS 853
Urtikaria 722, 731, 743
Uterus
– Fehlbildungen 984
– Karzinom 126
– Ruptur 931
– Sarkom 126
Uthoff-Phänomen 370
Uvea 417
Uveitis 445

V

V-Segment 1266
V. portae 650
Vaginalflora 21
Vaginalkarzinom 124
Vaginismus 288
Vakatwucherung 1101
Validierung 1200
Validität 1199
Valproinsäure 380
Valsalva 485
Valsartan 578
van Gierke 246, 699
van Gieson 1099
Vanadium 1173
Vancomycin 60
Varianz 1196
Varikosis 571
Varikozele 573, 870
Varizellen 70, 71
Vasculitis retinae 454
Vaskulitis 562
– Einteilung 788
– zerebrale 556
Vasopressin 265
Vaterschaftstest 1346
VD 1124
Vektor 10
Venenastthrombose, retinale 453
Ventil-Pneu 1021
Ventilation 597
Ventrikelseptumdefekt 973, 976
Ventrikelsystem 318
ventrikuläre Tachykardie 547
VEP 344
Verapamil 577, 585, 586
Verätzungen 1045
– Auge 444, 1018
– Ösophagus 1022
Verbrauchskoagulopathie 180, 571, 965
Verbrechen 1343
Verbrennungen 1045, 1162, 1211
– Auge 444
Verdopplungsdosis 1303
Vererbung
– autosomal-dominante 1237
– autosomal-rezessive 1238
– geschlechtsbegrenzte 1238
– geschlechtsgebundene 1243

– kodominante 1237
– mitochondriale 1238
– multifaktoriell-polygene 1238
– multifaktorielle 1238
– polygene 1238
– X-chromosomale 1238
Verfettungen 1102
Vergehen 1343
Vergewaltigung 1056
Vergiftungen 1046
verhaltener Abort 920
Verhaltensstörungen 277
Verhandlungsunfähigkeit 1353
Verkehrsmedizin 1350
Verkehrsunfall 1064
Verletzungsmuster 1007
Verner-Morrison 153
Vernet 387
Verruca seborrhoica 156
Verrucae vulgarae 71
Verschlussdruckmessung 560
Versilberung 1099
Verstärkerfolie 1300
Verteilungsstörung 597
Verwaltungssektion 1100
Verwesung 1340
Verzerrtsehen 429
Vesikointestinalfistel 864
Vestibularisprüfung 487
Vibices 727
Vibration 1169
vibrationsbedingte Durchblutungs-
   störungen 1179
Vibrio cholera 31, 32
Vierfeldertafel 1194
Vigabatrin 382
Vigilanzstörung 1158
VIII 179
Vinblastin 164
Vincaalkaloide 164
Vincristin 164
Virchow 1219, 1225
Virchow-Trias 524, 567, 568
Virologie 22
– Genetik 22
– Pathogenese 23
– Virusreplikation 22
Virostatika 83
Virulenzfaktoren 11
Virushepatitis 72
Virusinfektion
– mit bläschenförmigem Exanth. 70
– mit flächenhaftem Exanth. 67
Virusinterferenz 7
Viruskonjunktivitis 82
Virusoid 75
Virusstruktur 22
Visus 422
vita minima 1336
vita reducta 1336
vitale Reaktionen 1344
Vitalismus 1217
Vitalreaktionen 1340
Vitamin A-Mangel 243
Vitamin B12-Mangel 369

Vitamin C-Mangel 243
Vitamin D-Mangel 243
Vitamin-B1-Mangel 244
Vitamin-B12 189
Vitamin-D-Präparate 226, 810
Vitamin-D-resistente Rachitis 1251
Vitamin-K-Mangel 244
Vitiligo 730, 751
Vitrektomie 463
VLDL 249
Vogelzüchterlunge 629
Vogt 979
Vojta 768
Volkmann-Dreieck 1038
Volkmann-Kontraktur 1031, 1060
Volkskrankheiten 1225
Vollhard-Trias 828
Volumensubstitution 582
Volvulus 686
Vomitus 657
von Graefe 434
von-Recklinghausen-Erkrankung 1248
Vorderseitenstrang 328
Vorderwand 523
Vorhofflattern 544
Vorhofflimmern 544
Vorhofseptumdefekt 973, 975
Vorlast 547
Vorzeichentest 1198
Voyeurismus 289, 1354
VSD 973, 976
Vulpain-Bernhardt 359
Vulva
– Atrophie 912
– Karzinom 123
Vulvitis 904
VVI 539
VZV, pränatal 954

W

Waardenburg-Syndrom 971
Wabenlunge 632
Wachstum, Kinder 946
Wahn 278
– Symptome 290
Wahrnehmungsstörung 290
Wahrscheinlichkeit 1195
Wahrscheinlichkeitsverteilungen 1195
Waldeyerscher Rachenring 595
Walking-trough-Angina 508, 521
Wallenberg 387
Wallenberg-Syndrom 554
Waller'sche Degeneration 1103
Wanderarzt 1214
Wanzenstich 97
Wärmeintoleranz 197
Wärmetherapie 1285
Wasserbedarf 1254
Wasserhaushalt 259
– Störung 261
Wasting-Syndrom 80
Waterhouse-Friderichsen-Syndrom 44

Sachregister

Waterhouse-Friedrichsen 965
Weaning 1150
Weber 387, 482, 1038
Weber-Syndrom 554
Webster-Skala 363
Wegener-Granulomatose 563, 789, 1108
Wegeunfall 1187
Wehen
– abnorme 929
– vorzeitige 900, 929
Weichstrahltherapie 1331
weiße Pulpa 1265
Wells-Score 569
Wenckebach 538, 541
Werdnig-Hoffmann 358
Werner-Syndrom 140, 223
Wernicke 345
Wernicke-Enzephalopathie 297
Wertheim-Meigs 125
Werther-Effekt 289
western blot 1276
WHO-Schema Schmerz 1083
Wichtungsfaktoren 1305
Wickham-Phänomen 721
Wickham-Streifen 743
Widmark-Formel 1351
Wiedemann-Beckwith-Syndrom 131
Wiederholungsrisiko von Erbkrankheiten 1243
Wiener Schule 1219
Wiesengräserdermatitis 746
Willebrand-Jürgens-Syndrom 172
Willebrand-Syndrom 179
Wilm-Tumor 131
– Röntgen 1324
Wilson 698
Wilson-Krankheit 292
Wimpern, schleifende 431
Windeldermatitis 737
Windpocken 71
Winkelman-Schema 145
Winterstein-Fraktur 1031
Wirbelmetastasen 811
Wirbelsäule
– Degeneration 798
– Spaltbildung 994
– Veränderungen 796
Wirbelsäulen, Verletzungen 1041
Wirkmechanismus 1120
Wirksamkeit 1120
– relative biologische 1302
Wiskott-Aldrich-Syndrom 184
Wismutsalze 712
Wochenbett 891
– psychische Störung 304
– Psychose 304
Wohnungshygiene 1259
Wolf-Hirschmann-Syndrom 1251
Wolff-Chaikoff-Effekt 205, 209
Wolff-Parkinson-White-Syndrom 542
Wolhynisches Fieber 55
Wood-Lampe 721

Worth-Test 414
Wullstein 487
Wundbehandlung 1212
Wunddiphtherie 43
Wunde 731
Wundformen 1211
Wundheilung 1212
Wundheilungsphasen 1114
Wundheilungsstörung 731
Wundrose 46
Wurzelkompressionssyndrom 393
X-linked lymphoproliferative syndrome 186
Xanthinoxidase 253, 775
Xanthinsteine 852
Xenodochion 1216
xenogen 1108, 1207, 1274

X

Xeroderma pigmentosum 1251
Xerostomie 659
XI 179
Xipamid 264, 580
XO 950, 1003, 1235, 1251
XO/XY-Mosaik 1251
XX-Männer 1251
XX/XY-Mosaik 1251
XXX 1235
XXX-Syndrom 1252
XXY 1003, 1235, 1247
Xylol 1176
XYY 1235
XYY-Syndrom 1252
XYYY-Syndrom 1252

Y

Yang 1290
Yergason-Test 807
Yersinienenterokolitis 30
Yin 1290

Z

Zafirlukast 639
Zählrate 1298
Zahnfraktur 1017
Zahnluxation 1017
Zahnschmerz 1082
Zeckenfieber 55
Zeissdrüse 415
Zellalterung 1103
Zellersatz 1114
zellgebundene Host-vs-Graft-Reaktionen 1275
zellgebundene Immunreaktion 1274
Zellschäden 1102
Zelltod, programmierter 1103
zelluläre Host-vs-Graft-Reaktionen 846
Zellulitis, anaerobe 49
Zenker 1327
Zenker-Divertikel 668
– Röntgen 1320
Zentralvenenverschluss 453
zerebelläre Ataxie 405

zerebrale Gefäßsyndrome 386
zerebrale transitorische Ischämie 385
Zerebralparese, infantile 404
Zerfallgesetz 1298
Zeroid 1103
Zervikobrachial-Syndrom 802
Zervixkarzinom 124
Zervizitis 903
Ziehl-Neelson 1099
Ziehl-Neelsen-Färbung 19
Zielmotorik 326
Zieve-Syndrom 692
Ziliarkörper 417
Zinn-Haller'scher Gefäßkranz 421, 458
Zirrhose, primär biliäre 697
Zoenästhsie 278
Zöliakie 708
Zollinger-Ellison 153
Zonographie 1327
Zoonosen 10, 14, 1181
Zoster 70, 71
– ophthamicus 431
Zottenatrophie 708
Zuckerkandl-Organ 140
zuführende Schlinge 710
Zungenbrennen 663
Zungengrundkarzinom 104
ZVD 1156
Zwang 280
– Gedanken 280, 290
– Störung 302
Zweikammermethode 1124
Zwerchfell 645
– Hernie 636, 680, 981
– Hochstand 636
– Ruptur 1022
– Spasmen 637
Zwillinge 1239
Zwillingsforschung 1240
Zwischenwirt 10
Zyanose 513
Zygotän 1229
Zyklitis 445
Zyklothymie 301
Zyklotron 1299, 1302
Zystenniere 836, 858, 986
Zystinose 245
Zystinsteine 852
Zystinurie 823, 855, 1252
zystische Fibrose 257, 621
Zystitis 860
Zystizerkose 94
Zystogramm, retrogrades 1327
Zystourographie 1324
Zytologie 1099
Zytomegalie 81
Zytoplasmamembran 18
Zytoplasmanekrose, fokale 1103
Zytoskelettstörungen 1102
Zytostatika 165
zytotoxische Immunreaktion 1274
zytotoxische T-Zell-Reaktion 1274
Zytotoxizität 1278

Bei Fragen zur Produktsicherheit wenden Sie sich bitte an:
If you have any questions regarding product safety,
please contact:

Walter de Gruyter GmbH
Genthiner Straße 13
10785 Berlin
productsafety@degruyterbrill.com